NOUVELLE PRATIQUE
MÉDICO-CHIRURGICALE
ILLUSTRÉE

TOME VII

NOUVELLE PRATIQUE

MÉDICO-CHIRURGICALE

ILLUSTRÉE

CHIRURGIE — MÉDECINE — OBSTÉTRIQUE
THÉRAPEUTIQUE — DERMATOLOGIE — PSYCHIATRIE
OCULISTIQUE — OTO-RHINO-LARYNGOLOGIE — ODONTOLOGIE
MÉDECINE MILITAIRE — MÉDECINE LÉGALE — ACCIDENTS DU TRAVAIL
BACTÉRIOLOGIE CLINIQUE — HYGIÈNE — PUÉRICULTURE
MÉDICATIONS — RÉGIMES — AGENTS PHYSIQUES
FORMULAIRE

DIRECTEURS :

E. BRISSAUD,   A. PINARD,   P. RECLUS

Professeurs à la Faculté de Médecine de Paris.

SECRÉTAIRE GÉNÉRAL

HENRY MEIGE

TOME VII

POULS — STROPHANTUS

MASSON ET Cⁱᵉ, ÉDITEURS

LIBRAIRES DE L'ACADÉMIE DE MÉDECINE

120, BOULEVARD SAINT-GERMAIN, PARIS

1911

P

(SUITE)

POULS. — Avec les classiques, nous entendrons par *pouls* ces battements intermittents, séparés normalement par des intervalles égaux, qui traduisent sous le doigt explorant une artère accessible, la propulsion systolique intravasculaire. Le pouls n'est pas l'image fidèle de l'état de la contraction cardiaque (Maurice Raynaud); il ne traduit qu'approximativement l'état du cœur. Il n'est pas exactement synchrone à la systole cardiaque, mais au niveau de l'artère radiale, le retard est seulement de 9 à 10 centièmes de seconde, partant inappréciable en clinique. Le retard est naturellement variable selon l'artère explorée.

Ce serait une grosse erreur, dans tout examen au lit du malade, d'apprécier l'état du cœur par le nombre et la qualité des seules pulsations périphériques. Tantôt, en effet, les contractions cardiaques peuvent être normales, vigoureuses même, le pouls demeurant faible comme dans la tachycardie paroxystique, tantôt il semble exister une certaine arythmie, des pulsations périphériques faisant défaut alors que le myocarde défaillant se contracte cependant régulièrement; il en est ainsi dans l'insuffisance mitrale, chez nombre d'asystoliques. Ce dernier phénomène est connu sous le nom de *fausse intermittence*.

Pouls artériel. — On explore habituellement le pouls radial; mais toute artère accessible qu'il est possible d'immobiliser contre un plan résistant, peut également permettre de compter le nombre des pulsations. Il en est ainsi pour la carotide, la temporale, l'humérale, la fémorale, la pédieuse, et même l'aorte abdominale. Les battements sont parfois visibles à l'œil nu; ce phénomène s'observe : chez la plupart des individus au niveau de la temporale, chez quelques amaigris à parois artérielles scléreuses au niveau de la radiale et de l'humérale, chez les cachectiques, chez un grand nombre de dyspeptiques émaciés au niveau de l'aorte abdominale. Ces battements sont parfois perçus par le malade, surtout à l'épigastre.

Les battements artériels s'amplifient parfois de façon singulière; dans l'*insuffisance aortique* et quelquefois dans le *goitre exophtalmique*, on voit ainsi battre les grosses artères cervicales et céphaliques ; cette *danse des artères* peut même soulever rythmiquement la tête, ainsi que nous aurons l'occasion de le rappeler plus loin.

Quoi qu'il en soit, la radiale est généralement l'artère que l'on explore de façon banale, machinalement pourrait-on dire, au lit de tout malade. Il faut bien savoir cependant que toute une série de causes, accidentelles et passagères ou durables au contraire, peuvent modifier les conditions normales de l'examen. Le pouls radial peut être affaibli ou même manquer en raison de faits absolument indépendants de l'état du cœur ; ainsi, dans les sténoses sous-aortiques, la pulsation est notablement diminuée d'intensité. Il peut y avoir encore diminution ou même suppression du pouls dans les compressions par anévrysmes ou tumeurs, dans les inflammations de la main, les phlegmons du membre supérieur, les œdèmes locaux, étendus ou non, les thromboses ou embolies artérielles. On aura toujours présente à l'esprit enfin la fréquence assez grande des anomalies musculaires et surtout artérielles qui font que d'un côté, des deux parfois, le pouls est misérable, filiforme, ou même introuvable. Parfois, il est vrai, mais non toujours, on retrouve l'artère ailleurs que dans la gouttière radiale, soit superficiellement sous l'aponévrose antibrachiale, soit contournant l'extrémité inférieure du radius, soit dans le premier espace interdigital. Dans tous les cas, l'examen du cœur permet de redresser l'erreur éventuelle.

Le *palper* fournit parfois des renseignements intéressants sur l'état de la paroi vasculaire. Les artères athéromateuses sont dures, uniformément rigides, en tuyau de pipe, ou au contraire irrégulières, moniliformes.

Les pouls peuvent être inégaux, aussi est-il toujours indiqué de comparer la force de l'impulsion sanguine aux deux points symétriques. Les indications du palper artériel fixées jadis au moyen d'épithètes bizarres et de comparaisons étranges, ont perdu de leur importance depuis l'entrée dans la pratique courante de la sphygmométrie et de la sphygmomanométrie. Les anciens auteurs avaient multiplié les distinctions séméiologiques, et Sénac raillait déjà toute leur subtile terminologie.

Actuellement, on sait que rien n'est aussi trompeur que le palper de l'artère pour apprécier l'énergie du muscle cardiaque ; on s'expose à tout instant, sans le contrôle des instruments, à croire à une pression forte là où la pression est seulement normale ou même diminuée (V. Pression artérielle). Cette singulière erreur est due à l'illusion tactile suivante : nous apprécions moins l'énergie de la contraction que la brusquerie de l'impulsion, et nous concluons « pression forte » là où il y eut seulement « soulèvement brusque ». Peu de termes sont à conserver dans le fatras de l'ancienne terminologie ; on appelle *bondissant*, le pouls traduisant une impulsion soudaine violente, tel le pouls de Korrigan de l'insuffisance aortique ; — *dépressible*, le pouls des pressions faibles dans lesquelles l'artère se laisse facilement écraser ; — *filiforme*, le pouls des asystoliques, des agonisants, qui se perçoit à peine ; — *hésitant*, le pouls que l'on observe dans certains cas de rétrécissement mitral, « parce que le soulèvement du doigt de l'observateur arrive après un intervalle prolongé, comme s'il y avait hésitation » (Tripier). Nous ne saurions entrer dans le détail des caractères du pouls selon la maladie envisagée ; rappelons seulement que dans l'*insuffisance aortique*, le pouls est ample et brusque, bondissant et dépressible ; — dans le *rétrécissement aortique*, il est petit, dur, lent et régulier ; — dans le *rétrécissement mitral*, il est faible, petit et serré ; — dans l'*insuffisance mitrale* enfin, il est petit, inégal, irrégulier, et souvent intermittent (d'après Barié).

Variot a désigné sous le nom de *microsphygmie* un état spécial et permanent du pouls, indépendant de toute cause cardiaque et caractérisé par ce fait que la pulsation est difficile et parfois même impossible à percevoir. La microsphygmie s'observe à peu près exclusivement chez les idiotes et coexiste avec des troubles trophiques divers. Variot avait même décrit une triade symptomatique constituée par microsphygmie, idiotie, ichtyose ; en réalité, les troubles trophiques font assez souvent défaut (Ch. Richet fils et Saint-Girons). Le pouls chez les dégénérés atteints de microsphygmie est filiforme, analogue de façon permanente au pouls préagonique (Gastou et Emery). Cette anomalie paraît due à un spasme permanent des tuniques artérielles et non à quelque malformation ou lésion anatomiques.

Pour tout ce qui concerne la *fréquence* du pouls, nous renvoyons à Tachycardie, Pouls lent permanent. Rappelons seulement qu'il n'existe aucun parallélisme absolu entre la rapidité du pouls et l'élévation de la température (V. Fièvre) et que la dissociation de ces deux éléments est toujours d'un fâcheux pronostic. Est également d'un pronostic redoutable toute accélération supérieure à 120 par minute, à la période ultime des affections morbides.

Les irrégularités du pouls traduisent ou les faux-pas du cœur, ou les arythmies cardiaques vraies (V. Arythmie). Mentionnons seulement ici, parmi les variétés du rythme régulier du pouls, le dicrotisme, et parmi les allorythmies, c'est-à-dire les irrégularités avec un certain degré de périodicité, le pouls paradoxal de Küssmaul.

« Chez certains sujets, on perçoit avec netteté, immédiatement après la pulsation radiale, une seconde pulsation beaucoup plus faible, sorte de pulsation « en écho » pour ainsi dire, quelquefois à peine appréciable au doigt, mais seulement au sphygmographe, c'est le pouls *bis feriens*, ou mieux le *dicrotisme*, phénomène normal d'ailleurs, mais souvent peu accentué à l'état de santé » (Barié). Le dicrotisme est net toutes fois que le cœur envoie brusquement une ondée peu volumineuse dans des vaisseaux très extensibles, dilatés ; on le perçoit dans la plupart des maladies fébriles, notamment dans la fièvre typhoïde de l'adulte : on l'observe également dans l'ivresse et parfois dans l'insuffisance mitrale et chez les convalescents. Il ne comporte en soi aucune valeur pronostique.

Küssmaul décrivit, sous le nom de *pouls paradoxal*, l'affaiblissement du pouls à la fin de l'inspiration : il tenait ce phénomène pour symptomatique de la symphyse cardio-médiastine lorsqu'il coïncidait avec le collapsus expiratoire des jugulaires. Ce signe ne présente aucune valeur pathognomonique ; il n'est que l'exagération d'un phénomène normal et se rencontre du reste au plus haut degré dans les sténoses laryngées, le croup, le spasme glottique. F.-Franck l'a noté dans les anévrismes intra-thoraciques volumineux, et Tripier et Devic ont par surcroît constaté « maintes fois la disparition complète du pouls pendant les quintes de toux, c'est-à-dire pendant les expirations forcées, spécialement chez des gens qui avaient des troubles marqués de la circulation pulmonaire, tels que les emphysémateux avec bronchite chronique ».

Nous avons dit que le retard de la pulsation périphérique était de quelques centièmes de seconde seulement sur la systole cardiaque. Il peut être beaucoup plus considérable, exister d'un seul ou des deux côtés. Ces différences sont particulièrement intéressantes dans les anévrismes de l'aorte. Nous résumons ici, d'après Wertheimer, les considérations développées à ce sujet par François-Franck :

Siège de l'anévrisme	Retard augmenté
Aorte ascendante.	Dans toutes les artères.
Aorte ascendante et tronc brachio-céphalique.	Dans toutes les artères ; de plus le pouls radial et carotidien retarde davantage à droite qu'à gauche.
Crosse de l'aorte au delà du tronc brachio-céphalique.	Dans toutes les artères, sauf dans la carotide et la radiale droites.
Tronc brachio-céphalique.	Dans la carotide et la radiale droites.
Aorte descendante et origine de la sous-clavière gauche.	Dans toutes les artères, sauf la radiale droite, la carotide droite et la carotide gauche.
Aorte descendante au-dessous de la sous-clavière gauche.	Dans les artères du membre inférieur.

Le retard est diminué ou supprimé s'il y a coexistence d'ectasie de l'aorte et d'insuffisance aortique ; il est au contraire exagéré encore lorsque l'anévrisme se complique de rétrécissement de l'aorte ou d'insuffisance mitrale. On peut également observer de la faiblesse, du retard, de l'inégalité du pouls d'un côté à l'autre au cours de la tuberculose pulmonaire, par la raison d'adhérences du sommet qui se rétracte, englobant l'artère sous-clavière dans le tissu fibreux cicatriciel.

Il nous resterait, pour en finir avec le pouls artériel, à mentionner les renseignements spéciaux fournis par les diverses artères. Pour ce qui est de la radiale, contentons-nous de signaler la *récurrence palmaire* : en comprimant l'artère jusqu'à complète oblitération de sa lumière, on perçoit encore, dans environ 1 pour 100 des cas, des pulsations dans le bout périphérique, grâce à l'anastomose radio-palmaire. La disparition de la récurrence serait d'un fâcheux pronostic dans les maladies fébriles (Jaccoud), dans les affections du myocarde (Kofler). Le palper de la temporale et de la pédieuse fournit des renseignements généraux analogues à ceux de la radiale ; localement, il est intéressant dans les cas de gangrène artérielle des orteils, notamment dans la gangrène sénile, d'interroger l'état de la pédieuse pour apprécier l'extension ou la limitation éventuelle des accidents de sphacèle.

On peut parfois, au niveau des grosses artères et notamment de la fémorale, en palpant légèrement le vaisseau accessible, percevoir avant le choc pulsatile banal une légère ondulation, parfois même un premier choc plus faible. Ces sensations tactiles correspondent alors aux sensations auditives connues sous le nom de *Doppelton* de Traube ; elles ne s'observent guère avec quelque intensité que dans l'insuffisance aortique. De même « si on comprime avec le doigt une artère un peu volumineuse et superficielle, on détermine facilement à l'état normal, mais non dans tous les cas, un frémissement. Ce frémissement est favorisé par l'accélération des battements cardiaques, l'augmentation de leur énergie, l'abaissement de la pression artérielle. La compression doit être modérée; poussée trop loin elle ferait disparaître le phénomène. La sensation tactile correspond au souffle que l'auscultation permet de percevoir dans ces cas aux mêmes points. L'un et l'autre ne sont que l'expression de la veine fluide due à la compression locale; ils sont surtout très faciles à produire chez les anémiques » (Tripier et Devic). Ce frémissement est toujours unique; il peut être dû aussi bien à la compression digitale qu'à la compression par une tumeur voisine ou un organe hypertrophié (frémissement carotidien dans le goitre exophtalmique); il peut se rencontrer également sur la carotide dans le rétrécissement aortique.

Normale chez les individus peu musclés, la perception de la sous-clavière droite au-dessus de la clavicule ne semble pas avoir, dans le diagnostic de l'aortite, la valeur que certains lui ont attribuée. Le palper de la crosse aortique au-dessus de la fourchette sternale, traduisant l'élévation de la crosse, est un signe d'anévrisme de l'aorte utile sans être absolument pathognomonique.

Pulsations transmises. — On peut parfois compter à distance le pouls en observant le soulèvement de certains organes que fait mouvoir l'impulsion sanguine. Les pulsations du pied s'observent ainsi avec la plus grande facilité; il suffit, les jambes incomplètement croisées, de comprimer légèrement le creux poplité d'une jambe sur le genou opposé. Les pulsations céphaliques s'observent dans tous ces cas où l'impulsion du cœur est particulièrement violente; notamment dans l'insuffisance aortique (signe dit de Musset, Delpeuch), dans l'anévrisme de l'aorte, dans le goitre exophtalmique. Nous avons fréquemment observé ces oscillations de la tête synchrones au pouls, chez l'adulte normal, surtout après les repas; il faut faire légèrement baisser le menton pour percevoir le phénomène.

Voy. AORTE (ANÉVRISMES) pour l'étude des pulsations trachéales sensibles au palper (Oliver, Mac Donnell) ou à la vue (Cadarelli).

Pouls capillaire. — Ce phénomène consiste en des alternatives de coloration, du rouge vif au rose pâle, synchrones la première à la diastole, la seconde à la systole artérielles. Ces changements de coloris se voient nettement au niveau des ongles légèrement comprimés à leur extrémité, ou par exemple sur le front, rapidement frotté au préalable. On peut également les percevoir sur la luette, le voile, les piliers (pouls de Frédéric Müller). Ce pouls capillaire s'observe dans l'insuffisance aortique; mais on l'a rencontré parfois chez les brightiques (Barié).

Nous ne nous occuperons pas ici des oscillations multiples discernables sur les sphygmogrammes.

Pouls veineux. — Les discussions sur la sériation et l'homologation des différents pouls veineux sont encore trop ardentes pour que nous puissions les résumer en un court exposé. Rappelons seulement que si pour un grand nombre d'auteurs il n'existe qu'une seule espèce de pouls veineux, plus ou moins nettement systolique selon les contingences morbides individuelles, pour les classiques français, en revanche, se distinguent un *faux pouls veineux jugulaire présystolique* et un *pouls veineux jugulaire vrai*. L'un et l'autre doivent être naturellement distingués des battements systoliques communiqués par le soulèvement des carotides.

Le *pouls veineux faux* est présystolique, et l'affaissement de la veine coïncide avec le pouls radial. « Si on comprime la veine en son milieu, on fait disparaître le gonflement et les oscillations dans le bout inférieur de la veine. » Ce symptôme s'observerait dans les hypertrophies auriculaires, notamment dans le rétrécissement tricuspidien (Potain, Barié). Le pouls veineux, quel qu'il soit, s'observe de préférence au niveau de la jugulaire externe et à droite, la veine de ce côté prolongeant directement la veine cave supérieure (Maurice Raynaud).

Le *pouls veineux vrai* est systolique, et le soulèvement de la jugulaire coïncide avec le pouls radial. « Si on comprime la veine en son milieu, contrairement à ce qui arrive dans le faux pouls veineux, on note que le gonflement et les oscillations pulsatiles augmentent sensiblement dans le bout inférieur du vaisseau. » Le pouls veineux vrai peut être tenu pour symptomatique de l'insuffisance tricuspidienne. (Rappelons que certains auteurs s'inscrivent formellement en faux contre la rigueur d'une telle loi.)

Le pouls veineux vrai est encore particulièrement saisissant au niveau du foie. Facilement sensible à la main posée à plat sur le foie augmenté de volume, le *pouls hépatique* se traduit par un soulèvement en masse avec expansion du viscère; ce soulèvement suit immédiatement le choc de la pointe et précède très légèrement le pouls radial. Il est un signe remarquablement précoce et sûr d'insuffisance tricuspidienne; on l'observe assez souvent chez les asystoliques, il précède le pouls jugulaire. On doit le distinguer du faux pouls veineux hépatique présystolique et des battements aortiques transmis par le foie. En ce dernier cas, le soulèvement est brusque, localisé; ce n'est nullement un mouvement d'expansion en masse.

On peut également observer au niveau des *saphènes* un pouls veineux vrai, rigoureusement systolique, témoin de l'insuffisance de la tricuspide et d'un degré certain d'asystolie périphérique. Ce synchronisme de la pulsation veineuse et de la pulsation artérielle permet de distinguer le pouls veineux des saphènes des battements provoqués par l'effort de la toux, — du pouls veineux de Quincke « qu'on peut observer dans les veines dorsales du pied au cours de l'insuffisance aortique et qui représente une sorte de transmission des pulsations de l'artère à la veine par l'intermédiaire des capillaires », — du pouls veineux négatif de Lanzerini, « pulsation rythmique de la saphène interne due à l'arrêt de la colonne sanguine dans les veines qui se dilatent mal lorsqu'elles ont leurs parois sclérosées. » (Mayet).

FRANÇOIS MOUTTIER.

POULS LENT. — Il faut distinguer deux variétés principales de pouls lent. Dans une première variété le pouls lent n'est qu'un symptôme transitoire, dû la plupart du temps à une cause bien connue, et faisant partie d'un ensemble de symptômes traduisant une maladie déterminée. Dans une seconde variété le pouls lent est le symptôme capital, pathognomonique d'une affection spéciale, dite *pouls lent permanent* ou *maladie de Stokes-Adams*.

POULS LENT TRANSITOIRE. — Ce pouls lent transitoire se rencontre dans des circonstances nombreuses et disparates.

La cause la plus fréquente du pouls lent transitoire est l'ictère quelle qu'en soit sa variété ; ictère catarrhal, ictère infectieux bénin ou grave, ictère chronique par cirrhose ou par compression des canaux biliaires. C'est cependant dans les ictères aigus que le pouls est le plus souvent ralenti : il tombe à 50 ou même 40 pulsations à la minute, rarement au-dessous. Les expériences physiologiques montrent que les éléments de la bile injectés dans les veines causent ce ralentissement du pouls ; mais il est encore difficile de déterminer si ces poisons biliaires agissent sur le myocarde ou sur l'appareil nerveux intra ou extra-cardiaque. Le ralentissement du pouls dans l'ictère a donc nettement une origine toxique.

On peut rapprocher ce ralentissement du pouls de celui observé dans certaines intoxications : par le tabac, le plomb, l'aconit, la belladone, le phosphore, et surtout la digitale, cette dernière substance produisant l'intoxication médicamenteuse la plus fréquente, et dont la possibilité ne doit jamais être oubliée.

De même le ralentissement du pouls dans certaines néphrites relève certainement de l'intoxication produite par l'absence d'élimination, soit de produits toxiques, soit simplement de chlorure de sodium, puisque quelquefois le régime déchloruré simple a fait remonter le nombre des pulsations.

Dans les maladies infectieuses le pouls diminue quelquefois de fréquence. On a observé ce fait dans certaines formes malignes ou infectieuses de la diphtérie, dans la grippe, dans quelques affections gastro-intestinales, dans l'appendicite. Dans ces cas le ralentissement du pouls n'apparaît que pendant la convalescence des maladies infectieuses ; cela est particulièrement fréquent dans la pneumonie, où ce ralentissement du pouls, accompagné de quelques irrégularités, est le premier symptôme annonçant la convalescence ; moins net, mais appréciable encore se rencontre ce ralentissement du pouls dans la convalescence d'autres maladies infectieuses, dans la fièvre typhoïde, dans la rougeole, dans la variole, etc.

Dans quelques affections du système nerveux s'observe le ralentissement du pouls : au début de l'hémorragie cérébrale, dans quelques cas d'abcès du cerveau ou de tumeurs cérébrales, dans les méningites. Les maladies du bulbe, excitant les noyaux des pneumo-gastriques sans les détruire, ralentissent le pouls ; ainsi agissent certaines hémorragies bulbaires, la sclérose en plaques, la sclérose latérale amyotrophique ; quand les noyaux des pneumo-gastriques sont détruits la tachycardie succède au ralentissement du pouls.

Dans tous ces cas le ralentissement du pouls n'est qu'un symptôme, d'une valeur relative, perdu en quelque sorte dans la symptomatologie complexe de la maladie causale ; de plus ce ralentissement n'a qu'une durée éphémère, variable suivant les cas, mais ne durant jamais quand la cause toxique, infectieuse ou cérébro-bulbaire a cessé.

POULS LENT PERMANENT. — On désigne sous ce nom un syndrome clinique caractérisé principalement par un ralentissement des battements du cœur et par des accès épileptiformes, complets ou incomplets.

Ce fut Adams qui, en 1827, isola pour la première fois ce syndrome, déjà observé cependant sur Napoléon lui-même. Stokes fit sur ce sujet un travail d'ensemble qu'il publia en 1846. Depuis, ce syndrome fut désigné en pathologie sous le nom de ces deux auteurs et, par euphonie probablement, on plaça le premier, non l'initiateur, mais le vulgarisateur. *Maladie de Stokes-Adams* devint synonyme de *pouls lent permanent*.

Étiologie et pathogénie. — Il est difficile d'être précis sur ce point.

Tout ce que l'on peut noter, c'est une influence certaine de l'âge et du sexe. Le pouls lent permanent est une affection de l'âge mûr et de la vieillesse. Il est beaucoup plus souvent observé chez l'homme que chez la femme. Hormis ces deux données, tout doit rester vague.

Les fatigues, le surmenage, les intoxications chroniques telles que l'alcoolisme, les infections comme le rhumatisme, la syphilis, ont été incriminés. Mais ce sont probablement des facteurs indirects agissant en créant soit de l'athérome bulbaire, soit de la néphrite chronique, soit une variété bien limitée de myocardite, affections sans cesse invoquées dans la pathogénie du pouls lent permanent. Une mention spéciale doit cependant être faite pour la syphilis, qui peut détruire par un processus gommeux un faisceau particulier du myocarde, et créer ainsi le pouls lent permanent; un cas de gomme du cœur, publié jadis par Rendu, est à cet égard très démonstratif, puisque cette lésion se traduisit uniquement par le syndrome de Stokes-Adams.

Mais pour comprendre cette étiologie il est nécessaire de connaître les causes anatomiques du poul lent permanent.

Adams, puis Stokes avaient noté chez leurs malades une dégénérescence graisseuse du cœur; ils firent de cette lésion la cause constante du pouls lent permanent. Cette théorie fut vite abandonnée parce que nombreuses furent les observations où la dégénérescence graisseuse du cœur ne produisit pas le ralentissement du pouls.

Charcot pensa que le pouls lent permanent résultait d'un trouble de l'innervation du cœur et en plaça la cause dans le bulbe et la moelle cervicale; il devait s'agir, en somme, d'une altération, fonctionnelle, traumatique ou toxique, des noyaux d'origine du pneumogastrique. Ce que nous connaissons sur le rôle du pneumogastrique corrobore cette théorie. D'une façon générale on peut dire que le cœur reçoit deux innervations, du sympathique d'une part, du pneumogastrique d'autre part; or, le sympathique accélère les mouvements du cœur, le pneumogastrique les ralentit. Qu'une cause vienne donc irriter les noyaux du pneumogastrique, son action frénatrice sera multipliée, et le cœur se ralentira; mais il faut que cette cause irrite les noyaux du pneumogastrique, sans les détruire, car dès lors l'action frénatrice cesserait, l'action du sympathique ne serait plus contrebalancée, et le cœur, loin de se ralentir, s'accélérerait.

Cette cause irritative des noyaux du pneumogastrique peut être soit une lésion artérielle, artérite syphilitique ou athérome, soit une intoxication, et ainsi agirait l'intoxication spéciale due à une insuffisance rénale par néphrite chronique. Le pouls lent permanent que l'on rencontre donc chez les artérioscléreux s'expliquerait soit par l'action irritative d'une lésion artérielle, soit par l'irritation des noyaux par des produits toxiques non éliminés.

Cette théorie nerveuse fut acceptée par tous les auteurs et régna, sans contestation, pendant de nombreuses années. Elle est d'ailleurs vraie dans certains cas, que nous pouvons reconnaître par l'examen clinique et par l'épreuve thérapeutique, en particulier par l'action de l'atropine qui accélère le cœur ralenti sous l'influence exagérée du pneumogastrique. Mais, depuis quelques années, cette théorie nerveuse n'est plus reconnue valable dans tous les cas. La structure du cœur et la physiologie de la fibre cardiaque sont mieux connues, et l'on sait qu'une lésion bien délimitée peut produire le pouls lent permanent ; cette lésion siège sur le faisceau musculaire décrit par His.

Le *faisceau de His*, situé dans la cloison interauriculo-ventriculaire est jeté comme un pont entre les oreillettes et les ventricules ; il commence en avant de l'abouchement de la veine coronaire dans l'oreillette droite, chemine dans la cloison interauriculo-ventriculaire, se bifurque dans la cloison interventriculaire et va se perdre dans les fibres musculaires de la paroi des ventricules et des papilles. Par de nombreuses expériences, qui furent reproduites depuis lors avec succès par d'autres physiologistes, His démontra que, le long de ce faisceau musculaire, se propagent lentement, des oreillettes aux ventricules, les impulsions qui déterminent ces deux paires de cavités du cœur à se contracter successivement, suivant un rythme bien défini. En d'autres termes, la pulsation cardiaque doit être assimilée à une onde de contraction qui, née dans l'oreillette droite près de l'abouchement de la veine coronaire, se propage avec une très grande rapidité par continuité de substance à l'ensemble des deux oreillettes, de sorte que leur systole paraît simultanée. L'onde de contraction se propage ensuite avec lenteur le long du faisceau de His pour atteindre les ventricules, sur lesquels elle s'irradie alors avec une très grande rapidité ; la systole des ventricules paraît donc également simultanée, mais notablement postérieure à la systole auriculaire.

Il est ainsi facile de comprendre comment une lésion progressive de ce faisceau de His produit un retard de plus en plus considérable des contractions du ventricule sur les contractions des oreillettes, pour aboutir à l'indépendance des ventricules ; les mouvements ventriculaires restent réguliers et indépendants des mouvements auriculaires, ne relevant plus que de l'automatisme des ventricules.

Le faisceau de His étant plongé dans le myocarde, mais contigu aux valvules du cœur, ses maladies sont, d'une part, celles du myocarde, d'autre part, celles des valvules. Toutes les myocardites, toutes les endocardites peuvent donc léser ce faisceau de His ; mais si le pouls lent permanent n'est pas plus fréquemment observé c'est que d'abord les myocardites totales sont rares, et que, en second lieu, les endocardites restent superficielles.

Symptômes. — Ce sont les **symptômes nerveux** qui attirent, au début, l'attention. Quelquefois de simples *étourdissements* inquiètent le malade ; plus souvent de véritables *attaques épileptiformes* sont observées, tantôt elles sont complètes avec leurs convulsions toniques, puis leurs convulsions cloniques, et enfin le coma avec stertor; tantôt elles sont incomplètes, et constituées simplement par des absences, des vertiges. Enfin on a voulu différencier de ces attaques épileptiformes d'autres attaques dites *apoplecti-formes* avec phénomènes congestifs vers le visage, embarras de la respiration et coma.

Ces divers accidents nerveux sont plus ou moins fréquents, plus ou moins accentués suivant la gravité des cas.

A côté de ces troubles nerveux et beaucoup plus caractéristiques existent des **symptômes cardiaques**. A l'encontre des premiers il faut les chercher, car ils sont souvent ignorés du malade lui-même.

Le symptôme capital est le *ralentissement du pouls*. Le nombre des pulsations radiales tombe à 50, 40, et même, dans certains cas connus, à 35, 32, 24 et enfin 18 et 16. Le pouls reste régulier; il ne devient arythmique que s'il y a une myocardite concomitante. Le dicrotisme est fréquent. Enfin, fait paradoxal, il n'y a aucune influence exercée sur la fréquence des pulsations par la fièvre, les émotions, ou même les mouvements actifs.

L'auscultation du cœur permet de constater trois phénomènes importants : 1° la longue durée des silences; 2° le retentissement du second bruit ; 3° la présence pendant le grand silence de bruits sourds rappelant par leur timbre une contraction cardiaque étouffée. Diverses interprétations furent émises pour expliquer ces derniers bruits : Huchard croit à des systoles avortées, Chauveau et Vaquez estiment que ces bruits correspondent aux contractions isolées des oreillettes. Des examens radioscopiques récents confirment cette dernière opinion, et les données physiologiques, dues aux travaux de His, l'expliquent.

Il paraît bien démontré aujourd'hui que les troubles nerveux sont unis aux troubles cardiaques par une relation de cause à effet : ces troubles sont la conséquence de l'anémie de la région bulbaire par insuffisance de sang lancé par un myocarde dont les contractions sont trop rares; durant les accidents nerveux, en effet, il est constant de voir le pouls tomber à 18, 15, ou même 5 pulsations par minute; après la disparition de ces phénomènes, le pouls remonte au chiffre de pulsations que l'on avait constaté avant la crise.

Formes. — Suivant ses deux pathogénies, le syndrome pouls lent permanent revêt deux aspects cliniques différents. On peut donc lui décrire deux formes : la forme myocardique, et la forme nerveuse.

Forme myocardique. — C'est la forme qui traduit une lésion du faisceau musculaire de His. Après un début lent, insidieux, passant le plus souvent inaperçu, on trouve un pouls lent chez un malade qui se plaint de troubles nerveux (vertiges, syncopes), ou qui vient consulter pour toute autre maladie. Au début le pouls lent n'est pas permanent; il se ralentit temporairement; mais sous des influences diverses, émotion, fièvre, effort, il est encore susceptible d'augmenter de fréquence ; puis son ralentissement devient permanent, avec des variations dans le nombre des pulsations. Il y a de véritables crises, pendant lesquelles les pulsations tombent à un chiffre très bas, dénommées crises de bradycardie, et c'est pendant ces crises qu'éclatent les accidents nerveux ; ces derniers en effet résultent probablement de l'ischémie des centres nerveux. Ce n'est qu'exceptionnellement que le ralentissement du pouls devient fixe, en restant définitivement à un nombre de pulsations toujours égal.

Cette forme de la maladie de Stokes-Adams s'explique maintenant grâce à la connaissance du faisceau de His. Lorsque la destruction de ce faisceau est incomplète, la conductilité n'est que troublée, la contraction auriculaire se transmet donc avec plus ou moins de difficulté aux ventricules ; de temps en temps une de ces contractions ne peut passer et reste bloquée, d'où pause intermittente des ventricules. Au début ces pauses sont rares ; puis, la destruction du faisceau n'étant guère régulièrement progressive, aux poussées destructives correspondent les crises de bradycardie. Enfin, quand la section du faisceau est complète, la transmission auriculo-ventriculaire n'est plus possible : les oreillettes continuent à battre normalement, mais les ventricules livrés à leur propre automatisme se contractent plus lentement ; le pouls est donc uniformément ralenti.

Forme nerveuse. — Cette forme se distingue de la précédente, soit par l'adjonction de quelques symptômes cliniques, soit par l'état transitoire et passager de la bradycardie.

C'est au cours d'affections du système nerveux central ou de lésions des pneumogastriques que l'on observe les pouls lents d'origine nerveuse. On trouvera donc, en même temps que le ralentissement du pouls, d'autres symptômes traduisant une atteinte soit de la région bulbo-protubérantielle, soit du tronc d'un pneumogastrique. Ces symptômes sont variables suivant qu'ils relèvent d'une méningite, d'une tumeur du cervelet, d'une compression d'un pneumogastrique par des adénites ou par des poches anévrysmales. Ils sont en général faciles à reconnaître et imposent le diagnostic.

De plus, dans ces cas, les ventricules n'étant pas soustraits à l'action des oreillettes, le rythme cardiaque n'est que ralenti ; on ne retrouve ni sur les tracés, ni pendant l'auscultation du cœur, les phénomènes indiquant les contractions régulières des oreillettes, faisant contraste avec les contractions irrégulières et ralenties des ventricules.

Enfin pour distinguer plus nettement encore les deux formes du ralentissement du pouls on peut pratiquer une épreuve thérapeutique, l'épreuve de l'atropine. Cette substance, administrée à la dose d'un milligramme, a la propriété de paralyser presque instantanément les terminaisons périphériques des fibres cardiaques modératrices du pneumogastrique et seulement celles-là. Or, à l'état normal, le pneumogastrique est le frein permanent du myocarde ; il diminue à la fois le nombre des excitations automatiques de l'embouchure des veines caves qui engendrent les battements, la rapidité du transport de ces excitations à travers le myocarde et le faisceau de His en particulier, et ralentit la vitesse des contractions des fibres myocardiques. Pour toutes ces raisons, il est un puissant modérateur du cœur. Le paralyse-t-on par l'atropine, l'effet inverse se produit et l'accélération du cœur total est manifeste. Mais si le faisceau de His est malade, l'oreillette a beau battre rapidement, les ventricules ne lui obéissent plus. S'ils sont dissociés, complètement indépendants, leur rythme reste fixe.

L'épreuve de l'atropine, en augmentant la fréquence du pouls dans la bradycardie d'origine nerveuse, en restant sans action manifeste dans la bradycardie d'origine myocardique, a donc une importance diagnostique considérable.

Pronostic. — En général le pronostic de la maladie de Stokes-Adams est grave. Mais cette gravité comporte des degrés variables. La forme myocardique, qui, en définitive, constitue la véritable maladie de Stokes-Adams, comporte un pronostic basé surtout sur la nature de la lésion du faisceau de His et sur la fréquence des accidents nerveux. La lésion du faisceau de His peut être définitive, telle qu'une myocardite scléreuse, elle peut être progressive, telle que le cancer, mais aussi elle peut être curable, telle que la gomme syphilitique ; le pronostic doit donc être tiré de la probabilité plus ou moins grande de l'une ou de l'autre de ces affections. De même le pronostic découle de la fréquence plus ou moins grande des accidents nerveux, puisque ces accidents comportent par eux-mêmes une gravité spéciale.

La forme nerveuse n'étant en somme qu'un symptôme dans le cours d'une affection déterminée des centres nerveux ou du pneumogastrique acquiert le pronostic de la maladie causale.

Diagnostic. — La maladie de Stokes-Adams, caractérisée par des accidents nerveux et des troubles cardiaques, est en général facile à reconnaître. L'association de ces deux ordres de symptômes est caractéristique ; ce n'est même que cette association permanente qui permet d'éliminer l'épilepsie d'une part, les ralentissements du pouls transitoires d'autre part.

Ces derniers sont cependant fréquents, et nombreuses sont les circonstances dans lesquelles on observe le ralentissement du pouls. Il faut les connaître.

Le ralentissement du pouls est un symptôme de certaines intoxications, la digitale, le plomb, le tabac entre autres ; il s'observe encore dans l'intoxication cholémique et se rencontre dans certains ictères. Quelques infections également, telles que la diphtérie maligne et diverses formes de la grippe ralentissent le pouls.

Enfin le pouls est souvent ralenti dans des maladies du système nerveux : méningites, tumeurs du cerveau, hémorragie cérébrale.

Dans tous les cas il est évident que ce ralentissement du pouls, dû à une action exercée sur le pneumogastrique soit dans ses origines, soit dans son trajet, est attribué facilement à la maladie causale et que par conséquent le diagnostic avec le pouls lent permanent ou maladie de Stokes-Adams est, en général, facile.

Traitement. — Il est évident que suivant la variété du pouls lent le traitement sera différent.

Le pouls lent transitoire n'étant qu'un symptôme dans le cours de maladies diverses, ne comporte guère d'indications thérapeutiques : il faut soigner l'ictère, l'empoisonnement, l'urémie, la maladie infectieuse déterminante, etc. Tout au plus pourra-t-on donner un cardiotonique léger.

Le pouls lent permanent d'origine myocardique, ou maladie de Stokes-Adams, doit se traiter de façons différentes suivant la nature de la lésion du faisceau de His. La myocardite scléreuse (v. c. m.) nécessite le repos, un régime alimentaire lacto-végétarien, et enfin la prescription d'iodure alcalin ou d'iode en combinaison organique. Si la syphilis peut être suspectée, il faudra faire un traitement énergique, dans l'espoir qu'il s'agisse d'une gomme du cœur, ayant, comme dans le cas de Rendu, intercepté le faisceau de His; en agissant ainsi, Ramond put guérir un malade, que des traitements divers, appliqués antérieurement, n'avaient pas soulagé.

Le pouls lent permanent d'origine nerveuse comporte les indications thérapeutiques de la maladie causale, mais en plus est amélioré par des doses très minimes d'atropine, en ingestion ou mieux en injections sous-cutanées (un demi-milligramme de sulfate neutre d'atropine, ou même un milligramme comme dose maxima).

Contre les syncopes imminentes on a employé les inhalations de nitrite d'amyle et la trinitrine en solution alcoolique au centième à la dose de deux à six gouttes par jour. Les autres accidents nerveux (syncopes, attaques épileptiformes, etc.), comportent les indications ordinaires.

E. de MASSARY.

POUMON (ABCÈS). — Les abcès du poumon peuvent reconnaître les causes suivantes :

a) *Infection directe* du parenchyme pulmonaire par *plaie pénétrante de poitrine* :

b) *Infection par voie sanguine* : embolies microbiennes multiples ayant leur point de départ dans une suppuration osseuse, puerpérale, cutanée, intestinale, etc. (abcès petits et nombreux) ; — ou embolie par caillot septique en cas de phlébite ou d'endocardite ulcéreuse (abcès plus gros et souvent unique ;

c) *Infection par voie lymphatique* : abcès secondaire à la suppuration d'un organe voisin (foie, rein, etc.);

d) *Infection par voie bronchique* : nodules péribronchiques de la broncho-pneumonie (v. c. m.);

e) *Pneumonie suppurée* : il s'agit le plus souvent de suppuration diffuse (hépatisation grise, V. PNEUMONIE); quelquefois le pus se collecte, et un véritable abcès se forme.

Signalons encore les suppurations putrides de la *gangrène pulmonaire* [V. POUMON (GANGRÈNE)].

Ces abcès, quelle que soit leur cause efficiente, se développent surtout chez les vieillards, les alcooliques, les sujets cachectiques ou débilités.

Le nombre, la forme et l'étendue des abcès sont très variables suivant les cas. On y trouve, soit le pneumocoque, soit le staphylocoque, le streptocoque, le coli-bacille, quelquefois le bacille de Friedlander.

Symptômes. — La symptomatologie des abcès pulmonaires est souvent peu nette : la dyspnée, la toux, la fièvre, sont des signes constants, mais insuffisants à caractériser la maladie : toutefois, en cas d'*abcès unique*, la douleur thoracique est d'ordinaire localisée au siège de la suppuration.

Les *abcès pyohémiques*, petits, multiples, disséminés dans les deux poumons, ne donnent lieu à aucun symptôme physique net : l'apparition de la dyspnée, de toux, de douleurs thoraciques, chez un sujet profondément infecté, permet de les soupçonner.

Chez un malade atteint de *phlébite* ou d'*endocardite* et ayant présenté des symptômes d'*embolie pulmonaire*, on songera à l'abcès si la température s'élève au bout de quelques jours.

Il sera plus facile de reconnaître les abcès migrateurs, faisant suite à une suppuration hépatique ou rénale diagnostiquée antérieurement; assez volumineux, en général, ils donnent lieu, s'ils ne sont pas trop profonds, à de la matité, à de l'obscurité du murmure vésiculaire, à du souffle. Mais on doit alors se demander s'il s'agit d'abcès pulmonaire ou de pleurésie enkystée.

Chez un *pneumonique* dont la température remonte après la défervescence, et qui est repris de point de côté, de dyspnée et de quintes de toux, on peut porter le diagnostic d'abcès pulmonaire *si l'on ne trouve aucun signe de pleurésie*; l'abcès, étant souvent central, peut ne donner aucun symptôme physique net.

Évolution. Complications. — Dans les abcès pyohémiques, la mort survient rapidement, du fait même de l'infection générale.

Lorsqu'il s'agit d'un abcès plus volumineux et unique, la collection peut s'enkyster et se résorber peu à peu. Mais le plus souvent elle s'ouvre soit dans une bronche et donne lieu à une vomique (v. c. m.) suivie de l'apparition de signes cavitaires, — soit dans la plèvre, et est suivie de pleurésie purulente, ou de pyopneumothorax, — soit, plus rarement, dans le péricarde (péricardite purulente). Ces accidents finissent, en général, par entraîner la mort. Celle-ci peut encore être due aux suppurations à distance (abcès du cerveau) ou à la septicémie.

La guérison est rare; elle peut survenir après la vomique, surtout en cas d'abcès pneumonique.

Diagnostic. — Le diagnostic est toujours très difficile : nous en avons indiqué chemin faisant les principaux éléments; on doit s'appuyer à la fois sur les antécédents du malade (existence antérieure d'une pneumonie ou d'un foyer d'apoplexie pulmonaire) et sur les symptômes respiratoires. La *radioscopie* peut démontrer l'existence d'une collection intra-pulmonaire et permet d'en préciser le siège. La *vomique* est souvent le signe révélateur de l'abcès; encore est-il fort difficile d'attribuer la vomique à sa véritable cause, et de décider si elle est le fait d'un abcès ou d'une pleurésie enkystée, celle-ci étant plus fréquente que celui-là.

Traitement. — En cas d'abcès unique, on doit recourir à la *pneumotomie*. Les abcès multiples de la pyohémie échappent complètement à la thérapeutique : on se bornera, en pareil cas, à soulager la dyspnée par l'application de ventouses, par des inhalations d'oxygène à soutenir le cœur par des injections d'huile camphrée.   *H. GRENET.*

POUMON (APOPLEXIE PULMONAIRE). — Sous ce nom on désigne l'hémorragie qui se produit dans l'épaisseur du parenchyme pulmonaire.

On décrit, depuis Laënnec, deux types anatomiques d'apoplexie pulmonaire :

1° L'apoplexie *par infiltration*. — L'épanchement est d'ordinaire *systématisé*, et correspond exactement au territoire d'un rameau de l'artère pulmonaire, rameau oblitéré par un thrombus ou un embolus [V. POUMON (THROMBOSE, EMBOLIE)] : c'est l'*infarctus hémoptoïque* de *Laënnec*. Suivant l'importance de l'artère atteinte, l'infarctus occupe un ou plusieurs lobules (cas ordinaire), parfois un acinus seulement, parfois un lobe entier (cas rare). Il apparaît comme un bloc dense dont le volume varie en moyenne de la grosseur d'une noix à celle d'un œuf de pigeon; superficiel, il est pyramidal à base sous-pleurale; profond, il prend une forme ovoïde. Dur à la coupe, il présente une surface de section grenue et noirâtre, humide s'il est récent, sèche s'il date de quelques jours; et par cet aspect il peut être comparé à une truffe (Gendrin). Les infarctus, d'ordinaire multiples et bilatéraux, siègent surtout dans la région postéro-externe des bases; ils sont entourés d'une zone de pneumonie épithéliale. Lorsque le sang épanché se résorbe, l'évolution des lésions diffère suivant l'état des vaisseaux : 1° les artères bronchiques sont-elles restées saines; la guérison est complète si l'artère pulmonaire redevient perméable, sinon une cicatrice se forme; 2° les artères bronchiques et pulmonaires ont-elles été et demeurent-elles oblitérées : le tissu pulmonaire nécrosé, subissant la dégénérescence granulo-graisseuse s'élimine, et l'infarctus est remplacé par une petite caverne. Si l'infarctus est superficiel, il peut déterminer, par irritation du voisinage, un épanchement pleural; s'il est infecté, il peut être l'origine d'une pneumonie, d'un abcès, ou d'un foyer de gangrène pulmonaire.

Dans d'autres cas, l'apoplexie par infiltration est *diffuse*, non systématisée, ne correspondant pas à un département artériel déterminé. Il s'agit soit de petites hémorragies, souvent sous-pleurales, taches ecchymotiques très nombreuses (*infiltration pétéchiale*), soit d'épanchements se faisant à l'intérieur des lobules dont ils ont la forme festonnée, et dus à la rupture des capillaires alvéolaires, sans qu'il y ait oblitération artérielle : c'est l'*infarctus diffus festonné* de Renaut, entouré d'une zone œdémateuse, différant de l'infarctus hémoptoïque par sa forme et par sa coupe moins dure et moins sèche.

2° L'*apoplexie par déchirure* ou par effraction, est constituée par un foyer vaste, à parois anfractueuses, et contenant, outre le sang épanché, des débris de parenchyme pulmonaire.

Quelques-uns de ces types anatomiques relèvent de causes spéciales. Ainsi, l'infarctus hémoptoïque dépend presque toujours de *lésions cardio-vasculaires*, d'une oblitération d'un rameau de l'artère pulmonaire par embolie (v. c. m.) ou par thrombose (v. c. m.).

Les affections mitrales et la *phlegmatia alba dolens*, étant la cause principale des embolies pulmonaires, sont aussi les causes principales de l'infarctus hémoptoïque.

En dehors de toute embolie, la congestion passive du poumon chez les cardiaques peut déterminer l'*infarctus diffus festonné*, de Renaut.

Plus rarement, la rupture d'un anévrisme de Rasmussen chez un tuberculeux et, dans des cas exceptionnels, la rupture d'une artériole pulmonaire dégénérée ou d'un anévrisme de l'aorte, sont la cause d'une *apoplexie par déchirure*. On a signalé la transformation d'un noyau de broncho-pneumonie en infarctus par infiltration sanguine (Balzer et Joffroy).

Des foyers d'apoplexie pulmonaire peuvent se produire au cours de toutes les maladies infectieuses lorsqu'elles revêtent une forme hémorragique, et surtout dans la rougeole, la variole, la scarlatine, la diphtérie, la fièvre typhoïde, le scorbut, le purpura, l'ictère grave, etc. L'apoplexie, en pareil cas, résulte soit de lésions sanguines, soit de lésions vasculaires, soit de troubles nerveux. Il en est de même de l'apoplexie survenant dans les empoisonnements : alcoolisme aigu, phosphorisme, arsenicisme, intoxication par le tartre stibié, dans l'asphyxie (taches de Tardieu importantes en médecine légale); dans les brûlures étendues, etc.

Les lésions nerveuses, dont le rôle est démontré expérimentalement (Longet, Cl. Bernard, Brown-Séquard, Vulpian), provoquent parfois des foyers d'apoplexie pulmonaire (méningites tuberculeuses, hémorragie et ramollissement cérébral, fractures du crâne, paralysie générale, etc.).

Ces causes très diverses sont toutes susceptibles de produire l'apoplexie pulmonaire, mais il convient de rappeler que celle-ci est, dans la très grande majorité des cas, sous la dépendance d'une embolie pulmonaire survenant chez un cardiaque mitral ou chez un phlébitique.

Symptômes. — Les symptômes de l'*infarctus hémoptoïque* sont variables et inconstants : c'est parfois une complication, telle que la pleurésie, qui met sur la voie du diagnostic.

Les principaux signes fonctionnels sont : la dyspnée subite et le point de côté (phénomènes ne se produisant qu'en cas d'embolie), et surtout l'*hémoptysie*.

L'hémoptysie apoplectique a des caractères spéciaux : le sang n'est presque jamais rendu pur; il est mélangé aux crachats, qui sont petits, d'une couleur noirâtre (beaucoup plus foncée que dans l'hémoptysie des tuberculeux), et d'une odeur aigrelette (V. Hémoptysie).

Quant aux signes physiques, qui sont la submatité, la diminution ou la disparition du murmure vésiculaire et les râles crépitants au niveau de l'infarctus, ils ne sont perceptibles que si celui-ci est assez superficiel; les infarctus étant souvent multiples et bilatéraux, les signes physiques doivent être recherchés en divers points des deux poumons. Mais, en raison de leur inconstance, il ne faut pas leur accorder une très grande valeur.

Le point de côté, l'hémoptysie, les signes physiques peuvent manquer; chez un cardiaque en asystolie, l'exagération de la dyspnée par le fait de l'infarctus n'est pas toujours bien appréciable; mais, en ce cas, il se produit très souvent un épanchement pleural, et l'on peut poser en principe que tout épanchement pleural chez un cardiaque est le fait d'un infarctus pulmonaire ou de l'hydrothorax. De même, la pleurésie du vieillard est le plus souvent symptomatique d'un foyer d'apoplexie pulmonaire.

L'*évolution* de la maladie est en rapport avec l'étendue, le nombre, la reproduction des foyers d'apoplexie (les infarctus gros ou très nombreux entraînent la mort rapide par asphyxie) et dépend aussi des infections qui peuvent se développer (pneumonie, gangrène ou abcès du poumon en cas d'embolies septiques au cours d'une endocardite infectieuse).

Les foyers sanguins *par déchirure* (rupture d'un anévrisme de Rasmussen, alcoolisme) déterminent une dyspnée subite et angoissante, une hémoptysie abondante de sang rouge, et la mort rapide dans l'asphyxie. Dans ce groupe de faits doit se ranger le *coup de sang pulmonaire*, congestion suraiguë et foudroyante, se produisant sous l'influence du froid et de l'intoxication alcoolique chez les ivrognes qui s'endorment en plein air par un temps d'hiver.

Diagnostic. — L'évolution des accidents et l'absence habituelle de fièvre ne permettent guère de confondre l'apoplexie avec les affections pulmonaires aiguës (pneumonie, broncho-pneumonie).

Le signe essentiel, bien qu'inconstant, de l'infarctus, est l'*hémoptysie* : sa faible abondance, sa couleur noire, son odeur aigrelette, son apparition chez un cardiaque, la distinguent de l'hémoptysie tuberculeuse. Le diagnostic peut pourtant être fort difficile au cours du rétrécissement mitral, qui se complique souvent et de tuberculose et d'embolie pulmonaire.

Nous avons dit plus haut qu'une complication est souvent le premier signe apparent de l'apoplexie, et avons insisté sur l'importance diagnostique de la pleurésie des cardiaques et des vieillards.

L'apoplexie pulmonaire étant reconnue, il importe d'en dépister la cause ; on doit, de parti pris, songer tout d'abord à l'embolie pulmonaire et rechercher les signes d'une affection mitrale ou d'une phlébite.

Le diagnostic de l'apoplexie par déchirure peut être soupçonné, grâce à la connaissance des conditions étiologiques et à la brusquerie des accidents

Pronostic. — Nous en avons donné déjà les principaux éléments: il dépend, dans l'infarctus hémoptoïque, des dimensions et du nombre des foyers, et surtout de la gravité de la maladie causale. L'apoplexie par déchirure est fatale presque à coup sûr.

Traitement. — Le traitement des cardiopathies et des phlébites constitue la meilleure prophylaxie de l'infarctus pulmonaire.

L'apoplexie étant produite, il convient : 1º de diminuer la dyspnée par des ventouses sèches ou scarifiées, des inhalations d'oxygène, des injections d'huile camphrée: 2º d'arrêter l'hémoptysie par les moyens habituels : repos absolu, boissons glacées, ipéca, injections de morphine, etc. (V. HÉMOPTYSIE); 3º il faut avant tout traiter la maladie causale pour empêcher la reproduction des infarctus.

Les complications (pleurésie, abcès, etc.) relèvent chacune de la thérapeutique qui leur est propre.   *H. GRENET.*

POUMON (CANCER DU POUMON ET DE LA PLÈVRE). — Nous étudions ici les *tumeurs malignes*, l'épithélioma et le sarcome du poumon et de la plèvre, et non pas l'épithélioma seul, auquel on réserve parfois le nom de cancer.

Les *cancers primitifs* du poumon sont rares : le sarcome surtout est exceptionnel. Ils s'observent plus souvent chez l'homme que chez la femme, l'épithélioma ne survenant guère avant 40 ans, le sarcome frappant des sujets plus jeunes, de 20 à 50 ans. Les inflammations chroniques, la sclérose du poumon semblent favoriser l'*épithélioma* (Menetrier, Kurt Wolff): celui-ci s'est développé, dans quelques cas, sur la paroi de cavernes tuberculeuses (Friedlander, Kurt Wolff), la phtisie pouvant jouer le rôle d'inflammation chronique. De même, dans la genèse du *sarcome* primitif, les inflammations antérieures du poumon ont peut-être une certaine influence; chez les ouvriers des mines de cobalt arsenical, ouvriers atteints d'une pneumokoniose professionnelle, le lympho-sarcome ne serait pas rare, d'après Haerting et Hesse ; mais il n'est nullement démontré que les observations de Haerting et Hesse se rapportent bien à des cas de sarcome.

Les *cancers secondaires* du poumon sont très fréquents, la tumeur primitive pouvant siéger dans un organe quelconque. L'épithélioma est souvent consécutif à un épithélioma du sein, de l'œsophage, d'un organe abdominal, plus rarement à un épithélioma des membres ou de la tête. Les ostéosarcomes des membres, les sarcomes du testicule, de l'ovaire, du sein, etc., sont fréquemment l'origine d'un sarcome secondaire du poumon.

Quant aux *cancers de la plèvre*, ils sont presque toujours secondaires, surtout à un cancer du poumon (cancer pleuro-pulmonaire). Il existe, toutefois, quelques observations de cancer primitif.

Les *lésions* varient suivant les cas.

I. **Cancers du poumon**. — L'*épithélioma primitif*, plus fréquent à droite qu'à gauche et siégeant aussi bien au sommet qu'à la base, se présente sous trois formes :

1° *Cancer des bronches*, fréquent, développé au voisinage du hile. — La tumeur bronchique, qui, fusionnée avec le néoplasme secondaire des ganglions du hile, atteint parfois le volume du poing, se propage lentement dans le poumon en suivant les ramifications de la bronche atteinte. Celle-ci est rétrécie ou obstruée. Dans sa paroi, formée d'un tissu dur et blanchâtre, peuvent persister les cartilages. Dans le lobe pulmonaire correspondant, les bronchioles sont dilatées, et des infections secondaires se développent souvent.

2° *Cancer massif du poumon*. — C'est une tumeur dure d'ordinaire, blanchâtre ou striée de noir à la coupe ; le bloc cancéreux est quelquefois entouré d'une lamelle de tissu pulmonaire perméable à l'air, et ressemble alors au cancer en amande du foie. Le néoplasme s'ulcère souvent et se creuse de cavernes remplies de pus ou de sang.

3° *Cancer nodulaire*. — Le poumon est parsemé de tumeurs distinctes et séparées par du tissu sain.

Le néoplasme se *généralise*, soit de poche en poche, soit par la voie lymphatique, soit par la voie sanguine : envahissement constant des *ganglions* du médiastin ; envahissement fréquent de la *plèvre* (lymphangite sous-pleurale), parfois du péricarde ou du péritoine ; dissémination dans les différents viscères par voie embolique ; les veines pulmonaires, les oreillettes peuvent subir la transformation cancéreuse.

Souvent on constate en même temps dans le poumon des lésions de tuberculose, de dilatation bronchique, de sclérose pulmonaire (celle-ci étant tantôt antérieure, tantôt postérieure au développement du cancer), des infections secondaires (broncho-pneumonies, gangrène pulmonaire, pleurésie).

Histologiquement, l'épithélioma primitif du poumon prend, avec une égale fréquence, l'un des trois types suivants : épithélioma cylindrique, épithélioma pavimenteux à globes cornés, épithélioma atypique (carcinome). Ces trois formes histologiques se rencontrent aussi bien dans le cancer bronchique que dans le cancer pulmonaire proprement dit : elles ont leur origine soit dans l'épithélium alvéolaire, soit dans l'épithélium des bronches ou de leurs glandes.

L'*épithélioma secondaire* se présente, en général, sous la forme nodulaire ; parfois des noyaux cancéreux très petits et très nombreux simulent les lésions de la granulie (carcinose miliaire). Le type histologique est celui de la tumeur primitive.

Le *sarcome primitif* atteint surtout le poumon gauche ; c'est une tumeur volumineuse, pouvant envahir tout un lobe, plus molle d'ordinaire que l'épithélioma, souvent kystique, se propageant toujours aux ganglions du hile, du médiastin, de l'aisselle, de l'abdomen, quelquefois à la plèvre, au péricarde, aux oreillettes, au foie, etc. Le poumon atteint est comprimé par la tumeur : les infections broncho-pulmonaires et pleurales sont favorisées par la présence du sarcome.

Histologiquement, il s'agit, le plus souvent, de sarcome à cellules fusiformes : le sarcome à cellules rondes, le lympho-sarcome, et surtout le myxo-sarcome sont plus rares.

On a observé, dans des cas exceptionnels, d'autres tumeurs malignes de nature conjonctive : chondromes (Virchow, Laboulbène), endothéliomes (Schottelius et Siegel).

Les *sarcomes secondaires* sont d'ordinaire multiples et reproduisent le type histologique de la tumeur primitive.

II. **Cancers de la plèvre.** — Les *cancers primitifs de la plèvre, très rares,* sont des *sarcomes* ou des *endothéliomes.*

Le *sarcome*, masse volumineuse et molle, tapisse toutes les parois de la cavité pleurale ou entoure complètement le poumon, comprimant les organes voisins : la pleurésie hémorragique est fréquente. Il s'agit de sarcome à cellules rondes ou à cellules fusiformes.

L'*endothéliome* est constitué par un épaississement diffus ou circonscrit de la plèvre, qui, blanchâtre et lardacée, atteint une épaisseur de 10 à 15 millimètres. Un épanchement pleural, presque toujours hémorragique, est constant.

Histologiquement, l'endothéliome se présente sous la forme d'alvéoles contenant des cellules épithélioïdes : il a l'apparence du carcinome, se distinguant du sarcome alvéolaire parce que les alvéoles sont limités par du tissu conjonctif adulte et non par du tissu embryonnaire, comme il arrive dans le sarcome. L'origine de l'endothéliome est très discutée : pour certains auteurs, il s'agit vraiment d'un épithélioma (épithéliome des séreuses, selon la conception de Ch. Robin), résultant de la prolifération de l'épithélium de surface de la plèvre ; cette opinion est acceptable si l'on considère, avec Hertwig, l'endothélium des séreuses comme un véritable épithélium dérivé de l'endoderme ; mais, si l'on admet que la plèvre tout entière dérive du feuillet moyen, on ne saurait parler d'épithéliome, et la plupart des auteurs admettent qu'il s'agit vraiment d'une tumeur de nature conjonctive, endothéliome résultant de la prolifération des endothéliums lymphatiques (pour les détails relatifs à l'histogenèse des cancers du poumon et de la plèvre, v. la Thèse de Rondeau, Paris, 1905).

Les *cancers secondaires* de la plèvre, fréquents, coexistent souvent avec un cancer primitif ou secondaire du poumon, et s'accompagnent presque toujours de pleurésie hémorragique.

Symptômes. — Qu'il s'agisse d'épithéliome ou de sarcome du poumon, les symptômes diffèrent peu; quant au cancer primitif de la plèvre, il ne se distingue pas du cancer pulmonaire avec envahissement pleural. On peut donc tracer une description d'ensemble du *cancer pleuro-pulmonaire*. C'est dans les néoplasmes primitifs que le tableau clinique est le plus net.

Le début est insidieux et progressif : des signes de bronchite, de la dyspnée, des douleurs thoraciques, parfois un épanchement pleural, marquent le début de l'affection. Peu à peu les différents symptômes se précisent.

Symptômes fonctionnels. — A la période d'état, les *troubles fonctionnels* les plus importants sont la douleur, la toux, la dyspnée, l'expectoration.

La *douleur thoracique*, presque constante, est assez précoce; elle se présente sous le type d'une névralgie intercostale siégeant du côté malade, avec irradiations diverses (phrénique, plexus brachial, etc.); elle acquiert une intensité atroce lorsque les nerfs sont envahis par le cancer.

La *toux*, constante, varie dans ses caractères; elle est coqueluchoïde lorsque les pneumogastriques sont comprimés par les ganglions dégénérés.

La *dyspnée* fait rarement défaut: elle reste souvent modérée; mais, dans certains cas, elle est excessive, s'exagérant à l'occasion du moindre effort, s'accompagnant de cornage (compression trachéo-bronchique) et de cyanose; elle n'est nullement en rapport avec l'intensité des signes physiques.

L'*expectoration* est souvent muqueuse ou muco-purulente, striée de sang: des hémoptysies abondantes de sang pur, pouvant entraîner la mort, se produisent parfois. L'expectoration n'a une grande valeur que lorsqu'elle prend l'aspect *gelée de groseille*, signalé par Marshall Hughes et par Stokes; le crachat est alors, disent G. Sée et Talamon, « d'une consistance gélatineuse, formant dans le crachoir une masse demi-molle, tremblotante; il n'est ni visqueux ni adhérent comme le crachat pneumonique. Il est d'une couleur rosée, mais non rouillé et briqueté. Il est homogène, presque transparent comme une gelée bien faite ». Il faut savoir que, d'une part, les crachats gelée de groseille ne sont pas très fréquents, et que, d'autre part, on les a observés, bien qu'avec une plus grande rareté, dans des affections non cancéreuses du poumon (apoplexie, bronchectasie, tuberculose). Parfois le malade expectore des grains blanchâtres, épais, semblables à des parcelles de veau cuit ou à de petits morceaux de vermicelle : ce sont des fragments de tissu cancéreux. Pour ne pas les laisser passer inaperçus, il convient de jeter le contenu du crachoir dans un récipient d'eau; ils viennent alors à la surface du liquide : les résultats de l'examen histologique de ces débris imposent le diagnostic. Mais il n'est pas très fréquent de recueillir de tels fragments de tumeur, et, d'ordinaire, on est réduit à l'examen cytologique des crachats, où l'on peut trouver des cellules cancéreuses non pigmentées et polymorphes. Nous devons ajouter que les résultats de ces recherches sont d'ordinaire négatifs.

Très souvent, du fait du volume de la tumeur ou de l'envahissement des ganglions, se produisent, au cours de l'évolution du cancer, des signes de compression semblables à ceux que déterminent toutes les *tumeurs du médiastin* (v. c. m.). La compression porte surtout sur la veine cave ou l'une de ses branches (circulation veineuse collatérale ayant une grande valeur lorsqu'elle est unilatérale, œdème en pèlerine), — sur le récurrent (voix rauque et bitonale, crises de suffocation), — sur le pneumogastrique (toux coquelucheoïde, vomissements, tachycardie), — sur la trachée ou les bronches (dyspnée continue avec tirage ou cornage). Moins fréquentes sont les compressions du phrénique (hoquet, névralgie diaphragmatique), — du sympathique (inégalité pupillaire), — de l'œsophage (dysphagie), — de l'une des sous-clavières (inégalité des deux pouls), — des oreillettes (asystolie).

Signes physiques. — Dans l'étude des *signes physiques*, il convient d'envisager séparément les résultats fournis par l'examen du thorax, et les signes perçus à distance (adénopathies, cancers des autres organes).

Le thorax paraît, à l'*inspection*, tantôt rétracté du côté malade. L'ampliation thoracique peut être totale, et elle est marquée surtout en cas de sarcome, ou bien il s'agit d'une voussure localisée ; cette dilatation est due soit à la tumeur elle-même, soit à un épanchement pleural. Quant à la rétraction thoracique, assez rare, elle résulte de la pachy-pleurite : elle peut disparaître en même temps que se produit un épanchement. En outre, on constate souvent l'œdème et la circulation collatérale de la paroi thoracique, phénomènes dus à la compression veineuse, ainsi que nous l'avons dit plus haut. Quelquefois on voit une tumeur thoracique, constituée par un noyau cancéreux faisant saillie à travers les espaces intercostaux.

A la *palpation*, les vibrations paraissent tantôt normales, tantôt exagérées. On peut, en outre, sentir parfois des battements résultant soit de la transmission des pulsations cardiaques par la tumeur, soit du soulèvement de la masse néoplasique par les gros vaisseaux.

La *percussion* donne, dans les cancers massifs, une matité dont la topographie est en rapport avec le siège et les dimensions de la tumeur. Parfois, il s'agit d'une matité étendue, occupant surtout la base et pouvant faire croire à un épanchement pleural qui n'existe pas ; ce fait s'observe plus souvent dans le sarcome que dans l'épithélioma. La matité a une grande valeur diagnostique quand elle siège à la partie antérieure du thorax, vers la région sternale, et que la sonorité est normale en arrière : dans les formes nodulaires, les modifications de la sonorité sont minimes.

Les signes d'*auscultation* sont manifestes, surtout dans les formes massives. Le murmure vésiculaire est d'ordinaire aboli au niveau de la tumeur lorsqu'une grosse bronche est comprimée, la respiration est rude, et l'on perçoit parfois un souffle caverneux ou amphorique ; des signes cavitaires (souffle, gargouillement, etc.), apparaissent quand une caverne cancéreuse se produit. Dans les formes nodulaires, la respiration est peu modifiée, et est souvent ou affaiblie ou rude.

En dehors de ces symptômes thoraciques, il est indispensable de rechercher les *adénopathies* à distance. L'adénopathie sus-claviculaire est constante ; les ganglions cancéreux sont volumineux, indolents et présentent une dureté ligneuse ; les ganglions axillaires sont, eux aussi, presque toujours pris.

L'*examen radioscopique* peut apporter une aide précieuse au diagnostic, en révélant une opacité anormale due à la tumeur elle-même ou aux ganglions médiastinaux dégénérés.

L'étude des signes physiques n'est complète que si l'on explore les différents organes, et si l'on recherche au niveau de chacun d'eux les symptômes d'un cancer qui, s'il existe, peut être la tumeur primitive, ou bien être secondaire au cancer pulmonaire.

Symptômes généraux. — Les *symptômes généraux* n'apparaissent parfois que tardivement; et Laënnec fait remarquer que les cancers du poumon peuvent exister longtemps, sans amaigrissement notable du sujet. Dans certains cas, la fièvre s'allume; elle résulte soit d'une complication telle qu'une broncho-pneumonie, soit de l'infection du foyer cancéreux.

Évolution. Pronostic. — La mort est fatale, survenant quelques mois (en moyenne, 6 mois à un an) après le début apparent de l'affection : le malade succombe souvent comme un asystolique, du fait de l'asphyxie progressive; la mort par cachexie cancéreuse (amaigrissement, peau sèche, de teinte jaune paille, œdèmes) est moins fréquente. Parfois le malade est emporté rapidement par une infection secondaire broncho-pneumonie, gangrène pulmonaire, pleurésie, tuberculose). La mort peut survenir dans le coma cancéreux, dû à une hydropisie ventriculaire (Jaccoud): ou bien elle est brusque, déterminée, soit par une hémorragie pleurale due à une rupture du poumon, soit par une thrombose de l'artère pulmonaire, soit par une hémoptysie foudroyante.

Formes. — Le tableau clinique du cancer pleuro-pulmonaire est très souvent modifié par l'importance que prennent certains symptômes, ou par l'évolution plus ou moins rapide de la maladie.

On décrit une forme *broncho-pneumonique* qui se caractérise par ce fait qu'au début surviennent des bronchites à répétition, pouvant faire penser à la tuberculose; au bout de quelque temps, l'apparition des adénopathies, de l'expectoration gelée de groseille, etc., précise le diagnostic.

Dans d'autres cas, les symptômes de *compression médiastinale* sont particulièrement marqués et prédominent sur tous les autres symptômes du cancer.

La forme la plus importante est la *forme pleurétique* : la pleurésie est, non pas constante, mais du moins très fréquente dans le cancer pleuro-pulmonaire; elle est due à une infection secondaire, ou, plus souvent, au développement d'un cancer de la plèvre : celui-ci est presque toujours secondaire au cancer pulmonaire; il n'est primitif qu'exceptionnellement. L'épanchement est quelquefois séreux, rarement chyliforme, le plus souvent *hémorragique*; il détermine les symptômes habituels des pleurésies. Ce qui lui est particulier, c'est sa *reproduction rapide* après les ponctions : en général, la ponction soulage à peine le malade, et, au bout d'un ou deux jours, l'épanchement a repris son abondance première; il est très rare de voir le liquide disparaître à la suite de ponctions répétées, fait signalé dans un cas de Spillmann et Haushalter, et dans une observation rapportée dans la thèse de Szelagowski.

Le *liquide* hémorragique, retiré par ponction, présente des caractères importants : il est *très pauvre en fibrine*; mais surtout l'examen *cytologique* (pratiqué selon la technique indiquée à l'article *cyto-diagnostic*) peut révéler la présence de cellules caractéristiques : les cellules néoplasiques sont très volumineuses, ont un protoplasma épais et réfringent, un gros noyau bourgeonnant ou des noyaux multiples ; elles sont souvent en nombre assez considérable pour que la centrifugation du liquide soit inutile ; ces cellules se distinguent des cellules endothéliales desquamées mécaniquement parce qu'elles ne se réunissent pas en placards. En outre, on peut rencontrer dans le liquide des bourgeons néoplasiques, parfois visibles à l'œil nu, constituant des masses limitées par des contours polycycliques, se distinguant des placards endothéliaux par leur épaisseur, les noyaux étant disposés sur plusieurs plans. Les polynucléaires, les lymphocytes, les placards endothéliaux sont rares ou complètement absents ; on ne trouve pas non plus d'éosinophiles. Les globules rouges sont abondants, puisqu'il s'agit de pleurésie hémorragique. Ces caractères, auxquels on peut reconnaître la pleurésie cancéreuse, ne permettent pas de distinguer l'épithélioma du sarcome (Meslay et Lorrain, Nattan-Larrier).

Le cancer pleuro-pulmonaire est parfois *latent*, fait qui se produit surtout en cas de cancer secondaire, l'attention étant tout entière attirée vers l'organe où siège le néoplasme primitif.

Enfin, il faut signaler la forme *aiguë ou galopante* du cancer pleuro-pulmonaire ; la mort survient en quelques jours (dix jours dans une observation de Jaccoud), ou en moins d'un mois. Deux cas doivent alors être envisagés : tantôt il s'agit d'un cancer primitif, compliqué d'une infection secondaire qui détermine des accidents fébriles et entraîne la mort avant que le néoplasme ne se soit révélé par ses signes propres ; tantôt il s'agit d'un cancer secondaire revêtant le type anatomique de la carcinose miliaire : la dissémination de noyaux très petits, mais très nombreux, dans les deux poumons, provoque une asphyxie suraiguë, semblable à celle qui se produit dans certaines formes de granulie.

Diagnostic. — Le point de côté, la dyspnée, l'expectoration, la voussure thoracique, la matité, les symptômes de compression médiastinale, l'opacité constatée à l'examen radioscopique, l'adénopathie sus-claviculaire, la cyanose, la cachexie, la pleurésie hémorragique, la constatation d'un cancer d'un autre organe : tels sont les symptômes permettant d'établir le diagnostic du cancer pleuro-pulmonaire. C'est par leur groupement que ces signes acquièrent une réelle valeur, aucun d'entre eux n'étant à lui seul pathognomonique. La constatation de cellules cancéreuses dans les crachats ou dans le liquide pleural a, au contraire, une valeur absolue, mais elle ne peut pas toujours être faite.

Il existe un certain nombre de causes d'erreurs. Dans les formes à évolution lente, sans signes manifestes de compression médiastinale, on peut croire à la tuberculose ulcéreuse : mais celle-ci détermine des lésions *bilatérales*, prédominant *aux sommets* ; les hémoptysies de sang pur de la tuberculose ne seront pas confondues avec l'expectoration gelée de groseille du cancer ; mais les hémoptysies franches ne sont pas exceptionnelles dans le cancer ; la recherche de bacilles de Koch d'une part, des cellules néoplasiques d'autre part, donne des renseignements précieux (il peut y avoir association de tuberculose et de cancer, les crachats contenant à la fois des bacilles de Koch et des cellules cancéreuses, comme dans un cas de Menetrier).

La *bronchectasie*, les *kystes hydatiques*, les *scléroses du poumon*, se distinguent du cancer par leur évolution lente, compatible longtemps avec un bon état général. Dans des cas rares, on peut avoir à discuter le diagnostic entre le cancer et l'*infarctus hémoptoïque*, comme on le voit par une observation d'Achard, où une malade, atteinte à la fois d'affection mitrale et d'épithélioma du sein, rendit des crachats gelée de groseille, qui étaient symptomatiques d'un foyer d'apoplexie et non d'un néoplasme secondaire du poumon.

Lorsque le néoplasme pulmonaire détermine des signes très marqués de *compression médiastinale*, on peut penser à toutes les tumeurs du médiastin et en particulier à l'*anévrisme de l'aorte* : l'altération rapide de l'état général, l'adénopathie sus-claviculaire, les caractères de l'expectoration, sont les meilleurs signes en faveur du cancer.

Dans la *forme pleurétique*, le caractère hémorragique, la reproduction rapide de l'épanchement après la ponction, les résultats de l'examen cytologique, ont une grande valeur : mais une pleurésie hémorragique peut survenir dans la *tuberculose* et dans la *pachypleurite primitive* (ordinairement alcoolique) : dans ces deux cas, le liquide est plus riche en fibrine que chez les cancéreux, l'épanchement est plus lent à se reproduire et ne contient pas de cellules néoplasiques.

Enfin, les *formes galopantes* du cancer du poumon, avec asphyxie suraiguë, sont presque toujours confondues avec la *granulie* : toutefois on doit songer à la véritable nature des accidents si le malade présente déjà les signes d'un cancer d'un autre organe.

Si l'on peut faire le diagnostic du cancer pleuro-pulmonaire, il est à peu près impossible de distinguer l'épithélioma du sarcome ; celui-ci toutefois détermine d'ordinaire une voussure thoracique plus considérable, et, d'après Schwalbe, est plus souvent que l'épithélioma, accompagné de cornage.

La constatation d'une pleurésie hémorragique et des autres signes de néoplasme permet de reconnaître le cancer de la plèvre, mais non pas de savoir s'il s'agit d'un cancer secondaire ou d'un cancer primitif : celui-ci est d'ailleurs d'une extrême rareté.

Traitement. — Le pronostic étant fatal, on doit se borner à soulager le malade : contre les douleurs, la morphine doit être employée sans crainte : les révulsifs, les inhalations d'oxygène, peuvent soulager quelque peu la dyspnée. Quand celle-ci est due à un épanchement pleural abondant, on est autorisé à faire une thoracentèse prudente : mais, comme le liquide est d'ordinaire hémorragique et se reproduit sans cesse, les ponctions, qui équivalent chacune à une saignée, sont répétées et affaiblissent rapidement le malade : aussi, pour éviter la décompression brusque, qui est une des causes de la reproduction rapide du liquide, il est bon de ne pas vider la plèvre dans sa totalité, ou de faire suivre l'évacuation d'une injection intrapleurale d'air. En raison de ses inconvénients, la ponction doit être réservée aux cas où la dyspnée est très intense.

H. GRENET.

POUMONS (CONGESTIONS PULMONAIRES). — Le poumon, plus encore qu'un autre organe, est susceptible d'être atteint de congestion : de *congestion active aiguë*, aussi bien que de *congestion passive chronique*.

Il est, en effet, riche en vaisseaux, riche en nerfs, riche en tissu cellulaire, interposé sur le trajet de la petite circulation, soumis aux pressions aériennes et aux à-coups cardiaques, enveloppé d'une séreuse fragile, exposé fréquemment aux attaques toxi-infectieuses d'origine exogène (voies respiratoires ou endogène (voies vasculaires).

Il n'est pas évidemment sans défense. Son élasticité le protège contre les influences mécaniques nocives; ses cellules migratrices, par leur phagocytose active, le gardent des invasions microbiennes, et l'on sait que les dernières bronchioles respiratoires restent aseptiques à l'état normal.

Cependant, à l'occasion, quand l'attaque sera plus brutale, il appellera à son aide, pour lutter efficacement, un processus plus actif, plus militant que celui de phagocytose simple, le processus de « réaction congestive ».

Nous devons considérer un tel processus comme faisant partie de « l'état d'inflammation du poumon » à son stade prémonitoire, soit qu'il constitue à lui tout seul l'évolution morbide, soit encore qu'il accompagne ou enfin qu'il cède la place à d'autres processus plus complets (engouement, hépatisation.

Au point de vue anatomique, la « congestion pulmonaire » est essentiellement représentée par une hyperémie intense des vaisseaux sanguins, avec diapédèse des hématies et de quelques polynucléaires, avec exsudation d'un liquide séreux riche en chlorures, et pauvre en fibrine.

Les cellules rouges et blanches, ainsi que la sérosité, font issue au niveau du tissu cellulaire ambiant ou au niveau des bronchioles terminales.

Quand le processus avoisine la plèvre, on dit qu'il y a congestion pulmono-pleurale, ou pleuro-pulmonaire, suivant qu'on fait intervenir primitivement le poumon ou la plèvre.

I. Congestions pulmonaires aiguës primitives. — L'état congestif pulmonaire est ici primitif, et retient sur lui, durant toute son évolution, l'attention du clinicien.

Voici les types cliniques les plus fréquemment rencontrés, au lit du malade.

1° Congestion pulmonaire, type classique (Woillez). — Cette forme débute brusquement par quelques frissonnements, un ou deux points de côté peu intenses et fugaces, et une élévation rapide de la température (fig. 1).

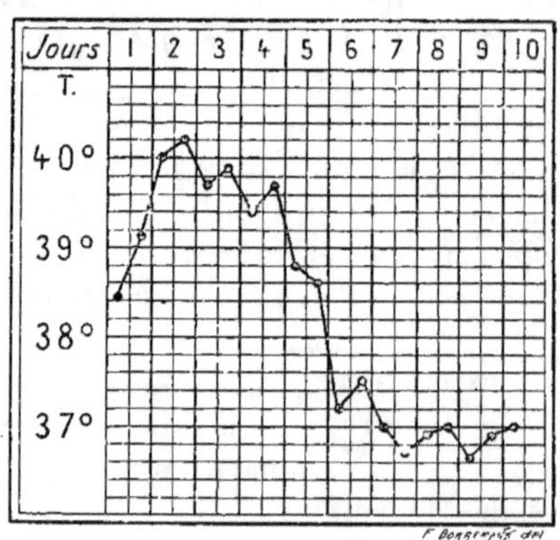

Fig. 1. — Congestion pulmonaire (type Woillez). Guérison. Défervescence le 5e et le 6e jour. Jeune homme de 25 ans.

La dyspnée est vive. Le malade expectore, déjà après les premières heures du début, des crachats très spumeux, aérés, albumineux, gommeux, parfois striés d'un peu de sang rouge.

Les signes physiques sont caractérisés par le peu d'exagération des vibrations, de la submatité et non de la matité, un souffle doux inspiratoire et expiratoire, mobile, avec des râles sous-crépitants humides.

L'évolution est courte. Elle se fait en quatre, cinq jours. Le malade est guéri vers le huitième jour.

Le diagnostic n'offre guère de difficultés qu'avec la pneumonie ; mais, dans cette dernière, les symptômes sont plus intenses ; les crachats sont rouillés, le souffle est tubaire, la matité absolue. Ce sont là des signes stéthoscopiques bien définis, qui contrastent avec la mobilité et la variabilité des symptômes de ces congestions pulmonaires, qu'on pourrait comparer à de véritables « feux follets du poumon », à des flambées bientôt éteintes.

2° **Fluxion de poitrine** (Grasset, Dieulafoy). — Elle débute, comme la variété précédente, par un point de côté, des frissonnements, de la fièvre, mais elle atteint *tous les plans de la poitrine*, le tissu sous-cutané, les muscles intercostaux, le tissu cellulaire, la plèvre, les bronches, le parenchyme pulmonaire.

Le point de côté provoque souvent une douleur très vive avec hyperesthésie de la peau au toucher, et réveil paroxystique à la palpation profonde, et au moment des quintes de toux.

Frottements-râles, râles ronflants et sibilants, voisinent à côté des autres signes stéthoscopiques signalés plus haut.

3° **Spléno-pneumonie** (Grancher, Queyrat). — Ce type congestif est réellement intéressant, car il prête le plus souvent à l'erreur de diagnostic. On croit à l'existence d'une pleurésie avec liquide, tous les signes de la série pleurétique paraissent exister. Convaincu de la présence d'un épanchement, on fait une, plusieurs ponctions. Toutes restent négatives. C'est d'une spléno-pneumonie qu'il s'agit. Quelques symptômes différentiels plaideront en faveur de cette affection, tels que : absence de déviation cardiaque à gauche, ou d'abaissement du foie à droite, matité non absolue, vibrations légèrement conservées, souffle broncho-égophonique, non-élargissement des espaces intercostaux.

Gallois attribue une grande importance à ces deux faits, que la splénopneumonie se rencontre presque exclusivement chez des hommes, et frappe à peu près toujours le côté gauche.

4° **Congestion pleuro-pulmonaire** (Potain, Serrand). — On trouve à peu près également répartis les signes témoins de la congestion de la plèvre et du poumon. Il faut être prévenu qu'un poumon congestionné, plongeant dans une petite quantité de liquide, sera recouvert par celui-ci et donnera l'illusion d'un grand épanchement.

Le diagnostic de congestion pleuro-pulmonaire sera confirmé par l'existence d'une diminution plutôt qu'une disparition absolue des vibrations thoraciques, par la constatation d'un double souffle inspiratoire et expiratoire, et par la présence d'une expectoration, tous symptômes qu'on ne trouve pas réunis ensemble dans la simple pleurésie avec épanchement pleural.

5° et 6°. Je n'insiste pas sur deux autres formes de congestion primitive aiguë, la **congestion pulmonaire paroxystique et à répétition** (Weill, de Lyon), et la **congestion pulmonaire sans expectoration** (Rénon), formes qui se définissent d'elles-mêmes.

Ces différents types de congestions constituent *des syndromes cliniques* plus que de véritables entités. Vraisemblablement, des espèces microbiennes différentes sont responsables de tels processus. Le pneumocoque (pneumococcie atténuée de Grasset, de Carrière) paraît ici jouer un rôle prédominant, mieux que ne sauraient le faire le streptocoque, le bacille de Pfeiffer, l'entérocoque, ou le catarrhalis.

Leur *évolution* est en général bénigne, à moins que ces congestions ne surviennent chez des surmenés ou des chroniques cardiaques, rénaux, hépatiques.

Elles peuvent, malgré leur bénignité apparente, et leur évolution rapide, laisser après elles des reliquats, des séquelles, tels que la pleurésie purulente enkystée, tel encore un ensemencement facile par le bacille de Koch.

II. Congestions pulmonaires secondaires. — Elles sont légion. Peu intéressantes par elles-mêmes, elles se révèlent à titre d'épisodes ou de complications au cours d'états aigus toxi-infectieux ou au cours d'états chroniques d'insuffisance cardiaque ou cardio-rénale.

A) Congestions pulmonaires actives secondaires. -- On les a signalées dans le rhumatisme articulaire aigu (Bernheim, de Nancy), dans le paludisme, les fièvres éruptives (rougeole, variole, fièvre typhoïde, etc.), dans la diphtérie, la peste, etc.

Il semble acquis que si, dans la majorité de ces cas, il s'agit le plus souvent de congestions pulmonaires par infections associées, ne dépendant pas du microbe spécifique de la maladie causale, certaines d'entre elles, cependant, peste, fièvre typhoïde, par exemple, le coccus de Yersin ou le bacille d'Éberth, doivent être *spécifiquement* incriminées.

Je passe sous silence les congestions pulmonaires, dites réflexes, survenant au cours de la colique hépatique, néphrétique, ou encore des affections testiculaires, utéro-ovariennes, etc. Leur nature *réflexe* ne me paraît nullement prouvée. Qu'il y ait eu mise en branle primitive par l'intermédiaire du système nerveux vaso-moteur pulmonaire, cela est possible, mais pourquoi vouloir enlever à l'infection ou à l'intoxication le rôle primordial qu'ils sont appelés à jouer dans des cas pareils? Ce sont là des congestions pulmonaires actives, secondaires à des états morbides viscéraux, et *d'origine toxi-infectieuse*.

Les congestions pulmonaires développées brusquement à la suite d'ascension, ou après une thoracentèse, paraissent au contraire obéir plus directement aux variations de pressions, et, par suite, reconnaître une *origine mécanique*.

B) Congestions pulmonaires passives secondaires. — Elles sont toutes liées à une insuffisance cardiaque. Ce sont les congestions pulmonaires accompagnées d'œdèmes et pouvant aboutir à la sclérose. L'hypostase pulmonaire est ordinairement accompagnée de congestion passive hépatique et rénale. Les *liens synergiques* qui unissent les viscères cardiaque, pulmonaire, hépatique et rénal, sont trop connus pour que nous insistions. Chez de tels malades la respiration devient de plus en plus gênée, le décubitus dorsal augmente la dyspnée, et le malade se place dans la position assise (orthopnée).

Parfois, au lieu des signes physiques de stase pulmonaire, on constate les signes d'un double épanchement pleural (hydrothorax).

Les crachats peuvent être œdémateux ou striés de sang rouge, ou de sang brunâtre, reliquats d'*infarctus pulmonaires hémorragiques*.

Aussi, histologiquement, peut-on constater des lésions de congestion avec œdème dans les parties supérieures du poumon; de splénisation, de carnification dans les parties inférieures.

Traitement. — Le traitement des congestions pulmonaires aiguës primitives comporte plusieurs indications.

Il faut d'abord user de révulsifs au niveau du thorax, bannir le vésicatoire, mais s'adresser aux ventouses sèches et aux ventouses scarifiées.

Il faut encore, au début de l'affection, provoquer la sudation à l'aide d'acétate d'ammoniaque (5 à 8 gr.) dans une potion de Todd, à prendre dans les 24 heures. La transpiration est facilitée par l'ingestion de boissons chaudes (tisanes, thé léger, grogs).

Plus tard, lorsque l'expectoration sera plus aisée, que les symptômes seront en décroissance, on fera usage jusqu'à guérison de la poudre de Dower à la dose de 0,40 à 0,60 centigr. répartis en deux cachets (0,50 centigr. de poudre de Dower représentant 0,025 milligr. d'extrait thébaïque, 0,05 centigr. de poudre d'ipéca, 0,20 centigr. de nitrate de potasse, 0,20 centigr. de sulfate de potasse).

On n'aura recours à l'antipyrine, aspirine, pyramidon, phénacétine, etc., que dans les cas de céphalée violente, ou de douleurs névralgiques, ces différents analgésiques ayant une action *inhibante, dépressive* sur les pneumogastriques, et entravant, au moins en partie, la défense naturelle de l'organisme.

Il faut surveiller le cœur avec soin, ne pas attendre la défaillance cardiaque pour injecter, préventivement aux congestifs pulmonaires, 1 ou 2 c. c. d'huile camphrée au 1/10ᵉ, ou 1 c. c. d'une solution aqueuse de sulfate de spartéine (à 0,05 centigr. de spartéine par centimètre cube).

S'il est besoin de parachever la convalescence on s'adressera aux préparations arsenicales, et à un séjour à la campagne dans un endroit sec, ou dans une station d'altitude de 500 à 800 mètres.　　　　*J.-A. SICARD.*

POUMON (CONTUSIONS). — Les contusions du thorax sans plaie extérieure peuvent s'accompagner de blessures du poumon et de la plèvre ; ces lésions ne s'observent en général qu'à la suite de traumatismes considérables : passage d'une roue de voiture, chute d'un lieu élevé, tamponnement, écrasement par un corps très pesant, etc. Dans la plupart des cas, la violence extérieure fracture d'abord la cage thoracique, l'enfonce, puis contusionne les viscères sous-jacents; beaucoup plus rarement le poumon est contusionné sans qu'il y ait fracture du thorax, la paroi thoracique se laissant refouler par le traumatisme, puis revenant sur elle-même sans présenter de lésions; ces contusions profondes sans fractures du thorax, ne s'observent guère que chez les jeunes sujets qui seuls ont une paroi assez élastique pour se laisser refouler et revenir sur elle-même sans se briser; en dépit de son élasticité, le tissu pulmonaire ne fuit pas sous le choc et résiste au refoulement de la

paroi thoracique, parce qu'il est tendu et immobilisé par l'air qu'il contient
et qui ne peut s'échapper par suite de l'occlusion de la glotte résultant de
l'effort fait par le blessé au moment de l'accident pour se soustraire au
traumatisme ou pour crier. La contusion du poumon peut exister à divers
degrés : 1° Tantôt c'est une simple infiltration sanguine avec ecchymose
sous-pleurale ; 2° Tantôt on trouve de petits foyers sanguins disséminés
résultant de la rupture des alvéoles et des bronches de petit calibre avec les
vaisseaux correspondants ; 3° A un troisième degré il y a des déchirures
étendues du poumon, entamant souvent la plèvre sur une assez grande largeur, ouvrant des bronches et des vaisseaux volumineux.

Symptômes. — La contusion du poumon se traduit par des signes
fonctionnels et physiques dont l'intensité est très variable en rapport avec
le degré de la contusion :

Dans la contusion légère, les symptômes sont presque toujours peu nets,
le malade se plaint d'une douleur plus ou moins vive au niveau du point
contusionné, il respire avec peine et crache souvent un peu de sang. A
l'examen on trouve au niveau de la lésion une zone de submatité avec
absence du murmure vésiculaire.

L'évolution est habituellement très simple, la douleur et la dyspnée
s'atténuent rapidement, et au bout de quelque temps il n'y a plus trace de
l'affection ; plus rarement, et surtout chez les sujets débilités, on voit se
développer au bout de quelques jours une pneumonie traumatique avec
râles crépitants, souffle tubaire, frottements pleuraux et crachats rouillés ;
cette pneumonie traumatique consécutive à une contusion légère du poumon se termine presque toujours par guérison ; cependant, chez les sujets
affaiblis, à bronches infectées, elle peut aboutir à la gangrène pulmonaire.

Dans les contusions graves du poumon les symptômes sont toujours bien
plus accentués : après l'accident, le malade reste plongé dans un état de
collapsus marqué, la face est pâle, les extrémités refroidies, le pouls fréquent, petit et dépressible, la respiration très pénible ; presque constamment une hémoptysie abondante attire dès le premier moment l'attention
sur le poumon. La palpation et la percussion du thorax réveillent une douleur le plus souvent très vive et bien localisée au niveau du point contusionné ; les signes fournis par l'examen sont assez variables suivant que la
déchirure pulmonaire communique ou non avec la cavité pleurale ; en cas
de communication, l'air et le sang venus du poumon s'épanchent dans la
cavité pleurale en donnant lieu à tous les signes d'un hémo-pneumothorax,
savoir, matité à la partie inférieure, sonorité exagérée et tintement métallique à la partie supérieure de la poitrine ; au niveau de la déchirure on
entend un râle muqueux à grosses bulles ou un gargouillement dû à l'arrivée
de l'air dans une cavité où se trouve épanchée une certaine quantité de sang.
Si, au contraire, la déchirure pulmonaire ne communique pas avec la
plèvre, on a des symptômes qui rappellent ceux d'une caverne pulmonaire :
matité et disparition du murmure vésiculaire en un point localisé du thorax
avec gargouillement et tintement métallique.

Assez fréquemment, les grandes contusions du poumon s'accompagnent
d'emphysème qui apparaît d'abord à la base du cou, l'air s'étant infiltré

dans le tissu cellulaire du poumon, puis du médiastin, pour remonter jusqu'au cou ; d'autres fois, si une côte est rompue en même temps que la plèvre pariétale, on peut observer l'emphysème de la paroi thoracique.

Le pronostic des grandes contusions du poumon est toujours très grave ; beaucoup de blessés succombent dans les premières heures qui suivent l'accident, les uns par hémorragie due à la blessure d'un gros vaisseau, les autres, et c'est le plus grand nombre, par asphyxie due à un pneumothorax étendu ; quelques malades peuvent guérir sans complications après cicatrisation de leur plaie pulmonaire ; le plus souvent, on voit survenir au bout de quelques jours des accidents graves dus à l'infection du foyer contusionné et du sang épanché dans la plèvre, tels que : pleurésie purulente, pneumonie traumatique, gangrène pulmonaire.

Traitement. — Dans les formes légères, le traitement sera le même que dans les contusions simples de la paroi thoracique, c'est-à-dire qu'on se bornera à immobiliser le thorax avec un bandage de corps, et à calmer la douleur et la dyspnée au moyen de ventouses et d'injections de morphine.

Dans les contusions graves, la première indication est de parer aux accidents immédiats de collapsus et d'hémorragie, on s'efforcera donc de relever l'état général au moyen d'injections d'éther, de caféine ou d'huile camphrée, de frictions à l'alcool, d'application de ventouses et de sinapismes, et surtout de grandes injections de sérum.

Contre l'hémorragie, on emploiera la glace à l'intérieur et le perchlorure de fer à la dose de 10 à 20 gouttes dans un verre d'eau, mais surtout on fera garder au malade une immobilité absolue : en cas d'hémorragie extrêmement abondante, amenant une brusque inondation de la plèvre avec menaces immédiates et pressantes pour la vie du malade, il serait indiqué d'ouvrir le thorax pour aller faire directement l'hémostase des vaisseaux blessés (V. HÉMOTHORAX).

Dans les jours qui suivent l'accident, si l'augmentation de la matité, du souffle et de la dyspnée font redouter une compression excessive du poumon. il faut faire la thoracentèse ; si la température s'élève et se maintient autour de 59°, il faudra penser à une transformation purulente du sang épanché. et faire une large pleurotomie (v. c. m.). *PIQUAND.*

POUMONS (EMBOLIES PULMONAIRES). — Sous le nom d'embolie pulmonaire. on désigne l'oblitération brusque du tronc ou d'une branche de l'artère pulmonaire par un corps circulant dans le sang : il s'agit le plus souvent d'un caillot, quelquefois de parasites, de microbes, de graisse, de cellules de l'organisme, et même de gaz. Les embolies se divisent en grosses (siégeant au niveau du tronc ou d'une des branches lobaires de l'artère pulmonaire), moyennes ou lobulaires, et petites ou capillaires (celles-ci siégeant au niveau des dernières ramifications artérielles).

Les grosses et moyennes embolies sont presque toujours dues à un caillot et leur action est surtout mécanique. Quant aux petites embolies ou embolies capillaires, elles agissent mécaniquement lorsqu'elles sont très nombreuses (embolies gazeuses ou graisseuses). Mais très souvent elles sont constituées par des micro-organismes ou des cellules cancéreuses qui ne déterminent aucun trouble mécanique, mais exercent sur les tissus leur action spécifique.

Le caillot sanguin, qui constitue les grosses et les moyennes embolies pulmonaires, provient soit d'un vaisseau périphérique, soit du cœur. Les embolies d'*origine périphérique* sont fréquentes surtout au cours des phlébites, et en particulier de la *phlegmatia alba dolens* des femmes en couches: moins souvent il s'agit de la phlébite de la convalescence des maladies infectieuses (rhumatisme et surtout fièvre thyphoïde): dans la goutte, la chlorose, la dilatation de l'estomac, où la phlébite est plus rare, l'embolie pulmonaire est exceptionnelle; la phlegmatia des cachexies, bien qu'assez fréquente, ne détermine presque jamais d'embolie pulmonaire. L'embolie peut encore se produire au cours d'une phlébite variqueuse, d'une phlébite consécutive à une fracture de jambe, etc.... Dans tous ces cas, le caillot a pour point de départ l'une des veines du membre inférieur; mais il peut encore provenir des veines utérines (infection puerpérale), et, chez les enfants athrepsiques, de la veine ombilicale ou des veines rénales ou des sinus de la dure-mère. A la suite de la levée des étranglements herniaires, dans l'appendicite, surviennent parfois des embolies pulmonaires dont l'origine n'est pas bien déterminée. Enfin, la transfusion du sang cause des coagulations intra-vasculaires qui peuvent pénétrer, en suivant le cours du sang, jusqu'aux artères du poumon.

Les embolies d'*origine cardiaque* sont le plus souvent consécutives aux affections mitrales : celles-ci favorisent au plus haut point la dilatation du ventricule droit, où se forment des caillots qui de là passent dans l'oreillette droite et dans le système pulmonaire. Dans l'asystolie, au cours de laquelle elle est très fréquente, l'embolie se produit par le même mécanisme. Moins souvent, il s'agit de rétrécissement aortique, de myocardite, de péricardite.

Telles sont les causes principales des embolies pulmonaires grosses et moyennes: ces dernières, les embolies lobulaires, sont, à la vérité, de beaucoup les plus communes. Les lésions déterminées par l'oblitération artérielle sont les lésions de l'apoplexie pulmonaire (v. c. m.), accident purement mécanique: mais, dans certains cas, l'embolie lobulaire est septique et est suivie de suppuration (comme il peut arriver dans l'endocardite infectieuse), ou même de gangrène (et celle-ci revêt alors un type anatomique et clinique spécial) : la gangrène pulmonaire d'origine embolique se produit surtout au cours des vieilles otorrhées chez les enfants [V. Poumons (Gangrène).

Les *embolies capillaires* sont :

1° Les embolies *graisseuses*: celles-ci se produisent soit à la suite des fractures ou des ostéomyélites aiguës ou chroniques, soit au cours de l'éclampsie puerpérale ou du diabète (et Sanders et Hamilton croyaient pouvoir attribuer le coma diabétique aux embolies graisseuses du poumon et du cerveau): soit enfin aux injections huileuses pratiquées dans un but thérapeutique:

2° Des embolies *gazeuses*: elles sont consécutives à la pénétration de l'air dans les veines, et cet accident arrive surtout au cours des opérations pratiquées sur le cou:

3° Les embolies *cellulaires* formées soit par des débris de globules rouges (hémoglobinurie, brûlures, etc.), soit par des globules blancs (leucémies);

4° Les embolies *parasitaires* : hydatiques, microbiennes, etc. ; le parasite ou le micro-organisme, introduit par cette voie au niveau du poumon, s'y développe; et telle est l'origine de la plupart des infections qui n'atteignent pas le poumon par la voie aérienne, par inhalation (abcès, kystes hydatiques, quelquefois même tuberculose). On ne saurait séparer aujourd'hui de ce groupe les embolies gangreneuses, qui n'agissent qu'en transportant les agents de la putréfaction au niveau du poumon ;

5° Les embolies *cancéreuses*; et c'est ainsi que se développent les cancers secondaires du poumon.

Symptômes. — Les *grosses embolies* pulmonaires déterminent parfois la mort subite par syncope, après quelques secondes ou quelques minutes, pendant lesquelles le malade éprouve une angoisse précordiale atroce.

Dans d'autres cas, la mort moins rapide survient par asphyxie en quelques heures ou en quelques jours : alors on note une dyspnée qui va en s'accentuant de plus en plus; le cœur est tumultueux, la face se cyanose : parfois surviennent des convulsions. Si la survie n'est que de quelques heures, on ne perçoit aucun signe d'auscultation ou de percussion; si le malade vit plusieurs jours, on voit se développer des symptômes de congestion ou d'œdème du poumon.

Enfin, un foyer d'apoplexie pulmonaire (v. c. m.) est, dans des cas plus rares, la conséquence d'une grosse embolie pulmonaire.

Les *embolies moyennes*, qui sont les plus fréquentes, ont toujours pour conséquence un infarctus hémoptoïque du poumon (V. Apoplexie pulmonaire).

Des *embolies capillaires spécifiques* (parasitaires, microbiennes, cancéreuses), nous n'avons pas à parler ici : les germes qu'elles apportent au niveau du poumon y provoquent des maladies déterminées, qui sont étudiées dans des articles spéciaux (abcès, gangrène, cancer, kyste hydatique, etc.).

Les *embolies graisseuses* s'accompagnent d'une dyspnée intense, de cyanose, quelquefois d'une expectoration sanguinolente; les extrémités se refroidissent, le pouls est rapide et misérable, et le malade meurt parfois après une période convulsive. La guérison s'observe dans quelques cas. Un signe spécial de cette variété d'embolie est la présence de graisse dans les urines (lipurie); cette graisse forme à leur surface une couche blanchâtre, dans laquelle on reconnaît, à l'examen histologique, les gouttelettes caractéristiques, colorées en noir par l'acide osmique. Telles sont les embolies graisseuses, qui se produisent à la suite des traumatismes osseux. Il n'y a pas à insister sur les théories aujourd'hui abandonnées qui attribuent aux embolies graisseuses la production du coma diabétique ou même l'éclampsie puerpérale.

L'*embolie gazeuse* consécutive aux blessures des veines du cou, est précédée d'un sifflement annonçant la pénétration de l'air dans les veines; puis survient la cyanose, et le malade meurt en quelques minutes. Il n'est pas d'ailleurs certain que les accidents soient dus à l'embolie pulmonaire; et, pour quelques auteurs, il s'agit soit de la distension des cavités droites du cœur, soit de l'arrêt du cœur en diastole, arrêt provoqué par un réflexe dont le point de départ serait dans le cœur irrité, et qui se transmettrait aux pneumogastriques.

Diagnostic. — Les conditions où se pose le diagnostic varient selon qu'il s'agit d'embolies grosses, moyennes ou petites. Le diagnostic des moyennes embolies se confond avec celui de l'apoplexie pulmonaire (v.c.m.). En cas de grosses embolies, on ne peut rapporter la mort subite à sa véritable cause que lorsque l'on connaît l'existence d'une phlébite ou d'une cardiopathie chez le malade. Lorsque la durée des accidents est un peu plus longue et qu'ils s'accompagnent de dyspnée et de sensations angoissantes, on pourrait croire à l'angine de poitrine : mais dans l'angine la crise est très courte, disparaissant rapidement si elle ne tue pas aussitôt ; de plus, l'existence d'une phlébite, d'une affection mitrale, etc., chez le malade, est un élément en faveur de l'embolie.

Quant aux petites embolies graisseuses ou gazeuses, on peut en général les diagnostiquer facilement, parce qu'elles se produisent dans des conditions spéciales ; rappelons que dans les embolies graisseuses il y a de la lipurie.

Traitement. — Chez un malade atteint de phlébite, la meilleure prophylaxie de l'embolie pulmonaire est le repos prolongé (on sait que d'après Lucas-Championnière, on doit préférer au repos le massage et la mobilisation *pratiqués avec prudence et selon des règles spéciales*). En cas de cardiopathie, l'embolie n'est pas très à redouter tant que la lésion est compensée ; il n'en est plus de même dès que surviennent des phénomènes d'hyposystolie : alors le repos absolu, le régime lacté, la digitale s'il y a lieu, sont les meilleurs moyens d'éviter les coagulations intra-cardiaques, et, par suite, l'embolie, en rendant sa tonicité au muscle cardiaque.

Lorsqu'une grosse embolie détermine des accidents asphyxiques graves, on doit faire une révulsion énergique en appliquant sur le thorax des ventouses ou des sinapismes, et des compresses *bouillantes* au-devant du cœur (marteau de Mayor). On pratique des injections sous-cutanées d'huile camphrée au dixième, injections que l'on peut répéter toutes les 5 ou 10 minutes, tant que la dyspnée reste intense et le pouls petit. Les inhalations d'oxygène doivent être faites sans compter. S'il y a de la stase veineuse et une cyanose accentuée, on peut user des purgatifs drastiques (eau-de-vie allemande), et même faire une saignée si le malade est robuste.

Sur le traitement des embolies capillaires, il n'y a pas à insister : la révulsion du thorax, les ventouses, les inhalations d'oxygène, les injections d'huile camphrée sont encore les meilleurs moyens de lutter contre la dyspnée.

Quant au traitement des embolies moyennes, il se confond avec celui de l'apoplexie pulmonaire (v. c. m.). *H. GRENET.*

POUMON (**EMPHYSÈME**). — L'emphysème pulmonaire se caractérise anatomiquement par la distension excessive et permanente des cavités alvéolaires. Cette définition s'applique à l'emphysème *vésiculaire*, le seul que nous étudions ici. Mais celui-ci peut se compliquer d'emphysème *interstitiel* ou *inter-lobulaire*, lorsque, les alvéoles se rompant, l'air s'infiltre dans le tissu conjonctif interlobulaire ou sous-pleural.

Étiologie. — La cause immédiate de l'emphysème pulmonaire réside dans toutes les influences mécaniques capables de distendre les cavités alvéolaires. Ainsi agissent :

1° Les *inspirations forcées* et toutes les maladies s'accompagnant de *dyspnée intense*, *asthme* (surtout asthme essentiel, mais aussi asthme urémique ou aortique), *broncho-pneumonies*, *bronchites*, *sténoses laryngo-trachéales* de quelques causes qu'elles relèvent (croup, corps étrangers des voies aériennes, sténoses cicatricielles, etc.), *tumeurs du médiastin*, etc. ;

2° La *toux* (coqueluche, bronchites, etc.), les *efforts* violents et répétés, auxquels sont exposés en particulier les souffleurs de verre, les joueurs d'instruments à vent, les portefaix, etc.

Dans le premier cas, l'emphysème est dit inspiratoire : lorsqu'il succède à la toux et aux efforts, il est dit expiratoire. La toux, en effet, consiste en une expiration violente, qui augmente la tension aérienne intra-pulmonaire : de même, après un effort, se produit forcément une expiration rapide et énergique ; aussi ne saurait-on nier le rôle de l'expiration dans la production de l'emphysème ; mais, comme le remarque Marfan, « l'augmentation de la pression gazeuse intra-pulmonaire ne peut agir sur les fibres élastiques que si celles-ci sont déjà distendues par l'expiration, l'augmentation de pression de l'air ne peut avoir d'autre effet que de vider les vaisseaux, mais non d'amener une distension des fibres élastiques ».

Les causes mécaniques que nous venons de signaler, quelque importantes qu'elles soient, ne suffisent pas à produire l'emphysème : elles n'agissent que si les fibres élastiques alvéolaires n'ont pas leur résistance normale. Cet état, de moindre résistance, peut être héréditaire : mais, plus que l'hérédité similaire, l'hérédité *arthritique*, plus compréhensive, doit être invoquée. Quelques auteurs, considèrent l'*alcoolisme* et le *tabagisme* comme des causes prédisposantes importantes. Plus certain est le rôle des *affections broncho-pulmonaires* qui ont frappé le malade à une époque antérieure : dans le même ordre d'idées, il faut faire une place importante à la *tuberculose*, que l'on croyait autrefois incompatible avec l'emphysème : Landouzy et Hirtz estiment au contraire, que l'emphysème est presque toujours fonction de tuberculose *fibreuse* : il est certain, en tout cas, que la coïncidence des deux affections n'est pas rare : l'emphysème peut, en outre, se développer au pourtour de lésions de tuberculose ulcéreuse. Citons encore le rôle possible, mais très douteux, de l'athérome des vaisseaux pulmonaires, et l'emphysème essentiel et congénital, admis par Virchow.

C'est surtout chez l'*homme adulte* que les causes précédentes peuvent se trouver réunies : mais l'emphysème est fréquent aussi chez la femme, et il n'est pas exceptionnel chez l'enfant.

Lésions. — Les poumons emphysémateux sont augmentés de volume, distendant la cage thoracique, recouvrant presque complètement le péricarde, abaissant le foie. Ils ont à leur surface une teinte pâle, saumonée, et une consistance molle ; les limites des lobules se dessinent bien ; au niveau des bords antérieurs, on voit la plèvre soulevée par des vésicules qui s'affaissent lorsqu'on les pique, et qui sont des alvéoles distendus. A la coupe, le poumon ne crépite pas ; l'air s'en échappe lentement ; la surface de section paraît presque exsangue ; un fragment, mis dans l'eau, surnage.

Les lésions sont, d'ordinaire, généralisées ; mais toujours elles prédominent aux sommets et aux bords antérieurs, et peuvent rester localisées en ces régions.

A l'examen histologique, on constate qu'il y a, suivant les cas, soit dilatation simple de l'infundibulum, soit perforation des parois et fusion de plusieurs infundibula. Les altérations portent surtout sur les *fibres élastiques*, amincies et déchirées. Les capillaires sont comprimés, aplatis, et souvent oblitérés. L'endothélium alvéolaire est desquamé ou subit la dégénérescence granulo-graisseuse.

A côté de ces lésions, qui appartiennent en propre à l'emphysème, on observe toujours de la bronchite chronique, de la congestion passive et de l'œdème des bases des poumons, et souvent des adhérences pleurales et de la dilatation du cœur droit.

On a décrit un certain nombre de variétés anatomiques de l'emphysème ; nous signalerons seulement l'*emphysème des vieillards*, ou *emphysème atrophique* ; l'*emphysème des tuberculeux*, souvent *partiel* et occupant la périphérie des foyers tuberculeux ; l'*emphysème vésiculaire aigu*, survenant au cours des affections qui déterminent brusquement une dyspnée intense : c'est une distension simple du poumon, pouvant, suivant l'état des fibres élastiques, rétrocéder ou être l'origine d'un emphysème chronique ; l'*emphysème interstitiel*, complication de l'emphysème vésiculaire, et caractérisé par le passage de l'air dans le tissu conjonctif interlobulaire, sous-pleural, médiastinal, ou même sous-cutané.

Symptômes. — L'emphysème pulmonaire se développe, en général, d'une manière progressive : le malade, qui auparavant ne craignait pas les longues marches ni les efforts prolongés, s'essouffle à la moindre occasion, devient *poussif*, et s'enrhume facilement ; ou bien il s'agit d'un asthmatique, dont les crises s'atténuent, et qui présente, non plus des accès de dyspnée paroxystique, mais une dyspnée continue et exagérée par tout effort. La maladie s'établit et évolue sans fièvre, et sans que l'état général soit sérieusement altéré.

L'*habitus extérieur* de l'emphysémateux est assez typique et permet souvent de faire le diagnostic à distance. Le malade a le cou court, la tête comme enfoncée dans les épaules, les yeux brillants, la face pâle, à l'exception des pommettes qui sont vivement colorées ; ses lèvres sont toujours un peu violacées ; il a la poitrine bombée, le dos rond ; le thorax tend à devenir cylindrique et cesse d'être aplati d'avant en arrière ; les creux sus et sousclaviculaires sont effacés et même remplacés par une légère voussure, les espaces intercostaux sont élargis. Dans le lit, le malade reste à demi assis, la respiration lui étant ainsi plus facile. Marche-t-il, son visage se cyanose ; il avance lentement, les bras écartés du corps, évitant tout mouvement, tout geste inutile ; veut-on lui parler, aussitôt il s'arrête, et répond brièvement, faisant une pose entre chaque mot.

C'est surtout de *dyspnée* que se plaint l'emphysémateux : le nombre des respirations à la minute reste normal; c'est le *rythme* respiratoire qui est modifié : l'inspiration est courte et rapide; l'*expiration* difficile est, au contraire, *très prolongée*; il s'agit donc d'une *dyspnée expiratrice*, qui s'exagère à l'occasion de chaque mouvement.

Ces constatations, que l'on fait au simple examen du malade, sont confirmées par les résultats graphiques que donne le pneumographe de Marey : la ligne inspiratoire est courte et verticale, et la ligne expiratoire longue et oblique. La *capacité vitale* du poumon (volume d'air expulsé par une expiration maxima, après une inspiration maxima), mesurée par la spirométrie, est diminuée; et, au contraire de ce qui se passe normalement, la *pression expiratoire* n'est pas plus forte, ou même est plus faible que la pression inspiratoire, comme le montre la pneumométrie. L'analyse des gaz révèle une diminution de l'oxygène inspiré et de l'acide carbonique expiré; il y a donc insuffisance de l'hématose et ralentissement des combustions.

Le malade, atteint de bronchite chronique, *tousse* d'une toux quinteuse, surtout le matin, et rejette des crachats muqueux, ou des crachats perlés s'il est asthmatique.

Les *signes stéthoscopiques* sont les suivants : les *vibrations thoraciques* sont souvent diminuées: le choc de la pointe du cœur est difficile à trouver à la palpation, le poumon distendu envahissant toute la région précordiale. La *percussion* dénote, dans toute l'étendue de la poitrine, en avant et en arrière, une *sonorité* exagérée, dont le tympanisme parfois aigu peut exceptionnellement faire croire à de la matité; la matité cardiaque est diminuée ou même disparaît presque complètement; le poumon, augmenté de volume, descend plus bas qu'à l'état normal, et sa sonorité s'étend en arrière jusqu'aux dernières côtes, et en avant jusqu'à la 7e ou la 8e côte, tandis qu'elle doit s'arrêter à la 6e côte. L'*auscultation* fait entendre une inspiration courte, comme *humée*, d'un timbre aigu; l'expiration, prolongée, est plus longue que l'inspiration. En outre, on perçoit de gros râles ronflants ou sibilants disséminés, signes de bronchite, et souvent, aux bases. des râles sous-crépitants, signes de congestion pulmonaire passive. Les bruits du cœur sont assourdis.

Le foie et la rate peuvent être abaissés; l'estomac est souvent dilaté, et, en ce cas, le malade souffre de troubles dyspeptiques (diminution de l'appétit, ballonnement épigastrique, éructations, etc.). La constipation est fréquente.

Complications. — De temps à autre, à l'occasion de *troubles dyspeptiques*, la dyspnée peut prendre une plus grande intensité, et même revêtir la forme de crises de pseudo-asthme; mais il ne s'agit là que d'incidents passagers.

Le malade est tout spécialement exposé aux *infections respiratoires* aiguës, que provoquent avec une grande facilité les refroidissements brusques de la température. La *bronchite aiguë* exagère la dyspnée et la cyanose, mais finit d'ordinaire par guérir; il n'en est pas de même de la *bronchite capillaire* et de la *broncho-pneumonie*, qui ont ici une gravité extrême. En dehors des accidents qui leur sont propres, toutes ces affections broncho-pulmonaires sont souvent la cause provocatrice de la *dilata-*

tion du cœur; lorsqu'elles guérissent, elles laissent toujours à leur suite une aggravation des lésions de l'emphysème.

Les *accidents cardiaques* constituent le principal danger de l'emphysème. Par suite des lésions pulmonaires et de la thrombose des capillaires alvéolaires, le cœur droit doit fournir un excès de travail; peu à peu, il se laisse distendre; il en résulte de la stase veineuse, avec exagération de la cyanose et distension des jugulaires. Puis, à l'occasion d'une fatigue ou d'une poussée bronchitique, ou sans cause appréciable, se développent tantôt brusquement, tantôt progressivement, des phénomènes d'*asystolie*, avec insuffisance tricuspidienne, pouls veineux jugulaire et hépatique, œdèmes, oligurie, etc. Ces accidents sont, au début, enrayés par la digitale; mais, du jour où ils ont fait leur apparition, on doit sans cesse en craindre le retour : *à partir de ce moment, le malade est un cardiaque, et la mort dans l'asystolie est la fin naturelle des emphysémateux.*

D'autres complications, qui dépendent directement des lésions pulmonaires, peuvent se produire; mais elles sont beaucoup plus rares :

Le *pneumothorax*, dû à la rupture d'une vésicule sous-pleurale, survient à l'occasion d'un effort violent ou d'une quinte de toux; il est généralisé, la plèvre n'ayant pas contracté d'adhérences, malgré son début dramatique et l'intensité des troubles fonctionnels qui l'accompagnent, il guérit d'ordinaire. Le pneumothorax des emphysémateux est d'ailleurs loin d'être fréquent; lorsqu'il survient, il est le plus souvent lié aux lésions tuberculeuses à évolution lente qui peuvent accompagner l'emphysème ;

L'*emphysème interstitiel*, dû, lui aussi, à la rupture d'une vésicule, se produit dans les mêmes circonstances que le pneumothorax; il n'a que des symptômes peu caractéristiques : il exagère la dyspnée, et on pourrait, d'après Laënnec, le reconnaître à un râle crépitant sec à grosses bulles. L'*emphysème médiastinal* a, comme signe le plus net, l'augmentation de la dyspnée: mais, en pareil cas, l'infiltration s'étend souvent au tissu cellulaire sous-cutané du cou, de la face, de la partie supérieure du thorax; et la tuméfaction et la crépitation caractérisent suffisamment cet *emphysème sous-cutané*.

Mais, il faut le répéter, ces dernières complications sont rares; et, chez l'emphysémateux, c'est le cœur que l'on doit surveiller, c'est la dilatation cardiaque que l'on doit craindre.

Évolution. Pronostic. — L'emphysème a une évolution lente : pourvu qu'il évite toute fatigue et se soustraie aux variations brusques de la température, le malade peut vivre jusqu'à un âge très avancé. Mais, peu à peu, les lésions progressent, et le patient finit par être presque complètement immobilisé, évitant toute sortie, sujet à tout instant à des accès d'oppression provoqués par la cause la plus insignifiante : il devient un véritable infirme. Enfin, pour peu que l'emphysème soit accentué, il faut toujours réserver le pronostic, en raison de la fréquence et de la gravité des *accidents cardiaques*.

Diagnostic. — Par l'aspect spécial du malade, par son thorax globuleux, et par les signes stéthoscopiques perçus, l'emphysème est facile à reconnaître.

L'exagération de la sonorité, l'affaiblissement du murmure vésiculaire, se retrouvent dans le pneumothorax ; mais l'évolution et les autres symptômes des deux affections sont assez différents pour faire éviter toute confusion. Les mêmes remarques peuvent être faites à propos de la compression de la trachée et des bronches.

L'emphysème est donc, en général, d'un diagnostic aisé : on devra en rechercher la cause, et s'assurer en particulier que le malade n'est pas un ancien asthmatique, ou n'est pas atteint d'une tuberculose fibreuse, qu'il peut être difficile de dépister.

Mais surtout il faut, chez l'emphysémateux, reconnaître *l'état du cœur*, afin de pouvoir lutter dès le début contre la défaillance cardiaque.

Si des accidents d'asystolie surviennent, l'absence de toute lésion valvulaire et la constatation des signes d'emphysème permettront de les rapporter à leur véritable cause.

Traitement. — Chez les asthmatiques et les sujets atteints de bronchite chronique, on peut retarder le développement de l'emphysème en luttant contre les causes de distension alvéolaire, à savoir contre les crises dyspnéiques des asthmatiques et contre les efforts de toux des bronchitiques.

L'emphysémateux doit s'astreindre à certaines règles *hygiéniques* : éviter l'*humidité* et les *variations brusques de température*. Il se trouvera bien du séjour à Arcachon ou dans une station méditerranéenne. Il aura soin d'éviter les troubles digestifs qui peuvent exagérer la dyspnée. Il évitera tout effort prolongé, et, dans ce but, changera de métier s'il y a lieu.

Les lésions de l'emphysème sont définitives et incurables : on ne saurait donc espérer la guérison absolue ; mais on peut remédier au défaut d'élasticité pulmonaire par l'*aérothérapie*, ou mieux par la *pneumothérapie*, méthode qui consiste à faire inspirer le malade dans l'air comprimé et à le faire expirer dans l'air raréfié ; on obtient ainsi des améliorations considérables. Les appareils les plus employés dans ce but sont les appareils de Waldenburg et de Dupont.

L'expiration dans l'air raréfié peut déterminer de la congestion de la muqueuse bronchique ; aussi la pneumothérapie est-elle contre-indiquée lorsque l'on a des raisons de craindre la congestion pulmonaire ou les hémoptysies, c'est-à-dire chez les vieillards, chez les cardiaques et chez les tuberculeux (à moins qu'il ne s'agisse de tuberculose absolument torpide et à forme fibreuse).

Quant au *traitement médicamenteux*, il varie selon les cas, et l'on aura à lutter soit contre la toux et la dyspnée (préparations de datura, de belladone, inhalations d'oxygène), soit contre la congestion pulmonaire (ventouses, pointes de feu), soit contre les troubles dyspeptiques et la constipation. Mais surtout, il faut surveiller le cœur, et, si l'on observe des signes d'hyposystolie ou d'asystolie, ordonner au malade le repos absolu, et lui prescrire des toni-cardiaques dans les conditions et aux doses imposées par les circonstances (V. Asystolie).

H. Grenet.

POUMON (GANGRÈNE PULMONAIRE). — La gangrène pulmonaire frappe surtout les adultes, et l'homme quatre fois plus souvent que la femme. Pour qu'elle survienne, il est nécessaire que les germes de la putréfaction arrivent au contact du tissu pulmonaire. Le développement des agents putrides est favorisé par toutes les causes de débilitation de l'organisme, et en particulier par l'alcoolisme, le diabète, le brightisme, le scorbut, l'inanition (chez les aliénés), les maladies infectieuses (fièvre typhoïde et surtout rougeole). Assez rarement primitive, la gangrène épargne d'ordinaire les sujets indemnes de toute tare antérieure.

Pour localiser l'infection putride, agissent toutes les causes altérant la vitalité du poumon ; d'où l'importance étiologique du froid, des traumatismes thoraciques (plaies ou contusions), de l'absorption de gaz irritants (gangrène des vidangeurs, gangrène consécutive aux explosions).

Les microbes pathogènes arrivent au poumon soit par contiguïté (gangrène consécutive à un cancer ulcéré de l'œsophage), soit par les voies respiratoires (voie directe), soit par la circulation (voie embolique).

Par les voies respiratoires *saines*, peuvent pénétrer jusqu'au poumon des corps étrangers infectés : débris sphacélés de noma, de cancer de la langue, particules alimentaires (ce dernier cas fréquent surtout chez les aliénés et en cas de paralysie labio-glosso-laryngée).

Plus souvent, la gangrène pulmonaire se déclare à l'occasion d'une *affection des voies respiratoires*, et en particulier des *broncho-pneumonies* (broncho-pneumonies de déglutition), de la *dilatation des bronches* et des *bronchites fétides*. La gangrène est une complication exceptionnelle de la tuberculose vulgaire, mais une complication fréquente de la *tuberculose des diabétiques*. Le cancer du poumon, la pneumonie aiguë ou chronique ne causent presque jamais la gangrène pulmonaire (ne pas prendre la gangrène primitive à forme pneumonique pour une pneumonie franche compliquée de gangrène).

Lorsqu'elle survient au cours d'une maladie générale, la gangrène se propage encore, presque toujours, par les voies aériennes : chez les *diabétiques*, elle est consécutive à la tuberculose ou à une broncho-pneumonie, elle peut aussi survenir d'emblée ; chez les *rougeoleux*, elle succède à une broncho-pneumonie, ou bien coexiste avec d'autres manifestations gangreneuses, en particulier avec le noma, dont les débris peuvent pénétrer dans la trachée et les bronches.

Empruntant la voie sanguine, les embolies *septiques* sont une cause possible de gangrène : elles se produisent dans les suppurations consécutives aux amputations, dans l'infection puerpérale, et surtout chez les enfants, dans les *vieilles otites suppurées*. Quant aux embolies aseptiques, auxquelles on a voulu faire jouer un rôle, elles peuvent tout au plus déterminer (dans des cas fort rares) la nécrose, processus aseptique, mais non la gangrène, processus putride.

Le *leptothrix pulmonalis*, décrit autrefois par Leyden et Jaffé, comme agent pathogène, répond sans doute à plusieurs espèces microbiennes. On sait aujourd'hui que les gangrènes sont dues d'ordinaire à des anaérobies, étudiés par Guillemot dans la gangrène pulmonaire ; il n'existe pas, d'ailleurs, de germe spécifique, des anaérobies divers pouvant être pathogènes ; outre ces germes, Guillemot a trouvé, dans tous les cas, des aérobies qui, associés aux anaérobies, jouent sans doute un certain rôle. Vincent signale, dans les processus gangreneux en général et dans la gangrène pulmonaire en particulier, la présence de la symbiose fuso-spirillaire. Enfin, il faut rappeler que les anaérobies ne sont pas seuls capables de produire la gangrène, et que celle-ci peut être le fait de certains aérobies stricts (Legros).

Au point de vue anatomique, le foyer de gangrène se présente superficiel, intéressant la surface du poumon et la plèvre (gangrène corticale), ou profond, — circonscrit, les limites étant nettes entre le mort et le vif, ou diffus, envahissant par fusées une grande étendue de tissu pulmonaire.

Le foyer de gangrène passe par trois stades anatomiques, décrits par Laënnec : 1° *escarre gangreneuse*, noyau verdâtre, de dimensions variables (grosse noix, œuf de poule), et exhalant déjà une *odeur infecte* ; 2° *sphacèle déliquescent*, constitué par le ramollissement de l'escarre ; 5° *caverne gangreneuse*, à parois bien organisées dans la forme circonscrite et formées de trois zones : zone externe, de pneumonie catarrhale ; zone moyenne, d'hépatisation grise ; zone interne, constituée par des débris de parenchyme sphacélé et renfermant de nombreux microbes. La cavité de la caverne est traversée de brides vasculaires (d'où hémoptysies fréquentes). Le contenu est une bouillie infecte, horriblement fétide, verdâtre, et renfermant des débris de tissu pulmonaire et des acides gras cristallisés. Presque toujours, la caverne s'ouvre dans les bronches, assez souvent à la plèvre, rarement à la trachée ou à l'œsophage, exceptionnellement au péricarde.

La gangrène d'origine embolique se reconnaît, anatomiquement, à la multiplicité des foyers, bilatéraux, et ayant la forme pyramidale des infarctus [V. Poumon (Embolie pulmonaire)].

Symptômes. — La gangrène pulmonaire peut évoluer pour son propre compte et avoir un début bruyant, ou bien elle survient d'une manière insidieuse, comme complication d'une maladie antérieure, et son allure clinique varie quelque peu selon ces cas ; mais toujours elle revêt les deux grands caractères suivants sur lesquels doit surtout s'appuyer le diagnostic : 1° extrême gravité de l'état général, quelle que soit l'étendue des lésions ; 2° fétidité de l'haleine et des crachats (celle-ci peut cependant manquer dans des cas spéciaux dont nous parlerons ci-dessous).

Primitive, la gangrène pulmonaire revêt deux types principaux : pneumonique et pleurétique.

A) **Forme pneumonique**. — Cette forme correspond à un foyer gangreneux, unique, profond et circonscrit. Le siège le plus habituel des lésions, et, partant, des signes physiques, est la partie moyenne ou la base du poumon.

Dans une *première période*, il n'existe guère que des signes de pneumonie : cependant il faut remarquer l'intensité de *symptômes fonctionnels* et en particulier du point de côté (d'autant plus pénible que le foyer est plus superficiel), de la dyspnée et de la toux : cette dernière, quinteuse, exagérée par le moindre effort, provoque facilement des vomissements ; l'expectoration prend, au début, les caractères de l'expectoration pneumonique. Les *sym ptômes généraux* sont d'emblée très marqués : la fièvre est élevée, le pouls devient bientôt petit et inégal, l'adynamie est profonde.

Quant aux *signes physiques*, ils ne diffèrent pas de ceux de la pneumonie.

Vers le huitième jour, *l'haleine et les crachats* commencent à devenir *fétides*, par simple rapport de voisinage avec le foyer de gangrène, et sans qu'il y ait encore ouverture dans les bronches. C'est d'abord à l'haleine que l'odeur apparaît après les efforts de toux; les crachats prennent à leur tour une odeur aigre, puis horriblement fétide.

Dans une *deuxième phase*, la caverne gangreneuse s'ouvre dans les bronches. Cette ouverture peut être annoncée par des signes fonctionnels : chaleur rétro-sternale ou douleur thoracique profonde; souvent elle se traduit seulement par les caractères spéciaux de l'expectoration; de couleur gris sale, rejetée en grande abondance (200 gr. dans les 24 heures en moyenne, souvent davantage), celle-ci dégage une odeur qui est à elle seule presque pathognomonique : odeur de matière animale en décomposition, de dent cariée, de bol fécal, selon les comparaisons classiques; elle empeste toute une salle d'hôpital, enlève tout repos au malade lui-même, et par son intensité, cette puanteur est vraiment caractéristique d'un processus de gangrène.

Déposée dans un verre, l'expectoration se divise en trois couches : couche supérieure mousseuse, muqueuse, aérée; couche moyenne séreuse, claire, très albumineuse : couche inférieure puriforme, contenant des détritus sphacélés, débris de tissu pulmonaire, des leucocytes, des globules rouges et des pelotons bruns et fétides, *les bouchons de Dittrich*, formés par des cristaux d'acide margarique et des micro-organismes. Dans l'expectoration, et surtout dans cette couche inférieure, on trouve de la leucine, de la tyrosine, des ptomaïnes et des acides gras, en particulier de l'acide valérianique auquel la fétidité serait due en grande partie.

C'est dans les bouchons de Dittrich que les microbes se trouvent en plus grand nombre : leptothrix, sarcines et anaérobies divers.

Les *signes cavitaires* sont des *signes physiques* n'ayant par eux-mêmes aucune valeur diagnostique (V. Phtisie).

Le malade prend instinctivement une attitude en rapport avec le siège des lésions : cherchant à empêcher le passage de l'expectoration dans les bronches, et par suite la toux, il se couche souvent du côté de la lésion, reste à demi assis si le foyer est à la base et dans le décubitus dorsal complet en cas de gangrène du sommet.

Les *symptômes généraux*, signes d'intoxication putride, ont alors une extrême gravité : teint plombé, pouls petit et inégal, troubles digestifs constants (anorexie, diarrhée, vomissements), sueurs froides, fièvre élevée à grandes oscillations; la douleur et la toux s'atténuent souvent à cette période.

La mort survient, au bout de deux à trois semaines en moyenne, au milieu de phénomènes de septicémie. Elle peut être hâtée par une complication, hémoptysie en particulier.

B) **Forme pleurétique.** — Elle se produit quand le foyer de gangrène est superficiel, et, de ce fait, détermine une réaction pleurale : pleurésie sèche, pleurésie séreuse, et surtout pleurésie purulente ou mieux *gangreneuse* : la gangrène pleurale est en général consécutive à la gangrène pulmonaire, parfois la gangrène pleurale est primitive, et la gangrène pulmonaire secondaire. Il ne faut pas confondre ces faits avec les cas où il s'agit seulement de gangrène pleurale sans foyer pulmonaire (V. Pleurésies).

Les *signes fonctionnels* sont très accentués : le point de côté et la dyspnée ont une intensité extrême; la toux est quinteuse et très pénible; mais, fait remarquable, la *fétidité de l'haleine et des crachats* peut n'apparaître que très tard, et même *manquer complètement*.

Les *signes physiques* sont des signes d'*épanchement pleural augmentant rapidement*, et se reproduisant très vite après la ponction. De plus, surviennent presque toujours des symptômes de *pyopneumothorax*, soit par suite d'une perforation pleurale, soit sans perforation, grâce à la production de gaz par les agents putrides dans une cavité fermée.

Le *liquide retiré par ponction* donne des renseignements nets : liquide horriblement *fétide*, purulent, contenant des débris sphacélés de tissu pulmonaire, et se cultivant en milieux anaérobies.

Le foyer de gangrène pulmonaire, communiquant avec la plèvre, s'ouvre souvent d'autre part dans les *bronches*, d'où apparition de la *fétidité de l'haleine et des crachats*.

Les *signes généraux* sont des plus graves, signes d'intoxication putride, comme dans la forme pneumonique; plus encore que dans cette forme, l'évolution est rapide, le pronostic étant aggravé par la coexistence de pleurésie gangreneuse.

Ces deux formes, pneumonique et pleurétique, sont les plus typiques; mais il faut savoir que, bien souvent, les accidents pneumoniques ou pleurétiques ne surviennent pas d'emblée, mais apparaissent au cours d'une maladie déterminant par elle-même un état grave; alors les symptômes fonctionnels et généraux n'ont pas la même netteté : l'élévation de la fièvre, la prostration plus profonde du malade, et surtout la dyspnée, la toux, l'odeur de l'haleine et des crachats, doivent faire soupçonner et rechercher la complication pulmonaire.

D'autres types peuvent se présenter, tenant soit aux lésions anatomiques, soit aux conditions individuelles :

C) **Forme embolique.** — Il s'agit ici de foyers petits et multiples. Souvent, ils ne communiquent pas avec les bronches; et *l'absence de fétidité*, sans être la règle, n'est pas exceptionnelle.

C'est surtout chez l'enfant atteint d'une *vieille otorrhée* que la forme embolique est fréquente. Alors, les signes respiratoires ne sont pas toujours très marqués, et l'on doit les rechercher de parti pris; *l'expectoration manque souvent*. La *dyspnée*, la *douleur thoracique*, la disproportion entre les signes physiques peu étendus et *l'état général très grave*, doivent faire redouter la gangrène. Le diagnostic est plus ferme si l'on constate de la *fétidité de l'haleine* (inconstante), même en l'absence d'expectoration. La mort est rapide.

D) **Forme bronchitique.** — Cette forme succède à la dilatation des bronches; l'aggravation de l'état général, l'accentuation de la fétidité des crachats en marquent le début; à l'auscultation, on trouve des signes de broncho-pneumonie. Le début en est progressif et assez insidieux; d'autre part, par ses symptômes, la gangrène pulmonaire à forme bronchitique ressemble tout à fait aux *bronchites fétides* (v. c. m.), dont elle ne diffère cliniquement que par son évolution rapide et fatale.

E) **Gangrène par propagation**. — Consécutive à un cancer de l'œsophage ou de l'estomac, elle donne des signes nets s'il y a communication du foyer avec les bronches, et ne se distingue pas alors de la forme pneumonique.

F) **Gangrène des diabétiques**. — C'est une gangrène *diffuse*, envahissant rapidement une grande étendue du poumon et s'étendant de proche en proche. Elle est sûrement et rapidement fatale. *Fait important, la fétidité de l'haleine et des crachats manque souvent.*

Complications. — L'évolution peut être hâtée par une complication. De petites *hémoptysies* sont presque constantes dans la gangrène pulmonaire; une *hémoptysie foudroyante* n'est pas rare à la période de caverne dans la forme pneumonique. Dans la forme pleurétique, la *perforation pleuro-pulmonaire* est fréquente; moins habituelle est la perforation du diaphragme avec péritonite aiguë. Enfin, il faut compter avec les *suppurations à distance* (abcès du foie, du cerveau).

Évolution. Pronostic. — Presque toujours *fatale*, la gangrène pulmonaire a une *marche aiguë*, tuant en une quinzaine de jours, parfois moins (la mort pouvant survenir en 5 à 6 jours), ou une marche subaiguë, avec rémissions passagères. Rendu a signalé des *formes latentes, chroniques*, sans accidents fébriles, durant plusieurs mois et simulant la tuberculose. La guérison sans opération est possible, mais exceptionnelle; elle ne survient que dans les formes circonscrites; Jaccoud la signale chez des alcooliques, et même des diabétiques.

Diagnostic. — Quelquefois primitive, apparaissant plus souvent comme complication d'une maladie antérieure, variable dans son évolution et dans ses signes physiques, la gangrène pulmonaire se reconnaît surtout aux deux grands caractères suivants, sur lesquels il ne faut pas craindre d'insister : gravité extrême de l'état général, et fétidité de l'haleine et des crachats. Comme on l'a déjà vu, ce dernier symptôme manque au début, et, dans des cas spéciaux, pendant toute l'évolution de la maladie. Aussi le diagnostic de l'affection se pose-t-il dans deux circonstances : il y a, ou il n'y a pas de fétidité de l'haleine et de l'expectoration.

1° *Il n'y a pas de fétidité*. — La forme pneumonique au début, avant le stade de caverne, est difficile à distinguer de la pneumonie : on peut soupçonner la gangrène si l'on tient compte de l'intensité des signes fonctionnels (dyspnée, point de côté) et de l'altération rapide de l'état général.

Les mêmes symptômes permettent d'attribuer un épanchement pleural à une gangrène superficielle du poumon; en ce cas, il faut encore tenir compte de l'accroissement rapide de l'épanchement, de l'apparition de signes de pneumothorax; et surtout la putridité du liquide retiré par ponction, indique à coup sûr l'existence d'un processus gangreneux. Reste alors à savoir s'il s'agit d'une pleurésie putride primitive, avec ou sans lésions pulmonaires secondaires, ou d'une pleurésie consécutive à un foyer pulmonaire, question difficile, mais d'un intérêt surtout théorique, le traitement ne variant guère dans ces différents cas. D'ailleurs, les pleurésies putrides primitives paraissent les plus rares, et la constatation de débris de parenchyme pulmonaire dans le liquide permet d'affirmer une lésion pulmonaire.

Nous avons suffisamment indiqué, dans l'étude symptomatique, les éléments qui peuvent faire songer à la gangrène, quand celle-ci revêt la forme embolique.

Il ne faut pas oublier enfin que, chez les diabétiques et, plus rarement, chez les alcooliques, la fétidité manque, même après ouverture du foyer dans les bronches. Chez ces malades, la gangrène doit donc être toujours redoutée lorsqu'on observe, avec un état général grave, la formation rapide d'une caverne, et surtout quand les lésions s'étendent de proche en proche dans le poumon, la gangrène étant souvent diffuse chez de tels malades.

2° *La fétidité existe.* — Il faut songer à examiner les voies digestives et respiratoires supérieures, et il est facile d'éliminer le noma, la stomatite ulcéreuse, etc., qui déterminent de la fétidité de l'haleine.

La *dilatation des bronches*, au cours de laquelle l'état général se maintient longtemps bon, et dont l'expectoration, d'odeur aigre et désagréable, n'a nullement la puanteur gangreneuse, se distingue assez aisément. Il n'en est pas de même des *bronchites fétides* (v. c. m.) ; ici l'expectoration ne diffère nullement de celle de la gangrène pulmonaire : la longue évolution et la curabilité, au moins passagère, des accidents, sont les meilleurs éléments de diagnostic ; mais il ne faut pas oublier qu'assez souvent la gangrène pulmonaire vient compliquer et hâter la terminaison fatale d'une bronchite fétide.

Dans les *vomiques* consécutives à une pleurésie purulente enkystée (interlobaire), à un abcès ou à un kyste hydatique suppuré du poumon, la fétidité n'existe pas, ou du moins est peu marquée d'ordinaire ; les autres symptômes propres à chacune de ces affections doivent aussi être pris en considération (matité suspendue dans la pleurésie interlobaire, hémoptysies et recherche des crachats dans les kystes hydatiques, existence habituelle d'une pneumonie antérieure dans l'abcès du poumon, etc.).

Les vomiques consécutives à une affection abdominale (abcès, kyste hydatique suppuré du foie, etc.) prennent souvent, du fait du voisinage des voies digestives, une certaine fétidité ; mais celle-ci n'a ni les mêmes caractères, ni la même intensité que dans le cas de gangrène ; et d'autre part, on arrive d'ordinaire, par un examen attentif, à déceler les signes d'une affection abdominale (hépatique, rénale, etc.).

Traitement médical. — Le traitement médical est *nécessaire*, mais *insuffisant*, dans les formes localisées (pneumoniques, pleurétiques) de la gangrène pulmonaire ; il est encore insuffisant, mais seul possible, dans les formes disséminées (formes emboliques). A lui seul, il donne au malade une certaine survie, mais non pas la guérison, sauf dans des cas exceptionnels. Par contre, associé à une intervention chirurgicale qui, précoce et large, peut être curative, il favorise le succès opératoire en remplissan les deux conditions suivantes : 1° remonter l'état général et augmenter la résistance du malade ; 2° contribuer à assurer la désinfection des voies respiratoires.

Pour remonter l'état général, il faut faire appel à la *médication tonique* : potions cordiales, préparations de kola, etc., et surtout on doit veiller à l'état du cœur, défaillant du fait de l'infection générale et du fait de l'excès de travail que donne au cœur droit la lésion pulmonaire ; on ne craindra donc pas l'emploi des injections de *caféine* et d'*huile camphrée*.

Les révulsifs (pointes de feu) exercent une légère action sur les lésions pulmonaires, mais ils créent des lésions cutanées qui deviennent gênantes en cas d'intervention chirurgicale.

La désinfection des bronches et du poumon est assurée, dans une certaine mesure, par l'emploi des balsamiques, et surtout des préparations d'eucalyptus ; on les donnera :

1° Par les voies digestives, en potion :

> Alcoolature d'eucalyptus. . . . . 2 à 8 grammes.
> Julep gommeux . . . . 120　　—
> A prendre dans les 24 heures.　　　　　　　　　　　　(BUCQUOY).

2° Par les voies respiratoires en *fumigations* (infusion de feuilles d'eucalyptus à 10 pour 100), et mieux en *injections intra-trachéales* (huile eucalyptolée à 5 pour 100 : injection de 1 à 3 c. c.).　　　　　*R. GRENET.*

POUMON (GANGRÈNE PULMONAIRE). — **Traitement chirurgical.** — Au point de vue chirurgical on peut distinguer trois formes de gangrène pulmonaire : 1° gangrène pleuro-pulmonaire ; 2° gangrène pulmonaire superficielle ; 3° gangrène pulmonaire profonde.

La *gangrène pleuro-pulmonaire* se traduit surtout par la formation d'un épanchement pleural putride qui domine la situation clinique et est souvent seul reconnu ; dès que la ponction a montré l'existence de cet épanchement purulent, il faut faire une large pleurotomie, l'intervention ne différant en rien de celle qu'on pratique pour une pleurésie purulente banale (V. PLEUROTOMIE).

La *gangrène pulmonaire profonde*, et surtout la *gangrène pulmonaire superficielle*, peuvent au contraire nécessiter une intervention chirurgicale spéciale ; lorsque des accidents septiques graves, dus à l'évacuation insuffisante d'une gangrène pulmonaire, menacent la vie du malade, il est indiqué d'ouvrir, d'évacuer et de drainer largement le foyer gangreneux pour faire cesser ou tout au moins pour atténuer ces accidents. L'opération peut présenter un certain nombre de contre-indications résultant de l'étendue des lésions, de l'état général du malade, de la nature de la gangrène : l'intervention ne doit être tentée que si le foyer gangreneux est bien limité, les opérations pour gangrènes diffuses sont en effet extrêmement dangereuses et ne donnent aucun résultat en raison de l'impossibilité d'ouvrir et de drainer tous les foyers gangrenés ; de même un trop mauvais état général contre-indique formellement l'intervention ; les gangrènes chroniques consécutives à une dilatation des bronches, et surtout les gangrènes consécutives à un rétrécissement ou à une perforation de l'œsophage donnent de si mauvais résultats opératoires qu'il paraît préférable de ne pas intervenir. Le cas type de l'intervention est celui d'une gangrène aiguë à foyer bien limité provoquant des accidents de rétention septique.

Dans ces cas, la guérison spontanée de la gangrène pulmonaire est trop rare pour qu'on puisse l'attendre, le seul traitement efficace est l'ouverture du foyer gangrené qui doit être faite d'une façon très précoce, dès que le diagnostic est posé et qu'on a pu déterminer exactement le siège de l'abcès.

Cette localisation exacte du foyer gangreneux est souvent très difficile : la ponction exploratrice constitue, en effet, un moyen de diagnostic infidèle et dangereux qui expose souvent à des hémorragies et à l'infection de la plèvre et de la paroi. Elle n'est permise qu'au cours de l'opération lorsque le poumon est mis à découvert.

Les symptômes physiques sont le plus souvent impuissants à localiser le foyer, l'oreille visant presque toujours d'une façon trop excentrique. Dans tous les cas, avant l'opération, il faut faire la radiographie précédée de la radioscopie : cette méthode permet ordinairement de localiser la collection et de reconnaître s'il y a plusieurs foyers. Il est cependant malaisé de reconnaître les dimensions du foyer, et si une ombre étendue répond à une grande cavité ou à plusieurs petites.

L'anesthésie locale à la novocaïne-adrénaline presque toujours suffisante doit être particulièrement recommandée, car les malades minés par une longue suppuration sont très fragiles et résistent mal aux effets du chloroforme. De plus, le patient resté conscient peut par la toux débarrasser ses bronches des liquides septiques qui les encombrent.

L'anesthésie générale sera pratiquée seulement lorsque le diagnostic du siège restant incertain, il est nécessaire de faire une très large thoracotomie exploratrice, ou encore lorsqu'il s'agit d'atteindre une partie très recouverte du poumon, notamment le lobe supérieur.

La position à donner au malade présente ici une importance toute particulière, la plupart des chirurgiens placent le malade dans le décubitus latéral sur le côté sain, la partie supérieure du thorax étant soulevée par des coussins : cette position favorise les accidents du pneumothorax et surtout facilite la pénétration des sécrétions purulentes et des débris sphacélés dans le poumon opposé : pour ces deux motifs elle nous paraît devoir être abandonnée. La position presque assise pour les interventions antérieures et antéro-latérales, la position ventrale pour les thoracotomies postérieures nous paraissent être les positions de choix. Avant de commencer l'opération, il est bon, suivant les recommandations de Lenhartz, de faire fortement tousser le malade dans diverses positions de façon qu'il vide aussi complètement que possible le foyer gangrené, en effet, parfois au moment de l'ouverture de la collection on a observé une irruption de pus et de sang dans les bronches susceptible d'entraîner la mort par asphyxie.

La technique opératoire sera différente suivant que le siège du foyer a pu ou non être déterminé exactement.

1º *Le siège du foyer a pu être déterminé.*

L'opération bien réglée comprend 5 temps.

a) *Ouverture du thorax.* — Celle-ci doit toujours être large, car, d'une part, il faut toujours compter avec une certaine imprécision du diagnostic; d'autre part, il est bien démontré que les guérisons incomplètes sont dues le plus souvent à une thoracotomie insuffisante. D'ordinaire on taille un lambeau à base supérieure mesurant 8 à 10 centimètres de largeur et répondant dans le sens vertical à la hauteur de 3 ou 4 côtes.

L'incision doit d'emblée aller jusqu'à l'os, ensuite le lambeau étant disséqué et relevé, les côtes sous-jacentes sont dépériostées rapidement en dehors, avec précautions en dedans, et au costostome on résèque de 6 à 8 centimètres chacune d'elles. Dans le cas de gangrène pulmonaire cette pratique nous paraît préférable à la taille du lambeau ostéo-plastique que nous avons indiquée à l'article pneumotomie; en effet, d'une part, elle est plus rapide, d'autre part, elle entraîne un affaissement de la paroi qui prévient la formation de fistule.

b) *Traitement de la plèvre.* — Deux cas peuvent se présenter : la plèvre est libre ou elle ne l'est pas.

L'adhérence des feuillets pleuraux est ordinairement facile à reconnaître : le feuillet pariétal est blanchâtre, épaissi, on constate une véritable attraction inspiratoire de la paroi, la palpation au doigt donne l'impression d'une lame rigide, dure, non extensible. L'existence d'adhérences solides ainsi indiquées est une condition très favorable; en effet, ces adhérences indiquent que l'on est sur le foyer, et pour ouvrir le poumon il suffira d'inciser franchement la plèvre épaissie. Lorsque les deux feuillets ne sont pas adhérents, quelques chirurgiens conseillent d'opérer en deux temps, et de déterminer au moyen de caustiques, de tamponnement ou de sutures des adhérences artificielles avant d'ouvrir le poumon. Cette méthode a l'inconvénient de faire perdre un temps précieux, et aujourd'hui presque tous les chirurgiens préfèrent opérer en un seul temps, en fixant le poumon à la paroi, de façon à isoler le foyer gangreneux de la cavité pleurale, à l'extérioriser en quelque sorte avant de l'inciser. Le procédé le plus simple consiste, suivant la méthode de Péan et Roux, à entourer la région d'un surjet unissant la plèvre pariétale à la plaie viscérale.

c) *Ouverture du foyer gangreneux.* — Lorsque le poumon est à découvert, qu'il soit fixé par des adhérences ou par une suture, il faut rechercher le foyer gangreneux : Par la palpation faite avec la main, ou avec le bout du doigt, on peut parfois reconnaître une induration, un godet, une partie moins souple indiquant le point où l'on doit inciser; en cas de gangrène profonde on ne voit le plus souvent rien, il faut alors pratiquer des ponctions exploratrices avec une aiguille fine; le pus est d'ordinaire trop épais pour s'écouler librement, mais lorsque l'aiguille a atteint le foyer gangreneux elle garde toujours une odeur fétide caractéristique. En tout cas, lorsque la ponction est positive, l'aiguille doit être laissée en place pour servir de guide, et c'est sur son trajet qu'on enfoncera le bistouri ou le thermo-cautère. Lorsque la ponction reste négative, si le siège du foyer a cependant pu être bien déterminé, on s'efforcera de l'atteindre en creusant une sorte de canal dans le parenchyme pulmonaire avec le doigt ou avec un instrument mousse. Si on ne trouve pas le foyer, on laisse une mèche dans le trajet, et souvent la collection s'y ouvre d'elle-même.

2º *Lorsque la situation du foyer de gangrène n'a pu être déterminée exactement*, l'opération est plus complexe et moins bien réglée.

Trois procédés peuvent être employés.

M. Tuffier préconise le décollement de la plèvre pariétale, et l'exploration du poumon à travers ce feuillet décollé jusqu'à ce qu'on sente une zone plus dure indiquant le siège du foyer gangreneux.

Ce procédé d'exploration extra-pleural est souvent infidèle. M. Bazy lui préfère une exploration intra-pleurale prudente : à travers une petite incision de la plèvre pariétale, l'index est introduit assez rapidement pour éviter l'entrée d'une trop grande quantité d'air, puis tout autour de ce doigt la plaie est bourrée avec une compresse aseptique. L'air n'entrant plus, on explore avec le doigt toute la surface du poumon jusqu'à ce qu'on trouve une adhérence ou une induration indiquant le siège de l'abcès. La boutonnière exploratrice est alors fermée, et on fait une pneumotomie au point où on a reconnu les adhérences et l'induration pulmonaire.

Ce procédé plus fidèle que le précédent ne permet pas cependant non plus une exploration complète du poumon, et aujourd'hui la plupart des chirurgiens lui préfèrent la large exploration du poumon par thoracotomie exploratrice conseillée par Delagenière.

L'opération consiste à tailler et à relever un volet thoracique notablement plus étendu que celui de la pneumotomie ordinaire : la plèvre pariétale tant découverte, on fait à sa partie moyenne une petite incision, et on laisse l'air pénétrer progressivement dans la cavité pleurale par cette boutonnière : si la respiration paraît trop gênée on obture l'incision avec une compresse, on attend que la respiration redevienne régulière, puis on laisse pénétrer de nouveau l'air jusqu'à ce que le poumon soit complètement affaissé. On agrandit alors l'ouverture pleurale, et méthodiquement on explore le poumon en le palpant jusqu'à ce qu'on reconnaisse le foyer gangrené. Le foyer étant reconnu on saisit le poumon avec deux pinces en cœur et on l'amène au contact de la paroi; on place alors excentriquement par rapport au foyer plusieurs points en U prenant la plèvre pariétale doublée du plan musculaire et une certaine épaisseur du parenchyme pulmonaire, puis après avoir bien garni la plaie de compresses protectrices, on incise le poumon au niveau du foyer gangrené.

Quelle que soit la technique suivie, l'incision pulmonaire doit toujours être assez large pour permettre un facile drainage; on pourra la faire soit au bistouri, soit au thermo-cautère au rouge sombre, ce dernier est préférable quand le tissu pulmonaire est congestionné et très vasculaire. Une fois la cavité gangreneuse ouverte, il faut l'explorer avec soin et rechercher s'il n'y a pas un orifice fistuleux conduisant dans un autre foyer de gangrène. Pour cette exploration il est très utile d'éclairer la caverne avec un miroir frontal, ou mieux avec un cystoscope introduit dans la cavité; cet éclairage montre exactement la configuration du foyer et son contenu et peut permettre, soit d'élargir un orifice de communication avec un foyer voisin, soit de lier un vaisseau qui traverse la cavité. Le curettage de la cavité gangreneuse paraît une pratique dangereuse, cependant on pourra enlever avec précaution les lambeaux sphacélés peu adhérents aux parois; les lavages donnent parfois de bons résultats, mais ils sont dangereux dans le cas fréquent où la cavité communique avec les bronches, car le liquide, entraînant des débris de tissu gangrené, peut pénétrer dans les bronches et déterminer des accidents de suffocation et de syncope mortels. Une fois la cavité ouverte et bien nettoyée, on la tamponne avec de la gaze aseptique et on la fixe par quelques points à la paroi; le premier pansement doit être laissé en place assez longtemps, quatre à cinq jours, si l'état général le permet, afin d'éviter les hémorragies secondaires; ensuite on enlève le tamponnement et on place un gros drain allant jusqu'au fond de la cavité pulmonaire; quelquefois l'introduction du drain est suivie de quintes de toux persistantes; cette toux est due à la pénétration du drain dans les bronches, et il suffit de retirer le drain de quelques millimètres pour l'arrêter.

La mortalité opératoire des opérations pour gangrène pulmonaire est élevée; sur 149 pneumotomies pour gangrène, Picot trouve 105 guérisons et 74 morts, soit 29,5 pour 100 de mortalité.

La mort opératoire résulte soit du défaut d'adhérence pleurale et de la production brusque d'un pneumothorax, soit d'hémorragies secondaires; plus souvent la mort survient quelques jours après l'opération et est due à ce fait que l'intervention a été tentée dans des cas de gangrène à foyers multiples, ou chez un individu trop affaibli qui n'a pu supporter le choc opératoire.

Dans les cas favorables, l'opération est suivie d'une amélioration rapide, diminution de la toux et de l'expectoration, disparition de la fétidité des crachats, enfin chute de la température : la guérison est presque toujours très lente; si dans quelques cas on a vu des gangrènes aiguës guérir en 30 à 40 jours, le plus souvent il faut compter de 4 à 6 mois et même davantage. D'ailleurs, il est prudent de ne pas se hâter de supprimer le drainage, mais au contraire le maintenir tant que la cavité pulmonaire est un peu grande et qu'il s'écoule du pus; en effet, dans un certain nombre de cas, la suppression trop hâtive du drainage et la fermeture consécutive de la fistule ont été suivies de rétention purulente entraînant la réapparition de tous les accidents qui existaient avant l'opération.

Lorsqu'il persiste des fistules, de l'expectoration muqueuse, des signes cavitaires, c'est que la résection costale n'a pas été assez étendue, ou bien qu'on a opéré une gangrène chronique où la sclérose et les atasies bronchiques ont envahi une plus ou moins grande partie de parenchyme; dans ces cas chroniques, il faut avoir recours à une thoracoplastie (V. Fistules thoraciques).

PIQUAND.

POUMON (HERNIE). — La hernie du poumon ou pneumocèle est constituée par la saillie plus ou moins considérable de cet organe hors de la cavité thoracique. D'après l'étiologie, on peut distinguer les quatre variétés de : pneumocèle congénitale — pneumocèle traumatique — pneumocèle consécutive — pneumocèle spontanée.

1° **La hernie congénitale du poumon** constitue presque toujours une simple curiosité tératologique, coïncidant avec d'autres difformités incompatibles avec la vie ; toujours en rapport avec un défaut de développement de parois thoraciques, elle peut être antérieure ou latérale. La hernie antérieure congénitale siège toujours sur la ligne médiane, elle est due à un défaut d'union des deux pièces latérales du sternum entraînant la persistance d'une fissure médiane par laquelle le poumon peut faire saillie. La hernie congénitale latérale, encore plus exceptionnelle que la précédente, est en rapport avec le défaut de développement d'une ou de plusieurs côtes.

2° **La hernie traumatique du poumon.** — Sous le nom de hernie traumatique on désigne l'issue au dehors d'une partie du poumon à travers une plaie de la paroi thoracique, il s'agit donc toujours d'une fausse hernie dans laquelle la partie herniée du poumon est à nu, dépourvue de toute enveloppe.

Cet accident est rare, il nécessite une plaie large et siégeant au voisinage d'une partie mobile comme le bord antérieur ; aussi, ce sont presque exclusivement les plaies de la région antéro-latérale du thorax qui y exposent. Tantôt la hernie se produit au moment même de la blessure, tantôt elle n'apparaît qu'au bout de quelques heures ; dans les deux cas le mécanisme est le même, la hernie succède à une expiration brusque et énergique avec effort et occlusion de la glotte ; dans ces conditions, l'air contenu dans le poumon sain ne pouvant sortir par la trachée, passe dans le poumon du côté blessé et le distend au maximum ; ce poumon ainsi distendu par l'air venant du côté opposé arrive au contact de la plaie pariétale et s'y engage en faisant une hernie. Si cet engagement a été brusque et violent, le poumon hernié reste coincé entre les deux côtes qui bordent la plaie et ne peut se réduire.

La hernie constituée se présente sous forme d'une tumeur arrondie, présentant la couleur habituelle du tissu pulmonaire, et crépitant sous la pression du doigt ; le volume de la partie herniée varie depuis le volume d'une noisette jusqu'à celui d'un œuf, il augmente pendant l'expiration et s'affaisse légèrement pendant l'inspiration. Si la hernie n'est pas réduite, si le tissu pulmonaire s'altère rapidement, sous l'influence de la constriction qu'elle subit à sa base, la masse herniée se gonfle, se congestionne comme au début d'une pneumonie et se dessèche rapidement ; plus tard le tissu pulmonaire prend un aspect noirâtre et se sphacèle, tandis que le pédicule diminue, se recouvre de bourgeons charnus et finit par se cicatriser, laissant cependant quelquefois une fistule broncho-cutanée.

Le traitement des hernies traumatiques du poumon varie suivant que la lésion est récente ou déjà ancienne. Lorsqu'on se trouve en présence d'une hernie récente sans altération du tissu pulmonaire, il faut chercher à réduire la partie herniée, en débridant au besoin l'espace intercostal à côté d'elle, et en écartant fortement les côtes qui la serrent ; une fois la hernie réduite, on obture la plaie par une suture à étage. Dans les cas de hernie déjà ancienne, où le tissu pulmonaire est desséché ou mortifié, il n'est pas prudent de faire la réduction, il est préférable de lier à sa base la partie herniée et de détruire au thermo-cautère toute la partie exubérante : la guérison s'observe presque toujours sans aucune complication.

3° et 4° **La pneumocèle consécutive et la pneumocèle spontanée** diffèrent

complètement de la hernie traumatique par ce fait que la masse pulmonaire
herniée est entourée par des enveloppes constituées par les parties molles
de la paroi thoracique. La hernie consécutive apparaît au niveau d'une cicatrice d'abcès ou de plaie pénétrante de la poitrine; le tissu cicatriciel,
n'offrant pas la résistance des parties voisines, se laisse soulever et permet
la hernie du poumon sous-jacent, plus rarement la hernie succède à une
fracture multiple de côtes ayant mobilisé un fragment de la paroi thoracique que soulève le poumon.

La pneumocèle spontanée, plus rare, se développe sans lésion antérieure
appréciable de la paroi thoracique à la suite de déchirure ou d'écartement
des muscles intercostaux; elle s'observe presque exclusivement chez les
vieillards à la suite d'efforts prolongés de toux; dans quelques cas, la
hernie peut également succéder à un violent traumatisme déterminant une
déchirure des muscles intercostaux, qui permet au tissu pulmonaire de venir
faire saillie sous la peau. La hernie consécutive peut se développer en tous
les points de la paroi antéro-latérale du thorax; on l'observe de préférence à
la partie antérieure du cinquième espace qui est très large et garnie de
muscles peu épais; la pneumocèle spontanée siège le plus souvent à la
partie antéro-latérale et moyenne de la poitrine, quelquefois elle se produit
dans le triangle sus-claviculaire et s'élève plus ou moins sur le côté du cou.

L'anatomie pathologique de ces hernies est assez mal connue. L'orifice
herniaire limité par deux côtes et par les muscles intercostaux correspondants présente des dimensions très variables, en moyenne 2 à 4 centimètres de diamètre. Lorsque la hernie se développe lentement, la plèvre se
distend et lui constitue une sorte de sac formé par le feuillet viscéral et le
feuillet pariétal généralement réunis par des adhérences au niveau du collet,
mais libres et simplement accolés ailleurs lorsque la hernie se développe
rapidement; la plèvre se déchire, en sorte que le poumon hernié est seulement recouvert par la peau et le tissu sous-jacent, les fibres des muscles
intercostaux, se laissant écarter, ne prennent pas part à la formation des
enveloppes. Le contenu de la hernie est formé par une partie plus ou moins
volumineuse du poumon appartenant généralement aux régions les plus
mobiles de l'organe, surtout au bord antérieur ou inférieur; dans les hernies
récentes, le poumon présente quelquefois des traces de contusions ou de plaie.

Symptômes. — Le début varie un peu suivant que la pneumocèle est
consécutive ou spontanée. Quelquefois, la hernie consécutive apparaît brusquement à la suite d'un traumatisme violent ayant déterminé une fracture
de côtes multiples; dans la grande majorité des cas, le développement de
la tumeur se fait lentement et insensiblement, sans gêne ni douleur appréciable; tantôt immédiatement après la cicatrisation d'une plaie de poitrine,
tantôt à une période éloignée, parfois plusieurs années après l'accident.
Dans la pneumocèle spontanée, le début est presque toujours brusque, la
tumeur apparaît subitement à la suite d'un effort ou d'un excès de toux ayant
déterminé une douleur vive avec sensation de déchirement.

Les caractères de la hernie constituée sont les mêmes pour les deux
variétés. L'inspection montre une tumeur intercostale ou sus-claviculaire;
dans le premier cas, la tumeur est habituellement ovoïde, allongée dans le

Poumon (Hernie).

sens de l'espace intercostal : dans le second, elle affecte la forme d'une poire à base inférieure ; le volume est très variable, depuis celui d'une noisette jusqu'à celui des deux poings ; la peau qui recouvre la hernie est saine s'il s'agit d'une pneumocèle spontanée, elle est le siège d'une cicatrice s'il s'agit d'une pneumocèle consécutive. La palpation donne la sensation d'une masse molle, élastique, spongieuse, crépitant sous le doigt comme le tissu pulmonaire ; la tumeur est complètement ou partiellement réductible sous la main qui la presse : la réductibilité complète se montre lorsqu'il n'y a pas d'adhérences ; au contraire, s'il y a des adhérences, la tumeur ne peut se réduire complètement, mais s'affaisse seulement sous la pression ; après réduction complète on peut sentir sous le doigt un orifice de dimensions variables, à bords irréguliers, de consistance inégale, formé par les côtes ou le tissu fibro-musculaire. La percussion montre habituellement une sonorité superficielle. L'auscultation à l'état de repos montre un bruit respiratoire plus fort que celui que l'on perçoit normalement en auscultant le poumon recouvert de la paroi thoracique ; souvent il y a des râles sibilants, comparables à ceux de la bronchite ; pendant l'effort on entend une crépitation et un bruissement particuliers dus au déplissement des alvéoles pulmonaires. La hernie présente des variations très importantes aux deux temps de la respiration : elle diminue dans l'inspiration et se gonfle dans l'expiration ; en effet, la pneumocèle forme une sorte de vessie élastique en communication avec l'arbre bronchique ; au moment de l'inspiration la pression diminuant dans le thorax, l'air est appelé dans le poumon, de l'extérieur par la trachée et de la pneumocèle par les rameaux bronchiques correspondants, la hernie se vide de l'air qu'elle contient et s'affaisse, ou même se réduit complètement. Dans l'expiration, les phénomènes inverses se passent, la pression intra-thoracique augmentant, l'air est chassé à la fois à l'extérieur et dans la pneumocèle qui se distend et augmente le volume, de même dans les efforts et les accès de toux.

Les symptômes fonctionnels sont habituellement peu marqués ; certains malades ne se plaignent d'aucun trouble, peuvent vaquer à leurs occupations et même exercer une profession pénible ; d'autres se plaignent d'une sensation pénible de tiraillement, de pesanteur avec oppression et essoufflement, quelques-uns ne peuvent se coucher sur le côté malade, parfois il y a des accès de toux provoqués par la présence de la tumeur.

Pronostic. — La hernie du poumon n'a aucune tendance à la guérison spontanée ; abandonnée à elle-même, elle persiste indéfiniment soit en augmentant progressivement, soit en restant stationnaire ; bien que l'affection n'entraîne jamais la mort, son pronostic offre néanmoins une certaine gravité, car la pneumocèle est une infirmité sérieuse, difficile à guérir, qui prédispose aux affections pulmonaires, et qui, dans la majorité des cas, empêche le malade d'exercer toute profession qui nécessite des efforts.

Traitement. — Dans les cas de hernie survenant par contusion du thorax ayant déchiré les muscles intercostaux et laissant sous la peau une tumeur crépitante, le traitement généralement suivi consiste à attendre la cicatrisation de la déchirure pariétale, en se bornant à réduire la hernie et à la maintenir par compression et immobilisation du thorax. Dans les autres cas de hernie spontanée ou consécutive, le traitement dépend de la facilité de la réduction et de la contention ; si la hernie est facile à réduire et à maintenir réduite, on se bornera à appliquer un bandage à pelote convexe dont les dimensions sont appropriées à celles de l'orifice ; dans les hernies récentes, cette simple contention suffit souvent à amener la guérison complète. Si la hernie est difficile à réduire et à maintenir, si elle grossit progressivement ou si elle occasionne une douleur vive et une gêne intense, il est indiqué de pratiquer la cure radicale. L'opération, d'ordinaire très simple, comprend les temps suivants : 1º incision de la peau parallèle à la direction des côtes et croisant le sommet de la tumeur ; dissection des feuillets musculo-aponévrotiques et isolement du sac ; 2º isolement et décollement du feuillet pariétal de la plèvre autour de l'anneau herniaire ; 3º réduction du poumon, ligature de la plèvre sans l'ouvrir au-dessus de l'anneau et excision du sac ; 4º fermeture de la paroi thoracique par une triple suture sur les muscles intercostaux, sur leur aponévrose et sur la peau.

PIQUAND.

POUMONS (**KYSTES HYDATIQUES**). — Les kystes hydatiques du poumon sont rares en Islande (c'est pourtant là un des pays de prédilection des kystes hydatiques en général), très rares en France, et fréquents surtout en Australie.

Ils sont tantôt primitifs, un embryon de tænia échinocoque (embryon hexacanthe) pénétrant dans le poumon, — et tantôt secondaires à un kyste préexistant en un autre point du corps (V. Tænias).

En cas de kyste primitif, les embryons peuvent arriver directement au poumon, avec l'air inspiré (condition facilement réalisée en Australie, où les excréments desséchés des chiens, hôtes habituels du tænia échinocoque, sont dispersés par les vents secs et chauds) ; ou bien, se fixant d'abord dans le duodénum, ils tombent dans le riche plexus veineux sous-jacent, et de là sont dirigés par le courant circulatoire soit vers le foie, soit vers le poumon : ainsi s'expliqueraient, d'après Dévé, et la fréquence relative des kystes solitaires du poumon, et la coexistence possible de kystes primitifs dans le foie et dans le poumon.

Secondaires, les kystes du poumon ont souvent une origine embolique ; quelquefois la rupture d'un kyste du ventricule droit, et plus ordinairement l'ouverture d'un kyste du foie dans une veine sus-hépatique, ont permis le passage de vésicules filles ou de scolex dans la circulation pulmonaire : lorsqu'elles sont petites, les embolies échinococciques ne déterminent pas toujours la mort subite, et sont alors le point de départ d'un kyste secondaire. En dehors de ces processus, les kystes hydatiques du poumon résultent de la rupture d'un kyste abdominal (du foie) à travers le diaphragme (Dévé).

La structure des kystes hydatiques est, dans le poumon, la même que partout ailleurs. Uniques ou multiples, ils peuvent siéger en tous les points du poumon, mais affectionnent surtout la base droite. S'entourant d'une membrane adventice, périkystique, ils refoulent, en se développant, les bronches et les vaisseaux. Leur rupture dans la plèvre est l'origine des kystes pleuraux secondaires. Nous remarquerons ici que les kystes primitifs de la plèvre, admis par beaucoup d'auteurs, sont si exceptionnels que Dévé met leur existence en doute, et n'en relève aucune observation démonstrative. Lorsqu'ils sont infectés, les kystes du poumon s'ouvrent facilement dans les bronches ou ulcèrent les vaisseaux pulmonaires.

Symptômes. — Dans une période initiale, qui peut durer plusieurs années, le kyste se développe lentement, et ne détermine que d'une manière inconstante une toux et une oppression légères : à cette phase silencieuse (période latente de G. Sée et Talamon) se réduit toute l'évolution de certains kystes, que l'on trouve calcifiés et guéris aux autopsies de sujets morts d'une maladie quelconque.

Puis le kyste arrive à provoquer quelques symptômes (période d'état).

Les signes *fonctionnels* sont alors : le point de côté, la dyspnée, la toux, les hémoptysies.

Le point de côté est d'autant plus intense que le kyste est plus superficiel; il manque dans les kystes centraux.

La dyspnée, que Davaine et Hearn considèrent comme constante, paraît manquer assez souvent. « Ces différences, dit Marfan, sont le fait du volume de la tumeur, et aussi de son siège; les kystes voisins du diaphragme causent chez l'homme une dyspnée plus vive; tandis que chez la femme, en raison du type respiratoire de celle-ci, l'oppression est plus marquée lorsque la tumeur siège dans les parties supérieures. »

La toux, souvent quinteuse et coquelucho̊ide, peut aboutir au rejet de crachats sanglants, *hémoptysies* sur lesquelles ont bien insisté Trousseau et Dieulafoy, et qui sont l'un des signes principaux des kystes hydatiques du poumon.

Les hémoptysies sont précoces ou tardives. *Précoces* et antérieures à la rupture du kyste, elles présentent différents aspects, dit Dieulafoy : « Dans quelques cas, l'hémoptysie est réduite au minimum; ce sont des crachats sanglants, brunâtres, rougeâtres; ces crachats sont rejetés par la toux; ils se répètent plusieurs fois par jour, pendant des semaines ou des mois, avec ou sans temps d'arrêt. Parfois ce sont de véritables petites hémoptysies de sang pur et rutilant, qui reparaissent à intervalles plus ou moins rapprochés, pendant des mois et même des années. D'autres fois, les hémoptysies sont très répétées, très abondantes, et chacune d'elles est constituée par 100 ou 200 à 500 grammes de sang spumeux et rutilant rappelant les grandes hémoptysies tuberculeuses. » Il peut arriver que chaque hémoptysie s'accompagne d'une poussée d'*urticaire* (Chachereau), signe d'intoxication hydatique et indiquant, non la rupture complète, mais la fissuration du kyste, et le passage d'une petite quantité de liquide hors de la poche.

Les *hémoptysies tardives* accompagnent ou suivent la rupture; elles sont d'ordinaire très abondantes et se produisent en même temps qu'une vomique de liquide limpide ou purulent, suivant que le kyste est infecté ou non.

Les *signes physiques* sont surtout : la *voussure* thoracique, inconstante, mais très importante lorsqu'elle existe (voussure siégeant à la base de la poitrine pour les kystes inférieurs, sous la clavicule pour les kystes supérieurs), la diminution de l'amplitude des mouvements respiratoires, la *matité* et le *silence respiratoire* en un point limité, correspondant à la voussure ; la forme de la zone de matité ne subit aucune modification, quelle que soit la position du malade. Les signes physiques font défaut en cas de kyste petit ou central.

La *radioscopie* doit toujours être pratiquée quand on soupçonne un kyste hydatique, et permet de mieux en affirmer l'existence et en préciser le siège.

Les *symptômes généraux* sont très variables dans leur intensité : une sensation d'affaiblissement, la somnolence, sont souvent notées. A une période avancée, le malade a l'aspect d'un phtisique : amaigrissement, sueurs nocturnes, fièvre, doigts hippocratiques. Les troubles gastriques et la diarrhée sont rares.

Évolution. Complications. — Des *bronchites* à répétition, des poussées de *congestion pulmonaire*, des phénomènes de *pleurésie* sèche ou avec épanchement surviennent souvent et, parfois d'une manière assez précoce.

Nous avons déjà signalé l'urticaire et les hémoptysies, dont l'importance diagnostique est grande.

Les complications les plus graves sont :

La *suppuration* du kyste ; elle s'annonce par des phénomènes douloureux, l'exagération de la dyspnée, la fièvre ; celle-ci ne présente pas, disent G. Sée et Talamon, le caractère d'intermittence si remarquable dans la suppuration des kystes du foie ;

La *rupture* qui peut se faire :

1° *Dans les bronches* ; il se produit alors une *vomique hydatique*, annoncée par une douleur vive et un accès de toux et de suffocation. Le malade rejette un liquide contenant des vésicules filles et des crochets, liquide limpide ou purulent suivant que le kyste est suppuré ou non. Les hémoptysies accompagnent ou suivent d'ordinaire la rupture du kyste. La vomique détermine, soit la *mort subite* (hémoptysie foudroyante ou obstruction des bronches par un liquide trop abondant ou par une membrane hydatique), soit la *mort lente* par suppuration et septicémie ; quelquefois la *guérison* si, après une ou plusieurs vomiques, le kyste est complètement évacué ;

2° *Dans la plèvre* ; elle détermine la production rapide d'un épanchement pleural et une poussée d'urticaire. Souvent la poche s'ouvre en même temps dans les bronches, d'où signes d'hydro-pneumothorax. Le développement de kystes secondaires de la plèvre peut être la conséquence de cet accident ;

3° Dans l'intestin ou à l'ombilic, après perforation du diaphragme ; dans le péricarde. Ces migrations sont exceptionnelles.

Pronostic. — Le pronostic est toujours des plus sérieux (60 à 73 pour 100 de mortalité), la mort pouvant survenir du fait de la cachexie, de la rupture dans les bronches ou la plèvre, d'une hémoptysie foudroyante. Cependant, d'une part, la guérison spontanée n'est pas exceptionnelle (évacuation complète du kyste par des vomiques répétées); d'autre part, les résultats opératoires sont des plus satisfaisants et ont amélioré les dernières statistiques.

Diagnostic. — Il est toujours très délicat. Les hémoptysies font penser à la tuberculose ; mais, lorsque l'on ne note pas de lésions du sommet et que les hémoptysies se répètent, il faut se méfier et songer au kyste hydatique : le diagnostic devient probable si l'on constate une voussure thoracique et une matité limitée ; il est certain si des poussées d'urticaire surviennent. L'examen des crachats est indispensable en pareil cas.

Comme le kyste, la *pleurésie interlobaire* détermine des hémoptysies et une matité limitée ; les commémoratifs (pneumonie antérieure en cas de pleurésie), la fièvre, sont de bons appoints au diagnostic : les caractères du liquide retiré par ponction ou rejeté par vomique tranchent la question.

Le *cancer* du poumon se reconnaît d'ordinaire assez facilement par son évolution rapide.

Distinguer un *kyste de la face supérieure du foie* et un kyste de la base du poumon droit est malaisé : en cas de kyste du foie, le liquide rejeté par vomique est teinté de bile.

Dans tous les cas douteux, ne pas oublier l'examen aux rayons X.

Traitement. — On a le choix entre la ponction, suivie ou non d'injection antiseptique, et la pneumotomie.

La *ponction* est surtout un moyen de diagnostic ; mais elle peut être dangereuse, et provoquer des accidents mortels d'intoxication hydatique, ou l'œdème aigu du poumon si l'évacuation est trop rapide ; quant aux injections (sublimé) faites dans le kyste une fois que celui-ci est vidé, elles sont dangereuses. La ponction n'est donc qu'un pis aller : on ne doit plus la pratiquer une fois le diagnostic certain, à moins qu'une intervention plus radicale soit impossible (refus du malade ou éloignement de tout centre chirurgical).

Lorsque le diagnostic est assuré, la *pneumotomie* (v. c. m.) (52 guérisons sur 58 cas de Tuffier) ou la pleuro-pneumotomie s'impose.

H. GRENET.

POUMONS (KYSTES HYDATIQUES). — **TRAITEMENT CHIRURGICAL.** — Le traitement chirurgical est indiqué dans tous les cas où le diagnostic de kyste hydatique du poumon a pu être posé ; en effet, la maladie abandonnée à elle-même, ou traitée par une thérapeutique médicale, uniquement symptomatique, aboutit à une issue fatale dans plus des deux tiers des cas, tandis que le traitement chirurgical donne près de 80 pour 100 de guérisons. Le moment de l'intervention doit être aussi précoce que possible, l'opération étant beaucoup plus facile et moins grave au début, alors que le kyste est complètement inclus dans le parenchyme pulmonaire, que plus tard lorsqu'il s'est infecté, ou est ouvert dans les bronches. La disparition de l'ombre kystique à la radioscopie et son remplacement par une tache plus petite d'où partent des bandes de sclérose est la seule contre-indication à l'opération, car elle témoigne d'un processus actif de guérison spontanée.

La thérapeutique chirurgicale comprend deux procédés, la ponction et la pneumotomie : la ponction simple ou suivie d'injection de liquide modificateur ne doit jamais être faite ; c'est en effet une méthode infidèle et dangereuse qui, d'une part donne à peine 25 pour 100 de guérisons, et qui, d'autre part, peut amener des complications graves, telle que la suppuration du kyste et surtout la mort subite par asphyxie, due à l'inondation des bronches par le liquide injecté.

La *pneumotomie* (v. c. m.) constitue donc la seule bonne intervention ; la technique dans le cas de kyste hydatique présente quelques particularités :

1° *La voie du kyste dépendra d'abord de son siège*, et à ce sujet on peut distinguer deux cas principaux : 1° le kyste siège dans le lobe supérieur du poumon ; on emploiera alors de préférence la voie antéro-supérieure en taillant un lambeau thoracique dont la base réponde à la 1re côte, et dont la connexité descende jusqu'à la 6e ou à la 7e côte, le bord interne répondant au sternum, et le bord externe à la ligne axillaire antérieure ; 2° le kyste siège à la base ou à la partie moyenne du poumon ; on emploiera de préférence la voie postéro-latérale inférieure en taillant un lambeau en forme d'U dont la branche horizontale réponde à la 8e côte, la branche postérieure à la ligne axillaire postérieure, et la branche antérieure aux 7e, 8e et 9e articulations chondro-costales. En moyenne, pour avoir un accès suffisamment large il faut réséquer 5 côtes ; hors le cas de kyste suppuré de grandes dimensions, cette résection devra toujours être temporaire.

2° La plèvre présente des adhérences fermant la cavité pleurale dans un peu moins de la moitié des cas pour les kystes simples, au contraire pour les kystes suppurés ces adhérences existent le plus souvent. Deux cas peuvent donc se présenter lors de la traversée de la plèvre :

a) *Il y a des adhérences suffisantes :* l'incision conduit alors directement sur le parenchyme pulmonaire et la crainte du pneumothorax est supprimée, mais par contre la recherche du kyste devient presque toujours difficile, il est en effet impossible de prendre le poumon entre deux doigts pour se rendre compte de l'existence d'une tumeur dans sa partie centrale, et il faut faire une série de ponctions exploratrices jusqu'à ce que l'aiguille ramène du liquide hydatique.

b) *Il n'y a pas d'adhérences pleurales :* si on opère à l'aide d'un appareil du type Brauer ou Sauerbruck le collapsus du poumon ne sera pas à craindre ; dans le cas contraire, on peut s'efforcer de prévenir le pneumothorax en unissant les deux feuillets pleuraux par un sujet circulaire à arrière-point suivant la méthode de Roux (V. Pneumotomie), mais pour cela il faut que la situation du kyste ait été très exactement repérée, car ce surjet limite étroitement le champ d'action et gêne beaucoup l'exploration ultérieure du poumon. La plupart des chirurgiens préfèrent ouvrir directement la plèvre en prenant un certain nombre de précautions pour éviter les accidents de pneumothorax : pour cela l'ouverture de la plèvre doit être lente et graduelle, on fait d'abord une simple boutonnière, fermée immédiatement avec une compresse qui ne laisse entrer l'air que très lentement, en le filtrant pour ainsi dire ; cette manœuvre a pour but d'habituer la plèvre au contact de l'air en diminuant ainsi les phénomènes réflexes, et de ne produire que progressivement les changements des conditions mécaniques de la respiration et de la circulation.

Le pneumothorax étant produit, et l'incision agrandie, la main tout entière est introduite dans la plèvre pour faire une exploration rapide du poumon par toucher et palpation.

La situation du kyste étant ainsi reconnue à sa consistance, le poumon est attiré dans la plaie thoracique à l'aide de la main ou d'une pince, puis tout autour la cavité pleurale est isolée et protégée ; cet isolement peut être réalisé simplement par tamponnement au moyen de compresses insinuées entre les deux feuillets pleuraux ; si les résultats donnés par l'exploration du poumon sont définitifs il est préférable de réaliser une protection plus complète en suturant la plèvre viscérale à la plèvre pariétale sur tout le pourtour du champ opératoire.

3° *Une fois en présence de la surface pulmonaire*, et le siège du kyste ayant été déterminé par palpation ou à son défaut par ponction, on en fera l'ouverture au bistouri ou au thermocautère. Lorsque le kyste est superficiel cette ouverture ne donne lieu qu'à un léger suintement sanguin, si le kyste est profond on peut se trouver en présence de vaisseaux volumineux dont l'ouverture produit une hémorragie sérieuse que l'on arrêtera en saisissant avec une pince et en liant les vaisseaux soit isolément, soit en masse avec un peu de parenchyme pulmonaire.

Il est préférable de ne pas faire précéder l'incision par une injection de formol comme on le fait pour les kystes du foie, car, de l'avis de Dévé, il vaut mieux courir les chances d'une récidive que celles d'une pénétration de formol dans les bronches.

Si le kyste est suppuré, on se contentera de faire une incision large, et de le débarrasser des membranes hydatiques plus ou moins sphacélées qui encombrent généralement sa cavité, puis on divisera largement après avoir fait un second cercle de sutures unissant les bords de l'ouverture du kyste aux bords de l'incision pleurale et musculaire.

Si le kyste n'est pas suppuré, il sera le plus souvent impossible d'en faire l'extirpation totale ; la rigidité de la paroi thoracique s'oppose, en effet, au développement de kystes pédiculés.

L'incision large du kyste, suivie de l'extraction de la membrane mère, est alors le procédé le plus souvent employé ; il faudra toujours explorer avec soin les parois de la cavité pour vérifier s'il n'y a pas d'autres poches kystiques au voisinage de la première. L'énucléation de la membrane périkystique, en la séparant par dissection du tissu pulmonaire avoisinant, est rarement possible ; d'ailleurs elle expose à des hémorragies difficiles à arrêter.

Une fois le kyste vidé et nettoyé, on peut le marsupialiser suturant ses bords aux muscles et à la peau de la paroi thoracique, soit le fermer sous drainage en suturant simplement les bords de l'incision kystique. La marsupialisation est préférée par la plupart des chirurgiens ; cependant lorsque le kyste est aseptique et qu'il n'y a pas de bronche s'ouvrant dans la poche, la fermeture immédiate paraît peu dangereuse, et donne des guérisons bien plus rapides.

Les résultats de la pneumotomie dans les kystes hydatiques du poumon sont des plus satisfaisants : alors que ces kystes abandonnés à eux-mêmes donnent une mortalité de plus de 60 pour 100, sur 225 kystes opérés Guimbellot trouve 194 guérisons et 29 morts, soit un pourcentage de 87 pour 100 de guérison. Considérés isolément, les kystes suppurés donnent une mortalité de 19 pour 100, les kystes non suppurés de 8 pour 100 seulement.

Dans la plupart des cas, la mort doit être attribuée à des accidents infectieux ou à l'épuisement de malades opérés trop tardivement, exceptionnellement à des hémorragies primitives ou secondaires.

Dans un certain nombre de cas (environ 6 pour 100) la guérison laisse une fistule broncho-cutanée. Parfois cette fistule peut être fermée par simple autoplastie et suture; dans le cas contraire il faudrait avoir recours à une thoracoplastie [V. THORAX (FISTULES THORACIQUES)].   *PIQUAND.*

POUMON (ŒDÈME). — L'œdème du poumon « est une infiltration de sérosité dans le tissu pulmonaire, portée à un degré tel qu'elle diminue notablement la perméabilité à l'air » (Laënnec).

Cet œdème, surtout alvéolaire mais aussi interstitiel, se produit dans deux conditions différentes. Ou bien il se forme par fluxion active et subite, c'est l'œdème aigu; ou bien il est passif, développé plus ou moins rapidement sous l'influence de l'asystolie ou de la néphrite, causes d'anasarque.

A) ŒDÈME AIGU DU POUMON. — **Symptômes**. — Le médecin est appelé d'urgence, et il ne doit pas tarder, pour un sujet généralement d'un certain âge, qui a été pris inopinément, pendant la veille ou le sommeil, d'un étouffement des plus pénibles. Il s'est plaint d'abord d'une *angoisse* rétro sternale et d'un chatouillement à la gorge qui a provoqué une *toux* quinteuse de plus en plus fréquente. L'oppression a atteint très vite son acmé; le malade est inquiet, le tableau dramatique. Vous le trouvez assis, suffocant sur son lit ou dans son fauteuil, la face livide, la cyanose aux lèvres et aux mains, la sueur perlant au front. Il a à la fois de l'*orthopnée* et de la *polypnée*, l'expiration étant plus difficile que l'inspiration comme dans l'asthme; on voit se contracter les muscles inspirateurs accessoires. La toux incessante amène une *expectoration* abondante, si abondante qu'elle peut remplir plusieurs crachoirs : c'est une sérosité légèrement teintée en rose et spumeuse. La *dyspnée angoissante est le signe capital, nécessaire*, la toux et l'expectoration restant ébauchées quand la mort est presque foudroyante (œdème suraigu).

L'auscultation révèle deux signes physiques dont l'association est pathognomonique; une *sonorité thoracique exagérée* superposée, d'une façon paradoxale, à une *pluie de râles fins* dans les deux poumons. Les râles commencent à la base et montent, comme un flot envahissant, de la base au sommet des deux côtés. Ils sont crépitants, c'est-à-dire inspiratoires et fins d'abord; puis il s'y ajoute des râles sous-crépitants plus gros à mesure que les bronches s'encombrent. L'exagération de la sonorité est due à un emphysème aigu compensateur. Le murmure vésiculaire va en s'affaiblissant si le malade succombe. Les vibrations ne sont guère possibles à rechercher.

Terminaison. — Le pouls se précipite, s'affaiblit et devient irrégulier. La pression artérielle fléchit pendant la crise brusquement, et tombe de 25 par exemple, car il s'agit habituellement d'un artério-scléreux, à 12 ou 10. La cyanose augmente, les extrémités se refroidissent, la respiration devient progressivement plus superficielle, le diaphragme s'immobilise, le râle trachéal s'installe, l'asphyxie termine la vie, à moins qu'une syncope n'ait eu lieu en plein paroxysme. L'œdème aigu peut rétrocéder pourtant, surtout à la suite du traitement : l'expectoration se tarit, le pouls se relève, la sécrétion urinaire suspendue reprend, et le poumon retrouve son intégrité ; ou bien une crise d'asystolie aiguë, avec congestion du foie et quelquefois apoplexie pulmonaire, lui succède. Le trop-plein du système circulatoire, s'échappant insuffisamment par le poumon, s'est logé dans le foie.

La dyspnée s'explique par l'aplatissement des capillaires et la réplétion des alvéoles sous l'influence de la sérosité albumineuse, non fibrineuse, qui a fait irruption dans le poumon, en entraînant l'épithélium alvéolaire qui se détache. La fluxion œdémateuse a pour condition préalable habituelle l'hypertension artérielle. La perturbation vaso-motrice qui produit cette fluxion semble avoir pour objet de débarrasser l'organisme d'un excédent de tension ou de poisons. C'est une crise d'hypertension où la rétention chlorurée joue sans doute son rôle.

Causes. Évolution. — La poussée d'œdème aigu du poumon survient sous l'influence de causes banales, telles qu'une fatigue, un repas copieux, une émotion, mais presque toujours chez un artério-scléreux atteint de *néphrite ou d'aortite chronique*, parfois latente ou ignorée jusque-là. L'association de ces deux lésions réalise la condition la plus favorable à l'explosion de cet accident terrible. Il suffit, chez un tel malade, pour le provoquer, d'un léger surcroît d'auto-intoxication, à la suite d'une maladie infectieuse quelconque comme la grippe, la pneumonie, etc., ou d'un traitement ioduré inopportun. L'œdème aigu a encore été signalé, mais exceptionnellement, soit dans la néphrite scarlatineuse, même chez l'enfant, soit au cours de certaines maladies infectieuses, comme la fièvre typhoïde, le choléra, la rougeole, l'infection puerpérale, la pleurésie purulente enkystée interlobaire, les oreillons, le rhumatisme articulaire aigu, etc. On l'a signalé encore dans quelques lésions cardiaques, notamment l'insuffisance aortique, le rétrécissement mitral, la myocardite chronique.

L'*œdème aigu des femmes enceintes ou des parturientes*, assez fréquent, est fort important à connaître. Il se développe encore ici, après le 5e mois ou après la délivrance, soit sous l'influence d'un rétrécissement mitral serré, soit dans des cas de lésions cardiaques et rénales associées.

L'*expectoration albumineuse*, survenant après des évacuations trop abondantes de pleurésie séro-fibrineuse ou d'ascite, n'est autre que l'œdème aigu ; on l'a rencontré surtout chez des artério-scléreux ou des brightiques.

On l'a signalé encore dans le goitre exophtalmique. L'œdème aigu du poumon purement réflexe (d'origine utérine ou péritonéale, ou à la suite d'ingestion d'eau glacée), ou nerveux, est douteux. Il faut toujours chercher l'intoxication ou l'auto-intoxication coupable, surtout l'urémie ou une affection cardio-aortique.

Il s'agit d'une affection sujette à récidive. Si elle éclate souvent en pleine santé, elle s'annonce parfois aussi par des poussées ébauchées d'œdème avec foyers de râles crépitants discrets, disséminés ou localisés : c'est l'œdème broncho-pulmonaire fugace et migrateur des albuminuriques qui a tant d'affinités avec ce qu'on a appelé les bronchites, à crises ou à répétition, de l'aortite ou de la myocardite chronique. Il y a toute une gamme d'œdèmes aigus de gravité croissante, depuis les cas frustes, dans lesquels l'expectoration est nulle ou insignifiante et dont la recherche à l'auscultation est parfois délicate, jusqu'à l'œdème suraigu foudroyant.

Diagnostic. — Le caractère clinique commun à toutes ces variétés est l'orthopnée, analogue à celles de toutes les dyspnées asthmatiformes subites (V. DYSPNÉE). L'expectoration de l'œdème aigu typique se distingue de toute·autre par l'abondance de la sérosité qu'elle fournit. Dans les cas où elle est atténuée, on la distinguera de l'expectoration plus visqueuse de la congestion pulmonaire et des crachats franchement rouges qui constituent l'hémoptysie. Ici encore il y a des intermédiaires entre l'expectoration sanglante et séreuse. On ne confondra guère l'angoisse du début avec l'angine de poitrine ; mais on peut voir un accès d'angor typique se compliquer d'œdème aigu ou suraigu.

Le diagnostic est à faire avec l'embolie pulmonaire ou l'apoplexie pulmonaire, avec la bronchite capillaire, avec la granulie, etc. Dans aucun de ces cas l'encombrement des bronches n'est aussi rapide.

Traitement. — Il faut pratiquer une *saignée* immédiate dans l'œdème pulmonaire aigu typique ; cette saignée sera abondante, de 500 à 500 gr. A défaut de saignée possible, on doit en attendant appliquer sur toute la surface du thorax 40 à 60 ventouses sèches, pratiquer au besoin la ligature des membres. La sinapisation des membres inférieurs peut être utilisée, ainsi que l'application des ventouses scarifiées sur la région précordiale. Pour soutenir le cœur défaillant, on recourra aux injections sous-cutanées de caféine (0,10 à 0,20) et d'huile camphrée à 1/10, ou bien encore de sulfate de strychnine (1 milligr. par c. c.).

L'important est de *s'abstenir de morphine* et d'inhalations de nitrite d'amyle, accusées de produire l'œdème pulmonaire, ainsi que de vésicatoire. L'iodure de potassium ou de sodium sera suspendu s'il avait été préalablement administré.

Si les accidents rétrocèdent, on exigera le régime lacté, pour parer à une rechute, puis le régime déchloruré lacto-végétarien.

La saignée est de rigueur aussi pendant la grossesse. L'accouchement provoqué est contre-indiqué, sauf le cas d'asystolie, à cause de la possibilité de l'œdème aigu après la délivrance. Dans les bouffées d'œdème fugace et discret, la saignée peut être, en général, évitée grâce au régime.

B) ŒDÈME CHRONIQUE DU POUMON. — Il se rencontre parfois chez les mêmes malades qui sont sujets à l'œdème aigu. Mais il appartient surtout à l'anasarque ou plutôt encore à l'*asystolie généralisée ou localisée* aux poumons. Il ne fait alors qu'augmenter la dyspnée, et donne lieu à la submatité, souvent bilatérale, plus accentuée d'un côté avec râles crépitants et diminution des vibrations thoraciques. Il est souvent le prélude de l'hydrothorax ou de la pleurésie des cardiaques. La matité franche de la base chez les cardiaques indique, même en l'absence de souffle ou d'égophonie, qu'à

Poumon (Syphilis).

l'œdème s'est ajouté un épanchement. Cet œdème ne va pas sans congestion passive. Le traitement consiste dans l'application des ventouses scarifiées, dans les purgatifs répétés suivis de l'administration de diurétiques ou de toniques cardiaques, notamment de digitale ou de digitaline (V. ASYSTOLIE).

P. LONDE.

POUMON (SYPHILIS TRACHÉO-BRONCHO-PULMONAIRE). — Nous devons étudier successivement la syphilis de la trachée et des grosses bronches, et la syphilis du poumon.

I. SYPHILIS DE LA TRACHÉE ET DES GROSSES BRONCHES. — La syphilis de la trachée et des grosses bronches est rare ; elle tire son importance de la gravité qu'elle revêt en l'absence de traitement.

Il n'existe aucun cas de *chancre* de la trachée. Il ne s'agit jamais ici que d'accidents secondaires ou tertiaires.

Les accidents secondaires sont assez mal connus ; anatomiquement, ils se caractérisent soit par une éruption roséolique, soit par des plaques muqueuses (constatées au laryngoscope par Seidel et Mackensie), soit par un catarrhe bronchique généralisé. *Cliniquement*, du chatouillement trachéal, de la toux, des signes de bronchite diffuse, avec expectoration, sont des symptômes qui sont fréquents chez les syphilitiques à la période secondaire, et qui ne tardent pas à disparaître sous l'influence du seul traitement spécifique. La bronchite syphilitique favoriserait, d'après Potain, le développement ultérieur de la tuberculose.

Plus importants sont les *accidents tertiaires* : ils apparaissent en moyenne de 4 à 6 ans après le chancre, mais peuvent être beaucoup plus précoces : 1 an (Moissenet), 9 mois (Prengrueber) après l'accident initial.

Les *lésions* frappent avec élection les deux extrémités de la trachée, région sous-cricoïdienne et zone située immédiatement au-dessus de la bifurcation. Plus rares aux bronches, elles en occupent la partie supérieure, au voisinage de la bifurcation de la trachée ; elles portent plus souvent sur la bronche droite que sur la gauche.

Tantôt circonscrites et tantôt diffuses (s'accompagnant en ce dernier cas de péritrachéite et intéressant les organes du médiastin), les lésions passent : 1° par un *stade d'infiltration* (infiltration superficielle, occupant la muqueuse et la sous-muqueuse, — ou profonde, atteignant la couche musculaire et les cartilages) ; — 2° par un *stade d'ulcération* (ulcérations à fond gris ou jaunâtre, à bords taillés à pic : elles sont tantôt très limitées, tantôt annulaires ; tantôt, suivant une marche serpigineuse, elles envahissent la plus grande partie de la trachée, et s'étendent vers le larynx ou vers les bronches ; elles peuvent être superficielles ou térébrantes, et, dans ce cas, aboutir à la perforation de la trachée) ; — 3° par un *stade de cicatrisation* (si l'infiltration et l'ulcération consécutive ont été superficielles et limitées, la cicatrice, simple dépression arrondie ou étoilée de la muqueuse, n'entraîne aucun rétrécissement ; lorsque les lésions ont frappé les couches profondes, il en résulte une sténose trachéale ou bronchique qui peut être

très serrée, et qui est ordinairement constituée par une série de brides éta-
gées sur une assez grande hauteur).

Lancereaux a décrit la chondrite et la périchondrite tertiaires primitives
de la trachée, sans lésion préalable de la muqueuse.

En même temps que les altérations trachéales et bronchiques, on constate
toujours des lésions des ganglions médiastinaux, et souvent du poumon et
des divers viscères. Enfin les lésions péritrachéales peuvent être très étendues, et constituer une véritable *médiastinite syphilitique.*

Symptômes. — Les symptômes sont différents à la période d'infiltration et d'ulcération et à la période de cicatrisation.

Au début, les troubles fonctionnels, qui se développent insidieusement,
sont les suivants : *toux*, avec sensation douloureuse rétro-sternale ; dyspnée
et respiration bruyante ; *affaiblissement de la voix*, dont le timbre demeure
normal ; et surtout *expectoration*, les crachats étant d'abord muqueux, puis
muco-purulents et souvent striés de sang lorsqu'il y a ulcération ; avec les
crachats, le malade rejette parfois des débris de tissus, dont l'examen
microscopique peut donner des renseignements précis. A ce moment, l'ulcération faisant disparaître pour un temps la sténose trachéale, une amélioration passagère se produit quelquefois ; mais bientôt tous les symptômes
reprennent avec une nouvelle intensité.

Le seul *signe physique* important à cette période est la constatation directe
des lésions au laryngoscope ; mais cette constatation ne peut être faite que
si le syphilome occupe la région sous-cricoïdienne ; il est inaccessible à tout
examen lorsqu'il siège plus bas. Dans quelques cas, des lambeaux de tissus,
encore retenus par un pédicule, flottent dans la trachée et produisent un
bruit de drapeau perceptible à l'auscultation. Souvent il existe en outre des
signes de bronchite généralisée.

A la période de cicatrisation, les symptômes s'atténuent s'il ne se produit
pas de sténose. Mais, en l'absence de traitement, la *sténose* est la règle ; la
dyspnée, le *cornage*, les accès de suffocation sont les phénomènes les plus
manifestes ; la voix reste assez peu altérée.

La trachée est dure à la palpation ; le larynx est abaissé et reste immobile pendant les mouvements de déglutition et de phonation (Demarquay),
immobilité due aux adhérences que la trachée contracte au niveau du point
rétréci. A l'auscultation, l'inspiration est rude et sifflante, caractères résultant du retentissement du bruit de cornage.

On constate parfois le pouls paradoxal, s'il y a médiastinite concomitante.

Lorsque les lésions sont *limitées aux bronches*, on note surtout des signes de
bronchite, avec sensation de constriction en arrière du sternum ; le murmure
vésiculaire est affaibli ou même presque aboli du côté malade. S'il y a sténose
bronchique prononcée, on entend à ce niveau un sifflement inspiratoire.

Évolution. Complications. — Peu à peu la toux et la dyspnée augmentent de fréquence et d'intensité ; la fièvre s'établit, prenant les caractères de la fièvre hectique, le malade s'amaigrit, et il finit par succomber
comme un tuberculeux.

Les principales complications qui peuvent hâter la mort du patient sont :
les accès de suffocation ou l'asphyxie lente ; la congestion ou l'œdème aigu

du poumon; les infections broncho-pulmonaires (broncho-pneumonie, gangrène du poumon). Quant à la perforation de la trachée, entraînant, soit une hémorragie foudroyante par ulcération de l'aorte ou de l'artère pulmonaire, soit une suppuration médiastinale, c'est un accident toujours fatal, mais rare.

Pronostic. — Le pronostic est toujours très grave; la mort à plus ou moins longue échéance est la règle en l'absence de traitement; le traitement lui-même n'amène la guérison complète que s'il est appliqué avant la formation d'ulcérations profondes; sinon il n'empêche pas la sténose trachéale ou bronchique.

Diagnostic. — Le diagnostic est aisé lorsque le malade est manifestement syphilitique et surtout lorsqu'il a présenté des accidents du côté du nez, du pharynx ou du larynx. Encore peut-il être délicat de décider s'il s'agit d'une sténose laryngée ou d'une sténose trachéale · en cas de lésion laryngée, il existe des sensations douloureuses et de la dysphagie, qui manquent le plus souvent dans les lésions trachéales. Suivant Gerhardt, le malade renverse la tête en arrière s'il est atteint de sténose laryngée; il la penche en avant s'il est atteint de sténose trachéale; mais ce signe paraît très inconstant.

En l'absence d'antécédents syphilitiques nets, il importe d'abord d'éliminer toutes les causes de compression trachéo-bronchique (anévrisme aortique, tumeurs du médiastin, etc.); et si l'on reconnaît qu'il s'agit d'un rétrécissement intrinsèque de la trachée, on a de grandes chances de se trouver en présence d'un tuberculeux ou d'un syphilitique; la recherche des bacilles de Koch dans les crachats d'une part, la recherche plus minutieuse des stigmates de syphilis d'autre part, permettent en général de poser le diagnostic. Quant au cancer primitif de la trachée, qui pourrait encore être une cause d'erreur, il est très rare.

Traitement. — Le traitement consiste avant tout dans le traitement général de la syphilis : mercure et iodure à hautes doses. Il faut en outre interdire toutes les causes d'irritation locale : tabac, alcool, mets épicés.

La trachéotomie peut s'imposer d'urgence à l'occasion d'un accès de suffocation ou en cas de sténose très serrée à la condition que le rétrécissement soit localisé à la partie supérieure de la trachée.

II. SYPHILIS PULMONAIRE. — La syphilis pulmonaire peut être étudiée chez le fœtus et le nouveau-né (hérédo-syphilis) [V. Nouveau-né (Pathologie), Syphilis] et chez l'adulte (syphilis acquise).

La *syphilis pulmonaire du fœtus et du nouveau-né* n'a qu'un intérêt anatomique; elle ne paraît guère compatible avec la vie : le sujet qui en est atteint est souvent expulsé mort-né, ou bien succombe quelques heures ou quelques jours, plus rarement quelques semaines, après sa naissance; la véritable nature des lésions ne saurait être soupçonnée cliniquement que chez un nourrisson atteint de broncho-pneumonie et présentant en même temps des stigmates d'hérédo-syphilis.

Cet article étant écrit dans un but purement pratique, nous n'avons pas à insister sur les lésions de l'hérédo-syphilis pulmonaire, et nous n'en rappellerons que les traits essentiels : elles sont assez rarement circonscrites (gommes); d'ordinaire elles sont diffuses. Suivant la description de Balzer et Grandhomme, on peut décrire, en partant du type le plus simple, les formes suivantes : 1° *splénisation* ou *spléno-pneumonie* (pneumonie épithéliale, avec lésions vasculaires et interstitielles intenses, les parois artérielles et bronchiques étant infiltrées par des cellules embryonnaires); 2° *broncho-pneumonie* à noyaux disséminés ou disposés en bande verticale à la partie postérieure des poumons (outre la pneumonie épithéliale et l'infiltration plus accusée des parois vasculaires et bronchiques, il existe de la sclérose commençante des espaces conjonctifs interstitiels); 3° *pneumonie blanche* de Virchow (même topographie que dans le type précédent, tissu dense, tombant au fond de l'eau, dur à la coupe, qui a un aspect blanchâtre ou saumoné; sclérose interlobulaire, péribronchique, périvasculaire, périalvéolaire; quelques nodules gommeux autour des vaisseaux); 4° *broncho-pneumonie avec dilatation des bronches*, étudiée par Balzer et Grandhomme, la nature syphilitique de la bronchectasie étant démontrée surtout par les caractères des autres lésions pulmonaires.

Quelques cas de *syphilis héréditaire tardive du poumon* ont été observés chez les grands enfants et les adultes; la maladie ne diffère alors, ni au point de vue clinique, ni au point de vue anatomique, de ce qu'elle est en cas de syphilis acquise.

La *syphilis acquise du poumon* est une affection rare, qui frappe surtout les hommes âgés de plus de 40 ans. Elle survient d'ordinaire à titre de manifestation tardive, plusieurs années après le chancre; pourtant, dans quelques cas rares, elle s'est développée moins d'un an après l'accident initial.

Les lésions sont le plus souvent unilatérales, et siègent surtout au poumon droit dont elles occupent beaucoup plus rarement le sommet que la base ou la partie moyenne, caractère important au point de vue du diagnostic anatomique et clinique entre la tuberculose et la syphilis.

Elles se présentent sous deux formes, associées d'ordinaire, forme gommeuse et forme scléreuse.

Les *gommes* sont généralement peu nombreuses; comme volume, elles varient de la grosseur d'un pois à celle d'une mandarine; elles ont, au début, une couleur gris blanchâtre et une consistance dure, puis se ramollissent et se caséifient en leur centre; elles sont toujours entourées d'une zone de sclérose. Très souvent, elles s'ouvrent dans les bronches, et il en résulte la formation d'une caverne; celle-ci peut se cicatriser, et ne laisser à sa suite qu'une cicatrice étoilée.

La *sclérose* syphilitique, syphilose pulmonaire diffuse, se caractérise par le développement de manchons fibreux autour des diverses ramifications bronchiques : les bronches présentent par suite une série de rétrécissements et de dilatations. Le poumon est souvent à sa surface sillonné de dépressions qui lui donnent un aspect analogue à celui du foie ficelé syphilitique. Les lésions pleurales (adhérences, épanchement) sont la règle.

Il semble que, dans quelques cas, la sclérose puisse envahir en bloc tout un lobe (surtout le lobe moyen) du poumon.

Presque toujours, il y a association de sclérose et de gommes.

Les ganglions médiastinaux sont très souvent atteints.

Poumon (Syphilis).

Il est important de distinguer les gommes des tubercules du poumon; et ce diagnostic anatomique est souvent fort difficile. Les gommes, ordinairement unilatérales, siègent à la base ou à la partie moyenne du poumon, et non au sommet comme les tubercules; elles sont moins nombreuses; elles sont blanches ou jaunes, et non transparentes comme les tubercules miliaires; elles ont une consistance plus dure que les tubercules.

Quant à la sclérose syphilitique, elle peut ressembler à toutes les variétés de sclérose pulmonaire; mais elle coexiste généralement avec des gommes ou avec des lésions spécifiques d'autres viscères; toutefois, lorsque le poumon est sillonné de dépressions et de cicatrices étoilées, on a de grandes chances d'avoir affaire à la syphilis.

Ajoutons que la coexistence de lésions syphilitiques et tuberculeuses du poumon n'est nullement exceptionnelle.

Symptômes. — Dans la grande majorité des cas, la syphilis pulmonaire ressemble de très près, par ses signes physiques, ses symptômes généraux et son évolution, à la phtisie vulgaire : c'est la *phtisie syphilitique*, dans la description de laquelle nous n'aurons à insister que sur les caractères permettant de la distinguer de la tuberculose.

La *toux* est d'abord sèche, puis s'accompagne d'expectoration : les crachats, muco-purulents, peuvent être nummulaires, comme dans la tuberculose; parfois, lorsqu'une gomme s'est ouverte dans les bronches, ils se composent de petites masses, grosses comme un pois, élastiques, blanchâtres à la coupe, tombant au fond de l'eau, et constituées par du tissu pulmonaire infiltré de cellules rondes; mais il ne faut pas compter sur cette expectoration spéciale. Le signe le plus important est *qu'on ne trouve pas de bacilles de Koch dans les crachats.*

Les *hémoptysies* sont d'ordinaire *peu abondantes.*

La *dyspnée*, tantôt précoce, tantôt tardive, est surtout une dyspnée d'effort; rarement elle arrive jusqu'à l'orthopnée; quelquefois elle est paroxystique et se présente sous la forme de crises de pseudo-asthme.

En général, il n'y a *pas de déformations thoraciques*, comme il en existe dans la tuberculose. La douleur thoracique n'est pas fréquente.

Les *signes stéthoscopiques* ne diffèrent guère que *par leur siège* des signes de la tuberculose : suivant l'âge et le degré des lésions, on constate de l'induration du poumon, du ramollissement, ou des symptômes cavitaires : mais tous ces phénomènes ont en général leur maximum à *la partie moyenne* ou à la *base du poumon*, et non au sommet.

L'*état général* reste satisfaisant pendant plusieurs années. Mais, en l'absence de traitement, le malade finit toujours par mourir, soit du fait de la cachexie syphilitique, soit dans l'hecticité, à la manière d'un tuberculeux.

Ce qui caractérise surtout le tableau clinique, c'est, comme le remarque Marfan, l'association de la syphilis pulmonaire avec d'autres accidents tertiaires : lésions laryngées, hépatiques, gommes cutanées ou osseuses, etc.

Formes cliniques. — Nous nous bornerons à signaler rapidement les formes suivantes :

Forme latente. — Les lésions pulmonaires n'ont donné lieu à aucun trouble pendant la vie, et sont une découverte d'autopsie.

Syphilis pulmonaire avec bronchectasie. — Les signes de la dilatation des bronches sont au complet; on peut soupçonner la syphilis parce qu'on ne trouve dans l'étiologie aucune des causes habituelles de la bronchectasie; en outre, on observe souvent la coexistence d'autres manifestations spécifiques (laryngées ou trachéales en particulier).

Forme aiguë. — Cette forme est rare; elle évolue comme la phtisie galopante; mais, d'une part, on ne trouve pas de bacilles de Koch dans les crachats, et d'autre part, le traitement mercuriel peut amener une guérison rapide.

Forme gangreneuse. — Le ramollissement des gommes s'accompagne de tous les signes de la gangrène pulmonaire; comme le dit Marfan, « on ne peut rattacher ces accidents à leur véritable cause que par la constatation d'un stigmate actuel de syphilis ou par les antécédents du malade ».

Forme pleurale. — Dans certains cas, il s'agit d'une *pleurésie précoce*, apparaissant à la période secondaire. On peut toujours se demander alors s'il ne s'agit pas d'une pleurésie tuberculeuse se développant chez un syphilitique. « Il est évident cependant, écrit Balzer, que certaines pleurésies, indépendantes de lésions pulmonaires, se présentent avec un ensemble de caractères qui semble devoir les faire attribuer à la syphilis : début insidieux, sans douleur, sans fièvre, peu d'épanchement, peu de dyspnée, deux ou trois mois après le début de la syphilis, pendant sa période exanthématique; évolution rapidement favorable et guérison par le traitement spécifique. Tels sont les principaux caractères de la pleurésie syphilitique de la période secondaire, dans laquelle l'inflammation semble atteindre la séreuse d'emblée. »

Dans d'autres cas, la pleurésie est *tardive*; elle est toujours associée alors à des lésions scléreuses du poumon; parfois il s'agit d'une pleurésie sèche, « simple épiphénomène, complication anatomique de la lésion pulmonaire, dit Dieulafoy; ou bien la pleurésie est dominante et mérite bien le nom de pleurésie syphilitique »; en cette dernière circonstance, la dyspnée est vive et ne cède pas à la ponction; l'épanchement, assez abondant, presque toujours sanguinolent, ne contient pas le bacille de Koch, et les résultats de l'inoculation au cobaye restent négatifs; les accidents cèdent au traitement mercuriel.

Syphilis et tuberculose pulmonaire. — Tantôt la syphilis complique la tuberculose et en accélère l'évolution; tantôt la tuberculose se développe chez un malade déjà syphilitique; en ce dernier cas, la phtisie suit une marche rapide si elle frappe un sujet atteint de syphilis au début (Jacquinet), opinion contestée d'ailleurs par Dieulafoy; au contraire, lorsque la syphilis est déjà ancienne au moment de l'éclosion de la tuberculose, la maladie aurait une évolution lente, apyrétique; il s'agirait de tuberculose fibreuse (Landouzy).

Pronostic. — Le pronostic est le plus souvent fatal en l'absence de traitement; mais la médication iodo-mercurielle peut donner des guérisons dans les cas les plus graves en apparence.

Diagnostic. — Pour faire le diagnostic de syphilis pulmonaire, il faut penser à la possibilité de cette maladie, rechercher avec soin les divers stigmates de la vérole, et interroger le malade sur ses antécédents lorsqu'on se trouve en présence d'un phtisique dont les lésions ne sont pas nettement localisées au sommet, et dans l'expectoration duquel on ne trouve pas le bacille de Koch ; les résultats, favorables ou non, du traitement spécifique viennent ensuite confirmer ou infirmer le diagnostic.

Traitement. — Le traitement iodo-mercuriel s'impose : frictions à l'onguent mercuriel, et administration de l'iodure de potassium à doses croissantes (2 à 8 gr.). Si l'on veut agir vite, on pratiquera des injections de biiodure de mercure.

La médication symptomatique ne doit pas être négligée : révulsion sur le thorax, opiacés pour calmer la toux, balsamiques pour diminuer l'abondance et la fétidité de l'expectoration, ponction en cas de pleurésie abondante.   *H. GRENET.*

POUMON (THROMBOSE PULMONAIRE). — La thrombose pulmonaire est l'oblitération du tronc ou d'un rameau de l'artère pulmonaire par un caillot formé sur place, *in situ.*

La coagulation intra-vasculaire est toujours consécutive à une artérite, artérite aiguë (Rattone), et surtout artérite chronique.

L'artérite chronique et la thrombose de la pulmonaire ou de ses branches ont été signalées dans la *tuberculose* (Baréty, Huchard), dans l'*athrepsie* (Hutinel), dans les diverses *cachexies* (Homolle, Huchard), dans la *chlorose* (Rendu), dans l'infection puerpérale, dans les affections chroniques du cœur (Letulle). La thrombose pulmonaire est surtout un accident de l'*artério-sclérose* (Lancereaux, Martineau, Cornil, Quinquaud, etc.), celle-ci, n'épargnant pas toujours l'artère pulmonaire, contrairement aux assertions de Duguet.

La thrombose pulmonaire a été observée plus rarement dans les pneumonies, la gangrène, le cancer du poumon, les pleurésies, et aussi dans le cas de compression de l'artère par des ganglions trachéo-bronchiques ou par un anévrisme de l'aorte.

Un caillot formé au niveau même de l'artère pulmonaire peut se détacher et aller en obstruer une branche plus ou moins éloignée, d'où embolie pulmonaire consécutive à une thrombose pulmonaire.

La conséquence de la thrombose est un foyer d'*apoplexie pulmonaire* (v. c. m.), plus ou moins étendu suivant l'importance de la branche oblitérée.

Le rôle de la thrombose dans l'apoplexie pulmonaire a été tour à tour exagéré et presque nié. Depuis la thèse de Duguet, on considérait généralement l'embolie comme la cause presque unique de l'infarctus hémoptoïque. Il semble que l'on doive admettre, avec Letulle, que la thrombose, moins fréquente peut-être que l'embolie, joue néanmoins un rôle important dans l'étiologie de l'apoplexie pulmonaire.   *H. GRENET.*

POURRITURE D'HOPITAL. — Cette affection a *disparu* à peu près complètement des services hospitaliers depuis l'antisepsie ; jadis, elle était fréquente dans les ambulances surchargées, à la suite des grandes batailles meurtrières, où l'on couchait plusieurs blessés dans le même lit ; dans les hôpitaux aux salles obscures, mal aérées, où la propreté était inconnue. Les plaies ne guérissaient point sans suppurer, elles se recouvraient bientôt d'une *membrane diphtéroïde*, et la contagion se faisait de lit en lit, transportée par les appareils, les pièces de pansement, les mains des infirmiers et du chirurgien. Il s'agit en effet d'une *infection particulière des plaies*, due à un bacille fusiforme, associé à des spirilles et ayant une grande analogie avec celui qu'on retrouve dans l'angine ulcéro-membraneuse ou diphtéroïde de Vincent.

La période d'incubation durait de quelques heures à 8 jours; la surface granuleuse de la plaie, en voie de guérison, se recouvrait d'une fausse membrane adhérente, la cicatrisation s'arrêtait. Bientôt, dans la *forme pulpeuse*, l'enduit diphtérique s'épaississait; des hémorragies, une suppuration sanieuse, la soulevaient: elle finissait par se fissurer, se gangrener, et livrer passage à un ichor fétide. Dans la *forme ulcéreuse*, le processus destructif l'emportait, les tissus se gangrenaient sous une mince pellicule opaline: les muscles se décomposaient, les cavités articulaires s'ouvraient; le membre était réduit à l'état d'une éponge sanieuse et fétide, dont pendaient des lambeaux sphacélés. Quelques cas graves évoluaient en 4 à 5 jours, et les viscères étaient mis à nu, jusqu'à ce qu'une complication subite emportât le malade. Quelquefois le processus ulcéreux s'arrêtait, et les bourgeons charnus, la cicatrisation, une suppuration franche étaient les témoins de la guérison spontanée.

On peut encore voir aujourd'hui, dans des cas restés l'exception, une pellicule blanche et mince recouvrir une plaie de mauvais aspect et mal soignée, tandis que le bourgeonnement et l'épidermisation s'arrêtent. C'est tout ce qui subsiste de cette redoutable complication des anciennes blessures. On trouve dans cette fausse membrane le bacille de Vincent, que ne connaissaient point ceux qui ont pu décrire les symptômes de la pourriture d'hôpital. Une *irrigation chaude* à 50 ou 55 degrés, des pansements chauds et humides, la font vite disparaître; il n'est plus besoin aujourd'hui des curettages, pointes de thermocautère profondes, excisions larges et amputations, que la gravité de cette affection avait jadis rendus nécessaires.   *AMÉDÉE BAUMGARTNER.*

PRÉCIPITATION D'UN LIEU ÉLEVÉ. — La précipitation ou la chute d'un lieu élevé peut être le fait d'un accident, d'un suicide ou d'un homicide. Le diagnostic médico-légal est parfois très délicat. C'est ainsi que dans le procès Tourville, qui aboutit à la condamnation d'un mari accusé d'avoir jeté sa femme dans un précipice du Tyrol, les preuves d'ordre extra-médical furent seules décisives.

C'est un mode de suicide très souvent employé. On se précipite du haut des colonnes de Juillet, de Vendôme, de l'Arc de Triomphe, des tours de Notre-Dame, de Fourvières, etc....

On voit assez souvent des ouvriers tomber accidentellement de très grandes hauteurs et se faire des blessures insignifiantes, lorsque la chute s'opère sur un objet flexible qui amortit le choc (chute sur des planches, sur une toile, sur un toit de verre).

Un cadavre est trouvé sur la voie publique, ou dans la cour intérieure

Précipitation.

d'une maison, on se demande s'il s'agit d'une précipitation, d'une simple chute ou d'un écrasement; telle est la question médico-légale posée le plus fréquemment.

La précipitation peut s'accompagner de mutilations des membres et des organes internes caractéristiques. Parfois, l'aspect extérieur du cadavre ne permet pas de supposer les désordres internes que révélera l'autopsie.

Ces particularités tiennent à trois conditions : la hauteur de la chute, la résistance du sol et le point du corps sur lequel a porté le traumatisme. Si la chute se fait sur les pieds, il existe des fractures des membres, des déchirures du foie, de la rate, de l'aorte et des lésions du côté de la base du crâne et du cerveau, le foie est fissuré sur sa face inférieure. La rate est moins fréquemment atteinte. L'aorte se déchire au niveau de la crosse, surtout chez les vieillards athéromateux. Les déchirures du diaphragme sont rares, elles sont plus fréquentes dans l'écrasement par un véhicule ou un corps lourd. Le cerveau, fortement secoué dans la boîte cranienne, vient se déchirer sur l'apophyse crista galli et les grandes ailes du sphénoïde. Il existe au niveau des circonvolutions olfactives et temporo-occipitales (fig. 2)

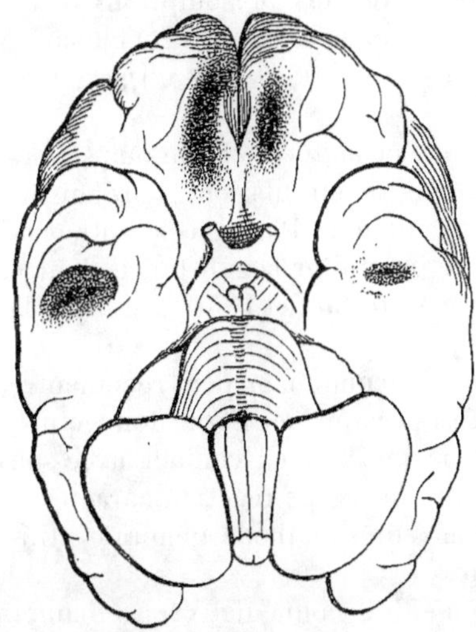

Fig. 2. — Déchirures de la substance cérébrale dans la précipitation d'un lieu élevé.

des déchirures ecchymotiques de la substance cérébrale, caractéristiques de la précipitation d'un lieu élevé.

Hoffmann a insisté sur les lésions du larynx dans la précipitation, dont le mécanisme a une importance considérable dans le cas où l'on pourrait penser à une strangulation dissimulée par la précipitation. Il a publié des cas de fractures indirectes du larynx dans la précipitation par extension ou flexion forcée du cou. Elles affectent de préférence la forme de fissures verticales siégeant symétriquement sur les deux côtés de l'anneau du cricoïde. La chute de la hauteur de l'individu est capable d'amener la mort, chez les vieillards, chez les ivrognes et, quelquefois, chez les épileptiques. Les lésions sont bien moins importantes que dans la précipitation. Elles sont localisées surtout à la tête, qui a porté sur l'angle saillant d'un mur ou d'un trottoir. On constate surtout des fractures du crâne avec lésions consécutives des centres nerveux (hématomes sus ou sous dure-mériens) hémorragies cérébrales par rupture d'un anévrisme miliaire consécutives au choc. L'écrasement par voitures ou tramways donne des lésions plus localisées que la précipitation d'un lieu élevé; on peut apercevoir sur la peau la trace d'une roue qui laisse une empreinte parcheminée. Les fractures des côtes sont plus nombreuses, elles s'accompagnent de déchirures du diaphragme, de mobilisation des organes internes par section de leur pédicule, grâce aux saillies que font les côtes cassées. C'est ainsi que le cœur peut s'échapper du péricarde et passer à droite ou dans l'abdomen. Ces lésions si importantes du tronc ne s'accompagnent pas comme dans la précipitation d'un lieu élevé des lésions du crâne et du cerveau précédemment décrites.

En somme, l'autopsie médico-légale permet, dans la plupart des cas, de différencier la simple chute de l'écrasement ou de la précipitation d'un lieu élevé.

La différenciation du suicide, de l'homicide et de l'accident est beaucoup plus délicate. L'expert trouvera dans l'état des vêtements, dans des constatations accessoires (état des lieux, traces de lutte) des présomptions médicales qui nécessitent toujours la plus grande prudence dans les conclusions.

ÉTIENNE MARTIN.

PRÉCIPITO-DIAGNOSTIC. — Quand une substance étrangère soluble ou pseudo-soluble, telle qu'une albumine, pénètre dans la circulation, l'organisme tend à réagir en produisant des anticorps divers. Parmi ces anticorps (v. c. m.), il en est qui ont pour propriété de précipiter la substance dont il s'agit. La substance en question est appelée *antigène*, et l'anticorps qui la précipite est sa *précipitine*.

Par conséquent, étant donné un antigène quelconque, on peut reconnaître sa présence en le mettant en contact avec sa précipitine. Étant donnée une précipitine, on reconnaîtra sa présence en la mettant en contact avec son antigène. Dans les deux cas, en effet, il se produira une réaction caractéristique, une précipitation. Tel est le principe d'une méthode générale utilisable pratiquement : le précipito-diagnostic.

A) Soit un animal auquel on a injecté le méningocoque de Wechselbaum, ayant de la méningite cérébro-spinale. C'est par ce moyen, comme on sait, que s'obtient le sérum antiméningococcique. Le produit soluble du méningocoque (antigène) a déterminé chez l'animal la formation d'une précipitine, qui a la propriété de précipiter ce produit soluble : le sérum antiméningococcique contient cette précipitine.

D'autre part, ce même antigène existe dans le liquide céphalo-rachidien des malades atteints de méningite cérébro-spinale. Mélangeons le liquide céphalo-rachidien, qui contient l'antigène, avec du sérum antiméningococcique dans des proportions convenables, et nous obtiendrons, dans un grand nombre de cas, au bout d'un certain temps, un précipité (Vincent).

B) Un malade est atteint de kyste hydatique. Les produits solubles de l'échinocoque passent dans son sang, et souvent son sérum se chargera d'une précipitine correspondante. Mettons ce sérum en présence d'un liquide de kyste hydatique ou d'un extrait echinococcique, il se produira souvent un précipité caractéristique (Fleig et Lisbonne). Ce procédé est toutefois moins fidèle que la déviation du complément, qui décèle dans le sérum des mêmes malades une autre catégorie d'anticorps : l'ambocepteur ou sensibilisatrice (V. ANTICORPS).

On voit que, dans le premier de ces exemples, la réaction a décelé l'*antigène* ; il a décelé la *précipitine* dans le second.

Tel est le principe du précipito-diagnostic, méthode de laboratoire qui est bien près de devenir une métode clinique.   *HALLION.*

PRÉMATURÉS (ENFANTS). — Le fœtus expulsé prématurément n'intéresse le médecin que s'il est réellement *viable*. Il faut distinguer la viabilité *médico-légale* (tout enfant né vivant 180 jours après le mariage est légalement viable) de la *viabilité vraie*, qui, sauf de très rares exceptions, commence plus tard. La viabilité vraie ne commence guère qu'au 7ᵉ *mois*, époque à laquelle l'appareil pulmonaire, quoique inachevé, permet cependant une hématose suffisante. Les prématurés viables sont hélas! extrêmement nombreux à l'heure actuelle (Pinard).

Nous étudierons successivement : I. Les conditions qui influent sur l'avenir des prématurés viables; II. Les soins à donner aux prématurés, et particulièrement aux prématurés débiles.

I. **Avenir des prématurés viables**. — L'avenir de ces prématurés viables dépend : 1º de la cause qui a déterminé leur expulsion prématurée; 2º de la durée de leur vie intra-utérine; 3º des conditions obstétricales de leur naissance; 4º des conditions dans lesquelles ils sont placés pendant les premières semaines de leur vie extra-utérine.

1º Les **causes de l'expulsion prématurée** du produit de conception sont nombreuses. Au point de vue qui nous occupe, elles peuvent être divisées en deux groupes :

a) *Causes mécaniques*. — Les traumatismes, la station debout prolongée, le traumatisme du coït d'une part, l'insertion du placenta d'autre part, réalisent, avec la grossesse gémellaire, les causes les plus fréquentes de l'expulsion prématurée, lorsque l'œuf est sain. « C'est le *fruit vert* détaché de la branche par le coup de vent. » (Pinard).

b) *Causes pathologiques*. — La syphilis, l'albuminurie, les infections aiguës, les intoxications sont les facteurs les plus communs de ce groupe. Ce n'est plus le coup de vent qui détache le fruit vert. Le fruit n'est pas sain, il est taré. De toutes ces tares, la plus fréquente et la plus meurtrière est la syphilis (V. SYPHILIS ET GROSSESSE).

2º **La durée de la vie intra-utérine** a une importance capitale. Elle est bien plus importante, au point de vue pronostic, que le poids du fœtus au moment de la naissance. Prenez deux prématurés de même poids, 2 kilogrammes, par exemple. L'un a été expulsé à 7 mois à la suite d'un traumatisme, l'autre, porté par une albuminurique, mal nourri du fait des lésions placentaires que détermine l'albuminurie maternelle, véritable « araignée », a été expulsé presque à terme. Le premier sera infiniment plus fragile que le second : le premier est vert, le second presque mûr.

Autre exemple : Tel enfant « de la petite espèce » pèse à terme 2500 gr., tandis qu'un autre, qui à terme eût pesé 4 kilogrammes, est expulsé à 8 mois, pesant 3000 gr. Le second, malgré son poids approchant de la moyenne classique, se comportera comme un prématuré parce que tous ses organes sont inachevés.

Faisant abstraction de ces causes d'erreur, on peut distinguer, au point de vue de la prématuration, deux catégories de nouveau-nés.

Les uns, dont le poids oscille entre 1000 et 2500 gr. (ce dernier chiffre n'a rien d'absolu, les considérations précédentes le prouvent), ayant moins de 8 mois de vie intra-utérine, ont des organes débiles qui ne leur permettent pas de franchir sans encombre les premiers jours de leur vie extra-utérine prématurée.

Cette débilité se manifeste cliniquement, non seulement par le duvet qui recouvre leur peau, l'incomplet développement de leurs ongles, la minceur de leur peau ou l'absence de testicules dans leurs bourses, mais surtout par les difficultés de l'établissement d'une respiration régulière et de la régulation thermique.

Ils ont des *accès de cyanose*, de l'œdème dur (*sclérème*). Leur température centrale s'abaisse rapidement au-dessous de 37°, et si, par les soins dont on les entoure pour les empêcher de se refroidir, ils survivent (non préservés contre le refroidissement, ils meurent dans la proportion de 90 pour 100), leur température ne redeviendra et ne restera normale qu'après quelques jours.

Les autres, pesant en général plus de 5 livres, expulsés à une période plus rapprochée du terme, sont, par leur aspect, leur façon de respirer et de maintenir spontanément autour de 37° leur température centrale, peu différents des enfants mûrs. Leur fragilité est moindre, car leurs organes sont moins imparfaits.

3° Conditions obstétricales de la naissance. — Ces conditions sont de deux ordres : a) *mécaniques* ; b) *septiques*.

a) *Mécaniques*. — La fragilité du système vasculaire des prématurés, d'autant plus grande que la durée de leur vie intra-utérine a été plus courte, favorise la production d'*hémorragies* dans tous les organes, en particulier dans les méninges et dans la substance cérébrale. Même lorsque l'accouchement a été normal (présentation du sommet, marche physiologique du travail, expulsion spontanée), on observe assez fréquemment des hémorragies méningées chez les prématurés, qui succombent peu après leur naissance. Toutes choses égales d'ailleurs, le prématuré expulsé spontanément par une multipare court moins de risques que le prématuré expulsé spontanément par une primipare, et infiniment moins que le prématuré extrait artificiellement (Pinard). Ces hémorragies n'entraînent pas fatalement la mort, mais peuvent avoir, si le prématuré survit, des conséquences graves pour l'avenir (V. Étiologie du syndrome de Little).

b) *Septiques*. — Lorsque après rupture prématurée de membrane, l'œuf ouvert s'infecte, le fœtus peut être infecté avant même d'être expulsé. Ces infections intra-utérines sont le plus souvent des infections broncho-pulmonaires qui déterminent la mort peu après la naissance.

4° Conditions dans lesquelles ils sont placés pendant les premières semaines de leur vie extra-utérine. — Le *refroidissement* et l'*infection* sont les deux principales causes de mortalité et de morbidité des prématurés. La plupart des débiles ne tardent pas, surtout dans les milieux hospitaliers, à succomber (sclérème, broncho-pneumonie, septicémie, entérites, etc.), quelques-uns triomphent de l'infection aiguë, mais au prix de localisations viscérales qui déterminent dans leurs organes en voie de développement des lésions irrémédiables. Nombre d'*encéphalopathies infantiles* (v. c. m.) n'ont pas d'autre origine.

Ceux qui, mieux préservés et plus résistants, traversent sans encombre les premières semaines de leur vie extra-utérine, n'en restent pas moins pour l'avenir, prédisposés, — dans une mesure et avec une fréquence qui, à l'heure actuelle, ne peuvent être établies, — soit à une débilité, un défaut de résistance que les apparences extérieures ne feraient pas toujours soupçonner, soit à des tares objectives : strabisme, incontinence d'urine nocturne, hernies, retard dans le développement physique et psychique, etc. (Pinard).

II. Soins à donner aux prématurés et particulièrement aux prématurés débiles. — Le prématuré doit être protégé contre le refroidissement, contre les infections, contre la dénutrition.

1° Protection contre le refroidissement. — Dès que le fœtus est né, que ce soit d'ailleurs à terme ou avant terme, il se refroidit. Sa témpérarure centrale s'abaisse pour remonter progressivement à la normale.

Chez l'enfant né à terme, cette phase d'hypothermie est courte, elle ne dure que quelques heures. Chez le prématuré, elle est plus durable. Pendant plusieurs jours la température centrale peut rester au-dessous de 36°, à 35°, 34° et même moins. Ce refroidissement doit être enrayé artificiellement.

Les membres du nouveau-né seront enveloppés d'ouate. Il sera entouré de boules d'eau chaude fréquemment renouvelées. Son berceau sera placé dans une pièce autant que possible ensoleillée, chauffée à une température de 20°.

Exceptionnellement, s'il est trop débile, s'il a du sclérème (œdème dur des membres), on devra renforcer les mesures de précaution contre le refroidissement. Depuis Tarnier l'usage des *couveuses* s'est vulgarisé. La couveuse de Tarnier, analogue à celle qu'on emploie pour obtenir artificiellement l'éclosion des œufs, est la plus simple. Le chauffage est assuré par des boules en grès remplies d'eau bouillante et renouvelées de façon à entretenir une température de 25° dans la couveuse.

Les inconvénients des couveuses sont nombreux : elles exigent une surveillance incessante de jour et de nuit; le débile est à la merci d'une élévation trop intense de la température ou d'un refroidissement; la ventilation y est toujours défectueuse et aggrave les risques d'infection de l'appareil pulmonaire (fréquence des broncho-pneumonies et des conjonctivites).

Si donc on est exceptionnellement forcé d'y recourir, pour empêcher de mourir un débile qui se refroidit, il ne faut plus songer qu'à l'en retirer le plus tôt possible, *dès que sa température centrale sera revenue à la normale*.

On peut d'ailleurs, en plaçant l'enfant enveloppé d'ouate et entouré d'ouate dans une chambre chauffée à 25°, éviter l'emploi de la couveuse et c'est à cette pratique qu'il faut donner la préférence. Dufour a également conseillé d'envelopper les membres et le corps de l'enfant d'ouate recouverte de taffetas gommé.

2° Protection contre les infections. — Le prématuré doit être protégé contre les infections, car il y est particulièrement prédisposé et ses moyens de défense sont insuffisants.

Le prématuré doit être placé dans un *milieu sain* et *isolé*. L'ombilic, la peau, les conjonctives, l'appareil pulmonaire et l'intestin sont les portes d'entrée habituelles de l'infection et doivent être minutieusement protégés.

L'*ombilic*, porte d'entrée d'infections cutanées (lymphangite, érysipèle), péritonéales, hépatiques, sera pansé aseptiquement depuis la naissance jusqu'à cicatrisation complète.

Les *conjonctives* seront, dès la naissance, lavées avec la solution de nitrate d'argent à 1/50°.

La *peau*, surtout dans les régions exposées aux frottements ou aux souillures, sera protégée. Les chevilles et les pieds seront enveloppés d'ouate, les régions péri-anales et péri-génitales lavées à l'eau bouillie et largement saupoudrées de poudre de talc stérilisé.

La fragilité du tégument doit faire rejeter, sauf cas exceptionnels, les frictions alcooliques et les injections de sérum artificiel. Seul le bain chaud préparé avec de l'eau *bouillie* sera donné avec les précautions d'usage. Les linges qui serviront à l'enfant seront stérilisés, soit à l'étuve, soit par l'ébullition.

La protection de l'*appareil pulmonaire* a pour base, d'une part, l'absence du refroidissement, et d'autre part, la pureté de l'atmosphère dans laquelle est placé le prématuré. Pas de couveuses, à moins de nécessité absolue. Une chambre ensoleillée chauffée à 20°, par de grands feux de bois, assurant la ventilation, est préférable.

L'*appareil digestif* sera efficacement protégé par la toilette buccale du nourrisson (lèvres, gencives, langue, doucement essuyés avec de l'ouate stérilisée, imbibée d'eau bouillie alcaline (Vals), avant et après chaque prise de lait); par la toilette des bouts de seins maternels à l'eau bouillie avant et après la tétée; par la prise directe du lait maternel au sein.

Lorsqu'un intermédiaire est nécessaire, et que temporairement on est réduit à faire boire au nouveau-né le lait qu'on a exprimé de la mamelle maternelle, la timbale et la cuiller seront chaque fois soigneusement lavées et ébouillantées.

3° Protection contre la dénutrition. Alimentation. — Le *lait maternel* sera l'aliment du prématuré. Si l'enfant exerce avec force et convenablement les mouvements de succion, si le mamelon est bien conformé, si la mère a du lait en abondance, l'alimentation du prématuré sera facile. Il tétera moins abondamment, mais plus souvent que le nouveau-né à terme.

Huit à dix fois dans les 24 heures, l'enfant sera mis au sein : il prendra 10, 15, 20, puis 50 gr. de lait à chaque tétée, si bien que vers le 10° jour il absorbera de 200 à 500 gr. de lait par 24 heures. Ces chiffres n'ont rien d'absolu, ce sont des moyennes autour desquelles, pour chaque cas particulier, oscillera la quantité de lait nécessaire à l'accroissement du prématuré dont on a à diriger l'alimentation.

Lorsque les conditions favorables énoncées plus haut ne sont pas réalisées, on peut avoir à lutter contre des difficultés, dont le bon sens et la patience triompheront le plus souvent.

La sécrétion lactée peut être insuffisante, en raison de la faiblesse des mouvements de succion du débile. Le seul remède à cet état de chose est de prendre temporairement une *nourrice avec son enfant*. La nourrice donnera le sein à son propre enfant et au débile. La mère donnera le sein à l'enfant de la nourrice, et pourra bientôt fournir à son enfant débile du lait en quantité suffisante. Chaque jour mieux nourri et plus vivace, le prématuré finira par suffire à l'entretien de la sécrétion lactée maternelle.

Le nouveau-né débile est quelquefois absolument incapable de téter. Si le sein maternel sécrète beaucoup de lait, il sera possible, en mettant le bout de sein dans sa bouche, d'y faire couler du lait. Ce *gavage naturel* permettra d'attendre qu'un peu de vigueur permette la succion.

S'il y avait des difficultés persistantes à réaliser ce gavage naturel, il faudrait faire tirer le lait de la mère, le recueillir dans un verre ébouillanté et le donner à la cuiller. Le plus souvent on réussira. A cet égard l'emploi de la succi-pompe de Rohan permettra d'entretenir la sécrétion lactée de la mère et de nourrir l'enfant. Cet instrument, que j'ai expérimenté et conseillé en 1908, rend en pareil cas d'inestimables services (V. ALLAITEMENT).

Le gavage artificiel préconisé par Tarnier n'est qu'un pis aller dont les indications sont tout à fait exceptionnelles.

« L'appareil de gavage se compose tout simplement d'une sonde urétrale en caoutchouc rouge. Au bout de cette sonde, on ajuste une cupule en verre qu'on trouve chez tous les fabricants d'instruments de chirurgie et chez tous les herboristes, où elle est vendue sous le nom de bout de sein artificiel du docteur Bailly. Avec ce petit appareil que chacun peut improviser, rien n'est plus aisé que de gaver un enfant. Celui-ci étant placé sur les genoux de la personne qui va procéder au gavage, la tête légèrement soulevée, la sonde est mouillée, puis introduite jusqu'à la base de la langue, et l'enfant, par des mouvements instinctifs de déglutition, la fait pénétrer jusqu'à l'entrée de l'œsophage ; on pousse alors doucement la sonde pour lui faire parcourir toute la longueur de l'œsophage, où elle chemine très facilement.

Après un trajet de 15 centimètres environ, y compris la bouche et l'œsophage, l'extrémité de cette sonde arrive dans l'estomac ; on verse alors le liquide alimentaire dans la cupule ; bientôt celui-ci, par sa pesanteur, pénètre dans l'estomac et la cupule se vide, ainsi que la sonde qui lui fait suite. Après quelques instants, on retire la sonde, mais il faut le faire par un mouvement rapide, car si l'on procédait lentement, le liquide alimentaire suivrait la sonde et serait rejeté par régurgitation.

Le nombre de repas et la quantité de lait ingéré doivent varier avec l'âge et les forces de l'enfant, aussi bien au début que pendant le cours de l'allaitement par le gavage. On peut formuler, en règle générale, que les repas seront d'autant plus nombreux que la quantité de lait ingérée à chaque gavage sera plus petite, et que l'enfant sera plus jeune et plus faible : 8 gr. de lait toutes les heures suffisent pour un gavage lorsque l'enfant est très petit, et qu'il est né loin du terme de la grossesse.

Ce gavage ne peut être que temporaire, il est souvent mal supporté. Quand il provoque de l'intolérance gastrique, il doit être abandonné de suite.

En aucun cas, on ne recourra à l'allaitement artificiel : il donne des résultats déplorables chez les prématurés débiles.

Il est bon en outre d'avoir recours aux *lavements de sérum artificiel* (lavements de 5 à 10 gr. donnés 2 à 3 fois par jour au moyen d'une petite sonde en caoutchouc rouge, qui sera introduite avec précaution, jusqu'à 6 centimètres environ de l'anus).   *A. COUVELAIRE.*

PRESBYOPHRÉNIE. — V. Folie chez le vieillard, Psychose polynévritique, Psychose traumatique.

PRESBYTIE — (πρέσβυς, vieillard : ὄψ, œil). — Avec l'âge l'œil subit diverses modifications : la cornée et la conjonctive perdent leur éclat, leur brillant. La chambre antérieure se rétrécit comme les pupilles. La teinte de l'iris pâlit, les membranes hyalines s'épaississent et parfois deviennent verruqueuses, condylomateuses. La sclérotique est moins souple, moins élastique. Des dépôts calcaires apparaissent parfois en diverses régions. Les milieux réfringents perdent de leur transparence. Le nerf optique, la chorio-rétine sont le siège de diverses lésions de nature artério-scléreuse ou de simples phénomènes d'involution, de régression ; aussi l'acuité visuelle baisse-t-elle. Les altérations séniles du cristallin constituent la cataracte. Enfin ce jeu physiologique de l'accommodation qui permet à l'œil de s'adapter, de s'accommoder et de permettre la vision distincte aux diverses distances, se trouble assez vers 45 à 50 ans pour que la vision distincte à 25 ou 30 centimètres ne puisse se faire qu'avec difficulté et pendant de courts instants seulement. Ce trouble visuel est dû à la diminution de l'amplitude d'accommodation, c'est la *presbytie* ou *presbyopie*. La presbytie n'est donc pas une maladie, mais une diminution physiologique de la fonction accommodative. On serait tenté *a priori* d'attribuer ce trouble à une diminution de la force musculaire, en particulier du muscle ciliaire qui participerait à la faiblesse générale de l'organisme, mais la diminution de l'amplitude d'accommodation apparaît dès le jeune âge, comme on peut s'en rendre compte d'après le diagramme de Donders (fig. 5). Dès l'âge de 10 ans l'amplitude d'accommodation diminue ; il ne saurait donc être question, au moins uniquement, de faiblesse musculaire d'origine sénile, aussi admet-on que l'accommodation est entravée par la perte d'élasticité du cristallin. Au fur et à mesure que le noyau du cristallin se développe et gagne les couches corticales, le cristallin se prêterait de moins en moins aux modifications de forme qui correspondent à la fonction de l'accommodation pour s'y refuser tout à fait et devenir immuable vers 75 ans. A ce moment l'amplitude d'accommodation (A) est 0. Quoi qu'il en soit du mécanisme de cette fonction, il est constant que l'amplitude d'accommodation diminue avec l'âge. De 14 dioptries à 10 ans, elle arrive par une marche régulièrement descendante à être à peine sensible vers 60 ans et nulle au delà. Avant sa perte complète il y a une phase où elle n'est qu'insuffisante, incapable de donner une vision nette et distincte à la distance où se font les travaux habituels. Cette phase inaugure la presbytie. Pour distinguer à la distance de 25 à 30 centimètres il faut une amplitude d'accommodation de 3 à 4 dioptries ; or à l'âge de 45 ans, cette amplitude n'est plus que de 4 dioptries. C'est trop juste comme force accommodative, car la moindre

Presbytie.

application va épuiser cette force qui exigera quelque répit pour se rétablir. Quelque temps encore, variable selon les individus et aussi selon les occupations, et cette force ne sera plus seulement trop juste, elle sera insuffisante. Alors on s'éloigne de son travail pour mieux voir, on recule le livre ; la lecture et l'écriture deviennent difficiles, fatigantes, les fins caractères, les petites notes de musique échappent. Le soir ces troubles visuels s'accentuent, car à la fatigue de la journée vient s'ajouter la faiblesse de l'éclairage artificiel; aussi le presbyte prend-il cette précaution bien connue qui consiste à éloigner son livre et à interposer entre lui et ce dernier la lampe qui l'éclaire. Plus il y a de lumière et plus les pupilles se contractent et moins sont grands les cercles de diffusion. Cette lutte ne se

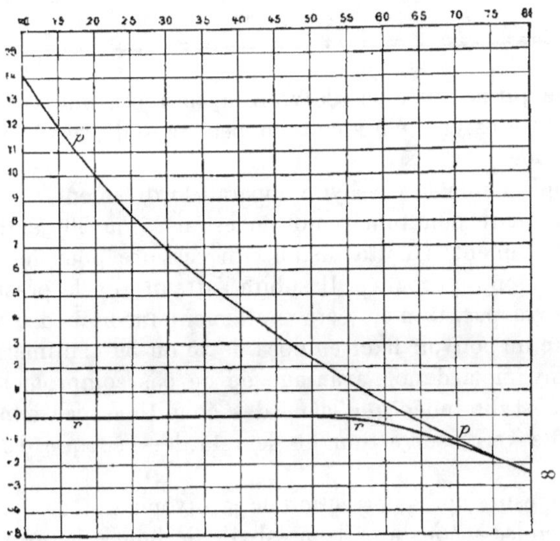

Fig. 5. — Diagramme de l'amplitude de l'accommodation aux différents âges. (Donders.)

fait pas sans efforts, sans sensations désagréables dans les régions orbitaires, péri-orbitaires, sans douleur, sans céphalée. Au début, grâce à l'augmentation de la distance au point fixé, la vision distincte peut se faire sans fatigue, sans troubles visuels, mais bientôt surviennent ces troubles, il y a alors *asthénopie accommodative*, moins accentuée, il est vrai, que dans l'hypermétropie.

De ce que le presbyte se trouve ainsi dans l'obligation d'éloigner l'objet fixé, il ne s'ensuit nullement que la vue s'améliore ; aussi l'appellation de *vue longue* en cette circonstance est-elle impropre. Il ne s'agit pas d'allongement de la vue, mais d'éloignement de la vision distincte des objets rapprochés, ce qui est bien différent.

Le degré de la presbytie s'énonce par le numéro du verre qui ramène la vision distincte à 25 ou 50 centimètres.

Tout œil emmétrope ou amétrope (myope, hypermétrope, astigmate) devient presbyte, mais à un âge variable suivant la réfraction statique qui lui est propre.

Dans l'emmétropie, la presbytie apparaît vers l'âge de 45 ans parce qu'à cet âge l'œil dispose de 3 d. 50 d'accommodation qui permettent de voir exactement à 0^m,286. On a calculé qu'en général il faut ajouter une demi-dioptrie tous les 5 ans et l'on a le tableau suivant :

AGE	AMPLITUDE D'ACCOMMODATION	DÉFICIT D'ACCOMMODATION
45 ans	3,5^d	0.5
50 —	2,5	1,5
55 —	1,5	2,5
60 —	1	3
65 —	0,5	3,5
70 —	0,25	3,75
75 —	0	4

L'emmétrope qui ne porte pas de verre à 45 ans a une vision suffisante pour ses occupations en s'éloignant un peu de son travail, ou bien il est légèrement myope.

Dans la myopie faible, la presbytie apparaît tardivement, et l'on comprend qu'un myope dont le punctum remotum est à 25 ou 30 centimètres verra toujours distinctement à cette distance nécessaire pour les travaux qui nécessitent la vision rapprochée. Il subira l'atteinte de la presbytie, mais il ne s'en apercevra pas, il n'en sera nullement incommodé ; tout au plus sera-t-il gêné de ne pouvoir fixer en deçà de 25 ou 30 centimètres.

Une légère myopie a donc l'avantage de ne pas compromettre la vision éloignée qui n'est diminuée que dans des conditions peu gênantes, de ne pas nécessiter de verre correcteur et de retarder l'époque d'apparition de la presbytie.

Le degré se mesure après correction de la myopie.

On doit s'attendre à constater la presbytie de bonne heure chez l'hypermétrope. En effet, déjà pour voir au loin il doit user de son accommodation, *a fortiori* en aura-t-il besoin pour la vision rapprochée. Pour la mesurer on corrigera d'abord l'hypermétropie.

Diagnostic. — L'époque de l'apparition, l'intégrité de la vision, les troubles visuels corrigés par un verre convexe faible, un bon état général rendent le diagnostic facile dans la plupart des cas. S'il s'agit de jeunes gens où d'adultes n'ayant pas atteint la quarantaine, on recherchera l'hypermétropie et l'on s'assurera qu'il n'existe pas d'état général ayant pu déterminer une parésie de l'accommodation. On devra toujours mesurer l'amplitude d'accommodation (v. c. m.) et l'on aura ainsi la certitude qu'il y a ou non déficit d'accommodation.

Vers 50 ans, ainsi que la ligne du punctum remotum l'indique dans le diagramme (fig. 5), ce point s'éloigne au delà de l'infini, c'est-à-dire que l'œil devient hypermétrope. Cette légère hypermétropie est le résultat de la diminution du pouvoir réfringent de l'œil par suite de la sénescence du cristallin. Et l'on est tenté de mettre ce déficit d'accommodation sur le compte d'une hypermétropie antérieure ou de la presbytie.

Presbytie.

Le glaucome au début et la cataracte également peuvent donner lieu à une diminution de l'accommodation.

Sous le nom de *presbytie morbide* on a rangé la faiblesse du pouvoir accommodatif ou bien une réelle parésie ou paralysie temporaire ou définitive survenant après certaines affections telles que la diphtérie, la fièvre typhoïde, la glycosurie, etc. Ce nom de presbytie ne convient pas à ces cas où il s'agit réellement de parésie ou de paralysie de l'accommodation. On peut admettre toutefois une simple faiblesse de l'accommodation dans la convalescence de maladies graves qui ont profondément affaibli le malade.

Traitement. — On doit venir en aide à l'accommodation aussitôt que celle-ci est en déficit. C'est à tort que l'on évite de porter des verres sous prétexte qu'en s'en passant la vision se fortifiera et que plus tard, si l'on est obligé quand même d'en porter, les verres seront d'autant plus faibles qu'on en aura d'autant plus différé l'usage. C'est le cas de dire que ce qui est différé n'est pas perdu ; le presbyte récalcitrant pourra attendre quelque temps en s'éloignant de son travail et en supportant une certaine fatigue, mais viendra le moment où il sera obligé de porter des verres et son attente aura été pour lui en pure perte.

On doit en principe ramener le punctum proximum à la distance nécessaire, par un verre convexe approprié pour la nature du travail. C'est dire qu'il n'y a rien de fixe comme mesure et qu'on doit s'inspirer dans chaque cas particulier des convenances du sujet. Le diagramme de Donders (fig. 5) ne peut donner que des indications générales en même temps qu'il démontre schématiquement le mode de décroissance de l'amplitude d'accommodation.

On commencera par des verres faibles que l'on remplacera par des verres plus puissants, de telle sorte que le presbyte ait toujours à sa disposition pour son travail habituel une amplitude d'accommodation de 5 à 4 dioptries environ, un peu plus que ce dont il a absolument besoin, car il doit avoir une réserve d'accommodation. On changera les verres jusqu'à ce que l'amplitude d'accommodation soit réduite à néant.

L'examen subjectif est de toute importance pour le choix du verre. Ce dernier serait-il trop fort qu'il ne pourrait qu'être incommode, mais non nuisible comme le serait un verre concave trop puissant pour un certain degré de myopie.

A l'hypermétrope on ajoutera au verre correcteur de l'amétropie, le verre correcteur de la presbytie. Rarement un verre sera nécessaire pour la vision éloignée.

La réfraction de l'œil myope compense en partie le déficit d'amplitude d'accommodation ; on aura par conséquent à retrancher du verre myopique le verre correcteur de la presbytie.

Pour les verres convexes forts, il y a avantage à regarder par la partie excentrique du verre ; aussi celui-ci devra-t-il être placé de telle façon dans la monture que l'axe visuel passe à 1 ou 2 millimètres en dehors du centre. Les verres sont dits *décentrés*.

Dans certaines professions il y aurait un grand inconvénient à enlever les

verres convexes à chaque instant; aussi donne-t-on des verres coupés en haut
ou à doubles foyers pour myopes ou hypermétropes. Le foyer du verre pour
la vision rapprochée est situé en bas.   *PÉCHIN.*

PRÉSENTATION. — V. FACE, SOMMET, SIÈGE, ÉPAULE.

PRESSION ARTÉRIELLE. — La pression du sang dans les artères a pour effet
de tendre la paroi de ces vaisseaux. Qui dit *pression artérielle* dit *tension
artérielle*[1].

Le sang est, dans les artères, à une pression d'autant plus grande qu'il y
est projeté avec plus d'énergie, et surtout en plus grande masse, par les
systoles cardiaques et qu'il éprouve plus de résistance à s'écouler par les
capillaires. C'est dire que la pression, dans une artère donnée, la radiale par
exemple, dépend de la *masse totale du sang* qui circule, de l'énergie con-
tractile du *cœur*, et de la résistance qu'opposent les *artérioles* à l'écoulement
du sang. De ces trois facteurs des variations de la pression artérielle, *le dernier est le plus important*.

La résistance des artérioles est d'autant plus considérable qu'elles sont
plus étroites et moins extensibles, c'est pourquoi la pression artérielle
s'élève lorsque les vaisseaux sont en état de vaso-constriction, et lorsqu'ils
sont affectés d'artério-sclérose.

L'obstacle à l'écoulement du sang artériel varie peu, ou ne varie que lentement. Au contraire, la force qui le propulse dans l'aorte varie à chaque
battement du cœur : de là des *maxima* et des *minima* de la pression artérielle, en rapport avec le pouls.

Entre les maxima et les minima, il y a une valeur intermédiaire qui est la
pression artérielle moyenne. En clinique, ce que l'on mesure, c'est, en
général, la pression *artérielle maximale*, celle qui correspond aux sommets
des pulsations. Toutefois, nous verrons qu'on peut apprécier, indirectement, la pression minimale.

Procédés et appareils. — **Pression artérielle maximale**. — Les
procédés sont fort nombreux; on en trouvera l'indication détaillée dans un
travail de Vaschide et Lahy (*Arch. gén. de méd.*, 1902). Nous n'indiquerons
que les plus usités.

Le principe de ces procédés est ordinairement le suivant : on comprime
une artère jusqu'au moment précis où le passage du sang est complètement
empêché. Connaissant la force qui est nécessaire pour écraser l'artère, on
en déduit la résistance que la paroi de l'artère a opposée à cet écrasement.
Cette résistance, c'est précisément la pression dans l'artère. En réalité, ce
raisonnement n'est pas parfaitement juste: les tissus entourant l'artère (la
peau tout au moins quand l'artère est superficielle) et la matière même dont
la paroi artérielle est constituée, ajoutent leur résistance propre, qui est, au
surplus, un peu variable. De là une cause d'erreur évidente, mais que l'on
peut pratiquement négliger.

---

1. Sur la pression artérielle au point de vue clinique, consulter l'ouvrage de Potain
(Masson, édit.).

Nous décrivons ici trois sortes d'appareils, dont les types les plus répandus sont : les appareils de Potain, de Riva-Rocci et de Gaertner.

L'appareil de Riva-Rocci et les appareils similaires sont faciles à manier; en voici le schéma. Soit un manchon de caoutchouc, formant chambre à air, entourant le bras. Ce manchon est relié à une poire de caoutchouc, qui permet de l'insuffler et d'y faire varier la pression à volonté, et à un mano- mètre, qui en traduit les variations de pression intérieure. Comprimons cette poire, tout en explorant, d'une main, le pouls radial du sujet. A la surface du bras se réalise une pression croissante, qui finira par intercepter le cours du sang dans l'artère humérale : à ce moment, le pouls cessera d'exister dans la radiale. Nous lirons alors le chiffre marqué par le mano- mètre, et nous admettrons qu'il est sensiblement égal à la pression artérielle maxima de l'humérale. Ce faisant, nous commettons une erreur, car, en réa- lité, ce n'est pas seulement la réaction élastique de l'artère que nous avons eue à vaincre, mais encore la résistance des tissus interposés : peau, aponé- vroses, muscles. Le chiffre que nous admettons comme équivalent à la pres- sion artérielle est donc trop fort. Si encore l'écart entre le chiffre lu et le chiffre cherché était constant, l'objection serait sans grande portée. Mais l'écart varie suivant l'état des muscles du bras, suivant leur volume, et sui- vant la valeur de la compression qu'ils ont à subir et qui les durcit. Cette critique n'est pas négligeable.

M. Pachon a montré récemment que la distance qui existe entre le point comprimé par l'appareil de Riva-Rocci et le lieu (poignet) où l'on explore le pouls en voie d'extinction constitue une importante cause d'erreur.

L'appareil de Potain a le mérite d'échapper, pratiquement, à ces reproches. parce qu'il s'applique à une artère très superficielle : l'artère radiale.

Il se compose essentiellement d'une petite ampoule de caoutchouc. de forme ellipsoïde, présentant quatre facettes dont une est en feuille mince. et d'un manomètre anéroïde, communiquant avec cette ampoule.

Avant de se servir de l'instrument, on réalise une pression intérieure préalable, de 3 à 5 centimètres de mercure. Le malade peut être observé debout, assis ou couché, mais il faudra, pour obtenir des résultats compa- rables, opérer toujours dans une situation semblable. L'avant-bras, reposant sur un plan résistant, doit être placé horizontalement et dans la demi-prona- tion, la main pendante vers le bord cubital. Supposons qu'on opère sur l'avant- bras gauche. De la main droite on saisit l'ampoule et on l'applique par sa partie mince sur la portion de l'avant-bras qui correspond à la face anté- rieure de l'extrémité inférieure du radius. Son grand axe doit correspondre au trajet de la radiale, le tube de transmission étant dirigé en haut. On pose alors l'indicateur de la main droite bien à plat sur la face libre de l'ampoule. Puis on applique l'index de la main gauche sur la radiale, au-dessous de l'ampoule. Ensuite le médius est posé immédiatement au-dessous et presse l'extrémité inférieure de la radiale, de façon à comprimer énergiquement cette partie de l'artère et à empêcher toute récurrence par l'arcade palmaire.

Après quoi, on exerce avec l'index de la main droite une pression gra- duelle sur l'ampoule, jusqu'à ce que les battements de la radiale cessent d'être perçus. A ce moment, on lit l'indication donnée par le manomètre.

On dépasse légèrement le degré de pression qu'on avait atteint, ce qui efface le pouls ; puis on diminue progressivement cette pression jusqu'à ce que le pouls reparaisse, et on note le chiffre marqué alors par le manomètre. Si on a bien opéré, les deux chiffres sont identiques, ou très rapprochés : on prend la moyenne entre les deux.

Trois points méritent une attention spéciale : 1° l'axe de la pelote doit répondre exactement à la direction de l'artère ; 2° la pression exercée sur elle doit être perpendiculaire à la face antérieure du radius ; 3° la pression du doigt qui palpe la radiale ne doit être ni trop faible, ni trop forte, pour que les sensations de palper soient très précises.

L'inconvénient de l'appareil est « qu'il faille quelque étude pour arriver à opérer convenablement la compression (en aval du point palpé) à l'aide d'un doigt et la palpation à l'aide de l'autre » (Potain). On peut éviter cette difficulté en supprimant la récurrence palmaire, mécaniquement, à l'aide du *sphygmopresseur* d'Enriquez et Hallion : celui-ci est un complément utile, croyons-nous, du sphygmomanomètre de Potain, pour le praticien qui n'est pas très exercé à l'emploi de ce dernier appareil.

Le *tonomètre* de Gaertner explore la pression dans les artères collatérales des doigts. Sur la base du doigt, on exerce, à l'aide d'un manchon insufflable, une forte compression que l'on diminue peu à peu, jusqu'à ce que le sang recommence d'affluer dans le doigt. Pour connaître ce moment, on a tout d'abord anémié le doigt par l'application d'une bande élastique : l'organe exsangue se recolore quand la circulation s'y rétablit. L'appareil est intéressant, mais fournit des indications différentes de celles que donne le sphygmomanomètre placé sur les grosses artères. Non seulement la pression dans les collatérales des doigts est plus faible que dans la radiale, mais encore ces petites artères subissent des variations *locales* de calibre dues à leur contractilité propre et à leurs réactions vaso-motrices. On comprend dès lors qu'elles ne reflètent pas fidèlement l'état de la pression dans *l'ensemble* du système artériel.

On trouvera des indications utiles à cet égard dans l'ouvrage de Bouloumié sur la « sphygmotonométrie clinique ».

Pression artérielle minimale. — Marey a le premier montré qu'en exerçant autour d'une artère (ou d'un segment de membre) une pression concentrique, on peut évaluer la pression artérielle minimale : car le pouls d'une artère (ou le pouls total du membre) présente la plus grande amplitude quand la valeur de la pression concentrique est juste égale à celle même de la pression artérielle minimale (dite encore pression constante).

Plusieurs appareils ont été établis d'après ce principe.

Supposons, par exemple, que le manchon de Riva-Rocci, ou l'ampoule de Potain, soient reliés à un manomètre, suffisamment sensible ; faisons varier la pression que l'air qui s'y trouve contenu exerce sur le membre ou sur l'artère : nous verrons l'amplitude des pulsations communiquées au manomètre passer, à un moment donné, pour un maximum ; eh bien, la valeur qui a atteint la pression dans l'ampoule, à ce moment, traduit exactement la valeur de la pression constante ou minimale de l'artère explorée.

Pourquoi ? Parce qu'à ce moment la paroi artérielle est comprise entre deux forces égales et de sens contraires, qui sont, au dedans, la tension du sang, au dehors, la contre-pression exercée ; cette poussée artérielle est dès lors comme détendue, et placée dans les meilleures conditions pour osciller fortement, sous l'influence des pulsations intérieures qui la surprennent dans cet état de relâchement.

Malheureusement, jusqu'à ces derniers temps, des objections sérieuses pouvaient être adressées aux appareils fondés sur le principe qui précède. Pachon en a fait récemment la critique ; il a montré en quoi consistait leur défaut essentiel ; il a fait voir que l'indicateur des pulsations artérielles, dans la méthode dont il s'agit, devait avoir, sous peine d'erreur, non seulement une grande sensibilité, mais encore une sensibilité constante ; enfin, grâce à un artifice ingénieux, il a satisfait à ce dernier desideratum de la façon la plus heureuse. La place nous manque pour décrire ici l'oscillomètre de Pachon, tel que l'a établi, sur ses indications, le constructeur Boulitte ;

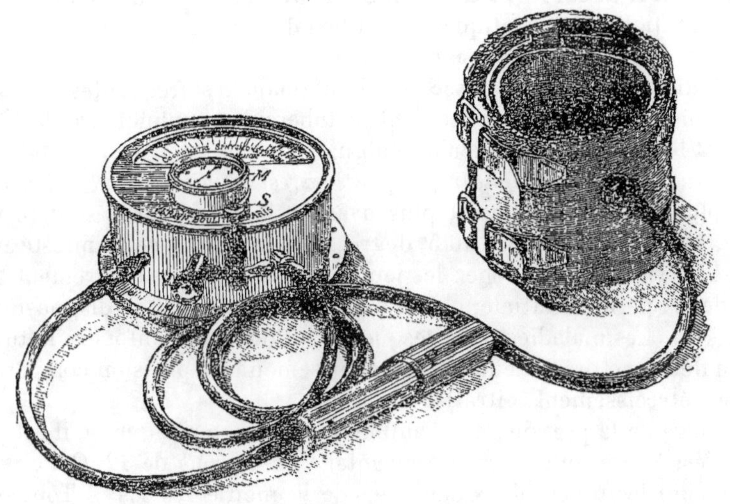

Fig. 4. — Oscillomètre de Pachon.

nous en donnons une figure (fig. 4). Une notice jointe à l'appareil indique le mode d'emploi, d'ailleurs assez simple.

Nous n'hésitons pas à penser que cet appareil, qui est récent, est appelé à rendre aux cliniciens les meilleurs services.

Ajoutons qu'il fournit l'indication des maxima, aussi bien que des minima, avec précision. Il réunit donc tous les avantages.

Variations physiologiques de la pression artérielle. — Nous n'envisageons que les variations qu'il faut absolument connaître pour en faire la part, quand il s'agit de déterminer les variations pathologiques.

Ajoutons que nous avons en vue, dans ce qui va suivre, la pression maximale, celle qui a été le plus correctement étudiée jusqu'ici.

L'attitude du sujet joue un rôle qu'on élimine en imposant toujours la même attitude aux sujets observés. L'émotion tend à élever la pression artérielle, et quelquefois l'abaisse. Citons encore l'influence de l'exercice, de la digestion, de la température ambiante, causes de variation qu'on cherchera à exclure.

A la vérité, ces modifications physiologiques sont en général faibles et transitoires, par rapport aux modifications morbides.

L'influence de l'*âge* est essentielle à connaître. Potain a établi les moyennes suivantes :

Âges :	6	10	15	20	25	30	40	50	60	80
Pression artérielle :	9	13,5	15	17	18	19	20	21	22	

Les pressions constatées à la radiale dans l'état de santé oscillent autour de ces moyennes, et s'en écartent quelquefois de 2 ou 3 centimètres au-dessus ou au-dessous, sans qu'on puisse considérer cet écart comme étant sûrement pathologique.

Chez la *femme*, les moyennes sont inférieures d'un centimètre aux chiffres ci-dessus.

La pression artérielle dans les maladies. — Pour s'en tenir aux données essentiellement pratiques, il y a lieu de distinguer deux catégories, suivant que la pression est basse ou élevée.

A) **Maladies à pression basse**. — Trois maladies fréquentes s'accompagnent d'une *pression basse* : ce sont la tuberculose pulmonaire, la fièvre typhoïde et le rhumatisme articulaire aigu.

Dans la *tuberculose pulmonaire, la pression est particulièrement basse*, et d'autant plus que la maladie est plus avancée. Les moyennes sont 13,4 au 1er degré, 12 au 2e degré, 11,3 au 3e degré. Ce phénomène se manifeste aussi bien chez les vieillards que chez les jeunes sujets. Il est ordinairement bien marqué dès la période initiale, c'est-à-dire à une époque où le diagnostic est embarrassant. Les maladies avec lesquelles on pourrait confondre la tuberculose au début ne présentent pas un abaissement de pression comparable (chlorose, rétrécissement mitral).

« Le chiffre de la pression est d'autant plus caractéristique qu'il est plus abaissé, c'est-à-dire qu'il descend davantage au-dessous de 12. Or, c'est ce qui a lieu chez les tuberculeux dans plus de la moitié des cas.... Tout sujet d'âge moyen chez lequel, sans maladie aiguë ni raison apparente d'épuisement nerveux ou de cachexie, la pression de la radiale est inférieure à 14, *doit être considéré comme suspect de tuberculose* (Potain). »

Le relèvement de la pression artérielle chez un tuberculeux est un élément de pronostic très favorable, à moins qu'il ne soit lié à une complication (néphrite, diabète).

Dans la *fièvre typhoïde*, la pression s'abaisse fortement, cela dès le début, en général. Mais le degré de la pression artérielle ne paraît pas avoir de valeur pronostique; il en a moins que la fréquence du pouls. Cependant, une pression qui s'abaisse avec excès et rapidement est alarmante, et, de même que chez les tuberculeux, une pression relativement haute suppose presque toujours quelque complication inflammatoire.

Dans le rhumatisme articulaire aigu, la pression s'abaisse, en moyenne de 3 centimètres; l'endocardite valvulaire, cause d'excitation cardiaque, tend à la relever, quand elle survient à titre de complication.

B) **Maladies à pression forte et très forte.** — Potain considère comme forte une pression allant de 18 à 21 (chez un sujet jeune ayant pour pression normale 17), et comme très forte une pression de 21 à 31.

La pression est forte dans l'*athérome*.

Elle est très forte dans la néphrite interstitielle (moyenne : 21,6), et le diabète (moyenne : 22,5).

« Lorsque le sphygmomanomètre donne un chiffre supérieur à 24, il y a de très grandes raisons de présumer que l'on a affaire à une néphrite interstitielle ou à un diabète. » Cela est d'un grand intérêt au point de vue du diagnostic, souvent difficile, de la néphrite interstitielle, où l'albuminurie, en particulier, fait maintes fois défaut.

En dehors des cas auxquels nous avons fait allusion, les diverses maladies ou bien ne modifient pas sensiblement la pression artérielle, ou bien la modifient d'une façon peu régulière. C'est ainsi que, dans les maladies fébriles, l'infection est une cause d'abaissement, l'excitation nerveuse une cause d'élévation. Rien à dire là-dessus de général, si ce n'est que l'abaissement rapide de pression, dans le cours d'une maladie, est d'un pronostic fâcheux, si ce n'est au moment de la défervescence.

Nous n'avons pas parlé des maladies du cœur : contrairement à ce qu'on pourrait croire, le pronostic ne saurait se régler, dans ces maladies, d'après le chiffre absolu de la pression.

En somme, l'intérêt clinique capital de la sphygmomanométrie est dans le diagnostic de la néphrite interstitielle et de la tuberculisation commençante (Potain).   *HALLION.*

PRIAPISME. — Le priapisme est essentiellement une érection *incoercible* et *douloureuse*. Loin de soulager le malade, cet état est une aggravation à sa situation antérieure, soit par la souffrance locale provoquée, entretenue ou exagérée, soit par les phénomènes psychiques consécutifs, angoisse, insomnie. Il s'agit, avant tout, d'un phénomène physique, ne s'accompagnant ni de désirs sexuels, ni de sensations voluptueuses (V. SATYRIASIS).

Symptôme rencontré au cours d'affections très diverses, le priapisme dépend tantôt de maladies des voies génito-urinaires, tantôt de lésions cérébro-spinales. A ces différents points de vue, il est un symptôme à ne jamais négliger, et peut mettre sur la voie de troubles viscéraux ou médullaires qui sans lui auraient difficilement attiré l'attention.

On rencontre fréquemment l'érection irréductible au cours des *cystites*, notamment s'il s'agit de cystites calculeuses ou cantharidiennes. Dans l'*urétrite aiguë*, spécialement quand le gonocoque est responsable, le priapisme est un tourment trop fréquent; on sait l'exagération des douleurs dues à l'inextensibilité relative de l'urètre (chaudepisses cordées). Les altérations de la *prostate* sont fréquemment accompagnées d'érections, de même les affections *rectales* (oxyures, hémorroïdes) et plus rarement les affections chirurgicales de la *verge* (traumatismes, gangrène du pénis, cavernite aiguë). Signalons à ce propos que le priapisme a été signalé chez les *diabétiques* et récemment chez les *leucémiques* (il pourrait être chez ces derniers un symptôme initial). On le rencontre dans le tabes et dans les *lésions médul-*

laires en foyer. Le siège de l'altération organique doit être placé assez haut ; il s'agit le plus souvent de lésions cervicales ou dorsales supérieures, et les compressions par *fractures rachidiennes* en sont généralement l'origine. On le constate parfois chez les *pendus*.

Les *idiots* et les *imbéciles* présentent fréquemment du priapisme, et secondairement des habitudes d'onanisme en quelque sorte réflexe. Il faut distinguer ces cas du satyriasis (v. c. m.) proprement dit, fréquent aussi chez ces dégénérés. Les *névroses*, les *intoxications*, les *excitations intellectuelles* intenses, les *émotions*, peuvent compter le priapisme au nombre de leurs symptômes sporadiques.

Traitement. — Il convient autant que possible d'agir sur la maladie causale. Contre l'érection elle-même, nous conseillerons les bains, les compresses froides, les lavements laudanisés, les suppositoires avec extraits de belladone et de chanvre indien. On peut retirer quelque succès de l'emploi du lupulin, du bromure de camphre, de l'opium (V. Insomnie). Pour certains cas de priapisme persistant sans cause flagrante, dit idiopathique, les chirurgiens ont été parfois appelés à intervenir. L'incision du corps caverneux est malheureusement suivie fréquemment d'infection et de perte fonctionnelle de l'organe.

Le priapisme est quelquefois l'occasion d'expertises médico-légales ; il s'agit le plus souvent d'inculpations d'outrages à la pudeur, portées à l'égard d'un malade qu'une érection gênante pour la miction contraint à de longues stations dans les urinoirs.   *FRANÇOIS MOUTIER.*

PROCÉDÉS. — On trouvera ci-dessous l'énumération dans l'ordre alphabétique des principaux *procédés* désignés par des noms propres. La plupart sont décrits dans les articles consacrés aux affections qu'ils sont destinés à combattre. (V. aussi Opérations.)

Procédé de **Anger**. — Pour le traitement de l'onyxis latéral.

—   **Astley Cooper**. — Dans la réduction de la luxation du coude en arrière.

—   **Ball**. — Cure radicale de la hernie inguinale (v. c. m).

—   **Bardenheuer**. — Dans l'opération de Kraske. Le sacrum est coupé transversalement, immédiatement au-dessous du 5ᵉ trou sacré.

—   **Barker**. — Dans la cure radicale de la hernie inguinale.

—   **Bassini**. — Cure radicale de la hernie inguinale, reconstitution de la paroi postérieure dans toute son étendue.

—   **Baudens**. — Traitement chirurgical de l'onyxis latéral.

—   **Baudens**. — Suture des nerfs qui ne comprend dans l'anse des fils que le névrilemme.

—   **Billroth**. — Dans la pylorectomie. Excision de la tumeur et réunion bout à bout de l'estomac au duodénum.

—   **Bobrow**. — Dans le traitement chirurgical des kystes du foie. Incision du kyste, extirpation de la membrane mère, suture des bords de l'incision, suture de la paroi abdominale. Pas de drainage. Pas de lavage.

Procédés.

Procédé de **Boiffin**. — Dans la thoracoplastie.

— **Broca**. — Dans la trépanation. Pour arriver sur la troisième circonvolution frontale.

— **Broca-Championnière**. — Pour déterminer la ligne rolandique en vue de la trépanation.

— **Czerny et Trucenek**. — Traitement des épithéliomas cutanés par cautérisation à l'acide arsénieux, après scarification.

— **Chaput**. — Dans le traitement de l'anus contre nature.

— **Clado**. — Dans la trépanation, pour déterminer la ligne rolandique.

— **Clémot-Malgaigne**. — Dans le bec-de-lièvre (v. c. m.).

— **Condamin**. — Cure radicale de la hernie ombilicale ; résection du sac suivie de résection de l'anneau ombilical.

— **Dardignac**. — Traitement chirurgical de l'onyxis latéral.

— **Delagenière**. — Dans l'hystérectomie abdominale totale pour fibrome.

— **Delagenière**. — Dans la thoracoplastie.

— **Delagenière**. — Dans le traitement de la coxalgie.

— **Delbet**. — Dans le traitement des kystes hydatiques du foie.

— **Delorme**. — Dans la thoracoplastie.

— **Denonvilliers**. — Dans le traitement de l'anus contre nature.

— **Doléris**. — Incision courbe sur le bord cutanéo-muqueux remontant latéralement à mi-chemin de hauteur de la vulve. Décollement de la paroi vaginale du rectum.

— **Doyen**. — Dans l'hystérectomie abdominale totale pour fibrome.

— **Doyen**. — Écrasement en amont et en aval de la tumeur à enlever, au moyen de la pince à écrasement, des tuniques moyenne et interne de l'intestin.

— **Doyen**. — Dans l'utéroplastie.

— **Doyen**. — Pour la résection du ganglion de Gasser.

— **Dubreuil**. — Procédé de désarticulation du poignet avec un lambeau externe, formé des téguments de tout le tiers externe du poignet et de quelques faisceaux musculaires thénariens. Rentre dans la méthode de Soupart décrite en 1847.

— **Dubreuil**. — Consiste dans la désarticulation simultanée des 5 orteils.

— **Emmet**. — Dans la périnéorraphie.

— **Faure**. — Dans l'hystérectomie abdominale pour annexite suppurée et cancer.

— **Fischer**. — Dans la gastrostomie. Après la fixation de l'estomac à la peau, vers le quatrième jour, on ponctionne la cavité gastrique avec une aiguille de Pravaz extrêmement fine, que l'on introduit obliquement dans la paroi stomacale : on injecte 50 à 60 gr. de lait dans l'estomac ; puis, les jours suivants, et toujours dans le même point, on passe une aiguille plus forte, et enfin des trocarts de plus en plus gros, de manière à pouvoir injecter facilement un liquide nutritif dans l'estomac.

Procédé de **Follin**. — Dans le traitement chirurgical de l'onyxis latéral.

— **Garrod**. — Sert à démontrer la présence de l'acide urique dans le sang des goutteux.

— **Gensoul**. — Procédé rapide d'énucléation des lipomes sous-cutanés.

— **Gérard-Marchant**. — Contre le prolapsus du rectum.

— **Girard**. — Dans la gastrostomie. Semblable à celui de Von Hacker avec cette modification : les fibres du droit ne sont pas simplement réclinées, mais entre-croisées en forme de 8, de manière à former une sorte de sphincter constricteur.

— **Guermonprez**. — Dans l'hystérectomie abdominale totale pour fibrome.

— **Guyon**. — Dans le traitement chirurgical de l'onyxis latéral.

— **Hacker (Von)**. — Dans la gastrostomie.

— **Hahn**. — Dans la gastrostomie.

— **Hayem-Winter**. — Procédé destiné à analyser quantitativement l'acide chlorhydrique de l'estomac.

— **Hegar**. — Hystérectomie partielle dans laquelle on fixe à la paroi abdominale le pédicule.

— **Hegar**. — Dans la colpo-périnéorraphie.

— **Heinecke**. — Dans l'opération de Kraske. Consiste dans la résection temporaire du sacrum et du coccyx.

— **Helferich**. — Dans la taille hypogastrique.

— **Howse**. — Dans la gastrostomie.

— **Jaffé**. — Sert à reconnaître l'indican dans l'urine.

— **Jalaguier**. — Procédé de section de la paroi dans l'opération de l'appendicite à froid.

— **Jeannel**. — Dans l'opération de Kraske. Résection temporaire du sacrum à double volet.

— **Jendrassik**. — Moyen de faire apparaître le réflexe tendineux rotulien aboli.

— **Jonnesco**. — Dans l'extirpation des tumeurs de l'amygdale.

— **Jonnesco**. — Dans l'hystérectomie abdominale totale.

— **Jonnesco**. — Dans la résection du ganglion de Meckel.

— **Jonnesco**. — Dans la néphropexie.

— **Kaber**. — Dans la gastrostomie.

— **Kjeldahl-Henninger**. — Pour doser l'azote total dans l'urine.

— **Kluge**. — Procédé d'accouchement prématuré, artificiel, par la dilatation du col au moyen d'éponges préparées.

— **Koch**. — Dans la taille vésicale sous-pubienne. Analogue au procédé de Langenbuch.

— **Kocher**. — Dans la cure radicale de la hernie inguinale.

— **Kocher**. — Dans la réduction des luxations de l'épaule.

— **Kraus**. — Procédé d'accouchement prématuré artificiel consistant dans l'introduction et le maintien à demeure, dans la cavité utérine, d'une sonde molle ou d'une bougie n° 16 à 18.

Procédés.

Procédé de **Krönlein**. — Dans le traitement des hémorragies de l'artère méningée moyenne.

— **Langenbuch**. — Dans la taille sous-pubienne.

— **Lawson-Tait**. — Dans la périnéorrhaphie.

— **Legueu**. — Procédé d'hystéropexie.

— **Legueu**. — Dans l'hépatopexie.

— **Legueu**. — Procédé d'urétrotomie externe chez la femme, par la voie sous-symphysaire.

— **Lucas-Championnière**. — Procédé de cure radicale de la hernie inguinale.

— **Maclaren**. — Dans le traitement des varices.

— **Madelung**. — Dans l'établissement de l'anus iliaque. Section complète de l'intestin, fixation dans la plaie abdominale du bout supérieur. Suture et réintégration dans le ventre du bout inférieur.

— **Malgaigne**. — Dans le traitement de l'anus contre nature, dissection du pourtour intestinal sur une étendue de quelques millimètres seulement, de manière à ne pas franchir la zone préservatrice des adhérences.

— **Maly**. — Pour reconnaître la présence de l'acide chlorhydrique, dans les liquides de l'estomac en particulier.

— **Marwedel**. — Dans la gastrostomie.

— **Maydl**. — Dans la cure de l'exstrophie vésicale.

— **Mester**. — Pour doser la cystine dans l'urine.

— **Mirault**. — Dans le traitement du bec-de-lièvre (v. c. m.).

— **Metscherlich**. — Procédé de recherche du phosphore dans l'organisme.

— **Mikulicz**. — Procédé de suture des nerfs. Analogue à celui de Tillmans, consistant, par conséquent, en une suture d'appui et une suture d'affrontement. Le fil d'appui est passé à la Nélaton, mais transversalement. Les sutures d'affrontement sont des points complémentaires comprenant le névrilemme, et au besoin le nerf.

— **Monod**. — Dans la résection du nerf dentaire inférieur dans le canal dentaire.

— **Monod**. — Dans la cure des hémorroïdes.

— **Morton**. — Traitement du spina-bifida par l'injection dans la poche, après évacuation de 4 à 12 gr. de liquide, de quelques gouttes à quelques grammes, en moyenne de 2 à 4 gr., de solution iodo-glycérinée de Morton.

— **Mothe**. — Procédé de réduction des luxations de l'épaule par la traction sur le bras mis en position horizontale, l'avant-bras étant maintenu fléchi. On aide à la manœuvre en pressant avec le doigt sur la tête déplacée et en imprimant au bras, pendant l'extension, des mouvements de rotation en dedans et en dehors.

— **Nélaton**. — Dans le traitement du bec-de-lièvre.

Procédé de **Nélaton**. — Dans la suture des nerfs.

— **Ollier**. — Procédé en tabatière dans la résection de la hanche.

— **Ollier**. — Dans la résection de l'épaule.

— **Pasquier-Le Fort**. — Procédé d'amputation du pied avec conservation de la partie inférieure du calcanéum. Dérivé du procédé de Pirogof.

— **Péan**. — Procédé qui consiste à morceler une tumeur pour l'extraire par une voie plus étroite que son diamètre.

— **Penières**. — Procédé dans lequel on crée une valvule muqueuse, destinée à empêcher l'issue spontanée du contenu de l'estomac.

— **Pingaud**. — Dans la réduction de la luxation du coude en arrière. Extension forcée de l'avant-bras sur le bras, traction sur le poignet, refoulement de l'olécrane en avant par le chirurgien.

— **Podres**. — Procédé spécial de gastro-entérostomie.

— **Poirier**. — Procédé pour déterminer la ligne rolandique.

— **Politzer**. — Procédé d'aération de la trompe et de la caisse.

— **Poncet**. — Incision en zigzag dans la continuité des tendons rupturés pour faciliter le rapprochement des deux bouts.

— **Poncet**. — Dans la suture du tendon d'Achille rupturé. Calcanéotomie avec glissement pour permettre le rapprochement et la suture des deux bouts du tendon d'Achille rupturé.

— **Pozzi**. — Dans le traitement de la fistule urétéro-vaginale.

— **Pozzi**. — Dans la périnéorraphie. Modification du procédé de Lawson-Tait : l'avivement est plus large et les sutures sont spéciales.

— **Pozzi**. — Pour disséquer les tumeurs kystiques superficielles.

— **Pozzi**. — Dans le vaginisme.

— **Quénu**. — Extirpation du rectum par la voie périnéale.

— **Quénu**. — Dans le traitement chirurgical de l'onyxis latéral.

— **Récamier**. — Dans l'hystérectomie vaginale pour cancer.

— **Récamier**. — Procédé de traitement des collections kystiques du foie consistant essentiellement dans l'application de caustiques sur la paroi abdominale au niveau de la collection, de façon à obtenir la destruction de cette paroi et surtout la production d'adhérences protectrices entre la collection à ouvrir et le péritoine pariétal. L'incision de la collection était faite secondairement.

— **Reclus**. — Dans l'établissement de l'anus iliaque.

— **Reybard**. — Trépanation de la sixième côte, conseillée par Hippocrate.

— **Richelot**. — Dans l'hystérectomie abdominale totale pour fibrome.

Procédés.

Procédé de **Richelot**. — Dans l'hystérectomie abdominale pour suppurations pelviennes.

— **Riva**. — Employé pour débarrasser l'urine des pigments biliaires qui empêchent de reconnaître l'urobiline.

— **Rosenbach**. — Destiné à reconnaître dans l'urine les pigments biliaires.

— **Roux**. — Dans l'ablation du cancer de la langue. Le maxillaire est divisé sur la ligne médiane et ses deux moitiés écartées latéralement permettent d'aborder franchement et facilement la base de la langue.

— **Roux**. — Dans la désarticulation tibio-tarsienne et sous-astragalienne.

— **Roux**. — Dans la gastro-entérostomie.

— **Schultze**. — Procédé de respiration artificielle chez le nouveau-né.

— **Segond**. — Dans le traitement des rétrécissements du rectum.

— **Segond**. — Contre le prolapsus du rectum.

— **Somon**. — Dans le traitement de l'anus contre nature. Dissection de la muqueuse intestinale seule, et sutures de ses deux lèvres qui sont adossées par leur surface externe. Suture des autres couches de l'intestin et de la paroi abdominale.

— **Stromeyer-Little**. — Procédé d'évacuation des abcès du foie. Il consiste à rechercher le pus à l'aide du trocart, et à sectionner en une seule fois, sur le trocart comme conducteur, toutes les parties molles qui séparent de la collection purulente.

— **Teale**. — Procédé d'amputation de l'avant-bras dans sa moitié inférieure, à long lambeau postérieur carré.

— **Terrier**. — Dans la gastrostomie (1890).

— **Terrier**. — Dans la cholécystentérostomie (1889).

— **Thiry**. — Destiné chez l'animal à recueillir le suc intestinal. On isole une anse intestinale par deux sections, en conservant ses connections vasculaires et nerveuses. On ferme le bout inférieur de l'anse isolé, on fixe l'autre à la plaie abdominale en y plaçant une canule. La continuité de l'intestin est rétablie par entérorraphie.

— **Tillmanns**. — Procédé de suture des nerfs qui consiste à pratiquer une suture intra-nerveuse à la Nélaton, et une suture du névrilemme à la Baudens.

— **Toynbee**. — Procédé d'aération de la trompe et de la caisse.

— **Trendelenburg**. — Dans la gastrostomie. Ce procédé est celui de Verneuil modifié.

— **Trendelenburg**. — Dans la taille hypogastrique.

— **Trillat**. — Procédé de désinfection des appartements par les vapeurs de formochlorol (aldéhyde formique).

Procédé de **Ullmann**. — Dans la gastrostomie. Consiste à fixer le pli
  stomacal après lui avoir imprimé un mouvement de torsion
  sur son axe.
—   **Verneuil**. — Dans la gastrostomie.
—   **Von Hacker**. — Dans la gastrostomie.
—   **Whitehead**. — Dans le traitement des hémorroïdes.
—   **Wittich**. — Pour préparer la pepsine on traite pendant 8 jours
  la muqueuse d'un estomac de veau ou de porc divisée en
  fragments, par la glycérine légèrement acidulée. L'alcool
  précipite la pepsine dans la glycérine et on la recueille après
  lavage sur un dialyseur de parchemin.
—   **Witzel**. — Dans la gastrostomie.
—   **Ziehl**. — Méthode de coloration du bacille de Koch.

PROCESSIFS (ALIÉNÉS). — V. Folie quérulante.

PROCIDENCE. — On appelle *procidence* la chute intempestive d'une petite
partie fœtale n'appartenant pas à la présentation, précédant ou accompagnant celle-ci lorsqu'elle tend à s'engager ou s'engage dans la filière pelvi
génitale (Pinard).

La procidence est le plus souvent constituée par *le cordon ombilical* : le
danger qui en résulte tient essentiellement aux troubles circulatoires fœtaux
qu'entraîne la compression presque fatale en ce cas des vaisseaux contenus
dans la tige funiculaire (V. Procidence du cordon). D'autres fois, la procidence est constituée par de petits *membres fœtaux* : le danger qui en résulte
tient essentiellement à l'obstacle que ces petits membres peuvent apporter à
une bonne accommodation de la présentation fœtale et à sa progression
(V. Procidence des membres). Souvent la procidence des membres se complique de celle du cordon; on le comprend si on réfléchit que la première a
généralement pour effet d'empêcher une adaptation exacte entre la présentation et les parois de l'excavation pelvienne. Il est à noter d'ailleurs que la
cause dominante des procidences réside d'une façon générale dans le défaut
d'une bonne accommodation entre le fœtus et le pelvis, et que les raisons qui
entravent le plus habituellement celle-ci sont aussi celles qui agissent le
plus fréquemment dans le cas qui nous occupe (multiparité, insertion basse
du placenta, rétrécissement du bassin, volume exagéré du fœtus, excès de
liquide amniotique).

On distingue deux variétés essentielles de procidences : suivant que
la partie procidente s'insinue simplement entre la grande circonférence
de la présentation et la paroi utéro-pelvienne (*Procubitus*); ou suivant
que la partie procidente arrive *au-dessous* de la partie fœtale qui se
présente, quel que soit l'état de la poche des eaux, intacte ou rompue
(*Procidence vraie*).   *A. FRUHINSHOLZ.*

PROCIDENCE DU CORDON. — La procidence du cordon, quelle qu'en soit la
variété (procubitus, procidence proprement dite), est un accident toujours
grave si on n'y porte pas remède en temps utile; il est de nature, en raison

des troubles circulatoires dus à la compression presque inévitable des vaisseaux qui sillonnent la tige funiculaire, à compromettre sérieusement la vie ou du moins la vitalité du fœtus.

Pronostic. — Cet accident est surtout fatal dans trois circonstances : 1° *Lorsqu'il se produit dès le début du travail*; car ou bien il est méconnu et la compression à laquelle est exposé le cordon, les membranes fussent-elles intactes, risque d'être longue, et nuisible en raison de sa durée; ou bien il est reconnu, mais les conditions d'intervention sont moins favorables qu'elles ne le deviendront à un stade plus avancé et le succès en reste incertain; 2° *lorsque les membranes sont rompues et que les conditions d'extraction artificielle du fœtus ne sont pas encore réalisées* (dilatation incomplète du col); en ce cas, la compression du cordon est généralement considérable d'emblée, donc rapidement mortelle pour l'enfant, à moins toutefois que certaines raisons d'ordre anatomique ne s'opposent au pincement des vaisseaux funiculaires (procidence simultanée d'un membre constituant une attelle tutrice au cordon, par exemple); néanmoins il est bon de savoir qu'un cordon, fût-il procident dans une poche des eaux intacte, n'est pas pour cela nécessairement indemne, et sa compression parfaitement possible peut aboutir suivant les cas soit à diminuer d'une façon générale la résistance du fœtus à toute cause offensive, soit à le tuer d'emblée; 3° *lorsque cet accident passe inaperçu*; c'est ce qui arrivera notamment dans les cas de *procubitus*, alors que le cordon ne descend pas au-dessous de la grande circonférence de la présentation et se trouve être par suite inaccessible au doigt qui touche; dans ces circonstances le diagnostic n'est justiciable que de l'auscultation régulièrement et méthodiquement appliquée, qui autorise alors à pratiquer le toucher manuel.

Symptômes et diagnostic. — Les symptômes essentiels de la procidence du cordon seront donnés par l'auscultation et par le toucher, ces deux moyens d'investigation devant toujours se corroborer l'un l'autre. Le toucher renseigne sur un fait anatomique, la présence du cordon à côté ou au-devant de la présentation fœtale, et sur un fait physiologique, la présence ou l'absence ou encore le caractère anormal des battements artériels à son niveau. L'auscultation donne exclusivement la mesure de la gravité de la procidence : c'est par elle, suivant que son rythme est normal, altéré (accéléré, ralenti, irrégulier, etc...) ou absent que nous sommes renseignés sur l'intensité de la compression vasculaire.

Le plus souvent on reconnaît la procidence du cordon par le toucher : c'est quelquefois dès le début du travail, alors que la poche des eaux est encore intacte et le col à peine entr'ouvert, la présentation fœtale restant haute; en ce cas, on perçoit à travers les membranes un petit corps mobile, se déplaçant et glissant avec une extrême facilité devant le doigt qui explore; on a souvent de prime abord l'impression d'une partie fœtale, mais si on poursuit cet objet fuyant et qu'on le reconnaisse de plus près, on ne tarde pas à s'apercevoir qu'il est relativement mou, d'une sorte de mollesse élastique, qu'il présente des reliefs alternant avec des dépressions et surtout qu'il est pulsant.

La deuxième circonstance habituelle où c'est le toucher qui fait faire le diagnostic de la procidence du cordon est la suivante : on a rompu la poche des eaux ou celle-ci s'est rompue spontanément à une phase plus avancée du travail ; on touche, comme on doit toujours le faire méthodiquement en pareille circonstance, on explore toute la périphérie de la présentation fœtale et on est très étonné de rencontrer, presque toujours en arrière, à droite ou à gauche de la colonne sacrée, *au droit de l'un ou de l'autre des sinus sacro-iliaques*, une anse de cordon plus ou moins considérable, très facile en général à caractériser. On pince ce cordon entre deux doigts ou on l'applique contre un plan résistant et on cherche à se rendre ainsi compte s'il est animé ou non de battements, ce qui importe au plus haut point en ce qui concerne le pronostic fœtal. Si on perçoit des pulsations, après s'être assuré que celles-ci ne sont pas celles du doigt même qui touche, on en apprécie le rythme et on établit ainsi très facilement le degré de vitalité de l'enfant : il est nécessaire toutefois, si on constate une altération des battements, de reconnaître qu'elle n'est pas passagère, due par exemple à une contraction utérine intercurrente. Souvent on ne sentira plus au contact du cordon de pulsation nette ; on ne s'empressera pas de diagnostiquer trop vite la mort du fœtus, et au préalable on auscultera encore sérieusement à travers la paroi abdominale.

Telles sont les circonstances cliniques habituelles où on est appelé à constater les symptômes et à faire le diagnostic de la procidence du cordon : dans presque tous ces cas le fœtus souffre plus ou moins ; il peut même souffrir, comme il a été dit plus haut, *alors que la poche des eaux a conservé son intégrité* : sa souffrance se traduit généralement, indépendamment des signes énoncés, par un écoulement de méconium colorant en vert le liquide amniotique. Ce n'est là d'ailleurs qu'un symptôme accessoire ; celui qui est le plus valable, au point de vue de la physiologie pathologique du fonctionnement funiculaire, du pronostic fœtal par suite, est sans conteste l'auscultation.

Dans une circonstance même, la dernière que nous envisagerons au point de vue clinique, l'auscultation peut être le seul moyen qui permette d'établir un diagnostic de procidence, c'est dans ces variétés si dangereuses, caractérisées plus haut du nom de procubitus. En ce cas, l'image clinique est habituellement la suivante : il s'agit d'une présentation du sommet, le travail de l'accouchement a marché normalement, la dilatation est complète, la tête s'engage dans l'excavation ; au toucher, on n'observe rien d'anormal, mais brusquement les battements fœtaux, qui jusque-là avaient été bons, changent de rythme, ils deviennent irréguliers, se ralentissent, s'assourdissent, puis à un moment donné disparaissent complètement. Si on n'a pas eu la précaution de suivre et de surprendre les modifications décelées par l'auscultation, on n'intervient pas et le fœtus naît ayant succombé. En examinant la disposition du cordon on reconnaît qu'une anse en forme de guirlande est venue s'exposer à la compression entre les parois de l'excavation pelvienne et la circonférence de la présentation, mais sans être descendue au-dessous de celle-ci ; le plus souvent la guirlande du cordon s'est formée aux dépens d'un circulaire lâche qui existait autour du cou du fœtus, mais, en raison de sa laxité, a pu glisser jusqu'à l'occiput.

Procidence du cordon.

Traitement. — *Toute procidence du cordon reconnue pendant le travail, à un stade quelconque de celui-ci, commande l'intervention, en raison du danger qui en résulte pour le fœtus, quelle que soit la dilatation du col, quel que soit l'état des membranes.*

Le mode d'intervention variera suivant que la dilatation du col sera complète ou non.

Dilatation complète. — Dans ce cas, l'indication est nette et très facile à remplir : extraire l'enfant au plus vite pour l'arracher au danger qui le menace. Si les membranes sont rompues et si la présentation est fortement engagée, on recourra à l'extraction immédiate, au moyen du forceps s'il s'agit d'une tête, au moyen de la méthode manuelle, s'il s'agit d'un siège ; quand on emploiera le forceps on veillera tout particulièrement à ne pas pincer le cordon entre les cuillers et la tête. Si, au contraire, les membranes étant rompues, la tête reste élevée ; si, d'autre part, on ne prévoit pas d'obstacle au passage de la tête dernière on recourra à la version podalique. Lorsque les membranes sont intactes, on adoptera la même ligne de conduite, mais après avoir au préalable tenté à travers elles le refoulement manuel (V. plus bas) du cordon au-dessus de la présentation et, qu'on y ait réussi ou non, après les avoir rompues ; si le cordon a pu être réduit, on laisse l'accouchement s'achever seul ; sinon, on le termine comme il est dit ci-dessus.

Dilatation incomplète. — 1° *Poche des eaux intacte.* — Le danger, pour n'être en général pas imminent, n'en est pas moins réel ; il faut intervenir par la rétropulsion manuelle. Pour cela, on introduit une *main entière*, la droite généralement, dans le vagin, tandis que de la main restée libre on tente à travers la paroi abdominale de soulever légèrement la partie fœtale qui se présente ; un, ou deux, ou trois doigts de la main vaginale pénètrent ensuite à travers le col, *dans l'intervalle des contractions*, et ils refoulent comme ils peuvent, à la seule condition d'agir avec douceur, la masse funiculaire. Dès que celle-ci est remontée, on tend, par des pressions abdominales convenablement dirigées, à ramener la présentation existante au-dessus de l'aire du détroit supérieur qu'elle devra autant que possible obturer. Le plus souvent cette manœuvre réussit et le résultat acquis se maintient, ce qu'on vérifie par le toucher et l'auscultation. Si cependant le cordon tendait à redescendre sans cesse, après avoir été convenablement et suffisamment rétropulsé, on serait autorisé, si rien ne doit entraver la descente immédiate de la présentation, à rompre artificiellement les membranes ;

2° *Poche des eaux rompue.* — L'indication est la même : refouler aussi vite et aussi complètement que possible le cordon au-dessus de la maîtresse circonférence de la présentation. Mais les difficultés sont plus grandes et la nécessité plus pressante que lorsque la poche des eaux est intacte. On emploiera la main dont on se sentira le plus habile dans ce cas particulier et on l'introduira *tout entière, pouce compris*, dans le vagin : cette introduction nécessitera dans certains cas l'*anesthésie préalable ;* on n'hésitera pas à y recourir ; elle est souvent une condition essentielle de succès. La main étant ainsi introduite, on tentera de refouler le cordon pelotonné en masse au bout des doigts, et on se rappellera qu'il y a toujours avantage à le rétropulser le long d'une de ces gouttières par où il s'est laissé couler. Quand la réduction est obtenue, on retire lentement la main, tandis qu'on favorise l'adaptation normale de la présentation fœtale et des parties maternelles.

Ce moyen très simple, à la portée de tout le monde, réussit généralement. S'il échouait, plutôt que de recourir à aucun des trop nombreux rétropulseurs instrumentaux imaginés dans ce but, on recourrait soit à la *protection manuelle* de l'anse procidente, au moyen de deux ou trois doigts tuteurs insinués parallèlement à elle et à côté d'elle, soit encore à l'introduction d'un ballon de Champetier de Ribes, soit enfin à la version podalique par manœuvres mixtes, quand elle est possible, ce qui est très raré.

A. FRUHINSHOLZ.

PROCIDENCE DES MEMBRES. — La procidence des membres, surtout la procidence dystocique, est relativement rare. Exceptionnelle au cours des présentations du siège (procidence des membres *supérieurs*), plus fréquente et plus grave au cours des présentations de l'extrémité céphalique, face ou sommet (procidence des membres *supérieurs* ou des membres *inférieurs*), la procidence des membres résulte généralement d'un vice d'accommodation imputable soit à la multiparité, soit à un rétrécissement du bassin.

Elle est susceptible de présenter les différents degrés définis plus haut (V. Procidence), soit : le *procubitus*, et la *procidence proprement dite*. Elle se fait tantôt en avant de la région fœtale qui se présente, tantôt et le plus habituellement en arrière, au droit d'une des gouttières sacro-iliaques.

Conséquences. Pronostic. — Elle peut avoir des conséquences fâcheuses à différents points de vue : elle gêne une bonne adaptation de la présentation fœtale aux parties maternelles ; elle retarde souvent ou empêche même parfois l'engagement ; elle impose à la tête une orientation défectueuse (présentation du front par exemple succédant à une présentation du sommet) ; tantôt elle laisse l'engagement se faire, mais elle entrave l'expulsion, s'oppose aux mouvements physiologiques, la rotation surtout, ou bien si elle permet l'expulsion, c'est aux dépens de lésions des parties molles maternelles (déchirures), ou fœtales (écrasement du crâne contre le membre procident ou inversement). Ces conséquences fâcheuses sont surtout le fait des procidences qui s'effectuent en avant, entre la présentation et les pubis.

On s'explique ainsi que Franqué, sur 86 cas de procidences, au cours de présentations du sommet, compte 70 interventions (forceps ou version) et 49 enfants mort-nés ; ceux-ci ont succombé le plus souvent en raison de l'extrême durée du travail ou des traumatismes réducteurs qu'ils ont dû subir.

Diagnostic. — Le diagnostic des procidences des membres est, en général, facile ; il importe néanmoins de pratiquer un toucher soigneux et profond ; le *toucher manuel* rendra dans ces cas de signalés services ; il permettra d'éviter la confusion, sans cela facilement faite, entre un petit pied et une petite main ; il permettra aussi d'éviter de prendre, comme il est fait souvent, pour une présentation de l'épaule, une présentation du sommet, par exemple, avec une procidence d'un bras.

Traitement. — L'indication la plus générale, lorsqu'on se trouve en présence d'une procidence d'un membre, quelle qu'en soit la variété, quelle

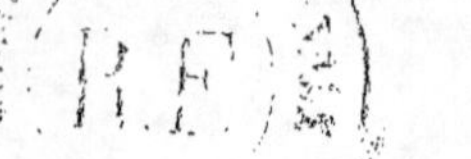

que soit la présentation, quels que soient l'état du col et celui des membranes, est d'en tenter la réduction. Le meilleur instrument pour cela est la main qu'on introduit tout entière, et aussi profondément qu'il est possible, dans les voies génitales, avec anesthésie s'il le faut.

Mais quelquefois la rétropulsion manuelle n'est plus possible; dans ces conditions force sera d'attendre que les conditions d'intervention soient réalisées (col suffisamment dilaté ou dilatable); alors on emploiera, suivant les cas, pour terminer l'accouchement, la version podalique, le forceps si l'enfant est vivant, la basiotripsie si l'enfant est mort.

A. FRUHINSHOLZ.

PRODROMES (IMMINENCE MORBIDE). — Il y a deux sortes de prodromes : 1º les *prodromes immédiats*, qui appartiennent à une maladie déjà déterminée, comme la rougeole ou la fièvre typhoïde; 2º les *prodromes éloignés* ou avant-prodromes, indices d'un état d'imminence morbide qui peut avorter, car à cette époque la maladie n'est pas encore déterminée ni dans sa localisation, ni dans sa nature. Pour les *maladies spécifiques* la période d'imminence morbide précède l'incubation: pour les *maladies non spécifiques*, elle remonte parfois non seulement à plusieurs semaines, mais même à plusieurs années en arrière. Seuls les prodromes éloignés seront étudiés dans cet article, puisque les prodromes immédiats appartiennent à l'histoire de chaque maladie en particulier.

Quels sont donc les signes de l'imminence morbide?

L'altération de la santé peut ne se manifester par aucun signe objectif, ni même subjectif. Elle est latente surtout chez les gens qui n'ont pas le temps de s'écouter, et chez ceux dont la conscience organique est obtuse, soit par nature, soit par intoxication (alcoolisme).

Il y a lieu de distinguer l'*imminence morbide d'emblée* et l'*imminence morbide secondaire* : dans le premier cas il s'agit de sujets jusque-là indemnes de tare acquise, dans le second, de sujets déjà tarés ou malades. Au cours même d'une maladie ou d'une convalescence, il est de la plus haute importance de saisir l'imminence morbide secondaire pour écarter une complication menaçante.

Imminence morbide d'emblée. — Parmi les avant-prodromes, les plus fréquents sont les troubles digestifs et nerveux.

Les premiers résultent de l'arrêt ou de la perturbation des sécrétions glandulaires. Souvent l'arrêt de la fonction est précédé d'une suractivité prémorbide. Ainsi la *boulimie* remplace ou précède l'état saburral; elle s'observe notamment à la veille de la grippe; du rhumatisme articulaire aigu, de l'entérite, de la colique hépatique, elle prélude chez le nouveau-né à l'athrepsie. L'hypercholie, réaction défensive, compense un certain temps le surmenage digestif, jusqu'au moment où l'hypocholie lui fait suite. A ce moment, il y a inhibition digestive, l'anorexie apparaît, la bouche est pâteuse et amère, l'haleine souvent fétide. Si, malgré ces avertissements, on continue l'alimentation, aux phénomènes d'auto-intoxication peut s'ajouter l'infection. En un mot, un mode défectueux de nourriture crée l'imminence morbide : tel l'allaitement au biberon.

L'inspection des garde-robes, qu'il faut toujours pratiquer surtout chez les nouveau-nés, relève d'abord des modifications telles que la plus grande fétidité, le défaut d'homogénéité, le changement de couleur; les évacuations sont moins régulières; puis surviennent le ballonnement du ventre, la *constipation* ou la *diarrhée*. Les *vomissements*, qu'on observe si souvent, indiquent l'arrêt des fonctions digestives, la nécessité de la diète, et l'effort que fait l'organisme pour éliminer les produits toxiques accumulés. La désassimilation ne pouvant plus se faire normalement, faute d'énergie vitale, l'assimilation est entravée par une sorte de mécanisme régulateur.

Avant même que les phénomènes gastro-intestinaux soient apparents, ou en même temps qu'eux, se montrent les *troubles nerveux* plus ou moins précoces, plus ou moins intenses suivant les réactions personnelles. Les vieillards, les alcooliques, les lymphatiques se laissent volontiers surprendre par la maladie qu'ils n'ont pas senti venir. Chez l'enfant, la fréquence des maladies soudaines et graves s'explique par la difficulté qu'il y a à saisir les phénomènes subjectifs, ou par une observation insuffisante, d'où l'importance majeure, à cet âge, de la notion d'imminence morbide, surtout chez le nouveau-né, le nourrisson.

La *douleur* (v. c. m.) sous une forme quelconque (céphalée, rachialgie, douleur de côté, douleur de ventre, etc.) est toujours un indice précieux; il faut en tenir d'autant plus compte qu'elle est plus inaccoutumée; « des douleurs légères, fugaces, variables par leur siège et leur nature, se font sentir dans diverses parties, et spécialement à la tête; souvent il y a des troubles passagers dans la vue et l'ouïe, des éblouissements, des tintements d'oreilles; la sensibilité morale est augmentée ou diminuée; les *pressentiments* sinistres, l'inaptitude aux travaux de l'esprit, le dérangement du sommeil, l'*insomnie* ou l'assoupissement dans un faible degré d'intensité, sont des phénomènes fréquents dans le prodrome des maladies (Chomel). »

L'*asthénie*, l'anxiété ou l'*angoisse* sont, comme les douleurs, des symptômes utiles sinon heureux. Tous concourent à obliger l'organisme au repos, de même que les troubles digestifs nous portent à la diète. Cependant ici nous retrouvons le pendant de la boulimie; c'est la suractivité à laquelle se livrent certains et surtout certaines névropathes à la veille d'être malades, voulant terminer une foule de choses entreprises, comme s'ils pressentaient une suspension de leur existence. La suractivité intellectuelle est ou non parallèle à la suractivité organique, source d'une sensation de bien-être et de force. Il semblerait que dans un dernier effort l'organisme cherche à détruire les déchets accumulés, lorsque tout à coup le mal éclate. En général, la maladie succède à une période de méiopragie vitale : le moindre exercice provoque la fatigue.

L'altération du *facies* est un signe qu'on peut rattacher à l'asthénie. Les yeux se creusent, les traits sont tirés. La « mauvaise mine » n'est que l'ébauche du facies abdominal, dit grippé. La souffrance de l'organisme, même inconsciente, se reflète sur le visage et parfois dans le regard. Le teint pâlit ou jaunit.

C'est le changement qui s'opère dans l'habitus, quel qu'il soit, qui présage l'état morbide, plutôt que telle ou telle apparence extérieure. Ainsi la pâleur du teint sera normale pour l'un, sa coloration morbide pour l'autre.

Le *poids* baisse ou augmente de même que la pression artérielle. L'hypertension est une réaction défensive; l'hypotension est parfois en rapport avec un état subfébrile, que doivent faire soupçonner la sensibilité au froid, les défaillances, les poussées de chaleur au visage, les sueurs.

La tachycardie, la bradycardie, l'arythmie sont des signes prémonitoires de valeur diverse, suivant l'âge, le tempérament, les antécédents, etc.

Les *urines* sont modifiées comme les matières fécales. L'imminence morbide peut avorter grâce à une décharge urinaire, comme après une crise diarrhéique ou polycholique. Abstraction faite de la polyurie due aux crises d'hypertension, elle est généralement diminuée et plus dense, habituellement chargée en acide urique, en indican, etc. La crise favorable, accusée par une décharge uréique, se reconnaît au calot de nitrate d'urée dans le verre de Gubler, après addition d'acide nitrique. Souvent, avant de se décider pour l'état de santé ou l'état morbide, l'organisme subit des fluctuations qui se reflètent dans les éliminations urinaires.

L'infection des *voies respiratoires* supérieures et de la gorge, sous forme de coryza, de bronchite, d'angine, de stomatite, est une manifestation fréquente en tant que prodromique d'une affection quelconque. Ainsi la toux peut préluder à une entérite, à une péricardite, à une néphrite aussi bien qu'à une broncho-pneumonie; une angine annonce aussi bien un rhumatisme qu'une fièvre typhoïde; l'embarras gastrique se rencontre au début d'une pleurésie, comme au début d'un ictère ou d'un accès de goutte.

Imminence morbide secondaire. — Déjà ici nous entrons dans le domaine de l'imminence morbide secondaire. Si le trouble digestif primordial prédispose à toutes les maladies, certaines maladies créent un état particulièrement favorable au développement de certaines autres.

L'entérite affaiblit la résistance des voies respiratoires. La scarlatine met les reins en état d'imminence morbide, comme le rhumatisme articulaire aigu menace le cœur. La rougeole et la coqueluche prédisposent aux complications respiratoires. Une infection surajoutée augmente la virulence d'une infection préalable. Enfin la maladie, d'une façon générale, rend l'organisme moins résistant vis-à-vis du foyer d'infection latent qu'est le tube digestif; et, à l'état morbide, le moindre trouble digestif aura les conséquences les plus fâcheuses, provoquant presque toutes les complications des maladies, depuis le furoncle et la phlébite jusqu'à la péritonite et l'endocardite, etc. Quand il y a eu accumulation de déchets, l'imminence morbide persiste tant que l'équilibre n'a pas été rétabli. L'auto-intoxication préalable est le résultat d'une insuffisance de la désassimilation par défaut d'énergie, comme le prouve la suppression ou la diminution d'un émonctoire normal déjà créé par une maladie antérieure. Ainsi le catarrhe bronchique se sèche à l'approche d'une congestion pulmonaire ou d'une pneumonie; quand l'eczéma rétrocède, l'asthme empire; la gourme disparaît avant une méningite; la fistule à l'anus se tarit pendant que se développe la tuberculose pulmonaire ou pleurale. La fétidité des crachats ou de l'urine augmente à la veille d'une nouvelle poussée de bronchite ou de pyélite.

Par contre, un flux hémorroïdaire, une hémorragie nasale, utérine ou intestinale fait parfois avorter un état morbide. Ainsi se trouve différée, atténuée, arrêtée ou évitée la maladie, qu'elle soit goutte, hémorragie cérébrale, urémie, coliques hépathiques ou fièvre typhoïde. La pratique préventive de la saignée printanière, et même de l'exutoire, est donc justifiée sinon recommandable, puisqu'il est incontestable qu'un émonctoire supplémentaire par hémorragie, suppuration, éruption ou simplement hypersécrétion, détourne des organes profonds l'effort morbide et rend inutile la maladie, dont la raison d'être est précisément la création d'un émonctoire. Quand l'élimination se fait au dehors, elle évite une décharge de poisons dans une séreuse (comme dans le rhumatisme ou la pleurésie), dans le milieu sanguin ou ailleurs.

Enfin, dans la *convalescence* des maladies, l'organisme débilité est d'une fragilité telle qu'il faut attacher de l'importance aux moindres manifestations qui ne rentrent pas dans la règle : ainsi peuvent être évitées bien des *rechutes* graves ou mortelles, qu'on explique aujourd'hui par le phénomène de l'anaphylaxie (sensibilité de plus en plus grande au poison morbide.)

C'est en tenant compte des troubles fonctionnels préalables que le médecin, dont le premier devoir est de prévenir le mal, pourra dépister l'imminence morbide sous toutes ses formes et y remédier pourvu que le malade y consente.

En dehors des maladies spécifiques, il n'est pour ainsi dire pas d'affection grave qui ne prévienne longtemps à l'avance. L'état morbide ne s'installe que par *étapes*. Un enfant qui a toussé l'hiver est particulièrement exposé à la broncho-pneumonie au printemps, s'il n'a pas été soumis au régime restreint et radicalement guéri.

Les maladies de chaque appareil peuvent être classées suivant une échelle de gravité qui n'est jamais gravie tout à coup. Une bronchite mal soignée peut être suivie de pleurésie ou de pneumonie, ou de tuberculose; bien soignée, elle eût constitué un avertissement salutaire. De même, une arthropathie rhumatismale fruste, reconnue et traitée, empêche le développement d'une endopéricardite, qui en aurait été la conséquence si le traitement eût été nul ou insuffisant. Il faut remonter très loin dans le passé du malade pour comprendre les causes d'un accident grave comme une néphrite : toujours on retrouvera quelques avant-prodromes qui auront passé inaperçus de l'entourage.

Les maladies chroniques, comme les maladies aiguës aggravées, peuvent la plupart du temps, être évitées, si l'on tient compte de ces avant-prodromes (V. Douleur, Prophylaxie, Asthénie, Angoisse, etc.).

P. LONDE.

PROFESSIONNELLES (MALADIES). — On désigne ainsi les maladies contractées insidieusement et développées à échéance lointaine chez des ouvriers, par suite du genre de travail ou des conditions d'insalubrité de certaines industries.

Non-assujettissement des maladies professionnelles à la loi de 1898. — Elles diffèrent, en effet, des accidents du travail, par plusieurs côtés qui les ont fait exclure du bénéfice de la loi. D'abord, la maladie pro fessionnelle a une incubation de durée souvent très longue et un début presque impossible à préciser. En second lieu, elle est la résultante d'un « risque professionnel » qui existe dans toutes les professions, même dans celles dites « libérales ». La tuberculose, si fréquente chez les employés d'administration, est en réalité une maladie professionnelle, au même titre que le saturnisme d'un peintre, si on l'envisage au point de vue de la légitimité d'une réparation pécuniaire.

Il serait désirable que les travailleurs fussent assurés contre les maladies professionnelles, comme ils le sont contre les accidents. La question est à l'étude devant le Parlement, et M. Breton vient de rédiger sur cette difficile question un rapport très précis. Mais trois facteurs rendent très malaisée cette extension de la loi de 1898 : 1° la difficulté de différencier cliniquement la maladie professionnelle d'une affection indépendante de l'insalubrité du métier de l'ouvrier ; 2° la difficulté de préciser son origine et son début souvent antérieurs de plusieurs années; 5° la difficulté de déterminer la responsabilité des employeurs successifs et du dernier patron, de celui chez lequel l'ouvrier tombe malade. Les procès seraient innombrables. En somme, nous nous rallions aux conclusions d'Ollive et Le Meignen au Congrès de Liége de 1905 : « Toute loi visant exclusivement les maladies professionnelles est mauvaise et inapplicable. Une loi véritablement sociale doit viser *toutes* les maladies chez *tous* les salariés; on ne peut considérer que comme mesure d'attente sa seule restriction aux professions dites insalubres. »

Les affections accidentelles d'origine professionnelle sont couvertes par la loi de 1898. — Mais la Cour de Cassation a déclaré en 1903 que les « affections pathologiques accidentelles, ayant leur origine et leur cause dans un fait déterminé ne rentrant pas dans les conditions normales de l'exercice du travail habituel » devaient être indemnisées comme des blessures. Cette décision corrige ainsi ce que la distinction entre le risque professionnel-accident et le risque professionnel-maladie a d'exclusif au premier abord. Elle permet, et les magistrats et même les chefs d'entreprise l'avaient compris ainsi avant l'arrêt de la Cour de Cassation, d'indemniser les intoxications massives à marche foudroyante, comme certains empoisonnements par l'hydrogène sulfuré ou arsénié, la benzine, l'oxyde de carbone, comme la septicémie charbonneuse. De sorte que, grâce à cette distinction, les affections chroniques seules échappent à la réparation pécuniaire. Mais il est juste de dire que les précautions prises aujourd'hui dans les usines pour en réduire l'insalubrité, rendent de plus en plus rares les maladies exclusivement professionnelles et que ce sont surtout les ouvriers négligents ou intempérants qui en sont les victimes, au moins dans certains métiers. *FORGUE et JEANBRAU.*

PROFESSIONS ASSUJETTIES A LA LOI SUR LES ACCIDENTS. — La loi sur les accidents du travail ne s'appliquait à l'origine qu'à un certain nombre de professions dont voici la liste dressée par le *Comité consultatif des Assurances contre les Accidents du travail.* Tous les chefs de ces industries paient une taxe additionnelle de 4 centimes ajoutés au principal de la contribution des patentes pour la constitution d'un fonds de garantie. Cette caisse générale de garantie alimentée par toute l'industrie française est destinée à indemniser les blessés dont les patrons imprévoyants auront négligé de s'assurer et deviendront insolvables. Grâce à cette disposition législative *tous* les ouvriers ont la certitude de toucher intégralement les indemnités prévues par la loi de 1898. Tous les travailleurs employés dans les industries sont soignés par le médecin *de leur choix* aux frais du chef d'entreprise ou de la compagnie d'assurances qui s'est substituée à lui. De plus, toutes les pièces, certificats, rapports établis pour les ouvriers de ces professions peuvent être rédigés sur papier libre.

La loi du 12 avril 1906 a étendu aux exploitations commerciales les dispositions de la loi de 1898 sur les accidents du travail. Nous donnons plus loin la liste de ces exploitations, arrêtée par le décret du 27 septembre 1906 (V. Accidents du travail, Blessures, Expertise médicale, Honoraires médicaux, Incapacités, Professions assujetties, Maladies professionnelles, Rentes, Simulation, Sinistrose).

Accoutreur.

Acheveur en métaux.

Acier poli (Fabricant d'objets en) pour son compte.

Acier poli (Fabricant d'objets en) à façon.

Aciers (Fabrique d').

Affiches (Entrepreneur de la pose et de la conservation des).

Affineur de métaux autres que l'or, l'argent et le platine.

Affineur de platine.

Affineur d'or ou d'argent.

Agglomérés, charbon artificiel ou briques combustibles (Fabrique d').

Agrafes (Fabriques d') par procédés mécaniques.

Agrafes (Fabricant d') par les procédés ordinaires pour son compte.

Agrafes (Fabricant d') par les procédés ordinaires à façon.

Agréeur.

Aiguilles à coudre, à tricoter ou à métier pour faire des bas (Fabrique d').

Aiguilles, clés et autres petits objets pour montres ou pendules (Fabricant d') pour son compte.

Aiguilles, clés et autres petits objets pour montres ou pendules (Fabricant d') à façon.

Aiguilles pour les métiers à faire des bas (Monteur d').

Albâtre (Fabricants d'objets en).

Albâtre (Fabricant d'objets en) à façon.

Alcool ou eau-de-vie (Marchand d') en gros.

Alcool ou eau-de-vie de fécules, de grains, de betteraves et autres substances analogues (Fabrique d').

Alcool ou eau-de-vie de garance (Fabrique d').

Allèges (Maître d').

Allume-feu (Fabrique d') par procédés mécaniques.

Allumettes ou amadou (Fabricant d').

Amidon (Fabrique d').

Anatomie (Fabricant de pièces d').

Anchois (Saleur d').

Apparaux (Maître d').

Appareils électriques ou à air comprimé pour les appartements (Fabricant d').

Appareils en fer ou en fonte pour le filtrage ou la clarification des eaux (Entrepreneur de l'établissement d').

Appareils et ustensiles pour l'éclairage au gaz (Fabricant d').

Appeaux pour la chasse (Fabricant d').

Apprêteur de barbe ou fanons de baleines.

Apprêteur de bas ou autres objets de bonneterie pour les fabricants et les marchands.

Apprêteur de bas ou autres objets de bonneterie pour les particuliers.

Apprêteur de chapeaux de feutre.

Apprêteur de chapeaux de feutre ou de paille par procédés mécaniques.

Apprêteur de chapeaux de paille.

Apprêteur de cure-dents.

Apprêteur de peaux.

Apprêteur de plumes, laines, duvets et autres objets de literie.

Apprêteur d'étoffes pour les fabriques.

Apprêteur d'étoffes pour les particuliers.

Apprêteur et lustreur de fils pour les fabriques.

Approprieur de chapeaux.

Archets (Fabricant d').

Architecte, s'il prend des intérêts directs ou indirects dans les entreprises de constructions, ou s'il occupe des employés dans l'intérieur du bâtiment.

Arçonneur.

Arçons (Fabricant ou ferreur d').
Ardoises (Marchand d') en gros.
Ardoisières (Exploitant d').
Armateur pour le grand et le petit cabotage et armateur au bornage.
Armateur pour le long cours.
Armes de guerre (Fabrique d').
Armurier.
Armurier à façon.
Armurier rhabilleur.
Arrimeur.
Arrosage, balayage ou enlèvement des boues (Entreprise de l').
Artificier.
Artiste en cheveux.
Asphalte ou bitume (Fabrique d').
Assembleur ou brocheur.
Attelles pour colliers de bêtes de trait (Fabricant d').
Avironnier.
Bac (Adjudicataire, concessionnaire ou fermier de).
Badigeonneur.
Balancier (Fabricant) pour son compte.
Balancier (Fabricant) à façon.
Ballons pour lampes (Fabricant de), pour son compte.
Ballons pour lampes (Fabricant de), à façon.
Bandagiste.
Bandagiste à façon.
Baraquements pour expositions, fêtes et concours (Entrepreneurs d'installations de).
Bardeaux (Fabricant de) pour son compte.
Bardeaux (Fabricant de) à façon.
Baromètres (Fabricant de).
Barques, bateaux ou canots (Constructeur de).
Barques ou bateaux (Loueur de).
Barques et bateaux pour le transport des marchandises sur les fleuves, rivières et canaux (Entrepreneur, maître ou patron de).
Bateaux à laver (Exploitant de).
Bateaux à vapeur (Entreprise de), sur fleuves, rivières ou lacs.
Bateaux à vapeur omnibus (Entreprise de).
Bateaux à vapeur remorqueurs (Entreprise de).
Batelier.
Bâtier.
Bâtiment (Entrepreneur de).
Bâtonnier.
Bâtonnier par procédés mécaniques.
Batteur de laine par procédés mécaniques.
Batteur d'or et d'argent.
Battoir de paume (Fabricant de).
Baudelier.
Baudruche (Apprêteur de).
Baugeur.
Betteraves (Entrepreneur du déchargement et de l'ensilage des) pour la fabrication du sucre.

Biberons (Fabricant de) pour son compte, ayant magasin.
Biberons (Fabricant de) à façon.
Bière (Entrepositaire ou marchand en gros de).
Bijoutier (Fabricant) ayant atelier et magasin.
Bijoutier (Fabricant) pour son compte, sans magasin.
Bijoutier à façon.
Bijoutier en faux (Fabricant) pour son compte.
Bijoutier en faux (Fabricant) à façon.
Billards (Fabricant de) ayant magasin.
Billards (Fabricant de) sans magasin.
Bimbeloterie (Fabricant d'objets de), sans boutique ni magasin.
Biscuit de mer (Fabrique de).
Bisette (Fabricant de).
Blanc de baleine (Raffinerie de).
Blanc de craie (Extracteur ou fabricant de).
Blanchisserie de toiles, fils, étoffes de laine, pour le commerce, par procédés mécaniques ou chimiques.
Blanchisseur de bas de soie.
Blanchisseur de chapeaux de paille.
Blanchisseur de lin.
Blanchisseur de linge ayant un établissement de buanderie.
Blanchisseur de linge sans établissement de buanderie.
Blanchisseur de toiles et fils pour les particuliers.
Blanchisseur sur pré.
Bluteaux ou blutoirs (Fabricant de).
Bobines pour les manufactures (Fabricant de).
Bois à brûler (Marchand de).
Bois à brûler (Marchand de) vendant sur les bateaux ou sur les ports.
Bois à brûler (Marchand de) vendant par voiture au domicile des consommateurs.
Bois d'allumettes (Fabriques de) par procédés mécaniques.
Bois de bateaux (Marchand de).
Bois d'ébénisterie (Marchand de).
Bois de boissellerie (Marchand de).
Bois de brosses (Fabrique de) par procédés mécaniques.
Bois de galoches et de socques (Faiseur de).
Bois de marine ou de construction (Marchand de).
Bois de sciage (Marchand de) en gros.
Bois de sciage (Marchand de).
Bois de teinture (Marchand de) en demi-gros.
Bois de volige (Marchand de).
Bois en grume ou de charronnage (Marchand de).
Bois feuillard (Marchand de).
Bois merrain (Marchand de) en gros.

Bois pour gravures et impressions (Fabricant de).

Bois sur pied (Entrepreneur par adjudication de l'abattage et du façonnage des).

Boisselier (Fabricant) pour son compte.

Boisselier (Fabricant) à façon.

Boîtes et bijoux à musique (Fabricant de mécaniques pour) pour son compte.

Boîtes et bijoux à musique (Fabricant de mécaniques pour) à façon.

Bombagiste.

Bombeur de verre.

Bosselier.

Bottes remontées (Marchand de).

Bottier ou cordonnier (Marchand).

Bottier ou cordonnier, tenant magasin de chaussures communes sans assortiment.

Bottier ou cordonnier travaillant sur commande.

Bottier ou cordonnier à façon.

Boucher (Marchand) en gros.

Boucher (Marchand) avec tuerie.

Boucher ne vendant que de la viande de cheval avec tuerie.

Boucher en petit bétail avec tuerie.

Bouchons (Fabricant de) par procédés ordinaires.

Bouchons de flacons (Ajusteur de).

Bouchons de liège (Fabrique de) par procédés mécaniques.

Bouclerie (Fabricant de) pour son compte.

Bouclerie (Fabricant de) à façon.

Boucles (Enveloppeur de), fabricant.

Boucles (Enveloppeur de) à façon.

Bougies ou cierges en cire, stéarine, paraffine, etc. (Fabrique de).

Bouilleur ou brûleur d'eau-de-vie.

Boulanger.

Boulanger ne fabriquant que du pain bis ou de qualité inférieure.

Boulangerie par procédés mécaniques (Exploitant de).

Boules à teinture (Fabricant de).

Boules vulnéraires dites d'acier ou de Nancy (Fabricant de).

Bourrelets d'enfants (Fabricant de).

Bourrelets en bourre ou en crin végétal (Fabricant de).

Bourrelier.

Boutonnières (Fabricant de).

Boutons de métal, corne, cuir bouilli, etc. (Fabricant de) pour son compte.

Boutons de métal, corne, cuir bouilli, etc. (Fabricant de) à façon.

Boutons de soie (Fabricant de) pour son compte.

Boutons de soie (Fabricant de) à façon.

Boyaudier.

Brais, poix, résines ou matières résineuses (Fabrique de).

Brasserie (Exploitant de).

Brasseur à façon

Bretelles ou jarretières (Fabricant de) par procédés non mécaniques.

Brioleur avec bêtes de somme.

Briques (Marchand de).

Briques, creusets, poteries, tuiles, tuyaux pour drainage ou la conduite des eaux, objets en terre cuite pour la construction ou l'ornementation (Fabrique de).

Briquetier à façon.

Briquets phosphoriques et autres (Fabricant de).

Broches et cannelets pour la filature (Fabricant de) pour son compte.

Broches et cannelets pour la filature (Fabricant de) à façon.

Broches pour la filature (Rechargeur de).

Broderies (Blanchisseur et apprêteur de).

Broderies (Dessinateur imprimeur de).

Broderies (Fabricant de) vendant en gros.

Broderies (Fabricant de) vendant en demi-gros.

Broderies (Fabricant de) vendant en détail.

Broderies (Fabricant de) à façon.

Brodeur sur étoffes en or et en argent.

Bronzes (Metteur en).

Brosses (Fabricant de bois pour).

Brossier (Fabricant) pour son compte.

Brossier (Fabricant) à façon.

Broyeur à bras.

Brunisseur.

Buanderie (Loueur d'établissement de).

Buffletier (Fabricant) pour son compte.

Buffletier (Fabricant) à façon.

Bustes en cire pour les coiffeurs (Fabricant de).

Bustes et figures en plâtre ou en terre (Mouleur de).

Cabas (Faiseur de).

Câbles et cordages pour la marine ou la navigation intérieure (Fabrique de).

Cabriolets, fiacres et autres voitures semblables sous remise ou sur place (Entreprise de).

Cadrans de montre et de pendules (Fabricant de) pour son compte.

Cadrans de montres et de pendules (Fabricant de) à façon.

Café de chicorée, de glands ou autres matières analogues (Fabrique de).

Cafetières, bouillottes, marabouts (Fabricant de).

Cafetières, bouillottes, marabouts (Fabricant de) à façon.

Cages, souricières ou tournettes (Fabricant de).

Caisses de tambour (Facteur de).

Calendreur d'étoffes neuves.

Calendreur de vieilles étoffes ou de chapeaux de paille.

Calfat, radoubeur de navires.

Calorifères pour le chauffage des maisons, serres ou établissements publics (Fabricant ou entrepreneur de la construction des).

Cambreur de tiges de bottes. .
Camées faux ou moulés (Fabricant de).
Canevas (dessinateur de).
Cannelles et robinets en cuivre (Fabricant de) pour son compte.
Cannelles et robinets en cuivre (Fabricant de) à façon.
Cannes (Fabricant de) pour son compte ou ayant boutique ou magasin.
Cannes (Fabricant de) pour son compte, sans boutique ni magasin.
Cannes (Fabricant de) à façon.
Cannetille (Fabricant de).
Canots (Loueur de).
Caoutchouc, gutta-percha ou autres matières analogues (Établissement pour la préparation ou l'emploi du) par procédés mécaniques.
Caoutchouc, gutta-percha ou autres matières analogues (Fabricant d'objets confectionnés ou d'étoffes garnies en).
Caparaçonnier pour son compte.
Caparaçonnier à façon.
Capsules métalliques (Fabricant de) pour boucher les bouteilles.
Capsules ou cartouches pour armes à feu (Fabrique de).
Caractères d'imprimerie (Fondeur de).
Caractères d'imprimerie (Graveur en).
Caractères mobiles en bois ou en terre cuite (Fabricant de).
Caractères mobiles en métal autre que la fonte d'imprimerie (Fabricant de).
Caramel (Fabricant de).
Carcasses ou montures de parapluies (Fabricant de) pour son compte.
Carcasses ou montures de parapluies (Fabricant de) à façon.
Carcasses pour mode (Fabricant de).
Cardes (Fabricant de) par les procédés ordinaires pour son compte.
Cardes (Fabricant de) à façon, par les procédés ordinaires.
Cardes (Fabrique de) par procédés mécaniques.
Cardeur de laine, de coton, de bourre de soie, filoselle, etc....
Carreaux à carreler (Marchand de).
Carreleur.
Carrés de montre (Fabricant de) pour son compte.
Carrés de montre (Fabricant de) à façon.
Carrières souterraines ou à ciel ouvert (Exploitant de).
Carrioles (Loueur de).
Carrossier (Fabricant).
Carrossier raccommodeur.
Cartier (Fabricant de cartes à jouer).
Carton à la cuve (Fabrique de).
Carton en feuilles de papier collé (Fabricant de).
Carton en feuilles de papier collé (Fabricant de) à façon.

Carton ou carton-pierre (Fabricant d'ornements en pâte de).
Cartonnage fin (Fabricant de).
Cartons pour bureaux et autres (Fabricant de) pour son compte.
Cartons pour bureaux et autres (Fabricant de) à façon.
Casquettes, toques, bonnets carrés et autres (Fabricant de).
Casquettes, toques, bonnets carrés et autres (Fabricant de) à façon.
Castine (Marchand de).
Ceinturons, visières et mêmes objets en cuir (Fabricant de) pour son compte.
Ceinturons, visières et mêmes objets en cuir (Fabricant de) à façon.
Cendres (Laveur de).
Cendres de métaux précieux (Exploitant une fonderie de).
Cendres gravelées (Fabrique de).
Cendres noires (Extracteur de).
Cerclier.
Chaises (Empailleur de).
Chaises à porteurs ou fauteuils roulants (Loueur de).
Chaises communes (Fabricant de).
Chaises fines (Fabricant de).
Chamoiseur pour son compte.
Chamoiseur à façon.
Chandelier en fer ou en cuivre (Fabricant de) pour son compte.
Chandeliers en fer ou en cuivre (Fabricant de) à façon.
Chandelles (Fabricant de).
Chapeaux (Fabricant de).
Chapeaux (Fabricant de coiffes de).
Chapeaux (Garnisseur de).
Chapelets (Fabricant de).
Chapelier en fin.
Chapelier en grosse chapellerie.
Chapelier à façon.
Charbon de bois (Marchand de) en gros.
Charbon de bois (Marchand de) en demi-gros.
Charbon de terre épuré ou non, aggloméré ou non (Marchand de) en gros.
Charbon de terre épuré ou non, aggloméré ou non (Marchand de) en demi-gros.
Charbon de terre épuré ou non, aggloméré ou non (Marchand de) en détail.
Charbonnier cuiseur.
Charcutier.
Chargement et déchargement des navires, des bateaux ou des voitures de chemin de fer (Entrepreneur de).
Charnières en fer, cuivre ou fer-blanc (Fabricant de) par procédés ordinaires, pour son compte.
Charnières en fer, cuivre ou fer-blanc (Fabricant de) par procédés ordinaires, à façon.
Charpentier.
Charpentier (Entrepreneur-fournisseur).

Charpentier à façon.
Charpie (Fabrique de) par procédés mécaniques.
Charrettes (Loueur de).
Charron.
Charron à façon.
Châsses de lunettes (Fabricant de) pour son compte.
Châsses de lunettes (Fabricant de) à façon.
Chasubles ou autres ornements d'église (Fabricant de).
Chasubles ou autres ornements d'église (Fabricant de) à façon.
Chaudronnerie pour les appareils à vapeur, à distiller, à concentrer, etc. (Fabrique de).
Chaudronnier.
Chaudronnier-rhabilleur.
Chauffage industriel (Entrepreneur de constructions ou d'installation pour).
Chaussons autres qu'en lisière ou sandales (Fabricant de).
Chaussons de lisière (Fabricant de).
Chaussures (Fabricant de) par procédés mécaniques.
Chaux (Marchand de).
Chaux ou ciments artificiels (Fabrique de).
Chaux ou ciments naturels (Fabrique de).
Chefs de ponts et pertuis.
Chemins de fer avec péage (Concessionnaire ou exploitant de).
Cheminées dites économiques (Fabricant de).
Chenilles en soie (Fabricant de) pour son compte.
Chenilles en soie (Fabricant de) à façon.
Chevilleur.
Chiffonnier (Marchand) en gros.
Chineur.
Chocolat (Fabricant de) par procédés mécaniques.
Chocolat (Fabricant de) à la main.
Cidre (Marchand de) en gros.
Cimentier (Marchand).
Cirage ou encaustique (Fabrique de) par procédés mécaniques.
Cirage ou encaustique (Fabrique de) par procédés ordinaires.
Cire (Blanchisserie de).
Cire à cacheter (Fabricant de).
Ciseleur.
Clinquant (Fabricant de) pour son compte.
Clinquant (Fabricant de) à façon.
Clous et pointes (Fabrique de) par procédés mécaniques.
Cloutier au marteau pour son compte.
Cloutier au marteau à façon.
Cocons (Filerie de).
Coffretier, malletier en bois.
Coffretier, malletier en cuir.
Coiffes de femmes (Faiseuse de).
Coke (Fabrique de).

Collage et séchage de chaines et tissus (Exploitant un établissement de) par procédés ordinaires.
Collage et séchage de chaines et tissus (Exploitant un établissement de) par procédés mécaniques.
Colle de pâte, de peau, de graisse, de gélatine (Fabricant de).
Colle forte (Fabrique de).
Colle solide ou en poudre, pour la clarification des vins et liqueurs (Fabrique de).
Colle végétale pour les papeteries (Fabrique de).
Colleur de chaines pour fabrication de tissus.
Colleur d'étoffes.
Colleur de papier peint.
Colliers de chien (Fabricant de).
Coloriste enlumineur.
Cols, collets, cravates ou rabats (Fabricant de) pour son compte.
Cols, collets, cravates ou rabats (Fabricant de) à façon.
Commissaire-priseur, s'il a une salle de vente spéciale.
Commissionnaire de transports par terre ou par eau.
Commissionnaire porteur pour les fabricants de tissus.
Condition pour les soies, la laine ou le coton (Entrepreneur ou fermier d'une).
Confiserie.
Conservation des bois, des toiles et des cordages (Établissement pour la) au au moyen de préparations chimiques.
Conserves alimentaires (Fabrique de).
Coraux (Préparateur de).
Cordes d'écorces (Fabricant de).
Cordes harmoniques (Fabricant de) pour son compte.
Cordes harmoniques (Fabricant de) à façon.
Cordes métalliques (Fabricant de) pour son compte.
Cordes métalliques (Fabricant de) à façon.
Cordes ou ficelles (Fabrique de) par procédés mécaniques.
Cordier (Fabricant de menus cordages tels, que cordes, ficelles, longes, traits, etc.).
Cordons, lacets, tresses, ganses en fil, soies, laines, coton, etc. (Fabricant de) pour son compte.
Cordons, lacets, tresses, ganses en fil, soies, laines, cotons, etc. (Fabricant de) à façon.
Corne (Apprêteur de) pour son compte.
Corne (Apprêteur de) à façon.
Corne (Fabricant de feuilles transparentes de) pour son compte.
Corne (Fabricant de feuilles transparentes de) à façon.
Corroyeur (Marchand).
Corroyeur à façon.

Corsets (Fabricant de) vendant en gros.

Corsets (Fabricant de) vendant en demi-gros.

Corsets (Fabricant de) vendant en détail.

Cossettes de betteraves ou de chicorée (Fabrique de).

Costumier.

Couleurs et vernis (Fabrique de).

Coupeur, arracheur ou effilocheur de poils ou de déchets de poils par procédés mécaniques.

Coupeur de poils par procédés ordinaires, pour son compte.

Coupeur de poils par procédés ordinaires, à façon.

Couronnes ou ornements funéraires (Fabricant de) vendant en gros.

Couronnes ou ornements funéraires (Fabricant de) vendant en demi-gros.

Couronnes ou ornements funéraires (Fabricant de) vendant en détail.

Courroies (Apprêteur de) pour son compte.

Courroies (Apprêteur de) à façon.

Courroies (Fabricant de) par procédés mécaniques.

Coutelier à façon.

Coutellerie (Fabricant de) expédiant sur commande.

Coutellerie (Fabricant, non expéditeur, de).

Couverts et autres objets de service de table en argent ou alliage (Fabricant de) par procédés mécaniques.

Couverts et autres objets en fer battu ou étamé (Fabricant de) par procédés mécaniques.

Couverts et autres objets en fer battu ou étamé (Fabricant de) par procédés ordinaires.

Couvreur (Entrepreneur).

Couvreur (Maître).

Couvreur à façon.

Couvreur en paille ou en chaume.

Crayons (Fabrique de).

Crépin en buis (Fabricant d'articles de) pour son compte.

Crépin en buis (Fabricant d'articles de) à façon.

Criblier.

Crics (Fabricant de).

Crins (Apprêteur, crêpeur ou friseur de) à façon.

Crin frisé (Apprêteur de).

Crin végétal (Fabrique de) par procédés mécaniques.

Crinières (Fabricant de) pour son compte.

Crinières (Fabricant de) à façon.

Cristaux (Fabrique de).

Cristaux (Tailleur de).

Crochets pour les fabriques d'étoffes (Fabricant de) pour son compte.

Crochets pour les fabriques d'étoffes (Fabricant de) à façon.

Cuillers d'étain (Fondeur ambulant de).

Cuir bouilli et verni (Fabricant d'objets en).

Cuir ou pierres à rasoir (Fabricant de).

Cuivre de navire (Marchand de vieux).

Culottier en peau (Marchand).

Cylindres pour filature (Garnisseur de).

Cylindres pour filature (Tourneur et couvreur de).

Dallage en ciment ou en mosaïque (Entrepreneur de).

Dalles (Marchand de).

Damasquineur.

Débarreur d'étoffe.

Décatisseur.

Déchireur de chiffons, vieux cordages, vieilles étoffes et déchets de laines et de cotons par procédés mécaniques.

Déchireur ou dépeceur de bateaux.

Découpeur d'étoffes par procédés mécaniques.

Découpeur d'étoffes ou de papier.

Découpeur en marqueterie.

Découpoirs (Fabricants de) pour son compte.

Décrueur de fil.

Défrichement ou dessèchement (Compagnie de).

Dégraisseur.

Dégraisseur par procédés mécaniques.

Dégras (Fabricant de) vendant au détail.

Déménagements (Entrepreneur de) s'il a plusieurs voitures.

Déménagements (Entrepreneur de) s'il n'a qu'une seule voiture.

Denteleur de scies.

Dentelles (Entrepreneur de fabrication de).

Dentelles (Fabricant de) vendant en gros.

Dentelles (Fabricant de) vendant en demi-gros.

Dentelles (Fabricant de) vendant en détail.

Dentelles (Fabricant de) à façon n'employant pas de métier.

Dents et râteliers artificiels (Fabricant de).

Dents et râteliers artificiels (Fabricant de) à façon.

Dépeceur de voiture.

Dépolisseur de verre.

Dés à coudre en métal autre que l'or et l'argent (Fabricant de) pour son compte.

Dés à coudre en métal autre que l'or et l'argent (Fabricant de) à façon.

Dessèchement (Entrepreneur de travaux de).

Dessinateur, modeleur ou sculpteur pour fabrique.

Dessinateur ou écrivain sur pierres lithographiques.

Dextrine, gomme dextrine, gommeline, léiogomme ou autres produits analogues (Fabrique de).

Diamants pour vitriers et miroitiers (Monteur de) pour son compte.

Diamants pour vitriers et miroitiers (Monteur de) à façon.

Diligences partant à jours et heures fixes (Entreprise de).

Distillateur d'essences ou eaux parfumées ou médicinales.

Distillateur liquoriste.

Distillateur parfumeur.

Dock, cale ou forme pour la réparation des navires (Exploitant ou concessionnaire de).

Doreur, argenteur et applicateur d'autres métaux que l'or et l'argent n'employant pas les procédés galvaniques.

Doreur sur bois.

Doreur sur tranches, sur cuir, sur papier.

Dorure et argenture sur métaux (Fabricant de) n'employant pas les procédés galvaniques.

Dorures pour passementeries (Fabricant de).

Dragues avec moteur mécanique (Exploitant de).

Dragueur avec machine à bras ou à manège.

Dragueur travaillant à bras seulement.

Drainage (Entrepreneur de).

Drap feutre (Fabricant de) par procédés mécaniques.

Drogues (Pileur de).

Eau (Entrepreneur de fourniture ou de distribution d').

Eau filtrée ou clarifiée et dépurée (Entrepreneur d'un établissement d').

Eaux gazeuses, eaux minérales naturelles ou factices ou limonades gazeuses (Fabricant d').

Ébéniste (Fabricant) pour son compte sans magasin.

Ébéniste (Fabricant) à façon.

Ébéniste (Marchand) ayant boutique ou magasin.

Échelles, fourches, râteaux et râteliers (Fabricant d').

Écorces de bois pour tan (Marchand d').

Écorces pour la fabrication du papier (Déchireur d') par procédés mécaniques.

Écorcheur ou équarrisseur d'animaux ayant abattoir ou clos d'équarrissage.

Écrans (Fabricant d') pour son compte.

Écrans (Fabricant d') à façon.

Élastiques pour bretelles, jarretières, etc. (Fabricant d').

Électricité (Exploitant une usine pour l'éclairage par l').

Électricité (Marchand d'appareils, ustensiles et fournitures pour l'emploi de l') ayant boutique ou magasin.

Émailleur pour son compte.

Émailleur à façon.

Emballeur non layetier.

Emballeur pour les vins.

Embouchoirs (Faiseur d').

Emplacement pour dépôt de marchandises (Exploitant un).

Encadreur d'estampes.

Enclumes, essieux et gros étaux (Manufacture d').

Encre à écrire (Fabricant d') vendant en gros.

Encre à écrire (Fabricant d') vendant en détail.

Encre d'impression (Fabrique d').

Encriers perfectionnés (syphoïdes, pompes, inoxydables, etc.) (Fabricant d').

Enduit contre l'oxydation (Applicateur d').

Engrais (Fabricant d').

Enjoliveur (Fabricant) pour son compte.

Enjoliveur (Fabricant) à façon.

Enlaceur de cartons.

Entrepôt (Concessionnaire, exploitant ou fermier des droits d'emmagasinage dans un).

Éperonnier pour son compte.

Éperonnier à façon.

Épinceleur.

Épingles (Fabricant d') par les procédés ordinaires.

Épingles (Fabricant d') par les procédés ordinaires, à façon.

Épingles (Fabricant d') par procédés mécaniques.

Épinglier-grillageur.

Équarrisseur de bois.

Équipage (Maître d').

Équipeur monteur.

Esprit ou eau-de-vie de vin (Fabrique d').

Esprit ou eau-de-vie de marc de raisin, cidre, poiré (Fabrique d').

Essence d'Orient (Fabricant d').

Estampeur en or et en argent.

Estampeur ou repousseur en métaux autres que l'or et l'argent.

Étain (Fabricant de feuilles d').

Étain pour glaces (Fabrique d').

Étameur ambulant d'ustensiles de cuisine.

Étameur de glaces.

Étoffes (Crêpeur d').

Étriers (Fabricant d') pour son compte.

Étriers (Fabricant d') à façon.

Étrilles (Fabricant d') pour son compte.

Étrilles (Fabricant d') à façon.

Étuis et sacs de papier (Fabricant d').

Éventailliste (Fabricant) pour son compte.

Éventailliste (Fabricant) à façon.

Éventailliste (Fabricant) ayant boutique ou magasin.

Fabricant travaillant pour le commerce.

Fabricant d'objets concernant le grand et le petit équipement, l'habillement, la remonte, le harnachement, le campement, etc., des troupes de terre et de mer.

Fabrication dans les dépôts de mendicité (Entrepreneur de).

Fabrication dans les prisons, etc. (Entrepreneur de).

Faïence (Fabrique de).

Faux ou faucilles (Fabrique de).

Fécules (Fabrique de).

Fendeur de brins de baleine ou de jonc.
Fendeur en bois.
Fer en barre ou fonte de fer (Marchand de) en gros.
Fer vieux (Marchand de) en gros.
Fer-blanc (Fabrique de).
Ferblantier lampiste.
Ferblantier.
Ferblantier en chambre.
Ferrailleur.
Ferreur de lacets.
Ferronnerie, serrurerie, clous forgés (Fabrique de).
Feutre (Fabricant de) pour la papeterie, le doublage des navires, plateaux vernis, etc.
Figures en cire (Mouleur de) à façon.
Fil (Dévideur de).
Fil à coudre, à broder, à tricoter, etc. (Retordeur ou fabricant de).
Fil de coton, de laine, de chanvre, de lin, d'étoupe, de déchets ou de bourre de soie pour le tissage (Retordeur de).
Filasse de nerfs (Fabricant de) pour son compte.
Filasse de nerfs (Fabricant de) à façon.
Filature de chanvre, de lin, d'étoupe, de jute ou de ramie.
Filature de coton.
Filature de déchets ou de bourre de soie.
Filature de laine cardée.
Filature de laine peignée.
Filets, gants, mitaines, résilles ou autres ouvrages à mailles (Fabricant de) vendant en gros.
Filets, gants, mitaines, résilles ou autres ouvrages à mailles (Fabricant de) vendant en demi-gros.
Filets, gants, mitaines, résilles ou autres ouvrages à mailles (Fabricant de) à façon.
Filets pour la pêche, la chasse, etc. (Fabricant de).
Filets pour la pêche, la chasse, etc. (Fabricant de) par procédés mécaniques.
Fileur (Entrepreneur).
Filigraniste.
Finisseur en horlogerie.
Fleuriste ou feuillagiste à la botte (Fabricant).
Fleurs artificielles, feuillages, fruits ou verdures (Fabricant de) ayant boutique ou magasin.
Fleurs artificielles, feuillages, fruits ou verdures (Fabricant de) sans boutique ni magasin.
Fleurs artificielles, feuillages, fruits ou verdures (Fabricant de) à façon.
Fleurs artificielles (Monteur de) vendant en gros.
Fleurs artificielles (Monteur de) vendant en demi-gros.
Fleurs artificielles (Monteur de) vendant en détail.

Flottage (Entrepreneur de).
Fonderie de cuivre ayant laminoirs ou martinets (Exploitant de).
Fonderie de cuivre sans laminoirs ni martinets (Exploitant de).
Fonderie de cuivre et bronze (Entrepreneur de).
Fonderie de fer de seconde fusion (Entrepreneur de).
Fonderie ou affinage de plomb ou de zinc (Entrepreneur de).
Fondeur d'étain, de plomb ou fonte de chasse.
Fondeur d'or et d'argent.
Fondeur stéréotypeur.
Fontaines à filtrer (Fabricant de).
Fontainier, soudeur ou foreur de puits artésiens.
Force motrice (Loueur de).
Forces (Fabricant de) pour son compte.
Forces (Fabricant de) à façon.
Forets (Fabricant de).
Forgeron.
Forgeron de petites pièces (canons, platines) pour son compte.
Forgeron de petites pièces à façon.
Forges (Maître de).
Formaire pour la fabrication du papier, pour son compte.
Formaire pour la fabrication du papier, à façon.
Formes à sucre (Fabricant de).
Formes pour la chaussure par procédés mécaniques (Fabrique de).
Formier.
Fosses mobiles inodores (Entrepreneur de).
Fouets et cravaches (Fabricant de) pour son compte.
Fouets et cravaches (Fabricant de) à façon.
Fouleurs de bas et autres articles de bonneterie.
Fouleur de feutre pour les chapeliers.
Foulonnier.
Fourbisseur (Marchand).
Fournaliste.
Fourneaux potagers (Fabricant de).
Fournisseurs de pain aux troupes.
Fournisseurs de pain dans les hospices civils ou militaires.
Fourreaux pour sabres, épées, baïonnettes (Fabricant de) pour son compte.
Fourreaux pour sabres, épées, baïonnettes (Fabricant de) à façon.
Fourreur.
Fourreur à façon.
Frangier pour son compte.
Frangier à façon.
Frappeur de gaz.
Friseur de drap et autres étoffes de laine.
Fromages de pâtes grasses (Fabricant de) vendant en gros.

Fromages de pâtes grasses (Fabricant de) vendant en demi-gros.

Fromages de pâtes grasses (Fabricant de) vendant en détail.

Fromages de Roquefort ou autres fromages secs (Fabrique de).

Fumiste.

Fumiste (Entrepreneur).

Fuseaux (Fabricant de).

Gabare ou gabarier (Maître de).

Gainier (Fabricant) pour son compte.

Gainier (Fabricant) à façon.

Galochier.

Galonnier (Fabricant) pour son compte.

Galonnier (Fabricant) à façon.

Galvanisation du fer (Exploitant une usine pour la).

Galvanoplastie (Fabricant de), doreur, argenteur ou applicateur des métaux par les procédés galvaniques.

Gantier dresseur.

Gants (Fabricant de).

Garde-robes inodores (Fabricant de).

Gare d'eau (Entrepreneur de).

Garnisseur d'étuis pour instruments de musique.

Garnitures de parapluies et cannes, telles que boucles, anneaux, crosses, manches, etc. (Fabricant de).

Gaufreur d'étoffes, de rubans, etc.

Gaz (Entrepreneur ou commissionnaire de l'éclairage au).

Gaz pour l'éclairage (Fabrique de).

Gélatine (Fabrique de).

Gibernes (Fabricant de) pour son compte.

Gibernes (Fabricant de) à façon.

Glace (Exploitant une usine pour la fabrication artificielle de la).

Glace, eau congelée (Fabricant de).

Glaces (Fabrique de).

Globes terrestres et célestes (Fabricant de).

Glucose (Fabrique de).

Gommeur d'étoffes.

Goudron (Fabrique de).

Gravatier.

Graveur de musique.

Graveur sur bois.

Graveur sur cylindres.

Graveur sur métaux, fabricant les timbres secs et gravant sur bijoux.

Graveur sur métaux se bornant à graver des cachets ou des planches, pour factures et autres objets dits « de ville ».

Graveur sur verre par procédés non mécaniques, pour son compte.

Graveur sur verre par procédés non mécaniques, à façon.

Grue (Maître de).

Guêtrier.

Guillocheur.

Guimperies (Fabricant de) par procédés mécaniques.

Guimpiers.

Hameçons (Fabricant d').

Harmonicas (Facteur d').

Harpes (Facteur de) ayant boutique ou magasin.

Harpes (Facteur de) n'ayant ni boutique ni magasin.

Hauts fourneaux (Maître de).

Hongroyeur ou hongrieur.

Horloger.

Horloger repasseur.

Horloger rhabilleur (Marchand).

Horloger rhabilleur non marchand.

Horlogerie (Fabricant de pièces d') pour son compte.

Horlogerie (Fabricant de pièces) à façon.

Horlogerie (Fabricant de pièces d') par procédés mécaniques.

Horloges en bois (Fabricant d').

Housses et autres articles analogues pour les bourreliers et les selliers (Fabricant de).

Huile de goudron (Fabrique d').

Huiles (Fabrique d') par procédés chimiques ou d'huiles pyrogénées.

Huiles (Marchand d') en gros.

Hydromel (Fabricant d').

Images (Fabricant d').

Imprimeur d'étoffes ou de fils.

Imprimeur en taille-douce.

Imprimeur en taille-douce ne faisant que les objets dits « de ville ».

Imprimeur lithographe éditeur.

Imprimeur lithographe non-éditeur.

Imprimeur par procédés phototypiques.

Imprimeur sur porcelaine, faïence, verre, cristal, émail, etc.

Imprimeur typographe.

Imprimeur typographe pour objets dits « de ville ».

Ingénieur civil, s'il prend des intérêts directs ou indirects dans les entreprises de construction ou s'il occupe des employés dans les industries visées par l'article 1er de la loi du 9 avril 1898.

Inhumations et exhumations (Adjudicataire ou fermier du service des) ou de l'entretien des tombes dans un cimetière.

Inhumations et pompes funèbres (Entreprise des).

Instruments aratoires (Fabricant d').

Instruments de chirurgie en gomme élastique (Fabricant d').

Instruments de chirurgie en métal (Fabricant d') ayant atelier ou magasin.

Instruments de chirurgie en métal (Fabricant d') pour son compte, sans magasin.

Instruments de mathématiques, d'optique, de physique et en général de sciences (Fabricant d') par procédés mécaniques.

Instruments de musique à vent, en bois ou en cuivre (Facteur d').

Instruments de musique en cuivre (Facteur de pièces d') pour son compte.

Instruments de musique en cuivre (Facteur de pièces d') à façon.
Instruments pour les sciences (Facteur d') ayant boutique ou magasin.
Instruments pour les sciences (Facteur d') sans boutique ni magasin.
Instruments pour les sciences (Facteur d') à façon.
Ivoire (Fabricant d'objets en) pour son compte.
Ivoire (Fabricant d'objets en) à façon.
Jais ou jaïet (Fabricant d'objets en).
Joaillier (Fabricant) ayant atelier et magasin.
Joaillier (Fabricant) pour son compte.
Joaillier (Fabricant) à façon.
Jus de betteraves (Fabricant de).
Lacets ou tresses en laine, coton ou soie (Fabrique de) par procédés mécaniques.
Laineur.
Lamier-rotier.
Laminerie (Entrepreneur de).
Lamineur n'employant que des laminoirs mûs à bras d'homme.
Lamineur en fin.
Lampiste.
Lanternier.
Lattes (Marchand de) en gros.
Laveur de laines par procédés mécaniques ou chimiques.
Laveur de laines par procédés ordinaires.
Laveur de vieilles étoffes pour les filatures de laine.
Lavoir public (Tenant un) s'il concourt aux opérations qui y sont effectuées.
Layetiers.
Layetier-emballeur.
Liège brut (Marchand de) en gros.
Liens de paille, d'écorces, etc. (Fabricant de).
Limes (Fabrique de).
Limes (Tailleur de).
Lin ou chanvre (Fabricant de).
Lin ou chanvre (Fabricant de) par procédés mécaniques ou chimiques.
Linger (Fabricant) vendant en gros.
Linger (Fabricant) vendant en demi-gros.
Linger (Fabricant) vendant en détail.
Liqueurs (Fabricant de).
Liqueurs (Marchand de) en gros.
Liseur de dessins.
Lithochrome (Imprimeur).
Lithophanie (Fabricant de).
Lits militaires (Entreprise générale des).
Livrets (Fabricant de) pour les batteurs d'or ou d'argent.
Location de baraques et baraquements (Entrepreneur de).
Loueur d'abris sur les marchés.
Loueur d'échafaudages.
Loueur de bêtes de traits pour le halage ou pour le renfort aux voituriers sur les routes de terre.
Loueur de voitures suspendues.

Lunetier (Fabricant).
Lunettes (Fabricant de verres de).
Lustres (Fabricant de).
Lustreur de fourrures.
Lutherie (Fabricant de pièces de).
Luthier (Fabricant) pour son compte.
Luthier (Fabricant) à façon.
Luthier rhabilleur (Marchand).
Luthier rhabilleur non marchand.
Machine à faucher ou à moissonner, à nettoyer, trier ou vanner les grains (Exploitant de).
Machine à labourer et défoncer les terres, mue par la vapeur (Exploitant de).
Machines à coudre, à piquer, à broder, à plisser et autres machines analogues (Constructeur de).
Machines à vapeur, métiers mécaniques pour la filature et le tissage, et autres grandes machines (Constructeur de).
Maçon (Maître).
Maçon à façon.
Maçonnerie (Entrepreneur de).
Magasin général (Exploitant un).
Magasinier.
Maillechort et autres compositions métalliques (Fabricant d'objets en).
Maillechort et autres compositions métalliques (Fabricant d'objets en) à façon.
Malt ou orge germée servant à la fabrication de la bière (Fabrique de).
Marbre (Marchand de) en gros.
Marbre factice (Fabricant d'objets en).
Marbreur sur tranches.
Marbrier.
Marbrier à façon.
Maréchal ferrant.
Maroquin (Fabrique de) avec machines à vapeur ou moteur hydraulique.
Maroquinier pour son compte.
Maroquinier à façon.
Martinets (Maître de).
Masques (Fabricant de).
Matelassier.
Matériaux (Marchand de vieux).
Mâts (Constructeur de).
Mécanicien.
Mécanicien à façon.
Mèches pour les mines et les artifices (Fabricant de).
Mégissier pour son compte.
Mégissier à façon.
Mélasse (Raffinerie de).
Menuisier.
Menuisier à façon.
Menuisier-entrepreneur.
Menuisier-mécanicien.
Mesures linéaires, règles et équerres (Fabricant de) pour son compte.
Mesures linéaires, règles et équerres (Fabricant de) à façon.
Métaux (Marchand en gros de) autres que l'or, l'argent, le platine, le fer en barre ou la fonte.

Métiers (Fabrique à).
Métreur de bâtiments.
Metteur en œuvre pour son compte.
Metteur en œuvre à façon.
Meules à aiguiser (Fabricant de).
Meules de moulin (Fabricant de).
Meules de moulin (Marchand de).
Minerai de fer (Marchand de).
Minières non concessibles (Exploitant des) ou extracteur de minerai de fer.
Miroitier.
Modiste.
Modiste à façon.
Moireur d'étoffes pour son compte.
Moireur d'étoffes à façon.
Monteur d'agrès et de manœuvres de navires.
Monteur de boîtes de montre pour son compte.
Monteur de boîtes de montre à façon.
Monteur de métiers.
Monteur en bronze.
Monuments funèbres (Entrepreneur de).
Mosaïques (Marchand de).
Mottes à brûler (Fabricant de).
Moules de boutons (Fabricant de).
Moulin ou autre usine à moudre, battre, triturer, broyer, pulvériser, presser.
Moulinier en soie, qu'il travaille pour son compte ou à façon.
Moulures (Fabricant de) pour son compte.
Moulures (Fabricant de) à façon.
Muletier.
Mulquinier.
Nacre de perle (Fabricant d'objets en) pour son compte.
Nacre de perle (Fabricant d'objets en) à façon.
Nattier.
Naturaliste préparateur.
Navetier (Fabricant).
Navires (Constructeur de).
Nécessaires (Fabricant de) pour son compte.
Nécessaires (Fabricant de) à façon.
Nerfs (Batteur de).
Noir animal (Fabrique de).
Objets en cuivre, plaqués, os, ivoire, ébène, etc., pour la sellerie ou la carrosserie (Fabricant d') pour son compte.
Ocre (Fabricant d').
OEillets métalliques (Fabricant d').
Oignons (Cuiseur ou grilleur d').
Omnibus (Entreprise d').
Opticien à façon.
Orfèvre (Fabricant) pour son compte.
Orfèvre (Fabricant) à façon.
Orfèvre (Fabricant) avec atelier ou magasin.
Orgues d'église (Fabricant d').
Orgues portatives ou harmoniums (Fabricant d') pour son compte.
Orgues portatives ou harmoniums (Fabricant d') à façon.

Oribus (Faiseur d').
Ornemanistes.
Os (Fabricants d'objets en) pour son compte.
Os (Fabricant d'objets en) à façon.
Os (Marchand d') en gros.
Ouate (Fabrique d') par procédés mécaniques.
Ouate (Fabrique d') par procédés non mécaniques.
Ourdisseur de fils.
Outres (Fabricant d') pour son compte.
Outres (Fabricant d') à façon.
Ovaliste.
Paillassons (Fabricant de).
Paille (Fabricant d'enveloppes de bouteilles et autres objets de).
Paille (Fabricant de tissus pour chapeaux de) pour son compte.
Paille (Fabricant de tissus pour chapeaux de) à façon.
Paille (Fabricant de tresses, cordonnets, etc., en).
Paille en mousse teinte (Fabricant de).
Paillette et paillons (Fabricant de) à façon.
Pains d'épices (Fabricant de) vendant en gros.
Pains d'épice (Fabricant de) vendant en détail et en boutique.
Pains à cacheter et à chanter (Fabricant de).
Pantoufles (Fabricant de) pour son compte.
Pantoufles ou sandales (Fabricant de) à façon.
Papeterie à la cuve.
Papeterie à la mécanique.
Papier de fantaisie, papier déchiqueté, papier végétal (Fabricant de) à façon.
Papier ou taffetas pour usages médicaux (Fabricant de).
Papiers peints pour tentures (Fabrique de).
Papiers verrés et émerisés (Fabricant de).
Paquebots étrangers (Tenant une agence de).
Parapluies (Fabricant de) vendant en gros.
Parapluies (Fabricant de) vendant en demi-gros.
Parapluies (Fabricant de) vendant en détail.
Parcheminier pour son compte.
Parcheminier à façon.
Parfumerie (Fabricant d'articles de).
Parqueteur (Menuisier).
Parquets (Fabricant d'articles de) par procédés mécaniques.
Passementier (Fabricant) à façon.
Pastilleur.
Patachier.
Pâte à papier (Fabricant de).
Pâte à porcelaine (Fabricant de).
Pâte de rose (Fabricant de).
Pâtes alimentaires (Fabrique de).
Pâtissier vendant en gros.

Patouillet ou lavoir de minerai (Exploitation de).

Pavés (Marchands de).

Paveur.

Peignerie ou carderie de bourre de soie par procédés mécaniques.

Peignerie ou carderie de coton par procédés mécaniques.

Peignes (Fabricant de) par procédés mécaniques.

Peignes à sérancer (Fabricant de) pour son compte.

Peignes à sérancer (Fabricant de) à façon.

Peignes d'écaille, d'ivoire, de corne, de buis, etc. (Fabricant de) à façon.

Peigne en canne ou roseau pour le tissage (Fabricant de).

Peigneur de chanvre, de lin ou de laine.

Peigneur ou gratteur de toile de coton.

Peintre en armoiries, attributs et décors.

Peintre en bâtiments non entrepreneur.

Peintre ou doreur, soit sur verre ou cristal, soit sur porcelaine, etc., à façon.

Peintre vernisseur en voitures ou équipages.

Peinture en bâtiments (Entrepreneur de).

Peinture sur verre (Exploitant un établissement de).

Pelles en bois (Fabricant de).

Perceur de perles.

Perceur de pierres fines et diamants, par procédés mécaniques.

Perles fausses (Fabricant de) pour son compte.

Perles fausses (Fabricant de) à façon.

Phosphate naturel (Extracteur ou laveur de).

Photographe.

Photographie (Fabricant d'appareils, ustensiles et fournitures pour la) ayant boutique ou magasin.

Pianos et clavecins (Facteur de).

Pianos et clavecins (Fabricant de) n'ayant ni boutique ni magasin.

Pierres artificielles ou factices (Fabricant d'objets en).

Pierres à brunir (Fabricant de).

Pierres à feu (Fabrique de).

Pierres brutes ou taillées (Marchand de).

Pierres fausses (Fabricant de).

Pierres fausses (Tailleur de) pour son compte.

Pierres fines (Tailleur de) pour son compte.

Pierres fines ou fausses (Tailleur de) à façon.

Pinceaux (Fabricant de) pour son compte.

Pinceaux (Fabricant de) à façon.

Pipes de terre (Fabrique de).

Piquettes ou vins de marc de raisin (Fabricant de).

Piqueur de cartes à dentelles.

Piqueur de cartons.

Piqueur de grés.

Plafonneur ou plâtrier.

Plafonneur ou plâtrier (Entrepreneur).

Plafonneur ou plâtrier à façon.

Planches (Marchand de) en gros.

Planches ou ifs à bouteilles (Fabricant de).

Planeur en métaux.

Plaqué ou doublé d'or et d'argent (Fabricant d'objets en).

Plaqueur pour son compte.

Plaqueur à façon.

Platine (Fabricant d'objets en) ayant atelier ou magasin.

Plâtre (Fabrique de) au moyen de fours à feu continu.

Plâtre (Fabrique de) par procédés ordinaires.

Plâtre (Marchand de).

Plieur d'étoffes.

Plieur de fils de soie ou de dentelles.

Plomb et fonte de chasse (Fabricant de).

Plombier.

Plumassier (Fabricant) ayant boutique ou magasin, vendant en gros.

Plumassier (Fabricant) ayant boutique ou magasin, vendant en demi-gros.

Plumassier (Fabricant) ayant boutique ou magasin, vendant en détail.

Plumassier (Fabricant) sans boutique ni magasin.

Plumassier à façon.

Plumeaux (Fabricant de) pour son compte.

Plumeaux (Fabricant de) à façon.

Plumes à écrire (Apprêteur de).

Plumes métalliques (Fabricant de).

Poêlier en faïence, fonte, etc.

Pointes (Fabrique de) par procédés ordinaires.

Poires à poudre (Fabricant de) pour son compte.

Poires à poudre (Fabrique de) à façon.

Pois d'iris (Fabricant de).

Polisseur d'objets en or, argent, cuivre, acier, écaille, os, corne, etc.

Polisseur, tourneur, émouleur ou planeur, par procédés mécaniques.

Polytypage (Fabricant de).

Pompes à incendie (Fabricant de).

Pompes de bois et pièces pour la conduite des eaux (Fabricant de).

Pompes de métal (Fabricant de).

Ponceur de feutre, par procédés mécaniques.

Ponton-débarcadère (Exploitant de).

Porcelaine (Fabrique de).

Portefeuilles ou autres objets de menue maroquinerie (Fabricant de) pour son compte.

Portefeuilles ou autres objets de maroquinerie (Fabricant de) à façon.

Porteur d'eau filtrée ou non filtrée, avec cheval et voiture.

Potier d'étain.

Poudre d'or, de bronze et autres métaux (Fabricant de).

Poulieur (Fabricant).

Presseur d'étoffes pour les teinturiers et les dégraisseurs.

Presseur de poisson de mer.

Procédés pour queues de billards (Fabricant de).

Produits chimiques (Fabrique de).

Puits (Maître cureur de).

Queues de billard (Fabricant de) pour son compte.

Queues de billard (Fabricant de) à façon.

Quincaillerie (Fabrique de).

Ramonage (Entrepreneur de).

Rampiste (Menuisier).

Raquettes ou volants (Fabricant de) pour son compte.

Raquettes ou volants (Fabricant de) à façon.

Raseur de velours.

Registres (Fabriquant de) pour son compte.

Registres (Fabricant de) à façon.

Régleur de papier.

Réglisse (Fabrique de).

Relais (Entrepreneur de).

Relieur de livres.

Remiseur de charrettes à bras et de hottes.

Rémisses (Fabricant de) par procédés ordinaires, pour son compte.

Rémisses (Fabricant de) par procédés ordinaires, à façon.

Rémouleur ou repasseur de couteaux.

Rentrayeur ou conservateur de tapis, de couvertures de laine et de coton.

Repasseuse de linge.

Reperceur.

Repriseuse de châles.

Ressorts de bandages pour les hernies (Fabricant de) pour son compte.

Ressorts de bandages pour les hernies (Fabricant de) à façon.

Ressorts de montres et de pendules (Fabricant de) pour son compte.

Ressorts de montres et de pendules (Fabricant de) à façon.

Roulage (Entrepreneur de).

Rouleaux (Tourneur de) pour la filature.

Routoir ou fosse à rouir le lin ou le chanvre (Exploitant de).

Ruches pour les abeilles (Fabricant de) pour son compte.

Ruches pour les abeilles (Fabricant de) à façon.

Sabotier (Fabricant).

Sabots, bois de galoches ou bois de socques (Fabricant de) par procédés mécaniques.

Sabots ou galoches garnis (Fabricant de).

Sacs de toile (Fabricant de).

Saleur d'olives.

Saleur de viandes.

Salpêtrier.

Sarraux ou blouses (Fabricant de) vendant en gros.

Sarraux ou blouses (Fabricant de) vendant au détail.

Satineur ou lisseur de papier.

Savon (Fabrique de).

Scierie mécanique (Exploitant de).

Scies (Fabrique de).

Scieur de long.

Sculpteur en bois pour son compte.

Sculpteur en bois à façon.

Sculptures (Fabrique de) par procédés mécaniques.

Seaux à incendie (Fabricant de).

Seaux ou baquets en sapin (Fabricant de) pour son compte.

Seaux ou baquets en sapin (Fabricant de) à façon.

Sécheur de garance.

Sécheur de grains, de graines, de cafés, etc.

Sécheur de houblon.

Sécheur de morues.

Sécheur de morues sans établissement de sécherie.

Séchoir à linge (Exploitant un).

Sel (Raffinerie de).

Sellier carrossier.

Sellier harnacheur.

Sellier à façon.

Semelles mobiles de paille, de liège, de feutre, etc., fourrées ou non fourrées, pour l'intérieur des chaussures (Fabricant de) pour son compte.

Semelles mobiles de paille, de liège, de feutre, etc., fourrées ou non fourrées, pour l'intérieur des chaussures (Fabricant de) à façon.

Serrurier (Entrepreneur).

Serrurier (Mécanicien).

Serrurier en voitures suspendues.

Serrurier non entrepreneur.

Serrurier à façon.

Sertisseur ou monteur à façon.

Sirop de fécules de pommes de terre (Fabrique de).

Socques en bois (Fabricant de).

Soies de porcs ou de sangliers (Apprêteur de).

Sommiers élastiques (Fabricant de) pour son compte, sans magasin.

Sondes (Fabricant de).

Soufflerie de poils pour la chapellerie et autres industries, par procédés mécaniques.

Soufflets (Fabricant de gros) pour les forgerons, bouchers, etc.

Soufflets ordinaires (Fabricant de).

Sparterie (Fabricant d'objets en).

Sparterie pour modes (Fabricant de).

Spécialités ou préparations pharmaceutiques (Fabrique de).

Spécialités ou préparations pharmaceutiques (Fabricant de) vendant en gros.

Spécialités ou préparations pharmaceutiques (Fabricant de) vendant en demi-gros.

Spécialités ou préparations pharmaceutiques (Fabricant de) vendant au détail.
Sphères (Fabricant de).
Stores (Fabricant de).
Stucateur.
Sucre (Raffinerie de).
Sucre de betterave (Fabrique de).
Suif (Fondeur de).
Tabac ou cigares dans le département de la Corse (Fabricant de) vendant en gros.
Tabac ou cigares dans le département de la Corse (Fabricant de) vendant en demi-gros.
Tabac ou cigares dans le département de la Corse (Fabricant de) vendant au détail.
Tabletterie (Fabricant d'objets en) pour son compte.
Tabletterie (Fabricant d'objets en) à façon.
Taillandier.
Tailleur de pierres.
Tailleur ou couturier sur mesure pour les particuliers, ayant assortiment d'étoffes.
Tailleur ou couturier sur mesure pour les particuliers, sans assortiment d'étoffes et fournissant sur simples échantillons.
Tailleur ou couturier à façon.
Talons en bois pour chaussures (Fabricant de) par procédés mécaniques.
Tambours, grosses caisses, tambourins (Fabricant de).
Tamisier (Fabricant).
Tan carbonisé (Fabricant de).
Tanneur de cuirs forts ou mous.
Tapisserie à la main (Fabricant de).
Tapissier (Marchand).
Tapissier à façon.
Tartrier.
Teinture (Marchand en gros de matières premières pour la). (Marchand de bois de teinture.)
Teinturerie (Loueur d'établissement de).
Teinturier pour les fabricants et les marchands).
Teinturier dégraisseur pour les particuliers travaillant avec machine à vapeur.
Teinturier dégraisseur pour les particuliers n'employant pas de machines à vapeur.
Terrassier (Maître).
Têtes en carton servant aux marchandes de modes (Fabricant de).
Tiges, empeignes ou brides de chaussures (Fabricant de) ayant magasin de vente.
Tiges, empeignes ou brides de chaussures (Fabricant de) travaillant sur commande.
Tiges, empeignes ou brides de chaussures (Fabricant de) à façon.
Tireur de cuivre doré ou argenté par procédés mécaniques, à façon. — Pour son compte.
Tireur d'or, d'argent ou de platine, par procédés mécaniques.

Tireur d'or, d'argent, de platine ou de cuivre doré ou argenté par procédés non mécaniques.
Tireur de soie.
Toiles ou tapis cirés ou vernis (Fabricant de).
Toiles grosses pour emballages (Fabricant de).
Toiles métalliques (Fabricant de) pour son compte.
Toiles métalliques (Fabricant de) à façon.
Tôles vernies (Fabricant d'ouvrages en).
Tôlier pour son compte.
Tôlier à façon.
Tondeur de tapis par procédés mécaniques.
Tondeur ou presseur de draps et autres étoffes de laine.
Tondeur, raseur ou grilleur d'étoffes par procédés mécaniques.
Tonneaux, barriques, etc. (Fabricant de) pour expéditions maritimes ou commerciales.
Tonnelier (Maître).
Tonnelier à façon.
Torcher.
Tourbes carbonisées (Fabrique de).
Tourbière (Exploitant de).
Tourneur en bois (Fabricant) en boutique.
Tourneur en bois (Fabricant) sans boutique.
Tourneur en marbre et en pierre.
Tourneur sur métaux.
Tours et autres ouvrages pour la coiffure, en cheveux, soie, etc. (Fabricant de).
Traçons (Maître de).
Transport des détenus (Entreprise du).
Travaux publics (Entrepreneur de).
Tréfilerie en fer ou en laiton (Exploitant de).
Tréfileur par les procédés ordinaires.
Treillageur.
Tricots à l'aiguille (Fabricant de).
Trieur de laines par procédés mécaniques.
Trieur de laines par procédés ordinaires.
Trieur ou nettoyeur de déchets de coton par procédés mécaniques.
Tubes en métal de petite dimension pour la bijouterie, l'optique, etc. (Fabricant de) par procédés mécaniques.
Tubes en papier, en zinc, etc. pour filatures (Fabricant de) par procédés ordinaires.
Tubes en papier pour filatures (Fabricant de) par procédés mécaniques.
Tuiles (Marchand de).
Tuyaux de plomb (Fabrique de) par procédés mécaniques.
Tuyaux en fil de chanvre, en ciment, etc., pour les pompes à incendie et les arrosements (Fabricant de).
Tuyaux en laiton pour la tuyauterie des machines à vapeur ou emplois analo-

gues (Fabricant de) par procédés mécaniques.

Usines à lisser le cuir (Loueur d').

Ustensiles en fer battu (Fabrique d') par procédés mécaniques.

Vaisselle ou ustensiles de bois (Fabricant de).

Vannier, fabricant de vannerie commune.

Vannier, fabricant de vannerie fine.

Veilleuses (Fabricant de).

Ventes à l'encan (Directeur d'un établissement de).

Vérificateur de bâtiments.

Vernisseur sur cuir, feutre, carton ou métaux, pour son compte.

Vernisseur sur cuir, feutre, carton ou métaux, à façon.

Verrerie ou gobeletterie (Exploitant de).

Verres de montre ou de lunette (Fabrique de) par procédés mécaniques.

Vêtements confectionnés (Fabricant de) vendant en gros.

Vêtements confectionnés (Fabricant de) vendant en demi-gros.

Vêtements confectionnés (Fabricant de) vendant aux particuliers.

Viandes (Découpeur ou dépeceur de).

Vidange (Entrepreneur de).

Vignettes et caractères à jour (Fabricant de) pour son compte.

Vignettes et caractères à jour (Fabricant de) à façon.

Vinaigres (Fabrique de).

Vinaigres (Marchand de) en gros.

Vins (Marchand de) en gros.

Vis (Fabrique de) par procédés mécaniques.

Vis ou tire-bouchons (Fabricant de) par procédés ordinaires, pour son compte.

Vis ou tire-bouchons (Fabricant de) par procédés ordinaires, à façon.

Vitraux (Faiseur ou ajusteur de) à façon.

Vitrier.

Voilier emballeur.

Voilier pour son compte.

Voilier à façon.

Voitures à bras pour enfant ou pour malades (Fabricant de).

Voitures de remise (Maître de station de).

Voiturier ou roulier ayant plusieurs équipages.

Voiturier ou roulier n'ayant qu'un équipage.

Wagons ou voitures destinées au transport des voyageurs ou des marchandises sur les lignes de chemins de fer (Exploitant de).

Yeux artificiels (Fabricant d').

Zinc doré, bronzé ou galvanisé (Fabricant d'objets en).

Cette liste est provisoire. Les dispositions bienfaisantes de la loi de 1898 seront étendues successivement et dans un avenir plus ou moins prochain à tous les travailleurs : ouvriers agricoles, employés des administrations de l'État et des communes, domestiques de la personne. Déjà la loi du 12 avril 1906 a assujetti les professions commerciales dont voici la liste.

Liste des exploitations commerciales assujetties à la loi sur les accidents.

Abats (Marchand d') en gros.

Abattoir public (Adjudicataire, concessionnaire ou fermier des droits à percevoir dans un).

Abeilles (Marchand d').

Accouchement (Chef de maison d').

Achats (Tenant une maison d').

Affiloirs (Marchand d').

Agaric (Marchand d').

Agent d'affaires, lorsqu'il occupe plusieurs employés.

Agent d'affaires, lorsqu'il n'occupe pas plus d'un employé.

Agent de change.

Agent dramatique.

Agréeur.

Aiguilles à coudre et à tricoter (Marchand d') en gros.

Aiguilles à coudre et à tricoter (Marchand d') en demi-gros.

Aiguilles à coudre et à tricoter (Marchand d') en détail.

Alambic (Loueur d').

Alambics ou autres grands vaisseaux en cuivre (Marchand d').

Albâtre (Marchand d'objets en).

Alcool, eau-de-vie, liqueurs ou apéritifs à base d'alcool (Marchand d') en gros ou en demi-gros.

Alcool ou eau-de-vie (Marchand d') en détail.

Alevin (Marchand d').

Allumettes chimiques (Marchand d') en gros.

Allumettes chimiques (Marchand d') en demi-gros.

Allumettes chimiques (Marchand d') en détail.

Allumettes ou amadou (Marchand d').

Almanachs ou annuaires (Éditeur propriétaire d').

Amidon (Marchand d') en gros.
Amidon (Marchand d') en détail.
Anatomie (Tenant un cabinet d').
Anes (Loueur d').
Anes (Marchand d').
Annonces et avis divers (Entrepreneur d'insertions d').
Appareils électriques ou à air comprimé pour les appartements (Marchand d').
Appareils en fer ou en fonte pour le filtrage ou la clarification des eaux (Fournisseur d').
Appareils et ustensiles pour l'éclairage au gaz (Marchand d').
Approvisionnements de réserve constitués par les administrations de la Guerre ou de la marine (Entrepreneur de l'entretien des).
Approvisionneur aux halles de Paris.
Approvisionneur de navires.
Ardoises (Marchand d') en gros.
Ardoises (Marchand d') en détail.
Armes (Marchand d') en gros.
Armurier.
Assortisseur, marchand de petits coupons d'étoffes.
Assurances (Agent d'), ayant un ou plusieurs sous-agents et occupant un ou plusieurs employés.
Assurances (Agent d'), ayant un ou plusieurs sous-agents ou occupant un ou plusieurs employés.
Assurances maritimes (Entrepreneur d').
Assurances non mutuelles contre l'incendie (Entreprise d').
Assurances non mutuelles sur la vie ou contre des risques autres que l'incendie (Entreprise d')
Assurances terrestres (Courtier d'), occupant deux ou plusieurs employés.
Assurances terrestres (Courtier d'), occupant un employé.
Attelles pour colliers de bêtes de trait (Marchand d').
Aubergiste ou cabaretier-logeur.
Baies de genièvre (Marchand de).
Bains de rivière en pleine eau, bains de mer ou à la lame (Entrepreneur de).
Balais de bouleau, de bruyère ou de grand millet (Marchand de), vendant en gros.
Balais de bouleau, de bruyère ou de grand millet (Marchand de), vendant en demi-gros.
Balais de bouleau, de bruyère ou de grand millet (Marchand de), vendant en détail.
Balances (Loueur de).
Balancier (Marchand).
Balançons (Marchand de).
Baleine (Marchand de brins de).
Bals publics (Entrepreneur de).
Bandagiste.
Banque de France, y compris ses comptoirs.
Banquier.

Bardeaux (Marchand de).
Baromètres (Marchand de).
Barques, bateaux ou canots (Marchand de).
Bas et bonneterie (Marchand de) en gros.
Bas et bonneterie (Marchand de) en demi-gros.
Bas et bonneterie (Marchand de) en détail.
Bascule (Maître de).
Bascules automatiques ou autres appareils analogues (Exploitant de).
Bazar d'articles de ménage, de bimbeloterie, etc. (Tenant un), occupant habituellement de six à dix personnes employées aux écritures, aux caisses, à la surveillance, aux achats et aux ventes intérieures ou extérieures.
Bazar de voitures (Tenant).
Bestiaux (Marchand expéditeur de).
Beurre frais ou salé (Marchand de) en gros.
Beurre frais ou salé (Marchand de) en demi-gros.
Beurre frais ou salé (Marchand de) en détail.
Biberons (Marchand en gros de).
Biberons (Marchand en détail de).
Bière (Entrepositaire ou marchand en gros de).
Bière ou cidre (Marchand de) en détail.
Bijoutier (Marchand), n'ayant point d'atelier.
Bijoux en faux (Marchand de) en détail.
Billard (Maître de).
Billets de théâtre (Marchand de ou tenant une agence pour la vente des).
Bimbeloterie commune (Marchand de) en détail.
Bimbeloterie fine (Marchand de) en détail.
Bimbelotier (Marchand) en gros.
Bimbelotier (Marchand) en demi-gros.
Bisette (Marchand de).
Blanc de craie (Marchand de).
Blatier avec bêtes de somme.
Blatier avec voiture.
Blondes (Marchand de) en gros.
Blondes (Marchand de) en demi-gros.
Blondes (Marchand de) en détail.
Bluteaux ou blutoirs (Marchand de).
Bœufs (Marchand de).
Bois à brûler (Marchand de) en gros.
Bois à brûler (Marchand de) en demi-gros.
Bois à brûler (Marchand de) en détail.
Bois à brûler (Marchand de) au petit détail.
Bois de bateaux (Marchand de).
Bois d'ébénisterie (Marchand de).
Bois de boissellerie (Marchand de).
Bois de marine ou de construction (Marchand de).
Bois de sciage (Marchand de) en gros.
Bois de sciage (Marchand de) [celui qui ne vend qu'aux menuisiers, ébénistes, charpentiers et aux particuliers].

Bois de teinture (Marchand de) en demi-gros.

Bois de teinture (Marchand de) en détail.

Bois de volige (Marchand de).

Bois en grume ou de charronnage (Marchand de).

Bois feuillard (Marchand de).

Bois merrain (Marchand de) en gros [s'il vend par bateau ou charrette].

Bois merrain (Marchand de) en détail.

Bois ou écorces de bois pour tan (Marchand de).

Boiseries (Marchand de vieilles).

Boisselier (Marchand) en gros.

Boisselier (Marchand) en détail.

Bonbons et confiseries (Revendeur de).

Bottes remontées (Marchand de).

Bottier ou cordonnier (Marchand) [celui qui tient magasin de chaussures].

Bottier ou cordonnier, tenant magasin de chaussures communes sans assortiment.

Boucher à la cheville.

Bouchons (Marchand de) en gros.

Bouchons (Marchand de) en demi-gros.

Bouchons (Marchand de) en détail.

Bouclerie (Marchand de).

Bougies de cire, stéarine, paraffine, etc. (Marchand de).

Bouillon et bœuf cuit (Marchand de).

Bouquetière (Marchande).

Bouquiniste.

Bourre de soie, déchets de soie ou débris de cocons (Marchand de).

Bourre ou déchets de tannerie (Marchand de).

Bourrelets d'enfants (Marchand de).

Bouteilles de verre (Marchand de) en gros.

Bouteilles de verre (Marchand de) en détail.

Boutons (Marchand de) en gros.

Boutons (Marchand de) en demi-gros.

Boutons (Marchand de) en détail.

Bretelles ou jarretières (Marchand de).

Briques (Marchand de).

Briquets phosphoriques et autres (Marchand de).

Brocanteur en boutique ou magasin.

Brocanteur dans les ventes, sans boutique ni magasin.

Brocanteur d'habits en boutique.

Brocanteur d'habits sans boutique.

Broderies (Marchand de), vendant en gros.

Broderies (Marchand de), vendant en demi-gros.

Broderies (Marchand de), vendant en détail.

Brossier (Marchand) en gros.

Brossier (Marchand) en détail.

Bruyère (Marchand de racines de).

Buffet dans l'intérieur d'une gare de chemin de fer (Exploitant un).

Buffletier (Marchand).

Buis ou racines de buis (Marchand de).

Bureau (Marchand de menues fournitures de).

Bureau de distribution d'imprimés, de cartes de visites, annonces, etc. (Entrepreneur d'un).

Bureau de placement (Tenant un).

Bureau d'indication pour la vente ou la location des propriétés, bureau de renseignements divers (Tenant un).

Bustes et figures en plâtre ou en terre (Marchand de).

Cabaretier.

Cabaretier ou marchand de bière ou de cidre en détail, ayant billard.

Cabas (Marchand de) en gros.

Cabinet de figures en cire (Tenant un).

Cabinet de lecture (Tenant un), où l'on donne à lire les journaux et les nouveautés littéraires.

Cabinet de lecture, où l'on donne à lire les journaux seulement (Tenant un).

Cabinet particulier de tableaux, d'objets d'histoire naturelle ou d'antiquités (Tenant un).

Cabinets d'aisances publics (Tenant).

Cachemires de l'Inde (Marchand de).

Cadres pour glaces et tableaux (Marchand de).

Café-chantant, café-concert, café-spectacle (Exploitant de) à entrée payante, ou à entrée libre avec places et prix distincts.

Café-chantant, café-concert, café-spectacle (Exploitant de) à entrée libre, sans places et prix distincts.

Café-crémerie ou restaurant-crémerie (Tenant un).

Café en grains, moulu, torréfié ou de chicorée (Marchand de) en gros.

Café en grains, moulu, torréfié ou de chicorée (Marchand de) en demi-gros.

Café en grains, moulu, torréfié ou de chicorée (Marchand de) en détail.

Café tout préparé (Débitant de).

Cafetier.

Cafetières, bouillottes, marabouts (Marchand de).

Cages, souricières ou tournettes (Marchand de).

Caisse ou comptoir d'avances ou de prêts, de recettes ou de payements (Tenant).

Caisse ou comptoir de bons ou coupons commerciaux, ou de bons ou coupons d'escomptes, d'épargne, de crédit ou de capitalisation (Tenant).

Caisse ou comptoir pour opérations sur les valeurs (Tenant).

Cannes (Marchand de), ayant boutique ou magasin.

Cantinier dans les prisons, hospices et autres établissements publics.

Caoutchouc, celluloïd, gutta-percha ou autres matières analogues (Marchand d'objets confectionnés ou d'étoffes garnies en).

Caractères mobiles en bois ou en terre cuite (Marchand de).

Carreaux à carreler (Marchand de).

Cartes à jouer (Marchand de).

Cartes de géographie (Marchand de).

Carton en pâte ou en feuilles (Marchand de).

Cartonnage fin (Marchand de).

Casino (Exploitant de).

Casquettes, toques, bonnets carrés et autres (Marchand de).

Castine (Marchand de).

Cendres ordinaires (Marchand de).

Cercles ou cerceaux (Marchand de).

Cercles ou sociétés (Fournisseur des objets de consommation dans les).

Cercles ou sociétés littéraires (Entrepreneur d'établissements pour les).

Chaînes de fil, laine ou coton préparées pour la fabrication des tissus (Marchand de).

Chaises (Loueur de).

Chaises communes (Marchand de).

Chaises fines (Marchand de).

Châles (Marchand de) en gros.

Châles (Marchand de) en détail.

Chalets de nécessité établis sur la voie publique (Concessionnaire ou exploitant de).

Chandelles (Marchand de) en détail.

Changeur de monnaies.

Chapeaux (Marchand de vieux).

Chapeaux de feutre, de soie ou de paille (Marchand de) en gros.

Chapeaux de feutre, de soie ou de paille (Marchand de) en demi-gros.

Chapeaux de paille (Marchand de) en détail.

Chapelets (Marchand de).

Chapelier en fin.

Chapelier en grosse chapellerie.

Chapellerie (Marchand de matières premières pour la).

Chapellerie (Marchand de fournitures pour la).

Charbon artificiel ou briques combustibles (Marchand de) au petit détail.

Charbon de bois (Marchand de) en gros.

Charbon de bois (Marchand de) en demi-gros.

Charbon de bois (Marchand de) en détail.

Charbon de terre épuré ou non, aggloméré ou non (Marchand de) en gros.

Charbon de terre épuré ou non, aggloméré ou non (Marchand de) en demi-gros.

Charbon de terre épuré ou non, aggloméré ou non (Marchand de) en détail.

Charbon de terre épuré ou non, aggloméré ou non (Marchand de) au petit détail.

Charbonnier voiturier.

Charcutier revendeur.

Chardons pour le cardage (Marchand de) en gros.

Chasubles ou autres ornements d'église (Marchand de).

Chaussons de lisière, pantoufles ou sandales (Marchand de) en gros.

Chaussons de lisière et autres ou sandales (Marchand de) en détail.

Chaussures (Marchand de) en gros.

Chaux (Marchand de).

Cheminées dites économiques (Marchand de).

Chevaux (Courtier de).

Chevaux (Loueur de).

Chevaux (Marchand de).

Chevaux (Tenant pension de).

Cheveux (Marchand de) en gros.

Cheveux (Marchand de) en demi-gros.

Cheveux (Marchand de) en détail.

Chèvres et chevreaux (Marchand de).

Chiens (Marchand de).

Chiffonnier (Marchand) en gros.

Chiffonnier (Marchand) en demi-gros.

Chiffonnier en détail.

Chocolat (Marchand de) en gros.

Chocolat, bonbons ou menue confiserie (Marchand de) en détail.

Cidre (Marchand de) en gros, vendant principalement par pièces, soit aux marchands, soit aux cabaretiers, soit aux consommateurs.

Cierges en stéarine (Marchand de).

Cimentier (Marchand) [celui qui vend des mastics et ciments qu'il n'a point fabriqués].

Cirage ou encaustique (Marchand de).

Cirier (Marchand).

Cloches de toute dimension (Marchand de).

Cloutier (Marchand) en gros.

Cloutier (Marchand) en demi-gros.

Cloutier (Marchand) en détail.

Cochons (Marchand de).

Cocons (Marchand de).

Coiffes de femmes (Marchande de).

Colle de pâte (Marchand de).

Colliers de chiens (Marchand de).

Cols, collets, cravates ou rabats (Marchand de) en gros.

Cols, collets, cravates ou rabats (Marchand de) en détail.

Comestibles (Marchand de).

Commis voyageur étranger (s'il est passible de patente).

Commissionnaire accrédité près la douane.

Commissionnaire au Mont-de-piété.

Commissionnaire en marchandises, lorsqu'il s'entremet seulement pour la vente aux marchands détaillants et aux consommateurs.

Commissionnaire en marchandises.

Commissionnaire pour l'acquit des droits de douane et de fret au départ ou à l'arrivée des navires.

Concerts publics (Entrepreneur de).

Conserves alimentaires (Marchand de) en gros.

Conserves alimentaires (Marchand de) en demi-gros.

Conserves alimentaires (Marchand de) en détail.

Convois mortuaires et pompes funèbres (Tenant une agence pour le règlement des).

Coquetier avec voiture.

Coquetier avec bête de somme.

Coquetier sans voiture ni bête de somme.

Coraux bruts (Marchand de).

Cordier (Marchand).

Cordier, marchand de câbles et cordages pour la marine ou la navigation intérieure.

Cornes brutes (Marchand de).

Corsets (Marchand de), vendant en gros.

Corsets (Marchand de), vendant en demi-gros.

Corsets (Marchand de), vendant en détail.

Cosmétiques et pommades au petit détail (Marchand de).

Cosmorama (Directeur de).

Coton cardé ou gommé (Marchand de).

Coton en laine (Marchand de) en gros.

Coton filé (Marchand de) en gros.

Coton filé (Marchand de) en demi-gros.

Coton filé (Marchand de) en détail.

Cotrets sur bateaux (Marchand de).

Couleurs, vernis et droguerie à l'usage des peintres (Marchand de) en détail.

Couronnes ou ornements funéraires (Marchand de), vendant en gros.

Couronnes ou ornements funéraires (Marchand de), vendant en demi-gros.

Couronnes ou ornements funéraires (Marchand de), vendant en détail.

Courses quelconques (Entrepreneur d'établissement pour des).

Courtier d'assurances.

ourtier de bestiaux.

Courtier de fret pour la navigation intérieure, lorsqu'il n'occupe pas plus d'un employé.

Courtier de fret pour la navigation maritime ou intérieure.

Courtier de marchandises, facteur de denrées et marchandises (Opérations en gros.

Courtier de marchandises, facteur de denrées et marchandises (Vente aux marchands détaillants et aux consommateurs).

Courtier de mouture.

Courtier de navires.

Courtier de produits alimentaires ou agricoles.

Courtier en essences.

Courtier en grains.

Courtier en soie.

Courtier-gourmet-piqueur de boissons.

Coutelier (Marchand).

Coutellerie (Marchand de) en gros.

Coutellerie (Marchand de) en demi-gros.

Couverts et autres objets en fer battu ou étamé (Marchand de) en gros.

Couverts et autres objets en fer battu ou étamé (Marchand de) en détail.

Couvertures de soie, bourre, laine, coton, etc. (Marchand de).

Crayons (Marchand de).

Crémier-Glacier.

Crémier ou laitier.

Crépins (Marchand de).

Crics (Marchand de).

Crin frisé (Marchand de) en gros.

Crin frisé (Marchand de) en demi-gros.

Crin frisé (Marchand de) en détail.

Crins plats (Marchand de).

Cuir bouilli et verni (Marchand d'objets en).

Cuirs en vert étrangers (Marchand de) en gros.

Cuirs en vert du pays (Marchand de) en gros.

Cuirs ou pierres à rasoirs (Marchand de).

Cuirs tannés, corroyés, lissés, vernissés (Marchand de) en gros.

Cuirs tannés, corroyés, lissés, vernissés (Marchand de) en demi-gros.

Cuirs tannés, corroyés, lissés, vernissés (Marchand de) en détail.

Cuivre de navire (Marchand de vieux).

Cuivre vieux (Marchand de).

Curiosité (Marchand d'objets de).

Dalles (Marchand de).

Déchets de laine, de coton ou de lin (Marchand de) en gros.

Déchets de laine, de coton ou de lin (Marchand de) en demi-gros.

Déchets de laine, de coton ou de lin (Marchand de) en détail.

Décors et ornements d'architecture (Marchand de).

Dégras (Marchand de), vendant en gros.

Dégras (Marchand de), vendant en détail.

Denrées coloniales (Marchand de) en gros.

Dentelles (Marchand de), vendant en gros.

Dentelles (Marchand de), vendant en demi-gros.

Dentelles (Marchand de), vendant en détail.

Dents et rateliers artificiels (Marchand de).

Diamants ou pierres fines (Marchand de).

Diorama, panorama, néorama, géorama (Directeur de).

Dorures pour passementeries (Marchand de).

Drêche ou marc de l'orge qui a servi à faire la bière (Marchand de).

Droguiste (Marchand) en gros.

Droguiste (Marchand) en demi-gros.

Droguiste (Marchand) en détail.

Eaux gazeuses, eaux minérales naturelles ou factices, ou limonades gazeuses (Marchand d').

Écailles d'ables ou ablettes (Marchand d').

Échalas ou bois d'échalas (Marchand d'). [Celui qui vend par bateau, par wagon, ou par quantités équivalentes ou supérieures].

Échalas (Marchand d'). [Celui qui vend par voiture ou par quantités équivalentes].

Échalas (Marchand d') en détail.

Échelles, fourches, râteaux et râteliers (Marchand d').

Éclairage à l'huile (Entrepreneur d').

Éclairage à l'huile pour le compte des particuliers (Entrepreneur d').

Écritures (Entrepreneur d').

Électricité (Marchand d'appareils, ustensiles et fournitures pour l'emploi de l'). ayant boutique ou magasin.

Émeri et rouge à polir (Marchand d').

Encre à écrire (Marchand d'), vendant en gros.

Encre à écrire (Marchand d'), vendant en détail.

Encriers perfectionnés (siphoïde, pompe, inoxydables, etc.) (Marchand d').

Engrais ou amendements (Marchand d') en gros.

Engrais ou amendements (Marchand d') en détail.

Enjoliveur (Marchand).

Épicerie (Marchand d') en gros.

Épicerie (Marchand d') en demi-gros.

Épicerie (Marchand d') en détail.

Épicier regrattier.

Épingles (Marchand d') en gros.

Épingles (Marchand d') en demi-gros.

Éponges (Marchand d') en gros.

Éponges (Marchand d') en détail.

Équipement militaire (Marchand d'objets d').

Équitation (Fournisseur du personnel et des chevaux nécessaires pour l'enseignement de l').

Escargots (Marchand d') en gros. ayant un parc.

Escargots (Marchand d').

Escompteur.

Essences ou eaux parfumées ou médicinales (Marchand d') en gros.

Essences ou eaux parfumées ou médicinales (Marchand d') en demi-gros.

Essences ou eaux parfumées ou médicinales (Marchand d') en détail.

Estaminet (Maître d').

Estampes, gravures ou photographies (Marchand de).

Étoupe (Marchand d') pour le calfatage des navires.

Étuis et sacs de papier (Marchand d').

Facteur aux marchés aux bestiaux destinés à l'approvisionnement de Paris.

Facteur de fabrique.

Fagots et bourrées (Marchand de), vendant par voiture.

Fagots et bourrées (Marchand de), vendant au fagot.

Faïence (Marchand de) en gros.

Faïence (Marchand de) en demi-gros.

Faïence (Marchand de) en détail.

Faines (Marchand de).

Fanons ou barbes de baleine (Marchand de) en gros.

Fanons ou barbes de baleine (Marchand de) en demi-gros.

Farines (Marchand de) en gros.

Farines (Marchand de) en demi-gros.

Farines (Marchand de) en détail.

Fécules (Marchand de) en gros.

Fécules (Marchand de) en détail.

Fer en barre ou fonte de fer (Marchand de) en gros.

Fer en barre ou fonte de fer (Marchand de) en demi-gros.

Fer en barre ou fonte de fer (Marchand de) en détail.

Fer vieux (Marchand de) en gros.

Ferrailleur.

Ferronnerie (Marchand de) en détail.

Feuilles de blé de Turquie (Marchand de).

Feuilles de cuivre imitant l'or battu (Marchand de).

Feutre (Marchand de) pour la papeterie, le doublage des navires, plateaux vernis, etc.

Fil de fer ou de laiton (Marchand de) en gros.

Fil de fer ou de laiton (Marchand de) en demi-gros.

Fil de fer ou de laiton (Marchand de) en détail.

Filets, gants, mitaines, résilles ou autres ouvrages à mailles (Marchand de), vendant en gros.

Filets, gants, mitaines, résilles ou autres ouvrages à mailles (Marchand de), vendant en demi-gros.

Filets, gants, mitaines, résilles ou autres ouvrages à mailles (Marchand de), vendant en détail.

Filotier.

Fleurets et filoselle (Marchand de) en gros.

Fleurets et filoselle (Marchand de) en demi-gros.

Fleurets et filoselle (Marchand de) en détail.

Fleurs artificielles (Marchand de), vendant en gros.

Fleurs artificielles (Marchand de), vendant en demi-gros.

Fleurs artificielles (Marchand de), vendant en détail.

Fleurs artificielles, feuillages, etc. (Marchand de tissus spéciaux apprêtés ou d'étoffes pour).

Fleurs artificielles, feuillages, etc. (Marchand d'apprêts, autres que les tissus spéciaux et les étoffes, pour).

Fleurs d'oranger (Marchand de).

Fleurs naturelles ou plantes d'ornement (Loueur de).

Fleurs naturelles ou plantes d'ornement (Marchand de) en gros.

Fleurs naturelles ou plantes d'ornement (Marchand et entrepreneur de la fourniture ou de la location de)

Fleurs naturelles ou plantes d'ornement (Marchand de) en détail.

Fontaines à filtrer (Marchand de).

Fontaines en grès, à sable (Marchand de).

Fontaines publiques (Fermier de).

Fonte ouvragée (Marchand de).

Fouets, cravaches (Marchand de).

Fourneaux potagers (Marchand de).

Fournisseur de fourrages aux troupes ou dans les dépôts nationaux d'étalons.

Fournisseur de la paille pour le couchage des troupes.

Fournisseur de vivres ou subsistances, de chauffage, d'éclairage, etc., aux troupes de terre ou de mer, dans les hospices civils ou militaires ou autres établissements publics.

Fournisseur d'objets concernant le grand et le petit équipement, l'habillement, la remonte, le harnachement, le campement, etc., des troupes de terre et de mer, lorsqu'il n'est pas fabricant de ces objets.

Fournisseur général dans les prisons ou dépôts de mendicité.

Fourrage (Débitant de) à la botte ou en petite partie, au poids.

Fourrages (Marchand de) par charrette ou voiture.

Fourrages (Marchand expéditeur de), celui qui vend par bateau ou par wagon.

Fourrures (Marchand de) en gros.

Fourrures (Marchand de) en demi-gros.

Fourrures (Marchand de) en détail.

Frangier (Marchand).

Fretin (Marchand de).

Fripier.

Fromages de pâte grasse (Marchand de), vendant en gros.

Fromages de pâte grasse (Marchand de), vendant en demi-gros.

Fromages de pâte grasse (Marchand de), vendant en détail.

Fromages secs (Marchand de) en gros.

Fromages secs (Marchand de) en demi-gros.

Fromages secs (Marchand de) en détail.

Fruitier.

Fruitier-oranger.

Fruits, légumes frais, champignons et autres comestibles analogues (Marchand expéditeur de).

Fruits ou légumes (Marchand de), vendant par panier.

Fruits secs (Marchand de) en gros.

Fruits secs (Marchand de) en demi-gros.

Fruits secs (Marchand de) en détail.

Fruits secs pour boisson (Marchand de).

Galettes, gaufres, brioches et gâteaux (Marchand de).

Galonnier (Marchand).

Gants (Marchand de) en gros.

Gants (Marchand de) en détail.

Garde-robes inodores (Marchand de).

Gargotier.

Garnitures de parapluies et cannes, telles que bouts, anneaux, crosses, manches, couvertures taillées, montures ou carcasses, etc. (Marchand de).

Gaules ou perches (Marchand de).

Glace, eau congelée (Marchand de).

Glaces (Marchand de) en gros.

Glaces (Marchand de) en demi-gros.

Glaces (Marchand de) en détail.

Glacier.

Glacier-limonadier.

Glacières (Maître de).

Globes terrestres et célestes (Marchand de).

Graine de moutarde blanche (Marchand de).

Graine de vers à soie (Marchand de) en gros.

Graine de vers à soie (Marchand de) en demi-gros.

Graine de vers à soie (Marchand de) en détail.

Graines fourragères, oléagineuses et autres (Marchand de) en gros.

Graines fourragères, oléagineuses et autres (Marchand de) en demi-gros.

Graines fourragères, oléagineuses et autres (Marchand de) en détail.

Grainetier-fleuriste (Marchand) en gros.

Grainetier-fleuriste en détail.

Grainier ou grainetier.

Grains (Marchand de) en gros.

Grains (Marchand de) en demi-gros.

Grains et graines (Marchand de) en détail.

Gymnase (Maître de).

Halles, marchés ou emplacements sur les places publiques (Adjudicataire, concessionnaire ou fermier des droits de).

Harpes (Marchand de) ayant boutique ou magasin.

Herboriste (Marchand) en gros.

Herboriste-droguiste.

Herboriste ne vendant que des plantes médicinales fraîches ou sèches.

Histoire naturelle (Marchand d'objets d').

Horloger.

Horlogerie (Marchand de fournitures d').

Horlogerie (Marchand en gros de pièces d').

Horloges en bois (Marchand d').

Hôtel (Maître d').

Hôtel garni (Maître d') louant à la semaine, à la quinzaine ou au mois.

Houblon (Marchand de) en gros.

Houblon (Marchand de) en demi-gros.

Housses et autres articles analogues pour les bourreliers et les selliers (Marchand de).

Huiles (Marchand d') en gros.

Huiles (Marchand d') en demi-gros.

Huiles (Marchand d') en détail.

Huîtres (Marchand d') vendant à des expéditeurs ou à des marchands, faisant des envois sur commande ou expédiant pour son compte.

Huîtres (Marchand d') pour la consommation locale, vendant habituellement par bourriche ou par panier, aux détaillants, aux restaurateurs, aux aubergistes, aux traiteurs, aux cafetiers.

Huîtres (Marchand d') pour la consommation locale.

Hydromel (Marchand d').

Images (Marchand d').

Imprimerie (Marchand de presses, caractères et ustensiles d').

Infirmerie d'animaux (Tenant une).

Instruments aratoires (Marchand d').

Instruments de chirurgie en métal (Marchand d').

Instruments de musique (Marchand d'), celui qui vend à d'autres marchands ou fait des envois sur commande.

Instruments de musique à vent, en bois ou en cuivre (Marchand d').

Instruments de musique en cuivre (Marchand de pièces d').

Instruments pour les sciences (Marchand d') ayant boutique ou magasin.

Ivoire (Marchand d'objets en).

Jais ou Jaïet (Marchand d'objets en).

Jardin public (Tenant un).

Jaugeage, mesurage ou pesage (Adjudicataire, concessionnaire ou fermier des droits de).

Jeu de paume (Maître de).

Jeux et amusements publics, tels que jeux de quilles ou de mail, manège à chevaux de bois, billard anglais, etc. (Maître de).

Jeux et amusements publics, tels que tirs, arènes, tournants, massacres, loteries, panoramas optiques, photographies, cabinets de curiosités, phénomènes et autres attractions, jeux de force, d'adresse ou de hasard, etc. (Exploitant un établissement forain de).

Joaillier (Marchand), n'ayant point d'atelier.

Kaolin, pétunzé, manganèse (Marchand de).

Laine brute ou lavée (Marchand de) en gros.

Laine brute ou lavée (Marchand de) en détail.

Laine de bois ou fibre de bois (Marchand de) en gros.

Laine de bois ou fibre de bois (Marchand de) en détail.

Laine filée ou peignée (Marchand de) en gros.

Laine filée ou peignée (Marchand de) en demi-gros.

Laine filée ou peignée (Marchand de) en détail.

Lait (Marchand expéditeur de).

Lait (Marchand de) en gros.

Lait d'ânesse (Marchand de).

Lapidaire en pierres fausses (Marchand).

Lattes (Marchand de) en gros.

Lattes (Marchand de) en détail.

Layettes d'enfants (Marchand de).

Légumes frais, champignons et autres comestibles analogues (Marchand de) en gros.

Légumes secs (Marchand de) en gros.

Légumes secs (Marchand de) en demi-gros.

Légumes secs (Marchand de) en détail.

Levure ou levain (Marchand de).

Libraire-éditeur.

Libraire non éditeur.

Librairie (Agent de).

Lie de vin (Marchand de).

Liège brut (Marchand de) en gros.

Liège brut (Marchand de) en détail.

Liens de paille, d'écorce, etc. (Marchand de).

Limailles (Marchand de).

Limonadier non glacier.

Lin ou chanvre brut ou filé (Marchand de) en gros.

Lin ou chanvre brut ou filé (Marchand de) en demi-gros.

Lin ou chanvre brut (Marchand de) en détail.

Lin ou chanvre filé (Marchand de) en détail.

Linge (Marchand de vieux).

Linge de table et de ménage, objets d'ameublement ou de literie (Loueur de).

Linger (Fournisseur).

Linger (Marchand) vendant en gros.

Linger (Marchand), vendant en demi-gros.

Linger (Marchand) vendant en détail.

Liqueurs (Marchand de) en détail.

Liqueurs et eaux-de-vie (Débitant de).

Literie (Marchand d'articles ou fournitures de) en détail.

Lithochromies (Marchand de).

Lithographies (Marchand de).

Lithophanies (Marchand de).

Location de baraques et baraquements (Entrepreneur de).

Logeur.

Logeur de bestiaux, de chevaux et autres bêtes de somme.

Loueur d'abris sur les marchés.

Loueur d'échafaudages.

Loueur de livres.

Loueur de tableaux et dessins.

Lunetier (Marchand).

Lustres (Marchand de).

Lutherie (Marchand de pièces de).
Machines agricoles (Loueur de).
Machines agricoles (Marchand de).
Machines à coudre, à piquer, à broder, à plisser, à écrire et autres machines analogues (Marchand de) en gros.
Machines à coudre, à piquer, à broder, à plisser, à écrire et autres machines analogues (Marchand de) en demi-gros.
Machines à coudre, à piquer, à broder, à plisser, à écrire et autres machines analogues (Marchand de) en détail.
Machines-outils, grandes machines, matériel industriel ou d'entrepreneur (Marchand de).
Machines-outils, grandes machines, matériel industriel ou d'entrepreneur, d'occasion (Marchand de).
Magasin de plusieurs espèces de marchandises (Tenant un) lorsqu'il occupe habituellement plus de dix personnes employées aux écritures, aux caisses, à la surveillance, aux achats et aux ventes intérieures ou extérieures.
Magasin pour la vente en demi-gros ou aux particuliers de vêtements confectionnés (Tenant un) lorsqu'il occupe habituellement plus de dix personnes employées aux écritures, aux caisses, à la surveillance, aux achats et aux ventes intérieures ou extérieures.
Magasin pour la vente en demi-gros ou en détail de quincaillerie, de ferronnerie et d'articles de ménage (Tenant un) lorsqu'il occupe habituellement plus de dix personnes employées aux écritures, aux caisses, à la surveillance, aux achats et aux ventes intérieures ou extérieures.
Magasin pour la vente en demi-gros ou en détail d'épiceries, liqueurs et conserves (Tenant un) lorsqu'il occupe habituellement plus de dix personnes employées aux écritures, aux caisses, à la surveillance, aux achats et aux ventes intérieures ou extérieures.
Maillechort et autres compositions métalliques (Marchand en gros d'objets en).
Maillechort et autres compositions métalliques (Marchand d'objets en) en détail.
Maison de séjour pendant les pèlerinages, retraites, etc. (Tenant une).
Maison particulière de retraite (Tenant une).
Maison particulière de santé (Tenant une).
Maître placeur de bestiaux sur les marchés.
Mandataire aux halles de Paris.
Manège d'équitation (Tenant un).
Marbre (Marchand de) en gros.
Marbre factice (Marchand d'objets en).
Marc d'olives (Marchand de).
Marchand forain.
Marchand forain sur bateau.

Mareyeur expéditeur.
Margarine ou autres produits analogues (Marchand de) en gros.
Margarine ou autres produits analogues (Marchand de) en demi-gros.
Margarine ou autres produits analogues (Marchand de) en détail.
Maroquinerie (Marchand de) en gros.
Maroquinerie (Marchand de) en demi-gros.
Maroquinerie (Marchand de) en détail.
Marrons et châtaignes (Marchand de) en gros.
Marrons et châtaignes (Marchand de) en détail.
Masques (Marchand de).
Matériaux (Marchand de vieux).
Matériaux de construction (Marchand de).
Matières premières pour la fabrication de la bière (Marchand de) en détail.
Mèches (Marchand de).
Ménagerie foraine (Directeur de).
Meneur de nourrices.
Mercerie (Marchand de) en gros.
Mercerie (Marchand de) en demi-gros.
Mercerie (Marchand de) en détail.
Mercerie (Marchand de menue).
Métaux (Marchand en gros de) autres que l'or, l'argent, le platine, le fer en barre ou la fonte.
Métaux (Marchand en demi-gros de) autres que l'or, l'argent, le platine, le fer en barre ou la fonte.
Métaux (Marchand en détail de) autres que l'or, l'argent, le platine, le fer en barre ou la fonte.
Meubles (Marchand de)
Meubles et outils d'occasion (Marchand de).
Meules à aiguiser (Marchand de).
Meules de moulin (Marchand de).
Miel et cire brute (Marchand de) en gros.
Miel et cire brute (Marchand de) en détail.
Mine de plomb (Marchand de) en gros.
Mine de plomb (Marchand de) en détail.
Minerai de fer, d'étain ou de zinc (Marchand de).
Modes (Marchand de).
Mosaïques (Marchand de).
Mottes à brûler (Marchand de).
Moules en bois pour la passementerie (Marchand de).
Moulures (Marchand de) en boutique.
Moutarde (Marchand de) en gros.
Moutarde (Marchand de) en détail.
Moutons et agneaux (Marchand de).
Mulets et mules (Marchand de).
Musique (Marchand de) éditeur.
Musique (Marchand de) non éditeur.
Nacre brute (Marchand de).
Nacre de perles (Marchand d'objets en).
Natation (Tenant une école de).
Nécessaires (Marchand de).
Négociant.

Noir de fumée ou noir animal (Marchand de).

Nougat (Marchand de) en gros.

Nourrisseur de vaches, de chèvres ou de brebis pour le commerce du lait.

Nouveautés (Marchand de) n'occupant pas plus de dix personnes employées aux écritures, aux caisses, à la surveillance, aux achats et aux ventes intérieures ou extérieures.

Objets en cuivre, plaqué, os, ivoire, ébène, etc., pour la sellerie ou la carrosserie (Marchand d').

Objets ou figures en cire (Exploitant un établissement forain d').

Octroi (Adjudicataire, concessionnaire ou fermier des droits d').

OEufs, volailles, lapins ou gibier (Marchand expéditeur d'), lorsqu'il occupe plus de dix ouvriers ou employés.

OEufs, volailles, lapins ou gibier (Marchand expéditeur d'), lorsqu'il n'occupe pas plus de dix ouvriers ou employés.

OEufs, volailles, lapins ou gibier (Marchand d') en gros.

OEufs, volailles, lapins ou gibier (Marchand d') en détail.

Oiselier.

Or, argent ou platine (Marchand d').

Oranges ou citrons (Marchand d') en gros.

Oranges ou citrons (Marchand d') en boutique et en détail.

Orfèvre (Marchand) sans atelier.

Orgues portatives ou harmoniums (Marchand d').

Oribus (Marchand d').

Os (Marchand d') en gros.

Osier (Marchand d') vendant par voiture ou par bateau.

Osier (Marchand d') vendant à la botte ou par petites quantités.

Ouate (Marchand d').

Outils, instruments et harnais à l'usage des ouvriers tisseurs (Marchand d').

Outres (Marchand d').

Pacotilleur.

Paille coupée pour chaises (Marchand de).

Paille ou mousse teinte (Marchand de).

Pain (Revendeur de).

Pain d'épice (Marchand de) vendant en gros.

Pain d'épice (Marchand de) vendant en détail et en boutique.

Pains à cacheter et à chanter (Marchand de).

Pantoufles (Marchand de) en détail.

Papetier (Marchand) en gros.

Papetier (Marchand) en demi-gros.

Papetier (Marchand) en détail.

Papiers de fantaisie, papiers déchiquetés, papier végétal ou héliographique (Marchand de).

Papiers imprimés et vieux papiers (Marchand de) en gros.

Papiers imprimés et vieux papiers (Marchand de) en demi-gros.

Papiers imprimés et vieux papiers (Marchand de) en détail.

Papiers ou taffetas préparés pour usages médicinaux (Marchand de).

Papiers peints pour tenture (Marchand de).

Papiers pour emballage et pour sacs (Marchand de) en gros.

Papiers pour emballage et pour sacs (Marchand de) en demi-gros.

Papiers pour emballage et pour sacs (Marchand de) en détail.

Paquebots étrangers (Tenant une agence de).

Parapluies (Marchand de) vendant en gros.

Parapluies (Marchand de) vendant en demi-gros.

Parapluies (Marchand de) vendant en détail.

Parapluies (Marchand de vieux).

Parc aux charrettes (Tenant un).

Parfumeur (Marchand) en gros.

Parfumeur (Marchand) en demi-gros.

Parfumeur (Marchand) en détail.

Passementier (Marchand) en gros.

Passementier (Marchand) en demi-gros.

Passementier (Marchand) en détail.

Pastels (Marchand de) en gros.

Pastels (Marchand de) en détail.

Pâtes alimentaires (Marchand de) en gros.

Pâtes alimentaires (Marchand de) en demi-gros.

Pâtes alimentaires (Marchand de) en détail.

Pâtisseries, bonbons, glaces, sirops et autres objets de consommation (Tenant un établissement forain pour la vente de).

Pavés (Marchand de).

Péage sur une route (Adjudicataire, concessionnaire ou fermier des droits de).

Peaussier (Marchand) en gros.

Peaussier (Marchand) en demi-gros.

Peaussier (Marchand) en détail.

Peaux de lièvre et de lapin (Marchand de) en boutique.

Peaux en vert ou crues (Marchand de).

Pêche (Adjudicataire ou fermier de).

Peignes (Marchand de) en gros.

Peignes (Marchand de) en détail.

Peignes de soie (Marchand de).

Peignes en cannes ou roseaux pour le tissage (Marchand de).

Pelles de bois (Marchand de).

Pelleteries (Marchand de) en gros, s'il tire habituellement des pelleteries de l'étranger ou s'il en exporte.

Pelleteries (Marchand de) en détail.

Pendules, bronzes, montres, chronomètres, objets en métal doré ou argenté (Marchand de) en gros.

Pendules, bronzes, montres, chronomètres, objets en métal doré ou argenté (Marchand de) en demi-gros.
Pendules, bronzes, montres, chronomètres, objets en métal doré ou argenté (Marchand de) en détail.
Pension bourgeoise (Tenant).
Pension particulière de vieillards (Tenant).
Perles fausses (Marchand de).
Pharmacie (Marchand d'accessoires et fournitures pour la).
Pharmacien vendant en gros.
Pharmacien vendant en demi-gros.
Pharmacien vendant en détail.
Photographie (Marchand d'appareils, ustensiles et fournitures pour la) ayant boutique ou magasin.
Pianos (Loueur de).
Pianos et clavecins (Marchand de) en boutique ou magasin.
Pierres à brunir (Marchand de).
Pierres à feu (Marchand de).
Pierres bleues (Marchand de) pour le blanchissage du linge.
Pierres brutes ou taillées (Marchand de).
Pierres de touche (Marchand de).
Pierres lithographiques (Marchand de).
Pipes et autres articles de fumeurs (Marchand de) en gros.
Pipes et autres articles de fumeurs (Marchand de) en demi-gros.
Pipes et autres articles de fumeurs (Marchand de) en détail.
Pipes de terre (Marchand de) en détail.
Piquettes ou vins de marcs de raisin (Marchand de).
Piquonnier.
Planches (Marchand de) en gros.
Planches (Marchand de) en détail.
Plants, arbres ou arbustes (Marchand de).
Plaqué ou doublé d'or et d'argent (Marchand d'objets en).
Plâtre (Marchand de)
Plomb et fonte de chasse (Marchand de).
Plumassier (Marchand) ayant boutique ou magasin, vendant en gros.
Plumassier (Marchand) ayant boutique ou magasin, vendant en demi-gros.
Plumassier (Marchand) ayant boutique ou magasin, vendant en détail.
Plume et duvet (Marchand de) en gros.
Plume et duvet (Marchand de) en détail.
Plumeaux (Marchand de).
Plumes à écrire, plumes d'oie, de cygne, de corbeau (Marchand de) en gros.
Plumes à écrire, plumes d'oie, de cygne, de corbeau (Marchand de) en détail.
Plumes métalliques (Marchand de) en gros.
Plumes métalliques (Marchand de) en détail.
Plumes pour la plumasserie (Marchand de) vendant principalement la plume d'autruche.
Plumes pour la plumasserie (Marchand de) vendant principalement les oiseaux étrangers en peau et la plume étrangère autre que la plume d'autruche.
Plumes pour la plumasserie (Marchand de) vendant principalement les plumes et oiseaux du pays.
Poisson (Marchand de) en détail.
Poisson frais (Marchand de) en gros.
Poisson salé, mariné, sec ou fumé (Marchand de) en gros.
Poisson salé, mariné, sec ou fumé (Marchand de) en demi-gros.
Pommes de pin et d'autres arbres résineux (Marchand de) en gros.
Pommes de terre (Marchand de) en gros.
Pommes et autres fruits considérés comme n'étant pas des fruits secs (Marchand de) en gros.
Pompes de métal (Marchand de).
Pont (Concessionnaire ou fermier de péage sur un).
Porcelaine (Marchand de) en gros.
Porcelaine (Marchand de) en demi-gros.
Porcelaine (Marchand de) en détail.
Portefeuilles ou autres objets de menue maroquinerie (Marchand de).
Poterie (Marchand de) en gros.
Poterie de terre (Marchand de).
Poudre d'or, de bronze et autres métaux (Marchand de).
Présurier.
Produits chimiques (Marchand de) en gros.
Produits chimiques (Marchand de) en demi-gros.
Produits chimiques (Marchand de) en détail.
Quincaillerie ou ferronnerie (Marchand de) en gros.
Quincaillerie ou ferronnerie (Marchand de) en demi-gros.
Quincaillerie (Marchand de) en détail.
Réassurances (Compagnie, société ou comptoir de).
Receveur de rentes, lorsqu'il occupe plusieurs employés.
Receveur de rentes, lorsqu'il n'occupe pas plus d'un employé.
Reconnaissances du mont-de-piété (Marchand de).
Remiseur de charrettes à bras et de hottes.
Représentant de commerce (Opérations en gros).
Représentant de commerce (Vente aux marchands détaillants et aux consommateurs).
Résines et autres matières analogues (Marchand de) en gros.
Résines et autres matières analogues (Marchand de) en demi-gros.
Résines et autres matières analogues (Marchand de) en détail.

Restaurateur et traiteur à la carte ou portant en ville.
Restaurateur et traiteur à la carte et à prix fixe.
Restaurateur et traiteur à prix fixe seulement.
Restaurateur sur bateaux à vapeur.
Restaurateur sur wagons.
Revendeur à la toilette.
Rognures de papier (Marchand de).
Rognures de peaux (Marchand de) en gros.
Rognures de peaux (Marchand de) en demi-gros.
Rognures de peaux (Marchand de) en détail.
Rogue ou œufs de morue (Marchand de) en gros.
Rogue ou œufs de morue (Marchand de) en détail.
Roseaux (Marchand de).
Roseaux préparés pour le tissage (Marchand de).
Rouettes ou harts pour lier les trains de bois (Marchand de).
Rouge végétal (Marchand de) en gros.
Rouge végétal (Marchand de) en détail.
Rubans pour modes (Marchand de) en gros.
Rubans pour modes (Marchand de) en demi-gros.
Rubans pour modes (Marchand de) en détail.
Sable (Marchand de).
Sabots (Marchand de) en gros.
Sabots (Marchand de) en détail.
Sabots ou galoches garnis (Marchand en détail de).
Sacs de toile (Marchand de).
Sacs de toile (Loueur de).
Safran (Marchand de) en gros.
Safran (Marchand de) en demi-gros.
Sang (Marchand de) pour usages autres que l'engrais des terres.
Sangsues (Marchand de) en gros.
Sangsues (Marchand de) en demi-gros.
Sangsues (Marchand de) en détail.
Sarraux ou blouses (Marchand de), vendant en gros.
Sarraux ou blouses (Marchand de), vendant en détail.
Savon (Marchand de) en gros.
Savon (Marchand de) en demi-gros.
Savon (Marchand de) en détail.
Sciure de bois (Marchand de).
Sel (Marchand de) en gros.
Sel (Marchand de) en demi-gros.
Sel (Marchand de) en détail.
Serrurerie (Marchand en gros d'objets de).
Société française ou étrangère opérant à l'étranger et tenant en France, pour son compte, une caisse pour emprunts ou pour payements des intérêts, dividendes, etc.

Sociétés formées par actions pour opérations de banque, de crédit, d'escompte, de dépôts, comptes courants, etc.
Socques en bois (Marchand de).
Soie (Marchand de) en gros.
Soie (Marchand de) en demi-gros.
Soie (Marchand de) en détail.
Soies de porc ou de sanglier (Marchand de) en gros.
Soies de porc ou de sanglier (Marchand de) en demi-gros.
Soies de porc ou de sanglier (Marchand de) en détail.
Son, recoupe et remoulage (Marchand de).
Sonnerie des cloches (Adjudicataire ou fermier de la).
Soudes végétales indigènes (Marchand de) en gros.
Soufflets (Marchand de gros) pour les forgerons, bouchers, etc.
Soufflets ordinaires (Marchand de).
Soufre (Marchand de) en gros.
Soufre (Marchand de) en demi-gros.
Soufre (Marchand de) en détail.
Souliers (Marchand de vieux).
Sparterie (Marchand d'objets en).
Sparterie pour modes (Marchand de).
Spécialités ou préparations pharmaceutiques (Marchand de), vendant en gros.
Spécialités ou préparations pharmaceutiques (Marchand de), vendant en demi-gros.
Spécialités ou préparations pharmaceutiques (Marchand de), vendant en détail.
Spectacle forain, tel que théâtre, cirque, etc. (Directeur de).
Spectacles (Directeur de).
Spectacles, bals, concerts et autres réunions semblables (Adjudicataire ou fermier des droits à percevoir au profit des pauvres dans les).
Stores (Marchand de).
Sucre brut et raffiné (Marchand de) en gros.
Sucre brut et raffiné (Marchand de) en demi-gros.
Sucre brut et raffiné (Marchand de) en détail.
Suif en branches (Marchand de).
Suif fondu (Marchand de) en gros.
Suif fondu (Marchand de) en demi-gros.
Suif fondu (Marchand de) en détail.
Sumac (Marchand de).
Tabac en feuilles (Marchand de).
Tabac ou cigares, dans le département de la Corse (Marchand de) vendant en gros.
Tabac ou cigares, dans le département de la Corse (Marchand de) vendant en demi-gros.
Tabac ou cigares, dans le département de la Corse (Marchand de) vendant en détail.
Tabac ou cigares étrangers (Marchand de), vendant en gros.

Tabac ou cigares étrangers (Marchand de), vendant en demi-gros.

Tabac ou cigares étrangers (Marchand de,, vendant en détail.

Table d'hôte (Tenant une).

Tableaux, aquarelles, dessins (Marchand de).

Tabletier (Marchand).

Tabletterie (Marchand de) en gros.

Tabletterie (Marchand de matières premières pour la).

Taffetas gommés ou cirés (Marchand de).

Tamisier (Marchand).

Tan (Marchand de).

Tapis de laine et tapisseries (Marchand de).

Tapis peints ou vernis (Marchand de) en gros.

Tapis peints ou vernis (Marchand de) en demi-gros.

Tapis peints ou vernis (Marchand de) en détail.

Taureaux pour les courses (Loueur de).

Teinture (Marchand en gros de matières premières pour la).

Thé (Marchand de) en gros.

Thé (Marchand de) en demi-gros.

Thé (Marchand de) en détail.

Tiges, empeignes ou brides de chaussures (Marchand de), ayant magasin de vente.

Timbres-poste pour collections (Marchand de).

Tir au pistolet (Maître de).

Tissage des laines au compte des particuliers (Intermédiaire auprès du fabricant pour le).

Tissus de laine, de fil, de coton, de soie ou de crin (Marchand de) en gros.

Tissus de laine, de fil, de coton, de soie ou de crin (Marchand de) en demi-gros.

Tissus de laine, de fil, de coton, de soie ou de crin (Marchand de) en détail.

Tissus grossiers et communs (Marchand de), sans assortiment.

Toiles cirées ou vernies (Marchand de) en gros.

Toiles cirées ou vernies (Marchand de) en demi-gros.

Toiles cirées ou vernies (Marchand de) en détail.

Tôle vernie (Marchand d'ouvrages en).

Tonneaux (Marchand de).

Tonneaux (Marchand de vieux) en gros.

Tonneaux (Marchand de vieux) en détail.

Tonneaux, barriques, etc. (Marchand de) pour expéditions maritimes ou commerciales.

Tonneaux pour le transport des vins (Loueur de).

Tontine (Société de).

Tour (Marchand en gros d'objets faits au).

Tour (Marchand en détail d'objets en bois faits au).

Tourbe (Marchand de) en gros.

Tourbe (Marchand de) en détail.

Tours et autres ouvrages pour la coiffure, en cheveux, soie, etc. (Marchand de).

Tourteaux (Marchand de) en gros.

Tourteaux (Marchand de) en détail.

Tricots à l'aiguille (Marchand de).

Troupes de passage (Entrepreneur du logement des).

Truffes (Marchand de) en gros.

Truffes (Marchand de) en demi-gros.

Truffes (Marchand de) en détail.

Tuiles (Marchand de).

Tulles (Marchand de) en détail.

Tuyaux en terre cuite pour le drainage ou la conduite des eaux (Marchand de).

Ustensiles de chasse ou de pêche (Marchand d') en gros.

Ustensiles de chasse ou de pêche (Marchand d') en détail.

Ustensiles de ménage (Marchand de vieux).

Vaches ou veaux (Marchand de).

Vaisselle ou ustensiles de bois (Marchand de).

Vannerie (Marchand de) en gros.

Vannerie (Marchand de) en demi-gros.

Vannerie (Marchand de) en détail.

Varech (Marchand de) en gros.

Varech (Marchand de) en détail.

Veilleuses (Marchand de).

Vélocipèdes (Loueur de).

Vélocipèdes (Marchand de) en gros.

Vélocipèdes (Marchand de), vendant aux particuliers.

Vélocipèdes (Marchand d'accessoires de).

Vélocipèdes (Remiseur de).

Verrerie et cristaux (Marchand de) en gros.

Verrerie et cristaux (Marchand de) en demi-gros.

Verrerie et cristaux (Marchand de) en détail.

Verres à vitres (Marchand de) en gros.

Verres à vitres (Marchand de) en demi-gros.

Verres à vitres (Marchand de) en détail.

Verres bombés (Marchand de).

Verroterie et gobeleterie (Marchand de) en demi-gros.

Verroterie et gobeleterie (Marchand de) en détail.

Vêtements confectionnés (Marchand de), vendant en gros.

Vêtements confectionnés (Marchand de), vendant en demi-gros, lorsqu'il n'occupe pas habituellement plus de dix personnes employées aux écritures, aux caisses, à la surveillance, aux achats et aux ventes intérieures ou extérieures.

Vêtements confectionnés (Marchand de), vendant aux particuliers, lorsqu'il n'occupe pas habituellement plus de dix personnes employées aux écritures, aux

caisses, à la surveillance, aux achats et aux ventes intérieures ou extérieures.
Viandes (Marchand expéditeur de).
Viandes salées, fumées ou desséchées (Marchand de) en gros.
Viandes salées, fumées ou desséchées (Marchand de) en demi-gros.
Viandes salées, fumées ou desséchées (Marchand de) en détail.
Vignettes et caractères à jour (Marchand en boutique de).
Vinaigre (Marchand de) en gros.
Vinaigre (Marchand de) en demi-gros.
Vinaigre (Marchand de) en détail.
Vin (Marchand de) en détail, donnant à boire chez lui et tenant billard.
Vin (Marchand de) en détail, donnant à boire chez lui et ne tenant pas de billard.

Vin, bière, cidre (Débitant au petit détail de).
Vins (Marchand de) en détail, vendant habituellement, pour être consommés hors de chez lui, des vins au panier ou à la bouteille.
Vins (Marchand de) en gros, vendant principalement des vins par pièces ou paniers de vins fins, soit aux marchands, soit aux cabaretiers, soit aux consommateurs.
Vins (Marchand de), vendant au moyen de wagons-réservoirs.
Voitures à bras pour enfants ou pour malades (Marchand de).
Voitures de remise (Maître de station de).
Volailles truffées (Marchand de).
Zinc doré, bronzé ou galvanisé (Marchand d'objets en).

Les employés de toutes ces exploitations ont donc le libre choix du médecin, dont les honoraires sont à la charge du patron ou de la compagnie d'assurances qui s'est substituée à lui. De même, tous les certificats fournis à ces employés sont affranchis du timbre et doivent être rédigés sur papier libre. Il suffit de mettre en titre : « Accident du travail. Loi de 1898. » (V. ACCIDENTS DU TRAVAIL, CERTIFICATS, CONSOLIDATION, EXPERTISES, HONORAIRES, INCAPACITÉS, MALADIES PROFESSIONNELLES, NÉVROSES TRAUMATIQUES, RACHAT DES RENTES, SIMULATION, SINISTROSE). *ÉMILE JEANBRAU.*

PROLAPSUS GÉNITAUX. — Nous réunissons dans un même chapitre toutes les variétés de prolapsus, c'est-à-dire d'*abaissement* des organes génitaux, utérus et vagin, parce qu'elles ne constituent, en réalité, que des étapes du prolapsus total dont le stade ultime est représenté par une chute totale complète de l'utérus avec inversion du vagin. Toutes sont soumises aux mêmes influences causales. Cependant, pour les nécessités de l'exposition, nous consacrerons un paragraphe spécial à chacune de ces variétés qui sont au nombre de quatre : 1° l'urétrocèle ; 2° la colpocèle antérieure ou cystocèle ; 3° la colpocèle postérieure comprenant la rectocèle et l'élytrocèle ; 4° le prolapsus utérin proprement dit. Mais auparavant, voyons leur étiologie et leur pathogénie communes.

Étiologie. — I. **Causes prédisposantes.** — Le prolapsus, exceptionnel chez les enfants et les jeunes filles, est l'apanage à peu près exclusif des femmes adultes, de celles surtout qui ont eu des enfants (99 fois sur 114).

Certaines causes agissent plus spécialement sur la résistance du périnée ou sur la tonicité des éléments suspenseurs. Ce sont :

1° Les *malformations congénitales* se traduisant par un défaut de résistance du périnée ou d'inclinaison du bassin ;

2° La *grossesse* et surtout les grossesses répétées ;

3° L'*accouchement*. C'est le facteur étiologique le plus important, par les déchirures du périnée auxquelles il expose ;

4° L'*involution utérine* ;

5° La *ménopause qui diminue la résistance des tissus.*

II. **Causes déterminantes**. — La seule cause déterminante, c'est l'effort sous toutes ses formes. C'est par le mécanisme de l'effort qu'agit la *constipation*.

Pathogénie. — L'utérus possède des éléments de suspension (ligaments larges, utéro-sacrés, etc.) et des éléments de contention (plancher pelvien). L'affaiblissement des uns ou des autres suffit à amener le prolapsus. Ce n'est que tout à fait exceptionnellement qu'il faut faire intervenir soit un excès de pression abdominale, soit une altération de l'utérus. Il y a donc à envisager, au point de vue pathogénique, quatre variétés de prolapsus.

1° *Prolapsus par excès de pression abdominale*, dans des cas de kyste de l'ovaire, par exemple. On a vu alors le prolapsus disparaître après l'ovariotomie.

2° *Prolapsus par altération de l'utérus*. — L'utérus, augmenté de poids par un ou plusieurs fibromes, fatigue la résistance de ces ligaments et s'abaisse. L'allongement du col, bien loin d'être une cause, ne serait qu'un effet du prolapsus.

3° *Prolapsus par altération des éléments de suspension*. — Les ligaments suspenseurs ne jouent qu'un rôle bien effacé dans la genèse du prolapsus. S'il n'en était pas ainsi, on devrait voir le prolapsus utérin précéder celui du vagin. Or il n'en est rien, et c'est l'inverse qui s'observe. Toutefois, on peut dire que le relâchement des ligaments utéro-sacrés favorise la rétroversion, et celle-ci est une amorce pour le prolapsus, car, normalement, l'utérus, étant en antéversion, repose par le col sur la paroi postérieure du vagin qui le soutient. Est-il, au contraire, rétroversé, il se trouve dans l'axe de la filière vaginale qu'il descend alors plus facilement.

4° *Prolapsus par relâchement des éléments de contention*. — C'est là la cause première et capitale des prolapsus génitaux. Le plancher pelvien, musculo-aponévrotique, supporte tout le poids de la pression abdominale. C'est le muscle releveur de l'anus qui supporte le premier choc, lequel se transmet ensuite au corps périnéal.

Pour qu'un périnée présente sa résistance et sa tonicité normales, il faut qu'il y ait un contact parfait et constant entre les deux parois antérieure et postérieure du vagin. Si le vagin est béant et la vulve entr'ouverte, la paroi vaginale supérieure, tendue comme une voile sans soutien, porte à faux et tombe, bientôt suivie de la paroi inférieure. L'utérus, entraîné par les parois vaginales, tombe à son tour, à condition que ses ligaments suspenseurs se laissent distendre. Nous avons vu plus haut que la cause principale de l'affaiblissement du plancher pelvien résidait dans les grossesses répétées et les accouchements. Mais cet affaiblissement peut être d'origine congénitale, témoin les prolapsus, parfois très accusés, que l'on observe chez de jeunes vierges. Certains auteurs ont attribué ces prolapsus d'origine congénitale à une profondeur exagérée du cul-de-sac de Douglas, lequel constitue alors un véritable sac herniaire où s'accumulent les anses intestinales qui, par leur poids, refoulent et abaissent la paroi postérieure du vagin, soutien normal de l'utérus.

Passons maintenant à l'étude des principales variétés de prolapsus.

I. — URÉTROCÈLE. — Dans l'urétrocèle, le prolapsus ne porte que sur la paroi inférieure de l'urètre.

Lésions. — C'est un véritable diverticule communiquant avec le canal par un orifice large ou étroit. On l'a vu atteindre 2 centimètres de diamètre.

La *paroi* est formée par : *a*) la muqueuse vaginale, normale; *b*) une couche musculaire mince atrophiée et très réduite, avec un réseau veineux assez riche; *c*) la muqueuse urétrale, tantôt normale, tantôt kératinisée, tantôt faisant complètement défaut.

Le *contenu* est constitué par de l'urine purulente ou par du pus très net. Quelquefois il y a du sang et, souvent, des calculs sous-urétraux formés sur place ou, plus rarement, venant des voies supérieures.

Étiologie. — L'urétrocèle est rare et s'observe chez les femmes âgées, tantôt seule, tantôt avec prolapsus des parois vaginales. Nous admettons la théorie pathogénique de Duplay qui considère l'urétrocèle comme une variété des prolapsus génitaux.

Symptômes. — Le plus souvent il y a des *troubles subjectifs* caractérisés par des envies fréquentes d'uriner, des brûlures ou des douleurs dans le canal avec irradiations. Ces sensations s'accusent davantage dans la station debout et s'atténuent ou disparaissent, au contraire, lorsque la malade est couchée.

A l'*examen*, on trouve une tumeur située immédiatement derrière le méat et s'arrêtant à quelques centimètres au delà. Plus loin, la paroi vésico-vaginale est intacte, et, si l'on fait tousser la malade, la vessie ne se déplace pas. La tumeur n'est pas réductible. Lorsqu'elle est pleine d'urine, la pression en fait sourdre quelques gouttes au méat.

Une sonde cannelée recourbée ou un explorateur métallique pénètre, à quelques millimètres de l'orifice urétral, dans la cavité diverticulaire.

Le seul **diagnostic** à faire est celui de *cystocèle*. L'urétrocèle est plus antérieure, très limitée et, au delà, la paroi vésico-vaginale est intacte.

Traitement. — La méthode de choix, dans les cas de poche nettement caractérisée, consiste dans la résection de l'urétrocèle suivie de la suture du canal sur une sonde.

II. — CYSTOCÈLE. — L'abaissement de la paroi vaginale antérieure entraîne toujours celui de la vessie : *colpocèle antérieure* et *cystocèle* sont donc synonymes.

Beaucoup plus fréquente que l'urétrocèle, la cystocèle est la première étape du prolapsus génital. Elle précède généralement la rectocèle ou colpocèle postérieure, mais elle peut exister seule pendant des années, constituant ainsi une véritable entité morbide.

Lésions. — C'est le segment inférieur de la paroi vaginale antérieure qui tombe le premier, entraînant à sa suite la vessie. Dans des cas très rares, le cul-de-sac péritonéal vésico-utérin peut descendre à son tour et les anses intestinales, en s'y accumulant, constituer une hernie appelée *entérocèle vaginale antérieure*.

Au début, c'est seulement la paroi inférieure de la vessie qui est prolabée. Plus tard, la vessie tout entière sort hors de la vulve, ce qui amène des perturbations graves dans sa statique et son fonctionnement. *Le fond est en bas, le col en haut*; l'urètre décrit une courbe à concavité antéro-postérieure, allant parfois jusqu'à la coudure, d'où rétention d'urine.

Le contact de l'air finit par dessécher et kératiniser la muqueuse du vagin. Celle-ci, irritée, peut s'enflammer et s'ulcérer. D'autre part, la vessie, en rétention chronique, devient apte à l'infection, d'où cystite et calculs secondaires.

Symptômes. — Au début, c'est une sensation de pesanteur; puis, lorsque la tumeur s'est bien constituée, elle se caractérise par des troubles fonctionnels et des signes physiques.

Les *troubles fonctionnels* comprennent : 1º des symptômes de réaction subjective tels que : tiraillements dans les aines, sensations de poids, douleurs avec irradiations. Ces symptômes ne sont pas en rapport avec le degré de la cystocèle mais dépendent de l'état nerveux des sujets; 2º des *troubles urinaires* : pollakiurie, brûlure à la fin de la miction, incontinence par insuffisance urétrale ou par regorgement. Au bout d'un certain temps, c'est la cystite avec son cortège symptomatique habituel; 3º des *symptômes généraux* d'ordre réflexe : troubles gastro-intestinaux, psychiques, etc.

Les *signes physiques* sont une tumeur molle, fluctuante, arrondie, rosée, dont la surface est sillonnée de plis transversaux. La femme étant couchée, on écarte avec les doigts les grandes et les petites lèvres et on l'engage à tousser ou à pousser : on voit alors la paroi antérieure du vagin bomber et déprimer le périnée. La chose est plus nette si la femme est dans la station verticale.

Une sonde, introduite par l'urètre, se promène dans toute l'étendue de la cystocèle, où il est facile de la sentir à travers la muqueuse.

Nous avons parlé plus haut des modifications que subit la muqueuse vaginale exposée à l'air.

Diagnostic. — Le diagnostic doit être fait avec :

1º L'*urétrocèle*, confinant au méat et plus antérieure;

2º Les *kystes* de la paroi antérieure du vagin;

3º Les *tumeurs* de la cloison vésico-vaginale.

La cystocèle une fois reconnue, il faut voir son degré et rechercher les complications qu'elle a pu entraîner.

Traitement. — Le traitement de choix est l'intervention chirurgicale qui répond à l'une des deux indications suivantes : contenir la vessie ou suspendre la vessie.

1º *Opérations de contention*. — L'opération de choix est l'*élytrorraphie* ou *colporraphie antérieure* comprenant deux temps (v. planche) :

a) *Avivement*. — On le pratique entre quatre pinces qui délimitent, sur la paroi vaginale antérieure, une surface losangique ou ovalaire dont la muqueuse devra être excisée au bistouri, en ayant bien soin de ne pas ouvrir la vessie. Cette dissection est généralement facile, étant donnée l'épaisseur de la cloison vagino-vésicale.

b) *Suture*. — La suture se pratique en un ou en deux plans : un plan profond constitué par un surjet au catgut, faisant à la paroi vésicale un pli unique et qui rétrécit le champ d'avivement; un plan superficiel en points séparés au crin de Florence ou au fil d'argent. Les sutures, une fois réunies, forment une ligne antéro-postérieure. La suture en un plan unique, et aux fils de catgut, est tout aussi efficace, plus facile et plus courte à exécuter. De plus, on n'a pas à s'occuper de l'ablation des fils qui se résorbent sur place.

Certains chirurgiens ont proposé d'associer à la colporraphie antérieure la *myorraphie des releveurs,* entre la vessie et le vagin, temps délicat et dont l'utilité est contestable.

2° *Opérations de suspension.* — C'est la *cystopexie,* pratiquée par la voie hypogastrique, avec ou sans ouverture du péritoine.

La cystopexie ne vaut pas la colporraphie antérieure. Malheureusement, celle-ci est bien souvent insuffisante, parce que le périnée est défectueux, et il faudra alors lui associer la *colpo-périnéorraphie.*

III. — COLPOCÈLE POSTÉRIEURE. RECTOCÈLE. ÉLYTROCÈLE. — De même que cystocèle et colpocèle antérieure étaient synonymes, de même, ici, rectocèle et colpocèle postérieure s'équivalent. Quant à l'élytrocèle, c'est une variété de hernie qui complique parfois le prolapsus de la paroi postérieure du vagin. Nous étudierons d'abord la rectocèle, ensuite l'élytrocèle.

A) RECTOCÈLE. — C'est d'abord la partie inférieure de la paroi postérieure du vagin qui tombe, entraînant avec elle le rectum et formant une tumeur, laquelle, au moment de l'effort, écarte les grandes lèvres et fait saillie à la vulve. Du côté du rectum, le toucher montre tantôt une simple dépression, tantôt un diverticule très prononcé dans lequel s'accumulent les matières.

A un degré plus avancé, la partie supérieure de la cloison recto-vaginale est entraînée à son tour, abaissant le cul-de-sac de Douglas dans lequel les anses intestinales ne tardent pas à s'amasser, donnant lieu à l'entérocèle.

Dans la majorité des cas, la rectocèle apparaît après la cystocèle et il est rare qu'à un moment donné l'utérus ne participe pas au prolapsus.

Symptômes. — Les *troubles fonctionnels* consistent au début en pesanteurs et en tiraillements, et se confondent avec ceux de la cystocèle. Les malades sont constipées et l'accumulation des matières dans la portion prolabée du rectum y détermine une irritation qui se traduit par du ténesme, des épreintes, des poussées hémorroïdaires, voire même de la rectite.

A l'*examen* de la vulve, on voit une tumeur identique à celle que détermine la cystocèle, mais siégeant en arrière. Dans les cas avancés, elle descend au-dessous du plan de la vulve. Elle est molle, dépressible et réductible, à moins que des matières n'y soient accumulées, auquel cas elle devient pâteuse ou dure. La saillie s'exagère sous l'influence de la toux, de l'effort ou de la station verticale.

Dans la *colpocèle postérieure,* le rectum ne prend aucune part au prolapsus, ce dont on s'assure par le toucher rectal. Lorsqu'il y a *rectocèle vraie,* le doigt pénètre, immédiatement au-dessus du sphincter, dans un diverticule. En combinant les deux touchers, rectal et vaginal, on peut se rendre compte de l'épaisseur des parties et de la résistance du plancher périnéal.

Celui-ci est plus ou moins affaibli et, dans les cas avancés, réduit à une simple bride.

Diagnostic. — On ne peut confondre la colpo-rectocèle qu'avec l'élytrocèle dont nous allons dire un mot.

B) ÉLYTROCÈLE. — Appelée aussi *entérocèle vaginale postérieure*. La paroi vaginale postérieure, dans sa chute, a entraîné avec elle le cul-de-sac péritonéal recto-utérin dans lequel vont s'accumuler des anses intestinales. Celles-ci refoulent la paroi vaginale et forment dans le vagin ou à la vulve une tumeur, véritable hernie, ayant les caractères de la rectocèle. La percussion dénote de la sonorité. Par le toucher rectal, on s'assure que la paroi du rectum ne prend aucune part à la constitution de la tumeur.

Au point de vue anatomique, on distingue deux variétés d'élytrocèle : dans la première, c'est la paroi qui forme la tumeur et fait saillie dans le vagin, puis à la vulve ; la tumeur est *sessile* Dans la deuxième variété, plus rare, c'est un segment de cette paroi qui s'est laissé déprimer, d'où formation d'une hernie pédiculée, munie d'un sac complet.

La première variété serait due à la persistance d'une disposition congénitale du cul-de-sac de Douglas descendant jusqu'au périnée. Pour la pathogénie de la hernie pédiculée, on en est réduit à des hypothèses.

Traitement. — Comme pour la cystocèle, le traitement rationnel réside dans l'intervention chirurgicale. Celle-ci doit répondre à une double indication : rétrécir la partie inférieure du vagin dilatée ; restaurer le périnée qui sert de point d'appui au vagin. La première indication est remplie par la *colporraphie postérieure*; la deuxième par la *périnéorraphie*; l'ensemble de l'opération porte le nom de *colpo-périnéorraphie*. Pour les indications et le manuel opératoire, nous renvoyons le lecteur à notre article sur les Déchirures du périnée.

Pour ce qui est de l'élytrocèle, si l'on a affaire à une hernie pédiculée, il faut en pratiquer la cure radicale en suivant les principes applicables aux hernies en général. Si la hernie n'est pas pédiculée, il faut fendre verticalement la paroi vaginale, disséquer et lier le sac péritonéal, réséquer une partie de la paroi postérieure du vagin et terminer par une colporraphie.

IV. — PROLAPSUS UTÉRIN. — Toutes les fois que l'utérus est au-dessous du plan qu'il occupe normalement, on dit qu'il y a *prolapsus*.

Dans l'immense majorité des cas, le prolapsus utérin est précédé ou accompagné par la chute des parois antérieure et postérieure du vagin. Celui-ci se retourne en inversion, et les deux lésions combinées constituent le stade ultime du prolapsus génital commencé par la cystocèle, continué par la rectocèle et aboutissant en dernier lieu au prolapsus utéro-vaginal complet.

Lésions. — Il y a trois degrés dans le prolapsus utérin :

Dans le *premier degré* l'utérus est abaissé, mais non encore apparent et, pour le voir, il faut écarter du doigt les parois vaginales.

Dans le *second degré* l'utérus est abaissé et apparent : le col est à la vulve.

Enfin, dans le *troisième degré*, les parois vaginales, complètement retournées jusqu'au niveau de l'insertion des muscles releveurs de l'anus, dont les aponévroses adhèrent au vagin et en arrêtent la chute, forment une tumeur légèrement recourbée en arrière et au point déclive de laquelle on reconnaît l'orifice du col.

Le prolapsus *complet* (troisième degré) forme une tumeur grosse comme le poing qui fait saillie hors de la vulve. La muqueuse vaginale qui la recouvre est sèche, kératinisée, et présente, surtout au voisinage du col, des ulcérations atones et saignantes. Elle est bleuâtre ou violacée.

Au pôle inférieur de la tumeur se trouve le col, dont les lèvres sont effacées. L'inversion du vagin n'étant jamais complète, le doigt qui fait le tour de la base de la tumeur à la vulve, parcourt un sillon circulaire plus ou moins profond, plus profond en arrière qu'en avant. Cette disposition est assez comparable à celle qu'on voit dans les prolapsus du rectum.

Le *vagin* est en rapport à peu près constant avec le cul-de-sac péritonéal.

L'*utérus* est plus ou moins dévié, et augmenté de volume ou allongé dans le sens vertical. L'allongement se fait aux dépens du col.

La *vessie*, presque toujours, suit le vagin. Une partie reste dans le bassin ; l'autre descend et se met au-dessous de l'orifice urétral, d'où rétention d'urine et infection surajoutée.

Les *uretères* eux-mêmes, tiraillés et allongés, se dilatent ; puis la dilatation gagne les bassinets, préparant le terrain à la pyélonéphrite ascendante.

Le *rectum* reste en place beaucoup plus souvent que la vessie, mais il peut être entraîné à son tour.

Les *ligaments* suspenseurs de l'utérus sont tiraillés et allongés. Quant au *plancher pelvien*, il présente des altérations constantes et très accusées, sauf dans certains cas, et c'est dans l'amoindrissement du plancher périnéal comme moyen de contention des organes génitaux qu'il faut chercher la cause primordiale du prolapsus.

Symptômes. — Le prolapsus utéro-vaginal se caractérise par trois ordres de signes.

1° *Signes subjectifs*. — Ils consistent en *pesanteurs* au bas-ventre et au périnée ; en *troubles urinaires* : pollakiurie, brûlures à la miction, incontinence par regorgement, cystite ; en troubles de la *défécation* : constipation opiniâtre, selles douloureuses.

La menstruation n'est pas entravée et le prolapsus n'empêche ni le coït ni la conception. L'utérus gravide rentre bientôt dans le bassin, mais, après l'accouchement et dès le premier lever, le prolapsus se reproduit avec la plus grande facilité.

2° *Signes généraux*. — Ils sont d'ordre réflexe et sous la dépendance de la neurasthénie ou de l'entéroptose.

3° *Signes physiques*. — Dans le *premier degré*, on constate les signes de la cystocèle et de la rectocèle, si cette dernière existe. Le col est à 2 centimètres environ au-dessus de la vulve. Si l'on fait tousser la femme, on le voit s'abaisser pour remonter ensuite.

Dans le *second degré*, le col est à la vulve.

Dans le *troisième degré*, l'utérus forme une tumeur saillant hors de la vulve et présentant à son pôle inférieur le col aux lèvres effacées, et qui

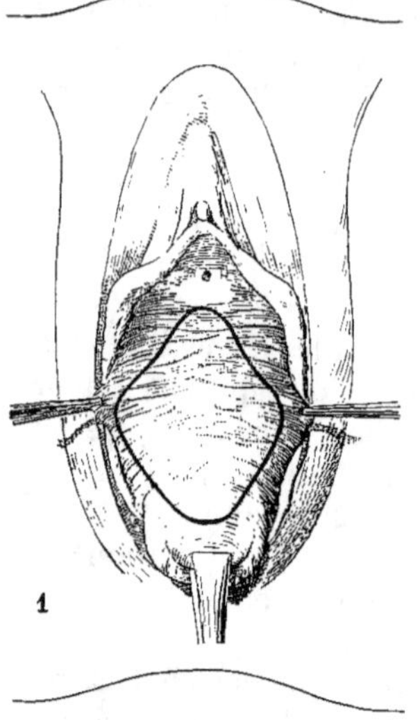

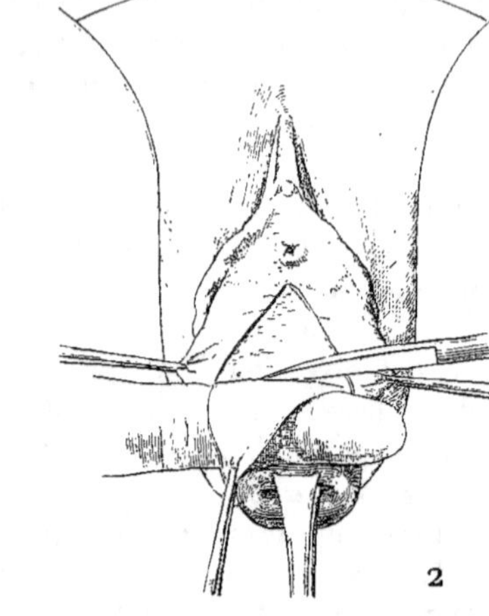

Colporraphie antérieure.

—

Fig. 1.
Délimitation de la limite d'avivement.

Fig. 2.
Dissection du lambeau.

Fig. 3.
Suture à un seul plan, à points séparés.

Fig. 4.
Suture en deux plans, en surjet.
(R. Proust.)

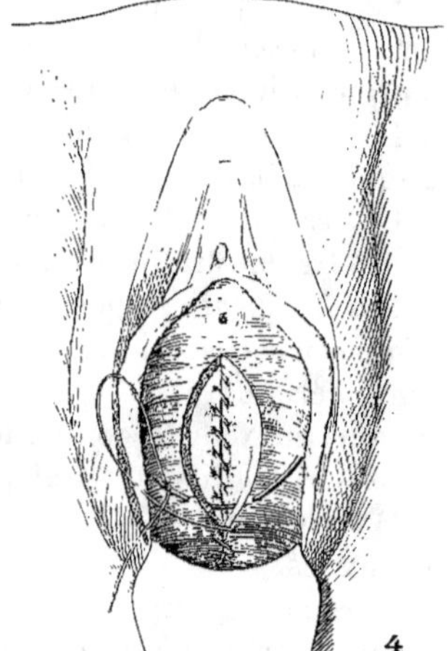

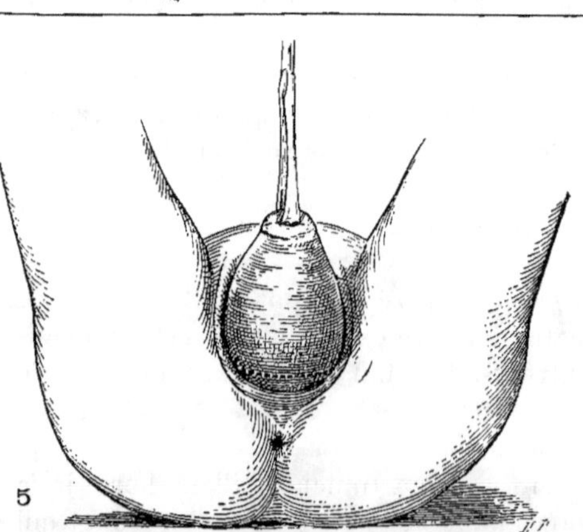

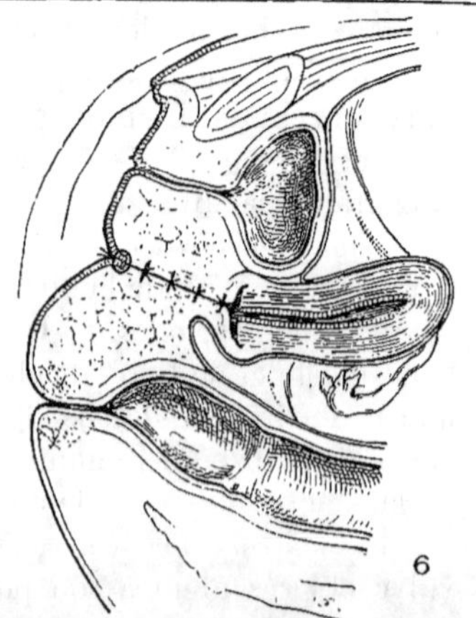

Colpectomie totale. — Fig. 5. *Tracé des incisions circulaires du vagin, au ras de la vulve et au niveau de son insertion sur le col.* — Fig. 6. *Opération terminée* (R. Proust).

rarement regarde directement en bas; le plus souvent il regarde en arrière, parce que le vagin est plus en prolapsus par sa paroi antérieure.

Évolution. — La tendance du prolapsus est de s'accroître indéfiniment. La tumeur s'enflamme et s'ulcère, les tissus s'épaississent et s'indurent, le prolapsus devient irréductible, s'étrangle et se sphacèle. Les troubles urinaires prennent de l'importance et contribuent à rendre le **pronostic** très réservé, moins par le prolapsus en lui-même que par les complications auxquelles il donne lieu.

Diagnostic. — Le diagnostic du prolapsus est facile. Aucune confusion n'est possible avec certains *polypes utérins* ou certains *kystes du vagin*.

Le prolapsus une fois reconnu, il faut en apprécier le degré, voir l'état de l'utérus, examiner sa réductibilité, se rendre compte de l'état de la vessie et des voies urinaires supérieures. La notion de la cause est capitale au point de vue des indications opératoires.

Traitement. — Il est prophylactique ou curatif. Le traitement *prophylactique* consiste à réparer de bonne heure les déchirures du périnée, et à favoriser l'involution de l'utérus et de ses ligaments après l'accouchement en faisant observer les trois semaines de repos réglementaires, en supprimant pendant cette période et les quelques semaines qui suivent toute constriction sur le thorax et en proscrivant toute fatigue et tout effort.

Le traitement *curatif* comporte des moyens médicaux et des moyens chirurgicaux.

Parmi les moyens *médicaux*, citons la position genu-pectorale prise plusieurs fois par jour et conservée pendant dix minutes; les *pessaires*, dont les uns soutiennent l'utérus et les autres le maintiennent dans une position convenable; les *hystérophores* de Scanzoni, de Borgnet; les injections astringentes, etc.

L'efficacité de tous ces moyens est nulle ou douteuse et, dans la majorité des cas, c'est au seul traitement chirurgical qu'il convient de s'adresser.

Les *opérations* proposées pour la cure du prolapsus sont nombreuses et complexes. On peut les grouper en trois classes, savoir : les opérations qui s'adressent aux éléments de contention de l'utérus, celles qui s'adressent aux éléments de suspension; celles, enfin, qui s'attaquent à l'utérus lui-même.

A) **Opérations qui s'adressent aux éléments de contention de l'utérus.** — Elles comprennent :

1° La *colporraphie antérieure* et la *colpo-périnéorraphie* qui constituent le traitement de choix. Cette dernière opération a été étudiée à propos des déchirures du périnée (v. c. m.) (v. planche).

2° Le *cloisonnement du vagin* ou opération de Le Fort, qui a le tort principal de s'adresser à la conséquence, c'est-à-dire à la chute du vagin, plutôt qu'à la cause, qui est la distension de la vulve ;

3° L'*opération de Freund*, qui s'adresse également au vagin et qui consiste dans *l'utilisation plastique* de l'utérus. Elle comprend deux procédés : la *fixation intra-vaginale* et l'*interposition vésico-vaginale.*

B) **Opérations qui s'adressent aux éléments de suspension.** — Elles comprennent :

1° Les *colpopexies* ou fixations du vagin, peu recommandables;

2° Les *opérations* qui se pratiquent sur les ligaments ronds ou les ligaments utéro-sacrés (opération d'Alquié-Alexander, plicature intra-péritonéale, opération de Doléris, etc.). Elles conviennent bien plus aux rétro-déviations qu'au prolapsus proprement dit;

3° L'*hystéropexie* ou fixation de l'utérus, dont la meilleure est l'*hystéropexie abdominale antérieure.*

C) Opérations qui s'adressent à l'utérus. — L'utérus a toujours une part dans le développement ou le maintien du prolapsus complet. Il peut être le siège de fibromes; il peut être allongé et hypertrophié. *A priori* on pourrait croire que la suppression de l'utérus devrait entraîner la disparition du prolapsus. Il n'en est rien, et cette suppression n'empêche pas la chute du vagin. L'hystérectomie n'est donc pas suffisante par elle-même et l'on doit y ajouter la fixation soit du vagin, soit du moignon cervical.

L'hystérectomie peut être partielle, sub-totale ou totale.

1° *Hystérectomie partielle. Amputation du col.* — Cette opération n'est plus pratiquée que dans les cas d'allongement hypertrophique du col. Elle ne suffit pas à elle seule à guérir le prolapsus et elle doit être combinée à la réparation du vagin et du périnée.

2° *Hystérectomie sub-totale ou supra-vaginale.* — Dans le procédé de Jacobs, une fois l'utérus enlevé, on suture et on fixe le moignon du col à la partie supérieure externe de ce qui reste des ligaments larges : c'est la *colpopexie.*

Dans le procédé de Legueu, le moignon du col est fixé à l'angle inférieur de la plaie abdominale, et l'on termine par une colpopérinéorraphie.

3° *Hystérectomie totale.* — Elle se pratique par le vagin ou par l'abdomen, suivant les règles qui ont été exposées aux articles FIBROME et HYSTÉRECTOMIE.

L'hystérectomie pour prolapsus n'est pas exempte de danger : c'est d'abord l'hémorragie; c'est ensuite l'ouverture de la vessie, pour ne parler que des accidents liés au prolapsus. De plus, elle présente une gravité supérieure à celle des autres opérations qui sont dirigées contre la ptose génitale. Au point de vue des résultats, on peut affirmer qu'à elle seule, l'hystérectomie est incapable de guérir le prolapsus utérin. Toujours il faut lui combiner d'autres opérations réparatrices dont elle n'est que le complément. Elle a donc ses *indications* que l'on peut ainsi résumer :

a) Cas où l'hystérectomie s'impose. — 1° Lorsque l'utérus est le siège de lésions justiciables, par elles-mêmes, de l'hystérectomie : *fibrome, cancer,* etc.;

2° Lorsqu'il y a *irréductibilité* absolue, surtout s'il s'y ajoute des troubles de la circulation avec menace de sphacèle;

3° Lorsque les annexes sont malades et que l'on peut, du même coup, traiter le prolapsus et les lésions annexielles.

b) Cas où l'hystérectomie est discutable. — D'abord, il ne faut songer à enlever l'utérus qu'après la ménopause et encore, à cet âge, l'hystérectomie constitue une opération d'exception. Comme le dit très bien M. Quénu « l'hystérectomie totale n'est indiquée que lorsqu'il s'agit de femmes dont la condition sociale nécessite une vie active, spécialement lorsque l'état du périnée et du vagin ne laisse aucun doute sur la possibilité de restaurer utilement l'appareil de soutènement ».

Enfin, dans le cas de développement exagéré du cul-de-sac de Douglas, on a imaginé de combler ce cul-de-sac en suturant le péritoine utérin au péritoine du rectum et de l'S iliaque.

Indications opératoires dans le prolapsus utérin. — En présence d'un prolapsus total de l'utérus et du vagin, et en admettant qu'aucune contre-indication d'ordre local ou général ne vienne entraver l'action du chirurgien, celui-ci a le choix entre deux catégories d'opérations : les opérations *conservatrices* et les opérations *mutilantes* (Lapointe).

Dans les opérations conservatrices, l'acte fondamental est la *colpo-périnéorraphie*, à laquelle on peut associer, d'une part, l'*amputation du col utérin*, lorsque celui-ci est hypertrophié ; d'autre part, la *fixation abdominale de l'utérus*, soit par l'utérus lui-même (*hystéropexie* ou *ventrofixation*), soit par ses ligaments (*ligamentopexie* ou *ventrosuspension*).

Ces fixations n'ont de valeur qu'en tant qu'opérations complémentaires. Seules, elles ne suffisent pas puisque, dans l'immense majorité des cas, c'est l'effondrement du périnée qui est le *primum movens* de la chute de l'utérus. Elles viennent en aide, ces fixations, non seulement pour retenir les organes prolabés et soulager le périnée, mais aussi pour corriger la rétro-déviation utérine qui est de règle dans le prolapsus.

Chez les femmes encore exposées aux grossesses, la ligamentopexie (ou, plus correctement, la *syndesmopexie*) vaut mieux que l'hystéropexie que l'on a accusée d'interrompre les grossesses en s'opposant à la libre ascension de l'utérus gravide.

Quant à l'*utilisation plastique de l'utérus*, que Freund avait déjà imaginée et pratiquée contre les fistules vésico-vaginales rebelles, elle consistait d'abord dans la bascule de l'utérus en arrière à travers une incision du cul-de-sac postérieur du vagin. La face postérieure de l'utérus venait alors s'appliquer contre la paroi antérieure du vagin à laquelle elle était suturée.

A cette façon de faire, on a reconnu un inconvénient, c'est d'enfermer le col dans le cul-de-sac vaginal antérieur réduit à l'état de cavité close, et d'empêcher l'écoulement des sécrétions utérines.

Pour y remédier, on a procédé en sens inverse, on a fait basculer l'utérus en avant, après avoir incisé, sur la ligne médiane, la paroi antérieure du vagin et décollé les deux lèvres de la muqueuse vaginale de la vessie. Le corps de l'utérus vient s'appliquer de lui-même contre la surface cruentée de la vessie.

Cette antéversion extrême tend tous les pédicules utérins qui reprennent ainsi leur rôle de suspenseurs. Derrière l'utérus, il reste un espace suffisant pour le coït. Mais la grossesse n'est plus possible ou du moins, étant possible, elle doit être interdite. Aussi, l'opération ne doit-elle être pratiquée qu'après la ménopause. Avant la ménopause, elle nécessiterait la stérilisation préalable de la femme.

Quoi qu'il en soit, l'opération de Freund reste une opération d'exception. Dans l'immense majorité des cas, la *colpo-périnéorraphie*, seule ou, mieux, associée à la fixation abdominale et, au besoin, à l'amputation du col (le tout pouvant se faire dans la même séance), *reste l'opération de choix*. Les indications des opérations mutilantes ne peuvent donc être qu'exceptionnelles.

Ces opérations *mutilantes* sont : l'*hystérectomie abdominale*, l'*hystérectomie vaginale* (première en date) seule ou associée à la *colpectomie*, et la *colpectomie totale seule* (v. planche).

L'*hystérectomie abdominale*, opposée au prolapsus utérin, a été pratiquée d'abord par Müller qui l'a fait suivre de la fixation du moignon du col à la paroi (*trachélo* ou *cervicopexie sus-pubienne*). M. Legueu y ajoute la colpopérinéorraphie. Jacobs (de Bruxelles), au lieu de fixer le col à la paroi, l'a suturé de chaque côté aux ligaments larges (*trachélopexie ligamentaire*). Dans le cas d'hystérectomie totale, c'est le fond du vagin qu'il fixait ainsi (*colpopexie ligamentaire*).

L'utilité de l'hystérectomie abdominale (hormis les cas où elle est justifiée par des lésions utéro-annexielles) n'apparaît guère dans le prolapsus complet de l'utérus et du vagin. En enlevant l'utérus, on n'a rien fait contre la chute du vagin qui a entraîné à sa suite et la vessie et le rectum. Aussi, les divers auteurs ont-ils cru devoir associer à l'hystérectomie, la fixation soit du col, soit du fond du vagin. Mais alors, si la fixation est bonne, voire même indispensable, pourquoi ne pas s'en contenter et l'aggraver, au contraire, par l'ablation de l'utérus et des annexes? La réponse vient d'elle-même : *Pour le prolapsus seul, la nécessité d'enlever l'utérus n'est pas démontrée*.

Pour les mêmes raisons l'*hystérectomie vaginale* seule ne pouvait suffire. Aussi lui a-t-on associé, soit la *colpopexie ligamentaire* (Quénu), soit la *colpectomie*, partielle (Fritsch, avec colpopexie), ou totale (A. Martin).

A la colpopexie ligamentaire par voie vaginale, on peut adresser les mêmes reproches qu'à l'opération de Jacobs. Il n'en est pas de même de la colpectomie, la totale surtout, qui réalise une véritable cure radicale de la hernie génitale et qui a donné des résultats excellents et durables, démontrant le bien fondé de ce principe : *Dans la cure du prolapsus par hystéro-colpectomie, l'ablation de l'utérus n'est rien, l'extirpation du vagin est tout* (Lapointe).

En présence des bons résultats de la colpectomie totale, P. Müller a eu l'idée de la réaliser seule, sans la faire précéder de l'hystérectomie. Mais ici, une objection vient à l'esprit : la colpectomie totale s'oppose à l'écoulement de tout flux utérin. Elle ne peut donc être pratiquée qu'en cas d'atrophie sénile de l'utérus; il est vrai qu'alors l'hystérectomie n'aggrave guère l'acte opératoire.

Le périnée des femmes opérées par colpectomie totale rappelle le périnée masculin : c'est une surface cutanée s'étendant de l'orifice urétral à l'orifice anal. Aussi comprend-on que l'opération ne puisse être entreprise que chez les femmes qui ont renoncé à toute vie génitale.

Pour conclure, nous dirons : Dans la cure chirurgicale du prolapsus utérin, les opérations conservatrices constituent la méthode de choix, et suffisent dans l'immense majorité des cas. Si l'on se décide pour une opération mutilante, c'est à la colpectomie, avec ou sans hystérectomie, qu'il faudra avoir recours.   *KENDIRDJY.*

PRONONCIATION (DÉFAUTS). — Une prononciation vicieuse peut résulter de malformations congénitales, telles que le bec-de-lièvre, la mauvaise implantation des dents, ou de déformations acquises (perte des dents, atrophie des maxillaires, perforation palatine, végétations adénoïdes, traumatismes graves des organes buccaux). Elle peut aussi être la conséquence d'une affection encéphalique, ayant atteint des centres préposés au langage ou ayant intéressé les voies de coordination (V. Aphasie, Bulbe, etc.).

Il n'est question ici que des défauts de prononciation qui se produisent indépendamment de toute altération des centres ou des organes de la parole. Ce sont des troubles fonctionnels, qui, presque toujours, remontent à l'enfance. Il faut n'y voir que la persistance de mauvaises habitudes du jeune âge, trop souvent encouragées par une bienveillance malavisée de l'entourage, qui prend plaisir à entendre l'enfant dénaturer les mots, et qui souvent même adopte et imite ses pires fantaisies verbales.

Parmi les défauts de prononciation, les principaux sont le *zézaiement*, le *chuintement*, la *blésité*, le *nasillement*, le *bredouillement*.

Le *bégaiement* a été étudié ailleurs (v. c. m.).

Le *zézaiement* ou *zozotement* est très commun. Ceux qui en sont atteints prononcent les consonnes *s* et *z* en portant la pointe de la langue soit contre les incisives supérieures, soit en avant des incisives; l'effet ressemble à celui du *th* anglais.

Le *chuintement* ou *clichement* est le remplacement des consonnes *s*, *z*, *ch*, *j* par *chl*, *jl*. Il résulte de l'application inopportune de la pointe de la langue sur les molaires inférieures, d'un côté ou de l'autre.

La *blésité*, substitution ou omission de lettres, est très fréquente chez les jeunes enfants. Elle se corrige généralement avec l'âge par la seule crainte du ridicule. Elle a pourtant été à la mode; la *paole d'honneu* panacée des Incroyables en est un souvenir historique.

Le *nasillement* ou *nasonnement* est l'effet de l'occlusion inconsciente de la voie naso-buccale.

Le *bredouillement* est la conséquence d'une parole trop hâtive. Les syllabes se pressent, se superposent, se déforment, deviennent méconnaissables. Il est souvent l'amorce du bégaiement.

Traitement. — Ces défauts de la prononciation ne sont assurément pas graves; mais ils sont toujours déplaisants. Or, tous sont curables, et rapidement, par une rééducation méthodique.

Il suffit d'enseigner au sujet les mouvements de la langue ou des lèvres dans la prononciation correcte.

Ces notions d'*orthophonie* sont aujourd'hui de pratique courante; les résultats qu'on obtient sont en raison directe de la patience de l'éducateur, de l'attention et de la persévérance de son élève.

HENRY MEIGE et F. FEINDEL.

PROPHYLAXIE GÉNÉRALE. — On entend sous ce nom les moyens généraux de défense qu'on peut opposer à la dissémination des maladies transmissibles. Les enseignements fournis par l'épidémiologie montrent, en effet, que la multiplication d'un grand nombre de maladies épidémiques peut être évitée.

en appliquant aux premiers cas qui apparaissent certaines mesures générales de prophylaxie. Ces maladies méritent la dénomination de « maladies évitables », qui leur a été si justement appliquée.

C'est en pareille matière que l'intervention des pouvoirs publics devient essentiellement efficace, en imposant la déclaration de certaines maladies transmissibles (lois du 30 novembre 1892 et du 15 février 1902), afin d'en arrêter ensuite l'extension par l'isolement des malades et la désinfection des objets qu'ils ont contaminés.

La récente loi sanitaire a rendu la déclaration et la désinfection obligatoires pour un groupe de maladies, facultatives pour certaines autres. L'obligation de l'isolement n'a pas été inscrite dans la législation française. Cependant, en application de l'article 5 de la loi du 15 février 1902, le préfet pourrait, à la demande d'un maire, décider de l'isolement d'un malade atteint d'affection transmissible, si cet isolement avait été prévu dans l'arrêté municipal de la commune.

Pour ce qui est de la DÉCLARATION, de la DÉSINFECTION et de l'ISOLEMENT, nous renvoyons à ces mots. Nous ne ferons que signaler ici certaines mesures générales de prophylaxie, qui, n'étant applicables qu'à une seule maladie ou à un groupe restreint de maladies, ne doivent pas être à notre sens comprises dans la prophylaxie générale. Leur étude doit être réservée aux chapitres consacrés à chaque maladie et à leur prophylaxie particulière. Tels sont, par exemple, les contrôles des boucheries et des laiteries, pour la tuberculose, la protection des eaux potables pour les maladies d'origine hydrique, la surveillance des prostituées pour les maladies vénériennes.

Administration sanitaire. — La santé publique peut être menacée d'une part, par des maladies autochtones, habituelles à notre pays, d'autre part, par des maladies exotiques qui pénètrent en France, soit par les voies maritimes, soit par les frontières de terre. De là une double organisation administrative pour la défense sanitaire du pays : des institutions communales, départementales et centrales pour assurer la prophylaxie générale intérieure ; une organisation sanitaire des frontières maritimes et terrestres et même une réglementation sanitaire internationale pour satisfaire à la prophylaxie générale extérieure.

Nous allons étudier successivement l'une et l'autre de ces organisations.

A) **Défense sanitaire intérieure**. — L'organisation administrative pour la défense sanitaire intérieure de la France comprend 5 échelons : l'administration centrale à Paris ; l'administration départementale ; l'administration communale. Nous débuterons par cette dernière à laquelle la loi du 15 février 1902 attribue le rôle principal.

1° *Administration communale*. — La police sanitaire appartient avant tout aux maires, qui sont chargés de veiller aux mesures de prophylaxie et de salubrité nécessaires dans leur commune.

A cet effet, ils sont tenus de prendre des arrêtés portant règlement sanitaire concernant la salubrité des habitations, l'alimentation d'eau potable, l'évacuation des matières usées, la prophylaxie des maladies transmissibles.

Dans les agglomérations de 20 000 habitants et au-dessus, aucune habitation ne peut être édifiée sans que le maire ait délivré un permis de con-

struire constatant que les conditions de salubrité prévues par le règlement
sanitaire municipal sont observées.

Dans les villes de 20 000 habitants et au-dessus et dans les communes d'au
moins 2000 habitants qui sont le siège d'un établissement thermal, il est
institué, sous le nom de bureau d'hygiène, un service municipal qui est
chargé, sous l'autorité du maire, du contrôle de la prophylaxie générale,
des services de vaccination, de la surveillance des garnis, de la délivrance
des permis de construire, de l'assainissement des immeubles insalubres et
de la voie publique, des distributions d'eau potable, de l'évacuation des
matières usées, de l'hygiène de l'enfance et de l'hygiène scolaire, de la
police sanitaire des animaux, de la surveillance des abattoirs, des viandes
foraines et des aliments, de la visite sanitaire des prostituées et du laboratoire municipal.

2° *Administration départementale.* — Dans chaque département, les conseils généraux ont la charge d'établir une division en circonscriptions sanitaires, pourvues chacune d'une commission sanitaire, et de faire face aux
dépenses nécessitées par les services des épidémies, de la désinfection, de
la vaccination, de contrôle et d'inspections sanitaires départementales (si
ce service facultatif est constitué) ainsi que par le fonctionnement du conseil d'hygiène départemental et des commissions sanitaires.

Dans chaque arrondissement sont nommées des commissions sanitaires
qui doivent être consultées sur toutes les questions intéressant dans leur
circonscription l'assainissement, la lutte contre les maladies transmissibles,
contre les épizooties, la salubrité des établissements publics, les établissements dangereux et insalubres, l'alimentation en eau potable, les règlements sanitaires communaux, la statistique démographique et la géographie
médicale, etc.

Le Conseil départemental d'hygiène siégeant au chef-lieu est compétent
pour toutes les questions sanitaires lorsqu'elles sont communes à plusieurs
circonscriptions ou qu'elles intéressent le département tout entier, ainsi
que pour toutes les affaires que le préfet croit devoir lui soumettre.

Des médecins des épidémies, répartis par arrondissement, sont chargés,
sur réquisition du préfet ou du sous-préfet, d'étudier dans leur circonscription le mode d'extension des maladies contagieuses et d'indiquer les
mesures à opposer à leur développement.

Le rôle de l'administration préfectorale est surtout d'intervenir dans tous
les cas qui intéressent une étendue de territoire comprenant plusieurs communes et de coordonner ainsi l'action des maires agissant isolément dans
leur commune. A cet effet, le préfet a la direction de tous les services d'hygiène départementaux (épidémies, désinfection, vaccination, contrôle et
inspection sanitaire), il défère au Conseil d'hygiène départemental et aux
Commissions sanitaires les questions qui sont de leur compétence. Il peut
prendre les mesures relatives au maintien de la salubrité dans un groupe
de communes. Dans chaque commune il peut encore imposer d'urgence, en
cas d'épidémie, l'exécution immédiate des mesures prescrites par les règlements sanitaires municipaux. Il prend l'initiative de l'étude des travaux
d'assainissement d'office dans les communes où, pendant trois années con-

sécutives, le nombre des décès a dépassé le chiffre de la mortalité moyenne de la France.

Dans le département de la Seine le préfet de la Seine et le préfet de police se partagent les attributions préfectorales au point de vue de l'hygiène publique.

5° *Administration centrale.* — La haute direction de l'hygiène publique appartient en France au ministre de l'Intérieur. Son administration centrale dépend donc du ministère de l'intérieur et est attribuée à la Direction générale de l'hygiène et de l'Assistance publique. L'administration centrale de l'hygiène publique en France n'est en réalité représentée que par un simple bureau du ministère de l'Intérieur.

Le pouvoir central prend l'avis du Conseil supérieur d'hygiène publique, constitué au ministère de l'Intérieur, sur les questions d'hygiène publique, l'exercice de la médecine et de la pharmacie, les conditions d'exploitation ou de vente des eaux minérales, les travaux publics d'assainissement ou d'alimentation d'eau des villes de plus de 5000 habitants, le classement des établissements insalubres, dangereux ou incommodes, la surveillance des eaux potables, captées en dehors des limites du département où elles sont consommées.

Quand une épidémie menace tout ou partie du territoire français et que les moyens de défense locaux sont reconnus insuffisants, la loi du 15 février 1902 confère des pouvoirs extraordinaires au président de la République qui, après avis du Conseil supérieur d'hygiène publique, détermine par décret les mesures propres à empêcher la propagation de cette épidémie et désigne les autorités chargées de les exécuter.

B) **Défense sanitaire extérieure. Mesures sanitaires internationales.** — Le règlement sanitaire international, tel qu'il a été adopté par la conférence de Venise en 1897, distingue les mesures à prendre hors d'Europe et en Europe, pour prévenir et arrêter les épidémies de maladies pestilentielles.

Hors d'Europe; la défense des voies de terre est assurée, non plus par les quarantaines qui sont supprimées, mais par des inspections médicales et des postes de désinfection établis à des points de transit bien choisis.

Chaque gouvernement reste d'ailleurs libre de fermer ses frontières aux passagers et aux marchandises.

a) **Voies de terre.** — *En Europe*, aux frontières terrestres, les quarantaines sont supprimées également, chaque État conservant le droit de fermer une partie de ses frontières. On dispose sur les points de transit des postes sanitaires où les voyageurs subissent une visite médicale. Ils sont ensuite soumis à une surveillance au terme de leur voyage.

La désinfection du linge sale et des vêtements des voyageurs est obligatoire dans les postes de frontières. L'importation de tous les objets difficiles à désinfecter et des oreillers, des chiffons, linges de corps, vêtements ayant servi, des objets de literie, non transportés comme bagages, peut être prohibée.

b) **Voie de mer.** — La défense sanitaire, en ce qui concerne *la voie de mer*, comporte tout d'abord les mesures qui doivent être prises dans les ports contaminés au départ des navires.

D'après le règlement de la conférence sanitaire de Venise, il faut soumettre l'équipage et tous les passagers à une visite médicale rigoureuse, débarquer toute personne suspecte. Des mesures spéciales sont prises pour les navires de pèlerins, qui sont les véhicules par excellence des maladies épidémiques.

Tous les navires entrant en Méditerranée par le canal de Suez subissent, à Suez, une inspection sanitaire.

Après la visite médicale, les navires reconnus *indemnes* reçoivent libre pratique immédiate, quelle que soit la nature de leur patente[1].

Les navires *suspects*, c'est-à-dire ayant eu des cas de peste ou de choléra au moment de leur départ ou pendant la traversée, mais aucun cas depuis douze jours pour la peste, sept jours pour le choléra, peuvent passer le canal en quarantaine, c'est-à-dire sans avoir de communication extérieure, s'ils ont à bord un médecin et une étuve à désinfection. Sinon ils sont retenus au lazaret des fontaines de Moïse pour y subir la désinfection et vérifier l'état sanitaire du bord.

Les navires *infectés*, c'est-à-dire ayant eu la peste à bord depuis moins de douze jours, le choléra depuis moins de sept jours, sont arrêtés aux sources de Moïse.

A l'arrivée en Europe, les navires venus d'un port contaminé doivent subir une inspection sanitaire, à la suite de laquelle ils sont classés en *indemnes, suspects* ou *infectés*. Les premiers sont admis à la libre pratique; leurs équipages et leurs passagers sont soumis à une surveillance qui durera le temps nécessaire pour compléter dix jours pour la peste, sept jours pour la fièvre jaune, cinq jours pour le choléra, à partir du moment où le navire est parti du port contaminé (s'il l'a quitté depuis moins de dix jours pour la peste, moins de sept jours pour la fièvre jaune, moins de cinq jours pour le choléra).

Les bateaux *suspects* subissent la désinfection de la cale, des locaux contaminés, du linge et des objets souillés; on procède à la destruction des rats dans le cas de peste. L'équipage et les passagers sont soumis à une surveillance de cinq jours à partir de la date d'arrivée du navire.

Quant aux navires infectés, leurs malades sont débarqués et isolés jusqu'à leur guérison, ainsi que les passagers et l'équipage qui sont placés en observation pendant un temps variable. Elle ne peut dépasser dix jours pour la peste, sept jours pour la fièvre jaune, cinq jours pour le choléra après le débarquement ou après le dernier cas survenu parmi les personnes débarquées. Les locaux infectés, la cale, le linge et les objets souillés sont désinfectés. Les rats sont détruits dans le cas de peste.

C) **Police sanitaire maritime**. — Les seules maladies pestilentielles exotiques qui, en France et en Algérie, déterminent l'application des mesures sanitaires permanentes sont le choléra, la fièvre jaune et la peste.

---

1. On sait que la patente de santé, ou passeport du navire, constate l'état sanitaire des lieux de départ et des points de relâche. On y inscrit les phénomènes morbides sujets à contumace qui se sont montrés pendant la traversée. La *patente brute* est délivrée dans les ports où règnent le choléra, la peste ou la fièvre jaune. La *patente nette* est délivrée dans un port où il n'existe aucune de ces maladies transmissibles.

D'autres maladies graves, transmissibles et transportables, peuvent être exceptionnellement l'objet de précautions spéciales.

Patente de santé. — La patente de santé est un document qui a pour objet de mentionner l'état sanitaire du pays de provenance du navire, et particulièrement l'existence ou la non-existence des trois maladies mentionnées ci-dessus.

La patente de santé indique en outre le nom du navire, celui du capitaine, la nature de la cargaison, l'effectif de l'équipage, le nombre des passagers ainsi que l'état sanitaire du bord au moment du départ.

La patente de santé est *nette* ou *brute*. Elle est nette quand elle constate l'absence de toute maladie pestilentielle dans la ou les circonscriptions d'où vient le navire, elle est brute quand la présence d'une maladie de cette nature y est signalée. Toute épidémie est considérée comme éteinte lorsque cinq jours pleins se sont écoulés sans qu'il n'y ait eu ni décès, ni cas nouveau.

Médecins sanitaires maritimes. — Tout bâtiment à vapeur français affecté au service postal ou au transport d'au moins 100 voyageurs, qui fait un voyage dont la durée, escales comprises, dépasse quarante-huit heures, est tenu d'avoir à bord un médecin sanitaire. Ce médecin doit être Français et pourvu du diplôme de docteur en médecine, il prend le titre de *médecin sanitaire maritime*. Les médecins sanitaires maritimes sont munis du diplôme d'un des Instituts de médecine coloniale français ou passent un examen devant un jury choisi par le ministre de l'intérieur et sont désignés par lui. Ils reçoivent, lorsqu'ils sont agréés, un certificat d'aptitude aux fonctions de médecin sanitaire maritime.

Le médecin sanitaire maritime a pour devoir d'user de tous les moyens que l'expérience et la science mettent à sa disposition pour préserver le navire des maladies pestilentielles exotiques et des autres maladies contagieuses graves; pour empêcher ces maladies, lorsqu'elles viennent à faire apparition à bord, de se propager parmi le personnel confié à ses soins, et dans les populations des différents ports touchés par les navires. Le médecin sanitaire maritime s'oppose à l'introduction sur le navire des personnes ou des objets susceptibles de provoquer à bord une maladie contagieuse. Il fait observer à bord les règles de l'hygiène. Il veille à la santé du personnel, passagers et équipage, et leur donne ses soins en cas de maladie. Il se concerte avec le capitaine pour l'application des mesures à prendre en cas d'invasion d'une maladie pestilentielle ou suspecte. Il prévient immédiatement le capitaine et assure, d'accord avec lui, les mesures de préservation nécessaires.

Le médecin sanitaire maritime inscrit jour par jour, sur un registre, toutes les circonstances de nature à intéresser la santé du bord.

A chaque escale ou relâche, il consigne sur son registre la date de l'arrivée et celle du départ, ainsi que les renseignements qu'il a pu recueillir sur l'état de la santé publique dans le port et ses environs. Il inscrit sur le même registre les mesures prises pour l'isolement des malades, la désinfection des déjections, la destruction ou la purification des hardes, du linge et des objets de literie, la désinfection des logements ; il indique les doses, le mode d'emploi des substances désinfectantes et la date de chaque opération.

Le médecin sanitaire est tenu, à l'arrivée dans un port français, de communiquer son registre à l'autorité sanitaire qui ne statue qu'après en avoir pris connaissance. Il répond à l'interrogatoire de celle-ci et lui fournit de vive voix, ou par écrit si elle l'exige, tous les renseignements qu'elle demande.

Les déclarations du médecin sanitaire maritime sont faites sous la foi du serment.

Mesures sanitaires pendant la traversée. — Le linge de corps des passagers et de l'équipage sali pendant la traversée sera lavé aussi souvent que possible. S'il apparaît à bord les premiers signes d'une affection pestilentielle, les malades seront de suite isolés, ainsi que les personnes désignées pour faire les fonctions d'infirmier.

Toutes les mesures de désinfection seront prises immédiatement. Les locaux infectés ne seront rendus au service courant qu'après désinfection, réfection des peintures ou blanchiment à la chaux chlorurée.

Lorsque la mort d'un malade isolé est dûment constatée, on jette le cadavre à la mer; les objets de literie à l'usage du malade au moment de son décès sont également jetés à la mer ou désinfectés.

Dans les ports d'escale contaminés, le médecin sanitaire maritime ou, à son défaut, le capitaine, s'oppose à l'embarquement des malades ou des personnes suspectes de maladie pestilentielle, ainsi que des convalescents de même maladie dont la guérison ne remonte pas à quinze jours au moins. Le linge sale est refusé ou désinfecté.

A *l'arrivée* dans un port de France ou d'Algérie, tout navire doit, avant toute communication, être *reconnu* par l'autorité sanitaire. Cette opération obligatoire a pour objet de constater la provenance du navire et les conditions sanitaires dans lesquelles il se présente. Elle consiste en un interrogatoire (formule imprimée) et dans la présentation d'une patente de santé, si le navire vient hors d'Europe (Algérie et Tunisie exceptées), du littoral de la mer Noire et des côtes de la Turquie d'Europe sur l'Archipel et la mer de Marmara.

La reconnaissance proprement dite est celle qui est réduite à un examen sommaire, pour les navires notoirement exempts de suspicion. Dans les cas qui exigent un examen plus approfondi, elle prend le nom d'*arraisonnement*. L'arraisonnement peut avoir pour conséquence, lorsque l'autorité sanitaire le juge convenable, *l'inspection sanitaire*, comprenant, s'il y a lieu, la *visite médicale* de l'équipage et des passagers.   *WURTZ et BOURGES.*

<u>**PROPHYLAXIE INDIVIDUELLE**</u>. — Si l'hygiène a pour but la conservation de la santé, la prophylaxie a pour objet de prévenir les maladies ou leurs effets les plus fâcheux. Elle s'inspire de l'étiologie, et s'appuie sur la connaissance des premiers prodromes pour combattre le mal, dès qu'il s'annonce : de là son efficacité et son utilité. Aussi a-t-on pu dire qu'elle était la meilleure partie de la thérapeutique, qui lui emprunte sa méthode préventive.

Les causes des maladies sont les unes *spécifiques*, les autres *non spécifiques*. La prophylaxie des premières est basée sur les règlements *d'hygiène publique*, qui indiquent à tous les moyens d'éviter la maladie apportée par un individu, et obligent chacun à prendre les mesures propres à éviter la contagion des autres. C'est l'hygiène publique surtout qui nous protège de la variole, de la diphtérie, du typhus exanthématique, du choléra, des oreillons, etc. La lutte contre les intoxications alimentaires et professionnelles (saturnine, phosphorée, etc.) est du même ressort.

Au contraire, c'est l'*hygiène privée ou individuelle* qui peut le mieux nous préserver de la néphrite, de l'endo-péricardite, du rhumatisme articulaire aigu, des angines banales, de la bronchite, de l'entérite, etc., et même de certaines maladies infectieuses, comme la tuberculose, qui se développent plutôt sur un terrain prédisposé ou préparé.

Nous n'avons pas à traiter ici de la *prédisposition héréditaire*. Il est évident que l'enfant issu de parents tuberculeux, ou nerveux ou goutteux, devra être soumis à une prophylaxie appropriée à son cas.

Nous n'envisagerons que l'état de réceptivité ou d'*imminence morbide* qui prélude aux maladies *non spécifiques*, celles dont la mortalité atteint le chiffre le plus élevé. « La cause initiale de la plupart des affections non traumatiques, dit Michel Lévy, réside plus encore dans les conditions de l'organisation individuelle que dans les influences du dehors; celles-ci n'acquièrent l'efficacité nécessaire, pour la réalisation de l'état morbide, qu'autant qu'elles sont favorisées, quelquefois de très loin, par les dispositions personnelles. » Pour les maladies spécifiques elles-mêmes, la prophylaxie individuelle peut, sinon les éviter, du moins en diminuer la gravité, toute question de virulence mise à part; elle peut encore, par exemple, en ce qui concerne la coqueluche, la rougeole, éviter bien des complications.

Quelles sont donc les mesures de prophylaxie que chacun doit commencer à prendre quand il se sent en imminence morbide, et continuer à observer à l'état morbide? Quels conseils le médecin doit-il donner au sujet, qu'il juge être dans cet état de santé, qui n'est plus l'état normal et qui n'est pas encore la maladie, période de troubles fonctionnels subjectifs ou objectifs, qui constituent les premiers prodromes? (v. c. m.) « La maladie, dit Francis Devay, n'étant qu'une modification de la vie, il est possible, et cela a lieu, que les maladies existent en puissance longtemps avant de se manifester, comme la vie peut aussi exister pendant longtemps sans produire aucun signe de son existence. »

L'imminence et l'unité morbides. — Et d'abord en quoi consiste l'imminence morbide? La réceptivité morbide dépend de deux facteurs qui s'influencent réciproquement : la *dépression nerveuse* d'une part, le *trouble digestif* ou *nutritif primordial* d'autre part. La dépression nerveuse est elle-même la conséquence d'une fatigue physique ou d'un choc moral; le trouble digestif ou nutritif est le résultat d'une suralimentation au moins relative.

L'importance du premier facteur est démontrée, non seulement par l'importance étiologique des fatigues et des chagrins, mais aussi par la susceptibilité de l'organisme à toutes les périodes critiques de dentition, de croissance, de puberté, de ménopause, époques troublées par la dépense d'*énergie* nécessaire à l'établissement d'une nouvelle fonction ou à un changement d'équilibre fonctionnel.

Le trouble *digestif* est, chez le nouveau-né, le principal danger à craindre, celui d'où découlent presque toutes les misères de la première enfance. Quand il commence à marcher, c'est à propos de troubles digestifs qu'il fait une paralysie infantile ; c'est chez les enfants suralimentés ou mal alimentés que surviennent la broncho-pneumonie, les convulsions. Plus tard. au moment de la croissance, ce qui menace l'adolescent, c'est la disproportion de sa capacité digestive avec les besoins toujours plus grands de son développement.

Au cours de l'âge adulte, les excès de tout genre sont, avec les revers, la grande cause des maladies : de tous l'excès d'alimentation est le plus à craindre. Aussi voit-on des valétudinaires, asthéniques ou méiopragiques, prolonger indéfiniment une existence plus ou moins supportable, grâce à la sobriété qui leur est imposée par leur faible capacité digestive. La vie n'étant pas très intense chez eux, ils ne l'usent pas trop vite. La sobriété est encore le meilleur tuteur de la vieillesse.

Les sujets robustes ne s'astreignent pas en général à une diététique inutilement sévère. Mais dès qu'ils ne sont plus en parfait équilibre de santé. l'utilité de la réduction du régime alimentaire devient évidente.

Toute affection aiguë ou chronique qui est trop nourrie tend vers l'aggravation. Au contraire, l'influence bienfaisante de la diète apparaît au début de la plupart des maladies. D'une façon générale, on peut considérer l'état morbide comme une rupture d'équilibre entre la désassimilation et l'assimilation. Il faut, pour guérir, que *l'organisme élimine les déchets accumulés pendant la période d'imminence morbide* parfois très longue. Il ne faut pas. non plus, par une digestion trop lourde détourner du point atteint l'énergie nécessaire à la réparation. « Il ne faut pas, dit l'hygiéniste, prendre de repas immédiatement après une forte émotion morale, ou une action musculaire violente…. » (Charles Londe).

Si nous passons en revue les maladies de chaque appareil, nous voyons que, sous des aspects divers, l'état morbide se retrouve partout le même avec son point de départ digestif, son évolution et sa terminaison exactement subordonnées à l'état des fonctions abdominales. Le début des *maladies aiguës* est presque toujours marqué par des troubles digestifs ; si ceux-ci manquent au début ils apparaissent plus tard. Si les fonctions digestives sont indemnes, du moins en apparence, et si le malade continue à s'alimenter, la maladie s'aggrave. L'alimentation ordinaire est alors un danger, non seulement par elle-même, mais aussi par le besoin d'activité qu'elle donne à un sujet qui devrait rester au repos. C'est le cas pour une pleurésie ou une pneumonie succédant à une bronchite négligée ; c'est le cas pour une endocardi-péricardite succédant à un rhumatisme articulaire incomplètement soigné ; c'est le cas pour une affection cutanée (eczéma, acné, etc.) qu'on s'acharne en vain à traiter par des moyens locaux.

L'aggravation des *maladies chroniques* se fait également à la faveur d'un régime inopportun : cela est aussi vrai de l'asthme et de la néphrite ou de l'endocardite chronique que de la goutte et du rhumatisme chronique ; cette loi s'applique à l'otite moyenne chronique et au glaucome aussi bien qu'à l'épilepsie ou la lithiase biliaire ou rénale.

Étapes et équivalents morbides. — Cette conception d'ensemble de la pathologie, conception basée sur les notions d'imminence morbide et d'unité morbide, nous permet de mieux comprendre les *équivalents* et les *étapes* morbides.

Chez les nouveau-nés par exemple, la bronchite est souvent un équivalent de l'entérite, qui peut alterner avec elle ou s'y combiner de diverses façons. De même l'œdème ou une hémorragie abondante (épistaxis, hémorragie cérébrale) est un équivalent de l'urémie; que l'œdème rentre, et l'urémie apparaît. De même la fistule à l'anus est un équivalent de tuberculose pleuro-pulmonaire, ou bien l'eczéma est un équivalent de l'asthme. On pourrait multiplier les exemples.

Considérons l'évolution de l'état morbide dans sa continuité chez un même individu, nous saisissons une succession d'étapes morbides qui deviennent de plus en plus profondes. Partie du feuillet interne, son origine habituelle, la maladie, après avoir été catarrhale ou muqueuse, devient séreuse, cardio-vasculaire ou articulaire en passant dans les organes du feuillet moyen. En effet les déterminations muqueuses et intestinales sont fréquentes dans la première période de la vie; les autres ne viennent que plus tard en général. Quant au feuillet externe (système nerveux, peau) il n'est pour ainsi dire jamais touché d'emblée (sauf le cas de vice originel); il n'est atteint que par l'intermédiaire du feuillet moyen (Vaisseaux).

Le but de ces considérations rapidement exposées est d'arriver à cette conclusion que la maladie grave ne s'établit pas tout à coup, ni tout d'un coup. Celui qui y regarde de près la voit se préparer de longue date, à la faveur d'un trouble fonctionnel, puis se frayer une voie. Elle ne tombe pas du ciel; elle nous avertit avant d'éclore; à nous de la faire avorter, ce qui est relativement facile, pourvu qu'on le veuille, puisque, quelle que soit sa forme, nos meilleurs moyens de protection sont à peu près les mêmes, toujours simples, à la portée de tous.

Méthode préventive. — *Repos, diète ou régime restreint.* — La méthode préventive ou prophylactique est basée sur le *repos* et la *diète*, deux remèdes relativement bon marché, et d'autant moins chers qu'ils sont appliqués plus tôt. Nous ne parlons, bien entendu, ici, que de l'état morbide ou prémorbide; car l'homme en bonne santé doit donner à son activité l'expansion la plus large.

Le *repos fonctionnel* de l'organe malade est une loi thérapeutique générale, applicable aussi bien au cœur et aux reins qu'à l'estomac, à l'appendice et au cerveau. Au repos partiel, il est indiqué le plus souvent d'ajouter le *repos total* de l'organisme. En effet, même lorsque le repos absolu, l'alitement, ne paraît pas indispensable par lui-même, il est nécessaire pour permettre de supporter l'abstinence plus ou moins complète. L'alitement est particulièrement indiqué quand il y a fièvre, grande faiblesse ou grande excitation.

La *diète* absolue d'aliments est de rigueur aussi au début d'une fièvre, et toutes les fois qu'on peut craindre une affection sérieuse. S'il ne s'agit que d'une indisposition, dont on est maître, la *demi-diète*, aux aliments semi-liquides, sera suffisante à moins qu'il n'y ait d'indication spéciale à la diète absolue. On peut vaquer à ses occupations pendant 2 ou 3 jours de demi-diète; mais il ne faudrait pas trop prolonger un pareil effort. Le *régime restreint total*, par exemple lacto-végétarien, peut être supporté presque indéfiniment, pourvu que les dépenses ne soient pas trop fortes. On sait combien les *régimes restreints partiels* rendent de service, grâce à la restriction, selon les cas, du sucre, des graisses, du sel, de la viande, des boissons fermentées, etc. Ce sont là des régimes auxquels on peut s'astreindre par périodes, quand, sans qu'il y ait maladie ou rechute, il y a seulement tendance à la rechute ou menace de maladie.

Moins l'organisme atteint est résistant, plus il doit combattre avec énergie la moindre ébauche morbide. Ainsi, dans la première enfance, il ne faut pas attendre l'apparition de la fièvre ou d'accidents graves (intestinaux, nerveux ou pulmonaires) pour instituer la *diète hydrique*. Celle-ci est avantageusement employée contre la moindre diarrhée, la moindre bronchite, la moindre crise de dentition : elle peut être maintenue au besoin plusieurs jours, et il ne faut pas donner d'emblée une quantité d'eau supérieure au quart ou à la moitié de la ration habituelle. De même dans l'urémie, l'asystolie, etc., la quantité de liquide sera restreinte au début.

La méthode que nous exposons est à la fois thérapeutique et prophylactique. Mais elle n'est guère thérapeutique que grâce à son action préventive.

Le foyer de toxi-infection latent qu'est le tube digestif, et dont la virulence est renforcée à l'état morbide ou prémorbide, se trouve ainsi mis hors d'état de nuire. Souvent, la cause du mal est éteinte à l'origine par la simple diète.

La diète arrête le fonctionnement de la partie supérieure du tube digestif : c'est le plus souvent l'essentiel, contrairement à la pratique abusive de la purgation et du lavement.

Moyens adjuvants. — L'utilité de ces deux remèdes est indéniable, cependant.

Le *lavement* peut être prescrit d'emblée, sauf certains cas spéciaux (péritonite, etc.), car l'S iliaque évacuée, il permet aux portions de l'intestin sus-jacentes de se libérer à leur tour.

La *purgation* au contraire est souvent nuisible, si elle est trop précoce ou trop forte. Nous préférons en tous cas les laxatifs à dose seulement suffisante. L'inconvénient de la purgation est de donner lieu (quand elle est vraiment indiquée) à une libération factice, souvent suivie de retours offensifs. Elle est mal supportée par les asthéniques, chez qui le retour à la santé ne se fait jamais tout d'un coup. Chez eux, comme laxatif préventif, nous préférons les doses très faibles de salicylate de soude (0 gr. 50), ou de calomel (1/4 à 2 centigr.), ou simplement la citronnade, le bouillon de légumes, ou encore l'eau de Brides, etc.

Enfin, pour compléter la prophylaxie des accidents graves, on peut employer, sans parcimonie, les moyens externes, tels que les *ventouses*, dès, par exemple, qu'un rhume menace de « tomber sur la poitrine ». La ventouse est si facile et si commode à manier, que son usage devrait être enseigné à l'école. A tort, un grand nombre de médecins, surtout à la campagne, ne s'en servent que fort peu. A côté de la ventouse, il faut citer l'excellente *compresse réchauffante*, car la chaleur est souvent la condition de la guérison, même si le coup de froid n'est pas intervenu au début.

Comme moyens externes préventifs, citons encore l'antisepsie ou l'asepsie, ou simplement *le lavage à l'eau bouillie* des muqueuses accessibles (gorge, nez, bouche), l'*ablution matinale*, la propreté des voies anales, urinaires et génitales, etc. Hâtons-nous de dire que cette prophylaxie externe est insuffisante si la diététique n'est pas rigoureuse.

Telle est la méthode préventive dans ses grandes lignes, en clinique journalière, abstraction faite, nous le répétons, des médications préventives spécifiques applicables à la diphtérie, au tétanos, etc.

Il n'y a pas en prophylaxie de médication symptomatique utile, sauf en cas d'intensité excessive du symptôme. Tel malade ne digère pas : ne cherchons pas à lui faire absorber d'emblée une ration d'entretien. Rendons-lui d'abord la force de digérer par le repos et la diététique.

La dyspepsie, survenue chez lui, peut-être sous une influence morale, le garantit d'une autre maladie, d'une hémorragie cérébrale, par exemple.

Si, de la prophylaxie des maladies spécifiques, on ne peut guère enseigner au public que l'utilité, chacun ne pouvant être à ce point de vue son propre médecin, il nous paraît indispensable, pour les maladies non spécifiques, que le praticien apprenne à ses malades les éléments de la méthode préventive générale, sa base, son but et ses moyens. La prophylaxie de la collectivité ne peut être mieux fondée que sur la médecine préventive de chaque individualité (dans les crèches, les écoles, les casernes, etc.).

La tâche est, non seulement matériellement, mais moralement ingrate. Il le faut cependant, car telle est la principale mission de la médecine pratique : les médecins, pères de famille, le savent bien, eux qui ne soignent guère les leurs que suivant ces principes essentiels, en laissant de côté les choses inutiles.

La médecine préventive. — La prophylaxie a le plus d'importance dans le jeune âge, et jusqu'après la procréation. Sachons bien qu'une faute commise dans l'élevage d'un nouveau-né, et entraînant l'état morbide, se répercutera sur toute son existence. Sachons que, priver d'allaitement au sein un enfant, sous prétexte d'économie, c'est au contraire grever son budget de pas mal de jours de maladie.

La pratique de la prophylaxie, qui n'est que la prévoyance au point de vue médical, est une *assurance d'un remarquable bon marché contre les maladies et l'adversité*. Il faut seulement observer la loi du bon sens, celle que personne en réalité ne discute sérieusement, et savoir s'adapter aux conditions de sa propre nature. Combien de gens aggravent leur mal en voulant le guérir, au lieu de s'y résigner. L'aggravation vient trop souvent de ce qu'on a voulu prendre des toniques, se donner des forces, ou obtenir d'un nourrisson, par exemple, une augmentation de poids soi-disant normale, au lieu d'attendre du repos la réparation nécessaire, au lieu de laisser passer une crise de dentition qui retardait l'évolution de l'enfant. Une petite maladie, bien comprise et respectée, en évite une grande. Mais ne vous leurrez pas de vaines explications en donnant trop d'importance aux petites causes; car la vraie cause, celle à laquelle il faut remédier, est presque toujours le surmenage digestif et nerveux. En différant le début du traitement (c'est-à-dire le moment où commence la diète et le repos que va nécessiter la maladie), vous allez aggraver celle-ci, et partant, vous prolongez la durée de celui-là.

Ajoutons que le diagnostic précoce est la condition de la mise en train rationnelle de ce traitement, qui peut être urgent : ajoutons que le médecin ne doit pas se dispenser de suivre ce malade qui l'est à peine, car *il le retiendra sur la pente d'une réalimentation trop rapide*.

Si cette méthode prudente était toujours acceptée des malades, et si les malheureux pouvaient toujours la suivre, il n'y aurait pour ainsi dire *pas de maladies aggravées*, c'est-à-dire presque pas de maladies graves. C'est au législateur qu'il appartient de permettre à tous de pratiquer la médecine préventive, au moins dans les cas les plus intéressants, comme les cas de grossesse et d'allaitement (v. c. m.); il y a, malgré les progrès réalisés, encore beaucoup à faire (V. PRODROMES, DOULEURS, etc.).

P. LONDE.

PROPRETÉ DU CORPS. — Jules Simon a dit que les Français sont naturellement sales. Il est incontestable que les soins de propreté, si fort en honneur dans l'antiquité et jusqu'à la fin du moyen âge, époque à laquelle on ferma, pour cause d'abus, les bains et étuves qui étaient très répandus, ne sont entrés dans nos habitudes que depuis un demi-siècle environ. Encore actuellement, on se heurte à de véritables préjugés tels que la crainte du danger des bains, en particulier des bains de pied. Cependant on tend à réagir contre ce fâcheux état de choses, et on a créé pour les ouvriers dans la plupart des grandes villes des établissements de bains-douches qui rendront les plus grands services. Les habitudes de propreté imposées au régiment, et qui sont une révélation pour la plupart des conscrits, ont fait réaliser, depuis vingt ans, de grands progrès à cet égard.

Chez les gens qui travaillent beaucoup physiquement, la sueur et la matière sébacée se combinant avec la poussière encrassent la peau ; s'il est vrai qu'une grande partie de cette sueur soit absorbée par le linge et les vêtements, la plus grande quantité doit être enlevée par des lavages.

On se contente trop souvent de laver le visage, une partie du cou et les mains. Or, il faut savoir que la propreté de toute la peau joue un rôle important dans la santé de l'individu. La peau est un organe d'exhalation et de sécrétion et on a pu dire avec justesse qu'elle était la soupape de sûreté de l'organisme. C'est donc un organe de respiration, qu'il importe de maintenir en état de bon fonctionnement. On y arrive par des soins de propreté, et en premier lieu par l'usage des bains.

Les *bains* peuvent se prendre à différentes températures. Il est bon de connaître les termes conventionnels et courants, correspondant à telle ou telle température.

Bain très froid. . .	5° à 12°		Bain tiède. . . .	26° à 30°
— froid	12° à 16°		— chaud. . .	30° à 40°
— frais	16° à 20°		— très chaud.	Au-dessus de 40°
— tempéré. . . .	20° à 26°			

L'action des bains froids ou frais est la suivante : ils abaissent la température du corps, diminuent la fréquence du pouls et rendent la respiration plus profonde. De 25° à 30° les bains ne modifient rien. A partir de 35°, 40° et au-dessus ils accélèrent le pouls, augmentent la température et diminuent les combustions respiratoires.

Lorsque le corps est plongé dans l'eau froide on a une sensation, assez désagréable, de frisson, la chair de poule, qui ne dure qu'un moment. L'organisme s'y habitue. Si le séjour dans l'eau froide est trop prolongé, on a le second frisson, qui avertit qu'il faut se retirer de l'eau.

Il faut éviter de se baigner en attendant à peu près nu que la sueur ait séché sur la peau. Il n'y a au contraire aucun danger à se plonger dans l'eau froide lorsqu'on a chaud et qu'on est en sueur. Cette pratique fait partie constante du bain russe ou du bain turc (hammam).

En sortant de l'eau froide, l'organisme subit une série de phénomènes qu'on appelle la *réaction*. C'est une sensation de réchauffement, dont on peut accélérer l'apparition à l'aide de frictions ou d'un exercice modéré.

Les bains tièdes sont sans action sur le pouls et la respiration. Prolongés, ils portent au sommeil et peuvent même débiliter. Leur principal effet est de laver la peau. Leur durée ne doit pas dépasser 30 minutes.

L'usage des bains trop chauds est loin d'être exempt d'inconvénients. Au bout d'un quart d'heure ils congestionnent, donnent de la pesanteur de tête, des bourdonnements d'oreille et peuvent causer des étourdissements ou des syncopes. Ils doivent être employés dans un but thérapeutique seulement. Les affusions très chaudes n'ont pas d'inconvénient, elles donnent une sensation très agréable. C'est grâce à leur usage quotidien, a-t-on dit, que les Japonais restent exempts de rhumatisme, malgré l'humidité du climat de leurs îles.

On a peut-être exagéré le danger des bains pris immédiatement après les repas, pendant la durée de la digestion. Cependant les accidents congestifs survenus dans ces conditions sont assez fréquents et il vaut mieux éviter de se plonger dans l'eau pendant les trois premières heures qui suivent un repas copieux.

Les *étuves* peuvent être à air sec ou à vapeur d'eau. Les étuves font transpirer beaucoup; on peut, en deux heures, y perdre 1000 à 1200 gr. de son poids. Suivis d'une immersion dans l'eau froide, après un massage dans l'étuve même, ces bains d'air chaud, quand ils ne sont pas répétés plus d'une fois par semaine, ont un excellent effet chez les gens qui peuvent supporter l'eau froide.

L'hydrothérapie dans ses différentes modalités est un agent hygiénique et thérapeutique de premier ordre. Elle comporte surtout l'usage de l'eau froide sous forme de douches, d'ablutions ou d'immersion de courte durée. Elle donne du ton à l'organisme, de la souplesse aux membres, aussi bien en hiver qu'en été. Faite quotidiennement, elle a l'avantage inappréciable d'aguerrir contre les refroidissements. Aussi les ablutions froides sont-elles une habitude hygiénique de premier ordre à faire prendre aux enfants.

A quel âge doit-on commencer chez eux l'usage de l'eau froide? En Angleterre, on admet que c'est à partir de deux ans, les enfants à la mamelle ne devant être lavés qu'à l'eau tiède.

On peut combiner des mouvements gymnastiques à l'hydrothérapie, soit qu'on les exécute avant de prendre le tub du matin, soit qu'on prenne une douche après une séance d'escrime ou de gymnastique. Cette combinaison constitue une pratique très avantageuse pour développer le système musculaire et prévenir certaines névroses. Toutefois l'eau froide ne convient pas à tout le monde. Les personnes lymphatiques sont celles auxquelles elle rend le plus de services ainsi qu'aux nerveux; les sujets faibles, débiles, en retirent les plus grands avantages. C'est surtout aux enfants qui, héréditairement, sont exposés au rhumatisme, à la goutte, que l'habitude de l'eau froide prise de bonne heure sera salutaire : elle les aguerrira, les endurcira contre les effets du froid humide qui si souvent, chez les prédisposés, détermine des douleurs ou des accès de rhumatisme.

Chez la femme, il y a quelques réserves à faire au sujet de l'emploi de l'eau froide. L'hydrothérapie donne généralement chez elle d'aussi bons résultats que chez l'homme. Mais à l'époque des règles, il vaut mieux, pour respecter un préjugé enraciné en France, cesser les ablutions générales froides. Chez les femmes anémiées, l'usage de l'eau tiède est préférable à celui de l'eau froide. Il en est de même pour les nourrices.

L'usage du large baquet plat en zinc, qu'on appelle le *tub*, n'est pas suffisant pour bien laver la peau, si on n'y utilise que de l'eau froide. Il faut y adjoindre de l'eau chaude et employer le savon : la peau sera ainsi plus vite débarrassée des matières sébacées, de la peau morte, de la sueur refroidie, des poussières de toute espèce qui la couvrent. Ces soins sont surtout nécessaires pour les parties pileuses.

La meilleure façon de prendre son tub est de disposer à côté un seau ou un bain de pied qu'on remplit d'eau. On se place dans le tub vide, on se savonne en puisant l'eau dans le seau. On prendra toujours l'eau dans le seau et jamais dans le tub, pour éviter de faire passer sur le corps de l'eau déjà employée et salie.

Certaines parties du corps exigent des soins spéciaux. Les mains doivent être savonnées et brossées plusieurs fois par jour, les ongles bien curés, car, nous le verrons plus loin, c'est en portant à la bouche des doigts insuffisamment nettoyés, ou en touchant, avec ces doigts, porteurs de germes morbides, un aliment tel que le pain, que l'on peut contracter une maladie infectieuse. Il est essentiel d'habituer tous les enfants à se laver les mains avant de prendre quelque aliment que ce soit. La figure doit être lavée fréquemment à l'eau froide. Les lavages à la vaseline que beaucoup de femmes emploient pour conserver leur teint, qu'elles estiment devoir s'altérer au contact de l'eau, ne sont pas hygiéniques. Il en est de même de l'application des pâtes et des fards, qui sont souvent à base toxique et compromettent la souplesse de la peau. Les parties recouvertes de poils (aisselles, organes génitaux), sièges d'une transpiration et d'une sécrétion sébacée considérable, seront savonnées soigneusement tous les jours, ainsi que l'anus, qui, en outre, doit être bien lavé après chaque selle. Il en est de même des pieds, où la sueur abondante se mélange à toutes les poussières, soulevées par la marche, qui pénètrent jusqu'à la peau à travers les chaussures, les bas ou les chaussettes. Chez ceux qui marchent beaucoup, les ablutions froides répétées des pieds rendent de grands services. Les ongles doivent être coupés avec soin, tenus propres, et ne dépassant pas les orteils. Les oreilles seront chaque jour débarrassées doucement du cérumen. On lavera les yeux, matin et soir à l'eau chaude. La toilette de la bouche et des dents nécessite des soins particuliers. Après chaque repas il s'accumule dans les interstices des dents et à leur surface des débris pulpeux d'aliments mâchés. La stagnation de ces débris amène la carie des dents. Pour l'éviter, on brossera matin et soir les dents avec une poudre dentifrice et de l'eau tiède ; on curera les dents, avec un cure-dents en plume ou en bois. (pas en métal), et on se rincera la bouche après chaque repas.

La toilette des cheveux et de la barbe sera faite tous les jours avec peigne et brosse, et les cheveux seront lavés tous les huit jours. La barbe ne doit pas être portée longue. Ceux qui se font raser se souviendront que les rasoirs employés en commun chez les coiffeurs peuvent donner des maladies contagieuses de la peau et en exigeront la désinfection. Tout homme d'ailleurs devrait se raser lui-même. Les cheveux, chez l'homme, seront coupés courts. Il faut, chez le coiffeur, réclamer la désinfection des ciseaux, des peignes et des brosses et proscrire la tondeuse, encore plus que le rasoir commun, car, ainsi que Sabouraud l'a montré, il est très difficile de désinfecter efficacement une tondeuse.   *WURTZ et BOURGES.*

PROSOPALGIE. — V. TRIJUMEAU (NÉVRALGIE).

PROSTATE (AFFECTIONS TRAUMATIQUES). — Ce sont : les contusions, les plaies et les fausses routes.

I. **Contusions.** — La prostate, protégée par le squelette et les parties molles avoisinantes, échappe aux contusions. La seule observation de ce genre de traumatisme est celle de Velpeau.

II. **Plaies.** — Nous laissons de côté les plaies chirurgicales pour ne nous occuper que des plaies accidentelles. Celles-ci suivent trois voies : l'abdomen, le périnée et le rectum.

Dans les *plaies abdominales*, rares, le traumatisme prostatique disparaît devant les autres lésions abdomino-pelviennes très graves.

Les plaies *périnéales* sont plus importantes et sont produites par des instruments piquants et tranchants ou par des projectiles d'armes à feu ; quant aux plaies *rectales*, elles sont provoquées par des corps étrangers du rectum, introduits soit par ingestion (noyaux, épingles), soit par l'anus. Dans ce dernier cas, le corps étranger, introduit maladroitement et quelque peu violemment, a d'autant plus de chances d'intéresser la prostate que la glande se trouve dans l'axe du canal anal.

Le *symptôme* capital est l'*hémorragie*, qui se traduit par l'*hématurie* : dans l'intervalle des mictions, le sang, arrêté par le sphincter de l'urètre membraneux, reflue dans la vessie. Si l'urètre prostatique est respecté, le sang s'écoule par le rectum ou par le périnée et il n'y a pas d'hématurie. La plaie peut livrer passage également à de l'urine et se transformer en fistule urinaire.

Le grand danger des plaies de la prostate, c'est l'*infection secondaire*, à peu près constante dans les plaies rectales; il y a alors des hémorragies, de la suppuration prostatique, de l'infiltration d'urine, etc.

Le *pronostic*, autrefois très grave, est aujourd'hui presque toujours bénin, car nous savons combattre les deux principaux facteurs de gravité : l'hémorragie et l'infection.

Le *traitement* varie suivant les cas : l'hématurie est arrêtée par la sonde à demeure. En cas de plaie périnéale, il faut en pratiquer le tamponnement. S'agit-il d'une plaie recto-prostatique, il est indiqué d'inciser le périnée, de décoller le rectum, de suturer la plaie intestinale et de tamponner la plaie prostatique.

III. **Fausses routes**. — Elles consistent dans une perforation de l'urètre prostatique au cours du cathétérisme. Les modifications très importantes que subit ce segment de l'urètre dans l'hypertrophie simple ou néoplasique de la prostate expliquent la fréquence des fausses routes à la suite d'un cathétérisme brutal ou maladroit.

La *plaie* urétrale siège presque toujours sur la *paroi inférieure* du canal.

On y distingue *trois degrés* : 1° l'*amorce* de fausse route, simple déchirure de la paroi urétrale, sans pénétration de la sonde dans le parenchyme glandulaire; 2° la fausse route *incomplète, borgne* : la sonde pénètre d'un demi à un centimètre dans le parenchyme; 3° la fausse route *complète*, le *tunnel prostatique* : la sonde, traversant la glande de part en part, pénètre dans la vessie. On l'a vue pénétrer dans le tissu cellulaire pelvien ou dans le rectum. Cette variété de fausse route a été autrefois pratiquée de propos délibéré sous le nom de *cathétérisme forcé*.

Ici aussi, le *symptôme* dominant est l'*hémorragie*, qui se fait par l'urètre (*urétrorragie*). Dans la fausse route complète, le sang s'amasse également dans la vessie. Ces hémorragies sont rarement alarmantes et cèdent à un traitement approprié.

La *complication* principale réside dans l'*infection secondaire*, par l'instrument ou par les urines septiques. Quant au *diagnostic*, il est facile et se fait d'après l'histoire même du malade.

Le *traitement* consiste dans la mise au repos du canal par la sonde à demeure. On aura recours à une sonde-béquille n° 16 ou 18 que l'on introduira seule ou armée d'un mandrin et qu'on laissera en place cinq ou six jours. Pour le traitement prophylactique, nous renvoyons à l'article Urètre (Cathétérisme). *KENDIRDJY.*

PROSTATE (CALCULS ET CONCRÉTIONS). — La prostate contient normalement des concrétions logées dans les culs-de-sac glandulaires. Ces concrétions peuvent, soit par conglomération, soit par addition excentrique de phosphates calciques, donner lieu à des calculs.

L'affection est rare. Les calculs peuvent envoyer des prolongements dans l'urètre ou dans la vessie et constituer ainsi des calculs *urétro-prostatiques* et *vésico-prostatiques*.

Les *symptômes* sont en général nuls. Les gros calculs simulent parfois une prostatite subaiguë ou chronique. Ils peuvent provoquer la *rétention d'urine*, soit par accroissement sous-muqueux et compression du canal, soit par engagement intra-urétral et obstruction. La prostate calculeuse est parfois le siège d'*accidents infectieux* aboutissant à des *abcès* et à des *fistules*.

Le *diagnostic* se fait par le toucher rectal et le cathétérisme explorateur. Le *traitement* de choix est l'extraction par la voie périnéale.   *KENDIRDJY.*

PROSTATE (CANCER). — Dans l'immense majorité des cas, il s'agit d'un *épithélioma*, rarement d'un *sarcome*. Le premier ne s'observe que chez l'adulte ; le second peut se développer aussi bien chez l'enfant.

Le cancer est *circonscrit* ou *diffus* et, dans ce cas, il envahit la vessie, les vésicules séminales, l'urètre, les ganglions iliaques, inguinaux et lombaires, et le tissu cellulaire environnant. L'envahissement ganglionnaire est constant. La diffusion du cancer amène souvent la compression des uretères (accidents d'hydronéphrose et d'infection ascendante), la thrombose des vaisseaux iliaques, etc. : c'est la *carcinose prostato-pelvienne* de Guyon.

Symptômes. — 1° La *douleur*, symptôme capital et à peu près constant. Elle siège au périnée et à la région lombaire, avec des *irradiations* du côté de la verge et le long des nerfs sciatique et crural ; 2° les *troubles de la miction*. Ils sont les mêmes que dans l'hypertrophie simple, et nous n'avons pas besoin d'y revenir ; 3° l'*hématurie*. Elle s'observe dans un tiers des cas. Elle est initiale, terminale ou totale et présente les caractères de *spontanéité* et d'*indolence* des hématuries néoplasiques ; 4° les *troubles de la défécation* : ténesme, épreintes, difficulté des garde-robes pouvant aller jusqu'à l'obstruction intestinale ; 5° l'expulsion de fragments néoplasiques, assez rare.

Examen du malade. — Il comprend le cathétérisme, le toucher rectal et la recherche de l'adénopathie.

1° Le *cathétérisme*, plus que dans l'hypertrophie simple, peut provoquer des hématuries et des fausses routes à cause de la grande friabilité des tissus. Les manœuvres doivent donc être pratiquées avec la plus grande douceur. 2° Le *toucher rectal* suffit dans la généralité des cas à faire faire le diagnostic. La prostate, augmentée de volume, est d'une *dureté* ligneuse et sa surface est irrégulière et présente des bosselures. Dans le cancer diffus, c'est une véritable coulée plastique qui remplit le petit bassin. 3° La *recherche des ganglions* doit être pratiquée systématiquement dans les fosses iliaques et dans les aines et permet d'y constater les caractères ordinaires de l'adénopathie cancéreuse.

Évolution. — Il s'agit presque toujours d'individus ayant l'âge du cancer : 45 ans et au delà. Le *début* est insidieux, d'autant que le néoplasme peut se greffer sur une hypertrophie simple, évoluant depuis plusieurs années. La *durée* de l'affection est en moyenne d'un à trois ans et la *mort* survient du fait d'une des complications habituelles : rétention d'urine, hydro- et pyonéphrose, anurie par compression des uretères, obstruction intestinale, pneumonie hypostatique, etc.

Le **diagnostic** doit être fait principalement : 1° avec l'hypertrophie simple ; 2° avec la tuberculose de la prostate.

Le **traitement** ne peut être généralement que palliatif, et il se confond avec celui de l'hypertrophie simple. L'extirpation de la prostate cancéreuse a donné jusqu'ici des résultats peu encourageants. Les résultats sont d'autant moins mauvais que l'intervention est plus précoce.   *KENDIRDJY.*

PROSTATE (HYPERTROPHIE). — **Lésions**. — Nous ne parlerons que des lésions dont la connaissance est indispensable pour la compréhension des divers troubles auxquels donne lieu l'hypertrophie de la prostate. En premier lieu se place l'*augmentation de volume* qui peut être mono, bi ou trilobaire. La glande est en même temps *déformée*. La tuméfaction se fait en arrière et en haut : la glande refoule le bas-fond de la vessie, qui s'accuse de plus en plus. L'urètre postérieur est *allongé* et *déformé* et sa courbure, à concavité antérieure, exagérée. Il est aplati dans le sens transversal et plus ou moins dévié du plan médian. C'est la *paroi inférieure* qui subit le maximum de modification : c'est là que se font les *fausses routes*, d'où le précepte de suivre la paroi supérieure pour les éviter. La prostate fait saillie en arrière dans le rectum qu'elle aplatit. L'hypertrophie du *lobe moyen* (glandes sous-muqueuses du col) déforme plus spécialement l'ouverture vésicale de l'urètre.

Au point de vue *histologique*, il s'agit d'un néoplasme bénin d'origine glandulaire, pouvant revêtir l'une des trois formes suivantes : *adénome*, *fibrome* et, le plus souvent, *adéno-fibrome*.

La seule notion précise est celle de l'*âge* : l'affection s'observe entre 55 et 70 ans. Sur 109 hommes, 57 présentent une prostate augmentée de volume et la moitié seulement en sont incommodés (Thompson).

Symptômes. — Ils se répartissent en *trois périodes* :

1º *Période des troubles de la miction*. — Ces troubles, d'ordre congestif et dynamique, sont : a) la *fréquence* ou *pollakiurie* qui s'observe principalement la nuit ; b) la *dysurie*, nécessitant des efforts lors de la miction et allant parfois jusqu'à la rétention aiguë ; c) les *modifications du jet* qui est faible et tombe presque verticalement ; d) les *érections matutinales* qui disparaissent, au grand désespoir des malades, dès que la vessie s'est vidée (c'est le *réveil triomphal* suivant l'expression pittoresque de Guyon), ajouter : e) la *polyurie*. Tous ces symptômes sont aggravés par les causes de congestion pelvienne (excès de table, de coït, refroidissement, séjour au lit, etc.).

2º *Période de rétention chronique incomplète sans distension vésicale*. — Elle peut s'installer insidieusement ou bien succéder à une crise de rétention aiguë, celle-ci survenant à la suite d'un excès quelconque. Le malade ne vide pas entièrement sa vessie, et si on le sonde immédiatement après une miction, on trouve un *résidu* variant de 50 à 300 ou 400 gr. Le muscle vésical a conservé sa contractilité : il n'y a pas encore de distension.

3º *Période de rétention avec distension de la vessie*. — Ici, le résidu est tel que la vessie est constamment distendue et cette distension s'étend à tout l'arbre urinaire (uretères, bassinets et calices). Le *globe vésical* remonte jusqu'à l'ombilic et le dépasse quelquefois. La fréquence des mictions va jusqu'à l'*incontinence* (incontinence vraie ou *miction par regorgement*). Il existe en même temps de la *polyurie* (3 à 4 litres), des troubles digestifs constituant la *dyspepsie urinaire* et, finalement, de la cachexie.

Examen du malade. — Il comporte plusieurs manœuvres dont deux essentielles : le cathétérisme et le toucher rectal.

1º *Cathétérisme*. — L'explorateur à boule olivaire permet de se rendre compte de la longueur de l'urètre prostatique et de ses déformations. Le cathétérisme évacuateur, pratiqué au moyen d'une sonde-béquille dont le bec suit la paroi supérieure, fixe, de l'urètre, est indispensable pour établir l'existence d'une rétention: bien entendu, il sera pratiqué immédiatement après la miction spontanée.

2° *Toucher rectal*. — Il doit être pratiqué à vessie vide et combiné au palper hypogastrique. Il renseigne sur l'état de réplétion de la vessie ainsi que sur l'augmentation de volume et les déformations de la prostate.

Complications, — Elles sont aseptiques ou septiques. Les complications *aseptiques* sont : 1° les *hématuries*, favorisées par la rétention et par la congestion qui l'accompagne; 2° les *fausses routes*, dans le cathétérisme brutal ou maladroit ; 3° les *pyélonéphrites* aseptiques; 4° la *dégénérescence maligne*.

Les complications *septiques*, fatales à un moment donné chez un prostatique qui se sonde ou que l'on sonde, sont : 1° l'*urétrite*, surtout postérieure ; 2° la *prostatite*; 3° les *orchi-épididymites*, souvent suppurées et s'accompagnant de vaginalite ; 4° la *cystite*, caractérisée par des urines troubles, la fréquence et la douleur des mictions; 5° les *calculs secondaires*, fonction de cette même cystite; 6° l'*urétéro-pyélo-néphrite* ascendante, précédée et favorisée par la distension de l'arbre urinaire; 7° l'*infection générale* qui emporte les malades.

Le **diagnostic** s'appuie, d'une part, sur les troubles accusés par les malades; d'autre part, sur les données du cathétérisme et du toucher rectal. Il doit être fait principalement avec la prostatite, le cancer de la prostate (v. c. m.), la rétention d'urine des vieillards et, en cas d'hématurie, avec les tumeurs de la vessie.

Traitement. — Il peut être palliatif ou curatif.

A) **Traitement palliatif**. — Il comprend : 1° les *précautions hygiéniques* qui, toutes, ont pour but d'éviter la congestion des organes du petit bassin (exercices modérés, suppression des alcools, modérations dans le coït, irrigations rectales très froides ou très chaudes, etc.); 2° le *massage* de la prostate; 3° le *cathétérisme évacuateur* pratiqué, soit avec une sonde molle de Nélaton, soit avec une sonde-béquille simple ou portée sur mandrin. Le sondage doit être envisagé dans les trois cas suivants : a) il y a une *rétention aiguë*. *Ne jamais évacuer la vessie trop rapidement ou trop complètement*, de peur d'une hémorragie *ex vacuo*. On mettra trois ou quatre jours, s'il le faut, à évacuer la vessie jusqu'à ce qu'elle ait repris sa contractilité spontanée. Si les urines sont infectées (urines troubles), on devra, à chaque fois, injecter dans la vessie 30 à 40 gr. d'une solution de nitrate d'argent au millième; b) il y a de la *rétention incomplète sans distension*. Dans ce cas, le cathétérisme doit être pratiqué régulièrement, afin que le résidu n'augmente pas : une fois par jour, si le résidu ne dépasse pas 80 à 100 gr.; deux fois s'il y en a davantage. Les lavages à l'eau bouillie suivis d'injection de nitrate au millième sont indispensables s'il y a de l'infection ; c) il y a de la *distension vésicale avec miction par regorgement*. Ici, plus que jamais, il faut éviter d'évacuer la vessie trop brusquement ; dix jours ne sont pas de trop pour que le réservoir urinaire revienne sur lui-même. Il ne faut pas oublier que les voies urinaires supérieures étant en état d'équilibre instable, le cathétérisme le plus aseptique peut allumer la fièvre et amener des complications redoutables, voire même la mort.

Si le cathétérisme est pénible ou difficile, s'il y a de l'infection très accusée ou des hémorragies abondantes, on placera une *sonde à demeure* que l'on oblitérera au moyen d'un fosset et que l'on ouvrira à intervalles réguliers.

En présence d'une rétention aiguë d'urine, si le cathétérisme est impossible, on est autorisé à pratiquer la *ponction capillaire* de la vessie avec l'appareil de Dieulafoy ou de Potain, dont l'aiguille sera enfoncée au ras du bord supérieur de la symphyse du pubis.

B) **Traitement curatif ou chirurgical.** — Des diverses opérations que l'on a pratiquées, les unes ont pour but la dérivation du cours des urines ; ce sont : la cystostomie sus-pubienne, la boutonnière périnéale et l'anastomose vésico-urétrale anté-prostatique. Les autres visent l'atrophie ou l'extirpation de la prostate : ce sont principalement : la castration double ou unilatérale, la ligature des canaux déférents, la ligature des artères hypogastriques, la prostatotomie intra-urétrale (opération de Bottini) ou périnéale, la prostatectomie. De toutes ces opérations, c'est cette dernière qui rallie aujourd'hui la pluralité des suffrages. On la pratique soit par la voie haute ou sus-pubienne, soit par la voie basse ou périnéale.

1° La *prostatectomie basse* ou *périnéale* est la première en date. Elle a commencé par être partielle, puis elle est devenue totale.... Le malade étant placé dans la position *périnéale inversée* (fig. 6) qui combine la position de la taille à la position déclive, on trace une incision pré-anale et rectiligne à concavité postérieure, après avoir repéré l'urètre au

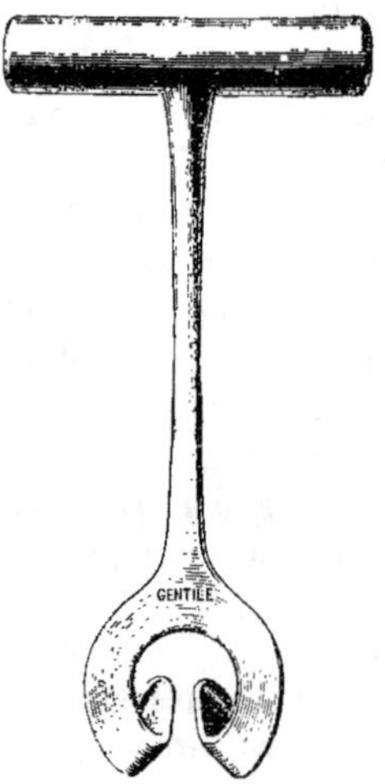

Fig. 5. — Écarteur bulbaire de Proust.

moyen d'une sonde métallique à robinet qui, tout à l'heure, permettra de faire un lavage copieux et fréquent de la vessie. L'incision passera à deux travers de doigt de l'orifice anal et ira d'un ischion à l'autre. Après division du tissu cellulaire, on arrive sur le bulbe qui est élargi chez le vieillard et dont la partie toute postérieure se cache dans le sphincter anal. Le point délicat est la section du muscle urétro-rectal, très court, qu'il faut diviser en se tenant tout près de l'urètre. Aussitôt la section faite, le rectum s'écarte en arrière. C'est pendant ce temps spécial que le chirurgien risque d'ouvrir le rectum, et c'est pour cela que la prostatectomie périnéale expose aux fistules urétro-rectales, si ennuyeuses et si difficiles à guérir.

Une fois le tractus urétro-rectal sectionné, le doigt pénètre dans l'espace décollable pré-rectal. A un moment donné, la prostate apparaît, recouverte par l'aponévrose de Denonvilliers : on la voit et on la sent.

Sur la ligne médiane, on incise franchement l'urètre, à partir, mais au delà de la région membraneuse, et sur toute l'étendue de la portion prostatique. On retire alors le cathéter et, par la plaie périnéale, on introduit un instrument abaisseur ou désenclaveur destiné à faire bomber la glande hypertrophiée dans la plaie (fig. 7). On cherche ensuite à décoller chacune des moitiés de la prostate, d'une part de la capsule fibro-aponévrotique qui lui forme coque, d'autre part du canal de l'urètre. Si la prostate est par trop volumineuse, on agit par morcellement. La prostate enlevée, on rétrécit par un ou deux points de suture la brèche urétrale par laquelle on introduit un gros drain (n° 40) qui assurera le drainage de la vessie et dont le fonctionnement devra être surveillé de près. Le drain sera fixé en place. La cavité périnéale est alors tamponnée avec des mèches de gaze et la plaie cutanée raccourcie à droite et à gauche (V. pl. I et II, fig. 1 à 8).

Sauf élévation de la température, le tamponnement n'est enlevé que le troisième jour. Le drain sera supprimé du cinquième

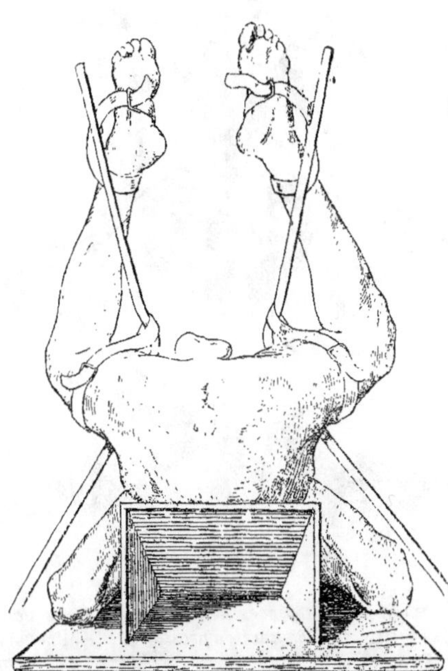

Fig. 6. — Malade en position sacro-verticale. Plan incliné sous le sacrum (D'après Proust).

au huitième jour, et remplacé par une sonde béquille qui sera introduite par le méat, de préférence montée sur un mandrin à grande courbure.

Certains chirurgiens ont proposé de fermer complètement la brèche urétrale et de drainer la vessie par l'urètre. D'autres, au contraire, laissent tout ouvert, le malade pissant par le périnée, et se contentent d'entretenir la liberté du canal au moyen de béniqués.

Les *accidents* que l'on peut observer après la prostatectomie péri-

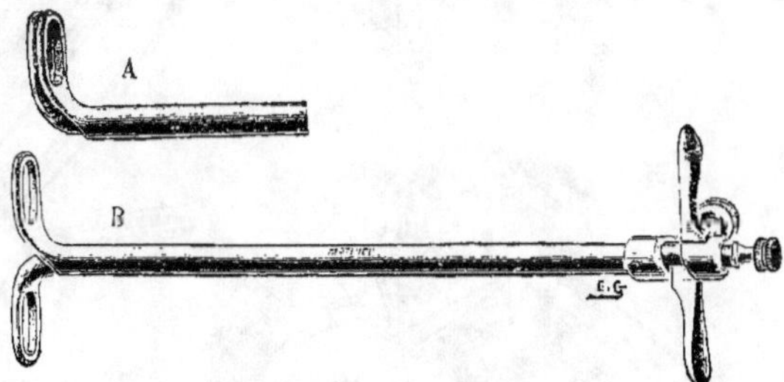

Fig. 7. — Désenclaveur de Young. — L'instrument est introduit fermé (fig. 7. A) par une boutonnière faite à l'urètre au niveau de sa portion membraneuse ou de la prostate. Quand il a pénétré dans la vessie, on l'ouvre : ses branches s'écartent (fig. 7. B) et, si l'on relève le manche de l'instrument sur le pubis, la branche inférieure vient appuyer sur la prostate et l'amène dans le champ opératoire.

néale sont : 1° des accidents *infectieux*, parmi lesquels nous devons signaler l'orchi-épididymite; 2° des accidents d'évacuation vésicale : *rétention* ou *incontinence*; 3° des *hémorragies*, rares; 4° des *fistules urétro-rectales*. C'est

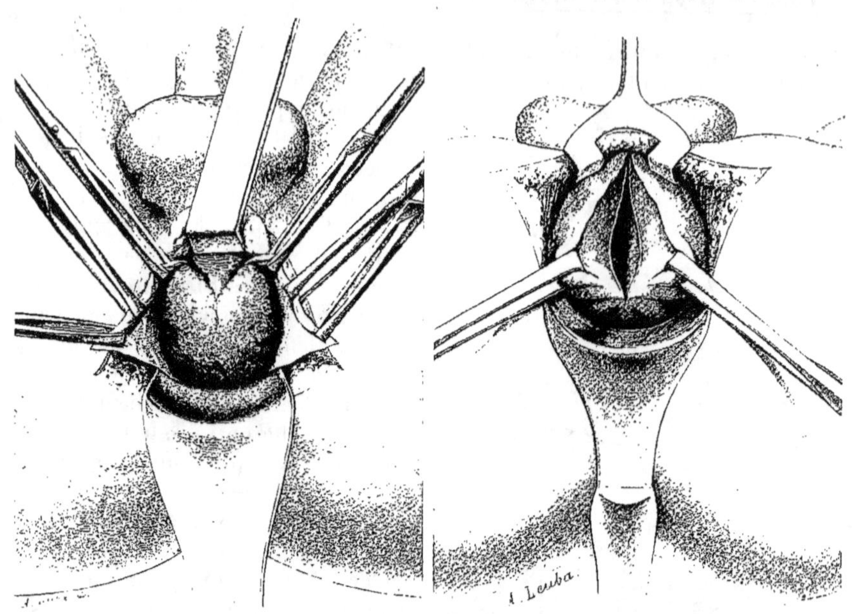

Fig. 1. *La capsule prostatique est décollée et soutenue par des pinces pour la mieux faire voir. Une seule pince suffit quand on opère* (ALBARRAN). — Fig. 2. *Hémisection prostatique* (R. PROUST).

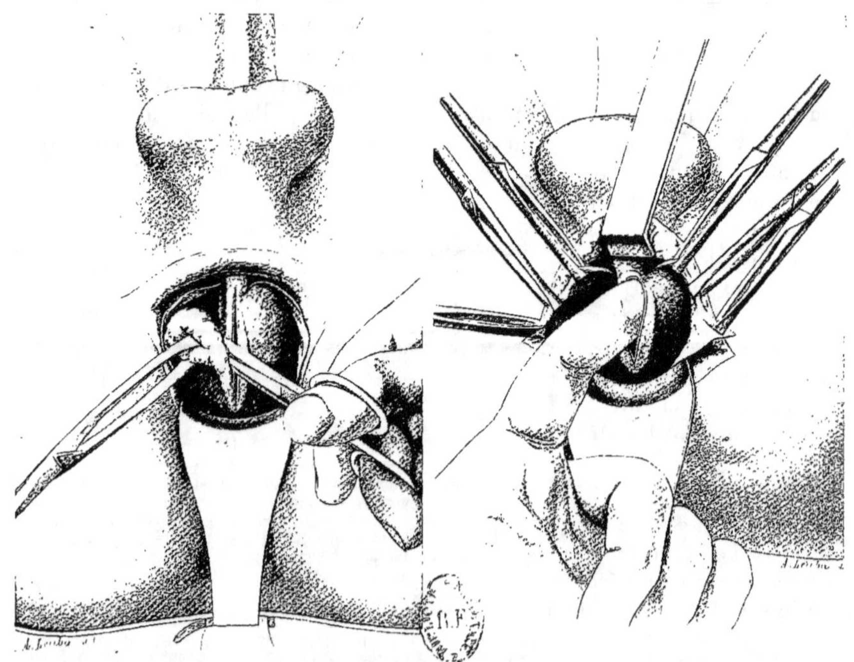

Fig. 3. **Extirpation par morcellement de la partie antérieure de la prostate, à gauche de l'opérateur** (ALBARRAN). — Fig. 4. **Extirpation par morcellement de la partie antérieure de la prostate, à droite de l'opérateur** (ALBARRAN). *L'index gauche est dans l'urètre.*

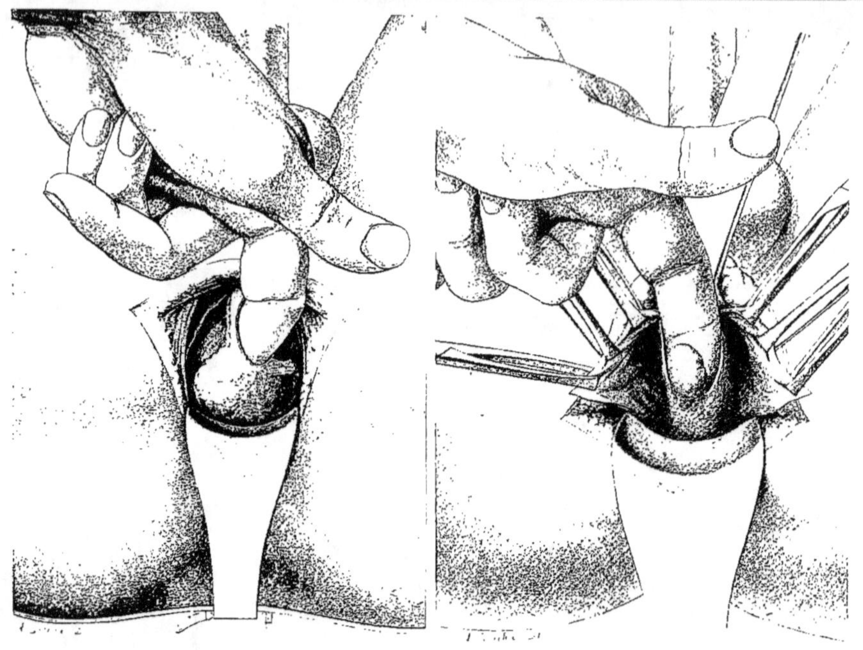

Fig. 5. **Extirpation de la partie postérieure de la prostate** (ALBARRAN). *Le doigt, introduit dans la vessie, l'accroche et fait saillir dans la plaie la portion vésicale de la prostate.* — Fig. 6. **Extirpation du lobe médian de la prostate** (ALBARRAN). *Le doigt, introduit dans la vessie, accroche et fait saillir le lobe médian à travers le col vésical et l'incision urétrale.*

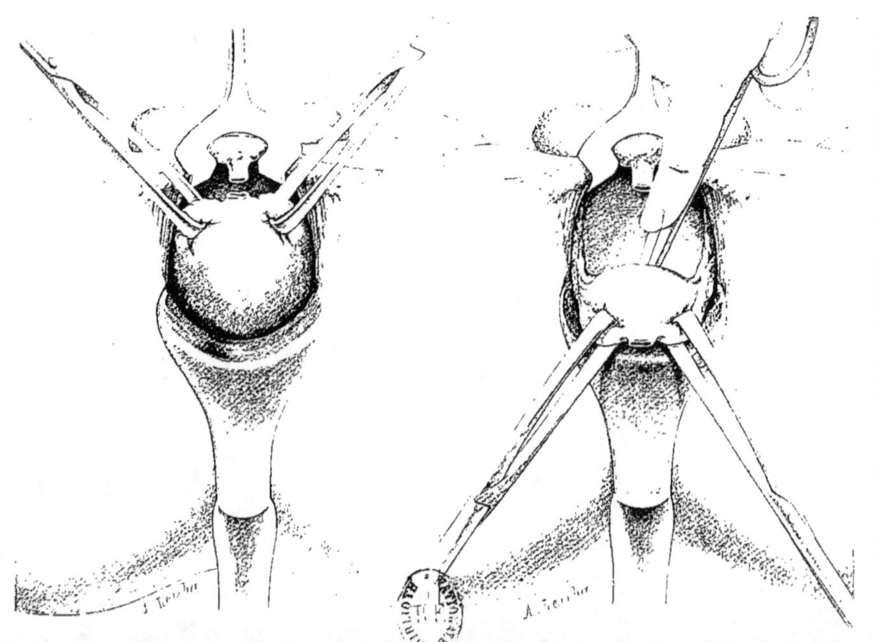

Fig. 7. **Prostatectomie périnéale totale.** *Section de l'urètre* (R. PROUST). — Fig. 8. **Prostatectomie périnéale totale.** *Deux pinces à fixation font basculer la prostate* (R. PROUST).

là le grief principal que l'on a fait valoir contre la voie périnéale, et c'est une des raisons qui militent en faveur de la voie haute ou sus-pubienne.

La *prostatectomie, haute, sus-pubienne* ou *hypogastrique* (opération de Freyer), est appelée aussi *transvésicale* parce qu'elle comporte un premier temps qui est l'ouverture de la vessie. C'est en effet par l'intérieur même de la vessie que l'on énuclée en même temps prostate et urètre prostatique, laissant une vaste cavité cruentée qui, peu à peu, reviendra sur elle-même.

Le vessie étant ouverte et ses lèvres rabattues et fixées de chaque côté, l'index y est introduit afin d'explorer la saillie prostatique. Une sonde béquille est dans le canal. Pendant que l'index gauche, muni d'un gant ou d'un doigtier dont il se débarrassera aussitôt après, est introduit dans le rectum et cherche à repousser la prostate en haut et en avant, avec la main droite et en se servant soit de l'ongle de l'index, à la manière de Freyer, soit d'un instrument tranchant, on entame la muqueuse vésicale sur la saillie prostatique. Par la brèche ainsi produite, le doigt pénètre dans un plan de clivage qui n'est autre que l'espace qui sépare la prostate revêtue de sa capsule propre des parois de sa loge aponévrotique, se porte successivement dans tous les sens et finit par faire le tour des deux lobes de la glande. A un moment donné, celle-ci devient libre; c'est alors que le doigt intra-rectal la luxe et la chasse de sa loge dans la vessie où l'on n'a plus qu'à la cueillir avec une pince. Les canaux éjaculateurs, respectés lorsque les lobes viennent séparément, sont déchirés quand la prostate est extraite en masse.

Dans cette opération, l'idéal serait d'extraire la prostate en respectant l'intégrité du canal de l'urètre; mais c'est singulièrement se faire illusion que de croire la chose possible dans la majorité des cas. Malgré l'attention la plus soutenue, on déchire la muqueuse urétrale. C'est pour cela que la plupart des chirurgiens, ne tenant aucun compte de l'urètre, font de propos délibéré une prostatectomie totale, sans qu'il en résulte d'ailleurs un inconvénient quelconque.

L'ablation de la prostate laisse à sa suite une énorme brèche qui saigne et que guette l'infection. Dans quelques rares cas, on peut, soit par une suture urétro-vésicale (Duval), soit, après avoir tracé une incision demi-circonférentielle en arrière du col et disséqué la muqueuse vésicale, en laissant retomber les lambeaux flottants de cette muqueuse (Legueu), supprimer toute surface cruentée. Mais c'est là une éventualité sur laquelle il ne faut guère compter, et c'est dans un bon drainage qu'il faut chercher des garanties contre les dangers d'infection. Ce drainage est assuré soit par un gros tube sus-pubien qui plonge jusque dans la loge prostatique, soit par une dérivation périnéale des urines.

Quels sont les **résultats de la prostatectomie?** — Ces résultats varient suivant les cas.

Dans la *rétention complète aiguë ou récente*, les résultats sont excellents et la miction normale est rétablie. Mais ces cas n'ont qu'une valeur relative, car le traitement non sanglant permet d'atteindre le même but à moins de frais. Ce n'est donc pas dans cette variété de rétention qu'il faut chercher l'indication pressante de la prostatectomie.

Dans la *rétention complète chronique*, les résultats, pour être moins immédiats, n'en sont pas moins excellents. Peu à peu, le résidu vésical diminue, puis il disparaît. Ce n'est qu'exceptionnellement et dans les vessies extrêmement distendues que la rétention peut persister.

Enfin, dans la *rétention chronique incomplète*, les résultats sont les moins bons. Cela peut paraître paradoxal à première vue, mais la chose est facile à comprendre. Un rétentionniste complet est un homme qui se sonde régulièrement et dont la vessie, ne faisant aucun effort pour se vider, est au repos. Que vienne à disparaître l'obstacle mécanique, et ce muscle vésical retrouvera aisément une contractilité qui ne faisait, pour ainsi dire, que sommeiller. Au contraire, un rétentionniste incomplet, ou bien ne se sonde pas du tout, ou bien se sonde par intermittence : sa vessie s'efforce continuellement de vaincre l'obstacle constitué par la prostate hypertrophiée ; avec le temps, le muscle vésical s'affaiblit, puis se met en faillite. Si alors une opération vient à supprimer la prostate, la vessie peut être déjà trop affaiblie pour recouvrer ses fonctions normales. On s'explique ainsi les échecs ou les résultats insuffisants que donne souvent la prostatectomie chez les individus atteints de rétention incomplète chronique, surtout s'il y a, en même temps, de la distension.

En même temps que s'amendent les fonctions vésicales, on assiste à une amélioration de l'*état général*. Chez les infectés surtout, c'est une véritable résurrection.

Après toute prostatectomie totale, qu'elle soit périnéale ou sus-pubienne, l'urètre prostatique et par conséquent les canaux éjaculateurs étant détruits, les sujets deviennent *inféconds*. A l'infécondité, se joint souvent l'*impuissance*, même lorsque les canaux éjaculateurs sont conservés. Mais cette impuissance est loin d'être la règle, et l'on voit des hommes qui, malgré une prostatectomie totale, continuent d'accomplir le coït.

Voyons maintenant, pour finir, les **indications de la prostatectomie**. Malgré les progrès de la technique et l'amélioration constante des résultats opératoires, la prostatectomie reste un traitement d'exception réservé à une faible minorité des cas et qui doit vivre des contre-indications du traitement non sanglant dont les assises fondamentales sont l'*hygiène* locale et générale et le *cathétérisme*.

Les indications du traitement radical sont tirées de deux sources : source anatomique et source physio-pathologique.

Les *raisons anatomiques* sont celles qui rendent le cathétérisme impossible ou très pénible ou dangereux. Telles sont : les déviations de l'urètre, la surélévation du col, les saillies péri-cervicales. Il en est de même de certaines modifications de structure : les hémorragies, survenant à l'occasion du cathétérisme, contre-indiquent cette manœuvre. Elles la contre-indiquent encore davantage si elles signifient la dégénérescence maligne d'une prostate jusque-là simplement hypertrophiée.

Les *raisons fonctionnelles* ou physio-pathologiques sont les plus importantes et les plus souvent en cause. Par ordre de gravité, il faut citer : la *douleur*, les *hémorragies* et la *rétention*.

La rétention domine, nous l'avons vu, l'histoire de l'hypertrophie prostatique. Mais sa signification varie avec ses modalités cliniques, et ce sont ces modalités qui doivent présider au choix de la meilleure méthode thérapeutique.

En thèse générale, la rétention aiguë relève du traitement ordinaire par l'hygiène et le sondage. Il n'est pas rare de voir, après une crise de rétention aiguë, les fonctions vésicales se rétablir comme par le passé. Est-il rationnel de se hâter d'intervenir en pareil cas? Le simple bon sens répond par la négative.

La rétention chronique incomplète est également justiciable de la sonde, à moins que la situation sociale des malades, l'exagération des douleurs, les progrès des complications ou l'état des voies urinaires supérieures (pyélite) ne viennent forcer la main du chirurgien. Pour ce qui est des lésions des voies supérieures, n'oublions pas que, si elles constituent souvent une indication à la prostatectomie, elles peuvent, dans d'autres cas, être une contre-indication, et cela lorsque les moyens d'exploration de toute sorte ont permis au clinicien de croire que le parenchyme rénal est irrémédiablement compromis.

Lorsque des *calculs* vésicaux compliquent une hypertrophie de la prostate, ils doivent faire pencher la balance du côté de l'intervention. Mais ce n'est pas là une règle absolue, et, même dans ce cas, la lithotritie ne perd pas tous ses droits.

La rétention chronique complète constitue l'*indication de choix* de la prostatectomie, et, comme nous l'avons vu plus haut, c'est elle qui fournit les meilleures statistiques.

L'intervention étant décidée, c'est à la prostatectomie totale qu'il faut avoir recours. Ici deux voies se présentent au chirurgien : la voie basse et la voie haute. La prostatectomie basse, périnéale, est plus longue d'exécution, elle compromet à peu près constamment la génitalité et elle expose à la blessure du rectum. Par contre, elle assure un excellent drainage, et chez les malades infectés, ce n'est pas là un avantage à dédaigner. La prostatectomie haute, transvésicale, est une opération brillante, nous dirions volontiers de prestidigitation. Elle compromet moins souvent la génitalité et n'expose pas à l'ouverture du rectum. Enfin, avec elle, la guérison est plus rapide. Par contre, elle comporte deux risques assez sérieux : l'hémorragie (dont, il faut le dire, vient souvent à bout un lavage très chaud), et surtout l'infection. Plus encore que la prostatectomie périnéale, elle nécessite des soins post-opératoires très attentifs et très assidus.

Le choix de la voie à suivre est souvent affaire d'habitude ou de tempérament chirurgical, et l'on ne peut guère établir à ce sujet de règles précises.   *KENDIRDJY.*

PROSTATE (KYSTES). — Il en existe *trois variétés* : 1° Les kystes *glandulaires* ou kystes par rétention. Ils n'ont aucun symptôme propre et constituent des trouvailles d'autopsie, chez des individus âgés et prostatiques;

2° Les kystes *sacculaires* de l'utricule prostatique, dus à l'oblitération de l'orifice urétral. Ce sont de véritables *malformations* auxquelles seraient dues certaines rétentions d'urine des nouveau-nés;

3° Les kystes *hydatiques*, développés à l'intérieur de la prostate ou dans les tissus péri-prostatiques et dont l'existence n'est pas démontrée.

KENDIRDJY.

PROSTATE (TUBERCULOSE). — La tuberculose de la prostate s'observe principalement chez l'adulte de 20 à 40 ans. Elle peut envahir une prostate jusque-là saine. Mais les urétrites postérieures et la prostatite chronique qui, presque toujours, les accompagne, constituent une cause prédisposante indéniable. Elle peut être *primitive* ou *secondaire* et dans ce cas elle est consécutive à une lésion pulmonaire ou à une lésion de l'appareil génito-urinaire. Le plus souvent, le point de départ semble être l'épididyme, mais l'inverse est possible et l'infection, partie de la prostate, peut envahir secondairement la glande génitale, la vessie et les reins.

Les lésions tuberculeuses ne présentent ici aucun caractère spécial ; elles revêtent d'ordinaire l'une des *formes* suivantes : nodulaire, caverneuse, massive, péri-prostatique et fibreuse, celle-ci correspondant à la guérison anatomique.

Au point de vue clinique, il existe deux formes différentes : la forme *circonférencielle* ou *rectale* et la forme *urétro-cystique*.

Dans la première, les voies urinaires sont respectées. Après une période de latence, de durée variable, apparaissent des *troubles de la défécation* (pesanteur à l'anus et au périnée, ténesme). Si la tuberculose envahit les tissus péri-prostatiques, il se forme des collections purulentes qui s'ouvrent dans le rectum ou au périnée, laissant après elle des fistules.

Dans la forme urétro-cystique on constate 1° des *troubles de la miction*, analogues à ceux que l'on observe dans l'urétrite postérieure subaiguë (douleur, fréquence) ; 2° des *écoulements urétraux* séro-purulents, hémorragiques ou franchement purulents, dans lesquels le microscope peut déceler le bacille de Koch ; 3° des *hématuries*, généralement légères, survenant tantôt au début, tantôt et plus souvent à la fin des mictions. L'éjaculation peut être teintée de sang (*hématospermie*). S'il y a dans la prostate des cavernes spacieuses, on peut observer la *miction en deux temps*.

Le *toucher rectal*, indispensable, montre une prostate augmentée de volume, en totalité ou en partie, dure, bosselée, sensible à la pression. Les mêmes modifications existent du côté des vésicules séminales et le bas-fond vésical peut être douloureux. La pression sur la prostate amène au méat un liquide visqueux et filant. Le cathétérisme est douloureux et, d'ailleurs inutile.

La forme *aiguë* est très rare. La forme *chronique*, la plus commune, peut évoluer vers la guérison par transformation fibreuse ; le plus souvent le processus tuberculeux s'étend aux organes voisins. D'autres fois, il se forme des collections purulentes qui s'ouvrent à l'extérieur, laissant des fistules intarissables. Aussi le pronostic est-il toujours sérieux, parfois grave.

Le *diagnostic* est basé sur les données du toucher rectal et sur la constatation d'autres lésions tuberculeuses de l'appareil génito-urinaire. La recherche des bacilles et l'inoculation au cobaye viendraient, le cas échéant, lever tous les doutes.

Dans l'immense majorité des cas, le *traitement médical* est seul indiqué. Il consiste en bonne alimentation, cure d'air, bains salés, etc., auxquels on ajoute les irrigations rectales chaudes et des calmants. Le *traitement chirurgical* ne comporte que des indications exceptionnelles ; mais il est le seul qui convienne dans les cas de fistules consécutives à l'ouverture d'un foyer de tuberculose prostatique. Il consiste alors à mettre à nu, par la voie périnéale, la prostate, à vider les foyers caséeux ou les abcès s'il y en a, à gratter prudemment les lésions et à assurer un bon drainage. La prostatectomie totale n'est pas de mise ici, car elle entraîne l'ouverture de l'urètre, ce qui donnerait lieu à des fistules urinaires interminables. L'exérèse, lorsqu'on la jugera nécessaire, devra être partielle.   *KENDIRDJY.*

PROSTATITES. — Nous étudierons les inflammations aiguës et les inflammations chroniques.

I. **Prostatites aiguës**. — La prostate se compose d'un grand nombre de glandes entourées d'un stroma musculo-conjonctif. Suivant que l'inflammation s'attaque exclusivement aux glandes ou envahit secondairement le tissu interstitiel, nous aurons affaire aux prostatites *glandulaires* ou aux prostatites *parenchymateuses*.

A) **Prostatite glandulaire**. — La forme la plus fréquente est la prostatite *catarrhale* qui succède à une urétrite postérieure, le plus souvent blennorragique : c'est le *catarrhe blennorragique aigu* de la prostate de Finger.

Les *symptômes* se confondent avec ceux de la blennorragie en cours. La participation de la glande est révélée par la présence dans l'urine de *filaments* qui ne sont que les bouchons purulents des canaux glandulaires.

Le *diagnostic* se base sur la présence de ces filaments et sur les données du *toucher rectal* qui révèle une prostate augmentée de volume et douloureuse à la pression. L'augmentation du nombre des filaments après massage est un indice précieux.

Le *pronostic* est bénin, mais il faut se rappeler que très souvent, l'inflammation passe à l'état chronique, la glande constituant un foyer permanent d'auto-infection, pour l'homme, et d'inoculation pour la femme.

Le *traitement* se confond avec celui de l'urétrite aiguë auquel on adjoindra des lavements chauds à 45 degrés.

Prostatite parenchymateuse. — Abcès de la prostate. — Les *agents* de l'infection sont variables. C'est très rarement le gonocoque. Le plus souvent, c'est le staphylocoque ; puis viennent le streptocoque, le coli-bacille, les anaérobies, etc. Pour atteindre la prostate, les microbes peuvent suivre la *voie circulatoire* (sanguine ou lymphatique) ou la *voie directe* ; mais, dans l'immense majorité des cas, c'est la *voie glandulaire* : des glandes, l'inflammation gagne la trame conjonctive. Donc, à l'origine de tout abcès de la prostate, il y a presque toujours de l'urétrite postérieure.

L'abcès intra-prostatique est unique ou multiple : presque toujours, il communique avec l'urètre. Les vésicules séminales participent à l'inflammation. La lésion la plus importante est la *péri-prostatite*, par l'intermédiaire de laquelle la collection s'ouvre dans les régions avoisinantes (rectum, périnée, etc.).

Nous prendrons comme type la prostatite aiguë blennorragique. Le *début*, généralement insidieux, coïncide avec le déclin de l'écoulement. Le symptôme capital est la *douleur*, douleur sourde, gravative, exagérée par les mouvements, les efforts de miction ou de défécation, et irradiant à la verge et aux cuisses. En même temps, il existe des *troubles de la miction* : besoins fréquents, impérieux ; jet peu élevé et tortillé ; dysurie pouvant aller jusqu'à la rétention complète; des *troubles de la défécation* : ténesme, constipation, sensation de corps étranger dans le rectum.

A ce moment, le *toucher rectal* permet de sentir la prostate augmentée de volume et douloureuse à la pression. Les vésicules séminales et le bas-fond de la vessie sont également sensibles. L'*état général* participe au tableau clinique : il y a de la fièvre, des frissons, un état saburral de la langue, parfois des nausées et des vomissements.

A côté de la *forme aiguë* que nous venons de voir, il faut distinguer : 1° la forme *suraiguë*; 2° la forme *subaiguë* d'emblée, qui peut être totale ou partielle; 3° la forme *froide* qu'on observe chez les vieillards et qui ne s'accompagne d'aucun symptôme pouvant attirer l'attention. Aussi, chez les vieux urinaires, faut-il pratiquer de parti pris le toucher rectal.

Trois terminaisons sont possibles : 1° la *résolution*, fréquente, surtout chez les malades bien soignés; 2° le *passage à l'état chronique* (v. p. l.); 3° la *suppuration*.

Lorsque la prostatite doit suppurer, les phénomènes locaux et généraux s'accusent : il y a des élancements douloureux, des battements, des troubles fonctionnels plus prononcés, et le toucher montre une prostate qui, perdant sa consistance, se ramollit en même temps que son volume augmente. La région est chaude et animée de battements (*pouls prostatique*).

S'il y a de la *péri-prostatite*, le doigt perçoit un empâtement général et il existe en même temps, au niveau de la marge de l'anus, de l'œdème, de la rougeur et de la douleur localisée.

Une fois le pus collecté, sa résorption n'est guère probable et, dans la grande majorité des cas, il se fait jour à l'extérieur : le plus souvent dans l'urètre ou le rectum, quelquefois à la peau, et toujours il peut se produire des fusées purulentes qui viennent aggraver le cas, laissant parfois à leur suite des fistules.

L'ouverture spontanée, surtout au niveau de l'urètre ou du rectum, peut amener la guérison de l'abcès ; mais, souvent, elle est insuffisante et la maladie continue à évoluer, nécessitant ainsi une intervention chirurgicale.

Le toucher rectal, que l'on doit systématiquement pratiquer chez tout individu atteint de blennorragie, permet seul de distinguer la prostatite de la cystite, les deux affections ayant les mêmes symptômes fonctionnels. Chez les vieux urinaires, la prostatite, évoluant en silence, demande à être dépistée avec soin.

Le *pronostic* est toujours sérieux, parfois grave. Aussi, le *traitement* mérite d'attirer toute l'attention du praticien : on évitera avec soin toute manœuvre intra-urétrale, telle que les grands lavages, et l'on instituera une médication antiphlogistique : repos au lit, régime sévère, diurétiques, lavements très chauds, bains généraux à 36 degrés ou bains de siège, suppositoires belladonés. S'il y a de la rétention d'urine, on sondera le malade avec beaucoup de ménagement.

L'*abcès*, reconnu, doit être ouvert : la voie urétrale et la voie rectale sont mauvaises; la meilleure est la *voie périnéale*, dans la position de la taille. Certains auteurs ont préconisé la prostatectomie (Alexander). Quant aux fistules que pourrait laisser à sa suite l'ouverture spontanée, elles nécessitent des interventions spéciales [V. Urinaire (Fistules)].

II. **Prostatite chronique**. — Elle peut être chronique d'emblée ou succéder à une prostatite aiguë, et reconnaît pour cause, comme cette dernière, une urétrite postérieure.

Les *symptômes* subjectifs n'ont rien de spécial : les malades ont, en général, de l'urétrite chronique se traduisant par un écoulement peu abondant ou une simple goutte matutinale. Souvent, il y a écoulement d'un liquide filant au moment de la défécation, écoulement que les malades prennent à tort pour de la spermatorrhée et qui ne contribue pas peu à accroître leur neurasthénie. Cette *prostatorrhée* se caractérise par l'absence de spermatozoïdes.

Les données les plus précises sont fournies par le *toucher rectal*, qui décèle une prostate augmentée totalement ou partiellement de volume, avec des indurations et des nodosités, et généralement peu ou pas sensible à la pression. Celle-ci amène au méat le même liquide visqueux, semblable à la glycérine.

Le *diagnostic* s'appuie sur ces constatations et sur les résultats du massage : l'urine qui suit le massage est, en effet, trouble et chargée de filaments. A cet état trouble participent d'ailleurs les vésicules séminales (v. c. m.).

Le *pronostic* comporte des réserves : d'une part à cause des poussées aiguës ou subaiguës et des infections vésicales et testiculaires possibles : d'autre part et surtout à cause de ce fait que la prostate, chroniquement enflammée, est un foyer d'infection, dangereux pour l'homme qui le porte et pour la femme qu'il peut contaminer. Le gonocoque peut vivre longtemps dans les cryptes glandulaires.

Le *traitement* comprend l'hygiène la plus sévère et des manœuvres locales : massage de la prostate, irrigations chaudes, instillations de nitrate d'argent dans l'urètre postérieur, etc.   *KENDIRDJY.*

PROSTATECTOMIE ET PROSTATOTOMIE. — V. Prostate (Hypertrophie).

PROTARGOL. — V. Argent.

PROTUBÉRANCE (MALADIES). — V. Bulbe, Hémiplégie, OEil (Paralysies).

PRURIGO. — Depuis Willan, le mot de *prurigo*, qui veut dire démangeaison, a reçu une signification plus restreinte, variable selon les époques et encore mal fixée.

On décrit communément aujourd'hui sous ce nom une dermatose prurigineuse et papuleuse, dont les grands types ont une allure assez spéciale, mais dont les limites sont indécises et voisinent avec celles des autres dermatoses à prurit : l'eczéma, les lichens, la dermatite herpétiforme et avec le prurit *sine materia* lui-même.

Symptômes. — Ce qui paraît caractéristique dans les affections que l'on désigne actuellement sous le nom de prurigo, c'est la *papule*, assez spéciale cliniquement et histologiquement, que Willan a le premier décrite.

Mais les *prurigos purs*, où la papule reste isolée, sont assez rares; le plus souvent, une série de réactions cutanées précèdent et accompagnent l'élément typique, constituant les *prurigos complexes* ou *polymorphes*. D'autre part, la peau réagit plus vite et plus diversement chez l'enfant que chez l'adolescent, l'adulte et surtout le vieillard.

Conformément à ces données, nous pourrons, avec L. Jacquet, étudier les prurigos selon la hiérarchie suivante, qui catalogue les faits sans pouvoir encore en tirer une classification naturelle.

I. *Prurigos aigus et subaigus de Willan*, comprenant : *a*) les *prurigos infantiles*, et *b*) les *prurigos de l'adulte*.

II. *Prurigos chroniques*, *a*) du *type Hebra*, ou *b*) du *type Besnier*.

III. *Prurigos atypiques*.

I. — PRURIGOS AIGUS OU SUBAIGUS DE WILLAN.

A) Prurigos infantiles. — Cette variété correspond au *strophulus*.

L'éruption est parfois précédée de quelques troubles généraux : l'enfant est irritable, dort mal, crie et cherche à se gratter. Plus souvent elle est le premier symptôme.

Les papules qui la constituent sont fort petites, d'aspect ortié, coniques, pâles ou roses, fermes au toucher, isolées ou entourées d'une auréole rose ou rouge qui se confond insensiblement avec la peau saine; la pression peut en faire sourdre dès ce moment une gouttelette de liquide clair (fig. 8).

Du jour au lendemain, la partie ortiée de l'élément éruptif s'affaisse et il ne reste plus que la papule miliaire proprement dite, coiffée d'une croûtelle

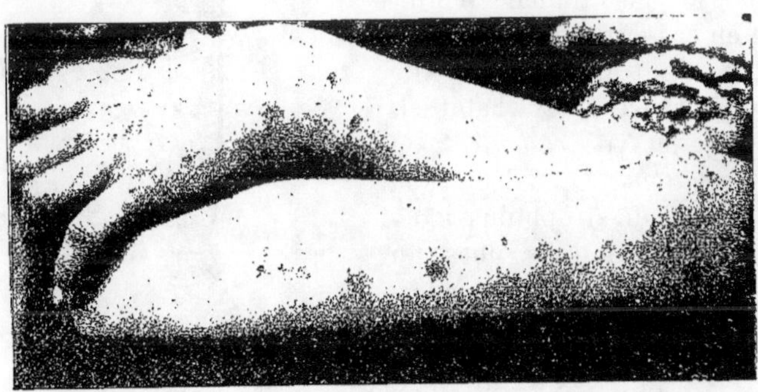

Fig. 8. — Prurigo aigu. — On voit fort bien sur cette figure l'aréole urticarienne des papules de prurigo au début. (Malade de L. Brocq, cliché de Sottas.)

jaune brunâtre produite par la dessiccation de la partie vésiculaire. Sous l'action du grattage, cette croûtelle s'agrandit et devient hématique. Une friction un peu rude fait souvent reparaître la base urticarienne.

Au bout de quelques jours, la croûte tombe, laissant une macule rougeâtre ou quelquefois une surface arrondie (fig. 9) plane et luisante, ressemblant assez, d'après Dubreuilh, à un élément de lichen plan. Enfin, il ne reste plus qu'une macule brunâtre qui disparaît à son tour.

Chaque jour et surtout chaque nuit, de nouvelles papules éclosent; mais comme leur évolution est très rapide, on ne les voit d'ordinaire qu'à la phase régressive et rarement sous leur aspect initial.

L'éruption, plus ou moins nombreuse, est essentiellement disséminée et diffuse ; parfois ses éléments forment des agglomérations vaguement figurées en traînées, en ovales ou en cercles. Les paumes, les plantes sont d'ordinaire respectées ; le front, la région génitale, la face interne des membres, sont rarement atteints ; les sièges d'élection sont la partie supérieure du tronc et la face externe des membres. L'éruption est accompagnée de prurit, qui lui préexiste, d'après L. Jacquet, et qui, en tout cas, joue un rôle important dans l'apparition des papules ; la friction et le grattage, comme l'a montré Dubreuilh, rendent saillants ou urticariens des éléments en régression ou font apparaître de nouveaux éléments en des points indemnes.

La santé est peu troublée d'ordinaire, sauf en cas d'insomnie.

L'éruption, dont nous venons de décrire l'aspect papuleux habituel, affecte parfois le type *vésiculeux* ou même le type *bulleux*. On a décrit une variété *pustuleuse* du strophulus, indépendante des inoculations dues au grattage. Enfin, des éléments urticariens purs peuvent être mélangés aux variétés précédentes pour former le *lichen urticatus*, de Bateman.

B) **Prurigos de l'adulte.** — La dermatose débute parfois par une phase de malaise, de céphalée, de frissonnements, d'insomnie, de troubles digestifs, etc. Mais souvent les troubles cutanés ouvrent la marche.

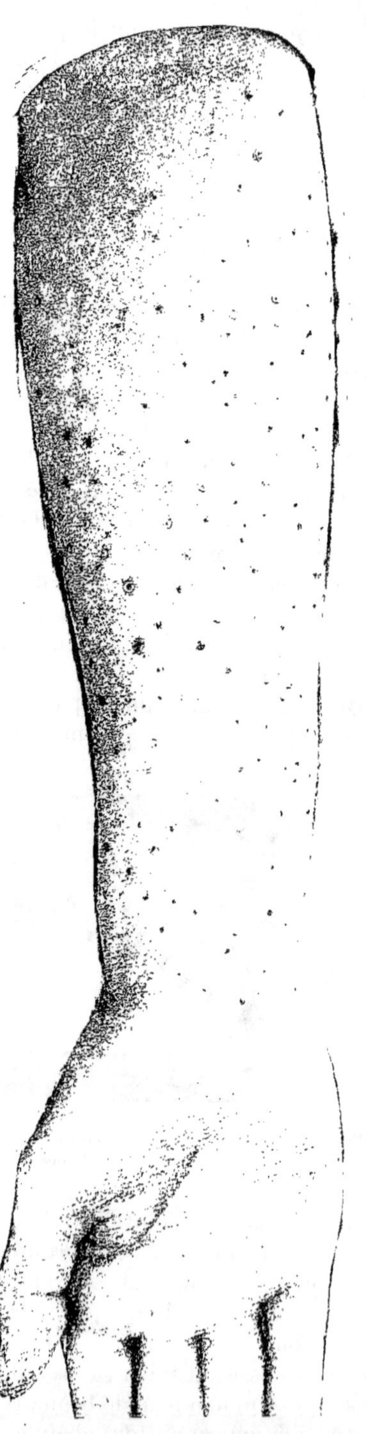

Fig. 9. — Prurigo aigu. Papules à divers degrés d'évolution. Un grand nombre est entouré d'une collerette squameuse. (Musée de l'hôpital Saint-Louis, n° 1179.)

Ils consisteraient d'abord en *prurit*, qui, pour L. Jacquet, serait antérieur aux papules. Le prurit, d'intensité très variable, se manifeste en général par crises provoquées par la chaleur intérieure (exercice, travail digestif) et surtout par la chaleur extérieure (chaleur du lit principalement); il peut provoquer l'insomnie.

Les phénomènes objectifs sont constitués par une certaine tendance à la paralysie vaso-motrice des vaisseaux cutanés, la persistance anomale de la rougeur provoquée par les grattages, plus encore par l'éréthisme pilosébacé, mais surtout par une éruption papuleuse assez spéciale.

La papule de ce prurigo est, en effet, une petite saillie, d'abord pâle ou à peine rosée, consistante, ayant presque toujours l'aspect d'un cône tronqué et arrondi au sommet; en la perçant avec la pointe d'une aiguille, on peut en faire sourdre une minuscule gouttelette transparente. Tommasoli l'a dénommée séro-papule. Parfois elle se transforme en papulo-pustule; plus rarement elle revêt l'aspect purpurique pour montrer le *lichen lividus*.

La papule se recouvre bientôt au centre d'une croûtelle adhérente, jaunâtre ou brune, qui découvre quand on l'arrache un petit puits rouge vif, sec ou sanguinolent. Au bout de quelques jours, elle se flétrit et se détache spontanément, laissant une macule brune qui s'efface peu à peu ; mais quand elle est grattée, elle grandit, se recouvre d'une croûtelle d'excoriation et laisse une cicatrice indélébile. Autour de la croûtelle on voit souvent une lamelle squameuse qui disparaît en même temps qu'elle.

Les papules des prurigos aigus sont souvent éparses, prédominant parfois sur la surface externe des membres et surtout des avant-bras, des coudes et des genoux, le cou, les fesses, le tronc. Parfois elles se groupent, sans jamais confluer, en lignes ou en plaques discoïdales. Dans tous les cas. un certain nombre d'éléments sont péripilaires; la localisation péripilaire prédominante correspond, pour L. Jacquet, au *lichen pilaris*, dont Hebra fait une kératose et Vidal une xérodermie.

La durée totale de ces prurigos, qui procèdent par poussées successives. oscille entre deux semaines et deux ou trois mois. Les récidives sont assez fréquentes, surtout en hiver et en été.

II. — PRURIGOS CHRONIQUES.

A) **Prurigo d'Hebra.** — Dans cette forme, l'*éruption papuleuse* passe d'abord par les mêmes aspects que dans les variétés aiguës ou subaiguës. Mais, au bout d'un certain temps, de nouveaux phénomènes s'y surajoutent.

D'abord, une *pigmentation* croissante, correspondant toujours, d'après Hebra, aux excoriations et par sa distribution et par son intensité. De plus. dans tous les cas de longue durée, une *lichénification* tégumentaire. Tel est le *prurigo simple* d'Hebra.

Mais parfois, outre que les papules sont plus grosses et le prurit plus intense (*prurigo agria seu ferox*), on voit apparaître une *desquamation farineuse* blanche s'élevant du fond brun de la peau pigmentée, ou bien tous les phénomènes de l'*eczéma rubrum* ; d'autres fois, les papules se transforment en *pustules*.

La topographie du prurigo d'Hebra est un élément capital de cette dermatose. Elle affecte surtout les membres du côté de l'extension, la face antérieure des cuisses et des jambes, la face postérieure externe des avant-bras. Les mains, les pieds, les doigts sont d'ordinaire respectés et toujours les plis articulaires. L'éruption peut encore siéger sur les fesses, les lombes et le dos; elle est rare à la face, où, très discrète, elle occupe seulement le front et les joues.

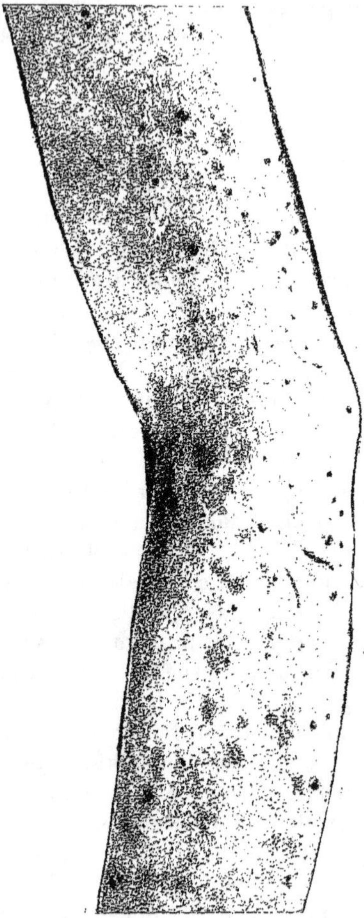

La peau, souvent infectée par le grattage, se recouvre parfois de furoncles et d'abcès, dont le retentissement ganglionnaire détermine de volumineuses adénites, surtout fréquentes aux plis : ce sont les *bubons du prurigo* (fig. 10).

Le prurigo chronique ne retentit pas sur l'état général. Il peut pourtant persister pendant une grande partie de la vie : Hebra le déclarait même incurable. En réalité, il présente souvent des périodes d'accalmie assez prolongées.

B) **Prurigo d'E. Besnier**. — Au prurigo d'Hebra, trop exclusif, on doit juxtaposer celui qu'a décrit E. Besnier. Le symptôme fondamental de ce type est le *prurit*, intense, rémittent, à paroxysmes nocturnes réguliers, à exacerbations saisonnières, hivernales ou estivales; il apparaît d'ordinaire dans la première enfance.

Aucune des lésions qu'il provoque ou qui l'accompagnent n'est spécifique : érythèmes infantiles, urticaires, pseudo-lichens, diverses formes de l'eczématisation ou de la lichénification.

Fig. 10. — Prurigo d'Hebra. Face postéro-externe de l'avant-bras droit. On y voit des papules la plupart excoriées, des stries de grattage et des zones de pigmentation. (Musée de l'hôpital Saint-Louis, n° 863.)

Dans beaucoup de cas, quand disparaissent les phénomènes cutanés, surviennent parfois des troubles nouveaux : emphysème, asthme bronchique, catarrhe des foins, phénomènes très variés de neurasthénie, etc., qui alternent avec la dermatose ou la remplacent.

III. — PRURIGOS ATYPIQUES.

À côté des grands types aigus ou chroniques, du prurigo, il convient de ranger des variétés moins fréquentes dont Tenneson a donné la description.

Les unes sont atypiques par le renversement des influences saisonnières, la dermatose s'atténuant pendant la saison froide et se réveillant pendant l'été.

Les autres sont atypiques par leur siège : le prurigo qui, en règle, s'atténue des pieds à la tête, peut alors s'arrêter au cou, à la ceinture, aux membres inférieurs; parfois il débute par les membres supérieurs, y prédomine ou y reste circonscrit.

Étiologie. — Les prurigos qui viennent d'être décrits forment un groupe assez homogène auquel on peut attribuer une étiologie et une pathogénie communes.

Le prurigo s'observe à tous les âges, mais il est sous sa forme *strophulus* infiniment plus fréquent dans la première enfance. Le prurigo chronique, deux fois plus fréquent chez l'homme que chez la femme, peut durer jusqu'à la vieillesse.

Le prurigo apparaît surtout chez les sujets qui absorbent des boissons alcoolisées et des mets excitants. Peut-être ce régime défectueux entraîne-t-il, chez l'adulte comme chez les enfants dont l'alimentation est mal réglée, des fermentations vicieuses, sources d'auto-intoxication.

L'action provocatrice de l'éruption dentaire a été de tout temps invoquée.

Le surmenage, les fièvres éruptives, les intoxications (alcoolisme, arsenicisme) prédisposent aussi au prurigo. Les auto-intoxications (cholémie, glycémie), l'action des toxines thérapeutiques jouent, dans sa genèse, un rôle indéniable.

Enfin, le prurigo est une maladie héréditaire et qui affecte très souvent plusieurs membres d'une même famille.

Toutes ces causes pathogènes se surajoutent souvent et produisent *par sommation* la dermatose, comme l'a montré L. Jacquet. Les troubles dynamiques du système nerveux, les grands surmenages, les intoxications ou les auto-intoxications ou le mélange de ces facteurs, peuvent mettre en jeu l'irritabilité sensitive et vaso-motrice, qui est *fixée, localisée* par les traumatismes antérieurs incessants et modifiée par le traumatisme nouveau et violent des grattages.

Pronostic. — Les prurigos infantiles sont habituellement aigus, subaigus et bénins. Ils disparaissent avec les troubles dentaires ou digestifs qui les ont provoqués. Mais parfois leur réapparition au moindre trouble de la santé générale, leur périodicité hivernale ou estivale, leur relation avec des diathèses familiales, doivent faire craindre le passage à l'état chronique et parfois leur transformation en types graves. Ce dernier fait est rare; d'ordinaire le prurigo s'atténue ou même s'éteint à la puberté. L'on voit peu de prurigos parmi les vieillards.

Quand le prurigo débute après la puberté ou plus tard encore, il affecte le plus souvent la forme aiguë ou subaiguë et peut être très amélioré par un traitement rationnel.

Diagnostic. — Le diagnostic des grandes formes systématisées de l'enfant et de l'adulte est très facile, l'intensité croissante de la dermatose de la tête aux jambes, l'existence du bubon chronique, l'intégrité des plis de flexion en sont les principaux éléments.

Il est plus malaisé dans les formes moins tranchées du type Besnier, dans les prurigos aigus ou subaigus de l'adulte et de l'enfant.

Le type Besnier confine à l'*eczéma* ; mais, dans l'eczéma, les croûtes ont été précédées d'une éruption vésiculeuse d'emblée, les éléments ne sont pas disséminés comme dans le prurigo et le prurit est bien moins intense.

Les prurigos aigus ou subaigus peuvent être simulés par diverses dermatoses.

Les *piqûres de moustiques, de puces* ou *de punaises* atteignent seulement les parties découvertes ; on retrouve d'ailleurs, en les cherchant bien, les parasites qui les ont faites.

Les *éruptions de la chenille processionnaire* ne surviennent guère qu'au printemps chez les promeneurs des bois de pins ; elles prédominent aux surfaces de flexion et à la face interne des membres ; elles atteignent fréquemment plusieurs personnes du même groupe.

La *varicelle* prélude parfois au strophulus et simule ses formes vésiculeuses : mais elle n'est pas prurigineuse, n'a pas de recrudescences nocturnes régulières : son éruption, cyclique, persiste quelques jours seulement et comporte parfois un exanthème buccal.

Les *éléments de l'eczéma papuleux* ne sont jamais ortiés, prédominent du côté de la flexion et sont toujours accompagnés de placards eczémateux typiques.

L'*érythème polymorphe* à petites papules pures atteint surtout les extrémités ; le prurit est médiocre ou nul ; l'élément d'érythème dure plus que l'élément de prurigo, qui laisse en s'affaissant une large macule violacée ; il y a souvent fièvre et état gastrique aigu.

Les plaques de l'*urticaire* ne ressemblent pas aux papules indurées, à sommet consistant, du prurigo ; elles accompagnent d'ailleurs parfois le véritable prurigo.

Traitement. — Le **traitement général** a, pour certains auteurs, peu d'action sur le prurigo. Cependant les conditions étiologiques que nous connaissons en légitiment l'essai, selon l'avis de L. Jacquet.

La vêture et l'alimentation, surtout dans les *prurigos infantiles*, seront l'objet d'une attention particulière.

La vêture doit être aisée, suffisante, mais non exagérée ; elle sera, en tout temps, propre et sèche. Des linges fins sépareront de la peau les tissus de laine ou de flanelle.

L'alimentation, très souvent excessive, doit être réglée. A l'origine des prurigos infantiles on trouve souvent une mauvaise hygiène alimentaire. Les nourrices ne doivent pas être gavées d'aliments excitants et de boissons alcoolisées : une demi-bouteille de vin ou une bouteille de bière par jour leur suffit.

Pendant les trois premiers mois, les enfants seront mis au sein toutes les deux heures et demie seulement, la première fois à 5 heures et la dernière vers 11 heures du soir, soit huit tétées en vingt-quatre heures. Pendant les mois suivants, les tétées seront de plus en plus éloignées et l'on arrivera à sept tétées par jour.

Au biberon, le lait, de vache si possible, ne sera pas donné pur avant le sixième mois; jusque-là il sera mélangé d'eau bouillie sucrée (2 parties de lait bouilli ou stérilisé et 1 partie d'eau bouillie légèrement sucrée); mêmes règles que ci-dessus pour la fréquence des biberons.

Jusqu'au neuvième ou dixième mois on ne donnera sous aucun prétexte à l'enfant d'autre aliment que le lait, et l'alimentation ordinaire qui, chez les enfants bien portants ne doit pas être admise avant cinq ou six ans, sera ajournée ou suspendue en cas de prurigo ou de tendances prurigineuses.

Ainsi, les petits prurigineux seront privés de soupes grasses ou maigres aux légumes, de charcuterie, de viande, de poisson, de crudités, d'épices, d'acidité, de sucreries, de boissons alcoolisées, fermentées, excitantes en tous genres. On les nourrira de lait, laitages, potages au lait, pâtes, légumes farineux, fromages au lait, fruits cuits et peu sucrés ; on veillera à ce que les aliments, pas trop abondants, soient pris lentement et longtemps mâchés.

On sera très réservé dans l'emploi des antiseptiques proprement dits, salol, bétol, etc. L'antisepsie intestinale sera mieux réalisée par les purgatifs salins, légers, les poudres anti-fermentatives, telles que le charbon, la magnésie, le bicarbonate de soude et les ferments lactiques (lactéol, etc.).

Les médicaments internes sont peu efficaces et parfois nocifs. L. Jacquet repousse le fer et surtout l'iodure de potassium, sauf bien entendu s'il coexiste une lésion syphilitique. Tout au plus permet-il la quinine, si l'on est en droit de soupçonner l'impaludisme, et les lacto ou glycéro-phosphates de chaux.

Le traitement local est certainement efficace. Contre le strophulus, bains courts et tièdes, ou mieux, les lotions matin et soir ; le soir, après le bain, frictions à l'huile d'olive, d'amandes douces ou de foie de morue, puis application de poudres de lycopode, d'oxyde de zinc, de kaolin blanc, etc....

Le matin, l'ablution sera faite avec de l'eau pure, vinaigrée, légèrement phéniquée (1 pour 100), ou goudronneuse selon la formule de Dubreuilh :

> Teinture de quillaya. 100 grammes.
> Goudron de hêtre. 50 —
> Deux cuillerées à café pour un demi-litre d'eau.

Puis l'on poudrera abondamment.

Chez l'adulte, les prurigos légers céderont vite après quelques bains tièdes, des lotions anti-prurigineuses, une pommade épaisse légèrement phénolée ou mentholée.

Dans les cas sérieux, L. Jacquet conseille la saignée, une ou deux fois, suivant les cas, et de 100 à 250 gr., suivant le sexe, l'âge et la vigueur du sujet.

Le régime lacto-végétarien est de rigueur, mitigé, s'il le faut, d'œufs, d'un peu de viande rouge rôtie ou grillée ; comme boisson, l'eau pure ou faiblement additionnée de vin, d'eau minérale non gazeuse.

Les calmants généraux du système nerveux trouvent aussi leur emploi : douche tiède, bromure de camphre et valériane, ainsi que les lotions, pommades ou pâtes anti-prurigineuses (V. PRURIT).

Le traitement général médicamenteux et thermal et l'hygiène alimentaire des **prurigos chroniques** ne diffèrent pas de ceux de l'eczéma (V. ECZÉMA).

Comme traitement local, on prescrit des bains simples ou de sublimé (2 à 5 gr. par bain), les bains d'amidon, de savon, etc.... Pour Besnier, les lotions à l'eau chaude et au savon simple ou médicamenteux, suivies d'une friction superficielle avec une flanelle imbibée d'un alcoolat aromatique, sont préférables aux bains.

Une pommade au naphtol (1 à 5 pour 100), par exemple, est appliquée après le bain.

L'*occlusion cutanée* fait disparaître prurit et lésion, comme l'a montré L. Jacquet. Kaposi et Besnier la réalisent par l'enveloppement à la toile caoutchoutée. Tenneson emploie aussi cette toile contre les prurigos suintants, eczématisés par le grattage ; mais dès que la dermatose est sèche, il préconise une colle, simple modification des colles d'Unna :

Grénétine.	150 grammes.
Gélatine.	100 —
Glycérine	} āā 300 —
Eau.	
Oxyde de zinc.	100 —

Pour appliquer cette colle, on la fait fondre au bain-marie et l'on badigeonne le malade avec un gros pinceau ; au bout de quelques minutes la colle est sèche et le malade peut se coucher et s'habiller. Il est bon de plaquer une légère couche d'ouate sur la colle encore humide.

Dans les cas rebelles, on peut essayer l'action de la *radiothérapie* (quelques séances à la dose de 3 à 4 H tous les dix ou quinze jours), et de l'*électrothérapie* (sous forme de bains statiques ou mieux encore d'effluves de haute fréquence).   *FERNAND TRÉMOLIÈRES.*

PRURIT. — Le prurit possède-t-il une spécificité sensitive absolue? A cette sensation indéfinissable confinent quelques-unes des algies définies, associées d'ordinaire à l'hyperesthésie cutanée : picotements, constriction à fleur de derme, frémissement, aiguillement, reptation, etc., qui toutes éveillent, comme les démangeaisons, le besoin et le désir de gratter. L'on ne peut, sans artifice, séparer celle-ci de celle-là. Aussi, se basant sur un instinct profond et non sur une distinction verbale, peut-on avec L. Jacquet désigner par le mot prurit *l'ensemble des sensations qui éveillent le désir et le besoin de grattage.*

Description. — Les classiques étudient séparément le prurit pur, indépendant de toute lésion cutanée, et le prurit associé à une dermatose quelconque.

A) Le **prurit pur** n'est pas une entité morbide, mais un phénomène physiologique, commun à tous les hommes et à un grand nombre d'espèces animales ; c'est une réaction normale de la peau aux diverses excitations qui l'atteignent. Chez les animaux, il est souvent provoqué par les parasites. Dans l'espèce humaine, les causes en sont bien plus variées ; l'agression parasitaire n'est pas la plus ordinaire.

L'homme souffre même de démangeaisons en apparence spontanées ; celles-ci se manifestent surtout à la tête, à la face, aux épaules, à la région sternale et provoquent de fréquents grattages ; elles s'exagèrent au cours de la digestion, pendant les périodes menstruelles, lors d'un surmenage ; le travail cérébral, au contraire, les inhibe.

Une série de transitions insensibles relie ce prurit minimum aux grands prurits généralisés purs et aux dermatoses pruritiques. Lorsque son intensité le rend insupportable, le prurit devient morbide, même quand aucune dermatose ne l'accompagne.

Il est dit *général*, bien qu'il intéresse rarement toute la surface cutanée, ou *régional*, bien que son exacte limitation soit rare.

Le prurit général n'atteint pas d'emblée toute son intensité : d'abord minimum et inconscient, il est ensuite perçu, puis toléré et devient enfin insupportable.

Peu d'auteurs ont entrepris l'analyse d'une sensation aussi banale ; L. Jacquet l'a tentée, non à l'aide de la clinique, mais par l'auto-observation et en a donné une description saisissante.

Le prurit général est *instable, mobile*, passe d'une région à une autre, tout en n'occupant parfois qu'une moitié du corps (prurit systématisé) ; il cause un *agacement psychique* spécial et éveille le besoin et le désir instinctif du grattage.

Le grattage l'apaise. Son effet est immédiat, si la démangeaison est légère. Celle-ci est-elle intense, son action est complexe et vaut d'être étudiée. Le grattage alors ne calme pas d'emblée le prurit ; il l'exaspère, tout d'abord, l'étale et le rend frénétique ; l'excitation violente de la peau dissipe enfin *in situ* le prurit.

Rémittent, paroxystique, le prurit apparaît sous forme de crises provoquées par diverses causes : *psychiques* (émotion, préoccupation), *physiologiques* (course, repos), *physiques* (impression de froid ou de chaud), etc., qui souvent se combinent. La crise la plus régulière et la plus forte éclate d'ordinaire le soir, à l'occasion du déshabillage ; le prurit débute aux points de compression vestimentaire.

Les *prurits généraux*, c'est-à-dire occupant de préférence, mais non exclusivement, telle ou telle région, comportent diverses variétés.

Le prurit *narinaire* affecte soit la seule muqueuse d'une ou des narines, soit le tégument nasal. Rare sous cette dernière forme, le prurit, quand il revêt la première, siège profondément dans l'arrière-narine et précède toujours un coryza qui avorte ou évolue. Quand il s'étend vers la gorge, il gagne assez souvent la luette qui, d'ordinaire, s'œdématie un peu : on observe alors un nouveau syndrome exclusivement nocturne, caractérisé par d'incessants besoins de déglutition, exaspérés par le décubitus et obligeant le patient à la station assise ou verticale (Jacquet).

Le *prurit palpébral*, qui siège d'ordinaire à la bordure ciliaire, disparaît lorsque, par le frottement, on enlève quelques cils, qui, d'ailleurs, viennent d'eux-mêmes : sans doute la mue ciliaire en est-elle l'origine.

Le *prurit du pavillon de l'oreille* est associé d'ordinaire à l'érythrose de l'organe entier et siège surtout au lobule (Jacquet). Celui du *conduit auditif* est d'ordinaire provoqué par un trouble de la sécrétion cérumineuse ou associé au pityriasis ou à l'eczéma.

Le *prurit de la région ano-génitale* est d'ordinaire rebelle. Souvent il s'accompagne de lésions cutanées : rougeur, eczématisation, lichénification. Fréquemment, il est favorisé par des conditions locales : hémorroïdes, constipation prolongée dans le prurit anal, rétrécissement de l'urètre dans le prurit scrotal, écoulements vaginaux et utérins dans le prurit vulvaire.

Le prurit vulvaire de la grossesse s'accompagne parfois de papules de prurigo.

Les *prurit palmaire et plantaire*, toujours symétriques, coïncident souvent avec une hyperidrose intense et relèvent alors des mêmes causes que celles-ci.

Comme les prurits généraux, ces pénibles névroses locales, stigmates d'un état nerveux général troublé, exaspèrent, par choc en retour, le déséquilibre originel et poussent les malades à la mélancolie.

B) **Les prurits compliqués**. — Les troubles sensitifs que nous venons d'étudier à l'état pur peuvent aussi coexister avec diverses éruptions, constituant alors les *dermatoses pruritiques*, dont on n'a pu faire jusqu'ici que des groupements artificiels.

Pour la majorité des auteurs, le prurit est l'effet de la dermatose ; il précède l'éruption, il ne fait que révéler une lésion cutanée *histologique*.

Au contraire, pour Jacquet, ces conclusions sont nées d'une observation superficielle : dans certaines dermatoses le *prurit crée la lésion par l'intermédiaire du grattage*. Déjà Cazenave avait montré l'importance préalable du prurit, avant toute éruption, dans quelques dermatoses papuleuses ; Canuet avait indiqué que cette influence s'exerçait par l'intermédiaire du grattage. Jacquet a, le premier, établi sur une base méthodique et expérimentale le rôle actif du trauma tégumentaire dans la genèse de l'éruption.

Il a montré que le grattage est la condition nécessaire de l'urticaire et bien établi d'une façon générale le double rôle du trouble nerveux et du traumatisme dans la genèse de la lésion ; l'intensité de celle-ci dépend du degré de ceux-là. Mais comment expliquer qu'un mode pathogénique univoque détermine l'apparition des lésions cutanées dissemblables? Sans doute la diversité des réactions tégumentaires s'explique par « la variété structurale même de la peau et la multiplicité des éléments et des organes qui réagissent inégalement à l'excitation extérieure, modifiant ainsi la qualité anatomo-pathologique et formelle de la réaction ». (L. Jacquet.)

Il est donc légitime d'admettre une classe d'hyperesthésies pré-éruptives. Quelques-unes sont apruritiques (hyperesthésie pré-zostérienne); la plupart sont pruritiques : ce sont les *prurits pré-éruptifs*. Ceux-ci provoquent, par l'intermédiaire du traumatisme cutané, des éruptions que Brocq et Jacquet avaient dénommées *névrodermites*, mais auxquelles, d'après Jacquet, conviendraient mieux les noms de *traumatides* ou de *pruri-traumatides*.

Parmi ces dermatoses où, sans l'intervention du trauma, il n'y aurait pas lésion, on peut ranger l'urticaire, le prurigo, les lichens simples, la lichénification, le lichen plan.

En face de ce groupe se place celui des *dermatoses prurigènes*, où la lésion précède et cause le prurit.

Mais même dans les pruri-traumatides il y a des lésions d'ordre plus spontané, indépendantes du prurit, qui le compliquent et provoquent à leur tour des réactions d'ordre mécanique; ainsi peut s'expliquer la complexité de la ténacité de certaines dermatoses.

Pathogénie. — Nous serons bref sur la nature du prurit. On sait que les sensations douloureuses ont été de tout temps rapportées à la lésion ou au trouble fonctionnel de l'axe cérébro-spinal. L'étude, les caractères du prurit ont conduit L. Jacquet à le rapporter à la *lésion* ou au *trouble fonctionnel des nerfs sympathiques*. Cette définition, au lieu de la naïve tautologie classique : « le prurit est une sensation cutanée qui provoque le besoin du grattage », synthétise les faits en ce qu'ils ont de général, transfère la notion de spécificité sensitive d'un ensemble de causes banales à un tissu différencié et rend compte de l'association si fréquente du prurit et des troubles vaso-moteurs.

Causes et variétés des prurits. — Les deux grandes catégories des troubles en excès de la sensibilité cutanée, la douleur et le prurit, apparaissent isolément ou simultanément sous l'influence des mêmes causes.

Les *causes externes* qui les suscitent sont d'ordre traumatique, somatique, thermique ou cosmique. Parmi les *causes traumatiques*, il faut citer les plaies, qui lorsqu'elles se réparent sont souvent douloureuses et pruritiques. L'inégale pression des vêtements provoque ou entretient la névralgie, l'hyperesthésie, les démangeaisons. On sait que par ces dernières se révèlent d'habitude les agressions parasitaires : il y a cependant des gales, des phtiriases aprúritiques; d'autres fois, par contre, la réaction sensitive survit aux parasites.

Les conditions somatiques ont trait à l'hygiène de la peau; la malpropreté occasionnelle, ou, à l'inverse, l'abus des savonnages dégraissant l'épiderme provoque les démangeaisons.

Le rôle des causes thermiques est plus important. Le froid éveille le prurit; témoin le *prurit hivernal*, décrit par Duhring, qui apparaît en octobre et dure autant que le froid, dont il suit les variations. Il siège le plus souvent aux membres inférieurs et apparaît surtout la nuit; Besnier et Kaposi l'attribuent à la dessiccation de l'épiderme, par baisse de la perspiration cutanée.

La chaleur naturelle ou artificielle provoque aussi des troubles sensitifs. Il existe un *prurit estival*, moins fréquent que celui d'hiver. Les ouvriers des métiers du feu sont souvent atteints de démangeaisons aux points les plus voisins des foyers calorifiques. L'influence prurigène des vêtements de laine et de flanelle est sans doute d'ordre thermique. On sait, enfin, qu'un certain nombre de dermatoses pruritiques sont particulièrement influencées par la saison chaude ou la chaleur artificielle.

L'action des causes cosmiques est encore mal connue. Il est cependant certain que la sensibilité cutanée est augmentée par les états barométriques, magnéto-électriques, etc., de l'atmosphère.

De nombreuses *modifications internes* de l'organisme se manifestent par le prurit.

Il en est d'*ordre général*. Les races très civilisées, les classes sociales supérieures dont la vie intense, le surmenage intellectuel épuisent tôt le système nerveux, sont exposées aux prurits purs ou compliqués des dermatoses. Ceux-ci frappent parfois plusieurs membres d'une même famille.

Les réactions sensitives de la peau sont d'autant plus vives que l'âge est plus avancé. Le *prurit sénile* en fournit la preuve. Les sujets qui en sont atteints souffrent d'affreuses démangeaisons que rien ne peut calmer et qui durent autant que la vie ; leur peau, qui présente les altérations de l'involution sénile, résiste bien au pruri-traumatisme et n'y réagit guère que par la lichénification. Ce prurit doit être imputé à une intoxication due à l'insuffisance rénale, soit à la dyshépatie, à la toxicité fécale, etc.

Les causes internes sont plus souvent *d'ordre individuel*. L. Jacquet les classe sous trois rubriques : 1° causes endo-cutanées ; 2° causes hématiques ; 5° causes nerveuses.

1° Les *troubles fonctionnels et les lésions des tissus et organes cutanés* constituent le premier groupe.

Les varices y figurent en bonne place ; aux membres inférieurs, à l'anus, à la vulve, elles entretiennent le prurit et les pruri-traumatides consécutives.

Certains troubles sensitifs des régions pileuses sont liés aux déviations fonctionnelles du système pilo-sébacé : séborrhée ou astéatose, hyperidrose ou anidrose.

On a souvent invoqué les éliminations toxiques par la peau ; c'est une hypothèse vieille, mais indémontrée.

Toutes les dermatoses prurigènes se rangent dans cette catégorie étiologique.

2° Les *causes hématiques* sont nombreuses. Aux altérations sanguines par viciation quantitative des éléments figurés du sang se rattachent les esthésies et algies de la chlorose, des anémies, des leucémies. L'introduction dans le sang d'éléments figurés étrangers, cellules cancéreuses, bactéries, explique aussi quelques prurits.

Mais les toxémies jouent le principale rôle. Les plus simples sont les intoxications médicamenteuses dues à la belladone, à l'arsenic, à la cocaïne, au mercure, à l'opium, à la morphine. Les intoxications alimentaires sont plus fréquentes : chez la femme, c'est le caféisme, chez l'homme l'alcoolisme, et parfois les deux réunis dans les deux sexes. On sait que des crises sensitives de tous ordres succèdent souvent aux excès de boisson. L'action de certains condiments n'est pas moins positive : épices, cornichons, acides, moutarde, poivre. Certains aliments sont réellement prurigènes : tels les poissons de mer, la charcuterie, les fromages fermentés, le gibier forcé ou faisandé, certaines légumes. Une alimentation carnée excessive a la même action.

Celle des troubles digestifs est aussi manifeste. L'indigestion, même *minima*, produit le prurit. La constipation, la toxicité fécale, la stercorémie, autres troubles digestifs prurigènes, nous conduisent à la classe des *auto-intoxications*.

Les plus actives d'entre elles sont la goutte, le diabète, l'obésité, l'insuffisance du foie, les états hépatiques. Un des éléments du syndrome ictère est le prurit ; il y a cependant des ictères apruritiques. L'insuffisance rénale, les néphrites et l'urémie viennent ensuite : on sait que, parmi les signes du petit brightisme, mis en relief par Dieulafoy, figurent des névralgies, des céphalées, des crampes douloureuses, la cryesthésie, du prurit et diverses sensations pruritiques.

Mentionnons enfin le mycosis fongoïde dont le prurit est un des phénomènes primaires, et le rhumatisme auquel Besnier a rattaché diverses esthésies et algies.

5° Restent les *facteurs nerveux*. — *a*) Ce sont d'abord des affections du système nerveux central; lésions cérébrales, intéressant la zone sensitive corticale, lésions méningo-médullaires de toutes sortes, traumatiques ou inflammatoires: de ces dernières, le type achevé est le tabes, avec son riche cortège d'anesthésies, d'hyperesthésies profondes et superficielles. Plus encore que les lésions organiques, les troubles dynamiques de l'axe cérébrospinal sont hyperesthésiants : ainsi les psychoses, les névroses, la maladie de Basedow. L'état névropathique explique aussi une grande partie des prurits post-éruptifs. Les longues émotions, le surmenage intellectuel, les excès vénériens, la fatigue physique, mettant le système nerveux en déficit passager, détruisent l'équilibre sensitif.

b) C'est une notion classique que les lésions des nerfs périphériques causent des hyperesthésies. Celles-ci, dont le siège est bien déterminé, constituent les points de Valleix ; elles indiquent des lésions inflammatoires ou traumatiques des nerfs, des racines postérieures ou de leurs ganglions. Un ensemble de troubles sensitifs et trophiques peut aussi survenir dans le territoire direct d'un nerf blessé ; tels la *causalgie*, dont l'intensité varie de la simple cuisson à d'incroyables tortures, et le *glossy skin*, état luisant de la peau.

c) Les altérations des nerfs périphériques ou viscéraux ne se manifestent pas seulement sur place ; elles se répercutent encore, par voie réflexe, sur d'autres nerfs restés sains.

Non seulement des plaies et des lésions des filets nerveux, mais même leur contusion ou leur compression peuvent éveiller à distance ces sympathies sensitives. Depuis longtemps les cliniciens ont noté le retentissement sensitif réflexe des affections viscérales, les algies scapulaires droites de la colique hépatique, les irritations testiculaires de la colique néphrétique, les douleurs lombaires des affections utérines, etc.

Le prurit résulte aussi d'excitations viscérales, gastro-intestinales, utéro-ovariennes, etc.; le prurit vulvaire peut être le premier symptôme du blennorragisme urétro-vaginal (L. Jacquet).

Les néoplasies viscérales, les lithiases diverses, l'helminthiase intestinale sont depuis longtemps connues comme prurigènes. Dans les périodes gravidique et menstruelle, au cours des troubles fonctionnels ou organiques utéro-ovariens, on voit aussi survenir parfois des hyperesthésies et du prurit [V. Grossesse (Pathologie)].

Prophylaxie. — Tout sujet chez qui, dès le jeune âge, le prurit a dépassé le taux physiologique, doit régler avec économie ses dépenses nerveuses. Évitant le surmenage et les compétitions des professions libérales, il vivra en plein air, « cultivant son jardin, au propre et au figuré », si c'est possible. Il fuira, autant que les excès cérébraux, les excès médullaires.

Sa sobriété sera rigoureuse. A son menu, surtout végétal, figureront rarement les poissons de mer, les coquillages, le veau, le gibier, les mets de
haut goût et tous les condiments. Sa boisson sera de préférence l'eau pure ;
à la rigueur, il pourra la relever d'une cuillerée à café de bonne eau-de-vie ;
la bière légère, le cidre coupé d'eau pourront être tolérés en petite quantité.

Sa peau, qui ne subira aucune constriction, n'aura de contact qu'avec de
la toile ou des tissus doublés de toile fine ou de linon de lin.

La marche, l'escrime, l'équitation assureront l'exercice musculaire quotidien, et les pratiques hydrothérapiques (douches froides, tubs courts suivis
de frictions au gant de crin) aideront à la bonne répartition de la sensibilité
périphérique.

Traitement. — L'idéal en thérapeutique est de combattre, non les
symptômes, mais la cause même d'une maladie. Ainsi, dans les dermatoses
prurigènes la guérison de la dermatose entraîne la disposition du prurit ;
détruit-on le trichophyton, l'acare, on dissipe du même coup les démangeaisons qu'ils produisent.

De même le médecin tentera de rétablir le jeu troublé des émonctoires, si
ce trouble est révélé par la polyurie, l'oligurie, l'hypoazoturie, l'albuminurie, etc., l'hyperhépatie, l'anhépatie, la cholémie, la glycémie, l'insuffisance intestinale. La cure des lésions ano-rectales, vulvo-vaginales et utéro-
ovariennes fera disparaître le prurit qui les accompagne.

L'*hygiène alimentaire* détient une place capitale dans la prophylaxie et
la thérapeutique de tous les prurits et des éruptions consécutives, dont les
prototypes sont l'urticaire et l'eczéma papulo-vésiculeux (Brocq). On instituera donc, suivant les données fournies par l'examen complet des malades
et surtout par l'analyse urinaire, le régime lacté absolu, le régime végétarien
total, le régime lacto-végétarien ou le régime mixte avec les restrictions
qu'il comporte (V. Eczéma).

La saignée seule réussit dans les prurits généralisés dyscrasiques ; elle
doit être peu abondante (250 gr.) : on peut la répéter à quelques semaines
d'intervalle.

Mais souvent la cause du prurit est indécelable ou échappe à toute action
directe. Alors s'impose une *médication symptomatique*, qui comporte des
moyens internes et externes.

A) **Médication anti-pruritique interne**. — Ses agents sont nombreux,
car aucun n'a d'effet certain.

Hébra préconise l'*acide phénique* (50 à 80 centigr. en pilules de 10 centigr.), que Brocq préfère prescrire à doses plus faibles, en solution ou en
sirop.

        Acide phénique . . . .   1 gramme.
        Eau distillée. . . . .   375 grammes.
        Sucre   625   —
    2 à 6 cuillerées à café (soit 2 à 10 centigr. par jour).

E. Besnier, Brocq recommandent la *valériane* sous différentes formes :

        Extrait de valériane . . . .   50 centigr.
    Pour un bol ; de 2 à 4 bols par 24 heures au moment des repas.

ou :

    Valérianate d'ammoniaque. . . . . 50 centigr.
  Pour une pilule, 2 à 6 par jour.

ou en pilules de Méglin modifiées par Brocq :

    Extrait de valériane. . . . . 0 gr. 15
    Extrait de jusquiame . . . . 0 gr. 01
    Excipient et glycérine. . . . . Q. S.
  2 à 6 pilules par jour.

Le *sulfate* ou le *valérianate d'atropine* (en granules de 1/4 de milligr. 4 par jour au maximum), l'*acide arsénieux* (5 à 10 granules de Dioscoride par jour), l'*eau distillée de laurier-cerise*, le *castoréum*, le *musc* et l'*assa fœtida*, possèdent aussi une action anti-pruritique. L'*antipyrine* (0 gr. 50), le *citrophene* (0 gr. 50 à 0 gr. 40), le *bromhydrate* ou le *chlorhydro-sulfate* de quinine à haute dose (0 gr. 60, 0 gr. 80), pris dans la soirée, peuvent parfois faire avorter la crise nocture de prurit.

Dans les prurits d'origine digestive surtout, mais aussi en cas de prurit sénile ou vulvaire, Du Castel a obtenu d'excellents résultats de l'*acide lactique* (VI à X gouttes d'une solution à 1 pour 1000 chez les petits enfants, 1 gr. 50 à 2 gr. chez les adultes).

B) **Médication anti-pruritique externe et moyens chimiques.** — Les douches tièdes sont un agent sédatif de premier ordre. A leur défaut, les lotions chaudes, faites sur tout le corps, matin et soir, sont souvent efficaces.

L'application de pâte de zinc, de colle de zinc peut constituer, par sa simple action physique et plastique, un bon mode de traitement des prurits.

La médication est, d'après Brocq, réalisée par les médicaments anesthésiques et les médicaments réducteurs. Les premiers n'ont qu'une valeur symptomatique, ce sont surtout : la *cocaïne*, surtout employée dans le prurit des muqueuses anale et vulvaire :

    Chlorhydrate de cocaïne. . . . . 1 gramme.
    Cold-cream frais sans odeur. . . . . 25 grammes.
                                               (Brocq).

le *menthol*, en pâte ou pommades, seul ou associé à l'acide cyanhydrique :

    Acide cyanhydrique . . . . 40 à 50 centigr.
    Menthol . . . . 1 gramme.
    Oxyde de zinc . . . . 20 grammes.
    Cold-cream frais sans odeur. 80   —
                                                (Brocq).

le *camphre*, le *chloral*, appliqués en onctions :

    Hydrate de chloral. . . . . 1 gramme.
    Huile camphrée . . . . 10 grammes.
    Lanoline pure 90   —
                                                (Brocq).

Les agents réducteurs sont vraiment curatifs. Les réducteurs faibles les plus employés sont le *thigénol*, l'*ichtyol*, le *thiol*, le *tuménol*, soit en badigeonnage ou en solution aqueuse à 1 pour 10 qu'on laisse sécher, puis qu'on recouvre de colle de zinc, soit en pâtes, soit en pommades. On peut les combiner entre eux, comme sur la formule :

Thigénol . . . .   2 grammes.
Tuménol   2   —
Ichtyol   4   —
Vaseline pure   12   —
Lanoline   8   —

                                                                    (Brocq).

Parmi les réducteurs forts, le *goudron* est un des plus importants :

Goudron purifié . . . .   10 grammes.
Alcool à 90°   30   —
Eau distillée   60   —
Teinture de quillaya . . . .   Q. S. pour émulsion.
                                                                    (Brocq).

(Laisser sécher, puis recouvrir de colle de zinc et poudrer par-dessus).

Le coaltar saponiné, ajouté à l'eau chaude des lotions, est aussi un puissant sédatif.

L'huile de cade, l'acide pyrogallique peuvent encore être employés.

Certaines spécialités pharmaceutiques, telles que le *baume Durel*, sont des mélanges de ces différents réducteurs : goudron, huile de cade, résorcine, menthol, gaïacol, camphre, soufre, glycérine, acétone, huile de ricin, lanoline.

La *résorcine*, employée à doses brutales pendant un temps très court, comme cure d'exfoliation, réussit bien dans les prurits circonscrits avec lichénification :

Résorcine . . . .   40 grammes.
Oxyde de zinc   10   —
Axonge benzoïnée   20   —
                                                                    (Unna).

Cette pâte est appliquée par le médecin lui-même pendant quinze à vingt minutes sur les plaques malades et pendant huit jours seulement. L'épiderme se craquèle et s'exfolie. Dans l'intervalle, on calme l'inflammation par des applications de pâte de zinc simple.

Le *nitrate d'argent*, en badigeonnages tous les jours ou tous les deux jours à l'aide de solutions à 1 pour 100, 1 pour 50 et même 1 pour 20, est très efficace surtout contre les prurits vulvaire, anal et scrotal (Brocq).

L'essence de santal donne souvent de bons résultats :

Essence de santal . . . .   10 à   50 grammes.
Lanoline   30   —
Vaseline blanche. Q. S. p   100   —
                                                                    (Kromayer).

Les *prurits de la région génito-périnéale* comportent certaines indications spéciales.

Il faut traiter avant tout les lésions locales ou générales qui les provoquent, fissures, excoriations, parasites, flux sécrétoires, diabète, albuminurie, etc.

Des cataplasmes moelleux et frais de fécule de pomme de terre, appliqués le soir, calment l'inflammation locale.

Un réel soulagement est procuré par des injections ou lavements très

chauds à l'eau pure ou médicamenteuse, par des suppositoires ou des ovules
vaginaux ou rectaux :

> Beurre de cacao . . . .   5 grammes.
> Chlorhydrate de cocaïne . . . .   } āā 2 à 3 centigr.
> Chlorhydrate de morphine . . . .
>
> M. S. A. pour un suppositoire anal ou vaginal (Brocq).

Des badigeonnages répétés au nitrate d'argent en solution de 1/20 ou 1/10
amènent aussi une grande sédation.

Le goudron est un excellent topique. On l'emploie en pommade forte, si
la peau n'est pas altérée :

> Lanoline . . . .   } āā parties égales.
> Goudron de pin maritime . . . .

Mais si la peau est mortifiée, il faut diminuer la dose de goudron pour
éviter au patient des cuissons insupportables :

> Goudron liquide . . . .   } āā 5 grammes.
> Lanoline . . . .
> Oxyde de zinc   7   —
> Vaseline . . . . 20 à   50   —
>   (SABOURAUD).

On peut employer aussi le coaltar, suivant le procédé recommandé par
Brocq contre l'eczéma (V. Eczéma).

Pas de poudres fermentescibles (amidon, fécule, etc.), ni de topiques
salolés, qui se décomposent et deviennent irritants au contact des sécrétions glandulaires. Mais il faut isoler les diverses régions cutanées à l'aide
de compresses très fines de lin aseptique, de linon de fil, de tarlatane
ébouillantée, imprégnées de topiques, poudres ou pommades inertes et non
fermentescibles.

Kromayer, Sabouraud recommandent contre le prurit anal la *radiothérapie* : le patient étant placé dans la position genu-pectorale, en faisant
saillir légèrement au dehors sa muqueuse anale, un aide maintient les fesses
aussi écartées que possible. Cette méthode est surtout utile dans les cas
rebelles, où la peau est épaissie, eczématisée ou non. Le prurit disparaît
d'ordinaire après un petit nombre de séances de courte durée.

Les applications de *courants de haute fréquence* ont, plus encore que la
radiothérapie, une excellente action sur le prurit anal.

Enfin, on a constaté que l'influence analgésique du *radium* s'exerçait
contre les prurits; mais les essais sont encore trop peu nombreux pour
qu'on puisse encore régler l'application du radium dans ce cas.

Selon la cause occasionnelle du prurit, l'on peut envoyer les malades aux
stations thermales de Nérix, Luxeuil, La Bourboule, Bagnères-de-Bigorre,
Saint-Gervais, Louèche, Ragatz, etc.   *FERNAND TRÉMOLIÈRES*.

PSAMMOME. — V. Tumeurs en général.

PSEUDARTHROSES. — Nous avons réuni dans un même article les *Retards de
consolidation* et les *Pseudarthroses*. *Retard de consolidation* signifie que la
fracture exige, pour se réparer, un temps plus long que celui qui est habi-

tuel, et ce temps est évalué à deux mois pour une cassure abritée et à trois mois pour une fracture ouverte. *Pseudarthrose*, au contraire, signifie absence totale et définitive de consolidation, *fausse articulation* entre les fragments.

Où finit le retard et où commence la pseudarthrose? On a dit que lorsqu'une fracture n'était pas réparée au bout de six mois à un an, il y avait pseudarthrose. Mais le temps écoulé ne peut pas toujours servir de guide, car on a vu des fractures se réparer après un an. D'autre part, il y a des fractures qui d'emblée ne sont pas réparables, et pour lesquelles le mot pseudarthrose peut être prononcé très rapidement. Aussi, adoptons-nous la *définition* de Rieffel : « La pseudarthrose est cet état des fractures non réunies dans lequel il y a, non seulement mobilité anormale des fragments, mais aussi cessation de tout travail ostéogénique, se traduisant par une indolence parfaite au foyer de la lésion. »

Ces deux états pathologiques ont de nombreux points de contact, mais, pour la clarté de l'étude, nous préférons les exposer en deux chapitres différents.

I. — RETARDS DE CONSOLIDATION. — Ils sont plus fréquents que les pseudarthroses confirmées (1 retard sur 75 fractures) et siègent avec une grande prédilection sur les os du membre inférieur, tibia et fémur. Il sont exceptionnels au bras et à l'avant-bras.

Caractères anatomiques. — Deux cas sont à considérer : tantôt il y a *retard dans la formation du cal;* aucune union n'existe entre les fragments. Cet état est surtout commun dans les fractures transversales du tibia. Tantôt il y a *retard dans l'ossification du cal:* les fragments sont réunis par une substance molle, élastique, ne permettant qu'une mobilité relative. Cet état, plus fréquent que le premier, s'observe principalement à la cuisse.

Étiologie. — Les causes du retard de consolidation sont *générales* ou *locales.*

1° *Causes générales.* — Elles n'ont qu'une valeur relative et comprennent : a) des *influences physiologiques* : l'âge, la grossesse, la débilitation due à la chlorose, à la lactation, aux dépressions morales, etc.; b) les *influences morbides* : intoxications par le mercure, le phosphore, le plomb, etc.; maladies infectieuses aiguës: maladies chroniques, principalement la syphilis, etc.

2° *Causes locales.* — Depuis Malgaigne, on les classe sous trois chefs :

a) *Causes locales affectant le membre en dehors de la fracture.* — Leur influence est très incertaine. Ce sont : le phlegmon, l'érysipèle, la lymphangite, les conditions circulatoires, l'état d'innervation du membre. Aucun fait probant n'est venu démontrer la réalité de ces hypothèses.

b) *Causes dépendant de la fracture.* — Ce sont celles dont le rôle pathogénique est le mieux établi. En premier lieu, il convient de citer les *déplacements considérables* (chevauchement, écartement); en second lieu l'*interposition de parties étrangères* (projectiles, lambeaux de vêtements, esquilles, séquestres, etc,). Généralement, il ne s'agit que d'un simple retard et.

lorsque ces parties ont été enlevées, la fracture se consolide très bien. Le retard peut cependant aboutir à une pseudarthrose. En troisième lieu, vient l'*interposition de parties molles*, principalement l'interposition *musculaire*. Celle-ci est surtout fréquente à l'humérus et au fémur, qui sont entourés d'un très épais manchon musculaire. L'interposition peut être *primitive* ou *secondaire*, elle peut être *fixe et permanente* ou *mobile et temporaire*. Elle mène presque fatalement à la pseudarthrose.

c) *Causes dépendant du traitement*. — Les fautes thérapeutiques qui favorisent le retard et l'absence de consolidation sont, d'une part, celles qui permettent une mobilité incessante et exagérée des fragments, d'autre part, celles qui ne suppriment pas les causes locales dont il vient d'être question, les causes inhérentes à la fracture elle-même.

D'une façon générale, les fractures ouvertes, même celles qui ont évolué sans accidents, mettent plus de temps à se consolider.

Symptômes et Diagnostic. — Parfois, à l'ablation de l'appareil, on note une mobilité des fragments; plus souvent, c'est quelques heures ou quelques jours après que, à l'occasion d'un mouvement intempestif ou d'un essai de marche, il se produit une incurvation ou une déviation du membre. A l'examen, on trouve un cal en apparence bien constitué, parfois même d'un volume exagéré; la mobilité anormale est obscure et demande à être recherchée avec soin. Si l'on appuie sur l'extrémité des fragments, sur la masse du cal, et qu'on cherche la mobilité anormale, on provoque aussitôt des *douleurs*, indice d'un travail inflammatoire mal éteint.

Dans la pseudarthrose, au contraire, il n'y aucune tuméfaction du foyer de la fracture et l'indolence est parfaite.

Le **pronostic** est favorable puisque, dans l'immense majorité des cas, le retard aboutit à la guérison. Cependant, si le traitement est mal conduit, les influences causales continuent à agir et le simple retard devient une pseudarthrose.

Traitement. — Il comprend le traitement *général* et le traitement *local*. Le premier est dirigé contre les causes générales qui interviennent dans les retards de consolidation et consiste dans l'emploi de toniques et de reconstituants, du mercure dans la syphilis, de la quinine chez les paludiques, etc. L'administration de *sels de chaux* sous diverses formes, de *gélatine* (délayée dans du bouillon chaud) a été conseillée. Tout récemment, on a vanté les effets de l'*adrénaline* sur l'ossification du cal (10 à 20 gouttes par jour de la solution au millième).

Localement, un traitement mieux dirigé suffit quelquefois à exciter le travail de réparation; une réduction plus exacte, une contention meilleure auxquelles on associe la mobilisation et le massage. Les frictions et le badigeonnage de teinture d'iode au niveau de la fracture peuvent hâter la formation du cal. Mais c'est la *compression* qui a donné les meilleurs résultats et, parmi les méthodes qui reposent sur elle, celle de Helferich est la plus répandue. Elle consiste à exercer une compression au-dessus et au-dessous du foyer de fracture de façon à y faire stagner le sang. La méthode de Bier, appliquée à ces cas, s'inspire du même principe de l'hyperémie.

II. — PSEUDARTHROSES. — Elles sont plus rares que les simples retards et siègent le plus habituellement sur les diaphyses fémorale et humérale ; viennent ensuite le tibia, les os de l'avant-bras, la clavicule, etc.

Elles sont deux fois plus communes dans les fractures exposées. On les observe principalement dans les fractures avec grandes pertes de substance, les fractures à trois ou plusieurs fragments ou par projectiles de guerre. Les fractures en rave et les plaies des os se consolident aussi avec une lenteur désespérante.

Étiologie. — A) *Causes prédisposantes*. — La pseudarthrose est huit fois plus fréquente chez l'homme et s'observe surtout à l'âge adulte. Pour certains auteurs, elle serait exceptionnelle chez l'enfant.

B) *Causes déterminantes*. — Les pseudarthroses consécutives à des retards de consolidation partagent l'étiologie de ces derniers. Pour les autres, les unes reconnaissent des *causes locales* dépendant de la fracture ou du traitement, les autres nous échappent totalement dans leur pathogénie et ce sont peut-être les plus fréquentes. Deux fragments sont bout à bout en bonne position, sans interposition d'aucune sorte, chez un individu jeune et robuste ; on a beau les frotter, ils ne se soudent pas l'un à l'autre.

Les causes locales sont les mêmes que dans les retards. On attribue chaque jour plus d'importance à l'interposition musculaire, laquelle, comme nous l'avons dit plus haut, mène à peu près fatalement à la pseudarthrose.

Lésions. — Il y a trois classes de pseudarthroses. Ce sont, en allant des plus simples aux plus complexes, les P. flottantes, les P. fibreuses et les P. fibro-synoviales.

a) *Pseudarthrose flottante ou libre, ou avec complète indépendance des fragments*. — Due à un déplacement notable des fragments ou à une interposition musculaire, elle se caractérise par une *cicatrisation isolée des deux bouts*, qui, d'abord épaissis et renflés, finissent par s'atrophier et s'amincir ; le canal médullaire est fermé par du tissu osseux.

b) *Pseudarthrose fibreuse ou pseudo-synarthrose*. — C'est la variété *la plus fréquente*, consécutive à l'écartement des fragments. Les deux bouts osseux deviennent coniques et sont réunis par des liens fibreux tantôt courts, tantôt longs et extensibles.

c) *Pseudarthrose fibro-synoviale, synovio-cartilagineuse ou pseudo-diarthrose*. — C'est le type le plus rare, dû surtout à l'incessante mobilité des fragments. Comme son nom l'indique, elle consiste en une fausse articulation, plus ou moins bien constituée, qui s'est établie entre les deux bouts. On a signalé, dans certains cas, des cartilages interarticulaires.

Lésions consécutives. — Elles sont d'autant plus accusées que la pseudarthrose est plus ancienne, et influent considérablement sur le pronostic et le traitement. Les fragments osseux s'atrophient et se ramollissent ; les muscles s'atrophient principalement dans le segment de membre situé au delà de la pseudarthrose et qui est arrêté dans sa croissance. Il y aurait là une névrite ascendante avec dégénérescence de la moelle épinière.

Symptômes et Diagnostic. — Ce qui caractérise la pseudarthrose, avons-nous dit dans sa définition, c'est la mobilité anormale avec absence de douleur au niveau des bouts osseux. Mais cette mobilité anormale présente des caractères qui permettent de reconnaître la variété de pseudarthrose. Dans la variété fibreuse, les mouvements sont mous et comme bridés par une courroie qu'on plie ; dans la variété fibro-synoviale, les mouvements sont plus limités, mais en même temps plus faciles dans leur sphère d'action ; enfin, dans la variété flottante, il y a, outre une déformation considérable du membre, des mouvements très lâches et très étendus.

Le diagnostic de la pseudarthrose est facile ; celui de la cause l'est moins et il offre une importance capitale pour le traitement ; il y a grand intérêt, par exemple, à poser le diagnostic précoce d'une interposition musculaire.

Pronostic. — Il dépend : 1° de l'âge du sujet : chez l'enfant, la pseudarthrose amène une atrophie rapide des fragments osseux et un arrêt d'accroissement du membre ; 2° du siège de la lésion : la pseudarthrose est très sérieuse au membre inférieur parce que celui-ci ne peut plus supporter le poids du tronc ; plus sérieuse à la cuisse qu'à la jambe, à cause de l'application plus difficile des appareils de prothèse ; 3° de la variété anatomique : la pseudarthrose flottante est la plus grave de toutes : la meilleure est la variété fibreuse ; 4° des difficultés du traitement.

Traitement. — Il est palliatif ou curatif.

Le traitement *palliatif* s'impose lorsque l'autre est contre-indiqué ou n'a donné aucun résultat. Il consiste dans l'emploi des appareils de prothèse.

Le traitement *curatif* a pour but d'exciter le travail de réparation et de supprimer les causes qui mettent obstacle à la formation du cal. Il comprend des procédés extra et intra-tégumentaires :

Les *procédés extra-tégumentaires* donnent de bons résultats dans les simples retards de consolidation ; ils échouent dans les pseudarthroses confirmées. Exception doit être faite du *frottement* manuel ou automatique, le membre étant dans l'appareil.

Les *procédés intra-tégumentaires ou sous-cutanés* portent leur action soit sur le cal, soit sur les extrémités osseuses. Parmi eux, la *résection* occupe le premier rang ; elle est d'autant plus difficile et d'autant plus aléatoire dans ses résultats qu'on l'applique d'une façon plus tardive. Elle comprend la réunion osseuse soit par la suture proprement dite, soit par l'enchevillement et l'immobilisation des fragments, et comporte une infinie diversité de technique. *KENDIRDJY.*

PSITTACOSE. — La psittacose est une maladie infectieuse, qui sévit, comme son étymologie l'indique, sur les perruches et les perroquets. Contagieuse d'animal à animal, suivant des modes directs et indirects, elle est transmissible de l'animal à l'homme. La contagion interhumaine paraît rare.

Elle est causée par un bacille intermédiaire entre le colibacille et le bacille d'Eberth (Nocard) ; il se distingue nettement de ce dernier par quelques propriétés biologiques et ses caractères agglutinatifs (Widal et Sicard). Ce germe pathogène peut être isolé du cadavre des perroquets atteints, comme aussi de l'homme malade.

Tableau clinique. — Les caractères cliniques de la psittacose ne sont pas nettement tranchés : ce sont ceux d'une infection générale, avec prédominance rapidement marquée cependant pour l'appareil respiratoire.

Le début en est insidieux : après une période de quelques jours, pendant laquelle le sujet éprouve de la lassitude, de la fatigue, de la perte d'appétit, une céphalée assez vive entre en scène, accompagnée de nausées, de vomissements, de température (39° à 40°), d'insomnie, d'épistaxis. En même temps, on constate des phénomènes pulmonaires, d'allure bâtarde ; ce sont ou bien une pneumonie, ou bien des noyaux successifs de broncho-pneumonie : telles sont les déterminations principales du processus psittacosique.

L'appareil digestif prend sa part de cet état infectieux : la langue est sale, saburrale, l'anorexie est plus ou moins complète ; on constate parfois l'existence d'une stomatite pseudo-membraneuse ou d'un œdème péribuccal ; la constipation est presque la règle, le ventre est un peu ballonné. Les urines, habituellement rares et foncées, sont albumineuses, la rate est hypertrophiée. Enfin, le système nerveux manifeste sa souffrance par de l'abattement seul, l'intelligence étant conservée, ou bien accompagné de prostration plus ou moins complète, avec phénomènes délirants.

Ces symptômes, évoluant avec une fièvre continue présentant de légères rémissions matinales, durent environ huit à dix jours.

Dans les cas qui se terminent par la guérison, les phénomènes s'atténuent rapidement, en même temps que la défervescence s'effectue (en 4 à 5 jours), et le malade entre en convalescence ; celle-ci est habituellement lente, pénible, traînante.

Mais le plus souvent la psittacose est mortelle ; le malade est emporté par l'infection générale, mais aussi et surtout par les phénomènes pulmonaires et leur retentissement sur le cœur.

Diagnostic. — Ce tableau clinique est donc la manifestation d'une infection générale, à allure typhoïde, sur laquelle une étiquette est difficile à apposer en raison des caractères imprécis des symptômes.

On peut aisément la confondre avec la grippe à forme typhoïde, et surtout avec la dothiénentérie. Mais en ce dernier cas, bien des éléments sont absents : phénomènes abdominaux, taches rosées, etc. En cas de doute ou d'incertitude, la séro-réaction de Widal est indiquée. L'étiologie pourra, lors d'une épidémie, renseigner le praticien.

Traitement. — La thérapeutique à employer ne diffère pas de celle qui est applicable à toutes les infections graves en général : bains froids, médicaments toniques, diurétiques ; il importe au plus haut point de lutter par les moyens habituels contre les phénomènes pulmonaires (révulsion surtout) et surtout contre la déchéance du myocarde (digitale, caféine, etc.).

CH. DOPTER.

PSOÏTIS. — On donne, depuis de la Motte (1816), le nom de *psoïtis* à *la myosite suppurée du muscle psoas*. C'est une affection relativement rare, surtout si on en distrait avec soin les inflammations propagées, consécutives, par exemple, à une appendicite avec abcès rétro-cæcal ou à un phlegmon périnéphrétique ; néanmoins il est indiscutable que la psoïtis existe et mérite une description particulière.

L'étiologie de l'affection est assez obscure : on a invoqué les traumatismes répétés, la puerpéralité. Le plus souvent il s'agit *d'une localisation musculaire d'une infection microbienne générale*, d'une septicémie aiguë ou chronique ; on observe ainsi la psoïtis après une attaque de grippe, un érysipèle, une staphylococcie généralisée ; on peut alors rapprocher la psoïtis de ces arthrites suppurées survenant au cours ou au décours des grandes infections et que l'on a décrites sous le nom de pseudo-rhumatismes infectieux. Les microbes rencontrés dans le pus de l'abcès musculaire sont variables : staphylocoques dorés, pneumocoques, streptocoques, coli-bacilles.

Symptômes. — Le début ordinaire est une douleur plus ou moins vive dans la fosse iliaque et la région lombaire, avec irradiation vers l'aine. Il existe de *petits frissons*, de la *fièvre* plus ou moins élevée. Rapidement apparaissent les signes caractéristiques de l'affection : 1° *l'attitude du malade, qui fléchit la cuisse sur le bassin et la place en même temps en rotation externe* ; cette attitude est due à la contracture du muscle psoas-iliaque ; 2° *à la palpation de la fosse iliaque et de la région du flanc* : on sent tout d'abord un *empâtement profond*, une *tuméfaction diffuse* : puis plus tard une *collection fluctuante occupant la fosse iliaque* et pouvant envoyer des *prolongements le long du psoas dans le triangle de Scarpa, ou bien dans la fesse, à travers la grande échancrure sciatique* : le *toucher rectal ou vaginal* ne devra jamais être omis, car il peut permettre de découvrir un prolongement intra-pelvien de la collection lombo-iliaque.

L'évolution de la maladie est toujours assez lente et l'ouverture spontanée de la collection soit à la peau (triangle de Scarpa, fesse) ou dans un viscère pelvien est très exceptionnelle ; aussi faut-il s'attacher à reconnaître à temps la collection suppurée et à l'ouvrir, car sans cela le malade succombe presque fatalement à la septicémie chronique avec fièvre hectique.

Diagnostic. — *Le diagnostic différentiel* de la psoïtis doit être fait : 1° *avec la coxalgie* (v. c. m.); 2° avec *la sacro-coxalgie* (v. c. m.), *l'abcès par congestion d'origine pottique* (V. Pott) surtout lorsqu'il y a infection secondaire de l'abcès primitivement tuberculeux, à évolution lente et apyrétique; 3° enfin avec *l'appendicite* (v. c. m.) et le *phlegmon péri-néphrétique* (v. c. m). Dans ce dernier cas en particulier le diagnostic peut être impossible, lorsqu'il y a à la fois phlegmon périnéphrétique et fusées purulentes secondaires le long du psoas avec phénomène de psoïtis. De même le diagnostic d'avec le *phlegmon iliaque* (v. c. m.) n'est pour ainsi dire pas à faire, puisque nous avons déjà vu que ce phlegmon, considéré à tort comme une affection autonome par les anciens auteurs, devait être démembré aux profits de l'appendicite et des phlegmons périnéphrétiques et du ligament large.

Traitement. — Le pronostic étant toujours grave, surtout à cause de la lenteur de l'évolution et de l'infection générale profonde qui en résulte, il faut instituer précocement un traitement chirurgical énergique : celui-ci consistera à pratiquer une incision de la paroi abdominale, parallèle à la moitié externe de l'arcade de Fallope, à un bon travers de doigt au-dessus d'elle; on arrivera méthodiquement, couche par couche, sur le foyer purulent, comme dans une ligature de l'artère iliaque externe : il faudra souvent pratiquer des contre-ouvertures lointaines, fessières ou plus souvent fémorales dans le triangle de Scarpa. Après drainage soigné et *prolongé*, on peut espérer la guérison, si le malade n'était déjà, ce qui est trop souvent le cas, par trop profondément infecté.   *P. LECÈNE.*

PSORIASIS. — Le psoriasis, ancienne dartre écailleuse, est une affection cutanée caractérisée par des squames d'un blanc nacré, plus épaisses à leur centre que vers leurs bords, qui reposent sur des papules aplaties, rouges et saignant facilement.

Étiologie. — Pathogénie. — On observe plus souvent le psoriasis chez l'homme que chez la femme : chez celle-ci il se développe parfois quand la menstruation s'établit, lors d'une grossesse, d'un accouchement. Il est plus fréquent en été et en hiver que dans les autres saisons. Il apparaît d'ordinaire à l'âge adulte ; mais il atteint aussi les enfants. Les écarts de régime, les excès alcooliques, les émotions peuvent être l'occasion d'une poussée psoriasique.

Il est, dans certains cas, héréditaire. L'hérédité n'est pas toujours directe ; elle peut sauter une génération.

Il paraît être assez souvent l'expression d'un état constitutionnel, l'arthritisme : il n'est pas rare, en effet, chez les anciens rhumatisants et les goutteux : il coïncide ou alterne souvent avec une dyspepsie, des migraines, des névralgies.

On l'observe avec une certaine fréquence chez les anciens syphilitiques.

Pour Gaucher, le psoriasis, dermatose diathésique, est dû à la présence anomale et excessive dans l'organisme des matières extractives, à laquelle s'ajoute une intoxication d'origine intestinale.

Les succès inconstants de médicaments variés (arsenic, salicylate de soude, sels mercuriels, extrait thyroïdien, etc.) font supposer à Brocq que le psoriasis peut reconnaître, pour causes productrices premières, des conditions pathogéniques différentes suivant les sujets et peut-être suivant les périodes de la vie chez un même sujet.

Symptômes. — L'éruption du psoriasis se montre d'emblée, sans prodromes, sans réaction générale.

L'élément psoriasique débute sous

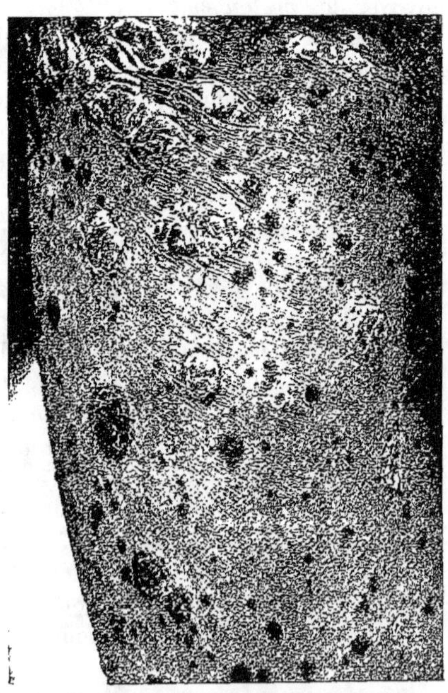

Fig. 11. — Psoriasis à tous les degrés d'évolution. (Photographié par Sottas dans le service de Brocq.)

la forme d'un point rouge légèrement saillant, qui s'efface par la pression et est recouvert d'une squame, que le grattage enlève. Il est le siège d'un prurit d'intensité variable. Plusieurs régions du corps sont parsemées de ces élevures squameuses (fig. 11).

Psoriasis.

Dans la grande majorité des cas, les éléments psoriasiques puncliformes s'agrandissent peu à peu : ils constituent le *psoriasis punctata*. Croissant toujours, ils prennent l'aspect de taches de bougie : c'est le *psoriasis guttata*.

La goutte de psoriasis, élément typique du psoriasis, est d'ordinaire arrondie ou un peu ovalaire; ses bords sont nettement arrêtés et font une fort légère saillie sur les parties voisines. Elle est recouverte de squames adhérentes d'un blanc mat ou jaunâtre, qui prennent, dès qu'on les gratte, un aspect blanc, brillant, nacré; ces squames sont constituées par des amas de cellules épidermiques cornées, formant des lamelles superposées. Enlevées par le grattage, elles laissent apparaître le derme rouge vif, luisant, non suintant, parsemé d'un petit piqueté hémorragique et le plus souvent légèrement épaissi.

Variétés d'aspect et de forme. — Dans la *forme vulgaire*, la goutte psoriasique s'agrandit et prend graduellement les dimensions de pièces de cinquante centimes, d'un franc, de deux francs, de cinq francs : c'est le *psoriasis nummulaire*.

Si elle s'élargit encore de manière à former une énorme plaque, c'est le *psoriasis orbiculaire*.

Par confluence avec d'autres éléments voisins, elle constitue parfois des rubans allongés et sinueux (*psoriasis gyrata*), des lésions de formes diverses (*psoriasis figurata*), de larges placards soudés les uns aux autres, qui envahissent de grandes surfaces (*psoriasis scutata*).

Chez les vieux psoriasiques, les lésions arrivent ainsi à intéresser de grandes étendues tégumentaires, et se recouvrent d'amas épidermiques plus ou moins volumineux, quelquefois véritablement rocheux (*psoriasis inveterata*).

Dans quelques cas, le psoriasis prend un aspect circiné des plus nets (*psoriasis circinata*); on désignait autrefois ces éléments annulaires recouverts de squames stratifiées sous le nom de lèpre vulgaire.

Les formes annulaires ou nummulaires, surtout anciennes, s'enflamment parfois, sous diverses influences, le plus souvent traumatiques, suintent au-dessons des croûtes et simulent à s'y méprendre l'eczéma.

Les éléments psoriasiques restent parfois très superficiels et ne se recouvrent que de squames minimes (*formes superficielles ou avortées*). D'autres fois, ils demeurent petits, papuleux ou miliaires, lichénoïdes pour ainsi dire.

Siège du psoriasis. — Le psoriasis n'occupe que les régions tégumentaires garnies d'épiderme corné. Il n'atteint jamais les muqueuses. Ce qu'on désignait autrefois sous le nom de psoriasis buccal n'est pas du psoriasis, mais de la leucoplasie.

Certains territoires cutanés sont plus fréquemment intéressés. Le psoriasis siège surtout sur les *membres* et particulièrement *du côté de l'extension*; il a ainsi une prédilection marquée pour les *genoux* et les *coudes*, et ces localisations ont une réelle valeur diagnostique. Il est également très fréquent sur les régions soumises aux frottements répétés, dos, lombes, région sacrée.

Le *cuir chevelu* est le plus souvent atteint après les genoux et les coudes;

l'éruption y est limitée ou généralisée, et constituée tantôt par de fines squames superficielles, tantôt par des squames larges et stratifiées. Le psoriasis du cuir chevelu n'amène pas d'ordinaire la chute des cheveux.

Le psoriasis est très rare à la face, où, sans cesse lavé et gratté, il ressemble beaucoup au lupus érythémateux et à l'eczéma séborrhéique.

Il siège souvent aux oreilles, dans la conque et le sillon auriculo-mastoïdien, où il s'enflamme souvent et simule l'eczéma.

Il est très rare aux paumes et aux plantes, où il prend souvent un aspect *atypique*; les productions épidermiques ne sont pas nacrées : ce sont des stratifications plus ou moins épaisses, présentant toujours une certaine tendance à la circination.

Un autre psoriasis atypique est celui qui siège dans les plis articulaires; le plus souvent, il est formé de placards rouge vif, au niveau desquels les téguments sont épaissis et lisses, plus ou moins suintants et souvent fissurés.

Aux ongles, le psoriasis produit des lésions spéciales : piquetés ou striés, les ongles deviennent épais, cassants, secs, rugueux et sont soulevés par des stratifications épidermiques.

Symptômes généraux et complications. — Le psoriasis n'altère en rien la santé générale et ne s'accompagne d'habitude d'aucun trouble fonctionnel. Cependant, chez un certain nombre de psoriasiques, il existe des douleurs à siège variable (*forme douloureuse*) ou des *arthropathies* qui coïncident avec les douleurs ou leur succèdent et sont partielles ou généralisées; elles affectent le type du rhumatisme osseux ou du rhumatisme fibreux et entraînent souvent des rétractions, des déformations, des atrophies et un état d'impotence absolue. Ces arthropathies légitiment l'hypothèse de la nature trophoneurotique du psoriasis.

L'élimination urinaire est défectueuse; ses troubles révèlent un vice de la nutrition caractérisé par l'élaboration incomplète de la matière azotée, par la production excessive de matières extractives (Gaucher et Desmoulières).

Gaucher a mis en évidence les *métastases* du psoriasis : quand la dermatose guérit, on voit parfois apparaître un rhumatisme articulaire aigu, des accidents gastriques et rénaux, des bronchites tenaces, des cancers de différents viscères et surtout du rectum. On n'observe guère ces métastases qu'aux âges extrêmes ou dans les éruptions généralisées.

Évolution. — La marche du psoriasis est essentiellement chronique. Abandonnée à elle-même, la dermatose aboutit progressivement à la forme du psoriasis inveterata.

Dans certains cas, le psoriasis affecte une *marche aiguë*; l'éruption, presque généralisée, formée de plaques rouges, cuisantes, dont l'épiderme s'exfolie abondamment, est accompagnée de phénomènes généraux très intenses; cette forme aiguë aboutit à la forme chronique vulgaire ou se transforme en dermatite exfoliante.

Dans d'autres cas enfin, le psoriasis régresse spontanément. Souvent après l'éruption une pigmentation persiste, mais jamais aucune cicatrice.

Pronostic. — Le psoriasis ne met pas la vie en danger, mais peut être

grave par son incurabilité. Les complications arthropathiques et les métastases assombrissent parfois le pronostic.

Diagnostic. — Le diagnostic du psoriasis est ordinairement facile.

Les squames grisâtres, fines, non stratifiées de l'*eczéma* ne peuvent pas
être confondues avec les squames épaisses et micacées du psoriasis; de
plus, dans l'eczéma, on observe toujours, à une certaine période, du suintement et des croûtes.

Le *pityriasis rosé* est une affection généralisée, caractérisée par des
écailles fines reposant sur des taches rouges.

Il est presque toujours possible de trouver dans un cas de *lichen plan* une
ou plusieurs papules à facettes brillantes caractéristiques.

On ne peut pas confondre non plus les squames nacrées et sèches du
psoriasis avec les squames larges, molles, abondantes du *pityriasis rubra*,
de la *dermatite exfoliatrice* ou de l'*érythème scarlatiniforme*, dermatoses
d'ailleurs généralisées.

La *syphilis* est l'affection qui simule le mieux le psoriasis. Les syphilides papuleuses, qui ressemblent souvent aux psoriasis guttata et punctata, sont plus étendues, plus nombreuses, plus régulières; leurs squames
sont plus épaisses aux bords qu'au centre et forment souvent une collerette périphérique. Les antécédents, les autres symptômes syphilitiques, adénites, plaques muqueuses, alopécie, etc., aident beaucoup au diagnostic.

Les syphilides secondaires des paumes et des plantes sont reconnaissables
à leur forme arrondie, régulière, à leur multiplicité, à leur symétrie.

La disposition des syphilides circinées secondaires est bien régulière;
souvent au centre un petit élément en activité dénonce la vérole.

Au cas de syphilides tertiaires superficielles serpigineuses, l'existence de
cicatrices antérieures, quand il y en a, un épaississement plus marqué des
téguments, des squames moins nacrées, une lenteur extrême dans l'évolution, permettront parfois de soupçonner la syphilis.

Les syphilides tertiaires des paumes et des plantes, souvent unilatérales,
sont d'ordinaire plus circinées et laissent voir plus nettement leurs éléments
constitutifs; le traitement spécifique et la réaction de Wassermann résolvent
les cas difficiles.

La *séborrhée pityriasique* est constituée par des squames fines qui ne
reposent jamais sur des papules; au cuir chevelu, les squames séborrhéiques sont plus grosses.

Les squames du *lupus érythémateux* sont plus grisâtres que celles du
psoriasis; elles envoient des prolongements dans les orifices du derme;
mais, quand il n'y a pas de cicatrices, le diagnostic du lupus de la face et
des mains peut être fort difficile.

Traitement. — Doit-on traiter tous les psoriasis? Les métastases signalées par Gaucher, qu'on n'observe qu'aux âges extrêmes ou dans les éruptions généralisées, limitent en principe les indications thérapeutiques aux
psoriasis chroniques et partiels des adultes.

Chez les vieillards, on se contente d'ordinaire de faire tomber les squames
et d'entretenir la souplesse de la peau par des onctions graisseuses. Dans

les cas aigus, les bains, les onctions et les pommades inertes doivent
d'abord être seuls prescrits.

Le traitement complet du psoriasis comporte une médication générale et
une médication locale.

Médication générale. — L'échec de la théorie parasitaire a laissé subsister la première. Elle est du reste légitimée par l'état diathésique des psoriasiques. Ceux-ci sont d'ordinaire des neuro-arthritiques, auxquels les
moyens habituels : alcalins, eaux minérales alcalines, valériane, bromure,
régime approprié, etc., doivent être conseillés.

Il n'existe pas de médicament spécifique du psoriasis; mais un certain
nombre de médicaments peuvent agir sur certains cas de psoriasis : arsenic
à hautes doses, iodure de potassium à doses massives, injections de calomel ou de sels mercuriels solubles, salicylate de soude, extrait thyroïdien, etc.

On a surtout préconisé l'*arsenic*, régénérateur de l'épiderme. Encore ne
convient-il que dans les formes anciennes et torpides, car il rend suraiguës
les poussées éruptives aiguës. On le prescrit soit sous forme de liqueur de
Fowler (X à XXX gouttes par jour), soit sous forme de granules de Dioscoride (5 à 10 par jour), ou de pilules asiatiques (une par jour). Brocq leur
préfère l'arséniate de soude en potion :

Arséniate de soude. . . . .   10 centigr.
Eau distillée de laurier-cerise. . . . .   25 grammes.
Eau distillée   225   —

Chaque cuillerée à café contient 2 milligr. d'arséniate de soude.

On ordonne d'abord une cuillerée à café de cette potion avant le déjeuner, puis, au bout de deux jours, une avant chaque repas, et l'on augmente
ensuite d'une tous les cinq jours jusqu'à atteindre deux avant chaque repas;
la médication doit être suspendue au premier symptôme d'embarras gastro-
intestinal.

Le cacodylate de soude et l'arrhénal, aux doses habituelles, remplacent
avantageusement toutes les autres préparations arsenicales.

L'*iodure de potassium* à hautes doses (5 à 20 grammes par jour), vanté
par les médecins suédois, n'a pas donné en France de bons résultats; il
occasionne souvent des troubles gastriques.

Dans certains cas de psoriasis à étiologie syphilitique, on peut employer
la solution de Donovan Ferrari :

Iodure d'arsenic. . . . .   20 centigr.
Eau distillée. . . . .   125 grammes.
Biiodure de mercure . . . .   40 centigr.
Iodure de potassium . . . .   4 grammes.

En donner de IV à C gouttes par jour, dans 90 gr. d'eau distillée.

Parmi les autres médicaments essayés, les uns sont peu efficaces (copahu,
térébenthine, huile phosphorée, etc.), et les autres dangereux (acide phénique et surtout suc thyroïdien).

Médication locale. — En même temps que l'arsenic, doit être employée
la médication locale.

Psoriasis.

a) Il faut d'abord faire tomber les squames et décaper la peau. Tel est l'effet des *bains* prolongés, simples, amidonnés ou alcalins. Des bains savonneux et même des frictions au savon noir ou de goudron sont utiles quand les amas épidermiques sont très épais. Gaucher conseille de donner, selon la méthode d'Hillairet, alternativement chaque jour, soit un bain de vapeur, soit un bain d'amidon. Les bains d'eaux minérales n'ont aucune action particulière.

Les *enveloppements humides* sont moins efficaces que les bains. Quant à l'emmaillottement avec le *caoutchouc*, il nettoie fort bien le cuir chevelu des squames qui le garnissent.

b) Quand les croûtes sont tombées, on modifie les téguments malades par des applications de substances irritantes et substitutives.

La plus active et la moins dangereuse de celles-ci est l'*huile de cade*. On l'emploie pure, ou mélangée à l'huile d'amandes douces dans les proportions de 5, de 10 ou de 20 pour 100. On peut encore en faire des *pommades cadiques* :

       Huile de cade . . . .   3 grammes.
       Vaseline ou axonge 30   —

ou bien encore l'incorporer au glycérole d'amidon pour en faire un *glycérolé cadique*.

Glycérolé cadique faible (Vidal).

       Huile de cade vraie . . . . 15 grammes.
       Extrait fluide de Panama ou savon noir.... Pour émul-
            sionner. . . . . Q. S.
       Glycérolé d'amidon. . . . . 90 grammes.
       Essence de girofle. . . . . Q. S.

Glycérolé cadique fort (Vidal).

       Huile de cade vraie . . . . 50 grammes.
       Extrait fluide de Panama ou savon noir.   5   —
       Glycérolé d'amidon. 45   —
       Essence de girofle . . . . Q. S.

Toutes ces préparations sont appliquées le soir sur les surfaces atteintes; le malade revêt un vêtement de flanelle qu'il ne lave pas pendant le traitement; le lendemain matin, après une onction d'axonge, il se nettoie par un bain de vapeur ou d'amidon, alternativement. En trois à six semaines, l'éruption disparaît. Il faut avoir soin de formuler *huile de cade pure de genévrier*, pour éviter la présence dans les préparations de l'huile dérivée de goudron de houille, moins efficace.

L'huile de cade détermine quelquefois l'inflammation des follicules pilosébacés (*acné cadique*). Son odeur pénétrante et sa couleur foncée rendent son emploi désagréable pour certains malades. Mais ni l'huile de bouleau, ni l'huile de hêtre ne peuvent la suppléer.

L'*acide chrysophanique* et la *chrysarobine* dont on fait les pommades :

       Acide chrysophanique. . . . .   5 grammes.
       Vaseline. . . . . 50 à 60   —

sont très efficaces; mais ils ne doivent être appliqués, et avec précautions, que sur des régions très limitées. Ils sont, en effet, très toxiques, causent des conjonctivites graves, des érythèmes intenses, des éruptions papuleuses, pustuleuses et furonculeuses. Ils colorent la peau en violet et les poils en jaune.

L'*acide pyrogallique*, en pommades :

    Acide pyrogallique . . . .   5 à   10 grammes.
    Vaseline. 100   —

est inodore et aussi actif ; mais il teint en noir l'épiderme et les cheveux. Il est vite absorbé par la peau excoriée et sa présence dans l'économie, révélée par la teinte noire des urines, occasionne de nombreux accidents toxiques parfois mortels.

Rollet et Cazenave (de Lyon) recommandent le *gallanol*, produit par l'ébullition du tannin et de l'aniline, et qui serait aussi efficace que les substances précédentes, tout en n'étant pas nocif. On le prescrit en pommades à 1/50, 1/10, et même 1/4.

La pommade au *naphtol* (5 à 10 pour 100), la pommade à l'*acide salicylique* (5 à 5 pour 100) seule ou associée à 1/4 ou 1/2 d'huile de cade, peuvent être aussi employées.

Les *pommades mercurielles* (turbith minéral et précipité blanc à 1/10, précipité rouge à 2 pour 50) ne peuvent être appliquées, de crainte d'intoxication, que sur des psoriasis très limités. On les emploie surtout sur la tête, car elles ne changent pas la couleur des cheveux. Mais ces pommades sont d'un usage malpropre et d'effets inconstants.

On les remplace, dans les psoriasis discrets, par des topiques fixes, *traumatismes, collodions* et *emplâtres*. L'acide chrysophanique dissous dans le chloroforme, l'acide pyrogallique dissous dans l'éther dans la proportion de 10 pour 100, sont appliqués avec un pinceau sur les plaques décapées ; on recouvre ensuite celles-ci d'une couche de traumaticine.

Aux traumaticines, composées d'une partie de gutta-percha et de neuf parties de chloroforme, on peut incorporer ces médicaments dans la proportion de 1 sur 10 par exemple. Cette préparation, appliquée au pinceau sur la surface malade, forme en séchant une pellicule adhérente à la peau. Les traumaticines, noires, fragiles et applicables sur des surfaces trop restreintes, ne sont pas d'un emploi très pratique.

Il y a beaucoup de collodions médicamenteux ; le meilleur est le *collodion radique* (Gaucher) :

    Huile de cade pure de genévrier. . . . .   10 grammes.
    Collodion à l'acétone anhydre.   20   —

il ne tache pas le linge et ne répand pas d'odeur désagréable.

Les emplâtres sont aussi d'un emploi très commode : *emplâtre de Vigo, emplâtre à l'huile de cade, à l'acide salicylique à 1/10, à l'acide pyrogallique*, etc. On les renouvelle tous les jours après savonnage de la place recouverte.

Dans les cas rebelles à tout traitement, on peut recourir avec succès aux *scarifications linéaires*, préconisées par Jacquet, ou au massage (Breda) ; on peut encore tenter l'action de la radiothérapie : Schrönberg, Startin, Freund, etc., ont, par cette méthode, obtenu quelques succès.

La *cure hydro-minérale* complète le traitement du psoriasis.

Les bains de Louèche, d'Uriage, de Saint-Gervais, de Saint-Honoré, etc., ont une action mécanique. Seules, les eaux de la Bourboule et celles de Vals (source Dominique), arsenicales, qui servent aux bains, mais peuvent être aussi prises à l'intérieur, possèdent un effet thérapeutique. Encore ne mettent-elles pas le malade à l'abri des récidives, que l'hygiène la plus sévère et le régime le plus rigoureux ne peuvent non plus prévenir.

Parapsoriasis. — Brocq a désigné de ce nom provisoire toute une série de dermatoses rares établissant des transitions, représentant des « faits de passage » entre le psoriasis et les séborrhéides psoriasiformes et pityriasiques, d'une part, le lichen plan, d'autre part. Quelques-unes de ces dermatoses ont été décrites par Unna sous le nom de *parakeratosis variegata*, par Radcliffe Crocker sous le nom de *lichen variegatus*, etc.

Les parapsoriasis, très superficiels, sont constitués par une rougeur variable du derme et par une desquamation pityriasique plus ou moins accentuée et qui peut faire défaut : ils ne s'accompagnent pas d'ordinaire de prurit et altèrent fort peu l'état général : mais ils sont très tenaces et rebelles à la médication locale.

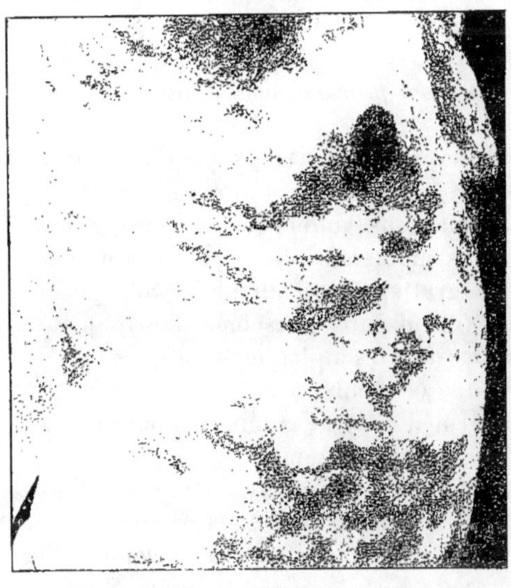

Fig. 12. — Parapsoriasis en plaques sur le flanc d'un homme de 42 ans. (Darier.)

Ils apparaissent à tout âge, surtout pendant la jeunesse et l'âge mûr. Dans plusieurs cas, les sujets atteints étaient syphilitiques.

Brocq en a décrit trois formes objectives principales :

1° Le *parapsoriasis en gouttes*, très voisin du psoriasis, constitué par de petits éléments isolés, disséminés, maculeux ou légèrement papulo-squameux sans infiltration ou à un psoriasis en gouttes avorté.

2° Le *parapsoriasis lichénoïde*, intermédiaire au psoriasis et au lichen plan, constitué par de petits éléments pseudo-papuleux, parfois aplatis et brillants, parfois d'aspect atrophique, se réunissant pour former des réseaux plus ou moins irréguliers, parfois même des plaques, de telle sorte que l'éruption offre dans son ensemble une apparence bigarrée assez caractéristique. C'est à cette variété que ressortissent sans doute les types décrits par Unna et Radcliffe Crocker.

3° Le *parapsoriasis en plaques*, voisin du psoriasis et des séborrhéides, et

constitué par des plaques circonscrites assez bien limitées de 2 à 6 centimètres de diamètre, plus ou moins squameuses, disséminées çà et là sur
les téguments. Ce sont les érythrodermies pityriasiques en plaques disséminées (fig. 12).

Entre ces trois groupes de faits il existe des faits de passage; il en existe également
ment entre eux et les dermatoses typiques, lichen, psoriasis et séborrhéides.

D'après Civatte, dont Darier approuve les arguments cliniques et anatomo-pathologiques, il s'agirait le plus souvent de tuberculides.

Toutes les médications locales restent sans résultat. D'après Darier, les
arsenicaux, surtout sous forme d'injections, et les injections mercurielles
ont été plusieurs fois utiles.

Parakératoses psoriasiformes. — Les parapsoriasis font partie
d'un groupe de dermatoses rouges et squameuses, à frontières peu précises,
intermédiaires à l'eczéma et au psoriasis, groupe isolé par Brocq, étudié
récemment par Pierre Fernet, et qui comprend encore : la dermatose figurée
médio-thoracique ou *pityriasis stéatoïde* du devant de la poitrine, le *pityriasis
simplex* (V. Pityriasis) et les *parakératoses psoriasiformes* englobées par
Unna dans l'eczéma séborrhéique.

Les parakératoses psoriasiformes diffèrent du pityriasis par la réaction
inflammatoire du derme : des parapsoriasis par leur évolution rapide, par le
prurit, par leur guérison relativement facile sous l'influence d'une médication
appropriée : du psoriasis par des squames moins stratifiées, par une rougeur
moins vive du derme, par l'absence au grattage de pellicule décollable et
par l'absence d'une surface lisse, rouge et luisante, parsemée d'un piqueté
hémorragique. On peut en distinguer les formes à plaques multiples disséminées et les formes à plaque unique ou à éléments rares.

Le traitement de ces dermatoses intermédiaires et complexes participe à
la fois du traitement du psoriasis et de celui de l'eczéma.

Le traitement général est variable suivant la dominante étiologique.

Le traitement local varie également suivant que l'on a affaire à des
formes sèches ou à des formes eczématisées. Il faut tâter la susceptibilité
du malade avant d'employer des réducteurs forts qui sont, dans la plupart
des cas, seuls capables d'amener la guérison. *FERNAND TRÉMOLIÈRES.*

PSOROSPERMOSE FOLLICULAIRE VÉGÉTANTE. — Ce nom, qu'on sait aujour-
d'hui impropre, a désigné la *maladie de Darier*, « dermatose chronique
régionale et symétrique, caractérisée cliniquement par des papulo-croûtes souvent folliculaires, anatomiquement par un trouble spécial de la kératinisa-
tion. » Son **anatomie pathologique** est caractéristique par les figures que
l'on trouve, au niveau des croûtes, dans les couches épidermiques épaissies : dans la couche cornée, des grains cornés nucléés, et dans la couche
granuleuse comme dans le corps muqueux fissuré, des *corps ronds*, formés
d'une membrane cornée réfringente, enfermant un protoplasma nucléé,
avec quelquefois de l'éléidine (fig. 13). C'est la ressemblance de ces corps,
simples déformations cellulaires, avec certaines coccidies, qui avait fait
croire à la nature psorospermique de l'affection. La psorospermose folliculaire est une maladie très rare, dont **l'étiologie** est inconnue. Peut-être

plus fréquente chez l'homme, elle débute d'ordinaire (moitié des cas) entre 8 et 16 ans ; elle ne semble pas contagieuse.

Les régions les premières atteintes sont aussi celles qui le seront davantage : face, et plus particulièrement tempes et sillons naso-géniens, aines, puis cuir chevelu, plis et pourtour des organes génitaux, flancs et présternum ; à la fin le tronc entier est pris, ainsi que la face externe des membres. La distribution est en somme assez identique à celle de la

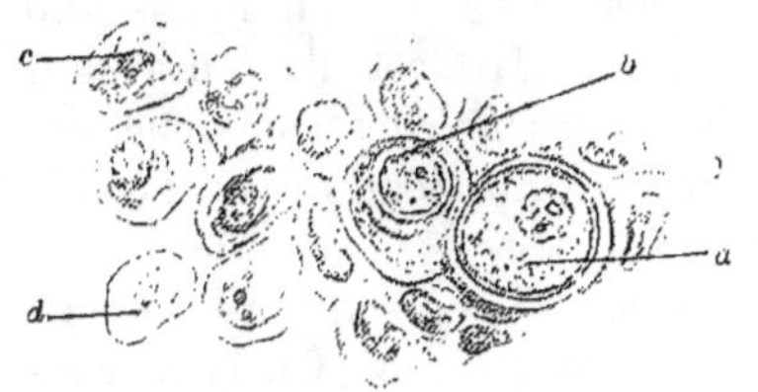

Fig. 15. — Corps ronds et grains de la psorospermose folliculaire, grossissement 65/1. (Darier.)

séborrhée. L'attention des malades est attirée par la teinte crasseuse, l'état rugueux du tégument : on peut reconnaître, dès le début, l'élément primitif, sous forme d'une papule minuscule, recouverte d'une croûtelle dure et cornée, d'un brun grisâtre ; celle-ci est enchâssée dans un follicule sébacé où elle envoie un prolongement conique mollasse, blanc sale. Plus tard, les croûtes confluent en nappes verruqueuses. Les ongles sont lésés, la langue est parfois villeuse. Dans les aines et toutes les régions humides, l'éruption tend à devenir végétante, fongueuse et exhale une odeur fétide.

Après avoir augmenté rapidement pendant quelques mois ou quelques années, l'affection reste indéfiniment stationnaire, mais elle ne rétrocède jamais complètement ; elle ne s'accompagne d'ailleurs d'aucun trouble de l'état général.

Pour peu qu'on la connaisse, son **diagnostic** est assez facile, et on ne peut guère la confondre ni avec la *séborrhée* croûteuse, ni avec le *molluscum contagiosum* profus et disséminé, ni avec l'*acanthosis nigricans*, ni avec les *nævi kératosiques*.

Le **traitement**, s'il est incapable de guérir la psorospermose, améliore du moins grandement l'état de la peau et le rend supportable. Il consiste en bains, savonnages, pommades additionnées de médicaments kératolytiques, puis réducteur : on peut employer en somme tous les topiques forts usités contre l'acné et le psoriasis (v. c. m.) : (soufre, goudron, acide salicylique et pyrogallique, etc.   *M. SÉE.*

PSYCHASTHÉNIE. — V. Neurasthénie, Mélancolie, Obsession, Cyclothymie, Folies périodiques.

PSYCHOSES. — V. Aliénés, Délirantes (Idées), Délire, Folies, Hallucinations.

PSYCHOSE MANIAQUE DÉPRESSIVE. — V. Folie périodique, Manie, Mélancolie.

PSYCHOSE POLYNÉVRITIQUE. — Cette dénomination, dont l'union des deux termes a été très critiquée, désigne un type clinique bien défini quoique contesté. On lui donne encore le nom de *syndrome de Korsakow*, son inventeur ; ce terme s'applique plus spécialement au syndrome mental qui existe assez fréquemment indépendamment de toute névrite.

L'étiologie est encore obscure et la complexité en avait fait donner par Korsakow au syndrome la dénomination de *cérébropathie psychique toxhémique*. La cause de beaucoup la plus évidente est l'*alcoolisme*; il y a aussi de nombreux cas d'*origine arsenicale*. Dans la fameuse épidémie d'Hyères (1888), par un vin accidentellement arséniqué, Brouardel ne cite pas de troubles mentaux; dans celle de Manchester (1900), par la bière arséniquée et qui donna lieu à des centaines de cas, Reynolds les a observés, mais déclare qu'ils sont beaucoup moins marqués que dans des cas de polynévrite alcoolique d'analogue intensité. La *névrite sulfocarbonée* s'accompagne aussi du syndrome atténué, ainsi que la *névrite saturnine*. Il n'est d'ailleurs pour ainsi dire pas d'intoxication qui n'ait donné lieu à des névrites accompagnées de troubles mentaux confusionnels (amnésie de l'intoxication par l'oxyde de carbone).

La psychose polynévritique a parfois une *origine puerpérale* : c'est même sur des cas puerpéraux que Korsakow a fait sa description. On la rencontrerait dans les névrites des maladies infectieuses aiguës, plus souvent dans la névrite tuberculeuse.

Enfin, le syndrome mental a été observé dans des cas de *tumeur cérébrale*; nous en avons vu un exemple typique dans une *méningite scléro-gommeuse* du lobe frontal, d'ailleurs complexe. Les auteurs allemands ont développé cette notion du syndrome de Korsakow comme forme des troubles mentaux des tumeurs cérébrales (37 cas sur 86, Pfeifer). Ils l'admettent aussi comme variété de *psychose traumatique* (v. c. m.).

Enfin une forme spéciale constitue une maladie mentale du vieillard, la *presbyophrénie*.

L'anatomie pathologique est celle des névrites en général; mais il est frappant, dans des cas où la névrite parenchymateuse est le plus intense, combien peu relativement les cellules médullaires sont lésées. Les lésions cérébrales consistent comme celle de la moelle en les diverses dégénérations de Nissl, particulièrement la tuméfaction cellulaire et la fonte des granulations chromatophiles. Elles sont des plus diffuses et n'offrent pas de caractère pathognomonique.

Symptômes physiques. — La maladie se manifeste tout d'abord par des troubles névritiques sensitifs et moteurs généralisés affectant tous les degrés, depuis la simple sensibilité des masses musculaires et des troncs nerveux jusqu'à la quadriplégie avec paralysies dans la sphère des nerfs craniens et à la forme pseudo-paralysie ascendante de Landry. Le pneumogastrique est souvent atteint, d'où tachycardie parfois extrême et mort par syncope cardiaque. Les troubles visuels (scotome, dyschromatopsie) sont assez fréquents (V. Névrites, Polynévrites).

Avec la polynévrite coexiste une déchéance générale, une cachexie rapide dans les cas graves.

Symptômes mentaux. — *Amnésie continue, fabulations, désorientation* constituent le syndrome mental. Les troubles mentaux accompagnent, précèdent ou suivent la névrite. Peut-être serait-il plus exact de dire que tantôt l'une, tantôt l'autre catégorie de symptômes domine le tableau morbide. Dans les cas aigus où la maladie est due à une intoxication massive, on constate ce syncronisme des symptômes des deux ordres.

Quand la névrite prévaut, le malade garde une présence d'esprit apparente, et souvent un interrogatoire soigneux fait seul reconnaître l'état d'amnésie continue qui forme le fond clinique de la psychose. Le malade est calme, apathique, indifférent, et d'une indifférence avenante si l'on peut s'exprimer ainsi, acquiesçant à tout ce qu'on lui dit, acceptant les soins avec reconnaissance. Mais bientôt on s'aperçoit qu'il est tout entier à l'instant présent. Les réponses courtes, parfois monosyllabiques voilent plus ou moins volontairement le vide de la pensée ; c'est bien là le mot : il ne pense pas, tout au plus son esprit flotte dans un état onirique vague. Il y a perte ou tout au moins diminution de l'attention volontaire (aprosexie) d'où découle une amnésie continue.

Cette amnésie se décèle au premier interrogatoire : le malade, approximativement, donne son état civil, il ne sait depuis quand il est paralysé, depuis quand il est hospitalisé, il répond : tantôt deux jours, tantôt plusieurs mois, ne se rappelle pas d'un instant à l'autre la question qu'on vient de lui poser, ou répète, sans s'en apercevoir, continuellement les mêmes phrases. Il ignore où il est, méconnaît l'entourage, affublant l'assistance de qualités imaginaires et bizarres, et se croyant dans les endroits les plus invraisemblables : l'asile est une usine, les autres malades des militaires, le médecin un de ses parents, etc. Il n'y a pas d'hallucinations dans les cas simples, mais des illusions et à plus proprement parler des fausses reconnaissances (V. ILLUSIONS), une paramnésie qui est presque le propre de cette psychose.

L'un des symptômes des plus remarquables est constitué par les affabulations que débitent les malades et qu'on ne rencontre guère que là avec ce caractère d'intensité, comme dans l'exemple suivant tiré d'une de nos observations : « La malade déclare qu'elle est ici (à l'asile) chez un M. L..., c'est un café-restaurant pour les voyageurs. Et comme on lui demande pourquoi elle est couchée en plein jour, elle répond que c'est parce qu'elle est dans la chambre des enfants. Elle a vu ce M. L... fils, que sa dame est venue visiter. Ce matin même elle croit avoir vu son père, son mari et son petit garçon. Celui-ci a roulé dans la cour et s'est blessé au bras. Elle a couché cette nuit avec sa cousine et a parlé toute la soirée avec le médecin, qu'elle prend d'ailleurs pour un M. S.... »

Ces conversations ou monologues ont un caractère d'incohérence et de niaiserie avec un mélange d'inventions absurdes et de souvenirs plus ou moins exacts ou déformés. Le malade n'est jamais à court pour répondre aux questions par quelque allégation, parfaitement ridicule d'ailleurs. Tout cela est émis d'un ton convaincu ; mais on peut d'un instant à l'autre faire dire au malade le contraire de ce qu'il vient d'avancer.

Il n'a nulle conscience de sa maladie : s'il est au lit, c'est pour se reposer un peu ; il vient de se coucher et va se lever dans un moment, et cela quand il a une impotence complète généralisée.

L'existence d'hallucinations est assez fréquente, sans être la règle dans la psychose polynévritique. Des accès de délire alcoolique vulgaire peuvent précéder l'éclosion de la maladie. Dans le cours de celle-ci, les hallucinations ont toujours des caractères qui les rapprochent des hallucinations éthyliques, surtout les hallucinations visuelles (zoopsie, mouvance) : une de nos malades, quadriplégique, cherchait continuellement pendant l'examen à attraper les gros insectes qu'elle voyait courir sur son lit et grimper sur les mains du médecin. Les hallucinations auditives sont plus vagues (concerts, interpellations). Les hallucinations tactiles sont très fréquentes, et en rapport avec les troubles de la sensibilité d'origine névritique : la malade citée plus haut croyait toujours avoir du caoutchouc dans les mains.

Il est à noter que les hallucinations n'affectent guère dans la psychose polynévritique l'aspect terrifiant des hallucinations alcooliques habituelles.

Marche. — La marche est aiguë, subaiguë ou chronique. Dans le premier cas, symptômes mentaux et physiques atteignent rapidement leur acmé, en quelques jours parfois; puis restent stationnaires pendant des semaines, des mois, et ne rétrocèdent que très lentement. Les cas subaigus ou chroniques d'emblée ne diffèrent que par la lenteur, l'insidiosité du syndrome. La terminaison par la guérison n'existe que dans les cas bénins; dans un grand nombre de ceux que nous avons observés, tantôt les progrès de la polynévrite (le pneumogastrique étant pris) amènent la mort par syncope cardiaque, tantôt la névrite rétrocède, soit qu'elle guérisse complètement. soit qu'il reste des atrophies et des raideurs; mais l'amnésie persiste après l'atténuation des autres troubles mentaux; c'est certainement le symptôme le plus persistant; elle demeure parfois définitive, avec le caractère d'amnésie continue et de paramnésie. Nous avons vérifié que les cas d'amnésie, en apparence pure, qui ne sont pas très rares dans les asiles, sont souvent la séquelle de psychoses polynévritiques plus ou moins frustes. Wernicke a décrit chez le vieillard la *Presbyophrénie* (Kahlbaum) qui n'est peut-être qu'une forme de psychose polynévritique (V. Folie chez le vieillard).

Diagnostic. — Le diagnostic est en général évident, mais on peut avoir de la difficulté à ramener une amnésie à sa véritable origine dans les cas anciens. L'ensemble du syndrome psychique permet de ne pas confondre avec la paralysie générale où les symptômes névritiques sont tardifs et d'ailleurs rarement très étendus. Beaucoup d'auteurs rattachent la psychose polynévritique à la confusion mentale; il nous semble y avoir là une erreur : la comparaison des deux descriptions cliniques démontre que les deux syndromes ne se superposent nullement. Dans les cas de tumeurs cérébrales à syndrome de Korsakow les signes physiques seront généralement suffisamment nets.

Le diagnostic étiologique est habituellement facile; cependant, il est à noter que même dans les épidémies importantes d'Hyères et de Manchester le diagnostic ne fut porté que tardivement.

Un syndrome de Korsakow de cause inconnue doit faire rechercher un traumatisme antérieur.

Pronostic. — Le pronostic est extrêmement grave. Nous avons vu mourir par arrêt du cœur beaucoup de nos malades, malades d'asiles il est vrai et par conséquent très atteints. Dans les cas moins sévères, les symptômes physiques rétrocèdent et guérissent même, mais l'intelligence reste affaiblie, surtout au point de vue de la mémoire.

Traitement. — En dehors de l'emploi de toniques indiqués par l'état général, le traitement consiste en l'abstention des boissons alcooliques. Pour les troubles mentaux, on ne peut qu'assister impuissant à leur évolution ; la période d'état passée, on peut tenter la rééducation de la mémoire, que l'aprosexie des malades rend assez illusoire. Pour le traitement des névrites, nous renvoyons à cet article.   *M. TRÉNEL.*

PSYCHOSES PUERPÉRALES. — V. Folie puerpérale et Grossesse (Pathologie).

PSYCHOSES TRAUMATIQUES. — « L'expression psychose traumatique, folie traumatique, disent Sachs et Freund, est née des nécessités médico-légales ». En effet, antérieurement aux lois sur les accidents du travail en Allemagne, puis en France, la question, quoique connue depuis longtemps (Esquirol), n'était étudiée qu'avec peu de précision. Elle est devenue, au point de vue pratique, de la plus haute importance. Il n'en est pas qui mette plus à contribution la science et l'ingéniosité de l'expert, d'autant que l'étude en est encore bien incomplète. Disons à ce sujet que nous serons même obligé ici de présenter bien des faits sous une forme vague, dubitative et provisoire.

Que doit-on entendre par psychose traumatique ? Évidemment, tout trouble mental se traduisant, soit par un délire, soit par un affaiblissement intellectuel, soit par un changement notable du caractère, consécutif à un traumatisme ayant intéressé le cerveau directement ou même peut-être indirectement (une chute sur les pieds pouvant produire une commotion cérébrale). Nous éliminons la neurasthénie et l'hystérie post-traumatiques quoique très voisines des psychoses, la première surtout, qui offre tous les degrés, de la simple asthénie à l'hypocondrie la plus caractérisée. C'est pour des cas de cette dernière catégorie que Sachs et Freund proposent la dénomination de *psycho-névroses traumatiques*, Brissaud celle de *sinistrose* (v. c. m.).

Nous ne nous occuperons pas des faits dans lesquels il y a de grands délabrements du cerveau donnant lieu à de gros symptômes de lésions en foyer et dont la symptomatologie se rapproche tant des ramollissements cérébraux ordinaires, tout en se combinant aux divers syndromes que nous décrirons. Nous nous attacherons uniquement aux faits ressortissant aux fines lésions dues à la *concussion cérébrale*, suivant l'expression des aliénistes allemands.

Parmi les troubles mentaux post-traumatiques, les uns sont *immédiats* ou très rapprochés de l'époque de l'accident, *psychoses traumatiques primaires* (Wille, Schüle), les autres *tardifs* ou même très éloignés, *psychoses traumatiques secondaires*. Cette division fondée sur la pathogénie est justifiée d'autant plus qu'elle répond assez bien aux réalités cliniques.

En effet, les accidents immédiats sont :

> Des délires à marche aiguë ;
> Des confusions mentales ;
> Des démences ;
> Des états amnésiques ;
> Des syndromes épileptiques ;
> Des états hypocondriaques avec asthénie.

Les accidents éloignés sont :

Des délires ;

Des démences ;

Des syndromes épileptiques.

Des troubles psychopathiques confinant à la folie morale.

La question de la *paralysie générale* traumatique doit être étudiée séparément.

Nous nous abstenons, de propos délibéré, de donner des dénominations précises, car les divers syndromes mentaux consécutifs aux traumatismes ne peuvent pas encore être divisés en espèces nosologiques.

I. Psychoses traumatiques primaires. — *Délires à marche aiguë et confusions mentales post-traumatiques.* — Immédiatement après l'accident, le traumatisé peut présenter un état d'excitation extrême, avec méconnaissance de tout ce qui se passe autour de lui, désorientation complète, agitation motrice, réactions violentes. Il ne semble pas douteux qu'en dehors d'alcoolisme concomitant, il peut apparaître des hallucinations surtout de la vue, de nature terrifiante, qui simulent l'alcoolisme. D'autre part, le delirium tremens, qui peut éclater à propos d'un traumatisme quelconque, peut, *a fortiori*, suivre un traumatisme cranien.

A côté de ces délires parfois véritablement furibonds se placent des états de *confusion mentale* (v. c. m.). Après que les phénomènes de commotion cérébrale se sont dissipés, le malade paraît égaré, inattentif, inaccessible aux excitations extérieures répondant à peine ou d'une façon incohérente, ou nullement, quand on lui adresse la parole. L'état de désorientation est complet, mais sans les réactions indiquées dans les cas précédents. Il se laisse conduire facilement, accepte l'alimentation machinalement, mais ne reconnaîtrait pas sa chambre, son lit par exemple, ne réclamerait pas sa nourriture, ramasserait le premier débris venu s'il est poussé par la faim. La désorientation immédiate peut être telle qu'on a observé des cas où, après un accident de chemin de fer par exemple, un individu, complètement égaré, est retrouvé à des distances parfois très grandes. L'examen montre un véritable retard dans les perceptions ; les questions les plus simples ne sont pas saisies ou seulement après avoir été répétées avec insistance. Le malade ne paraît pas comprendre les exercices qu'on veut lui faire faire, tourne et retourne le papier dans sa main, n'écrit qu'avec hésitation et d'une façon fautive, quelquefois incompréhensible ; il se fatigue vite, n'arrive pas à répéter une lecture de quelques lignes qu'il a d'ailleurs faite péniblement. A un degré plus marqué il y a de véritables états de stupeur, parfois avec catatonie.

Les confusions mentales peuvent être transitoires, de quelques jours à plusieurs semaines et guérir par amélioration progressive ou passer sans discontinuité à la démence.

États amnésiques. — Ils sont très voisins de ces confusions, et l'on trouve tous les degrés des uns aux autres. Mais les amnésies post-traumatiques constituent un syndrome si particulier et d'une si haute importance médico-légale qu'elles demandent une mention spéciale. L'amnésie post-traumatique affecte le mode rétro-antérograde; elle se rapproche beaucoup par son type de l'amnésie consécutive à la strangulation. La lacune peut n'affecter que l'accident même et la période immédiatement consécutive : un cycliste rentre chez lui souillé de boue, ahuri, répétant : « J'ai perdu la mémoire, j'ai perdu la mémoire ». Une petite plaie entourée d'un mouchoir mouillé qu'il n'a pu attacher lui-même prouve que des passants se sont occupés de lui. Revenu à lui au bout de quelques heures, il se rappelle seulement dans sa promenade avoir aperçu un cycliste venant à sa rencontre et c'est tout. Que lui est-il arrivé? Comment est-il rentré? Il n'en a jamais rien su. C'est le cas simple typique. Parfois le traumatisé fabule quelque peu, comme pour remplir la lacune de sa conscience : tel le cas de Bismarck, qui tombe de cheval et revient sur la monture de son ordonnance, racontant que celui-ci a fait une chute. Dans d'autres cas, l'amnésie peut remonter de plusieurs jours, de plusieurs mois, de plusieurs années en arrière, et l'amnésie peut rester continue, le malade vivant au jour le jour, accomplissant correctement tous les actes de l'existence, pratiquant même son métier d'une façon automatique, mais oubliant ce qu'il a fait la veille, l'heure précédente, à l'instant même. Dans un cas de Legrain, le malade a fait table rase de toute son existence et vit à l'asile en amnésie continue, dans une sorte d'état second.

Le trouble mental prend dans ces cas assez souvent l'aspect du syndrome de Korsakoff le mieux caractérisé (Kræpelin) (V. PSYCHOSE POLYNÉVRITIQUE) avec amnésie continue, fabulations, désorientation, méconnaissance de l'entourage.

Syndromes épileptiques. — Le traumatisme peut être suivi immédiatement d'attaques épileptiformes, parfois subintrantes, et même mortelles. L'épilepsie post-traumatique est en général plus tardive : elle affecte toutes les formes, de l'épilepsie jacksonienne simple à une épilepsie identique cliniquement à l'épilepsie idiopathique avec, tantôt ses crises convulsives, tantôt ses absences, ses vertiges (forme fréquente d'après Ziehen qui donne une grande importance aux états crépusculaires post-traumatiques), ses troubles mentaux allant du simple changement de caractère (caractère épileptique) aux délires épileptiques typiques, aux fugues, à la démence progressive (V. ÉPILEPSIE).

États hypocondriaques avec asthénie. — Ces états présentent tous les intermédiaires avec la neurasthénie simple. Dans nombre de cas de railway-spine, Charcot avait déjà constaté que les troubles physiques n'étaient manifestés qu'après un certain intervalle par des malades paraissant sains immédiatement après l'accident. Il y a en effet souvent une période de rumination à la suite de laquelle les malades se plaignent de toute la série des symptômes neurasthéniques (V. NEURASTHÉNIE). Ces plaintes plus ou moins intenses peuvent se transformer en une véritable hypocondrie portant non pas sur tel ou tel organe en particulier, mais se traduisant par un sentiment d'asthénie profonde, invincible; le malade ne se plaint que de vagues douleurs, il éprouve une fatigue énorme, une incapacité de travail absolue; il souffre d'une agrypnie tenace. Ces malades sont geignards, lamentables, ne pouvant définir la situation pénible dans laquelle ils se trouvent; ou ils restent apathiques, indifférents à tout si ce n'est à leur souffrance, ou au contraire harcèlent le médecin de leurs plaintes monotones. Souvent chez ces malades on peut déceler un certain affaiblissement intellectuel, et s'ils touchent d'un côté à la neurasthénie ils voisinent de l'autre avec la démence.

Démence post-traumatique. — Une légère diminution intellectuelle peut être décelée par un examen minutieux chez un grand nombre de traumatisés, mais elle est si faible parfois qu'elle peut échapper à l'examen du médecin non prévenu. Ce peut être un simple abaissement de la capacité de travail, une légère apathie sensible seulement pour la famille. C'est dans les états amnésiques qu'elle est le plus apparente.

Mais à côté de ces cas frustes, relativement bénins, il existe une démence véritable qui peut s'établir d'emblée ou atteindre plus ou moins rapidement son acmé pour rester ensuite stationnaire. A un premier degré le malade peut être simplement diminué, tout en restant capable d'une certaine activité; dans les stades les plus avancés c'est un état d'apathie, d'indifférence complète. Le visage est atone, la parole lente, tous les mouvements sont traînants et maladroits (sans ataxie cependant), surtout ceux qui demandent quelque précision, parfois avec un fin tremblement; le malade est peu capable de donner des renseignements sur sa maladie dont il a peu ou pas conscience; cependant, sauf les cas très intenses, ce dernier symptôme n'est pas aussi marqué que dans la paralysie générale. Il est de ces malades qui sont rapidement (en quelques semaines ou mois) réduits à une vie végétative, restant passivement sur une chaise, sans prendre la moindre part à ce qui se passe autour d'eux.

II. **Psychoses traumatiques secondaires.** — *États délirants*. — On a enregistré des faits où — soit que le traumatisme ait été accompagné d'accidents immédiats de commotion cérébrale, qui ont guéri plus ou moins complètement, soit qu'il n'y ait pas eu de signes graves sur le moment; — des faits, dis-je, où après des jours, des semaines, des mois et même des années, éclate un délire souvent intense. Tantôt après quelques prodromes (céphalée, vertiges, insomnie, malaise général, troubles de l'humeur), tantôt subitement, l'individu devient excité, turbulent, parfois d'une agitation incoercible; des hallucinations peuvent survenir (de la vue et de l'ouïe), la désorientation est complète; souvent il y a de la fièvre, et il peut se développer un véritable délire aigu (v. c. m.). Ces symptômes peuvent simuler le delirium tremens. Il y a d'ailleurs lieu de signaler l'extrême susceptibilité à l'alcool des traumatisés. Les accès peuvent être isolés ou se reproduire à diverses reprises, assez identiques à eux-mêmes pour qu'on ait parlé d'une folie périodique post-traumatique. La durée de l'accès est variable, de quelques heures à quelques jours, ou quelques semaines. La guérison est rapide, mais l'acuité des symptômes peut amener la mort par épuisement rapide.

Démences tardives. — Après une intermission assez longue (quelques mois au plus), on peut voir s'établir un affaiblissement intellectuel progressif simple, qui reproduit ce que nous avons dit plus haut des démences immédiatement consécutives. L'apparition tardive des symptômes est la seule différence apparente entre les deux états. C'est le plus souvent une démence apathique. On a signalé par contre un état d'agitation incohérente, rarement violente.

La démence, par la prédominance du symptôme amnésie, peut prendre la forme de syndrome de Korsakoff.

Dans quelques cas, les symptômes présentent une certaine alternance (Friedmann) et l'on a admis des troubles mentaux circulaires post-traumatiques, que nous ne signalons que sous toute réserve.

Il est probable que nombre de cas considérés comme des démences tardives rentrent en réalité dans la paralysie générale dite post-traumatique.

On peut se demander aussi s'il n'existe pas une démence précoce post-traumatique.

États psychopathiques post-traumatiques. — Nous adopterons ce terme (psychopathie constitutionnelle post-traumatique de Ziehen) pour désigner les états de déséquilibration mentale relativement fréquents (plus peut-être même qu'on ne l'admet) à la suite des traumatismes craniens et qui naissent vraisemblablement, même en dehors de toute prédisposition névropathique. Un individu antérieurement pondéré, travailleur, honnête, rangé, à la suite d'un traumatisme change complètement de caractère, il devient déséquilibré, paresseux (le Coupeau de Zola dans l'*Assommoir*), voleur, dévergondé, et, d'une situation honorable, passe à une vie d'expédients qui le conduit à la prison. Cela, sans qu'on puisse constater un affaiblissement intellectuel appréciable. L'assassin Vacher, atteint de sadisme, avait subi un traumatisme grave. Certaines observations signalent dans quelques cas une instabilité motrice qui peut être considérable. Le malade est sans cesse en mouvement, il ne peut tenir en place, va, vient, incapable non seulement d'un travail suivi, mais d'une occupation quelconque. Certains font des fugues ou deviennent même de vrais dromomanes, des vagabonds. Cette instabilité est particulièrement remarquable chez l'enfant comme nous avons eu l'occasion de l'observer : chez lui le traumatisme cranien peut produire un arrêt de développement intellectuel et moral. Les traumatismes sont loin d'être rares parmi les pensionnaires des maisons de correction (Thoinot, Leroy). On serait tenté d'admettre une folie morale post-traumatique, si le terme folie morale (v. c. m.) n'avait un sens bien défini et une signification clinique précise.

III. **Paralysie générale traumatique.** — On a depuis longtemps admis le traumatisme dans l'étiologie de la paralysie générale, mais les anciennes observations sont inutilisables. Ne peuvent entrer en ligne de compte que celles qui sont postérieures à la découverte de la ponction lombaire. Les cas sont rares, si rares parmi la multitude innombrable des paralytiques, qu'on est bien tenté de n'y voir qu'une coïncidence. Parmi des centaines de paralytiques depuis plus de 15 ans, avec nombreuses autopsies, nous n'en avons pas rencontré un seul cas, nos observations portent il est vrai uniquement sur les femmes.

On distinguera classiquement les *paralysies immédiatement consécutives* aux traumatismes et les *paralysies tardives.*

Pour les premières, il est logique d'attribuer non la paralysie au traumatisme, mais le traumatisme à la paralysie, la chute ou la maladresse qui a

causé celui-ci étant due à un de ces vertiges si fréquents à la période initiale
de la paralysie générale ou à cette insouciance qui en est presque la marque
première. Pour quiconque connaît scientifiquement la paralysie générale,
il n'en peut être autrement. Pour les secondes, ce sont ou des erreurs de
diagnostic (pseudo-paralysie traumatique), ou des coïncidences. Néanmoins
on peut à la rigueur admettre que le traumatisme a pu être le point d'appel
de la lésion; le même mécanisme a été invoqué dans certains cas de syphilis
cérébrale (Stolper): on a fait connaître des cas où, à des lésions traumatiques indiscutables anciennes, se combineraient des lésions paralytiques,
non moins nettes et parfois avec maximum au voisinage de la lésion traumatique. Cette notion a une considérable importance médico-légale; et si
dans les cas où la paralysie soi-disant traumatique a été très précoce il ne
nous semble pas exact de donner comme cause étiologique le traumatisme, il n'en est pas de même dans les cas tardifs où le traumatisme peut
être considéré sinon comme cause efficiente, du moins comme cause provocatrice.

Signes physiques. — Ils sont communs aux diverses variétés de psychoses traumatiques, et inconstants. Au début ce sont ceux de la fracture
du crâne, de la commotion et de la contusion cérébrale (v. c. m.). Il peut
persister des troubles pupillaires qui ont une valeur diagnostique primordiale, consistant souvent en paresse du réflexe lumineux; l'inégalité pupillaire, quand elle existe, et elle est fréquente, est plus ou moins marquée,
quelquefois extrême. Le myosis est fréquent et durable. Les réflexes tendineux sont exagérés à divers degrés. Le tremblement ne fait pas, en règle,
partie du tableau clinique pur, mais n'est pas rare. Le ralentissement ou
l'accélération permanente du pouls, suivant les cas, est un symptôme de la
plus haute importance, pouvant à lui seul suffire pour affirmer l'existence
de lésion cérébrale. Ce symptôme est contemporain du traumatisme. Nous
n'avons pas à insister ici sur les signes immédiats ou tardifs de lésions cérébrales en foyer.

On ne note pas de troubles importants de la sensibilité, ou bien l'hystérie
doit être soupçonnée.

La fièvre, rare, est sauf exception (hyperthermie cérébrale) due à une
complication (méningo-encéphalite, abcès du cerveau).

L'agrypnie est fréquente et persistante : certains de ces malades ne
dorment plus. Le sommeil est souvent troublé par des cauchemars ayant
parfois trait à l'accident.

Les troubles vaso-moteurs tantôt sont passagers ou légers, tantôt acquièrent une grande importance, justifiant presque la distinction d'un type spécial, *syndrome vaso-moteur* de Friedmann se traduisant par une sensation de
pression ou de douleur dans la tête, des vertiges, des alternatives de pâleur
et de rougeur de la face, l'intolérance pour l'alcool, une variabilité extrême
de l'humeur (V. Neurasthénie, Sinistrose).

Marche. — Variable suivant la forme. Les délires et confusions mentales primaires sont souvent à évolution rapide, rarement mortels; les
états amnésiques présentent toutes les modalités du transitoire à la chronicité. Les états hypocondriaques sont rebelles, mais susceptibles d'améliora-

tion et même de guérison (V. Sinistrose); les états épileptiques sont généralement définitifs. La fréquence des crises est des plus variables, et il faut se rappeler qu'elles peuvent être très espacées et ne se présenter que 2 ou 3 fois dans toute l'existence du malade; l'épilepsie psychique n'est pas absolument rare. Les perversions instinctives ont le caractère de la chronicité. Les démences sont aussi, par définition, chroniques, mais généralement stationnaires pendant de longues années.

Diagnostic. — En l'absence de lésion osseuse apparente et de renseignements sur l'existence d'un traumatisme antérieur souvent oublié du malade et de l'entourage, surtout quand il remonte à l'enfance, les psychoses traumatiques sont d'un diagnostic ardu. « Au bout de 6 mois, un an, 10 ans, 15 ans, on vient vous consulter avec l'appréhension de quelque menace cérébrale; la famille vous parle de troubles cérébraux confus, d'accès mal caractérisés; vous-même vous ne reconnaissez pas les symptômes d'une affection primitive et définie dans cette maladie secondaire.... Si la maladie éclate, elle n'obéira pas aux règles habituelles, et il faudra faire la part délicate du présent et du passé » (Lasègue). Et en effet les psychoses seront facilement confondues avec l'*hypocondrie délirante*, le *délire alcoolique*, le *délire aigu*, la folie *épileptique* pour les formes délirantes; — avec la *démence organique* (ramollissements, gommes), la *démence précoce*; une prédominance marquée du symptôme amnésie doit toujours faire penser à la possibilité de l'origine traumatique d'une psychose. C'est surtout avec la *paralysie générale* que le diagnostic est difficile : dans les cas frustes, il ne repose guère que sur des nuances : les signes pupillaires sont moins manifestes, la parole plutôt lente qu'embarrassée, les troubles intellectuels affectent surtout la forme amnésique, la marche de la maladie n'est pas progressive, mais c'est l'examen du liquide céphalo-rachidien qui emporte le diagnostic (absence de lymphocytose et parfois coloration du liquide par le sang), mais ce signe différentiel même est faillible quand, soit une réaction méningée banale, soit une syphilis antérieure fait apparaître des lymphocytes dans le liquide. En fait, plus d'un cas certifié démence traumatique a été reconnu plus tard par le même expert comme paralysie générale commune (Kurt Mendel). L'inconstance de la réaction de Wassermann la rend ici inutilisable.

Pronostic. — Il est des plus difficiles à établir tant immédiatement que pour l'avenir, et n'est pas toujours en rapport avec la gravité apparente du traumatisme. Il devra être réservé non seulement tant que les accidents immédiats existent, mais il faut se rappeler encore que des troubles mentaux éloignés pourront survenir, de forme aiguë ou chronique.

Il dépend beaucoup de la forme des accidents. On ne peut l'étayer sur les troubles physiques qui peuvent manquer dans les cas graves, et être relativement marqués dans des cas bénins; mais ces troubles sont plutôt un signe de gravité.

Tout traumatisé est dans un état de moindre résistance cérébrale : c'est ce qu'exprimait il y a longtemps Lasègue en désignant ces malades sous le nom de *cérébraux*.

Un athérome artériel préexistant constitue une circonstance aggravante.

Lésions. — Les lésions sont soit localisées, soit généralisées. Les lésions localisées sont celles de la contusion et des plaies du cerveau : hémorragies et ramollissement plus ou moins étendus, pouvant être localisés à l'écorce ou pénétrer profondément dans la substance blanche suivant le degré d'attrition cérébrale avec des localisations variables suivant le traumatisme. Dans un cas d'épilepsie convulsive et psychique consécutive à un coup de manche de pioche dans la région occipitale nous trouvâmes des hémorragies corticales multiples réalisant strictement l'expérience classique de Carville et Duret sur les lésions cérébrales par contre-coup. Il y a souvent réaction méningée locale avec adhérences au tissu nerveux et à l'os.

Coexistant avec la lésion principale, ou existant seules, on rencontre de fines lésions diffuses du tissu cérébral, consistant essentiellement en hémorragies microscopiques qui peuvent être extrêmement abondantes (V. Commotion et Contusion cérébrale). A une époque éloignée de l'accident, ces hémorragies subissent les phénomènes de régression habituels et peuvent ne laisser comme trace que de petits amas de pigment ou constituer une sorte d'état lacunaire microscopique du cerveau avec réaction névroglique plus ou moins nette, plus ou moins discrète suivant la gravité et l'ancienneté des lésions. On a noté une dégénérescence vitreuse des fins capillaires, de la dilatation des gaines avec reliquats d'hémorragies et parfois infiltration lymphocytique discrète.

Les dégénérescences cellulaires allant jusqu'à l'atrophie sont variables d'intensité et de dissémination. Les dégénérescences des fibres sont en rapport direct avec l'importance des foyers de ramollissement.

Traitement. — Le traitement immédiat est celui de la commotion cérébrale et des traumatismes craniens, et plus tard il reste encore purement symptomatique. L'amnésie, quand l'intelligence n'est pas trop atteinte, appelle des tentatives bien aléatoires de rééducation.

Certains cas, par l'état d'excitation, les perversions instinctives, la démence progressive nécessitent le placement dans un asile.

Les interventions opératoires (trépanation) n'ont guère donné de résultats favorables au point de vue de l'amélioration de l'état mental.

Les traumatisés de certaines professions, tels que les mécaniciens de chemin de fer, etc., devront être l'objet, après guérison, d'une surveillance attentive.

Médecine légale. — L'expert a d'abord à répondre sur la durée probable de l'incapacité de travail : réponse difficile à donner autrement que sur les probabilités très vagues en raison de la dissemblance des cas.

Au point de vue de la consolidation, même difficulté d'établir un barème. Dans les traumatismes craniens plus encore que dans les autres traumatismes, existe cet état mental particulier, cette asthénie, cette incapacité de travail qui dure tant que le procès reste en litige ; c'est la sinistrose dans sa plénitude ; rien n'est plus difficile aussi dans ces cas que de reconnaître la simulation. Ces cas litigieux réclament l'observation prolongée dans un service. L'amnésie en particulier demande de véritables recherches psychologiques.

Une des questions qui se posent le plus souvent est celle de la paralysie générale post-traumatique. Elle sera sans doute fréquemment résolue en faveur de l'accidenté quand il ne pourra être prouvé qu'il y ait eu des prodromes avant l'accident, et en raison de la jurisprudence qui ne tient pas compte de l'état antérieur.

A propos des psychoses traumatiques, nous croyons devoir signaler un fait, rare d'ailleurs, et qui n'est pas particulièrement le propre des cas qui sont l'objet de cet article, mais qui est plutôt une *forme délirante de la sinistrose* en général : dans la défense de ses droits, le traumatisé apporte parfois une persistance singulière : ne se trouvant pas satisfait des décisions du tribunal, il poursuit devant toutes les juridictions des revendications qui, fondées au début, deviennent erronées, exagérées, parfois réellement délirantes, et l'on peut voir survenir (neurasthénie quérulante de Kurt Mendel) un véritable délire systématisé sous forme de délire de revendication (V. FOLIES RAISONNANTES), où le malade englobe les témoins de l'accident, les experts, les médecins qui l'ont soigné, les magistrats qu'il accuse de collusion, et sous l'influence de son idée obsédante, il peut en arriver aux réactions violentes. *M. TRÉNEL.*

PSYCHOTHÉRAPIE. — « Ce qu'on appelle psychothérapie, dit Brissaud, n'est autre chose qu'un ensemble de moyens destinés à montrer au patient par où pèche sa volonté et à exercer ce qui lui en reste dans un sens favorable.... La méthode n'a rien de mystérieux; elle n'exige aucune compétence spéciale, en dehors de la fermeté douce et encourageante qui est la première vertu d'un éducateur.

« Le médecin, en effet, doit se faire éducateur, sans rien emprunter aux pratiques plus ou moins occultes de la suggestion hypnotique. De cela surtout il faut qu'il se défende, car le malade doit être immédiatement prévenu que sa collaboration est indispensable.... C'est sa propre volonté qui agira et non l'influence personnelle de l'éducateur. Celle-ci s'exercera seulement en soutenant les efforts du patient, en lui faisant mesurer le terrain gagné petit à petit, en le contraignant à la soumission souscrite d'avance. »

Telle est la conception la plus simple et la plus juste de la psychothérapie. Ce n'est pas une « spécialité », que, seuls, quelques rares initiés soient appelés à exercer. Elle ne comporte aucune règle préétablie, elle ne s'accompagne d'aucune pratique mystérieuse, elle est à la portée de tous les praticiens; le plus humble peut en tirer les plus grands bienfaits, il n'a besoin que de faire appel à son *bon sens*.

Si le mot de psychothérapie est de date récente, la chose est vieille comme le monde. De tous temps le médecin a eu le devoir d'éclairer son malade, de le mettre en garde contre tel abus ou telle faute, de lui prodiguer des encouragements, de soutenir son moral, en lui faisant constater ses progrès vers le mieux. La psychothérapie n'est pas autre chose.

C'est la thérapeutique de l'esprit, inséparable de celle du corps. Qu'il s'agisse d'une maladie aiguë ou d'affections chroniques, quelle qu'en soit la nature ou le siège, les bons conseils, les avertissements, les encouragements, les paroles d'espérance et de réconfort, doivent, dans tout traitement, marcher de pair avec les prescriptions ou les interventions.

Il est clair que la psychothérapie sera surtout de mise lorsqu'on aura affaire à des malades de l'esprit. Encore ne faut-il pas trop compter sur elle s'il s'agit de psychoses graves : un délirant n'est guère accessible aux injonctions d'autrui. Mais les petits psychopathes, les prédisposés, ceux qui conservent une conscience et une intelligence lucides, tout en péchant par quelques bizarreries mentales, les impulsifs, les déprimés, les abouliques, etc., sont appelés à bénéficier largement des interventions psychothérapiques (V. NEURASTHÉNIE).

Plus que d'autres, ils ont besoin de paroles sages, d'avis éclairés; il faut s'efforcer de rétablir chez eux l'équilibre des fonctions mentales, étouffer leurs défectuosités, développer une activité saine et profitable; il faut les protéger contre les idées fixes, les petites manies, les phobies de toutes sortes. Ce rôle d'éducateur et de protecteur, pour être bien exercé, ne demande que de la fermeté, de la patience, de la bienveillance. Que le malade de son côté se montre docile, persévérant et confiant : ainsi se trouvera réalisée la *collaboration psychothérapique* la plus fructueuse.

Il serait impossible d'esquisser, ne fut-ce qu'en abrégé, tous les moyens dont la psychothérapie dispose. Ceux-ci sont variables à l'infini, et ils ne peuvent pas ne pas être infiniment variés, non seulement vis-à-vis de malades différents, mais aussi pour un même malade. Ils varient encore suivant les médecins, chacun ne pouvant utiliser que les qualités dont il est naturellement doué. Tel obtient par une persuasion douce ce que tel autre acquiert grâce à une fermeté rigoureuse. A certains patients conviennent la sévérité, la réprimande, aux autres les discours indulgents ou les caresses de l'amour-propre. Avec les uns comme avec les autres, il faut savoir utiliser, à tour de rôle et à propos, ces différentes sortes d'incitations mentales.

Ce serait une erreur de croire que la psychothérapie doit se borner aux seules paroles. Sans doute, on ne craindra pas de se montrer prodigue d'explications, d'admonestations ou de félicitations; mais il ne faut pas se contenter d'injonctions éloquentes ni de réponses pleines de promesses : il faut savoir exiger du patient des *actes*, qui témoignent matériellement de sa bonne volonté et de ses réels efforts. Qu'il s'agisse d'obtenir l'exécution d'une tâche difficile ou de réfréner telle ou telle habitude fâcheuse, c'est toujours à la volonté que l'on s'adresse, c'est-à-dire au pouvoir excitateur ou inhibiteur cortical. La seule façon, aussi bien pour le malade que pour le médecin, d'apprécier l'effet d'une intervention volontaire, est d'en rendre la manifestation visible, tangible. L'acte seul peut donner la mesure de l'effort de la pensée.

C'est pourquoi, parmi les procédés psychothérapiques, ceux qui tendent à développer, à équilibrer, parallèlement, l'activité mentale et l'activité physique doivent mériter la préférence. On en trouvera l'exposé et les principales applications pratiques aux articles NEURASTHÉNIE, DISCIPLINE PSYCHO-MOTRICE (Voy. aussi TICS, MIROIR, NOSOPHOBIE, OBSESSIONS, etc.).

Bien d'autres moyens peuvent être mis en œuvre. Dans ces dernières années les méthodes et les applications de la psychothérapie se sont multi-

pliées, et ont démontré son efficacité dans un grand nombre de psycho-
névroses.

S'il est impossible d'entrer dans les détails de l'application de la psychothérapie, du moins est-il indispensable de rappeler que les méthodes, quelles
qu'elles soient, ne sont réellement efficaces que si le malade est placé dans
de bonnes conditions d'*hygiène morale*. Cela tombe sous le sens : on ne
peut agir utilement sur l'esprit que si cet esprit est libre, affranchi de
toutes préoccupations, soustrait aux influences déprimantes ou malfai-
santes.

Toutes les tentatives que l'on fait risquent fort de rester vaines si le
patient continue à vivre de sa vie coutumière. Car alors, son attention, sa
volonté, auxquelles on est obligé de faire de fréquents appels, sont insuffisantes pour mener à bien un entraînement mental qui doit être méthodique
et régulier pour devenir fructueux. Les multiples occupations journalières,
les mille soucis de l'existence, les travaux intensifs de l'esprit comme aussi
les fatigues corporelles, accaparent la totalité de l'activité volontaire. Et
comme on a presque toujours affaire à des prédisposés dont la capacité
d'attention est réduite, le coefficient de volonté assez faible, dont la persévérance est souvent nulle, ce serait exiger d'eux un effort disproportionné,
que de leur demander d'exercer une surveillance correctrice assidue au
milieu de complications sans nombre de la vie.

La condition essentielle d'une bonne psychothérapie est donc un changement notable, souvent même absolu, de l'existence du malade.

Transporté dans un milieu nouveau, éloigné de toute occupation absorbante, séparé de son entourage, qui, — il ne faut pas se lasser de le
répéter, — exerce trop souvent une influence défavorable, le patient se
trouve déjà dans de meilleures conditions pour mettre à profit les conseils
qu'on lui donne. Si, par surcroît, on peut obtenir que cet éloignement
devienne un véritable *isolement*, au sens thérapeutique du mot (V. ISOLE-
MENT), les résultats seront infiniment plus rapides et plus parfaits. C'est ce
que Charcot préconisait hautement, et qu'après lui tous les neurologistes
et tous les psychiâtres n'ont cessé de recommander.

Dans la pratique, le médecin aura toujours à lutter pour obtenir la réalisation de ce programme. Des difficultés matérielles, et surtout des préjugés
regrettables, lui seront opposés presque infailliblement. Son devoir est de
réagir contre ces obstacles qu'une fermeté patiente et éclairée arrive généralement à surmonter. D'ailleurs, suivant les cas, l'isolement comporte des
degrés divers. Il serait excessif de le prescrire lorsqu'il ne s'impose pas de
façon absolue. Mais, ce qu'il faut redire encore, c'est que le succès d'une
cure psychothérapique est subordonné au temps et aux efforts que le
patient lui-même y consacre. Le praticien doit savoir le faire comprendre,
et ne promettre son concours que si, de son côté, le malade prouve par des
modifications décisives apportées à son genre de vie, qu'il est prêt à entreprendre cette collaboration thérapeutique sans laquelle il n'est pas de bonne
psychothérapie.   *HENRY MEIGE.*

PTÉRYGION. - V. CONJONCTIVES.

PTOSES. — Une distinction précise doit être établie entre la ptose isolée d'un organe abdominal et la *maladie des ptoses*, de Glénard. Cette dernière, ou *entéroptose*, ne vise à rien moins qu'à constituer une entité clinique bien définie avec ses signes, sa pathogénie, son évolution et ses complications. Nous signalerons plus loin, à propos de chaque organe. les signes physiques propres à son déplacement. Qu'il suffise ici de donner un aperçu des troubles fonctionnels de l'entéroptose. Ce syndrome se rencontre surtout chez des femmes, le plus souvent dysménorrhéiques ou aménorrhéiques, digérant mal, constipées ou présentant le syndrome de la colite glaireuse. Le ventre peut être normal, mais souvent aussi tombe en besace : la station verticale est pénible, s'accompagne d'un malaise, de pesanteur lombaire, de sensations de tiraillement. En soulevant avec les mains la masse viscérale, on procure aux malades un soulagement marqué (signe de la *sangle*, Glénard). Tous ces individus seraient des neurasthéniques.

Pour Glénard, on devrait ranger parmi les causes principales de l'entéroptose l'affaiblissement des tissus à la suite des maladies fébriles, l'amaigrissement, l'ingestion exagérée d'aliments solides ou liquides, la constipation qui amène la plicature des segments intestinaux et le tiraillement des ligaments suspenseurs, et tout spécialement les variations de volume du foie. Tout ce qui peut déterminer le relâchement des parois abdominales et l'éventration est également cause occasionnelle : grossesse, laparotomies, blessures, chutes, vomissements. Le corset est surtout un adjuvant, au même titre que l'étroitesse du thorax.

Le rôle de la sangle abdominale est considérable ; et, pour certains auteurs, l'insuffisance des fonctions d'équilibration, de brassage et de décongestion peut, à elle seule, déterminer un syndrome en tous points comparable aux troubles des ptosés. Quoi qu'il en soit, un cercle vicieux est vite formé, puisque, pour certains auteurs, la neurasthénie ou l'entérocolite sont primitives, pour d'autres, secondaires à l'entéroptose. Celle-ci peut d'ailleurs revêtir des formes nombreuses : gastro-hépatique, intestinale, dyspeptique, génitale, neurasthénique, etc. Certaines conceptions plus spéciales se sont même greffées sur le fond de ces théories, et Zabé a pu décrire une dyspepsie herniaire due à la hernie ombilicale, méconnue, chez les gens à paroi insuffisante.

Telles sont, aussi résumées que possible, les notions que l'on ne saurait ignorer en ce qui concerne la question des ptoses. Dans la pratique, on constate, à coup sûr, la fréquence de certaines ptoses (néphroptose surtout), peu connues avant Glénard. Mais il ne faut point faire rentrer dans le syndrome de l'entéroptose tous les malaises d'un dyspeptique ou d'un neurasthénique. Il n'y a d'ailleurs aucun parallélisme entre l'intensité d'une dislocation viscérale et l'intensité des troubles morbides. Il faut admettre néanmoins chez les ptosés la possibilité de douleurs liées aux tiraillements du sympathique, l'exagération des troubles dyspeptiques et de véritables topoalgies chez les neurasthéniques.

Nous n'insisterons pas sur les ptoses liées à la persistance de feuillets péritonéaux embryonnaires : mésohépar, mésonéphron. Il s'agit d'ailleurs d'organes congénitalement et non secondairement flottants.

Le mode d'examen des organes sera brièvement indiqué à propos de chacun d'eux. Il faut se défier de ce que l'on est convenu d'appeler les *tumeurs fantômes*, le plus souvent segments d'intestin contractés, parfois en situation anormale. Ces fausses tumeurs peuvent faire croire à des déplacements inexistants.

Gastroptose. — La gastroptose totale est très rare, ainsi que l'ont démontré les examens radioscopiques. Le plus souvent, la région pylorique est seule abaissée : on se trouve en présence de la *dislocation verticale* de l'estomac. Les symptômes de cette déformation sont assez banaux : ballonnement, palpitations, éructations, retard dans l'évacuation, douleurs tardives parfois. Le thorax est étroit, l'abdomen évasé ; on perçoit du clapotage sous-ombilical. L'insufflation, la percussion, la gastro-diaphanie et surtout la radioscopie permettent de délimiter un organe allongé parfois jusqu'au pubis, mais dont le dôme supérieur se trouve encore dans l'hypocondre gauche. On peut parfois palper, le long de ses bords, le côlon coudé en V. Il faut bien savoir qu'il est parfois difficile de faire cliniquement, parmi les symptômes observés, le départ entre ce qui dépend de la ptose et ce qui provient de la dilatation. Certains grands dilatés, ayant une ptose extrêmement prononcée, ont du liquide à jeun sans avoir pour cela de sténose pylorique à proprement parler. L'épreuve du lit (A. Mathieu) en fait foi : couchés, ces malades voient rapidement disparaître un syndrome fonctionnel souvent effrayant, et qui a pu maintes fois faire croire à l'existence d'un néoplasme. Notons que sur les estomacs ptosés se palpe assez facilement la petite courbure sous forme d'une corde tendue obliquement de gauche à droite et de haut en bas au travers de la région épigastrique.

Dans la gastroptose totale, le cardia est abaissé au-dessous de la onzième côte. Mais ici l'abaissement de la limite inférieure de l'estomac n'a de valeur que si on peut mesurer sa distance à la petite courbure. On perçoit au-dessus de celle-ci le relief du pancréas. De tels bouleversements sont provoqués surtout « par la dislocation verticale compliquée de dilatation et par les grandes sténoses pyloriques » (Soupault). La gastroptose est rarement isolée et s'accompagne habituellement d'autres dislocations.

Entéroptose. — L'entéroptose désigne à la fois le syndrome des ptoses abdominales en général, et la ptose de l'intestin en particulier. Certains signes physiques permettraient, chez un individu donné, d'accorder place prépondérante au déplacement de l'intestin. Ce seraient notamment le ventre en besace, la mobilité de la X° côte (Stiller), la perception des battements de l'aorte à l'épigastre. La position exacte du côlon transverse demande à être recherchée avec soin : on y parviendra en glissant les doigts de haut en bas sur la paroi, jusqu'à ce que l'on sente un boudin transversal. La percussion permet encore d'apprécier la tonalité intestinale, plus élevée que celle de l'estomac ; de plus, la sonorité se prolonge vers les flancs. Il existe au niveau de la région palpée du gargouillement s'il s'agit de l'intestin et non du clapotage ; les ondes péristaltiques se propagent vers la gauche pour l'intestin, vers la droite pour l'estomac ; enfin, le palper du côlon peut provoquer, à distance, la contraction du cæcum. Ce dernier est assez fréquemment ptosé et dilaté, on perçoit du clapotage au-dessus de l'aine, parfois jusqu'à la ligne médiane. La typhlite chronique ne serait pas rare dans ces cas. — Les signes précédents sont à vrai dire souvent atténués, le côlon étant contracté, douloureux, et ne donnant plus, à l'état de spasme, que la sensation d'un cordon transversal, plus ou moins concave ou redressé et souvent à peine gros comme le petit doigt. Ce côlon ptosé peut se trouver à quelques centimètres seulement au-dessus du pubis ; des examens radioscopiques, maintenant nombreux, l'ont nettement affirmé.

Hépatoptose. — Les changements de position du foie peuvent revêtir des modalités diverses : foie mobile (v. c. m.), foie abaissé, avec ou sans hépatomégalie, foie à lobe mobile. Il faut, bien entendu, se garder de prendre pour une ptose une hypermégalie pathologique, un abaissement lié à la présence d'une tumeur, kyste hydatique le plus souvent, de la face convexe, à une pleurésie ou à toute autre cause extérieure au foie. L'amaigrissement de l'abdomen, la réduction de la masse intestinale jouent ici un rôle étiologique important, de même que la stéatose ou l'hyperémie passagères de l'organe (V. Foie). On peut encore invoquer le relâchement des parois veineuses du vaisseau cave inférieur comme raison de l'hépatoptose (Faure, Terrier et Auvray). Enfin, dans certains cas, à la suite d'un effort, il peut y avoir une véritable luxation traumatique du foie. Mais la ptose vraie du foie demeure de la plus grande rareté.

Ce viscère peut modifier sa situation normale de deux façons, soit en basculant autour d'un axe transversal, soit en basculant autour d'un axe antéro-postérieur. Dans le premier cas, on délimitera le foie par la percussion, ou mieux par les méthodes ordinaires du palper : palper inspiratoire avec les doigts en crochet, l'observateur à la tête du lit (Mathieu), petits chocs (procédé du glaçon), procédé du pouce (Glénard). Dans ce dernier cas, la main étant placée comme pour saisir le rein, le pouce est coiffé du foie dans l'inspiration, et, ramené de bas en haut et d'arrière en avant, fait sauter le bord de cet organe. Quand le foie bascule autour de l'axe antéro-postérieur, sa grosse extrémité tend à descendre dans la fosse iliaque droite. C'est dans ce cas surtout que la percussion révélera de la sonorité de l'hypocondre droit. Quand le foie est descendu en totalité, il peut même être pris pour le rein ; le diagnostic est rendu encore plus délicat par la coexistence possible de l'hépato et de la néphroptose. Le foie est beaucoup plus gros ; il forme une tumeur très mobile, qui, parfois, tombe littéralement dans la main du médecin quand on fait mettre le malade à quatre pattes. Le palper bimanuel permet enfin de la réduire à sa place, et cette réduction rétablit la matité normale de l'hypocondre. A l'examen radioscopique, l'hépatoptose vraie, avec perte de contact du foie et du diaphragme, se traduit parfois par l'existence d'une zone claire sus-jacente au foie, et traduisant l'interposition d'un segment intestinal entre le muscle et le viscère hépatique (chéloïdite).

Les symptômes de l'hépatoptose sont variables en dehors des signes physiques précédemment étudiés. Tantôt se révèlent les caractères de l'entéroptose en général, tantôt se peuvent constater quelques troubles particuliers, sensations de tiraillement dans l'hypocondre et le flanc droits, irradiations douloureuses à l'épaule droite et derrière le sternum, paroxysmes semblables à la colique hépatique légitime. parfois accompagnée de fièvre et d'ictère. On a signalé encore de l'ascite, de l'ictère sans crises douloureuses. de la péri-hépatite liée aux poussées congestives. Certains malades souffrent tellement qu'ils doivent garder le lit de façon continue.

Néphroptose. — Le rein mobile (v. c. m.) est très fréquent. surtout chez la femme ayant dépassé la trentaine. Une fois sur trois environ, on le rencontrera chez celle-ci. et très souvent à un degré prononcé. Il siège généralement à droite, et quand il est bilatéral. la ptose est maxima à droite. La ptose, on pourrait dire la hernie rénale, ne peut se faire qu'en bas et vers la ligne médiane. ainsi le déterminent la loge et le pédicule vasculaire. Le déplacement peut être brusque (effort, traumatisme). ou lent. Le corset. la constipation avec la coudure des côlons. la ptose hépatique, sont les principaux agents efficients, joints bien entendu à tous ceux que nous avons déjà examinés en étudiant l'entéroptose en général. Ajoutons que le rein mobile se voit surtout chez l'adulte, mais peut être constaté dès l'âge de 11 ou 12 ans.

On déterminera la position du rein. soit par le palper bimanuel (Guyon). soit par le procédé du noyau de cerise (Glénard). Dans ce cas, la main droite refoule vers la ligne médiane la masse entérique. La main gauche se glisse dans l'hiatus costo-vertébral, empaumant le flanc, le pouce enserrant celui-ci. On pince en quelque sorte ainsi, entre le pouce et l'index. le rein mobilisé par la respiration ou totalement flottant.

On peut. avec Glénard, distinguer 4 degrés de ptose : le rein écarte légèrement les doigts de son pôle inférieur à peine senti. — le rein glisse jusqu'au hile ou laisse percevoir ses 2/3 inférieurs. — la pince se referme au-dessus de lui, — le rein est tout à fait errant : le palper d'une seule main le trouve directement dans le flanc. à travers la paroi abdominale antérieure. — Le rein est mobile et réductible en sa loge, mais il peut être difficile de le réduire lorsque. flottant librement au bout de son pédicule, il paraît presque libre dans la cavité abdominale, ou même impossible lorsqu'il se trouve malade et fixé par des adhérences.

Les symptômes ne sont pas tout à fait les mêmes selon qu'il s'agit d'une hernie rénale de force ou d'une hernie de faiblesse. Le début est brusque. parfois syncopal dans le premier cas, avec douleurs atroces et vomissements. Dans les hernies de faiblesse. la *douleur* est habituelle. Son siège ordinaire est lombo-abdominal. mais les irradiations sont variables. Elles sont d'ailleurs très inégales d'un individu à un autre; et il n'y a aucun rapport entre l'intensité des souffrances, le degré de ptose, la sensibilité. d'ailleurs faible d'ordinaire. du rein à la palpation. Ces douleurs sont d'autre part soumises à de multiples déterminantes occasionnelles : efforts, surmenage, menstruation. Elles pourraient être parfois accompagnées de nausées. de vomissements; souvent alors il y a d'autres ptoses viscérales; et l'on peut encore voir le paroxysme douloureux s'accompagner de crises de colite avec débâcle glaireuse (Debove).

Les *troubles digestifs* seraient assez fréquents ainsi que les *troubles nerveux*. Souvent, en effet. la douleur est une vraie topoalgie; certains malades sont même convaincus de l'existence d'une néphroptose que leur imagination seule ou l'interprétation erronée d'une phrase émise par un médecin a pu établir. La neurasthénie et même l'hypocondrie peuvent être la conséquence de la néphroptose.

Les *complications* sont exceptionnelles. quoi que l'on en ait dit. L'*hydro-néphrose* intermittente notamment est d'une incroyable rareté, si l'on songe que la presque totalité des femmes ont de la ptose rénale, et que sur vingt femmes dyspeptiques. au moins une ou deux ont un rein dans le flanc droit. sinon dans la fosse iliaque. On ne possède du reste aucune durée précise sur la relation qui peut exister entre l'hydronéphrose et le degré de la ptose. L'hydronéphrose peut devenir chronique. On a signalé également des crises de vomissements avec météorisme, hyperesthésie, bref. tout un syndrome de péritonite apyrétique attribué à la torsion du pédicule. à l'étranglement rénal. Certaines crises nerveuses simples terminées par une polyurie réflexe peuvent, de prime abord, en imposer pour de l'hydronéphrose (v. c. m.).

D'autres complications sont heureusement exceptionnelles : pyonéphrose, anurie par ptose double, compression de la veine cave, occlusion intestinale. En tout cas, il faut. autant que possible, s'assurer de l'état du rein ptosé, et de l'état du rein réputé sain. On a signalé l'albuminurie orthostatique liée à la présence du rein mobile : ce dernier peut être d'autre part kystique, cancéreux, tuberculeux. Les différents modes d'exploration des fonctions rénales seront de mise ici. Mais nous ne saurions trop insister sur ce qu'ont de déconcertant souvent l'ensemble des symptômes attribués aux ptoses en général et à la néphroptose en particulier. Certes il y a des malades qui réellement souffrent de leur rein : celui-ci est alors très nettement douloureux au palper. Mais ce rein mobile, douloureux, n'est pas forcément le plus ptosé, et l'on se demande souvent quel rapport véritable peut exister entre la néphroptose et tous les symptômes que l'on s'est plu si souvent à lui attribuer. Sans doute un grand nombre de malades à ptose généralisée, à ventre déformé. sont du tout au tout soulagés. transformés par le port d'une ceinture: mais de tels changements ne se voient guère que chez les dyspeptiques ou les suggestionnables qui présentent seulement de la ptose rénale pure et simple. Il est à remarquer d'ailleurs que l'action des ceintures sur la ptose rénale ne peut qu'être à peu près illusoire : il suffit. pour en être convaincu, d'avoir palpé un grand nombre de reins mobilisables ou flottants et d'avoir apprécié à quel point il faut déprimer le flanc pour les réduire en place. D'un autre côté, par sa position latérale et profonde, le rein. semble-t-il. ne peut qu'échapper à la pression de l'intestin remonté en masse. Aussi, autant les ceintures nous semblent indiquées contre la ptose de l'intestin, de l'estomac. du foie, autant elles nous semblent indifférentes chez les néphroptosés, *simples*, bien entendu. La question de la ptose rénale est du reste une de celles qui ont soulevé et qui soulèvent encore le plus de discussions. On tend de plus en plus en tous cas à reconnaître aujourd'hui que *dans l'immense majorité des faits le déplacement d'un rein est un phénomène banal dépourvu de tout retentissement pathologique.*

Ptoses.

Nous serons brefs à propos du diagnostic, car, toute crise douloureuse abdominale, toute tumeur des régions lombaires et même toute tumeur, quel que soit son siège, a pu provoquer l'erreur. A l'heure actuelle (Glénard), on ne peut guère être mis en défaut que par des tumeurs du mésentère, par la vésicule biliaire distendue, par une tumeur stercorale ou un lobe du foie ; signalons également les faux reins flottants, ces tumeurs fantômes que constituent le boudin cæcal et les angles ptosés des côlons. D'une façon générale, ces tumeurs n'auront pas la consistance ferme du rein et seront ou trop superficielles, ou trop internes, ou trop peu mobiles. Il convient d'ajouter que l'examen *radiographique* peut être d'un grand secours diagnostique et que les procédés actuels permettent d'obtenir des clichés sur lesquels se reconnaissent nettement les ptoses rénales.

Splénoptose. — Les causes de la mobilisation sont toujours les mêmes, que la ptose survienne brusquement, véritable luxation en ce cas, ou lentement. Les symptômes sont faciles à prévoir : tumeur arrondie, très mobile, réductible en l'hypocondre gauche, siégeant d'ordinaire dans la fosse iliaque homonyme. Les tiraillements et la torsion du pédicule, les alternatives de congestion et de décongestion provoquent un syndrome analogue à ce que l'on observe en pareille circonstance dans les déplacements du foie et du rein, que la splénoptose accompagne d'ailleurs le plus souvent. La rate peut être normale ou augmentée de volume par un kyste, par des tumeurs diverses, etc. (V. Rate.)

Prolapsus utérin. — Nous n'insisterons pas sur la chute de la matrice. Elle peut coexister avec les dislocations liées à l'affaiblissement général des sangles et planchers de l'abdomen, c'est-à-dire avec l'ensemble de l'entéroptose. C'est là du reste une éventualité assez peu fréquente (V. Prolapsus).

Cardioptose. — On sait que normalement le cœur jouit d'une certaine mobilité, comme en témoignent les modifications liées au décubitus, le refoulement dû aux épanchements pleurétiques ou péricardiques. Mais cette mobilité peut s'exagérer, et l'on admet qu'il y a ptose quand la pointe se déplace de 3 à 6 centimètres et plus vers la droite, et surtout vers la gauche sous l'influence du décubitus latéral homonyme. La cardioptose est plus ou moins complète. Dans les cas accusés, le foyer aortique se trouve dans le troisième espace. La cardioptose est toujours associée à l'hépatoptose ; elle existe surtout chez l'homme, ce que certains auteurs attribuent à l'influence fixatrice du corset chez la femme. Les symptômes sont variables, surtout névropathiques. On peut avec Rummo (d'après Glénard et d'après Barié), mentionner sensations d'oppression, angoisse précordiale, brièveté de la respiration, palpitations, pseudo-angor, tachycardie, bradycardie, vertige, syncopes, etc. Fréquemment, le malade ne peut reposer sur le côté gauche ; se pencher en avant détermine même parfois des lipothymies. Enfin la percussion de l'organe hépatique est souvent extrêmement douloureuse. L'espace de Traube est très réduit. D'une façon générale, la radiographie contribue puissamment au diagnostic.

Traitement. — Nous serons très succincts en ce qui concerne le traitement des ptoses. Il est d'ailleurs souvent difficile dans son application, inconstant dans ses effets.

Il existe d'abord toute une prophylaxie des ptoses : hygiène du vêtement et des repas, port d'un corset (v. c. m.) aux strictions réduites le plus possible, gymnastique modérée, etc. Tout cela est peu de chose ; mais on l'obtient rarement des malades.

Les ptosés se trouvent admirablement du *séjour au lit* ; ce bien-être est tellement accusé qu'il prend la valeur d'une véritable épreuve diagnostique (Mathieu). Le séjour au lit présente de plus le très grand avantage de faciliter la réalimentation des malades : ceux-ci en effet, lorsqu'ils présentent une ptose viscérale généralisée, ont été généralement conduits à restreindre leur alimentation pour obvier aux malaises consécutifs au moindre repos. L'*alimentation* sera très surveillée ; le régime sera celui que l'on prescrit pour l'entérocolite (v. c. m.). Tous les auteurs sont d'accord pour *proscrire* le régime lacté.

Mais on ne peut guère laisser le ptosé plus de 2 à 3 semaines au lit : dans la vie normale, le port d'une *ceinture* est donc à recommander. On n'emploie plus beaucoup les appareils compliqués où des pelotes adroitement insinuées avaient la prétention de maintenir en place, dans l'abdomen, des organes mobiles. Les appareils actuels sont simples : ce sont des sangles en tissu peu élastique, parfois doublées d'un coussinet sus-pubien, utile surtout chez les individus maigres. La sangle enclave l'abdomen et refoule de bas en haut la masse viscérale. Elle se fixe avec des sous-cuisses ; et Soupault recommande de l'appliquer dans le décubitus horizontal et non dans la station debout. On est sûr ainsi de remonter davantage l'intestin, le foie, l'estomac, le diaphragme. On a imaginé des corsets et des ceintures se combinant au mieux de l'hygiène et de l'élégance. Les *sangles pneumatiques* de Charvaux, d'Enriquez rendent également les plus grands services chez les *ptosés maigres*.

Le *massage* peut être de quelque secours ; mais il sera surtout employé pour combattre la constipation atonique.

Quand les mesures décrites précédemment ont échoué, on peut être obligé de recourir à une *intervention chirurgicale*. Celle-ci se légitime parfois d'emblée, s'il y a sténose du pylore ou hydronéphrose par exemple. Quand elle est exclusivement dirigée contre l'élément douleur, il convient d'être très prudent, car fréquemment les malades présentent des topoalgies, et sur la neurasthénie primitive l'opération n'influe que bien peu. Quoi qu'il en soit, le chirurgien peut intervenir de diverses façons, soit en fixant l'organe, soit en en diminuant le volume (plicatures du cæcum, de l'estomac), soit même en l'enlevant complètement. Dans ces différents cas, il s'efforcera spécialement de reconstituer la paroi abdominale. Ces diverses opérations tendent d'ailleurs à être abandonnées.

Le *cœur* a parfois été maintenu par des ceintures thoraciques spéciales, simples sangles ou appareils plus complexes avec poche à air déprimant l'espace intercostal. Enfin, pour le *rein*, le traitement uniquement dirigé contre l'entéroptose sera suffisant en général. Mais il pourrait être utile de chercher en hâte à remédier à ce déplacement, les lésions d'un rein pouvant amener la production d'une néphrotoxine dangereuse pour le rein opposé (Rathery). Quant aux indications opératoires générales dans la

néphroptose, on peut dire que celles-ci se sont notablement restreintes, la
néphropexie n'étant plus guère à conseiller que s'il y a tout à la fois : rein
mobile et rétention urinaire.   *FRANÇOIS MOUTIER.*

PTOSIS. — On désigne sous le nom de ptosis (πίπτειν, tomber) la chute de
la paupière supérieure.

Étiologie. — C'est un symptôme important de la paralysie de la
IIIe paire, et, dans ce cas, il s'agit du *ptosis paralytique*. Toutes les
causes de paralysie des muscles oculo-moteurs peuvent lui donner naissance [V. OCULAIRES (PARALYSIES)]. On l'observe dans la migraine ophtalmoplégique, le tabes, la paralysie bulbaire asthénique (syndrome de Erb), les myopathies faciales. Pierre Marie l'a signalé dans une forme spéciale de myopathie différente du type facio-scapulo-huméral, et dans laquelle les troubles portaient sur les muscles de la face et de la mâchoire (fig. 14). On doit à Edgard Hirtz l'observation d'un malade atteint d'atrophie musculaire mixte et dont les paupières étaient légèrement tombantes; cette atrophie se rapprochait du type Charcot-Marie. Enfin, le ptosis peut exister dans certaines variétés

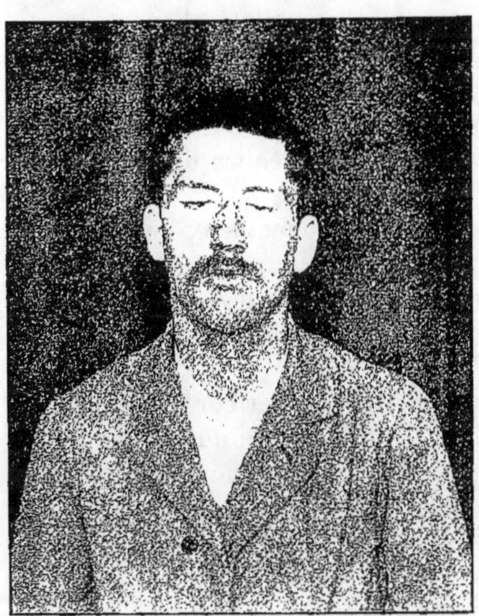

Fig. 14. — Ptosis myopathique. (Pierre Marie.)

cliniques d'atrophie musculaire névritique ou non avec ophtalmoplégie.

Grasset, Landouzy, Chauffard, Surmont, Lemoine et Herter ont rapporté
des cas de blépharoptoses isolées, qui ont pu être rattachées à une altération de l'écorce cérébrale au voisinage du pli courbe, du côté opposé
(*ptosis cortical*). Mais il est vrai que d'autres cas sont sinon contradictoires,
du moins négatifs.

Dans la kératite neuro-paralytique, il peut exister un léger ptosis dû à
une lésion simultanée des fibres sympathiques qui innervent le muscle palpébral supérieur de Müller. Ce ptosis par paralysie du sympathique fait, en
outre, partie du syndrome oculo-pupillaire qui comprend : 1° le myosis ;
2° la diminution de la fente palpébrale, et 3° la petitesse avec rétraction du
globe oculaire (énophtalmie), syndrome qui reconnaît pour cause toutes les
lésions capables de détruire les filets irido-dilatateurs du sympathique :
lésions médullaires atteignant le centre cilio-spinal de Budge ou destruction
du rameau communiquant du premier nerf dorsal (syringomyélie, tabes,
paralysies radiculaires du plexus brachial, traumatismes, tumeurs de la
région cervicale, tuberculose du sommet du poumon, etc...).

L'hystérie peut être la cause du ptosis paralytique [V. HYSTÉRIE (TROUBLES OCULAIRES)].

Description. — Le ptosis est uni ou bilatéral, complet ou partiel. Il y a impossibilité du soulèvement volontaire de la paupière, d'où gêne continuelle pour le malade, qui est obligé de renverser la tête en arrière dans le cas de ptosis bilatéral. Les plis de la paupière sont plus ou moins effacés ; le sourcil est élevé par le fait des efforts du muscle frontal, qui cherche à suppléer le releveur, alors qu'il est abaissé dans la contracture de l'orbiculaire.

Dans certains cas exceptionnels, on constate des mouvements associés de la paupière habituellement ptosée avec certains mouvements du globe oculaire ; et, dans deux cas, Touche a observé un ptosis bilatéral spontané avec conservation de l'élévation volontaire (hémorragie de l'extrémité antérieure du thalamus; foyer hémorragique du vermis supérieur).

Le ptosis isolé est rare ; on le trouve le plus fréquemment associé à des troubles paralytiques des muscles extrinsèques et intrinsèques de l'œil et parfois au zona ophtalmique.

Ptosis congénital. — Il résulte d'un développement défectueux ou d'une absence complète du releveur de la paupière supérieure par anomalie de développement, que l'anomalie porte sur le muscle, sur le nerf ou les noyaux d'origine. Le ptosis est l'affection congénitale la plus fréquente. Le plus souvent bilatéral.

Son association avec les mouvements du maxillaire inférieur a été plusieurs fois observée; elle vient à l'appui de la théorie qui admet que le releveur de la paupière est en totalité ou en partie innervé par la V⁰ paire (Gowers, Helfreich).

Le ptosis congénital peut être isolé ou associé à la paralysie ou au développement incomplet de l'orbiculaire, à des paralysies des muscles oculo-moteurs (v. c. m.), au développement incomplet du muscle sourcilier, à l'épicanthus, à la microphtalmie, au nystagmus, à l'énophtalmie.

Le ptosis congénital peut intéresser plusieurs membres d'une même famille, tantôt les garçons, tantôt les filles, et venir soit du côté paternel, soit du côté maternel. Dans plusieurs observations, on a pu constater que les enfants exempts de cette malformation présentaient une différence dans la longueur de la fente palpébrale, celle-ci étant un peu réduite du côté où le frère et la sœur étaient atteints de ptosis. Il s'agit alors du *ptosis congénital héréditaire*. Ce ptosis apparaît le plus ordinairement peu de temps après la naissance, mais exceptionnellement il apparaît au moment de l'adolescence. Il est toujours incomplet. Il existe seul ou associé aux malformations qui s'observent avec le ptosis congénital.

Delord a rapporté une observation analogue à celle de Charcot et Dutil de *ptosis non congénital et héréditaire*. C'est une sorte de maladie familiale avec hérédité similaire. Ce ptosis se retrouve plusieurs fois chez les ascendants immédiats et sous la même forme. Il apparaît de 40 à 60 ans chez des sujets qui ne sont atteints d'aucune affection générale. Il est bilatéral et ne s'accompagne d'aucun trouble de la vision ou du système nerveux. Les auteurs supposent qu'il s'agit d'une faiblesse congénitale et héréditaire du centre du releveur de la paupière, faiblesse due au progrès de l'âge.

Nous trouvons encore le ptosis parmi les paralysies obstétricales (*ptosis*

Ptyalisme.

par dystocie, ptosis obstétrical). Il est consécutif, soit à une compression du muscle releveur, soit à une lésion nerveuse pendant le travail et résultant de la compression du crâne contre le rebord du bassin pendant un accouchement long et laborieux, ou encore à une compression par le forceps, compression agissant directement ou provoquant des hémorragies à la base du cerveau, des apoplexies méningées et des hématomes orbito-craniens, hémorragies qui sont analogues aux hémorragies rétiniennes et du vitré dues à la même cause chez les nouveau-nés. Ces diverses pathogénies expliquent les autres paralysies des muscles oculo-moteurs et de la VIIe paire qui souvent accompagnent le ptosis par dystocie et aussi l'atrophie optique, qui est associée à la paralysie de la VIe paire dans le cas de fracture du canal optique; elles donnent en même temps la raison pour laquelle certains ptosis persistent indéfiniment, alors que d'autres sont susceptibles de s'amender et même de disparaître.

Le *ptosis traumatique* provient d'un traumatisme opératoire (incisions palpébrales; intervention au niveau de l'arcade sourcilière et tissu cicatriciel formant adhérence avec le releveur) ou d'un traumatisme accidentel oculo-orbitaire [V. ŒIL (PARALYSIES)].

Sous le nom de *faux ptosis*, on comprend l'abaissement de la paupière d'origine cutanée ou conjonctivale. Il s'agit, dans ce cas, d'insuffisance mécanique par tumeurs, kyste dermoïde fronto-orbitaire, éléphantiasis, névromes plexiformes, dégénérescence hyaline des paupières, infiltration chronique du tarse d'origine syphilitique, granulations, inflammation phlegmoneuse d'origine palpébrale ou consécutive à une sinusite frontale, œdème; de contracture du muscle orbitaire avec impotence du releveur par photophobie à la suite d'inflammation kérato-conjonctivale prolongée, et enfin de déplacement des glandes lacrymales.

L'atrophie lente et progressive de l'élévateur de la paupière est cause, chez les vieillards, du *ptosis sénile*.

Chez les liqueurs on peut observer un certain ptosis dû à la « manière de tenir les paupières », véritable *stéréotypie des paupières*.

Dans le *ptosis dit atonique*, la peau de la paupière est flasque, ridée transversalement; elle forme un pli qui retombe au-devant du bord libre et qui peut même le dépasser.

Enfin, sans former de pli, la paupière peut rester pendante, ptosée. soit parce qu'elle est alourdie par le tissu cellulaire placé entre la peau et l'orbiculaire, ou parce qu'il y a relâchement des tissus qui soutiennent la peau de la paupière ou le tarse. C'est la forme autrefois décrite par Sichel sous le nom de *ptosis adipeux*.

Traitement. — Le traitement médical ne sera utile que dans les cas de faux ptosis par lésions conjonctivales. Dans tous les autres cas, et alors seulement que le ptosis sera devenu définitif, on aura recours à l'intervention chirurgicale, et, suivant les cas, on emploiera la méthode de suppléance du releveur par le frontal ou par le droit supérieur, ou la méthode de raccourcissement de la paupière [V. PAUPIÈRES (OPÉRATIONS)].

PÉCHIN.

PTYALISME. — V. SIALORRHÉE, GROSSESSE (PATHOLOGIE).

PUBIOTOMIE. — V. Ischiopubiotomie, Symphyséotomie.

PUBIS (RELÂCHEMENT DES SYMPHYSES). — V. Bassin.

PUBIS (RUPTURE DE LA SYMPHYSE). — La rupture de la symphyse pubienne au cours de l'accouchement est un fait rare. Sa cause habituelle est l'extraction de force, instrumentale (forceps, basiotripsie), d'un fœtus trop gros à travers un bassin trop petit. Mais elle peut, très exceptionnellement survenir au cours d'un accouchement spontané dans un bassin rétréci.

L'accident se produit brusquement, au cours d'une extraction laborieuse. Le craquement a pu être perçu par l'opérateur et par la parturiente. Mais il peut manquer, ainsi que la douleur qui l'accompagne. L'examen direct par le vagin permettra de constater la disjonction pelvienne, le doigt s'interposant entre les deux pubis séparés. La rupture de la symphyse peut s'accompagner de lésions des parties molles, déchirures du vagin, et plus particulièrement de l'urètre et de la vessie. Il peut y avoir ainsi communication directe entre l'articulation et le vagin.

La réparation peut se faire aseptiquement, comme après une symphyséotomie correcte, mais dans ces cas elle est le plus souvent osseuse et non fibreuse (Pinard). Malheureusement il n'en est pas toujours ainsi. L'articulation disjointe peut s'infecter. Une arthrite suppurée évolue, point de départ d'une infection générale. Cette arthrite aggrave le pronostic *quoad vitam*. Elle doit être traitée précocement par l'ouverture large et le drainage.

Le **diagnostic** n'est pas toujours fait au moment de la rupture. Il peut n'être fait qu'au moment de l'apparition des phénomènes inflammatoires au niveau de la symphyse suppurée. Ces phénomènes locaux peuvent même être tardifs. Ils sont alors précédés d'une période de fièvre et de symptômes généraux d'infection, dont le point de départ est méconnu.

Le **traitement** comprend le traitement de la lésion traumatique et le traitement des complications infectieuses.

Si le diagnostic est fait au moment de l'accouchement, on s'assurera, par l'examen direct, qu'il n'existe pas de lésions des parties molles (vagin, urètre, vessie). S'il en existe, on les réparera immédiatement par des sutures appropriées. On immobilisera l'accouchée comme après une symphyséotomie : un bandage de corps au niveau du bassin suffit, si les membres supérieurs sont maintenus rapprochés. Les ceintures plâtrées ou métalliques sont inutiles. Une surveillance attentive, générale et locale, permettra de reconnaître les premières manifestations de l'infection articulaire. Si cette infection se produit, il faudra ouvrir largement l'articulation et la drainer.   *A. COUVELAIRE.*

PUCE. — V. Dermatozoaires.

PUÉRICULTURE. — Le mot puériculture sous l'impulsion donnée par Pinard en 1895, est devenu d'un usage courant. Avant cette époque, le mot ne figurait dans aucun livre d'accouchements ou d'hygiène, il était caché dans un coin du dictionnaire de Littré avec l'explication suivante : « Art d'élever les enfants ».

C'est un simple praticien de Paris, A. Caron qui l'employa, pour la première fois, en tête d'un petit livre, paru en 1866 et intitulé : *La puériculture ou science d'élever hygiéniquement et physiologiquement les enfants.* Le mot puériculture reçut d'abord un accueil ironique et malveillant, si bien que l'auteur dut attendre qu'un ministre plus éclairé que ses prédécesseurs, Victor Duruy, accordât libéralement l'autorisation jusqu'alors refusée, d'ouvrir un cours aux jeunes mères, sur l'art d'élever les enfants, la nécessité de se préoccuper du nouvel être avant sa naissance, en soignant la femme enceinte et les procréateurs.

L'effort de Caron n'eut pas de suite. Bien d'autres préoccupations tenaient alors l'esprit des médecins et du public. La fièvre puerpérale décimait les femmes, la dystocie tuait à grands coups mères et enfants, et après la naissance, les infections gastro-intestinales donnaient la plus effroyable mortalité. En 1895, les conditions avaient déjà changé, la puériculture pouvait tout à son aise renaître et grandir.

Pour Pinard, « la puériculture est la science qui a pour but la recherche des connaissances relatives à la reproduction et à la conservation de l'espèce humaine ».

C'est une science nouvelle, visant à travers le mépris apparent de l'individu, le bien-être, le bonheur de l'espèce. La puériculture serait, suivant cette conception récente, la science médicale de l'espèce, par opposition à la médecine générale, science médicale de l'individu (Pinard).

La puériculture, ainsi comprise, aurait plusieurs cadres :

1° « La puériculture avant la procréation »; 2° « la puériculture intra-utérine » (la grossesse, l'accouchement et les suites de couches, c'est-à-dire toute l'obstétrique); 3° « la puériculture après la naissance » (l'hygiène de la première enfance, l'allaitement, la protection du nouveau-né).

I. — PUÉRICULTURE AVANT LA PROCRÉATION. — Pinard a fait une large part dans son enseignement à cette puériculture, qui tient dans sa dépendance l'avenir de la race, et réclame, suivant son expression, « *l'optimum physiologique,* l'état euphorique des individus sains au moment de la procréation ».

Suivant cette manière de voir, la procréation ne doit pas être l'effet du hasard, mais une chose prévue et accomplie dans un moment de choix, dans la pleine et complète santé des deux procréateurs.

Les erreurs dans cette règle de conduite expliqueraient les tares apparues dans les produits de conception, issus de parents tout à fait normaux, et ayant obtenu, avant ou après ces produits tarés, des enfants sains et bien portants.

C'est ainsi que l'on voit dans une famille un enfant arriéré, ou présentant des vices de conformation, alors que les parents sont normaux, les frères et sœurs bien portants et parfaitement développés.

Il suffirait, pour arriver à ce résultat défectueux, que la procréation s'accomplisse dans un moment de déchéance passagère de l'un ou des deux procréateurs, au cours d'une simple migraine, ou d'un accès de goutte, pendant l'intoxication aiguë de l'ivresse la plus légère. En présence de tares chez les produits, on peut dans un certain nombre de cas, en faisant une enquête soigneuse, remonter aux événements de l'époque de la procréation, et retrouver dans un état pathologique, même léger, chez les ascendants, l'explication de la déchéance et de l'insuffisance physique du produit de conception. On peut, assez fréquemment, établir la réalité clinique des accidents de ce genre. Charrin a, d'autre part, établi expérimentalement que des tares s'observent sur les produits de conception d'animaux ayant procréé au cours d'intoxications alcooliques.

Ces faits suffisent pour montrer l'intérêt qu'il y a à répandre ces différentes notions et à les mettre en pratique.

L'adoption d'une telle ligne de conduite paraît, au premier abord, cruelle dans ses conséquences, en interdisant les joies de la descendance aux nombreux tarés de la vie. Qu'il s'agisse des manifestations, si fréquentes et si nombreuses, de l'arthritisme (goutte, diabète, obésité, lithiase); des intoxications (saturnisme); des infections (syphilis, impaludisme); la procréation saine et normale reste possible, pourvu qu'elle soit accomplie en dehors des moments de crise, dans des périodes de santé, à la suite d'une préparation thérapeutiqne de l'organisme des procréateurs.

Pour mettre en application ces préceptes, il sera nécessaire que *les arthritiques* se préparent à la procréation par une cure, dans laquelle ils éviteront, au point de vue du régime, tout ce qui leur est nuisible, et que la plupart connaissent très bien. Dans la même période, ils useront des pratiques thérapeutiques favorisant l'élimination facile par les urines, l'intestin ou la peau, de tous les déchets qui encombrent ordinairement leur organisme. Ils pourront choisir pour procréer le temps qui suivra une période de crise, pourvu que le moment choisi soit assez loin de la convalescence de cette crise, car toute pathologique que soit celle-ci, on sait qu'elle constitue, en dernière analyse, une réaction salutaire de l'organisme.

Pour *les syphilitiques*, Pinard enseigne depuis 50 ans que la syphilis, même la plus ancienne, doit être traitée pendant six mois avant toute procréation. Cette méthode ne lui aurait donné aucun insuccès. Il insiste en ces termes sur la nécessité d'une semblable pratique :

« Il faut bien que tous les médecins et tous les syphilitiques sachent que
« quand un individu a été syphilitique, quelle qu'ait été la durée du traite-
« ment spécifique, quel que soit l'âge de la syphilis, quelle que soit la
« longueur du temps écoulé depuis la disparition des derniers accidents, il
« ne peut et il ne doit jamais avoir la certitude de ne pas procréer un enfant
« hérédo-syphilitique. *D'où la conséquence formelle chez tout individu qui a
« été syphilitique d'un traitement avant toute procréation.* C'est ce traitement
« que j'appelle le *traitement de l'hérédité*, ou le *traitement de l'espèce*; on le
« voit, ce n'est pas l'individu qui est visé ici, mais bien sa descendance. »
(Pinard, les Médications dans la puériculture, *Paris-Médical*, 1911.)

Or, il faut le reconnaître, dans la pratique, ce traitement préparatoire de la procréation est fort souvent négligé, même dans la prescription des spécialistes les plus éminents. La plupart du temps, on se borne à interdire la procréation avant que les cinq années, qui suivent le début de la syphilis, soient écoulées; on conseille des cures mercurielles ou iodurées, au cours de différentes périodes de l'existence, mais on omet généralement de préciser, comme l'a indiqué Pinard, la nécessité d'une cure, « d'une retraite » préparatoire de la procréation, six mois avant qu'elle soit accomplie, et cela aussi bien du côté paternel que du côté maternel, en soumettant le procréateur malade au traitement suivant :

Biiodure d'hydrargyre	10 centigr.
Iodure de potassium	10 grammes.
Eau distillée de menthe	50 —
Eau distillée	250 —

Une cuillerée à entremets au milieu de chacun des deux principaux repas.

Il sera question plus loin, à propos de la puériculture intra-utérine, du traitement du fœtus par le traitement de la mère.

Au point de vue de la transmission paternelle *du paludisme*, la mère étant indemne, on ne possède pas de données précises. Néanmoins, Pinard possède 3 observations de paludéens, dont les femmes, absolument indemnes, n'avaient pu mener à terme 7 grossesses.

Après avoir soumis ces paludéens, avant la procréation, à un traitement de 25 centigr. de sulfate de quinine par jour pendant quinze jours de suite, trois mois de suite, les femmes ont pu conduire des grossesses à terme avec des enfants normalement développés.

II. — PUÉRICULTURE INTRA-UTÉRINE. — Elle comprend spécialement toute l'hygiène et la thérapeutique de la grossesse. Toutefois l'obstétrique tout entière, suivant une conception de Pinard, ne serait qu'une partie de la puériculture intra-utérine ; la grossesse et l'accouchement visant à travers la mère la conservation de l'enfant, et les suites de couches elles-mêmes ayant pour but la restauration de l'utérus, sont traitées en vue des futures maternités.

Quoi qu'il en soit, la puériculture intra-utérine s'attache, tout au moins, à la protection de l'enfant pendant la grossesse (c'est-à-dire, à la protection de la femme enceinte) et aux diverses médications instituées pendant cette période ; en d'autres termes, elle comprend l'hygiène et la thérapeutique de la grossesse.

Hygiène. — Le repos de la femme enceinte permet à la grossesse d'évoluer jusqu'à son terme naturel. Il faut donc que la femme enceinte puisse ne pas travailler et être assistée. C'est à cette œuvre que se sont attachés, depuis plus de vingt ans, nombre de philanthropes. Ces efforts ont abouti à la création d'asiles dus à la charité privée, destinés aux femmes enceintes. Il convient de citer, parmi les premiers créés à Paris, les refuges-ouvroirs fondés par Mme Béquet.

Après le premier mémoire de Pinard, en 1895, les travaux de Bachimont père et fils, en 1898, conçus sous l'impulsion de Pinard, ont établi que la femme enceinte, qui se repose, conduit sa grossesse plus longtemps que celle qui travaille assise, et celle-ci accouche moins tôt que la femme qui travaille debout.

Le poids des enfants augmente en proportion de la durée de la grossesse. Le mouvement fut suivi dans les thèses de Saraute-Lourié, Devé, soutenues à la Faculté de Paris, ainsi que les rapports de Comby, Pinard, Budin, au Congrès international des sciences médicales de 1900.

La puériculture intra-utérine doit donc prémunir la femme enceinte contre les dangers de la fatigue occasionnée par le travail, mais aussi dans un autre milieu social, par le véritable surmenage des distractions et des déplacements. Ceux-ci peuvent être tolérés, chez les femmes dont la grossesse présente une évolution régulière, sans pertes de sang. Mais il ne doivent être permis qu'à dose modérée, et en avertissant sur les dangers que présentent surtout les secousses et les chocs, de la voiture, de l'automobile, ou du chemin de fer.

Cette puériculture cherche à protéger l'enfant, non seulement contre les difficultés sociales, mais aussi contre les dangers auxquels il se trouve exposé par les parents eux-mêmes, dans les rapports sexuels, au cours de la grossesse. Depuis plusieurs années, on note à la clinique Baudelocque, dans toutes les observations, la date des derniers rapports, et l'on peut constater l'influence non douteuse des rapports sexuels sur la production des naissances prématurées.

Cette influence est d'autant plus accentuée que ces rapports ont lieu à une époque plus avancée du cours de la grossesse. L'interdiction absolue de ces rapports se trouve nécessaire dans certains cas, où congestions et hémorragies empêchent régulièrement l'évolution des grossesses. Il faut, dans bien des circonstances, se contenter de diriger ce que l'on ne peut empêcher. A ce point de vue, on devra indiquer que le danger réside surtout dans les congestions consécutives aux longues excitations génésiques, et dans les chocs directs que peut recevoir le col utérin.

Thérapeutique. — Il est des médications pendant la grossesse s'adressant non seulement à la femme, mais aussi au produit de conception, c'est d'après A. Fournier, « le traitement fœtal ». C'est surtout en cas de syphilis que ce traitement trouve toute son application.

Que *la syphilis* soit d'origine paternelle ou maternelle, ou à la fois l'une et l'autre, la femme enceinte doit être traitée pendant toute la gestation. Même lorsque la femme paraît absolument saine, Pinard préconise le traitement à l'iodhydrargyrate indiqué plus haut, qui présente l'avantage d'être très bien supporté pendant longtemps, avec quelques périodes de repos, dès que se montre l'intolérance stomacale.

Néanmoins, le traitement doit être plus intensif et institué comme d'ordinaire, quand la syphilis est récente, ou contractée au cours de la gestation. Dans ces dernières circonstances, souvent le fœtus meurt, mais on peut aussi le voir naître vivant, et continuer à vivre, bien qu'atteint de dystrophies ou de manifestations hérédo-syphilitiques (A. Pinard).

L'emploi du 606 en pareille circonstance est encore à l'étude.

La transmission du *paludisme* de la mère à l'enfant est indiscutable d'après différents travaux. Il faut traiter à la quinine la femme atteinte de paludisme. « La meilleure façon d'empêcher l'avortement est de traiter le paludisme et de donner de la quinine. » (Laveran). La quinine est très bien supportée pendant la grossesse (Oui). Pinard a donné jusqu'à 2 gr. par jour pendant 5 jours, 3 gr. en un seul jour sans jamais faire naître un début de travail.

Il convient aussi de ranger, parmi les médications de la puériculture, le régime lacté (institué par Tarnier en 1875 chez les albuminuriques), qui permet de prévenir les convulsions éclamptiques et d'éviter les hémorragies placentaires lesquelles, soit en décollant le placenta, soit au moins, en diminuant le champ de l'hématose, sont souvent funestes au fœtus ou portent atteinte à son développement régulier. Le même traitement, appliqué chez les brightiques, a permis de conduire à terme ou près du terme des grossesses jusque-là toujours interrompues.

A propos de ces différentes médications dans la puériculture, il faut citer la très intéressante observation de Prouvost (de Roubaix), présentée à la Société obstétricale de Lille. Une femme, après avoir eu deux enfants vivants, ne put conduire aucune grossesse à terme. A sept reprises différentes, les enfants mouraient près du terme, en présentant de l'œdème qu'on retrouvait aussi sur le placenta.

Mettant à profit les travaux de Widal et Javal sur le rôle des chlorures dans les œdèmes, et les recherches de Bar et Daunay sur les œdèmes gravidiques, Prouvost soumit la femme au régime déchloruré, lors de sa dixième grossesse; elle accoucha à terme d'un enfant vivant de 4260 gr. avec un placenta normal. Le même régime fut appliqué avec succès, lors d'une onzième grossesse, qui se termina par la naissance d'un enfant de 4525 gr. Ces deux enfants sont en excellente santé.

III. — PUÉRICULTURE APRÈS LA NAISSANCE. — La puériculture après la naissance comprend tous les soins à donner au nouveau-né et au nourrisson. L'expression pourrait s'étendre aux soins à donner dans la 1re et la 2e enfance, elle a paru jusqu'ici réservée plutôt à l'hygiène et à l'alimentation du nouveau-né et du nourrisson. Toutes ces questions ont été traitées déjà (V. ALLAITEMENT, NOUVEAU-NÉ), elles ont pris une place importante dans les préoccupations actuelles. Des notions de puériculture du *premier âge* (Pinard, *Puériculture du 1er âge*) sont désormais inscrites dans les programmes scolaires des écoles de filles qui apprendront, en même temps que l'orthographe et le calcul, les soins à donner aux enfants.

Au premier rang des œuvres de puériculture après la naissance, il faut placer la loi de protection du 1er âge votée en 1874, à l'instigation de Théophile Roussel. Avant que le mot puériculture ait été adopté, on voyait naître les œuvres d'assistance aux nourrissons « la Maternité » de Nancy, fondée par A. Hergott (1890), les consultations de nourrissons instituées à la Charité par Budin (1892), les nombreuses crèches ou gouttes de lait, les nourriceries d'usines (J. Hayem à Paris, Blin à Elbeuf), la fondation Pierre Budin, la véritable école de puériculture de la Pouponnière de Porchefontaine où les enfants peuvent être observés et suivis jusqu'à l'âge de 3 ans, et enfin le service de puériculture dont Variot vient d'obtenir la création à l'hospice des Enfants Assistés.

Un grand progrès fut accompli, dans la puériculture après la naissance, par l'apparition vers 1889 du procédé de Soxhlet pour la stérilisation du lait. La méthode de Soxhlet et les procédés de stérilisation à l'autoclave, ont permis de restreindre, dans des proportions considérables, les meurtrières épidémies, causées autrefois dans les mois chauds, par les infections gastro-intestinales.

En somme, la puériculture, science toute moderne, ayant pour idéal de cultiver l'enfant à travers les différentes étapes de son existence, cherche à le préparer, à le conserver, et à lui assurer un avenir de santé.

V. WALLICH.

PUÉRILISME. — Sous ce nom, Ernest Dupré a désigné une sorte de régression de la mentalité vers l'enfance. Cet état se caractérise par des modifications des sentiments, des goûts, des tendances, des appétits, du langage, des gestes, modifications telles que le sujet semble redevenir un petit enfant. On l'observe au cours des affections organiques de l'encéphale, dans certaines intoxications, chez des débiles.

Le puérilisme peut être une manifestation transitoire suscitée par une cause aiguë ou subaiguë (choc moral, intoxication, surmenage) ; d'autres fois il s'agit d'un état permanent à évolution lente, progressive.

Le puérilisme mental s'observe souvent dans les démences organiques. On voit des femmes de 70, 80 ans affecter les manières, le ton et le langage de petites filles, adopter leurs intonations et leur mimique. Ce *puérilisme sénile* indique bien une régression de la personnalité psychique vers l'enfance. Il ne s'agit pas « de ce qu'on appelle vulgairement les vieillards en enfance », ceux-ci rappellent l'enfant par leur humeur capricieuse, leur égoïsme, leur incapacité de se conduire seuls, en somme par la pénurie de leurs facultés psychiques et physiques. Dans le puérilisme mental, le fonds même de la personnalité est modifié.

On peut imaginer que cette régression mentale est favorisée par la loi de l'involution sénile de la mémoire : disparition des souvenirs récemment acquis, et par contre résurrection très vivace des souvenirs de la vie enfantine, entraînant des réactions appropriées à la première étape de l'existence.

HENRY MEIGE.

PUERPÉRALE (FOLIE). — V. FOLIE PUERPÉRALE.

PUERPÉRALE (INFECTION). — On désigne sous ce nom les phénomènes consécutifs à une infection des organes génitaux, lors de l'accouchement. L'agent microbien de ces infections, considéré comme très variable, streptocoque (Pasteur), microcoques et bâtonnets (Doléris), est, dans l'immense majorité des cas, le streptocoque, donnant suivant sa virulence les modalités diverses de la fièvre puerpérale (Widal). Très exceptionnellement d'autres variétés microbiennes ont été rencontrées chez les nouvelles accouchées infectées ; ce sont les colibacilles, les staphylocoques, pneumocoques purs ou associés au streptocoque, et des variétés mal déterminées, aérobies ou anaérobies (Widal, Menge et Krönig, Jeannin).

On a discuté la question de savoir si ces infections étaient apportées de l'extérieur, par les contacts, opérations ou explorations, *hétéro-infection*, ou bien provenaient de la flore préexistante dans les organes génitaux, *auto-infection*. Quelles que soient l'origine et la variété de l'agent pathogène, dont la pénétration devient si facile par les plaies physiologiques ou accidentelles du canal vulvo-vagino-utérin, les phénomènes prennent un caractère particulier, de par l'état puerpéral. Il se produit des *accidents immédiats* ou des *accidents tardifs*.

ACCIDENTS IMMÉDIATS DE L'INFECTION PUERPÉRALE. — L'élévation de la température et l'accélération du pouls sont les signes dominants de l'infection puerpérale. D'autres signes peuvent apparaître, mais ceux-là ne manquent jamais — et l'on comprend l'expression ancienne de *fièvre* puerpérale — ou des nouvelles accouchées.

Signes cliniques. — Quelquefois plus tôt, quelquefois plus tard, c'est généralement le soir du 3e jour qui suit l'accouchement que les accidents infectieux se signalent par une élévation de température variable, mais s'élevant le plus souvent au-dessus de 38° dans l'aisselle. Le pouls est aux environs de 100 ou au-dessus. Parfois on est surpris par cette brusque apparition de la fièvre, mais ordinairement on y est préparé par l'observation de l'état général de la nouvelle accouchée. Si l'on se rappelle bien ce qui s'est passé précédemment, on aura constaté, depuis l'accouchement, du malaise, de l'inappétence, de la céphalalgie, de l'horripilation, ou un véritable frisson; et même, si le thermomètre n'a pas marqué plus de 37° dans l'aisselle, on aura pu noter, le plus souvent, une tendance à l'accélération du pouls, qui se sera maintenu au-dessus de 80 pulsations ou plus. En dehors de cet état de malaise et de la fièvre, on ne trouve rien de particulier. Le ventre est souple, non douloureux, l'utérus peut présenter un peu de sensibilité, les lochies peuvent se montrer plus ou moins odorantes, la fièvre seule reste le phénomène prédominant. Cet ensemble symptomatique, plus ou moins atténué, se produisait d'une façon presque constante, avant la période antiseptique, marquant le début ou l'ébauche de la fièvre puerpérale, et la coïncidence de ces symptômes avec la montée laiteuse, les avait fait désigner sous le nom de *fièvre de lait*.

On n'observe plus, à l'heure actuelle, de fièvre de lait dans les suites de couches physiologiques, aseptiques. Quelquefois, on peut constater dans la région de l'aisselle, au moment d'une forte fluxion mammaire, quelques dixièmes de degrés de plus dans la température locale, le pouls peut aussi alors devenir un peu plus fréquent, mais cela ne s'observe qu'avec les fortes montées laiteuses, traduisant un état congestif excessif; il n'y a donc pas, à proprement parler, de fièvre de lait. Il y a, ou il n'y a pas de l'infection puerpérale.

On a eu raison de distinguer une fièvre puerpérale d'aujourd'hui, et une fièvre puerpérale d'autrefois (Labadie-Lagrave et Gouget. Il est, en effet, complètement exceptionnel de rencontrer, à l'heure actuelle, les formes péritonitiques, et les septicémies rapides, qui décimaient autrefois les maternités dans des épidémies malheureusement trop fréquentes.

L'infection puerpérale actuelle est vraisemblablement modifiée par la pratique de l'antisepsie, même quand celle-ci est insuffisante, au point de permettre l'infection. Les phénomènes observés aujourd'hui sont surtout les phénomènes fébriles, traduisant la réaction générale de l'organisme, la lutte qui aboutit soit à la guérison, soit à la mort, soit aux accidents tardifs, lesquels sont marqués par des localisations de l'infection. On peut donc distinguer une forme légère ou moyenne, une forme grave, et étudier à part les accidents tardifs.

a) **Forme légère**. — Après les phénomènes du début, indiqués plus haut : élévation de température aux environs de 58°, pouls variant de 100 à 120, les choses restent en l'état pendant quelques jours. Le matin, il y a une rémission plus ou moins marquée, mais plus accentuée pour la température que pour le pouls, qui, tout en diminuant de fréquence, reste au-dessus de la normale.

L'examen du ventre peut révéler un peu de sensibilité utérine, mais souvent aussi ne laisse rien constater de particulier; il n'est pas rare, surtout dans les cas légers, que les lochies dégagent une odeur plus ou moins fétide, mais assez souvent l'écoulement lochial est inodore. Il peut exister un peu de céphalalgie et d'état gastrique avec langue sale et inappétence. Peu à peu, ou assez brusquement à la suite de phénomènes de crises, marqués par une abondante transpiration, les phénomènes fébriles s'atténuent, la température redevient normale, la fréquence du pouls disparaît. Il n'est pourtant pas rare de voir des localisations tardives se manifester chez des malades ayant présenté même des formes très légères. Dans ces cas, on note le plus souvent, malgré la chute de la température, une accélération persistante du pouls.

b) **Forme grave**. — La fièvre est violente, presque continue, aux environs de 59 ou de 40°, le pouls bat aux environs de 120. Les rémissions matinales sont peu marquées. — Le facies est altéré, le visage pâle, les yeux cernés, les sclérotiques souvent jaunes, — la langue est sèche, recouverte d'un enduit blanchâtre, rouge vernissée sur les bords. L'appétit est nul, la soif vive, la constipation fréquente, d'autres fois il y a de la diarrhée. — Le ventre présente parfois un peu de sensibilité diffuse dans la région hypogastrique, au niveau de l'utérus et des annexes.

Il était classique autrefois de noter dans ces cas un défaut d'involution utérine, et un certain degré de mollesse de l'utérus. On a voulu attacher beaucoup d'importance à la constatation du degré de perméabilité du col dans les cas d'infection (Budin, Georghiu), perméabilité qui donnerait la marque certaine de l'infection. Il n'est pas démontré que le manque de tonicité utérine, observé dans les grandes infections, donne, d'une façon constante et évidente la mesure d'un état infectieux. On peut enfin objecter au toucher vaginal pratiqué pendant les suites de couches, qu'il peut entraîner le ravivement des plaies vagino-vulvaires, et, par suite, aboutir à de nouvelles inoculations.

Les symptômes, dans la forme grave, peuvent s'atténuer et conduire soit à la guérison, soit aux localisations (phlegmons péri-utérins, phlébites), mais ils peuvent aussi présenter une aggravation rapide.

La mort survient au milieu des phénomènes fébriles, accompagnés de délire et d'agitation, suivis ou non d'une phase de coma. Tous ces phénomènes évoluent généralement en 8 à 10 jours, très exceptionnellement en moins de temps. C'est ainsi que procède la septicémie aiguë ou suraiguë.

On ne voit plus, pour ainsi dire, les formes, si communes autrefois, de péritonite grave, qui aboutissaient très rapidement à la purulence — ou les formes aiguës, s'accompagnant de la formation d'abcès multiples.

Diagnostic. — C'est surtout un diagnostic par élimination qu'il s'agit de poser. L'infection puerpérale, dans ses premières manifestations, n'a d'autres signes que l'élévation de la température et la fréquence du pouls, constatés chez la nouvelle accouchée. Il faut, par un examen soigneux de tous les appareils, pouvoir affirmer que rien ne peut expliquer cette fièvre, en dehors de l'infection par les voies génitales. Mais en retour, il convient de ne pas poser, comme on a trop de tendance à le faire, le diagnostic d'infection puerpérale, pour toutes les affections fébriles, qui se montrent chez une femme pendant les suites de couches. Il faut délimiter dans la mesure du possible ce qui dépend de l'infection puerpérale, afin d'instituer un traitement en conséquence.

Diagnostic différentiel. — Ce diagnostic doit être fait avec toutes les infections, non génitales, qui peuvent survenir après l'accouchement.

L'*infection mammaire*, la lymphangite du sein est la plus fréquemment observée. Il se produit une brusque élévation de température avec fréquence du pouls, frissons, suivis de chute le lendemain. La courbe de la température, avec cette brusque élévation, suivie de chute, se présente sous l'aspect d'une pointe, comme un clocher, qui caractérise le dessin de cette courbe. Il y a, en outre, des symptômes locaux, tels que sensibilité superficielle et rougeur du sein, en cas de lymphangite simple, ou induration de la glande engorgée, constituant ce que l'on a appelé la galactophorite.

Les phénomènes fébriles, consécutifs à la *constipation*, ont donné parfois la crainte et l'illusion d'une infection puerpérale. Dans ces circonstances, il y a une constipation opiniâtre, une sensibilité diffuse de tout l'abdomen, ou du tympanisme et une langue saburrale. La question, du reste, est résolue par l'administration d'un lavement évacuateur ou d'un purgatif. La débâcle, qui accompagne l'évacuation de l'intestin, met fin à ces accidents, parfois inquiétants, qu'on a décrits sous le nom de stercorhémie.

La *grippe infectieuse*, qui atteint la femme enceinte dans les derniers jours de la grossesse, et qui ne provoque pas de localisation, est difficile à distinguer de l'infection puerpérale; néanmoins il est à noter que son début est souvent antérieur à l'accouchement, de plus le pouls présente généralement alors une accélération moins marquée et des rémissions matinales au voisinage de la normale (Wallich).

La *fièvre typhoïde*, qui débute dans les suites de couches, est d'un diagnostic difficile, et dans un certain nombre de cas n'a pu être dépistée que par le séro-diagnostic de Widal (Lepage).

Il faut savoir distinguer aussi de l'infection puerpérale tous les accidents confondus, il n'y a pas longtemps encore, sous le nom vague de *péritonite*, mais que la chirurgie moderne sait aujourd'hui distinguer et traiter, tels que : l'appendicite, les cholécystites, torsions ou ruptures de kystes (v. ces mots), pour ne citer que les principaux.

Le diagnostic reste difficile, sinon impossible, avec le début de tous les *accidents infectieux extra-génitaux*, qui peuvent survenir dans les suites de couches. Dans le doute, jusqu'à preuve du contraire, il vaut mieux pencher vers l'infection puerpérale, et diriger sa thérapeutique dans cette direction.

Diagnostic de la cause. — Ce serait, en somme, le diagnostic bactériologique de l'espèce microbienne ayant produit l'infection, que celle-ci ait été apportée de l'extérieur par les touchers, opérations, injections (hétéro-infection), ou bien qu'elle ait existé au préalable dans le vagin ou les annexes (auto-infection). Ce diagnostic bactériologique, à l'heure actuelle, ne se pose que très exceptionnellement, et avec les plus grandes difficultés, par l'examen du sang, par l'examen des lochies; le plus souvent, on ne peut reconnaître la nature exacte d'une infection puerpérale. L'agent microbien est parfois déjà répandu dans l'économie, sans qu'on puisse le trouver dans des examens ou même des cultures du sang de la malade. D'autre part, on peut rencontrer dans les lochies différents éléments microbiens, sans que ceux-ci aient inévitablement envahi l'organisme (Widal). Le diagnostic bactériologique ne se pose pas cliniquement dans la pratique, il reste le plus souvent une constatation d'autopsie. Le streptocoque demeure l'agent infectieux le plus fréquemment constaté, seul ou associé à d'autres espèces. Les infections par le coli-bacille, ou les septicémies consécutives à l'action des espèces anaérobies ne sont que des formes très exceptionnelles.

Pronostic. — Le pronostic varie suivant les conditions dans lesquelles s'est développée l'infection, il paraît surtout dépendre de l'état de résistance de l'accouchée. Les femmes malades avant l'accouchement, surmenées par la grossesse, affaiblies par des hémorragies, ou mises en état de déchéance par un travail long et difficile, avec l'œuf ouvert d'une façon prématurée ou précoce, sont particulièrement sujettes aux infections graves. La mortalité par infection puerpérale dans les maternités peut ne pas s'élever au-dessus de 3 pour 100 sur plus de 5 000 accouchements comme on peut le noter dans les statistiques de la clinique Baudelocque, alors qu'autrefois la mortalité dans certaines épidémies des Maternités pouvait atteindre et dépasser 25 pour 100. Ces progrès ont été réalisés beaucoup plus par la prophylaxie, obtenue avec l'aide de l'antisepsie, que par les perfectionnements de la thérapeutique.

Le pronostic d'une infection puerpérale peut s'appuyer sur les phénomènes cliniques et sur l'examen du sang, l'examen du liquide lochial n'ayant jamais fourni de données précises. On peut donc examiner la valeur du pronostic clinique et du pronostic hématologique.

Pronostic clinique. — L'état général de la malade indique souvent, dès les premières heures de l'infection, et l'importance de cette infection, et le degré de résistance du sujet. Au point de vue de l'évolution et du résultat de l'infection puerpérale, on peut distinguer trois formes de l'infection, la forme foudroyante, la forme lente, la forme bénigne. On verra que cette dernière présente aussi ses dangers.

La *forme foudroyante* est exceptionnelle, et se manifeste parfois déjà au cours du travail. Il s'agit le plus souvent, soit d'une femme qui avorte après avoir subi des manœuvres criminelles, soit d'une femme qui accouche sans avoir reçu de soins, après une rupture prématurée de l'œuf.

L'état général est mauvais, le facies se grippe, la température est parfois peu élevée, mais le pouls monte à 120 ou au-dessus. Les liquides vaginaux sont infects, l'utérus contient des gaz, c'est la physométrie. Très rapidement, la malade est prise de délire ou entre dans le coma, et la mort survient dans les 24 ou 48 heures qui suivent, sans grandes ascensions thermiques. L'organisme semble être terrassé sans réaction, et paraît succomber à un empoisonnement suraigu. Dans ces cas, l'autopsie ne permet de constater aucune lésion.

Le streptocoque se trouve répandu à profusion dans le sang et dans tous les organes.

D'autres fois, c'est une péritonite aiguë qui occupe toute la scène ; il y a de la fièvre, le pouls est petit, on voit apparaître des vomissements, du ballonnement du ventre, l'aggravation se produit d'heure en heure.

La *forme lente* est plus commune. Les accidents du début sont parfois peu bruyants, et le diagnostic est souvent hésitant les trois premiers jours. Néanmoins, on note des frissons, l'accélération du pouls, l'élévation de la température avec peu de rémission matinale, le pouls à 120 ou au-dessus, avec de faibles rémissions. Cette lutte, sans autres manifestations que la fièvre, se prolonge trois, quatre ou six semaines, et alors peu à peu des collections purulentes s'installent dans la plèvre, dans les articulations, dans le tissu cellulaire pelvien, ou en différents points de l'économie. La malade succombe épuisée à la suite de cette longue lutte, à bout de résistance.

Mais il est essentiel de retenir que parfois ces formes lentes peuvent aboutir à la guérison. Progressivement les accidents s'atténuent, souvent en même temps que s'installent les localisations purulentes, et la malade guérit après le traitement chirurgical *tardif* de ces différents phlegmons.

Les *cas bénins* sont fort heureusement les plus nombreux. Ce sont de petites infections, auxquelles très probablement l'organisme en bon état oppose une vigoureuse résistance. Les phénomènes fébriles, parfois très légers, occupent seuls la scène ; souvent ils aboutissent à de simples phlébites, qui, si elles ne se compliquent pas d'embolie, et si elles sont judicieusement traitées, guérissent sans complication, et sans laisser de traces.

Il est fort difficile de donner une évaluation chiffrée de la proportion respective de ces différentes catégories de cas, ainsi que le chiffre de la mortalité par infection. On peut le faire varier suivant la virulence des cas que l'on groupe. Si l'on envisage le chiffre de la mortalité comparé à celui de la morbidité, en y comprenant les cas bénins, les petites infections, le chiffre de la mortalité par infection puerpérale est peu élevé. Il est encore moindre, si on le compare, dans un service, au chiffre des accouchements. Nous avons vu que dans les fonctionnements de la clinique Baudelocque, il a pu tomber dans certaines années à 5 pour 100 sur plus de 5000 accouchements.

Mais si l'on envisage le chiffre de la mortalité par infection dans les cas graves, tels qu'ils peuvent se trouver réunis dans un service spécial d'infection, comme celui qui existe à l'hôpital Wirchow de Berlin, on voit que le chiffre de la mortalité devient considérable.

Une statistique d'Opitz dans ce service donne de 1897 à 1902, 82 cas graves avec 41 morts, soit 50 pour 100.

Pronostic hématologique. — En présence d'états si graves, on s'est attaché à rechercher les moyens de les reconnaître d'une façon précoce, afin de leur opposer un traitement local dans les premières heures de l'infection, ou de mieux juger les progrès de l'infection ainsi que les effets de la thérapeutique. Ces recherches ont surtout porté sur l'examen bactériologique et histologique du sang.

L'*examen bactériologique* du sang n'a jusqu'ici conduit à aucune notion véritablement pratique. L'examen sur lames ou la culture du sang peuvent être négatifs, sans qu'il soit prouvé qu'il n'y ait point dans ce sang d'agent microbien. La streptococcie de l'infection puerpérale, découverte par Pasteur, confirmée et démontrée par Widal, reste l'infection la plus fréquente, 94 pour 100 des cas d'après Lenhartz (1903), en comptant examens cliniques et autopsies. L'examen bactériologique négatif du sang (dans 50 pour 100 des cas d'après Lenhartz) ne permet pas de conclure à l'absence d'infection. Mais l'examen positif permet-il de formuler un pronostic? Cela a été prétendu. Toutes les infections streptococciques ont été accusées d'être mortelles (Prochownick, Fabre, Gonnet, Bassard). Mais pour d'autres, nombre d'infections streptococciques ont guéri (Lenhartz, Schottmuller, Lemierre, Guéniot, Cathala). Enfin, d'après Sachs, la présence de streptocoques hémolytiques ou celle de staphylocoques signifieraient presque toujours une issue fatale. Conclusion : il n'est pas rare que la mort survienne dans l'infection puerpérale, alors que l'examen du sang de la femme vivante reste stérile ; inversement, on voit guérir des femmes qui ont du streptocoque dans le sang.

L'*examen histologique* du sang a permis de constater (Carton, Mouchotte, Potocki et Lacasse) de l'hyperleucocytose, variant de 15000 à 30000 ou 40000 éléments, avec une polynucléose variant de 85 à 95 pour 100, et s'accompagnant d'une disparition des éosinophiles. Toutes ces modifications seraient en proportion de la gravité des cas, mais cette notion ne peut être obtenue qu'en suivant comparativement l'évolution de chaque cas particulier. Ces formules peuvent donc avoir une signification particulière, mais non une signification générale. De telle sorte qu'un examen isolé ne peut fournir d'indication pronostique ou thérapeutique.

Reste la méthode d'examen d'Arneth-Wolff très usitée en Allemagne, reposant sur l'étude du nombre et de la forme des noyaux des leucocytes polynucléaires neutrophiles. Le nombre des éléments à noyau de telle ou telle forme peut faire varier la formule normale du sang, en indiquant le degré d'infection qui frappe l'organisme. Pour Guéniot et Cathala qui ont étudié ce sujet en France, le procédé d'Arneth-Wolff présente quelque chose de réel, et indique la gravité de la maladie ; malheureusement cet indice n'est donné que concurremment avec des phénomènes cliniques très significatifs. C'est donc à ces derniers qu'il reste, en somme, actuellement en dernière analyse, à demander toutes les indications du pronostic et de la thérapeutique.

Moyens de traitement. — Les moyens mis en œuvre dans le traitement de l'infection puerpérale sont :

Les injections vaginales et intra-utérines, l'irrigation continue ; le curettage de l'utérus ; le traitement chirurgical ; le traitement médical.

a) **Injections vaginales**. — L'injection vaginale peut être faite avec la solution de sublimé ou de biiodure de mercure à 1/4000. En cas de susceptibilité vis-à-vis du mercure, on peut se servir du permanganate de potasse à 1/1000 ou à 0,50/1000, ou enfin à l'aniodol à 1/4000. D'une façon générale, il convient d'employer un antiseptique à dose active, sans arriver à l'intoxication qui se produit très facilement, grâce aux nombreuses plaies et excoriations du col et du vagin, constituant une large surface d'absorption.

b) **Injections intra-utérines**. — Dans l'injection intra-utérine, l'utérus offrant une surface très absorbante, il convient de diminuer le plus possible le titre des solutions employées. Le sublimé, même à la dose de 1/8000, expose à des dangers d'intoxication. A la clinique Baudelocque on emploie communément le biiodure de mercure à 1/8000, ou l'aniodol à 1/4000.

Manuel opératoire. — L'injection intra-utérine n'est pas d'une exécution facile pour une main inexpérimentée. L'injection doit être pratiquée dans l'utérus à terme avec une des longues sondes intra-utérines (dans l'injection *post-abortum* il est préférable de se servir de sondes moins longues, telles que la sonde de Bozemann); la sonde plate de Tarnier, en verre ou en métal, est la plus simple. On l'adapte au tuyau du bock, on amorce l'écoulement du liquide, et on introduit la sonde. — Pour cela deux doigts de la main gauche, introduits dans le vagin, pénètrent profondément dans l'orifice du col, le plus haut possible de façon à atteindre et dilater la partie musculaire contractée. La sonde, conduite avec douceur par la main droite, progresse en suivant les doigts guides. Arrivée au niveau du point contracté, elle ne peut pénétrer que si on lui imprime un assez grand degré d'abaissement, pour qu'elle puisse suivre la direction de la cavité utérine, qui forme avec celle du vagin un angle ouvert en avant. Aucune force ne doit être exercée, la sonde bien conduite est comme aspirée. Celle-ci en place, on élèvera le bock, jusque-là abaissé, mais à une faible hauteur, à 50 centimètres au plus au-dessus de la sonde. (V. Injections génitales au cours de la puerpéralité).

Ce manuel opératoire exige un certain doigté. Il est peut être plus facile pour un opérateur moins entraîné, de découvrir le col avec des valves vaginales, de le toucher à la teinture d'iode, puis de l'abaisser et de le fixer en pinçant la lèvre antérieure avec une pince de Museux, pour introduire ensuite la sonde dans l'utérus et pratiquer l'injection à découvert (Budaux).

L'injection intra-utérine peut donner lieu à des accidents graves, tels que la perforation de l'utérus, ou s'accompagner de phénomènes réflexes d'inhibition, de syncopes graves. Il faut toujours faire ces injections à faible pression, surveiller la physionomie de la femme et être prêt à s'arrêter à la moindre alerte; il sera prudent aussi de suspendre l'injection, si l'on voit un peu de sang s'écouler le long de la sonde.

c) **Irrigation continue**. — L'irrigation continue (procédé préconisé par Snéguireff, mis en œuvre par Pinard et Varnier) n'est plus que très exceptionnellement employée. On place une sonde à demeure dans l'utérus, et en faisant passer des quantités considérables de liquide à 35 ou 40 degrés centigrades, faiblement antiseptique (eau phéniquée à 1 600, eau naphtolée à 0,50/1000) ou même simplement aseptique comme de l'eau bouillie. Sous l'influence de cette irrigation pendant un nombre indéterminé d'heures, même au delà de 24 ou de 48 heures, la température s'abaisse, et l'état général subit une amélioration passagère ou définitive. L'irrigation continue a donné aussi quelques succès combinée au curettage; elle a été employée soit avant, soit après cette opération.

Le *manuel opératoire* exige l'installation suivante : la malade est couchée sur son lit sans sommier : deux matelas repliés par le milieu laissent entre eux, au milieu du lit, un espace vide, qu'on recouvre de toiles cirées, et qui correspondra au siège de la malade. Le liquide, provenant d'un réservoir d'une vingtaine de litres, placé à 50 centimètres, après avoir été conduit à travers un tuyau et une sonde métallique dans l'utérus, s'écoulera en suivant les toiles cirées dans un seau placé sous le lit. Cette irrigation sera suspendue quand la malade manifestera une trop grande fatigue, une sensation de froid, un abaissement marqué de la température ou des phénomènes d'intoxication.

d) **Curettage de l'utérus**. — Cette opération, pratiquée avec une curette, doit être distinguée du curage fait avec le doigt, dit curage digital, expression réservée à la délivrance artificielle, que l'on pratique dans les cas d'avortement en deux temps (V. AVORTEMENT). La curette doit être à large surface, mousse, et portée sur un long manche; ces qualités se trouvent réunies dans le modèle représenté dans la figure 15. Ainsi faite, elle se manie avec facilité, et pourrait difficilement perforer l'utérus.

Le *manuel opératoire* du curettage comprend les soins préalables à l'opération proprement dite, et les soins consécutifs.

Comme soins préalables, il faut raser les grandes lèvres, laver et nettoyer la vulve et le vagin, vider la vessie. Le plus souvent la malade est endormie, mais on peut ne pas l'anesthésier.

On commence l'opération en saisissant la lèvre antérieure du col avec une pince de Museux à double mors, et on attire le col à la vulve. On relève alors la pince, mais sans l'appliquer sur la partie antérieure de la vulve, ce qui serait douloureux. Un aide main-

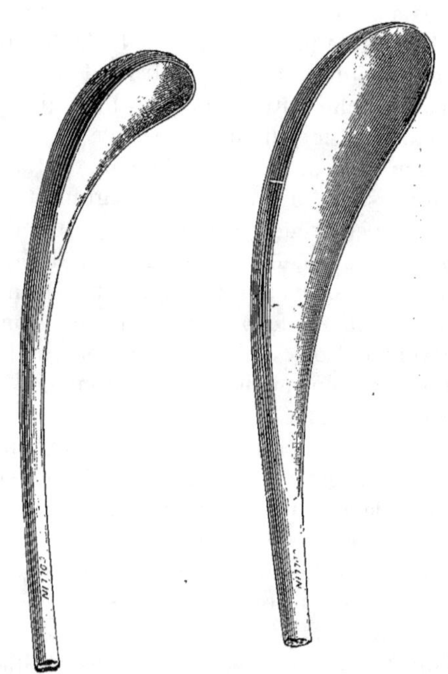

Fig. 15. — Bec (grandeur naturelle) de curettes pour curettage post-partum. Ces curettes, articulées au moyen d'une vis avec un manche, présentent une longueur de 40 centimètres et de 28 centimètres une fois désarticulées. — La grosse curette est complètement mousse, la petite est demi-mousse.

tient cette pince en la tirant doucement, vers l'opérateur. Le col est ainsi accessible à la vue; on y introduit un ou deux doigts de la main gauche pour diriger la canule intra-utérine, et on pratique une injection au biiodure

de mercure à 1/4000 ou au permanganate de potasse à 1/2000. On fait ainsi
passer un litre d'injection, puis la grosse curette est introduite avec douceur ; elle doit être comme aspirée et pénétrer ainsi jusqu'au fond de l'utérus.
A partir de ce moment, on racle méthodiquement de haut en bas la face
antérieure, la face postérieure et les bords de l'utérus. De temps en temps,
on sort la curette pour entraîner au dehors les débris du raclage. On termine, en allant racler les deux cornes avec la curette petit modèle (V. fig. 15).
Ceci fait, on touche la cavité utérine avec des tampons imbibés d'eau phé-

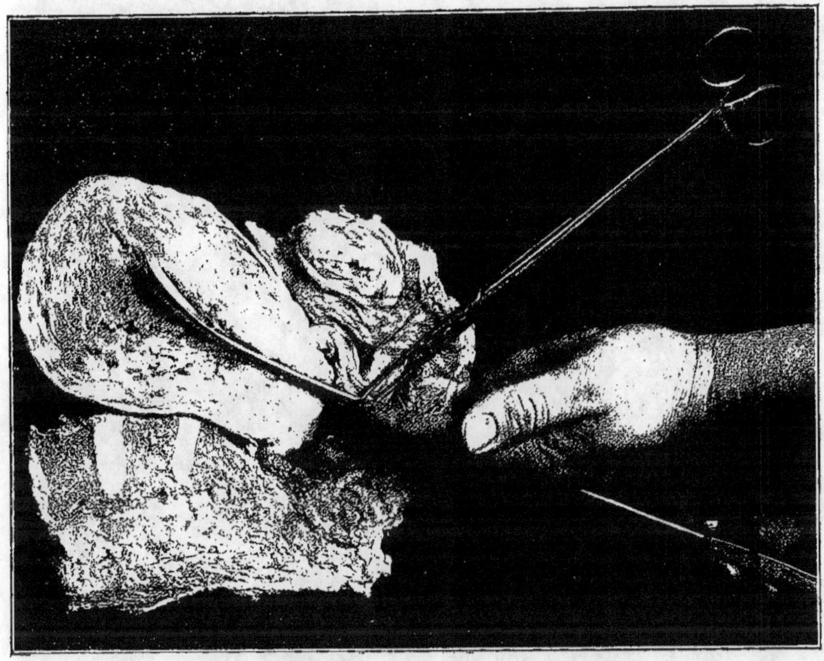

Fig. 16. — Sur une coupe antéro-postérieure d'un bassin avec ses organes (utérus, vagin, vessie), on
voit la curette introduite dans l'utérus, prête à racler la face antérieure.
   Pas de spéculum, la main gauche protège vulve et vagin, la lèvre antérieure est maintenue par
une pince à griffe.

niquée forte à 5 pour 100 (acide phénique et glycérine parties égales
5 grammes pour 100 grammes d'eau), puis on introduit et on laisse dans
l'utérus une mèche de gaze iodoformée.
   Les soins consécutifs peuvent se borner à l'extraction de la mèche
24 heures après le curettage, et à pratiquer ensuite une simple injection
vaginale.
   c) **Traitement chirurgical**. -- On a proposé diverses interventions dans
les cas d'infection puerpérale, la laparotomie avec contre-ouvertures abdominales, abdomino-vaginales, la colpotomie, l'hystérectomie vaginale,
l'hystérectomie abdominale totale et subtotale.
   La *laparotomie* a été proposée pour traiter comme un abcès la péritonite
purulente, le manuel opératoire indiqué par Mauclaire est le suivant : « Il

faut, les mains gantées, faire très rapidement le drainage sus-pubien avec un drain descendant jusqu'au fond du cul-de-sac de Douglas. Une incision faite dans les deux fosses iliaques permet de mettre ici deux drains, l'un descendant dans le petit bassin, l'autre remontant dans la région lombaire. La position de Trendelenburg est contre-indiquée pour ne pas refouler le liquide dans la zone sus-ombilicale. Le drainage de celle-ci ne paraît pas

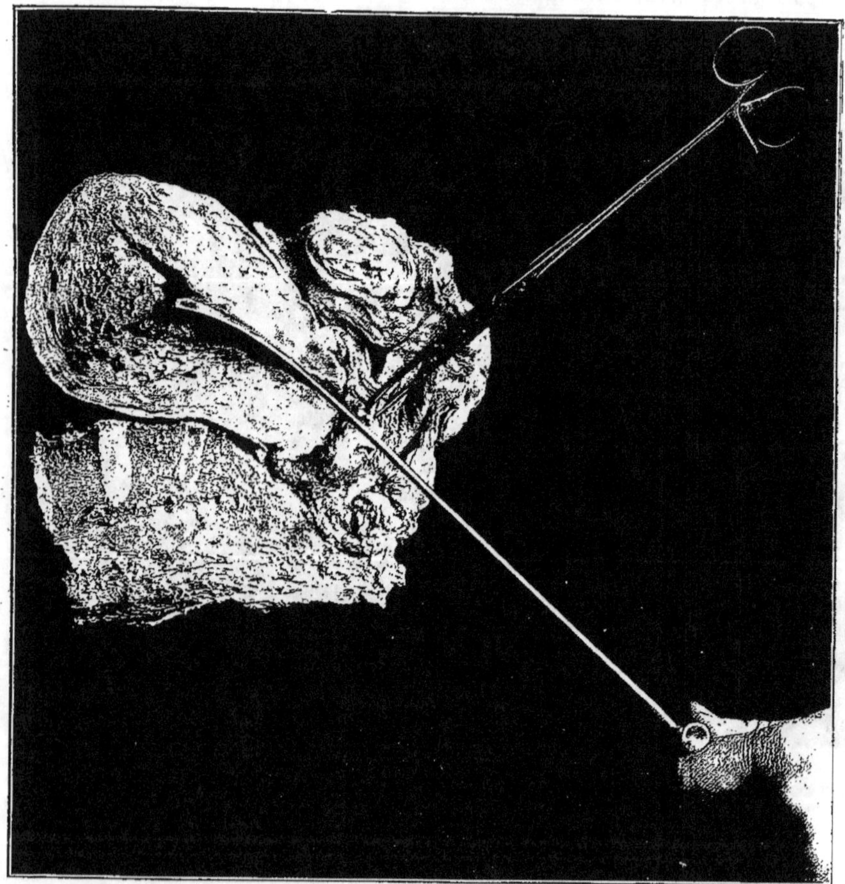

Fig. 17. — La curette est prête à racler la face postérieure de l'utérus.

nécessaire d'emblée.... Quant au drainage abdomino-vaginal, les voies génitales étant infectées, il n'est pas contre-indiqué ».

Mauclaire préconise le lavage de la cavité péritonéale au sérum salé, d'autres préfèrent un simple essuyage des anses intestinales.

La *colpotomie* peut être pratiquée sans anesthésie, dans les cas simples. Cette intervention a pour but de donner issue au pus collecté dans la partie la plus déclive de la cavité pelvienne.

Le manuel opératoire a été précisé par J. Raymond (*Thèse de Paris*, 1908), qui insiste sur la simplicité de cette intervention. Suivant cet auteur, on pourra, dans la majorité des cas, faire la colpotomie sans anesthésie. Après toilette vagino-vulvaire, et curettage de l'utérus, la colpotomie est commencée. Le col de l'utérus mis à découvert par des valves, on saisit avec une pince la lèvre postérieure du col, puis on incise « en arrière du col de l'utérus, transversalement sur la ligne médiane pour éviter les uretères et les artères utérines qui se croisent sur les côtés du col. Nous avons une dis-

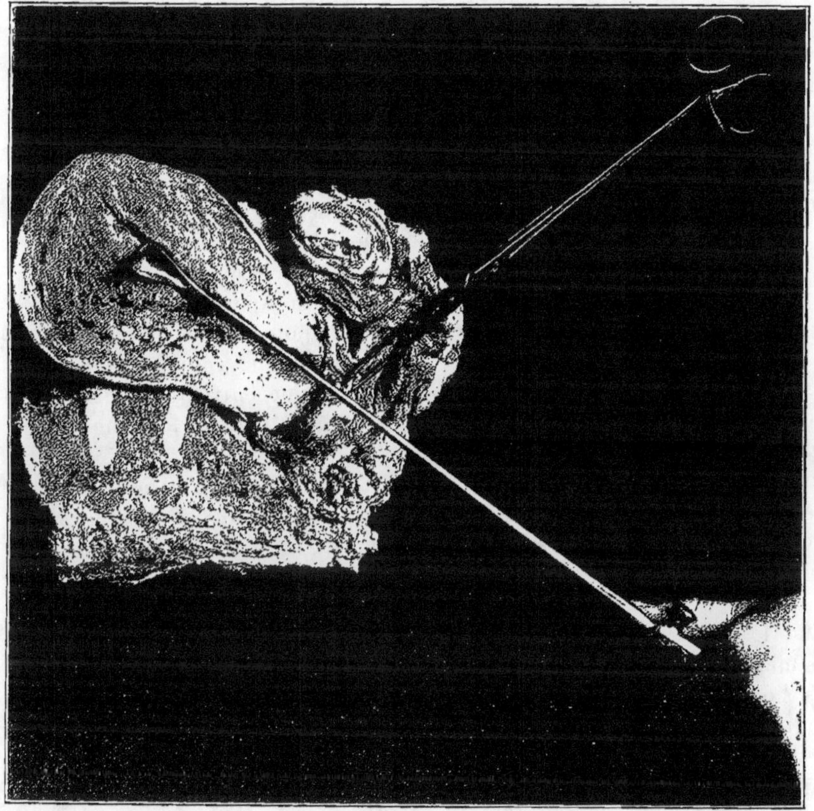

Fig. 18. — La curette (petit modèle) est prête à racler les angles et les bords de l'utérus.

tance de six centimètres, où nous ne trouverons aucun organe important ».

L'*hystérectomie* a été recommandée afin de supprimer le foyer principal de l'infection.

Les premières interventions qui datent déjà (1886) ont été des hystérectomies abdominales à pédicule externe, absolument semblables comme technique à l'opération de Porro. Les résultats bien qu'encourageants ne firent pas conserver ce mode d'intervention abandonné au profit des autres modes d'hystérectomie plus élégants au point de vue chirurgical. L'hystérectomie vaginale, l'hystérectomie abdominale totale et subtotale, dont la technique ne présente rien de spécial.

Si le manuel opératoire de ces différentes opérations est le même qu'en dehors de l'état puerpéral, il y a lieu néanmoins d'être en garde contre l'accroissement de la vascularisation sanguine et lymphatique de tout l'appareil génital, qui se montre d'une façon d'autant plus marquée que l'on intervient à une date plus rapprochée de l'accouchement. D'où une plus grande prédisposition, d'une part, aux hémorragies, et, d'autre part, aux infections surajoutées.

Le *traitement veineux* (ligature et excision des thrombo-phlébites) est de date récente (1902) et fut érigé en méthode par Trendelenburg. Ce traitement a pour but d'arrêter les progrès de l'infection, en liant ou en supprimant les principaux troncs veineux émanés de l'utérus, veine utéro-ovarienne, veine hypogastrique et même veine iliaque externe. Ces interventions sont encore peu nombreuses, et n'ont pas rencontré beaucoup de partisans en France. Elles ont été tentées soit par la voie extrapéritonéale, soit par la voie transpéritonéale après laparotomie.

Dans l'opération extrapéritonéale, voici d'après Faix la technique préconisée par Trendelenburg : « Incision classique de la ligature sous-péritonéale de l'iliaque externe. Ouverture de la paroi et décollement du péritoine jusqu'à l'artère : en réclinant sur le petit bassin, on aperçoit l'uretère qui est entraîné avec la séreuse. On aperçoit alors l'hypogastrique qu'on lie au point où elle se réunit à l'iliaque externe, après avoir récliné l'artère en dehors, et si elle est trop adhérente, l'avoir sectionné entre deux ligatures pour en récliner les deux bouts décollés. Ceci fait, dénuder la veine avec précaution et la lier au catgut ».

Pour découvrir le tronc de la spermatique, prolonger l'incision précédente vers la pointe de la onzième côte comme pour découvrir l'uretère, la malade étant couchée sur le côté. Se guider sur l'uretère qui en général accompagne le péritoine. On trouve la spermatique qui le croise à angle aigu.

Quand les lésions sont bilatérales, il est recommandé de répéter les mêmes manœuvres de l'autre côté.

Dans l'opération transpéritonéale que Bumm préconise comme étant beaucoup plus commode pour lier les 4 pédicules veineux, on voit noter dans les observations un œdème marqué de la région vagino-vulvaire. Voici la technique opératoire, résumée par Faix :

« En position de Trendelenburg, laparotomie sous-ombilicale, inspection soigneuse des ligaments larges au point de vue des thromboses veineuses. Celles-ci reconnues, inciser le péritoine. Dénuder et lier l'utéro-ovarienne au-dessus du thrombus, et au bord supérieur du ligament large, section au thermo-cautère et ablation du segment veineux. Ouvrir le ligament large en prolongeant l'incision péritonéale. Agir de même avec l'hypogastrique. Suturer la plaie péritonéale. Faire de même du côté opposé. »

Les opérations transpéritonéales après laparotomie se répartiraient, d'après J. Whitridge Williams (de Baltimore), de la façon suivante : excision d'une veine spermatique, ligature d'une veine spermatique, ligature ou excision double des veines spermatiques, ligature ou excision d'une veine spermatique et d'une veine hypogastrique, ligature double des veines spermatiques et d'une hypogastrique, ligature ou excision double des spermatiques et des hypogastriques, ligature d'une hypogastrique. Enfin il a été proposé pour quelques-unes de ces interventions la voie vaginale (J. W. et F. E. Taylor, Latzo, Sinclair).

Telles sont les interventions chirurgicales proposées dans le traitement des infections puerpérales. Il reste à examiner leurs indications.

f) **Traitement médical.** — On a eu recours à la sérothérapie, et à diverses médications.

1° *Sérothérapie.* — On a eu recours soit au sérum salé, soit à un sérum microbien.

La sérothérapie au sérum salé a pour but de tonifier l'organisme et de relever ses qualités de résistance, tout en diluant la masse sanguine. On a injecté des quantités de sérum salé (contenant 7 gr. de chlorure de sodium pour 1 litre d'eau bouillie) variant de 250 à 500 gr. à un litre ou plus, dans les 24 heures. Ces injections se font plus simplement sous-cutanées qu'intra-veineuses.

La sérothérapie à l'aide de sérums antimicrobiens a été faite surtout au moyen de sérums antistreptococciques.

Dans le service de Pinard le sérum antistreptococcique a été employé depuis 1896, époque à laquelle il a fait son apparition dans la thérapeutique. Les premières injections ont été faites avec le sérum antistreptococcique de Roger. Après expériences préalables sur des troupeaux de brebis (Marmorek et Wallich), le sérum de Marmorek fut employé systématiquement, comme moyen préventif et curatif à la clinique Baudelocque, aussi bien dans les formes précoces que dans les formes tardives de l'infection puerpérale. Depuis 1905, dans le même service, le sérum de Marmorek a été remplacé par un autre sérum préparé par l'Institut Pasteur. La dose, sur les indications de Pinard, a varié : au début, de 10 centimètres cubes, elle a été portée ensuite à 40 centimètres cubes matin et soir pendant trois jours. Actuellement, ces doses sont prolongées cinq ou six jours jusqu'à disparition des phénomènes infectieux.

« Nombre de femmes ont reçu des doses variant de 500 à 600 centimètres cubes, et cela, à leur plus grand profit. » (Pinard, Congrès de Budapesth, 1909). Il serait bon, pour éviter des accidents d'anaphylaxie, surtout marquées par de l'anurie, de ne pas donner les doses de sérum en séries interrompues (Pinard, Communication orale). On verra plus loin les indications de l'emploi du sérum au chapitre des indications thérapeutiques.

2° *Médications diverses.* — Parmi les médications proposées dans le traitement de l'infection puerpérale, bien peu sont encore usitées à l'heure actuelle, la quinine n'est plus guère employée, pas plus que le mercure administré jusqu'à doses toxiques. Le collargol suivant la méthode de Credé a été prescrit en injections intra-veineuses à la dose de 10 à 15 c. c. de la solution à 1 pour 100 conservée en ampoules scellées, suivant le conseil de Bonnaire et Jeannin. L'injection peut être renouvelée tous les deux jours.

Fochier, ayant cru noter une amélioration, lors de l'établissement des suppurations chez les femmes infectées, songea à provoquer des abcès aseptiques, en injectant dans le tissu cellulaire de l'essence de térébenthine, c'est la méthode dite des abcès de fixation.

L'essence de térébenthine pure est injectée à la dose de 1 centimètre cube au moyen d'une seringue de Pravaz dans le tissu cellulaire sous-cutané de la région du flanc, sur la ligne unissant l'épine iliaque antéro-supérieure à la base du thorax. Fochier pratiquait une injection le matin, une le soir, pendant deux ou trois jours, en changeant de côté. La suppuration obtenue, il ne faut pas se hâter d'inciser, on doit attendre que la peau soit amincie, prête à s'ulcérer (Fabre). Si l'on ouvre un abcès, il ne faut le faire qu'après avoir provoqué un autre abcès tant que l'infection n'est pas vaincue (Fochier).

Le régime alimentaire doit être surveillé. On peut prescrire le lait, s'il est bien toléré, ainsi que différents toniques. Mais il ne faut pas manquer de prescrire des boissons abondantes dans le but de favoriser la diurèse.

Indications thérapeutiques. — La conduite devra varier suivant les circonstances.

On doit avoir présent à l'esprit que toute intervention locale, ne peut s'effectuer, même avec la plus grande habileté, sans s'accompagner d'un certain traumatisme vulvaire, vaginal ou utérin, entraînant, au niveau des surfaces excoriées, de nouvelles inoculations de l'agent infectieux, dont témoignent les phénomènes, qui accompagnent souvent ces interventions : frisson plus ou moins intense, recrudescence de la fièvre. La connaissance de ces faits doit inspirer de la réserve, lorsqu'on pense que l'infection, évoluant déjà depuis plus de 5 ou 6 jours, s'est généralisée, et qu'il n'y a rien à gagner d'une thérapeutique localisée dans l'utérus. En second lieu, il est nécessaire de tenir compte, dans l'évaluation des bénéfices à tirer d'une intervention, de l'expérience personnelle de l'opérateur.

Indications de l'injection intra-utérine. — Elle a ses indications lors des premières élévations de température, le 2e ou le 3e, ou 4e jour après l'accouchement, alors qu'on a éliminé toute cause extra-utérine, chez les femmes, par exemple, ayant eu l'œuf ouvert prématurément, ou ayant subi une délivrance incomplète avec des soins antiseptiques douteux. Passé ce délai, à moins que les lochies présentent une fétidité marquée, l'infection généralisée peut être considérée comme hors de portée de l'injection intra-utérine. Bien que l'état général paraisse incontestablement influencé par l'action d'une irrigation continue intra-utérine, celle-ci est, à l'heure actuelle, à peu près abandonnée, à cause de la fatigue occasionnée à la malade, et des difficultés de la mise en œuvre de ce mode de traitement.

Indications du curettage. — Cette intervention peut trouver des indications dans les mêmes circonstances que l'injection intra-utérine, mais plus tardivement, c'est-à-dire du 3e au 4e ou 5e jour, lorsque l'injection intra utérine est restée sans action, surtout dans les cas de rétention des membranes avec lochies épaisses et fétides (Pinard). Passé ce délai, il est préférable de renoncer au curettage comme aux autres interventions intra-utérines ; l'infection est désormais généralisée, et hors d'atteinte, il semble préférable de ne pas provoquer de nouvelles inoculations, inévitables au cours de ces diverses opérations.

Après ces interventions, on peut observer chute immédiate ou progressive de la température, c'est la guérison, — ou des réascensions témoignant de la persistance et du progrès de l'infection. Dans les deux cas, l'expérience a démontré qu'il convenait de ne pas réitérer ces interventions locales pour chercher à atteindre une infection généralisée.

Indications du traitement chirurgical. — Il faut savoir que la plupart des opérations tentées dans les cas d'infection puerpérale, et ayant pour but, soit le drainage de la cavité péritonéale, soit l'ablation de l'utérus, soit la ligature ou l'excision de troncs veineux, sont moins nombreuses qu'on pourrait le croire au premier abord. C'est surtout dans la thérapeutique des infections *post abortum* que ces diverses interventions ont été principalement mises en œuvre. Dans les premières périodes de la grossesse, les modifications anatomiques des organes génitaux, les conditions accidentelles ou souvent criminelles, dans lesquelles on voit se développer l'infection, créent des états un peu spéciaux, différents de l'infection développée dans l'utérus parturient à terme ou près du terme.

Il est nécessaire de signaler que ce n'est qu'en petit nombre que les interventions chirurgicales ont été pratiquées jusqu'ici dans les cas d'infection puerpérale développée après l'accouchement à terme.

Ces diverses interventions ont été tentées, soit à une date précoce, voisine de l'accouchement et du début de l'infection, soit au contraire, d'une façon tardive, 20, 50 jours, ou plus tard après le début de l'infection.

Les interventions précoces montrent, d'une façon générale, une mortalité des plus accentuées, et l'on est en droit de se demander si un certain nombre de ces infections graves n'auraient pas mieux résisté sans l'aggravation du choc opératoire.

Quant aux interventions tardives, si elles apparaissent plus ou moins justifiées dans quelques cas de suppurations utérines ou péri-utérines, il reste très délicat d'en poser les indications.

Les indications de *la laparotomie* se posent d'une façon générale dans les cas de péritonite circonscrite ou généralisée. Mais il est difficile de préciser le moment de l'intervention. Elle ne doit pas être trop précoce, mais en revanche il ne faut pas attendre trop tard. Les cas publiés par Lepage, dans lesquels les femmes succombèrent à la fin de l'intervention, montrent qu'il est préférable de s'abstenir dans les cas désespérés. De plus, comme le dit très justement Mauclaire (*Soc. obst. gyn. pædiat.*, 1905) :

« Ce n'est pas seulement le péritoine qu'il faudrait désinfecter. C'est tout d'abord le sang lui-même, qui va infecter les organes les plus importants de l'économie, foie, rein, cerveau, cœur, etc... ». Toutefois le même auteur conclut que la laparotomie pourra être tentée, lorsque, par l'exploration du cul-de-sac postérieur et par le palper abdominal, on pourra faire un diagnostic précoce de l'existence d'un épanchement péritonéal.

Les indications de *la colpotomie* se trouvent dans la présence certaine d'un épanchement au niveau du cul-de-sac de Douglas. Cette opération présente au moins l'avantage d'entraîner un shock infiniment moindre que celui que peuvent entraîner les autres interventions chirurgicales. On sait que la colpotomie peut être pratiquée sans anesthésie ou avec une anesthésie courte; néanmoins, même les partisans de cette opération conseillent d'y associer la laparotomie dans les cas graves.

Ces deux interventions, laparotomie et colpotomie, pratiquées dans la péritonite puerpérale, répondent à un but naturel, celui de drainer ou d'évacuer une cavité purulente. La difficulté est de saisir le moment de cette intervention, afin de ne pas l'entreprendre trop tôt, ou de ne pas l'exécuter trop tard.

Les indications de *l'hystérectomie* sont encore plus difficiles à établir. Ces interventions répondent, en somme, au but qu'on se proposait autrefois, en supprimant un membre frappé de suppuration au temps où l'infection purulente sévissait dans les salles de chirurgie. On sait combien, en pareil cas, ces interventions étaient peu efficaces, l'infection purulente continuait son cours, et l'état général de l'opéré se trouvait aggravé du shock d'un nouveau traumatisme. On avait renoncé à de semblables interventions.

L'ablation de l'utérus en cas d'infection puerpérale fut pratiquée pour la première fois pour un cas d'incarcération placentaire (Schültze, d'Iéna, 1886). Cette intervention a trouvé et trouve encore des défenseurs, moins nombreux toutefois qu'on pourrait le croire. On ne peut la juger par les statistiques, mais par l'analyse des cas particuliers. Il est facile de noter, dans l'examen des cas publiés, que les interventions sont d'autant plus meurtrières qu'elles sont pratiquées d'une façon plus précoce, à une époque plus voisine de l'accouchement et de l'avortement, tout en reconnaissant que ces cas sont précisément les plus graves.

Quant aux cas de guérison, on est souvent tenté, en les étudiant, de se demander si cette guérison est obtenue par ou malgré l'intervention. Celle-ci, en effet, si elle procure un drainage de la cavité péritonéale, si elle supprime un centre d'infection, ne peut rien contre une infection ayant déjà envahi vaisseaux sanguins et lymphatiques du voisinage, ou s'étant même déjà généralisée. Quant à l'intervention qui précéderait la généralisation de l'infection, on pourrait discuter sur son opportunité. Il reste donc très difficile de défendre l'utilité de l'ablation de l'utérus dans le traitement de l'infection puerpérale, en dehors du cas où cet utérus est déjà le siège d'un traumatisme, et encore d'un traumatisme septique (perforation criminelle ou accidentelle). On sait, en effet, que certaines perforations ont pu guérir sans hystérectomie. On ne doit donc pas négliger de mettre en balance, d'une part, les graves dangers d'une intervention importante, et, d'autre part, le shock opératoire à imposer à une grande infectée. On doit aussi se souvenir des nombreux cas de guérison observés sans intervention dans les infections, même les plus graves.

Pour Pinard (Congrès de Madrid, 1903), la clinique, la bactériologie et l'anatomie pathologique sont impuissantes à fournir une indication d'hystérectomie dans les cas d'infection puerpérale aiguë, exception faite des cas bien déterminés où la rétention placentaire, la putréfaction d'un fibrome utérin, ou un traumatisme de l'utérus (déchirure, inversion), et aussi en faisant une réserve pour les indications éloignées qui peuvent être posées au cours des accidents tardifs de l'infection puerpérale.

Ces remarques peuvent s'appliquer de tous points aux différentes opérations *sur les veines utéro-pelviennes.* La ligature ou l'excision d'un fragment veineux ne peuvent avoir grand effet sur l'infection généralisée. D'autant plus que l'infection est rarement veineuse sans être aussi lymphatique et que le traitement des thromboses ne peut avoir d'action sur la lymphangite voisine. Comme pour les hystérectomies, l'étude détaillée des diverses opérations publiées, donne l'impression d'une aggravation imposée aux cas graves, tout en ne laissant pas apercevoir une action efficace dans les cas de guérison.

Indications dans le traitement médical. — On doit surtout viser à soutenir l'organisme, tout en cherchant à le désintoxiquer. Il convient de prescrire les boissons aqueuses à doses fréquentes et répétées, afin d'assurer une abondante diurèse.

Il faut, pour soutenir les forces, alimenter la femme autant que le permet l'état de ses voies digestives, principalement avec du lait, aliment diurétique, peu toxique, très précieux, dans ces circonstances, à ce double point de vue; on peut enfin exciter avec un peu d'alcool les malades qui présentent de la dépression et user de tous les toniques classiques.

Il est aujourd'hui démontré qu'on peut sans inconvénients, même dans l'ignorance de l'agent infectieux, recourir à l'emploi du sérum antistreptococcique, mais à doses actives (V. plus haut).

Après les premières applications du sérum anti-streptococcique dans le service de Pinard, les résultats s'étaient montrés irréguliers au point de vue expérimental, et peu différents au point de vue clinique de ce qu'ils avaient été dans les deux années précédentes (Wallich, Congrès de Moscou, 1897). Mais depuis cette époque, l'emploi d'un nouveau sérum, et l'augmentation des doses quotidiennes de 10 à 80 c. c. ont permis à Pinard de regarder le sérum anti-streptococcique comme « un moyen puissant et toujours inoffensif ».

Le sérum est employé à la clinique Baudelocque aux doses ci-dessus indiquées, *à titre curatif*, dans tous les cas d'infection confirmée, et *à titre prophylactique*, dans tous les cas dits suspects, savoir : chez les femmes présentant de la température au moment de l'accouchement, chez les femmes ayant une rupture prématurée des membranes, la rétention d'un fœtus mort et macéré. Pinard fait grande la part du sérum dans l'excellence des résultats obtenus dans son service, où sur des statistiques progressivement croissantes, la morbidité et la mortalité par infection ont été en diminution progressive.

Les statistiques de cas traités par le collargol (Bonnaire et Jeannin) ne permettent pas de constater une efficacité très évidente de cet agent thérapeutique. Néanmoins, il semble qu'on peut sans inconvénients y recourir dans quelques cas graves.

Quant aux abcès de fixation, ils n'ont pas donné, malgré un regain d'actualité, des résultats très encourageants, au point qu'on se croie le devoir de tenter leur emploi, et d'imposer le surmenage qu'ils créent à un organisme qui, bien que fatigué, peut souvent trouver dans son propre ressort des moyens de résistance inespérés.

ACCIDENTS TARDIFS DE L'INFECTION PUERPÉRALE. — Ce sont les localisations de l'infection dans le tissu cellulaire ou dans les veines, donnant lieu à des suppurations ou à des phlébites :

1° **Suppurations. Phlegmons. Abcès.** — Ces suppurations peuvent se montrer dans différents points de l'économie, en marquant une préférence pour les séreuses (pleurésies, arthrites). Elles apparaissent alors que l'infection évolue depuis un certain temps, et leur apparition semble marquer une détente dans la gravité de l'état général. C'est en s'appuyant sur ce fait que Fochier avait eu l'idée de provoquer ces suppurations par des injections d'essence de térébenthine dans le tissu cellulaire (abcès de fixation); les résultats n'ont pas été très encourageants.

Ces suppurations tardives ne méritent pas un traitement spécial: les collections doivent être ouvertes, lavées et drainées. Il y a pourtant des inconvénients sérieux et des infections généralisées mortelles à redouter, en attaquant dans l'abdomen, par la laparotomie, les suppurations récentes (Pinard et Wallich), avant que la disparition de la fièvre, depuis un certain temps, donne la certitude que la collection purulente a subi un refroidissement et que sa virulence est atténuée.

2° **Phlegmatia alba dolens. Phlébite puerpérale.** — C'est une endophlébite microbienne accompagnée de formation de caillots (Widal) s'étendant plus ou moins loin dans l'arbre veineux (V. Phlegmatia alba dolens).

V. WALLICH.

PULMONAIRES (AFFECTIONS). — V. Poumon.

PULMONAIRE (ORIFICE). — Les lésions de l'orifice pulmonaire sont le plus souvent des malformations congénitales (V. Cœur, Maladies congénitales). Cependant l'orifice pulmonaire ne jouit pas d'une immunité absolue vis-à-vis de l'infection, et l'endartérite ou l'endocardite le déforment quelquefois. Constantin Paul d'une part, É. Barié d'autre part, ont donc pu réunir des observations de rétrécissement et d'insuffisance pulmonaires en nombre suffisant pour fixer différents points de l'histoire clinique de ces affections [V. Pulmonaire (Rétrécissement ou Insuffisance)].   *E. DE MASSARY.*

PULMONAIRE (INSUFFISANCE). — Le plus souvent, cette insuffisance est due à des lésions valvulaires, rétraction scléreuse ou scléro-athéromateuse des valvules; dans ces cas, l'insuffisance est fréquemment accompagnée de rétrécissement : beaucoup plus rarement, l'insuffisance résulte d'une dilatation de l'orifice pulmonaire en l'absence de toute lésion. Les conséquences anatomiques de l'insuffisance pulmonaire sont une hypertrophie ventriculaire droite, quelquefois une insuffisance tricuspidienne secondaire à une dilatation du cœur droit; enfin, une dilatation de l'artère pulmonaire.

Étiologie. — L'insuffisance par lésion n'est que le reliquat d'une ancienne endocardite ou d'une endartérite; l'infection et l'athérome en sont donc les principaux facteurs. Quant à l'insuffisance par dilatation, elle peut se montrer, quoique rarement, dans les cas où la tension se trouve augmentée dans la circulation pulmonaire.

Symptômes. — Le reflux du sang de l'artère pulmonaire dans le ventricule droit donne naissance à une vibration qui se traduit en clinique par un *souffle diastolique*, doux, aspiratif, siégeant le long du bord gauche du sternum, dans le deuxième espace intercostal. La vibration pathologique est généralement trop faible pour être perçue par la main, sous forme d'un frémissement cataire. Quand la lésion est complexe, au souffle diastolique de l'insuffisance s'ajoute le souffle systolique du rétrécissement. Enfin, comme corollaire, l'augmentation de la matité transversale indique l'hypertrophie ventriculaire droite, de même qu'une zone de matité anormale dans le deuxième espace intercostal gauche jointe quelquefois à des mouvements d'expansion dans cet endroit révèlent la dilatation de l'artère pulmonaire.

Le pouls reste régulier et petit.

Évolution. — D'une manière générale, l'insuffisance pulmonaire est mal tolérée et ne permet pas une survie prolongée. Les troubles dyspnéiques sont précoces : non seulement dyspnée d'effort, mais oppression au repos, enfin accès de suffocation, favorisés d'ailleurs par des complications bronchitiques ou pulmonaires fréquentes. Tous ces phénomènes gênent rapidement le fonctionnement du ventricule droit, ce qui hâte l'apparition de l'asystolie.

Diagnostic. — La distinction entre l'insuffisance pulmonaire et l'insuffisance aortique est difficile ; les souffles diastoliques qui caractérisent l'une et l'autre affection ont la même intensité et leurs sièges respectifs diffèrent peu ; mais, dans l'insuffisance pulmonaire sont absents les signes artériels, si caractéristiques, de l'insuffisance aortique.

Les souffles extra-cardiaques, péricardiques, pleuraux ou pulmonaires n'ont pas les mêmes caractères que le souffle de l'insuffisance pulmonaire ; enfin, ils sont variables et mobiles.

Traitement. — Il repose entièrement sur l'observation stricte des règles de l'hygiène du cardiaque, ce qui permettra d'éloigner l'échéance des accidents asystoliques.   *E. DE MASSARY.*

PULMONAIRE (RÉTRÉCISSEMENT). — Le siège de ce rétrécissement peut être variable : le plus fréquent est au niveau de l'appareil valvulaire ; épaissies, sclérosées, soudées les unes aux autres, les valvules ne s'accolent plus contre la paroi artérielle pendant le passage de l'ondée systolique et forment ainsi un barrage plus ou moins rigide au cours normal du sang ; les autres variétés de sténose pulmonaire siègent soit au niveau de l'infundibulum, transformé en un canal fibreux, soit sur le tronc même de l'artère pulmonaire.

Quelle que soit sa variété, le rétrécissement pulmonaire détermine des lésions secondaires du cœur et de l'artère pulmonaire. Le ventricule droit a évidemment un surcroît de travail, il se dilate quelquefois, en tout cas s'hypertrophie toujours ; l'oreillette ne se modifie que lorsque la valvule tricuspide a cédé ; enfin, le cœur gauche, recevant une moins grande quantité de sang, subit une atrophie relative.

Quant à l'artère pulmonaire, loin de se rétracter, comme on pourrait le

croire, elle se dilate, fait paradoxal qui ne peut s'expliquer que par la coexistence d'une endartérite, à moins que la stase due à la faiblesse de l'ondée
systolique ne suffise à produire la perte de la contractilité et de l'élasticité
du vaisseau (C. Paul).

Étiologie. — Le rétrécissement pulmonaire est certainement le résultat
d'une endocardite, quoiqu'il soit souvent difficile de trouver, dans les antécédents du malade, une infection et le rhumatisme en particulier ; on a
donc invoqué, dans certains cas, d'autres facteurs moins précis : la puerpéralité, le traumatisme, l'alcoolisme, la syphilis, etc.

Symptômes. — C'est la difficulté éprouvée par le sang à passer du ventricule droit dans l'artère pulmonaire qui constitue toute la maladie ; cette
difficulté se traduit par une vibration se percevant par la palpation et par
l'auscultation au niveau où l'artère pulmonaire dilatée vient se mettre en
contact avec la paroi thoracique, c'est-à-dire dans la partie la plus interne
du deuxième espace intercostal gauche. A ce niveau existent : 1º un *frémissement cataire systolique*, quelquefois très intense ; 2º un *souffle systolique*,
généralement rude, râpeux, superficiel ; ce souffle est prolongé, couvrant le
premier bruit du cœur et se continuant pendant le petit silence.

Comme signe indirect du rétrécissement pulmonaire, on constate une
hypertrophie ventriculaire droite, caractérisée par une matité transversale
supérieure à la normale et quelquefois, mais plus difficilement appréciable,
une dilatation de l'artère pulmonaire avec augmentation de la matité projetée par les gros vaisseaux de la base au niveau du manubrium et du
deuxième espace intercostal gauche.

La circulation générale est peu troublée par le rétrécissement pulmonaire,
ce qui explique l'absence de troubles fonctionnels importants et la persistance d'un pouls normal.

Évolution. — Ce n'est que lorsque faiblit le ventricule droit, que la valvule tricuspide peut devenir insuffisante et l'asystolie apparaître ; mais ce
n'est généralement pas ainsi que meurent les malades atteints de rétrécissement pulmonaire : ils sont enlevés par la tuberculose pulmonaire, tuberculose lente, mais à poussées successives (C. Paul).

Diagnostic. — Basé entièrement sur la constatation du souffle systolique de l'artère pulmonaire et confirmé par la coexistence d'une hypertrophie ventriculaire droite, ce diagnostic est en général facile : le souffle
systolique du rétrécissement aortique n'a pas le même siège ; les souffles
anorganiques, extra-cardiaques n'ont pas les mêmes caractères de moment,
de siège, d'intensité.

Traitement. — Purement hygiénique, il doit surtout permettre au
malade d'éviter la tuberculose qui le menace.   *E. DE MASSARY.*

PUNAISE. — V. DERMATOZOAIRES.

PUNAISIE. — V. OZÈNE.

PUPILLE (SÉMÉIOLOGIE). — La pupille se rétrécit sous l'influence de la lumière ;
elle s'élargit lorsque l'éclairage diminue. C'est le *réflexe lumineux*. Ce
réflexe varie suivant l'intensité du foyer lumineux.

L'excitation part de la rétine, suit la voie centripète (faisceau pupillaire du nerf optique pour aller actionner le centre photomoteur). Là, l'excitation se réfléchit, suit la voie centrifuge (fibres pupillaires de la IIIe p.) et aboutit au ganglion ciliaire. De là les filets moteurs se rendent à l'iris.

L'accord n'est pas fait sur le siège du centre photomoteur. Si la moelle a été trouvée altérée dans certains cas, elle était indemne dans d'autres, et d'autre part les lésions nucléaires sont inconstantes. Von Monakow et Bernheimer nient que ce siège soit au niveau du ganglion de l'habenula, ainsi que le soutient Mendel.

Suivant la loi de Wernicke, il semble bien que le réflexe doive avoir son centre à la base du cerveau, vers les tubercules quadrijumeaux. D'après Wernicke, en effet, si une lésion siège sur les fibres pupillaires au delà des tubercules quadrijumeaux, l'arc réflexe est intact; le réflexe lumineux fera défaut si la lésion est en avant de ces tubercules. La voie centrifuge partirait donc des tubercules quadrijumeaux, pour venir faire une première étape dans le noyau d'origine de la IIIe p. et une seconde étape dans le ganglion ciliaire. Les examens anatomo-pathologiques de Marina ont à ce sujet une grande valeur.

Cet auteur a récemment (1901) fait les constatations suivantes : dans tous les cas de tabes, de paralysie générale avec perte du réflexe lumineux qu'il a examinés, le ganglion et les nerfs ciliaires étaient altérés; et les altérations faisaient défaut lorsque le réflexe lumineux était normal. Bien plus, la lésion était unilatérale lorsque le réflexe faisait défaut d'un seul côté. Et dans tous les cas les noyaux de l'oculomoteur étaient intacts.

Mais de toute façon l'abolition du réflexe lumineux n'est pas due à une lésion primitive des fibres optiques ou de la rétine, car ce réflexe peut aussi bien exister avec ou sans lésion du nerf optique et de la rétine.

Valeur séméiologique. — Dans le cas de suppression de réflexe lumineux par l'atropine il y a, en outre, dilatation. L'iritis s'accompagne d'autres symptômes : douleurs, hypérémie bulbaire, synéchies, troubles de transparence des milieux oculaires, diminution de l'acuité visuelle.

Babinski considère l'abolition du réflexe lumineux comme un stigmate de syphilis acquise ou héréditaire. C'est, en effet, un signe fréquent, mais je ne le crois pas un signe *certain* de syphilis.

En dehors de toute complication méningitique on a constaté le défaut de réaction des pupilles à la lumière chez des pneumoniques. On peut dans ces cas émettre l'hypothèse d'une intoxication.

Chez les personnes âgées la pupille est souvent très étroite et le réflexe lumineux faible.

L'absence du réflexe lumineux est fréquente dans le tabes et la paralysie générale [V. Tabes et paralysie générale (Lésions oculaires)].

Le réflexe lumineux est dit *consensuel* lorsqu'il se produit sur un œil non éclairé alors que l'autre œil seul est soumis à l'influence de la lumière. Ce phénomène est dû à la division de la voie sensitive au niveau du chiasma. Aussi une lésion venant à interrompre ce cercle, le réflexe consensuel disparaît.

La lumière produit parfois une réaction inverse sur l'iris; la pupille au lieu de se rétrécir, s'agrandit, c'est le *réflexe lumineux paradoxal*. On observe la dilatation pupillaire sans rétrécissement préalable ou consécutive au rétrécissement, ou encore le rétrécissement de la pupille sans dilatation préalable. Le réflexe lumineux paradoxal a été noté dans les traumatismes cérébraux graves, la méningite tuberculeuse, la syphilis cérébrale, la démence paralytique, le tabes et l'atrophie optique.

Réaction hémiopique de Wernicke (V. HÉMIANOPSIE).

Réaction à l'accommodation. — Dans la vision rapprochée, sous l'influence de l'accommodation et de la convergence, qui sont deux fonctions synergiques, la pupille se rétrécit. Ce mouvement de l'iris n'est pas un réflexe, mais un acte volontaire et par conséquent d'origine corticale, et il n'est pas besoin pour le provoquer de l'excitation du centre visuel, puisqu'il existe dans la cécité, et aussi dans l'obscurité lorsqu'on regarde alternativement de loin et de près sans distinguer aucun objet. Le centre cortical de cette réaction serait le même que celui qui, actionné par le psychisme et à l'exclusion des réflexes optiques ou généraux, détermine la dilatation pupillaire par émotions et impressions. C'est le centre des *réflexes idéomoteurs* (Roubinovitch, Exner), *réflexe cortical de Maab* qui explique le rétrécissement pupillaire à la pensée d'un objet lumineux dans le champ visuel ou la dilatation à la pensée d'un objet sombre (Piltz).

Comme pour le réflexe lumineux, on a observé une *réaction paradoxale à l'accommodation*, c'est-à-dire le rétrécissement pupillaire pour la vision des objets éloignés (Vysin).

La suppression de la réaction accommodative est le signe d'un trouble dans la voie centrifuge pupillaire. Il peut y avoir simplement paresse pupillaire à l'accommodation et à la convergence. Strasburger a observé cette paresse dans la sclérose en plaques, et l'hérédo-syphilis.

L'inégalité pupillaire existe dans les cas de mydriase ou de myosis d'un œil, mais on comprend plutôt sous ce mot les cas d'inégalité sans mydriase et sans myosis permanents. On l'observe dans le tabes, la paralysie générale (v. c. m.), la sclérose en plaques, la neurasthénie, les états méningés, la maladie de Basedow, les maladies du poumon et de la plèvre, du foie et relevant dans ces cas d'un désordre du sympathique. Cette inégalité peut être transitoire et alternante, ce qui tendrait à prouver l'existence d'activités automatiques et distinctes de l'iris ou d'une innervation périphérique.

La valeur séméiologique de l'inégalité pupillaire n'est pas grande puisqu'on la rencontre en dehors de la syphilis, du tabes et de la paralysie générale et qu'elle peut être le signe de toutes les affections qui seront susceptibles de créer une lésion dans les centres de l'innervation pupillaire, et les affections organiques du système nerveux. Si les pupilles se contractent bien à la lumière et à l'accommodation, l'inégalité n'a pas grande importance. Elle peut encore reconnaître pour cause une réfraction dissemblable des deux yeux, une asymétrie faciale, l'hétérochromie de l'iris, des taies, des adhérences, et cette dernière notion étiologique est importante à retenir afin de ne pas considérer cette inégalité comme un signe constant d'affection cérébrale.

Sous le nom de **réaction pupillaire aux toxiques**, Toulouse et Vurpas ont étudié les caractères des variations du diamètre pupillaire sous l'influence des instillations de l'ésérine et de l'atropine. Cette réaction a une certaine valeur séméiologique dans la paralysie générale (v. c. m.).

La **déformation pupillaire** a une signification importante dans la syphilis, le tabes (v. c. m.), l'alcoolisme. Elle est consécutive parfois à d'anciennes iritis avec ou sans synéchies.

L'**immobilité pupillaire** caractérisée par l'absence de réflexe lumineux et de réaction accommodative est un signe de grande valeur dans la syphilis acquise ou héréditaire.

Réflexe de Gifford. Contraction de la pupille provoquée par un grand effort pour fermer les paupières pendant qu'on les tient écartées. Cette réaction est rapide. On l'observe surtout chez les sujets qui ont des troubles pupillaires; mais il peut coïncider avec un réflexe lumineux normal.

Réflexe de Westphal-Piltz. Contraction des pupilles provoquée par l'occlusion énergique des paupières. Chez un sujet privé du réflexe lumineux (tabes, paralysie générale), la contraction pupillaire qui accompagne la contraction orbiculaire l'emporte sur la dilatation réflexe qui devrait se produire chez un sujet sain lorsqu'il ouvre les yeux.

Troubles pupillaires par lésions de la voie sensitive. Les lésions graves du nerf optique, des membranes profondes (choroïde, rétine) et en général des lésions oculaires qui détruisent ou abaissent l'acuité visuelle dans de grandes proportions s'accompagnent de la suppression des mouvements pupillaires. Les lésions localisées à une bandelette optique déterminent l'hémianopsie avec réaction pupillaire hémiopique,

Troubles pupillaires par lésions des centres de réflexion ou des anastomoses entre la voie sensitive et la voie centrifuge. Les voies sensitive et centrifuge sont normales. Le réflexe lumineux est aboli ; les pupilles se contractent dans la vision rapprochée ; il y a, en outre, rétrécissement pupillaire. C'est le **signe d'Argyll Robertson.** Ce signe n'apparaît pas toujours d'emblée et le réflexe lumineux peut diminuer progressivement; il est presque toujours précédé par la déformation, l'irrégularité pupillaire. Il a été constaté par intermittence, apparaissant avec les crises gastriques et disparaissant avec elles. Presque toujours bilatéral. Le signe de Roberston unilatéral a été constaté plusieurs fois dans le tabes. Dans un cas de de Lapersonne et Cantonnet il coexistait du même côté avec un syndrome oculo-sympathique incomplet.

Le signe de Robertson est fréquent dans le tabes et la paralysie générale (v. c. m.). Dans cette dernière affection il se complique habituellement de l'abolition de l'action à la convergence et à l'accommodation. Lié le plus souvent à une affection de nature syphilitique, il s'accompagne presque toujours de lymphocytose rachidienne. Gestan l'a trouvé dans 4 cas de méningo-myélite syphilitique (variété spasmodique de la paraplégie syphilitique du type Erb), alors que cette affection se complique ordinairement de myosis unilatéral avec rétrécissement de la fente palpébrale par lésion de la 8e racine cervicale d'où partent les filets du grand sympathique se rendant à la pupille.

Il a été signalé en outre, dans la syringomyélie unilatérale (Dejerine et

Mirallié), la sclérose en plaques (Uhthoff), l'atrophie musculaire progressive (Michel), l'atrophie musculaire du type Charcot-Marie (P. Marie, Raymond, Dejerine), la poliomyélite chronique (Dejerine), l'intoxication par le sulfure de carbone (Uhthoff). Et même, d'après P. Marie, il suffirait que la circulation lymphatique de la moelle soit troublée pour qu'il apparaisse.

Dans le cas de coïncidence de troubles pupillaires (signe de Robertson et d'anévrisme de l'aorte (syndrome de Babinski), chez des malades ayant en outre des signes tabétiques, on attribuera ces troubles pupillaires au tabes et non à une altération directe du sympathique par lésion de l'aorte. Les observations cliniques de Babinski, concordant avec d'autres de Vaquez et Dufour, ont apporté l'appoint d'un examen anatomo-pathologique. Dans une observation de Merklen et Pouliot, l'anévrisme de l'aorte d'origine traumatique était accompagné de signe de Robertson avec myosis, sans autre symptôme tabétique. Cette observation démontre que dans des cas analogues, le diagnostic étiologique de syphilis ne doit pas être admis sans réserve, à moins de soutenir que la diathèse syphilitique a laissé au traumatisme un rôle simplement occasionnel.

Altérations pupillaires par lésions sur la voie motrice.

Les mouvements du muscle constricteur de la pupille qui sont sous la dépendance de la 5ᵉ paire seront compromis par des lésions situées sur la voie motrice depuis les centres nucléaires jusqu'aux nerfs ciliaires, comme les mouvements du muscle dilatateur seront eux-mêmes compromis par des lésions situées sur le trajet du sympathique cervical ou au niveau de ses noyaux d'origine.

Lorsque le siège de la lésion est nucléaire, les deux noyaux ciliaire (accommodation) et irien (sphincter), peuvent être atteints isolément, mais c'est exceptionnel et le plus souvent on observe une ophtalmoplégie interne, uni ou bilatérale.

L'excitation du grand sympathique donne lieu à une dilatation pupillaire (mydriase spasmodique), par excitation du muscle dilatateur et contraction des vaisseaux iriens par excitation des vaisseaux vaso-moteurs. Et, à l'élargissement de la pupille se joint l'élargissement de la fente palpébrale avec de l'exophtalmie, c'est le *syndrome de Basedow*.

La paralysie du grand sympathique détermine la contraction pupillaire par paralysie du muscle dilatateur et dilatation des vaisseaux iriens par paralysie des vaso-moteurs. Il y a myosis paralytique. Et, si ce myosis s'accompagne de diminution de la fente palpébrale avec rétraction du globe oculaire, on aura le *syndrome oculo-pupillaire* que produit la destruction des filets irido-dilatateurs du sympathique passant par les rameaux communicants du premier nerf dorsal (Mme Dejerine-Klumpke). Ce syndrome est caractéristique de la paralysie radiculaire du plexus brachial du type inférieur et fait défaut dans le type supérieur.

Les lésions qui agissent sur les origines centrales ou les rameaux communicants du sympathique sont des anévrismes, des tumeurs, une méningite rachidienne cervicale, une myélite diffuse aiguë cervicale, le mal de Pott cervical.

Les opérations pratiquées sur le grand sympathique cervical dans un but thérapeutique (épilepsie, goitre exophtalmique, glaucome) peuvent donner lieu également au syndrome oculo-pupillaire.

Le myosis paralytique par destruction du centre cilio-spinal ou des fibres qui en émanent, peut reconnaître pour cause des traumatismes de la région cervicale de la moelle ou la syringomyélie.

La dilatation pupillaire consécutive à l'irritation de la peau et aux impressions douloureuses, paraît due au sympathique, car une fois le sympathique coupé, les irritations cutanées ne provoquent plus la dilatation réflexe.

Dans certains cas, le centre cilio-spinal agit non plus en vertu d'une excitation médullaire, mais bien par inhibition cérébrale, le cerveau ne contre-balançant plus l'action de la moelle (idée fixe, extase).

La dilatation pupillaire est encore le fait de la syncope, des émotions déprimantes, de la peur, de la fatigue, du coït et de la masturbation.

Myosis. — A l'état normal la pupille mesure environ 5 millimètres de diamètre. Elle est plus petite chez le vieillard que chez le jeune sujet. Au-dessous de 1,5 à 2 millimètres on dit qu'il y a myosis. La contraction de l'iris est persistante, uni ou bilatérale. Le myosis est dit paralytique, lorsqu'il est dû à la paralysie du sympathique (paralysie du muscle dilatateur): il est de nature spasmodique lorsque l'excitation de la 5ᵉ paire détermine la contraction du sphincter.

En dehors du myosis qui accompagne parfois une conjonctivite ou une kératite (myosis spasmodique dû aux phénomènes inflammatoires ou peut-être myosis paralytique par paralysie du sympathique) et du myosis provoqué par l'opium, l'ésérine et la pilocarpine, on observe le resserrement de la pupille dans le tabes (v. c. m.), les tumeurs du médiastin qui compriment le sympathique, les néoplasies œsophagiennes (*syndrome oculo-pupillaire*), dans la syphilis acquise et héréditaire, et dans ce dernier cas, il est presque toujours associé à la perte du réflexe lumineux. Jacquet, comme Pincus et Plattner, a constaté le myosis dans certaines pelades unilatérales et l'attribue à une irritation dans la sphère du trijumeau. Vincent l'a observé dans l'angine plegmoneuse, et pense à une excitation douloureuse transmise par les nerfs palatins (IIIᵉ paire), jusqu'au ganglion de Meckel (IIIᵉ paire), qui par voie réflexe déterminerait la contraction spasmodique de l'iris du même côté.

Dans la pneumonie, dans les lésions tuberculeuses du sommet (Rampoldi, Souques), la pleurésie, les angines, la colique hépatique et en général dans les affections aiguës localisées à un côté du corps on observe des troubles pupillaires (resserrement ou dilatation), dus à l'action frénatrice ou excitatrice du sympathique cervical. Ces troubles pupillaires sont fréquemment associés à la rougeur de la pommette correspondante. Ce sont des symptômes connexes qui indiquent un trouble vaso-moteur relevant de cette action du grand sympathique.

Le myosis a été signalé par Debove dans la tachycardie essentielle paroxystique de Bouveret.

Mydriase. — La dilatation pupillaire persistante uni ou bilatérale est produite, soit par paralysie du moteur oculaire commun (mydriase paralytique), soit par excitation du sympathique (mydriase spasmodique).

Sont susceptibles de la produire toutes les lésions situées sur le trajet de
la IIIᵉ paire et l'atropine.

La mydriase spasmodique relève de toute cause d'excitation du grand
sympathique; elle s'observe dans le goitre, dans l'hystérie (v. c. m.) et dans
les troubles utérins. Parmi ces derniers, j'appelle l'attention sur le commencement de la grossesse. Chez une femme jeune, bien portante et dont
les dernières règles ont fait défaut, on devra y penser. Il m'est arrivé plusieurs fois de faire ce diagnostic. C'est donc un signe important du début
de la grossesse qui n'a pas été décrit jusqu'à présent, je crois.

Le pronostic de la mydriase est grave, excepté lorsqu'il s'agit d'accidents hystériques ou de la grossesse. Généralement, les sujets atteints de
mydriase unilatérale persistante succombent au bout de quelques années à
une affection cérébro-spinale.

On désigne sous le nom d'**hippus** des mouvements iriens de contraction
et de dilatation alternatives. Ces mouvements sont rapides, donnent une
variation pupillaire incessante, ne sont pas modifiés par la lumière, cessent
pendant le sommeil ou l'anesthésie chloroformique. Associé ou non au
nystagmus, on l'observe dans la sclérose en plaques, l'hystéro-épilepsie, le
mal de Cheyne-Stokes, exceptionnellement dans le tabes.

L'iris prend appui sur le cristallin; dès que cet appui vient à manquer,
soit à la suite de luxation, d'extraction du cristallin ou de réduction de
volume de cette lentille, l'iris tremblote au moindre mouvement du globe
oculaire, il y a **iridodonésis** (ὀονέομαι, je tremble). C'est un tremblotement
pathologique. Chez les sujets âgés ou atteints de myopie forte, on peut
observer un léger tremblement de l'iris.   *PÉCHIN.*

<u>**PURGATIVE (MÉDICATION)**</u>. — Nous prendrons le titre « médication purga-
tive » dans une acception très large, et passerons en revue les diverses
méthodes d'exonération de l'intestin. — L'étude des médicaments purgatifs
ou laxatifs et de leurs adjuvants pourrait être presque indéfiniment étendue
si l'on voulait être rigoureusement complet. Cet effort serait non seulement
inutile, mais dangereux. Nous sommes entrés en effet dans une de ces
périodes de l'évolution thérapeutique où l'on s'efforce de restreindre l'emploi empirique des drogues et de substituer à cet empirisme souvent grossier une conception plus rationnelle des indications et des agents thérapeutiques. Plus qu'autrefois, et de plus en plus chaque jour, on voit se
restreindre l'abus effréné des purgatifs, la phobie de la constipation, et tout
à la fois se préciser le traitement de celle-ci, et diminuer le nombre des
médicaments jusqu'alors d'un usage courant.

Les médications laxative et purgative ont pour but soit d'exonérer simplement l'intestin des résidus digestifs normaux qui y demeurent accumulés, soit de provoquer l'évacuation de produits toxiques, soit de déterminer un flux biliaire. On peut également se proposer d'obtenir des effets
dépuratifs, dérivatifs ou antiseptiques, soit généraux, soit locaux. Ce
sont là des indications fort diverses, et qui devraient être fort précises.

Sans doute, les exonérateurs de l'intestin se divisent en 2 groupes, les
laxatifs capables seulement d'amener l'exonération quotidienne d'un intestin

paresseux, les *purgatifs*, destinés à provoquer, outre l'évacuation intestinale, un effet thérapeutique étendu. Malheureusement, ces divisions sédui-
santes valent peu de chose à l'usage; la plupart des médicaments sont
laxatifs ou purgatifs selon la dose, ce qui importerait peu, et très fréquemment selon l'individu, ce qui importe bien davantage. Enfin, un grand
nombre de personnes ont pris l'habitude d'absorber, à dose largement purgative, certains médicaments et cela soit par l'effet d'une précaution théorique inspirée de notions d'hygiène surannée, soit pour traiter une constipation habituelle.

La purgation est donc très fréquemment inutile, notion que très brillam-
ment a, dans une brochure récente, vulgarisée Burlureaux. Elle est notamment inutile, contrairement à une croyance profondément enracinée dans le
public, chez ces malades à langue blanche, que A. Mathieu a depuis longtemps montrée caractéristique de la restriction alimentaire. Ce qui nettoie
la langue de ces inanitiés et en fait disparaître la saburre, ce ne sont point
les purgations réitérées, tout au contraire; mais c'est une reprise graduelle
et bien conduite de l'alimentation. Il est également absurde, sauf indication
sérieuse, de purger systématiquement les enfants aussi bien d'ailleurs que
les adultes. De même est inutile sinon dangereuse la purgation des convalescents et des opérés. Bien plus, la purgation est parfois dangereuse :
exagérée, elle affaiblit considérablement le malade, peut être le point de
départ de crises d'asthénie profonde, fatigue l'estomac, irrite l'intestin et
détermine, bien qu'un peu moins fréquemment que l'usage effréné des lavements, la colite muqueuse et membraneuse.

Il faut donc savoir attendre, sinon s'abstenir, dans les cas légers de
constipation passagère, dans les maladies aiguës, chez les malades qui
souffrent (les états douloureux s'accompagnent généralement de constipation), chez les opérés. Quant aux indications particulières des *laxatifs* ou
mieux des doses laxatives, ce sont la constipation habituelle, les affections
cardiaques ou hépatiques. Les *purgatifs* sont employés dans une foule d'affections : citons en première ligne, quelque paradoxal que cela puisse
paraître à première vue, les diarrhées chroniques, les entérites infectieuses,
les intoxications générales ou locales. On les emploie également dans les
hydropisies d'origine cardiaque, surtout pour faciliter l'action thérapeutique de la digitale. On sera très réservé dans leur emploi chez les anémiques, les névropathes, les convalescents, les débilités, dans les états de
grossesse, toutes les fois qu'il existera de la congestion des organes pelviens,
notamment chez la femme, chez les hémorroïdaires, dans les affections de
la vessie. On se rappellera toujours qu'il peut y avoir de l'intolérance, se
manifestant soit par de la colite muqueuse et même hémorragique, soit par
de l'asthénie. — On voudra bien voir dans cette étude, ainsi que nous
l'avons déjà fait observer pour l'article « lavement » le reflet de l'enseignement de mon maître, A. Mathieu.

THÉRAPEUTIQUE GÉNÉRALE. — Le cadre de cet article nous force à
laisser de côté l'étude spéciale des agents thérapeutiques selon la maladie
proposée. Nous renvoyons donc pour la précision de tels groupements aux

articles Constipation, Diarrhée, Entérites, Asystolie, Foie (Maladie du), etc.
Qu'il nous suffise actuellement de remarquer que les méthodes générales
exposées ici visent avant tout le traitement de la constipation habituelle.

Psychothérapie. — Avant d'indiquer au constipé ce qu'il doit faire, il
convient tout particulièrement de le mettre en garde contre ce qu'il ne
doit pas faire. A ce sujet, remarquons que fort souvent l'on se trouve en
présence de phobiques, d'obsédés chez lesquels le souci de la selle quotidienne est une véritable hantise, et qui ne cessent de puiser dans l'arsenal
que l'ingéniosité des réclames met chaque jour, plus divers et plus encombrant, à leur disposition. A tel qui se croit perdu s'il n'obtient de selle
qu'un jour sur deux, il sied d'apprendre que l'organisme souffre davantage
d'un excès de zèle thérapeutique que d'une insignifiante rétention stercorale. Ce n'est pas à dire à coup sûr l'inutilité de toute thérapeutique exoné-
ratrice, mais il convient en général de restreindre les angoisses et les
efforts du patient. Nous avons vu des malades qui en étaient arrivés à
prendre chaque jour, régulièrement, 30 grammes d'huile de ricin ; d'autres
employaient concurremment agar-agar, phénol-phtaléine, cascara ; d'autres
faisaient un usage effréné de rhubarbe et d'aloès. Beaucoup associent d'ailleurs laxatifs et lavements ; et nous avons déjà signalé (V. Lavement) l'abus
qui a été fait de ces derniers depuis une dizaine d'années. C'est ainsi que
nous avons vu récemment deux femmes qui prenaient l'une, tous les soirs
très régulièrement, un lavement de 1 litre 1/2 d'eau, qu'elle gardait, puis
une demi heure après, un lavement d'un demi-litre d'huile pure, — l'autre
chaque matin, un lavement de 200 c. c. environ de glycérine pure, fort
douloureux et fort pénible à garder d'ailleurs, avouait-elle.

Le médecin s'attachera donc à détruire les préjugés, à chasser les obsessions. Nous ne pensons pas que l'emploi de l'hypnose (Burlureaux) puisse
être jamais recommandable, et la suggestion à l'état de veille sera sinon
toujours efficace, du moins toujours facile à essayer. — On se souviendra
également que les angoisses morales comme les souffrances physiques
troublent le fonctionnement normal de l'intestin, et l'on s'efforcera d'atténuer
les unes et les autres. Enfin, et l'on sait toute l'importance de ce conseil, on
recommandera au malade de se présenter à la selle, régulièrement, chaque
matin, en sachant prolonger utilement la durée de son attente. Beaucoup
de constipations légères sont grandement améliorées par le simple effet de
cette discipline rigoureuse.

Hygiène et physiothérapie. — Prescrire le repos aux surmenés, l'exercice aux sédentaires est facile et cependant de la plus grande utilité. Plus
complexes sont les indications diététiques : le *régime* joue en effet un grand
rôle dans le traitement de la constipation, et nous ne pouvons point, dans
une étude pratique des méthodes exonératrices de l'intestin, passer sous
silence d'aussi précieuses indications. Il convient de savoir que certains
régimes sont, pour parler comme le public non médical, particulièrement
« échauffants ». Nous citerons à ce point de vue le régime lacté, du moins
chez la plupart des individus et surtout à la longue, les régimes riches en
viande, le régime sec, les régimes réduits. La suralimentation peut, d'ailleurs,
au même titre que l'inanition, provoquer de la constipation.

Les changements de régime sont fort utiles chez les constipés, cela est particulièrement net chez le nourrisson, spécialement au cours de la deuxième année, où l'usage trop prolongé du lait, trop exclusif des laitages et des œufs, entraîne souvent de la rétention stercorale. Aussi, d'une façon très générale, lutte-t-on efficacement contre la constipation dans l'enfance en coupant le lait avec de l'eau lactosée ou de l'eau d'orge, en recommandant l'usage des jus de viandes, des jus de fruits et de la purée de pommes de terres, ou des fruits cuits et des légumes verts, selon l'âge. — Chez l'adulte, on évitera l'abus de la viande, l'usage du thé, du café, l'absorption de pâtisseries et de sucreries, ainsi que du chocolat, du cacao, des truffes, des mets épicés, du champagne, des boissons alcooliques en général, et des vins rouges chargés de tannin. Les viandes grillées, les œufs, les laitages seront autorisés en petite quantité seulement.

Chez les constipés avec atonie intestinale on recommandera les légumes verts, les fruits cuits ou non, à l'exception des nèfles, des myrtiles et de la gelée de coings, qui sont astringents, les salades cuites, une certaine quantité de beurre et de graisses, le pain complet, accessoirement le lait caillé, le kéfir n° 1. On boira du vin blanc étendu, du jus de raisin sous forme de vins non fermentés. — Dans la constipation avec spasme intestinal, on évitera au contraire les légumes donnant un déchet cellulosique important, comme les salades, les épinards, les carottes. En revanche seront prescrits les viandes grillées, les farineux, les pâtes et même le riz ; pas d'œufs ; boire en mangeant des infusions chaudes.

On sera en général très modéré dans l'utilisation de l'*hydrothérapie*. Les procédés violents sont inutiles ou dangereux. Les effets sédatifs de l'eau seront les plus maniables et les moins incertains. On donnera soit des bains tièdes plus ou moins prolongés, soit des douches tièdes. Le drap mouillé convient au contraire à certains atoniques ; les applications locales, froides ou chaudes agissent, tantôt sur l'atonie, tantôt sur le spasme de l'intestin. On prescrira ces applications de préférence le soir, le malade devant s'endormir l'abdomen recouvert de compresses humides protégées par une toile imperméable, compresses qu'il gardera pendant la nuit.

Le *massage* doit être très doux, très léger, et surtout ne jamais provoquer la moindre sensation douloureuse ; c'est dire que l'existence du spasme lui est une formelle contre-indication. On pratiquera l'effleurage et des vibrations modérées. On pourra également obtenir, toujours chez les atoniques, quelques bons résultats de la *gymnastique abdominale*, soit par des mouvements actifs, soit par des mouvements passifs du tronc et des muscles abdominaux. Enfin, chez les ptosés, il suffit parfois de relever le paquet intestinal par une *sangle abdominale* pour voir disparaître la constipation. Les malades devront garder leur ceinture pour aller à la selle : rappelons à ce propos que la position accroupie facilite beaucoup l'exonération intestinale.

De même que pour l'hydrothérapie, les applications d'*électricité* demandent à être contrôlées et suivies de près. S'il existe surtout de l'atonie, une des méthodes les plus efficaces semble être la franklinisation herzienne de Barbier avec excitation intra-rectale directe. Au contraire, les procédés les

plus doux conviennent seuls aux constipations spasmodiques, et l'on utilisera
soit le courant constant galvanique ascendant, soit le courant sinusoïdal,
soit la galvanisation selon la méthode de Doumer, soit enfin la galvano-
faradisation de Delherm. Ajoutons enfin qu'aux malades dont nous nous
occupons conviennent surtout les *climats* secs, d'altitude moyenne.

THÉRAPEUTIQUE MÉDICAMENTEUSE. — Nous avons vu que certains
moyens très simples, tels que l'ingestion d'un grand verre d'eau à jeun, la
régularité méthodique dans l'effort, suffisaient parfois à provoquer la selle.
Il ne saurait en être ainsi dans un très grand nombre de cas, et l'on doit
recourir à des effets médicamenteux plus actifs. Préjugeant toutefois de ce
que nous aurons l'occasion de répéter par la suite, nous rappellerons que
notre arsenal thérapeutique tend aujourd'hui considérablement à se
restreindre et que l'on doit à l'heure actuelle employer à peu près exclusivement les lavements aqueux simples ou huileux, les laxatifs salins, l'huile
de ricin, les laxatifs mécaniques enfin dont le plus récent et le meilleur est
l'agar-agar. L'aloès, la coloquinte et tant d'autres doivent être définitivement
écartés désormais.

Lavements. Médication externe et sous-cutanée. — Nous renvoyons
pour les *lavements* à l'article spécial que nous leur avons consacré. Quant à
la *médication externe* et *sous-cutanée*, ses applications sont restreintes et
d'une importance pratique absolument nulle. Signalons seulement, à titre
documentaire, que la teinture de coloquinte en badigeonnages, l'aloès et le
sulfate de soude en injections hypodermiques ont un effet purgatif.

Purgatifs médicamenteux. — Nous étudierons successivement les *laxatifs*, de beaucoup les plus importants, et les *purgatifs*, dont l'emploi purement empirique va se restreignant, mais dont on cherche à préciser les
indications basées sur des données scientifiques réelles.

Laxatifs. — Nous avons suffisamment insisté, à diverses reprises, sur
les erreurs hier encore en cours au sujet du traitement de la constipation
habituelle. On a surtout péché par excès des doses utilisées et par emploi
de médicaments irritants. Actuellement, on saura que les doses employées
doivent être très faibles, juste suffisantes pour obtenir une selle moulée,
point trop dure. Le conseil de changer fréquemment de médicament était
bon surtout pour qui employait concurremment séné, bourdaine, cascara,
rhubarbe, aloès. Actuellement, si l'on veut bien suivre les indications que
nous précisons ici, on reconnaîtra que l'emploi prolongé de faibles doses
d'huile de ricin ou de sulfate de soude n'entraîne ni intolérance intestinale,
ni épuisement de l'action thérapeutique.

Laxatifs salins. — Le *sulfate de soude* est le laxatif par excellence de la
constipation, surtout de la constipation atonique; il est le premier à prescrire, l'huile de ricin venant en seconde ligne seulement. Il a sur celle-ci
l'avantage que tous l'acceptent; il n'exagère jamais un état nauséeux
préexistant. L'irritation qu'il provoque est minime; c'est le laxatif de
choix chez les hyperchlorhydriques, par exemple. La grossesse enfin n'est
nullement une contre-indication à son emploi. — La dose est de 1 à 6 gr.
au maximum. On peut le prescrire en solution, soit dans l'eau simple, soit

dans l'eau de Vichy, seul ou associé au bicarbonate de soude, au phosphate de soude, au chlorure de sodium, plus rarement à la magnésie. On peut prescrire des doses croissantes ou des doses décroissantes. Le seul point important est d'administrer ce médicament dilué dans une certaine quantité d'eau. On peut également prescrire des eaux minérales naturellement laxatives ; nous les étudierons plus loin. — Signalons que l'on peut masquer la saveur saline des solutions sulfatées sodiques par addition d'un peu de jus de citron. Il faut savoir également que les matières peuvent être fétides par formation d'hydrogène sulfuré.

Voici quelques façons recommandables de prescrire le sulfate de soude :

Sulfate de soude. . . . . 50 grammes.

Chaque matin dans un demi-verre d'eau de Vichy-Hôpital tiédi au bain-marie, ou dans les deux tiers d'un verre d'eau ordinaire également tiédie, prendre de une demi à deux cuillerées à café rasées au couteau de sulfate de soude : ne prendre que la quantité juste nécessaire pour obtenir une selle molle.

Sulfate de soude . . . . 40 grammes.
Eau . . . . 500 c. c.

1 à 4 cuillerées à café le matin à jeun dans trois quarts de verre d'eau tiède.

Sulfate de soude . . . .)
Phosphate de soude . . . . } āā 5 grammes.
Bicarbonate de soude . . . .)

Pour 1 paquet; faire fondre un de ces paquets dans 1 litre d'eau, dans une bouteille d'eau d'Évian par exemple. Boire un verre à jeun de cette solution. Cette formule est recommandable chez les hyperchlorhydriques.

Sulfate de soude. . . . . 5 grammes.
Sulfate de magnésie. 10 —
Eau . . . . 1 litre.

Prendre chaque matin, dans deux tiers de verre d'eau tiède, 1 à 4 cuillerées à soupe de cette solution.

Il convient de renoncer à l'emploi de la *magnésie calcinée*, irritante, et de lui substituer, le cas échéant, la *magnésie hydratée* (dose laxative : 1 à 4 gr.) délayée dans une certaine quantité d'eau. Mais l'emploi de ces substances, ainsi que celui de la *crème de tartre* (tartrate borico-potassique) jadis médicament par excellence de la constipation habituelle tend à tomber en désuétude. Rappelons simplement que l'effet des sels de magnésie précités est parfois assez tardif.

Le *sulfate de magnésie* peut s'employer aux mêmes doses que le sulfate de soude et à peu près de la même façon. Il y a toutefois incompatibilité entre ce sel et le phosphate et le bicarbonate de soude. Considéré jadis comme le laxatif de choix des convalescents, ce sel, même à très faible dose, peut constiper à la longue, ce qui n'arrive à peu près jamais avec le sulfate de soude, à faible dose encore une fois. Rappelons en effet que les sels alcalins sont, selon la dose et le mode d'emploi, d'excellents antidiarrhéiques.

Un des abus les plus grands, touchant la médication étudiée, fut à coup sûr en ces dernières années celui des *eaux purgatives naturelles*. Ces eaux ont été employées à dose trop forte et trop fréquemment renouvelée. Il convient de ne les prescrire que par très petites quantités et fortement diluées: on conseillera par exemple *une cuillerée à soupe* chaque matin d'une eau point trop minéralisée, comme les eaux de Montmirail (par litre 9 gr. 32 de sulfate de magnésie, 5 gr. 06 de sulfate de soude), d'Hunyadi-Janos (16 gr. de sulfate de magnésie par litre). Il faut savoir qu'un grand nombre d'eaux naturelles, telles que Pullna, Villacabras, Carabana, renferment par litre jusqu'à 100 gr. et même plus de sulfate de soude, sans compter les autres sels.

Laxatifs végétaux. — Après le sulfate de soude, le laxatif le plus recommandable de façon générale est l'*huile de ricin*. Ce médicament est notamment indiqué dans les constipations spasmodiques, c'est à peu près le seul qui soit toléré dans la côlite muco-membraneuse. Les doses quotidiennes seront de 1 à 3 cuillerées à café d'huile (une cuillerée à café d'huile pèse environ 5 gr.). L'huile sera prise, non pas à jeun, mais au milieu du premier repas (A. Mathieu). De cette façon, on évite presque à coup sûr le réflexe nauséeux et le vomissement. Mélangée intimement de la sorte aux aliments, l'huile agit plus promptement et à plus petite dose.

Il est en général facile de faire accepter l'huile de ricin, même aux adultes les plus prévenus contre elle. Pour en masquer le goût, on peut :

— Absorber l'huile dans des cachets de pain azyme; pour cela, maniant l'huile absolument comme s'il s'agissait d'une poudre, on en dépose une cuillerée à café au centre d'une rondelle de pain azyme placée à la surface d'une cuillerée à soupe d'eau, puis rabattant délicatement les bords de la rondelle (c'est là le seul temps délicat de l'opération) sur l'huile, on confectionne de la sorte un sachet qu'il est facile d'avaler. L'emploi des capsules gélatineuses dosées à 3 ou 5 gr. d'huile est peu recommandable, ces capsules étant souvent mal tolérées par l'estomac.

— Exprimer dans un verre le jus d'une moitié d'orange, verser l'huile, puis exprimer par-dessus le jus de l'autre moitié de l'orange : ne pas remuer.

— Verser dans un verre une certaine quantité de bière, la battre (*avant* l'introduction de l'huile) si elle ne mousse pas suffisamment; puis verser délicatement à sa surface la quantité d'huile de ricin prescrite; ne pas remuer. L'huile prise entre la mousse et le liquide est avalée sans que l'on en perçoive le goût. Ce procédé, l'un des plus simples, est aussi l'un des meilleurs pour dissimuler l'huile.

— Battre l'huile soit avec du café sucré, soit avec du lait chaud sucré et aromatisé à la fleur d'oranger. Boire avant que ne surnagent les globules graisseux. Ce procédé est moins bon que les précédents et, chez l'enfant, on risque de provoquer du dégoût pour le lait.

— Émulsionner en battant vivement :

    Huile de ricin . . . . 2 à 5 grammes;
    Jaune d'œuf . . . . Nᵒ 1

Ajouter peu à peu :

    Eau de fleurs d'oranger . . . . 20 c. c.
    Eau tiède . . . . 80 c. c.

À prendre en une ou deux fois.

    — Huile de ricin . . . . 15 grammes.
    Sirop de limons 50   —

Une cuillerée à café renferme 1 gr. d'huile; une cuillerée à soupe 5 gr.

    — Huile de ricin . . . . ⎱ āā 1 à 5 grammes.
    Eau de menthe poivrée . . . . ⎰
    Eau . . . . 2 à 10   —
    Jaune d'œuf . . . . Nᵒ 1

                                                          (Marfan).

— Combe (de Lausanne) associe volontiers à l'huile de ricin, dans les entéro-colites, un antiseptique intestinal peu irritant, le *salacétol*. Ce sel se prend la veille du jour prescrit pour l'ingestion d'huile, au repas du soir, en paquets de 0 gr. 10 à 1 gr. selon l'âge.

Chez le nourrisson et chez l'enfant, *l'huile d'amandes douces* à la dose de 1 à 5 cuillerées à café peut rendre quelques services.

Nous avons insisté à dessein sur les laxatifs salins et les laxatifs huileux, nous glisserons rapidement sur les autres.

La *cascara sagrada* (écorce du *Rhamnus purshiana*) est irritante pour l'estomac et formellement contre-indiquée chez les hyperacides. Elle semble cependant sans grand inconvénient chez certaines personnes, à de faibles doses. L'accoutumance n'est pas très rapide. On prescrira soit des cachets de poudre (0 gr. 25) au repas du soir, soit de préférence l'extrait fluide à la dose de XX à L gouttes chez l'adulte, de II à X gouttes par année d'âge chez l'enfant. On diminuera autant que possible de I ou II gouttes tous les 2 ou 3 jours.

```
Extrait fluide de cascara. . . . . . . . . . . . . . . . . . . . .   1 gramme.
Glycérine. . . . . . . . . . . . . . . . . . . . . . . . . . . . .  30 grammes.
Une cuillerée à café renferme 0 gr. 15 d'extrait.
```

La *bourdaine* (*Rhamnus frangula*) est également un laxatif tolérable : on la prescrira soit sous forme de fluide aux mêmes doses que la cascara, soit sous forme de poudre (cachets de 0 gr. 50 le soir) ou de décoction (3 gr. d'écorce pour 250 gr. d'eau). La bourdaine est formellement contre-indiquée dans la grossesse et pendant l'allaitement : elle rend en effet le lait purgatif.

Le *séné* (infusion de 2 à 10 gr.) est un médicament dont la vogue fut et demeure incroyable ; il est l'élément ou un des éléments actifs de toutes les tisanes et thés purgatifs, du tamar indien, de la médecine noire du Codex. Cette drogue est à proscrire définitivement. Difficile à manier aux doses purement laxatives, le séné en effet est irritant, provoque des coliques, et congestionne fortement les organes pelviens. — Est également à rayer de notre arsenal thérapeutique la *rhubarbe*, qui redouble la constipation, congestionne, prédispose aux hémorroïdes, expose à l'oxalurie (goutte, gravelle) par son usage habituel. Elle entre dans la composition du sirop de chicorée, empiriquement employé à tout instant chez l'enfant.

Laxatifs sucrés. — S'ils sont peu actifs, les laxatifs de cette catégorie ont au moins le mérite de n'être guère dangereux. Ils sont recommandables chez l'enfant, chez les déprimés, dans les pays chauds, où l'un d'eux, la casse, est d'un emploi justifié.

La *manne* se prescrit dans du lait chaud.

```
                              Posologie.
Au-dessous de 15 mois. . . . . . . . . . . . . . . . . .   5 à  10 grammes.
15 mois à 3 ans . . . . . . . . . . . . . . . . . . . . .  10 à  15    —
3 à 5 ans. . . . . . . . . . . . . . . . . . . . . . . . .  15 à  20    —
Au-dessus de 5 ans . . . . . . . . . . . . . . . . . . . .  20 à  30    —
```

Le *miel* s'administre à la dose de 1 à 4 cuillerées à soupe (20 à 60 gr.). L'action de la *casse* est particulièrement douce : on donne soit la pulpe (40 à 60 gr. — enfant, 5 gr. par année), soit la conserve (30 à 50 gr.). On peut également chez l'enfant employer le sirop de *fleurs de pêcher* à la dose de 10 à 20 gr. Sont également des laxatifs anodins, le jus d'orange et le jus de raisins. Ils sont souvent associés au jus de pruneaux dans des spécialités pharmaceutiques préparées pour les enfants.

Les *pruneaux* sont laxatifs à la dose de 50 à 100 gr. (pesés secs). La pulpe de *tamarin* est également rafraîchissante (tisane, 20 pour 1000, par verres, — conserve, 25 à 100 gr.).

Le *sucre de lait* ou *lactose* est laxatif à la dose de 3 à 5 cuillerées à café, le matin, assez diluées. On peut également employer le petit lait, le kéfir n° 1, dans la constipation des tuberculeux, des hémorroïdaires, des hépatiques.

Laxatifs cholagogues. — La plupart des substances rangées dans ce cadre, assez théorique d'ailleurs, sont plus ou moins drastiques, c'est-à-dire violentes et irritantes en leurs effets. Le moins qu'on en puisse dire du reste, c'est qu'elles sont inutiles. Notre ostracisme portera sur la *podophylle*, la *juglandine*, l'*évonymine*, la *bryone*, etc. Ces médicaments provoquent des coliques, et leur action, comme celle de la rhubarbe, s'épuise vite.

Mentionnons simplement l'emploi de l'*iridine*, laxatif cholagogue volontiers prescrit en Angleterre, mais qui nous est encore peu connu.

```
Iridine. . . . . . . . . . . . . . . . . . . . . . . . . . . . . . 0 gr. 05
Bile de bœuf desséchée. . . . . . . . . . . . . . . . . . . . 0 gr. 10
Mucilage de gomme arabique. . . . . . . . . . . . . . . . . Q. S.
2 à 4 pilules le soir.                          (RUTHERFORD).
```

Il peut être en revanche indiqué d'employer le *calomel* à doses laxatives ; mais il paraît agir surtout dans ces cas comme antiseptique intestinal, cholagogue ou parasiticide (diarrhée, hépatites, ictère, dysenterie, vers). Les doses à prescrire sont de 0,04 à 0,10 c. gr. le matin. On surveillera l'apparition des signes éventuels d'intoxication ; la suppression de tout autre médicament pendant l'usage du calomel est d'ailleurs une utile précaution.

La *glycérine* est assez employée chez les lithiasiques hépatiques ; elle passe pour avoir la vertu de fluidifier la bile. On emploie pour l'usage interne la glycérine hydratée, dite officinale, à 28° : les doses usuelles sont de 10 à 40 gr. Il est bon de diluer le médicament dans une certaine quantité d'eau.

Laxatifs minéraux et laxatifs synthétiques. — Parmi les premiers, nous ne voyons guère à signaler que le *soufre lavé* (0 gr. 20 à 1 gr. en cachets). Banal autrefois, l'emploi de cette substance est actuellement des plus restreints ; on l'avait notamment préconisé chez les saturnins : le soufre passant pour favoriser l'élimination du plomb sous forme de sulfure.

La *phtaléine du phénol* est un laxatif synthétique auquel le public a fait récemment un excellent accueil. Il ne réussit pas également chez tout le monde, détermine parfois des coliques ; enfin il ne rééduque pas l'intestin et son usage ne constitue pas à proprement parler un traitement de la constipation (0 gr. 10 à 0 gr. 50 en comprimés. — enfants, 0 gr. 02 par année d'âge).

Médicaments adjuvants. — Ce sont la *strychnine* et la *belladone*. La strychnine sera prescrite soit en solution, soit sous forme de teinture ou de gouttes amères ; elle est indiquée chez les atoniques intestinaux, chez les asthéniques. Elle est toutefois beaucoup moins efficace chez les atoniques que ne l'est la belladone chez les spasmodiques. Dans tout état de contracture intestinale, la belladone est en effet indispensable ; on l'emploie concurremment à l'huile de ricin, en pilules ou en solution alcoolique (teinture au 1/10e). On peut aussi, chez l'enfant, associer à parties égales en une même formule, l'huile de ricin, l'huile d'amandes douces et le sirop de belladone (1 à 5 cuillerées à café de cette mixture, le matin).

Purgatifs. — L'emploi des médicaments appropriés à dose purgative est aujourd'hui des plus restreints. On l'a notamment rejeté dans l'occlusion intestinale (les lavements conviennent mieux lorsque celle-ci, ce qui est rare du reste, relève d'une accumulation stercorale). Les purgatifs demeurent indiqués dans les intoxications intestinales, dans certaines formes de diarrhée ; ils favoriseraient l'action de la quinine dans le paludisme. Ils sont à proscrire du traitement des entéro-colites. Nous serons fort brefs sur ce qui les concerne.

Purgatifs simples. — Les plus ordinaires sont le *sulfate de soude* (20 à 60 gr.), la *magnésie calcinée* (4 à 10 gr. le matin dans de l'eau ou du lait sucrés), le *sulfate de magnésie* (10 à 50 gr.), le *citrate de magnésie* (30 à 50 gr.) et les *limonades purgatives*. L'*huile de ricin* sera donnée à la dose de 50 à 60 gr. Les *huiles ordinaires* sont également purgatives, mais indigestes et partant peu employées.

Purgatifs désinfectants. — Dans cette catégorie se placent les *purgatifs salins* précédemment étudiés et le *calomel*. On a prescrit ce dernier dans la dysenterie, l'hépatite aiguë des pays chauds, la grippe abdominale, le choléra. On peut administrer à l'adulte de 0 gr. 30 à 1 gr. de calomel, soit en une seule fois, soit en doses fractionnées et réparties toutes les heures ou toutes les deux heures. On prescrit quelquefois un autre purgatif (rhubarbe, scammonée) pour empêcher l'absorption d'une quantité trop élevée de mercure.

Chez les enfants, doses purgatives et anthelminthiques de calomel :

    De 6 à 15 mois. . . . . 0 gr. 05 à 0 gr. 10
    De 15 mois à 3 ans . . . . 0 gr. 10 à 0 gr. 20
    De 3 à 5 ans. . . . . 0 gr. 20 à 0 gr. 30
    De 5 à 10 ans . . . . 0 gr. 50
                                                              (MARFAN).

La dose doit être prise en une fois à jeun, dans de l'eau pure ou lactosée, ou bien associée à de la mannite (1 gr. par année).

Purgatifs dérivatifs et cholagogues. — Ici pourraient prendre place la plupart des drastiques des anciennes classifications. Mais nous n'étudierons ni la *gomme-gutte*, ni l'*huile de croton*, non plus que la *bryone*, la *coloquinte*, l'*élatérium* et le *convolvulus*. L'*aloès*, cholagogue et surtout dérivatif violent, entraîne à la suite de son emploi une constipation opiniâtre. De même, le *turbith végétal*, le *jalap*, ne sont plus à prescrire aujourd'hui.

Actuellement, lorsque l'on veut chez un saturnin, un cardiaque ou un hépatique provoquer une dérivation notable, on se contente d'employer soit l'*eau de vie allemande* (teinture de jalap composée, renfermant jalap, turbith végétal et scammonée) à la dose de 10 à 50 gr., associée ou non au sirop de *nerprun* (*Rhamnus catharticus*, 10 à 50 gr.), soit la *scammonée* (poudre de résine de scammonée, 0 gr. 50 à 0 gr. 60 en cachets).

Émollients. — Les émollients sont des agents thérapeutiques naturels, agissant par excitation mécanique de l'intestin. On range dans cette catégorie un certain nombre de graines mucilagineuses, telles que les graines de moutarde, de psyllium et de lin. Seules, ces dernières étaient d'usage assez courant il y a quelque temps encore ; on en prescrivait de 1 à 2 cuillerées à soupe à prendre par petites quantités espacées au cours du repas du soir), mais leur emploi va se restreignant depuis l'introduction par Schmidt (de Halle) de l'*agar-agar* dans la thérapeutique courante. L'agar-agar se présente dans le commerce sous forme de petits copeaux brunâtres ou de paillettes ; un certain nombre de spécialités le livrent à l'état de poudre, soit en cachets, soit en comprimés. La forme en copeaux ou en paillettes est préférable.

L'agar-agar agit en augmentant le volume des matières fécales, en en maintenant légèrement amollie la masse, en excitant mécaniquement l'intestin dont la contraction fait progresser plus facilement les matières ainsi modifiées. L'effet est lent, mais continu ; le traitement ne réussit pas toujours, mais il a le mérite de réussir souvent et représente en tout cas une tentative rationnelle de rééducation des fonctions intestinales. Le spasme colique n'est pas une contre-indication. L'agar-agar peut, mais rarement, éveiller de l'intolérance intestinale ; plus souvent il est mal toléré par les dyspeptiques gastriques qui lui reprochent de provoquer de la pesanteur après les repas, du ballonnement, des crampes parfois et des brûlures.

L'agar-agar se prescrit à la dose de 2 à 6 cuillerées à café au cours des repas, soit intimement mêlé à des potages, bouillies ou purées (procédé qui répugne souvent beaucoup aux malades, les dégoûte de leur régime, et plus que tout autre, nous a-t-il semblé, détermine l'intolérance gastrique), ou mieux avalé tout simplement avec une gorgée d'eau. Il nous a paru également que les paillettes étaient mieux tolérées, provoquant notamment moins de sensations de gonflement et de pesanteur gastriques que les poudres, cachets et comprimés, et se montraient d'ailleurs sensiblement plus efficaces.

L'agar-agar a été spécialisé sous une très grande variété d'étiquettes. Les préparateurs ont souvent adjoint au produit naturel des teintures à dose légèrement laxative, des bacilles lactiques, etc. Citons au hasard la réguline (teinture de cascara), la thaolaxine (teinture de rhamnus frangula), le scorogène (teinture de boldo), le jubol (extraits biliaires et entériques), l'agarase (teinture de cascara et bacilles lactiques), la laxagarine (agar-agar pur), le régulo-laxatif, etc. Dans la coréine, une des plus récentes, des plus actives et des mieux tolérées parmi ces diverses préparations, le mucilage de l'agar-agar est isolé à l'état de pureté ; aussi cette substance est-elle aussi peu irritante que possible. L'agar-agar ordinaire est, en effet, extrêmement riche en cellulose, et son absorption augmente considérablement les fermentations cæcales.

Suppositoires et excitants mécaniques. — Chez l'enfant, des suppositoires simples au *beurre de cacao* suffisent parfois à provoquer l'évacuation de l'ampoule rectale. On a pu remarquer d'ailleurs que l'introduction du réservoir du thermomètre avait parfois la même vertu. — On peut donner sous forme de suppositoires la *belladone* (0 gr. 01 à 0 gr. 05 d'extrait), l'*huile de ricin* (2 gr. pour un suppositoire). Il vaut mieux ne pas utiliser les suppositoires à la *glycérine*, souvent irritants et mal tolérés. Lipowski a proposé récemment d'injecter dans le rectum 200 gr. d'un mélange de une partie de paraffine soluble et 8 parties de paraffine liquide. Les résultats de cette méthode seraient excellents.

Opothérapie. — La constipation dépendant fréquemment d'insuffisances glandulaires, il est aisé de comprendre que l'on se soit adressé maintes fois aux extraits d'organes pour lui porter remède. Dans les constipations avec hypersécrétion et coagulation muqueuses, les *extraits de bile de bœuf* ont été particulièrement recommandés, et se montrent souvent en effet de très utiles adjuvants. Ils sont cholagogues, excitent la contraction des fibres lisses, empêchent les fonctions fermentatives qui coagulent le mucus. Dans certains cas, l'opothérapie *pancréatique* a semblé de quelque utilité; mais son importance, nous le répétons, est bien faible à côté de l'utilité des extraits biliaires.

On s'est également efforcé de remédier à l'insuffisance (supposée) des glandes pancréatico-entériques en excitant leur sécrétion par l'apport de substances acides au contact de la muqueuse duodénale. Certaines constipations cèdent en effet à cette médication acide : on donne de 8 à 16 capsules d'*eusécrétine* (dosées à 0 gr. 05 d'acide tartrique) par jour; les effets sont sensibles au bout de 6 à 7 jours (Enriquez et Hallion). Cette médication excite également la sécrétion biliaire.

Bactériothérapie. — Dans certaines formes de constipation, surtout de constipation spasmodique avec intolérance pour les autres médications, la bactériothérapie lactique donne quelquefois d'assez heureux résultats. Il convient d'administrer les bacilles, quelle que soit leur espèce, avec de l'eau lactosée (1 à 5 cuillerées à café de lactose pour un verre d'eau.) L'effet laxatif est beaucoup moins aléatoire en pareil cas.

Sérum marin. — On a prétendu guérir la constipation la plus rebelle avec quelques injections d'eau de mer isotonique; l'expérience n'a point confirmé certains résultats sensationnels.

Eaux minérales. — Pourront bénéficier d'une cure à Châtel-Guyon ou à Brides, les constipés avec atonie de l'intestin; les spasmodiques seront adressés de préférence à Plombières, accessoirement à Néris ou à Luxeuil lorsque coexisteront avec les affections digestives des lésions des organes pelviens chez la femme.   *FRANÇOIS MOUTIER.*

PURPURA. — Le purpura est une éruption de taches *pourprées, ecchymotiques*, manifestation objective d'une *hémorragie spontanée intra-dermique*.

La seule lésion constante et nécessaire est l'infiltration plus ou moins étendue de globules rouges dans le derme, hors des vaisseaux; ceux-ci, toujours dilatés, peuvent présenter des altérations diverses; mais il est très fréquent de les trouver tout à fait *sains*, les hématies les traversant par diapédèse. Sur le péritoine, à la surface de l'intestin, du foie, des reins, existent souvent des ecchymoses semblables aux taches cutanées. L'examen des divers organes (foie, reins, moelle osseuse, système osseux, etc.) révèle des lésions variables.

L'éruption de taches ecchymotiques spontanées mérite seule le nom de purpura.

Survenant au cours de maladies déterminées, le purpura est dit *secon-*

daire ou symptomatique. Lorsqu'il semble être la première manifestation de la maladie, il est dit *primitif* : ce n'est là qu'une apparence; en réalité, le purpura est toujours secondaire à une infection ou à une intoxication.

Lorsque l'éruption cutanée existe seule, le purpura est dit *simplex* ou *exanthématique*; lorsqu'il s'accompagne d'hémorragies muqueuses abondantes, il est dit *hémorragique*. Mais il existe tous les degrés entre une hémorragie insignifiante et une hémorragie foudroyante, et, par suite, tous les intermédiaires entre le purpura exanthématique et le purpura hémorragique.

Lorsque le purpura paraît primitif, on donne à la maladie le nom de son symptôme caractéristique, et l'on décrit *des* purpuras : rhumatoïde, typhoïde, etc.... Cette terminologie est consacrée par l'usage, mais il serait plus exact de décrire des états typhoïdes, rhumatoïdes, etc., avec *du* purpura, celui-ci n'étant qu'un *symptôme commun à des affections différentes*.

Une lésion sanguine spéciale ayant été constatée dans certains faits de purpura hémorragique, quelques auteurs décrivent, sous le nom de purpura hémorragique, les seuls cas où l'on observe cette lésion : cette forme, surtout anatomique, comprend des types cliniques différents (V. plus loin : État du sang).

Le purpura, en apparence primitif, résulte d'une intoxication ou d'une infection sanguine : *toutes* les infections et *toutes* les intoxications peuvent le causer. Il s'observe à tous les âges, mais surtout chez les enfants.

Secondaire, il apparaît au cours des *maladies infectieuses* aiguës ou chroniques (surtout infections digestives), des maladies toxiques, dyscrasiques, dans les affections du *foie*, des *reins*, du *sang*, de l'appareil circulatoire, du *système nerveux*, dans *toutes les cachexies*.

Les *purpuras mécaniques* (consécutifs à une contraction musculaire, à des efforts, à la décompression brusque d'un membre, etc.), forment une classe étiologique spéciale, mais ne présentent aucune particularité clinique.

Symptomatologie. — Les taches purpuriques surviennent en dehors de tout traumatisme, mais souvent à l'occasion d'une fatigue. Rouge vif au début, ne s'effaçant pas à la pression, elles pâlissent en passant par les mêmes teintes que les ecchymoses provoquées. D'après la forme et les dimensions des taches, on distingue : les *pétéchies*, punctiformes; — les *ecchymoses*, de forme irrégulière, d'étendue variant de la largeur d'une pièce de 50 centimes à la surface d'un membre entier; — les *vibices*, beaucoup plus rares, ecchymoses *linéaires*.

Les taches peuvent siéger partout, mais surtout aux membres inférieurs; elles présentent en général une certaine symétrie, et parfois une disposition métamérique ou radiculaire. Alors qu'elles disparaissent, elles se reproduisent très facilement à l'occasion de la moindre fatigue ou même de la station debout. Elles sont quelquefois un peu prurigineuses.

Presque toujours, même dans les formes les plus simples, il existe, outre l'éruption cutanée, des *ecchymoses gingivales* ou *palatines*.

On doit connaître l'*association* très fréquente du purpura avec d'autres éléments éruptifs : *placards érythémateux* (s'effaçant à la pression du doigt), urticaire, plus rarement herpès ou zona. Un *œdème* rouge (malléoles et dos des mains) accompagne souvent l'éruption.

Formes cliniques. — *Secondaire* à une maladie quelconque, le purpura peut être soit exanthématique, soit hémorragique. A moins d'hémorragies très abondantes, il n'est pas ordinairement grave par lui-même : mais, survenant surtout dans les cachexies avancées ou au début des maladies infectieuses à *forme hémorragique* (variole en particulier), il constitue un élément de pronostic défavorable.

Seuls, les purpuras dits *primitifs* ont une véritable autonomie clinique.

Purpura rhumatoïde (*Péliose rhumatismale, œdème pourpré fébrile*). — C'est un purpura à type *exanthématique*, accompagné parfois d'épistaxis légères. Il est précédé de *prodromes* vagues (fièvre modérée, inappétence, courbature). Cette forme se caractérise par trois ordres de symptômes :

1° L'*éruption*, surtout *pétéchiale*, presque toujours *symétrique*, se produit par *poussées successives*, et est très souvent associée à de l'érythème et à des œdèmes.

2° Les *douleurs rhumatoïdes*, ordinairement modérées, siègent aux cous-de-pied, aux genoux, aux coudes, aux poignets, aux épaules ; elles peuvent s'accompagner d'un léger épanchement synovial.

3° Les *troubles gastro-intestinaux, constants*, se réduisent en général à une légère douleur au creux épigastrique, à quelques vomissements, à de l'inappétence et de la constipation ou de la diarrhée. Mais, dans quelques cas, les douleurs, très violentes, s'accompagnent de vomissements bilieux ou porracés ; le ventre est rétracté ou ballonné ; la figure se grippe ; la température peut s'élever ou rester modérée. Le tableau clinique simule la *colique de plomb*, l'*appendicite* ou la *péritonite généralisée* ; malgré la gravité des symptômes, la guérison est habituelle. Mais on observe parfois une *obstruction intestinale absolue*, pouvant aboutir à la mort, et due à la paralysie de l'intestin ou à une *invagination* dont le mécanisme est encore obscur.

Ces accidents coïncident quelquefois avec une éruption très discrète, et peuvent même la précéder, d'où la difficulté du diagnostic et l'utilité de bien connaître ces faits, malgré leur rareté relative.

En dehors de ces complications, le pronostic est favorable, à moins que la maladie, en évoluant, ne se transforme en purpura infectieux grave. Les récidives sont fréquentes à l'occasion de la moindre fatigue.

Purpura hémorragique avec phénomènes infectieux. — (*Purpura infectieux, typhoïde ; typhus angéio-hématique*). — Le début est tantôt brusque, tantôt progressif. On observe : une *éruption* avec prédominance des ecchymoses sur les pétéchies, accompagnée d'*hémorragies muqueuses abondantes* et graves par elles-mêmes (épistaxis, *entérorragies, hématuries*, plus rarement hématémèses, hémoptysies, ecchymoses conjonctivales, hémorragies rétiniennes) ; un *état typhoïde* avec phénomènes ataxo-adynamiques ; une *fièvre* variable, souvent élevée. Des troubles gastro-intestinaux peuvent s'observer comme dans la forme précédente.

Rarement, les plaques ecchymotiques se sphacèlent (purpura gangreneux).

La maladie entraîne rapidement la mort par l'abondance des hémorragies ou par l'intensité de l'infection. En cas de guérison, la convalescence est lente et les rechutes sont à craindre. On peut, suivant la rapidité de l'évolution, décrire des formes suraiguës, aiguës, subaiguës.

Purpura fulminans (de Hénoch). — Apparition brusque d'*ecchymoses* souvent *énormes; absence complète d'hémorragies muqueuses; état général* très mauvais d'emblée; fièvre élevée, *mort très rapide*, en deux ou trois jours, parfois en quelques heures; tels sont les signes caractéristiques. La guérison n'a été obtenue que dans trois cas.

Maladie de Werlhof. — En Allemagne, on désigne souvent sous le nom de maladie de Werlhof toutes les formes de purpura. Mais on appelle ainsi, en France, un type spécial dont voici les symptômes : *début brusque, en pleine santé*, par une *épistaxis*; le lendemain ou le surlendemain, apparition d'une *éruption* ecchymotique et pétéchiale; répétition des épistaxis; *absence complète de fièvre; guérison* presque *constante* en trois semaines à un mois. Exceptionnellement, la mort par anémie a été la conséquence de la répétition des épistaxis.

Purpura chronique à grandes ecchymoses. (*Forme chronique de la maladie de Werlhof.*) — La maladie *remonte à l'enfance*; les ecchymoses spontanées, *de grandes dimensions*, disséminées sur tout le corps, et donnant à l'enfant l'aspect d'un sujet *roué de coups*, se reproduisent pendant plusieurs années à des intervalles variables, disparaissent lentement. Les *épistaxis* sont inconstantes; elles ont, dans quelques cas, entraîné la mort. Entre les deux poussées de purpura, les hémorragies et les ecchymoses sont facilement *provoquées* par le moindre traumatisme.

Purpuras chroniques. — Le purpura est chronique si la maladie causale l'est elle-même (purpura chronique des *angio-scléreux*, purpura des *tuberculeux*).

État du sang dans le purpura. — Le plus souvent le sang ne présente pas d'altérations spéciales. Mais, parfois, on observe les lésions suivantes : *diminution du nombre des hématoblastes* et *irrétractilité du caillot* au moment des poussées hémorragiques (Hayem, Bensaude); — à cela, il faut ajouter, pour Lenoble, l'apparition de globules rouges à noyau, de myélocytes, d'éosinophiles (purpura myéloïde).

Ces altérations s'observent dans les formes hémorragiques de purpura (Hayem, Bensaude); mais *elles n'y sont pas constantes*; et nous croyons qu'il est peu clinique de réserver le nom de purpura hémorragique aux seuls cas où elles existent.

Lorsqu'on constate d'une façon prolongée la diminution du nombre des hématoblastes et l'irrétractilité du caillot, le pronostic est toujours sévère. Mais il nous paraît exister, dans l'examen du caillot, de nombreuses causes d'erreur impossible à éviter en clinique; et l'on ne doit pas attacher une grande importance à cette épreuve seule; il n'en est pas de même de la numération des hématoblastes.

La lésion sanguine existe quelquefois chez des malades qui ont des hémorragies muqueuses abondantes, *sans éruption*. Lenoble, qui veut classer les purpuras en s'appuyant exclusivement sur leur formule sanguine, déclare qu'il y a alors purpura hémorragique sans purpura. En

Purpura.

réalité, il s'agit d'une maladie hémorragipare dont le purpura, revêtant des types différents, est un symptôme fréquent, mais inconstant, et qui serait peut-être mieux désignée sous un autre nom.

Diagnostic. — Lorsque l'éruption est manifeste, trois erreurs doivent être évitées : 1° ne pas prendre des *piqûres de puce* pour une éruption *pétéchiale*, et réciproquement : dans la piqûre de puce, il y a, au centre de la tache, un point rouge plus foncé ; — 2° ne pas prendre des *ecchymoses spontanées* de purpura pour des *traces de coups* : à la suite des coups, il n'y a que de grandes ecchymoses, et pas de pétéchies, pas d'ecchymoses gingivales et palatines (importance médico-légale de ce diagnostic parfois difficile) ; — 3° ne pas prendre pour des ecchymoses spontanées de purpura les ecchymoses facilement provoquées des *hémophiles* : dans l'hémophilie, la maladie est chronique, héréditaire, assez spéciale aux garçons, il n'y a pas d'altérations globulaires du sang, dont la coagulation est retardée, ou se fait selon un mode spécial, ce qui ne s'observe pas dans le purpura (V. HÉMOPHILIE).

L'éruption peut passer inaperçue si elle est discrète et si les troubles gastro-intestinaux sont très intenses.

Il importe surtout de reconnaître la *cause* du purpura : ne pas oublier que le purpura simplex peut être le premier symptôme de la *variole hémorragique* et de la *leucémie aiguë*.

Des faits cliniques et anatomiques, et des expériences par lesquelles nous avons, le premier, reproduit le purpura d'une manière systématique chez les animaux, il résulte que l'on trouve toujours, à l'origine de cette éruption : une tare viscérale, le plus souvent hépatique ou rénale, un trouble nerveux, une infection ou une intoxication. Ce dernier facteur agit pour créer la lésion viscérale ou nerveuse lorsqu'elle n'existe pas déjà antérieurement ; la lésion viscérale favorise la tendance de l'organisme aux hémorragies, et le système nerveux intervient pour localiser ces hémorragies à la peau. On doit donc rechercher, dans tous les cas, s'il n'existe pas, à l'origine du purpura, une *infection*, une *intoxication*, une lésion *hépatique* ou *rénale*, une maladie du *sang* (leucémie, anémie pernicieuse progressive, scorbut), une *maladie nerveuse* (centrale ou périphérique). On se rappellera que le purpura peut être symptomatique d'une *tuberculose au début*.

Traitement. — Il consiste surtout dans le traitement de la maladie causale, et varie selon les cas. Toutefois, il existe quelques indications générales :

1° Maintenir, le plus longtemps possible, le malade au *repos absolu au lit*, l'éruption récidivant au moment du lever.

2° Donner des *boissons acidulées* (limonade citrique, sirop de limon), et les médicaments hémostatiques habituels, surtout le *chlorure de calcium*. Le chlorure de calcium est administré en solution *étendue* (à cause de son action irritante pour l'estomac), à la dose de 4 gr. par jour chez l'adulte, de 0,50 à 2 gr. selon l'âge chez l'enfant :

Chlorure de calcium . . . . 1 à   4 grammes (selon l'âge).
Eau. 100   —

Une cuillerée à soupe toutes les heures, dans un demi-verre d'eau.

Le *chlorhydrate d'adrénaline*, toxique et susceptible de produire l'athérome, est réservé aux cas très menaçants, avec hémorragies profuses. Injecter une à deux fois par jour un quart de centimètre cube d'une solution de chlorhydrate d'adrénaline au millième.

Il vaut mieux d'ailleurs, quand les accidents sont graves, faire une ou plusieurs injections sous-cutanées de sérum frais ou de sérum antidiphtérique [P.-E. Weil (V. Hémophilie)].

Nous ne saurions recommander l'emploi des injections sous-cutanées de gélatine, dont les inconvénients (douleur, fièvre, difficulté à avoir une solution aseptique) sont plus certains que les avantages.

Le purpura étant très souvent fonction d'insuffisance hépatique, on a préconisé l'extrait de foie, qui a donné quelques résultats satisfaisants.

Le traitement des épistaxis et des hémorragies viscérales ne présente ici rien de particulier.

En cas d'*occlusion intestinale* (V. Purpura rhumatoïde), la *laparotomie* a été faite plusieurs fois avec succès ; elle permet de traiter l'invagination quand celle-ci est la cause de l'occlusion (v. c. m.). Les autres troubles gastro-intestinaux, même graves, ne sont jamais justiciables d'une opération.

H. GRENET.

PURPURA DU NOUVEAU-NÉ. — V. Nouveau-Né (Pathologie).

PUS. — Le pus est un liquide caractérisé, comme on sait, par la présence d'un grand nombre de leucocytes, généralement altérés, dénommés globules de pus ou pyocytes.

Nous ne rappellerons pas ici le processus de la suppuration ; c'est une question qui ressortit à la pathologie générale. Nous ne citerons pas les nombreux microbes capables de susciter la purulence. Nous avons indiqué ailleurs (V. Bactériologie pratique, Microbes) la manière de les déceler à l'aide du microscope ; faisons seulement observer que le pus ne contient pas toujours des microbes décelables, soit que leur nombre reste minime, soit qu'ils aient disparu après avoir causé l'inflammation suppurative, soit enfin qu'on ait affaire — ce qui est rare — à des lésions aseptiques d'emblée, causées uniquement par des substances irritantes.

On distingue deux variétés principales de pus : le pus de bonne et de mauvaise nature. Le pus louable ou de bonne nature est fortement opaque, blanc jaunâtre, crémeux, bien lié. Le pus dit de mauvaise nature est moins opaque, plus grisâtre, plus aqueux, et contient des grumeaux caséeux : tel est celui que fournissent les abcès tuberculeux.

Le pus ne se forme pas seulement dans les tissus, où il constitue des abcès ; les surfaces des cavités séreuses peuvent aussi devenir suppurantes, et alors le pus est assez souvent dilué dans une sérosité abondante ; les muqueuses aussi peuvent suppurer, et alors le pus contient du mucus en plus ou moins grande quantité. On conçoit donc que les sérosités, que les mucosités se relient au pus le plus franc par toute une gamme de transitions.

A défaut d'examen bactériologique, les caractères du pus peuvent fournir des présomptions relativement à la nature de l'infection qui est en cause.

Pus.

Le pus « de bonne nature », dans son type le plus courant, est formé par les microbes pyogènes les plus fréquents : le streptocoque, qui cause surtout les suppurations profondes et le staphylocoque, qui est surtout l'agent des suppurations superficielles. Ce pus à tétragènes est particulièrement épais et visqueux. Le pus à pneumocoques l'est aussi, et présente volontiers une teinte verdâtre.

Le bacille pyocyanique engendre du pus bleu.

Le pus dit de mauvaise nature est, comme nous l'avons indiqué, habituellement tuberculeux ; soit dit en passant, la recherche du bacille tuberculeux y est le plus souvent infructueuse, si ce n'est par inoculation au cobaye.

Le pus, dans ses diverses modalités, se reconnaît le plus souvent à simple vue. Certains liquides, pourtant, ont un aspect laiteux sans être purulents : tels sont les épanchements chyleux ou chyliformes des séreuses ; tel aussi le contenu de certains kystes dont l'opalescence ou l'opacité est parfois causée, non par des leucocytes, mais par des détritus épithéliaux, de la graisse, des cristaux. Le recours à la chimie, et surtout l'emploi du microscope, sont alors nécessaires.

Ils le sont aussi quand de petites quantités de pus sont mélangées à de grandes quantités d'un autre produit : matières fécales, sang, sérosités, sécrétions normales.

Encore est-il que, dans certains cas, les résultats de l'examen microscopique demandent eux-mêmes à être interprétés. Indiquons, à titre d'exemple, quelques problèmes qui pourront se poser.

Voici une pleurésie sérofibrineuse qui passe à la purulence. Tout d'abord, les leucocytes sont trop peu nombreux pour altérer la limpidité de l'épanchement ; il faut un examen microscopique pour les déceler (V. Cytodiagnostic). Plus tard, il seront assez abondants pour rendre le liquide plus ou moins opaque : l'examen microscopique alors ne sera plus indispensable pour en dénoncer la présence ; si on le pratique, on trouvera un très grand nombre de globules blancs, polynucléaires, plus ou moins altérés. Mais entre ces deux phases extrêmes se place une période dont la délimitation ne saurait être évidemment qu'arbitraire ; entre l'état de « leucocytose » pleurale et l'état de purulence caractérisée, pas de frontières nettement tracées.

Autre problème : telle urine contient-elle du pus ? Certes, la réponse est souvent très facile. Si le trouble de l'urine existe dès l'émission, s'il ne se dissipe ni par l'action de la chaleur (urates), ni par addition d'un peu d'acide acétique (phosphates), tout porte à croire qu'il s'agit de pus. Mais les choses ne sont pas toujours ainsi évidentes lorsque le pus est en quantité très minime.

On examine au microscope ; on trouve des leucocytes : conclura-t-on à la présence de pus ? Non, car l'urine normale peut renfermer des leucocytes en petit nombre, au moins chez la femme, et surtout l'urine des néphrites en contient toujours, sans qu'il y ait pour cela de suppuration. Dans certaines néphrites, l'abondance des leucocytes est même assez grande pour qu'on puisse se demander si l'urine n'est pas mélangée d'une quantité minime de pus vrai.

En général, cependant, l'examen microscopique permet de fournir une réponse satisfaisante, et voici comment.

Les leucocytes qui sont émis par une simple diapédèse inflammatoire, comme dans les néphrites communes, passent dans l'urine un à un, individuellement, et restent ensuite indépendants les uns des autres ; à moins de subir des altérations considérables, ils ne s'accolent pas, ne s'agglutinent pas en amas.

Au contraire, quand il existe dans les voies urinaires une petite surface, un petit cratère de suppuration véritable, les leucocytes, ou du moins une partie des leucocytes, s'en détachent non plus un à un, mais par petits paquets qui formeront dans l'urine des conglomérats, tantôt visibles à un examen attentif sous forme de particules ou de minuscules flocons, tantôt perceptibles au microscope seulement. Ainsi donc, sans avoir une valeur absolue, l'agglomération des leucocytes, indépendamment de leur nombre, est un bon signe révélateur de la présence du pus.

Quant à savoir de quelle portion de l'appareil urinaire provient le pus constaté, le caractère des pyocytes ne le permet point ; c'est indirectement. par la recherche d'éléments normaux divers, que l'on trouvera parfois sur ce point des arguments de présomption.

De toute manière, dans les cas litigieux, c'est l'examen microscopique qui tranchera les difficultés, d'après le nombre et les caractères des leucocytes qu'il décélera. Il faut savoir que ces derniers, quoique abondants, peuvent disparaître du pus soit par digestion autolytique, comme dans certains abcès anciens, soit par l'effet de certaines fermentations microbiennes, comme cela se produit dans les urines fortement ammoniacales. Dans l'urine ammoniacale, le pus se transforme en un dépôt visqueux, où les pyocytes sont tellement dégénérés qu'il faut traiter les préparations microscopiques très délicatement pour apercevoir encore, entre lame et lamelle, quelques contours cellulaires, et pour mettre en évidence, par addition d'un peu d'acide acétique, des noyaux de polynucléaires.

Les leucocytes, en se détruisant, se résolvent en granulations qui conservent au liquide son opacité, son apparence purulente, avec laquelle contraste le résultat de l'examen microscopique.

Hormis ces cas exceptionnels, il est plus aisé de reconnaître le pus au microscope ; les globules caractéristiques se voient très bien entre lame et lamelle, sans coloration. Une trace d'acide acétique rendrait leurs noyaux plus nets. Des frottis (V. Microscopie pratique) permettront d'apprécier leur degré d'altération. Ce degré est variable suivant la nature de l'infection, suivant le temps pendant lequel les leucocytes ont subi l'action des diastases microbiennes et des ferments autolytiques : c'est ainsi que ces éléments sont très altérés dans les cystites, et le sont peu dans l'écoulement blennorragique. Ils sont peu ou point modifiés, en général, dans les suppurations aseptiques ; ce fait peut revêtir une importance séméiologique dans certains cas, notamment dans les examens de liquide céphalo-rachidien chez les sujets atteints ou suspectés de méningite (v. c. m.).

CARRION et HALLION.

PUSTULE MALIGNE. — V. Charbon.

PUTRÉFACTION FŒTALE. — V. Fœtus.

PYÉLO-NÉPHRITES ET PYONÉPHROSES. — La pyélo-néphrite est l'infection du rein et du bassinet sans rétention purulente : très souvent toutes les voies d'excrétion de l'urine sont infectées à la fois, urètre, vessie, uretère et rein sont envahis à des degrés divers.

L'infection microbienne peut gagner le rein par trois voies différentes : la voie canaliculaire, la voie sanguine, la voie lymphatique.

La voie canaliculaire est certainement de beaucoup la plus fréquente. Comme pour la vessie, la rétention est une cause adjuvante extrêmement importante. Sous son influence, la congestion des voies urinaires se produit, l'épithélium desquame et les micro-organismes trouveront un terrain très favorable à leur développement. L'urétéro-pyélo-néphrite devient pour cette raison une complication très fréquente de l'hypertrophie prostatique, du rétrécissement de l'urètre. Mais il n'est pas nécessaire qu'il y ait rétention, l'infection ascendante se fait très souvent au cours des cystites et surtout des cystites anciennes. Le traumatisme du rein et particulièrement le traumatisme chronique par un calcul facilite l'infection qu'une simple exploration, faite avec des précautions d'asepsie insuffisante, suffit à provoquer.

Le courant sanguin amène normalement au filtre rénal une grande quantité de microbes qui sont ainsi expulsés sans provoquer de réaction infectieuse. Mais que le nombre ou la virulence des microbes augmente ou que la résistance du rein soit diminuée par une affection antérieure, les agents pathogènes envahiront le parenchyme rénal. C'est ainsi que la pyélo-néphrite peut succéder à une maladie infectieuse grave : érysipèle, septicémie puerpérale, angine. Une simple grippe suffit à produire la même affection dans un rein calculeux par exemple.

La voie lymphatique est beaucoup moins souvent la voie suivie par l'infection. Cependant on a pu voir la pyélo-néphrite succéder à une suppuration périrénale. Peut-être même faut-il admettre dans certains cas le passage des microbes à travers la paroi intestinale.

Lésions. — Dans la *pyélo-néphrite*, le rein malade est augmenté de volume friable et mou, ou au contraire d'aspect scléreux. Il peut exister de petits abcès dans son épaisseur, en sorte qu'il n'y a pas de séparation précise entre la pyélo-néphrite et la pyonéphrose. Au microscope, on constate du reste, bien avant la formation de ces abcès, l'existence d'amas microbiens au niveau des vaisseaux et dans l'intervalle des tubes urinifères, dont l'épithélium est profondément modifié.

L'uretère est tantôt irrégulièrement développé, et augmenté de calibre, tantôt au contraire extrêmement épaissi et transformé en un cordon scléreux au centre duquel on retrouve difficilement la lumière du canal.

Il y a donc une difficulté croissante au cours de l'urine. Le bassinet, les calices, le rein se laissent peu à peu distendre, une pyonéphrose s'établit. La rétention purulente peut encore être produite par un calcul oblitérant l'uretère ou par une uronéphrose que l'infection aura gagnée secondairement. La tumeur de la *pyonéphrose* est constituée par la distension du bassinet et du rein. Elle est irrégulièrement arrondie, bosselée, parfois de volume considérable. La veine cave, l'aorte, l'intestin peuvent y adhérer fortement.

A l'ouverture, on trouve des cloisons incomplètes, séparant des loges de dimensions variables. La paroi est mince et il est impossible d'y retrouver l'aspect ordinaire du tissu rénal. Il peut exister dans l'épaisseur même de la poche de petits abcès qui peuvent fortement aggraver le pronostic après la néphrotomie.

Le pus contenu dans la poche est épais, bien lié, de coloration jaunâtre ou brun chocolat. Souvent aussi il est séreux, d'odeur urineuse, et l'on y retrouve le calcul, cause du mal, ou des concrétions secondaires de nature phosphatique.

La graisse périrénale a réagi peu à peu devant l'infection et il s'est produit une transformation sclérolipomateuse de l'atmosphère adipeuse périnéphrétique. Cet épaississement n'est pas constant.

Symptômes. — Suivant la cause, suivant la virulence microbienne, la pyélo-néphrite peut avoir un début tout à fait différent.

Un cathétérisme, une exploration, une dilatation de l'urètre viennent d'être pratiqués, quand, dans les heures qui suivent, le malade est pris d'un violent frisson, de vomissement, d'élévation de température, parfois de délire, en même temps que l'on constate la douleur de la région lombaire.

Le début peut au contraire être tout à fait insidieux, ce sont surtout alors les troubles digestifs qui frappent les malades. L'appétit diminue ou disparaît, la langue devient sèche, puis rouge vif, puis tout à fait rapeuse, comme rôtie. Cette sécheresse de la bouche gêne considérablement dans la mastication, principalement des aliments secs comme le pain. Cette « dysphagie buccale » s'accompagne d'amaigrissement, d'abattement, d'une véritable cachexie urinaire. Le thermomètre marque de grandes oscillations variant entre 57°,5 et 40°.

Localement, on constate une augmentation très notable de la quantité des urines qui atteint deux, trois, quatre litres même. Cette polyurie est trouble, et l'on voit quelquefois se déposer au fond du bocal une mince couche de pus jaune et épais, mais jamais aussi abondante que celle que l'on constate dans la polynéphrose. A l'examen chimique, on remarque que l'élimination en sels, et en particulier en urée, est sensiblement diminuée.

Le rein est douloureux, non pas que l'on puisse le sentir directement, car il est rarement assez gros, mais la pression avec un doigt enfoncé dans l'angle costo-vertébral révèle une douleur localisée et assez violente.

La pression sur le trajet de l'uretère, soit au niveau de la région iliaque (Hallé), soit dans le petit bassin à travers le rectum ou le vagin, révèle une douleur assez vive et permet quelquefois de constater le cordon dur et douloureux que fait l'uretère épaissi.

L'existence d'une tumeur et l'abondance de la suppuration sont les deux signes qui distinguent la pyonéphrose de la pyélo-néphrite. Lorsqu'il y a rétention purulente, le rein devient volumineux et déborde les dernières côtes au-dessous desquelles on peut le sentir et rechercher le ballottement des tumeurs rénales.

Non seulement les urines sont troubles, mais encore on constate au fond du bocal une couche épaisse, verdâtre, qui peut mesurer plusieurs centimètres de hauteur. Il peut arriver que cette élimination se fasse par intermittence et que le malade vide ainsi par intervalle le contenu purulent de son rein.

Le pronostic de la suppuration rénale dépend entièrement de l'état de l'autre rein ; l'on comprend facilement que chez un individu âgé, artérioscléreux, à reins déjà atteints de néphrite interstitielle, cette affection surajoutée puisse devenir fatale. Lorsque l'affection est bilatérale, le pronostic est extrêmement grave. Il dépend également de l'affection causale ; quand l'infection est atténuée et entretenue par une maladie primitive du rein, un calcul par exemple, la maladie guérit généralement sans difficulté quand l'agent provocateur a pu être enlevé.

Traitement. — Dans les cas de pyélo-néphrites, on a fortement conseillé les eaux minérales, les diurétiques en général. Ce sont des procédés qui ont donné souvent des résultats avantageux. Il faut éviter les balsamiques, qui ne peuvent que compromettre davantage le fonctionnement rénal.

On a proposé les lavages du bassinet après cathétérisme urétéral, ce traitement ne paraît pas avoir donné les résultats qu'on en attendait. Il ne faut pas oublier que la pyélo-néphrite est surtout entretenue par les mêmes causes qui ont favorisé son développement et que le malade retirera grand avantage de la dilatation de son rétrécissement, de l'évacuation de la vessie, ou de l'ablation de son calcul. Il faut savoir aussi que, même avec un traitement régulier, la suppuration peut continuer et la pyélo-néphrite se transformer en pyonéphrose.

Dans la rétention purulente du rein, l'évacuation s'impose. La ponction, le cathétérisme de l'uretère ont été proposés, mais il suffit de se rappeler l'anatomie pathologique de cette affection pour comprendre qu'ils ne peuvent donner de résultat. L'incision simple avec drainage, c'est-à-dire la néphrotomie, est l'opération la plus rationnelle dans cette affection et qui donne les meilleurs résultats.

La néphrectomie a été souvent tentée en cas de pyonéphrose, mais la mortalité opératoire est beaucoup plus considérable, et il est dangereux de supprimer un rein alors que celui de l'autre côté est souvent malade également. Dans certains cas, on pourra être appelé à pratiquer une néphrectomie secondaire pour tarir une fistule interminable, alors que l'état général du malade sera remonté et que l'on aura la certitude de l'intégrité fonctionnelle de l'autre rein.   *RAYMOND GRÉGOIRE.*

<u>**PYÉLO-NÉPHRITE ET GROSSESSE.**</u> — La pyélo-néphrite, dans ses rapports avec la puerpéralité, n'a été étudiée que depuis 1889 (Kruse), 1892 (Reblaud). Depuis cette époque, des observations assez nombreuses de femmes enceintes ayant de la pyélo-néphrite ont été publiées : elles sont résumées dans un rapport de F. Legueu fait, en 1904, au Congrès de Rouen.

La pyélo-néphrite se développe de deux manières différentes : 1° tantôt elle est *ascendante*, c'est-à-dire qu'elle est consécutive à une infection vésicale ayant eu lieu lors d'un accouchement ou d'une opération antérieure. Le plus habituellement c'est le cathétérisme, répété ou non, qui a produit cette affection vésicale. L'infection qui était latente remonte par l'uretère jusqu'aux reins; 2° tantôt l'infection est *descendante* et se fait par la voie circulatoire. La femme enceinte se trouve d'autant plus exposée à cette complication qu'il existe chez elle une compression des uretères, surtout de l'uretère droit, qui amène une dilatation de l'uretère dans la portion située au-dessus du détroit supérieur. Il en résulte une stagnation de l'urine au niveau du bassinet et du rein.

La plupart des auteurs admettent que la compression de l'uretère se fait au niveau du plan osseux du détroit supérieur; Pestalozza prétend que la distension de l'uretère se ferait par suite des modifications de la direction de l'uretère tiraillé au niveau du ligament large. C'est le *bacterium coli* qui est l'agent microbien le plus habituellement rencontré dans le pus des urines. Dans quelques cas rares on a retrouvé du streptocoque pur.

C'est habituellement dans les quatre derniers mois de la grossesse que se manifestent les accidents causés par la pyélo-néphrite, quelquefois cependant les premiers symptômes peuvent apparaître dès le troisième et le quatrième mois. Suivant certaines statistiques, cette complication s'observerait plus souvent chez les primipares que chez les multipares; d'autres statistiques donnent une proportion inverse. Le plus habituellement, la pyélo-néphrite est unilatérale et siège à droite. C'est ainsi que sur 70 cas rassemblés par Legueu, la localisation à gauche n'a été notée que cinq fois. Dans quelques observations les symptômes de pyélo-néphrite, localisés d'abord d'un côté, se sont manifestés ensuite du côté opposé.

Souvent le début est insidieux, la femme se plaint de douleurs vagues dans l'abdomen, et l'on peut hésiter sur la cause de ces douleurs tant que l'examen des urines n'est pas fait avec soin. Dans d'autres cas, le début est brusque; la femme accuse une douleur vive dans la région rénale en même temps que se produisent des symptômes fébriles.

La douleur est très variable suivant les cas et chez la même femme suivant l'époque à laquelle on l'examine. Tantôt la douleur spontanée est telle que tout un côté de l'abdomen est endolori et qu'il faut attendre que la crise aiguë soit passée pour reconnaître le siège de la douleur. Tantôt la douleur est diffuse, et ce n'est que par un examen méthodique que la pression exercée avec les doigts au niveau de la région rénale réveille une douleur caractéristique.

Il existe également une très grande variété dans les signes fournis par l'appareil urinaire; ils sont parfois nuls, et ce n'est que par l'examen microscopique que l'on peut se rendre compte de la présence du pus dans les urines. D'autres fois, au contraire, les phénomènes sont très accusés : la femme a des mictions fréquentes, elle se plaint de brûlure au moment de l'émission des urines et d'un ténesme très intense; ces phénomènes peuvent être assez accusés pour faire croire à l'existence d'une cystite, alors qu'il existe au contraire des signes manifestes d'infection de l'uretère et du bassinet.

La fièvre est fréquente au cours de la pyélo-néphrite; tantôt il existe des poussées fébriles qui durent pendant huit ou dix jours avec une température oscillant autour de 39° le soir et s'abaissant à 37°,5 le matin; puis, pendant un temps plus ou moins long, la température revient à la normale. Tantôt l'hyperthermie se maintient d'une manière presque constante avec des températures peu élevées, de 58° à 58°,5 le soir et avec une température presque normale le matin.

Il est à noter qu'assez souvent, surtout lorsque l'hyperthermie n'est que passagère, elle coïncide avec l'absence de pus dans les urines.

Legueu a bien fait ressortir l'influence de l'élimination du pus par les urines ou de la rétention sur les symptômes de la pyélo-néphrite. « Tant que le bassinet se vide, dit-il, les manifestations sont nulles ou à peu près; elles ne deviendront appréciables ou bruyantes que le jour où le bassinet subira un excès de *tension*. La poche n'est jamais très volumineuse; on ne voit que rarement ici ces grandes dilatations qui supposent une lente évolution, une préparation de longue date. Malgré cela, les moindres variations de pression dans ce bassinet septique produiront une absorption intense, d'où résultera une crise souvent prolongée d'hyperthermie; puis la tension baisse, le poison s'élimine, la fièvre cesse, la maladie redevient silencieuse. Ainsi procède la pyélo-néphrite pendant la puerpéralité : insidieuse et latente à de certains jours, elle se révèle à d'autres par des crises violentes que suffit à produire la mise en tension d'un bassinet septique et légèrement enflammé. »

Il est difficile pendant la grossesse de se rendre compte de l'augmentation de volume du rein. C'est donc seulement par la pression au niveau de la région rénale que l'on peut arriver à localiser la douleur. On pourra avoir recours, lorsque les accidents de pyélo-néphrite se manifestent chez une femme enceinte seulement de trois ou quatre mois, au cathétérisme des uretères et à la séparation des urines, mais ces méthodes sont d'application moins facile qu'à l'état de vacuité.

Les accidents de pyélo-néphrite pendant la grossesse présentent une très grande variété; tantôt ils constituent seulement une complication légère, qui ne donne lieu qu'à une hyperthermie passagère; on peut observer plusieurs rechutes au cours de la même grossesse. En règle générale, si les accidents même sérieux sont intermittents, la grossesse évolue à terme ou jusque près du terme. Si, au contraire, la fièvre existe d'une manière continue, il se produit le plus souvent une expulsion prématurée du fœtus dont le sort est plus ou moins compromis suivant l'âge de la grossesse et suivant le retentissement qu'a eu sur lui l'infection de l'organisme maternel.

Le **diagnostic** de la pyélo-néphrite pendant la grossesse est important: l'erreur commise le plus habituellement est de penser à une *fièvre typhoïde* ou à une *granulie*. Les troubles digestifs, l'hyperthermie, les douleurs abdominales, le ballonnement du ventre, qu'on observe dans certains cas de pyélo-néphrite, peuvent faire penser à la fièvre typhoïde. Mais il manque le plus habituellement des signes qu'on rencontre dans cette affection : diarrhée, céphalée, prostration des forces, etc. De plus, l'écart entre la température du matin et du soir est plus marqué que dans la fièvre typhoïde. Enfin, si le diagnostic est par trop hésitant, le séro-diagnostic lèvera tous les doutes.

Chez certaines femmes enceintes atteintes de pyélo-néphrite, il existe, par suite de la fièvre et du régime lacté, un amaigrissement assez accentué qui peut faire craindre une bacillose en voie d'évolution. C'est surtout lorsque la fièvre est pour ainsi dire continue qu'on peut redouter cette complication. Dans certaines observations, la présence du pus dans les urines n'a pas suffi pour écarter le diagnostic de tuberculose, certains observateurs ayant pu croire qu'il s'agissait de tuberculose rénale. S'il y a doute, il ne faut pas se contenter de l'examen microscopique du pus, il faut recourir à l'inoculation expérimentale.

Le **traitement** consiste surtout dans le régime lacté auquel on peut ajouter, suivant l'intensité des accidents, l'absorption d'eau minérale peu minéralisée, de crème, de pain grillé, etc. Il faut de plus assurer l'évacuation de l'intestin par des lavements et des purgatifs; contre la douleur, on emploie les calmants habituels et la révulsion au niveau du rein malade à l'aide de ventouses sèches et de cataplasmes sinapisés.

L'urotropine, le benzoate de soude ont été conseillés avec avantage. Les grands bains prolongés sont utiles. Il est bon, à moins d'indication spéciale, de ne pas tenir les femmes au lit, il faut les faire asseoir dans un fauteuil. Les lavages vésicaux sont rarement indiqués.

Si les accidents deviennent alarmants pendant le cours de la grossesse, et font craindre une issue fatale, une intervention chirurgicale s'impose. Ou il vaut évacuer l'utérus, ou il faut pratiquer la néphrotomie suivie de néphrostomie. A l'époque où le fœtus est viable, on peut provoquer l'accouchement, mais en présence des résultats obtenus à la suite de néphrostomie, Pinard est partisan de cette intervention et abandonne l'accouchement provoqué.

Pendant les suites de couches on voit habituellement disparaître comme par enchantement, après l'évacuation de l'utérus, les phénomènes douloureux et les symptômes fébriles, il se produit une décharge de pus par les urines et l'on voit, pour ainsi dire, pendant les jours qui suivent le rein diminuer progressivement de volume. Quelquefois il existe des élévations de température qui persistent encore pendant quelques jours après l'accouchement; il faut se garder, en pareil cas, de recourir trop hâtivement à une intervention utérine telle que le curettage.

Ce n'est que dans des cas tout à fait exceptionnels, un certain temps après l'accouchement, qu'on a été obligé, par suite de la persistance des accidents urinaires, de pratiquer une intervention sur le rein. Les accidents de pyélo-néphrite peuvent avoir été très intenses lors d'une grossesse et ne pas se reproduire du tout lors d'une grossesse ultérieure (Lepage). Par contre, chez certaines femmes, l'infection rénale est telle que chaque grossesse amène une recrudescence des accidents fébriles et produit l'expulsion prématurée du produit de conception.   *G. LEPAGE.*

PYLÉPHLÉBITES. — Caractérisée par l'inflammation macroscopique du tronc de la veine porte ou de ses grosses branches d'origine et de terminaison, la pyléphlébite proprement dite est adhésive ou suppurée. Dans les deux cas il s'agit essentiellement d'une affection secondaire, complication terminale

plutôt que maladie proprement dite. On peut en outre admettre une pyléphlébite non oblitérante ou simple, dont l'existence est commune au cours
des cirrhoses, mais qui, sans symptômes spéciaux, ne peut être discutée ici.

Étiologie. — *Adhésive*, elle résulte surtout d'un obstacle au cours du
sang dans la veine porte, que cet obstacle soit intra-hépatique (cirrhose
alcoolique, tumeur du foie, et notamment adéno-cancer, syphilis hépatique,
dilatations des voies biliaires d'origine calculeuse, etc.) ou sous-hépatique
(péritonite sous-hépatique, périhépatite scléreuse, tumeurs ganglionnaires, etc.). Mais ici, comme partout en matière de phlébite, le thrombus
ne se produit le plus souvent qu'à la faveur de l'infection ; parfois même
l'infection intervient seule, et ainsi s'explique la pyléphlébite consécutive à
certaines lésions du tube digestif (appendicite, ulcère de l'estomac, cancers
gastriques ou intestinaux secondairement infectés). Dans ces dernières années,
le rôle des pyléphlébites adhésives s'est élargi. On a distingué la pyléphlébite
simple et la pyléphlébite oblitérante, insisté dans ce dernier cas sur le siège
des lésions et la possibilité de pyléthromboses partielles, les territoires spéciaux du système porte donnant lieu à des symptômes spéciaux (Rommelaere) :
la pyléphlébite peut alors être terminale (intra-hépatique), tronculaire ou
radiculaire ; dans ce dernier cas, elle porte surtout sur la veine splénique :
son étiologie locale ou générale est multiple et l'on a notamment invoqué
le cancer, la tuberculose, le paludisme.

Suppurée, la pyléphlébite relève plus nettement encore de l'infection, et
le plus souvent son foyer d'origine occupe l'intestin ; rarement il s'agit
d'ulcérations tuberculeuses, dysentériques ou typhoïdiques, plus fréquemment il s'agit de lésions non spécifiques et surtout de lésions de l'appendice,
la pyléphlébite d'origine appendiculaire n'étant pas exceptionnelle (Berthelin, Dieulafoy).

Les lésions de l'estomac, notamment le cancer infecté, celles du rectum,
peuvent également entraîner la pyléphlébite suppurative. D'autres fois,
c'est au niveau de la rate (abcès de la rate), de l'ombilic (infection ombilicale du nouveau-né), que se trouve le foyer initial. Certains foyers péritonéaux suppurés peuvent en être le point de départ, et, enfin, on trouve
quelquefois l'origine de cette pyléphlébite au foie lui-même : abcès soushépatiques, kystes hydatiques suppurés, angiocholites calculeuses, cholécystites suppurées. Elle s'accompagne d'ailleurs souvent secondairement
d'abcès multiples du foie ; il en est ainsi lors d'appendicite.

Symptômes. A. Pyléphlébites adhésives. — On peut actuellement
avec Rommelaere et plus récemment Castaigne et Chiraz, distinguer les
modalités anatomo-cliniques de la pyléphlébite selon que l'ensemble du
système porte ou un seul de segments est pris. Et ainsi on peut décrire une
pyléphlébite tronculaire, une *phlébite mésaraïque*, une *phlébite splénique* ou
spléno-phlébite.

1. **Pyléphlébite tronculaire.** — La pyléphlébite tronculaire adhésive peut
passer inaperçue, masquée par les signes de l'affection causale. Toutefois,
elle a parfois des symptômes très nets.

Son début est quelquefois brusque, avec douleurs vives dans l'hypo-

condre droit, mais c'est l'exception; le plus souvent, ces symptômes
s'installent progressivement et ceux-ci traduisent la stase portale.

L'*ascite*, très fréquente, a pour caractères son *développement rapide*, et
surtout sa *reproduction immédiate après la ponction*. Elle s'accompagne
ordinairement d'une *circulation supplémentaire* marquée, et d'une *hypertrophie considérable de la rate*. Les hémorragies gastro-intestinales viennent
quelquefois compléter ce syndrome révélateur de la stase portale, et
parfois même une hématémèse subite, une entérorragie abondante préviennent ou suppléent l'ascite. Il peut y avoir des hémorroïdes (Frerichs). Il
faut noter cependant que ces divers symp-
tômes sont loin d'être constants, que les
hémorragies notamment sont souvent
absentes et que l'asci-
te peut elle-même
faire défaut.

L'hypertrophie
considérable de la
rate est ordinaire-
ment le premier
symptôme (fig. 19).

Il y a simultané-
ment des troubles di-
gestifs, parfois une
diarrhée profuse, sé-
reuse ou sanguino-
lente; dans quelques
cas, le tableau clini-
que est celui d'une
occlusion intestinale
par étranglement in-
terne ou volvulus, à
début subit et à mar-
che foudroyante; ces
symptômes d'occlu-

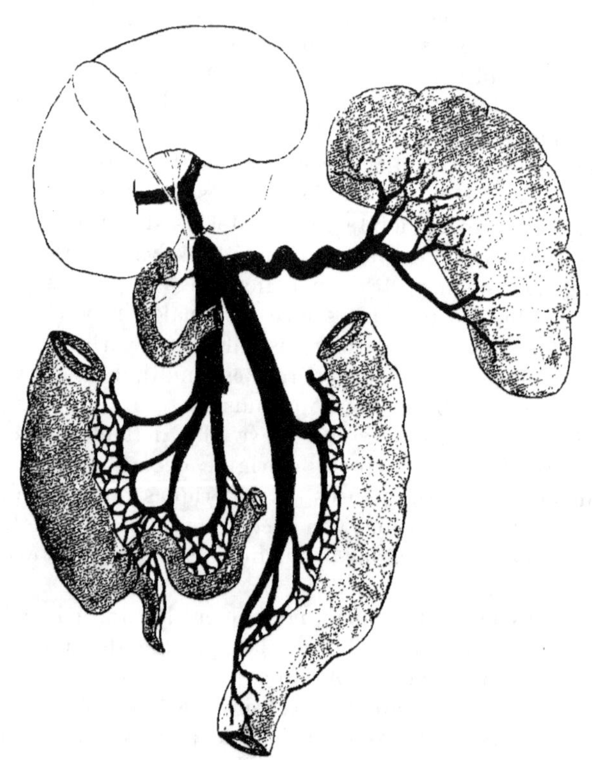

Fig. 19 — Effets de la pyléthrombose tronculaire, analogues à ceux de
la ligature de la veine porte. (Schéma de Castaigne, d'après une pièce
anatomique.)

sion sont dus au sphacèle des parois intestinales, et à la perte simultanée
de leur contractilité; c'est un pseudo-étranglement de pronostic particulièrement grave (Barth, Magnan). Ces divers signes sont surtout nets dans la
thrombo-phlébite mésaraïque.

Les urines sont rares et colorées; l'ictère, réserve faite de celui dû à la
maladie causale, fait ordinairement défaut.

La guérison est exceptionnelle et la mort survient assez rapidement du
fait de la cachexie due aux ponctions nécessaires ou à la suite d'une hémorragie par rupture de varices œsophagiennes (Menetrier), ou encore, exceptionnellement, avec des symptômes toxiques (somnolence, hypothermie,

parésie des membres inférieurs), rappelant ceux qui suivent la ligature expérimentale du tronc porte.

II. **Thrombo-phlébite mésaraïque.** — Peu décrite jusqu'à ces dernières années, elle a un tableau clinique assez précis (Castaigne et Chiraz), surtout lorsque le début est brusque ; on note alors une *douleur abdominale atroce*, survenant par accès spontanés, exaspérée par la palpation, soit sous le rebord costal gauche, soit mais plus rarement dans la fosse iliaque droite. Dès le début s'établit une *diarrhée profuse* ne se prolongeant guère au delà de 24 heures : puis des symptômes *d'occlusion* apparaissent avec arrêt complet des matières et des gaz, nausées, hoquet pénible. Bientôt survient, spontanément ou après lavement, une *entérorragie* plus ou moins abondante et qui est un signe de grande valeur, les *vomissements* surviennent rapidement après les douleurs du début, alimentaires puis biliaires ou porracés et souvent sanguinolents. L'examen physique montre au début un état de *météorisme local*, au niveau de l'anse infarcie, puis une *tumeur molle, arrondie et allongée*, douloureuse, ne présentant pas d'alternatives de durcissement et de ramollissement, de gonflement et d'affaissement, ne se contractant donc pas (signe différentiel avec l'invagination). Puis l'abdomen se distend considérablement du fait du météorisme et d'un *léger degré d'ascite*. L'état général s'aggrave vite, la température s'élève, et le malade meurt 4 à 5 jours, parfois 8 à 9, après le début. Les seuls cas prouvés de guérison sont consécutifs à une intervention chirurgicale, dans certains cas limités où l'entérectomie peut être faite.

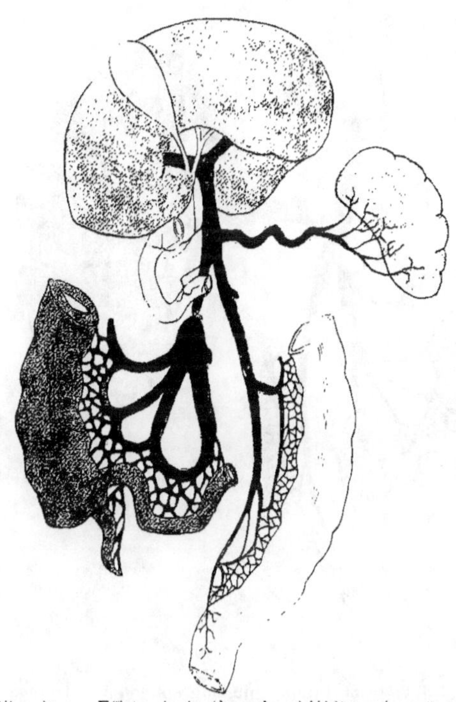

Fig. 20. — Effets de la thrombo-phlébite mésaraïque amenant un infarctus hémorragique de l'intestin. (Schéma de Castaigne, d'après une pièce anatomique.)

III. **Trombo-phlébite splénique.** — Elle est encore peu connue et est avant tout caractérisée par l'existence d'une *rate énorme* (fig. 21). On lui a rattaché une variété spéciale de splénomégalie chronique avec hémorragies gastriques à répétition et anémie grave, à l'exclusion de tout autre symptôme de pyléphlébite (Devé, Cauchois). A ces *splénomégalies d'origine pyléthrombosique*, de diagnostic difficile, on devrait, selon Devé, rattacher certains cas de maladie de Banti (Œttinger et Fiessinger). La triade, grosse rate, hémorragies gastriques, anémie, peut d'ailleurs être complétée par de l'ascite, des troubles intestinaux (diarrhée, hémorragies intestinales) de la circulation veineuse collatérale traduisant la gêne de la circulation portale. Enfin ces faits se distingueraient par leur évolution relativement lente (en moyenne trois à quatre ans), la mort survenant généralement du fait des hémorragies gastro-intestinales massives, quelquefois du fait d'une thrombose mésaraïque.

IV. **Pyléphlébite suppurée.** — La pyléphlébite suppurée peut, de même que certaines pyléphlébites adhésives, être masquée par les symptômes de la maladie causale ; même alors que la lésion infectieuse primitive reste latente, ce sont moins les symptômes de stase portale que ceux de septicémie qui dominent. La fièvre à grands accès, avec périodicité irrégulière, avec souvent faibles intervalles d'apyrexie, est le phénomène capital. En même temps apparaissent des douleurs abdominales diffuses, avec prédominance à droite : il y a des troubles digestifs (vomissements bilieux, diarrhée séreuse, sanguinolente ou dysentériforme). Les urines sont peu abondantes.

L'examen révèle une hypertrophie volumineuse du foie et de la rate, peu ou pas d'ascite (et il s'agit alors d'épanchement péritonitique), peu ou pas de circulation supplémentaire.

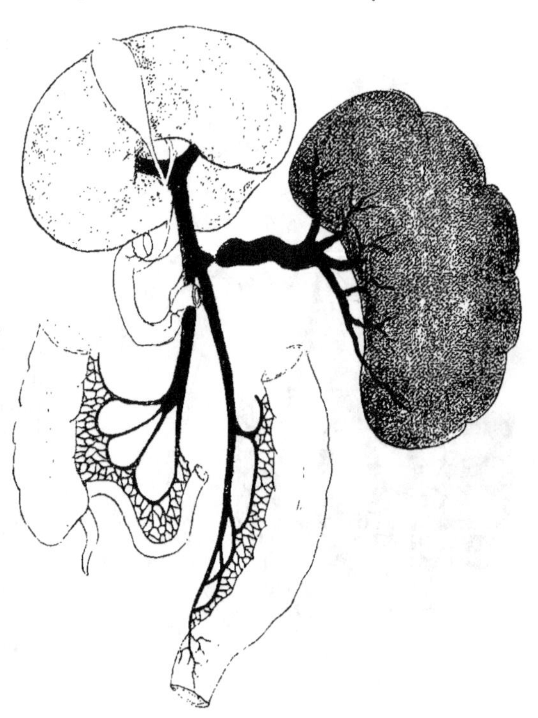

Fig. 21. — Effets de la thrombo-phlébite splénique entraînant une splénomégalie considérable. (Schéma de Castaigne, d'après une pièce anatomique.)

L'ictère est fréquent, mais assez tardif et ordinairement léger.

L'état général s'aggrave vite. La pyléphlébite suppurée a une marche qui n'excède ordinairement pas quatre à cinq semaines, le malade meurt de cachexie progressive, de péritonite généralisée, ou encore d'ictère grave lié aux désordres secondaires du côté du foie et notamment à des abcès multiples.

Diagnostic. — Dans certains cas typiques, les caractères de l'ascite, sa formation et sa reproduction rapide, l'abondance des hémorragies gastro-intestinales, le brusque développement du foie et de la rate permettent le diagnostic de la pyléphlébite adhésive avec la cirrhose alcoolique et la péritonite tuberculeuse, causes ordinaires d'ascite. Toutefois, le diagnostic peut rarement être affirmé de façon certaine.

Lors de thrombo-phlébite mésaraïque, c'est le diagnostic avec l'invagination ou le volvulus qui se pose parfois; on peut ainsi méconnaître une appendicite débutant par des symptômes d'occlusion liés à une thrombose mésaraïque. Même alors que l'on arrive au diagnostic d'infection hémorragique de l'intestin, il peut être très difficile de dire s'il y a thrombo-phlébite mésaraïque ou embolie des artères mésentériques, toutes deux entraînant les mêmes lésions et commandant les mêmes symptômes.

Dans les cas de splénomégalie d'origine pyléthrombosique, le diagnostic se pose avec nombre de splénomégalies chroniques. Il faut y penser en présence d'une splénomégalie en apparence primitive, accompagnée d'anémie, survenue chez une femme jeune qui présente dans ses antécédents des accidents puerpéraux, des phlébites (Cauchois). On peut en discuter l'existence dans certains cas qualifiés de maladie de Banti.

La pyléphlébite suppurée n'est enfin, souvent reconnue qu'à l'autopsie; elle est, en effet, confondue avec l'angiocholite calculeuse, qui peut elle-même la provoquer, avec l'abcès dysentérique du foie, avec certaines péritonites suppurées. Le caractère irrégulier des accès fébriles, l'existence d'une diarrhée sanguinolente, permettent parfois de soupçonner cette complication. C'est surtout la notion étiologique d'un foyer suppuré abdominal qui peut aider à ce diagnostic toujours difficile.

Traitement. — De pronostic presque constamment fatal, les pyléphlébites sont d'autant plus graves que l'on ne peut lutter contre elles que par des moyens palliatifs visant l'ascite (dont les ponctions sont souvent rendues trop fréquemment nécessaires), les hémorragies gastro-intestinales, les manifestations d'infection septicémique. Si l'intervention chirurgicale a parfois permis l'entérectomie dans certains cas de thrombo-phlébite mésaraïque et est souvent au surplus commandée par le doute où l'on est de l'existence d'une occlusion vraie, en revanche l'abstention s'impose dans les cas de splénomégalie pyléthrombosique et, lors de splénomégalie chronique de nature indéterminée, le chirurgien doit toujours vérifier l'état du système porte avant de tenter la splénectomie.   *P. LEREBOULLET.*

PYLORE (STÉNOSE, RÉTRÉCISSEMENT). — V. Estomac (Dilatation). V. aussi Nouveau-né (Pathologie).

PYLORECTOMIE. — V. Gastrectomie.

PYOCTANINES. — Ce sont des matières colorantes dérivées de l'aniline jouissant en commun de certaines propriétés thérapeutiques et qui exercent un pouvoir antiseptique manifeste. Le plus connu de ces corps est le bleu de méthylène (v. c. m.).   *E. F.*

PYOHÉMIE. — La généralisation d'une infection locale peut se traduire en clinique de deux manières différentes; ou bien par une fièvre élevée, des symptômes généraux graves, une évolution aiguë ou suraiguë à laquelle succombe rapidement le malade en quelques jours; on ne trouve, à l'autopsie, aucune lésion apparente dans les organes: c'est la *septicémie*, — ou bien par une fièvre à grandes oscillations, avec production d'abcès, de suppurations dans les viscères, les articulations et dans toutes les parties du corps, auxquels, au bout d'un temps plus ou moins long, le malade succombe, cachectique; l'autopsie montre les nombreux foyers purulents métasta-tiques; c'est la *pyohémie*. Ces deux types cliniques existent, mais leur dénomination ne répond pas à la réalité. Les seules vraies septicémies devraient être celles qui accompagnent, par exemple, le tétanos, la gangrène gazeuse, dont les micro-organismes demeurent au lieu d'inoculation, tandis que leurs toxines seules passent dans la circulation; or, la dénomination clinique de septicémie est bien plus étendue; les récentes études sur le sang dans l'infection ont montré que le passage du microbe dans la circu-lation était constant; mais il n'y a pas toujours production de pus, soit que l'organisme succombe rapidement à l'infection, soit que la guérison se produise vite.

Au point de vue pathogénique, il faudrait décrire des *toxinhémies* (pas-sage de toxines seules dans l'organisme); des *bactérinhémies* (passage de microbes dans l'organisme) avec septicémie (pas de foyers purulents) ou pyohémie (production de foyers purulents); enfin des *bactéri-toxinhémies*, quand le point de départ contient des microbes associés dont les uns se généralisent, et les autres ne disséminent que leurs toxines.

Cependant, nous conserverons les dénominations *cliniques* de septicémie et pyohémie; dans l'une, l'*infection* générale ne s'accompagne pas de la for-mation de *foyers métastatiques*; dans la seconde, au contraire, ceux-ci sont caractéristiques. D'ailleurs, entre les deux formes, de nombreux cas inter-médiaires existent, ce sont les septico-pyohémies.

La lésion caractéristique de la pyohémie est l'*abcès métastatique*, qui est aussi bien périphérique que central, sous-cutané que viscéral. Au niveau du foyer primitif, une partie du pus est absorbée par les vaisseaux, et pénètre dans la circulation, c'est l'*embolie microbienne*; elle s'arrête au sein d'un tissu, dans le parenchyme d'un organe, quand les artérioles deviennent trop étroites pour la laisser passer. Les micro-organismes pullulent à nou-veau, et déterminent le foyer purulent secondaire. L'embolie microbienne vient souvent d'une *phlébite*; le thrombus est fréquent, et donne naissance à l'embolus; certaines embolies graisseuses, parties d'un foyer de fractures compliquées, peuvent être le point de départ d'une *infection purulente*. Il n'est pas étonnant qu'avec l'antisepsie des plaies cette grave complication tende à disparaître de la pathologie chirurgicale.

Les abcès métastatiques existent partout; presque toujours le poumon en est le siège, ils peuvent être en nombre considérable, et le parenchyme en est comme criblé; ils sont plus ou moins volumineux, arrondis, ou pyra-midaux comme les infarctus. Le foie et la rate en sont souvent atteints; puis le cerveau, les reins, les tissus des membres, les séreuses, etc.

Étiologie. — L'*état général* influe sur la dissémination de l'infection d'un foyer primitivement isolé; les cachectiques, les vieillards, les diabé-tiques, albuminuriques, tous ceux dont une tare organique diminue la défense naturelle, y sont prédisposés. — Des *conditions extérieures* mau-vaises, encombrement, insuffisance de soins, salles d'hôpital défectueuses, comme en temps de guerre, rendent la pyohémie fréquente. — Enfin cette affection complique les *foyers* mal drainés, les clapiers purulents, les abcès

putrides; certaines affections à microbes *virulents*, l'ostéomyélite suraiguë,
l'infection puerpérale, doivent la faire redouter. — Quant aux *microbes* en
cause, tous ceux qui sont *pyogènes* peuvent la produire, le staphylocoque
et le streptocoque, plus rarement le bacille d'Éberth, le pneumocoque, le
gonocoque, le colibacille.

Symptômes. — Elle débute une semaine ou deux après l'infection de
la plaie; celle-ci se modifie, d'abord rose, bourgeonnante, suppurant peu,
on la voit changer d'aspect; les bourgeons charnus s'affaissent, deviennent
blafards; les bords, qui commençaient à se cicatriser, se disjoignent, le pus
n'est plus secrété, et c'est une sérosité fétide, sanguinolente, qui suinte du
fond atone de la plaie.

Le malade est pris d'un violent *frisson*, le corps entier est secoué d'un
tremblement qui peut durer une demi-heure, une heure : la sensation de
froid est vive, la peau s'horripile; puis survient un stade *de chaleur* avec
sueurs abondantes. L'accès rappelle à s'y méprendre une fièvre palustre.
La température atteint rapidement 40°, 41°; les traits s'altèrent, la peau est
terreuse, le facies grippé. — En deux heures, tout est fini; le malade est
épuisé, brisé de fatigue, courbaturé. La température *retombe* le lendemain
jusqu'à la normale, ou à 38° environ; puis un nouvel accès recommence, plus
terrible que le premier; d'autres suivent, laissant l'état général de plus en
plus précaire. C'est la *fièvre à grandes oscillations*. Ces oscillations sont irrégulières, comme les accès; elles correspondent à des décharges de toxines
ou à la pénétration dans la circulation de nouvelles quantités de microbes,
comme en témoignent les examens du sang pratiqués au moment des
accès. Ceux-ci peuvent être séparés par un intervalle de plusieurs jours:
dans les cas graves, ils peuvent se répéter le même jour, et plus ils se rapprochent, plus la terminaison fatale est à craindre. La mort survient au
milieu d'un *état typhoïde*, accompagné de *symptômes viscéraux* témoignant
de la localisation des embolies microbiennes, dyspnée et hémoptysie, subictère, anurie, diarrhée, délire et enfin coma....

Si la mort n'est point survenue, on verra apparaître les *abcès métastatiques*; douleur profonde, tuméfaction, puis chaleur, rougeur, fluctuation
dans les abcès des membres; symptômes d'*arthrites suppurées* ou bien dans
les *abcès viscéraux*, les symptômes propres à l'organe atteint.

D'autres fois, les abcès secondaires évoluent *sans réaction*, la douleur est
nulle, la peau garde sa coloration normale : seule une légère tuméfaction et
de la fluctuation en indiquent le siège; des arthrites purulentes passent
inaperçues et, à l'autopsie, on trouve la jointure distendue par un pus
séro-sanguinolent. — Le blessé finit par succomber dans le marasme et
l'adynamie profonde; parfois une *hémorragie secondaire*, partie de la plaie
initiale, vient hâter la terminaison fatale.

L'apparition des abcès signe le *diagnostic* de cette affection: la fièvre à
grandes oscillations la faisait prévoir, et ce n'est qu'avec la courbe de la
septicémie (v. c. m.) qu'on pourrait confondre l'affection. Quant à l'accès
de *fièvre palustre*, le diagnostic pourrait être hésitant, dans le cas où une
plaie infectée réveille chez un paludéen la fièvre tierce, quarte, etc., mais
la courbe de la pyohémie est bien plus irrégulière que celle de l'accès

palustre, et les symptòmes généraux qui l'accompagnent sont plus alarmants, les troubles pulmonaires plus marqués.

Traitement. — Il faut tout d'abord *éviter* que l'infection purulente ne vienne compliquer une plaie ; c'est l'*antisepsie*, le drainage, les résections ou les amputations (V. PLAIES) qui peuvent la prévenir, en traitant le foyer primitif.

Si les grands frissons sont déjà survenus, on peut encore lutter contre la pyohémie, en empêchant que des embolies microbiennes successives soient à nouveau lancées dans la circulation, qu'une nouvelle absorption de poisons ne se fasse ; c'est encore le traitement de la plaie, traitement énergique, qui peut y remédier. — Mais si les abcès métastatiques sont déjà formés, si la maladie évolue depuis huit, dix jours, si l'infection est généralisée, le rôle du chirurgien ne peut se borner qu'à *relever l'état général* par l'alcool, la quinine, les saignées combinées à l'injection intra-veineuse de sérum artificiel, pour faire un lavage du sang ; à *inciser* les abcès, ouvrir les articulations, cautériser au fer rouge les foyers primitif et secondaire, et attendre de la résistance du blessé l'atténuation de l'infection purulente. *AMÉDÉE BAUMGARTNER.*

PYOMÈTRE. — C'est l'accumulation, la rétention d'une certaine quantité de pus dans la cavité utérine. Cet accident est commun à divers états pathologiques de l'utérus ; on peut le rencontrer dans le cancer, certains fibromes infectés, certaines sténoses cervicales, toutes les fois en un mot qu'un obstacle quelconque oppose à l'évacuation des sécrétions utérines infectées. Lorsqu'il est reconnu, il n'y a qu'une seule indication thérapeutique : la dilatation ou au besoin l'incision du col et le drainage de l'utérus, avec ou sans curettage, suivant les cas. Bien entendu, lorsque l'origine du mal sera due à quelque affection utérine grave, on pourra être conduit à pratiquer l'hystérectomie. *J.-L. FAURE.*

PYORRÉE. — V. DENTS.

PYOSALPINX. — Ce sont les salpingites kystiques qui renferment du pus. Ce pus, qui présente des caractères divers, est le plus souvent stérile. C'est qu'en effet il faut un certain temps pour que la trompe malade puisse s'altérer au point de devenir kystique. Cette dilatation, souvent considérable, n'est guère compatible avec le développement de phénomènes aigus. Cependant, il peut y avoir des pyosalpinx à pus virulent, soit par accumulation directe de la collection purulente dans les trompes distendues, soit par infection secondaire d'un hydro ou d'un hématosalpinx antérieur.

Il est à peu près impossible de distinguer le pyosalpinx aigu des phénomènes inflammatoires qui se développent si fréquemment autour de la trompe, au lieu de se développer dans son intérieur. Quant au pyosalpinx chronique, non virulent, ses manifestations cliniques sont les mêmes que celles de l'hydro-salpinx. C'est dire qu'on ne reconnaît qu'au cours de l'opération la nature du liquide contenu dans la trompe malade. Les indications opératoires sont identiques à celles des salpingo-ovarites, dont le pyosalpinx n'est qu'une forme particulière. (V. SALPINGO-OVARITE.) *J.-L. FAURE.*

Pyurie.

PYRAMIDON. — V. Antipyrine.

PYROGALLOL. — Obtenu par distillation sèche de l'acide gallique, l'acide pyrogallique se présente sous forme d'aiguilles blanches solubles dans deux parties d'eau. Les cristaux et les solutions de pyrogallol s'oxydent à l'air et se colorent en brun.

L'acide pyrogallique n'est jamais employé à l'intérieur. A l'extérieur, il est utilisé dans le traitement d'un certain nombre de dermatoses : psoriasis, lupus vulgaire, etc. (v. c. m.).

L'emploi de ce corps est limité par sa grande toxicité; on ne peut traiter que de petites surfaces cutanées et les applications du médicament doivent être interrompues dès que les urines du malade se colorent.

Solution.	*Pommade.*
Acide pyrogallique 5 à 10 grammes. Alcool . . . . } $\bar{a}\bar{a}$ 50 — Eau. . . . . } En badigeonnages dans l'eczéma chronique.	Pyrogallol . . . . 5 à 10 grammes. Acide salicylique. 1 à 3 — Vaseline. . . . . . . 100 — Psoriasis. Ne frictionner d'abord (après décapage) que quelques plaques (Brocq). *E. F.*

PYROSIS. — Sensation de brûlure le long de l'œsophage causée par l'ascension d'une petite quantité de liquide venu de l'estomac, le pyrosis s'observe chez les divers dyspeptiques, hyperchlorhydriques, hypochlorhydriques. L'acidité du liquide régurgité est due tantôt à l'acide chlorhydrique, tantôt aux acides de fermentation. Le traitement institué contre la dyspepsie en cause fait généralement disparaître ce symptôme (V. Régurgitation).

A. BAUER.

PYURIE. — La pyurie est caractérisée par la présence de pus dans l'urine.

Recherche de la pyurie. — On peut utiliser deux procédés : l'ammoniaque ou l'examen histologique.

Le *premier procédé* consiste à verser du sédiment grisâtre, rassemblé au fond du bocal, dans un verre à expérience, à verser une certaine quantité d'ammoniaque en agitant avec une baguette de verre : on obtient un magma plus ou moins glaireux et visqueux.

Le *deuxième procédé* est celui que l'on devra toujours employer, le premier ne pouvant donner que des indications assez grossières : il consistera à prendre de l'urine *fraîchement émise*, à la centrifuger, puis à l'examiner entre lame et lamelles. La centrifugation devra être très rapide; on se trouvera bien, souvent, d'ajouter dans l'urine un peu de bleu de méthylène, de picro-carmin, de laisser déposer l'urine à la glacière, sans centrifuger, de décanter et d'examiner le culot rassemblé au fond du verre. Nous recommandons ce procédé pour l'examen des cylindres, la centrifugation les brisant le plus souvent. Quelquefois l'existence de sels dans l'urine gênera l'examen, il suffit de chauffer doucement l'urine et de la centrifuger lorsqu'elle est encore chaude, les éléments cellulaires sont seuls précipités. L'examen sous le microscope montrera des leucocytes en plus ou moins grande abondance, plus ou moins bien conservés. Parfois les leucocytes sont très irréguliers, vacuolaires; on a voulu tirer de ces faits des caractères distinctifs de certaines pyuries; il serait téméraire d'y ajouter une trop grande importance.

Ces *leucocytes* devront être différenciés des autres éléments cellulaires qu'on peut retrouver dans l'urine : globules rouges, fragments néoplasiques, tuberculeux, membraneux.

Le diagnostic le plus délicat est celui avec les épithéliums provenant des voies urinaires ou génitales; les cellules que l'on constatera le plus fréquemment sont des placards endothéliaux provenant de la vulve ou du vagin, ou de larges cellules à contours polygonaux venant de la vessie. D'autres fois, il existe des cellules *épithéliales* cylindriques et caudées, elles proviennent habituellement de la couche superficielle du bassinet, mais les cellules du col vésical peuvent avoir le même aspect. Enfin on trouve même des cellules rondes, à noyau bien distinct, à protoplasma clair : ces cellules proviennent des voies d'excrétion de l'urine, mais il est *impossible d'affirmer* si elles proviennent des tubes de Bellini, du bassinet, de l'uretère. De même il est *complètement impossible* de reconnaître des cellules provenant des tubes contournés; ces cellules se modifient à tel point dans l'urine qu'elles deviennent *méconnaissables*. Parfois on rencontre des cellules ressemblant à des leucocytes, mais chargées de granulations albumineuses présentant des réactions colorantes analogues à celles du protoplasma des cellules des tubes contournés; nous pensons qu'il s'agit là de macrophages ayant porté leur action sur les cellules nobles de l'organe, mais nous ne pouvons encore affirmer leur valeur diagnostique.

Une autre cause d'erreur dans l'appréciation histologique de la pyurie provient de ce fait que les leucocytes s'altèrent rapidement dans les urines alcalines, deviennent opaques, et on ne peut alors distinguer les noyaux nettement qu'en acidulant avec de l'acide acétique. Lorsque l'examen n'est pas pratiqué sur une urine fraîchement émise, on pourra ne retrouver qu'un magma grenu dont la nature est difficile à établir. L'examen d'urine fraîche s'impose également, lorsqu'on peut rechercher la présence des microbes dans les urines purulentes.

Diagnostic différentiel. — *Toute urine trouble n'est pas une urine purulente*; les *urines riches en urates* laissent déposer une couche grisâtre qui se dissout à chaud; il suffit donc de chauffer l'urine pour voir disparaître l'aspect trouble. *Quant à la phosphaturie*, elle peut se caractériser soit par l'émission d'urines laiteuses, dès l'émission, soit par un dépôt grisâtre, dans le fond du bocal, par refroidissement. Ce dépôt est soluble dans l'acide acétique; cela suffit donc pour différencier les phosphates du pus véritable. Enfin, on devra reconnaître l'existence possible de la *chylurie* (v. c. m.).

Toute urine purulente renferme de l'albumine. Les matières albuminoïdes contenues dans cette urine sont, soit de l'albumine (sérine et globuline), soit des albumoses, des peptones, pouvant provenir de l'intervention des bactéries. *Pratiquement*, le plasma du pus, peu abondant, ne fournissant qu'une quantité faible d'albumine, lorsqu'on trouve dans une urine un dépôt purulent abondant et une faible teneur en albumine, on peut affirmer que cette albumine provient exclusivement du pus. Au contraire, lorsque avec une petite quantité de pus on trouve une grande quantité d'albumine, c'est qu'il s'agit d'une albuminurie due à une autre cause (rénale).

Diagnostic étiologique. — Nous distinguerons deux grandes variétés de pyurie :

1° La pyurie macroscopique, constatable à l'œil nu, donnant lieu à un trouble du liquide urinaire ;

2° La pyurie microscopique dans laquelle l'urine est claire et où seul l'examen des urines permet de constater la présence de leucocytes.

Pyurie macroscopique. — Le pus étant reconnu, il faudra se demander s'il provient de l'urètre, de la vessie ou du rein.

La *pyurie d'origine urétrale* se caractérise par l'émission de pus, seulement dans le premier jet ; ce caractère se rencontre dans l'urétrite aiguë, dans l'urétrite chronique ; il existe des filaments très longs caractéristiques. Du reste, le diagnostic est, en général, facile ; il suffira de rechercher si, en tirant sur la verge, on ne fait pas sourdre du pus en dehors de la miction. Le diagnostic se pose surtout entre la pyurie d'ordre vésical et d'ordre rénal.

La *pyurie d'origine vésicale* se caractérise par les signes suivants : l'urine, émise successivement dans trois verres, est trouble dans les trois verres, mais surtout dans le dernier. En faisant reposer l'urine, on constate que la couche supérieure de l'urine reste claire, et que, dans le fond du vase, se forme un dépôt *pulvérulent*. Cette division en deux couches claire et purulente permet d'affirmer l'origine vésicale du pus presque à coup sûr. De plus, l'urine renferme des grumeaux purulents, des lambeaux membraneux, une substance glaireuse ; l'odeur des urines est fortement ammoniacale. Il suffira, dès lors, de rechercher la nature de cette cystite (v. c. m.).

La *pyurie rénale* se caractérise, au contraire, par la *polyurie trouble*. Par le repos, les urines restent troubles, et s'il n'existe pas de cystite concomitante, le sédiment grisâtre est à peu près nul. L'examen histologique décèle l'existence de cylindres (surtout cylindres granuleux). On pourra, connaissant l'origine rénale de la pyurie, en rechercher la cause [V. PYÉLO-NÉPHRITE, REIN (TUBERCULOSE)].

La pyurie *est souvent mixte*, à la fois *rénale* et *vésicale*.

Nous ajouterons qu'en cas de pyurie, il sera bon de pratiquer l'examen bactériologique (colibacille, bacille de Koch), et de faire des inoculations au cobaye (bacille de Koch) ; on devra également rechercher si cette pyurie est uni ou bilatérale [Cystoscopie, division des urines (V. PYÉLO-NÉPHRITE)].

Pyurie microscopique. — La présence de leucocytes dans l'urine est révélée par le seul examen histologique : les urines sont en effet claires et ne donnent lieu à aucun dépôt de quelque importance. Quelle est la valeur clinique de cette pyurie microscopique ?

L'examen systématique des urines au cours des néphrites pourrait certainement conduire à des données cliniques intéressantes ; elle n'a donné cependant, jusqu'ici, *aucune indication diagnostique certaine* ; nous pensons que la présence de leucocytes granuleux à type particulier, dont nous avons signalé plus haut l'existence, pourrait avoir une certaine valeur en permettant de reconnaître l'existence d'un processus rénal en activité.

Traitement. — (V. PYÉLO-NÉPHRITE).   *F. RATHERY.*

Q

QUARANTAINE. — (V. Prophylaxie générale).

QUASSIA AMARA. — Le bois du *Picræna excelsa* et celui du *Quassia amara* (Simarubacées) renferment un principe amer (quassine), utilisé surtout comme apéritif, stomachique et tonique.

Les formes médicamenteuses sont la macération (5 pour 1000), la poudre (1 à 5 gr.), l'extrait (20 à 50 centigr.), la teinture (2 à 10 gr.). La quassine cristallisée du Codex se prescrit par prises réfractées de 1 ou 2 milligr. pour une dose journalière de 4 à 8 milligr.

Mixture apéritive.	*Cachets stomachiques.*

Teinture de quassia. ⎱ āā 5 grammes.
  — de gentiane. ⎰
  — de colombo. ⎱
  — de quinqui- ⎰ āā 10 —
    na . . . .
	Poudre de quassia. . . . 30 centigr.
	  — de colombo. . . . 10 —
	  — de rhubarbe . . . 5 —

XX à L gouttes dans un demi-verre d'infusion de badiane, une demi-heure avant les repas.	Pour un cachet; 3 à 6 par jour, au commencement et à la fin des repas.
	E. F.

QUEUE DE CHEVAL (CÔNE MÉDULLAIRE, ÉPICÔNE MÉDULLAIRE). — *Ces trois termes évoquent* un groupement synthétique qu'il n'est pas possible de scinder et d'étudier dans des chapitres séparés. Une vue d'ensemble pourra seule faciliter cette description nosologique, ardue pour le lecteur non prévenu, mais rendue plus explicite par la figure ci-jointe, que nous avons dessinée très schématiquement.

Considérations générales. — A la partie inférieure de la colonne vertébrale existe une disposition anatomique topographique *des plus discordantes* entre les vertèbres osseuses, la moelle et les racines nerveuses dans leur trajet rachidien, depuis leur émergence médullaire jusqu'à leur sortie osseuse. Il suffit d'examiner attentivement les schémas ci-après (fig. 22 et 23) pour se rendre compte de cette singulière topographie, qu'explique l'embryologie (ascension relative de la moelle à la suite de l'allongement de la colonne vertébrale). On y verra, par exemple, une racine sacrée, *a*, parcourir à l'intérieur du canal vertébral un trajet d'environ 22 à 25 centimètres, flottant entre l'arachnoïde et la pie-mère, au sein du liquide céphalo-rachidien.

Échelonnées sur un aussi long chemin, des lésions *x* (voir fig. 22), que nous supposerons situées à des niveaux bien différents, pourront ainsi créer un tableau symptomatique à allure clinique *sensiblement* analogue, et voilà

un diagnostic différentiel de localisation rendu singulièrement délicat, si l'on
tient à préciser le point de départ médullaire (moelle sacrée, cône terminal)
ou radiculaire (queue de cheval) de la lésion.

Cependant, un tel diagnostic n'a pas seulement un intérêt de curiosité
scientifique, il comporte une sanction pratique. Supposons l'hypothèse
d'une néoplasie rachidienne, susceptible d'ablation *chirurgicale* : l'opération demandera *un diagnostic précis de localisation* au niveau de cette colonne vertébrale inférieure *qui ne mesure pas moins de 50 à 55 centimètres environ de longueur* : et la tâche du neurologiste sera souvent des plus difficiles.

Avant d'insister sur les éléments de ce diagnostic *clinique* topographique vertébral, précisons *anatomiquement* les termes du problème.

Description anatomo-physiologique. — C'est, en clinique, le syndrome, soit du *cône terminal*, soit de l'*épicône*, que régulièrement il faut opposer au syndrome de la *queue de cheval*.

Qu'entend-on par ces différents termes?

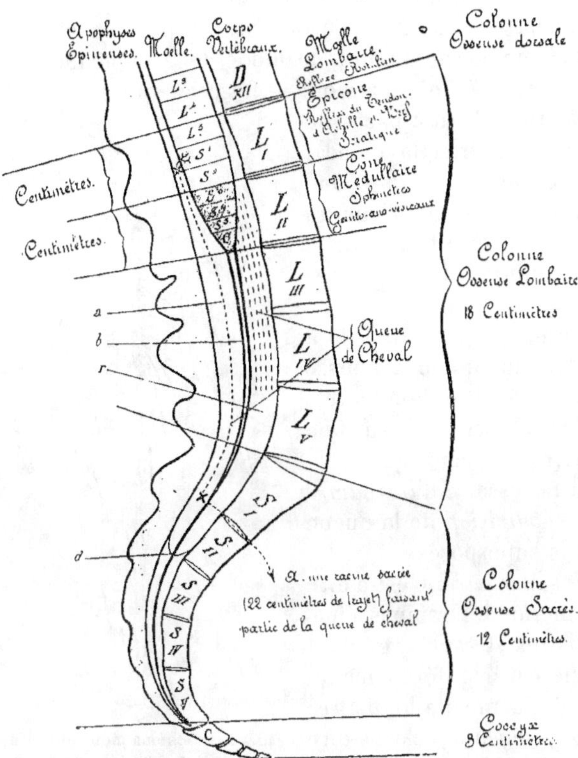

Fig. 22. — Cône médullaire et épicône. — Vertèbres osseuses inférieures et moelle inférieure avec ses différents segments. — Le cône médullaire est formé par la réunion des 3e, 4e, 5e segments sacrés et du segment coccygien c. Le filum terminale b fait suite au cône. L'épicône le surmonte. Une racine sacrée a est représentée dans son long trajet avec une lésion x, supposée placée en ses deux points extrêmes. Le cône médullaire correspond au corps de la deuxième vertèbre lombaire. Le liquide céphalo-rachidien r s'arrête en d (deuxième vertèbre sacrée) au point de réflexion de la membrane arachnoïdo-pie-mérienne. La queue de cheval baigne au milieu du liquide céphalo-rachidien.

I. Le *cône médullaire terminal* est la partie la plus inférieure de la moelle ; c'est l'*extrémité effilée du renflement lombo-sacré* avec lequel il se continue sans ligne de démarcation bien tranchée (fig. 22).

Sa *limite supérieure* est donc *fictive*; on la place entre les 2e et 4e segments médullaires sacrés, suivant les auteurs, Raymond, Grasset, Müller. Sa *limite inférieure* se termine à la naissance du filum terminal. Le cône mesure une hauteur d'environ 1 centimètre 1/2 à 2 centimètres (3e, 4e, 5e segments sacrés et nerf coccygien).

Il préside aux centres d'innervation des sphincters génitaux, anaux, vésicaux.

II. L'*épicône* (Minor), encore désigné sous le nom de *moelle sacrée* par certains auteurs, comprend le 5e segment lombaire et les 1er et 2e segments sacrés. Il est par conséquent situé immédiatement au-dessus du cône.

L'épicône, comme le cône, mesure une hauteur d'environ 1 centimètre, et *il tient sous sa dépendance le réflexe tendineux achilléen.*

III. La **queue de cheval** est ce gros faisceau de nerfs disposé en éventail allongé, rappelant, jusqu'à un certain point, le mode de groupement des crins de la queue d'un cheval — d'où son nom — faisceau qui remplit la partie inférieure du canal rachidien, à partir de la 1re ou de la 2e vertèbre lombaire (Raymond); ce faisceau est donc formé par les *racines lombaires* et *sacrées* qui parcourent à l'intérieur du canal rachidien un long trajet avant leur sortie au niveau des trous de conjugaison lombaires ou sacrés (fig. 23).

C'est au sein de ces racines que l'aiguille à ponction lombaire pénètre, lorsqu'on a poussé le trocart entre les 4e et 5e vertèbres lombaires.

La queue de cheval déploie ses nerfs sur une étendue en hauteur d'environ 30 centimètres.

Il me semble qu'il est nécessaire *d'introduire en clinique la notion de subdivision* de la queue de cheval en trois portions superposées :

1o La *queue de cheval supérieure*, c'est-à-dire celle formée par l'agglomérat des racines émanées des segments lombaires et sacrés, et dont le syndrome pathologique est à différencier du syndrome pathologique de la moelle lombaire;

2o La *queue de cheval moyenne*, c'est-à-dire celle formée par l'agglomérat des racines émanées du 5e segment lombaire et des segments sacrés et dont le syndrome pathologique est à diagnostiquer de celui de l'épicône;

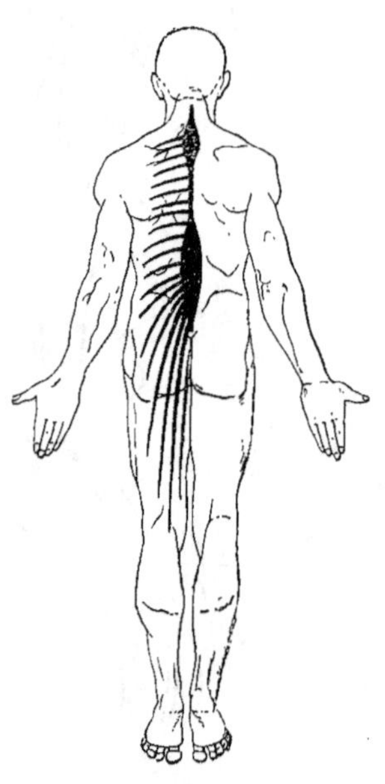

Fig. 23. — Schéma montrant le défaut de concordance des racines lombo-sacrées et du niveau du neurotome central, par le fait de l'ascension relative de la moelle. (Brissaud.)

3o La *queue de cheval inférieure* (type le plus homogène), c'est-à-dire celle formée par l'agglomérat des racines émanées des 3e, 4e, 5e segments sacrés et dont le segment pathologique est à opposer à celui du cône médullaire.

Je sais bien que, pratiquement, des schémas aussi bien tranchés *se rencontrent rarement au lit du malade*; mais, en compulsant les observations relatées à ce sujet, on voit que, pour certaines d'entre elles, cette scission de la queue de cheval, qui n'avait pas été tentée jusqu'ici, apparaît légitime.

Topographie et rapports. — I. Le *cône médullaire* est entouré des racines lombaires et sacrées de la queue de cheval. Lui-même est situé exclusivement derrière le corps de la *deuxième vertèbre lombaire.*

II. L'*épicône* s'abrite derrière le corps de la 1re *vertèbre lombaire.* Il est également entouré par les racines supérieures d'origine de la queue de cheval.

Queue de cheval.

III. La *queue de cheval* parcourt tout le canal rachidien, de la 1re *vertèbre lombaire au sacro-coccyx*, enlaçant à sa partie *supérieure* l'épicône ou moelle sacrée et le cône terminal, et, à sa partie *moyenne* et *inférieure*, le filet terminal. Les racines sacrées sont les plus centrales (Voir au point de vue topographique le tableau suivant).

Épicône et cône médullaire.

Moelle lombaire.	Réflectivité du tendon rotulien, nerf crural, etc.			En rapport topographique avec la 12e vertèbre dorsale et au-dessus.
Épicône.	5e segment lombaire. 1er et 2e segments sacrés.	Réflectivité du tendon d'Achille, nerf sciatique, etc.	Abolition du tendon d'Achille, sensibilité douloureuse des sciatiques, etc.	En rapport topographique avec la 1re vertèbre lombaire.
Cône médullaire.	3e, 4e, 5e segments sacrés. Nerf coccygien.	Innervation des sphincters anaux, génitaux et vésicaux.	Troubles des fonctions génito-ano-vésicales.	En rapport topographique avec la 2e vertèbre lombaire.

Queue de cheval.

Queue de cheval supérieure.	Racines des segments lombaires et sacrés.	Abolition du tendon rotulien et achilléen.	En rapport topographique avec les 1re, 2e, 3e et 4e vertèbres lombaires.
Queue de cheval moyenne.	Racines des 5e segments lombaires et des segments sacrés.	Conservation du tendon rotulien, abolition de l'achilléen.	Avec les 5e vertèbres lombaires, les 1re, 2e, 3e vertèbres sacrées.
Queue de cheval inférieure.	Racines des 4e et 5e segments sacrés et du segment coccygien.	Perturbations sphinctériennes sans trouble des réflectivités tendineuses.	Avec les 4e, 5e vertèbres sacrées et le coccyx.

Signes témoins d'une lésion du cône médullaire. — Pour retenir philosophiquement la distribution des nerfs du cône, il faut placer l'homme à quatre pattes: alors le domaine sensitif de ces nerfs est le plan le plus postérieur du corps (sacrum, coccyx, anus et périnée); au point de vue moteur, ce sont aussi les muscles des régions analogues (Grasset). C'est en effet par une anesthésie des régions sacrée et fessière, du périnée, de l'anus, du pénis ou des grandes lèvres. *anesthésie en garniture, en selle,* doublée de troubles ano-génito-urinaires (rétention d'urine et des matières fécales, absence d'éjaculation. parfois d'érection) que se manifeste le syndrome du cône médullaire.

Le *testicule* reste sensible à la pression (sensibilité profonde due au sympathique).

Mais surtout ce qui distinguera le syndrome du cône de celui de l'épi-

cône, *c'est que dans celui-là (cône), les sciatiques sont indolores ou à peu près
indolores* et sont respectés dans leur territoire moteur et sensitif objectif et
*que le réflexe tendineux achilléen est conservé, aussi bien du reste que le
rotulien.* Il n'en est pas de même dans les lésions de l'épicône.

Signes témoins d'une lésion de l'épicône. — Les lésions pures
et *strictement localisées à l'épicône* s'affirmeraient, d'après Minor, par un
signe négatif et deux signes positifs.

Le *signe négatif* serait l'*intégrité des fonctions sphinctériennes.*

Les *signes positifs* consisteraient *dans l'abolition du réflexe achilléen*
(alors que le rotulien reste conservé) et dans les *perturbations motrices et
sensitives objecto-subjectives* (douleur) dans les territoires *des sciatiques*, avec
*réaction électrique de dégéné-
rescence.*

Il suffit d'examiner les schémas ci-joints de Thonburn pour
être fixé sur les zones d'innervation cutanée du 5e segment
lombaire et des deux premiers
segments sacrés, zones qui seront nécessairement pertur-
bées dans la lésion de l'épicône
(L⁵, S¹, S²) (fig. 24 et 25).

En réalité, du reste, le syndrome pur de l'épicône est
l'extrême exception au lit du
malade. Il s'associe presque
fatalement, au cours de l'évolution clinique, au syndrome
du cône, si bien que l'anesthé-

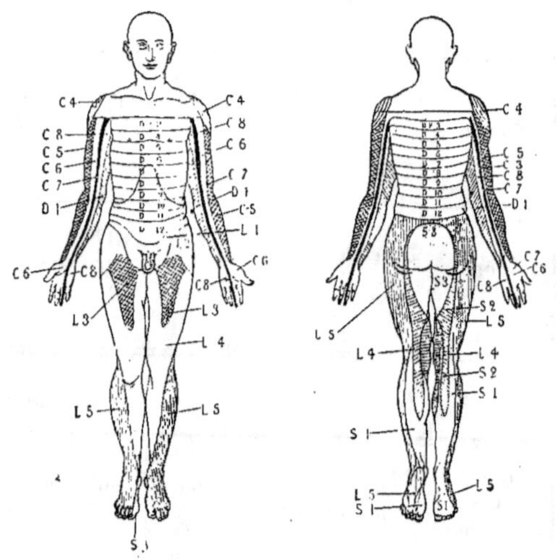

Fig. 24 et 25. — Schémas radiculaires de Thonburn.

sie gagne non seulement les régions fessières et ano-génitales, mais encore
la face postéro-moyenne de la cuisse et de la jambe, la région du tendon
d'Achille, la plante du pied, la moitié antéro-externe latérale de la jambe
jusqu'au genou.

Le sujet pourra encore marcher, mais souvent il se traînera péniblement,
toutefois sans jamais présenter d'incoordination (Raymond).

Les *muscles* des rotateurs en dehors de la cuisse; ceux également de la
région postérieure de la cuisse, biceps, demi-tendineux, demi-membraneux;
les muscles de la jambe, jumeaux, tibial antérieur, péroniers participeront
plus ou moins à la parésie motrice.

Les *escarres* ne sont pas rares. Elles restent souvent *sacrées*, unilatérales
ou médianes, mais peuvent parfois évoluer au niveau des orteils ou des
régions talonnières.

Signes témoins d'une lésion de la queue de cheval. — Si la
lésion est haut située au niveau de la première vertèbre lombaire, par
exemple, *on observera l'abolition des réflexes rotulien* (racines lombaires) *et
achilléen* (racines sacrées supérieures) et une paralysie sensitivo-motrice
plus ou moins complète des membres inférieurs, avec *incontinence* ano-

vésicale et escarres. *L'anesthésie remontera en avant au niveau du pubis.*

S'il s'agit du syndrome moyen et inférieur de la queue de cheval (le seul que nous devons discuter dans ce chapitre) les signes se rapprochent beaucoup de ceux que nous avons signalés pour les lésions du cône et de l'épicône. On comprend facilement du reste les raisons de cette similitude, les racines de la queue de cheval n'étant en somme que la projection en dehors de la moelle des segments médullaires qui leur donnent naissance (segments médullo-radiculaires).

Et pourtant, il est utile, parfois de première nécessité, de faire le diagnostic entre la lésion de la racine et celle de la moelle, c'est-à-dire entre la lésion radiculaire et la lésion nucléaire. Quels seront les signes conducteurs?

Diagnostic différentiel entre la lésion nucléo-médullaire et la lésion radiculo-extra-médullaire. — Il n'existe, à ce sujet, aucun signe de certitude absolue. Certains auteurs pensent même « qu'il est impossible de savoir si une altération intéresse la moelle ou les racines auxquelles le segment médullaire donne naissance » (Bechterew).

Cependant, Grasset croit ce diagnostic possible en prenant en considération non les anesthésies, paralysies ou amyotrophies, pas plus que la symétrie des troubles, mais : a) les *signes objectifs et souvent extérieurs,* qui indiquent le siège et la hauteur de la lésion : douleur provoquée, gibbosité, déplacement; b) le *syndrome de Brown-Séquard* (paralysie plus marquée d'un côté, du côté de la lésion médullaire, avec anesthésie plus notable de l'autre); c) la *dissociation vraie syringomyélique,* ces trois derniers signes, surtout le dernier, plaidant en faveur d'une lésion médullaire. *Également, les douleurs sont moins fréquentes,* et le début de la maladie est plus rapide dans le syndrome médullaire que dans le syndrome radiculaire.

Mais on comprend toutes les éventualités possibles d'*association médullaire* et *radiculaire,* de néoplasies multiples et échelonnées dans le canal vertébral inférieur, qui peuvent se présenter en clinique et fausser l'interprétation pathogénique, si bien que ce diagnostic différentiel reste le plus souvent *un des plus difficiles, sinon impossible,* à établir, comme le prouvent les observations de Raymond, Brissaud, Dufour, Grasset, Cestan et Babonneix.

Diagnostic étiologique. — On éliminera le diagnostic d'*hystérie* (anamnèses et topographie de l'anesthésie) et celui de *tabes* (étude des signes de la série tabétique, des réactions électriques) et l'on songera à l'hématomyélie (chute, traumatisme, début brusque, peu de douleurs), à un mal de Pott tuberculeux, au cancer du petit bassin propagé, à la syphilis, à une tumeur du filum terminale (lipome, kyste), etc.

Évolution. — Elle est subordonnée à la nature, à l'étendue de la lésion, à la résistance du sujet. La survie peut être longue; mais s'il s'agit d'un néoplasme non opérable, les troubles trophiques, l'infection vésicale ne tardent pas à dominer la scène, les *crises douloureuses* se répètent, terriblement paroxystiques, condamnant le malade à la morphine, et la mort survient chez ce sujet cachectique, complètement impotent des membres inférieurs, gardant sans cesse une sonde à demeure, grave fébricitant, infecté, œdématié et à escarres sacrées, véritables cavernes, tellement elles ont creusé en profondeur.

Conclusions pratiques. — I. Chez un sujet qui souffre de *névralgies* de la vessie, de l'anus, des parties génitales, qui se plaint de rétention urinaire et fécale, et qui, lorsque le besoin est satisfait, n'a pas éprouvé la sensation du passage de l'urine ou des fèces, ou encore de la sonde évacuatrice, recherchez avec soin l'*anesthésie en garniture ou en selle*, c'est-à-dire sacrée, périnéale, scrotale. Si cette anesthésie, nettement constatée, coïncide avec l'intégrité sensitive, motrice et réflexe des membres inférieurs, avec la *conservation de la marche*, c'est d'une *lésion de la moelle tout à fait terminale* (cône médullaire S³, S⁴, S⁵, nerf coccygien) qu'il s'agit, ou bien d'une lésion de la *queue de cheval inférieure* (fig. 24 et 25).

La première de ces lésions s'abrite derrière la 2ᵉ *vertèbre lombaire* ; la seconde de ces lésions se cache derrière les 3ᵉ, 4ᵉ, 5ᵉ *vertèbres sacrées*.

II. Chez un sujet qui, en plus des *crises douloureuses vésico-périnéo-rectales* et de l'anesthésie superposée, présente des *algies* d'un ou mieux encore de ses *sciatiques*, traîne les jambes, a de la peine à soulever les pieds du sol, *steppe*, dont le tégument sacré est rouge avec *tendance à l'escarre*, dont les muscles des jambes et de la partie postérieure des cuisses commencent à *s'atrophier* (ceux de la région antérieure des cuisses (triceps crural) se présentant au contraire avec une musculature normale), explorez la *sensibilité objective en bandes* des membres inférieurs, interrogez les réflexes ; et si vous trouvez les *anesthésies radiculaires*, si vous constatez le *réflexe du tendon d'Achille aboli*, alors que celui du tendon rotulien est conservé, il ne peut s'agir ni de *tabes*, ni de *névrites exclusivement périphériques* ; vous pouvez diagnostiquer une lésion *simultanée* (c'est la règle) de l'épicône et du cône (L⁵, S¹S²S³S⁴S⁵) ou bien une lésion de la *queue de cheval moyenne et inférieure*.

La première de ces lésions correspond topographiquement à la *première vertèbre lombaire*, la seconde à la *cinquième vertèbre lombaire* et aux *vertèbres sacro-coccygiennes*.

III. Si, avec les signes précédents, vous notez une *paralysie sensitivo-motrice à peu près complète des membres inférieurs*, obligeant le malade à garder le lit, *si l'anesthésie remonte au pubis*, *si les réflexes achilléens et rotuliens sont abolis*, le point de départ est plus haut situé, il s'agit d'une *lésion médullaire lombo-sacrée* (L³, L⁴, L⁵, S¹, S²), ou bien d'une lésion de la *queue de cheval supérieure*.

La première de ces lésions est *en contact topographique avec la 12ᵉ vertèbre dorsale et la 1ʳᵉ vertèbre lombaire*, la seconde en contact topographique avec la *2ᵉ vertèbre lombaire*.

IV. *Bien souvent, vous ne pourrez préciser davantage votre diagnostic. Percutez cependant soigneusement, du marteau, et du doigt, la région vertébrale lombo-sacro-coccygienne*, palpez les apophyses épineuses ; sont-elles hypertrophiées ? sont-elles déjetées latéralement ? réveillez-vous de la douleur ? Voilà autant d'indications *pour le siège de localisation*.

Si vous avez des doutes sur l'hypertrophie vertébrale osseuse, vous pouvez pratiquer l'examen radiographique, surtout au cas d'une intervention opératoire possible.

La *dissociation syringomyélique de la sensibilité* (Grasset, Cestan et

Babonneix) est, encore une fois, un très bon signe de *localisation médul-laire*. Les *crises paroxystiques*, très douloureuses, plaident au contraire en faveur d'une *lésion de la queue de cheval*.

N'oubliez pas le toucher rectal, vaginal, qui vous éclairera sur le dia-gnostic étiologique (néoplasie propagée du petit bassin). N'oubliez pas également la ponction lombaire, qui est non seulement un moyen de dia-gnostic étiologique (la lymphocytose abondante plaidant en faveur de la syphilis), mais encore un moyen de traitement, quelques malades se trou-vant soulagés par la décompression liquide momentanément obtenue.

Traitement. — Quand vous aurez épuisé sans succès toute la série des injections ou des frictions anti-syphilitiques et des potions iodurées, toute la série des massages et des traitements électriques, si vous avez eu soin de sonder avec toute la propreté désirable votre malade (qui peut cepen-dant s'infecter par dystrophisme vésico-urétral malgré toutes les précau-tions prises); si vous avez imposé un matelas d'eau, un lit mécanique; si vous avez su résister aux demandes de morphine, peut-être votre malade sera-t-il suffisamment résistant pour que vous puissiez lui proposer, *au cas de tumeur supposée énucléable*, une intervention chirurgicale?

Les résultats opératoires ne sont certes pas brillants dans la majorité des cas; mais quelques succès dûment constatés et définitivement acquis (il y a des observations dans la science indiscutables à cet égard, lipomes, kystes hydatiques, etc.) suffisent à légitimer la laminectomie chez ces malades à *évolution empirante progressive*, et surtout souffrant de *crises paroxystiques parfois atrocement douloureuses*. Le chirurgien peut même dans ces cas tenter palliativement la section des racines postérieures.

Contre les crises radiculaires si douloureuses, l'injection intra-rachidienne de stovaïne dans le liquide céphalo-rachidien peut lutter avec succès, d'au-tant plus qu'il est facile de la répéter.

Quand tout espoir est perdu, pourquoi refuser au malade la morphine, même à doses croissantes?   *J.-A. SICARD.*

QUILLAJA. — L'écorce dite bois de Panama provient du *Quillaja smegma-dermos* (Rosacées): elle se présente en plaques irrégulières, peu épaisses, à surface externe d'un blanc sale maculé de taches brunes, à surface interne finement striée dans le sens longitudinal.

Elle contient un glucoside extrêmement toxique, la *saponine*, ce qui rend son emploi à l'intérieur difficile malgré les réelles propriétés expectorantes et diurétiques du produit.

A l'extérieur, le bois de Panama est employé en décoction, pour nettoyer le cuir chevelu sans l'irriter (décoction à 20 pour 1000) contre la séborrhée (v. c. m.). La teinture entre dans la composition des lotions capillaires dites shampooing. La teinture de Quillaja sert en pharmacie à faciliter les émul-sions (v. c. m.) des médicaments insolubles dans l'eau.   *E. F.*

QUININE.   On n'a pas décrit moins d'une vingtaine d'alcaloïdes des quin-quinas. Les plus connus sont la *quinine* et son isomère la *quinidine*, la *cinchonine* et son isomère la *cinchonidine*.

La quinine, le plus important de ces alcaloïdes, possède un double noyau de constitution, un noyau pyridique et un noyau quinoléique. C'est une base bi-acide, c'est-à-dire qu'elle fournit avec les acides deux séries de sels : des sels *basiques* dans lesquels la saturation de la base est incomplète et des sels *neutres* dans lesquels la double basicité de l'alcaloïde est satisfaite.

La quinine est fort peu soluble dans l'eau : elle est aisément soluble dans l'alcool et dans l'éther. Sa saveur est extrêmement amère.

En thérapeutique, la quinine est uniquement utilisée sous forme de sels : les sels de quinine sont amers comme la quinine elle-même.

Action physiologique de la quinine. — L'étude expérimentale de la quinine aboutit en dernière analyse à envisager son action sur les protoplasmas ; cette action est nettement paralysante, avec cette distinction spécifique à retenir que la dose, mortelle pour la substance de l'hématozoaire, ralentit simplement les processus d'oxydation et diminue seulement un peu la contractilité du protoplasma humain.

La quinine joue donc le rôle d'un antiseptique absolu à l'égard de l'hématozoaire de Laveran : le pouvoir antiseptique de la quinine, apte à s'exercer avec une intensité variable sur différents microbes, justifie certaines de ses applications.

Le ralentissement des oxydations protoplasmiques sous l'influence de la quinine explique son action bienfaisante dans les pyrexies. Cette action ne se traduit pas uniquement, ni nécessairement par une chute de la température : c'est d'une reprise de bien-être qu'il s'agit, bien-être réalisé du fait que la quinine modère les combustions de l'organisme fébricitant et tonifie les éléments des tissus. Cet effet tonique de la quinine est très souvent recherché en thérapeutique.

L'action de la quinine sur le système circulatoire procède d'un mécanisme analogue : le cœur est tonifié par des doses faibles et l'on observe alors une légère hypertension artérielle. Une dose expérimentale élevée de quinine amoindrit la contractilité de la fibre musculaire ; l'impulsion cardiaque en est affaiblie, il y a vaso-dilatation et hypotension artérielle.

L'action exercée par de faibles doses de quinine sur les fibres lisses a été recherchée d'une part pour tonifier l'utérus en travail, et d'autre part pour obtenir une vaso-constriction utile au traitement des hémorragies.

Sur la fonction respiratoire, également, une faible dose de quinine est plutôt tonique et excitatrice, une dose plus forte est déprimante.

Il suffit d'une dose assez faible de quinine pour arrêter les sécrétions salivaire et gastrique : d'où l'indication de la prescrire loin des repas.

Le système nerveux est très impressionné par la quinine. Suivant la dose et suivant le moment, on constate d'abord une période d'excitation (vertiges, agitation, bourdonnements d'oreille, hallucinations de la vue, exagération du pouvoir réflexe), à laquelle succède une période de dépression caractérisée par de l'apathie, de l'assoupissement, du sommeil, de la diminution de la sensibilité et du pouvoir réflexe. L'action analgésiante de la quinine est d'autant plus nette que l'éréthisme nerveux est plus accusé ; la quinine exerce avec prédilection son action modératrice et déprimante sur les centres cérébraux de réception sensitive.

L'effet global de la quinine administrée à doses thérapeutiques est nettement exprimé par les modifications des échanges dans les urines, cependant plus abondantes : l'élimination de l'urée, de l'acide urique, des sulfates et des chlorures se trouve diminuée d'un tiers.

Applications thérapeutiques de la quinine. — La quinine, on l'a vu, est l'agent médicamenteux spécifique du paludisme (v. c. m.), elle exerce son pouvoir curatif dans la plupart des accidents de cette infection, et son efficacité à titre prophylactique n'est pas douteuse.

En dehors de la malaria, les indications de la quinine, quoique souvent formelles, sont moins précises. Dans la fièvre typhoïde, dans la grippe, dans d'autres maladies fébriles, elle est administrée à titre d'antithermique et de tonique général. Cette action tonique peut être recherchée dans le traitement des neurasthéniques. Comme analgésique et sédatif du système nerveux, la quinine est utilisée dans la coqueluche, dans les névralgies, les migraines, les insomnies douloureuses, la maladie de Basedow, le vertige de Ménière (v. c. m.). Son action vaso-constrictrice est utilisée dans le traitement de certaines hémorragies (métrorragies, épistaxis) et dans l'urticaire (v. c. m.). Comme antiseptique, la quinine a aussi été opposée, en injections urétrales, à la blennorragie (v. c. m.).

Absorption de la quinine. Voies d'administration. Doses. — L'absorption de la quinine est rapide; introduite par voie buccale, elle est solubilisée dans l'estomac et elle apparaît dans les urines dix minutes après l'ingestion. Cependant le plein effet d'une dose de quinine ne se fait pas sentir immédiatement : d'où la pratique, dans le traitement du paludisme, d'administrer la quinine quelques heures avant le début présumé de l'accès. En quarante-huit heures l'élimination de la dose est complète, d'où la nécessité de répéter la prise du médicament.

La rapidité d'absorption de la quantité utile de quinine n'est évidemment pas la même pour tous ses sels, et elle dépend de la solubilité de chacun. Comme d'autre part la teneur en quinine diffère pour chaque sel, il y a lieu de tenir compte de ces variables quand on se propose de choisir, parmi les sels de quinine, le mieux adapté au traitement de tel cas donné et de fixer la dose à prescrire.

Ces notions sont résumées dans le tableau suivant :

Le *bromhydrate basique de quinine* renferme, dans 100 parties, 76,60 parties de quinine : il est soluble dans 44,5 parties d'eau à 15°.

Le *bromhydrate neutre de quinine* renferme 60 pour 100 de quinine : il est soluble à 15° dans 6 parties et demie d'eau.

Le *chlorhydrate basique de quinine* renferme 81,71 pour 100 de quinine; il est soluble à 15° dans 23 parties d'eau.

Le *chlorhydrate neutre de quinine* renferme 73,50 pour 100 de quinine : il est soluble à 15° dans 0,67 partie d'eau.

Le *sulfate basique de quinine* contient 72,81 parties pour 100 de quinine : il est soluble à 15° dans 570 parties d'eau.

Le *sulfate neutre de quinine* renferme 59,15 parties pour 100 de quinine : il est soluble à 15° dans 11 parties d'eau.

Les sels de quinine que l'on prescrit habituellement sont surtout le

sulfate, le chlorhydrate et le bromhydrate. On donne à l'adulte de 10 centigr.
à 2 gr. de médicament, et à l'enfant de 2 à 6 centigr. avant un an, 6 à
12 centigr. de un an à deux ans, 12 à 20 centigr. de 2 à 3 ans, 20 à 40 centigr. au delà.

La voie de beaucoup la plus commune est l'administration buccale, et on
donne surtout la quinine en *cachets* et en *pilules*; vu son amertume, on ne la
fait prendre en *potions* qu'en de rares occasions. On peut prescrire aussi la
quinine en *lavements* ou en *suppositoires*.

La *méthode des injections* doit retenir l'attention; ici comme ailleurs elle
se recommande de sa précision et elle est surtout employée dans les cas
graves, quand on veut aller vite et que l'administration par toute autre voie
paraît devoir présenter des difficultés.

Le chlorhydrate neutre de quinine sera préféré pour les *injections hypodermiques* en raison de la haute teneur de ce sel en quinine et de sa grande
solubilité. On pourra formuler :

<table>
<tr><td>

*Solution pour injection
hypodermique.*

Chlorhydrate neutre de
　quinine. . . . . 5 grammes.
Eau distillée. Q. S. p. 10 c. c.

1 c. c. renferme 0 gr. 50 de quinine.

</td><td>

Solution pour injection hypodermique.

Chlorhydrate neutre de
　quinine. . . . . 3 grammes.
Antipyrine. . . . . . . 2　　—
Eau distillée. Q. S. p. 10 c. c.

1 c. c. renferme 30 centigr. de quinine et
20 centigr. d'antipyrine.

</td></tr>
</table>

On choisira comme lieux d'élection les parties du corps où la peau est
doublée d'un pannicule adipeux épais : face externe de la cuisse, fesse, face
antérieure du thorax, etc., et on fera l'injection dans les parties profondes
du tissu cellulaire sous-cutané.

Les plus grandes précautions d'asepsie seront prises quand on devra pratiquer des injections quiniques ; car elles peuvent donner lieu, chez les
cachectiques, à la production d'abcès et d'escarres; elles constituent même
exceptionnellement, mais encore trop souvent, une porte d'entrée pour le
tétanos.

Les injections hypodermiques d'un autre sel de quinine, le formiate, présentent l'avantage d'être à peu près indolores. Le *formiate basique de quinine*
ou *quinoforme* est soluble à 15° dans 19 parties d'eau; c'est le plus soluble
des sels basiques, c'est le sel de quinine le plus riche en alcaloïde; il en
renferme 87 pour 100 de son poids.

A côté des injections hypodermiques doivent être mentionnées les *injections intraveineuses* dont la pratique a été introduite en thérapeutique par
Bacelli.

<table>
<tr><td>

*Solution pour injection
hypodermique.*

Solution de formiate ba-
　sique de quinine à . . . 5 pour 100
Pour injections hypodermiques 2 à 5 c. c.
et plus, suivant indications.

</td><td>

Solution pour injection intraveineuse
(Lenzmann).

Chlorhydrate de qui-
　nine . . . . 1 gramme.
Chlorure de sodium . . 0 gr. 75
Eau distillée . . . . . . 100 c. c.

</td></tr>
</table>

Les sels de quinine. — Il paraît utile de passer en revue les sels de
quinine et de rappeler quelques-unes de leurs préparations usuelles.

Bromhydrate basique de quinine. — Il est utilisé surtout comme anti-névralgique et antiprurigineux, en pilules :

Pilules antinévralgiques.		*Pilules.*	
Bromhydrate basique de quinine	10 centigr.	Bromhydrate basique de quinine	5 centigr.
Exalgine		Extrait de colchique. . . .	1 —
Extrait de gelsemium.	āā 5 —	Poudre de feuilles de digitale	2 —
Glycérine	1 goutte.	Excipient et glycérine. . .	Q. S.
Pour une pilule; 2 à 6 par jour.		Pour une pilule; 2 à 8 par jour (urticaire des goutteux héréditaires, Brocq).	

Bromhydrate neutre de quinine. — Sa solubilité le rend utilisable pour l'administration hypodermique de la quinine.

Solution pour injections hypodermiques.

Bromhydrate neutre de quinine	1 gramme.
Chlorure de sodium pur.	5 centigr.
Eau distillée bouillie.	7 c. c.

De 1 à 3 seringues de Pravaz (de 1 c. c.) dans les 24 heures.

Chlorhydrate basique de quinine (Monochlorhydrate). — On peut l'administrer en pilules :

Pilules.		*Pilules.*	
Chlorhydrate basique de quinine		Chlorhydrate basique de quinine.	5 centigr.
Tartrate ferrico-potassique	āā 5 centigr.	Acide arsénieux porphyrisé	1 milligr.
Extrait mou de quinquina	15 —	Poudre de noix vomique.	1 centigr.
		Extrait mou de quinquina.	10 —
Pour une pilule; 2 à 4 par jour avant les repas (goutte chronique).		Pour une pilule; 2 à 4 par jour, avant les repas (manifestations cutanées et gastro-intestinales de l'arthritisme).	

Chlorhydrate neutre de quinine (Bichlorhydrate). — Son utilisation en injections hypodermiques a été mentionnée plus haut. C'est aussi la préparation de quinine le plus souvent administrée en potion. On réussit plus ou moins heureusement à masquer la saveur amère de la quinine par l'adjonction de substances diverses :

Potion.		*Potion.*	
Bichlorhydrate de quinine	0 gr. 50	Bichlorhydrate de quinine.	0 gr. 50
Extrait de quinquina. .	4 grammes.	Glycérine	
Eau de Rabel.	11 gouttes.	Sirop tartrique	20 grammes.
Sirop de punch.	50 grammes.	Eau	40 —
Eau distillée	90 —		

Ce sel de quinine se trouve quelquefois prescrit en lavements ou en suppositoires.

Lavement.		*Suppositoire.*	
Laudanum de Sydenham.	1 goutte.	Chlorhydrate neutre de quinine	0 gr. 20
Chlorhydrate neutre de quinine	0 gr. 20	Beurre de cacao. . .	1 à 2 grammes.
Infusion de camomille tiède.	100 grammes.	F. S. A. pour un suppositoire.	

Glycéro-phosphate basique de quinine. — C'est un tonique d'une efficacité remarquable ; il se prescrit à la dose de 25 centigr. à 1 gr. en cachets, et il peut s'administrer aussi par voie hypodermique.

Sulfate basique de quinine. — Il est administré en cachets, pilules ou potion acidulée par de l'acide tartrique ou sulfurique. Ce sel est toujours délivré lorsque la formule ne porte que la mention « sulfate de quinine ».

Pilules.

Sulfate basique de qui-
nine. . . . . 1 gramme.
Extrait mou de quin-
quina. . . . . 4 grammes.
Glycérine pure . . . . . X gouttes.
Pour 25 pilules ; 5 à 10 par jour (prophylaxie du paludisme).

Injection urétrale (blennorragie).

Sulfate basique de qui-
nine . . . . 50 centigr.
Salicylate de bismuth . 1 gramme.
Glycérine neutre. . . . 10 grammes.
Mucilage de guimauve. 50 —
2 à 3 injections dans les 24 heures.

Lavement.

Sulfate basique de qui-
nine. . 30 centigr. à 1 gramme.
Jaune d'œuf. . . . . . n° 1
Mucilage de graine de
lin. . . . . 300 grammes.

Suppositoire.

Sulfate basique de qui-
nine . . . . . . 25 à 50 centigr.
Beurre de cacao. . . . 4 grammes.

Sulfate neutre de quinine. — Se donne en cachets, pilules, potion :

Cachets.

Sulfate neutre de qui-
nine . . . . 1 gramme.
Poudre de fleurs de ca-
momille. . . . . 5 grammes.
Poudre de belladone. . 20 centigr.
Pour 10 cachets ; 4 à 10 par jour.

Pilules.

Sulfate neutre de qui-
nine . . 60 centigr. à 1 gramme.
Extrait thébaïque. . . . 5 centigr.
Extrait de gentiane. . . Q. S.
Pour 10 pilules ; 3 à 10 par jour.

Valérianate basique de quinine. — Il est administré surtout à titre d'anti-névralgique.

Cachets.

Valérianate de quinine. . 25 centigr.
Caféine. . . . . 10 —
Poudre de belladone. . . 5 —
Pour un cachet ; 2 à 6 par jour.

Pilules.

Valérianate de quinine. . 10 centigr.
Poudre de racine d'aconit. 2 —
Extrait mou de quinquina. 10 —
Pour une pilule ; 4 à 10 par jour.

Associations quiniques. — Le plus souvent la quinine est prescrite seule ; cependant, il est quelquefois indiqué de renforcer son action par quelque autre médicament ; une des associations le plus recommandable est celle qui porte le nom de *quinopyrine* ; il s'agit d'un mélange de 5 parties d'antipyrine et d'une partie de bromhydrate basique de quinine ; on peut associer aussi l'antipyrine au chlorhydrate basique de quinine. L'association de la quinine avec l'exalgine, la phénacétine et l'antipyrine semble devoir être conseillée contre l'insomnie des fébricitants névralgiques.

Cachets.

Exalgine. . . . . 0 gr. 10
Phénacétine. . . . . 0 gr. 20
Antipyrine. . . . . 0 gr. 30
Bromhydrate de quinine. . . . . 0 gr. 40
Pour un cachet ; à prendre à 3 heures de l'après-midi, avec une tasse d'infusion chaude (MARTINET).

Dans les névralgies rebelles, l'association opium-quinine dont on trouvera un premier exemple plus haut à propos du sulfate neutre, pourra quelquefois fort bien réussir. Dans les mêmes cas on pourrait aussi associer la quinine à l'aconitine.

<table>
<tr><td>

Pilules.

Extrait thébaïque . . . . . 0 gr. 025
Bromhydrate de quinine. . 0 gr. 25

F. S. A. pour une pilule; 4 par jour, soit une toutes les 5 heures.

</td><td>

Pilules.

Aconitine cristallisée. 1/10 de milligr.
Bromhydrate de quinine . . . . 0 gr. 25

F. S. A. pour une pilule; 4 par jour à 3 heures d'intervalle.

</td></tr>
</table>

Il n'y a pas lieu d'insister longuement sur les associations faites uniquement dans un but correctif. Citons seulement les deux formules suivantes de potions proposées par Comby, et qui conviennent particulièrement à l'administration de la quinine chez les enfants.

<table>
<tr><td>

Potion.

Bichlorhydrate de quinine . . . . 0 gr. 50
Extrait de réglisse. . . 5 grammes.
Sirop de fleur d'oranger. . . . . 20 —
Eau distillée. . . . . . 40 —

A prendre en 2 ou 5 gorgées.

</td><td>

Potion.

Chlorhydrate de quinine . . . . 2 grammes.
Saccharine. . . . . . . 0 gr. 30
Teinture d'oranges amères. . . . . 5 grammes.
Sirop simple. . . . . . 60 —
Une cuiller à dessert contient environ 0 gr. 50 de sel de quinine.
E. FEINDEL.

</td></tr>
</table>

QUININE (INTOXICATION). — (V. Poisons médicamenteux).

QUINQUINA. — La nouvelle Pharmacopée ne reconnaît plus que deux sortes de quinquina, la jaune (*Cinchona calisaya*, Rubiacées) et la rouge (*Cinchona succirubra*). Le quinquina est utilisé en thérapeutique en raison de ses propriétés astringentes, apéritives et toniques; la poudre en est absorbante et légèrement antiseptique. Le quinquina est administré sous forme de poudre, d'extrait, de sirop, de vin, de teinture; son emploi est très populaire en médecine infantile. Dans la thérapeutique active, l'usage de la quinine s'est à peu près complètement substituée à celui du quinquina.

<table>
<tr><td>

Potion stimulante.

Extrait de quinquina calisaya. . . . . . 1 gr. 50
Eau distillée de menthe . . . .)
Eau distillée de cannelle. . . . .) āā 50 grammes.
Sirop d'écorces d'oranges amères . . 50 —

Par cuillerée à soupe toutes les heures.

</td><td>

Electuaire excitant.

Extrait de quinquina calisaya. . . . . . 12 grammes.
Camphre pulvérisé. . 50 centigr.
Gomme arabique. . . 2 grammes.
Eau distillée de sauge. 250 —

Par cuillerée à soupe toutes les heures.

E. F.

</td></tr>
</table>

R

RACHIANESTHÉSIE, RACHICOCAINISATION. — V. Anesthésie.

RACHIS (MALADIES, DÉVIATIONS). — V. Vertèbres, Scoliose, Cyphose, Lordose, Pott.

RACHITISME. — C'est un trouble de l'ossification qui diminue la solidité du squelette.

Observé d'abord en Angleterre, il fut déjà bien décrit par Glisson, qui l'appela *Rachitis*, en raison de la fréquence des déviations vertébrales qu'il provoque.

La nature intime du processus morbide ne put être déterminée que par comparaison avec les phénomènes de l'ossification normale. Ce fut l'œuvre de Rufz, de Bouvier, de Jules Guérin et surtout de Broca (1852).

L'existence d'un *rachitisme congénital*, après avoir été longtemps discutée, est généralement admise aujourd'hui. On l'a souvent confondue avec d'autres dystrophies du squelette, d'origine congénitale : achondroplasie, myxœdème, dysplasie périostale. Marfan, Hutinel admettent que la grossesse gémellaire y prédispose et que les troubles gastro-intestinaux de la mère jouent un rôle important.

C'est au cours de la première enfance, et surtout pendant la deuxième année, qu'apparaissent presque toujours les premières manifestations du rachitisme. Le sevrage prématuré, l'alimentation défectueuse, par défaut ou par excès, en un mot les troubles gastro-intestinaux et leurs conséquences sur la nutrition, voilà la cause fondamentale du *rachitisme des jeunes enfants*. L'humidité, les logements insalubres, le défaut d'air et de lumière, toutes les conditions d'hygiène insuffisante, dont souffrent particulièrement les enfants pauvres dans les grandes agglomérations, contribuent pour une part importante au développement de la maladie, qui a, somme toute, la même étiologie que l'Athrepsie (v. c. m.)

On peut incriminer aussi les tares des parents, l'alcoolisme ou la tuberculose. Parrot considérait le rachitisme comme une lésion hérédo-syphilitique. Il est vrai que les syphilitiques procréent souvent des enfants débiles, chez qui l'ossification peut être troublée, mais il ne s'agit pas là d'ostéite syphilitique, et la doctrine de Parrot n'est plus admise.

La dyscrasie, qui dépend de ces différents facteurs, modifie le processus normal de l'ossification. On n'est pas encore fixé sur la façon dont elle agit.

Les uns voient dans le rachitisme une conséquence directe de l'insuffisance
de la nutrition : le squelette en voie de croissance ne trouverait plus, sous
la forme qui lui convient, les matériaux calcaires nécessaires à sa construction et à son entretien. D'autres soutiennent, avec plus de vraisemblance, qu'il s'agit d'une sorte d'inflammation ou de congestion chronique
du tissu osseux, entretenue par l'auto-intoxication gastro-intestinale, ou par
l'action de certaines toxines microbiennes. « Toute cause toxique ou infectieuse, dit Marfan, peut créer le rachitisme, pourvu que son action soit
rendue possible par une prédisposi-
tion native dont la nature est
inconnue. »

On décrit avec raison, à mon
avis, sous le nom de *rachitisme
tardif*, certaines déformations localisées du squelette (scoliose, coxa
vara, genu valgum, pied plat) qui
surviennent chez les enfants ou les
adolescents, c'est-à-dire à une époque qui appartient encore à la période de croissance. Les sujets qui
en sont atteints ont été souvent
touchés par le rachitisme infantile.
Les idées de Poncet, qui voit dans
ces déformations le résultat de la
tuberculose inflammatoire (rhumatisme tuberculeux), n'ont guère
séduit que ses élèves. Pour la majorité des chirurgiens, des causes analogues à celles qui provoquent le
rachitisme des jeunes enfants, ren-
forcées par le surmenage de l'école,
du magasin ou de l'atelier, expliquent l'apparition du rachitisme
tardif sans qu'il soit besoin d'invoquer une infection tuberculeuse.

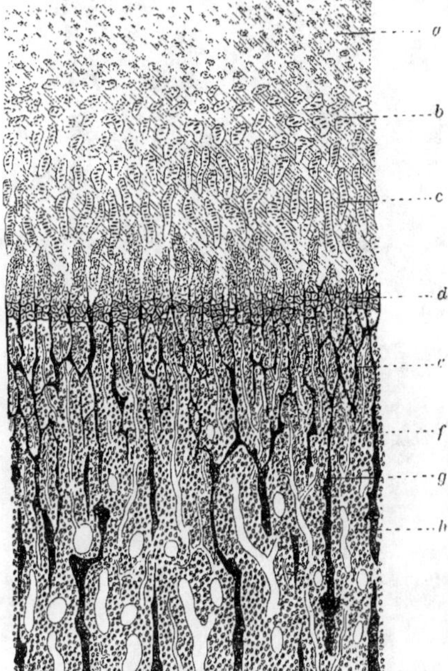

Fig. 26. — Ossification normale ; *a*, cartilage au
repos; *b*, cartilage proliféré; *c*, cartilage sérié;
d, couche chondro-calcaire; *e*, couche ossiforme;
f, vaisseaux sanguins; *g*, travées de tissu spongieux; *h*, espaces médullaires. (Ziegler.)

Lésions. — La lésion consiste dans une modification des phénomènes
qui aboutissent à la production de l'os.

Rappelons que, sur les coupes longitudinales de la région bulbaire d'un
os long, en voie d'accroissement normal, on trouve, en allant du cartilage
au repos vers le canal médullaire, la superposition régulière de 4 zones :
1° la couche du cartilage proliféré; 2° la couche du cartilage sérié, dans
laquelle les cellules cartilagineuses proliférées se disposent en colonnes
parallèles dans la substance fondamentale, présentant le phénomène de la
rivulation; 3° la couche du cartilage calcifié, ou zone *chondro-calcaire*,
dans laquelle les travées de substance fondamentale interposées aux cellules
sériées s'incrustent de sels calcaires; 4° la couche *ossiforme* (Cornil et Ran-
vier), ou zone d'ossification; là, les vaisseaux médullaires proliférés, péné-

trant dans la couche calcifiée, qu'ils ne dépassent pas, la découpent en travées, sur lesquelles se dépose la substance osseuse et s'appliquent les ostéoplastes dérivés des cellules médullaires. C'est au niveau de cette couche ossiforme, dite encore couche *spongoïde normale*, que s'accomplit la substitution du tissu osseux aréolaire au tissu cartilagineux (fig. 26).

Cette succession régulière des phénomènes de l'ossification dite *enchondrale*, est complètement bouleversée par le processus rachitique. On observe une formation exagérée de vaisseaux sanguins. Les anses vasculaires néoformées, entourées, d'après Ziegler, d'un tissu fibreux qui refoule et remplace la moelle normale, s'enfoncent et se ramifient sans aucune régularité dans l'épaisseur du cartilage. La couche chondrocalcaire est beaucoup plus découpée qu'à l'état normal ; elle est réduite à quelques îlots disséminés dans la masse vasculo-conjonctive, et parfois complètement détruite. Les vaisseaux pénètrent même dans la couche du cartillage sérié, où ils n'arrivent jamais, quand l'ossification suit son mode physiologique. Cette zone se trouve découpée, elle aussi, en îlots de cartilage non calcifié, entourés par la prolifération du tissu vasculo-conjonctif du canal médullaire et des aréoles du tissu spongieux de l'extrémité diaphysaire.

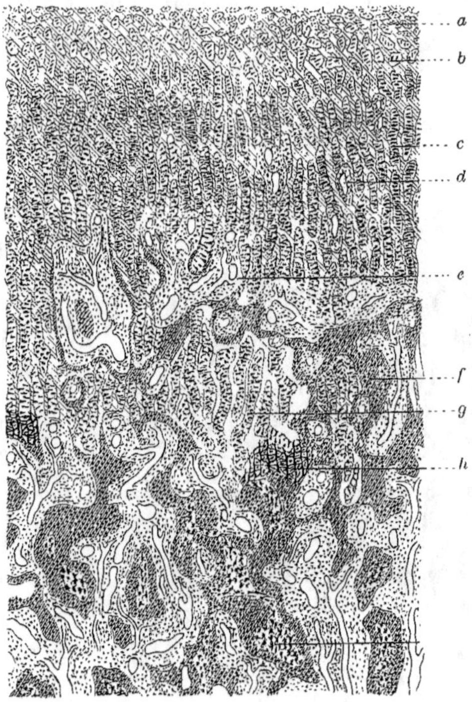

La ligne d'ossification n'est donc plus limitée, du côté de la diaphyse, par une ligne régulière, transversale, mais par une série de prolongements et de lamelles inégales.

Fig. 27. — Ossification rachitique ; *a*, cartilage au repos ; *b*, cartilage proliféré ; *c*, cartilage sérié ; *d*, vaisseaux pénétrant anormalement dans le cartilage sérié ; *e*, tissu ostéoïde ; *f*, îlots cartilagineux : *g*, îlots chondro-calcaires ; *h*, tissu spongieux. (Ziegler.)

Enfin, les couches de cartilage sérié et de cartilage proliféré, dont l'ensemble représente la couche *chondroïde* de nos classiques, sont beaucoup plus épaisses que sur l'os sain.

Ainsi, il n'y a plus de couche ossiforme. Sa place est occupée par le tissu vasculo-conjonctif, dans lequel se trouvent irrégulièrement disséminés, à côté de débris du cartilage calcifié, des îlots de cartilage proliféré ou sérié, et, plus loin, vers la diaphyse, des lamelles du tissu spongieux ancien, dont les aréoles ont été élargies par la prolifération de leur contenu. Cette couche anormale constitue le tissu *ostéoïde* de Virchow. Guérin l'appelait tissu *spongoïde*, terme qu'il faut rejeter, puisqu'il sert à désigner aussi la couche ossiforme de l'ossification normale (fig. 27).

Le tissu ostéoïde, dont la trame est constituée par le tissu vasculo-conjonctif exubérant, présente en définitive deux caractères fondamentaux : sa riche vascularisation, qui lui donne son aspect rougeâtre spécial, et sa pauvreté en matières calcaires, telle qu'il rappelle l'os macéré dans un acide.

Des modifications analogues se produisent dans l'ossification *périostique* et *médullaire*. Du tissu ostéoïde, dépourvu d'éléments calcaires, se dépose à la surface externe de l'os et sur les parois du canal médullaire. Il est mou, se laisse entamer par l'ongle, couper au couteau, et présente ici encore l'aspect spongieux et la coloration rougeâtre, en rapport avec l'abondance des vaisseaux. On le retrouve dans la trame des os courts et sous le périoste des os plats.

A cette déviation du processus physiologique de l'ossification s'ajoute, dans le tissu osseux déjà constitué, une résorption exagérée qu'une apposition insuffisante ne compense plus. L'ostéoporose ainsi produite est parfois très marquée.

La calcification insuffisante est le défaut capital dans la structure du tissu osseux. Massifs et épaissis, surtout au niveau de la zone chondroïde hypertrophiée, les os sont pourtant moins résistants. Ils fléchissent et parfois se rompent sous l'influence de causes mécaniques auxquelles résistent les os en voie d'ossification physiologique.

Quand la nutrition reprend son mode normal, le processus rachitique s'arrête. Le tissu ostéoïde se calcifie et se transforme progressivement en tissu osseux; l'os retrouve sa consistance et sa solidité. En outre, les difformités, acquises pendant la période de ramollissement s'atténuent dans des proportions d'autant plus grandes, que l'enfant, revenu à la santé, est plus loin de la fin de la période de croissance. Un os rachitique incurvé recommence à pousser droit au niveau de ses extrémités diaphysaires, tandis que l'ossification périostique, accrue du côté de la concavité, finit à la longue par la combler. Cette correction spontanée peut être complète si les difformités sont peu prononcées.

Le *rachitisme tardif* ne diffère pas, dans son essence, de celui des jeunes enfants. La substitution du tissu ostéoïde au tissu osseux normal en est aussi la caractéristique. La déviation du processus ossifiant, moins diffuse, se localise à un ou quelques os, et ne frappe que l'ossification enchondrale. Les os de l'adolescent s'accroissent surtout en longueur, et la production périostique est beaucoup moins active que celle de la région bulbaire. La localisation juxta-épiphysaire du rachitisme de l'adolescent s'oppose à l'envahissement simultané du bulbe et du périoste chez l'enfant.

On peut, jusqu'à nouvel ordre, rattacher au rachitisme une maladie des os en voie d'accroissement, connue sous le nom de *maladie de Barlow* ou de *Möller*, de *scorbut des nourrissons*, de *rachitisme hémorragique*. Elle survient chez les enfants de 6 à 12 mois, sous l'influence des mêmes causes que le rachitisme proprement dit. L'anatomie pathologique en est mal précisée. Le caractère le plus saillant, c'est l'association à une ossification insuffisante avec ostéoporose, d'hémorragies sous le périoste et dans la moelle, l'hémophilie a été signalée.

Symptômes et Diagnostic. — Les signes révélateurs de l'altération rachitique des os n'apparaissent qu'après ceux de la dyscrasie générale qui l'a provoquée.

Chez les nourrissons et les jeunes enfants, on constate toujours des troubles digestifs dont l'intensité varie. L'estomac et le gros intestin sont dilatés ; le ventre est volumineux, évasé comme celui d'un batracien, mais souple et facile à palper, car les muscles ont perdu une partie de leur tonicité. L'appétit est irrégulier, la soif vive ; la peau tirée et flasque, sur des muscles peu développés, présente souvent des éruptions par intoxication gastro-intestinale ; la dentition est en retard, la glossite desquamative est fréquente, et la fièvre peut apparaître : c'est le tableau de la gastro-entérite chronique, provoquée et entretenue par les fautes d'alimentation.

Parfois, l'amaigrissement survient et les petits malades offrent l'aspect de l'*athrepsie* (v. c. m.),

Dans les cas légers, qui sont innombrables, les altérations osseuses sont peu frappantes. L'enfant de 14 ou 15 mois hésite à se tenir debout ; le retard de la marche est une des manifestations les plus fréquentes du rachitisme atténué. Les déformations osseuses sont peu marquées : les zones juxta-épiphysaires sont à peine grosses, le thorax un peu élargi à sa base, le dos légèrement voûté, les fontanelles persistent, et c'est tout. Dans les formes bien caractérisées, les déformations sont autrement complexes.

Au niveau du crâne, le rachitisme produit, en même temps que la persistance anormale des fontanelles, un allongement du diamètre transverse avec raccourcissement du diamètre antéro-postérieur. Entre les bosses pariétales, trop saillantes, s'accuse une dépression sagittale, d'où l'aspect *natiforme*, que Parrot considérait à tort comme spécial aux nouveau-nés hérédo-syphilitiques. L'exagération des bosses frontales crée le *front olympien*, tandis que l'occiput est aplati et aminci par la pression de la tête sur le plan du lit (*craniotabes* d'Elsœsser). La saillie d'une seule bosse frontale crée une déviation du grand arc antéro-postérieur du crâne : cette déformation est connue sous le nom de *plagiocéphalie* (tête oblique). Le crâne offre ainsi quelque analogie avec celui des hydrocéphales ; mais ici, sans parler des troubles cérébraux révélateurs, l'augmentation de volume est générale et régulière, et les os de la face sont indemnes.

Chez les rachitiques, la voûte palatine est ogivale, le menton s'aplatit. Les dents, dont l'éruption est tardive, sont irrégulières, érodées, et facilement cariées. Ces déformations rappellent celles de la syphilis héréditaire. Au thorax, la double saillie des côtes, augmentées de volume au niveau de leur extrémité cartilagineuse, forme le *chapelet rachitique*. La traction du diaphragme redresse leur courbure, la poitrine s'aplatit latéralement et le sternum se projette en avant (thorax *en carène, en poitrine de poulet*). En même temps, la courbure de la colonne dorsale s'accentue : cette *cyphose* à grande courbure est souvent associée à la *scoliose*. Elle ne ressemble pas aux cyphoses angulaires à court rayon, avec raideur par contracture musculaire, qui caractérisent le mal de Pott.

L'épaississement des zones bulbaires (*noiure des articulations*) est plus apparente au niveau des genoux qu'aux poignets ou aux cous-de-pied. Les incurvations sont variables de sens et d'intensité. Chez les rachitiques jeunes, elles intéressent presque toujours les diaphyses, et s'observent plus souvent au tibia et au fémur, qu'à l'avant-bras ou à l'humérus. L'appui du bras qui porte l'enfant joue un rôle, comme la station verticale et la marche. La déviation se fait en *varum* ou en *valgum*. D'ordinaire symétrique et de même sens, elle peut être unilatérale ou bilatérale et de sens contraire. Aux membres supérieurs, les incurvations se prononcent, si les enfants prennent l'habitude de se traîner « à quatre pattes ».

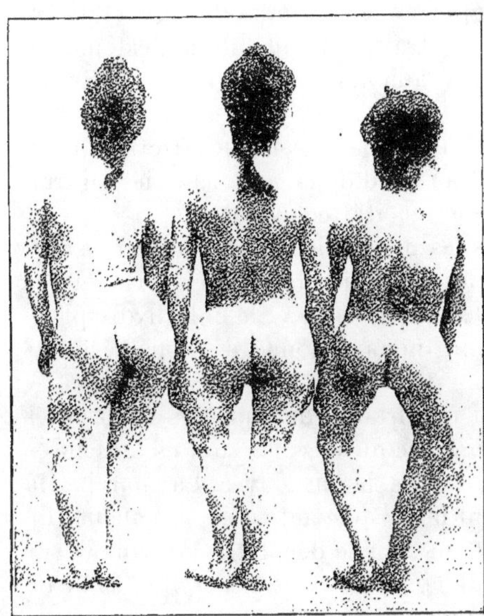

Fig. 28. — Naines rachitiques.

Le bassin lui-même est souvent déformé : en *entonnoir* ou en *cœur de carte à jouer*, ce qui entraîne pour l'avenir des complications obstétricales que le praticien doit prévoir (V. Bassins viciés).

Dans les cas graves, ces difformités peuvent être généralisées : elles transforment le rachitique en un nain bossu, à thorax de polichinelle. Elles restent le plus souvent limitées : bien que la lésion, chez les jeunes sujets, soit diffuse, l'apparition des difformités est subordonnée aux influences mécaniques : aussi les membres inférieurs, soumis à l'action de la station et de la marche, sont plus souvent difformes que les membres supérieurs (fig. 28).

Les fractures du type *en rave* ne sont pas rares pendant la période active de la maladie ; mais quand l'ossification a repris son type normal, les os épaissis des rachitiques ont une résistance plus grande que celle des os normaux.

Le rachitisme ne cause jamais la mort par lui-même, mais les rachitiques peuvent succomber par les progrès de la dyspepsie gastro-intestinale, de l'athrepsie qui a provoqué l'altération du squelette. Si la maladie causale guérit, le rachitisme guérit lui-même : lentement, le squelette se consolide, les déformations disparaissent ou s'atténuent quand elles sont légères.

Les grosses difformités persistent, et celles du thorax peuvent entraîner, dans la suite, des complications pulmonaires et cardiaques capables de causer la mort.

Le *rachitisme tardif* ne permet guère une description d'ensemble. Survenant pendant la seconde enfance et l'adolescence, il se caractérise, lui aussi, par des troubles de la santé générale, précédant ou accompagnant les difformités. A celles-ci appartiennent la *scoliose*, le *genu valgum*, la *coxa vara*, le *pied plat*, etc. Leur étude est faite dans des articles spéciaux.

Quant au *rachitisme hémorragique* des jeunes enfants ou *maladie de Barlow* (v. c. m.) on le reconnaîtra aux caractères suivants. Les os malades sont douloureux et les membres atteints comme paralysés (pseudo-paralysie douloureuse); les tuméfactions osseuses sont très prononcées et diffuses; des hémorragies gingivales, du purpura, des hématuries, des signes d'anémie à marche rapide, capables d'amener la mort en quelques semaines complètent le tableau de cette affection: mais l'association des deux maladies ne serait pas rare, ce qui complique singulièrement le diagnostic.

Traitement. — On ne saurait trop insister sur l'importance des moyens médicaux. dans le traitement du *rachitisme des enfants*. Il faut arrêter la déviation de l'ossification physiologique en soignant l'état général. On réglera l'alimentation des nourrissons, on traitera la dilatation d'estomac et l'entérite, suivant les règles indiquées ailleurs (V. ATHREPSIE, GASTRO-ENTÉRITE DES NOURRISSONS).

Les stimulants généraux de la nutrition, les bains salés, les frictions cutanées. le séjour au grand air, et surtout au bord de la mer, associés au traitement médical, sont des agents d'une efficacité reconnue.

Elle est plus active que celle de tous les médicaments spéciaux en usage. Nous recommandons cependant l'emploi de l'huile de foie de morue et des prescriptions à base de phosphore, telles que le lacto et le chlorhydro-phosphate de chaux. Le sirop d'hémoglobine nous a donné de bons résultats chez les rachitiques anémiés.

La deuxième indication, tout aussi importante dès que les difformités paraissent. est de supprimer, dans la mesure du possible, toutes les causes mécaniques capables de les produire ou de les aggraver. La marche, la station debout seront interdites pendant la période active de la maladie. Le jeune enfant rachitique doit être maintenu dans le décubitus horizontal, sur un matelas dur. sans traversin. On peut concilier cette nécessité à celle de l'aération, en promenant l'enfant dans une voiture spéciale.

Ainsi traitée, toute déviation de la *première enfance*, prise à temps, doit guérir. Ici, la chirurgie n'a rien à faire.

Jusqu'à 5 ou 6 ans, les mêmes principes sont applicables et donnent des résultats satisfaisants. Ce n'est qu'à partir de cet âge, chez les enfants qui ont été mal soignés, que les difformités des membres réclameront un traitement plus direct. Pendant la *seconde enfance*, la correction sera presque toujours obtenue par des appareils redresseurs agissant par traction ou par pression en sens inverse de la déviation. L'emploi de bandages plâtrés successifs. appliqués au besoin sous chloroforme, est très recommandable pour réaliser le *redressement par étapes*.

Ces moyens échouent dans les déviations très prononcées, et quand les os rachitiques ont pris déjà quelque solidité.

Tant que la résistance n'est pas trop grande, on peut réaliser le redressement brusque par l'*ostéoclasie manuelle*: chez les enfants, elle est acceptable tant qu'elle ne demande pas l'emploi d'une force trop brutale.

L'*ostéoclasie instrumentale* peut vaincre toutes les résistances. A cette méthode aveugle. très en vogue avant l'antisepsie, on préfère généralement aujourd'hui, l'*ostéotomie aseptique à ciel ouvert*. Elle trouve des indications multiples dans la correction des difformités des membres qui persistent à la suite du rachitisme des enfants, et surtout de celles du rachitisme tardif. Quand il s'agit de corriger une courbure, l'ostéotomie *linéaire* ou *cunéiforme* suffit. S'il y a en même temps raccourcissement, l'ostéotomie *oblique* suivie de tractions extemporanées ou d'extension continue, permettra d'obtenir un certain allongement.

Certaines difformités resteront incurables; telles sont celles du bassin et du thorax. Le praticien doit s'appliquer à prévenir leur aggravation pendant la période d'activité de la maladie, par les moyens précédemment indiqués.

ANDRÉ LAPOINTE.

RACHITISME ET GROSSESSE. — V. Bassins viciés.

RADIALE (PARALYSIE). — On décrit sous ce nom la paralysie consécutive à une altération du nerf radial. C'est la plus fréquente des paralysies du membre supérieur.

Elle reconnaît des causes locales, traumatisme ou *compression*, et des causes générales, intoxication ou infection (*saturnisme*, typhus). La variété la plus commune est la paralysie dite *rhumatismale* ou *a frigore* qui, dans la plupart des cas, paraît dépendre en réalité d'une compression du nerf au niveau de la gouttière de torsion (Panas). Son élongation dans la pronation forcée a également été incriminée (Debove et Brühl).

Symptomatologie. — Le nerf radial est essentiellement le nerf de l'extension. Quand il est paralysé, le membre supérieur présente l'attitude suivante : l'avant-bras est fléchi, la main est en pronation et en flexion sur l'avant-bras, les doigts sont moyennement fléchis dans la paume de la main.

Le malade ne peut relever le poignet. Les mouvements de latéralité de la main, même quand elle repose sur un plan résistant, sont abolis (paralysie des m. cubital postérieur et premier radial). L'extension des doigts n'est plus permise, mais si on a soin de redresser préalablement les premières phalanges, l'extension des deuxièmes et des troisièmes phalanges devient possible (intégrité des m. interosseux). Le pouce est en flexion et en adduction; il ne peut plus être ni étendu, ni porté en abduction. La flexion des doigts se fait avec moins de force; cette faiblesse n'est qu'apparente et tient à ce que les points d'insertion des muscles fléchisseurs sont plus rapprochés qu'à l'état normal par suite de la paralysie des extenseurs : il suffit de maintenir le poignet relevé pour rendre au mouvement de flexion toute son énergie (fig. 29).

Les muscles supinateurs sont généralement atteints. Pour reconnaître la paralysie du long supinateur, il suffit, après avoir mis l'avant-bras en demi-flexion et en demi-pronation, de demander au malade de le fléchir davantage : si on s'oppose à ce mouvement, le malade n'offre aucune résistance et on ne sent pas le muscle se durcir le long du bord externe de l'avant-bras. La paralysie du court supinateur rend impossible la supination de la main, l'avant-bras étant dans l'extension.

La paralysie du triceps est plus rare. Elle indique une lésion du nerf à sa sortie du plexus brachial (paralysie dite « des béquilles », et entraîne la suppression des mouvements d'extension de l'avant-bras sur le bras.

Les troubles de la *sensibilité* manquent habituellement dans la paralysie rhumatismale ou par compression. Quand ils existent, ils n'occupent qu'une étendue de surface cutanée bien inférieure à la zone de distribution du nerf et disparaissent le plus souvent très rapidement (sensibilité récurrente ou plus grande résistance des filets sensitifs).

Les troubles *trophiques* ne s'observent guère que dans les formes graves ou prolongées (section ou blessure grave du nerf). Dans les formes prolongées, surtout dans la paralysie saturnine, on voit quelquefois apparaître une tuméfaction allongée, mobile et résistante au niveau de la gaine des tendons extenseurs (tumeur dorsale du poignet). Cette synovite chronique, qui disparaît avec la paralysie, résulterait pour Charcot d'un trouble de la trophicité ; pour Erb, elle proviendrait simplement du frottement des tendons sur les os du carpe.

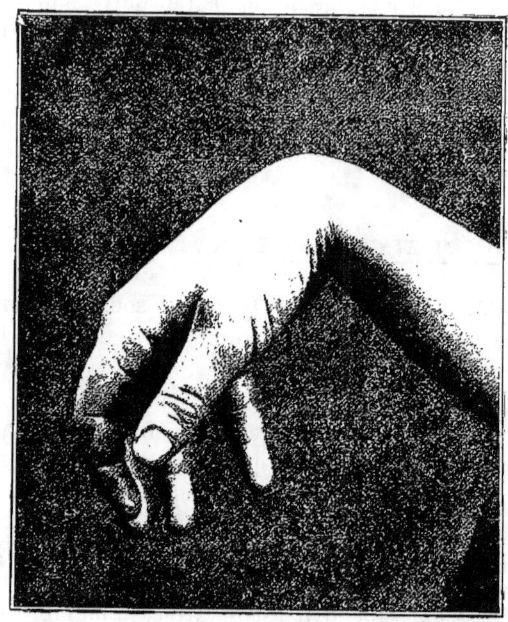

Fig. 29. — Attitude de la main dans la paralysie radiale ordinaire par compression. (Dejerine, in *Traité de pathologie générale.*)

La *contractilité faradique* des muscles est conservée dans la paralysie radiale dite *a frigore*, et on ne trouve la réaction de dégénérescence incomplète ou complète que dans les paralysies par compression grave ou section du nerf. L'excitation du nerf au-dessus de la lésion ne produit que la contraction des muscles innervés par des filets nés au-dessus de ce point (contraction du triceps par excitation du nerf dans l'aisselle dans la paralysie *a frigore*). Son excitation au-dessous montre une conductibilité électrique normale, du moins dans la paralysie rhumatismale, et ce n'est que dans les cas de lésion grave ou de section que cette conductibilité est abolie.

Évolution. — La paralysie rhumatismale ou *a frigore* survient le plus souvent après un sommeil prolongé. Tantôt elle existe dès le réveil, tantôt elle est précédée d'une sensation de fourmillement et d'engourdissement dans les doigts. Les mouvements réapparaissent en 5 à 5 semaines, et la guérison complète ne tarde pas à survenir; le *pronostic* est bénin.

L'évolution et le pronostic des autres variétés de paralysie du nerf radial dépendent de la cause, du nombre de muscles intéressés et de l'état des réactions électriques.

Diagnostic. — Le diagnostic est généralement facile. Ce n'est que très exceptionnellement que les lésions cérébrales et médullaires (paralysie infantile, myélite) donnent des paralysies n'intéressant que les extenseurs. Au cours du tabes, on observe parfois des paralysies radiales transitoires qui ont été comparées aux paralysies oculaires transitoires. La paralysie du plexus brachial atteint toujours d'autres muscles simultanément. Les paralysies hystériques ont rarement la même localisation ; elles surviennent le plus souvent dans des conditions qui mettent l'attention du médecin en éveil et s'accompagnent généralement d'autres troubles qui permettent d'en reconnaître la nature. Ordinairement elles guérissent par suggestion.

Le diagnostic du *siège* de la paralysie se fera d'après l'exploration électrique du nerf le long de son parcours et le nombre des muscles touchés.

Enfin restera le diagnostic étiologique. La paralysie dite *rhumatismale* ou *a frigore* a un début rapide et se développe dans des conditions un peu spéciales (compression ou refroidissement pendant le sommeil). Elle intéresse les muscles supinateurs et extenseurs ; le triceps est conservé.

La paralysie *saturnine* est bilatérale ; elle ne frappe que les muscles extenseurs des doigts, respectant presque toujours le long supinateur, l'anconé et souvent le long abducteur du pouce. Cette intégrité habituelle du long supinateur est importante pour le diagnostic. La réaction de dégénérescence est souvent précoce pour certains muscles. Enfin on tiendra compte de la profession du malade, de ses antécédents, de la présence d'un liséré.

Traitement. — Le traitement s'adressera à la cause (suture du nerf, suppression de la compression, etc.) et à la paralysie elle-même.

Le traitement électrique remplira cette dernière indication (V. Électrothérapie).

On pourra soit agir sur le siège de la lésion avec des courants galvaniques stables, soit exciter les muscles avec des courants faradiques ou des courants galvaniques mobiles ou interrompus, ou avec l'électrisation statique et des étincelles.   *BRÉCY et BAUER.*

RADIODIAGNOSTIC. — On désigne ainsi l'exploration du corps humain par les rayons X de Rœntgen. Le matériel qui sert à la production de ces rayons est composé :

D'une source électrique ; transformateur tel que la bobine de Ruhmkorff ou d'une machine électrostatique, d'un tube de Crookes, d'appareils de mesure et de réglage permettant de faire varier et de connaître la quantité et la qualité des rayons utilisés (fig. 50).

Source. — Nous n'entrerons pas dans la description des divers transformateurs utilisés, le plus simple et le plus usité est la bobine de Ruhmkorff munie d'un interrupteur mécanique ou électrolytique. La bobine doit donner au moins 25 centimètres d'étincelles bien fournies. Ce matériel est analogue à celui qui sert à produire les courants de haute fréquence décrit à l'article Électrothérapie.

Le *tube de Crookes* est une ampoule de verre vide d'air, munie de deux électrodes : l'une, l'anode en relation avec le pôle positif, l'autre, la cathode, en relation avec le pôle négatif de la source.

Dans les tubes courants, il y a deux anodes reliées entre elles extérieurement ; l'une d'elles appelée anticathode est inclinée à 45° sur l'axe de l'anode ; elle doit disperser le faisceau cathodique issu de la cathode, et c'est sur sa surface que se produisent les rayons X. La cathode est en aluminium, l'anticathode en platine iridié.

Appareils de réglage et de mesure. — Des rhéostats permettent de régler l'intensité du courant primaire de la bobine et de varier ses inter-

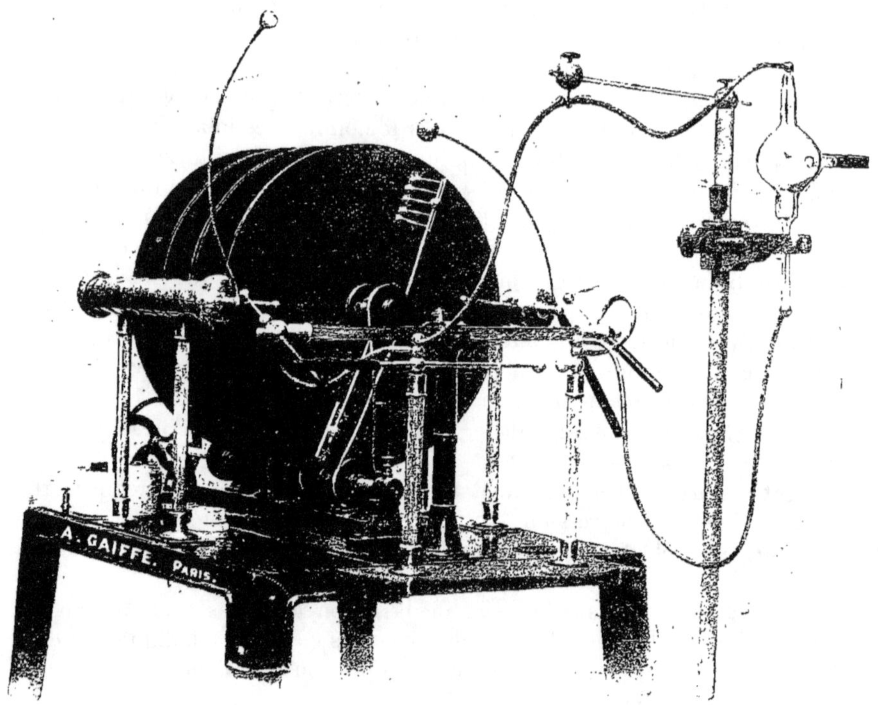

Fig. 50. — Machine statique disposée pour la radioscopie.

ruptions. Un voltmètre et un ampèremètre permettent de mesurer le courant primaire. Il existe, avec certains dispositifs nouvellement imaginés, des appareils permettant de mesurer l'intensité du courant qui passe dans le tube de Crookes. Mais nous décrirons surtout un appareil très simple et très utile qui permet de se rendre compte de l'état de la résistance intérieure du tube de Crookes, c'est le *spintermètre de Béclère*. Il se compose d'une tige métallique isolée sur un pied de verre et terminée par une boule métallique en regard de laquelle se trouve une deuxième boule fixe ; la tige qui peut glisser permet d'écarter à volonté les deux boules l'une de l'autre et de mesurer la distance qui les sépare ; cet appareil est placé en dérivation sur le circuit du tube. Pendant le fonctionnement du tube, si les deux boules sont très écartées, aucune étincelle ne se produit, mais en rapprochant progressivement les boules il arrive un moment où l'étincelle éclate, c'est que la résistance de l'air est équivalente à celle du tube. Plus le tube durcit, plus l'étincelle équivalente devient longue.

Radiodiagnostic.

Le *radiochromomètre de Benoist* est aussi un appareil très précieux ; il se compose d'un disque d'argent de 2 millimètres d'épaisseur entouré d'une série de 12 segments de circonférence d'aluminium dont le premier a 1 millimètre d'épaisseur, le deuxième 2, etc., et le douzième, 12. Pour s'en servir on l'interpose entre l'ampoule en marche et un écran fluorescent, et l'on cherche quelle est la teinte d'un segment d'aluminium qui correspond à la teinte centrale de l'argent. C'est là un moyen très simple et très fidèle pour mesurer la valeur de pénétration des rayons X.

Pour pouvoir faire varier la qualité des rayons X émis par une ampoule, le dispositif le plus employé est l'*osmo-régulateur* ; il consiste en un simple tube de platine qui est scellé sur l'ampoule. Le tube chauffé au rouge laisse pénétrer l'hydrogène de la flamme dans l'intérieur de l'ampoule, ce qui augmente le volume du gaz intérieur et, par suite, diminue la résistance de l'ampoule. Si, au lieu de chauffer directement le tube de platine, on l'entoure d'un manchon en porcelaine réfractaire que l'on chauffe au blanc, on utilise les propriétés exosmotiques du platine et l'H sort de l'ampoule, ce qui augmente la résistance de cette dernière.

On peut donc à volonté obtenir des rayons peu pénétrants, ceux formés par une ampoule molle, des rayons très pénétrants, ceux formés par une ampoule dure avec tous les intermédiaires, et connaître à chaque instant la résistance de l'ampoule par le spintermètre, le degré de pénétration des rayons par le radiochromomètre de Benoist.

Comment utiliserons-nous ce matériel pour l'examen du corps humain aux rayons X ? De deux façons, suivant que nous voudrons avoir simplement l'image sur un écran fluorescent *Radioscopie*, ou la fixer sur une plaque sensible *Radiographie*.

Radioscopie. — L'ampoule doit être supportée par un support mobile dans un plan vertical ; en avant de l'ampoule doit se trouver un diaphragme iris en plomb qui permet de limiter la zone d'éclairement. Le malade est donc placé entre la source de rayons X et un écran fluorescent ; on règle l'intensité du courant et la résistance de l'ampoule suivant l'épaisseur de la région à examiner, de façon à avoir une image assez foncée du squelette.

Radiographie. — Si on remplace l'écran fluorescent par une plaque sensible, celle-ci est impressionnée et donne après développement la silhouette de l'objet, en dehors de laquelle la couche sensible présente une teinte noire uniforme. L'intensité de la silhouette se divise en zones plus ou moins foncées, les plus claires correspondant aux parties les plus opaques de l'objet, par suite de leur épaisseur ou de leur constitution. Le radiotype négatif servira à tirer des épreuves sur papier.

Pour la radiographie, le malade doit être absolument immobilisé. Il doit être allongé sur une table spéciale qui peut être indépendante du support d'ampoule ou porter elle-même ce support ; les fabricants ont construit dans ce but des appareils très ingénieux. La table du Dr Belot représentée (fig. 51) comporte tous les perfectionnements possibles.

La lecture d'une épreuve radiographique demande la connaissance approfondie de l'anatomie et une grande habitude de la radiographie. Dans certains cas spéciaux, lorsqu'il s'agit, par exemple, de préciser la position de corps étrangers, on pourra recourir à la *radiographie stéréoscopique*. On obtient ces radiographies en éclairant l'objet dans deux directions également obliques par rapport à la normale.

La radiographie présente sur la radioscopie l'avantage de fixer l'image, c'est un document durable qui permet un examen approfondi; par la finesse

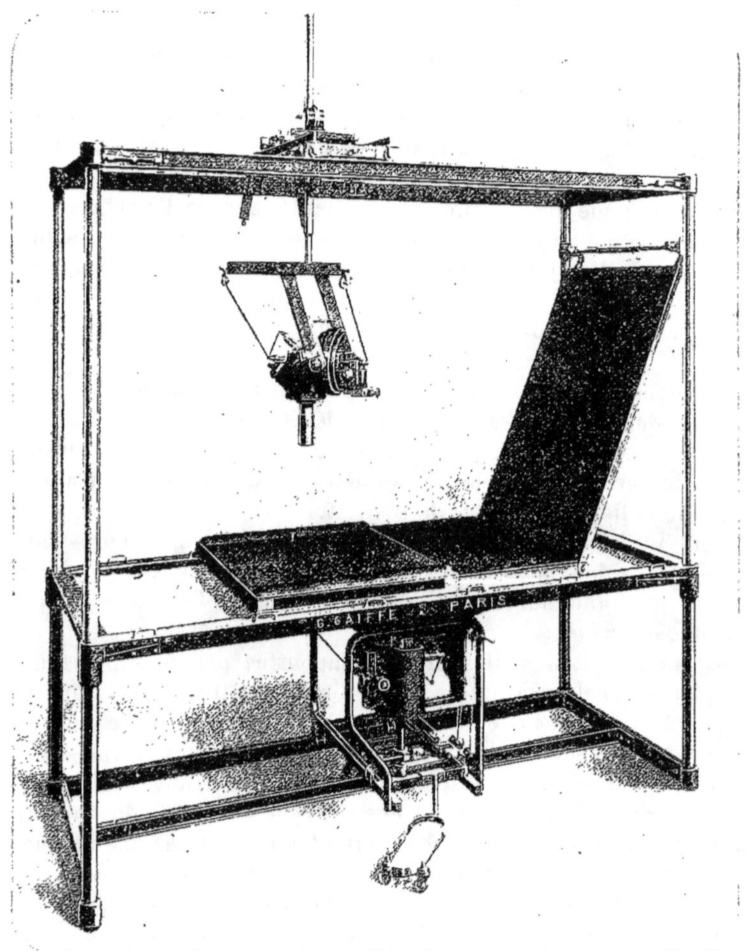

Fig. 31. — Table radiographique du D' Belot.

des détails qu'elle donne elle permet des recherches plus délicates. Mais, en revanche, la radioscopie permet l'examen sous diverses incidences, elle montre le fonctionnement des organes. Les deux méthodes présentent, en somme, des avantages particuliers et elles se complètent.

Renseignements que l'on peut demander au radiodiagnostic. — D'abord dans les maladies des *os* et des *articulations*, le radiodiagnostic permet, après un traumatisme, de constater l'état du squelette; il permet de diagnostiquer sur un membre douloureux, œdématié et souvent difficile à explorer par les moyens ordinaires, la nature de la *fracture*, le nombre des fragments et leur position. Dans les fractures juxta-articulaires, il permet de dire si l'articulation est atteinte. Enfin, l'examen aux rayons X permettra de contrôler la réduction de la fracture et de surveiller la formation du cal. Dans les *luxations*, surtout lorsqu'elles siègent sur des articulations profondes, l'examen aux rayons X rend les plus grands services.

La radioscopie et la radiographie permettent d'étudier les *troubles trophiques du système osseux* dans les maladies nerveuses, rhumatismales et de la nutrition. Elles permettent de distinguer nettement les lésions des articulations goutteuses des lésions articulaires du rhumatisme chronique déformant.

Dans le premier cas, les épiphyses présentent des zones claires à contour limité qui correspondent à des infiltrations d'urate de sodium, les articulations ne sont envahies que tardivement alors que les déformations sont déjà considérables. Dans le rhumatisme déformant, la bande claire de l'articulation normale qui correspond au cartilage articulaire disparaît, les surfaces articulaires en présence se fusionnent, les articulations se subluxent et se luxent, il se forme en certains points des ostéophytes, plus tard les contours osseux deviennent flous, l'opacité normale de l'os diminue de plus en plus, ce qui correspond à sa décalcification.

La *recherche des corps étrangers* a été révolutionnée par la découverte de Röntgen. Mais tous les corps étrangers ne peuvent être décelés par les rayons X. Il faut, pour qu'ils soient visibles, que leur opacité aux rayons X soit différente de celle des milieux dans lesquels ils se trouvent. Les projectiles se trouvent en général facilement, les corps métalliques avalés par les enfants, les fragments de verre sont un peu plus opaques que le tissu osseux et se retrouvent le plus souvent. Mais il est nécessaire de bien régler la résistance de l'ampoule pour obtenir les rayons convenables pour chaque cas particulier.

Pour indiquer exactement la place d'un projectile dans le corps, il faut employer des méthodes très complexes dont nous ne pouvons entreprendre ici la description. Mais on peut avoir une approximation le plus souvent suffisante en prenant deux épreuves sous des incidences variant de 90°.

Dans l'*examen du thorax*, la radioscopie est plus utile en général que la radiographie, car elle permet de voir les mouvements du cœur et des gros vaisseaux, le fonctionnement du diaphragme et, par suite, de se faire une idée assez exacte du degré d'élasticité du tissu pulmonaire. Elle permet de plus, en peu de temps, l'examen du thorax sous différentes perspectives.

L'exploration de l'appareil respiratoire permet d'être renseigné sur les variations d'étendue et de transparence des poumons, les variations de position des organes du médiastin.

Dans la tuberculose au début, l'examen radioscopique du poumon doit compléter l'examen clinique, quelquefois les signes radioscopiques sont plus précoces que les signes stéthoscopiques. Il faut rechercher s'il existe entre les deux sommets une différence de transparence; on utilisera pour cela des rayons peu pénétrants et on diaphragmera beaucoup. On verra ensuite si l'étendue normale de la clarté pulmonaire n'est pas diminuée, mais on portera surtout son attention sur l'amplitude des mouvements du diaphragme ; si un poumon a perdu de son élasticité, l'amplitude du mouvement du diaphragme sera sensiblement diminuée du côté malade. Lorsque la tuberculose pulmonaire progresse, le poumon prend une apparence tachetée, plus ou moins foncée suivant que les lésions sont récentes ou anciennes. Les cavernes se présentent sous forme d'un anneau sombre à limites externes confuses, à bord interne net. On peut aussi étudier les lésions concomitantes ganglionnaires ou pleurales.

L'examen des plèvres est en effet très important. Les épanchements pleurétiques sont indiqués par une ombre siégeant à la partie inférieure du thorax, montant plus ou moins haut et se terminant par le haut en dégradé. Les épanchements un peu abondants s'accompagnent d'un déplacement du cœur ou plutôt de la totalité du médiastin.

Les épanchements péricardiques augmentent l'étendue de l'ombre cardiaque qui présente la forme en brioche avec l'encoche de Sibson sur le côté gauche. Les battements du cœur sont diminués ou invisibles, c'est même ce qui constitue un caractère distinctif d'avec les hypertrophies cardiaques.

Les modifications de l'aire cardiaque, de la forme et des battements du cœur peuvent se constater par la radioscopie.

L'*aorte* est surtout visible par l'examen oblique antérieur droit. L'anévrisme volumineux est très visible dans l'examen direct et l'examen oblique, un anévrisme petit peut passer inaperçu à l'examen direct, mais se décèle à l'examen oblique grâce à la forme spéciale en massue que prend l'aorte.

L'examen de l'appareil digestif a fait de réels progrès ces dernières années, grâce à un procédé qui consiste à faire absorber au malade un lait épais de bismuth, corps opaque aux rayons X qui, venant se déposer sur les parois du tube digestif, permet d'en obtenir la silhouette sur l'écran radioscopique. Il est facile, en opérant ainsi, de diagnostiquer les dilatations de l'estomac, d'étudier la forme de cet organe plein ou vide, et de voir les variations que subit cette forme dans les diverses positions du corps.

Les *calculs biliaires* et urinaires ne donnent pas en général des images assez nettes à la radioscopie ; il faut utiliser la radiographie en ayant soin de limiter par un diaphragme la zone d'éclairement et de comprimer la région pour en diminuer l'épaisseur. La visibilité des calculs dépend de leur constitution. Le fait que la radiographie ne montre pas de calculs n'implique nullement qu'ils n'existent pas. Seule une radiographie positive est importante. Elle donne la certitude de l'existence du calcul et en permet la localisation.

Les rayons X sont encore appliqués à l'anatomie, la physiologie, la médecine légale, la médecine militaire, l'hygiène ; nous ne pouvons, dans cette étude, entrer dans de plus larges considérations. Nous insisterons dans un autre chapitre, sous le titre *radiothérapie*, sur leurs applications thérapeutiques.   *FÉLIX ALLARD.*

RADIOTHÉRAPIE. — La *radiothérapie* comporte l'application des rayons de Röntgen à la thérapeutique; on la désigne aussi du nom de röntgenthérapie pour la distinguer plus facilement de la radiumthérapie, application à la thérapeutique du radium et des substances radioactives.

Production des Rayons X. — Appareils de réglage et de mesure. — Dans l'article RADIODIAGNOSTIC nous avons sommairement décrit ces appareils; nous n'y reviendrons que pour en compléter la nomenclature.

Il ne suffit pas en radiothérapie de connaître la qualité des rayons utilisés, il faut aussi pouvoir mesurer la quantité de rayons absorbés par la peau.

Les méthodes utilisées en général dans ce but sont les méthodes chimiques basées sur le changement de coloration de certains sels. L'appareil le plus connu est le *chromoradiomètre de Holznecht*. L'appareil se compose d'une série de godets contenant un réactif spécial et d'une échelle graduée formée de 12 godets qui sert d'étalon; l'unité choisie par l'inventeur est désignée par la lettre H, l'échelle s'étend de 5 H à 24 H. Le godet contenant le réactif est placé dans les mêmes conditions que la région à traiter; en comparant sa coloration à celle des échantillons de l'échelle, on obtient la quantité en unités H de rayons absorbés par le réactif et aussi par la peau. Mais en France on préfère à cet appareil le *radiomètre de Sabouraud et Noiré*, basé sur les modifications de teinte du platino-cyanure de baryum. Ces deux appareils sont loin d'être parfaits, mais ils rendent néanmoins de grands services.

Il faut aussi se préoccuper de la localisation des rayons X. Les appareils localisateurs permettent non seulement de faire porter les rayons uniquement sur la région à traiter, mais aussi de protéger l'opérateur contre l'action nocive des radiations non utilisées. Les lames de plomb convenablement découpées, placées sur la peau du malade, sont très désagréables à supporter; elles ont de plus l'inconvénient de ne pas protéger l'opérateur. Il est préférable de placer les tubes dans une cloche en verre de plomb opaque aux rayons X munie d'une ouverture par laquelle passent les rayons X. Sur cette embouchure peuvent se fixer des tubes de cristal de longueur et de diamètre différents, suivant la région à traiter. Cette cloche et l'ampoule sont portées par un pied articulé mobile dans tous les sens (fig. 52).

Pour la protection de l'opérateur, on fabrique actuellement des tissus de caoutchouc spéciaux opaques aux rayons X et néanmoins souples et relativement légers.

Dans les affections cutanées il faut utiliser des rayons peu pénétrants, c'est-à-dire marquant 5 ou 6 au radiochronomètre de Benoist; lorsqu'il s'agit de lésions sous-cutanées ou profondes, les rayons doivent être plus pénétrants, ils doivent marquer 9 ou 10. Nous avons vu dans le chapitre radiodiagnostic que l'osmo-régulateur permettait d'obtenir à volonté les rayons que l'on veut utiliser.

Dans le mode d'application des rayons, deux méthodes sont en présence : celle des *doses fractionnées et souvent répétées* et celle des *doses massives espacées*.

Suivant le cas à traiter, il faut avoir recours à l'un ou à l'autre procédé.

Dans tous les cas on peut affirmer qu'il n'est pas nécessaire d'atteindre la radiodermite pour obtenir la guérison.

Indications. — La radiothérapie comprend à l'heure actuelle 5 groupes principaux d'indications :

1° Le traitement des dermatoses;

2° Le traitement des néoplasmes;

3° Le traitement des lymphadénies et leucémies;

4° Le traitement des douleurs névralgiques.

5° Le traitement de certaines maladies du système nerveux.

Dermatoses. — Les rayons X sont utilisés dans l'*hypertrichose*. Mais avec des doses faibles la récidive est la règle, le traitement ne peut être que palliatif; avec les doses massives, il faut craindre le réaction inflammatoire et le tissu de cicatrice.

La radiothérapie est le traitement de choix des *teignes faveuse et tondante* et *du sycosis de la barbe*, dans le *prurit nerveux* et le prurit qui accompagne le *prurigo* et le *lichen*; le traitement agit dans

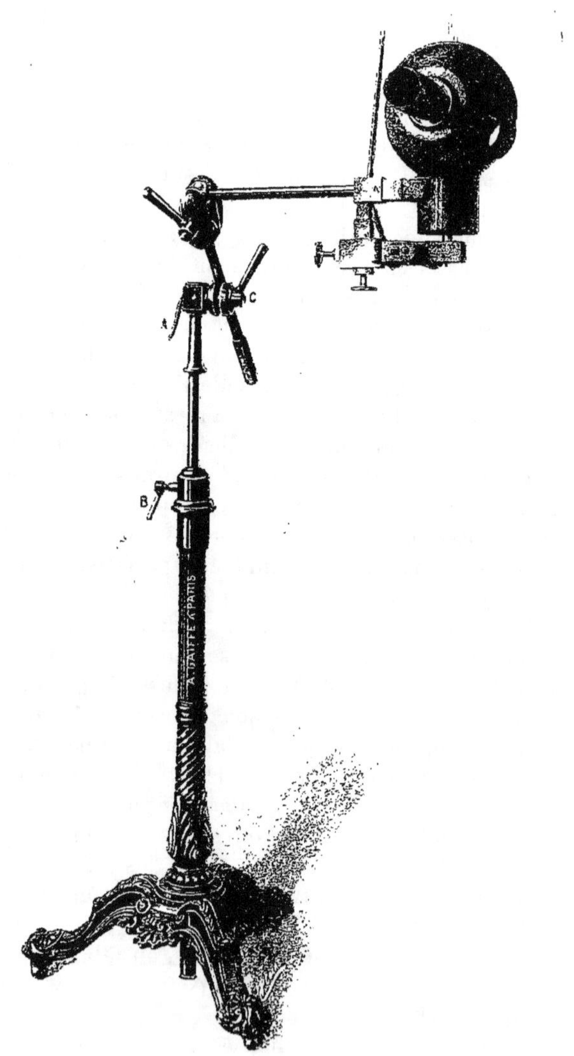

Fig. 52. — Localisateur pour la radiothérapie.

ces deux cas non seulement sur le prurit, mais aussi sur la lésion cutanée qui s'améliore rapidement.

Toutes les néoformations épithéliales telles que verrues, cornes cutanées, etc., bénéficient du traitement.

Néoplasmes. — Mais le point le plus important à retenir c'est l'action vraiment remarquable des rayons X dans le traitement des épithéliomas, épithéliomas végétants, épithéliomas térébrants et même des épithéliomas de la lèvre et de la langue.

Les rayons X ont donné aussi de très bons résultats dans le traitement des nodules cicatriciels consécutifs à l'ablation des tumeurs cancéreuses du sein. Quant au traitement du cancer profond, les résultats obtenus sont encore très discutés.

Les *sarcomes*, comme tous les tissus de néoformation, sont bien influencés par les rayons X, même quand la peau est intacte, on a pu voir la tumeur diminuer de volume et disparaître.

Lymphadénies et leucémies. — A la suite des travaux de Heinecke relatifs à l'action des rayons X sur la rate, il était logique d'essayer la radio-thérapie dans le traitement de la leucémie. C'est Senn qui y pensa le premier; depuis, de nombreuses et intéressantes observations ont été publiées. On a généralement observé une diminution énorme du nombre des globules blancs, une augmentation des globules rouges et du taux de l'hémoglobine en même temps qu'une diminution notable du volume de la rate. Malheureusement, le traitement ne paraît être que palliatif, car la récidive avec issue fatale a presque toujours été constatée à la suite des grandes améliorations passagères.

Douleurs névralgiques. — Les rayons X ont comme les rayons violets et ultra-violets une action analgésique très nette. Raymond et Zimmern ont pu obtenir, dans des névralgies faciales rebelles et chez des tabétiques à douleurs fulgurantes, des sédations remarquables.

Maladies nerveuses. — Enfin les rayons X ont été appliqués ces temps derniers avec des résultats plus ou moins encourageants dans un certain nombre de maladies organiques de la moelle épinière, la syringomyélie, la sclérose en plaques, le tabes. *F. ALLARD.*

RADIUMTHÉRAPIE. — Le Radium, dont la propriété principale est la *radioactivité* ou *pouvoir de rayonnement spontané*, a été utilisé médicalement, surtout pour cette propriété et aussi pour l'*Émanation*.

L'Émanation a tous les caractères physiques des gaz, elle émet aussi un rayonnement et confère aux objets qui baignent dans son atmosphère une radioactivité spéciale dite « *Radioactivité induite* ». Le *Rayonnement* du radium est composé de trois espèces de rayons :

Les *Rayons* α, analogues aux rayons canaux, ils sont chargés positivement.

Les *Rayons* β, analogues aux rayons cathodiques, chargés négativement.

Les *Rayons* γ, rayons vibratoires comme les rayons X, mais qui en diffèrent par leur plus grand pouvoir de pénétration.

Dans un champ électro-magnétique, les rayons α sont déviés vers la gauche, les rayons β vers la droite. Les rayons γ ne subissent aucune déviation.

Tous ces rayons rendent lumineux l'écran au platino-cyanure de baryum, ls impressionnent la plaque photographique, mais d'autant moins qu'ils sont plus pénétrants.

Enfin tous ces rayons provoquent avec une égale puissance la décharge de l'électroscope, et c'est cette propriété qui a permis d'établir la méthode de mesure la plus commode et la plus pratique.

Procédé de mesure de la radioactivité. — Prenant pour unité le temps que met à décharger un électroscope donné une quantité d'uranium pulvérisé suffisante pour couvrir un centimètre carré, on lui compare l'échantillon de Radium à mesurer et l'on dit qu'il est d'activité mille, s'il décharge l'électroscope en mille fois moins de temps. Un centimètre carré de poudre de Radium pur est d'activité deux millions.

Mais cela ne suffit pas pour caractériser un échantillon de substance radioactive, il faut indiquer aussi sa composition en rayons α, β et γ.

Emploi thérapeutique du Radium. — On a utilisé en médecine les deux propriétés principales du Radium : l'*Émanation* et le *Rayonnement*.

L'Émanation. — On a songé à se servir de pommades ou liquides radioactivés, ce qui est moins coûteux que d'employer directement le radium. Malheureusement, les dissolvants de l'Émanation n'émettent presque exclusivement que des rayons α, c'est-à-dire des rayons très peu pénétrants qui, par suite, ne peuvent agir qu'en surface. De plus, la radioactivité induite diminue très rapidement, ce qui fait qu'on a renoncé presque complètement à ce procédé.

Le Rayonnement. — Divers appareils ont été imaginés pour utiliser thérapeutiquement le rayonnement des sels de radium, le bromure en général. D'abord le *tube scellé en verre* ou en métal; mais dans ce dispositif il y a une partie du sel, celle qui occupe le centre du tube, qui est mal utilisée; de plus, les rayons qui partent du tube divergent autour de ce foyer, ce qui fait que l'appareil convient mal aux applications dermatologiques où l'on cherche à influencer d'une façon aussi uniforme que possible des lésions en surface. Mais ces appareils rendent au contraire de grands services quand on doit agir dans des cavités naturelles telles que l'œsophage, le vagin, le rectum, etc., ou que l'on peut insérer le tube dans la masse d'une tumeur.

Les *appareils à vernis* sont composés d'une surface métallique rigide de forme spéciale, suivant la région à traiter sur laquelle est étalé le vernis radifère. Ces appareils sont résistants. On calcule en général 1 centigr. de sel pour 1 cent. carré de surface.

Appareils toile. — C'est une toile recouverte de vernis radifère; ces appareils sont très fragiles, leur souplesse est leur principal avantage. Ils laissent passer avec les rayons β et γ une grande proportion de rayons α.

Méthodes. — Deux méthodes sont utilisées en radiumthérapie : la *méthode du rayonnement global* et la *méthode du rayonnement filtré*.

Méthode du rayonnement global. — Utilisée surtout dans les lésions cutanées très superficielles, c'est-à-dire accessibles aux rayons les moins pénétrants. Le rayonnement global en application unique ne pourra pas être supporté longtemps par les téguments sans risquer une radiodermite longue à guérir.

La radiodermite commence par l'érythème qui apparaît le quatrième ou le cinquième jour, se continue par la chute de l'épiderme entre le cinquième et le quinzième jour et se termine après une période d'exulcération superficielle par la cicatrisation qui survient vers le trentième ou le quarantième jour. Avec des applications courtes et répétées du rayonnement global, on pourra modifier certaines lésions sans réaction exulcéreuse.

Méthode du rayonnement filtré. — Dans le cas d'une lésion plus profonde, où on doit éviter l'action en *surface*, il faut se servir d'un rayonnement plus pénétrant, ce qu'on obtiendra en arrêtant les rayons mous à l'aide d'un écran métallique de nature et d'épaisseur déterminées. On appelle rayonnement *ultra-pénétrant* le rayonnement ayant traversé au moins $4/10^{es}$ de millimètre de plomb. Ce rayonnement peut être appliqué pendant plusieurs jours de suite sans provoquer autre chose qu'une réaction érythémateuse ; il permet d'atteindre à travers les téguments sains des lésions profondes. Cette méthode constitue un des plus grands progrès réalisés en radiumthérapie.

Résultats thérapeutiques. — Le Radium a été utilisé avec succès dans le *cancer*, les *chéloïdes* et les *cicatrices vicieuses* ; les *angiomes*, *nævi pigmentaires*, la *tuberculose cutanéo-muqueuse* ; comme agent analgésique dans le *prurit*, les *névralgies*, le *rhumatisme*.

Cancer. — Dans l'*épithélioma cutané*, le radium a donné des guérisons définitives surtout par la méthode du rayonnement ultra-pénétrant, l'appareil agissant pendant 24 à 48 heures, suivant le cas. Dix à quinze jours après on verra la lésion suinter, puis régresser et une cicatrice lisse et de coloration presque normale se substituer à la tumeur dans un délai de cinq à six semaines.

Dans l'*épithéliome des lèvres*, cette méthode peut aussi donner de bons résultats ; *à la langue*, il ne peut être question que des petits épithéliomas papillaires n'ayant pas dépassé la limite du chorion muqueux.

Jusqu'à maintenant, la radiumthérapie n'a permis d'obtenir que des effets palliatifs dans le traitement du cancer de l'utérus et du rectum, ainsi que dans le cancer du sein.

Quelques résultats intéressants ont été signalés dans le traitement des sarcomes par la méthode du rayonnement global avec un tube scellé, placé au centre de la tumeur.

Les chéloïdes et les cicatrices vicieuses doivent être traitées par le rayonnement global et massif. Lorsque la réaction exulcéreuse a pris fin, ces tumeurs sont remplacées par une cicatrice plane très peu visible.

Nævi vasculaires et angiomes. — Ils constituent l'indication la plus récente de la radiumthérapie. Leur guérison sera d'autant plus facile que les tissus seront plus jeunes. Il faut donc conseiller la cure précoce des nævi vasculaires.

Dans les *nævi pigmentaires et pilaires* on obtient toujours la disparition des poils et souvent la décoloration complète du nævus.

Dans le *lupus érythémateux* il faut employer le rayonnement global poussé en général jusqu'à la production d'une réaction simplement érythémateuse, mais il faut parfois aller jusqu'à l'exulcération.

Dans le *lupus tuberculeux* le radium a une action des plus manifestes : néanmoins cette affection offre souvent, même à ce moyen héroïque, une grande résistance.

Comme agent analgésique, le radium, bien qu'inconstant, doit être essayé lorsque les moyens plus simples et moins dangereux ont échoué. On a rapporté plusieurs cas de névralgies du trijumeau et de douleurs fulgurantes du tabes calmées ou guéries définitivement par le radium appliqué au niveau des points les plus douloureux.

En somme, dans la plupart des cas, le radium paraît avoir une action semblable à celle des rayons X. Cependant dans le traitement des nævi vasculaires et pigmentaires, l'action du radium est remarquablement supérieure à celle des rayons X. Et dans le traitement de tumeurs profondément situées dans des cavités naturelles ou dans des organes profonds, il est plus facile de porter l'action du radium que celle des rayons de Röntgen.

F. ALLARD.

RADIUS CURVUS. — Le *radius curvus* désigne une malformation acquise du poignet observée chez les adolescents ; elle est appelée à tort *Maladie de Madelung*, car elle a été signalée pour la première fois par *Dupuytren*.

Elle a été désignée sous les noms les plus variés : *subluxation spontanée du poignet* (Madelung), *rachitisme tardif du poignet* (Duplay), *luxation progressive du poignet chez les adolescents* (Kirmisson), *radius curvus* (Destot), *carpus curvus* (Pierre Delbet), *luxation congénitale de l'extrémité inférieure du cubitus, subluxation congénitale du poignet* (Estor), *manus valga* (Sauer), *carpo-cyphose* (Robinson).

La multiplicité même des dénominations prouve bien qu'aucune d'elles n'est pleinement satisfaisante ; la plupart sont insuffisamment précises ; beaucoup sont inexactes, voire même absolument défectueuses. Nous adoptons ici celle de radius curvus.

Ce qui est certain, c'est qu'il n'y a pas le plus souvent de luxation vraie du carpe ; il y a seulement une apparence de luxation. Dans l'articulation radio-cubitale inférieure, le déplacement du cubitus est très fréquent.

Historique. — Dupuytren le premier, puis Malgaigne signalèrent cette malformation.

Madelung en 1878 donna la description d'une subluxation spontanée du poignet « se produisant en dehors de tout traumatisme, le plus souvent au moment de l'adolescence ».

Duplay, dans la suite, insista sur une affection qui présentait un aspect assez semblable à celui de la « maladie de Madelung » ; il lui attribua comme caractère anatomique essentiel la déformation *rachitique* de l'extrémité inférieure du radius. Il n'y a pas de luxation de carpe dans cette affection, il y a seulement une subluxation en arrière de l'extrémité inférieure du cubitus.

Pierre Delbet confirma l'opinion de son maître Duplay.

Dans ces dernières années, Poncet et Leriche ont tenté d'attribuer au radius curvus une origine inflammatoire ; il s'agirait d'une ostéite infectieuse de nature tuberculeuse.

Lésions. — Il n'y a pas dans le radius curvus une lésion anatomique univoque : il y a des modalités anatomiques comme il y a des modalités cliniques.

L'un des caractères anatomiques essentiels, mais qui n'est peut-être pas la clef de la malformation, comme l'ont voulu certains, consiste dans *une incurvation de l'extrémité inférieure du radius à concavité antérieure*, incurvation étendue au moins au 1/5 inférieur. D'où changement de direction de la surface articulaire inférieure du radius qui regarde très fortement en avant : le rebord postérieur du radius est saillant, comme épaissi, et le carpe glisse en avant sans se luxer.

L'incurvation du radius à concavité postérieure a été exceptionnellement décrite (*type inverse*).

L'extrémité inférieure du radius est épaissie; elle présente parfois des *exostoses.*

Son *cartilage jugal* est dirigé obliquement de haut en bas, d'avant en arrière ; il est plus épais en arrière qu'en avant et en dedans.

Le cubitus est *luxé plus ou moins en arrière* son extrémité inférieure est augmentée de volume.

Il y a parfois une notable laxité de l'articulation radio-carpienne.

En résumé, il semble bien que le plus souvent l'affection, dénommée radius curvus, soit caractérisée par l'incurvation du radius, mais certaines formes sont caractérisées par la luxation en arrière de la tête du cubitus, sans qu'il y ait incurvation osseuse; voire même exceptionnellement par une vraie subluxation en avant du carpe.

Étiologie. — Le radius curvus est une affection assez rare, moins rare cependant qu'on ne l'a dit.

Il s'observe principalement entre 12 et 18 ans, chez *les filles* surtout (4 fois plus souvent que les garçons) — presque aussi souvent sur les deux poignets à la fois que sur un seul.

On a signalé une *prédisposition héréditaire* (laxité de l'articulation radio-cubitale inférieure); on a fait intervenir l'existence de *traumatismes anciens* (décollements épiphysaires surtout) ou l'influence du *traumatisme professionnel*, le surmenage du poignet pendant la croissance, au moment où les sujets entrent en apprentissage (imprimeurs, blanchisseuses surtout).

C'est avant tout une *affection de la croissance*, comparable, semble-t-il, au genu valgum et comme lui attribuable à cet état dystrophique spécial du squelette, qu'on appelle *rachitisme tardif* sans connaître exactement sa nature.

Ce rachitisme tardif de l'adolescence doit-il être mis sur le compte d'une infection tuberculeuse atténuée, comme le veulent Poncet et Leriche qui attribuent aux toxines tuberculeuses le pouvoir de créer une sorte d'ostéomalacie inflammatoire? Le fait n'est pas encore prouvé.

La *surcharge* des articulations radio-carpienne et radio-cubitale inférieure jouerait pour la plupart des auteurs un grand rôle. Dans les mouvements d'extension de la main surtout, le condyle carpien exerce sur le côté palmaire et cubital de la surface articulaire inférieure du radius une pression plus forte que sur le reste de cette surface, et le cartilage jugal se développe moins de ce côté.

Modifications purement mécaniques du cartilage de conjugaison, lésions infectieuses de ce cartilage, prédisposition congénitale, tous ces facteurs étiologiques sont à retenir.

Symptômes. — Le *début* du radius curvus est lent, insidieux : il s'annonce par de la fatigue locale, par des douleurs articulaires simulant le rhumatisme.

La déformation s'installe progressivement. Lorsqu'elle est constituée, elle se caractérise par deux signes essentiels :

1° Le *déplacement de la main en avant du plan passant par l'avant-bras* (fig. 33). Le plan de la face postérieure de l'avant-bras prolongé en bas laisse en avant de lui toute la région carpienne et métacarpienne sans la

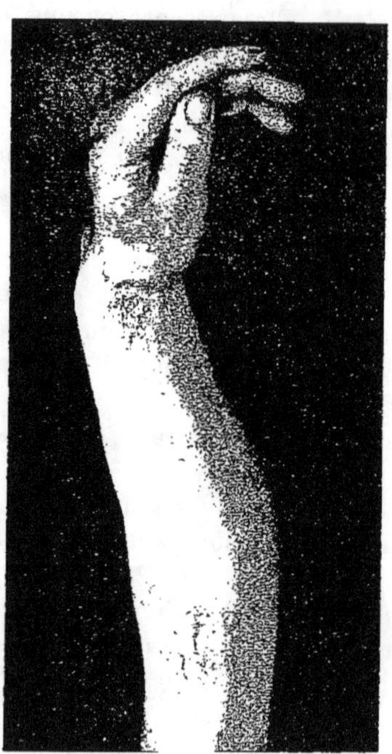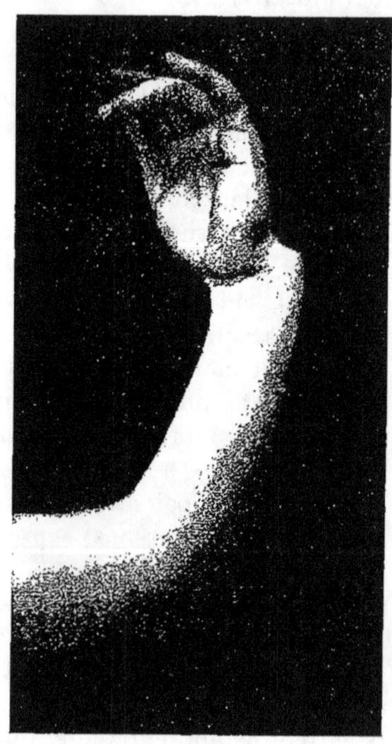

Fig. 33 et 34. — Radius curvus. (Abadie. in *Revue orthop.*, 1905.)

toucher. Le talon de la main est saillant, les fléchisseurs quelquefois tendus. Le radius dans tout son tiers inférieur est courbe à concavité antérieure. On dirait que le carpe est luxé en avant du radius.

2° L'*énorme saillie dorsale de la tête cubitale*, saillie réductible par la pression en touche de piano, et se reproduisant aussitôt après (fig. 34).

La main peut se trouver en même temps déviée soit en dedans (*manus vara*) soit en dehors (*manus vulga*) et de profil, on note une grande épaisseur du poignet surtout quand on regarde le bord cubital.

Ces deux signes primordiaux : saillie dorsale de la tête cubitale luxée, déplacement de la main en avant du plan de l'avant-bras, peuvent exister à l'exclusion l'un de l'autre et « la même *apparence clinique peut être donnée par une série de lésions qui vont du simple relâchement ligamentaire sans lésion osseuse jusqu'au radius curvus* » (Poncet et Leriche). La subluxation

cubitale de Madelung et l'inflexion du radius de Duplay sont les deux modalités cliniques principales — quelquefois coexistantes — d'une même affection de l'adolescence.

La *radiographie* fournit sur cette malformation des renseignements fort
intéressants dont on
ne doit pas se passer
(fig. 55 et 56).

On a observé excep-
tionnellement un *type
inverse* de *radius cur-
vus* (Kirmisson, de
Witt Stetten), dans
lequel le radius est
concave en arrière
dans son tiers infé-
rieur.

Les *troubles fonc-
tionnels* du *radius cur-
vus* consistent en dou-
leurs (surtout dans les
mouvements), en di-
minution de la force
de préhension des ob-
jets, en diminution de
l'extension du poignet
(à cause du change-
ment d'orientation de
la surface articulaire
inférieure du radius).

Évolution. — Le

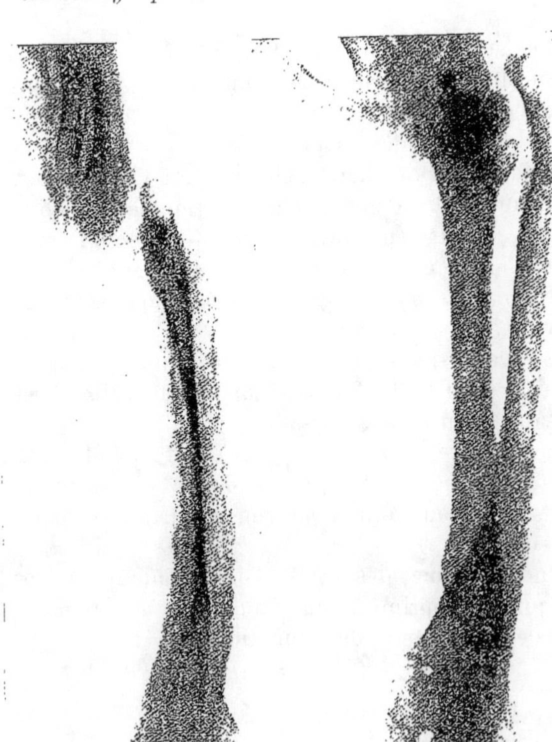

Fig. 55 et 56. — Radius curvus. (Abadie, in *Revue orthop.*

radius curvus pro-
gresse en général
d'une façon lente, tant que le sujet continue à travailler avec son poignet
pendant la période de la croissance. Quelquefois l'évolution se fait par
poussées successives.

En général la déformation cesse d'augmenter quand la croissance est
achevée, vers la 20e année, quelquefois avant.

Pronostic. — Le pronostic doit rester toujours un peu réservé, dès que
la malformation est constituée.

Diagnostic. — Le diagnostic du *radius curvus* est généralement facile.
On ne confondra pas cette malformation avec la saillie exagérée du cubitus
chez certains sujets maigres; il n'y a pas dans ce dernier cas de réductibilité de la tête cubitale.

Plus délicat est le diagnostic avec un cal vicieux de fracture du
radius.

Facile, en revanche, la différenciation d'avec les lésions traumatiques
anciennes du carpe (luxation du grand os, énucléation du semi-lunaire, etc.

(v. c. m.)], avec les arthropathies infectieuses ou tabétiques du poignet, avec les mains botes congénitales ou acquises.

Traitement. — Le traitement est prophylactique et curatif.

Prophylactique, il est assuré par le repos du poignet, par le massage des muscles de l'avant-bras, par l'électrisation des extenseurs, par le port d'un gantelet de cuir moulé.

Lorsque la malformation existe, il faut d'abord tenter le *traitement palliatif* : le curatif, qui ne peut être que chirurgical, étant trop aléatoire dans ses résultats pour être recommandé en première ligne.

Ce traitement palliatif s'inspire des mêmes préceptes que le prophylactique : repos, massage, balnéation locale chaude, électrisation des muscles. Par-dessus tout, faire porter au sujet un gantelet de cuir moulé immobilisant le poignet en laissant aux doigts leur entière mobilité, avec un coussinet mobile portant sur la saillie du cubitus et que l'on peut serrer à volonté.

On n'aura recours à l'*intervention sanglante* que si les fonctions sont très troublées ou les douleurs très vives.

Cette intervention consiste en l'ostéotomie linéaire du radius pratiquée de dehors en dedans (Duplay, Pierre Delbet). L'ostéotomie cunéiforme s'est montrée quelquefois nécessaire (coin à base dorsale).

Le traitement palliatif ne procure au malade qu'un soulagement à ses douleurs; mais, d'autre part, l'opération chirurgicale donne des résultats inconstants, parce qu'il y a souvent un cubitus déformé et surtout disloqué dans son articulation inférieure.

Contre cette dislocation, nous sommes désarmés : l'ostéotomie ne la supprime pas, et l'arthrodèse qui la supprime risque de priver fâcheusement le sujet de ses mouvements de pronation et de supination.

ALBERT MOUCHET.

RADIUS (FRACTURES). — V. Avant-bras (Fractures du radius).

RADIUS (LUXATIONS). — V. Coude, Poignet.

RAGE. — Maladie virulente, la rage est transmissible par la morsure ou le léchage des animaux enragés, même à une période où, chez eux, elle est à peine diagnostiquable. C'est dire le danger qu'elle entraîne, car si le praticien n'intervient pas à temps pour lutter de vitesse avec le virus, le malade est voué à une mort fatale.

Tableau clinique chez l'homme. — Un individu est mordu par un chien enragé; ignorant l'existence de la maladie chez cet animal, il néglige de se faire traiter par la vaccination pastorienne : la rage évolue chez lui : quels symptômes va-t-il présenter?

Période de latence. Incubation. — Tout d'abord, pendant une période qui varie entre 20 jours et deux mois, représentant les limites extrêmes de l'incubation pour les blessures des membres, ou pendant une période de 14 à 15 jours pour les blessures à la tête, la maladie va rester absolument silencieuse, et ne se révéler par aucun symptôme appréciable : la plaie ou les plaies produites par la morsure ne seront le siège d'aucun signe prémonitoire pouvant faire supposer l'éventualité terrible : elles cicatriseront comme des plaies normales, aussi rapidement, sans présenter le moindre caractère mettant le clinicien en éveil, comme si la morsure venait d'un animal sain.

Ce n'est que vers la fin de cette période, le plus souvent quand la plaie sera complètement cicatrisée, que le sujet mordu ressentira, dans la région intéressée et le long des filets nerveux qui l'innervent, des sensations bizarres de fourmillements, de picotement, de brûlure, voire même des douleurs lancinantes, parfois fulgurantes. En même temps, la sensibilité objective est altérée; anesthésie au niveau de la plaie, contrastant avec l'hyperesthésie de la zone environnante. Parfois s'adjoignent des secousses musculaires et des parésies motrices localisées. C'est qu'en effet le virus rabique chemine le long des nerfs périphériques, pour atteindre secondairement les centres médullaires et cérébraux (Roux).

Rage déclarée. — Dès que ces symptômes ont pris naissance, l'hésitation n'est plus de mise; ils sont presque toujours caractéristiques de l'évolution de la rage. Une fois qu'ils se sont produits, la *rage est déclarée*, et le syndrome rabique se montre progressivement au complet. Il revêt deux formes : la forme cérébrale, appelée encore rage furieuse, la plus commune, et la forme spinale, ou rage paralytique, plus rare, mais complétant parfois la première. Toutes deux sont précédées par une période prodromique analogue, dont la durée n'excède habituellement pas 2 ou 3 jours.

Forme furieuse. — On assiste tout d'abord à des prodromes, marqués par la modification du caractère, de l'intelligence et des sentiments affectifs. Le sujet est triste, mélancolique, inquiet, préoccupé, surtout quand il se rend compte de la nature de son état et des suites qu'il doit entraîner; il recherche la solitude, s'écarte de ses proches, devient incapable de s'adonner à ses occupations habituelles, travaux ou distractions. Il souffre en même temps d'une céphalée pénible, persistante; il présente des hallucinations; son sommeil est agité, souvent nul, ou quand il existe, il est entrecoupé de cauchemars.

Après 5 à 6 jours, pendant lesquels cet état de dépression persiste, des signes non équivoques de réaction bulbaire se manifestent : la respiration semble s'embarrasser, il s'agit d'inspirations saccadées, entrecoupées, survenant par spasmes, modifiant le rythme respiratoire; en même temps, l'oppression est angoissante, le pouls augmente de fréquence; des hoquets surviennent, et souvent, avec eux, des vomissements.

Mais ce qui domine dans ces troubles bulbaires, c'est l'extrême difficulté de la déglutition, due aux contractions spasmodiques des muscles du pharynx. Les aliments solides ou liquides provoquent ce spasme et une crainte particulière de les porter à la bouche; mais ce rôle est dévolu surtout aux aliments liquides. En somme, le malade présente cet état d'*hydrophobie* dont on a voulu faire le stigmate de la rage humaine, tant ce symptôme s'y trouve constant, surtout dans la forme furieuse : « En essayant de boire, au moment où il va porter le liquide à ses lèvres, le malade recule épouvanté, sa figure exprime la souffrance et l'effroi, ses yeux sont fixes, ses traits se contractent, ses membres tremblent, son corps frissonne, et cet accès le met dans l'impossibilité d'avaler une seule goutte de liquide » (Jaccoud). Et cependant la soif est souvent impérieuse ; mais cet accès ne se produit pas seulement au moment où le sujet veut boire : la vue de l'eau, le bruit d'un liquide s'écoulant peuvent provoquer le même spasme, ce véritable supplice d'un assoiffé qui ne peut assouvir sa soif et frémit d'épouvante à la pensée d'un accès ultérieur.

En même temps, la réflectivité générale est exaltée au maximum : les réflexes tendineux, cutanés, musculaires, sensoriels sont exagérés ; les hallucinations, le délire même complètent cette scène terrifiante.

Enfin surviennent les véritables accès de rage, manifestation de l'état d'hyperexcitabilité nerveuse dont l'organisme est l'objet ; le malade ne peut tenir en place, il se lève, se couche, erre dans sa chambre, il heurte les meubles, les murs, se blesse, crie d'une voix rauque, pousse parfois de véritables hurlements ; l'œil est hagard, la bouche convulsée se mouille d'une écume épaisse ; il arrive qu'il cherche à fuir, à se précipiter dans la rue par les fenêtres ; il se recouche encore, s'agite furieusement, se débat, déchire linge, draps, couvertures, mord parfois ce qui se trouve à sa portée ; mais il s'attaque rarement à ses proches, il les écarte au contraire, dès que l'accès, une fois calmé, le repos est venu mettre fin momentanément à l'état maniaque convulsif qui l'a subitement envahi.

D'autres fois l'accès de rage prend une autre forme, moins terrifiante pour l'entourage ; il s'agit de contractions, de contractures, rappelant la crise épileptique avec une espèce d'aura prémonitoire, marquée par une angoisse précordiale intense. Le tableau peut encore rappeler celui des accès tétaniques.

Ces crises de rage, une fois le calme revenu, ne tardent pas à reprendre, à s'exagérer même au fur et à mesure qu'elles se rapprochent. Elles deviennent subintrantes, et le malade peut succomber par asphyxie au cours de l'une d'elles.

Mais souvent, cette période d'excitation est suivie d'un retour à la dépression, prémonitoire de l'issue fatale à brève échéance. Les crises s'espacent, s'atténuent, disparaissent, la déglutition peut se faire à nouveau ; c'est la paralysie qui fait suite à l'hyperexcitabilité spasmodique ; certains groupes musculaires se paralysent, donnant lieu à des monoplégies, des paraplégies, des hémiplégies même. Enfin le collapsus s'installe, et la mort se produit par paralysie ou subitement par syncope.

Depuis le moment où la rage se déclare nettement, la durée de ce tableau n'excède pas 5 à 6 jours.

Forme paralytique. — Les prodromes de cette forme sont marqués par les mêmes symptômes que pour la forme précédente : même changement dans le caractère et l'intelligence, même inaptitude au travail ou au plaisir, même tristesse, mélancolique et angoissante. Mais ici, plus de phénomènes d'excitation ; le début se révèle même par des symptômes du côté du membre mordu : paralysie du mouvement, paralysie de la sensibilité. Souvent enfin, des douleurs en ceinture sont éprouvées, prouvant bien l'origine spinale des phénomènes qui vont évoluer.

La paralysie, limitée d'abord, est flasque, accompagnée de sensations douloureuses le long du trajet nerveux et souvent de tremblements et de mouvements ataxiques. Elle s'étend ensuite, suivant une marche ascendante ou descendante, variant avec les cas, passant parfois de droite à gauche ou inversement. Aussi le tableau clinique se modifie-t-il avec chaque cas envisagé, les symptômes nerveux débutant la plupart du temps par la région mordue, membre ou face. On observe des monoplégies, paraplégies ou hémiplégies. Puis la paralysie se généralise, envahit la région bulbaire et donne lieu à des phénomènes du côté de la musculature faciale, oculaire, etc. Les divers noyaux sont progressivement intéressés : la respiration se modifie, le pouls de même, enfin on peut, mais rarement, constater de l'hydrophobie, qui semble appartenir plus en propre à la forme furieuse. La mort survient habituellement dans une syncope.

Diagnostic. — Depuis la vaccination pastorienne, les cas de la rage sont rares, le praticien peut donc ne pas être très bien familiarisé avec le tableau clinique de cette affection. Il lui faudra s'appliquer à ne pas confondre ses symptômes avec d'autres affections pouvant donner le change.

Une *crise épileptique* ressemble parfois à un accès rabique ; à la suite d'un examen approfondi, le doute n'est plus possible. De même, la confusion avec le *tétanos* ne sera pas de longue durée ; dans le tétanos, les contractures, notamment le trismus, persistent dans l'intervalle des accès ; l'incubation y est de plus courte durée, et les spasmes pharyngés ne se révèlent pas sous le masque véritable de l'hydrophobie rabique.

Le diagnostic, assurément le plus délicat, demande à être établi avec le cas d'hydrophobie *hystérique* ou *névropathique* survenant chez des sujets nerveux ou névrosés, qui, mordus par des chiens qu'ils croient enragés et, connaissant les symptômes de la rage, se mettent à en présenter tout le tableau clinique. Il conviendra de s'assurer que le chien est enragé ou non, de la longueur de l'incubation (habituellement très courte dans les phénomènes pseudorabiques) ; l'emploi de la suggestion fera parfois disparaître tous ces symptômes ; enfin si ces derniers se prolongent au delà des limites connues de la rage, ce diagnostic pourra être éliminé.

Le delirium tremens peut prêter à confusion, d'autant qu'un sujet atteint de rage peut en même temps être alcoolique ; mais les hallucinations délirantes prédominent dans l'éthylisme au début de la crise, tandis que dans la rage les accès spasmodiques et le délire n'existent que pendant les crises, et disparaissent dans leur intervalle.

Traitement et prophylaxie. — Traitement curatif. — Devant un malade chez lequel la rage est déclarée, le praticien ne peut qu'assister en spectateur à l'évolution de tous les phénomènes qui aboutiront à une mort fatale. Il est en réalité complètement désarmé, et l'arsenal thérapeutique est incapable d'enrayer le mal : les injections de moelle rabique atténuée ne seront d'aucun secours, malgré quelques affirmations un peu prématurées. Restera la thérapeutique de soulagement, suivant laquelle on soustraira le malade à toute influence extérieure, capable d'éveiller la surexcitabilité sensitive et sensorielle dont il est l'objet : isolement du malade dans une chambre chaude, obscure, à l'abri du bruit et de tout ce qui peut provoquer les accès spasmodiques. Hypnotiques et narcotiques à hautes doses seront employés, morphine, chloral notamment, pour atténuer les souf-

frances : les injections sous-cutanées de ces substances devront être
employées pour éviter les spasmes que provoquerait leur introduction dans
les premières voies digestives.

Traitement préventif. — Le traitement curatif de la rage n'existe donc
pas; on ne peut en dire autant du traitement préventif, dont les succès,
depuis les belles découvertes de Pasteur ne sont plus à compter; il devra
être institué chez les sujets qui ont été mordus non seulement par un chien
enragé, mais encore par un chien suspect de rage. On sait, d'autre part,
que la morsure n'est pas nécessaire pour assurer l'inoculation du virus
rabique; le simple léchage au niveau d'une excoriation superficielle du
tégument ou d'une muqueuse est suffisant. Toute la question se résume
donc dans la *conduite à tenir en présence d'un homme mordu ou léché par
un chien suspect de rage ou reconnu enragé.*

1° Cautériser énergiquement la plaie qui sert de porte d'entrée au virus,
après avoir bien lavé la plaie et l'avoir débarrassée le plus possible de la
bave virulente qui l'imprègne; les caustiques puissants, agissant en profondeur, doivent être préférés : fer rouge, beurre d'antimoine, etc. Puis,
appliquer un lien constricteur entre la plaie et la racine du membre intéressé.

Ces pratiques ont pour but de détruire sur place le virus rabique, et de
l'empêcher dans la mesure du possible de diffuser le long des troncs nerveux. Elles demandent à être effectuées le plus tôt possible après l'accident
en raison de la grande rapidité d'absorption du virus : des individus cauté-
risés quelques minutes seulement après la morsure peuvent succomber à la
rage. Le praticien devra donc lutter de vitesse avec le virus; souvent ces
mesures resteront inefficaces, mais il convient de les effectuer pour tenter
toutes les chances de prévenir sa pénétration.

2° Que la cautérisation ait été pratiquée ou non, il convient de diriger
immédiatement le malade sur l'Institut antirabique le plus proche, où il
devra être traité au plus tôt.

Là, suivant le siège des blessures, plus ou moins rapproché des centres
nerveux, suivant leur étendue, leur multiplicité, l'état de dilacération des
tissus, l'inoculation des moelles rabiques atténuées serait faite durant un
temps variable.

Dans les cas ordinaires, où la blessure est bénigne, et siège aux membres,
le malade recevra sous la peau de la moelle, triturée dans un mortier avec
de l'eau physiologique et qui aura subi l'atténuation pendant 14 jours: le
2e jour, de la moelle de 13 jours et ainsi de suite; le 15e jour, il recevra de la
moelle de 1 jour.

Si les blessures sont multiples et siègent aux mains, le traitement aura
une durée de 18 jours; si elles occupent la face, 21 jours. Dans ce dernier
cas, la période d'incubation étant de courte durée, les inoculations seront
multipliées dans les premiers jours, pour gagner du temps.

3° Les premières inoculations étant effectuées, même en l'absence de tout
indice recueilli sur l'animal mordeur, l'Institut antirabique demande des
renseignements sur ce dernier : Est-ce un chien errant? a-t-il un propriétaire? l'a-t-on saisi? l'a-t-on abattu? est-il ou était-il enragé?

Rage.

Si le chien a été saisi, il convient de le séquestrer, de l'observer ou de le faire observer par un vétérinaire; s'il est enragé, la réponse ne tardera pas devant les symptômes qu'il présentera. Quels sont-ils?

Après une incubation qui ne dépasse pas 60 jours, l'animal est triste, taciturne, inquiet, s'adonne à des allées et venues perpétuelles. Il présente des hallucinations, tombe en arrêt, aboie, se jette sur des objets imaginaires; la voix ne tarde pas à devenir rauque et voilée, il pousse un hurlement particulier, qui, à lui seul, impose le diagnostic de rage. Son appétit diminue: en même temps, le goût se pervertit : il se jette sur du bois, du papier, de la paille, sur tous les objets qu'il trouve à sa portée. La déglutition est difficile, mais on ne constate pas d'hydrophobie. Il ne tarde pas à présenter des accès de fureur; il se jette furieusement sur le bâton qu'on lui tend, sur les barreaux de sa cage, et les mord; la vue d'un chien le met au paroxysme de l'excitation, il tente de fuir. Les paralysies s'installent, atteignant d'abord le train postérieur, puis les membres antérieurs, puis la mâchoire d'où s'écoule une bave sanguinolente. La mort arrive entre 4 et 5 jours après le début des premiers symptômes.

Ainsi se présente, *chez le chien séquestré, la rage furieuse*.

La *rage mue* ou *paralytique* est tout autre. Le début est le même que dans la forme précédente, mais jamais l'animal ne présente d'accès de fureur; il se tapit dans un coin de sa cage. Le plus souvent, la mâchoire étant paralysée rapidement, il ne peut hurler; sa langue est pendante; une bave sanglante s'écoule. Le regard montre une angoisse extrême. Il ne veut pas et ne peut pas mordre. Enfin, la paralysie de la mâchoire s'étend et l'on assiste à la paraplégie et à l'hémiplégie prémonitoires d'une mort prochaine, qui survient 2 à 5 jours après l'apparition des premiers signes.

Tels sont les phénomènes qui pourront faire faire le diagnostic de la rage chez le chien: une observation de 5 à 6 jours au plus permet d'être renseigné; d'autres animaux, le cheval, le mouton, les ruminants en général, peuvent en être atteints, réclamer l'examen; mais c'est le chien qui est le plus souvent en cause; on laissera aux vétérinaires le soin de donner les renseignements désirables sur les autres animaux.

Si le chien est errant, il faut le faire abattre et en pratiquer l'autopsie.

Les lésions rencontrées ne présentent cependant rien de très spécifique. On relève de la congestion de tous les viscères, et particulièrement du système nerveux central. Seule, la présence dans l'estomac de corps étrangers les plus disparates constitue le meilleur signe de la rage : terre, paille, bois, cailloux, etc., peuvent s'y rencontrer; mais leur absence n'implique nullement l'absence de rage, car l'animal a pu être abattu dès les premiers symptômes, avant qu'il ne présente cette perversion du goût qui le portait à se jeter avidement sur tout ce qui l'entourait.

Si les lésions nécropsiques ne sont pas suffisantes pour affirmer la rage, prélever les ganglions cérébro-spinaux, les plonger dans l'alcool à 90°, et les envoyer à un laboratoire pour les soumettre à l'examen microscopique; en 24 heures, un diagnostic peut être posé. Si les cellules nerveuses de ces ganglions ont disparu, ou bien si, existant encore, elles sont en état de chromatolyse, on peut affirmer la rage; mais si les ganglions sont sains et normaux, le diagnostic de rage ne peut être écarté, car la lésion a pu n'avoir pas eu le temps de se produire (Nocard).

Dans l'interprétation qui découle de ces constatations, il convient d'être extrêmement réservé, puisqu'elles ne constituent pas un critérium infaillible. Si l'estomac contient des substances insolites, si les cellules ganglionnaires sont chromatolysées, le diagnostic peut être établi. Si l'estomac est vide, si les ganglions sont normaux, on ne saurait écarter la possibilité de l'infection rabique.

Enfin, si ces recherches sont restées sans résultat net, il conviendra de pratiquer sur le lapin l'*inoculation du bulbe du chien supposé enragé*. Cette injection sera pratiquée dans la substance cérébrale, ou sous la dure-mère. La rage expérimentale ainsi provoquée demande 15 à 20 jours d'incubation. Si cette expérience décisive ne peut se faire sur place, envoyer à l'Institut antirabique le bulbe du chien mordeur, après l'avoir placé dans un flacon contenant de la glycérine.

En pratique, il est entendu que pendant toutes ces recherches de contrôle et ces observations complémentaires, le traitement par les vaccinations journalières ne doit pas être différé. Il serait imprudent d'en attendre le résultat, qui bien souvent, malgré de patientes investigations, peut rester douteux, même en cas de rage avérée. Il importe de faire bénéficier le malade d'une thérapeutique qui, si elle était instituée trop tardivement, risquerait de rester inefficace; mise en œuvre dès le début, elle est en droit de tout faire espérer en vue de la prévention de la rage.   *CH. DOPTER.*

RAIFORT. — La partie officinale du *Cochlearia Armoracia* (Crucifères) est la racine, employée comme antiscorbutique.

Alcoolat de cochléaria composé. *Esprit ardent de cochléaria* (Codex).		
Feuilles fraîches de cochléaria	3000	grammes.
Racine fraîche de raifort	400	—
Alcool à 80⁰	3500	—
Sirop de raifort iodé (Codex).		
Teinture d'iode	10	grammes.
Sirop de raifort composé	990	—

20 gr. de ce sirop renferment 2 centigr. d'iode.

Sirop de raifort composé. *Sirop antiscorbutique* (Codex).		
Feuilles fraîches de cochléaria	1000	grammes.
Feuilles fraîches de cresson	1000	—
Feuilles fraîches de raifort	1000	—
Feuilles sèches de ményanthe	100	—
Zestes d'oranges amères	200	—
Cannelle de Ceylan	50	—
Vin blanc	4000	—
Sucre blanc	5000	—

            E. F.

RAMOLLISSEMENT. — V. Cérébral, Cervelet, Bulbe.

RAPPORT MÉDICO-LÉGAL. — Le rapport est la relation d'un fait médical et de ses conséquences, rédigée sur la réquisition d'un magistrat et sous la sanction du serment (Tourdes). Il diffère du certificat (v. c. m.) qui est la simple attestation d'un fait médical et de ses conséquences sans réquisition, ni prestation de serment, et de la consultation médico-légale qui est l'appréciation et la discussion d'un rapport et des opérations d'expertise par un ou plu-

Rapport médico-légal.

sieurs médecins requis par les autorités judiciaires ou par une des parties intéressées dans un procès.

Forme du rapport. — Il se fait sur papier libre et doit être divisé en cinq parties.

1° Le préambule qui doit porter le nom et les prénoms de l'expert, l'indication de l'autorité requérante, la date de la réquisition, la mention de la prestation de serment, la date et le lieu de l'opération et l'énumération des questions posées par le juge.

2° Les commémoratifs ou exposés des antécédents du fait.

3° La description des faits et l'énumération des constatations.

4° La discussion des faits, si les conclusions ne découlent pas d'elles-mêmes des constatations.

5° Les conclusions, rédigées en un style simple, compréhensible pour tous, et châtié de tout mot technique.

On devra répondre à chacune des questions posées par le juge, en rappelant d'un mot les preuves sur lesquelles sont appuyées les déductions.

Nous reproduisons quelques modèles de rapports tirés de notre pratique médico-légale.

Rapport de levée de corps (*pendaison, suicide*).

Je soussigné, docteur en médecine, demeurant à. . . . . ., sur la réquisition de M. le commissaire de police de. . . . . en date du. . . . ., serment préalablement prêté, me suis transporté. . . . . pour après visite, dresser rapport de l'état de cadavre du nommé X. . . . . trouvé pendu ce matin dans son domicile.

Le réquisitoire ajoute que cet homme était un alcoolique et un persécuté. Il a quitté son travail la veille au soir et on ne l'a pas revu, le corps a été trouvé pendu à un clou situé à 2 m. 50 du sol, ce matin à 5 heures, la porte de la chambre était fermée. La clef était en dedans.

Le corps repose dans le décubitus dorsal sur un lit. Les yeux sont clos, les pupilles égales, la langue est projetée entre les arcades dentaires, la face est violacée. Le refroidissement du cadavre est complet, la rigidité musculaire est totale, les lividités sont très marquées aux membres inférieurs et parsemées d'un piqueté hémorragique. La putréfaction n'est pas commencée. Les mains sont violacées.

Au niveau du cou se trouve un sillon circulaire parfaitement régulier, profond et parcheminé, situé en avant au-dessus de l'os hyoïde, sur le côté gauche du maxillaire inférieur, le sillon se termine par une dépression très accusée faite par le nœud coulant de la corde qui a servi à la pendaison.

En aucune autre partie du corps, il n'existe de traces de violences.

Conclusions.

La mort du sieur X. . . . . est réelle, elle remonte à 15 heures environ. Elle est le résultat de la pendaison.

En l'absence de toutes traces de violences, les présomptions médicales sont qu'il s'agit d'un suicide.

Le. . . . . .

Rapport de constatation de blessures.

Je soussigné docteur en médecine, demeurant à. . . . . ., sur la réquisition de M. le commissaire de police de. . . . ., en date du. . . . ., serment préalablement prêté, me suis transporté le lendemain à. . . . . pour constater les blessures du né X. . . . .

Le blessé a été frappé d'un coup de matraque sur la nuque et a reçu plusieurs coups de couteau.

I. Au moment de ma visite, le blessé est alité. Il me raconte que la veille, vers 6 heures du matin, un ouvrier qui avait été renvoyé de l'usine où il était contremaître, lui aurait porté un coup de bâton sur la tête. Le coup l'aurait renversé à terre et son agresseur lui aurait ensuite donné des coups de couteau à la tête, à la nuque et à la main gauche.

II. Je constate : à la main gauche, quatre blessures par instrument tranchant :

a) Sur la face interne du pouce gauche, une blessure superficielle linéaire à bords très nets de 25 millimètres de long, sans gravité.

b) Entre le pouce et l'index gauche, une blessure de 35 millimètres de long, qui se termine par deux encoches en forme de V sur la face dorsale de la main. Cette blessure est également superficielle et sans gravité.

c) A la face dorsale de la dernière phalange de l'index gauche, une éraflure de la peau de 18 millimètres.

d) Sur la face dorsale de l'auriculaire gauche, une blessure en forme de croissant, occupant la première et la deuxième phalange, assez profonde et intéressant très probablement l'articulation de ces deux phalanges. Cette blessure pourrait donner lieu à des complications articulaires.

A la main droite, contusion de la face dorsale du cinquième métacarpien. Sur la face : une zone ecchymotique de 4 centimètres sur 5 au niveau de la pommette droite, avec éraflure superficielle de la peau du nez par la pointe d'un instrument tranchant, d'une longueur de 18 millimètres.

Dans le cuir chevelu :

a) Une plaie contuse de 2 centimètres de diamètre sur la tubérosité occipitale.

b) Sur la nuque à 3 centimètres au-dessous de la racine des cheveux, une blessure horizontale par instrument tranchant, de 8 centimètres de long, qui n'intéresse que la peau.

c) A 5 centimètres au-dessus du pavillon de l'oreille gauche, sur le pariétal, une blessure verticale de 6 centimètres de long par instrument tranchant.

L'état général du blessé est satisfaisant.

Conclusions.

Le né X. . . . . porte à la main gauche quatre blessures par coups de couteau, deux à la tête et deux à la face, une plaie contuse à la région occipitale, une ecchymose à la face et à la main droite.

II. Ces blessures paraissent sans gravité. Sauf complications possibles du côté de la blessure de l'auriculaire gauche, l'incapacité de travail sera de un mois environ.

Le. . . . . . .

Rapport d'autopsie (*meurtre par coup de feu*).

Je soussigné docteur en médecine, demeurant. . . . . ., sur la réquisition de M. le juge d'instruction en date du. . . . . ., serment préalablement prêté, ai pratiqué le lendemain à l'Hôtel-Dieu, l'autopsie du né X. . . . . ., tué la nuit précédente à coups de revolver.

I. *Examen externe.* — Les cheveux sont frisés, la moustache rousse. La barbe rasée de deux jours : les yeux sont entr'ouverts, les pupilles inégales, la pupille gauche est dilatée, la droite rétractée.

Le décubitus est peu marqué en arrière du corps. La rigidité très intense. La putréfaction est à peine à son début.

Au niveau du cou dans la région carotidienne droite, incision chirurgicale sur le bord antérieur du sterno-mastoïdien de 10 centimètres de longueur. A 6 centimètres au-dessus de la fourchette sternale partagée et déformée par l'incision précédente se trouve la plaie d'entrée d'un projectile marqué par le durcissement des tissus et l'ecchymose noire caractéristique. Il est impossible de fixer les caractères exacts de cette blessure et ses dimensions, puisqu'elle a été sectionnée par le chirurgien.

Sur la ligne médiane, entre l'extrémité inférieure du cartilage thyroïde et la fourchette sternale, une incision chirurgicale de 4 centimètres de long.

Sur la partie gauche du cou sur le bord antérieur du sterno-mastoïdien à 6 centimètres au-dessus de la fourchette sternale, légère excoriation de l'épiderme en forme de croissant à concavité interne de 8 millimètres de long.

Sur le bord inférieur du maxillaire côté droit, ecchymose de 15 millimètres de long.

Sur la poitrine, cicatrice d'un coup de couteau datant d'un mois, à 7 centimètres au-dessous du sein gauche.

Cicatrice très ancienne sur le front en forme d'étoile.

Rien de particulier à l'abdomen, à la région du dos et des fesses ni aux membres inférieurs.

Rien à signaler aux mains et aux membres supérieurs. Des crevés pratiqués au niveau des coudes et des poignets ne dénotent aucune ecchymose profonde.

II. *Dissection du cou.* — La peau est tout d'abord enlevée à l'aide d'un large lambeau partant du bord inférieur de la mandibule. L'excoriation du côté gauche est tout à fait superficielle, il n'y a au-dessous aucune infiltration sanguine, il en est de même de l'ecchymose signalée sur le bord du maxillaire.

Toute la région carotidienne droite est infiltrée de sang en caillots noirâtres, cette infiltration sanguine enveloppe les jugulaires, le paquet vasculo-nerveux du cou et le tissu cellulaire rétro-pharyngien. Elle s'étend jusqu'au péricarde en bas.

Nous trouvons en explorant la jugulaire externe qu'elle a été ouverte, il existe une blessure à la partie moyenne de la carotide primitive à 33 millimètres au-dessous de sa bifurcation, la paroi artérielle est sectionnée transversalement sur une longueur de 7 millimètres.

Sur l'aponévrose profonde du cou, on voit très nettement l'orifice du projectile qui a touché la colonne vertébrale au niveau de la 5e cervicale, écaillé son bord droit et est venu se loger sous la peau de la partie inférieure de la nuque à droite. C'est une balle blindée du calibre de 7 millimètres.

Rien à signaler du côté de l'os hyoïde et des cartilages du larynx.

III. *Ouverture du corps.* — Les poumons ne sont pas complètement anémiés comme dans la saignée à blanc. La trachée et les bronches sont remplies d'écume, le lobe supérieur du poumon gauche est œdématié, à la coupe, il s'échappe du liquide mousseux.

Le péricarde est sain. Le cœur contient, dans le ventricule et l'oreillette droite, du sang liquide très fortement aéré. Il y a également du sang liquide et aéré dans le ventricule gauche mais en petite quantité.

L'estomac contient une pâte chymeuse assez abondante dans laquelle on reconnaît des morceaux de viande mal mâchée, des haricots verts, de la soupe.

Les reins paraissent normaux.

Le foie est de volume normal, décoloré. La docimasie hépatique est positive.

Le crâne a été ouvert à la scie ; nous n'avons pas trouvé d'ecchymose péricranienne. Le cerveau paraît sain (ossification partielle de la faux du cerveau).

Conclusions.

1° Le cadavre de X. . . . . . porte au côté droit du cou une blessure par coup de feu ;

2° La balle a perforé la jugulaire, la carotide primitive, a touché la partie droite de la colonne vertébrale et est venue se loger sous la peau de la nuque ;

3° C'est une balle blindée de revolver du calibre de 7 millimètres ;

4° La mort a été le fait de la blessure des vaisseaux du cou qui a déterminé une hémorragie abondante et l'entrée brusque de l'air dans les veines ;

5° Il nous a été impossible d'étudier et de décrire l'orifice d'entrée du projectile dont l'aspect et les dimensions auraient pu fournir des indications sur la distance à laquelle le coup a été tiré, étant donné que cette blessure a été lavée et incisée par le chirurgien qui a soigné le blessé.

Le. . . . . . .

ÉTIENNE MARTIN.

RATE (EXPLORATION CLINIQUE). — La physiologie normale de la rate est encore trop mal connue pour qu'on puisse explorer son fonctionnement à l'état normal comme à l'état pathologique : aussi, en clinique, l'examen physique sera-t-il seul praticable. Encore l'appréciation du volume de la rate normale présente-t-elle des difficultés presque insurmontables ; car l'anatomie nous apprend que le pôle antéro-inférieur est situé à 6 centimètres environ au-dessus du rebord des fausses côtes, vers le bord supérieur de la XIe côte, le pôle postéro-supérieur, au contraire, plongeant sous le diaphragme, répond au bord supérieur de la VIIIe côte, et se trouve séparé de la paroi thoracique par le cul-de-sac pleural costo-diaphragmatique, la face externe de l'organe répond aux VIIIe, IXe, X^e et XIe côtes et à leur doublure musculaire (fig. 37). Vers l'abdomen, la présence de la grosse tubérosité stomacale et celle du côlon gênent considérablement la palpation et la percussion. On a même pu dire avec raison que toute rate cliniquement perceptible était une rate pathologique. Dans les lignes qui vont suivre, nous aurons donc surtout en vue le diagnostic topographique de l'hypertrophie splénique.

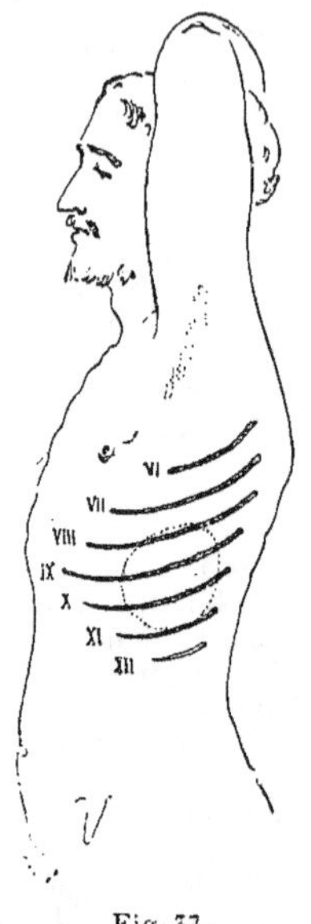

Fig. 37.
(Dieulafoy.)

L'*inspection* ne fournit de renseignement utile que si la tumeur, par son volume, dilate l'hypocondre gauche, créant une asymétrie évidente.

La *palpation* se pratiquera, chez l'adulte, dans le décubitus dorsal, les cuisses étant fléchies sur le bassin ; le décubitus latéral droit, la position génu-pectorale, et même la station verticale pourront être successivement adoptés. Souvent même on aura avantage à laisser glisser la main vers l'hypocondre gauche, la paume appliquée à plat sur la paroi thoracique, tandis qu'on essaiera d'accrocher, sous le rebord costal, avec les doigts formant griffe, le pôle inférieur de l'organe. Cette manœuvre est particulièrement utile chez le jeune enfant dont les téguments se laissent plus aisément déprimer.

Si la splénomégalie est manifeste ou bien s'il y a simplement déplacement de l'organe, on reconnaît la présence d'une tumeur allongée, lisse, plus ou moins dure ; cette tumeur est relativement mobile et suit en général les mouvements respiratoires, bien qu'un tel symptôme puisse manquer. La palpation est parfois douloureuse ; il n'est pas rare de noter l'existence de frottements, dus à la *périsplénite*. Le pôle supérieur et le bord postérieur ne sont pas perceptibles. Sur le bord antérieur, on sentira des incisures caractéristiques. Le pôle inférieur, dont la position varie suivant les dimensions de la tumeur, peut atteindre l'ombilic, l'épine iliaque supérieure gauche, ou même franchir la ligne médiane et plonger dans la fosse iliaque du côté opposé.

Pour pratiquer la *percussion*, on fait coucher le patient dans le décubitus latéral droit, le bras gauche étant relevé sur la tête. On percutera d'abord de haut en bas, sur une ligne allant de l'aisselle gauche à l'épine iliaque antéro-supérieure, puis suivant une ligne transversale, perpendiculaire à la première, partant de l'appendice xiphoïde et la coupant en son milieu. La percussion, souvent douloureuse, réveille parfois une toux spéciale : elle devra être forte, car les sonorités gastro-colique et pulmonaire représentent des obstacles sérieux.

On délimitera ainsi une zone de matité plus ou moins étendue : normalement, nous avons vu que la rate n'était guère perceptible. Une matité de trois travers de doigt est déjà le signe d'une réelle augmentation de volume ; cette matité peut d'ailleurs atteindre 10 centimètres et plus, mais on se souviendra qu'un côlon rempli de matières, qu'un lobe gauche du foie considérablement hypertrophié peuvent donner lieu à des symptômes analogues. Dans les cas où la tumeur splénique se développe surtout vers le diaphragme, qu'elle refoule, et où le pôle inférieur ne déborde guère le rebord costal, la percussion révèle des symptômes pouvant simuler ceux d'un épanchement pleural. La *percussion auscultée*, pratiquée à l'aide du phonendoscope, rendra la délimitation plus précise.

L'*auscultation* permettra d'entendre, en certains cas, un bruit de souffle doux, systolique, ne se modifiant pas suivant l'attitude du malade et variant suivant la pression du stéthoscope.

La *ponction de la rate* se pratique avec une seringue stérilisée et munie d'une aiguille longue et fine ; elle nécessite une asepsie rigoureuse et une délimitation minutieuse de la matité splénique. Pendant l'opération, le malade devra éviter les mouvements respiratoires qui, mobilisant la rate, entraîneraient la dilacération, par l'aiguille, de la pulpe molle ou friable.

La ponction de la rate décèle d'une manière précoce la présence du bacille d'Eberth, au cours de la dothiénentérie ; elle permet également d'isoler le *Leishmania Donovani*, agent du Kala-Azar, maladie tropicale simulant le paludisme. Toutefois c'est une opération qui sera réservée aux cas d'urgence absolue ; car elle a pu provoquer des péritonites mortelles, dues à la contamination de la séreuse par l'aiguille chargée de produits spléniques, et surtout donner lieu à des hémorragies graves par dilacération de la pulpe. Aussi a-t-on recommandé le repos absolu au lit la veille et le jour de la ponction, repos joint à l'ingestion préventive de chlorure de calcium.

Ni la *radioscopie* ni la *radiographie* ne fournissent de renseignements intéressants, car la rate reste transparente aux rayons X ; seul, le diagnostic des kystes bénéficierait peut-être de ces méthodes.   *A. CLERC.*

<u>RATE</u> (ABCÈS). — Nous ne décrirons sous ce nom que les suppurations isolées, localisées à la rate, éliminant ainsi les suppurations spléniques que l'on rencontre dans certaines maladies infectieuses (endocardite infectieuse, infection purulente) et qui s'accompagnent de suppurations dans d'autres organes.

Les abcès de la rate succèdent parfois à un traumatisme, surtout si l'individu est surmené, débilité, dans un état de moindre résistance : c'est une complication de certaines maladies générales (fièvre typhoïde, scorbut, variole) et, en première ligne, de l'impaludisme. La tuberculose donnerait naissance à des abcès froids de la rate [V. Rate (Tuberculose)].

Le parenchyme glandulaire est altéré sur une étendue plus ou moins grande par la suppuration. Les tissus avoisinant l'organe enflammé réagissent à l'infection par la production de périsplénite. Aussi la glande adhère-t-elle souvent aux organes voisins et le pus arrive-t-il parfois à se faire jour dans un de ces viscères (plèvre, poumon, côlon descendant, etc.) sans lésion péritonéale. Mais l'ouverture de la poche dans le péritoine est toujours possible, donnant naissance à une péritonite généralisée ou à une péritonite enkystée, suivant qu'il n'y a pas ou qu'il y a production de périsplénite protectrice.

Symptômes. — Douleurs, tuméfaction de la région splénique et fièvre, tels sont les trois grands signes des abcès de la rate.

Les douleurs sont très variables en intensité : simple pesanteur, gène au niveau de l'hypocondre gauche dans un cas, souffrances aiguës avec irradiations vers l'épaule gauche dans l'autre.

La tuméfaction ne devient manifeste qu'au bout d'un certain temps : au début, ce n'est qu'un empâtement plus ou moins diffus de la région. Puis la tumeur se précise, on peut constater une voussure de la région, de la chaleur et même parfois de la fluctuation.

La fièvre est assez élevée (40°), révélant, s'il s'agit d'une infection d'origine paludéenne, le type intermittent.

Les symptômes généraux sont ceux de toutes les suppurations (amaigrissement, teint terreux, sueurs profuses, etc.).

Pronostic. — C'est une affection grave, car si l'on n'intervient pas à temps, le malade ne cesse de s'affaiblir progressivement du fait de la suppuration; de plus, il est toujours exposé à une ouverture de l'abcès dans tel ou tel viscère. C'est parfois un des modes de guérison, mais parfois aussi un accident fatal.

Diagnostic. — Le diagnostic est habituellement fort difficile.

Il faudra songer aux abcès de la rate chez les paludéens à grosse rate qui présenteront les signes précédemment indiqués.

On éliminera les différentes splénomégalies dont la marche est chronique et apyrétique (V. Splénomégalies).

Le phlegmon périnéphrétique a un siège lombaire et ses irradiations douloureuses ne se font pas vers l'épaule gauche, mais vers les testicules et les grandes lèvres.

La pleurésie purulente ressemblerait, par certains côtés, à l'abcès splénique, mais ce dernier a le plus souvent un développement abdominal assez prononcé.

Traitement. — On recourra, suivant l'étendue des altérations du parenchyme glandulaire, et suivant les adhérences de l'organe aux viscères voisins, à la *splénectomie* (v. c. m.) ou à la *splénotomie* : c'est une simple incision de l'abcès, avec protection du péritoine qu'on isole de la poche infectée par des compresses stérilisées, quand la rate est libre d'adhérences. On évacue le contenu de la poche par une ponction, avant d'en pratiquer l'ouverture.

DUVAL.

RATE (DÉPLACEMENTS). — La rate *mobile* ou *ectopiée* s'observe beaucoup plus fréquemment chez la femme que chez l'homme, et chez la femme de dixhuit à quarante ans.

Un relâchement particulier des tissus fibreux prédisposerait à la ptose splénique comme cela a lieu pour la ptose rénale, la ptose hépatique, etc.

De plus, la rate est mal fixée dans sa loge : ses ligaments sont tiraillés, obligés qu'ils sont de suivre les accroissements de volume de la glande sous l'influence de telle ou telle maladie.

Lésions. — La rate ectopiée est habituellement hypertrophiée : elle l'était antérieurement à son déplacement, ou l'est devenue (600 à 900 gr.).

Elle siège le plus souvent dans la fosse iliaque gauche, parfois dans la fosse iliaque droite, dans la région ombilicale. On l'a trouvée dans le petit bassin (cul-de-sac recto-vésical, espace vésico-utérin). On l'aurait vue dans le sac d'une hernie inguinale.

La rate ectopiée est mobile ou fixée par des adhérences de périsplénite au péritoine pariétal et aux viscères voisins (intestin, utérus, organes pelviens, etc.).

Le chirurgien doit observer attentivement le pédicule de l'organe, car il contient, dans l'intérieur des épiploons pancréatico et gastro-splénique, les vaisseaux spléniques extrêmement développés. Leur calibre s'accroît à tel point que l'artère splénique peut atteindre le volume du pouce et la veine splénique celui d'une anse grêle.

Les déplacements de la rate ectopiée entraînent parfois la *torsion* du pédicule : celle-ci est suivie de production d'infarctus hémorragiques dans l'organe, de thromboses sous-cutanées. Ces lésions aboutissent au bout d'un certain temps à la transformation scléreuse et à la dégénérescence graisseuse de l'organe.

Symptômes. — Les symptômes sont très variables. Une rate peut se déplacer sans qu'aucun signe ne se révèle : c'est la forme latente.

Mais, le plus souvent, le déplacement de la rate est accompagné de douleurs et de troubles digestifs et nerveux.

Les douleurs vont d'une simple gêne, pesanteur siégeant dans l'hypocondre gauche, à des souffrances intolérables irradiant dans l'abdomen et le membre inférieur gauche.

Les troubles digestifs (vomissements, constipation, ballonnement du ventre) et les troubles nerveux de la ptose splénique (hypocondrie, hystérie, neurasthénie) existent, comme dans les autres ptoses.

La tumeur, par sa masse, comprime parfois tel ou tel viscère (intestin, estomac, vessie), autant de nouveaux signes résultant de troubles dans les fonctions du viscère comprimé : c'est ainsi que la compression de l'intestin reproduira le tableau de l'occlusion intestinale.

La palpation fait reconnaître la présence d'une tumeur arrondie à forme allongée, avec des incisures sur son bord antérieur, tumeur mobile et réductible dans l'hypocondre gauche.

Marche. — La marche est essentiellement variable. La chute de l'organe peut se faire tout d'un coup, ou progressivement.

Une des complications fréquentes (20 pour 100) de la rate mobile, c'est la torsion du pédicule.

Suivant le degré de la torsion, celle-ci ne se manifeste que par des crises douloureuses plus ou moins fortes, ou par des signes simulant une péritonite par perforation (douleur subite et atroce dans la région splénique, fièvre, vomissements, ballonnement du ventre, facies grippé, péritonéal, etc.).

Pronostic. — Le pronostic de la rate ectopiée doit être réservé, à cause des complications qui peuvent survenir, telles que l'occlusion intestinale par compression ou la torsion du pédicule.

Diagnostic. — Avant de poser le diagnostic, il faut procéder à l'examen des divers organes abdominaux, car la rate mobile peut se fixer et perdre ainsi un de ses caractères principaux.

On éliminera les tumeurs de l'épiploon, du pancréas, du rein, du mésentère; chez la femme, le toucher vaginal combiné au palper abdominal (pour les kystes de l'ovaire), l'hystérométrie (pour les fibromes utérins), aideront au diagnostic.

Un diagnostic souvent délicat est celui qui consiste à différencier une ptose splénique d'une ptose rénale.

Le diagnostic positif se fera sur le volume plus considérable de la rate, sa forme particulière avec les incisures de son bord antérieur. La percussion permet de constater la sonorité de la région splénique coïncidant avec la sonorité de l'hypocondre gauche.

Le diagnostic de certaines complications est parfois très difficile : tel celui d'une occlusion intestinale par compression splénique, tel celui de torsion du pédicule d'une rate ectopiée d'avec celui de torsion du pédicule d'un kyste ovarique.

Traitement. — La rate est-elle hypertrophiée, on peut avoir recours à l'hydrothérapie, au massage ; chez les paludéens, la quinine est indiquée.

Le traitement *médical* consiste en outre dans le port d'un bandage ou ceinture (sangle de Glénard).

Le traitement *chirurgical* de la rate mobile doit être employé lorsque le traitement médical n'ayant donné aucun résultat, on se trouve en présence d'un accident susceptible d'amener une des complications citées plus haut.

Le traitement chirurgical comprend deux opérations : la *splénopexie* et la *splénectomie* (v. c. m.). La première a pour but, après avoir fait rentrer l'organe dans sa loge normale, de l'y fixer en bonne position. Elle paraîtrait indiquée, lorsque la glande ectopiée serait saine.

La seconde a pour but d'extirper l'organe : elle s'adresserait à des rates mobiles plus ou moins altérées.

Splénopexie. — C'est une opération de date récente puisque la première splénopexie fut pratiquée en 1882. Depuis cette date, l'opération a été faite plusieurs fois.

Le procédé de Rydigier consiste, après avoir ouvert le ventre sur la ligne blanche, à faire au péritoine pariétal, entre la 7e et la 10e côte, une incision transversale de la largeur de la rate. On décolle alors le péritoine pour en former une poche à concavité supérieure, qui s'adaptera au pôle inférieur de la rate. On suture le péritoine à la base de la poche et le ligament gastro-splénique au bord libre de celle-ci. On pourrait même suturer la rate elle-même à l'incision péritonéale.

Avec le procédé de Bardenhauer, la rate devient organe extra-péritonéal, son lobe inférieur est reçu dans une poche rétro-péritonéale; l'organe est en outre fixé à la 10e côte.

Nous ne pouvons indiquer les différents procédés opératoires successivement employés. Mais les suites opératoires en sont bénignes.

Et la rate reste fixée en place normale sans tendance à un nouveau déplacement.

DUVAL.

RATE (KYSTES.) — Après avoir simplement cité les *kystes dermoïdes* de la rate, dont on ne connaît encore qu'un seul cas certain, nous décrirons les *kystes hydatiques* et les *kystes séreux* ou *séro-sanguins* de cet organe.

1° Kystes hydatiques. — Les kystes hydatiques de la rate comprendraient 5,2 pour 100 de la totalité des kystes hydatiques.

Les rapports étroits de la rate avec l'appareil digestif, la fusion des circulations spléniques et hépatiques expliqueraient la genèse de cette maladie par la facile migration des hydatides. Nous ne pouvons insister davantage sur l'étiologie des kystes hydatiques de la rate, identique à celle des kystes hydatiques en général.

Lésions. — La rate peut être seule à renfermer des kystes, ou d'autres viscères en contiennent simultanément.

Le kyste, d'un volume variable suivant l'ancienneté (noix, tête d'adulte), est central ou périphérique par rapport à la glande.

On trouve souvent des lésions de périsplénite au voisinage du kyste, et la rate adhère alors aux régions et viscères du voisinage (diaphragme, estomac, paroi abdominale, intestin grêle, côlon transverse, etc.).

Symptômes. — Le kyste hydatique de la rate n'est parfois qu'une découverte d'autopsie. En effet, tout au moins au début de la maladie, alors que la tumeur n'a pas acquis un gros volume, elle n'occasionne aucune gêne et ne donne lieu à aucun symptôme.

A mesure que la tumeur se développe, apparaissent certains signes de compression des viscères (nerfs, muscles avoisinants) : picotements, douleurs vagues, peu accentuées en général, dans le flanc gauche, troubles digestifs variables, gêne respiratoire pouvant aller jusqu'à la dyspnée, signes de pleurite.

Dans une seconde période, la tumeur déborde les fausses côtes et devient visible. A l'inspection, au niveau de l'hypocondre gauche, on observe un soulèvement et un élargissement de la région.

A la palpation, on constate la présence d'une tumeur de volume variable, de consistance rénitente, parfois fluctuante, permettant rarement de sentir le frémissement hydatique. C'est une tumeur mobile le plus souvent, mais immobilisée parfois par ses adhérences avec les viscères de la région.

A la percussion, on trouve une zone mate débordant le rebord costal gauche, et s'étendant vers la ligne blanche ou du côté du thorax, suivant le sens du développement de la tumeur. Celle-ci peut se porter en bas et à droite vers l'ombilic, la fosse iliaque gauche et même l'hypocondre droit, ou en haut vers le diaphragme.

Il y a impossibilité pour le malade à se coucher sur le côté gauche.

Ces symptômes locaux sont accompagnés des symptômes généraux suivants : douleurs d'intensité variable à maximum dans le flanc gauche et présentant quelquefois des irradiations dans l'épaule gauche ou dans la cuisse du même côté; troubles digestifs (inappétence, quelquefois vomissements ou diarrhée, signes d'occlusion intestinale par compression du côlon) et troubles respiratoires par compression du diaphragme (signes de pleurite, pleurésie).

Évolution. — *Pronostic.* — La marche de la maladie est lente et aboutit à la cachexie hydatique; mais l'évolution peut en être raccourcie par une complication telle que la généralisation hydatique, ou la suppuration du kyste (le pus ulcère les parois du kyste et la poche se vide dans le péritoine, le côlon, ou à travers le diaphragme dans la plèvre et le poumon).

Le pronostic de la maladie livrée à elle-même est donc très sombre, car ne surviendrait-il aucune complication, la mort par affaiblissement progressif est la terminaison habituelle.

Diagnostic. — Le diagnostic positif se fait sur la présence, dans l'hypocondre gauche, d'une tumeur fluctuante, se développant lentement, sans vraies douleurs et sans leucémie.

On détermine d'abord le siège de la tumeur. De quelle origine celle-ci dépend-elle?

C'est le diagnostic différentiel des tumeurs abdominales en général [V. PANCRÉAS (TUMEURS, MÉSENTÈRE, etc.)].

L'hydronéphrose, les kystes de l'ovaire, du rein ont leurs signes propres. L'erreur qui consisterait à prendre un kyste hydatique de la rate pour un kyste hydatique du foie ne présenterait pas de gravité.

Une fois le diagnostic de tumeur de la rate posé, il reste à déterminer la nature de la splénomégalie.

Est-ce une splénomégalie d'origine sarcomateuse, cancéreuse, leucémique, malarienne ou kystique (V. SPLÉNOMÉGALIES)?

Habersohn fait remarquer que la rate, dans les splénomégalies leucémiques et malariennes, conserve sa forme, ses dimensions : elle se développe sur place : le volume de l'organe devient-il considérable, la tumeur descend plus ou moins obliquement ou même transversalement dans la fosse iliaque.

Il n'en est pas de même pour les splénomégalies d'origine kystique : là, la rate, du moins à une certaine période de la maladie, est plus reconnaissable; elle a perdu sa configuration normale. De plus, le développement se fait souvent en haut vers le diaphragme, et, en tout cas, de telle sorte qu'il ne suit pas le sens de la direction de la rate.

Traitement. — La *ponction simple* doit être abandonnée, car, en plus des dangers auxquels elle expose (hémorragies par blessure de vaisseaux importants) elle n'empêche pas les récidives.

La *ponction* avec *injection modificatrice* (sublimé par exemple, aurait donné quelquefois de bons résultats.

Mais, en somme, les seuls procédés opératoires sont :

a) L'*extirpation du kyste*, s'il est pédiculé; sinon :

b) L'*incision suivie de drainage*, c'est-à-dire laparotomie, fixation du kyste à la plaie, évacuation de son contenu par une ponction aspiratrice, fermeture du kyste pour protéger le péritoine du contact avec le liquide kystique, ouverture et drainage.

c) La *splénectomie totale* (v. c. m.).

2° Kystes séreux ou séro-sanguins.

Étiologie. — D'une grande rareté (19 cas observés jusqu'en 1898), les kystes séro-sanguins auraient succédé souvent à un traumatisme du flanc gauche. On pourrait en expliquer la formation de la façon suivante : rupture par le traumatisme de vaisseaux adhérents à la poche d'un kyste séreux préexistant. La pathogénie des kystes séro-sanguins de la rate serait ainsi analogue à celle des hémorragies kystiques pancréatiques. Certaines maladies infectieuses (diphtérie, oreillons), la cachexie paludéenne ont également été invoquées pour leur production.

Quant aux causes des kystes séreux, elles sont encore complètement inconnues.

La femme, et la femme de 30 à 50 ans, y est plus sujette que l'homme (10 femmes pour 5 hommes).

Lésions. — Les *kystes séreux* sont presque toujours multiples et varient en dimensions du volume d'une tête d'épingle au volume d'une noix et même plus. La paroi en est tantôt molle, étranglée, tantôt fibreuse ou même crétacée par endroits. Ils contiennent un liquide citrin, quelquefois gélatineux.

Les *kystes séro-sanguins* sont uniques et uniloculaires. D'un volume beaucoup plus considérable que les précédents (œuf d'autruche, tête d'adulte) ils renferment soit de la sérosité rosée, soit un liquide rouge brunâtre, noirâtre. A la paroi externe de la poche rampent des vaisseaux qui ont parfois un gros calibre.

Symptômes. — La symptomatologie de ces kystes est à peu près la même que celle des kystes hydatiques.

Évolution. — *Pronostic*. — Le développement en est le plus souvent lent, mais progressif. La poche se rompt quelquefois subitement, à l'occasion d'un effort ou d'un choc. Le contenu peut devenir purulent.

Le pronostic en est donc réservé.

Diagnostic. — V. RATE (KYSTES HYDATIQUES).

Traitement. — Ce traitement comprend :

a) La *splénotomie* (incision du kyste);

b) La *splénectomie partielle ou totale*.   DUVAL.

RATE (LÉSIONS TRAUMATIQUES). — 1° **Plaies de la rate**. — Relativement rares, par le fait de la situation profonde de l'organe, les plaies de la rate sont consécutives, avant tout, à des blessures par instruments tranchants ou par armes à feu; celles produites par des instruments piquants seraient exceptionnelles.

Dans les cas cités de plaies par armes à feu, il y avait presque toujours lésions simultanées d'autres organes (estomac, foie, rein, intestin).

Les *symptômes* des plaies de la rate sont ceux des plaies de l'abdomen: elles sont accompagnées d'une hémorragie intense.

Le *diagnostic* de la lésion se confond avec celui de l'intervention. Le chirurgien agira comme pour une plaie de l'abdomen en général (v. c. m.).

Le *pronostic* diffère essentiellement suivant la nature de l'agent vulnérant.

S'agit-il d'un instrument piquant, la blessure est bénigne, comme le prouvent les ponctions thérapeutiques de l'organe qu'on fait aux Indes.

Les plaies par instruments tranchants et surtout par armes à feu comportent un pronostic beaucoup plus réservé, sans être fatal pour cela. Le pronostic immédiat dépend de l'importance des vaisseaux sectionnés et des lésions concomitantes d'autres organes; le pronostic éloigné, de l'infection possible du péritoine.

2° **Ruptures de la rate**. — La *contusion simple*, sans rupture, présenterait, d'après Verneuil, les signes suivants : douleur à l'hypocondre gauche, d'intensité variable, irradiant à l'abdomen et au membre inférieur gauche, s'accompagnant d'une fièvre à forme intermittente.

Tantôt les *ruptures* de la rate succèdent à un violent traumatisme de la région (rupture traumatique), tantôt le traumatisme a été insignifiant (simple palpation ou percussion de l'organe), ou la rupture a même lieu spontanément sans cause appréciable. On comprend toute l'importance de ces cas en médecine légale, mais les observations recueillies de ruptures pour ainsi dire spontanées ont montré qu'il s'agissait toujours d'organes plus ou moins altérés. Aussi, doit-on procéder avec une grande douceur lorsqu'on examine la rate hypertrophiée d'un vieux paludéen.

Ces ruptures étant accompagnées d'une hémorragie très abondante, la cavité abdominale renferme un épanchement de sang considérable : de nombreux caillots entourent l'organe et peuvent masquer la lésion.

Symptômes et diagnostic. — Dans la forme *suraiguë*, la mort est foudroyante, ou n'arrive qu'au bout d'une heure ou deux.

Dans la forme *aiguë*, plusieurs jours de survie sont possibles. Après les signes d'hémorragie interne du début, surviennent des symptômes de splénite et de périsplénite (douleurs plus ou moins vives dans le flanc et l'hypocondre gauches, gène respiratoire). Fièvre, nausées, vomissements, facies grippé, météorisme, traduisent la réaction du péritoine.

Le diagnostic n'est guère possible que si l'on se trouve en présence d'un paludéen à grosse rate qui présenterait les signes précédemment indiqués.

Le *pronostic* des fractures de la rate est extrêmement grave : Vincent a réuni 154 cas de mort contre 5 de guérison.

5° **Hernie traumatique de la rate.** — Elle succède à une plaie par instrument tranchant. La hernie dans les plaies par armes à feu serait exceptionnelle.

L'organe, sain habituellement, fait saillie dans l'hypocondre gauche sous l'aspect d'un corps charnu, violacé, resserré entre les lèvres de la plaie et irréductible. L'intestin et l'épiploon peuvent être herniés en même temps.

L'organe est insensible, froid et noirâtre au début, et ne se mortifie que secondairement. La plaie suppure alors, dégageant une odeur infecte; il peut y avoir élimination de la partie sphacélée par étranglement.

Le *pronostic* en est bénin puisque, dans les 15 observations réunies par Blum, il y eut guérison.

Traitement des lésions traumatiques de la rate. — 1° *Traitement des plaies et ruptures*. — Ce sont des plaies de l'abdomen; la conduite à tenir est la même que pour celles-ci (v. c. m.).

Il faut avant tout arrêter l'hémorragie si abondante dans les plaies de la rate.

La laparotomie étant faite, on pratiquera l'hémostase soit par le *tamponnement*, soit par la *suture de l'organe*, ou encore par la *ligature des vaisseaux spléniques*.

Enfin, la *splénectomie* (v. c. m.) paraîtrait indiquée dans le cas où, malgré tout, l'hémorragie continuerait.

2° *Traitement des hernies de la rate*. — La hernie est-elle récente, et l'organe n'est-il pas altéré, on tente la réduction après débridement. On doit s'assurer de la parfaite intégrité du parenchyme glandulaire avant de rentrer l'organe dans l'abdomen. Dans le cas contraire, on suturerait auparavant la ou les plaies de la rate, si petites soient-elles.

La hernie est-elle produite depuis quelque temps déjà, l'état du malade est-il trop grave, on recourrait, suivant le cas, à une splénectomie partielle ou totale.   *DUVAL.*

RATE (TUBERCULOSE). — La tuberculose de la rate est *primitive* ou *secondaire*.
La tuberculose primitive est intéressante pour le chirurgien, car c'est une tuberculose locale, susceptible d'être traitée chirurgicalement, comme toutes les tuberculoses locales.

Autant la tuberculose *secondaire* est fréquente (petits noyaux tuberculeux dans la plupart des autopsies d'enfants morts tuberculeux), autant la tuberculose *primitive* est rare. Celle-ci existe néanmoins et on a pu, jusqu'à aujourd'hui, en réunir déjà un certain nombre de cas.

Granulations miliaires et tubercules, telles sont les deux formes anatomiques de la tuberculose splénique.

Les tubercules y sont en nombre et en volume variables : le parenchyme peut en être véritablement farci.

La rate est très hypertrophiée, et par les masses tuberculeuses qu'elle renferme et par la congestion intense de tout l'organe.

Le péritoine est sain, ou renferme des granulations : il y a souvent périsplénite et production d'adhérences avec les viscères voisins. La tumeur renferme souvent un liquide citrin.

Quénu et Baudet ont observé une transformation partielle de la rate en une poche pseudo-kystique, renfermant des masses fibrineuses au milieu desquelles l'examen microscopique fit reconnaître la présence du bacille de Koch.

La rate tuberculeuse contient souvent des foyers hémorragiques d'étendue variable.

Symptômes. — La rate est notablement hypertrophiée : cette *splénomégalie* est constante.

La tumeur est mobile, mais sa mobilité n'est souvent que relative et peut exister quoiqu'il y ait production d'adhérences.

A la percussion, on note une matité étendue de la région splénique.

La phonendoscopie permet d'établir les limites de la tumeur, surtout dans les cas où l'hypertrophie concomitante du foie masque plus ou moins l'organe malade.

Les *douleurs* sont très variables en intensité : tantôt le malade accuse seulement une gêne, une lourdeur au niveau de l'hypocondre gauche. Tantôt il se plaint de souffrances aiguës, intolérables à ce niveau, avec irradiations diverses (dans l'épaule gauche, dans le cou du même côté, dans la jambe, etc.).

Les *troubles digestifs*, s'ils existent, consistent en sensations nauséeuses, constipation, anorexie, etc.

Le malade est à la fois très pâle, très anémié, très amaigri. Des *hémorragies* (épistaxis) ont été signalées une fois dans la tuberculose primitive. Elles sont très fréquentes dans la tuberculose secondaire (épistaxis, purpura).

Marche. — La maladie évolue lentement, sans grosse fièvre (celle-ci revêtant parfois le type intermittent) et sans les accidents viscéraux de la tuberculose secondaire. Au bout d'un certain temps, la splénomégalie augmente subitement : c'est à ce moment que les douleurs sont véritablement intolérables.

Diagnostic. — On doit d'abord établir le diagnostic précis du siège de la tumeur, faire un examen complet du malade, et songer à la tuberculose splénique, si le malade avoue des antécédents héréditaires ou personnels tuberculeux ; un ganglion suspect ayant été enlevé, son examen histologique et bactériologique permit à Quénu et Baudet de poser le diagnostic de tuberculose splénique.

Traitement. — Deux méthodes opératoires sont en présence : la *splénectomie* et la *marsupialisation (exosplénopexie)*.

La *splénectomie* doit être réservée aux cas où la surface extérieure de la rate est parsemée de granulations et de nodules tuberculeux.

Le parenchyme glandulaire n'étant qu'en partie altéré, on peut recourir à l'*exosplénopexie*. Après avoir amené partiellement la rate en dehors de l'abdomen, on l'y fixe, puis on incise le foyer malade et on en évacue le contenu.

DUVAL.

<u>**RATE**</u> (HYPERTROPHIE). — V. Splénomégalie.

<u>**RECTITES**</u>. — La rectite n'est le plus souvent qu'une complication de certaines affections du rectum ou des organes voisins : son étude est cependant importante en raison de ses conséquences parfois très graves.

La rectite peut *accompagner certaines affections du reste de l'intestin*, dysenterie, fièvre typhoïde ; dans ces conditions elle n'a pas d'individualité nette, mais elle est importante parce qu'elle peut persister et devenir chronique, alors que l'affection causale est déjà guérie.

La rectite isolée *succède assez fréquemment à une affection de voisinage* : lorsqu'une collection suppurée se développe au voisinage du rectum et menace de s'y ouvrir, on observe des signes de rectite (hématocèle, salpingite, abcès appendiculaire, prostatique, inflammation des vésicules séminales, etc.).

Elle vient souvent *compliquer une affection antérieure du rectum* : hémorroïdes, polypes, fissures, prolapsus, épithélioma, lésions ulcéreuses, tuberculeuses ou syphilitiques (chancre, plaques muqueuses), rétrécissements congénitaux, corps étrangers, vers intestinaux, surtout chez l'enfant.

Enfin *la rectite peut être primitive*, succédant à la pédérastie, à l'abus des lavements et des purgatifs ; le mercure, certains purgatifs drastiques comme l'aloès, amènent la congestion et même la nécrose de la muqueuse rectale.

Toute rectite est le résultat d'une infection et il est facile de concevoir que, dans un pareil milieu, les moindres causes prédisposantes, les lésions traumatiques (plaies, brûlures), les irritations médicamenteuses, les lésions pathologiques (ulcérations) peuvent être la porte d'entrée d'une inflammation dont les agents sont les nombreux éléments microbiens du rectum.

Il y a aussi des *rectites spécifiques*, blennorragiques, tuberculeuses, syphilitiques, mais il est difficile de les distinguer cliniquement des rectites banales et l'on n'y parvient guère que par des considérations étiologiques ou par l'étude bactériologique et histologique.

RECTITES AIGUËS.

Symptômes. — La rectite aiguë qui vient compliquer une affection du rectum, qui apparaît à la suite de l'introduction de corps étrangers, qui est liée à la présence de vers intestinaux ou au développement d'une collection suppurée au voisinage, s'annonce par des démangeaisons, une sensation spéciale de chaleur et de pesanteur locale ; puis les douleurs deviennent vives et lancinantes : elles siègent dans la région sacro-coccygienne, irradiant quelquefois dans les organes voisins, utérus et vessie, lombes et cuisses, augmentant par la station debout ou la position assise, diminuant par le décubitus.

La constipation est tout d'abord opiniâtre, l'anus est serré et douloureux : au bout de quelques jours apparaissent des épreintes, des évacuations douloureuses, du ténesme. Les malades sont pris plusieurs fois par jour de faux besoins et rendent au prix de vives douleurs des mucosités glaireuses, sanguinolentes, plus tard du muco-pus.

Il n'est pas rare d'observer de la dysurie chez l'homme, des métrorragies chez la femme ; l'écoulement purulent est parfois si abondant qu'il se fait en dehors même des selles et provoque ainsi une irritation vive de la région ano-périnéale, des fesses et du scrotum.

L'anus est rouge et douloureux ; fréquemment, chez l'enfant, il se produit un prolapsus partiel de la muqueuse boursoufflée : le toucher réveille de vives souffrances, lorsqu'on peut le faire, le doigt ressort couvert de muco-pus sanguinolent. Le spéculum, qui ne peut être employé que sous anesthésie et dans un but thérapeutique, montre une muqueuse saillante, mamelonnée, assez sèche, rouge foncé, parcourue par de grosses veines et quelquefois semée de petites escarres jaunâtres ; parfois l'inflammation envahit les autres tuniques ; il se produit des abcès sous-muqueux qui s'ouvrent à l'intérieur du rectum, des ulcérations, des suppurations péri-rectales.

Les phénomènes aigus durent en général une quinzaine de jours, s'accompagnant de fièvre et d'abattement ; puis, sous l'influence d'un traitement approprié, la guérison s'obtient ; il y a d'ailleurs des formes bénignes si légères, qu'elles passent presque inaperçues.

Il faut toujours cependant porter un pronostic réservé en raison de la *fréquence des récidives* de la rectite et de ses *tendances marquées à passer à l'état chronique*.

RECTITES CHRONIQUES.

Dans sa *forme inflammatoire simple, catarrhale,* la rectite chronique ne se traduit que par un peu de pesanteur pelvienne et par un écoulement plus ou moins abondant de mucus ou de muco-pus, survenant à la suite d'efforts d'expulsion ou filtrant d'une manière continue par l'anus. A ce mucus sont souvent mêlées des masses semblables à du tissu gélatineux et à des morceaux de tapioca cuit.

Au toucher, la muqueuse donne une sensation grenue, sèche, râpeuse; elle présente au spéculum un aspect chagriné à gros grains du volume d'un grain de mil, arrivant jusqu'au contact les uns des autres, de coloration légèrement grisâtre, séparés par des parties plus rouges; la surface s'excorie facilement.

Souvent ces formes occasionnent peu de troubles fonctionnels, il faut les chercher.

Mais il est rare que la rectite chronique conserve cet aspect clinique; le plus souvent, après une période plus ou moins longue, elle arrive à déterminer des symptômes graves en raison des *rétrécissements,* des *végétations,* des *ulcérations* qu'elle produit: toutes ces manifestations ne doivent être considérées que comme l'aboutissant, la conséquence directe de la rectite qui les accompagne : *rectite proliférante, rectite sténosante, rectite ulcéreuse* ne sont que des aspects divers souvent associés de la rectite chronique.

Symptômes fonctionnels. — Ce sont tout d'abord les *douleurs,* continues, exagérées par la station debout et la position assise, siégeant à l'anus et à la région sacrée : il s'y ajoute une sensation de chaleur et de pesanteur extrêmement pénible.

Les troubles de la défécation sont d'abord des envies fréquentes d'aller à la selle, du ténesme, puis la défécation devient extrêmement pénible, même lorsqu'il n'y a pas de diminution de calibre du conduit; les malades ne vont à la selle qu'au prix de douleurs intolérables, et souvent leurs efforts n'aboutissent qu'à l'expulsion de quelques matières purulentes et sanguinolentes.

Les écoulements au début sont glaireux, muqueux ou muco-purulents, se produisent au moment des selles ou dans leur intervalle; puis ils deviennent plus abondants; le pus s'écoule continuellement par l'anus, parfois il y a de véritables débâcles, des fusées de liquide qui peuvent faire croire à l'ouverture d'un abcès; ces écoulements, horriblement fétides, obligent le malade à se garnir et irritent la peau des régions péri-anales : fréquemment il s'y ajoute des hémorragies, parfois assez abondantes et répétées pour amener une véritable anémie.

Tous ces troubles locaux ne sont pas sans retentir sur l'état général; le malade devient dyspeptique, se nourrit mal, maigrit; l'abondance de la suppuration, la résorption des produits septiques au niveau des surfaces ulcérées s'ajoutent à la mauvaise nutrition pour produire une cachexie qui peut faire croire au cancer.

Signes physiques. — Ces formes graves de rectite relèvent d'un processus à la fois *végétant* et *ulcéreux.* Les *végétations* se développent déjà au pourtour de l'anus; ce sont de petites tumeurs ayant tantôt les aspects des végétations vulgaires, tantôt la forme de massue ou de poires pleines ou flétries, grisâtres ou rosées, suivant leur siège cutané ou muqueux.

Au toucher, le doigt trouve immédiatement au-dessous du sphincter et dans une hauteur variable une quantité de bosselures irrégulières, tantôt peu nombreuses, grosses comme des grains de raisin, tantôt très petites, innombrables, comparables à des têtes d'épingle, formant un véritable semis; quelques-unes sont sessiles, d'autres à demi pédiculées. Ces végétations sont fermes, quelquefois dures, comme cornées, rarement molles, jamais friables; elles résistent sous le doigt sans s'effriter, ne se laissent ni arracher ni entamer par l'ongle, saignent peu ou pas; entre elles, le doigt arrive sur la muqueuse qui a conservé sa souplesse et sa mobilité normales; elles occupent la partie basse de l'ampoule et il est exceptionnel qu'elles remontent à plus de 6 ou 7 centimètres au-dessus de l'anus.

Les *ulcérations* se produisent habituellement au-dessus d'une sténose, mais aussi indépendamment de tout rétrécissement dans les formes graves de rectite; elles se caractérisent surtout par l'abondance des écoulements purulents et sanguinolents; au toucher, on trouve tantôt de petites ulcérations disséminées, tantôt une large ulcération à bords souples, en relief, souvent décollés, à fond uni, lisse, rarement recouvert de granulations ou de nodules tuberculeux grisâtres; le fond est formé par la musculaire, et parfois par du tissu cicatriciel; la perte de substance s'étend quelquefois à toute l'épaisseur de la paroi rectale.

Dans ces formes graves de rectite, les *complications* sont fréquentes : ce sont des abcès péri-ano-rectaux, des fistules et surtout des rétrécissements. Le rétrécissement ne doit être considéré que comme une complication importante engendrée par la lésion essentielle qu'est la rectite.

L'évolution de l'affection est extrêmement lente; elle se compte par années; les formes légères superficielles peuvent arriver à se guérir; les formes graves aboutissent presque fatalement à la sténose, lorsque la mort n'est pas survenue avant.

Les caractères cliniques des rectites chroniques ne diffèrent guère, quelle que soit leur nature; les rectites blennorragiques, tuberculeuses, syphilitiques présentent toutes les mêmes symptômes, et, en l'absence d'antécédents ou de phénomènes morbides concomitants, il n'est guère possible de faire le diagnostic que par l'examen bactériologique ou histologique.

Ce qui caractérise histologiquement ces rectites au début, c'est la *disparition de l'épithélium cylindrique* normal remplacé par un *épithélium pavimenteux stratifié* avec couche cornée; la substitution se fait d'abord au niveau des parties saillantes; les végétations sont recouvertes d'épithélium pavimenteux au-dessous duquel on trouve du tissu conjonctif de type normal avec quelques tractus fibreux; d'autres fois ces productions saillantes ont la structure des papillomes. L'infiltration embryonnaire des tuniques rectales se fait sous forme de traînées diffuses suivant les vaisseaux, sans que ceux-ci dans les formes banales présentent d'altérations. Avec le temps, cette infiltration peut se transformer en tissu fibreux produisant la sténose; au lieu d'avoir un aspect banal, elle peut renfermer des lésions spécifiques,

follicules tuberculeux, nodules gommeux et altérations vasculaires syphilitiques.

Diagnostic. — Le diagnostic est facile si l'on fait le toucher rectal, car
les végétations de la rectite proliférante ne ressemblent ni au cancer végétant dont les proliférations sont molles, friables, saignantes et reposent sur
une tumeur, ni aux polypes.

Les ulcérations de la rectite se distinguent ainsi facilement des ulcérations à bords indurés du cancer.

Traitement des rectites. — *Dans les rectites aiguës*, lorsque les douleurs sont très vives, il faut se contenter des bains et des suppositoires calmants (belladone, cocaïne). Dès que la chose sera possible, on ordonnera
les lavages à l'eau bouillie très chaude, goudronnée ou coaltarisée; on peut
employer aussi des solutions antiseptiques faibles (oxycyanure de mercure,
permanganate de potasse). Il est bon, après les lavages, d'administrer un
lavement de lait de bismuth qui réalise un certain isolement des parois
rectales.

Si la suppuration est très abondante, le sphincter contracturé, il faut faire
la dilatation sous anesthésie locale, irriguer le rectum et laver la muqueuse
avec une solution faible de nitrate d'argent.

Il est bon de faire en même temps un peu d'antisepsie intestinale. Le traitement doit être longtemps continué.

Dans les rectites chroniques simples, il faut ordonner les grands lavages
à l'eau goudronnée ou coaltarisée à 50° ou 55°, faire quelques cautérisations
au besoin après dilatation.

Dans les formes graves, rectites proliférantes, rectites ulcéreuses, si les
lésions ne remontent pas très haut, le mieux est d'extirper la muqueuse
malade, d'abaisser la muqueuse saine et de la suturer à la peau; si les
lésions sont plus étendues, il faut avoir recours soit à la colostomie iliaque,
soit à l'extirpation du rectum.   *HERBET et PIERRE MOCQUOT.*

RECTOCÈLE. — V. Prolapsus génitaux.

RECTOSCOPIE. — La rectoscopie est l'examen direct du rectum au moyen d'un
spéculum approprié éclairé à l'aide d'une lampe à incandescence, et auquel
on donne le nom de rectoscope.

Le *rectoscope* se compose donc essentiellement d'un tube métallique pouvant être introduit dans le rectum et d'une lampe à incandescence disposée
de façon à éclairer facilement l'intérieur de ce tube.

Le tube rectal mesure en général de 14 à 20 mm. de diamètre, sa longueur
va de 12 à 55 cm. suivant qu'on veut examiner la partie inférieure du
rectum, ou bien sa partie haute, ou bien l'anse sigmoïdienne.

Ces tubes devront être nickelés intérieurement de façon à bien refléter
les rayons lumineux. La plupart des tubes rectoscopiques s'introduisent à
l'aide d'un mandrin dont l'extrémité est munie d'un embout arrondi qui
déplisse la muqueuse rectale; on peut cependant et plus simplement se
passer de mandrin en se servant de tubes dont l'extrémité est légèrement
emboutie.

Cette modification nous paraît très avantageuse; en effet avec un mandrin l'opérateur enfonce l'instrument en aveugle et sans voir ce qu'il fait, tandis que l'introduction d'un tube embouti sans mandrin se fait sous le contrôle de la vue. L'extrémité inférieure du rectoscope s'ajuste ordinairement sur un manche qui rend le maniement de l'instrument plus facile. Il est plus commode pour l'examen que cette extrémité soit évasée, ou bien munie d'une sorte de pavillon qui collecte les rayons lumineux.

Les divers modèles de rectoscope diffèrent surtout par la façon dont ils sont éclairés; à ce point de vue on peut les diviser en deux variétés.

a) *Rectoscopes à lumière interne* dans lesquels l'éclairage est obtenu à l'aide d'une petite lampe que l'on introduit dans une cannelure que présente

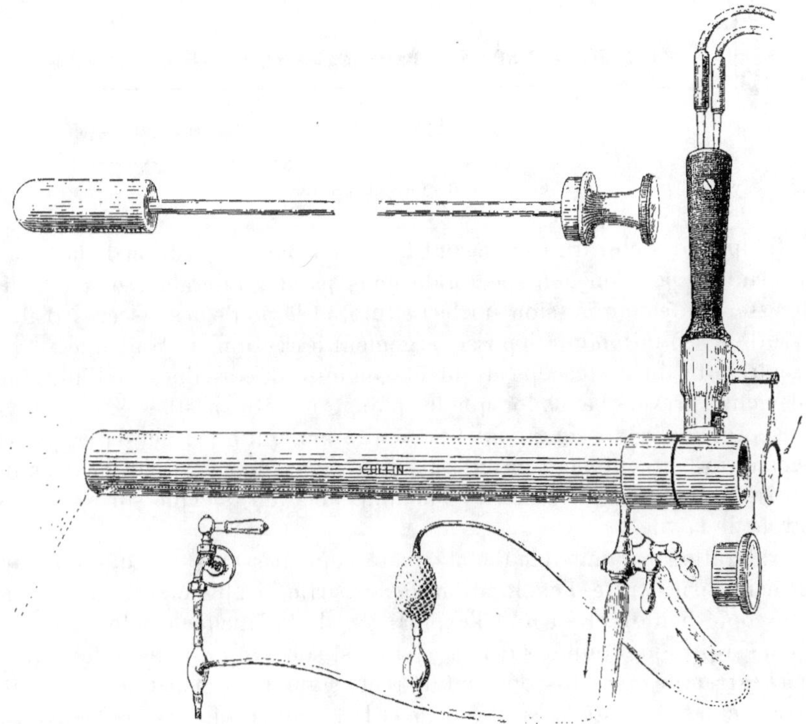

Fig. 58. — Rectoscope de Luys

la partie supérieure du tube anal (rectoscopes de Tuttle, de Strauss et de Luys) (fig. 58).

b) *Rectoscopes à lumière externe* dans lesquels l'éclairage est fourni soit par une lampe fixée au pavillon (rectoscopes de Kelly, de Lion), soit par un miroir frontal avec lampe électrique fixée au miroir (rectoscope d'Abrand) (fig. 59).

Ce dernier mode d'éclairage nous paraît le plus simple et le meilleur: en effet, les lampes fixes gênent les manœuvres chirurgicales et peuvent très facilement se casser ou se salir; de plus, l'emploi de la lumière frontale permet de faire varier l'incidence lumineuse sans déplacer le tube rectoscopique, et permet ainsi aisément de distinguer les différents aspects de la muqueuse. Pour ce motif, et aussi en raison de sa grande simplicité, le rectoscope d'Abrand, présenté par M. Chaput à la Société de Chirurgie, nous paraît le modèle le meilleur, et le plus facile à manier.

Mode d'emploi. — Avant de pratiquer la rectoscopie il est indispensable que le malade ait été purgé l'avant-veille, puis fortement constipé au moyen d'opium. L'anesthésie générale nous paraît inutile dans la plupart des cas; par contre, il nous paraît indispensable de pratiquer l'anesthésie locale du sphincter et de la muqueuse ano-rectale; faute de cette précaution l'introduction du rectoscope dans le canal anal est presque toujours très douloureuse. Pour la technique de cette anesthésie. voyez ANUS (FISSURES).

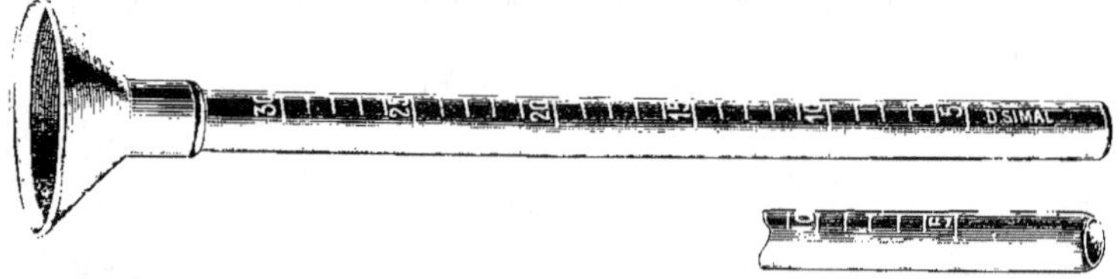

Fig. 59. — Rectoscope d'Abrand.

La plupart des chirurgiens placent le malade dans la position de la taille; cependant la position génu-pectorale nous paraît préférable, en effet elle fait cesser toute compression sur le rectum, et le poids des viscères réalise une sorte d'aspiration qui déplisse largement le rectum et l'S iliaque.

L'extrémité du rectoscope ayant été enduite de vaseline, on l'introduit facilement à travers l'anus lorsque le sphincter a été anesthésié; ensuite si on dispose d'un rectoscope dont l'extrémité emboutie permet de se passer de mandrin, on enfonce progressivement l'instrument dont l'extrémité déplisse la muqueuse rectale, et chemine ainsi en quelque sorte sous le contrôle de la vue.

L'exploration de l'ampoule rectale (rectoscopie basse) est presque toujours très facile; par contre, l'exploration de la partie la plus élevée du rectum (rectoscopie haute), et surtout l'exploration de l'S iliaque (recto-sigmoïdoscopie) est presque toujours délicate, et il est souvent difficile de faire franchir à l'extrémité du rectoscope l'angle recto-sigmoïdien; en effet l'extrémité du rectoscope repousse la paroi rectale et la refoule jusque contre le sacrum, de telle sorte que l'angle recto-colique se trouve accolé au sacrum, presque complètement immobilisé, et très difficile à redresser. Pour faciliter le passage du rectoscope on a conseillé de faire l'insufflation du rectum, mais cette insufflation présente divers inconvénients, et presque toujours on pourra s'en passer si le malade est placé en position génu-pectorale, et si l'opérateur a soin, une fois arrivé à l'extrémité supérieure du rectum, de ne pas pousser directement et de relever le pavillon du rectoscope de façon à abaisser son extrémité supérieure et à écraser ainsi en quelque sorte l'angle recto-sigmoïdien. Il faut être prévenu que presque toujours l'introduction du rectoscope dans l'anse sigmoïde est suivie de l'afflux plus ou moins abondant d'exsudat ou même de matières.

Applications. — Ainsi pratiquée, la rectoscopie constitue d'abord essentiellement une méthode de diagnostic permettant d'examiner sous le contrôle de la vue la muqueuse du rectum et d'une partie de l'iliaque ; son emploi s'impose toutes les fois que le médecin se trouve en présence de troubles recto-sigmoïdiens insuffisamment expliqués par les méthodes ordinaires d'examen.

Elle pourra ainsi rendre les plus grands services pour le diagnostic des plaies, des ulcérations et des tumeurs haut situées du rectum.

C'est souvent le seul moyen qui permette de repérer exactement l'origine des fistules borgnes internes, et d'inciser leur trajet d'une façon satisfaisante.

De plus, la rectoscopie permet souvent d'enlever sous le contrôle de la vue un fragment d'une tumeur de nature douteuse afin d'en faire l'examen histologique. Pour ces biopsies de la partie supérieure du rectum, un outillage spécial est nécessaire ; le mieux nous paraît de se servir d'une longue pince dont les mors sont actionnés par le glissement de deux tiges parallèles et d'un serre-nœud monté également sur une très longue tige.

A côté de ce rôle, comme moyen d'investigation et de diagnostic, la rectoscopie peut encore jouer un rôle important dans la thérapeutique en permettant de pratiquer sous le contrôle de la vue toute une série de petites interventions sur toute la partie accessible du gros intestin : on pourra ainsi notamment cautériser des ulcères et enlever de petits polypes sans faire aucun délabrement.

La rectoscopie pourra également rendre de grands services dans le traitement des rétrécissements du rectum par dilatation progressive : souvent, en effet, la lumière du rétrécissement est irrégulière et située en dehors de la ligne médiane, dans ces conditions, l'introduction aveugle d'une bougie peut donner lieu à des accidents de perforation de la paroi rectale, tandis que l'emploi du rectoscope permet d'orienter sûrement la bougie du rétrécissement et rend une fausse route en quelque sorte impossible.

PIQUAND.

<u>**RECTUM**</u> **(CANCER)**. — **Étiologie**. — Le cancer du rectum, le plus fréquent des cancers de l'intestin, s'observe surtout de 40 à 60 ans et dans les 2/5 des cas chez l'homme.

On a fait jouer, dans son apparition, un rôle prédisposant aux affections antérieures du rectum : hémorroïdes, inflammation, prolapsus, constipation habituelle, etc. Mais, ici comme ailleurs, sa cause réelle reste inconnue.

Lésions. — **Siège**. — Au point de vue des indications opératoires, on peut distinguer plusieurs variétés de siège : 1° *un type bas placé*, cancer anal ou sphinctérien, situé dans la portion du rectum sous-jacente aux attaches du releveur ; 2° *un type moyen*, cancer ampullaire, situé dans la portion de l'ampoule comprise entre le releveur et le fond du cul-de-sac de Douglas ; 3° *un type haut placé*, cancer rectosigmoïde, qui intéresse la portion péritonéale du rectum et remonte plus ou moins haut sur le côlon pelvien ; 4° dans certains cas, toute la hauteur du rectum peut être envahie depuis l'anus jusqu'à 10 à 15 centimètres au-dessus : c'est le *cancer total*. Le cancer ampullaire est le type le plus fréquent.

La tumeur occupe le plus souvent une partie seulement de la circonférence rectale, surtout la face antérieure ou postérieure. Mais à une phase plus avancée il peut entourer complètement la lumière du conduit : *cancer annulaire*.

Aspect macroscopique. — Il présente deux variétés : 1° La *forme circonscrite*, qui constitue au début un relief irrégulier, mamelonné, de coloration rouge, de volume variable. Mais bientôt cette masse s'ulcère, et on trouve alors au centre de la tumeur une excavation irrégulière, à bords déchiquetés, et dont le fond donne souvent naissance à des végétations en chou-fleur, molles et saignantes. La muqueuse est tout autour d'un rouge violacé avec parfois de petites tumeurs distinctes à distance de la masse principale.

2° Dans la *forme infiltrée* toutes les tuniques sont prises, et sur une grande étendue : la paroi est dure, rigide, parfois lisse, plus souvent parsemée d'ulcérations peu profondes et de bourgeons peu saillants. Lorsque le cancer est devenu annulaire, en virole, il constitue un véritable rétrécissement néoplasique.

Extension. — 1° *Localement.* — Le cancer envahit rapidement le tissu cellulaire périrectal qui, épaissi, induré, s'oppose alors à l'abaissement opératoire du rectum.

De plus, le néoplasme va atteindre les organes voisins, et ceux-ci seront différents suivant le siège initial du cancer.

Dans le cancer anal ce seront : la peau de la fesse et du périnée, qui est ulcérée, perforée de fistules ; la vulve et le vagin.

Le cancer ampullaire envahira le sacrum, les uretères ; chez la femme, l'utérus, le vagin ; chez l'homme, la prostate et les vésicules séminales, la vessie, l'urètre.

Enfin dans le cancer rectosigmoïde, le péritoine peut être perforé ; mais la perforation a été généralement précédée d'adhérences, et la lumière rectale est mise en communication avec celle d'une anse grêle.

2° *A distance.* — Les ganglions sont rapidement pris. Ce seront les ganglions inguinaux, dans le cancer anal ; les ganglions hypogastriques, ceux de la concavité sacrée, et les ganglions lombaires dans les autres formes.

La généralisation est assez rare, mais a été cependant signalée au foie, au péritoine, aux reins, etc.

Histologie pathologique. — Il s'agit dans l'immense majorité des cas de tumeurs épithéliales.

Dans 80 pour 100 des cas ce sera un épithélioma cylindrique typique, à forme glandulaire, c'est-à-dire à cellules groupées dans des tubes à lumière distincte, ceux-ci séparés par des travées conjonctives plus ou moins épaisses. Les observations d'épithélioma atypique sont rares.

Dans 12 pour 100 des cas, et il s'agit le plus souvent, mais non toujours, de cancer sphinctérien, on aura affaire à un épithélioma pavimenteux, soit lobulé, avec globes épidermiques, soit tubulé.

Enfin, dans 8 pour 100 des cas, les cellules muqueuses, au lieu de disparaître, se développent et prédominent : épithélioma à cellules muqueuses (Quénu et Landel).

Symptômes. — **Période de début**. — Dans un certain nombre de cas, le cancer du rectum ne se traduit, pendant toute une première période, par aucun symptôme. ni local, ni général. C'est la *forme latente*.

Dans des cas plus nombreux, on observera quelques symptômes généraux : diminution de l'appétit, ballonnement du ventre, alternatives de constipation et de diarrhée, amaigrissement, pâleur, etc. On a donné le nom de *forme dyspeptique* à cet ensemble symptomatique; et chez tout homme d'un certain âge présentant de tels symptômes, il faut penser à pratiquer le toucher rectal.

Plus souvent encore, et d'une manière plus précoce dans la localisation basse, sphinctérienne, du cancer, on constate, outre les signes généraux déjà cités, des symptômes locaux qu'il faut attentivement rechercher. D'ordinaire le premier signe est l'*hémorragie*, qui est attribuée à tort à des hémorroïdes banales; son abondance est variable: elle est souvent réduite à quelques gouttes de sang striant les matières fécales; ou bien c'est une quantité assez considérable de sang rouge. provoquant immédiatement la défécation; ou bien encore le sang a séjourné dans l'ampoule rectale, et les matières ont une coloration noire. comparée à du goudron. de la suie délayée, etc.

Des *phénomènes douloureux* peuvent se montrer. Ce sont de simples coliques dues à la constipation. Ou ce sont des douleurs locales survenant pendant et après la défécation, des envies fréquentes d'aller à la selle, une sensation de pesanteur, de corps étranger.

La *constipation* est de règle au début: les matières sont déformées. ovillées; quelquefois même, bien que rarement, c'est une occlusion complète aiguë qui ouvre la scène.

Période d'état. — A cette période, le tableau clinique est caractéristique. Trois grands symptômes se présentent : les écoulements de pus et de sang, les douleurs, les troubles d'obstruction.

Les *écoulements* de sang se produisent dans les mêmes conditions qu'à la période précédente. mais plus abondants. Le sang est rarement pur, il est presque toujours mêlé de pus, de glaires, de débris fétides détachés de la surface du néoplasme.

Ces pertes peuvent avoir lieu en dehors de la défécation, au moment de l'expulsion d'un gaz. Si le sphincter est atteint, elles peuvent être continuelles.

Les *douleurs* sont dues non seulement au passage des matières sur le néoplasme ulcéré, mais aussi à l'envahissement des nerfs voisins. Elles sont continues ou intermittentes. C'est tantôt une sensation de brûlure, tantôt des élancements s'irradiant à l'aine, aux fesses, aux membres inférieurs. Elles sont exacerbées par la défécation, la marche chez les uns, la position assise chez d'autres. Ces douleurs sont plus précoces dans le cancer sphinctérien qui se complique d'ulcérations fissuraires: et aussi dans le cancer ampullaire à forme annulaire, qui s'accompagne de rétrécissement et d'obstacle au passage des matières.

Les *troubles de la défécation* sont constants. Le malade a des épreintes, se présente 20 à 50 fois par jour à la selle, sans résultat. La diarrhée existe dans un certain nombre de cas, due à un réflexe causé par le passage des matières sur la surface ulcérée. Mais la constipation est plus fréquente, constituant de véritables crises d'occlusion chronique, qui durent 10 à 15 jours, et se succèdent, interrompues par des débâcles.

L'occlusion aiguë est moins fréquente qu'on ne pourrait le croire.

Les *troubles de l'état général* s'accentuent : dégoût des aliments, perte

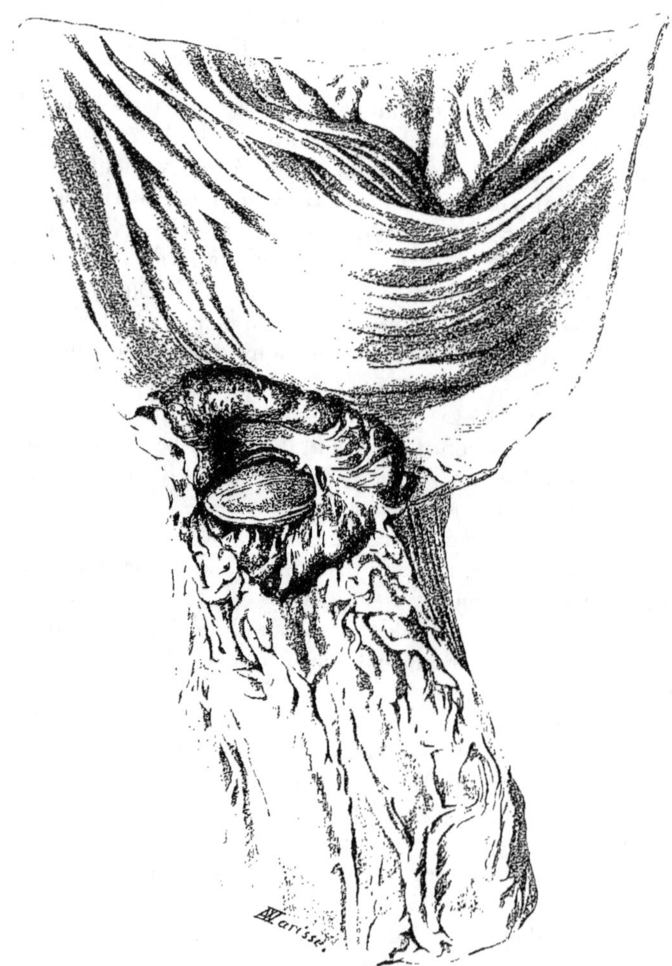

Fig. 40. — Cancer à forme ulcéreuse et à siège recto-sigmoïde avec corps étranger.
(Okinczyc et Cambier.)

des forces, teinte terreuse, amaigrissement, cachexie, comme dans tout cancer.

Période terminale. — C'est celle des complications. Les unes sont *dues à une infection* partie de l'ulcération : tels sont les abcès péri-ano-rectaux, aboutissant à la production de fistules; les adénites inguinales inflammatoires avec suppuration : la phlébite du membre inférieur.

D'autres tiennent à l'*extension du cancer* : la perforation de l'utérus, du vagin, de la vessie permet la pénétration des matières dans ces viscères. L'urémie peut être déterminée par l'obstruction des uretères, la péritonite par ouverture du péritoine.

Terminaison. — La mort survient en moyenne 1 à 2 ans après l'apparition des premiers symptômes. Certaines formes sont plus lentes, d'autres, chez des sujets jeunes, plus rapides. La mort résulte soit de la cachexie cancéreuse, soit d'une complication.

Diagnostic. — Ne peut être établi que par le toucher rectal, qu'il est nécessaire de pratiquer chez tout malade suspect. Le toucher révélera le siège de la lésion, son étendue en surface et en profondeur, sa mobilité. Il sera souvent utile de le compléter par la rectoscopie.

1° **Cancer anal**. — On peut voir parfois en déplissant l'anus une *ulcération*, souvent une simple fissure entourée d'un repli cutané induré. Le doigt pénétrant dans le canal anal sent sur une de ses parois ou sur toute la circonférence une excavation irrégulière à bords élevés, indurés, à base mal limitée (fig. 40).

Le diagnostic en est facile avec les ulcérations simples ou tuberculeuses ou syphilitiques qui n'ont ni cette dureté, ni cette évolution. La tuberculose verruqueuse hypertrophique est parfois d'un diagnostic plus difficile. L'actinomycose siège dans le tissu cellulaire, épargnant la muqueuse.

Dans la *forme bourgeonnante* le doigt sent une masse végétante, en chou-fleur, saignant au moindre contact, atteignant parfois le volume d'un œuf, et reposant sur une base indurée (fig. 41).

On en distinguera aisément les végétations banales qui n'ont pas de base indurée ; les hémorroïdes thrombosées, qui sont plus douloureuses, d'une dureté plus élastique, de contours plus nets et d'évolution différente : cependant un néoplasme peut se développer sur des hémorroïdes. Le chancre syphilitique a ses ganglions, son induration spéciale, son évolution.

2° **Cancer ampullaire**. — Ici l'ulcération ou la tumeur est plus haute. Il est souvent difficile de trouver au milieu la lumière rectale.

Le diagnostic ne présente de difficulté que dans la forme infiltrée, où le doigt parcourt un canal rétréci à parois rigides et irrégulières. Mais le rétrécissement inflammatoire du rectum a une évolution plus lente, une muqueuse plus régulière, moins saignante.

3° **Cancer recto-sigmoïde**. — Il est souvent difficile de l'atteindre par le toucher rectal. Il faut chercher à le refouler en déprimant la paroi abdominale avec l'autre main, et en disant au malade de pousser.

L'invagination chronique peut être prise pour un cancer haut situé : elle présente des symptômes particuliers : la tumeur, la douleur intermittente ou paroxystique, qui est constante, les selles muco-sanguinolentes, les vomissements peu abondants, le ballonnement à peu près nul.

Pronostic. — Sera toujours très grave et d'autant plus qu'on sera en présence d'un cancer plus avancé et d'un sujet plus jeune.

Traitement. — Essentiellement chirurgical, il sera, suivant le stade d'évolution, ou curatif ou seulement palliatif.

1° **Traitement curatif**. — L'extirpation du néoplasme est justifiée par l'existence de guérisons ayant persisté dans certains cas pendant 10 ou 15 ans. Les guérisons constatées après 5 ans sont de 15 pour 100 dans la statistique de Krönlein, et atteignent même le chiffre considérable de

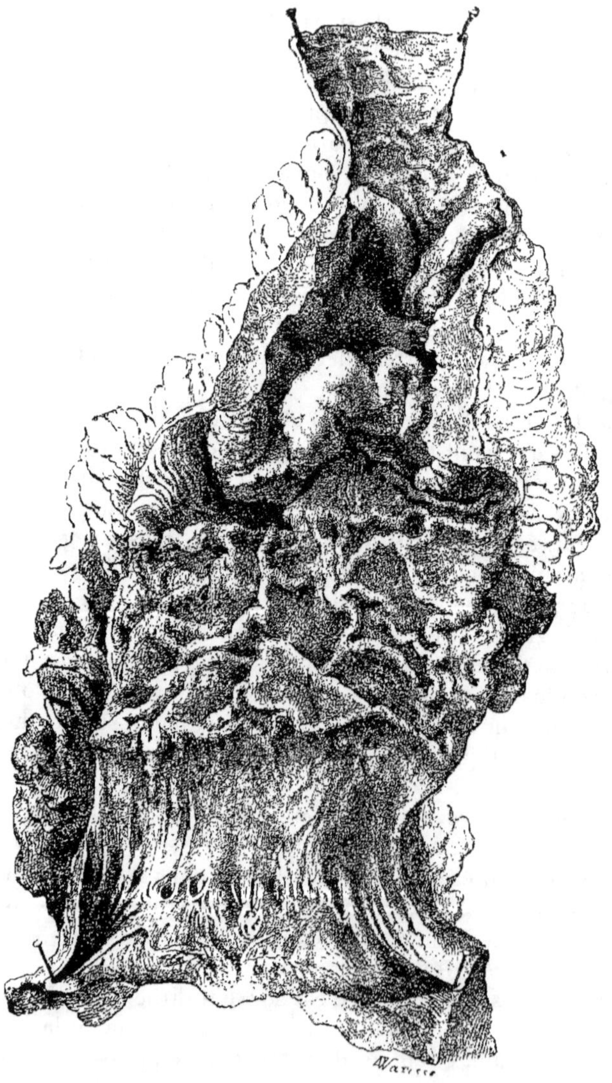

Fig. 41. — Cancer du rectum. (D'après Quénu.)

55 pour 100 dans une statistique récente de Von Herczel. La mortalité opératoire est d'environ 20 pour 100.

La généralisation, l'extension au sacrum, à la vessie, sont des contre-indications. Pour juger des adhérences, il est souvent utile de pratiquer une laparotomie exploratrice, qui sera, suivant le cas, le premier temps d'une extirpation ou d'un anus iliaque. Nombre de chirurgiens pratiquent l'anus iliaque préliminaire pour faciliter la désinfection pré-opératoire.

La voie suivie pour l'extirpation variera avec le siège du néoplasme :

1° La *voie naturelle* ne peut s'appliquer qu'exceptionnellement dans des cancers limités, mobiles, siégeant près de l'anus.

2° La *voie périnéale* de Lisfranc s'adresse aux cancers sphinctériens et aussi ampullaires. L'amputation du rectum enlève la tumeur et toute la portion du rectum sous-jacente, y compris le sphincter. Verneuil, Kocher l'ont facilitée par l'excision du coccyx. Par cette voie on peut aussi pratiquer la résection simple du rectum avec conservation du sphincter.

3° La *voie sacrée* de Kraske utilise la résection de la partie inférieure du sacrum. Elle est indiquée dans les cancers de l'ampoule. Elle permet la conservation du sphincter, qui cependant fonctionne souvent mal, étant privé de ses insertions fixes et plus ou moins énervé.

4° Les *voies combinées* : abdomino-périnéale, abdomino-sacrée, sont les voies de choix dans les cancers élevés. On fait une incision dans la fosse iliaque gauche : le côlon est sectionné, son bout supérieur abouché à la peau, son bout inférieur fermé et libéré de son mésentère. Ce bout inférieur est ensuite enlevé avec le rectum par une incision périnéale.

2° **Traitement palliatif.** — Dans les cas inopérables, l'anus iliaque est presque toujours indiqué : en effet, il supprime les accidents d'occlusion aiguë ou chronique. De plus, l'irritation causée par le passage des matières sur le néoplasme disparaît : par suite, les douleurs, les hémorragies diminuent, l'état général se relève temporairement, le cancer prend une marche plus lente.

L'anus iliaque doit être pratiqué sous anesthésie locale. La technique la plus simple est celle du procédé en deux temps de Maydl-Reclus : incision des téguments, traversée des muscles en écartant les fibres du grand oblique, puis celle du petit oblique et du transverse, sans les sectionner, pour leur faire jouer un rôle de sphincter; ouverture du péritoine. Le côlon est attiré à l'extérieur : une baguette de verre, un drain ou une mèche de gaze est passé à travers son méso. L'intestin est abandonné ainsi à l'extérieur : sa couture sur la baguette assure la formation d'un éperon qui s'opposera au passage des matières dans le bout inférieur. Il se forme des adhérences qui le maintiennent fixé à la paroi; et 4 à 5 jours après on peut ouvrir sans danger la paroi intestinale au thermo-cautère ou aux ciseaux, et retirer la baguette de verre.

Cependant ce procédé n'assure pas toujours la suppression du passage des matières dans le bout inférieur, passage qui se reproduit au bout d'un certain temps. La section complète de l'intestin avec la fixation des deux bouts aux deux extrémités de la plaie donnerait de meilleurs résultats (Reclus).

En dehors de l'intervention, certains soins sont indiqués : lavages fréquents du bout inférieur; irrigations très chaudes avec de l'antipyrine, de l'adrénaline dans le cas d'hémorragie; pommades cocaïnées, poudres antiseptiques, injections de morphine contre les douleurs; toniques pour soutenir l'état général, etc.... *HERBET et GUIMBELLOT.*

RECTUM (CORPS ÉTRANGERS). — Les corps étrangers du rectum sont de trois ordres :

    1° Les *matières fécales accumulées en excès*;

    2° Les *corps étrangers avalés*;

    3° Les *corps étrangers introduits par l'anus.*

    1° La *coprostase* constitue un accident tout à fait spécial et que nous étudierons tout à fait isolément. L'accumulation des matières fécales peut être vraiment considérable et constituer une masse qui remonte jusque dans le côlon. Tantôt c'est une sorte de bloc formé d'un mastic épais; tantôt c'est un amas de matières ovillées, superposées, présentant parfois des facettes. Ce peut être encore des matières agglutinées autour de corps étrangers, venus de plus haut, noyaux de fruits, paquets de cheveux, calculs biliaires, peloton d'ascarides. Ces accumulations ne peuvent se faire que dans un intestin parésié, atone; aussi les rencontre-t-on surtout chez les vieillards, les aliénés, les paralytiques.

    On peut les voir également chez les sujets plus jeunes, chez des femmes anémiques ou hystériques, ou encore à la suite d'un accouchement laborieux quand une pression prolongée de la tête a amené une paralysie du segment terminal de l'intestin.

    Les troubles fonctionnels sont assez vagues : sensation de gêne, de pesanteur au début, puis coliques, douleurs dans les aines, les lombes, les membres inférieurs. De temps à autre surviennent de violents besoins d'aller à la garde-robe. Mais les plus grands efforts restent infructueux ou le malade expulse péniblement quelques petites boulettes fécales. Pourtant l'obstruction n'est pas complète : des liquides et des gaz arrivent encore à filtrer et l'hypersécrétion de la muqueuse enflammée peut donner lieu à une diarrhée trompeuse.

    Le toucher rectal permet le plus souvent un diagnostic facile : on arrive sur une masse de consistance pâteuse, se laissant déprimer comme de la cire sous le doigt.

    Le traitement consiste tout d'abord en larges irrigations destinées à ramollir la masse et à faciliter l'action des purgatifs qu'on ne devra ordonner qu'après. Si les matières sont dures, si l'intestin est absolument parésié, il faudrait vider le rectum en s'aidant d'une petite valve et en fragmentant la masse au moyen d'instruments mousses, d'une cuiller guidée sur le doigt ganté, pour éviter toute lésion de la muqueuse. Un lavement électrique pourra être ensuite tout à fait indiqué pour réveiller la contractilité des fibres musculaires et compléter l'exonération de l'intestin.

    2° Les *corps étrangers avalés* sont d'ordinaire peu dangereux et assez peu volumineux puisqu'ils ont pu traverser toute l'étendue de l'intestin avant d'arriver au rectum; le plus souvent ce sont des dentiers, des fragments d'os, des arêtes de poisson, des noyaux de fruits. Chez les enfants et chez les aliénés on peut observer les corps les plus bizarres.

    Souvent ces corps étrangers sont expulsés spontanément, mais lorsqu'ils sont nombreux, ils peuvent, agglutinés par les matières fécales, provoquer des accidents d'obstruction. Leur séjour un peu prolongé dans le rectum amène de la rectite; enfin, s'ils sont pointus, irréguliers, ils ulcèrent, puis perforent les parois rectales, amènent la formation d'abcès et sont éliminés enfin avec le pus, soit à l'extérieur, soit dans un des organes voisins, vessie ou vagin. Le seul traitement consiste à enlever les corps étrangers dès qu'on a reconnu leur présence; cette ablation n'offre ici aucune difficulté.

5° Les *corps étrangers introduits par l'anus* sont les plus intéressants, quelquefois ils pénètrent par accident, il s'agira alors d'une sonde en caoutchouc usagé qui se sera rompue au cours d'une exploration médicale, ou bien d'une canule à lavement qui se sera détachée de son ajutage, de tels corps étrangers sont en général éliminés spontanément avec la première selle.

Presque toujours le corps étranger est introduit volontairement par le malade dans un but de lubricité; dans ce cas il s'agit presque toujours d'un objet cylindrique ou cylindro-conique d'une certaine longueur et très lisse, par exemple une bouteille, un flacon, un verre.

La façon dont ces corps s'enclavent dans le rectum s'explique aisément, en effet un objet enfoncé dans le rectum est bridé en avant par l'aponévrose périnéale moyenne qui par son élasticité le pousse fortement en arrière et l'applique contre le promontoire en haut, le coccyx en bas. Si, à un moment donné, le corps étranger remonte au-dessus du coccyx et échappe, son extrémité inférieure est alors violemment entraînée en arrière et vient se placer dans la concavité sacrée; le coccyx se trouve placé comme un taquet empêchant sa sortie, et les tentatives de dégagement ne peuvent amener le fond de la bouteille assez en avant du coccyx pour lui permettre de le franchir, parce que ce fond entraîne en bas la prostate et l'aponévrose moyenne.

Lésions. — Par sa présence, le corps étranger du rectum peut déterminer évidemment des troubles d'occlusion intestinale. En général, les accidents qu'on observe sont dus au traumatisme résultant des tentatives d'extraction et à l'infection des plaies qui en sont la conséquence.

Le patient cherche, en effet, par tous les moyens que peut lui suggérer son imagination, à sortir ce corps étranger sans s'adresser au chirurgien: il introduit dans l'anus des pinces variées, des objets métalliques: souvent il brise le cylindre de verre, et les fragments sectionnent, piquent, perforent la paroi rectale. De là des accidents de cellulite pelvienne aiguë, de vastes phlegmons périrectaux. Dans les cas plus bénins, tout se bornera, après l'extraction du corps étranger, à une rectite intense, qui durera jusqu'à ce que les plaies rectales soient complètement cicatrisées.

Symptômes et Diagnostic. — Dans l'immense majorité des cas, le patient vient raconter qu'il a un corps étranger du rectum : tout se borne pour le médecin à constater par le toucher rectal ou par l'inspection, au moyen d'un spéculum ani, la véracité de son dire, et c'est chose facile à travers l'anus dilaté infundibuliforme des individus adonnés à ces pratiques : l'examen pourra se faire avec un rectoscope, avec un spéculum vaginal ordinaire ou de simples valves vaginales.

Il ne pourrait guère y avoir de difficultés que chez des aliénés chez qui surviendraient des accidents d'occlusion intestinale ou de rectite intense, sans qu'ils soient en état de fournir le moindre renseignement, mais ici le toucher rectal est suffisant pour le diagnostic, s'il s'agit d'un corps en métal ou en verre. Des végétaux pourraient être pris pour une accumulation de matières durcies ou inversement; en cas de doute, il faudra absolument recourir au contrôle de la vue.

Le diagnostic du corps étranger du rectum est donc toujours facile à poser, à condition d'y songer; on y songera presque fatalement en voyant les déformations caractéristiques de l'anus, et parfois sous forme d'ecchymoses, d'écorchures, de plaies, les traces de manœuvres d'introduction et des tentatives d'extraction.

Traitement. — Le seul traitement ne peut être que l'extraction. On tentera d'abord celle-ci par les voies naturelles. Pour cela, le malade étant endormi au chloroforme ou à l'éther, on maintiendra béant l'orifice anal au moyen de valves vaginales. Puis, variant les moyens de préhension suivant la forme et la nature du corps étranger, on s'efforcera d'amener l'extrémité inférieure de celui-ci au-devant de la pointe du coccyx; si on y parvient, la partie sera gagnée, on dégagera alors sans peine le corps du délit. Parfois on se servira utilement d'une valve glissée entre le corps étranger et la concavité sacrée et qu'on fera agir à la façon d'un levier, ou comme un chausse-pied, pour conduire le corps étranger jusqu'à l'anus.

Si, après quelques tentatives, on n'arrive pas à dégager l'extrémité inférieure du corps étranger et à la faire passer en avant du taquet coccygien, il ne faudra pas insister davantage et sans hésiter avoir recours à l'intervention sanglante. On commencera par faire la résection du coccyx sans intéresser le rectum; mais, si le corps étranger reste difficile à saisir, si son volume ou sa fragilité font craindre pour les parois rectales, il faudra sans hésiter faire la rectotomie postérieure. On suturera ensuite absolument comme dans une périnéorraphie.

Enfin, si le corps étranger, remonté plus haut dans le côlon, n'est plus accessible par le rectum, la laparotomie peut se trouver indiquée. Elle permettra, soit de refouler le corps étranger vers l'anus, soit de l'extraire directement en incisant l'intestin.

Dans tous les cas, mieux vaut intervenir chirurgicalement plutôt que de vouloir obtenir quand même l'extraction plus ou moins pénible par les voies naturelles. La statistique de Monod parle bien en ce sens : sur 34 cas qu'il a réunis, 27 furent extraits par les voies naturelles et cela avec 6 morts. De ces morts 5 sont bien dues aux manœuvres d'extraction; les 7 autres cas, où l'on intervint chirurgicalement, se terminèrent tous par la guérison.

HERBET et PIQUAND.

RECTUM (FISTULE). — V. Anus.

RECTUM (IMPERFORATION). — V. Nouveau-né (Pathologie).

**RECTUM (PHLEGMONS ET ABCÈS PÉRI-ANAUX ET PÉRI-RECTAUX). — Autour de l'anus et du rectum se développent fréquemment des suppurations quelquefois diffuses, le plus souvent circonscrites dont on ne peut bien comprendre l'évolution qu'en se rappelant la disposition anatomique de la région péri-ano-rectale. Le tissu cellulo-graisseux péri-ano-rectal est divisé par la présence du muscle releveur en deux étages, l'un situé au-dessus du muscle, espace pelvi-rectal supérieur, l'autre au-dessous, espace pelvi-rectal inférieur ou pelvi-ano-rectal. La loge pelvi-rectale inférieure est elle-même divisée par la présence du muscle sphincter en deux espaces celluleux : l'un situé en dehors du sphincter ou fosse ischio-rectale, l'autre situé en dedans, espace péri-anal sous-cutanéo-muqueux.

Chacune de ces loges peut être le siège d'une variété spéciale d'abcès; nous aurons donc successivement à étudier :

1° *Les suppurations de la peau et du tissu sous-cutané muqueux de la région anale;*

2° *Les suppurations ischio-rectales;*

3° *Les suppurations de l'espace pelvi-rectal supérieur;*

4° *Les suppurations diffuses.*

I. SUPPURATIONS DE LA PEAU ET DU TISSU SOUS-CUTANÉ MUQUEUX. — Elles comprennent :

a) *Les abcès tubéreux;*

b) *Les abcès phlébitiques;*

c) *Les abcès sous-cutanéo-muqueux ou abcès de la marge de l'anus proprement dit,* ceux-ci étant de beaucoup les plus fréquents et les plus importants.

a) **Abcès tubéreux.** — L'abcès tubéreux est un abcès très superficiel, sous-cutané, siégeant à l'anus. Il s'observe chez l'homme plus fréquemment que chez la femme. On le voit chez l'adulte, mais presque jamais chez l'enfant ou le vieillard.

Il est dû à l'infection et à la suppuration des glandes sébacées ou des glandes sudoripares de la région.

La peau, en effet, au niveau de l'anus, est le plus souvent septique, soit du fait du contact des matières fécales, soit par suite de la contamination du périnée par un écoulement vaginal virulent.

La cause occasionnelle de l'infection des glandes est ordinairement l'influence de frottements répétés, bicyclette, équitation, etc.

La collection suppurée occupe l'hypoderme, le tissu cellulaire sous-cutané; elle se présente sous l'aspect d'une tumeur arrondie, du volume d'un gros pois ou d'une noisette. Cette tumeur est rouge foncé.

Parfois elle est le siège de douleurs très vives, qu'exagère la pression. Dans d'autres cas elle est presque indolore.

Au bout de 3 à 4 jours, la peau s'amincit à son sommet, s'ulcère, et laisse échapper du pus bien lié au milieu duquel existe souvent une sorte de bourbillon.

Ces abcès tubéreux guérissent rapidement et ne laissent jamais de fistules à leur suite. Aussi le traitement consiste-t-il seulement à hâter leur évacuation par une incision parallèle à la direction des plis radiés de l'anus.

b) **Abcès phlébitiques ou hémorroïde enflammée.** — L'abcès phlébitique, hémorroïdaire, est un abcès sous-muqueux. Il se développe dans une hémorroïde, c'est-à-dire une varice ano-rectale. Sous l'influence d'une infection partie du rectum et qui gagne, à travers la muqueuse fissurée ou même

saine en apparence, le paquet variqueux hémorroïdaire, le sang se coagule
dans les veines; il y a thrombose. Cette thrombose est par conséquent la
conséquence d'une véritable phlébite variqueuse développée au niveau d'une
hémorroïde. Le caillot ainsi constitué est par conséquent septique, il suppure, et un petit abcès se développe, intra et péri-veineux d'abord, bientôt
sous-muqueux.

L'abcès phlébitique traduit sa présence par une sensation de tension qui
bientôt se transforme en véritables douleurs, parfois extrêmement violentes.
Mais très vite, au bout de quelques jours, l'ouverture spontanée se produit,
au-dessus de l'anus, à la partie tout inférieure du rectum. Cette ouverture
amène un bien-être marqué chez le malade, dont les douleurs disparaissent
presque immédiatement.

La guérison survient alors très simplement, mais assez souvent persiste
une fistule borgne interne.

c) **Abcès sous-cutanéo-muqueux ou abcès de la marge de l'anus.** —
Ces abcès sont d'observation courante et de beaucoup les plus fréquents;

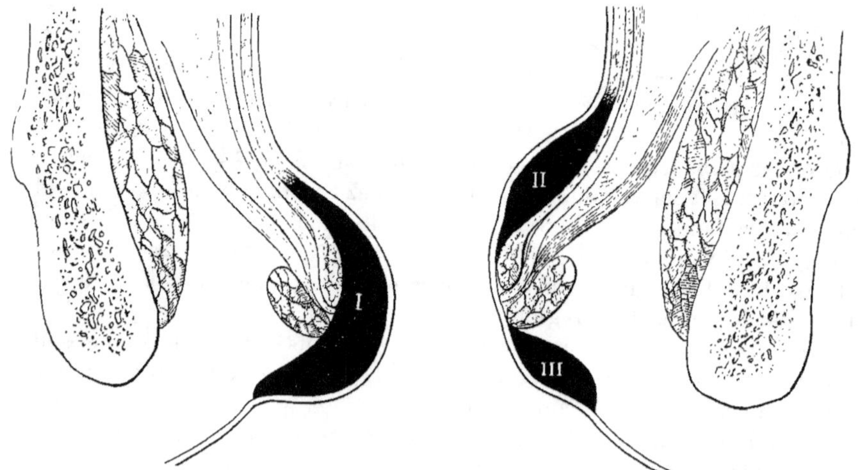

Fig. 42. — I. Abcès sous-cutanéo-muqueux (intra-sphinctérien). II. Abcès sous-muqueux
(sus-sphinctérien). III. Abcès sous-cutané (sous-sphinctérien).
(J.-L. Faure et H. Rieffel, in *Traité de Chirurgie.*)

ils représentent seuls 90 pour 100 des suppurations péri-anales et péri-
rectales (fig. 42).

Étiologie. — Ce sont des abcès lymphangitiques. Le point de départ de
l'infection se trouve au niveau de la muqueuse ano-rectale; de l'excoriation
qui constitue sa porte d'entrée part une lymphangite, et c'est la suppuration
lymphangitique qui donne naissance à la variété d'abcès qui nous occupe.
L'abcès de la marge de l'anus contient du streptocoque, du staphylocoque,
du colibacille. Mais ce qui présente un intérêt particulier, c'est que, dans
l'énorme proportion de 7 fois sur 10 cas (Hartman et Sieffring), on y trouve
du bacille de Koch, de sorte que l'abcès de la marge de l'anus apparaît
comme un abcès tuberculeux, un abcès froid secondairement infecté par
des pyogènes vulgaires, un abcès froid réchauffé.

Lésions. — L'abcès de la marge, abcès lymphangitique, se développe donc dans le tissu cellulaire sous-cutané et sous le chorion de la muqueuse. En règle générale, la majeure partie de l'abcès correspond à la peau ; c'est seulement son extrémité supérieure qui répond à la muqueuse.

En tous cas, l'abcès est tout entier situé en dedans ou au-dessous du sphincter strié de l'anus ; jamais l'incision de cet abcès, conduite dans la direction du rectum, n'intéressera le sphincter. L'abcès de la marge est sous et intra-sphinctérien.

Symptômes. — L'abcès débute par une sensation de gêne, de pesanteur au niveau du fondement, sensation qui bientôt se transforme en une tension pénible, puis en une douleur très vive ; la défécation produit une recrudescence des douleurs.

Rapidement la tumeur fait saillie sur le côté de l'anus ; très vite la peau devient rouge, épaisse, œdémateuse, et présente l'aspect de peau d'orange.

A ce moment il n'est pas rare d'observer de la fièvre, des frissons ; la langue du malade est blanche et saburrale.

Pour examiner la tumeur, il faut étendre le patient sur le côté correspondant à celui où siège l'abcès, la cuisse du côté malade étendue, l'autre cuisse fléchie. Alors, à pleine main, on soulève la fesse du côté sain, et on peut à loisir, et sans provoquer de douleurs trop vives, se rendre compte des lésions.

Le toucher rectal, qui complétera l'examen, est très douloureux. Il permet de sentir la tumeur qui bombe à l'entrée du rectum. A ce niveau la pulpe du doigt perçoit la sensation de fluctuation, lorsqu'un autre doigt presse au point culminant de l'abcès, en dehors de l'anus. On a la notion très nette que le pus est à fleur de muqueuse et séparé du doigt seulement par celle-ci.

Au bout de quelques jours, l'abcès s'ouvre spontanément, en général sur la ligne d'union cutanéo-muqueuse. Cette perforation est très minime ; l'orifice ne laisse passer le pus que goutte à goutte, et il n'est pas rare de voir plusieurs orifices s'établir les uns à côté des autres, en pomme d'arrosoir. Néanmoins, après l'ouverture de l'abcès, tous les phénomènes rétrocèdent : la guérison semble survenir. Mais il est très fréquent de voir, peu de temps après, la région devenir à nouveau douloureuse et l'abcès se reconstituer pour passer par les mêmes stades. Les mêmes phénomènes se reproduisent ainsi, un certain nombre de fois ; ce sont de véritables abcès à répétition.

Mais l'abcès de la marge n'a pas toujours cette allure aiguë, franche, il évolue parfois d'une façon torpide, insidieuse ; les malades ne s'inquiètent de son existence qu'au moment de sa rupture. Ces abcès sont, par leurs symptômes, de véritables abcès froids. Ils en ont l'allure, ils en ont l'agent pathogène, car nous avons dit la fréquence du bacille de Koch, particulièrement frappante dans ces cas d'abcès à marche torpide.

Ces abcès à évolution subaiguë laissent à leur suite, soit une fistule borgne externe, soit une fistule complète sous-cutanéo-muqueuse : nous reviendrons sur ce point. Le fait qu'un abcès péri-anal ou péri-rectal laisse après lui une fistule constitue donc une prescription en faveur d'une infection tuberculeuse initiale à ce niveau.

Traitement. — Le traitement est basé sur deux des considérations précédentes : l'abcès est intra-sphinctérien, et présente une tendance nette à laisser après lui une fistule.

Pour prévenir cette fistule, il suffit de faire communiquer largement l'abcès avec le rectum en l'incisant. C'est ce qu'on appelle la méthode de Faget : la collection étant intra-sphinctérienne, ce muscle n'est jamais intéressé par l'incision.

On incise d'abord l'abcès au point le plus fluctuant, puis avec la sonde cannelée, on cherche s'il existe des diverticules qu'on ouvre largement, et s'il y a une communication avec le rectum. Si on la trouve, on y engage l'extrémité de la sonde; sinon, on perfore la muqueuse rectale au point le plus élevé du décollement muqueux. On ramène alors le bec de la sonde cannelée, qu'on fait sortir par l'anus; un coup de bistouri dans la cannelure achève de compléter l'ouverture large de l'abcès dans le rectum.

On curette ensuite toutes les parois de l'abcès. On peut achever l'opération en brûlant ces parois au thermocautère, et on panse à plat. Cette intervention est très simple, mais un peu plus longue, et très douloureuse aussi; il ne faut jamais hésiter à avoir recours à l'anesthésie générale qui seule permet de la faire bien complètement et d'éviter la production de fistules.

II. ABCÈS DE LA FOSSE ISCHIO-RECTALE. — Ils sont relativement rares. Ils peuvent, ou bien se développer primitivement dans le creux ischiorectal, ou, au contraire, être secondaires, soit à un phlegmon de l'espace pelvi-rectal supérieur qui perfore le releveur, soit à un phlegmon sous-cutané qui gagne en profondeur.

Le phlegmon primitif, le vrai phlegmon et la fosse ischio-rectale a souvent son point de départ au niveau d'une ulcération, d'une plaie de la muqueuse rectale. Il succède encore assez fréquemment chez la femme à une inflammation diffuse de la glande de Bartholin.

Symptômes. — Le début est marqué par une douleur vive, profonde, s'accompagnant de phénomènes généraux très marqués, température élevée, frissons, inappétence, état saburral. Pourtant l'aspect extérieur de la région ne s'est pas encore modifié : le gonflement n'apparaît que plus tard, s'étendant loin de l'anus, depuis le coccyx jusqu'à la racine des bourses, et de l'orifice anal à l'ischion. La fesse est surélevée, d'où la profondeur plus grande du pli interfessier au fond duquel l'anus se montre difficilement accessible. La tuméfaction est dure, tendue, gardant à peine l'empreinte du doigt. Par le toucher rectal, on apprécie mieux encore les caractères et l'étendue des lésions. Le rectum n'est plus symétrique; l'ampoule est comblée et repoussée du côté malade.

Les téguments restés indemnes au début ne tardent pas à rougir et à s'œdématier; le gonflement s'accentue et son point culminant est à distance de l'anus, à 4 ou 5 centimètres environ. En ce point, la fluctuation apparaît et l'ouverture spontanée peut se produire, donnant issue à des gaz et à une grande quantité de pus.

L'ouverture peut se faire exceptionnellement du côté du rectum, avec ou sans propagation à l'espace pelvi-rectal supérieur.

D'ailleurs, en raison de l'épaisseur des téguments de la fesse, le pus
éprouve une certaine difficulté à se faire jour à l'extérieur, aussi l'abcès se
propage-t-il suivant différentes directions que nous explique la disposition
anatomique de la région. Il envahit les deux prolongements de la fosse
ischio-rectale, en avant au-dessus du transverse du périnée, en arrière, au-
dessus du bord antérieur du grand fessier. Il s'étend du côté opposé en
passant au-dessus du raphé ano-coccygien (fig. 45). L'anus est alors encadré
d'un énorme fer à cheval dont les deux branches latérales, sonores à la
percussion, se prolongent vers le périnée, les organes génitaux, simulant

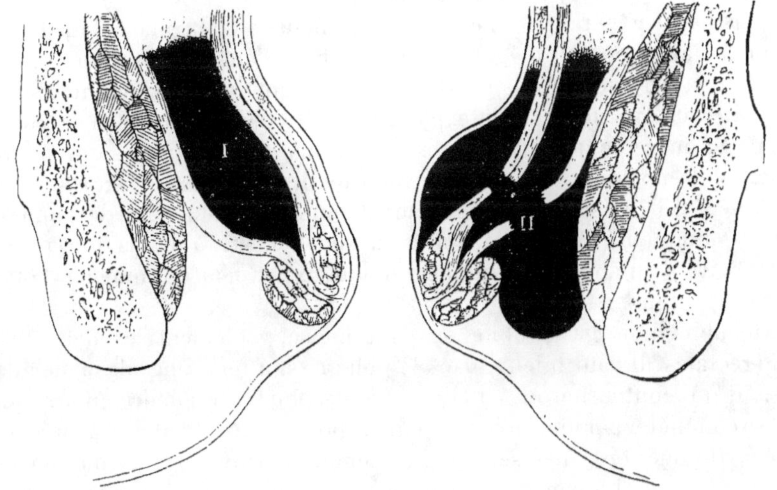

Fig. 45. — I. Abcès de l'espace pelvi-rectal supérieur. II. Abcès complexe parti de la sous-muqueuse
et gagnant l'espace pelvi-rectal supérieur, puis la fosse ischio-rectale en perforant la paroi musculeuse du rectum, puis le muscle releveur (J.-L. Faure et H. Rieffel, in *Traité de Chirurgie.*)

parfois l'infiltration d'urine, et cela, d'autant mieux que les troubles de la
miction peuvent être ici très accusés.

Il s'établit alors des perforations gangreneuses, arrondies comme à
l'emporte-pièce, laissant échapper une certaine quantité de pus sale, sanguinolent, mélangé de gaz, d'odeur infecte. Avec le pus s'élimine le tissu sphacélé. Ces ouvertures spontanées ne sauraient être suffisantes : des diverticules se forment, la suppuration se prolonge, faisant fondre, pour ainsi dire,
le contenu du creux ischio-rectal. Il en résulte une cavité énorme dont les
parois ne peuvent venir au contact, d'où des fistules d'une longueur interminable.

Quand, à la longue, dans certains cas favorables, ces abcès finissent par
guérir, ils laissent après eux des déformations, des brides cicatricielles qui
peuvent occasionner des douleurs persistantes, ainsi que des troubles fonctionnels de la miction et de la défécation. Dans d'autres cas, au contraire,
les phénomènes généraux sont si graves que le malade est incapable de
réagir et qu'il succombe à la septicémie.

Traitement. — L'incision avec réunion au rectum des *abcès de la fosse
ischio-rectale* comporte certains inconvénients. Sans nous arrêter aux com-

plications septiques que nous savons maintenant prévenir, ni aux dangers d'hémorragie contre lesquels nous sommes armés, il est permis de redouter l'incontinence qui peut être consécutive à la section du sphincter; sans doute cette incontinence n'est pas fatale, souvent même elle n'est pas définitive, mais elle persiste dans un certain nombre de cas, elle s'accompagne même de prolapsus. C'en est assez pour nous faire rejeter cette pratique, si elle n'est pas absolument indispensable. Or, l'expérience nous a montré que ces abcès peuvent le plus souvent guérir par une incision large et par des pansements bien compris.

La section du rectum doit être, à mon sens, réservée à certains cas exceptionnels comme je l'exposerai plus loin.

L'anesthésie générale est nécessaire : le malade étant placé dans la position de la taille, on fait à égale distance entre l'anus et l'ischion, bien en regard de la base de la fosse ischio-rectale, une longue incision antéro-postérieure. Le pus évacué, le doigt explore la cavité de l'abcès, et, en se guidant sur lui, on ouvre de quelques coups de ciseaux les diverticules qui peuvent exister, soit en arrière, du côté du grand fessier, soit surtout en avant, vers le périnée. S'il existe un prolongement superficiel du côté de l'anus, on incise la muqueuse jusqu'à la limite du décollement, à moins que, pensant avoir affaire à un abcès sous-cutanéo-muqueux, on n'ait commencé l'opération par ce premier temps.

Si le phlegmon est double, on peut inciser isolément les deux fosses ischio-rectales. Il vaut mieux, dans le phlegmon à fer à cheval, mener deux incisions qui contourneront en ellipse l'anus, pour se rejoindre en arrière de lui et se compléter par une incision médiane postérieure allant jusqu'au coccyx.

La cavité une fois vidée sera soigneusement nettoyée, ses parois touchées à l'eau oxygénée. Le pansement consistera en une mèche de gaze stérilisée ou iodoformée qu'on aura soin de bien appliquer sans la tasser, pour ne pas produire de rétention. Ce pansement sera renouvelé tous les 4 ou 5 jours, et, pendant ce temps, le malade sera maintenu constipé à l'aide de quelques pilules d'extrait thébaïque — 3 ou 4 pilules de 2 centigr. par jour suffisent ordinairement. — Le jour du pansement, on provoque une évacuation : on arrive ainsi à éviter l'inoculation du foyer par les matières, et l'on est surpris de voir avec quelle rapidité ces vastes plaies bourgeonnent et tendent à se combler.

Dans quels cas faut-il sectionner le sphincter et la paroi rectale?

Cette section s'impose *d'emblée* à mon avis, quand la collection s'est déjà ouverte spontanément dans le rectum, ou même quand le pus perforant les tuniques de l'intestin au-dessous du sphincter a déjà créé un décollement sous-muqueux bien net. De même, s'il existe une ulcération rectale, il faut fendre toute la paroi depuis l'ulcération, et même un peu plus haut jusqu'à l'anus (Gérard-Marchant).

La réunion au rectum se pratique secondairement, quand, malgré une incision large de la fosse ischio-rectale, la cavité présente des clapiers secondaires, qu'elle se vide mal, se réinfecte et se fistulise, quand la fonte du tissu cellulo-graisseux a créé un vaste espace dans lequel la réparation ne peut se faire que dans des conditions très défavorables.

L'incision sera faite, si possible, près de la ligne médiane, celle-ci est la règle, quand les deux fosses sont prises à la fois.

III. ABCÈS DE L'ESPACE PELVI-RECTAL SUPÉRIEUR. — L'abcès de l'espace pelvi-rectal supérieur n'est rectal que par le point où il s'évacue ; dans l'immense majorité des cas, son point de départ est plus éloigné.

Le rectum peut présenter à ce niveau, au-dessus d'un rétrécissement, d'un cancer, une ulcération diastatique déterminant à son contact la formation d'un abcès péri-rectal ; mais c'est là une éventualité exceptionnelle. Au contraire, à la suite d'une ostéomyélite du bassin, soit du sacrum, soit de l'ilion, à la suite d'un phlegmon prostatique ou périprostatique, à la suite d'un phlegmon du ligament large chez la femme, le pus envahit de proche en proche le tissu cellulaire sous-péritonéal. Il diffuse dans ce tissu, où il constitue une véritable cellulite pelvienne. Il envahit toute la lame vasculaire pariétale de l'artère hypogastrique.

Il arrive ainsi, le long des artères hémorroïdales moyennes, au contact du rectum et peut s'y déverser. En même temps, il peut fuser en avant le long de l'iliaque externe et de l'épigastrique, et va constituer alors le plastron abdominal classique du phlegmon de la fosse iliaque ; il peut fuser en arrière avec l'artère fessière et sortir du bassin par la grande échancrure sciatique. Il peut se collecter près de la vessie, du vagin, et s'ouvrir dans ces organes.

Enfin cette cellulite pelvienne peut aussi effondrer le plancher de la région, traverser le releveur de l'anus, puis diffuser dans le creux ischio-rectal, créant ainsi une double poche dont les deux dilatations communiquent par un orifice en bouton de chemise.

En somme, on donne le nom de phlegmon de l'espace pelvi-rectal à toute cellulite pelvienne qui vient tomber ou s'ouvrir dans le rectum.

Symptômes. — La cellulite pelvienne est surtout caractérisée par des douleurs abdominales, dont la localisation varie suivant le point de départ de l'infection.

La palpation du ventre, le toucher vaginal, le toucher rectal, les troubles de la miction donnent, à cette époque, des renseignements utiles sur l'origine de la suppuration pelvienne. Toujours, la fièvre est très marquée : température élevée, pouls rapide, vomissements, constipation, parfois délire, frissons, etc., tels sont les signes généraux qui accompagnent le plus souvent les suppurations de cette région.

Lorsque le pus se collecte, les oscillations de la température sont plus marquées et dépassent souvent plusieurs degrés du matin au soir. Lorsque la collection bombe dans le rectum, la défécation est gênée, douloureuse ; souvent le malade est tourmenté par de fausses envies d'aller à la garde-robe.

Le toucher rectal permet alors de constater, très haut et latéralement, une voussure, rénitente ou fluctuante.

Lorsque l'abcès s'ouvre dans le rectum, brusquement le malade est pris d'un besoin de défécation impérieuse et évacue le pus de son abcès dans une garde-robe.

Lorsque, au contraire, l'abcès effondre le releveur, on voit apparaître les signes d'un phlegmon de la fosse ischio-rectale ; mais, pendant que le pus fusait vers la peau, souvent il se frayait en même temps un passage vers le rectum, vers la grande échancrure sciatique, etc., de sorte que, lorsque la collection s'est ouverte ou a été évacuée, elle laisse une poche, présentant des diverticules très nombreux, des rétrécissements en boutons de chemise.

Les fistules qui subsistent à la suite de ces abcès ont les mêmes caractères anatomiques ; elles sont extrêmement complexes et conduisent souvent à la fois dans le rectum et sur plusieurs points de l'excavation pelvienne.

Ces fistules sont extrêmement rebelles, soit à cause de la persistance de séquestres dus à l'évolution de l'ostéomyélite causale, soit à cause de l'anfractuosité même de leur trajet qui les empêche de se vider facilement.

Traitement. — L'ouverture dans le rectum des cellulites pelviennes suppurées doit être évitée autant que possible, car elle expose à des infections secondaires au niveau de la poche ou à des fistules interminables.

Les collections périprostatiques seront donc abordées par la taille prérectale : les phlegmons du ligament large seront évacués par colpotomie ou par une incision sus-jacente à l'arcade de Fallope. Si le pus a gagné la fosse ischio-rectale, on lui donnera issue en incisant largement la région d'avant en arrière, sur le côté du rectum. Profondément on recherchera la communication en bouton de chemise à travers le releveur, et on l'agrandira le plus possible. On laissera la plaie largement ouverte, et tamponnée de gaze.

IV. PHLEGMON DIFFUS PÉRI-ANO-RECTAL. — Le phlegmon diffus péri-ano-rectal, ou périproctique diffuse, est la gangrène d'emblée du tissu cellulaire péri-rectal.

Ce sont toujours des infections virulentes qui lui donnent naissance. On l'observe à la suite de plaies du rectum, après l'extraction de corps étrangers ayant lésé la paroi, ou à la suite d'interventions graves portant sur ce segment intestinal, telles que les excisions de rétrécissements ou du cancer.

Devant cette infection le plus souvent d'une virulence extrême, l'organisme n'a pas le temps de faire du pus ; autour du rectum s'accumule un liquide séreux, louche, ou séro-purulent, qui infiltre les fosses ischio-rectales, le releveur de l'anus, la gaine hypogastrique, c'est-à-dire l'espace pelvi-rectal supérieur, la cavité rétro-rectale. Par là, il remonte jusqu'à la bifurcation de l'hypogastrique, fuse au-devant des corps vertébraux ; par la gaine hypogastrique, il s'étend jusqu'à la paroi abdominale antérieure, peut remonter jusqu'au thorax. Là où l'infection s'est étendue on trouve souvent de l'emphysème sous-cutané, sonore, crépitant sous la main, traduisant la présence de gaz qui se développent dans ce foyer hyperseptique. Il est probable que ces phlegmons diffus gazeux sont en partie dus à des microbes anaérobies, qui se comportent à la façon du vibrion septique. Ces périproctites diffuses ont l'allure des gangrènes gazeuses.

C'est, avons-nous dit, surtout à la suite d'opérations sur le rectum qu'on les a observées. Le lendemain de l'intervention, la température s'élève, en même temps apparaît une douleur violente, une tuméfaction diffuse de toute la région ; la tuméfaction rougit bientôt et cette rougeur sombre, cuivrée, bronzée, gagne très rapidement le périnée, les fesses, le pubis et l'abdomen, la racine des cuisses.

Sur la peau apparaissent des phlyctènes noirâtres, et très vite au-dessous de celle-ci, des plaques de gangrène qui, en se soulevant, donnent passage à un liquide ichoreux et fétide. Les phénomènes généraux sont extrêmement graves : les malades délirent ; la langue est sèche, le teint plombé. L'anurie est complète : c'est la septicémie foudroyante, et la mort survient très rapidement par intoxication suraiguë.

Lorsque la température commence à s'élever, et la région à devenir rouge et douloureuse, il faut faire sauter toutes les sutures, inciser largement autant qu'il est nécessaire pour mettre au grand jour toutes les anfractuosités de la poche ; on ne craindra pas de multiplier les incisions, et partout on lavera abondamment à l'eau oxygénée, le meilleur topique que nous possédions contre les infections à anaérobies. Malgré la précocité et l'étendue des débridements, le pronostic de ces périproctites diffuses est terrible, car souvent l'intoxication est déjà mortelle au moment où l'on intervient. *HERBET et PIQUAND.*

RECTUM (PLAIES). — Seules les plaies du rectum survenues par voie anale ou périnéale méritent une étude spéciale, les plaies qui atteignent le rectum après avoir traversé la paroi abdominale, ne constituent qu'une variété des plaies pénétrantes de l'abdomen (v. c. m.). Ces plaies du rectum par voie anale peuvent être produites par des instruments tranchants, piquants ou contondants.

Les *plaies par instruments tranchants* sont rares, à part les plaies faites dans un but chirurgical ; on observe cependant quelquefois des coups de couteau, ou encore, chez les enfants, des plaies déterminées par les éclats d'un vase brisé pendant la défécation.

Les *plaies par instruments piquants* sont les plus fréquentes, tantôt elles sont produites par un corps étranger introduit par l'anus, par exemple une canule, par une bougie dilatante ou par tout autre corps étranger introduit dans un but de lubricité (V. Corps étranger du rectum) ; d'autres fois ces plaies se produisent à la suite d'une chute sur un manche d'outils, sur une canne, sur une grille de clôture ; enfin exceptionnellement on peut observer la perforation du rectum par une esquille osseuse venant d'une fracture du bassin, ou même par un cathétérisme brutal et maladroit de l'urètre.

Les *plaies par instruments contondants* sont surtout des plaies par projectiles d'armes à feu, le plus souvent le projectile atteint le rectum après avoir traversé la paroi abdominale, plus rarement il pénètre en traversant le périnée, ou la paroi osseuse du bassin.

Lésions. — La forme du corps vulnérant, son orientation au moment de l'accident, la force de pénétration dont il est animé, jouent un rôle capital dans l'étendue des lésions ; mais, ce qui est surtout important de distinguer, c'est le siège de la plaie, les plaies qui n'intéressent pas le péritoine étant d'ordinaire relativement bénignes, les plaies qui ouvrent le péritoine étant au contraire toujours très graves. Les lésions présentent un aspect assez variable, suivant que le corps vulnérant a pénétré par l'anus, ou par la région péri-anale.

Dans le premier cas, il n'y a d'ordinaire qu'une perforation, le corps étranger introduit par l'anus traversant la paroi du rectum à une hauteur variable. Au contraire, si l'agent vulnérant pénètre autour de l'anus, il entre dans le rectum en déterminant une première plaie, puis en ressort en en déterminant une seconde; il y a donc dans ce cas deux perforations siégeant le plus souvent, l'une sur la face postérieure, l'autre sur la face antérieure de l'organe. Lorsque la plaie ne remonte pas à plus de 5 à 6 centimètres au-dessus de l'anus, elle n'intéresse pas le péritoine, mais peut se compliquer de blessure de la vessie et des vaisseaux pelviens. Lorsque la plaie remonte en avant à plus de 6 ou 7 centimètres au-dessus de l'anus, elle ouvre presque toujours le cul-de-sac péritonéal recto-vésical et peut se compliquer de blessures de la vessie, de l'S iliaque, d'une anse d'intestin grêle, des vaisseaux iliaques et hypogastriques; on a même signalé la possibilité de blessures du foie, du diaphragme et du médiastin.

Symptômes. — Les *plaies limitées à l'anus* ont peu d'importance, sauf les cas où le sphincter est complètement divisé : elles s'accompagnent alors d'incontinence, mais une bonne suture profonde permet de remédier à cet inconvénient et d'empêcher qu'il ne devienne définitif.

Les *plaies du rectum* ont des symptômes très différents suivant les cas. Il y a tous les degrés possibles depuis la simple déchirure de la muqueuse jusqu'à ces traumatismes graves intéressant plusieurs organes à la fois et pouvant amener rapidement la mort.

La douleur est très variable : elle peut être vive, allant jusqu'à la syncope, s'accompagnant de nausées et de vomissements, même pour une plaie non perforante, alors que dans d'autres cas on peut voir des blessés atteints de lésions beaucoup plus graves se plaindre à peine et continuer à marcher pendant plusieurs heures.

L'hémorragie a plus de valeur, surtout si elle se produit très rapidement après le traumatisme, mais elle peut manquer si le sang s'accumule dans le rectum ou même dans la cavité péritonéale en cas de perforation complète. Exceptionnellement, des anses intestinales peuvent s'engager dans le rectum et venir sortir par l'anus. Lorsqu'il existe une plaie péri-anale, on peut voir par cette plaie sortir des matières ou des gaz et, en tous cas, l'exploration au stylet démontre facilement la pénétration.

Les plaies légères superficielles guérissent facilement et rapidement : les plaies profondes, au contraire, exposent à des complications graves. Il nous faut, à ce point de vue, distinguer les plaies de la portion non péritonéale et celles de la portion péritonéale du rectum.

Complications. — Les plaies de la portion non péritonéale, les plaies contuses principalement, s'accompagnent souvent d'accidents inflammatoires qui vont depuis la lymphangite, le phlegmon circonscrit, jusqu'au phlegmon diffus avec gangrène gazeuse (V. Anus, Phlegmons et Abcès).

Le péritoine peut réagir : le ballonnement du ventre, les nausées, les vomissements, en imposent pour une péritonite et font croire à une pénétration qui n'existe pas : ces cas graves peuvent se terminer par la mort. Lorsqu'ils guérissent, il laissent après eux de l'incontinence, des trajets fistuleux longs et difficiles à guérir.

Les plaies de la portion péritonéale peuvent se compliquer d'emblée de péritonite : en quelques heures éclatent des symptômes généraux graves, et bientôt le malade succombe dans l'hypothermie et la septicémie péritonéale.

Il arrive, au contraire, que, dans certains cas, rien ne vient au début dénoncer l'infection péritonéale ; puis les douleurs se révèlent avec le maximum au niveau de l'ombilic, les vomissements apparaissent, le pouls devient rapide, la température s'élève, et le malade succombe au bout de 3, 4 ou 5 jours si l'on n'intervient pas. Il est rare en effet que l'infection se localise et que la guérison s'obtienne après l'ouverture spontanée d'un abcès.

Les blessures de la vessie s'accompagnent généralement de troubles de la miction : le malade urine difficilement, parfois même pas du tout, soit qu'il existe une rétention complète, soit qu'une communication large permette l'écoulement de toute l'urine par le rectum. L'examen des urines, le cathétérisme, renseignent à ce sujet. La pénétration est évidente quand des matières ou des gaz passent par le vagin ou par l'urètre.

Si le péritoine est indemne, la complication peut n'être pas très grave. Il n'en est pas de même si la séreuse est intéressée ; la péritonite est alors presque fatale.

Les plaies par armes à feu n'ont pas une symptomatologie bien nette, hors le cas d'une plaie péri-anale laissant passer des matières fécales, des gaz ou de l'urine. L'infection se propage vite au tissu cellulaire voisin et amène la production de phlegmons gangreneux d'infiltration d'urine. La blessure concomitante des organes voisins, les fractures des os du bassin viennent encore assombrir le pronostic.

Diagnostic. — Il ne suffit pas de savoir que le rectum a été intéressé, ce qui est d'ordinaire facile ; il faut se rendre compte de l'étendue des lésions, de manière à pouvoir se tracer immédiatemant une ligne de conduite au point de vue du traitement.

Il serait imprudent d'attendre des phénomènes péritonéaux pour faire le diagnostic de plaie pénétrante. Le toucher rectal ne peut donner que des renseignements tout à fait insuffisants, parfois même trompeurs. Il faut chercher à voir directement. Si la plaie est basse, une petite valve introduite dans l'anus permet, en déprimant la paroi opposée, de l'inspecter facilement. Si la plaie, située plus haut, est difficilement accessible, il ne faut pas hésiter à endormir le malade, à dilater l'anus, de manière à pouvoir faire une exploration suffisante.

L'exploration avec le stylet est permise, pourvu que l'instrument soit manié prudemment et avec douceur : elle permettra de diagnostiquer la pénétration. La rectoscopie peut également donner des renseignements précieux. Enfin, dans le doute, la laparotomie exploratrice reste indiquée au moindre doute d'infection péritonéale.

Traitement. — En cas de plaie du rectum intéressant le péritoine ou la vessie, il faut immédiatement pratiquer une laparotomie.

Le malade est placé sur le plan incliné. Une fois le ventre ouvert, on rejette vers l'ombilic tout l'intestin qu'on rencontre dans l'excavation et on le maintient avec de grandes compresses après l'avoir nettoyé et essuyé à sec s'il y a lieu. On explore alors facilement toute la face péritonéale du rectum. On y cherche la perforation que fait parfois reconnaître une petite ecchymose sous-péritonéale, et on la ferme par des points de suture musculo-séreux, à la Lembert.

Si la plaie est d'accès très difficile, il peut être utile d'introduire dans le rectum un petit ballon de caoutchouc qu'on gonfle d'air.

La perforation oblitérée, on vérifie l'état de la vessie, de l'S iliaque, des anses grêles, et on draine.

Lorsque la plaie n'intéresse pas le péritoine, on pourra parfois se contenter de grands lavages chauds dans le rectum plusieurs fois par jour. Le plus souvent on sera amené à une intervention par une hémorragie ou par des accidents d'infection.

Contre l'hémorragie, l'idéal est de placer un fil sur le vaisseau qui saigne, mais la chose n'est pas toujours facile; il faudra parfois se contenter de laisser quelques pinces à demeure pendant 48 heures ou, si la plaie est inaccessible, de pratiquer le tamponnement en ayant soin de placer au centre du tampon un gros drain pour permettre l'issue du gaz.

Contre l'infection, la conduite varie suivant les cas. Une petite plaie rectale peut être suturée. Si l'orifice de pénétration siège en dehors de l'anus, Quénu conseille de suturer la plaie au catgut par le rectum et d'établir un large drainage par l'orifice de la plaie para-rectale. Mais en présence d'une large plaie souillée de matières fécales, le mieux est de fendre largement le périnée, le sphincter et la paroi rectale au niveau de la commissure postérieure.

La conduite à tenir en présence d'un prolapsus de l'intestin grêle à travers une plaie du rectum a été exposée plus haut [V. RECTUM (RUPTURES)]. Les plaies par armes à feu ne présentent pas d'indications spéciales.

HERBET-PIQUAND.

RECTUM (POLYPES). — Le mot de *polypes*, qui signifie tumeur pédiculée, n'implique en lui-même aucune conclusion histologique, et de fait on trouve dans le rectum des polypes de nature variée : les uns sont de nature inflammatoire (végétations, condylomes, papillomes), les autres sont des hémorroïdes transformées (polypes fibreux ou angiomateux), des tumeurs conjonctives bénignes ou malignes (lipomes, myomes, sarcomes), des tumeurs épithéliales bénignes (adénome) ou malignes (tumeurs villeuses) : il faudrait donc rigoureusement ajouter au mot polype une épithète pour indiquer sa nature.

Toutefois, en pratique, le mot polype a un sens très précis et on désigne sous ce nom des adénomes pédiculés.

Les polypes isolés du rectum s'observent presque exclusivement *chez l'enfant* avec une égale fréquence dans les deux sexes, et aussi bien dans la première que dans la seconde enfance; on en a vu à quelques mois.

Caractères anatomiques. — Habituellement uniques, les polypes ont le volume d'une cerise, d'une noix, quelquefois plus; leur surface d'un rouge vif est lisse ou parsemée de sillons; parfois sessiles, ils sont habituellement pourvus d'un pédicule long et mince, fixé toujours à 3 ou 4 centimètres de l'anus, rarement plus haut (fig. 44 et 45).

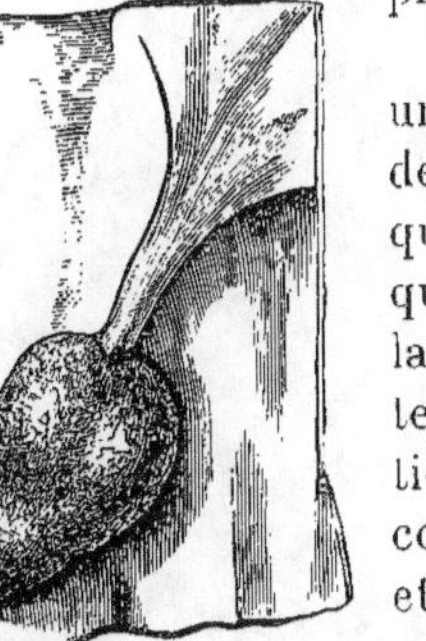

Ils sont constitués par une hypertrophie des glandes de la muqueuse, quelquefois devenues kystiques. L'épithélium glandulaire, augmenté de hauteur, forme des végétations; ils contiennent beaucoup de cellules mucipares et peu de cellules à plateau.

Fig. 44. — Polype muqueux.

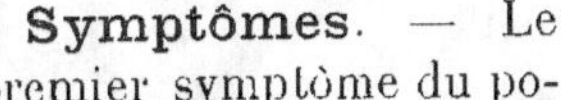

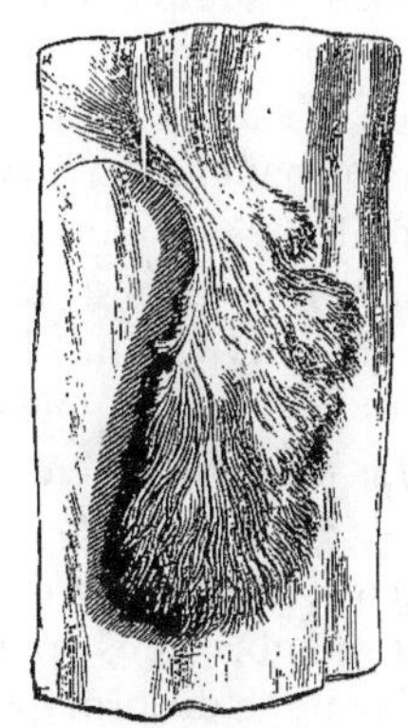

Fig. 45. — Polype papillaire.

Symptômes. — Le premier symptôme du polype est habituellement l'*hémorragie*; peu abondante au début, survenant au moment des selles, elle se reproduit parfois à des intervalles éloignés, d'autres fois assez fréquemment pour amener un état d'anémie véritable. Le sang n'est pas noirâtre, ni mélangé aux matières fécales; il est d'un rouge vif et tache à la surface les matières dures; on le voit s'écouler goutte à goutte et il forme des taches sur la chemise.

L'enfant éprouve de *fausses envies d'aller à la selle*, du *ténesme*: malgré l'expulsion des matières, il lui semble que le besoin n'est pas satisfait, il continue à pousser et à faire des efforts. Aux sensations douloureuses anales se joignent quelquefois des *troubles de la miction*, de la rétention d'urine, des interruptions brusques du jet. Souvent ces efforts répétés ont pour effet d'amener la petite tumeur au dehors et peuvent même produire un véritable *prolapsus* de la muqueuse. L'existence d'un sillon sur les matières fécales est un signe inconstant.

L'*évolution* de ces polypes est très lente; il arrive que, par suite des tractions, le pédicule se rompe et la guérison se fasse spontanément.

La complication la plus ordinaire est *le prolapsus;* il faut aussi signaler *la rectite* avec ses douleurs et ses écoulements glaireux, *la fissure* et les troubles de l'état général dus aux hémorragies répétées.

Diagnostic. — Chez l'enfant, en présence d'hémorragie survenant au moment des selles, il faut immédiatement songer au polype et examiner le rectum; le mieux est de faire administrer à l'enfant un lavement qui est rendu en présence du médecin.

Souvent au moment des efforts d'expulsion on voit apparaître à l'orifice anal une petite tumeur d'un rouge foncé qui peut être saisie avec les doigts; toute sa périphérie est libre; elle n'adhère au rectum qu'en un point très circonscrit qui correspond à son pédicule (fig. 46).

Si la tumeur ne vient pas faire saillie à l'anus, le toucher permet de la trouver; il faut se souvenir:

1° Que les polypes s'attachent à *la paroi postérieure du rectum*.

2° Que leur point d'insertion est en général à 4 ou 5 centimètres de l'anus.

Le doigt peut facilement le reconnaître grâce à sa surface tomenteuse et à sa consistance molle, et quelquefois l'accrocher et le sentir attenant à la paroi rectale par un pédicule dont on peut faire le tour.

Ce n'est que dans les cas exceptionnels, où malgré les symptômes fonctionnels le toucher ne permet pas de trouver le polype, que l'on peut avoir recours au spéculum.

Le diagnostic en est donc facile ; un examen un peu attentif suffit à le distinguer des hémorroïdes rares chez l'enfant, — du prolapsus dont la puissance n'exclut pas celle du polype, enfin de l'invagination intestinale, lorsque la tête du boudin invaginé vient faire saillie dans le rectum.

Les autres variétés de polypes sont exceptionnelles chez l'enfant ; chez l'adulte, il faut

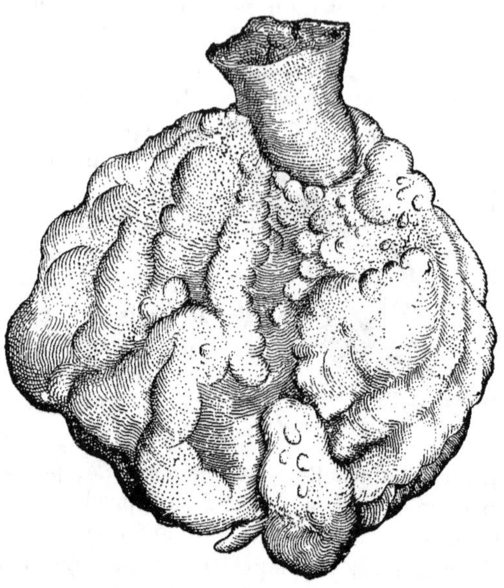

Fig. 46. — Polype rectal, grosseur naturelle. (S. Pozzi.

se défier des tumeurs pédiculées, ce sont souvent des carcinomes, ou des tumeurs villeuses, qui sont des tumeurs épithéliales malignes, ou des sarcomes.

On observe aussi chez l'adulte des productions polypeuses multiples souvent étendues à d'autres portions de l'intestin et constituant la *polypose recto-colique*. Cette affection, très rare, de pathogénie obscure, rattachée avec quelque vraisemblance aux rectites glandulaires, possède une remarquable tendance à évoluer vers l'épithéliome. Elle se manifeste par trois signes principaux : une diarrhée très abondante, des hémorragies répétées et des douleurs ; le pronostic en est très grave.

Pronostic et Traitement. — Les polypes de l'enfant sont des tumeurs essentiellement bénignes qui ne récidivent pas après l'ablation complète. Il arrive même que le pédicule se rompe spontanément pendant les efforts de défécation ou au moment du toucher.

L'arrachement et *la torsion* sont des procédés un peu brutaux.

Il vaut mieux pratiquer *la ligature* et *la section*.

Après une préparation convenable, l'enfant est endormi ; l'anus est dilaté, on attire au dehors le polype avec une pince et, le pédicule étant ainsi tendu, on le traverse près de sa base avec une aiguille chargée. Le fil est lié solidement et le pédicule sectionné aux ciseaux ou au thermo.

L'ablation du polype fait disparaître rapidement tous les troubles fonctionnels ; le prolapsus se réduit spontanément.

La plupart des polypes de l'adulte sont des tumeurs malignes et nécessitent une ablation plus complète.

Rectum (Prolapsus).

Lorsqu'il y a des polypes multiples, s'ils sont peu nombreux, on peut essayer de les enlever, mais l'ablation n'est qu'une opération palliative rapidement suivie de récidive; en général, même *l'extirpation du rectum* n'en met pas à l'abri. L'*anus iliaque* permet au moins de pallier les douleurs et les hémorragies.   *HERBET et PIERRE MOCQUOT.*

RECTUM (PROLAPSUS). — On désigne sous le nom de prolapsus l'issue à travers de l'anus d'une portion plus ou moins étendue du rectum.

Ainsi entendu, le prolapsus peut présenter 3 variétés :

1° *Prolapsus muqueux;*

2° *Prolapsus ano-rectal;*

3° *Prolapsus rectal ou invagination rectale.*

Lésions. — 1° *Prolapsus muqueux.* — Le prolapsus muqueux consiste en un glissement de la muqueuse qui, entraînée par le bol fécal ou par des hémorroïdes, glisse sur les autres parois du canal ano-rectal et vient apparaître hors de l'orifice anal sous forme d'un bourrelet rouge. Au début ce prolapsus ne se produit qu'à la suite des efforts de défécation; plus tard il persiste en dehors de ces efforts. Le bourrelet muqueux est en général de petites dimensions, ne dépassant pas 2 à 3 centimètres de longueur (fig. 47).

2° Le *prolapsus complet* consiste en un glissement de toutes les tuniques du rectum qui viennent faire saillie par l'anus en constituant une tumeur conique de 8 à 12 centimètres de longueur. Cette tumeur est dirigée en arrière, de sorte que l'orifice par où sortent les matières regarde vers le coccyx et affecte la forme d'un fer à cheval à concavité postérieure. Au pourtour de la tumeur la muqueuse qui la recouvre se continue directement et sans sillon de séparation avec les téguments du périnée (fig. 48).

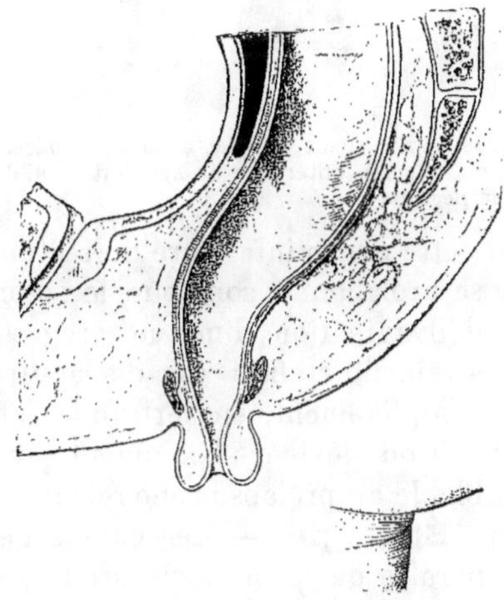

Fig. 47. — Prolapsus partiel; la muqueuse seule fait issue au dehors.

Si on dissèque la tumeur on constate qu'elle est formée par deux cylindres adossés comprenant chacun toute l'épaisseur de la paroi rectale, au pourtour de l'orifice, par où sortent les matières, les deux cylindres se continuent l'un avec l'autre, en haut le cylindre interne se continue avec la portion du rectum restée en place et le cylindre externe avec le périnée.

Entre les deux cylindres on trouve : En avant un prolongement constituant une véritable hernie dans laquelle on trouve souvent de l'intestin, les ovaires, les trompes. En arrière tous les vaisseaux hémorroïdaux se groupent, formant une sorte de pédicule vasculaire qui attire le prolapsus en haut et en arrière, le force à s'incurver et lui donne sa forme caractéristique.

Le plus souvent, le sphincter strié de l'anus ne participe pas au prolapsus.

et reste à sa place, mais est fortement dilaté et a souvent perdu toute tonicité.

3° **Prolapsus rectal**. — Le prolapsus rectal proprement dit constitue une véritable invagination de la partie supérieure du rectum à travers la partie inférieure restée en place, puis à travers l'anus. Le prolapsus se trouve ainsi composé de 3 cylindres invaginés (fig. 49): le cylindre interne se continue avec la paroi intestinale restée en place, le cylindre externe avec le périnée, le cylindre moyen se continue en bas avec le cylindre interne (tête de l'invagination) en haut avec le cylindre externe (collier d'invagination), ce collier se trouve à une hauteur variable ; au début il est à plusieurs centimètres au-dessus du sphincter externe, en sorte que la base du prolapsus est entourée par un sillon d'invagination plus ou moins profond qui répond

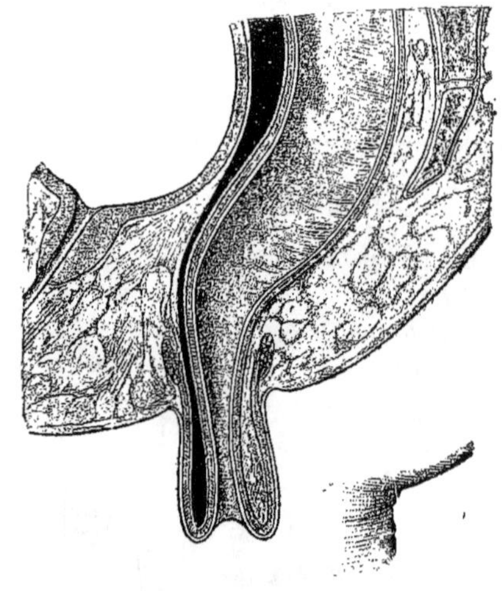

Fig. 48.— Prolapsus complet à deux cylindres dans la partie antérieure on aperçoit le cul-de-sac péritonéal.

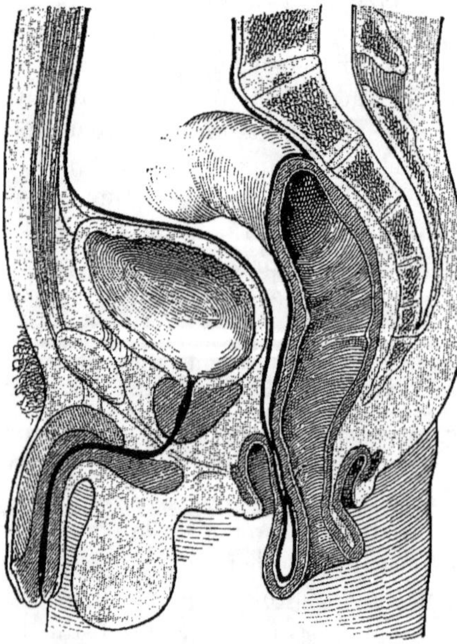

à la partie inférieure du rectum ; plus tard cette partie inférieure du rectum se prolabant à son tour, le sillon d'invagination diminue progressivement et finit par disparaître complètement, en sorte que l'affection devient absolument semblable au prolapsus ano-rectal.

Étiologie. — Les causes générales de la production du prolapsus se ramènent à un effort qui tend à extérioriser un rectum maintenu par des tissus affaiblis. L'effort ordinairement en jeu est celui qu'exercent périodiquement les constipés pour tenter d'obtenir une garde-robe. Plus rarement c'est la toux, chez des malades atteints d'affection pulmonaire chronique, ou l'effort de miction chez des calculeux, des rétrécis, des prostatiques.

Fig. 49.—Prolapsus rectal à trois cylindres. (P. Duval, in *Précis de Pathol. chirurg.*)

Si le bol fécal sur lequel s'exerce cet effort vient à buter contre des paquets hémorroïdaires, contre des polypes, contre un rétrécissement congénital ano-rectal, cet effort se transmettra intégralement à la paroi rectale et tendra à expulser cette paroi à travers l'anus, c'est-à-dire à produire le prolapsus, si cette paroi n'est pas solidement fixée.

La faiblesse de la fixation des parois rectales s'observe chez les enfants rachitiques, qui présentent des troubles gastro-intestinaux. On la rencontre aussi chez les tuberculeux amaigris, épuisés par la diarrhée.

Elle peut consister en une laxité exagérée de la sous-muqueuse permettant à la muqueuse de glisser sur la musculeuse, ou en une amyotrophie des releveurs de l'anus et du sphincter strié de l'anus, enfin en un allongement pathologique et en un affaiblissement des pédicules conjonctivo-vasculaires de l'hémorroïdale supérieure et des hémorroïdales moyennes.

Mécanisme. — Le prolapsus muqueux s'observe chez les enfants qu'on laisse longtemps sur le vase, cuisses fléchies, pour s'efforcer à la défécation. Les efforts dans cette attitude, chez des sujets débiles, finissent par expulser hors de l'anus la muqueuse mal fixée au rectum.

La genèse du prolapsus complet a été très discutée.

Pour Cruveilhier, un prolapsus muqueux, un polype peuvent faire bouchon dans le canal anal; un bol fécal poussé par l'effort de défécation contre cet obstacle tendra à produire le prolapsus complet.

Pour Jeannel, la condition nécessaire à l'évasion du rectum hors de l'anus est que le méso-hémorroïdal supérieur soit allongé et dégénéré; c'est lui qui constitue la chaîne retenant le rectum prisonnier dans l'excavation; la porte anale serait-elle ouverte devant lui, le prisonnier ne pourrait s'échapper si sa chaîne ne cédait.

Ludlow a bien montré que le prolapsus complet était dû à une véritable hernie de l'intestin, qui refoule en doigt de gant la paroi antérieure du rectum. Les anses intestinales, poussant au moindre effort sur cette paroi antérieure, la dépriment, la refoulent et finalement la chassent devant elles par l'anus. Ce mécanisme est le même, qu'il s'agisse d'un prolapsus complet ou d'une invagination rectale.

Gérard-Marchant a émis l'hypothèse que le prolapsus complet chez l'homme était problablement dû à ce que l'aponévrose prostato-péritonéale, qui normalement résulte de la coalescence de deux lames péritonéales, était frappée d'arrêt de développement; par conséquent, le cul-de-sac péritonéal, au lieu de s'arrêter à la partie supérieure de cette aponévrose, descend en bas jusqu'à l'aponévrose moyenne, jusqu'aux releveurs, jusqu'au bord supérieur du sphincter anal. Les anses intestinales qui s'engagent dans cet arrière-fond du cul-de-sac de Douglas sont toutes prêtes à constituer une hernie ou hydrocèle en refoulant devant elles la paroi rectale.

Cette hernie, poussant devant elle le rectum qui s'inverse, s'engage à travers le sphincter anal, brusquement et pendant un effort violent si ce sphincter est intact; c'est alors une hernie de force. L'engagement est moins brusque si le sphincter est altéré; c'est une hernie de faiblesse.

Symptômes. — Chez les enfants, le prolapsus est presque toujours un prolapsus muqueux. Il se manifeste au début sous forme d'un repli muqueux rouge, se montrant à la suite de chaque défécation et se réduisant spontanément. C'est pourquoi, bien souvent il passe inaperçu et peut guérir spontanément; mais il peut aussi augmenter progressivement de volume. Il forme alors un véritable bourrelet long de 3 à 4 centimètres, d'une belle couleur rouge vif, souvent recouvert de mucosités visqueuses. La muqueuse irrégulièrement plissée se continue directement, sans sillon, avec la peau de l'anus. L'orifice anal étroit et froncé est au centre du bourrelet.

Rarement le prolapsus atteint des dimensions bien considérables : le prolapsus total existe dans le jeune âge, mais il est exceptionnel.

Chez l'adulte, le prolapsus muqueux est presque toujours lié à l'existence d'hémorroïdes. On observe pourtant chez le vieillard des prolapsus partiels dus à l'absence de tonicité du sphincter anal.

Quant au prolapsus complet, il peut débuter de deux façons différentes.

S'il se produit de bas en haut, le bourrelet prolabé devient de plus en plus considérable ; il s'incurve en arrière, mais jamais il n'existe entre la peau et la muqueuse du sillon intermédiaire.

S'il se fait de haut en bas, au contraire, on voit sortir à travers l'orifice anal distendu une sorte de boudin cylin-

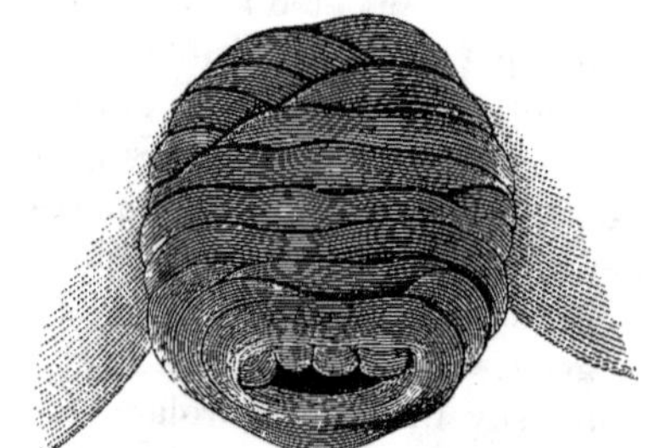

Fig. 50. — Tumeur formée par le prolapsus de la muqueuse rectale.

drique dont la base est séparée de l'anus par un sillon dont la profondeur diminue à mesure que le prolapsus s'accuse. C'est le prolapsus à trois cylindres. Le sillon est rendu parfois d'autant plus net que la muqueuse anale épaissie, éversée, forme comme une sorte de bourrelet circulaire engainant à sa base le boudin prolabé. Au sommet de ce dernier se trouve l'orifice anal.

Le prolapsus peut parfois se produire brusquement, d'emblée, chez un individu jeune, bien musclé, à la suite d'un violent effort. C'est ce que Gérard-Marchant appelait le prolapsus de force par opposition au prolapsus de faiblesse qui se produit lentement et progressivement.

Quand le prolapsus complet est définitivement constitué, il se présente sous la forme d'une tumeur conique à base supérieure que l'on a justement comparée à une massue ou à une ruche d'abeilles renversée (fig. 50). Sa longueur est à peu près constante, 10 à 12 centimètres, mais son volume est variable depuis les dimensions d'une mandarine jusqu'à celles d'une tête de fœtus. Le développement se fait surtout aux dépens de la partie antérieure, grâce à la présence des anses intestinales contenues dans l'hédrocèle. Aussi, cette paroi antérieure est-elle tendue ; elle bombe dans l'effort, elle est sonore à la chiquenaude et réductible à la pression avec ou sans gargouillement.

La paroi postérieure, au contraire, retenue par le méso, se plisse et force le prolapsus à s'incurver en arrière. L'orifice est ainsi amené à regarder en arrière et en bas ; il est de forme ovalaire et bordé par une valvule qui correspond à cet épaississement des fibres circulaires qui existe à la partie supérieure de l'ampoule et qu'on appelle le sphincter de Nélaton. La muqueuse est rouge, congestionnée, parfois assez régulièrement lisse, parfois au contraire portant des plis transversaux qui lui donnent un aspect annelé. Le toucher rectal permet de se rendre compte de l'épaisseur des parois, de faire glisser l'un sur l'autre les deux cylindres et de constater que le prolapsus n'est pas constitué par la muqueuse seule. Au début, le prolapsus n'est pas très gênant; il se produit au moment des selles pour se réduire spontanément aussitôt après; mais, peu à peu, le sphincter se relâche, la chute se fait facilement, non plus seulement lors de la défécation, mais à l'occasion d'un simple effort, d'une quinte de toux; elle arrive alors à devenir permanente, car la réduction en devient de plus en plus difficile, malgré tous les artifices qu'emploie le malade.

Arrivé à ce degré, le prolapsus constitue une infirmité extrêmement pénible. La muqueuse, exposée à tous les frottements, s'irrite et s'enflamme; à sa surface se fait un suintement abondant, puis des ulcérations se forment qui s'infectent et suppurent.

Chaque selle provoque des douleurs très vives et s'accompagne souvent d'hémorragies plus ou moins considérables. Le malade s'affaiblit, se cachectise, et l'on conçoit la gravité du pronostic quand le prolapsus est arrivé à une telle période de son évolution.

Un travail inflammatoire moins aigu amène l'épaississement chronique du boudin prolabé qui devient ainsi complètement irréductible.

D'autres complications peuvent encore assombrir ce tableau clinique. C'est l'incontinence des matières fécales, due au manque de tonicité du sphincter distendu. Un sphincter solide et résistant peut, au contraire, produire l'étranglement.

Après une défécation plus pénible que les autres, le prolapsus demeure irréductible en dépit de tous les efforts. Il forme une masse volumineuse, tendue, douloureuse à la pression. Sa base est comme étranglée par le sphincter contracturé. Sa surface, violacée, se marbre de taches noirâtres qui bientôt se sphacèlent, créant des pertes de substances plus ou moins larges. La gangrène peut, dans certains cas, s'étendre à tout le boudin prolabé. Cette complication est grave par les dangers d'infection et d'hémorragies auxquels elle expose le malade.

Indépendamment de cet étranglement vrai du prolapsus lui-même, on peut observer des accidents d'occlusion dus à l'étranglement d'une anse intestinale contenue dans l'hédrocèle. Il s'agit cette fois d'une véritable hernie étranglée se caractérisant par la tension de la partie antérieure du prolapsus qui devient dure, douloureuse, irréductible. Si l'on n'intervient pas en temps utile le malade est voué à une mort certaine.

On ne peut guère, en effet, pas plus que dans une autre hernie étranglée, escompter les chances de l'établissement d'une fistule stercorale spontanée.

Cette terminaison heureuse, mais exceptionnelle, se présenterait ici dans des conditions très favorables, puisque la fistule se produirait dans le rectum. Ce serait un véritable *anus contre nature in ano*.

Traitement. — a) *Traitement du prolapsus chez l'enfant.* — Ces prolapsus d'ordinaire muqueux, sont assez faciles à guérir. Le bourrelet doit être réduit après chaque selle. L'enfant étant couché sur le côté, la fesse supérieure surélevée, on presse sur la tumeur d'une façon régulière en cherchant avec l'extrémité des doigts à réduire tout d'abord la partie centrale, la dernière prolabée. La réduction faite, on empêchera la procidence de se

reproduire en serrant l'une contre l'autre les fesses de l'enfant, en les maintenant au besoin à l'aide d'un bandage agglutinatif. Il faut, en même temps,
surveiller le régime alimentaire, éviter la constipation, soigner l'entérite
avec la diarrhée qui en est la conséquence. On s'efforcera d'obtenir chaque
jour une selle régulière, l'enfant restant sur le vase le moins possible.

Enfin on luttera par les bains salés, les frictions, l'huile de foie de morue,
contre le rachitisme dont on connaît le rôle pathogénique important.

Il est certains cas cependant où ce traitement simple ne suffit pas. Le
bourrelet prolabé est épaissi, œdématié; on peut, par l'ignipuncture, en
amener la rétraction. On pratiquera des pointes de feu profondes ou, mieux
encore, on mènera en suivant l'axe du rectum 4 ou 6 raies de feu intéressant
toute la muqueuse. Le tissu de cicatrice qui en résultera fixera cette
muqueuse aux plans profonds et s'opposera à la reproduction du prolapsus.

Si la muqueuse est par trop altérée ou si le prolapsus a des dimensions
trop considérables, le mieux sera de recourir à l'excision.

b) *Traitement du prolapsus complet chez l'adulte.* — Le prolapsus complet est d'un traitement beaucoup plus difficile, un grand nombre d'interventions chirurgicales ont été proposées ayant pour objet soit d'exciser le
segment intestinal prolabé, soit de suspendre par en haut le rectum procident, soit au contraire de le soutenir par en bas.

L'enlèvement de toute la portion d'intestin prolabé conseillé par Nélaton
et Segond constitue une opération délicate et sérieuse qui a le gros inconvénient d'ouvrir en un milieu septique le cul-de-sac péritonéal que renferme
presque constamment la paroi antérieure du prolapsus; de plus, dans un
certain nombre de cas, l'intervention peut se compliquer ultérieurement de
rétrécissement du rectum; enfin, l'opération est moins radicale qu'elle ne le
paraît et les récidives ne sont pas exceptionnelles.

Pour parer à ces inconvénients, Delorme a conseillé récemment de pratiquer seulement une résection étendue de la muqueuse rectale. L'opération
est très analogue à celle de Whitehead pour les hémorroïdes, mais doit
comprendre une étendue beaucoup plus grande de la muqueuse, en moyenne
12 à 15 centimètres. Elle a pour résultat d'une part de supprimer la
muqueuse prolabée, d'autre part et surtout de plisser les fibres musculaires
longitudinales du rectum et de déterminer ainsi la formation d'un bourrelet
musculaire épais et résistant qui vient renforcer le sphincter et s'oppose à la
chute du rectum.

Au lieu de cette résection totale de la muqueuse, M. Reclus a conseillé
de pratiquer plusieurs résections partielles : l'opération absolument analogue
à celle qu'il pratique pour les hémorroïdes, consiste à attirer en plusieurs
points un cône de muqueuse que l'on traverse à sa base par un fil qui est
serré en faisant le nœud de l'artificier, le cône muqueux est alors excisé
d'un coup de ciseau. En enlevant ainsi 3 ou 4 cônes de muqueuse on étend
suffisamment le canal anal, et les colonnes de muqueuse qui persistent entre
les parties réséquées préviennent tout rétrécissement ultérieur. Ce procédé
extrêmement simple, facile à faire sous anesthésie locale, donne les meilleurs résultats pour les prolapsus muqueux (V. Hémorroïdes).

Pour soutenir le rectum par en bas, plusieurs procédés ont été employés,

le meilleur nous paraît être celui de Lenormant qui consiste à suturer les
muscles releveurs comme pour un prolapsus génital : on aborde facilement
ces muscles par incision prérectale et on unit largement leur face interne de
façon à reconstituer une sangle musculaire qui soutient la face antérieure
du rectum et s'oppose à son abaissement. L'opération donne de bons
résultats lorsque les releveurs ne sont pas trop atrophiés, on la complète
par résection d'un segment de la muqueuse ano-rectale faisant ainsi une véritable ano-périnéorraphie.

Pour suspendre le rectum, Jeannel a conseillé de fixer aussi haut que
possible, à la paroi abdominale antérieure, le côlon ilio-pelvien : cette colo-

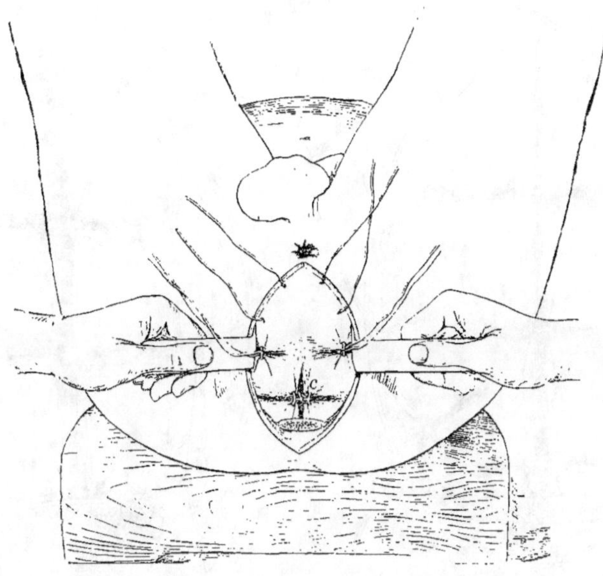

Fig. 51. — Recto-coccypexie. (Gérard-Marchant.)

pexie sera utilement complétée d'un anus contre nature provisoire dans le
cas où le prolapsus est compliqué de rectite intense.

Gérard-Marchant conseille plutôt de suspendre le rectum au coccyx, il
procède de la façon suivante (fig. 51, 52, 53) :

« Je fais sur la ligne médiane post-anale une incision longitudinale qui
commence à 2 ou 3 centimètres de l'anus et se termine à peu près au niveau
de l'articulation sacro-coccygienne. Cette incision respecte le sphincter
anal, mais met à nu l'ampoule et la face postérieure du coccyx dont j'ai
coutume de réséquer l'extrémité pour augmenter l'étendue du champ opératoire. J'ai ainsi largement exposé la face postérieure du rectum. Je réalise
tout d'abord le plissement (en lanterne vénitienne) par une série d'anses
placées verticalement de chaque côté de la ligne médiane. Les anses sont
ensuite nouées l'une à l'autre de manière à produire un nouveau plissement,
mais dans le sens longitudinal cette fois. Cette manœuvre a de plus pour
autre résultat de me rendre accessibles les faces latérales de l'ampoule et de

me permettre de placer très loin une nouvelle série d'anses verticales qui
une fois nouées vont me servir de fils fixateurs. Cette fixation je la fais en
partie aux plans fibreux présacrés ou précoccygiens et en partie aux bords
inférieurs des grands ligaments sacro-sciatiques. »

Les différents procédés que nous venons d'exposer présentent chacun des
avantages; ils ont, suivant les cas, leurs indications particulières. En pratique, voici quelle est la ligne de conduite à suivre.

Les prolapsus muqueux ou les prolapsus peu volumineux se produisant

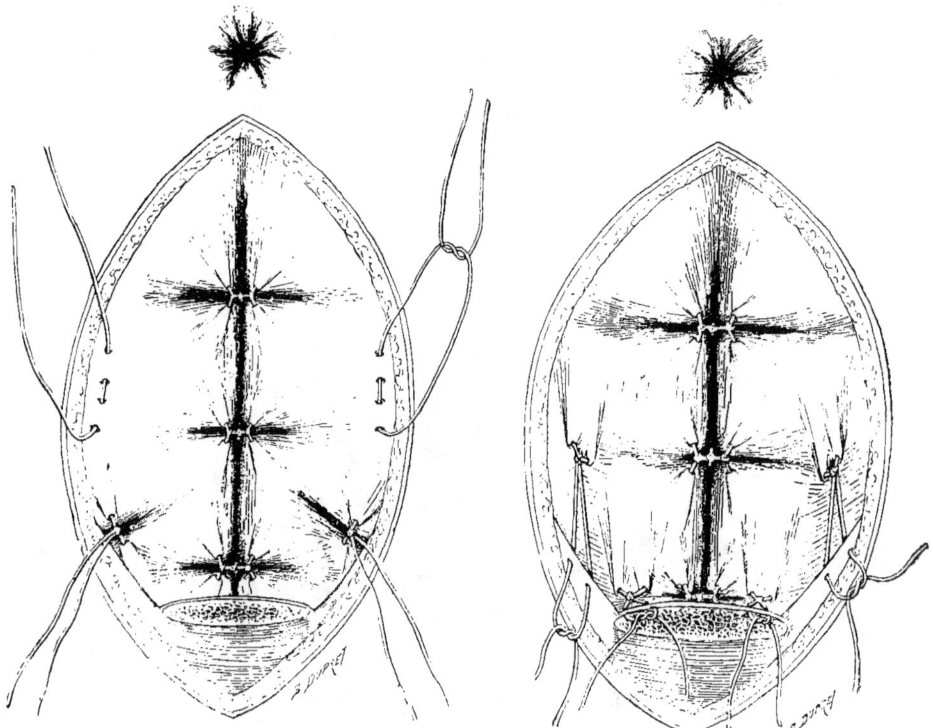

Fig. 52 et 53. — Recto-coccypexie. (Gérard-Marchant.)

de bas en haut seront traités par excision partielle de la muqueuse suivant
le procédé de Reclus.

Le prolapsus ano-rectal complet, comprenant toute l'ampoule retournée,
doit être traité par le plissement et la fixation, et l'opération de choix en
pareil cas est sans contredit la recto-coccypexie de Gérard-Marchant. On
peut, suivant les cas, lui adjoindre une recto-périnéorraphie antérieure, le
plissement du sphincter distendu et même le rétrécissement de l'orifice anal
au moyen d'un fil d'argent suivant la méthode de Thiersch.

La colopexie ne me paraît indiquée d'emblée que dans l'invagination procidente du côlon. Elle l'est secondairement après échec de la rectopexie et
quand il existe une rectite intense.

La résection est la méthode obligée dans les prolapsus permanents et
irréductibles, quand les tuniques rectales sont très épaissies, ulcérées ou en

voie de dégénérescence néoplasique. C'est également le traitement de choix du prolapsus étranglé irréductible.

Les accidents d'occlusion intestinale dus à l'étranglement d'une anse intestinale dans le sac de l'hédrocèle réclament une intervention précoce. C'est une véritable hernie étranglée qu'il faut traiter comme telle par l'ouverture du sac et la réduction de l'intestin. Si l'état du malade le permet, on terminera par la résection complète du prolapsus.

HERBET-PIQUAND.

RECTUM (RÉTRÉCISSEMENTS. — Le rétrécissement du rectum est caractérisé par une diminution progressive du calibre de ce conduit, due à une altération organique, non néoplasique de ses parois.

Au point de vue pathogénique, on distingue 4 variétés de rétrécissements du rectum, et cette distinction a son importance, car toutes les variétés ne sont pas justiciables du même traitement.

Il y a des rétrécissements *congénitaux*, *cicatriciels*, *inflammatoires* et *périrectaux*. Les plus importants, parce que plus fréquents, sont les rétrécissements inflammatoires.

Quant aux rétrécissements spasmodiques, ils n'existent pas en tant que trouble isolé. Le spasme est dû toujours à une lésion du rectum, ulcération, par exemple.

1° Rétrécissements congénitaux. — Les rétrécissements congénitaux résultent d'un arrêt ou d'un trouble dans le développement de la région ano-rectale : régression incomplète de la membrane anale qui persiste sous forme d'anneau ou de croissant, constituant une bride, une valvule ou un éperon.

Ils ont trois caractères principaux (Reclus).

Leur siège : ils se trouvent presque toujours à l'union du trajet sphinctérien et de l'ampoule rectale, à 5 centimètres environ de l'orifice anal.

Leur forme : ils sont souples ; c'est un diaphragme ou une valvule formés par une muqueuse normale qui se laisse aisément refouler par le doigt.

Leur date d'apparition : le plus souvent inaperçus pendant l'enfance et la jeunesse en raison de la souplesse de la muqueuse, de l'activité des fibres de l'intestin, ils ne se manifestent que chez l'adulte vers l'âge de 20 ou 25 ans.

Le rétrécissement siège ou paraît siéger quelquefois plus haut, à 5, 6, 7 centimètres de l'anus, mais la mensuration est difficile, et d'autre part la mobilité dans le sens vertical peut être une cause d'erreur.

Le rétrécissement conserve toujours sa forme en diaphragme ou en valvule, mais tôt ou tard la muqueuse se modifie, devient épaisse, parcheminée, granuleuse et même saignante. Cette altération habituelle à un moment de l'évolution du rétrécissement joue un rôle capital dans l'apparition des signes classiques révélateurs : difficulté d'aller à la selle, fréquence et peu d'abondance des garde-robes, douleurs, émission de matières glaireuses, sanguinolentes et purulentes. L'apparition des troubles est due à l'éclosion de la rectite, complication qui survient tôt ou tard dans les rétrécissements congénitaux.

2° Rétrécissements cicatriciels. — Les rétrécissements cicatriciels peuvent succéder à toute perte de substance un peu étendue de la paroi rectale; il arrive que ulcération et rétrécissement coexistent et il s'y ajoute toujours un élément inflammatoire, parfois si important qu'il prime la cicatrice. Cependant, il existe des rétrécissements cicatriciels vrais, en forme de brides fibreuses ou d'anneaux, qui sont dus le plus souvent à des traumatismes accidentels (plaies, brûlures, corps étrangers) ou chirurgicaux (résection du rectum, extirpation d'hémorroïdes, etc.).

5° Rétrécissements péri-rectaux. — Les rétrécissements péri-rectaux sont dus aux processus inflammatoires voisins, qui se propagent autour du rectum et l'enserrent par les brides fibreuses développées à leur suite; ils succèdent le plus souvent à des inflammations utéro-annexielles chez la femme, prostatiques chez l'homme, parfois à des abcès et à des fistules.

4° Rétrécissements inflammatoires. — Ce sont de beaucoup les plus fréquents.

Lésions. — Le rétrécissement inflammatoire habituellement unique, quelquefois formé de plusieurs rétrécissement superposés et très rapprochés, siège le plus souvent dans la moitié inférieure du rectum, à l'union du rectum pelvien et du rectum périnéal; il commence au niveau de l'anus ou à quelques centimètres au-dessus et s'étend sur une hauteur de 4 à 6 centimètres, quelquefois davantage, 10, 15, 20 et plus. La stricture est d'un degré variable et admet tantôt le doigt, tantôt seulement une petite sonde : elle est en général infundibuliforme.

Au niveau du rétrécissement, les tuniques de l'intestin fortement épaissies forment un seul bloc; la muqueuse épaissie, adhérente par sa face profonde est inséparable des tissus sous-jacents; souvent cependant les couches musculaires externes restent indemnes : il se forme parfois autour du rectum des masses calleuses ou fibro-lipomateuses.

Au-dessous du rétrécissement, la muqueuse est rigide, épaissie, semée de granulations et de végétations; l'anus est entouré de condylomes séparés par des ulcérations fissuraires. Fréquemment il s'y ouvre des *fistules*, multiples, qui remontent parfois au-dessus de la sténose.

Au-dessus du rétrécissement, on trouve des ulcérations, souvent une seule, large, circonférentielle, haute de plusieurs centimètres (fig. 54).

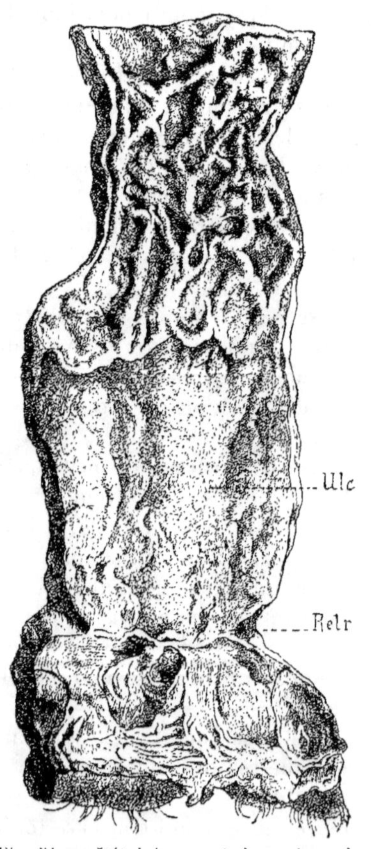

Fig. 54. — Rétrécissement du rectum : le rectum fendu en long montre au-dessus de la sténose (Retr.) une large ulcération (Ulc.). (Quénu et Hartmann.)

Les *lésions histologiques* sont importantes : la muqueuse est rarement ulcérée au niveau du rétrécissement; elle s'est épaissie, transformée; son revêtement cylindrique est remplacé par un épithélium pavimenteux stratifié; dans les couches sous-muqueuses existent des traînées d'infiltration embryonnaire et des nappes de tissu scléreux : on y retrouve parfois, surtout au début, des lésions spécifiques, nodules gommeuses et lésions vasculaires dans la syphilis; follicules tuberculeux et traînées embryonnaires péri-vasculaires.

Causes. — Affection de l'âge adulte, observée en général entre 30 et 40 ans, débutant souvent plus tôt, le rétrécissement inflammatoire du rectum est beaucoup plus fréquent chez la femme que chez l'homme dans la proportion de 3 à 4 pour 1. Les antécédents syphilitiques se retrouvent dans la moitié des cas au moins; plus rarement on trouve des manifestations tuberculeuses ou dysentériques.

On a longtemps considéré le rétrécissement inflammatoire du rectum comme une affection d'origine syphilitique, consécutive à la cicatrisation des chancres ou à l'évolution du *syphilome ano-rectal*, infiltration embryonnaire diffuse des parois rectales (Fournier). Mais les antécédents syphilitiques sont inconstants, le traitement spécifique inefficace, les lésions histologiques non caractéristiques : aussi voit-on soutenir que le rétrécissement est une lésion purement *inflammatoire* non spécifique (Gosselin, Duplay, Pierre Delbet). Les constatations histologiques et bactériologiques ont prouvé l'existence du *rétrécissement tuberculeux* (Sourdille).

A l'heure actuelle, il faut considérer *le rétrécissement comme l'aboutissement de la rectite chronique, rectite sténosante*; il est vraisemblable que celle-ci peut avoir à son origine des lésions spécifiques, parfois tuberculeuses, souvent syphilitiques, mais il est certain qu'elle est constituée essentiellement par des lésions inflammatoires banales.

Symptômes. — Les symptômes des rétrécissements inflammatoires sont dus à l'adjonction de la *sténose* et de la *rectite* qui en est la cause.

Le plus souvent le rétrécissement est précédé d'une longue phase de rectite chronique, quelquefois latente, occasionnant le plus souvent des troubles légers, quelques douleurs au moment des selles, de temps en temps, l'expulsion d'une petite quantité de muco-pus, provoquant parfois des désordres plus graves, des douleurs plus vives, des sensations incommodes, des écoulements irritants de sang et de pus qui peuvent inquiéter le malade. A cette période, le toucher est rarement pratiqué, il fait reconnaître une muqueuse épaissie, moins souple, granuleuse et râpeuse.

Peu à peu les *garde-robes deviennent rares et difficiles*. Un des premiers signes du rétrécissement constitué est la *constipation* intense et persistante, les malades ne vont à la selle que tous les 4 ou 5 jours, quelquefois malgré tous les purgatifs dont ils abusent, tous les 10 ou 15 jours; chez quelques-uns, il y a des alternatives de diarrhée. La plupart cherchent à retarder le plus possible le moment d'aller à la garde-robe. Les défécations s'accompagnent presque toujours de *douleurs vives* qui siègent dans le périnée, qui irradient dans la verge, dans les cuisses, dans les lombes, et sont susceptibles d'acquérir une grande intensité.

L'évacuation commence par une sorte de fusée purulente fétide, puis viennent des *matières dures*, tantôt ovilées, tantôt effilées et rubanées, mais leur forme n'est pas en rapport, comme le pensait Nélaton, avec le siège du rétrécissement. Il arrive que les matières sont constamment liquides en raison de l'intensité des phénomènes de rectite qui s'étendent au-dessus du rétrécissement. Il s'y joint rarement une véritable *incontinence* lorsque la sclérose a envahi la région sphinctérienne.

La rectite provoque des *écoulements* tantôt *muco-purulents*, enrobant les matières, le plus souvent *purulents*, quelquefois mêlés de sang, abondants, exhalant une odeur infecte, s'échappant en fusée au moment des garde-robes ou même d'une façon continue dans leur intervalle.

La gêne apportée au cours des matières devient peu à peu si grande qu'elle entraîne des symptômes d'*occlusion intestinale incomplète* : ballonnement du ventre, coliques, nausées, qui vont s'accentuant pendant des jours ou même des semaines jusqu'au moment où, au prix d'efforts considérables et d'artifices bizarres, une débâcle se produit qui amène pour un instant la disparition de tous ces troubles. Une *obstruction vraie* peut même se constituer lorsqu'un corps étranger ou des matières fécales durcies viennent obstruer le rétrécissement.

L'*intoxication chronique causée par la rétention stercorale* amène des *troubles digestifs* : perte de l'appétit, digestions difficiles, état nauséeux même et à la longue une *altération profonde de l'état général*, de l'amaigrissement, de l'anémie et une teinte grise ou jaune des téguments qui éveillent l'idée d'un cancer.

Souvent l'*évolution* se complique de l'apparition d'abcès, de fistules à orifices multiples qui s'ouvrent dans le rectum au-dessus, souvent au-dessous du rétrécissement ; parfois de péritonite localisée ou généralisée due à la rupture du rectum ; celle-ci entraîne une mort rapide, mais la terminaison fatale est plus souvent due aux progrès de la cachexie, à l'obstruction chronique de l'intestin, à la tuberculose pulmonaire, à des infections intercurrentes, rapidement devenues graves chez ces sujets débilités.

La durée de l'affection est toujours très longue et se chiffre par années.

Diagnostic. — Le diagnostic du rétrécissement se fait *par le toucher* qui doit toujours être pratiqué avec une extrême douceur, car brutal, il peut être la cause d'accidents. Souvent il existe au pourtour de l'anus de petites excroissances de consistance ferme, lardacées, quelquefois excoriées, ce sont des *condylomes* ; le tégument est épaissi, irrité par l'écoulement purulent.

Dès la traversée du canal ou immédiatement au-dessus, le doigt rencontre une muqueuse altérée ; elle a perdu sa souplesse et sa mobilité ; elle est rêche, inégale, râpeuse, épaissie, adhérente aux parties sous-jacentes ; puis à 4-5 centimètres, le doigt s'engage dans un canal étroit ; il est serré de plus en plus à mesure qu'il progresse, car la sténose occupe toujours une certaine hauteur : c'est un entonnoir à parois épaisses et bosselées, indurées et rigides, soulevées par des traînées d'infiltrations, creusées par des fistules. Le doigt est arrêté à 6 ou 7 centimètres, il est rare qu'il puisse franchir la filière que représente la partie supérieure de la sténose et percevoir au-dessus la dilatation sus-stricturale, où la muqueuse est ulcérée. Le calibre de l'intestin est si réduit qu'on peut à peine y engager la pulpe du doigt : parfois il admettrait à peine un crayon.

Lorsque le rétrécissement est *haut situé*, il faut, pour l'atteindre, faire pousser le malade —, si cela ne suffit pas, l'endormir.

L'*exploration instrumentale* avec les sondes ou l'explorateur à bout olivaire pour rechercher l'extrémité supérieure du rétrécissement ne doit être faite qu'avec une extrême prudence. On a vu des malades mourir de péritonite à la suite d'une exploration avec une bougie en gomme : le rectum avait été perforé.

L'exploration avec le *spéculum* ou même avec le *rectoscope* est souvent difficile.

Le *toucher vaginal* peut être utile pour reconnaître la hauteur de la région indurée.

Le toucher rectal permet d'éliminer facilement les *compressions du rectum* par les organes voisins, hypertrophie prostatique, cancer vésical, tumeur utérine ou péri-utérine : il n'y a pas une coarctation circulaire. La paroi est repoussée par la tumeur voisine.

L'essentiel est de ne pas confondre le rétrécissement inflammatoire avec un cancer. Le plus souvent, le diagnostic est facile : le cancer n'occupe qu'une partie de la paroi : il est ulcéré, il saigne, il végète; mais il y a des formes de *cancer en virole* qui avant l'ulcération peuvent parfaitement donner le change, de même qu'il y a des rétrécissements s'accompagnant d'un état cachectique tel que l'on croit *a priori* à une tumeur maligne. Dans tous les cas, c'est la *présence ou l'absence d'une tumeur* qui permet de faire le diagnostic (Quénu et Hartmann).

D'autres erreurs ont été fréquemment commises : on a pu croire à une *constipation simple*, — prendre les écoulements glaireux et purulents pour une *diarrhée dysentériforme*, confondre les condylomes avec des *hémorroïdes*, croire à une simple *fistule* : toutes sont faciles à éviter si l'on fait avec soin le toucher rectal.

Pronostic. — Les rétrécissements du rectum sont graves en raison des difficultés de traitement et en raison des accidents qu'ils peuvent provoquer : phlegmons, fistules, suppurations intarissables, intoxication stercorale, cachexie; ils sont cependant compatibles avec une existence assez prolongée, et l'on voit des malades qui régulièrement soignés vivent pendant des périodes de dix, quinze et même vingt ans.

Traitement. — Le traitement du rétrécissement du rectum n'est que le traitement d'une complication importante, engendrée par la lésion essentielle qu'est la *rectite*; il ne faut donc pas viser uniquement le rétrécissement et s'imaginer qu'on a guéri un malade quand on a obtenu un élargissement temporaire ou non du conduit rectal. Le but qu'il faut poursuivre est d'agir tout d'abord sur la rectite, ensuite sur le rétrécissement.

Il faut au début essayer de soigner la rectite par les moyens simples, lavages, pansements, au besoin quelques cautérisations. Les grands lavages d'eau goudronnée ou coaltarisée faits deux fois par jour à la température de 50 ou 55° sont d'un excellent effet. Il y a des rectites qui s'améliorent par des soins minutieux et journaliers; les sécrétions se réduisent, la muqueuse devient sèche et fibreuse, comme si la lésion s'acheminait vers un processus de cicatrisation définitive.

Dans ces conditions assez rares, lorsque l'atrésie est passée au premier plan, sont justifiés tous les moyens qui ont pour but de rétablir un calibre suffisant du conduit ano-rectal.

La *dilatation brusque* ne doit pas être employée;

Il faut faire la *dilatation lente*, soit avec les bougies en gomme, soit avec les bougies de Hegar.

Le malade étant couché sur le dos, les cuisses relevées et écartées sur un lit à spéculum, on commence par faire l'anesthésie au moyen de petits tampons de cocaïne à 1 pour 100; le chirurgien placé entre les jambes engage l'index gauche jusqu'au niveau du rétrécissement et sur le doigt qui sert de conducteur, il glisse la bougie graissée et chaude. Il faut procéder avec la *plus grande douceur* : on commence en général au numéro 8 ou 9, on passe 2 ou 3 numéros et on s'arrête à la première sensation de résistance, chaque bougie est laissée en place quelques secondes seulement; le lendemain, on reprend 1 ou 2 numéros de la veille et on va un peu plus loin. La dilatation doit être *lente* et *progressive*; pour être utile, il faut qu'elle ne soit pas douloureuse et qu'elle n'augmente pas la suppuration; elle est quelquefois mal supportée. Au début, les séances ont lieu tous les jours, on les espace peu à peu, les malades en ont pour toute leur vie, « les bougies soulagent, mais ne guérissent pas. » (Dupuytren).

L'*électrolyse* a été reprise dans ces dernières années, on a cité récemment des observations qui semblent prouver son efficacité (Zimmern).

La *rectotomie interne* a été conservée à titre d'opération préliminaire à la dilatation : elle se réduit à de petits débridements de 2 à 4 centimètres faits soit avec un bistouri boutonné, soit avec un instrument spécial : même ainsi pratiquée, elle expose à des accidents d'infection.

La *rectotomie externe* consiste en la section verticale du rectum et des parties molles jusqu'au-dessus du rétrécissement, le plus souvent sur la ligne médiane postérieure. Cette opération donne des résultats médiocres; souvent les malades continuent à suppurer; beaucoup ont conservé pendant des mois de l'incontinence des matières; enfin la récidive est fréquente.

On a cherché à l'éviter par des opérations autoplastiques (Péan, Schwartz).

Les *entéro-anastomoses* destinées à établir une continuité directe entre l'anse sigmoïde et le segment du rectum situé au-dessous du rétrécissement ne sont applicables qu'aux rétrécissements haut situés.

Tous ces procédés ne visent que le rétrécissement; ils ne peuvent être appliqués que lorsque ces phénomènes de rectite ont disparu ou à peu près; or, très souvent, la rectite ne cède pas aux moyens ordinaires, on est obligé de recourir soit *à la colostomie iliaque*, soit à *l'extirpation*.

L'*anus iliaque* a pour but de suspendre complètement le passage des matières par le rectum; il peut être établi, soit d'une façon définitive, soit d'une façon temporaire; en tout cas, en dérivant le cours des matières, il met le rectum au repos, permet de traiter efficacement les lésions inflammatoires et ensuite le rétrécissement.

L'*extirpation* ne doit pas être considérée comme une opération toujours radicale; ce n'est souvent qu'une opération palliative; elle ne met pas à l'abri des récidives du rétrécissement et de la rectite; parfois on observe à sa suite de l'incontinence.

En résumé, il n'y a pas de méthode radicale qui s'impose d'emblée.

Dans les cas où la rectite a pu être améliorée par les moyens simples, lorsque l'atrésie est passée au premier plan, on peut avoir recours à la dilatation lente ou à l'électrolyse pour rendre au rectum un calibre suffisant.

Dans les autres cas, lorsque le malade est encore résistant et jouit d'un bon état général, lorsque le rétrécissement peu marqué est mobilisable, même si la muqueuse est très malade, on peut faire l'*extirpation* qui est la méthode de choix lorsqu'elle est réalisable dans de bonnes conditions (conservation du sphincter). Toutes les fois que cela est possible, il faut enlever le rectum par les voies naturelles, sans recourir aux autres méthodes, périnéale, vaginale ou sacrée.

Un rétrécissement très adhérent avec de multiples fistules peut être amélioré par une rectotomie externe.

Mais toutes les fois qu'il y a des lésions étendues, que l'état général est gravement atteint, il faut faire l'*anus iliaque* qui permet de parer aux troubles généraux et à la rectite; lorsque les lésions sont améliorées, on peut, soit agir directement sur le rétrécissement, soit tenter l'extirpation. Dans quelques cas, on a pu ensuite fermer l'anus artificiel.

HERBET et PIERRE MOCQUOT.

RECTUM (RUPTURES). — Les ruptures du rectum constituent un accident très rare à l'exception des ruptures obstétricales qui par leur mode de production, leur siège et leurs caractères anatomiques méritent une étude spéciale V. PÉRINÉE (DÉCHIRURES).

Les ruptures vraies du rectum succèdent exceptionnellement à une forte distension à la suite d'une injection anale trop violente, ou à la suite du gonflement exagéré d'un ballon de Petersen introduit dans le rectum. Presque constamment ces ruptures succèdent à un effort ou bien à un traumatisme violent venant déprimer la paroi antérieure de l'abdomen.

Toutes les altérations de la paroi rectale favorisent la production des ruptures, mais parmi les causes prédisposantes, la plus importante et la plus souvent signalée paraît être l'existence d'un prolapsus du cul-de-sac de Douglas.

Lésions. — La déchirure siège ordinairement à peu près au niveau du cul-de-sac de Douglas; elle peut être longitudinale, transversale ou irrégulière, étoilée. Les dimensions varient de quelques centimètres à 12 et même 15. Ce qui montre bien que la rupture se fait de dedans en dehors par excès de pression intra-abdominale, c'est que des trois tuniques de l'intestin, la séreuse est la plus déchirée, et que, dans certains cas de rupture incomplète, elle peut être seule intéressée.

Par la déchirure s'échappe un paquet d'anses intestinales (2 mètres dans un cas de Quénu), épaisses, souillées, violacées par suite de l'étranglement qu'elles subissent au niveau de la rupture ou bien du sphincter anal. Le mécanisme de cet accident, resté jusqu'ici obscur, devient extrêmement facile à comprendre si l'on admet l'existence d'un prolapsus rectal.

Si l'on veut bien considérer le prolapsus comme hernie périnéale, se faisant au niveau du cul-de-sac de Douglas, la pathogénie s'éclaire. Il est facile de concevoir que des anses intestinales, en quantité plus ou moins considérable, repoussant les parois du rectum qui se retournent pour constituer un sac herniaire, troublent la circulation et amènent des hémorragies interstitielles, d'où altérations de ces parois rectales. Qu'un effort brusque intervienne et le sac cédera, livrant passage à son contenu. Cette théorie explique très clairement le siège de la déchirure au niveau du cul-de-sac de Douglas, ses dimensions parfois considérables et l'issue presque constante d'un paquet plus ou moins volumineux d'anses intestinales; elle permet de comprendre également pourquoi, dans certains cas, le prolapsus semble se réduire après la rupture.

Symptômes. — L'accident se produit le plus souvent à l'occasion d'un effort de défécation : une brusque sensation de déchirement, accompagnée d'une douleur très vive pouvant aller jusqu'à la syncope, tels sont les premiers symptômes de la rupture. Immédiatement du sang s'écoule et quelques anses intestinales s'échappent par l'anus; si le malade continue ses efforts, chaque poussée expulse en dehors une certaine quantité de nouvelles anses et l'on s'explique qu'un segment considérable d'intestin puisse pour ainsi dire se trouver déféqué. Le malade prend parfois pour un prolapsus la masse herniée, mais il suffit de regarder pour établir le diagnostic. Le doigt remonte dans le rectum jusqu'au niveau de la déchirure dont il peut apprécier les caractères et l'étendue. Bientôt les anses intestinales prolabées s'enflamment et s'épaississent; puis elles deviennent violacées, noirâtres, et se sphacèlent si l'on n'intervient pas à temps pour empêcher les phénomènes d'étranglement. L'état général s'aggrave très vite; le faciès s'altère, les extrémités se refroidissent, le malade tombe dans un état de prostration extrême et bien souvent il meurt avant que n'éclatent les phénomènes d'infection péritonéale. Ces accidents de péritonite se produisent au contraire presque fatalement, quand la réduction de l'intestin hernié a été faite spontanément. Le pronostic est donc extrêmement grave et la mort certaine, si l'on n'intervient pas.

Traitement. — Nous avons ici deux indications à remplir : réduire l'intestin prolabé et oblitérer l'orifice de la rupture. Comment opérer la réduction? On se trouve appelé quelques heures après l'accident; les anses intestinales sont saines. Après un lavage minutieux du rectum et des anses herniées, à l'eau savonneuse puis à l'eau bouillie et salée chaude, on peut tenter la réduction. L'anus est le premier obstacle, mais souvent le sphincter est relâché, et s'il en est besoin il ne faut pas hésiter à faire une large dilatation. Ensuite, par un taxis prudent, on fait rentrer progressivement l'intestin dans la cavité péritonéale en réduisant tout d'abord les anses sorties les dernières. Quand le prolapsus est resté au dehors, la chose est plus facile : on replace l'intestin dans son sac herniaire et l'on réduit ensuite le tout à la fois. La réduction faite, on s'opposera à la reproduction du prolapsus en plaçant dans la plaie une mèche de gaze iodoformée et en faisant un tamponnement du rectum. Il n'est pas prudent, en effet, de suturer la déchirure par le rectum. Telle est la conduite qu'on pourra suivre dans la plupart des cas. Elle n'est pas à l'abri de tout reproche, puisqu'elle réduit dans l'abdomen des anses intestinales, que leur passage dans la cavité rectale a plus ou moins infectées et que, d'autre part, elle laisse la déchirure rectale se fermer seule secondairement.

Il y aurait mieux à faire si l'on se trouvait dans de bonnes conditions de milieu opératoire et d'asepsie. Après un lavage soigné du rectum, la laparotomie permettrait de débrider l'orifice, de réduire l'intestin par en haut et d'oblitérer la déchirure ou tout au moins de cloisonner le petit bassin. Après avoir nettoyé une fois encore les anses intestinales que leur passage dans le rectum aurait pu avoir souillées, on refermerait l'abdomen en drainant largement. Cette conduite s'impose quand la réduction par en bas reste impossible.

Si l'état de l'intestin ne permet pas sa réduction, le mieux consiste à se débarrasser d'abord par le rectum de la partie gangrenée de l'anse, en plaçant une ligature de chaque côté. On fait ensuite la réduction des deux moignons dans l'abdomen et, suivant l'état du malade, on tentera l'entérorraphie ou l'on se contentera d'aboucher tout simplement les deux bouts à la peau.

Dans tous les cas, le pronostic est extrêmement grave : le malade ne peut être sauvé que par la précocité de l'intervention.

HERBET et PIQUAND.

RECTUM (TUMEURS BÉNIGNES). — Les tumeurs bénignes les plus fréquemment observées dans le rectum sont les *adénomes* habituellement décrits sous le nom de **polypes** (v. c. m.). Les autres sont rares et appartiennent à des types histologiques variés.

Les unes sont d'origine conjonctive : myomes, enchondromes, fibromes et lipomes. La plupart des productions *fibreuses* observées au niveau du rectum sont d'origine inflammatoire : hémorroïdes dégénérées ou productions polypeuses dues à la rectite proliférante. Les *lipomes* ont souvent une forme polypeuse et peuvent acquérir un volume assez considérable; enfin il existe des observations de tumeurs pédiculées le plus souvent, de structure analogue à celle du tissu adénoïde décrites sous le nom de *lymphadénoïdes*.

Les tumeurs du type musculaire *myomes* et *fibro-myomes* mieux observées, susceptibles d'acquérir un volume considérable, tantôt proéminent dans la cavité rectale, tantôt refoulent le péritoine et font saillie dans le petit bassin, tantôt enfin enclavés, sous-péritonéaux, se logent dans la concavité du sacrum et se mettent en rapport avec les parois postérieures et latérales du rectum qu'ils refoulent.

On a cité enfin des tumeurs complexes, kystes dermoïdes, angiomes, infiniment rares et dont l'origine n'est pas toujours dans les parois rectales.

HERBET et PIERRE MOCQUOT.

RÉCURRENT (PARALYSIE). — V. LARYNX.

RÉFLEXES (EXAMEN). — Un réflexe est une excitation périphérique transmise par les voies centripètes à un centre nerveux qui la renvoie par les voies centrifuges à la périphérie sous forme d'excitation motrice. Le trajet du réflexe, l'arc réflexe, comprend donc : les terminaisons nerveuses périphériques, les filets sensitifs d'un nerf, les racines postérieures de la moelle, la moelle, les racines antérieures, les fibres motrices d'un nerf périphérique.

Si le point de départ périphérique est une excitation au niveau d'un tendon, le réflexe est dit *tendineux*; si l'excitation a lieu au niveau de la peau, le réflexe est *cutané*.

Nous étudierons successivement les réflexes tendineux et les réflexes cutanés. Nous laissons de côté les réflexes pupillaires, étudiés ailleurs [V. OEil (EXAMEN)].

I. — **RÉFLEXES TENDINEUX**. — Pour l'étude des réflexes tendineux, il est utile et presque nécessaire de se servir d'un marteau à percussion (fig. 55 et 56).

On peut, dans les cas où le marteau fait défaut, percuter un tendon avec le bord cubital de la main et des cinq doigts ou avec la pulpe des doigts réunis en crochet, avec le manche d'un coupe-papier, d'un couteau, d'une cuiller, avec le disque d'un stéthoscope. Mais il est préférable de se munir d'un marteau à percussion dont il existe de nombreux modèles : marteaux de Dejerine, de Trousseau, de Legroux, etc.

Réflexe rotulien. — Le réflexe rotulien ou *patellaire* est, de tous les réflexes tendineux, le plus facile et le plus important à chercher. Les positions à donner au malade sont nombreuses : on peut lui faire croiser les jambes l'une sur l'autre, on peut le faire asseoir sur le bord d'un lit ou d'une table, etc.

La meilleure position est la suivante : on fait asseoir le malade sur une chaise, on lui commande d'étendre à moitié les jambes sur les cuisses en laissant toutefois reposer ses pieds sur le sol : les jambes doivent alors former un angle de 135° avec les cuis-

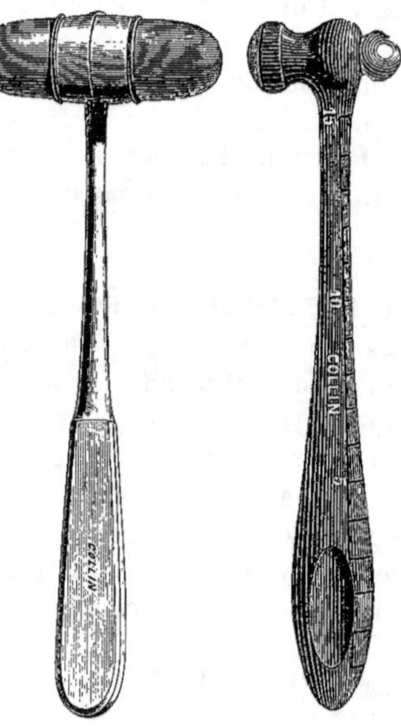

Fig. 55 et 56.
Marteau à réflexes.

ses. On conseille au malade de ne pas se raidir, de laisser ses jambes molles.

On percute alors le tendon rotulien. Le réflexe sera apprécié :

1° Par le mouvement de propulsion du pied;

2° Par la contraction visible du triceps;

3° Par la palpation du triceps, dont on sentira la contraction sous la main.

Quand le malade est couché, on recherche le réflexe rotulien de la façon suivante : on passe le bras ou la main sous la cuisse du malade, on soulève légèrement celle-ci en laissant cependant le membre dans le relâchement.

On percute le tendon : le réflexe produit l'extension de la jambe sur la cuisse.

Par les procédés que nous venons d'indiquer, on peut presque toujours obtenir le relâchement du membre et éviter toute cause d'erreur. Cependant on pourra, pour empêcher le malade de se raidir, employer un des artifices suivants : on lui fera opérer une traction des mains l'une sur l'autre en sens inverse (manœuvre de Jendrassik), on lui donnera la main en lui commandant de la serrer, on le fera lire à haute voix, etc.

On se contente dans la pratique d'apprécier par la vue, la force, la rapidité, l'amplitude des réflexes. On a proposé pour la mesure des réflexes un grand nombre d'appareils.

Piéron a fait construire un appareil destiné à mesurer le réflexe rotulien chez l'homme : un marteau soulevé d'un angle variable permet de réaliser des chocs d'intensité variable. La réaction est mesurée par l'intensité de déplacement de la jambe et la vitesse peut être également enregistrée. Cet auteur a pu constater que le temps de latence du réflexe est constant chez un même sujet, mais que le déplacement et la vitesse de déplacement sont variables pour une même excitation chez un même sujet : ces variations sont en rapport avec le réflexe de relâchement et la contraction des muscles antagonistes, et cet appareil permet de faire une analyse physiologique du réflexe.

Réflexe contralatéral des adducteurs. — De l'étude du réflexe rotulien, il convient de rapprocher celle du réflexe contralatéral des adducteurs (Pierre Marie). Ce réflexe consiste en effet dans une contraction des adducteurs provoquée par la percussion du tendon rotulien de côté opposé.

Ce réflexe peut être recherché, le malade étant assis ou couché. Si le malade est assis, on lui fait prendre la position décrite plus haut pour la recherche du réflexe, en lui faisant écarter légèrement les cuisses. On voit alors, à chaque percussion du tendon rotulien, une adduction légère de la cuisse du côté opposé.

Si le malade est couché, on place une des deux jambes, la droite, par exemple, en flexion sur la cuisse et la cuisse en abduction. On percute alors le tendon rotulien gauche en soulevant légèrement la cuisse du malade ; le réflexe rotulien gauche se produit et, en même temps, du côté droit, on constate le réflexe contralatéral qui se révèle par l'adduction de la cuisse.

Ce réflexe n'est bien apparent que lorsqu'il est exagéré. Il permet d'apprécier, mieux qu'avec le réflexe rotulien, l'inégalité d'une exagération des réflexes tendineux des membres inférieurs.

Réflexe achilléen. — Le réflexe du tendon d'Achille doit être recherché de la façon suivante. Le malade devra autant que possible avoir les pieds nus ; s'il est debout ou assis, on lui commande : « Mettez-vous à genoux sur la chaise en me tournant le dos ». On lui conseille de s'avancer aussi près que possible du dossier de la chaise et de ne pas raidir ses jambes. S'il est couché, on le fait mettre à genoux sur le bord du lit. On s'assure du relâchement de ses muscles du mollet en les palpant ou en mobilisant le pied sur la jambe. On frappe alors du marteau le tendon d'Achille : on voit le pied s'étendre sur la jambe, la plante du pied tendant à passer du plan vertical vers le plan horizontal.

Le réflexe achilléen doit être recherché tout autant que le réflexe rotulien. Sa disparition peut précéder celle du réflexe patellaire dans le tabes (Babinski).

Clonus du pied. — Quand le réflexe achilléen est exagéré, la percussion du tendon peut faire apparaître le clonus du pied (ou *phénomène du pied*, ou *trépidation épileptoïde*), qui consiste dans une série d'extensions rythmiques et saccadées du pied sur la jambe.

Mais, en général, le clonus du pied est recherché d'une autre façon : on place la jambe en demi-flexion sur la cuisse et on détermine brusquement une flexion forcée du pied sur la jambe : le pied s'anime des secousses rythmiques qui constituent le clonus.

Un phénomène analogue peut se produire au niveau de la rotule par une série de contractions rythmiques du triceps crural.

Réflexe du poignet. — On place le membre supérieur dans le relâchement, la main du malade reposant naturellement sur son abdomen ou étant soutenue par la main gauche de l'observateur. La percussion se fait alors au niveau du bord radial, du bord cubital, de la face dorsale et de la face palmaire du poignet et elle produit la contraction des muscles radiaux et long supinateur, cubitaux, extenseurs, fléchisseurs.

L'extension brusque et forcée de la main sur le poignet peut, si les réflexes sont exagérés, produire un *phénomène* de la main, le clonus de la main, comparable au clonus du pied, mais beaucoup plus rare que lui.

Réflexe olécranien. — On place l'avant-bras en demi-flexion sur le bras et on le soutient de façon à obtenir le relâchement, on percute le tendon du triceps brachial au-dessus de l'olécrane : il se produit un mouvement d'extension de l'avant-bras sur le bras.

Réflexe massétérin. — Nous rapprocherons des réflexes tendineux le réflexe du masséter. On le produit en percutant directement le muscle masséter, ou mieux de la façon suivante : on commande au malade d'entr'ouvrir la bouche sans faire d'effort, on appuie la lame d'un couteau ou d'un coupe-papier sur les arcades dentaires inférieures et on percute avec le marteau la surface de la lame. L'arcade dentaire s'abaisse sous le choc, puis est soulevée par la contraction du masséter : c'est là le réflexe.

Réflexe glutéal. — Haskovec (de Prague) a montré qu'en percutant le milieu de la partie inférieure du sacrum, on voyait apparaître une contraction unilatérale ou bilatérale dans certains états morbides : névralgies, sciatiques, ischialgies, tabes, etc.

Valeur séméiologique des réflexes tendineux. — Les réflexes tendineux ci-dessus permettent de connaître l'état des nerfs périphériques et des segments médullaires correspondants. Le réflexe achilléen correspond au 5e segment lombaire et au 1er sacré. Le réflexe rotulien au 3e lombaire ; les réflexes du poignet aux VIe, VIIe, VIIIe nerfs cervicaux.

Les réflexes tendineux varient d'intensité, même chez un sujet normal : la fatigue excessive les diminue, le travail musculaire les exagère.

Cependant l'exagération, la diminution ou l'abolition permanentes ont une valeur séméiologique dont nous allons indiquer les grandes lignes :

1º *Exagération des réflexes tendineux*. — L'exagération des réflexes tendineux peut être *localisée* à un côté hémiplégique (V. Hémiplégie); elle indique alors la dégénérescence du faisceau pyramidal, annonce la contracture ou coexiste avec elle. Localisée aux membres inférieurs, elle s'associe au clonus du pied et révèle une paraplégie spasmodique dont il faudra faire le diagnostic : myélite syphilitique, sclérose en plaques, syringomyélie, compression, etc. (V. Paraplégie). Localisée à un membre, elle peut encore être sous la dépendance d'une excitation localisée, méningée ou corticale. L'*exagération localisée* des réflexes tendineux s'observe dans les *intoxications* par la strychnine et l'atropine, dans les *toxi-infections* telles que la rage et le tétanos, dans les grandes *infections* comme la fièvre typhoïde ou la pneumonie.

Parmi les maladies chroniques du système nerveux qui les provoquent, il faut citer la *paralysie générale progressive* (v. c. m.).

2º *Abolition des réflexes tendineux*. — L'abolition des réflexes tendineux est due à une altération profonde des cellules ganglionnaires ou des filets nerveux.

Localisée aux membres inférieurs, elle est révélatrice *du tabes* (signe de Westphal) (V. Ataxie). Comme nous l'avons déjà dit, le réflexe achilléen peut y être aboli d'une façon précoce (Babinski). Elle se rencontre également dans les *névrites alcooliques* ou toxiques, dans les *pseudo-tabes*, dans le *diabète*. Elle s'observe dans les *poliomyélites aiguës* ou chroniques (paralysie infantile), on peut la constater dans les *chorées* (Babonneix), dans les *paraplégies* à début brusque et avec section complète de la moelle. Il y a alors souvent parallélisme entre l'abolition des réflexes et l'abolition de la sensibilité (Bastian) (V. Paraplégies). Elle s'observe aussi dans les *paraplégies* par *compression*, plus rarement que l'exagération des réflexes, mais elle indique alors une lésion destructive accessoire de la substance grise des racines, des nerfs ou des muscles (Brissaud).

L'*abolition généralisée* des réflexes s'observe dans les maladies cachectisantes, adynamiques ou au cours des intoxications profondes, alcoolique, chloroformique, etc.

II. — REFLEXES CUTANÉS.

Réflexe plantaire. — C'est le plus important des réflexes cutanés. On le recherche en chatouillant légèrement la plante du pied (sur son bord *externe* de préférence, ou suivant une ligne oblique correspondant à la limite des territoires des nerfs plantaires interne et externe (Brissaud) avec une épingle, une plume, une pointe de crayon, avec l'ongle. Il faut éviter que le malade ne se raidisse et, pour éviter toute appréhension, on demandera aux malades impressionnables de fermer les yeux.

À l'état normal, les orteils se *fléchissent*, c'est-à-dire se rabattent vers la plante du pied; chez beaucoup de gens, le réflexe fait totalement défaut à l'état normal (Brissaud); à l'état pathologique, le réflexe est diminué, aboli et surtout perverti : les orteils *s'étendent*, c'est-à-dire se renversent vers le dos du pied, la face palmaire des orteils tendant à regarder en haut : c'est là le *phénomène des orteils*, le *signe de Babinski*.

C'est au gros orteil que se voit le mieux le mouvement de flexion ou
d'extension; c'est donc sur lui que doit se concentrer l'examen de l'observateur. On ne confondra pas l'extension réflexe des orteils avec les mouvements volontaires de défense d'un malade qui, au moindre attouchement,
fléchit le pied et simule ainsi l'extension des orteils.

Ainsi donc le réflexe plantaire peut, à l'état pathologique, être *diminué*
ou provoquer le *phénomène des orteils*. On peut également observer, pendant
la recherche du phénomène des orteils,

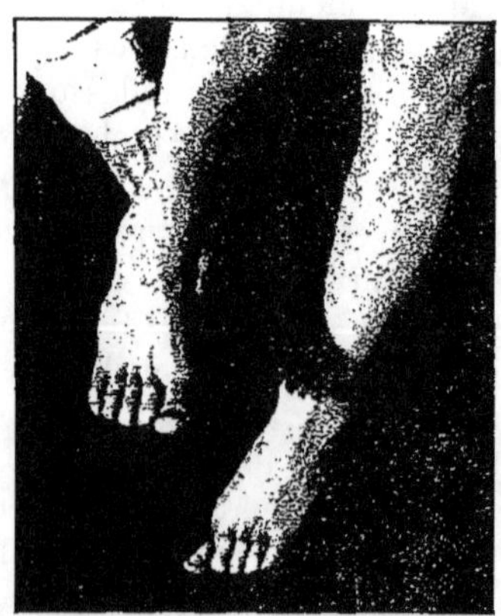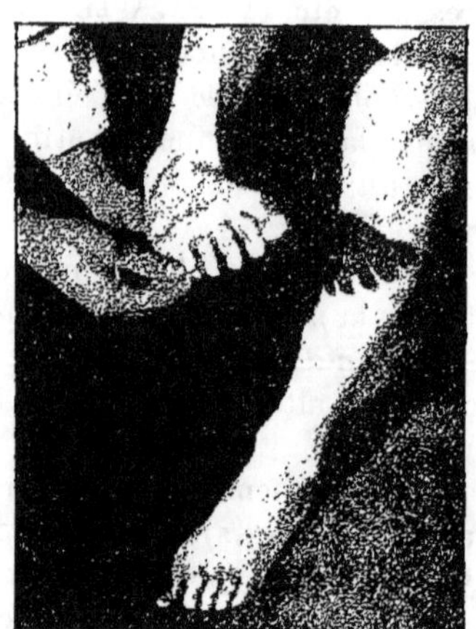

Paraplégie spasmodique. — Fig. 57. Pied au repos. — Fig. 58. Pied au moment de l'excitation.
Abduction des orteils, d'une intensité moyenne. (J. Babinski, in *Revue Neurol.*)

un mouvement d'*abduction* des orteils qui s'écartent en dedans et en dehors :
c'est le signe de *l'éventail* (fig. 57 et 58).

Le signe de Babinski et le signe de l'éventail ont une signification analogue (toutefois la valeur du signe de l'éventail n'est pas assise sur un
nombre considérable d'observations). Ils sont l'indice d'un trouble dans le
système pyramidal. Ils permettent d'affirmer la nature organique de cette
perturbation pyramidale. Ainsi le signe de Babinski est un élément capital
de diagnostic de l'*hémiplégie organique* et ne s'observe pas dans l'hémiplégie
hystérique (V. HÉMIPLÉGIE, HYSTÉRIE). Il s'observe dans les *paraplégies spasmodiques* (v. c. m.) et est associé à l'exagération des réflexes et au clonus du
pied. Il permet de différencier l'*épilepsie* de l'hystérie. Il s'observe dans
toutes les affections pouvant atteindre le *système pyramidal* : méningites,
hémorragies méningées, tumeurs cérébrales, dans la sclérose en plaques,
dans la sclérose latérale amyotrophique, dans la maladie de Friedreich, etc.

Réflexe du fascia lata (Brissaud). — Le réflexe plantaire peut consister
non seulement dans le mouvement de flexion des orteils, mais peut être
complété par la flexion du pied sur la jambe, de la jambe sur la cuisse, de
la cuisse sur le bassin et par une contraction du muscle tenseur du fascia
lata et des adducteurs cruraux (fig. 59).

Si l'on réduit l'excitation de la plante du pied à un minimum, on ne verra
apparaître qu'une contraction *isolée du tenseur du fascia lata* (Brissaud).
Cette contraction se manifeste par la production d'une *fossette fémorale*

dont le sommet est l'épine iliaque antéro-supérieure et les bords, le bord
antérieur du tenseur du fascia lata et le bord externe du couturier. Quand
le tenseur du fascia lata se contracte seul, il fait saillir un bourrelet qui
comble la fossette fémorale et dont l'apparition soudaine constitue le
réflexe. L'aponévrose fémorale se tend et
le vaste externe repoussé en avant donne
à la cuisse une forme cylindrique. Ce
réflexe du fascia lata peut coïncider avec
l'extension des orteils (Brissaud).

Réflexe crémastérien. — Si l'on frotte
avec la pointe d'une épingle la face interne
des cuisses, on voit se produire une élévation du testicule du côté correspondant : cette élévation est due à la contraction du crémaster. On peut provoquer
cette même contraction en serrant violemment avec la main les masses musculaires de la face interne de la cuisse au-
dessus du genou.

Réflexes abdominal et épigastrique.
— On les recherche en frottant de la
pointe d'une épingle la peau de la paroi
abdominale successivement à droite et à

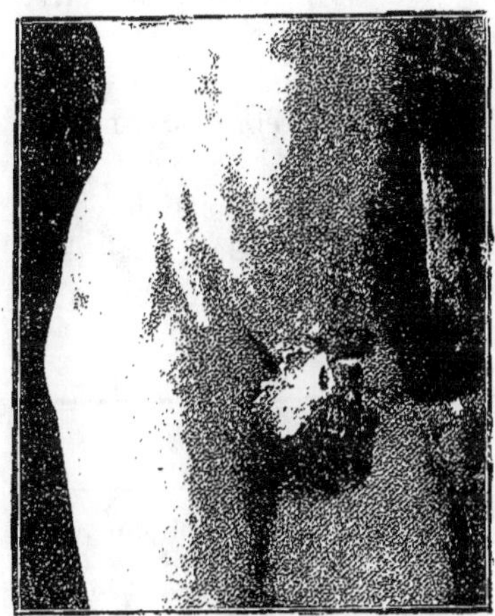

Fig. 59.
Fossette fémorale (Faune du Vatican).
(Brissaud).

gauche de la ligne médiane : au-dessous de l'ombilic pour le réflexe abdominal,
au-dessus de l'ombilic au niveau de l'épigastre pour le réflexe épigastrique.
Il se produit du côté excité une contraction du grand droit, des obliques et
du transverse, contraction dont le résultat est de faire « rentrer le ventre ».

Réflexe anal. — Il consiste dans la contraction ou l'élévation du sphincter
de l'anus sous l'influence du chatouillement avec une épingle de la peau de
la région anale. Il importe de donner au malade une des positions qui permettent l'exploration facile de la région anale et d'écarter les fesses.

Réflexes pharyngé et palpébral. — Nous rapprochons ces deux réflexes
des réflexes cutanés.

Le *réflexe pharyngé* s'obtient en chatouillant le pharynx avec un tortillon
de papier ; il provoque une sensation désagréable de picotement, des nausées et quelquefois des vomissements (V. HYSTÉRIE). Il fait défaut dans les
paralysies pharyngées bulbaires et *pseudo-bulbaires*.

Le *réflexe palpébral* est la réaction d'occlusion de la paupière qui se produit quand on touche du doigt la cornée. Ce réflexe disparaît dans le sommeil chloroformique, dans les comas.

Valeur séméiologique des réflexes cutanés. — Nous avons déjà
indiqué pour le réflexe plantaire, pour les réflexes pharyngé et palpébral,
quelle était leur valeur spéciale.

Nous envisagerons la valeur séméiologique générale des réflexes cutanés :
nous n'aurons pas à envisager la valeur de la *transformation* des réflexes
cutanés, cette étude ayant été faite à propos du réflexe plantaire.

La *diminution* ou *l'abolition* des réflexes cutanés s'observe : 1° dans les lésions des organes récepteurs et des voies centripètes, par exemple, dans les *névrites*. Il y a alors diminution de la sensibilité. Dans l'*hystérie*, alors que cette sensibilité a disparu, il y a persistance des réflexes ;

2° Dans les lésions centrales et lésions cérébrales graves ;

3° Dans les lésions des voies centrifuges, les réflexes peuvent alors être diminués ou abolis alors que la sensibilité cutanée est intacte.

L'*exagération des réflexes cutanés* s'observe surtout dans les lésions centrales et, parmi elles, dans les irritations médullaires et cérébrales, dans les irritations méningées.

Localisation des réflexes. — Nous ne voulons point, dans cet article écrit dans un but pratique, aborder la question de la nature et des voies des réflexes. Il nous paraît cependant utile de dresser un tableau des réflexes usités en clinique et de déterminer la localisation de ces réflexes.

RÉFLEXES TENDINEUX	RÉFLEXES CUTANÉS
Réflexe achilléen, 5° segment lombaire. 1er segment sacré. — rotulien, 3° segment lombaire. — du poignet, 6°, 7° et 8° segments cervicaux. — du coude, 6° et 7° segments cervicaux.	Réflexe épigastrique, 9° segment dorsal. — abdominal, 11° segment dorsal. — crémastérien, 1er segment lombaire. — plantaire et Babinski, la localisation n'a pas été précisée.

O. CROUZON.

RÉFORME DES SOLDATS. — Les soldats de l'armée active, de la réserve et de la territoriale sont réformés lorsqu'ils sont jugés incapables de faire un service actif, pour cause d'infirmités contractées ou non dans le métier militaire.

Il existe pour la troupe trois espèces de congés de réforme : *la réforme n° 2, la réforme n° 1* et *la réforme temporaire.*

Les soldats inaptes au service sont présentés devant une Commission spéciale de réforme, qui se compose du général commandant la subdivision de la région, du sous-intendant militaire, du commandant de recrutement et du capitaine de gendarmerie, ayant *voix délibérative* et de deux médecins militaires ayant *voix consultative.*

A défaut de médecins-majors, les médecins de réserve sont convoqués : cela arrive surtout pour les réformes n° 1 avec gratification ou les pensions de retraite, car il faut 4 ou 5 médecins, comme nous le verrons plus loin.

Réforme n° 2. — Le congé de réforme n° 2 est de beaucoup le plus fréquent. Ce congé ne confère aucun droit. Il est appliqué aux hommes « *pour des blessures reçues hors du service ou pour des infirmités qui ne relèvent pas directement des conditions du service militaire* ». Ce sont surtout les affections pulmonaires et cardiaques latentes, mises en relief par les premières fatigues du métier des armes, qui sont les grandes pourvoyeuses de ces congés définitifs.

Dans les certificats de visite et de contre-visite, les médecins, après examen, doivent décrire avec quelques détails ces maladies et conclure à « *l'impossibilité absolue de servir* ».

Réforme n° 1. — Le congé de réforme n° 1 est accordé quand la réforme est prononcée « *soit pour des blessures reçues en service commandé, soit pour des maladies contractées à l'occasion d'un service bien déterminé* ».

Aussi pour obtenir une réforme n° 1, il faut être en possession d'*un certificat d'origine de blessure* ou *de maladie*, certificat dans lequel trois témoins attestent les circonstances de la blessure ou relatent les premiers symptômes d'une maladie survenue à l'occasion d'un service commandé. « Ce certificat, qui doit être établi chaque fois qu'un accident se produit, sans qu'il y ait lieu de se préoccuper de ses conséquences ultérieures, constitue en réalité la pièce fondamentale de la justification du droit à la gratification ou à la pension; *il est le signe de la dette contractée par l'État envers ses accidentés* ». (Du Cazal et Catrin.)

Or, pour cette catégorie de blessés ou de malades impropres au service, l'autorité militaire fait assister la Commission de réforme de quatre médecins. Les deux plus jeunes en grade consignent d'abord le résultat de leur examen dans le *certificat d'examen*, puis les deux plus anciens dans le *certificat de vérification*.

En résumé « la réforme n° 1 ne doit être donnée que lorsqu'il est bien établi que l'infirmité s'est produite ou aggravée par le fait seul du métier militaire et lorsqu'il est constant qu'elle détermine l'impossibilité absolue et définitive de servir, après l'usage infructueux de tous les moyens curatifs (hospitalisation prolongée, usage des eaux thermales, etc...) ».

« Les certificats mentionnent en outre la nécessité de *la réforme avec ou sans gratification*. » « Enfin, si les blessures ou infirmités viennent à s'aggraver au point de mettre cet homme dans l'impossibilité de pourvoir à sa subsistance, il peut obtenir la transformation de sa réforme en pension de retraite. »

Gratification renouvelable. — La gratification renouvelable est accordée aux militaires réformés n° 1 pour des blessures ou infirmités, qui entraînent une diminution dans la capacité de travail. Cette diminution est variable et les experts médicaux doivent attester dans leurs certificats d'examen et de vérification qu'elle est diminuée d'un 1/10e, d'un 1/20e, ou d'un 1/50e. Le taux de cette gratification est ainsi sensiblement modifié.

Cette gratification est accordée pour deux ans, mais elle peut être *renouvelée*, tant que l'intéressé n'a pas recouvré *intégralement* l'aptitude au travail. Elle est renouvelée par les membres de la Commission de réforme, ou par les membres militaires des conseils de revision, lors des tournées annuelles de ces conseils.

Dans ces divers examens, trois cas peuvent se produire :

1° Si les lésions sont *complètement guéries*, la gratification est supprimée;

2° Si les lésions *restent stationnaires*, sans espoir de guérison, la gratification devient *permanente*;

3° Si les lésions s'aggravent dans un délai de cinq ans à compter de la cessation de l'activité, on doit demander la transformation de cette réforme en pension de retraite.

Retraite. — La retraite est la position définitive du militaire rendu à la vie civile et admis à la jouissance d'une pension, réglée par la loi du 11 avril 1831.

« Les blessures et les infirmités donnent droit à la pension de retraite lorsqu'elles sont *graves* et *incurables* et qu'elles proviennent d'événements de guerre et d'accidents éprouvés dans un service commandé. »

Toute demande d'admission à la pension de retraite doit être accompagnée d'un *certificat d'origine de blessure* et d'un *certificat d'incurabilité*, délivré par le médecin-chef de l'hôpital militaire ou de l'hospice mixte qui l'a traité, puis quatre médecins établissent, comme nous l'avons dit plus haut, les certificats d'*examen et de vérification* en donnant les conclusions suivantes :

1° Qu'elles sont graves et incurables ;

2° Qu'elles paraissent résulter, médicalement parlant, des causes spécifiées au certificat d'origine ;

3° Qu'elles mettent ce militaire, non seulement hors d'état de servir, mais encore de pourvoir à sa subsistance ;

4° Qu'elles doivent être rangées dans la... classe de l'échelle de gravité.

Les cas de gravité sont au *nombre de six* et constituent l'*échelle de gravité* : 1ʳᵉ classe, la perte totale et irrémédiable de la vue ; — 2ᵉ classe, l'amputation des deux membres ; — 3ᵉ classe, l'amputation d'un membre ; — 4ᵉ classe, la perte de l'usage de deux membres ; — 5ᵉ classe, la perte de l'usage d'un membre ; — 6ᵉ classe, les infirmités qui mettent un militaire hors d'état de servir et de pourvoir à sa subsistance.

A chacune de ces classes correspond un taux différent de la pension.

Réforme temporaire. — Depuis la guerre de 1870, la réforme *provisoire* était sans cesse réclamée par nos maîtres et nos aînés. Cette institution, imitée de l'Allemagne, offre, disent Catrin et Du Cazal, « ce double avantage que, d'une part, l'homme réformé n'est pas perdu pour l'armée s'il vient à guérir, et que, d'autre part, les Commissions de réforme se montrent beaucoup plus bienveillantes et plus larges pour ces réformes provisoires et cela au plus grand bénéfice de l'armée et de la population ».

Grâce à l'adoption de la réforme temporaire (loi du 1ᵉʳ avril 1898), les *prétuberculeux* sont promptement éliminés du rang : on n'attend plus aujourd'hui, comme autrefois, que le diagnostic de *bronchite spécifique* fût confirmé par la submatité, les vibrations exagérées, les craquements aux sommets, les sueurs nocturnes, la dyspepsie et l'amaigrissement. Au moindre fléchissement de l'état général des hommes « à la limite », pris pour ainsi dire « à l'essai », les médecins militaires arrachent sans retard ces *tuberculisables* au confinement de l'air « ruminé » des chambrées et aux dures fatigues du métier des armes.

Malheureusement ces nombreuses réformes temporaires sont regardées comme autant d'erreurs des conseils de revision. Mais avec notre maître Kelsch nous redirons : « Ces erreurs ne nous accusent pas. Loin de là.

nous les revendiquons comme des témoignages, des preuves de la sollicitude, de la vigilance, de la rigueur avec lesquelles se recrute et s'épure successivement le contingent, pendant les premiers mois du séjour sous les drapeaux ».

En résumé, la réforme temporaire ne peut pas être mieux comparée qu'à une soupape de sûreté, qui laisse rapidement échapper les scories, les déchets du contingent annuel. Cette excellente mesure est la haute manifestation d'une humanité plus large et mieux comprise.

Mais il y a deux espèces de réforme temporaire : la R.T. 1re catégorie et la R.T. 2e catégorie.

La R.T. 1re catégorie est un sursis, un ajournement d'un an accordé après l'incorporation, mais les deux ans de service restent à faire intégralement. Elle est surtout appliquée aux jeunes soldats qui fléchissent devant les premières fatigues de l'initiation militaire et qui peuvent, en un an, se robustifier en faisant de la culture physique.

La R.T. 2e catégorie est un sursis d'un an qui compte pour le service ou une libération anticipée, qui est généralement accordée aux anciens soldats, quand la maladie provient des fatigues du métier. Dans le doute on doit toujours en faire bénéficier l'homme.

Cette dernière catégorie est ardemment convoitée, mais la première est généralement mal acceptée.

Enfin, pour éviter l'encombrement au moment de la mobilisation, nous conseillons à nos confrères civils d'engager leurs malades chroniques inguérissables à se présenter devant les Commissions de réforme. Pour ce faire, que les malades adressent, par l'intermédiaire du brigadier de gendarmerie de leur résidence, au commandant du bureau de recrutement dont ils dépendent, une demande de comparution devant cette Commission et qu'ils y joignent un certificat médical détaillé. Le recrutement leur adressera sans retard une convocation sur la présentation de laquelle le chemin de fer leur délivrera un billet à prix réduit, pour se rendre au siège de cette Commission de réforme, qui statuera sur leur aptitude physique au métier des armes. *P. BONNETTE.*

RÉGIMES ALIMENTAIRES. — Les régimes alimentaires sont affaire d'hygiène pour les sujets sains et de thérapeutique pour les malades.

ALIMENTATION DES SUJETS SAINS.

Un bon régime alimentaire, en rapport avec l'âge, le mode d'existence, est une condition indispensable pour la santé.

Le régime alimentaire des nourrissons à l'article ALLAITEMENT. Je m'occuperai seulement du régime qui convient aux adultes.

Ce régime ne repose pas sur l'empirisme, mais sur des principes physiologiques vérifiés par l'expérience.

L'alimentation a pour but :

1° L'entretien du corps humain et la réparation des cellules usées;

2° La production de chaleur pour remplacer celle que le corps rayonne autour de lui;

5° Et la production d'énergie mécanique que l'homme dépense dans le travail journalier.

Le régime est essentiellement dirigé par le poids et par le travail des individus.

Il doit apporter chaque jour une quantité d'albumine équivalente environ à 1 gr. par kilogramme de poids corporel.

Il doit fournir par sa combustion une somme de chaleur, évaluée en calories, équivalente à celle qui est dépensée par rayonnement et sous forme d'énergie mécanique.

Par suite. il est en rapport avec la surface et plus simplement avec le poids du corps et avec la nature du travail fourni par l'individu.

Dans les tableaux d'éducation alimentaire que nous avons dressés avec le professeur Landouzy et M. Henri Labbé, nous avons distingué à ce point de vue :

1° Les gens ayant une existence sédentaire, comme les domestiques, les employés de bureau, les travailleurs intellectuels:

2° Ceux qui effectuent un travail manuel modéré : c'est le cas de la plupart des ouvriers d'usine, des menuisiers, des maçons, des conducteurs de machines, des blanchisseurs, etc.;

3° Ceux qui font un travail de force, comme les débardeurs, les facteurs des gares, les terrassiers. les charpentiers.

Tenant compte des chiffres indiqués par Rubner et par Atwater, nous avons admis que la valeur énergétique de l'alimentation doit atteindre :

1° Pour le sédentaire. . . . . 35 calories
2° Pour le sujet faisant un travail manuel mo-   par kilogr.
    déré 40   —   corporel.
3° Pour le sujet faisant un travail de force. . . 45   —

En outre, la qualité de l'alimentation est influencée par le genre de travail. Pour celui qui effectue un travail de force, le supplément d'énergie doit être fourni, non par des albumines. mais par un excès d'hydrates de carbone qui sont les aliments énergétiques par excellence.

Tels sont les principes d'après lesquels ont été établis nos tableaux d'éducation alimentaire dont je donnerai un extrait page 412 et suivantes.

Ces tableaux sont destinés à être affichés dans des salles de restaurants populaires, dans des ateliers. ou dans des écoles, afin de familiariser les travailleurs avec les principes et la pratique de l'alimentation.

Nous y avons indiqué les prix des repas consommés les uns à domicile, les autres au restaurant.

En outre, comme la variété est nécessaire pour entretenir l'appétit et la bonne digestion, nous avons esquissé quelques variantes à l'alimentation type, et donné dans notre *Indicateur des valeurs nutritives et marchandes des aliments*, les renseignements nécessaires pour substituer un mets à un autre dans les régimes susdits.

L'homme sain peut en effet varier à l'infini sa nourriture; la limite à ces variations est imposée seulement par ses ressources budgétaires et par la notion des aliments malsains ou dangereux.

TABLEAUX D'ÉDUCATION ALIMENTAIRE
ALIMENTATION RATIONNELLE ET ÉCONOMIQUE DES TRAVAILLEURS PARISIENS (¹)
Par MM. L. Landouzy, Henri et Marcel Labbé
I. — OUVRIERS FAISANT UN TRAVAIL MUSCULAIRE DE FORCE
Régime journalier (Hiver).

MENUS : CINQ REPAS PAR JOUR

Poids de l'ouvrier (kg)	Calories exigées (pour le jour)	Calories exigées (d'après le travail)	Calories totales	Cal. (6 h. matin)	Composition — Repas de 6 h. matin (Maison)	Prix	Cal. (10 h.)	Composition — Repas de 10 h. (Mixte)	Prix	Cal. (midi)	Composition — Repas de midi (Restaurant)	Prix	Cal. (4 h.)	Composition — Repas de 4 h. (Mixte)	Prix	Cal. (8 h. soir)	Composition — Repas de 8 h. soir (Maison)	Prix	Prix total de la nourriture
60	2100	800	2900	417	Lait . . . 200 gr. (1/5 de litre). Pain . . . 100 gr. Sucre . . 15 gr. (2 morceaux). Infusion de café noir . . 15 gr. (Contenance du moulin à café usuel.)	0 15	354	Pain . . 50 gr. Fromage. 20 gr. Vin (un demi-setier, soit 1/4 de litre).	0 25	1260	Viande . . 100 gr. (1 côtelette et demie). P. de terre. 300 gr. (1 gde assiettée). Beurre . . 5 gr. (2 rondelles). Pain . . . 200 gr. (2 portions). Riz au lait. 70 gr. (1 portion) (5 cuillerées à soupe). Vin . . 1/4 de litre. Sucre . . 15 gr. (2 morceaux). Café noir. 1 tasse. (soit 155 c. c.).	1 25	354	Pain . . 50 gr. Fromage. 20 gr. Vin. 1/4 de litre.	0 25	606	Pot-au-feu : Bouillon . . . . 300 gr. (le contenu de trois louches, d'un bol ou d'une assiette creuse). Légumes . . . . 100 gr. (une assiettée ou une cuiller à légumes). Pain . . . . . . 10 gr. (une tranche). Viande bouillie. 50 gr. Pain . . . . . . 100 gr. Légumes frais.. 100 gr. (une assiettée). Beurre . . . . . 5 gr. Desserts (fruits frais ou secs) . . . 100 gr. (une assiettée à dessert). Vin . . . . 1/4 de litre.	0 55	2 25
65	2275	800	3075	417	Lait . . . 200 gr. (1/5 de litre). Pain . . . 100 gr. Sucre . . 15 gr.	0 15	102	Pain . . 75 gr. Fromage. 30 gr.	0 30	1260	Viande . . 100 gr. (bouilli : 1 portion et demie). P. de terre. 300 gr. Beurre . . 15 gr.	1 25	354	Pain . . 75 gr. Fromage. 30 gr.	0 30	606	Pot-au-feu : Bouillon . . . 300 gr. Légumes . . . 100 gr. Pain . . . 10 gr. Viande bouillie. 50 gr. Pain . . . . . . 100 gr.	0 35	2 35

					(2 morceaux). Inf. de café noir . . 15 gr.			Vin. 1/4 de litre.			Pain . . . 200 gr. Riz au lait. 70 gr. Vin.. 1/4 de litre. Sucre . . . 15 gr. Café noir. 1 tasse.			Vin. 1/4 de litre.			Légumes frais . 100 gr. Beurre. . . . . 5 gr. Desserts (fruits frais ou secs) . . . . . 100 gr. Vin . . . . 1/4 de litre.		
70	2450	800	3250	555	Lait . . . 200 gr. (1/5 de litre). Pain . . . 150 gr. Sucre . . 15 gr. (2 morceaux). Inf. de café noir . . 15 gr.	0 15	402	Pain . . 75 gr. Fromage 50 gr. Vin. 1/4 de litre.	0 30	1290	Viande . . 125 gr. (2 côtelettes enr.). P. de terre. 300 gr. Beurre. . 15 gr. Pain . . . 200 gr. Riz au lait. 70 gr. Vin.. 1/4 de litre. Sucre . . 15 gr. Café noir. 1 tasse.	1 35	554	Pain . . 75 gr. Fromage. 30 gr. Vin. 1/4 de litre.	0 30	618	Pot-au-feu : Bouillon . . . . 300 gr. Légumes . . . . 100 gr. Pain . . . . . 10 gr. Viande bouillie. 60 gr. Pain . . . . . 100 gr. Légumes frais . 100 gr. Beurre. . . . . 5 gr. Desserts (fruits frais ou secs) . . . . . 100 gr. Vin . . . . 1/4 de litre.	0 40	2 30
80	2800	800	3600	705	Lait . . . 250 gr. (1/4 de litre). Pain . . . 200 gr. Sucre . . 20 gr. (3 morceaux). Infusion de café noir . . 13 gr.	0 20	402	Pain . . 75 gr. Fromage 30 gr. Vin. 1/4 de litre	0 30	1435	Poisson. . 125 gr. (2 harengs frais). P. de terre. 350 gr. Beurre. . 20 gr. Pain . . . 225 gr. Riz au lait. 70 gr. Vin.. 1/4 de litre. Sucre . . 15 gr. Café noir. 1 tasse.	1 40	402	Pain . . 80 gr. (1 forte tranche). Fromage. 30 gr. Vin. 1/4 de litre.	0 30	618	Pot-au-feu : Bouillon . . . . 300 gr. Légumes . . . . 100 gr. Pain . . . . . 10 gr. Viande bouillie. 60 gr. Pain . . . . . 100 gr. Légumes frais . 100 gr. Beurre. . . . . 5 gr. Desserts (fruits frais ou secs) . . . . . 100 gr. Vin . . . . 1/4 de litre.	0 40	2 60
90	3180	800	3950	705	Lait . . . 250 gr. (1/4 de litre). Pain . . . 200 gr. Sucre . . 20 gr. (3 morceaux). Inf. de café noir . . 15 gr.	0 20	558	Pain . . 125 gr Fromage. 40 gr. Vin. 1/4 de litre.	0 35	1435	Poisson. . 125 gr. (2 harengs frais). P. de terre. 350 gr. Beurre. . 20 gr. Pain . . . 225 gr. Riz au lait. 70 gr. Vin.. 1/4 de litre. Sucre . . 15 gr. Café noir. 1 tasse.	1 40	558	Pain . . 125 gr. Fromage. 40 gr. Vin. 1/4 de litre.	0 35	720	Pot-au-feu : Bouillon . . . . 300 gr. Légumes . . . . 100 gr. Pain . . . . . 10 gr. Viande bouillie. 80 gr. Pain . . . . . 125 gr. Légumes frais . 125 gr. Beurre. . . . . 7 gr. Desserts (fruits frais ou secs) . . . . . 100 gr. Vin . . . . 1/4 de litre.	0 55	2 85

1. Ces tableaux résument les tableaux d'Éducation alimentaire de MM. Landouzy, M. et H. Labbé (dédiés à Mᵉ Rolle), publiés par Masson et Cⁱᵉ.

II. — OUVRIERS FAISANT UN TRAVAIL MUSCULAIRE MODÉRÉ
Régime journalier (Hiver).

MENUS : QUATRE REPAS PAR JOUR

POIDS DE L'OUVRIER	CALORIES exigibles d'après le poids	CALORIES exigibles d'après le travail	CALORIES TOTALES	Calories.	REPAS DE 6 H. MATIN (MAISON) Composition.	Prix.	Calories.	REPAS DE MIDI (RESTAURANT) Composition.	Prix.	Calories.	REPAS DE 4 H. SOIR (MIXTE) Composition.	Prix.	Calories.	REPAS DE 8 H. SOIR (MAISON) Composition.	Prix.	PRIX TOTAL de la nourriture.
kg.																
60	2100	400	2500	417	Lait . . . . . . 200 gr. Pain . . . . . 100 gr. Sucre . . . . . 15 gr. Inf. de café noir . . . . 15 gr.	0 15	1158	Viande . . . . 100 gr. P. de terre . . . 300 gr. Beurre . . . . . 15 gr. Pain . . . . . 130 gr. Riz au lait . . . 70 gr. Vin . . . . 1 4 de litre. Sucre . . . . . 15 gr. Café noir . . . 1 tasse.	1 20	334	Pain . . . . . 50 gr. Fromage . . . 20 gr. Vin . . . 1/4 de litre.	0 25	606	Pot-au-feu : Bouillon . . . . 500 gr. (le contenu de trois louches, d'un bol ou d'une assiette creuse). Légumes . . . . 100 gr. (une assiette ou une cuillère à légumes). Pain . . . . 10 gr. (une tranche). Viande bouillie . . . . . 50 gr. Pain . . . . 100 gr. Légumes frais . . . . . 100 gr. (une assiette). Beurre . . . . 5 gr. Desserts : Fruits frais . . . . 100 gr. ou secs . . . . 30 gr. (une assiette à dessert). Vin . . . . 1/4 de litre.	0 35	1 95
65	2275	400	2675	417	Lait . . . . . 200 gr. Pain . . . . . 100 gr. Sucre . . . . 15 gr.	0 15	1260	Viande . . . . 100 gr. P. de terre . . . 300 gr. Beurre . . . . . 15 gr. Pain . . . . . . 200 gr.	1 25	334	Pain . . . . . 50 gr. Fromage . . . 20 gr.	0 25	603	Pot-au-feu : Bouillon . . . . 500 gr. Légumes . . . . 100 gr. Pain . . . . 10 gr. Viande bouillie . . . . . 50 gr.	0 35	2 00

<table>
<tr>
<td></td><td></td><td></td><td></td><td></td>
<td>Inf. de café
  noir . . . . 15 gr.</td>
<td></td><td></td>
<td>Riz au lait . . . 70 gr.
Vin . . . . 1/4 de litre.
Sucre. . . . . 15 gr.
Café noir . . . 1 tasse.</td>
<td></td><td></td>
<td>Vin . . . . 1/4 de litre.</td>
<td></td><td></td>
<td>Légumes frais . . . . . 100 gr.
Beurre. . . . . 5 gr.
Desserts (fruits frais ou
  secs) . . . . 100 gr.
Vin. . . . . 1/4 de litre.</td>
<td></td><td></td>
</tr>
<tr>
<td>70</td><td>2450</td><td>400</td><td>2850</td><td>535</td>
<td>Lait . . . . . . 200 gr.
Pain . . . . . 150 gr.
Sucre. . . . . 15 gr.
Inf. de café
  noir . . . . 15 gr.</td>
<td>0 15</td><td>1260</td>
<td>Viande. . . . . 100 gr.
P. de terre . . . 300 gr.
Beurre. . . . . 15 gr.
Pain . . . . . 200 gr.
Riz au lait . . . 70 gr.
Vin . . . . 1/4 de litre.
Sucre. . . . . 15 gr.
Café noir . . . 1 tasse.</td>
<td>1 25</td><td>402</td>
<td>Pain . . . . . 75 gr.
Fromage . . . 30 gr.
Vin . . . 1/4 de litre.</td>
<td>0 30</td><td>665</td>
<td>Pot-au-feu :
Bouillon . . . . 300 gr.
Légumes. . . . . 100 gr.
Pain . . . . 10 gr.
Viande bouillie . . . . . 50 gr.
Pain . . . . 125 gr.
Légumes frais . . . . . 100 gr.
Beurre. . . . . 5 gr.
Desserts (fruits frais ou
  secs) . . . . 100 gr.
Vin. . . . . 1/4 de litre.</td>
<td>0 35</td><td>2 05</td>
</tr>
<tr>
<td>80</td><td>2800</td><td>400</td><td>3200</td><td>705</td>
<td>Lait . . . . . 250 gr.
Pain . . . . . 200 gr.
Sucre. . . . . 20 gr.
Inf. de café
  noir. . . . . 15 gr.</td>
<td>0 20</td><td>1433</td>
<td>Viande. . . . . 125 gr.
P. de terre . . . 350 gr.
Pain. . . . . . 225 gr.
Beurre . . . . . 20 gr.
Riz au lait . . . 70 gr.
Vin . . . . 1/4 de litre.
Sucre . . . . . 15 gr.
Café noir . . . 1 tasse.</td>
<td>1 40</td><td>402</td>
<td>Pain . . . . . 75 gr.
Fromage . . . 30 gr.
Vin . . . 1/4 de litre.</td>
<td>0 30</td><td>685</td>
<td>Pot-au-feu :
Bouillon . . . . 300 gr.
Légumes. . . . . 100 gr.
Pain . . . . 10 gr.
Viande bouillie . . . . . 60 gr.
Pain . . . . 125 gr.
Légumes frais . . . . . 100 gr.
Beurre. . . . . 5 gr.
Desserts (fruits frais ou
  secs) . . . . 100 gr.
Vin. . . . . 1/4 de litre.</td>
<td>0 40</td><td>2 30</td>
</tr>
<tr>
<td>90</td><td>3150</td><td>400</td><td>3550</td><td>891</td>
<td>Lait . . . . . 300 gr.
Pain . . . . . 250 gr.
Sucre. . . . . 30 gr.
Inf. de café
  noir . . . . 15 gr.</td>
<td>0 25</td><td>1433</td>
<td>Viande. . . . . 125 gr.
P. de terre . . 350 gr.
Pain. . . . . . 225 gr.
Beurre . . . . . 20 gr.
Riz au lait . . . 70 gr.
Vin . . . 1/4 de litre.
Sucre. . . . . 15 gr.
Café noir . . . 1 tasse.</td>
<td>1 40</td><td>558</td>
<td>Pain . . . . . 125 gr.
Fromage . . . 40 gr.
Vin . . . 1/4 de litre.</td>
<td>0 33</td><td>720</td>
<td>Pot-au-feu :
Bouillon . . . . 300 gr.
Légumes. . . . . 100 gr.
Pain . . . . 10 gr.
Viande bouillie. . . . . 80 gr.
Pain . . . . 125 gr.
Légumes frais . . . . . 125 gr.
Beurre. . . . . 7 gr.
Desserts :
Fruits frais . . . . . . 100 gr.
  ou secs. . . . . 50 gr.
Vin. . . . . 1/4 de litre.</td>
<td>0 55</td><td>2 55</td>
</tr>
</table>

III. — EMPLOYÉS ET COMMIS A TRAVAIL SÉDENTAIRE

Régime journalier (Hiver).

CALORIES				MENUS : TROIS REPAS PAR JOUR									PRIX TOTAL de la nourriture.
Poids du sujet. (Kg.)	Calories d'après le poids.	Calories d'après le travail.	TOTALES.	REPAS DE 7 H. MATIN (MAISON)			REPAS DE MIDI (RESTAURANT)			REPAS DE 8 H. SOIR (MAISON)			
				Calories.	Composition.	Prix.	Calories.	Composition.	Prix.	Calories.	Composition.	Prix.	
60	2100	300	2400	535	Lait . . . . 200 gr. (1/5 de litre). Pain . . . . 150 gr. (1 tranche). Sucre . . . . 15 gr. (2 morceaux). Infusion de café noir. . . 15 gr. (contenu du moulin à café usuels).	0 15	1138	Viande . . . . 100 gr. (une côtelette et demie). Pommes de terre . . . . 300 gr. (une grande assiette plate). Beurre . . . . 15 gr. (5 rondelles). Pain . . . . 150 gr. (1 portion et demie). Riz au lait . . . . 70 gr. (5 cuillerées à soupe). Vin . . . . 1/4 de litre. (1/2 setier). Sucre . . . . 15 gr. (2 morceaux). Café noir . . . . 1 tasse. (soit 155 c. c.).	1 20	685	Pot-au-feu : Bouillon . . . . 300 gr. (le contenu de trois louches, d'un bol ou d'une assiette creuse). Légumes . . . . 100 gr. (une assiettée ou une cuillerée à légumes). Pain . . . . 10 gr. (une tranche mince). Viande bouillie . . . . . 60 gr. Pain . . . . 125 gr. Légumes frais . . . . . 100 gr (une assiettée). Beurre . . . . 5 gr. Desserts : Fruits frais . . . . 100 gr. (un brelot). ou secs . . . . 50 gr. Vin . . . . 1/4 de litre.	0 40	1 75
65	2275	300	2575	594	Lait . . . . 200 gr Pain . . . . 175 gr. (une tranche épaisse). Sucre . . . . 15 gr. Infusion de café noir. . . 15 gr.	0 15	1260	Viande . . . . 100 gr. Pommes de terre . . . . 300 gr. Beurre . . . . 15 gr. Pain . . . . 200 gr. (2 portions). Riz au lait . . . . 70 gr. Vin . . . . 1/4 de litre.	1 25	720	Pot-au-feu : Bouillon . . . . 90 gr. Légumes frais . . . . . 100 gr. Pain . . . . 10 gr. Viande bouillie . . . . . 80 gr. Pain . . . . 125 gr. Légumes frais . . . . . 125 gr. Beurre . . . . 5 gr.	0 55	1 95

<table>
<tr>
<td></td><td></td><td></td><td></td><td></td>
<td>Déjeuner</td><td></td><td></td>
<td>Dîner</td><td></td><td></td>
<td>Souper</td><td></td><td></td>
</tr>
<tr>
<td></td><td></td><td></td><td></td><td></td>
<td></td><td></td><td></td>
<td>Sucre. . . . . 15 gr.
Café noir. . . . 1 tasse.</td><td></td><td></td>
<td>Desserts :
Fruits frais. . . . 100 gr.
ou secs. . . . 30 gr.
Vin. . . . . 1/4 de litre.</td><td></td><td></td>
</tr>
<tr>
<td>70</td><td>2450</td><td>300</td><td>2750</td><td>703</td>
<td>Lait . . . . . 250 gr.
(1/4 de litre).
Pain . . . . . 200 gr.
Sucre . . . . . 20 gr.
(4 morceaux).
Infusion de café noir. . . 15 gr.</td><td>0 20</td><td>1325</td>
<td>Viande. . . . . 100 gr.
(bouillie : 1 portion et demie).
Pommes de terre. . . . 350 gr.
(1 assiettée comble).
Beurre . . . . . 20 gr.
Pain . . . . . 200 gr.
Riz au lait . . . . 70 gr.
Vin . . . . . 1/4 de litre.
Sucre . . . . . 15 gr.
Café noir. . . . 1 tasse.</td><td>1 50</td><td>720</td>
<td>Pot-au-feu :
Bouillon. . . . . 300 gr.
Légumes. . . . . 100 gr.
Pain. . . . . 10 gr.
Viande bouillie. . . . 80 gr.
Pain. . . . . 125 gr.
Légumes frais . . . . 125 gr.
(une assiettée).
Beurre. . . . . 5 gr.
Desserts :
Fruits frais. . . . 100 gr.
ou secs. . . . 30 gr.
Vin. . . . . 1,4 de litre.</td><td>0 55</td><td>2 05</td>
</tr>
<tr>
<td>80</td><td>2800</td><td>300</td><td>3100</td><td>891</td>
<td>Lait . . . . . 300 gr.
Pain . . . . . 250 gr.
Sucre . . . . . 50 gr.
(4 morceaux).
Infusion de café noir. . . 15 gr.</td><td>0 25</td><td>1455</td>
<td>Poisson . . . . . 125 gr.
(2 harengs frais).
Pommes de terre. . . . 350 gr.
Pain. . . . . 225 gr.
Beurre. . . . . 20 gr.
Riz au lait . . . . 70 gr.
Confitures . . . . 25 gr.
Vin. . . . . 1/4 de litre.
Sucre. . . . . 15 gr.
Café noir. . . . 1 tasse.</td><td>1 40</td><td>779</td>
<td>Pot-au-feu :
Bouillon. . . . . 300 gr.
Légumes . . . . 100 gr.
Pain. . . . . 10 gr.
Viande bouillie. . . . 80 gr.
Pain. . . . . 150 gr.
Légumes frais . . . . 125 gr.
Beurre. . . . . 5 gr.
Desserts :
Fruits frais. . . . 100 gr.
ou secs. . . . 30 gr.
Vin. . . . . 1/4 de litre.</td><td>0 55</td><td>2 20</td>
</tr>
<tr>
<td>85</td><td>2975</td><td>300</td><td>3275</td><td>891</td>
<td>Lait . . . . . 300 gr.
Pain . . . . . 250 gr.
(une demi-livre).
Sucre. . . . . 50 gr.
(4 morceaux).
Infusion de café noir . . 15 gr.</td><td>0 25</td><td>1481</td>
<td>Poisson . . . . . 125 gr.
(2 maquereaux).
Pommes de terre. . . . 350 gr.
Pain . . . . . 225 gr.
Beurre. . . . . 20 gr.
Riz au lait . . . . 70 gr.
Confitures. . . . 25 gr.
Vin. . . . . 1/4 de litre.
Sucre . . . . . 15 gr.
Café noir. . . . 1 tasse.</td><td>1 50</td><td>897</td>
<td>Pot-au-feu :
Bouillon. . . . . 300 gr.
Légumes. . . . . 100 gr.
Pain . . . . . 10 gr.
Viande bouillie. . . . 80 gr.
Pain . . . . . 175 gr.
Légumes frais . . . . 175 gr.
Beurre. . . . . 10 gr.
Desserts :
Fruits frais. . . . 100 gr.
ou secs. . . . 30 gr.
Vin. . . . . 1/1 de litre.</td><td>0 60</td><td>2 55</td>
</tr>
</table>

IV. — OUVRIÈRES ET EMPLOYÉES
Régime journalier (Hiver) (¹).

| | CALORIES | | | MENUS : TROIS REPAS PAR JOUR | | | | | | | | | |
	exigées d'après le poids.	exigées d'après le travail.	TOTALES.	Calories.	REPAS DE 7 H. 1/2 MATIN (MAISON) — Composition.	Prix.	Calories.	REPAS DE MIDI (RESTAURANT) — Composition.	Prix.	Calories.	REPAS DE 8 H. SOIR (MAISON) — Composition.	Prix.	PRIX TOTAL de la nourriture.
50	1750	250	2000	561	Lait . . . . 200 gr. (1/5 de litre). Pain . . . . 75 gr. (une tranche). Sucre . . . . 15 gr. (5 morceaux). Infusion de café noir . 15 gr. (contenu du moulin à café usuel).	0 15	927	Viande bouillie . . . . 60 gr. (une côtelette moyenne). Pommes de terre . . . 200 gr. (une assiettée plate). Beurre . . . . 10 gr. (1 rondelle et demie). Pain . . . . 125 gr. (1/4 de livre). Riz au lait . . . . 70 gr. (5 cuillerées à soupe). Vin . . . . 1/4 de litre. (un demi-setier). Sucre . . . . 15 gr. (2 morceaux). Café noir . . . . 1 tasse. (155 c. c.).	0 95	617	Pot-au-feu : Bouillon . . . . 300 gr. (le contenu de trois louches, d'un bol ou d'une assiette creuse). Légumes . . . . 100 gr. (une cuillerée à légumes). Pain . . . . 10 gr. (une tranche mince). Viande bouillie . . . . 50 gr. Pain . . . . 100 gr. Légumes frais . . . . 100 gr. (une assiettée). Beurre . . . . 5 gr. Desserts : Fruits frais . . . . 100 gr. ou secs . . . . 30 gr. Vin . . . . 1/4 de litre.	0 55	1 45
55	1925	250	2175	418	Lait . . . . 200 gr. Pain . . . . 100 gr. (une tranche épaisse). Sucre . . . . 15 gr. Infusion de café noir . 15 gr.	0 15	1070	Viande . . . . 60 gr. (un petit bifteck). Pommes de terre . . . . 250 gr. (une forte assiettée). Beurre . . . . 15 gr. (2 rondelles). Pain . . . . 150 gr. Riz au lait . . . . 70 gr. Vin . . . . 1/4 de litre. Sucre . . . . 15 gr. Café noir . . . . 1 tasse.	1 00	685	Pot-au-feu : Bouillon . . . . 300 gr. Légumes . . . . 100 gr. Pain . . . . 10 gr. Viande bouillie . . . . 60 gr. Pain . . . . 125 gr. Légumes frais . . . . 100 gr. Beurre . . . . 5 gr. Desserts : Fruits frais . . . . 100 gr. ou secs . . . . 30 gr. Vin . . . . 1/4 de litre.	0 10	1 55

					Déjeuner			Dîner			Pot-au-feu		
60	2100	250	2350	533	Lait . . . . . 200 gr. Pain . . . . . 150 gr. Sucre . . . . . 15 gr. Infusion de café noir . . . 15 gr.	0 15	1110	Viande . . . . . 60 gr. *(bouillie : une portion).* Pommes de terre . . . . 300 gr. Beurre . . . . . 15 gr. Pain . . . . . 150 gr. Riz au lait . . . . . 70 gr. Vin . . . . . 1/4 de litre. Sucre . . . . . 15 gr. Café noir . . . . . 1 tasse.	1 05	685	**Pot-au-feu :** Bouillon . . . . . 300 gr. Légumes . . . . . 100 gr. Pain . . . . . 10 gr. Viande bouillie . . . . . 60 gr. Pain . . . . . 125 gr. Légumes frais . . . . . 100 gr. Beurre . . . . . 5 gr. Desserts : Fruits frais . . . . . 100 gr. ou secs . . . . . 30 gr. Vin . . . . . 1/4 de litre.	0 40	1
70	2450	250	2700	763	Lait . . . . . 250 gr. *(1/4 de litre).* Pain . . . . . 200 gr. Sucre . . . . . 15 gr. Infusion de café noir . . . 15 gr.	0 20	1331	Viande . . . . . 60 gr. *(veau : une portion).* Pommes de terre . . . . 300 gr. Beurre . . . . . 15 gr. Pain . . . . . 250 gr. *(une demi-livre).* Riz au lait . . . . . 70 gr. Vin . . . . . 1/4 de litre. Sucre . . . . . 15 gr. Café noir . . . . . 1 tasse.	1 05	715	**Pot-au-feu :** Bouillon . . . . . 300 gr. Légumes . . . . . 100 gr. Pain . . . . . 10 gr. Viande bouillie . . . . . 70 gr. Pain . . . . . 125 gr. Légumes frais . . . . . 100 gr. Beurre . . . . . 5 gr. Desserts : Fruits frais . . . . . 100 gr. ou secs . . . . . 30 gr. Vin . . . . . 1/4 de litre.	0 45	1
75	2625	250	2875	880	Lait . . . . . 300 gr. Pain . . . . . 250 gr. *(une demi-livre).* Sucre . . . . . 15 gr. Infusion de café noir . . . 15 gr.	0 25	1531	Poisson . . . . . 60 gr. *(un hareng frais).* Pommes de terre . . . . 300 gr. Beurre . . . . . 15 gr. Pain . . . . . 250 gr. *(une demi-livre).* Riz au lait . . . . . 70 gr. Vin . . . . . 1/4 de litre. Sucre . . . . . 15 gr. Café noir . . . . . 1 tasse.	1 05	715	**Pot-au-feu :** Bouillon . . . . . 300 gr. Légumes . . . . . 100 gr. Pain . . . . . 10 gr. Viande bouillie . . . . . 70 gr. Pain . . . . . 125 gr. Légumes frais . . . . . 100 gr. Beurre . . . . . 5 gr. Desserts : Fruits frais . . . . . 100 gr. ou secs . . . . . 30 gr. Vin . . . . . 1/4 de litre.	0 45	1 7

1. Les *valeurs marchandes* portées sur notre *indicateur*, comme sur nos *menus*, correspondent aux *prix* demandés chez les commerçants de différents quartiers parisiens pris au hasard, les marchands des faubourgs Saint-Germain, Saint-Honoré, comme les marchands des grands boulevards et des quartiers riches, étant exceptés. C'est ainsi que nous avons trouvé communément : le lait à 0 fr. 25 le litre ; le beurre à 1 fr. 60 la livre, et le chocolat à 1 fr. 20 la livre.

Il va sans dire que ces prix varient essentiellement dans un même quartier suivant les fluctuations du marché parisien, comme suivant les saisons. Depuis quelques années, ils ont augmenté partout dans des proportions considérables, de sorte que le prix de la vie devrait être majoré sur nos tableaux.

VARIANTES DE MENUS

La variété introduite dans le choix des mets fait partie d'une bonne
alimentation.

Le désir et le plaisir de manger sont des facteurs aidant à bien digérer,
comme à utiliser pleinement la nourriture.

Les variantes ci-dessous correspondent sensiblement, comme **calories**
et comme **prix**, aux nombreux **Menus** à propos desquels se trouvent
exactement détaillés prix et calories.

I. Variante au repas du matin (maison).

Lait.	200 grammes.
Chocolat.	15 —
Pain.	100 —

II. Variantes au repas du soir (maison).

A) SOUPE MAIGRE A L'OIGNON.

Eau.	300 grammes.
Beurre	15 —
Oignon (nº 1).	
Pain (une tranche).	10 —
Jambon fumé de Paris	50 —
Chicorée cuite	100 —
Beurre	5 —
Pain.	100 —
Vin	1/4 de litre.

B) SOUPE MAIGRE AU CHOU.

Eau.	300 grammes.
Beurre	15 —
Pomme de terre (nº 1).	
Chou.	(un quart).
Pain	100 grammes.

SALADE DE LÉGUMES.

Haricots ou lentilles	50 grammes.
Huile	4 —
Vinaigre (une cuillerée).	
Vin 1/4 de litre.	

C) SOUPE AU LAIT.

Lait.	200 grammes.
Beurre	15 —
Pain (une tranche mince).	10 —
5 sardines à l'huile.	50 —
Pommes de terre en robe de chambre	150 —
Beurre	5 —
Pain.	100 —
Figues sèches.	15 —
Vin.	1.4 de litre.

III. Variante au repas de midi (restaurant).

Viande (un bifteck)	80 grammes.
Lentilles assaisonnées (une assiettée)	100 —
Pain.	200 —
Mendiants (fruits secs mélangés).	50 —
Vin 1/4 de litre.	
Café noir (une tasse).	
Sucre (deux morceaux)	15 —

Ces variantes sont indiquées entre vingt autres, à titre d'exemples, afin
d'apprendre aux ménagères et aux consommateurs, renseignés par la lecture de nos *Menus* et de notre *Indicateur des valeurs nutritives et marchandes*, à bien choisir leurs aliments, comme à chercher sur la carte du
restaurant les mets appétissants, sains, nourrissants et économiques.

Un certain nombre de conditions physiologiques, économiques, climatériques, imposent des variantes à l'alimentation des sujets sains.

L'âge est une des principales; durant l'enfance et l'adolescence, le régime doit tenir compte des besoins supplémentaires de l'organisme qui se développe. Au contraire, les besoins se réduisent pendant la vieillesse.

Le régime des femmes enceintes et celui des nourrices comportent aussi un supplément destiné à l'accroissement du fœtus et à l'allaitement du nourrisson.

Les climats chauds et les saisons chaudes nécessitent un régime plus léger que celui des climats froids et des saisons froides.

Les ressources alimentaires du pays dirigent en partie le choix des aliments.

Le maigre budget des individus pauvres leur impose le choix de certains aliments bon marché et le rejet des aliments chers; nos tableaux d'éducation alimentaire et les tableaux dressés par le professeur Landouzy à l'usage des vieillards et des infirmes assistés sont destinés à diriger le choix des malheureux et à leur enseigner à ne pas mourir de faim.

Mais nous ne saurions entrer ici dans le détail de tous ces cas.

ALIMENTATION DES MALADES.

Prescription des régimes. — On ne possédait, il y a quelques années, que des notions très vagues sur les régimes alimentaires. Ce que l'on en trouvait dans les traités de médecine représentait un amas de prescriptions illogiques non motivées et que l'on ne pouvait retenir que par un effort de mémoire.

Aujourd'hui, l'alimentation est l'objet de nombreuses recherches, et nous sommes en mesure de fournir un certain nombre d'indications diététiques précises reposant sur une base scientifique. Assurément, ces notions ne sont pas définitives: elles sont sujettes à revision comme toutes les questions scientifiques; mais du moins elles simplifient considérablement la pratique des régimes alimentaires.

Pour pouvoir formuler un régime, il est indispensable de posséder des notions sur les besoins physiologiques de l'homme et sur la composition des aliments: avec ces données, il suffit de connaître les indications diététiques reposant sur la physiologie pathologique des maladies pour pouvoir, dans chaque cas particulier, reconstituer par raisonnement le régime alimentaire, sans avoir recours à la mémoire.

La prescription d'un régime ne doit jamais être faite *ex cathedra* d'après une formule absolue.

Le régime ne s'applique pas à une maladie, mais à un malade, et chacun a sa particularité qui le distingue des autres. Ainsi il n'y a point de régime antidiabétique, ni antigoutteux, mais un régime pour chaque diabétique et pour chaque goutteux.

C'est en causant avec son malade, en l'interrogeant sur ses goûts et sur ses habitudes alimentaires, sans perdre de vue — cela va sans dire — les lois générales de la diététique, que le médecin formulera ses prescriptions. Ainsi faisant, il ne modifiera pas inutilement certaines habitudes, innocentes, du malade, et il n'aura pas le désagrément de lui ordonner des aliments qu'il ne peut tolérer. Au cours de la prescription, il lui expliquera en quoi il péchait contre l'hygiène et pourquoi il doit suivre une nouvelle ligne de conduite.

Le régime doit être prescrit avec détails; on ne se contente pas d'interdire les aliments, on énumère tous ceux qui sont autorisés. La qualité des aliments n'est pas la seule chose importante; il faut indiquer la quantité que le malade doit en prendre, car on pèche aussi souvent par l'excès ou le défaut que par le mauvais choix de la nourriture.

Le médecin indiquera ensuite la manière de préparer les aliments, de les cuire et même, si cela est nécessaire, pour certains régimes délicats, il fera venir la cuisinière pour lui expliquer oralement ce qu'elle doit faire. Reste enfin à prescrire la répartition de l'alimentation, le nombre des repas, l'intervalle qui doit les séparer, la manière de manger, de boire, les précautions à prendre après les repas pour digérer.

Tous ces détails sont loin d'être insignifiants. La diététique est faite de minuties. Et l'on n'obtient de résultats que si l'on a bien fait comprendre au malade la nécessité de se soumettre aux règles qu'on lui donne.

Affections du pharynx et du larynx. — Les *angines aiguës* nécessitent, à cause de la douleur à la déglutition, des précautions alimentaires. Les aliments tièdes, semi-liquides, en bouillie, sont ceux qui passent le mieux.

Dans les *laryngites tuberculeuses*, il en est de même. Il faut parfois anesthésier la gorge par des pulvérisations ou des attouchements de cocaïne ou l'ingestion de glace pilée pour permettre la déglutition.

Dans les *paralysies du voile du palais*, on est parfois obligé. pour empêcher le passage d'aliments dans les voies aériennes, de nourrir le patient avec la sonde œsophagienne. Lorsque le voile du palais se soulève encore un peu, les aliments en bouillie, très froids ou très chauds pour exciter la contractilité du voile, sont préférables.

Affections de l'œsophage. — **Rétrécissement de l'œsophage**. — La phagotechnie varie avec le degré d'imperméabilité du rétrécissement.

Une sténose peu serrée, qui arrête déjà les aliments solides, laissera encore passer les liquides et les semi-liquides; on évitera cependant les aliments qui peuvent, en irritant l'œsophage, provoquer un spasme qui fermerait le conduit; tels sont : le pain insuffisamment mâché, la purée de pommes de terre, les aliments trop chauds ou trop froids.

Plus serrée, la sténose ne laisse plus passer que les aliments liquides. On nourrira le malade avec du lait, des œufs battus dans du lait, des bouillies très légères et très homogènes faites avec du lait ou du bouillon, un jaune d'œuf, de la poudre de viande ou de la farine. Les repas seront fréquents et peu abondants.

Le poids du malade est le meilleur critérium des effets de l'alimentation. Si le poids est stationnaire, ou s'il augmente, il n'y a qu'à continuer l'alimentation buccale.

Si le poids baisse, on peut essayer de renforcer l'alimentation buccale par un ou deux lavements alimentaires quotidiens.

Si, malgré cela, le poids continue à baisser, il faut recourir à la gastrostomie. Dès que la plaie opératoire est guérie, on nourrit le malade en introduisant dans la bouche stomacale, trois fois par jour, au moyen d'une sonde en caoutchouc adaptée à une seringue ou à un bock, un repas tiède composé d'un demi-litre de lait, d'un ou deux œufs et d'une cuillerée de poudre de viande ou d'albumine pure.

Les résultats de la gastrostomie sont inconstants : lorsque le rétrécissement est devenu tout à fait infranchissable et entraîne une inanition presque complète, la gastrostomie permet l'alimentation et le malade reprend du poids. Mais, quand l'amaigrissement est dû au défaut d'utilisation des aliments par le tube digestif malade, l'opération n'améliore point l'état du sujet.

Affections de l'estomac. — Gastrodyspepsies. — Une dyspepsie n'est jamais primitive. Elle est toujours le retentissement de quelque affection organique ou de quelque défaut d'hygiène sur le fonctionnement de l'estomac.

Son traitement implique donc la recherche attentive de la cause originelle. Si celle-ci nous échappe, il sera nécessaire de faire respecter tout au moins les lois générales de l'hygiène digestive.

Dyspepsies secondaires. — Toute maladie générale, toute affection locale entraîne un certain degré de dyspepsie. Ainsi, les affections urinaires, utéro-ovariennes, la tuberculose, la chlorose, les cardiopathies, la goutte, les hernies, etc., causent des dypepsies qui ne guérissent que par le traitement de l'affection originelle et qui nécessitent une grande prudence dans l'administration des médicaments.

Dyspepsies nerveuses. — Toutes les affections nerveuses s'accompagnent de dyspepsie.

Dans la *neurasthénie*, les troubles digestifs prennent la forme d'une dilatation asthénique de l'estomac ou d'une hyperesthésie du plexus solaire ; ces affections aboutissent à l'inanition et à l'amaigrissement.

Le traitement aura pour but la réalimentation et la suralimentation ; on se gardera bien d'imposer un régime sévère, le simple régime d'exclusion sera très suffisant. C'est aux cas de ce genre que répond la cure de Weir Mitchell.

Les troubles dyspeptiques des *hystériques* revêtent une série de formes différentes : anorexie, gastralgie, hématémèse, tympanisme, vomissements incoercibles, sialorrhée.

Au début, une diète sévère permettra de se rendre compte de l'état réel de l'estomac ; et si celui-ci ne présente aucune lésion organique, le médecin pourra procéder sans crainte à la rééducation alimentaire aidée de la psychothérapie.

Le traitement des dyspepsies au cours des *affections mentales* a pour bases la psychothérapie et les mesures d'hygiène alimentaire en rapport avec l'état du malade.

Dyspepsies par faute d'hygiène alimentaire. — Il faut savoir rechercher ces fautes contre l'hygiène alimentaire. Les principales sont : l'alimentation trop abondante ; l'habitude des aliments irritants ou toxiques ; l'excès des sauces, des épices, des viandes, des vins ; la nécessité des repas de restaurant, des banquets officiels, des agapes familiales ; l'irrégularité des heures de repas, leur répétition trop fréquente ou leur éloignement excessif ; la rapidité trop grande des repas; la mastication insuffisante; la mauvaise dentition; l'abus des médicaments.

Le premier devoir du médecin est de mettre un terme aux fautes alimentaires. Le second est d'instituer une diététique sévère et précise qui peut être formulée de la façon suivante :

Faire trois repas par jour, deux grands et un petit, convenablement espacés et à heures fixes. Manger bien assis dans une salle claire, aérée. à température convenable. Consacrer aux repas un temps suffisant (15 minutes pour les petits, 40 minutes pour les grands). Manger lentement, mâcher avec soin. Faire soigner ses dents s'il est nécessaire. Boire peu en mangeant, surtout au début du repas.

Après le repas, se reposer allongé sur une chaise longue, durant une demi-heure, avant de se remettre au travail.

Le régime sera composé d'aliments en quantité convenable, identique à celle qui convient aux sujets sains. (Voir nos Tableaux d'éducation alimentaire.) Les aliments doivent être choisis parmi les plus digestibles et accommodés de façon simple. Le tableau suivant en indique le choix.

Aliments.

Permis.	Défendus.
POTAGES. — *Maigres* : Bouillon de légumes avec diverses farines (orge, avoine. riz, maïs, racahout, revalescière, etc.), ou pâtes; panades. — *Gras* : Bouillon de bœuf ou poulet (du jour même), avec pain ou pâtes.	Hors-d'œuvre. — Sauces, épices, herbes, vinaigrettes. fritures, beurre cuisiné.
ŒUFS. — Bien cuits : à la coque, brouillés, pochés.	ŒUFS. — Durs. Omelettes grasses.
VIANDES : Grillée ou rôtie, sans sauce : bœuf, mouton, poulet, dinde. ris de veau, cervelle, porc rôti froid, jambon maigre.	VIANDES. — Grasses, avec sauces : lapin, oie, canard, gibier, charcuterie. conserves.
POISSONS. — Bouillis ou frits (enlever la peau). *Maigres* : sole, merlan, limande, brochet, perche, turbot, barbue, colin.	POISSONS. — Gras : maquereau. hareng, saumon, anguille. Crustacés, coquillages.
LÉGUMES. — Pommes de terre à l'eau ou en purée, carottes, navets; haricots, pois, lentilles (en purée passée); artichauts, haricots verts, salade cuite, chicorée, épinards, choux-fleurs en purée; légumes décortiqués.	LÉGUMES. — Choux. oseille. tomate, asperges, aubergines, salades crues, champignons.
FÉCULENTS (bien cuits). — Nouilles, macaroni, semoule, tapioca, riz, bouillies de farines diverses.	
ENTREMETS : Crèmes cuites, œufs à la neige, œufs au lait, gâteaux de riz ou de semoule, flans, soufflés, biscuits secs.	ENTREMETS. — Gâteaux. crèmes au beurre, pâtes grasses. pâtes feuilletées.
FROMAGES : *Frais* : Gervais, Petit Suisse; ou *cuits* : Gruyère, Parmesan.	FROMAGES. — Forts (Camembert, Brie, Roquefort. Gorgonzola).
FRUITS : Cuits, en compote.	FRUITS. — Crus, acides. gras (amande, noix, noisette). secs (dattes. figues).
LAIT ET LAITAGES. — Lait caillé.	
PAIN. — Grillé, biscottes, échaudés.	PAIN. — Complet ou mal cuit.
BOISSONS. — Infusions chaudes (camomille, tilleul, feuille d'oranger), eau pure, eaux minérales faibles (Vals, Saint-Galmier, Pougues, Alet), vin blanc, cognac très étendu. bière légère.	BOISSONS. — Vin rouge, liqueurs, eaux très gazeuses ou minéralisées (Seltz. Apollinaris, Vichy).
CONDIMENTS. — Jus de citron.	CONDIMENTS.—Vinaigre, cornichons, épices.

Hyposécrétion gastrique et hypochlorhydrie. — L'insuffisance de la sécrétion gastrique s'associe généralement à l'insuffisance motrice et à un certain degré de dilatation ; elle favorise en outre les fermentations secondaires. Aussi le régime doit-il viser à la fois ces quatre éléments pathologiques.

Il se composera d'aliments faciles à digérer et faciles à évacuer, peu fermentescibles, excitant au maximum la sécrétion chlorhydrique de l'estomac. On en exclura au contraire les aliments qui retardent la sécrétion gastrique. Enfin, l'ordonnance des repas, les précautions après les repas auront toutes pour but d'exciter la sécrétion et de favoriser l'évacuation stomacale.

Le malade fera chaque jour quatre repas peu copieux. Il devra manger lentement, mâcher avec soin. Avant les repas, il s'appliquera sur l'épigastre une compresse d'eau froide, recouverte de taffetas gommé, qui restera en position durant le repas et la période digestive. Il se reposera durant une heure au moins après les grands repas, durant une demi-heure après les petits. sur une chaise longue, le dos appuyé, et s'inclinant de temps en temps sur le côté droit pendant quelques instants pour faciliter l'évacuation des aliments à travers le pylore.

Le régime se composera de : viandes grillées et rôties. chaudes ou froides, maigres et dégraissées ; viande cuite hachée ou moulinée, viandes fumées. Choisir de préférence le bœuf, le mouton, le maigre de jambon. le poulet, la dinde, le ris de veau, la cervelle. Poissons maigres. cuits au court-bouillon et arrosés d'une sauce blanche ou d'un peu de jus de citron : ou bien frits dans la pâte (enlever la friture).

Œufs bien cuits.

Bouillon de viande du jour, dégraissé ; bouillon de légumes frais.

Yokourt et surtout kéfir qui est un des meilleurs aliments pour exciter la sécrétion gastrique et pour calmer la diarrhée que l'on observe souvent chez les hypochlorhydriques. Ce dernier sera pris aux deux petits repas à la dose d'une à deux bouteilles (environ 1 litre) par jour. Dans quelques cas même, une véritable cure de kéfir peut être instituée ; en remplaçant peu à peu les autres aliments par du kéfir, on parvient à en faire prendre jusqu'à deux litres. Le meilleur est le kéfir maigre n° 2.

Par contre, le lait est mal supporté ; le régime lacté aggrave les symptômes.

Comme légumes. les pommes de terre cuites à l'eau ou en purée, le riz bien cuit sont préférables ; les légumes verts « à l'anglaise » ou passés au tamis, les pâtes alimentaires ne seront pris qu'avec modération.

Pain grillé ou biscottes. Biscuits secs. Quelques entremets peu sucrés.

User avec modération des fruits que l'on prendra cuits (à la coque, en compote, en marmelade) de préférence. Choisir les pêches, pommes. poires, abricots, raisins, oranges.

Les mets seront préparés simplement, avec très peu de graisse, mais cependant relevés par des épices, des condiments, du jus de viande, et bien salés. Servir bien chaud ou froid.

On proscrira : les viandes grasses, les poissons gras, la charcuterie, les crustacés, les salaisons, le gibier faisandé, les viandes marinées ; les champignons, les truffes, les choux, le concombre, les légumes secs en grains ; la friture, le beurre fondu, la sauce mayonnaise ; les fromages forts.

Comme boisson : des eaux minérales légères, de l'eau aromatisée de quelques gouttes de cognac ou citron, des infusions amères très chaudes. Chez quelques sujets on peut autoriser un peu de bière légère ou de bordeaux rouge coupé d'eau.

Suivant les cas, on interdira complètement les boissons pendant le repas pour les faire prendre après le repas et dans les intervalles ; ou bien on les autorisera aux repas à doses très modérées.

Hypersécrétion gastrique et hyperchlorhydrie. — L'hyperchlorhydrie est souvent accompagnée d'ulcère de l'estomac ; aussi la diététique des deux affections comporte-t-elle beaucoup de points communs.

Le régime a pour but de diminuer la sécrétion gastrique. Il utilise les aliments dépresseurs de la sécrétion et proscrit tous les excitants.

Dans les *périodes de crises douloureuses*, le régime lacté est le traitement de choix : 2 litres et demi à 3 litres de lait par jour, sucré ou non, tiède, pris par tasses toutes les deux heures et demie. Boire à petites gorgées. Se laver la bouche à l'eau de Vichy après chaque prise de lait.

Dans les *périodes de rémission*, un régime mixte peut être institué :

Il se composera de quatre repas par jour, deux grands et deux petits, suivis d'un repos d'une heure avec applications sur l'épigastre de compresses chaudes ou d'une bouillotte de caoutchouc remplie d'eau chaude. Manger lentement et mâcher avec soin.

Dans le régime entrent : le lait, pur, ou sous forme de potages, de bouillies, de riz au lait, d'entremets ; les fromages frais. Par contre le gogborut et surtout le kéfir sont contre-indiqués. Les œufs peu cuits. Les farines de céréales, en potages, en entremets ; les pâtes alimentaires bien cuites, non cuisinées, additionnées seulement de beurre frais sur la table ; le riz bien cuit ; les pommes de terre cuites à l'eau ou en purée ; les légumes secs bien cuits, en purée passée ; ou mieux les purées de farines de légumineuses. Des purées de légumes verts passées. Le pain grillé, la croûte de pain ou les biscottes ; les biscuits secs. Les fruits cuits, non acides, en marmelade ou en compote.

La viande ne sera introduite dans le régime que si l'état du malade est déjà redevenu meilleur ; on donnera des viandes bouillies, du poisson bouilli, de la cervelle ou du ris de veau, en petite quantité.

La cuisine doit être simple, peu épicée et peu salée ; les mets très chauds ou très froids sont interdits.

Sont exclus du régime : tous les mets de haut goût, le gibier, les viandes marinées, les crustacés, la charcuterie, les salaisons, les jus de viande, les champignons, les truffes, l'oseille, la tomate, les salades vertes, les fruits crus, le cacao, les sucreries, les fromages forts, les fritures.

La meilleure boisson est, durant le repas, l'eau pure ou le lait ; à la fin du repas, une infusion modérément chaude de tilleul ou de fleurs d'oranger. Le vin, les liqueurs, le thé fort, le cidre trop acide sont interdits.

Il ne faut pas oublier, surtout, que le régime doit être suivi durant des années, si l'on veut modifier la muqueuse gastrique et obtenir une guérison complète de l'hyperchlorhydrie.

Les graisses ont été employées pour produire une action dépressive sur la sécrétion de l'estomac. On donne le matin à jeun 30 gr. d'huile d'olives et 15 gr. à 30 gr. avant les repas. Ce traitement produit une sédation remarquable des douleurs.

Ulcérations de l'estomac. — Le traitement de l'ulcère de l'estomac nécessite : 1° une cure de repos stomacal, pour diminuer la sécrétion gastrique et permettre à l'ulcère de se cicatriser: 2° une cure d'alimentation progressive qui se confond avec celle des hyperchlorhydriques.

La cure de repos stomacal, qui s'impose après une hématémèse, dure en général huit à dix jours. Le malade boit seulement quelques cuillerées d'eau. On lui donne deux lavements aqueux et deux lavements alimentaires par jour, et deux injections sous-cutanées de sérum artificiel de 100 à 250 gr.

Après ce temps, le malade est mis au régime lacté absolu, en commençant par quelques cuillerées pour arriver à 2 litres et demi par jour.

Au bout d'une quinzaine de jours, on ajoute au lait des biscuits secs: puis de semaine en semaine : des potages au lait de plus en plus épais; du riz au lait, des pâtes alimentaires, des soufflés, des puddings: des œufs à la coque, brouillés ou pochés; de la purée de pommes de terre, de carottes; du pain grillé: des fruits cuits: de la viande et du poisson bouillis.

Les mets seront toujours très peu épicés et très peu salés: et même, après guérison, l'ulcéreux devra toujours prendre des précautions alimentaires.

Comme boisson, l'ulcéreux prend d'abord le lait; puis une infusion chaude de tilleul, camomille ou fleurs d'oranger; puis de l'eau pure ou de l'eau aromatisée de quelques gouttes de citron ou d'eau-de-vie. Le vin, particulièrement le bordeaux rouge, trop excitant, restera interdit.

Sténose pylorique. — Les dilatations dues à des sténoses pyloriques incomplètes sont susceptibles de guérir par le traitement médical. Les dilatations dues à des sténoses serrées relèvent de la chirurgie: mais la diététique est cependant utile pour en diminuer les inconvénients.

Le régime doit être : non irritant, peu volumineux, réparti en petits repas, substantiel, facilement digestible et évacuable. Il se composera surtout : d'œufs bien cuits ou mieux de jaunes d'œufs battus dans du lait; de bouillies épaisses; de poudre de viande; de viande pulpée ou de viande cuite hachée, de crèmes cuites. Pas de boissons aux repas.

Exclusion du régime lacté, des soupes, des légumes verts et salades, des légumes secs en grains, des fruits.

Le matin, l'évacuation à la sonde œsophagienne du résidu stomacal, accompagnée ou non d'un lavage d'estomac, sera suivie d'un gavage au lait et à la poudre de viande; dans le reste de la journée, le sujet prend un petit repas toutes les deux heures et demie.

Hypomotricité. Dilatation atonique de l'estomac. — Le régime de la dilatation atonique de l'estomac s'inspire de celui de la dilatation par sténose. Le choix des aliments est le même. Les boissons supprimées aux repas doivent être prises en dehors des repas, en quantité suffisante pour éviter les inconvénients du régime sec à l'égard des reins.

Pour la répartition des repas, deux techniques sont en présence : Bouchard, Debove préfèrent les grands repas, rares et espacés ; Boas préconise les petits repas, multiples et rapprochés. Il n'y a pas, à cet égard, de règle absolue ; c'est affaire de tact médical de reconnaître ce qui convient le mieux à chaque malade.

Enfin, le repos post-prandial en bonne position, la suppression du corset, le port d'une ceinture hypogastrique, le massage abdominal, l'hydrothérapie sont des moyens adjuvants indispensables.

Gastrites chroniques. — On suivra, dans les gastrites chroniques, des règles diététiques analogues à celles que j'ai indiquées pour les ulcérations de l'estomac : régime lacté exclusif d'abord ; régime lacté mitigé ensuite ; puis régime mixte de plus en plus large ; enfin régime d'exclusion comme dans les dyspepsies, auquel on devra se tenir indéfiniment après la guérison de la gastrite.

Cancer de l'estomac. — La diététique dépend du syndrome morbide mis en œuvre par le cancer : un néoplasme des faces de l'estomac donne un syndrome d'hypochlorhydrie et nécessite le régime des hypochlorhydriques ; un cancer du pylore avec sténose relève du régime que j'ai indiqué pour la dilatation de l'estomac.

Affections de l'intestin. — **Entérites aiguës.** — A la période aiguë, fébrile, l'alimentation est impossible. Le malade est à la diète hydrique et prend seulement quelques gorgées d'eau pure, d'eau de riz, d'eau albumineuse ou de thé, à la température de la chambre.

Dès que la période aiguë est passée, on donne des potages très légers à l'eau, avec des farines de riz, de froment ou d'arrow root.

On essaie ensuite d'ajouter aux potages un peu de lait, de bouillon de légumes ou de bouillon de poulet ; on essaie le lait pur.

Plus tard on donne des bouillies, puis des pâtes, du riz, de la purée de pommes de terre, des biscottes, etc. ; et en suivant les mêmes étapes que dans les entérites chroniques, on revient peu à peu au régime ordinaire.

Entérites chroniques. — Toutes les entérites ne sont pas identiques et ne relèvent pas du même régime et du même traitement. Mais il y a, au cours de toute entérite, des symptômes d'irritation intestinale et d'auto-intoxication qui nécessitent des précautions diététiques particulières.

Le régime qui permet le mieux de lutter contre ce syndrome d'intoxication intestinale est le régime lacto-farineux ; les hydrates de carbone ne donnent pas naissance dans l'organisme à des produits toxiques, comme le font les matières albuminoïdes.

Pendant les poussées aiguës d'entérocolite, le malade est mis d'abord à la diète hydrique durant un jour ou deux.

Puis on institue le régime des potages à l'eau faits avec des farines de céréales simples ou maltées (crème de froment, d'orge, d'avoine, de riz, de maïs, d'arrow root) : trois potages par jour ; eau pure ou infusion de tilleul ou de thé dans l'intervalle.

Après un ou deux jours de ce régime, on arrive peu à peu, en essayant les potages au lait, au bouillon de légumes ou au babeurre, au *régime type* qui se compose des aliments suivants :

Pommes de terre cuites à l'eau, à la vapeur, ou au four, servies avec un peu de beurre frais sur la table ; ou bien pommes de terre en purée.

Pâtes alimentaires (macaroni, nouilles, lasagnes, etc.), préparées sans œufs d'abord, avec œufs ensuite, et cuites à l'eau salée, puis additionnées d'un peu de beurre frais au moment de servir.

Gnocchi à la fleur de farine.

Purées de légumes secs passées au tamis, ou légumes secs décortiqués, ou bouillies épaisses faites avec des farines de légumes secs diastasiés.

Pain rassis en tranches dorées au four, et biscottes diverses. Biscuits secs.

Puddings, soufflés, crèmes renversées, flans. Fruits cuits, en compote ou en confiture. Miel, cacao à l'avoine, ou bouillie de gruau d'avoine (porridge) pour le petit déjeuner.

Lait pur et ses dérivés ; petit-lait, kéfir, en boisson ; babeurre pour les potages ; lait caillé ordinaire, fromage à la pie, yoghourt, œufs frais bien cuits (à la coque, brouillés ou pochés).

Eviter : les viandes faisandées ou marinées, la charcuterie, les conserves, les épices, le poivre, les herbes, les sauces, les boissons alcooliques.

Ordonnance des repas. — L'alimentation est partagée en quatre repas, deux grands et deux petits.

Aux deux petits repas, le malade boit un quart de litre de lait ou de kéfir, et prend un potage et des biscottes.

Aux deux grands repas, il ne boit que vers la fin un demi-verre d'eau pure ou d'eau de Saint-Galmier, ou encore une tasse d'infusion chaude de thé ou de camomille. Les aliments sont choisis parmi ceux que j'ai indiqués.

Pour favoriser la dépuration urinaire, il est bon de faire prendre aussi le soir, avant le sommeil, une grande tasse d'infusion de tilleul.

Les précautions habituelles à l'égard de la mastication, de la durée des repas, du repos post-prandial s'appliquent aux entéritiques comme aux dyspeptiques.

Après la sédation des phénomènes d'entérite, on peut essayer d'introduire la viande dans le régime, mais toujours à doses modérées : 100 gr. au déjeuner et 50 gr. au dîner ; donner de préférence les viandes grillées et rôties de boucherie, de volaille ou de poisson maigre, le jambon maigre.

L'entérite est une affection à rechutes. Guérie en apparence, elle peut récidiver. Aussi le régime mixte à prédominance lacto-végétarienne doit-il être suivi pendant de longues années.

Il n'y a dans le régime ci-dessus rien d'absolu. Chaque malade doit avoir un régime à lui, dans lequel le médecin tient compte des idiosyncrasies et de la forme de l'entérite.

Dans les entérites avec *constipation*, insister sur les préparations d'avoine et d'orge, le bouillon de légumes, le babeurre, le petit-lait, les marmelades de fruits, les légumes verts passés.

S'il y a de la *diarrhée*, recommander les potages à l'eau, le lait, le kéfir n° 5, le riz, les confitures de coing.

Dans les entérites des *névropathes* ne pas se laisser influencer par les dires du malade et ne pas arriver à prescrire un régime tellement sélectionné que l'alimentation devienne tout à fait insuffisante ; il faut parfois refaire l'éducation alimentaire du sujet.

Dans les entérites avec *insuffisance amylopeptique*, qui sont parfois passagères et consécutives à l'usage trop rigoureux et excessif du régime féculent, la diète doit être modifiée : en supprimer la pomme de terre qui est ordinairement très mal tolérée, le pain, les pâtes, et l'on permet seulement quelques bouillies faites avec des farines de céréales très cuites et rendues plus digestibles par l'emploi du malt qui transforme l'amidon en dextrines. On utilise, en outre, le lait, les œufs, la viande hachée, en surveillant de très près la manière dont ces aliments sont tolérés ; j'ai vu en effet, dans un cas de ce genre remarquable par sa gravité, le lait produire une véritable intoxication.

Entérite tuberculeuse. — Il n'y a pas de règles fixes pour la diététique. On doit essayer d'abord le régime de désintoxication qui convient à toutes les entérites. Si celui-ci n'est pas bien supporté, on aura recours au régime lacté, au kéfir, aux œufs, à la viande crue, au bouillon additionné de préparations d'albumine.

Cancer de l'intestin. — Le cancer de l'intestin se traduit en général par des hémorragies intestinales, par de la diarrhée, ou par de la constipation et des crises d'obstruction intestinale.

Dans les deux premiers cas, le régime doit être celui qui convient aux entérites en général, les aliments étant choisis parmi ceux qui n'irritent point l'intestin : le régime lacté, la cure de kéfir, ou le régime lacto-farineux s'imposent.

S'il y a de la constipation, on s'efforcera, par le régime combiné aux laxatifs, d'obtenir une évacuation régulière de l'intestin. Choisir des aliments qui ne donnent pas un résidu intestinal trop encombrant, éviter d'autre part les aliments qui constipent, éviter aussi ceux qui irritent, intoxiquent et sont susceptibles de provoquer une contracture de l'intestin, tel est le but : les bouillons de légumes, les purées de légumes secs, les farineux, l'avoine, le lait caillé y répondent.

Enfin, à la période de cachexie et d'intolérance, le médecin cherchera à nourrir son malade par les moyens les plus variés, de façon à entretenir en lui un peu d'appétit et d'espoir.

Constipation. — Quelle que soit la cause première de la constipation, la nourriture exerce sur elle une grande influence. Il y a des régimes qui constipent ; il y en a au contraire qui font disparaître la constipation.

Le régime lacté, qui donne trop peu de résidu, constipe ; de même aussi la viande, les produits qui en dérivent et les blancs d'œufs.

Cependant, il y a des préparations dérivées du lait, telles que le yoghourt, le kéfir n° 1, le lait caillé, le petit-lait, les fromages frais qui relâchent l'intestin.

En général, le régime végétarien est laxatif, à condition qu'on en excepte le riz, et certains fruits astringents comme les coings et les myrtilles.

Une cuillerée d'huile d'olives, un morceau de beurre pris sur du pain ou sur une pomme de terre, le matin à jeun, constituent souvent un bon laxatif.

L'orge, l'avoine, le seigle, le blé noir, et par suite, les bouillies, les puddings, les galettes, les pains qu'elles servent à préparer sont laxatifs. Le « porridge » des Anglais est très utile à cet égard; de même aussi le pain de seigle, le pain de méteil, le pain de son et le pain complet.

Les légumes verts, les salades, les bouillons de légumes doivent entrer dans l'alimentation des constipés.

Les fruits sont très utiles, particulièrement le melon, les figues, les pruneaux. Les olives noires sont très actives chez certaines personnes. Un des meilleurs procédés est la grappe de raisin frais, surtout s'il est à peine mûr, ou le jus de raisin pris le matin à jeun.

Le miel, le pain d'épices sont laxatifs.

Un simple verre d'eau froide, ou bien une infusion de chiendent ou de pensée sauvage, pris au réveil, suffisent chez beaucoup de personnes à éveiller les contractions intestinales.

Parmi les boissons de table, le vin doux, le cidre, la bière, l'extrait de malt sont relâchants.

Voilà bien des éléments qui permettent de combiner un régime laxatif. Il est bon d'en essayer l'effet avant d'avoir recours aux médicaments.

Diarrhée. — La diète est ici l'inverse de celle qui convient aux constipés : régime réduit, laissant peu de résidus; régime lacté ou carné, plutôt que végétarien; usage du riz, du cacao et des fruits astringents; emploi du vin de Bordeaux rouge riche en tanin, des infusions de thé et de café; tels en sont les principaux éléments. L'ordonnance du régime varie avec la cause de la diarrhée.

Typhlite. Appendicite. — La typhlite et l'appendicite étant, dans un bon nombre de cas, la conséquence d'une entérite, le traitement préventif de ces affections se résume dans le régime alimentaire imposé aux entéritiques.

La typhlite, souvent entretenue par la constipation, réclame un régime laxatif; la diète végétarienne est celle qui convient le mieux.

Quand l'appendicite existe, en dehors des périodes de crises, le traitement diététique de l'entérite n'en reste pas moins utile, pour prévenir le retour des crises; lorsque l'appendicite est opérée, la diète est encore nécessaire; car nombre d'anciens opérés continuent à souffrir d'entérite.

Durant la crise d'appendicite, la diète absolue s'impose pendant le ou les premiers jours. C'est à peine si quelques gorgées d'eau, à la température de la chambre, peuvent être permises. Après trois jours, s'il n'y a point de vomissements, le patient est autorisé à prendre, par très petites doses, du bouillon de légumes, de l'eau de riz, ou du lait coupé d'eau de Vichy ou de thé léger.

Les jours suivants, on donne quelques potages à l'eau, au bouillon de légumes, ou au lait, et quelques biscuits secs, puis on revient peu à peu à une alimentation plus substantielle à prédominance lacto-ovo-végétarienne.

Affections hépatiques. — Le régime a pour devoir : 1° de ne pas être irritant pour le foie; or, tout régime surabondant produit un surmenage hépatique; 2° de ne pas apporter en trop grande quantité des substances que le foie altéré est devenu insuffisant à transformer ou à arrêter; or, le foie joue un rôle dans l'assimilation des matières hydrocarbonées, des graisses, des albumines, de l'alcool, des poisons; suivant que l'insuffisance portera plus principalement sur telle ou telle de ces fonctions, le régime devra comporter une réduction plus marquée que celle des substances alimentaires à l'égard de qui le foie est insuffisant.

D'une façon générale, le régime doit être modéré. Il ne faut pas se fier à l'appétit du malade qui n'a aucun rapport avec les besoins réels de l'organisme et qui est tantôt boulimique, ce qui entraîne la suralimentation, tantôt très diminué, ce qui entraîne l'inanition et la dénutrition.

Les aliments de choix sont : le lait et les végétaux.

Le lait est, en général, très bien supporté par les hépatiques; mais il n'est point une panacée, et ce serait une faute que d'imposer systématiquement le régime lacté à tous ces malades; quelques-uns ne tolèrent pas le lait ordinaire; on doit alors essayer les laits modifiés (lait homogénéisé, lait écrémé, lait caillé, kéfir, yoghourt), et se contenter d'introduire une petite quantité de lait dans un régime mixte.

Les fromages frais maigres, les fromages cuits sont de bons aliments; les fromages forts et les fromages trop gras sont interdits.

Les féculents, légumes secs, pommes de terre, pâtes alimentaires, riz, céréales, entremets sont excellents, pourvu qu'on n'en fasse pas excès et qu'il n'y ait point de trouble glycorégulateur.

Les légumes frais, bien préparés, sont utiles; mais on doit rejeter les choux, les radis, les concombres, les oignons qui sont indigestes, et les épinards et l'oseille à cause de l'acide oxalique qu'ils recèlent.

Les fruits sucrés bien mûrs et cuits sont recommandables. Quelques fruits crus même sont utiles; ainsi on a préconisé des cures de raisin ou d'oranges contre les affections hépatiques, sous la réserve, bien entendu, qu'il n'y ait point de trouble glycorégulateur.

Les œufs sont en général bien supportés.

La viande ne sera jamais permise qu'à dose modérée; il y a des hépatiques pour qui elle est très nuisible. En tout cas, les viandes grasses, les viandes faisandées, la charcuterie, les conserves sont interdites.

Avec les mêmes réserves, les poissons maigres sont autorisés; les poissons gras sont interdits.

Les graisses doivent être employées avec la plus grande modération dans le régime et la cuisine.

Les épices et le poivre sont nuisibles; il en est de même pour les condiments acides et alliacés. Seuls le citron et la tomate seront autorisés pour les assaisonnements.

Comme boisson de table, l'eau ordinaire, les eaux légèrement alcalines, les infusions de feuilles d'oranger ou de tilleul sont les meilleures. Les boissons alcooliques sont interdites. Ce n'est que dans les affections bénignes, et avec beaucoup de prudence que l'on pourra autoriser un peu d'extrait de malt, de bière, de cidre ou de vin léger.

Cholémie familiale. — Les principes généraux du régime des hépatiques s'appliquent à l'alimentation des cholémiques. Mais ceux-ci étant seulement des prédisposés, la sévérité du régime sera très atténuée.

Cirrhose hypertrophique biliaire. — Le foie étant en suractivité, la diète se propose de le calmer, ce que l'on réalise au mieux avec le régime lacté, puis avec le régime lacto-végétarien, sans excès de sucre, par crainte de glycosurie.

Cirrhose atrophique de Laënnec. — Le régime lacto-ovo-végétarien est le régime de choix; il doit être hypochloruré s'il existe de l'ascite.

Cancer du foie. — Le régime lacto-végétarien est le meilleur et le mieux supporté en général; toutefois, comme la diète ici n'a pas la prétention d'exercer une action curative, il n'y a pas lieu d'être sévère, et l'on pourra autoriser tout ce qui peut être de nature à relever l'appétit défaillant du malade.

Ictère catarrhal. — Pendant la période d'obstruction, le régime du lait écrémé est le meilleur. On passe ensuite au régime lacto-végétarien, puis on revient à l'alimentation mixte, avec prudence pour éviter une rechute.

Lithiase biliaire. — La majorité des auteurs admet aujourd'hui, avec Gilbert et Fournier, que la lithiase biliaire est le résultat d'une infection chronique atténuée de la vésicule qui sécrète elle-même la cholestérine dont se composent les calculs.

Par suite, le régime n'a qu'un rôle modéré dans la thérapeutique de la lithiase; il ne peut agir que d'une façon indirecte en empêchant :

1° L'infection de la vésicule;

2° La stagnation de la bile dans la vésicule;

5° La concentration de la bile.

Un régime lacto-végétarien, comme dans les entérites, est celui qui peut le mieux s'opposer à l'infection intestinale, point de départ de l'infection ascendante des voies biliaires; c'est donc celui qu'il conviendra d'instituer chez les lithiasiques.

Des repas multiples, au nombre de quatre ou cinq par jour, amenant chacun une expulsion du contenu de la vésicule, une vie active, de l'exercice, la suppression du corset chez la femme, empêcheront la stagnation de la bile.

Enfin, les boissons abondantes sont utiles pour diluer la bile dans la vésicule.

Affections des voies urinaires. — La diète joue un rôle capital dans la thérapeutique des néphrites, contre lesquelles la pharmaceutique reste à peu près désarmée. Aux diverses formes et aux diverses complications des néphrites correspondent des prescriptions spéciales.

Néphrites aiguës. — Dans les néphrites aiguës, l'alimentation doit apporter aux reins le minimum de substances nocives, et favoriser le lavage de l'organisme et l'élimination des toxines.

C'est par le régime lacté absolu ou, si celui-ci n'est pas bien supporté, par le régime lacto-végétarien sélectionné et déchloruré que l'on répond le mieux à ces indications.

Néphrites chroniques. — Je distinguerai dans la diététique des néphrites :

1° Les périodes de tolérance, au cours desquelles les éliminations rénales se font d'une façon suffisante, et les symptômes cliniques sont réduits à leur plus simple expression;

2° Les périodes d'intolérance, caractérisées par l'apparition des accidents urémiques liés, soit à une rétention des chlorures (urémie hydropigène), soit à une rétention des produits azotés (urémie sèche).

La clinique, aidée de quelques recherches sur le bilan chloruré et le bilan azoté, permet de distinguer ces divers états.

Périodes de tolérance. — Le régime doit : 1° être aussi peu irritant que possible pour le rein; ce que ne réalise pas le régime lacto-végétarien peu azoté;

2° Ne fournir qu'une dose de chlorures que l'organisme puisse tolérer, ce que réalise le régime hypochloruré;

3° Etre suivi très longtemps, car une néphrite, même après sa guérison, laisse toujours le rein fragile.

Les aliments seront choisis parmi les suivants :

Le lait est la base du régime. Ses dérivés, le lait caillé, les fromages frais, les fromages cuits, le kéfir, le yoghourt, peuvent le remplacer; on interdira seulement les fromages forts qui apportent des substances toxiques.

Les œufs sont autorisés aujourd'hui aux brightiques. Il ne faudrait cependant pas en abuser, car ce sont des aliments riches en albumine, et qui deviennent nuisibles pour le rein quand ils sont mal digérés; les œufs crus sont interdits.

La viande n'a pas l'action nuisible que l'on croyait autrefois, mais c'est à condition qu'elle soit prise à petite dose, et qu'elle soit de bonne qualité. Les meilleures viandes sont : le porc frais, le jambon, le bœuf, le mouton, le poulet, la dinde, les poissons de rivière. La viande bouillie, privée d'une partie des produits irritants, est préférable aux viandes rôties et grillées. Le gibier, les conserves, la charcuterie, les extraits de viande sont interdits.

Les aliments végétaux doivent, avec le lait, faire le fond du régime. Ils sont tous indiqués, à l'exception de l'oseille, des épinards, des haricots verts et de la rhubarbe, irritants par leur acide oxalique. On les prend sous forme de potages, de purées, de pâtes, de légumes cuits, d'entremets, de compotes ou de confitures.

Les graisses. le beurre frais sont sans danger.

Les boissons doivent être très abondantes pour bien laver les reins. Un des principaux avantages du régime lacté est la forte proportion d'eau qu'il fournit; quand le brightique est au régime mixte, il doit prendre au moins 2 litres de boisson par jour. Pour faciliter le lavage du rein aussi bien que la digestion, les boissons seront prises en grande partie en dehors des repas et à jeun.

L'eau pure et les eaux très peu minéralisées (Evian. Thonon. Chateline, Vittel, St-Léger, etc.), les infusions diurétiques (queues de cerises. chiendent) sont les meilleures.

Les boissons alcooliques, à petite dose, ne paraissent pas nuisibles; on autorisera donc un peu de vin blanc, de cidre ou de bière.

Le thé et le café ne sont permis qu'à faible dose.

Le meilleur régime est le *lacto-végétarien*. Si les œufs sont bien supportés, on peut les ajouter au régime; on essaie ensuite la viande et on la permet en petite quantité si elle n'augmente point l'albuminurie.

Le régime lacté pur, qui est débilitant et anémiant à la longue, est inférieur au régime mixte, dans une affection où la diète doit être prolongée durant des années.

Dans quelques cas où le malade supporte mal le lait, le régime végétarien pur permet d'avoir raison des troubles digestifs.

Tous ces régimes doivent être *hypochlorurés*. La dose de 5 à 6 gr. de sel par jour paraît la plus favorable; on l'obtient en faisant cuire les aliments sans sel et en remettant au malade un paquet de 5 gr. de sel qu'il utilise pour assaisonner lui-même ses mets.

Périodes d'intolérance. I. *Syndrome de rétention chlorurée* (urémie hydropigène). — Les accidents étant dus à la rétention des chlorures, il s'agit de favoriser leur expulsion de l'organisme en instituant un régime aussi pauvre que possible en chlorures. C'est le but de la *cure de déchloruration.*

Le *choix des aliments* est basé sur leur teneur en chlorures.

Le lait est bon, mais il n'est pas le meilleur des aliments, car s'il est peu riche en sel, il en contient encore trop; 3 litres de lait fournissent encore 4 gr. 50 à 6 gr. de sel, tandis qu'il est possible d'obtenir avec d'autres substances un régime mixte qui ne comporte pas plus de 1 gr. 50 de sel.

Le pain ordinaire contenant en moyenne 10 gr. de sel par kilogramme est trop chloruré. On fabrique des pains sans sel qui ne contiennent pas plus de 0 gr. 70 de chlorures par kilogramme.

La viande, pauvre en chlorures (1 gr. par kilogramme en moyenne), peut entrer à petites doses dans le régime; il en est de même pour les poissons de rivière; les poissons de mer, trop salés, sont interdits. La viande doit être bien cuite.

Les œufs sont bons.

Le bouillon de viande, nuisible aux reins, doit être remplacé par le bouillon de légumes.

Le beurre doit être sans sel.

Les légumes, les céréales, les farines et tous les aliments qui en dérivent, les entremets au sucre, les fruits, crus et cuits, forment la base du régime.

Les mets seront préparés sans sel. Au début, la privation du sel est insupportable, mais on s'y habitue bientôt; d'ailleurs la fadeur du régime peut être relevée par du citron, du vinaigre, des herbes, du céleri, du cresson, de l'oignon.

Comme boisson, l'eau pure, les eaux peu minéralisées, additionnées, à la rigueur, d'un peu de vin, de bière, de cidre ou d'eau-de-vie, les infusions légères de thé ou de café peuvent être employées.

Bien entendu, tous aliments conservés, salés, fermentés, ou de qualité douteuse sont, ici plus qu'ailleurs, sévèrement proscrits.

Évolution de la cure. — En général, dès que la cure est commencée, on voit les œdèmes diminuer, puis disparaître, et la diurèse augmenter en même temps que le poids du malade s'abaisse; certains brightiques arrivent à perdre plus d'un kilogramme par jour.

Tantôt la cure se poursuit régulièrement, tantôt elle se ralentit, et l'on est obligé d'ajouter à l'action du régime celle d'un diurétique comme la théobromine. Elle est terminée quand les œdèmes ont disparu et que le poids reste stationnaire.

Il reste alors à essayer la tolérance de l'organisme à l'égard des chlorures, en ajoutant au régime déchloruré une dose de 5 gr., puis de 5 gr. et même de 10 gr. de sel. Même après plusieurs jours, le poids du malade ne doit pas augmenter. On est alors en droit d'instituer un *régime hypochloruré*, comportant une dose de sel un peu inférieure à la tolérance du sujet.

Syndrome de rétention urémique (urémie sèche). — Ici l'aliment dangereux est l'albumine. C'est elle qu'il faut réduire le plus possible dans le régime.

Durant les premiers jours, la diète hydrique ou la diète lactosée sera imposée à l'urémique; on composera ensuite un régime végétarien avec des aliments pauvres en albumine : riz, pomme de terre, pâtes, pain, légumes verts, entremets, crème fraîche, sucre, sirops.

Albuminuries fonctionnelles. — Les albuminuries fonctionnelles ne sont point dues à des néphrites; mais elles indiquent toujours un certain degré de débilité rénale et nécessitent un régime qui ne soit ni toxique ni irritant pour le rein.

Comme elles sont le plus souvent la conséquence d'une affection du tube digestif ou de la suralimentation, c'est encore par un régime alimentaire convenable qu'on les fera disparaître.

Affections diverses des voies urinaires. — Dans les autres affections rénales, vésicales, urétrales, la diète s'inspirera de celle des néphrites. Elle aura toujours pour base le régime lacto-végétarien hypochloruré, et en cas d'accidents urémiques on aura recours aux régimes sus-indiqués.

Affections cardiaques et vasculaires. — *Lésions organiques du cœur*. — Dans l'hygiène des cardiopathes, la diététique joue un grand rôle. Pour empêcher l'apparition de l'asystolie, il faut en effet éviter tout ce qui peut produire une surcharge fonctionnelle du cœur, ou une altération des principaux viscères, et surtout du foie et des reins.

C'est dire que la nourriture ne doit être ni irritante ni toxique; que la constipation et la surcharge alimentaire doivent être soigneusement évitées; que le régime doit être peu chloruré pour empêcher la formation des œdèmes et des hydropisies.

Le régime qui répond le mieux à ces indications est le *régime lacto-ovo-végétarien hypochloruré*. Comme ce régime est presque identique à celui qui convient aux brightiques, je renvoie le lecteur au chapitre précédent pour l'énumération et l'étude des aliments.

Chez les cardiaques jeunes, atteints d'une affection bien compensée, la viande sera ajoutée au régime, mais en quantité modérée, une fois par jour seulement, pour ne pas produire de constipation, ni irriter le foie et les reins.

Quant au régime lacté pur, il ne convient qu'aux périodes d'asystolie, et il ne saurait sans inconvénient être suivi durant des années.

Le sel est autorisé, comme chez les brightiques, à la dose de 5 à 6 gr. par jour.

La nourriture sera répartie en trois ou quatre repas, peu abondants; il ne faut pas que le cardiaque dont l'activité physique est diminuée engraisse, car l'obésité fatigue le cœur. Le repas du soir surtout sera très léger.

Comme boissons, on prescrira : l'eau pure, les eaux peu minéralisées, les infusions diurétiques aux repas ou en dehors des repas, l'extrait de malt, le jus de raisins frais, qui déconstipent, la bière, le cidre et le vin à dose très modérée, les infusions de thé et de café, à petites doses et à condition qu'elles ne provoquent pas de palpitations.

Dans les cardiopathies bien compensées, sans œdèmes, avec une bonne élimination des chlorures et avec un régime hypochloruré, il n'y a pas avantage à restreindre les boissons; au contraire, les boissons abondantes, surtout prises à jeun, produisent un lavage utile de l'organisme.

Les affections cardio-artérielles, les aortites réclament le même régime que les affections cardiaques pures; avec la seule différence que ces affections, survenant souvent chez des individus plus âgés dont le foie et les reins fonctionnent mal, nécessitent un régime plus sévère encore.

Palpitations. Dyspnée. Angine de poitrine. — Certains accidents, crises de palpitations et de dyspnée, qui surviennent chez les cardiaques sont directement sous la dépendance de troubles digestifs. En ce cas, le régime est de première importance; en faisant cesser la suralimentation, la tachyphagie, les abus de thé, de café ou d'alcool, on aura raison de ces accidents, alors que les médicaments restaient impuissants.

L'angine de poitrine nécessite un régime sévère en même temps qu'une série de mesures hygiéniques.

Asystolie. — L'asystolie traduit l'impuissance du cœur à faire circuler la masse sanguine. En même temps que, par les médicaments, on augmente la puissance du cœur, il faut, par le régime, s'efforcer de diminuer la masse sanguine.

Pendant la crise aiguë, une diète absolue à l'eau lactosée (à 50 pour 1000) est nécessaire; la quantité de boissons sera d'abord très minime, car, tant que la diurèse n'est pas rétablie, l'eau pure elle-même est retenue et augmente la masse sanguine.

Dès que la diurèse se rétablit, on peut augmenter la dose de boissons et commencer à donner un peu de lait.

La crise terminée, on prescrit un régime lacto-végétarien déchloruré, car, sans avoir la même importance que chez les brightiques, la rétention chlorurée contribue aussi chez les cardiaques à la production des œdèmes et des hydropisies.

Dans la suite, on revient peu à peu à un régime lacto-végétarien hypochloruré. Il faut y mettre beaucoup de prudence et ne pas oublier la gravité des accidents que nous voyons survenir chez les malades indociles qui reviennent trop vite au régime complet de l'hôpital lorsqu'ils sortent à peine d'une crise d'asystolie.

Dans les asystolies chroniques avec œdèmes persistants et dilatation irréductible du cœur, la cure déchlorurée doit être prolongée. C'est dans les cas de ce genre que réussit parfois la *cure de réduction des liquides* imaginée par Karell et dont voici la formule :

Pendant les cinq à huit premiers jours, 800 gr. de lait, pris en quatre doses. Pendant les deux à six jours suivants, on ajoute au lait un œuf le matin et un biscuit le soir.

Plus tard, ce sont deux œufs et un morceau de pain; puis un peu de viande hachée, des légumes ou du riz au lait. Enfin, on revient peu à peu au régime ordinaire, en prenant garde à ce que la quantité de liquide ne dépasse pas 800 gr. durant un mois encore.

Angiosclérose. Athérome. — L'angiosclérose et l'athérome s'associent ordinairement chez le même malade, de sorte qu'il faut pour l'institution du régime tenir compte des indications tirées de ces deux états.

Divers poisons apportés par la nourriture, la viande en excès, l'alcool, les épices sont des fauteurs d'angiosclérose; il y a donc lieu de les supprimer du régime.

L'angioscléreux est, en général, un polyscléreux qui a des viscères en état de méiopragie fonctionnelle; il se défend mal contre les poisons: par suite, son régime ne doit contenir aucune substance toxique, telle que viande faisandée, viande noire, extrait de viande, bouillon, charcuterie.

La sclérose rénale, presque toujours associée à l'angiosclérose, fait craindre une élimination imparfaite des chlorures; le régime sera donc hypochloruré.

L'ingestion de chaux favorise le développement de l'athérome; or, le lait, les œufs et certains aliments végétaux, comme les légumes secs, sont riches en calcaire: il y a donc lieu de ne pas donner ces aliments en excès.

Tenant compte de ces indications, parfois contradictoires, on peut formuler comme suit le régime des angioscléreux :

Régime mixte à prédominance lacto-ovo-végétarienne :

Lait, 0 l. 5 à 1 litre.

OEufs, un par jour.

Végétaux : de préférence pommes de terre, riz, céréales, pain, pâtes alimentaires, cerises, pommes, poires, prunes.

Viande, une fois par jour seulement et peu.

Saler modérément, 5 à 6 gr. de sel par jour.

Boissons abondantes, principalement en dehors des repas.

Maladies infectieuses aiguës. — L'alimentation des fébricitants a pour but, non seulement de fournir la ration d'entretien, mais de réparer ou de diminuer les pertes azotées que subit l'organisme sous l'influence de la fièvre : il lui faut donc être suffisamment abondante et riche en albumine. En outre, elle doit être facilement assimilable pour convenir à un tube digestif dont le fonctionnement est amoindri, peu irritante pour ne pas nuire à un intestin qui est parfois le siège de lésions graves comme dans la fièvre typhoïde, et peu toxique afin de ne pas altérer les viscères, principalement le foie et les reins qui déjà ont à subir les atteintes de l'infection.

Le régime qui répond le mieux à ces indications est le régime lacté. Aussi est-ce celui qui, à notre époque, est adopté par la majorité des médecins.

Deux à trois litres de lait par jour, pris par tasses toutes les 2 heures 1/2, pur ou coupé d'eau de Vichy, chaud ou froid, sucré et aromatisé avec de la vanille ou un peu de rhum, si c'est nécessaire, suffisent à nourrir le malade. Pour que le lait soit bien supporté, il doit être donné avec les précautions suivantes : ne pas ingérer trop rapidement une grande tasse de lait, mais boire à petites gorgées, et se rincer soigneusement la bouche à l'eau de Vichy ensuite.

Il est rare que, dans ces conditions, le lait ne soit point supporté. Si cela était, on pourrait remplacer le lait de vache ordinaire par du lait écrémé ou par du lait d'ânesse, plus légers à l'estomac.

Quelques cuillerées de kéfir aident aussi à digérer le lait ordinaire par certains malades.

Enfin le régime lacté peut être mitigé et renforcé par l'addition de sucre, de farines qui servent à faire des potages, de biscuits secs, et d'œufs.

Cependant il est des fébricitants qui ne peuvent être nourris au lait, soit parce qu'ils en ont un profond dégoût, soit parce que leur tube digestif ne le supporte pas. Force est donc au médecin de recourir à une autre alimentation qu'il pourra composer de la façon suivante :

Trois ou quatre soupes chaque jour faites de 500 c. c. de bouillon de viande et même encore de bouillon de légumes additionné d'une ou deux cuillerées à soupe de farines de céréales ou de tapioca. Ces soupes peuvent être remplacées par des panades légères préparées avec des biscottes.

Quatre ou cinq œufs par jour, délayés dans du bouillon, dans de l'eau sucrée, ou ajoutés aux potages.

Des albumines préparées, comme la somatose ou le tropon, peuvent être ajoutées aux potages pour augmenter leur richesse en matières azotées.

De la viande crue, pulpée, prise dans du bouillon ou dans des potages un peu de gelée de viande.

Des biscuits secs : des purées de pommes de terre ou de légumes secs.

Des entremets légers : puddings au tapioca, à la semoule, flans, soufflés, riz au lait.

Des gelées de fruit.

Comme boissons, de l'eau pure, ou des eaux minérales faibles, des infusions chaudes, du thé, des sirops de fruits, de l'eau vineuse, des grogs légers.

Les boissons doivent être prises à la température de la chambre; si le malade les réclame plus froides, il ne doit alors boire qu'à très petites gorgées; chaudes, elles provoquent souvent des sueurs inutiles. En tous cas, elles doivent être abondantes pour laver les reins et les tissus.

Convalescence. — Quand la maladie guérit, on modifie le régime pour arriver peu à peu au régime reconstituant qui convient aux convalescents.

Ce régime a le devoir d'apporter des albumines et des matières minérales pour réparer les déperditions qu'a subies l'organisme; le phosphore contenu dans les lécithines naturelles des aliments vaut mieux que celui des préparations pharmaceutiques.

Le régime doit être facilement digestible, il ne doit pas irriter ni intoxiquer, car les organes digestifs n'ont pas repris encore toute leur activité, et les reins sont altérés ou menacés.

Il ne suffit pas de bien choisir les aliments, il faut encore en fixer la quantité; car l'appétit est un guide incertain; tel convalescent ne mange pas assez pour réparer ses pertes; tel autre, doué d'un appétit féroce, se soumet à une suralimentation qui produit une indigestion ou devient le point de départ d'une obésité post-infectieuse.

A cette période, le régime lacté est insuffisant. Le régime mixte, à prédominance carnée, vaut mieux. On insistera sur les viandes rouges, la cervelle, le ris de veau, la viande crue, le bouillon, les œufs, les laitances, les décoctions de céréales, les bons vins, les extraits de malt.

Le même régime convient, à peu de choses près, à toutes les maladies infectieuses aiguës. Certains cas méritent pourtant des prescriptions particulières.

Fièvre typhoïde. — On peut instituer le régime lacté, ou le régime mixte. Ce dernier est tout aussi bien toléré par l'intestin : mais est plus difficile à ordonner et à suivre.

Dans les formes adynamiques, du thé, du café, des boissons alcooliques sont nécessaires.

En cas d'hémorragie intestinale : cesser l'alimentation, donner seulement des boissons froides, des tisanes glacées, par petites gorgées ; nourrir avec des lavements alimentaires.

C'est dans la convalescence de la fièvre typhoïde qu'il y a lieu de prendre le plus de précautions pour passer successivement du régime lacté aux potages, aux œufs, aux crèmes cuites, aux purées de légumes, à la viande.

Fièvre scarlatine. — Le danger est la néphrite de la convalescence. Il n'y a point nécessité pour cela à maintenir le régime lacté absolu, comme on le faisait autrefois ; un régime lacto-végétarien hypochloruré convient très bien. À partir du 25ᵉ jour on peut donner un peu de viande, s'il n'y a pas d'albuminurie.

Pneumonie ; broncho-pneumonie. — Craindre l'adynamie et la faiblesse du cœur ; donner une alimentation tonique : jaunes d'œufs, café, grogs.

Pleurésie sérofibrineuse. — Pendant la période d'épanchement, imposer le régime lacté ou le régime mixte déchloruré. Après disparition de l'épanchement, régime tonique.

Tuberculose. — On a beaucoup écrit sur l'alimentation des tuberculeux. Des intéressantes recherches de Richet il résulte que la viande crue est pour les tuberculeux un précieux aliment. Sur la foi de nombreux travaux, on a admis que les tuberculeux subissaient des déperditions organiques considérables, de matières azotées, de phosphore, de chaux, et qu'ils avaient, par suite, besoin d'une alimentation plus considérable que celle des autres sujets. Mais ces déperditions sont loin d'être aussi fortes qu'on l'avait cru, et ne se produisent que dans des conditions déterminées. Des observations cliniques, il ressort que la suralimentation, qui fut presque un dogme il y a quelques années, ne convient pas à tous les tuberculeux et leur est même nuisible lorsqu'elle est imposée à tort (V. Tuberculose).

Si la diététique joue, à côté de l'aération, un rôle capital dans le traitement de la tuberculose, ce n'est point pourtant qu'elle représente une médication spécifique. Il n'y a pas un régime unique contre la tuberculose, mais des régimes divers qui conviennent aux tuberculeux. Je vais essayer d'en préciser les indications et la technique.

Indications du régime. — Les indications reposent sur l'état de la nutrition et sur le fonctionnement des voies digestives des tuberculeux.

L'état général s'apprécie très bien par l'évolution du poids. Le sujet pèse-t-il un poids supérieur ou inférieur à la normale ? Son poids augmente-t-il, diminue-t-il ou reste-t-il stationnaire ?

1° Si le tuberculeux a un poids normal et stationnaire, il suffit de le maintenir en équilibre nutritif; la suralimentation est inutile; une ration normale est ce qui lui convient.

2° Si le tuberculeux a un poids supérieur à la normale et s'il engraisse, empêchez-le d'engraisser pour lui éviter les inconvénients de l'obésité. S'il est déjà obèse, faites-le maigrir lentement, en évitant les trop fortes déperditions d'albumine; vous augmenterez ainsi sa résistance à la maladie.

3° S'il est amaigri, et surtout s'il maigrit, il n'en est plus de même. Cherchez alors à préciser la raison de son amaigrissement.

α) Beaucoup de tuberculeux maigrissent parce que, dyspeptiques et anorexiques, ils se nourrissent d'une façon insuffisante. Il suffit de leur imposer un régime substantiel, réparateur et plus abondant, d'exciter leur appétit par la variété des mets, et de leur faire comprendre l'utilité d'une bonne alimentation pour entraver leur amaigrissement et relever leur poids. Lorsque leur corpulence est redevenue normale, la suralimentation devra cesser, car elle deviendrait nuisible.

Parfois la dyspepsie est assez intense pour nécessiter un véritable traitement médicamenteux; quand les malades ont de l'intolérance alimentaire, on est obligé de recourir au gavage par la sonde œsophagienne, suivant la méthode du Pr Debove.

β) Dans les formes fébriles, et dans les poussées évolutives de la tuberculose, l'amaigrissement se produit malgré une alimentation convenable. A cette dénutrition qui n'est pas due au régime insuffisant, mais à la maladie, il faut opposer un régime de suralimentation azotée et s'efforcer, ce qui n'est pas toujours chose facile, de le faire tolérer par le malade.

Ainsi la suralimentation n'est point le traitement spécifique de la tuberculose, elle ne convient qu'à certains tuberculeux et à certaines périodes de l'évolution de leur maladie. En dehors de ces cas, l'alimentation du tuberculeux doit être seulement reconstituante et adéquate à ses besoins.

Dosage de l'alimentation. — Des études physiologiques sur l'alimentation des tuberculeux, il résulte qu'un régime de suralimentation convenable doit apporter à l'organisme, par kilogramme de poids corporel, en moyenne :

Calories totales	40 calories.
Albuminoïdes	1 gr. 75
Graisses	1 gr. 50
Hydrates de carbone	4 gr. 50
Alcool	0 gr. 40

Choix des aliments. Composition des repas. — Le malade fait quatre ou cinq repas par jour, en prenant toutes les précautions hygiéniques nécessaires au dyspeptique, que très souvent il est.

Petit déjeuner. — Ce premier repas, pris de bonne heure, au lit, se composera d'une grande tasse de lait, de chocolat ou de café au lait avec du pain et du beurre. Ceux qui le préfèrent pourront remplacer le repas ci-dessus par deux œufs à la coque, ou des tranches de viandes froides avec du pain, du beurre et une tasse de thé. Les viandes fumées qui excitent l'appétit sont très recommandables à ce repas.

A dix heures, le malade gobe un ou deux œufs crus, ou mieux légèrement passés à l'eau bouillante. S'il ne digère pas bien le blanc, ou s'il est trop constipé, il ne prendra que les jaunes gobés sous forme de pilule, arrosés de sel ou de citron, ou bien battus dans de l'eau sucrée ou du champagne.

Déjeuner. — Le déjeuner se compose de cinq plats :

1° Des hors-d'œuvre variés pour mettre en appétit, et surtout pour faire manger du pain et du beurre : sardines, thon, maquereau, petites truites à l'huile, hareng mariné, anchois, caviar, saumon fumé; olives, artichauts, champignons confits; concombres, tomates, céleri : salades de pommes de terre, de museau de bœuf; crevettes, huîtres, etc.

2° Un plat de viande ou de poisson : de la laitance de poisson.

3° Un plat de légumes secs, de pommes de terre, de riz, ou de pâtes.

4° Un entremets sucré, de la crème fraîche avec des fruits, du lait caillé ou des fromages frais.

5° Un dessert : fruits crus ou cuits, confitures, miel, biscuits.

Goûter. — Au milieu de la journée, le tuberculeux prend une tasse de thé, de chocolat ou de lait avec des tartines de beurre, des rôties, des toasts, des biscuits, des biscottes.

C'est à ce moment que l'on peut faire absorber 50 ou 100 gr. de viande crue, sous une forme variable : dans du bouillon, dans du chocolat, en sandwich entre des tartines beurrées, ou simplement sous forme de boulettes légèrement salées.

Dîner. — Le dîner se compose de cinq plats :

Un potage préparé avec du bouillon de viande ou de légumes et des pâtes ou des farines.

Un plat de viande, que peuvent remplacer du poisson ou des œufs.

Et les autres plats, comme au déjeuner.

Le pain bien cuit, le pain rôti au four, la croûte de pain, les biscottes doivent entrer pour une bonne part dans le régime.

Le vin rouge chez ceux qui le supportent, la bière, l'extrait de malt chez les autres, sont de bonnes boissons toniques. Les eaux légèrement alcalines et gazeuses, les infusions chaudes aromatiques sont ordonnées aux tuberculeux dyspeptiques.

Il est important de varier les menus, et de fournir aux malades une cuisine saine et succulente. Une bonne cuisinière est le meilleur adjuvant du médecin dans la cure de la tuberculose. D'ailleurs, tout en s'efforçant de réveiller l'appétit de son malade, le médecin ne doit point s'en laisser imposer par les craintes, les dégoûts, les malaises de celui-ci : il y a souvent, dans l'anorexie des tuberculeux, une part de mauvaise volonté ou d'habitudes vicieuses; à force de ne pas manger, l'appétit diminue de plus en plus. Il faut imposer avec autorité l'alimentation au malade et réhabituer son estomac à supporter la nourriture.

On ne saurait d'ailleurs éviter tous les incidents de la cure d'alimentation : c'est au médecin à lutter, par le régime ou par les médicaments, contre la diarrhée, la constipation, les vomissements qui peuvent survenir.

Anémies. — Le régime doit apporter à l'organisme le fer dont il a besoin pour reconstituer son hémoglobine. Ce fer puisé dans les aliments est du fer organique qui paraît mieux toléré par le tube digestif et mieux utilisé que le fer minéral.

Le choix porte donc sur les aliments les plus riches en fer ; parmi ceux-ci, on peut citer : le boudin, le jaune d'œuf, la viande rouge, l'avoine, les légumes secs, les laitues, les endives, les épinards, les choux verts, les haricots verts, les figues, les pommes.

Malheureusement, certains de ces aliments sont indigestes, et l'estomac des anémiques, très intolérant, ne les peut digérer ; en cherchant à faire de la suralimentation carnée chez les chlorotiques on aggrave souvent leur état ; quant aux individus atteints d'anémie pernicieuse progressive, ils ont en général de l'anachlorhydrie et ne peuvent supporter que des aliments très légers.

Donc la meilleure conduite consiste à laisser d'abord reposer le tube digestif sous l'influence du régime lacté ou lacto-végétarien ; puis à tâter la susceptibilité de l'estomac et à introduire dans le régime quelques aliments ferrugineux choisis parmi ceux que j'ai cités : les jaunes d'œufs crus, la bouillie d'avoine, les farines de légumes secs, les potages aux choux ou aux épinards, la viande crue sont les meilleurs.

Affections cutanées. — Le régime joue un rôle capital dans le traitement des dermopathies, et principalement des acnés, eczémas, urticaires, prurigos, lichénifications, dyshidroses et furonculoses.

Il y a de ces affections qui sont entièrement créées par le régime : nourriture trop abondante, ou composée de mets irritants, toxiques, dyspeptisants. Certains aliments ont pour spécialité de « porter à la peau ». A cet égard, chaque personne a ses idiosyncrasies. Les aliments conservés ou légèrement altérés sont nuisibles, alors que les mêmes aliments, lorsqu'ils sont frais, ne provoquent pas d'éruption cutanée.

On interdira systématiquement, chez tout malade porteur d'une éruption cutanée : les poissons, les crustacés, les coquillages, les viandes marinées ou fumées, les viandes trop jeunes, la charcuterie, les fromages forts, les œufs, les épices, les fraises, le café, le thé, le chocolat, le vin, la bière et les liqueurs.

Le régime lacté pur n'est pas toujours bien supporté. Le régime lacto-végétarien ou le régime végétarien absolu sont les plus efficaces. Après disparition de l'éruption cutanée, on revient avec précaution à un régime mixte, en essayant d'abord les aliments les moins nuisibles (œuf, poulet, noix de côtelette, etc.).

Affections nerveuses. — Il y a un rapport réciproque entre les affections du système nerveux et l'alimentation.

Certaines affections nerveuses et mentales sont créées par des intoxications alimentaires (alcoolisme, saturnisme, etc.) ; d'autres surviennent chez des individus atteints d'affections gastriques ou hépatiques ; l'influence du régime est manifeste sur l'apparition des crises d'épilepsie.

Réciproquement, il y a des affections nerveuses qui troublent profondément l'alimentation et créent par ce moyen des troubles de la nutrition ; telles sont les anorexies nerveuses qui mènent à la dénutrition, ou les boulimies et polydipsies qui font des obèses, des diabétiques et des polyuriques.

On conçoit par là que le régime joue un rôle important dans le traitement des affections nerveuses. Ses indications sont d'ailleurs très simples.

L'alimentation ne doit être ni toxique, ni excitante. C'est dire que le régime lacto-végétarien modéré est, en règle générale, celui qui convient le mieux. On se souviendra que la viande est un excitant du système nerveux, et surtout on n'abusera point des jaunes d'œufs, dont les névropathes font souvent un abus et qui, par leur lécithine, jouent le rôle d'excitants. Le café, le thé, les liqueurs sont interdits; le vin peut être permis à certains sujets, pourvu qu'ils n'en prennent que très peu.

Hystérie. — Pas d'indications spéciales : régime non excitant; éviter l'excès aussi bien que le défaut de nourriture.

Neurasthénie. — Les neurasthéniques sont souvent des dyspeptiques. Il faut bien se garder de leur imposer des régimes trop sévères qui les mèneraient peu à peu à l'inanition et à l'amaigrissement. C'est l'écueil dans lequel ils tombent le plus souvent et contre lequel est instituée la *cure de Weir Mitchell*. Celle-ci utilise les moyens suivants :

1° Isolement dans une maison de santé;

2° Repos au lit, absolu durant la première semaine, puis entrecoupé de quelques heures de chaise longue durant les semaines suivantes, et de plus en plus court dans la suite;

3° Excitation des muscles par le massage et la faradisation; et activation générale de la circulation par l'hydrothérapie;

4° Nourriture facile à digérer, prise en quantité progressive et dans des repas fréquents.

Au début de la cure, le principal aliment est le lait. Il est pris par petites doses toutes les deux heures. Pendant les trois ou quatre premiers jours, le malade ne prend que du lait; il commence par des doses de 90 à 120 gr. toutes les deux heures et augmente rapidement jusqu'à prendre des doses de 1/4 à 1/3 de litre, en tout 2 litres à 2 litres 5 de lait par jour.

Le lait est pris chaud ou froid, écrémé, de préférence cru, additionné d'eau de chaux et quelquefois de thé, de café ou de caramel. La tasse de lait est bue lentement, en une demi-heure.

Après quatre à huit jours, on permet, au premier déjeuner, un petit gâteau.

Quelques jours plus tard, à midi, une côtelette; et deux fois par jour du pain et du beurre.

Après dix jours, le malade prend trois repas complets avec du lait et de l'extrait de malt.

La cure de Weir Mitchell a été modifiée par nombre d'auteurs. Il est certain qu'elle ne doit pas être trop systématique, mais s'adapter aux conditions particulières et au goût de chaque malade. Un régime mixte, avec prédominance d'aliments hydrocarbonés, est en général le mieux supporté.

Pour doser le régime, il faut tenir compte de la taille et du poids de l'individu et se souvenir que, pour faire de la suralimentation, il suffit d'ajouter à un régime normal : 200 gr. de viande crue, ou deux à quatre œufs, ou 50 gr. de beurre, ou 100 à 150 gr. de sucre.

La cure ne doit pas être menée très rapidement, sous peine de provoquer des troubles digestifs et de la diarrhée qui forcent à interrompre la suralimentation.

Il faut se préoccuper, dans l'institution et la surveillance du régime, de l'état des voies digestives, qui est souvent mauvais chez les malades en inanition. L'estomac a besoin d'être réhabitué peu à peu à la nourriture ; le médecin doit apprendre au malade à mastiquer ses aliments, à manger lentement et à ne pas laisser les mets sans y toucher. Pour réussir, il est obligé d'instituer une discipline sévère, qui n'est guère possible que dans une maison de santé.

Épilepsie. — Un régime lacto-végétarien, exerçant une action calmante, et dépourvu de toxicité, est utile chez les épileptiques.

Ce régime doit être déchloruré pour favoriser, ainsi que l'ont montré Richet et Toulouse, l'action du bromure sur les cellules nerveuses ; il ne doit pas apporter plus de 5 gr. de sel par jour.

Affections mentales. — Outre le régime habituel, les affections mentales nécessitent souvent une phagotechnie particulière pour lutter contre l'anorexie, ou empêcher les accidents dus à la gloutonnerie.

Goitre exophtalmique. — Les malades atteints de goitre exophtalmique ont tendance à faire de la dénutrition. Le plus souvent cela tient à de l'anorexie qui entraîne une alimentation insuffisante. Il suffit de leur imposer une alimentation convenable pour entraîner l'amaigrissement. Mais ils font en outre, par période, de la dénutrition azotée, à laquelle il faut opposer un régime de suralimentation albumineuse : lait, laitages et légumes secs valent mieux ici que la viande qui exciterait trop le système nerveux.

Enfin il faut se souvenir que les basedowiens ont quelquefois de la glycosurie, pour ne pas exagérer outre mesure les hydrates de carbone de leur régime.

Affections osseuses. — **Rachitisme.** — La pathogénie du rachitisme est imparfaitement connue ; mais nous savons que cette affection survient en général chez des enfants alimentés grossièrement et suralimentés, qu'elle est souvent précédée par une gastro-entérite chronique, et qu'elle s'accompagne d'une décalcification des os : nous savons en outre que les acides, et en particulier l'acide lactique, produisent une décalcification des os.

Il ressort de ces notions un certain nombre d'indications diététiques :

1° La nécessité d'une alimentation convenable et bien réglée ;

2° Le choix d'aliments riches en chaux et en phosphates ;

3° L'exclusion des aliments riches en acide lactique ou capables d'en fournir ;

4° Le traitement et la diète qui s'opposent à la gastro-entérite.

La meilleure manière de prévenir le rachitisme chez un nourrisson est de le faire élever au sein, de régler l'allaitement en évitant la suralimentation et de retarder le sevrage jusqu'au quinzième ou dix-huitième mois.

Si le rachitisme se développe chez un enfant élevé au biberon, il faut lui donner une nourrice et proscrire toute bouillie préparée avec des aliments grossiers.

Le rachitisme apparaît-il après le sevrage, on compose le régime : de lait, de bouillies au lait ou au bouillon de légumes, d'œufs mollets, de panades, et si l'enfant la supporte, d'un peu de viande crue pulpée. Plus tard, on ordonnera : les pâtes alimentaires, la pomme de terre, le riz, la cervelle, le ris de veau.

Les aliments grossiers et indigestes, les fruits acides, les laits conservés, les laits fermentés acides, kéfir et yoghourt, le sucre seront proscrits.

Une cuillerée d'huile de foie de morue blanche ou blonde, si les enfants la supportent, et, à d'autres moments, des préparations phosphatées sont utiles.

Ostéomalacie. — L'ostéomalacie, qui s'accompagne aussi d'une décalcification des os, nécessite, comme le rachitisme, une alimentation riche en calcaire assimilable, et ne donnant pas lieu à des fermentations lactiques. Le lait, le pain, les légumes verts, les œufs, les oranges, fraises et figues sont indiqués.

Scorbut. — Le scorbut semble résulter de l'usage prolongé d'aliments conservés ou stérilisés et de la privation d'aliments frais. Ce que l'on sait, en tous cas, c'est qu'il guérit par un changement de régime.

La viande fraîche, et surtout la viande crue, doit être substituée à la viande conservée.

Les légumes secs, le riz, les pommes de terre sont d'une grande utilité et doivent être emportés en grosse quantité sur les bateaux d'exploration ; les légumes verts, les salades, les fruits, principalement les citrons, sont les aliments antiscorbutiques par excellence.

Les grains et farines de céréales sont d'autant plus efficaces qu'ils ont subi moins de préparations industrielles.

Le lait frais est excellent ; mais les laits stérilisés et conservés semblent plutôt nuisibles.

Le vin, la bière et le cidre sont utiles.

Scorbut infantile (syndrome de Barlow). — Cette affection tient à la fois du rachitisme et du scorbut. Elle se produit chez des nourrissons élevés avec des aliments stérilisés ou remaniés industriellement, comme le lait stérilisé, le lait condensé, le lait maternisé, les farines torréfiées ou composées. Certains laits homogénéisés, de bonne qualité, paraissent au contraire ne pas y exposer.

Le traitement consiste à substituer des aliments frais aux aliments stérilisés. Chez un nourrisson élevé au biberon, le lait stérilisé sera remplacé par du lait de vache cru ou par le lait d'une nourrice ; on y ajoute en outre des aliments antiscorbutiques : jus de citron, d'orange, de raisin, ou suc de viande pressée.

Chez un nourrisson déjà sevré, on remplacera les bouillies de farines par du bouillon de légumes, des pommes de terre, des légumes verts, de la viande crue.

Maladies de la nutrition. — **Obésité.** — L'obésité est le résultat d'un excès des recettes alimentaires sur les dépenses énergétiques et caloriques. Par suite, son traitement consiste à réduire l'alimentation, en même temps qu'on augmente les dépenses d'énergie et de chaleur, de façon à produire un excès des dépenses sur les recettes. Suivant l'origine présumée, dans chaque cas, on insistera particulièrement, soit sur la réduction alimentaire, soit sur l'augmentation de l'exercice. C'est pourquoi on ne formulera jamais le traitement d'un obèse sans avoir, au préalable, défini la pathogénie de son obésité.

La cure comporte :

1° La diététique ;

2° La kinésithérapie et l'hydrothérapie ;

3° Les procédés hygiéniques et thérapeutiques accessoires.

Diététique. — Pour arriver à faire maigrir un obèse, il faut lui imposer un régime qui fournisse moins de 20 calories par kilogramme de poids corporel idéal (poids que pèserait un sujet normal de même taille) ; les régimes d'amaigrissement ont une valeur énergétique variant de 1500 à 1000 calories.

Les aliments doivent être choisis de façon à calmer l'appétit tout en nourrissant le moins possible. Certains aliments végétaux, riches en cellulose, remplissent fort bien ce but ; les repas sont multipliés pour éviter les fringales et les défaillances,

L'idéal de la cure de l'obésité est de forcer l'organisme à brûler ses graisses sans détruire ses albumines, et même, s'il est possible, en les augmentant. Pour y parvenir, on doit faire porter la réduction alimentaire sur les hydrates de carbone et les graisses, tout en conservant une proportion notable d'albumine. Celle-ci ne doit pas cependant être excessive, sous peine d'exposer à des intoxications. La meilleure technique me paraît être de diviser la cure en deux périodes : la première, de régime très réduit avec dose modérée d'albumine (1 gramme par kilogramme de poids corporel idéal) ; la seconde, de régime réduit avec dose forte d'albumine (environ 2 grammes par kilogramme de poids corporel). Pendant la première, l'obèse maigrit rapidement et fait des pertes d'azote ; pendant la seconde, il maigrit moins vite, mais il fait des gains d'azote et reconstitue ses masses musculaires.

On passe du premier au second régime, quand on a atteint à peu près le poids que l'on désire.

Les boissons nutritives, les boissons alcooliques doivent être réduites à un strict minimum. Quant aux boissons aqueuses, elles ne sont pas à redouter. L'eau prise en grande quantité, même aux repas, ne fait pas engraisser ; d'autre part, si le régime sec fait maigrir, c'est uniquement parce qu'il empêche inconsciemment de manger. Bien plus même, les boissons abondantes me paraissent aider à la cure en faisant un lavage de l'organisme et en entravant légèrement l'absorption intestinale. Par conséquent, je recommande des boissons aqueuses abondantes, principalement en dehors des repas, pour favoriser les éliminations urinaires.

Le sel doit être diminué autant que possible dans la cuisine des obèses, car beaucoup d'entre eux ont tendance à faire de la rétention chlorurée, cela est manifeste dans l'obésité compliquée de néphrite interstitielle, où l'augmentation de poids du sujet est due en partie à des œdèmes.

En pratique, la question est résolue de la façon suivante : on fait cuire les aliments sans sel ; puis on donne, dans l'obésité simple, 5 grammes pour les saler ; dans l'obésité compliquée, 2 grammes seulement,

Voici le régime que je formule ordinairement :

Petit déjeuner.

Infusion de thé, 200 grammes avec un morceau de sucre.
Un œuf à la coque.
Une biscotte de 10 grammes.

Déjeuner.

Hors-d'œuvre (radis, tomate, céleri, concombre, cornichon), 50 gr.
Viande (de boucherie, volaille, poisson ou jambon) maigre, dégraissée, rôtie, grillée ou bouillie, chaude ou froide, 60 gr. (pesée crue).
Légumes verts (choux, choux-fleurs, choux de Bruxelles, salades cuites, asperges, endives, chicorée, épinards, tomates, céleri), 200 gr., préparés avec du lait, ou avec du beurre, 5 gr.
Une salade verte, 200 gr., avec peu d'huile.
Fruits crus 100 gr. ou cuits avec très peu de sucre, ou œufs à la neige, crème fouettée.
Pain 50 gr. ou biscotte 40 gr.
Boisson : vin blanc, 150 gr.; eau à discrétion.

Goûter.

Une tasse de lait de 150 gr. ou une tasse de thé avec un morceau de sucre.
Biscuit, 5 gr.

Diner.

Potage : bouillon de viande ou de légumes, 250 gr. avec pain ou pâtes, 5 gr.
Viande, 60 gr.
Légumes verts ou salade, 200 gr.
Fruits, 100 gr.
Pain, 50 gr. ou biscotte, 40 gr.
Boisson : vin blanc, 150 gr.; eau à discrétion.

Ce régime fournit environ 1100 calories et 70 grammes d'albumine.

Variantes. — De temps en temps, les 60 grammes de viande peuvent être remplacés par l'un des aliments suivants (pesés crus) :

50 gr. de haricots, pois, lentilles, ou fèves.
65 gr. de haricots frais.
100 gr. de petits pois frais.
175 gr. de petits pois en conserve.

Ces aliments doivent être assaisonnés avec très peu de beurre.

On est quelquefois obligé, pour les personnes qui éprouveraient une défaillance au milieu de la matinée, de donner à 10 heures une tasse de bouillon chaud, pur ou additionné de 5 grammes de tapioca, ce qui en fait un potage.

Pendant la seconde partie de la cure, pour augmenter la dose d'albumine, on fait prendre 150 grammes de viande aux deux repas, et l'on peut ajouter, au goûter, 100 grammes de viande crue.

Bien entendu, dans la prescription du régime, il faut tenir compte de la taille des obèses; le menu indiqué ci-dessus est une moyenne : pour des individus de haute taille, on devra l'augmenter; pour des sujets très petits, on devrait au contraire le réduire.

Kinésithérapie. — L'obèse doit faire de l'exercice. Tous les exercices, escrime, boxe, natation, canotage, équitation, gymnastique, mécanothérapie, tennis, golf, etc., sont bons, pourvu qu'ils soient employés d'une façon modérée, régulière, et progressive, sans aller jusqu'au surmenage.

Le meilleur est la marche ; on commence par une demi-heure de marche deux fois par jour, et on arrive peu à peu à deux heures de marche dans la matinée et autant dans la journée ; la marche se fait d'abord sur terrain plat, puis sur terrain ascendant. La gymnastique suédoise est excellente aussi, parce qu'elle peut être très exactement dosée. On commence par 5 minutes d'exercices matin et soir pour arriver à 10 ou 15 minutes, et même une demi-heure ; ces exercices, faits d'abord les mains vides, seront ensuite pratiqués avec des haltères.

Enfin, si l'obèse est tout à fait impotent au début, les premiers exercices devront être faits au lit.

Le *massage* ne fait pas maigrir, mais il est utile pour développer les muscles et raffermir les chairs.

Hydrothérapie. — L'hydrothérapie peut être employée sous diverses formes :

1° Le bain tiède et progressivement refroidi qui soustrait de la chaleur au corps, les douches tièdes et progressivement refroidies.

2° Les douches froides.

3° Les bains très chauds, à 40 degrés, qui déterminent une perte de poids par sudation.

4° Les bains de vapeur et les bains de lumière qui agissent aussi par sudation.

Diverses mesures hygiéniques, telles que la cure d'altitude, la vie dans une atmosphère froide, le port de vêtements légers, la diminution du temps de repos au lit, les purgatifs répétés, ou les sels alcalins et laxatifs le matin, l'eau de Brides, sont encore nécessaires.

Évolution de la cure. — La cure est quelquefois pénible pendant les premiers temps ; le sujet souffre de la faim et éprouve un sentiment de faiblesse. Plus tard, il s'habitue à un petit régime. Le but de la cure de l'obésité n'est pas seulement de faire perdre du poids à l'obèse, c'est aussi de l'empêcher d'en reprendre. Pour cela, il faut lui faire perdre les habitudes de suralimentation et de paresse qui l'avaient amené à l'obésité, et refaire son éducation alimentaire. On n'y arrive qu'après de longs mois ; aussi les cures prolongées et lentes sont-elles meilleures que les cures rapides.

On arrête la cure de l'obésité lorsque le sujet a repris son poids normal, s'il s'agit d'une obésité modérée et récente chez un sujet jeune ; mais si l'obésité était très développée et ancienne, il est préférable de s'arrêter avant pour ne point relâcher outre mesure les tissus.

La cure offre souvent des difficultés pratiques venant, soit de l'indocilité de l'obèse, soit de l'impossibilité de surveiller son régime, soit encore des troubles cardiaques qui existent dans les obésités compliquées. Aussi la cure ne peut-elle toujours se faire à domicile, et la maison de santé est-elle parfois nécessaire.

DIATHÈSE URIQUE (**goutte, lithiase rénale, migraines**).

Sous le nom de diathèse urique, je réunis un certain nombre d'états pathologiques en rapport avec l'accumulation de l'acide urique et sa tendance à la précipitation de l'organisme. L'acide urique étant l'agent nocif, la thérapeutique de la diathèse aura pour but d'empêcher son accumulation :

1° En réduisant sa formation dans l'organisme.

2º En favorisant son oxydation.

3º En aidant à sa solubilisation et à son élimination.

La pharmaceutique nous offre des médications qui solubilisent l'acide urique dans l'organisme ; mais la diététique a une action plus efficace encore, car elle permet de ne pas introduire dans l'organisme des substances qui donnent naissance à l'acide urique.

On sait aujourd'hui que l'acide urique est un produit d'oxydation du noyau purique des nucléo-albumines, et que les albumines ordinaires, ne contenant pas de noyau purique dans leur molécule, n'en fournissent pas. Dans l'organisme humain, l'acide urique dérive : en partie de la désintégration régulière des nucléo-albumines des tissus, c'est l'acide urique endogène ; en partie de l'oxydation des nucléo-albumines alimentaires, c'est l'acide urique exogène. Par le régime, nous ne pouvons rien sur l'acide urique endogène, mais nous pouvons empêcher la formation d'acide urique exogène. En effet, les nucléo-albumines font partie de la chair des animaux et sont rares dans les végétaux. Par suite, une alimentation carnée exagérée mène à la goutte et à la lithiase rénale, tandis qu'une alimentation lacto-végétarienne combat la diathèse.

Le régime est donc la base du traitement de l'uricémie. Il comprend tous les aliments dépourvus de purines et exclut ceux qui en contiennent.

Choix des aliments. — Le lait est un des meilleurs aliments ; mais le régime lacté absolu n'est point nécessaire ; les laitages, les fromages ont les mêmes qualités que le lait.

Le beurre et les graisses animales et végétales sont indifférents.

Les œufs sont autorisés, sans abus toutefois.

Les végétaux forment, avec le lait, la base du régime. La pomme de terre, les céréales, le riz, les pâtes, les pâtisseries, sont excellents.

A. Gautier recommande de modérer l'emploi du pain qui acidifie les humeurs par l'acide phosphorique auquel il donne naissance.

Les salades, les légumes verts sont bons : il n'y a à en excepter que l'oseille, les épinards, la rhubarbe, la betterave, le chou-rave, qui contiennent de l'acide oxalique nuisible aux sujets atteints de lithiase rénale. Par contre, la tomate est aujourd'hui réhabilitée et permise aux lithiasiques.

Les légumes secs (pois, haricots, lentilles, fèves), sont interdits, ou du moins ne doivent être pris qu'à dose modérée, car ils contiennent des nucléo-albumines.

Tous les fruits font partie du régime, même les fruits acides, car leurs acides organiques donnent par combustion dans l'organisme des carbonates alcalins.

La viande est un aliment dangereux, qui sera interdit ou autorisé seulement en petite quantité, une fois par jour. Toutes les viandes sont équivalentes ; l'ancienne distinction entre les viandes rouges et les viandes blanches n'est plus admise aujourd'hui : la volaille donne autant d'acide urique que la viande de boucherie ; seule la chair de poisson en donne un peu moins.

Le gibier de plume et de poil, la charcuterie sont dangereux par leur richesse en nucléines, ou leur action toxique sur le rein.

Les viscères des animaux, foie, rognon, ris, rate, cervelle, contenant beaucoup de nucléine, sont de véritables poisons pour les goutteux. Il en est de même pour le bouillon et les extraits de viande.

La valeur des boissons alcooliques est encore discutée ; on les accuse de précipiter l'acide urique, mais cela n'est pas bien démontré ; dans le doute, il est préférable d'en user avec grande modération.

Les boissons aqueuses doivent être abondantes pour favoriser l'élimination de l'acide urique ; on les donnera surtout en dehors des repas.

L'eau pure, les eaux d'Évian, Thonon, Vittel, etc., les infusions diurétiques sont les meilleures.

Le thé, le café, le chocolat ont été accusés d'augmenter l'acide urique ; mais ils ne donnent pas d'acide urique précipitable et sont utiles par leurs propriétés diurétiques ; on les permettra donc en petite quantité, sauf chez les lithiasiques à cause de l'acide oxalique qu'ils contiennent.

D'ailleurs, suivant les cas, le régime n'aura point la même sévérité : chez le goutteux vrai, chez les lithiasiques, les aliments capables de donner de l'acide urique seront exclus formellement et durant des années, c'est le meilleur moyen d'empêcher la répétition des accès.

Chez les migraineux, les rhumatoïdants, les goutteux atypiques, le régime pourra se départir de sa rigueur : un peu de viande, de légumes secs, de vin, de café, de thé, de chocolat pourra être autorisé.

La *cure de citrons* a été préconisée chez les goutteux : le malade prend le premier jour un citron dont il dilue le jus dans une bonne quantité d'eau, puis il augmente le nombre de citrons jusqu'à en prendre dix ou vingt par jour ; il diminue ensuite et cesse. C'est une véritable cure d'alcalinisation.

ARTHRITISME. — Sous le nom d'arthritiques, on désigne en général des malades atteints d'obésité, de goutte, de diabète, de lithiase urique, de rhumatisme, de migraine, d'affections cutanées spéciales, etc., c'est-à-dire d'une série d'affections qui ont pour lien commun la suralimentation.

En dehors de la prescription banale de suivre un régime modéré et dépourvu d'éléments toxiques, je ne saurais donc indiquer une formule diététique convenant à tous les arthritiques ; et je renvoie aux chapitres qui ont trait à ces différentes maladies.

DIABÈTE. — Tout diabète sucré, quelles que soient son étiologie et sa pathogénie, est toujours caractérisé par l'impossibilité de brûler tout ou partie des hydrates de carbone qui sont introduits par l'alimentation ou qui se forment dans l'organisme. Les hydrates de carbone non brûlés s'accumulent dans les humeurs donnant lieu à un état d'hyperglycistie d'où résultent les principaux symptômes de diabète. C'est contre cet état d'hyperglycistie que portent les principaux efforts de la diététique (V. Diabète).

Les indications thérapeutiques ne sont pas les mêmes dans toutes les *formes* de diabète.

1° Chez les **diabétiques sans dénutrition** (*diabétiques gras* ou *arthritiques* des classiques), l'équilibre azoté est respecté ; le trouble de la nutrition ne porte que sur les hydrates de carbone qui ne sont brûlés que jusqu'à une

certaine dose ; cette dose que l'organisme peut utiliser mesure la tolérance
à l'égard des hydrates de carbone. En augmentant ou diminuant les hydrates de carbone du régime, on fait varier en plus ou en moins la glycosurie : celle-ci est d'origine alimentaire hydrocarbonée.

Dans cette forme de diabète, le danger est l'hyperglycistie. On le prévient
par l'institution d'un régime hypoglycosique, c'est-à-dire inférieur à la
tolérance du malade.

2° Les **diabétiques avec dénutrition** (diabétiques maigres ou pancréatiques des auteurs), font des déperditions azotées. Ils n'ont aucune tolérance pour les hydrates de carbone. Leur glycosurie continue même avec
un régime dépourvu d'hydrates de carbone, car elle tire son origine non
seulement des hydrates de carbone, mais aussi des albumines et des graisses
du régime et des tissus du corps.

Ici, le malade est menacé de trois dangers : 1° l'hyperglycistie ; 2° la dénutrition azotée ; 3° l'acidémie qui résulte de l'intoxication de l'organisme par
les produits dérivés des albumines tissulaires et alimentaires.

C'est encore par le régime que l'on pare à ces trois dangers.

Choix des aliments. — Le choix des aliments est, avant tout, dominé par
leur richesse en hydrates de carbone, qui est l'aliment dangereux pour les
diabétiques.

La viande est un des aliments fondamentaux du diabétique à cause de sa
pauvreté en hydrate de carbone. Il ne faudrait pas cependant, comme on l'a
fait trop souvent, en abuser, pour imposer un régime carné trop riche en
albumine et en purines, et nuisible à des diabétiques qu'il peut conduire au
coma et à des sujets qui cumulent souvent le diabète et la goutte.

Les meilleures viandes sont les viandes grasses de boucherie, de volaille,
ou de poisson. Le ris de veau et les cervelles sont excellents à condition
que le diabétique ne soit point aussi goutteux.

Les œufs sont des aliments-types pour diabétiques.

Les fromages sont de première utilité ; ils sont très nourrissants, en même
temps que pauvres en hydrates de carbone. Le fromage de gruyère, les
fromages frais, le fromage blanc sont les plus indiqués.

Le lait, à cause de sa teneur élevée en hydrate de carbone, ne convient
qu'aux diabétiques ayant une assez forte tolérance ; pour qu'un régime lacté
pur avec 3 litres de lait par jour leur soit favorable, il faut que leur tolérance atteigne au moins 150 grammes. Le kéfir et le koumis, moins riches
en lactose, sont préférables. On prépare aussi des laits désucrés ne contenant pas plus de 1 pour 100 de lactose ou des laits artificiels qui peuvent
être donnés à plus haute dose que le lait ordinaire.

La crème fraîche, pauvre en lactose est utile pour adoucir le café ou le
thé que les diabétiques ne peuvent sucrer.

Le beurre, l'huile, les graisses, le lard doivent entrer à haute dose dans la
cuisine des diabétiques pour la rendre plus nourrissante.

Les légumes secs sont, par leur richesse en amidon, dangereux : ils ne
peuvent être autorisés que dans des cas particuliers et à dose modérée.

Les légumes verts (épinards, oseille, chicorée, cardon, endive, asperge,
céleri, choux, chou-fleur, etc.) et les salades cuites sont très utiles pour

alcaliniser l'organisme et faire tolérer les graisses. La cuisson leur fait perdre plus de la moitié des hydrocarbones qu'ils contiennent, surtout si l'on a pris soin de les faire cuire dans plusieurs eaux successives.

Le céleri, les radis, les artichauts et certains champignons, dont les hydrates de carbone sont en partie représentés par de l'inuline, de l'inosite et de la mannite, offrent, à poids égal d'hydrates de carbone, une nocivité moindre que les autres légumes.

Les pommes de terre, les carottes, les navets, les chataignes, riches en amidon, ne peuvent être utilisés qu'à petite dose dans le régime de certains diabétiques. Cependant la pomme de terre, qui peut servir à remplacer le pain, et qui contient proportionnellement moins d'amidon que lui, joue un grand rôle dans le régime.

Les céréales, les farines, le riz, les pâtes, riches en hydrates de carbone, sont de mauvais aliments pour les diabétiques.

Le pain, dont l'amidon est mal utilisé, et dont l'emploi est difficile à rationner, est l'aliment le plus dangereux. La croûte de pain, plus riche en amidon, est à poids égal plus nuisible que la mie.

On a cherché à faire des « pains pour diabétiques », contenant moins de féculents que le pain ordinaire. Les pains de gluten sont d'une composition très variable : les uns pauvres en amidon, sont désagréables au goût ; les autres sont meilleurs, mais ils contiennent une proportion d'amidon qui s'élève parfois à 40 pour 100. Le pain d'aleurone contient moins d'amidon que le pain ordinaire : sous forme d'échaudés très légers, il rend de grands services pour faire tolérer le régime. Le pain d'amandes contient très peu d'amidon, mais il est très riche en graisse et lourd à digérer.

On fait encore des échaudés et breakfasts pour diabétiques, qui contiennent une très forte dose d'hydrates de carbone (jusqu'à 72 pour 100), mais sont fabriqués de telle sorte qu'ils sont très légers et que, même sous un gros volume, on n'en mange qu'une petite quantité.

Le sucre est interdit. En général, les malades arrivent au bout d'un certain temps, à en perdre l'habitude et le désir. Ceux qui ne peuvent s'en priver le remplaceront par d'autres substances à goût sucré : la glycérine, à la dose de 50 à 100 gr. par jour ; la saccharine, à la dose de 10 centigr. par jour ; la crystallose, la dulcine, etc. Mais toutes ces substances sont à la longue irritantes pour le tube digestif.

Les entremets sucrés sont interdits. Si le diabétique en réclame, on peut lui préparer des crèmes, des gelées, des glaces, des omelettes sucrées avec de la glycérine ou de la saccharine.

Les fruits, qui contiennent du sucre, ne doivent pas faire partie du régime ordinaire des diabétiques. Cependant ils peuvent être autorisés à quelques malades pour rompre la monotonie du régime et alcaliniser l'organisme. Le raisin, riche en glucose, et les fruits desséchés ou confits sont toujours interdits. On choisira de préférence les amandes, les noisettes, les noix, les framboises, les fraises, le melon, les myrtilles, les groseilles à maquereau qui sont pauvres en sucre.

Les fruits peuvent être mangés crus ou cuits, à condition que l'on n'ajoute pas de sucre dans les compotes. La cuisson dans plusieurs eaux successives leur enlève une grande partie de leur sucre; plusieurs maisons de produits alimentaires préparent ainsi des fruits pour diabétiques.

Les boissons aqueuses (eau ordinaire, eaux légèrement alcalines, infusions non sucrées) sont utiles pour laver l'organisme; le diabétique doit boire à sa soif.

Les boissons alcooliques sont autorisées, mais à doses modérées. Traiter le diabète par l'alcool comme on l'a fait autrefois, c'est toujours l'aggraver; il ne faut pas oublier que beaucoup de diabétiques sont des alcooliques. On permettra un quart à un demi-litre de vin par jour : les vins secs de Bordeaux, de Bourgogne, d'Algérie, de la Moselle, du Rhin, sont les meilleurs. Les vins sucrés d'Italie, d'Espagne, de Champagne, etc., sont interdits. Le cidre, la bière, sont nuisibles.

Dosage des aliments. — Il ne suffit pas de tenir compte de la qualité des aliments, il faut aussi déterminer leur quantité. Beaucoup de diabétiques mangent trop. Non seulement le médecin ne doit pas leur ordonner la suralimentation, comme on le faisait il y a quelques années, mais il doit les empêcher de se suralimenter. C'est une erreur de croire que le diabétique fait de grosses déperditions et qu'il a besoin de beaucoup manger; il semble au contraire qu'un régime relativement très faible suffise à maintenir en équilibre le poids de la plupart de ces malades; ils se comportent à cet égard de la même façon que les obèses.

Le dosage de l'alimentation est aussi nécessaire pour empêcher la dénutrition de certains diabétiques qui, dégoûtés par le régime trop carné et par la privation du pain, se laissent aller à manger d'une façon insuffisante.

Aussi, ai-je l'habitude de prescrire à mes diabétiques la quantité aussi bien que la qualité du régime.

Prescription du régime. — Pour simplifier les prescriptions, je distingue dans le régime quatre parties :

1° L'*aliment hydrocarboné fondamental*. — C'est celui qui sert d'accompagnement aux autres mets. Le plus souvent je choisis la pomme de terre, mieux tolérée que le pain. Après elle, les aliments les plus avantageux sont : les légumes secs, le riz, les pâtes. La quantité doit en être prescrite exactement en poids; on sait ainsi quelle dose d'hydrate de carbone prend le diabétique. Quand on veut modifier le régime, on remplace la pomme de terre par un autre aliment hydrocarboné tel que légumes secs, riz, pâtes, pain, en faisant attention que la quantité prescrite représente la même dose d'hydrate de carbone. Ainsi 250 gr. de pommes de terre, représentant 50 gr. d'hydrate de carbone, peuvent être remplacés par 95 gr. de pain, 85 gr. de légumes secs, ou 70 gr. de riz.

La table suivante permet de faire ces substitutions avec facilité :

Table de substitution des aliments hydrocarbonés.

100 gr. d'hydrates de carbone sont fournis par :

Pain blanc	190 grammes.		Farine d'orge	147 grammes.
— complet	200 —		— d'avoine	152 —
— de seigle	200 —		Macaroni	158 —
Farine de fromen	157 —		Nouilles	145 —
— de sarrasin	134 —		Pâtes d'Italie	137 —
— de maïs	142 —		Tapioca	118 —

Riz.	158 grammes.	Navets (partie bonne à manger).	1368 grammes.
Fleur de farine de riz.	128 —	Choux-fleurs (partie bonne à manger).	1923 —
Haricots secs.	167 —	Épinards (cuits tels qu'achetés).	4000 —
Pois secs.	175 —	Tomates.	2702 —
Pois cassés.	164 —	Salades vertes.	2500 —
Farine de pois.	176 —	Lait de vache.	2083 —
Lentilles sèches.	174 —	Bananes (partie bonne à manger).	458 —
Fèves sèches.	189 —	Prunes.	526 —
Marrons frais.	260 —	Pruneaux.	165 —
Farine de marrons.	151 —	Poires.	690 —
Chocolat.	160 —	Pommes.	709 —
Cacao en poudre.	261 —	Pêches.	709 —
Pommes de terre crues.	500 —	Abricots frais.	729 —
Pommes de terre bouillies.	484 —	— de conserve.	211 —
Pommes de terre en purée.	561 —	Figues fraîches.	575 —
Pommes de terre frites.	251 —	— sèches.	162 —
Pommes de terre à la vapeur.	125 —	Raisins frais.	704 —
Fécule de pommes de terre.	127 —	— secs.	170 —
Haricots verts (mange-tout).	1587 —	Cerises.	787 —
Petits pois verts.	662 —	Fraises.	1315 —
Petits pois de conserve.	1052 —	Groseilles à maquereau.	862 —
Flageolets.	826 —	Oranges (partie bonne à manger).	884 —
Carottes (partie bonne à manger).	1000 —	Bière.	1724 c. c.
		Cidre.	2941 c. c.

2° Les *hydrates de carbone accessoires*. — Ce sont les légumes verts et les salades. Ils peuvent être permis à la dose de 200 à 400 gr. par jour, et même *ad libitum* chez certains diabétiques, car ils ne fournissent jamais qu'une quantité modérée d'hydrates de carbone.

On les choisira parmi les suivants : chicorée, oseille, épinards, salades cuites, choux, choux-fleurs, choux de Bruxelles, choucroute, asperges, céleri, aubergine, concombre, poireaux, tomates, endives.

3° Les *aliments albumineux, gras et alcooliques*. — C'est d'abord la viande, dont il faut éviter l'excès; 200 à 300 gr. de viande par jour sont en général suffisants.

Les œufs au nombre de 2 à 6 par jour.

Les fromages cuits à la dose de 40 à 60 gr par jour; ou les fromages frais à la dose de 80 à 100 gr.

Les graisses : beurre frais 50 à 100 gr., pris sur la table ou utilisé à la cuisine; huiles dans les salades et les sauces: huile de foie de morue; crème fraîche, 100 à 500 gr. par jour: lard ajouté aux légumes ou aux œufs.

Le vin : un quart à un demi-litre.

4° Les *aliments proscrits*. — Ce sont tous les aliments hydrocarbonés, sauf celui qui a été ordonné en guise d'hydrate de carbone fondamental : pain, biscottes, biscuits, pâtisseries, légumes secs, pâtes, riz, châtaignes, farines, chocolat, sucre, bonbons, confiture, fruits, lait, vins sucrés, cidre, bière, sirops.

Exemple de menu. — A titre d'exemple, je cite le menu suivant qui fournit à l'organisme 2000 calories, sans compter celles qui résulteraient de la combustion de l'hydrate de carbone fondamental.

Petit déjeuner du matin.

Infusion de café noir sans sucre, 150 gr. ; crème, 50 gr.

Déjeuner de midi.

1° 2 œufs (sur le plat, brouillés, en omelette, etc.), cuits avec jambon, 40 gr., ou lard, 30 gr., et beurre, 10 gr.
2° Viande (grillée ou rôtie, froide ou chaude), 150 gr., cuite avec beurre, 15 gr.
    Ou poisson frais, homard, poisson fumé, 150 gr. assaisonné avec beurre, 15 gr., ou mayonnaise, 15 gr. ;
3° Légumes verts (épinards, asperges, choux, etc.), 150 gr. cuits avec beurre, 10 gr.
    Ou salade verte, 150 gr. à l'huile et au vinaigre.
    Ou radis, raves, etc., 100 gr., avec beurre, 15 gr.
4° Fromage (Gruyère, Brie, Chester, etc.), 20 gr. avec beurre, 10 gr.
    Ou fromage blanc, 40 gr.
5° Pommes de terre, 100 gr.
6° Boisson : vin rouge, 1 verre.
    Eau, 1 demi-litre.
    Infusion de café noir, 100 gr.

Collation de cinq heures.

Une tasse d'infusion de thé, 150 gr.
    Avec jambon, 20 gr.
    Ou rillettes, 20 gr.

Diner.

1° Potage au bouillon, 300 gr.
    Ou soupe à l'oignon passée.
2° Hors-d'œuvre (sardine, hareng, thon), 20 gr.
    Avec beurre, 10 gr.
3° Viande, 100 gr.
    Avec beurre, 20 gr.
4° Salade verte, 100 gr., à l'huile et au vinaigre.
5° Fromage, 10 gr., avec beurre, 5 gr.
    Ou fromage de Gervais, 15 gr.
    Ou crème à la vanille ou au café, 15 gr.
6° Pommes de terre, 100 gr.
7° Vin, 1 verre.
    Eau à volonté.
    Infusion de camomille ou tilleul, une tasse à thé.

Application du régime. — I. *Diabète sans dénutrition.* — Lorsqu'un diabétique se présente avec le syndrome d'hyperglycémie (polydipsie, polyurie, glycosurie, asthénie, etc.), on lui fait d'abord subir la *cure de l'hyperglycémie*, puis quand on est arrivé à faire cesser la glycosurie, on institue le *régime de tolérance.*

1° La *cure de l'hyperglycémie* a pour but de débarrasser l'organisme du glucose accumulé dans les tissus. On y parvient en instituant un régime hydrocarboné très réduit, inférieur à la tolérance du sujet. Il est plus prudent de procéder lentement et de réduire progressivement le régime, que d'instituer la *cure de jeûne*, qui expose certains diabétiques à l'acidose.

Ainsi, on permettra pour tâter la susceptibilité du malade 100 ou 200 gr. de pommes de terre, et si cela ne suffit pas à faire disparaître l'hyperglycémie, on supprimera complètement la pomme de terre pendant quelque temps. Il faut savoir que la disparition de l'hyperglycémie est parfois très lente et ne s'obtient qu'après plusieurs mois dans certains diabètes anciens.

La longueur du traitement, la nécessité d'un régime très particulier, le danger des tentations rendent le diabète très difficile à soigner dans les conditions ordinaires d'existence. Dans les cas difficiles, le séjour dans une maison de santé est nécessaire.

2° Le *régime de tolérance* est destiné à empêcher la reproduction de l'hyperglycistie, en apportant une quantité d'hydrates de carbone, un peu inférieure à la tolérance du sujet. La limite de tolérance a été déterminée au cours des essais de régime antérieurs.

Ainsi, à un diabétique ayant une tolérance pour 100 gr. d'hydrate de carbone, on permettra 400 gr. de pommes de terre fournissant 80 gr. d'hydrate de carbone et 400 gr. de légumes, qui donnent environ 10 gr. d'hydrate de carbone.

Ce régime de tolérance doit être suivi presque indéfiniment.

II. *Diabète avec dénutrition.* — L'institution du régime est beaucoup plus délicate dans cette forme de diabète ; mais le régime n'est pas moins nécessaire.

La nourriture doit être ici plus abondante ; mais il faut éviter ces grands excès, auxquels les diabétiques sont trop souvent conduits par leur polyphagie ou même par les conseils des médecins. On fournira une ration élevée d'albumine (2 gr. environ par kilogramme corporel) ; mais on évitera les excès de viande, qui augmentent la glycosurie, acidifient l'organisme et mènent au coma ; 500 gr. de viande par jour sont un maximum qu'il n'est pas toujours nécessaire d'atteindre.

Les graisses seront données à haute dose sous diverses formes ; elles offrent moins de danger que les albumines, au point de vue de l'acidose ; et elles sont en général bien tolérées.

Les hydrates de carbone ne doivent pas être supprimés complètement, même si le diabétique ne les brûle pas, car ils alcalinisent l'organisme et s'opposent à la production de l'acidose ; on en donnera de 50 à 100 gr. par jour, principalement sous forme de légumes frais.

L'alcool est utile à petite dose, à titre de tonique et pour aider à digérer les graisses.

Au début, il est bon de ne pas être trop rigoureux ; on impose au malade un régime mixte avec 100 gr. d'hydrate de carbone ; puis on essaie de diminuer l'hyperglycémie en réduisant les hydrates de carbone du régime, tout en surveillant l'urine au moyen de la réaction de Gerhardt.

Quand il n'y a pas d'acidose, on arrive parfois, après une longue période de régime dans lequel on a réduit d'abord les hydrates de carbone puis les albumines, à faire cesser la glycosurie.

S'il y a menace d'acidose, on ne réduit pas les hydrates de carbone et l'on ne cherche pas à faire cesser la glycosurie ; on la modère seulement. C'est alors que l'on est en droit d'essayer la *cure de farine d'avoine*, le *jour de légumes*, ou la *cure lactée*. La cure d'avoine consiste à faire prendre 200 à 250 gr. de farine d'avoine sous forme de bouillies, additionnées chacune de 20 à 40 gr. de beurre et de un ou deux œufs. Dans des cas de diabète grave avec menace de coma, V. Noorden a vu parfois cette cure faire disparaître l'acétonurie et même la glycosurie. Mais elle est rarement tolérée, et souvent sans effet.

Le jour de légumes est une manière de lutter contre l'acidose, à laquelle conduit un régime carné sévère; une fois par semaine le diabétique ne prend que des légumes et des aliments gras, sans viande.

III. *Coma diabétique.* — Le coma diabétique est le résultat d'une intoxication acide de l'organisme par les produits acétoniques; ceux-ci dérivent des albumines et des graisses; tandis que les hydrates de carbone s'opposent à leur formation.

Chaque fois que l'acidose existe et que l'on redoute le coma, il faut donc instituer un régime alcalinisant : lait, légumes, hydrates de carbone, bicarbonate de soude à la dose de 5 à 20 gr. par jour.

Si le coma se déclare, il faut alcaliniser l'organisme avec intensité : faire prendre 3 à 4 litres de lait avec 100 gr. de lévulose; introduire 100 à 200 gr. de bicarbonate de soude par jour dans l'organisme, au moyen d'injections intra-veineuses, de lavements, et d'ingestions buccales. Continuer jusqu'à disparition complète de l'acidose.   *M. LABBÉ.*

RÈGLES. — V. Menstruation, Aménorrée, Dysménorrée, Ménopause, Ménorragie et Métrorragie.

RÉGURGITATION. — La régurgitation est constituée par l'ascension dans l'œsophage d'une petite quantité de liquide ou de bouillie gastriques. Le bol régurgité peut, suivant son volume et diverses autres conditions, ne pas dépasser l'œsophage, il provoque alors simplement du *pyrosis* (v. c. m.); s'il parvient jusque dans le pharynx et la bouche, il donne lieu à la régurgitation vraie (Mathieu).

Quand le liquide régurgité s'arrête au pharynx, il cause souvent une sensation de brûlure qui remonte jusqu'à l'arrière-bouche. Quand la régurgitation est complète, le liquide, parvenu dans la bouche en quantité suffisante, est rejeté par expulsion et donne lieu nettement à une sensation d'acidité ou d'amertume. L'acidité est due tantôt à l'acide chlorhydrique, et dans ce cas elle agace vivement les dents, tantôt aux acides de fermentation et provoque alors une sensation aigrelette accompagnée d'une odeur rance plus ou moins marquée. L'amertume est due à la présence de peptone dans le liquide régurgité. Les régurgitations représentant un symptôme commun aux diverses dyspepsies, leur traitement est celui de la dyspepsie en cause.   *A. BAUER.*

REICHMANN (MALADIE). — V. Dyspepsie, Estomac (Dilatation).

REIN (EXAMEN MÉDICAL DES FONCTIONS). — Comment le praticien pourra-t-il s'assurer de la valeur fonctionnelle des reins? Le problème se pose à lui dans 2 cas :

Ou bien pour diagnostiquer l'existence d'une lésion rénale.

Ou bien, cette lésion rénale étant reconnue, pour apprécier le degré d'altération de la glande.

Ce renseignement a une double importance : pronostique et diagnostique.

Le chirurgien peut en effet demander au médecin si tel malade atteint de lésion rénale peut ou non supporter une opération chirurgicale, une anesthésie, etc.

Il s'agit donc ici d'une question dont l'intérêt pratique est primordial lorsqu'on se trouve avoir affaire à une affection des reins.

Les méthodes permettant au médecin de rechercher l'état des fonctions du rein peuvent être groupées en deux classes. L'une s'adresse à l'état *fonctionnel global* des deux reins, l'autre a pour but d'étudier *isolément* l'état fonctionnel des deux glandes.

Cette deuxième méthode exige l'usage de procédés très spéciaux qui ne peuvent être utilement employés que par des spécialistes ; il s'agit là de méthodes d'exploration délicates, constituant de véritables interventions chirurgicales, souvent douloureuses, et dangereuses dans des mains inexpérimentées. On n'y aura recours que dans des cas très spéciaux dans lesquels leur emploi s'impose ; ces procédés donneront en effet des indications de premier ordre en ce qui concerne le *siège exact* d'une affection rénale, la valeur fonctionnelle du rein réputé sain ; en cas d'indication formelle de néphrectomie, ils pourront ainsi renseigner le chirurgien sur la possibilité de cette intervention. Cette méthode pourra être dénommée examen chirurgical des fonctions rénales ; nous ne nous en occuperons pas. [V. Rein (Exploration)].

La première classe au contraire comprend une série de méthodes d'exploration courantes, faciles à faire, n'exigeant pas l'intervention du chirurgien, absolument inoffensive pour le patient. Elle renseignera le plus souvent très suffisamment le praticien. On peut dénommer ces méthodes : *méthodes médicales d'exploration* des fonctions rénales.

Méthodes médicales d'exploration des fonctions du rein. — La fonction principale du rein étant de sécréter l'urine, c'est l'étude raisonnée de celle-ci qui devra fournir les renseignements les plus précieux. D'autre part, le rein étant une glande, il pourrait être important, pour évaluer le travail de cette glande, de connaître, non seulement le produit de sécrétion, mais encore le produit d'apport. Il est bien évident que la sécrétion d'un organe varie en raison des matériaux qui lui sont apportés à transformer et à éliminer ; il faudrait donc connaître la composition du sang qui amène au rein les substances qui seront éliminées par l'urine ; connaissant les deux éléments, il serait facile de juger de l'état de l'organe interposé. Malheureusement, en pratique, cette connaissance est très délicate ; nous verrons ce que peut donner au clinicien l'étude du sang, au cours des affections du rein. Pour remédier à cette difficulté, on a fait prendre au malade une quantité déterminée de substances aisément décelables dans l'urine, c'est la méthode des éliminations provoquées. Enfin une dernière méthode est basée sur l'appréciation des troubles plus ou moins graves que provoquent dans l'organisme les lésions des reins : troubles nerveux, cardiaques (lésions, œdème), respiration, etc., nous renvoyons pour cette étude aux différents chapitres concernant les maladies du rein.

Nous étudierons ces différentes méthodes et leur valeur diagnostique en nous plaçant au point de vue pratique.

Un médecin est consulté sur ce point : *Quelle est la valeur fonctionnelle des reins d'un individu déterminé?*

A) **Au lit du malade**. — Il est un certain nombre de renseignements que l'étude des urines peut lui fournir.

Le *volume* de l'urine peut fournir déjà certains renseignements ; une urine
très abondante (V. Polyurie) ou très restreinte (olygurie) a déjà une certaine
valeur, bien que ces caractères ne peuvent tenir exclusivement à l'état
fonctionnel du rein. L'olygurie passagère déterminée par la station debout
décèlerait des lésions rénales minimes (Linossier et Lemoine). La couleur,
l'odeur, l'existence de dépôts (V. Hémoglobinurie, Hématurie, Pyurie) sont
également des caractères à retenir. De même, la recherche extemporanée
de l'albumine (V. Albumine), les caractères physiques du précipité peuvent
donner au clinicien des indications importantes. La présence d'albumine
n'est nullement constante en cas de lésion rénale, et ce serait une grave
erreur de rejeter le diagnostic d'affection du rein parce qu'il n'y a pas d'albuminurie. En général, çet examen ne suffira pas pour établir d'une façon
assez solide l'état fonctionnel du parenchyme rénal. On devra recourir à des
procédés spéciaux où le laboratoire vient donner son aide à la clinique.

B) **Recherches de laboratoire et de clinique comparée**.

1° **Analyse globale des urines**. — L'examen complet des urines des
24 heures est habituellement pratiqué par un chimiste ou un pharmacien.
Cette analyse est envoyée au médecin. Quels sont les renseignements que
celui-ci pourra tirer de ce document au point de vue de la valeur fonctionnelle de la glande rénale ?

Nous sommes contraints d'avouer que ces renseignements sont *très restreints* et qu'il ne faut pas juger de la valeur diagnostique de cet examen
d'après la quantité de feuilles et de courbes envoyées par le pharmacien.
Loin de nous la pensée d'avancer que cet examen est dénué d'aucune valeur,
mais bien souvent la façon dont les urines ont été recueillies enlève à cette
méthode d'exploration une grande partie de son importance.

*En effet, un examen isolé d'urines fait en dehors de tout régime signifie
bien peu de chose* ; il faudrait que cet examen fût répété plusieurs fois. Il
faudrait surtout que l'on sache exactement le *bilan d'entrée* en même temps
que le *bilan de sortie*, donc, que le sujet ait reçu une quantité de nourriture
exactement dosée pendant plusieurs jours et que ce régime fût établi plusieurs jours avant le cycle de 24 heures où l'urine sera recueillie. Même alors
du reste, il faudrait connaître non seulement l'excrétion des substances
éliminées par le rein, mais celle également venant des autres émonctoires,
ce qui exige des calculs compliqués. De plus, pour que les chiffres obtenus
aient une réelle valeur, au moins pour certaines substances éliminées, il
faudrait que l'organisme dont on étudie le fonctionnement rénal fût en
état d'équilibre pour cette substance : c'est seulement alors que les variations dans son excrétion auront de la valeur. Enfin, il existe des organes
pouvant suppléer plus ou moins la glande rénale insuffisante ; l'état de ces
organes joue un rôle capital dans l'établissement du pronostic des affections
rénales, il faudrait pouvoir dissocier ce qui appartient à ces organes et ce
qui appartient au rein dans le trouble d'excrétion constaté ; un trouble rénal
pouvant être ainsi masqué ou paraître exagéré. Voici donc bien des causes

d'erreurs, que pratiquement il sera bien difficile sinon impossible d'éviter.

Ces réserves faites, voici les renseignements que peut fournir l'examen d'urine.

Nous n'insisterons pas sur la valeur du dosage de l'albumine (V. ALBU-MINE) des phosphates, sulfates [V. URINES (EXAMEN)]. Nous retiendrons surtout le dosage de l'*urée* et des *chlorures*.

Urée. — Ce que nous disions plus haut des causes d'erreurs dans l'appréciation des chiffres trouvés dans l'examen des urines concerne tout spécialement l'urée. Il faudrait que l'organisme fût en état d'*équilibre azoté* pour que les variations dans l'excrétion de cette substance puissent avoir une valeur diagnostique: l'alimentation joue en effet un très grand rôle dans l'excrétion azotée.

D'une façon générale, cependant, on peut admettre que la quantité d'urée éliminée est moindre dans les périodes d'insuffisance fonctionnelle des affections rénales, tandis que le chiffre d'urée reste à peu près normal lorsque la maladie est compensée. Ainsi un chiffre bas *d'urée* serait en faveur d'un trouble rénal grave, pourvu cependant qu'on tienne compte de l'alimentation, de l'état du foie, etc.

Chlorures. — Un chiffre faible d'excrétion chlorurée n'a pas non plus de valeur absolue; souvent les néphritiques sont au régime lacté, donc hypochloruré. Il ne faudra donc donner d'importance clinique au faible chiffre de chlorures, que si le sujet n'est pas déjà à un régime pauvre en sel. En dehors de ce cas, l'abaissement d'excrétion des chlorures a une réelle valeur diagnostique, il permettrait de songer à une rétention chlorurée. Il ne permettrait pas de l'affirmer; il faudra alors calculer exactement le chiffre de chlorure ingéré et voir s'il est supérieur au chiffre excrété : dans ce cas seulement on pourra admettre la rétention chlorurée. Nous verrons plus loin la méthode pratique pour rechercher cette rétention.

2° **Examen cytologique des urines**. — Elle permettra de retrouver soit des éléments celluleux (V. PYURIE, HÉMATURIE), soit des cylindres [V. URINES (EXAMEN)]. La cylindrurie n'a de réelle importance, au point de vue qui nous occupe, que lorsqu'elle se présente sous forme de cylindrurie granuleuse. L'existence de *cylindres granuleux* permet d'affirmer une lésion *rénale en activité*; ce renseignement peut être précieux pour le praticien en cas de convalescence de néphrite, d'albuminurie résiduale, etc.

3° **Examen de la toxicité urinaire**. — Il s'agit là d'une méthode délicate qui pourrait donner des résultats intéressants; mais, pour éviter les très nombreuses causes d'erreur, il faut user de telles précautions que ce procédé d'étude est bien plutôt une méthode de recherche scientifique qu'une méthode de clinique courante. Aussi n'insisterai-je pas. On nomme *urotoxie*, la quantité de liquide urinaire nécessaire pour tuer 1 kilogr. de lapin et coefficient urotoxique, la quantité d'urotoxie fabriquée par un kilogr. d'animal en 24 heures.

4° **Cryoscopie**. — Nous pourrons faire à cette méthode le même reproche qu'à la méthode précédente.

Elle est fondée sur le principe suivant : le point de congélation de l'urine est proportionnel au nombre de molécules dissoutes.

On prend une quantité déterminée d'urine, on prend son point de congélation; il est facile, connaissant le volume total des urines d'une part, le poids du sujet d'autre part, de connaître les rapports suivants.

Avant de les émettre, il nous faut énoncer l'hypothèse émise par Koranyi, qui doit être admise pour que les rapports suivants aient quelque valeur diagnostique.

Koranyi a supposé qu'au niveau du glomérule filtre l'eau et le NaCl et qu'au niveau des tubes contournés, il y a échange molécule à molécule de NaCl et des autres substances dissoutes dans l'urine.

Ceci admis (et ce n'est qu'une hypothèse, ce qui n'est pas une des moindres objections à la méthode) :

1° En calculant la quantité de molécules éliminées dans l'urine des 24 h. par kilogr. du sujet soit $\dfrac{\Delta V}{P}$ *(diurèse moléculaire totale)*, on sera renseigné sur l'état du glomérule (activité glomérulaire).

2° Si nous voulons connaître la participation des tubes contournés, il faudra dès lors rechercher la diurèse des molécules élaborées. Claude et Balthazard ont montré qu'il suffisait de doser dans les urines la quantité de NaCl qui y est contenue; on retranchera de la diurèse moléculaire totale la diurèse des molécules chlorurées, et on aura dès lors la formule

$$\dfrac{\delta V}{P \delta} = \left\{ \begin{array}{l} \text{différence entre diurèse moléculaire totale} \\ \text{et diurèse moléculaire chlorurée.} \end{array} \right.$$

$$\text{Le rapport} \dfrac{\Delta \text{ molécules totales}}{\delta \text{ molécules élaborées}} \Big\} = \text{travail utile du rein.}$$

L'insuffisance rénale sera soupçonnée quand $\dfrac{\Delta}{\delta}$ est plus élevé pour une valeur donnée de $\dfrac{\Delta V}{P}$. Il existe des tables qui indiquent les valeurs que $\dfrac{\Delta}{\delta}$ ne doit pas dépasser pour un chiffre donné de $\dfrac{\Delta V}{P}$.

3° **Élimination provoquée.** — Cette méthode consiste dans le principe suivant : on fait pénétrer dans l'organisme du sujet une substance déterminée et on étudie la façon dont le rein élimine cette substance. Le procédé, facile à mettre en pratique, donne des résultats souvent de premier ordre : nous insisterons sur les différentes méthodes qu'il a suscitées : *chlorurie alimentaire, azoturie alimentaire, matières colorantes* (surtout bleu de méthylène).

Chlorurie alimentaire. — Le malade est mis à un régime fixe ou au régime lacté, on prend tous les jours le point cryoscopique et on fait le dosage des chlorures. Puis, après 2 ou 3 jours au moins, on donne 10 gr. de NaCl pendant 4 jours. On continue à examiner les urines et on note s'il y a ou non rétention ou équilibre chloruré. En effet, ou bien le chiffre des chlorures contenus dans l'urine reste très bas (rétention chlorurée), ou bien il monte progressivement, est supérieur aux quantités de NaCl ingérées, puis diminue et reste à un fixe (équilibre chloruré), ou bien il monte brusquement au delà de la quantité de NaCl ingérée (pas de rétention chlorurée).

Cette méthode permet donc d'établir l'existence de la rétention chlorurée, ce qui est d'une importance capitale pour établir un traitement rationnel des néphrites (V. Néphrites aiguës, Néphrites chroniques).

Claude et Mauté ont proposé, en se servant de la chlorurie alimentaire, une méthode basée sur la recherche de $\dfrac{\Delta V}{P} - \dfrac{\delta V}{P} - \dfrac{\Delta}{\delta}$; cette méthode, intéressante a suscité d'assez graves objections.

La recherche de la chlorurie alimentaire, après ingestion de NaCl, n'est pas toujours sans danger; aussi est-il souvent préférable de rechercher la teneur en chlorures des urines du sujet mis au régime déchloruré ou faiblement chloruré : il suffit de connaître exactement la quantité de sel ingéré et de sel excrété (Ambard), il y a rétention chlorurée quand le malade élimine longtemps plus de chlorures qu'il n'en a repris.

Teissier propose d'enregistrer, d'une façon concomitante, les variations des chlorures dans la chlorurie alimentaire spontanée, les valeurs cryoscopiques et la tension artérielle. C'est sur ces trois données qu'il apprécie le fonctionnement du rein.

Azoturie alimentaire (Achard et Paisseau). — Le sujet, maintenu à un régime fixe, absorbe 20 gr. d'urée. On dose dans les urines l'urée pendant plusieurs jours avant et après l'expérience. La rétention de l'urée s'observerait dans les affections aiguës ou chroniques. Ce procédé est intéressant, mais assez délicat à employer; il faut éviter les assez nombreuses causes d'erreur qui viennent vicier les résultats; enfin la rétention d'urée n'est pas nécessairement sous la dépendance de la lésion rénale.

Matières colorantes. — Le dosage des chlorures, de l'urée, exige un matériel d'examen, si restreint soit-il; aussi a-t-on cherché à introduire dans l'organisme des substances facilement décelables dans l'urine et à rechercher leur mode d'élimination. Nous ne pouvons étudier ici toutes les substances colorantes dont on a fait usage (rosaniline, fuchsine, etc.). Nous nous en tiendrons à l'étude de *l'élimination du bleu de méthylène* d'Achard et Castaigne, qui est maintenant entrée dans la pratique courante. On peut rapprocher de ces méthodes les épreuves d'élimination de l'iodure de potassium, du salicylate de soude, etc.

On pratique une injection intramusculaire dans la fesse de 1 c. c. d'une solution 1/20 de bleu de méthylène chimiquement pur et stérilisée. On fait uriner le malade immédiatement avant l'injection, puis une demi-heure après, et, autant que possible, ensuite toutes les heures. Les urines sont recueillies dans des vases séparés. Le malade restera au lit pendant toute la durée de l'épreuve.

Le bleu de méthylène s'élimine par les urines, non seulement sous forme de bleu, mais encore à l'état de chromogène. Aussi sera-t-il nécessaire, pour constater l'existence de ce dernier, de faire bouillir l'urine avec quelques gouttes d'acide acétique. On peut, pour rendre plus visible la présence du bleu, agiter l'urine avec un peu de chloroforme qui dissout le bleu.

A) Le *rein est normal.* — 1° Le *début de l'élimination.* Normalement elle se fait dès la première demi-heure sous forme de bleu.

2° La *durée de l'élimination*. Normalement, elle est de 35 à 60 heures.

3° Le *taux de l'élimination*. Il devra être noté surtout pour les premières 24 heures; sa recherche exige des procédés spéciaux. Castaigne conseille d'employer le procédé d'Achard et Laubry; on remet dans un vase l'urine rendue 24 heures avant l'injection, puis une fois l'injection faite, on recueille en un autre vase les urines colorées en bleu des 24 heures suivant l'injection, on aura soin de mettre dans ce dernier vase deux cuillerées de vinaigre.

Au moment de faire le dosage, on aura soin de prélever quelques cuillerées des urines de la veille pour pouvoir fournir avec elles, s'il en est besoin, des dilutions servant au dosage.

On ramène au même volume (au moins 2 litres) les deux urines par addition d'eau. Puis on ajoute à l'urine non colorée émise la veille de l'injection, une quantité de bleu de méthylène renfermant exactement la moitié de la dose injectée (0,025).

On sait en effet que si le rein fonctionne *normalement*, l'urine doit renfermer la moitié de la dose injectée.

Il suffit alors de *comparer les deux urines*; on prélève dans chaque vase une cuillerée d'urine que l'on fait bouillir, puis on verse ces deux cuillerées dans deux verres bien pareils contenant la même quantité d'eau: on peut ainsi comparer les teintes, et se rendre compte de la quantité d'urine qu'il faut ajouter pour arriver à la teinte étalon (une, deux, trois cuillerées).

4° Le *rythme*; il est régulièrement croissant ou décroissant, le maximum se rencontre la *troisième* ou *quatrième heure*.

B) Le *rein est lésé*. — 1° Le début peut être très retardé, parfois il se fait sous forme de chromogène.

2° La durée peut être prolongée, 5 à 6 jours et même plus : en général, il s'agit d'imperméabilité accusée.

3° La durée peut être abrégée, il faudra alors rechercher si la quantité de bleu éliminée dans les premières 24 heures est supérieure à la normale (perméabilité augmentée), ou si elle est inférieure (perméabilité diminuée).

4° L'élimination peut être irrégulière, polycyclique ou intermittente. Il s'agirait dans ces cas d'insuffisance hépatique (Chauffard).

C) *Valeur clinique de la méthode*. — On a fait à cette méthode les objections suivantes :

1° Les différences dans l'élimination du bleu tiendraient bien plus au coefficient de destruction dans l'organisme qu'au degré de la perméabilité rénale.

2° On ne connaît pas le mécanisme physiologique de la formation du chromogène.

3° On étudie l'élimination d'une substance, le bleu de méthylène, mais un rein insuffisant à cette substance peut très bien ne pas l'être à d'autres (Lépine).

Cette dernière objection est certainement la plus grosse que l'on puisse faire à la méthode; cependant, on doit faire remarquer que le plus souvent il y a concordance relative, sinon parallélisme rigoureux, entre l'épreuve du bleu et les divers modes d'exploration de la perméabilité rénale (Achard, Castaigne, Bernard).

d) Enfin, il est des cas où l'épreuve du bleu ne donne rien, le bleu n'est pas éliminé par les urines; le fait se rencontre surtout dans certaines urines fortement purulentes et riches en microbes.

D) *Interprétation des résultats.* — L'épreuve du bleu de méthylène permettra de reconnaître l'existence d'une perméabilité très diminuée, légèrement entravée, ou bien alors augmentée. Il est certain, ainsi que l'admet Castaigne, que l'urémie n'est pas sous la dépendance exclusive de l'imperméabilité du rein, mais « il n'empêche que chez les malades atteints de néphrite, mais dont le rein est perméable, nous redoutons beaucoup moins l'urémie que chez ceux dont le rein est imperméable ».

6° **Albuminurie provoquée.** — Cette méthode est basée sur le principe suivant : apparition de l'albumine dans l'urine, sous l'influence d'une cause insuffisante à provoquer l'albumine chez un sujet possédant un rein normal. On décèlerait de la sorte « la débilité rénale ».

La *chlorurie alimentaire* peut faire apparaître l'albuminurie.

L'*ingestion de blanc d'œuf* (Castaigne et Rathery) permettrait de déceler facilement cette débilité rénale : on fait ingérer 6 blancs d'œufs crus et on examine les urines fractionnées. Un sujet normal ne présentera pas d'albumine; un sujet à rein débile aura de l'albumine dans les reins.

L'*inhalation de quelques gouttes de nitrite d'amyle* (Castaigne) facilite l'apparition de l'albumine chez certains sujets. Cette épreuve renseignerait sur l'insuffisance de la circulation rénale, tandis que les autres révèleraient l'état d'infériorité des épithéliums rénaux.

7° **Phloridzine.** — L'injection sous-cutanée de 1 c. c. d'une solution à 1 200 de phloridzine amène chez le sujet normal une *glycosurie* spéciale. Cette glycosurie n'étant pas sous la dépendance d'hyperglycémie semble être un phénomène propre de l'activité des cellules rénales; cette glycosurie serait modifiée en cas de lésion rénale.

On aura soin de ne donner aucun médicament au malade (salicylate de soude, antipyrine). On saura également qu'une nouvelle injection quelques jours après la première provoque une augmentation de la quantité de sucre éliminée.

Normalement, la glycosurie apparaît 1/2 à 1 heure après l'injection, elle disparaît 3 à 4 heures après, le sucre excrété atteint 1 à 2 gr.

Anormalement, il peut y avoir hypo ou anaglycosurie.

Cette méthode paraît très sensible, malheureusement on ne connaît pas le mécanisme intime de la glycosurie phloridzique, ce qui enlève beaucoup d'importance aux anomalies constatées.

8° **Polyurie provoquée.** — On recueille les urines pendant plusieurs demi-heures consécutives; au bout de la première demi-heure, on fait boire au malade deux ou trois verres d'eau. Normalement, la quantité d'urine éliminée augmente après l'ingestion; déjà sensible dans la deuxième demi-heure de l'expérience, cette augmentation atteint son maximum à la fin de cette demi-heure ou dans la demi-heure suivante, puis elle diminue.

En dosant l'urée, les chlorures, on peut avoir des renseignements intéressants, mais cette méthode s'applique surtout en cas de cathétérisme urétral pour juger de l'état fonctionnel des reins isolément.

Opsurie. — Ingestion de 600 gr. d'eau à jeun par 4 prises de 125 gr. à une demi-heure d'intervalle. Normalement, la première miction a lieu au bout d'une demi-heure (150 gr.); entre la 2e et la 3e heure, 500 gr. sont éliminés; entre la 3e et la 4e heure, 150 gr. et au bout de 3 h. 1/2 à 4 heures, la crise urinaire est terminée. Chez les sujets atteints d'affections rénales ou hépatiques, la première miction est reportée à 1 ou 2 heures, et dans les 4 heures d'épreuve, la moitié ou le tiers de l'eau absorbée sont seuls éliminées. De plus, tandis que, chez le sujet normal, l'élimination n'est pas influencée par la position debout ou la marche, légèrement favorisée par la position de nostalgie, chez les hépatiques (Gilbert et Lereboullet), ou les cardio-rénaux (Amblard), la situation couchée favorise au plus haut point la diurèse ; toute l'eau absorbée est rapidement éliminée et même au delà, le contraire se produit dans la position debout.

9° **Étude du sang.** — Nous ne nous sommes occupés exclusivement que de l'examen des urines; l'examen du sang pourrait-il fournir des résultats intéressants? Nous n'indiquerons que très rapidement les diverses méthodes d'examen du sang, car elles sont assez délicates et rentrent difficilement dans la pratique courante.

L'*opalescence* du sérum a été souvent conseillée dans certaines formes de néphrites.

La *leucocytose* serait pour Renon et Moncany fréquente dans les néphrites aiguës ou chroniques; elle accompagne l'albuminurie et souvent disparaît en même temps qu'elle, elle n'est proportionnelle ni à l'abondance de l'albumine, ni au degré de rétention chlorurée, elle est d'autant plus intense que la maladie est plus grave, surtout dans les néphrites chroniques; elle semble moins marquée dans les cas où la néphrite s'accompagne d'œdème.

Cette leucocytose permettrait, d'après les auteurs précédents, de prévoir l'intensité du processus d'auto-intoxication qui l'a fait naître.

L'*examen cryoscopique du sérum* a été préconisé par Bernard, pour être mis en parallèle avec celui des urines. Malheureusement le Δ du sérum ne varie que dans une très faible mesure, ainsi que l'a montré Achard: toutes les substances dissoutes, que le rein n'élimine pas, ne restent pas dans le sérum.

La *recherche de l'urée* dans le sang pourrait donner des résultats très intéressants, malheureusement elle est très délicate (Grehant, Widal).

La recherche du point cryoscopique pourrait donner des renseignements approximatifs: les grands abaissements du point cryoscopique, s'ils sont passagers, peuvent être l'indice d'une rétention chlorurée, mais s'ils sont passagers, ils doivent faire penser à une forte rétention azotée due à l'urée et à d'autres substances; ils impliqueront un pronostic grave (Widal).

La recherche chimique de l'urée donnerait seule des résultats exacts: normalement le taux de l'urée oscille entre 0 gr. 20 et 0 gr. 50; dans les néphrites chroniques on aurait trouvé des chiffres de 3 et 4 gr. qui annonceraient toujours un pronostic grave, souvent du reste la rétention est moins forte. Quand la quantité d'urée n'est pas supérieure à 0,50, on peut pratiquer la néphrectomie; si elle atteint 0,50 à 1 gr., la néphrectomie peut entraîner une crise d'urémie. Si elle dépasse 2 gr. pour 1000, il ne faut pas pratiquer la néphrectomie.

Widal conseille de comparer le chiffre de l'urée sanguine d'une part à la quantité d'albumine contenue dans le régime fixe suivi par le malade (indice de rétention moyen). Grâce à la recherche de cet indice, on pourrait surveiller chez les sujets l'état de la rétention d'urée. Achard objecte à cette méthode qu'il existe des variations dans l'assimilation des albuminoïdes, dont les recherches précédentes ne tiennent pas compte.

La rétention d'urée on azoturie pourrait exister en dehors de la rétention chlorurée, elle se caractériserait par des signes cliniques spéciaux : *inappétence* et *torpeur*.

La *recherche de l'adrénaline dans le sérum* a été faite chez les néphritiques, soit par procédé chimique, soit surtout par la réaction d'Ehrmann (dilatation de la pupille de l'œil énucléé de la grenouille). On est du reste, loin d'être d'accord sur la valeur de ce symptôme.   *F. RATHERY.*

REINS (EXPLORATION). — L'examen des reins doit comporter deux genres de recherches différentes. Il faut savoir d'une part quel est le siège, le volume, la mobilité, la sensibilité du rein : c'est-à-dire rechercher les caractères physiques ; il faut connaître d'autre part quel est la sécrétion ou la filtration de la glande, c'est-à-dire rechercher l'état du fonctionnement.

La recherche des caractères physiques est d'autant plus difficile que le rein est moins déformé. Normal, le rein ne peut être senti ; sa situation profonde, l'épaisseur et la résistance des plans osseux et mous qui le séparent de la surface rendent cette exploration impossible. Si le rein s'abaisse ou s'hypertrophie, il devient possible de l'examiner.

L'*inspection* ne donne que peu de renseignements, il faut que l'hypertrophie soit considérable pour que la région soit soulevée et déformée. Encore n'est-ce guère que la paroi abdominale antérieure qui se laisse repousser par le rein augmenté de volume.

La *percussion* donne déjà de meilleurs renseignements. Lorsque le malade est placé sur le côté sain, on peut, par la percussion de la région lombaire et du flanc, arriver à délimiter une zone à concavité inférieure répondant au rein hypertrophié. La percussion ne donne rien tant que le rein est normal.

La *palpation* est le meilleur procédé. Elle peut se pratiquer dans trois positions différentes du malade. Le sujet est placé sur le dos, les épaules légèrement soulevées de façon à relacher la paroi abdominale. Cette exploration dans le *décubitus dorsal* est la plus généralement employée. On utilise parfois le *décubitus latéral* sur le côté sain. Enfin on peut placer le malade à quatre pattes, c'est-à-dire à genoux et les coudes reposant sur le plan du lit, c'est la position dite *genu pectorale.*

La palpation du rein, quelle que soit la position donnée, doit toujours se faire à deux mains. L'une des mains est placée dans l'angle costo-vertébral et repousse en avant tout ce qui repose sur la paroi lombaire ; l'autre main, en attente, reçoit et analyse les impressions qu'elle reçoit. On peut ainsi se rendre compte de la situation plus ou moins haute, du volume, de la forme, de la consistance, du degré de fixité ou de mobilité du rein. Toute tumeur développée aux dépens du rein présente le *contact lombaire en sur-*

face. Sans doute, d'autres tumeurs venues des autres organes de la région peuvent toucher à la paroi lombaire, mais ce contact n'est plus en surface, la tumeur ne touche pas à la fois tous les points de l'espace costo-iliaque et le flanc. Elles touchent soit la paroi lombaire, soit la paroi du flanc, exceptionnellement les deux à la fois et en totalité.

La tumeur formée par le rein présente le phénomène du *balottement*. Ce phénomène, sur lequel le professeur Guyon a été le premier à insister, consiste en ce fait que la main postérieure renvoie en avant, fait sauter, pour ainsi dire, vers la main antérieure la tumeur. Ce signe manque lorsque l'atmosphère périnéale est envahie et immobilise le rein.

La palpation permet de se rendre compte aussi du degré de mobilité du rein qu'il soit de volume normal ou hypertrophié. Le rein peut descendre très bas dans la fosse iliaque et la main qui explore arrive à le remonter et même à le faire disparaître sous le rebord costal, tout au moins quand son hypertrophie n'est pas trop considérable, car le rein trop gros ne peut plus rentrer dans sa loge devenue trop étroite.

La *radioscopie*, la *phonendoscopie* sont encore des procédés qui permettent de se rendre compte de l'état physique du rein et aussi de connaître si quelque corps étranger calcaire n'est pas inclus dans ses cavités.

Un examen complet d'un ou des deux reins doit encore comporter la recherche de sa valeur fonctionnelle.

L'*injection du bleu de méthylène* fournit des renseignements très utiles et même suffisants au dire de certains. Un rein normal commence à éliminer le bleu au bout d'une demi-heure environ, et l'élimination dure environ deux heures quand la dose injectée a été d'un centimètre cube d'une solution concentrée. Si l'élimination est retardée et prolongée, on en peut conclure que la filtration du rein est insuffisante. L'analyse qualitative des urines vient compléter ces renseignements.

Mais il est souvent indispensable de connaître ce que vaut chaque rein respectivement. Il est alors nécessaire de recueillir séparément l'urine que chacun excrète. On a recours pour cela à la division ou séparation des urines (v. c. m.) ou au cathétérisme des uretères (v. c. m.). Les urines respectives ainsi récoltées seront analysées et les résultats obtenus donneront la valeur fonctionnelle de chaque rein. *RAYMOND GRÉGOIRE*.

REIN AMYLOÏDE — La dégénérescence amyloïde du rein n'est qu'une des localisations sur le rein de la maladie amyloïde. Cependant, lorsque la dégénérescence se localise d'une façon prédominante sur le rein, ce qui n'est pas rare, elle revêt une allure clinique qui peut la faire confondre avec une néphrite chronique. Aussi décrirons-nous ici cette forme spéciale de la maladie amyloïde, tout en renvoyant, pour tout ce qui a trait aux considérations générales et aux localisations extra-rénales, à l'article AMYLOÏDE (MALADIE).

Lésions. — Le rein amyloïde typique est *gros*, lourd, blanc, lisse, facile à décortiquer. La surface de section de la substance corticale est sèche, miroitante, exsangue, à reflet jaunâtre ; les pyramides sont rose pâle, hortensia, comme lavées.

Pour s'assurer d'une façon certaine de la dégénérescence amyloïde de l'organe, il faut pratiquer les réactions classiques à la teinture d'iode, à SO_4H_2, ou mieux encore les colorations sur coupes histologiques avec le violet de Paris ou la safranine.

Les *glomérules* et les *vaisseaux* sont pour ainsi dire *exclusivement* touchés, et au début la dissémination des lésions est *irrégulière*. On doit considérer comme exceptionnels les cas d'amylose des parois des tubes et des cellules.

Avec ces lésions d'amylose coexistent des altérations de néphrite diffuse, de dégénérescence graisseuse des épithéliums des tubuli contorti. Lecorché et Talamon admettent même que les lésions de néphrite diffuses sont constantes et antérieures à celle de l'amylose ; Castaigne pense qu'elles sont concomitantes et dues à la même cause. L'amylose s'étend également aux différents organes, en particulier au foie, à la rate, à l'intestin, etc. (V. Amyloïde).

Physiologie pathologique et étiologie. — Nous renvoyons pour tout ce qui a trait à la physiologie pathologique du processus à l'article Amyloïde.

Nous ferons remarquer cependant que l'amylose semble être le résultat de lésions complexes ; une substance toxique produit au niveau du rein des lésions artérielles (dégénérescence hyaline) et cellulaires (néphrite), mais une autre substance mise concomitamment en circulation (l'acide chondrotinosulfurique) viendrait se combiner à la dégénérescence hyaline pour former l'amylose (Castaigne).

Au point de vue étiologique, deux affections priment toutes les autres : la *tuberculose* et la *syphilis* ; il s'agit des formes invétérées de ces maladies, lors des périodes avancées, lorsque la déchéance organique est manifeste (tertiarisme, tuberculose pulmonaire chronique, ulcérations lupiques étendues de la peau et des muqueuses, tuberculoses ganglionnaires, articulaires, etc.).

Les *suppurations* prolongées et surtout les suppurations osseuses se rencontrent fréquemment dans l'étiologie de l'amylose rénale. On l'a signalée dans les bronchorrhées chroniques, les fistules chroniques, etc. Il ne faudrait pas croire cependant que la suppuration soit nécessaire pour sa production.

On l'a noté au cours de gastrites ulcéreuses, de l'hérédo-syphilis, du rhumatisme chronique déformant, de la lèpre, du paludisme.

Symptomatologie. — Nous distinguerons dans le tableau clinique deux ordres de symptômes : ceux dénotant l'atteinte du rein, sur lesquels nous insisterons, et les manifestations extra-rénales pour ainsi dire constantes, que nous ne ferons que citer.

1° **Symptômes rénaux.** — L'affection évolue pendant un certain temps comme une néphrite chronique hydropigène ; elle finit par s'en distinguer grâce aux symptômes suivants :

a) Les urines sont *transparentes, limpides*, de coloration jaune d'or, de densité faible.

b) La *polyurie* serait constante (Grainger-Stewart) ; on a cependant signalé des cas où les urines n'étaient pas très abondantes, et la polyurie serait loin d'être un signe constant.

c) L'*albuminurie* est considérable, atteignant 10 à 50 gr. et souvent plus. Cette albuminurie ne subit pas des phases de disparition comme dans les néphrites ; une fois apparue elle persiste à un taux toujours élevé ; l'alimentation n'a sur elle aucune prise. Le rapport séro-globuline n'est pas modifié (Meillière, Lœper, Brault), malgré ce qu'on en pensait autrefois.

d) On retrouve des *cylindres* cireux ou colloïdes par centrifugation de l'urine, mais on n'obtient jamais sur eux la réaction de l'amyloïde ; ces cylindres peuvent faire défaut.

2° **Symptômes extra-rénaux.** — *a*) Le facies du malade est *pâle* et *bouffi*.

b) Les *phénomènes cardio-vasculaires font souvent défaut* : absence de bruit de galop, d'hypertrophie cardiaque, d'hypertension artérielle ; pas de dyspnée. L'œdème et l'anasarque sont inconstants, le sérum souvent tescacent.

c) La *diarrhée* est fréquente à une période avancée de la maladie ; elle est aqueuse, sans épreintes et sans coliques, elle peut tenir à l'amylose intestinale, à la tuberculose intestinale ou simplement être d'origine urémique. Dans ce dernier cas, il existe, en même temps que la diarrhée incoercible, des *vomissements*.

d) L'*hypertrophie hépatique, splénique*, montre la participation des deux organes et une amylose généralisée.

Marche. — L'amylose du rein se termine par la *mort*, au milieu de phénomènes de *marasme*, dans un état d'affaissement qui diffère du coma urémique. Ce dernier peut cependant terminer la scène morbide, mais les convulsions sont exceptionnelles. Certains malades survivent longtemps (5 ans). Bartels et Lancereaux admettent même la possibilité de la *guérison*. Il s'agirait probablement dans ces cas de syphilose rénale. Des complications pulmonaires (pneumonie, pleurésie), des érysipèles, etc., peuvent hâter la fin du malade.

Diagnostic. — Une polyurie à urines claires, jaune d'or, coexistant avec une albuminurie intense, permet souvent à elle seule d'affirmer l'amylose rénale ; surtout lorsqu'il se joint à ces symptômes des données étiologiques telles que tuberculose chronique, syphilis tertiaire, suppurations chroniques.

Nous ne discuterons pas ici le diagnostic avec les néphrites subaiguës et chroniques, la tuberculose ou la syphilis rénale. Le syndrome urologique décrit plus haut suffit à faire reconnaître l'amylose.

Traitement. — Il est surtout prophylactique. Bartels propose même, en cas de suppurations prolongées, de sacrifier le membre atteint en temps voulu pour prévenir cette amylose. Une fois déclarée, on la traitera par l'iodure de potassium (surtout chez les syphilitiques) ou la teinture d'iode, à la dose de 10 gouttes par jour au début pour atteindre en quelques semaines 50 gouttes (Brault). On ne prescrira pas au malade un régime alimentaire trop sévère, car l'alimentation carnée est presque sans effet sur l'albuminurie de l'amylose rénale. On insistera au contraire sur les *reconsti-*

tuants, les viandes rouges, le lait, les préparations ferrugineuses, les inhalations d'oxygène ; on entretiendra l'activité de la peau par des frictions, des bains salés. Brault conseille même le traitement hydrothermal (eaux chlorurées sodiques fortes).

F. RATHERY.

REIN (CANCER). — Les néoplasies malignes du rein peuvent prendre naissance soit dans l'épaisseur du parenchyme rénal, soit aux dépens du bassinet. Cependant cette distinction ne peut exister en clinique et nous étudierons ces deux variétés de néoplasmes dans le même chapitre.

Le cancer du rein est une affection relativement peu fréquente : on le voit surtout se développer dans le jeune âge et aussi chez l'adulte entre 30 et 40 ans. L'homme y est plus prédisposé que la femme. On ne sait à peu près rien sur les causes déterminantes de cette affection.

Le cancer du rein est ordinairement unilatéral. Les deux côtés sont atteints avec une égale fréquence. Exceptionnellement, on a signalé des cancers bilatéraux (Brodeur). La glande est rarement détruite dans sa totalité. Il reste une partie du parenchyme d'apparence normale. Le néoplasme peut se développer dans l'épaisseur même du parenchyme glandulaire, ou dans la profondeur du bassinet et des calices. Dans la glande, il occupe souvent l'un des pôles. Chez l'adulte, il est fréquent de voir le pôle supérieur entièrement envahi par la tumeur ; chez l'enfant, le pôle inférieur est plus souvent atteint.

Le volume est infiniment variable suivant les cas. Il en existe de considérables qui dépassent les dimensions d'une tête d'adulte ; mais de très petits, des cancers gros comme un noyau de cerise (Israël), peuvent donner lieu à des symptômes alarmants.

Le rein atteint de cancer peut s'abaisser par augmentation de son poids : très souvent il garde sa situation, de telle sorte qu'un néoplasme même volumineux du pôle supérieur peut se développer surtout du côté du thorax et être difficilement senti au-dessous du rebord costal. Le rein cancéreux repousse en avant et en dedans le côlon qui passe à sa surface. Il vient confiner aux gros vaisseaux prévertébraux et peut les comprimer. Peu à peu des propagations néoplasiques de voisinage se font dans les organes voisins. La graisse périnéale est envahie très précocement de même que la surrénale du même côté. Les ganglions paraissent ne devenir néoplasiques qu'à une époque relativement tardive.

Le cancer peut se généraliser au foie, au poumon, aux plèvres.

Au point de vue microscopique, les tumeurs malignes du rein sont développées soit aux dépens du tissu épithélial (carcinome), soit aux dépens du tissu conjonctif (sarcome). Cette dernière variété de tumeur est celle que l'on rencontre presque exclusivement chez l'enfant.

Les *tumeurs épithéliales* ou *carcinomes* du rein peuvent affecter deux types tout à fait différents qui correspondent à des origines différentes.

a) Le carcinome ordinaire est formé d'alvéoles irrégulières contenant des cellules cubiques à gros noyaux, de volumes extrêmement variables. Il est fréquent de constater un développement vasculaire exagéré. Ces tumeurs semblent développées surtout aux dépens de l'épithélium des tubes rénaux ;

b) Le carcinome à cellules claires est constitué par des alvéoles qui contiennent des cellules à protoplasma très peu coloré, infiltré de graisse abondante, ce qui donne aux préparations un aspect tout spécial. Ces tumeurs paraissent développées le plus souvent aux dépens de débris des glandes surrénales inclus dans la capsule du rein.

Les *tumeurs conjonctives* ou *sarcomes* ne présentent ici rien de particulier. Ce sont des sarcomes fuso-cellulaires ou globo-cellulaires; on y a signalé le sarcome mélanique. Les productions vasculaires acquièrent souvent dans ces tumeurs, une proportion considérable, ce qui explique les hémorragies auxquelles elles peuvent donner lieu. Signalons comme une exception les tératomes du rein étudiés seulement dans ces dernières années.

Symptômes. — Le cancer du rein est une affection à début absolument lent et insidieux. Si bien que, lorsque le premier symptôme apparaît, la tumeur peut avoir dans certains cas dépassé déjà les limites chirurgicales.

Hématurie, douleur, tumeur, varicocèle, tels sont les quatre symptômes par lesquels se révèle le plus souvent le cancer du rein.

L'*hématurie* néoplasique est totale, c'est-à-dire que dès le premier jet l'urine est sanglante et qu'elle reste de même jusqu'à la fin de la miction. Elle est abondante au point que bien souvent la miction semble formée exclusivement de sang. L'hémorragie s'est produite dans les voies urinaires supérieures, le sang a stagné un certain temps dans la vessie : aussi a-t-il pris une coloration noir foncé, et ce n'est que lorsqu'elle est particulièrement abondante que le sang garde sa couleur rouge vif. On retrouve souvent dans le fond du vase des caillots, les uns sont volumineux, irréguliers et n'ont aucun caractère, d'autres sont allongés, minces, vermiformes, ils ont pris le moule de l'uretère et présentent dans ce cas un caractère diagnostique très important.

L'hématurie néoplasique est spontanée dans son évolution : aucune cause apparente ne semble l'avoir occasionnée. Elle apparaît brusquement pour cesser de même, elle est « capricieuse ». Souvent unique, il est des cas où l'hémorragie peut durer un certain temps et même devenir continue. Plusieurs mois, voire plusieurs années peuvent séparer deux hématuries.

La *douleur* de la région lombaire apparaît parfois comme le premier symptôme du cancer du rein. Mais il faut distinguer la douleur contemporaine de l'hématurie de celle qui se produit en dehors d'elle. La douleur qui accompagne l'hématurie n'a aucune valeur diagnostique : c'est une colique néphrétique consécutive à la formation et au passage des caillots. La douleur spontanée siégeant au niveau de la région lombaire, lorsqu'elle est continue, persistante et surtout quand elle s'accompagne d'irradiation sur le trajet des nerfs abdomino-génitaux, indique, pensons-nous, une propagation du cancer à distance dans les organes voisins, comme les douleurs du cancer du col utérin indiquent la propagation cancéreuse au tissu cellulaire du pelvis.

La *tumeur* peut être petite et difficile à percevoir, ou considérable et capable de déformer le flanc. Elle est dure, irrégulière, bosselée. Elle peut être adhérente ou mobile. On retrouve à sa face antérieure la sonorité du côlon.

Le *varicocèle* n'a de valeur dans le cancer du rein qu'autant qu'il est d'apparition tardive et de développement rapide. Sa constatation est plus importante du côté droit que du côté gauche. Les uns (Guyon, Albarran) ont pensé que la compression des veines spermatiques par la tumeur était la cause des varices du cordon ; d'autres ont accusé (Legueu) la compression par les paquets ganglionnaires latéro-aortiques ; peut-être pourrait-on aussi invoquer (Raymond Grégoire) l'apport considérable de sang dans les spermatiques du fait du développement énorme des veines capsulaires périrénales.

Le cancer du rein peut s'accompagner encore de phénomènes d'intoxication du fait des toxines qu'il sécrète. La diminution des sels de l'urine, les signes de myocardite, la cachexie plus ou moins tardive en sont les manifestations.

Cette affection, bien que néoplasique, est cependant longue à évoluer, et l'on a signalé des cancéreux chez qui les premiers symptômes remontaient à plusieurs années. Quoi qu'il en soit, la mort est la terminaison fatale du cancer du rein comme de tous les autres.

Diagnostic. — En présence d'une hématurie, il faut tout d'abord se demander si elle est produite dans le segment supérieur ou dans le segment inférieur de l'arbre urinaire. Mais d'autres affections peuvent encore faire saigner le rein : l'hématurie tuberculeuse s'accompagne généralement de polyurie trouble, d'autres manifestations tuberculeuses des voies génitales ; l'examen histologique et l'inoculation de l'urine feront le diagnostic.

L'hématurie lithiasique est provoquée par le mouvement et cesse par le repos, elle est exceptionnellement aussi abondante que celle du cancer. On a signalé encore des hématuries dans le rein mobile, les néphrites ; elles sont du reste exceptionnelles.

L'examen cystoscopique, la séparation des urines ou le cathétérisme urétéral permettront de diagnostiquer le côté qui saigne, quand on n'aura pu y arriver par les moyens ordinaires de la clinique.

La tumeur rénale se confondra difficilement avec les tumeurs dues au foie, au gros intestin, à la rate. La tuméfaction que forme la pyonéphrose est facile à distinguer, de même celle de l'uronéphrose ou du kyste hydatique du rein.

On ne confondra pas le varicocèle symptomatique du cancer avec le varicocèle idiopathique.

Il est du plus haut intérêt de savoir si le rein cancéreux est encore opérable. La réponse sera fournie par l'examen du malade, l'absence de douleur spontanée et persistante qui témoigne de la propagation à distance ; l'absence de généralisation, la recherche de la valeur fonctionnelle du rein du côté opposé ; mais il ne faut pas se laisser influencer par une albuminurie légère, la suppression du cancer suffit ordinairement à la faire disparaître. Enfin, la cachexie trop avancée et l'insuffisance cardiaque constituent encore une contre-indication opératoire.

Traitement. — La néphrectomie est le seul remède à porter contre cette affection, mais pour donner quelque résultat, il faut qu'elle soit faite aussi précoce que possible et qu'elle dépasse les limites de la propagation immédiate du cancer. Elle doit porter à la fois sur le rein, sur la capsule adipeuse, la surrénale et les ganglions tributaires qui sont presque toujours envahis.

Trois voies ont été proposées pour aborder le rein dans ces cas: la voie antérieure ou transpéritonéale, la voie lombaire, la voie latérale.

RAYMOND GRÉGOIRE.

REIN (ECTOPIE). — Le rein occupe normalement la région lombaire supérieure. Chaque fois que cet organe a quitté sa loge, on dit qu'il y a ectopie rénale. Ce déplacement peut être congénital ou acquis. On emploie aussi couramment les expressions de *rein mobile*, de *rein flottant*, de *ptose rénale*; cependant ces termes sont inexacts, car le rein ectopique peut être fixé et la situation anormale peut être primitive.

Les ectopies congénitales reconnaissent pour cause un développement anormal, comme en témoigne la forme de l'organe, la situation des vaisseaux artériels et veineux. Elles sont peu fréquentes.

Les ectopies acquises sont des affections communes chez la femme, d'une grande rareté chez l'homme. On estime que 55 femmes environ sur 100 sont atteintes de rein mobile patent ou latent, et, sur 100 reins déplacés, 80 environ appartiennent à des femmes. C'est entre 16 et 55 ans que l'affection se manifeste le plus souvent.

Dans les deux tiers des cas, la lésion siège à droite. On a accusé, pour expliquer cette prédisposition, la situation normalement plus basse du rein droit, l'influence du poids du foie qui appuie et tend à abaisser le rein en lui communiquant plus directement l'impulsion du diaphragme.

Outre cette influence due aux rapports anatomiques de l'organe, le rein peut encore être amené à se déplacer par le fait d'une augmentation anormale de volume, sous la poussée d'une tumeur de voisinage. Le rein peut être attiré en bas par suite des tractions qu'exercent sur son uretère le prolapsus génital et le cystocèle. Le corset trop serré chasse le rein de sa loge en diminuant la capacité de la fosse lombaire.

Le relâchement des moyens de fixité peut causer l'ectopie: l'amaigrissement rapide, les grossesses répétées qui relâchent la sangle abdominale agissent par ce mécanisme.

Le déplacement rénal peut être encore produit par un effort violent, une chute sur les ischions ou même sur les pieds: il y a une véritable ectopie de force de l'organe à opposer aux ectopies précédentes qu'on pourrait appeler ectopie de faiblesse.

Lésions. — Le rein déplacé peut présenter un volume normal, très souvent il est légèrement hypertrophié: il peut avoir gardé les lobulations fœtales. Ordinairement très mobile, il est quelquefois fixé par des adhérences dans la région qu'il occupe. Son siège est très variable, il peut venir jusque derrière l'utérus. Le plus ordinairement, il suit dans son déplacement une ligne oblique de haut en bas et de dehors en dedans, car il est amarré à la ligne médiane par son pédicule. Il descend d'ordinaire tout droit, parfois il quitte sa loge « les pieds devant », son pôle inférieur se portant en avant. Potain a signalé une véritable antéversion de l'extrémité supérieure.

Les éléments du pédicule sont allongés en même temps que d'un calibre un peu moindre. On a récemment attiré l'attention sur la présence des vaisseaux anormaux du hile rénal qui, par leur voisinage avec le bassinet et l'uretère, peuvent occasionner une rétention rénale. L'uretère devenu trop long par la descente de la glande s'infléchit en courbes sinueuses. Il se peut que l'une d'elles se fixe par la formation d'adhérences de voisinage ; la courbe devient une coudure et la constitution d'une rétention se trouve ébauchée.

On dit ordinairement que la graisse périnéale est diminuée ou absente, cependant les constatations opératoires sont loin de confirmer cette affirmation. Assez souvent le péritoine viscéral vient se réfléchir sur la face postérieure du rein, ce qui forme une sorte de demi-méso à la glande et expose à l'ouverture de la séreuse au cours de l'intervention.

Symptômes. — Un grand nombre de femmes sont atteintes de rein ectopique qui ne s'en doutent nullement et n'en ont jamais souffert. On peut dire, en règle générale, que l'ectopie rénale est en elle-même une affection absolument indolore et qui ne donne lieu à des signes fonctionnels que lorsqu'elle présente des complications.

Le rein déplacé donne la sensation d'une tumeur globuleuse ou ovoïde avec une dépression interne correspondant au hile. Elle a à peu près le volume d'un rein normal. Elle est tout à fait mobile dans le sens vertical, au point que l'on peut très facilement la réduire dans le haut de la fosse lombaire, à moins toutefois que le rein ne présente une hypertrophie anormale. Elle suit les mouvements respiratoires et descend au moment de l'inspiration pour remonter pendant l'expiration. On peut l'explorer sans provoquer aucune douleur : seule une légère sensibilité se manifeste au moment où elle échappe brusquement sous la main. Le rein mobile, lorsqu'il n'est que moyennement abaissé, conserve le contact lombaire et le ballottement à l'exploration bimanuelle. Mais il faut, à ce point de vue, distinguer plusieurs degrés de déplacement : dans le 1er degré, on sent la moitié inférieure du rein ; dans le 2e degré, le rein tout entier ; dans le 3e degré, il peut occuper la fosse iliaque ou même le petit bassin et par conséquent ne peut plus fournir le phénomène du contact lombaire et du ballottement.

C'est très souvent par hasard que le clinicien est amené à constater l'ectopie rénale : d'autres fois, le malade vient se plaindre de phénomènes douloureux.

La *douleur* de la région lombaire est apparue à la suite d'un effort, d'une chute, ou bien encore un exercice violent, la marche, la voiture la provoque. C'est une sensation sourde de tiraillement dans la région des lombes et le flanc ; elle peut être brusque et vive comme « si quelque chose se décrochait ».

On voit se produire chez les malades atteintes de rein mobile, des douleurs à apparitions plus ou moins brusques. Celles-ci deviennent rapidement très vives, s'accompagnent d'irradiation vers la fosse iliaque, le bas ventre et même la vessie. On peut constater en même temps des envies infructueuses d'uriner. La souffrance peut être telle que le faciès s'altère, le ventre devient douloureux en totalité et la paroi se contracture. Il y a même des vomissements, mais, tout le temps que dure la crise, la température et le pouls restent normaux. Sans ces deux signes essentiels, on penserait à une crise d'appendicite aiguë. Il est probable que ces crises douloureuses sont causées par une coudure momentanée de l'uretère amenant une distention rénale ; c'est en somme en petit une crise d'hydronéphrose intermittente (v. c. m.). Peut-être aussi peut-on les expliquer par une congestion rénale causée par la gêne de la circulation dans le pédicule. Si l'on vient à explorer le rein à ce moment, on constate généralement une légère augmentation de volume et une plus grande fixité, difficile du reste à apprécier nettement, tant la palpation est douloureuse.

Les *troubles digestifs* sont très fréquents au cours du rein mobile et il arrive que les malades ne viennent consulter que pour eux, ce qui peut rendre très difficile leur véritable interprétation. Ce sont le plus souvent des pesanteurs d'estomac, des aigreurs surtout après le repas. Ces malades sont forcées de quitter le corset, les vêtements serrés ; elles ont même des vomissements ; l'estomac est distendu et clapotte. C'est à peine si ces femmes attirent l'attention du médecin sur la région lombaire. Ce sont ordinairement les ptoses avec bascule en avant du pôle inférieur du rein qui produisent ces phénomènes. Peut-être le rein vient-il comprimer le pylore et gêner son libre fonctionnement. C'est probablement par un mécanisme semblable (Alglave) que le rein ptosé vient abaisser, couder, comprimer le côlon ascendant et produire les phénomènes de constipation et les troubles digestifs que l'on constate parfois.

Les *troubles nerveux*, le changement de caractère, l'asthénie, les douleurs vagues, les préoccupations injustifiées, les idées mélancoliques sont autant de phénomènes de neurasthénie. Le rein mobile ne fait pas la neurasthénie, mais bon nombre des malades atteintes d'ectopie sont des dégénérées qui fixent et localisent sur leur rein leurs idées hypocondriaques.

Diagnostic. — Le diagnostic du rein ectopique est généralement facile, il suffit bien souvent d'y penser. Cependant on peut confondre la tumeur formée par un lobe hépatique flottant avec un rein mobile ; l'absence de ballottement, le bord net du foie permettront souvent d'éviter l'erreur.

Il est difficile de confondre le rein ptosé avec une tumeur du mésentère ou une vésicule biliaire distendue.

En présence des crises douloureuses précédemment décrites, on peut être amené à penser à l'appendicite. L'absence de fièvre, l'état du pouls, la présence de la tumeur rénale douloureuse permettront d'éviter l'erreur.

Les troubles digestifs font que bien souvent des malades sont pendant de longs mois soignés pour dyspepsie ou même néoplasmes, qui guérissent rapidement par la néphropexie.

Traitement. — La constatation d'une ectopie rénale ne constitue pas par elle-même une raison suffisante pour intervenir. Ne sont justiciables d'un traitement chirurgical que les ectopies donnant lieu à des douleurs ou à des complications. Encore vaut-il mieux souvent s'abstenir chez les malades neurasthéniques et préoccupées, car une opération ne modifierait en rien leurs idées hypocondriaques et bien au contraire, comme il arrive chez certains varicocèles, ne ferait qu'augmenter leurs préoccupations. Les douleurs sous l'influence de l'effort, les crises de rétention passagère, les troubles gastriques constituent des indications réelles d'intervention.

Le traitement orthopédique, la ceinture avec ou sans pelote sont parfois utiles dans les cas légers, ils seront ordinairement insuffisants dans les cas sérieux. On s'en tiendra à ces moyens si l'état général de la malade interdit une intervention plus radicale.

L'opération de choix est la néphrorraphie ou néphropexie qui consiste à suspendre, au moyen de fil de soie ou de catgut, le rein ptosé à la douzième côte et à le suturer à la paroi. C'est une opération bénigne et qui donne de très bons résultats.

La néphrectomie doit être absolument rejetée dans le cas de rein mobile simple.   *RAYMOND GRÉGOIRE.*

REIN (INFLAMMATIONS). — V. NÉPHRITES.

REIN (KYSTES). — Il existe au niveau du rein une grande variété de kystes. La rareté de cette affection, l'insuffisance de nos connaissances à ce sujet, en font une maladie extrêmement mal connue. On peut néanmoins diviser les kystes des reins en 3 grandes variétés : *a*) les kystes inflammatoires ; *b*) les kystes néoplasiques ; *c*) les kystes parasitaires.

a) **Kystes inflammatoires.** — Ils accompagnent l'évolution des néphrites interstitielles chroniques. Ils sont généralement nombreux et de petites dimensions. Les uns font saillie à la surface du rein, les autres sont cachés dans l'épaisseur du parenchyme. Ils paraissent développés par le fait de la rétention qui produit dans les tubes rénaux la sclérose interstitielle qui les enserre.

b) **Kystes néoplasiques.** — Dans cette catégorie, on peut ranger, quoique d'une façon un peu précoce, les *grands kystes séreux*, les *reins polykystiques*, enfin les *kystes dermoïdes*.

Les *grands kystes séreux* sont presque toujours uniques. Ils occupent le plus souvent les extrémités de la glande. Leur volume peut acquérir les dimensions d'une orange, même d'une tête d'enfant. Ils sont régulièrement arrondis et lisses. Leur contenu est clair, citrin, mais l'analyse chimique démontre que ce n'est pas de l'urine. A leur périphérie, le tissu rénal est normal, mais repoussé par le kyste qui s'y est creusé une cavité plus ou moins grande. La face interne de la paroi est recouverte d'un épithélium cubique, ou quelquefois aplati quand le kyste est très volumineux.

La nature en est mal connue. On tend à admettre l'idée d'une néoplasie analogue à celle des kystes du rein polykystique.

Ces kystes ne donnent parfois lieu à aucun symptôme durant la vie. Quelquefois les malades viennent consulter pour une douleur lombaire ou pour l'augmentation de volume de la région. A l'examen, on constate une tumeur régulièrement arrondie, mobile, à contact lombaire, rénitente. On est tenté à première vue de faire le diagnostic d'uronéphrose ; le plus souvent le cathétérisme de l'uretère seul tranchera la question. Le kyste de la rate, du mésentère ou du pancréas est parfois impossible à différencier.

On a pratiqué, dans ces cas, la néphrectomie, mais c'est une opération qui n'est pas justifiée par l'état du reste de la glande. La ponction, l'incision et le drainage seront les procédés de choix.

Le *rein polykystique*, ou *maladie kystique* du rein est une affection généralement bilatérale (fig. 60). Le rein est gros, plat, bourré de kystes de

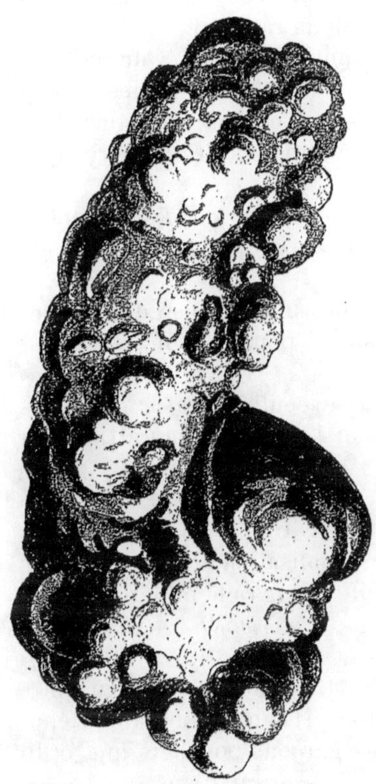

Fig. 60. — Gros rein polykystique.
(Tuffier et Dumont.)

volume variable, mais dont les plus gros ne dépassent pas les dimensions d'une noix. Ces kystes font saillie à la surface de l'organe qui devient irrégulière. La coloration verdâtre de ces productions donne au rein l'aspect d'une grappe de raisin. La paroi des kystes est mince, transparente et contient un liquide citrin quelquefois rougeâtre. Le tissu rénal avoisinant paraît normal.

On est peu fixé sur la nature exacte de ces productions. Elles apparaissent ordinairement dès la première enfance et même chez le fœtus, cependant on peut les constater chez l'adulte. Mais il paraît vraisemblable que le début remonte, dans ces cas, aux premières années de la vie.

La théorie de la sclérose qu'invoquait Virchow doit être abandonnée. On a invoqué aussi, pour expliquer la production de cette maladie, une dégénérescence néoplasique comparable à la maladie kystique du sein ou du testicule. D'autres pensent qu'il faut y voir une malformation congénitale par vice de coalescence entre les tubes segmentaires et les digitations urétériques.

Cette affection se manifeste surtout par des troubles urémiques. Ceux-ci peuvent être aigus, quelquefois même subits; ordinairement, c'est de l'urémie chronique que l'on constate et à laquelle le malade finit toujours par succomber. A la palpation, le rein paraît gros, indolore. La quantité des urines est le plus souvent augmentée dans une forte proportion. La composition en est modifiée; il y a de l'albumine et une notable diminution de l'urée. Dans quelques cas, on a signalé de l'hématurie dont les caractères rappellent celle des néoplasmes.

La maladie reste le plus ordinairement ignorée et, lorsque l'esprit est attiré vers l'idée d'une néoformation, on diagnostique un cancer, à moins que l'on n'ait senti les deux reins irréguliers, le cancer double étant une exception.

On est absolument désarmé contre cette affection, et les rares cas de guérison à la suite de la néphrectomie ressortissent vraisemblablement à la variété décrite plus haut de dégénérescence kystique d'origine inflammatoire.

Les *kystes dermoïdes* sont d'une extrême rareté et nous ne ferons qu'en signaler la possibilité.

c) **Kystes parasitaires.** — Ce sont les kystes hydatiques des reins. Ils ne sont bien connus que depuis peu d'années. On les voit surtout sur des sujets qui vivent avec des chiens, particulièrement chez des femmes. Ils coïncident assez souvent avec ceux du foie et de la rate.

Ils sont ordinairement uniques. parfois multiples. Leur volume peut devenir considérable. Ils siègent de préférence à la face antérieure de la glande et confinent au bassinet, d'où la fréquence de leur ouverture dans cette cavité. Les organes abdominaux voisins contractent des rapports avec le kyste et peuvent y adhérer.

Toute l'histoire clinique se résume dans la constatation d'une tumeur régulière, arrondie, lisse, quelquefois frémissante, qui occupe la loge rénale. Elle est généralement mobile et indolore.

Les complications sont fréquentes : ce sont des phénomènes d'infection, plus souvent des ruptures dans les cavités voisines : poumon, voies urinaires. intestin.

Le diagnostic est souvent difficile, on peut le confondre avec les kystes de l'ovaire. du mésentère. du pancréas ; souvent l'incision exploratrice sera le seul moyen d'arriver à une solution.

La ponction simple. l'électrolyse, employés autrefois, sont des procédés insuffisants. La néphrectomie est, à moins d'indication spéciale, un moyen trop radical. L'extirpation du kyste et la marsupialisation de la poche avec drainage est. de l'avis de la plupart, la conduite à suivre le plus souvent.

RAYMOND GRÉGOIRE.

REIN (KYSTE HYDATIQUE). — Cette affection est très rare, on la rencontre surtout dans certaines contrées riches en bestiaux (Islande, Australie, République Argentine). Ce sont les bergers et les garçons bouchers qui, ordinairement, entre 18 et 40 ans. sont atteints; il s'agirait dans ces cas de kystes uniloculaires. Les kystes alvéolaires se retrouvent surtout en Bavière. Suisse, dans le Wurtemberg, le Mecklembourg.

Le kyste est ordinairement *unilatéral* et siège à gauche; il peut exister dans l'atmosphère périrénale, mais le plus souvent on le retrouve dans la substance corticale sous la forme d'une masse sessile à large base: son volume varie d'un œuf de poule à une tête d'adulte. Le liquide qu'il renferme est ordinairement limpide, il contient de l'acide urique, des phosphates, de l'oxalate de chaux, parfois de véritables calculs.

Il est toujours rétro-péritonéal et ne fait pas de saillie notable dans la cavité abdominale: il acquiert de nombreuses adhérences très vasculaires avec les organes voisins, constatation importante à connaître en cas d'intervention chirurgicale.

Symptômes. — Latente pendant très longtemps. l'affection se caractérise à sa période d'état par deux symptômes : des *accès douloureux* simulant la colique néphrétique. suivis d'expulsion d'hydatides et de la constatation d'une *tumeur* difficile à percevoir, indolente et mobile avec les mouvements respiratoires au moins au début. La percussion dénote une bande de sonorité verticale en avant de la tumeur, l'état général reste bon, l'affection évoluant très lentement.

Complications. — Trois complications peuvent se produire : des accidents de compression (œdème, anasarque, pseudo-étranglement), la rupture (soit dans le bassinet, soit dans l'intestin, soit dans le péritoine, avec symptômes de péritonite généralisée ou localisée), enfin l'infection de la poche.

Diagnostic. — C'est celui, d'une part, de la colique néphrétique [V. Rein (Lithiase rénale)], d'autre part, de la tumeur du rein [V. Rein (Cancer)].

Traitement. — Si le kyste est petit, on pratiquera l'ablation de la poche; Delbet recommande de suturer sans drainage. Albarran la considère comme excellente quand elle est possible. Mais dans ces cas graves, si le kyste est ancien à poche épaisse, enflammé, on devra recourir à la néphrectomie, de préférence à la néphrotomie.   *F. RATHERY*

REIN (MALADIE KYSTIQUE ET DYSTOCIE) — V. Dystocie fœtale.

REIN (LITHIASE RÉNALE). — La lithiase rénale peut être primitive ou secondaire.

La lithiase secondaire apparaît comme une complication des affections suppuratives du rein ou du bassinet et nous occupera peu. Ses manifestations sont généralement perdues au milieu des symptômes de la maladie causale.

La lithiase primitive est la formation dans le rein de concrétions calcaires indépendantes de toute affection primitive de l'organe. Elle se produit de préférence aux deux périodes de la vie : dans la première enfance et surtout à la fin de l'âge adulte. L'homme en est plus volontiers atteint que la femme. Les sédentaires, ceux qui consomment beaucoup et dépensent peu. les gens riches, fournissent un gros contingent. Il semble que cette maladie soit plus fréquente dans certains pays, en Angleterre en particulier, sans que l'on en sache exactement la cause. On a accusé le régime alimentaire. L'influence de l'hérédité est incontestable. et, sur 541 cas, Debout l'a trouvée 191 fois.

La cause de la formation des calculs est avant tout une élimination exagérée des substances minérales que contient l'urine. Soit par un trouble de la nutrition, soit dans certains cas (Chabrié) par un trouble de la digestion gastrique ; acide urique, acide oxalique, cystine, se trouvent en excès dans l'urine. Si, alors, ces substances trouvent un noyau (débris épithéliaux, stratum fibrineux ou muqueux) pour se concréter, le calcul se produit.

La nature même du calcul variera donc avec la substance précipitée. Les calculs uriques, les plus fréquents, sont durs, arrondis, d'un jaune faux : les calculs oxaliques sont irréguliers, muriformes, d'une coloration brunâtre : les calculs de cystine sont verdâtres et rugueux; les calculs phosphatiques friables, et d'un blanc grisâtre. On peut trouver des concrétions combinées et formées de couches stratifiées de diverse nature que l'on distingue très nettement à la coupe.

Le volume est très variable. Aussi a-t-on divisé ces formations en sable, graviers, calculs. Il en est de considérables, véritables rochers, comme disait Leroy d'Estiolles.

Ils rappellent souvent, par l'ensemble de leur forme, la cavité dans laquelle ils se sont développés ; ils sont coralliformes quand ils reproduisent le moule du bassinet et des calices ; pointus à l'une de leur extrémité, quand ils se sont engagés dans l'uretère. Souvent uniques, ils sont parfois multiples, et les facettes lisses qu'ils présentent sont les traces de leurs frottements réciproques.

Le bassinet est leur siège habituel, mais ils peuvent occuper les calices, l'uretère sur tous les points de son étendue, et particulièrement au niveau des rétrécissements normaux de ce canal. Principalement chez les jeunes enfants, on a trouvé des calculs logés en plein parenchyme rénal.

La présence de ces corps étrangers finit peu à peu par influencer et modifier le parenchyme rénal. Sans parler de la néphrite scléro-épithéliale qui est une manifestation de la diathèse urique, on peut voir se produire une sclérose du tissu, amenant l'atrophie du rein. La gêne à l'écoulement de l'urine amène la distension secondaire du rein déjà malade. Cette uronéphrose peut acquérir des dimensions considérables ; elle est souvent totale, mais elle peut être partielle et n'intéresser qu'un calice ou un bassinet secondaire.

Le traumatisme de la substance rénale, rétention du liquide sécrété que peuvent produire les calculs, sont les deux grandes causes qui facilitent et favorisent le développement de l'infection. La pyélonéphrite, la pyonéphrose sont les deux degrés de cette même évolution. La pyonéphrose peut être secondaire à une uronéphrose.

Les tissus périrénaux ne sont pas sans présenter dans ces cas certaines lésions de réaction de voisinage. La graisse périnéphrétique s'épaissit, les mailles conjonctives s'indurent et se sclérosent. Cette périnéphrite peut être exclusivement scléreuse, mais, d'autres fois, on y trouve de place en place de petits abcès disséminés, perdus au milieu de la graisse. Cette fibrolipomatose suppurée est très différente des abcès, ou phlegmons périnéphrétiques, que l'on voit quelquefois succéder à la lithiase rénale.

Ces grandes suppurations sont généralement consécutives à la rupture du bassinet peu à peu ulcéré par le calcul ; elles peuvent aussi se produire par propagation de voisinage, veineuse ou lymphatique.

Il est du plus haut intérêt de savoir ce qu'est devenu l'autre rein au cours de cette affection. Il est parfois absolument normal, le fait est rare, car la diathèse a produit dans les deux glandes la même dégénérescence scléreuse du parenchyme. Quand le rein calculeux s'est laissé atrophier ou distendre, l'autre rein s'hypertrophie généralement pour suffire à l'élimination. Enfin, il n'est pas exceptionnel de rencontrer des calculs des deux côtés.

Symptômes. — Le seul fait de la présence d'un calcul dans le parenchyme ou les cavités du rein ne donne pas lieu forcément à des symptômes ; aussi n'est-il pas exceptionnel de trouver dans les autopsies des concrétions calcaires qui n'ont provoqué aucune manifestation pendant la vie, ou tout au moins des manifestations tout à fait atténuées. Les signes par lesquels le calcul se révèle sont toujours dus, soit au mouvement qui mobilise la pierre, soit à l'infection qui fait suppurer le rein.

La *douleur* est toujours provoquée par le mouvement. La marche à pied, la course à cheval, en voiture surtout, en sont les causes habituelles, et les malades savent fort bien, par expérience, que les voitures les plus mal suspendues sont celles dans lesquelles ils souffrent le plus. C'est une sensation de gêne, de pesanteur, de tiraillements dans la région lombaire qu'ils localisent à quelques centimètres de la ligne médiane. Bien souvent il existe des irradiations douloureuses à distance ; la souffrance se propage du côté du pli de l'aine, des grandes lèvres chez la femme, du testicule chez l'homme. Souvent aussi la douleur lombaire s'accompagne de sensibilité du côté de la fesse et de la partie supérieure de la cuisse. On peut voir aussi des douleurs dans la région lombaire du côté opposé, mais elles sont en général moins violentes. Guyon, qui les a étudiées, leur a donné le nom de douleurs réflexes réno-rénales. La vessie, pour la même raison, peut devenir irritable et douloureuse. Ce réflexe réno-vésical provoque des mictions fréquentes et même souvent douloureuses (Guyon).

Il est possible que la douleur provoquée par le calcul du rein soit beaucoup moins prononcée et que tout s'en tienne à une sensation de gêne dans l'une ou l'autre fosse lombaire : les malades sentent leur rein.

L'*hématurie* est bien souvent un symptôme contemporain de la douleur et reconnaît la même cause, le mouvement. Aussi apparaît-elle plus ordinairement durant les fatigues de la journée que pendant le repos de la nuit. La marche seule suffit parfois à la provoquer, mais elle succède souvent à une course pénible à cheval ou en voiture. Le malade, qui jusque-là urinait clair, émet tout d'un coup une urine sanglante. C'est une hématurie totale, c'est-à-dire que la coloration reste la même du début à la fin de la miction. L'abondance du sang est très variable, cependant il est rare qu'elle soit assez grande pour qu'il se dépose des caillots en quantité notable au fond du bocal; elle peut être assez insignifiante pour ne pouvoir être révélée que par le microscope. Sa durée n'est généralement pas très considérable. De même que le mouvement l'avait provoquée, le repos la fait disparaître très rapidement. Les mêmes influences la reproduisent régulièrement, et il est tels malades qui ne peuvent aller en voiture, par exemple, sans avoir aussitôt une hématurie (V. Hématurie).

Le calcul du rein ou du bassinet ne reste pas toujours localisé dans cette cavité, il peut subir une migration vers la vessie, et son passage à travers l'uretère constitue la crise de *colique néphrétique* (v. c. m.). La douleur est le symptôme dominant. Elle apparaît d'une façon brusque, souvent à l'occasion du mouvement. Son acuité est telle que le malade ne peut tenir le lit, il se lève, se tord, prend les positions les plus bizarres pour atténuer ses souffrances, sans en trouver une seule qui le satisfasse. La région lombaire est douloureuse et tout contact, toute striction est intolérable, mais il existe en outre des irradiations douloureuses vers la vessie, les bourses: le testicule se rétracte et remonte vers l'anneau inguinal. Tout le trajet de l'uretère est sensible et on peut le constater, soit en pratiquant le toucher vaginal ou le toucher rectal, soit en comprimant l'uretère, comme le propose Hallé, au niveau de son passage dans la fosse iliaque. Cette sensibilité du conduit urétral persiste longtemps encore après la cessation de la crise.

La douleur est assez forte pour s'accompagner d'une façon à peu près constante de vomissements alimentaires ou bilieux, on a même signalé des accidents d'asystolie par vaso-constriction réflexe au niveau du poumon (Potain, Fr.-Franck).

L'hématurie est un symptôme très fréquent au cours de la colique néphrétique. Elle apparaît dans quelques cas, pendant la durée de la crise, mais presque toujours c'est dans les heures qui suivent qu'elle se rencontre.

Les malades urinent peu pendant la crise, ils ont cependant des envies fréquentes mais sans résultat. Il y a une oligurie passagère, même une véritable anurie qui dure le temps des douleurs. Au contraire, quand la crise est terminée il se produit généralement une véritable débâcle d'urine claire dans laquelle il est possible de retrouver le gravier, cause de tout le mal.

Il est des cas où cette polyurie terminale ne se produit pas et le malade reste en état d'anurie. L'*anurie calculeuse* est une complication rare de la lithiase rénale, on a pensé qu'elle était due à une obstruction de l'uretère par le calcul et à l'abolition antérieure des fonctions de l'autre rein (Legueu). Suivant Albarran, Guyon, il y aurait là un réflexe inhibitoire arrêtant la sécrétion rénale.

Les accidents ne se manifestent pas immédiatement, il y a une période de tolérance assez longue qui peut durer de 8 à 21 jours. En moyenne, c'est vers le 12ᵉ jour que les phénomènes d'urémie se déclarent. Le malade est emporté par des troubles d'intoxication lente. La mort subite est rare. Le pronostic de cette complication est des plus graves, mais pas absolument fatal, car on a cité quelques cas de guérison spontanée.

Si l'obstruction brusque et totale de l'uretère produit l'anurie, l'obstruction incomplète peut produire la distension du rein et de toute la portion des voies d'excrétion sus-jacente à l'obstacle. Une *uronéphrose* (v. c. m.) calculeuse se constitue. Elle peut être partielle et n'intéresser qu'un ou deux calices, elle peut être totale et porter à la fois sur le rein, le bassinet et même une partie de l'uretère.

Les complications infectieuses forment la seconde variété d'accidents susceptibles de mettre en évidence le calcul du rein. Il peut y avoir suppuration simple des calices et du bassinet avec les lésions de néphrite qu'elle entraîne ; cette *pyélonéphrite* calculeuse se caractérise surtout par la polyurie trouble et la fréquence des mictions. La suppuration peut être accompagnée de rétention, et une *uropyonéphrose* en être la conséquence (V. Pyonéphrose). La rupture de la poche ou la propagation de l'inflammation donnent lieu parfois au phlegmon périnéphrétique.

Lorsque des adhérences se sont produites entre le rein et les viscères creux voisins, l'élimination des calculs peut se faire dans leur cavité.

Diagnostic. — L'examen direct du rein renseigne peu : en dehors des complications de rétention ou de suppuration, le rein calculeux est un rein que l'on ne sent pas. Seule la pression dans l'angle costo-vertébral révélera parfois une sensation douloureuse. Aussi le diagnostic de calcul du rein est-il souvent des plus difficiles. On confondra rarement les douleurs de la lithiase avec le lumbago, la névralgie rénale ou pariétale. Les hématuries seront à différencier de celles des néoplasmes, de la tuberculose, des néphrites.

La recherche du côté qu'occupe le calcul sera basée sur le siège de la douleur spontanée et provoquée, sur les résultats du cathétérisme urétral qui a permis, dans quelques cas, de sentir le gravier, sur la radiographie où l'on peut retrouver l'ombre portée par le calcul. Il est à peu près impossible, par les seules ressources de la clinique, de préciser le siège exact du calcul dans telle ou telle portion du canal excréteur.

Enfin, il est indispensable d'être fixé d'une façon précise par le cathétérisme ou la division sur l'état fonctionnel de l'un et l'autre rein.

Traitement. — Le traitement médical, qui peut avoir une certaine action sur les sables de l'urine, la gravelle, est absolument inefficace contre les calculs formés. Il faut avoir recours au traitement chirurgical.

Les procédés à employer varieront considérablement suivant l'état du rein malade.

Si le rein est aseptique, et que macroscopiquement il paraisse normal, il faut simplement retirer la pierre et refermer l'incision; on peut faire cette extraction par la pyélotomie, c'est-à-dire la section du bassinet. Mais cette incision est peu recommandable, parce qu'elle expose aux fistules consécutives, parce que la voie d'accès est insuffisante pour pouvoir faire une exploration de toutes les cavités du rein. Pour toutes ces raisons, il est préférable d'avoir recours à la néphrotomie portant sur le bord convexe du rein, suivie de suture immédiate de l'incision après l'extraction de la pierre.

Lorsque le rein est distendu par une uronéphrose, on peut, après avoir enlevé le calcul, pratiquer l'un quelconque des procédés de traitement utilisés dans cette affection. Cependant si la distension est telle que le rein est transformé en une simple coque où il soit impossible de retrouver le tissu noble de la glande, la question de la néphrectomie se pose.

Si le rein est septique, il faut aller au plus pressé, c'est-à-dire drainer d'abord la rétention purulente. Enlever d'emblée le rein est une opération grave et qui donne une mortalité assez grande, aussi vaut-il mieux pratiquer la néphrotomie qui pallie aux accidents aigus et permet au malade de se remonter, quitte à faire ultérieurement la néphrectomie (v. c. m.) secondaire s'il persiste une fistule intarissable.   *RAYMOND GRÉGOIRE.*

<u>**REIN (LITHIASE).**</u>

TRAITEMENT MÉDICAL. — Nous étudierons le traitement de la lithiase rénale non compliquée, puis celui de ses complications : nous insisterons surtout sur le premier, le second relevant le plus ordinairement du chirurgien.

Traitement de la lithiase non compliquée. — Nous distinguerons la lithiase urique, oxalique et phosphatique.

I. **Lithiase urique.** — *Régime*. — L'établissement du régime repose sur trois principes : — le lithiasique doit être un petit mangeur — (il mange le plus souvent de trop); l'hyperacidité des humeurs étant la règle dans la lithiase urique, tous les aliments aptes à alcaliniser le sang et à restreindre son acidité sont conseillés; enfin, il ne faut donner à ces malades que les aliments qui produisent le minimum de composés uriques.

Aliments permis.		Aliments défendus.
Pain.....	En petite quantité.	
Viande ..	En petite quantité : blanche ou rouge, surtout viande bouillie.	Viandes d'animaux jeunes : veau, pigeon, poulet, parties gélatineuses (tête, pieds, peau).
		Viandes fumées.
		Extraits de viandes.
		Ris de veau, cervelle.
		Gibier.
		Gelées.
Poissons et assimilés...........		Poissons trop gras.
		Crustacés.
		Laitances, œufs, caviar.
Œufs..................		Œufs sont souvent mal tolérés (les essayer).
Légumes...	Légumes verts (presque tous) très recommandés.	Haricots verts en cosse.
		Oseille, épinards.
		Rhubarbe.
		Betterave.
	Légumes secs (petite quantité seulement).	
	Riz.	
	Tomates.	
	Oignons.	
	Asperges (quantité modérée).	
Condiments.	Sel, vinaigre, citron.	Tous les condiments épicés.
Fromage...	Lait : très recommandé.	
Laitages ..	Fromages frais ou cuits.	
Féculents..	En restreindre l'usage.	
Graisses ..	En restreindre l'usage.	
Boissons ..	L'eau : boire abondamment (le mieux serait de boire au lit le matin — et en dehors des repas). On peut tolérer le vin en très petite quantité dans l'eau — ou le thé très léger — ou le cidre en petite quantité. Infusions de stigmates de maïs.	Bière forte, liqueurs. Chocolat, thé fort. Alcool.
	Café; peut être remplacé par chicorée ou malt.	Café.
Fruits....	Fruits mûrs recommandés (cerises, raisins, prunes, oranges, pommes, poires, citrons).	
	Prunes et pruneaux.	
	Compotes peu sucrées.	

Hygiène. — Éviter la vie sédentaire, mais aussi le surmenage : exercice modéré de une heure et demie après les repas.

Les bains chauds, les lotions froides avec frictions, la gymnastique sont recommandés.

Éviter la constipation. Prendre tous les matins au lit deux verres d'eau et ne se relever que deux ou trois heures après.

Cures thermales. — L'usage des eaux alcalines est recommandé : *Vichy,*
Vals (Magdeleine ou Précieuse), *Contrexéville, Vittel, Évian,* Pougues,
Plombières, Montigny, Carlsbad.

Parfois, les eaux trop riches (Vichy, Vals, Carlsbad) sont mal supportées:
fréquemment Contrexéville, Vittel, Évian, donnent d'excellents résultats.

Les cures thermales sont parfois contre-indiquées (hématurie, irritabilité
vésicale, sclérose rénale).

Médicaments. — Les alcalins ont été considérés pendant longtemps comme
des dissolvants de l'acide urique et prescrits aux lithiasiques (bicarbonate
de potasse, 2 à 3 gr. par litre); les travaux de Fauvel vont à l'encontre de
ces données thérapeutiques anciennes; cependant, pratiquement, les alcalins
semblent donner souvent de bons résultats.

Le salicylate de soude (3 gr. et plus), la salipyrine, l'aspirine ont été
conseillés.

La citrarine est administrée à la dose de 2 à 4 gr. par jour.

Les sels de lithine ont joui pendant longtemps d'un grand crédit: on les
prescrivait à la dose de 0 gr. 50 à 1 gr. de benzoate de lithine ou de 0 gr. 50
à 0 gr. 40 de carbonate de lithine. On l'associe souvent à l'urotropine; on la
prescrit à prendre au cours des repas.

Il est toute une série de corps qui sont considérés aujourd'hui comme les
dissolvants de l'acide urique, malheureusement on ne peut identifier de
façon absolue les réactions *in vitro* avec ce qui se passe dans l'organisme.

La pipérazine est administrée à la dose de 2 gr. par jour dans 500 c. c.
d'eau gazeuse (à prendre dans la journée).

Le sidonal (quinate de pipérazine) s'emploie de la façon suivante (Robin) :

```
Sidonal . . . . . . . . . . . . . . . . . . . . . . . . . . . . . . . . . . .   5 grammes.
Eau . . . . . . . . . . . . . . . . . . . . . . . . . . . . . . . . . 500         —
```

prendre une cuillerée à soupe après chaque repas pendant 10 à 15 jours.

Le lycétol (tartrate de diméthylpipérazine) s'emploie à la dose de 1 gr.
à 5 gr. dans 500 gr. d'eau gazeuse, sous forme de granulé effervescent.

L'acide thyminique semble être le dissolvant par excellence de l'acide
urique. On l'emploie sous forme de *solurol* : 0 gr. 75 par jour (par doses
fractionnées).

La lysidine est prescrite à la dose de 1 à 5 gr. par jour dans l'eau de Seltz.

L'urotropine semble donner souvent d'excellents résultats: on l'administre
à la dose de 1 gr. à 1 gr. 50 en solution dans l'eau (par 3 à 4 doses fractionnées dans la journée).

L'helmitol se prescrit à la dose de 3 à 4 gr.

Enfin, nous citerons un composé complexe, l'urodonal, renfermant une
partie des corps précédents (lysidine, sidonal et urotropine); il s'emploie à la
dose de 3 à 4 cuillerées à café par jour (granulé effervescent) dans un
demi-verre d'eau une demi-heure avant ou 3 h. 1/2 après le repas (10 jours
par mois pendant 3 mois).

II. Lithiase oxalique. — *Régime.* — Est le même que celui de la lithiase
urique. On évitera surtout l'oseille, les haricots verts, les pois chiches, le
chocolat, le thé, le café. Les boissons abondantes sont ici très recomman-

dées; les eaux de Royat, Pougues, Bagnères-de-Bigorre donnent de bons résultats. On a indiqué que le phosphate de soude à la dose de 1 gr. par jour, les alcalins et les médicaments précédents sont moins utiles que pour la lithiase urique.

III. **Lithiase phosphatique.** — La médication est ici toute différente, la *médication alcaline est absolument contre-indiquée*.

La lithiase alcaline résulte souvent de l'infection des voies urinaires, il faudra donc s'adresser à l'affection causale ; l'urotropine agissant comme antiseptique des voies urinaires est tout indiquée.

Régime. — Renoncer au régime herbacé pur.

Médicaments. — Urotropine, glycérophosphates.

Eaux minérales. Vichy est absolument contre-indiqué : il n'en est pas de même de Contrexéville.

Traitement des complications. — En dehors de la colique néphrétique, on peut dire que le traitement des complications de la lithiase rénale est d'ordre chirurgical, tout au plus dans l'anurie calculeuse, la guérison peut-elle dans certains cas survenir en dehors de l'intervention chirurgicale qui peut être parfois indiquée (V. ANURIE).

En cas de colique néphrétique, la première indication est de calmer *la douleur* : injection de morphine, surtout parfois administration de chloral, d'antipyrine, d'extrait de belladone (2 centigr. en suppositoire).

Les compresses chaudes, les cataplasmes laudanisés produisent un soulagement réel.

La migration des calculs est favorisée par l'ingestion d'eau ou de tisanes diurétiques, souvent elle exagère temporairement la douleur.

F. RATHERY.

REIN (PARASITES). — La liste des parasites trouvés dans le rein pourrait être fort longue. Nous pouvons citer le *Spiroptera hominis*, le *Dactylius aculeatus*, le *Tetrastoma* du rein, le *Pentastoma denticulatum*, les ascarides lombricoïdes, les tænias, les oxyures, etc. Nous ne retiendrons, comme présentant une symptomatologie spéciale, qu'un petit nombre de parasites du rein.

Strongle géant. — Ce parasite ressemble à l'ascaride, son corps est cylindrique, allongé, aminci aux extrémités, strié longitudinalement et transversalement, de couleur rougeâtre; l'orifice buccal, petit, est entouré de six nodules. Le mâle est long de 14 à 55 centimètres et large de 4 à 6 millimètres; la femelle peut atteindre jusqu'à un mètre de long et 10 à 12 millimètres de large (V. STRONGLE).

L'œuf est elliptique, long de 64 à 68 µ sur 42 à 44 de large; ses pôles sont incolores; le reste de la surface est de couleur brune, criblé de petits orifices.

Les œufs sont entraînés dans l'eau par les urines des carnivores, repris par les poissons dans le corps desquels ils subiraient les premières phases de leur développement.

On ne trouve qu'un, rarement deux ou trois de ces animaux dans le bassinet dilaté et rempli de caillots; le parenchyme rénal est le siège d'hémorragies.

Les troubles qui sont sous la dépendance de ce parasite ressemblent assez à ceux de la lithiase rénale : coliques à type néphrétique, dyspnée, hématuries à répétition, rétention d'urine. On peut voir survenir de la pyélonéphrite ou de la périnéphrite.

Le diagnostic de cette affection ne se fera que par la constatation du parasite ou de ses œufs dans l'urine. Il conduit à un traitement chirurgical : néphrotomie ou néphrectomie.

Bilharzia hœmatobia. — La bilharziose est une affection provoquée chez l'homme par la présence d'un helminthe découvert par Bilharz. Ce parasite est unisexué ; il mesure de 7 à 9 millimètres de long ; sa couleur est blanc opale, son extrémité antérieure aplatie est munie de deux ventouses ; sa partie postérieure est creusée sur sa face ventrale d'une rainure longitudinale destinée à loger la femelle. Les œufs ovoïdes ont la forme d'une semence de courge ; l'embryon est mou et recouvert de cils vibratiles dès sa sortie de l'œuf.

Ce parasite vit dans les cavités vasculaires ; ses œufs s'accumulent dans les ganglions et les parenchymes ; déterminant au niveau du rein des obstructions, des hémorragies et des ulcérations, d'où lésions ulcéreuses des uretères avec sténose, cystite, pyélite avec calculs dont le centre est formé par le parasite. Les fistules urinaires sont fréquentes et multiples, elles s'ouvrent sur le périnée, le pubis, autour de l'anus, sur la verge, sur la face antérieure du scrotum. Les fistules provenant de la face antérieure de l'urètre sont plus fréquentes et moins graves.

Rare dans nos régions, la bilharziose se rencontre surtout en Égypte. Tunisie, Arabie, dans le Transvaal et l'île Maurice. Elle peut se présenter cliniquement suivant une forme génito-urinaire : hématuries avec expulsion de flocons muco-purulents contenant un grand nombre d'œufs ; il existe également une anémie assez marquée avec état apathique.

La bilatéralité des lésions rénales ne permet ordinairement pas d'intervention chirurgicale et le pronostic peut devenir très grave.

Filariose rénale. Hématochylurie. — L'hématochylurie est due le plus souvent à un parasite de l'ordre des nématodes, la *filaria sanguinis hominis* de Lewis ; en réalité ce parasite est le plus commun, mais il existe de multiples variétés de filaires. La filaire de Lewis habite les vaisseaux lymphatiques de l'homme (V. Filariose).

La filaire adulte mâle a la forme d'un filament opalin très fin, long de 83 millimètres ; à l'une de ses extrémités se trouve l'orifice buccal, à l'autre l'orifice anal entouré de huit paires de papilles. La femelle, longue de 88 à 155 millimètres, est entourée d'une épaisse cuticule ; son corps est presque entièrement occupé par deux ovaires bourrés d'œufs et d'embryons, car elle est à la fois ovipare et vivipare.

On ne retrouve les embryons très mobiles, par piqûre du doigt, que pendant la nuit. L'infection de l'homme se fait par la piqûre de moustiques spéciaux (culex ou anophèles).

L'affection est surtout fréquente chez les enfants et les adultes ; les femmes et plus particulièrement les créoles sont spécialement atteintes. C'est une affection presque exclusivement tropicale ; toutefois, on l'aurait observée en Europe.

Les désordres anatomiques que la filaire provoque au niveau du rein sont mal connus; il s'agit probablement d'une distension énorme des lymphatiques du rein avec parfois rupture des capillaires ou thrombose lymphatique.

Au point de vue *clinique*, nous ne retiendrons ici que la forme rénale de la filariose. Elle se caractérise par l'apparition de l'*hématochylurie*. Celle-ci procède par accès survenant en pleine santé, parfois précédés de crises douloureuses dans la région lombaire, quelquefois les urines s'étant coagulées dans la vessie, le premier symptôme est la rétention d'urine. Les urines, d'abord sanguinolentes, deviennent chyleuses. Cette chylurie est souvent exclusivement matutinale et reparaît assez régulièrement pendant plusieurs jours ou semaines. Les accès se reproduisent, par séries plus ou moins espacées, sans que l'état général s'en ressente, au moins pendant longtemps.

L'urine chylurique, blanc laiteux, se coagule rapidement à l'air, elle - renferme des matières grasses, de l'albumine, de la fibrine : on peut y constater des filaires.

La marche de l'affection est très capricieuse; la guérison définitive se produit parfois après un seul accès; d'autres fois au bout de 20 à 50 ans. La mort survient parfois du fait d'infections secondaires ou de tuberculose pulmonaire. La grossesse et l'accouchement chez la femme, les exercices violents chez l'homme paraissent souvent être la cause occasionnelle des accès.

D'autres manifestations de la filariose peuvent se produire : varices lymphatiques, œdème, ascite chyleuse, chylothorax, hydrocèle chyleuse.

Le diagnostic en est relativement facile (V. Chylurie).

Le traitement consiste dans le repos au lit, le bassin élevé; on a prescrit l'usage du bleu de méthylène. Pour éviter les rechutes, on recommandera au malade de changer de climat et de vivre dans un pays tempéré.

F. RATHERY.

REIN (**PHLEGMON PÉRINÉPHRÉTIQUE**). — Le rein est entouré d'un tissu cellulo-graisseux abondant, lâche, peu vasculaire, très propre aux mouvements de la glande, mais très mal organisé pour se défendre; aussi, quand l'infection vient à l'envahir, produit-elle des suppurations souvent considérables.

Le phlegmon périnéphrétique apparaît assez fréquemment dans le cours d'infection généralisée de l'organisme. C'est ainsi qu'on a pu le signaler dans la fièvre typhoïde, dans la scarlatine, la variole. Les faits ne sont pas rares où la suppuration se produisit chez des infectées puerpérales. Dans ces cas, l'agent septique a été transporté par la voie sanguine et s'est développé facilement dans ce tissu graisseux peu résistant.

Les micro-organismes ont pu pénétrer directement dans la région lombaire. C'est ainsi que la maladie peut se produire à la suite d'une plaie pénétrante. D'autres fois, c'est une suppuration de voisinage qui a gagné peu à peu la loge rénale; les pleurésies purulentes peuvent fuser par l'hiatus costo-lombaire. On a cité des faits d'abcès du foie, de la rate, de la vésicule biliaire, ayant gagné la graisse périnéale. Le fait est beaucoup plus rare à la suite d'ulcère du duodénum ou de perforation traumatique ou spontanée du gros intestin. Mais bien souvent il est consécutif à la gangrène d'un appendice rétro-cæcal.

Malgré certains auteurs, il ne semble pas que le phlegmon périnéphrétique soit, aussi fréquemment qu'on pourrait le croire, consécutif à une lésion primitive du rein. Généralement, dans les affections du rein qui finissent par gagner la surface, il s'est fait peu à peu des productions scléreuses ou scléro-lipomateuses périrénales au niveau desquelles les vastes décollements du phlegmon périrénal ne sont guère possibles. On peut cependant voir le phlegmon périnéphrétique se développer à la suite d'une pyonéphrose soit par propagation lymphatique de l'infection, soit par rupture de la poche. Les calculs du bassinet finissent dans certains cas par produire l'ulcération et la rupture du réservoir. Le contenu septique s'écoule dans l'atmosphère graisseuse. C'est alors une véritable infiltration d'urine.

L'affection peut succéder à un traumatisme. Il peut arriver que celui-ci remonte à plusieurs mois, voire plusieurs années. Sous l'influence d'une infection d'ordre général, l'hématome périrénal s'infecte et suppure.

Lésions. — Le phlegmon périnéphrétique siège à peu près constamment à la face postérieure du rein. Rayer décrivait trois sièges principaux à la collection, suivant qu'elle correspondait au pôle supérieur, à la partie moyenne, ou au pôle inférieur du rein. Il n'existe pas en général de limite précise à la suppuration, qui occupe toute la face postérieure de l'organe. Le rein est refoulé en avant et le péritoine réagit en s'épaississant, aussi se laisse-t-il rarement perforer.

Le pus est épais, louable, phlegmoneux. Le voisinage de l'intestin lui communique souvent une odeur stercorale des plus fortes. Il peut être mal lié, sanieux, et souvent alors présente une odeur urineuse. Ce sont généralement les suppurations de cause rénale qui ont ce caractère, et il n'est pas exceptionnel de trouver, au milieu de la suppuration, des fragments de calcul ou des graviers, des débris sphacélés.

La collection reste rarement limitée. Elle gagne de proche en proche pour venir se faire jour, soit à la peau à travers le triangle de J.-L. Petit, soit dans une cavité viscérale voisine : poumon, intestin, péritoine. Plus rarement le pus fuse vers le petit bassin, l'échancrure sciatique ou le canal crural.

Symptômes. — Lorsque le phlegmon périnéphrétique est secondaire à une affection du rein, ses manifestations sont souvent perdues au début, dans l'histoire de la maladie qui lui a donné naissance.

Lorsqu'il est primitif, le début peut se faire soit par des phénomènes locaux accompagnés de signes d'infection, soit par des phénomènes généraux.

La *fièvre* est le premier symptôme qui se manifeste. La courbe marque de grandes oscillations, la température du matin descend rarement au-dessous de 38°. Souvent il y a des frissons, des sueurs, un état de prostration et d'abattement plus ou moins prononcé. L'appétit disparaît, la langue se sèche, le malade s'amaigrit. Cet état peut persister plusieurs jours sans que rien ne se déclare localement. A côté de ces cas, on peut voir des malades présenter des collections considérables, sans que le thermomètre ait jamais dépassé 38°,5. Tout dépend de la nature et de la virulence du microbe.

La *douleur* est un signe précoce. Sourde au début, elle s'accroît rapidement jusqu'à devenir intolérable. Elle siège au niveau de la région lombaire, irradiant souvent vers la fesse, l'abdomen et jusque vers les organes génitaux.

Le moindre mouvement, la moindre pression l'exagère, et le malade se tient à demi couché sur le côté sain, le tronc incliné du côté malade, la cuisse en flexion pour relâcher son psoas plus ou moins atteint par le voisinage de la suppuration. L'intensité de la souffrance rend la respiration courte, superficielle, beaucoup plus que la congestion de la base ou le léger épanchement pleural qui existe toujours du côté malade.

La *tuméfaction* n'apparaît souvent qu'après plusieurs jours, quelquefois même plusieurs semaines. Bien avant de devenir superficielle, elle est profonde. Il est souvent alors difficile de la constater, car la région est tellement douloureuse que le malade se laisse difficilement examiner et que la contraction musculaire s'oppose à une palpation profonde. On sent un empâtement diffus, mal limité, occupant toute la région lombaire.

Peu à peu la tuméfaction gagne la surface. Les tissus sous-cutanés, la peau deviennent œdémateux, puis la rougeur apparaît. Ce n'est que très tardivement que l'on peut constater la fluctuation, et, dans quelques cas, la réductibilité de la collection dans la profondeur.

Lorsque le pus est formé, il faut qu'il se fasse jour au dehors, ce n'est que tout à fait exceptionnellement que l'on a constaté la résolution spontanée.

Quand l'ouverture se fait vers la peau, celle-ci s'amincit, devient violacée, puis s'ulcère et laisse écouler une grande quantité de pus. C'est au niveau de la région lombaire que se fait cette ouverture. Ordinairement, l'évacuation est insuffisante, la température tombe, mais remonte bientôt parce que le pus est mal drainé et, si l'on n'intervient pas, le malade finit par s'affaiblir et mourir d'hecticité.

L'ouverture dans l'intestin est moins fréquente. Elle est généralement annoncée par des phénomènes de coliques, de diarrhée, puis le malade ressent une douleur brusque et très vive dans l'abdomen et émet dans la suite des flots de pus par l'anus. On a signalé à la suite des cas de guérison; mais presque toujours des associations microbiennes se produisent, la fièvre reparaît et le malade finit par s'éteindre.

La congestion pulmonaire est un phénomène réactionnel à peu près constant; il peut arriver que le malade souffre beaucoup en respirant et présente un violent point de côté, l'haleine peut devenir fétide. Tous ces phénomènes font craindre une ouverture dans le poumon. L'ouverture dans la plèvre est exceptionnelle, car généralement il s'est fait un travail de pleurésie adhésive.

Diagnostic. — Le diagnostic est parfois extrèmement difficile. La dyspnée, la toux sèche que l'on constate parfois, l'élargissement de la base du thorax, feraient volontiers penser à une pleurésie, mais il manque les signes d'auscultation.

Les grands accès de fièvre de la période de début, indépendants de toute autre manifestation, font que, dans quelques cas, on a soigné ces malades pour la grippe, la granulie, la fièvre typhoïde.

La tuméfaction, la douleur, la température font penser à une pyonéphrose.

Mais les urines ne présentent pas le dépôt purulent épais et abondant des suppurations du rein. D'autre part, dans cette dernière affection, la tuméfaction est beaucoup mieux limitée et surtout elle est plus abdominale que la collection périnéphrétique qui fait saillie en arrière.

Les kystes suppurés de la rate ou du foie sont plus limités, plus arrondis que la périnéphrite suppurée.

Pronostic. — C'est une affection grave et que l'on peut considérer comme incapable de guérir sans le secours de la chirurgie. Le pronostic s'aggrave encore quand l'ouverture se fait dans une cavité viscérale. La gravité de la maladie dépend aussi de la cause qui lui a donné naissance; il est évident qu'un phlegmon périnéphrétique, consécutif à un hématome qui a suppuré ou à une plaie de la région lombaire, est d'un pronostic moins grave que celui qui succède à une affection primitive du rein.

Traitement. — Il en est de ce phlegmon comme de toute suppuration. Il faut évacuer la collection. On pratiquera une incision lombaire, et la meilleure est certainement, dans ces cas, l'incision recto-curviligne de Guyon, à l'angle de laquelle on pourra mettre un tube qui drainera au point déclive. Il faudra avoir soin d'ouvrir largement dans la profondeur les divers clapiers qui auraient pu se former. Des drains volumineux seront placés dans la cavité et fixés à l'extérieur pour éviter qu'ils ne se perdent dans la plaie. On peut indifféremment faire des lavages ou n'en point faire; ces vastes décollements se cicatrisent en général avec une grande rapidité.

RAYMOND GRÉGOIRE.

REIN (SYPHILIS). — Nous distinguerons trois grandes formes de syphilis rénale : la syphilis rénale précoce ou secondaire, la syphilis rénale tertiaire, l'hérédo-syphilis rénale. On n'admet plus aujourd'hui l'origine exclusivement mercurielle des accidents rénaux au cours de la syphilis: Rayer a montré la réalité de la localisation rénale du virus spécifique.

I. — SYPHILIS RÉNALE SECONDAIRE. — C'est une manifestation assez rare de la syphilis. Le fait capital réside dans son apparition précoce. C'est en pleine efflorescence des accidents secondaires, dès les premiers jours de l'infection spécifique (2 mois et demi à 5), que la détermination rénale se produit. On peut la trouver cependant durant les trois premières années de cette infection.

L'intensité ou la bénignité des premiers accidents ne permet de rien préjuger sur la possibilité de l'atteinte secondaire du rein.

Theille pense que la femme est plus rarement atteinte. On a noté l'influence de certaines causes prédisposantes telles que l'alcoolisme. Quant au froid, Chauffard distingue la néphrite syphilitique vraie provoquée par le froid de la néphrite *a frigore* chez un syphilitique secondaire. Dieulafoy, au contraire, pense que beaucoup de néphrites *a frigore* relèvent d'une syphilis précoce ignorée.

On a décrit enfin des néphrites *parasyphilitiques*, la syphilis n'agissant qu'indirectement par l'intermédiaire des lésions cutanées qu'elle provoque (infections secondaires, troubles des fonctions cutanées).

Lésions. — L'affection est ordinairement *bilatérale*. Les reins, notablement hypertrophiés, présentent l'aspect ordinaire du gros rein blanc. Les lésions histologiques sont assez *complexes* et les cas sont peu nombreux où elles ont pu être décrites avec soin. Bien qu'il s'agisse d'altérations diffuses on peut distinguer différents types :

a) *Néphrites à lésions épithéliales prédominantes*. — Suivant l'intensité du processus, on retrouve soit des lésions massives avec altération presque totale des tubes contournés (cytolyse protoplasmatique du 3e degré de Castaigne et Rathery), soit des néphrites parcellaires.

b) *Glomérulite avec lésions vasculaires et interstitielles*. — Le bouquet glomérulaire présente un épaississement notable de la paroi de ses capillaires avec abondante prolifération des cellules de son revêtement externe. Les cellules de la capsule de Bowmann sont disposées sans ordre, nombreuses, renfermant pour beaucoup d'entre elles des granulations graisseuses. Un grand nombre d'artérioles sont le siège de lésions d'endartérites. Il existe des traînées leucocytaires entre les tubes, rejoignant de véritables amas situés sous la capsule d'enveloppe ; enfin, on constate des tractus conjonctifs entre les tubes contournés atrophiés ou dilatés.

Les autres organes peuvent être également lésés : stéatose hépatique périlobulaire, cœur mou et hypertrophié, splénisation pulmonaire, congestion de l'intestin.

On pourrait également décrire des altérations de néphrite chronique à la période terminale de la syphilis secondaire ; nous les exposerons lorsque nous traiterons des néphrites tertiaires.

Symptômes. — Le tableau clinique représente assez bien celui de la néphrite scarlatineuse de la convalescence. Nous insisterons seulement sur ses caractères cliniques spéciaux.

Les *prodromes* (malaise, lassitude générale, rachialgie) font ordinairement défaut, l'affection débutant brusquement.

A la *période d'état*, nous retiendrons *trois grands symptômes* :

1º L'apparition de la maladie en pleine *efflorescence d'accidents secondaires* : le fait est presque constant (roséole, plaques muqueuses). Les lésions cutanées sont souvent étendues et rebelles:

2º *L'œdème*. — Son apparition est précoce, et il a une grande tendance à se généraliser. L'anasarque peut être considérable ; l'infiltration viscérale provoque de l'œdème pulmonaire, des épanchements pleuraux et péritonéaux. La face, primitivement atteinte, se libère souvent ensuite ; et le malade prend le visage des grands infectés : yeux excavés, teint pâle, traits tirés ;

3º *L'albuminurie*. — Les urines brunâtres, sanglantes, sont très diminuées de volume, on peut même constater de l'anurie. Elles contiennent des *quantités considérables* d'albumine, et ce fait donne à la néphrite syphilitique secondaire un cachet tout particulier ; elle est, en effet, de toutes les néphrites aiguës, celle qui provoque les plus grosses albuminuries. Les chiffres de 30 gr. ne sont pas rares ; on a signalé des albuminuries de 50 et 100 gr. et plus : l'examen histologique permet de retrouver dans les urines des globules rouges, des cylindres hématiques, épithéliaux et granuleux.

L'examen des fonctions rénales montre des troubles importants dans l'élimination rénale. Chauffard et Gouraud, dans un cas de néphrite hypertoxique, auraient noté un retard très notable dans l'élimination du bleu de méthylène : fait qui est exceptionnel au cours des néphrites aiguës.

En dehors de ces trois grands symptômes, le tableau clinique est le même que celui de la néphrite aiguë ordinaire. Nous retiendrons cependant la fréquence et l'intensité des troubles gastro-intestinaux : la rareté, au contraire, des phénomènes nerveux. L'asthénie est très marquée dans les cas graves. L'élévation de température est inconstante et ne dépasse pas 58° ou 59°.

Terminaisons. — La marche de l'affection est continue et rapide.

Lorsque la *mort* survient, c'est ordinairement au milieu des phénomènes d'urémie gastro-intestinale (vomissements porracés, diarrhée profuse, anurie), rarement dans le coma. Le patient succombe au bout de 2 ou 5 semaines, parfois plus rapidement.

Des *complications* peuvent survenir, précipitant le dénouement fatal : érysipèle, lymphangite, asystolie, œdème glottique, etc. Mauriac signale la possibilité d'une syphilose cérébrale concomitante entraînant la mort dans le coma.

La *guérison* n'est pas rare, surtout lorsque la médication spécifique est prescrite à temps. On voit alors très rapidement l'œdème diminuer ainsi que l'albuminurie, et la sédation complète des symptômes peut être obtenue en 15 jours, 5 semaines, 2 à 4 mois.

La guérison peut n'être que relative, et l'albuminurie persister dans l'urine pendant très longtemps. D'autres fois on note une série d'améliorations et de rechutes. Enfin, l'affection peut évoluer vers la néphrite subaiguë et chronique.

Formes cliniques. — On peut décrire diverses variétés de syphilis rénale secondaire :

1° *La forme bénigne précoce.* — Avec un minimum de symptômes (bouffissure de la face, albuminurie de 0,10 à 0,50 centigr...). Cette néphrite peut s'améliorer sans traitement spécifique ; elle doit cependant être surveillée de près, car, si elle guérit souvent immédiatement, elle peut récidiver parfois sous une forme grave :

2° *La forme grave suraiguë.* — Dans celle-ci, le traitement syphilitique même à forte dose est impuissant. L'albuminurie est considérable et il existe souvent de l'anurie presque absolue (Chauffard et Gouraud) :

5° *La forme subaiguë ou traînante* :

4° *La forme hémoglobinurique.*

Pronostic. — Il est toujours réservé, car si l'affection peut guérir complètement, même sans traitement dans les cas bénins, celui-ci doit toujours être institué pour parer à des rechutes ; or le mercure peut être mal supporté ; parfois il peut être sans effet sur l'évolution des accidents. Enfin on peut voir les lésions s'acheminer vers une néphrite chronique. Mauriac signale la fréquence d'une salivation considérable au cours des néphropathies spécifiques lors de l'administration du mercure et de ses composés.

Diagnostic. — On posera comme règle absolue, dans l'établissement de ce dernier, de toujours soupçonner la nature syphilitique d'une néphrite, lorsqu'on la verra survenir sans cause bien nette chez un sujet jeune ; l'absence de tout agent étiologique lors de l'apparition d'une néphrite aiguë constitue pour Mauriac une donnée très importante en faveur de la nature spécifique des accidents.

On se souviendra de plus que les néphrites aiguës à très forte albuminurie sont presque toujours syphilitiques.

Le diagnostic se trouvera ordinairement facilité grâce à la coexistence d'éruptions spécifiques secondaires et à l'amélioration habituelle obtenue par le traitement mercuriel.

Malheureusement l'usage de ce dernier n'est pas inoffensif au cours d'une néphrite aiguë, et on comprendra combien le médecin devra hésiter avant de|prescrire l'usage du mercure dont l'effet serait déplorable dans une affection rénale de toute autre cause. Il faudra cependant faire un diagnostic précoce, car l'indication thérapeutique est *formelle et immédiate*.

L'absence d'amélioration après le traitement mercuriel ne suffit pas pour nier l'origine syphilitique de la néphrite. De plus, de récents travaux ont montré que des néphrites survenant au cours d'une syphilis secondaire peuvent être aggravées par le traitement mercuriel. En sorte que, au point de vue diagnostic, on peut avec Widal distinguer des néphrites syphilitiques secondaires sur lesquelles le traitement est sans action, d'autres où il a un effet favorable, d'autres enfin où il a un effet nuisible.

Il peut être délicat également de faire le diagnostic entre la néphrite syphilitique proprement dite et les accidents parfois mortels relatés à la suite de l'emploi thérapeutique du mercure et de ses sels, particulièrement des sels insolubles.

On a décrit des néphrites para-syphilitiques chez des syphilitiques ; seule, l'influence du traitement permettrait de les différencier des néphrites exclusivement spécifiques.

II. — SYPHILIS TERTIAIRE DU REIN. — C'est la forme la plus anciennement connue.

Elle peut survenir, 10, 20 et 30 ans après le chancre ; elle serait pour Mauriac moins rare que la néphrite secondaire, sans être pour cela très fréquente. Souvent, il est bien difficile de faire la part exacte de la syphilis dans l'éclosion d'un mal de Bright chez l'adulte ; cependant il existe des cas où l'influence de cette dernière semble hors de doute.

Lésions. — Nous distinguerons trois sortes de lésions :

1° *Lésions spécifiques ou gommes du rein.* — Elles sont exceptionnelles ;

2° *Lésions non spécifiques.* — Il peut s'agir soit de néphrite, soit de dégénérescence amyloïde.

Les *lésions de néphrite* représentent en général celles du petit rein atrophique. On peut cependant constater des altérations de néphrite aiguë ou de néphrite parenchymateuse subaiguë. Nous relèverons deux particularités importantes de la syphilose rénale tertiaire : d'une part, la fréquence et l'intensité de l'endartérite oblitérante sur les artérioles rénales ; d'autre part, la possibilité de l'unilatéralité des lésions.

Quant à l'*amylose*, c'est une des manifestations les plus communes de la syphilis sur le rein. Elle est rarement localisée, elle s'étend en général au foie, à la rate et à l'intestin ;

3° *Lésions mixtes*. — Elles constituent la forme la plus fréquente ; il existe une dégénérescence scléro-gommeuse de l'organe (*rein ficelé*), avec association de lésions amyloïdes.

Le foie présente l'aspect classique du foie ficelé scléro-gommeux, il en est de même de la rate. Foie, rate et reins sont le plus souvent atteints.

Symptômes. — Nous ne nous attarderons pas à décrire la symptomatologie de la syphilis rénale tertiaire ; elle affecte du reste des formes cliniques très polymorphes.

Tantôt il s'agit d'un mal de Bright vulgaire ; Dieulafoy a décrit une première phase très prolongée durant laquelle les accidents sont minimes : *Syphilo-brightisme*. Souvent l'affection reste latente ; et Mauriac a signalé, parmi les circonstances capables de relever l'existence d'une néphrosyphilose latente, l'apparition d'une stomatite mercurielle que rien ne faisait prévoir.

Tantôt le tableau clinique est celui de l'*amylose rénale*, polyurie avec albuminurie intense [RATE (AMYLOÏDE)].

D'autres fois il s'agit de la forme *hépato-rénale* ; Rayer a montré la gravité de cette double localisation.

La cachexie syphilitique tertiaire, quel que soit son point de départ, finit presque toujours par se compliquer de syphilose rénale.

On peut enfin rencontrer, au cours de la syphilis tertiaire, de véritables néphrites aiguës.

Pronostic. — Tant que la syphilis rénale reste isolée, son pronostic est relativement favorable, par rapport au mal de Bright vulgaire ; car le traitement spécifique a sur elle la plus grande efficacité. On se trouve en présence de guérisons inespérées de mal de Bright typique. Par contre, existet-elle concurremment avec d'autres localisations spécifiques, le mercure et l'iodure restent sans effet ; d'où l'importance du diagnostic précoce de la syphilis tertiaire du rein.

Diagnostic. — Il est souvent délicat de poser d'emblée le diagnostic de l'origine syphilitique d'une néphrite chronique. C'est ordinairement en dehors des symptômes qui n'ont rien de spécifique qu'on cherchera des bases pour reconnaître la nature syphilitique de la lésion. On ne trouvera pas toujours, dit Mauriac, les antécédents spécifiques, mais il faudra agir souvent comme si on les avait découverts. La coexistence de syphilose spléno-hépatique, le phagédénisme cutané, etc., pourront mettre sur la voie du diagnostic. Un mal de Bright vulgaire se développant sans cause étiologique nette, chez un individu qui n'est ni goutteux, ni saturnin, ni alcoolique, devra attirer l'attention vers une syphilis ignorée. Nous signalerons également une cause d'erreur provenant de l'existence de déterminations spécifiques sur le cerveau ; celles-ci pourraient être prises pour des encéphalopathies urémiques.

L'origine syphilitique de la lésion étant reconnue, il faudra discerner également la part, dans l'éclosion des accidents, de l'alcoolisme, du saturnisme, de la tuberculose, etc. Quant à reconnaître la forme anatomique qui se trouve en jeu, on ne pourra le plus souvent que la soupçonner. On songera spécialement à l'amylose lorsque, concurremment avec des manifestations hépato-spléniques et intestinales, apparaîtra une polyurie avec albuminurie considérable.

Les gommes du rein, à l'état pur, ont une symptomatologie nulle.

Welander et Leeler pensent qu'il faut les soupçonner lorsque, chez un individu ne présentant ni fièvre, ni douleur, survient de l'albuminurie avec urines troubles, sanglantes, renfermant des gouttelettes graisseuses.

III. — SYPHILIS HÉRÉDITAIRE. — Nous distinguerons deux types :

1° La *syphilis rénale précoce*. — Klebs a décrit des lésions rénales intra-utérines caractérisées par des nodules blanchâtres. Lancereaux a noté de la dégénérescence granulo-graisseuse des tubuli avec prolifération du tissu conjonctif; Negel, la dégénérescence amyloïde; Lecorché et Talamon, de l'atrophie rénale. Cliniquement ces lésions sont ordinairement latentes; elles peuvent se révéler cependant par de l'anasarque, de l'albuminurie et des manifestations urémiques, curables par le traitement spécifique;

2° La *syphilis rénale tardive*. — Elle coexiste avec les manifestations multiples de cette dernière.

Traitement de la syphilis rénale. — Il faut distinguer :

1° Le *traitement symptomatique*, dirigé contre les manifestations rénales proprement dites ; régime lacté, achloruré, révulsions, etc. (V. NÉPHRITE).

2° Le *traitement étiologique* ou antisyphilitique.

Néphrites secondaires. — En cas de néphrite secondaire, l'indication du traitement mercuriel se pose, et cette indication est *toujours délicate*. Nous avons vu que ce traitement est parfois nuisible, d'autres fois inutile; par contre, il semble avoir amené quelquefois des résultats merveilleux. Le diagnostic posé, il faudra mettre le malade au repos, au régime lacté et mieux souvent déchloruré (on dosera auparavant les chlorures pour s'assurer de l'existence de rétention chlorurée). Si une amélioration réelle se produit, on continuera ce même traitement. Sinon on tentera le traitement antisyphilitique; dans les formes légères, les préparations de protoiodure ou de sublimé suffiront. Dans les cas graves, il faut recourir aux injections de biiodure ou de cyanure. On *rejettera les injections de sels insolubles, de calomel ou d'huile grise*. Quelle que soit la préparation mercurielle choisie, il faudra l'administrer avec le plus grand soin, tâter la susceptibilité individuelle, surveiller l'hygiène buccale, car la stomatite médicamenteuse est très fréquente. Et cependant il ne faudra pas être trop pusillanime, car de fortes doses peuvent être nécessaires; ce sera au praticien à régler ce traitement *souvent très difficile à bien établir*; on pratiquera une série de six à quinze injections, quitte à reprendre la médication après une période de repos.

Si, à la suite de quelques injections, on voit l'albuminurie augmenter, on cessera la médication mercurielle.

Cette façon d'agir sera appliquée dans les formes légères ou de moyenne intensité; par contre, dans les formes très graves, il peut être urgent d'agir vite, et la détermination que devra prendre le praticien sera toujours alors assez angoissante. Quelques essais de traitement ont été faits avec le 606, ils sont trop peu nombreux pour que nous puissions donner un conseil motivé.

Néphrites tertiaires. — Leur traitement est basé sur l'administration combinée du mercure et de l'iodure de potassium ; il faudra surveiller l'élimination des médicaments, car les lésions rénales peuvent en favoriser l'accumulation dans l'économie. L'iodure de potassium sera donné à dose croissante de 4, 6 et 8 gr. ; on pourra le remplacer par la teinture d'iode (10 à 30 gouttes par jour).

Le traitement doit être alternativement délaissé et repris pendant longtemps, car il est rare que les lésions disparaissent du premier coup, même après une pseudo-guérison apparente. En cas d'urémie, l'usage de l'iodure doit être suspendu.

Hérédo-syphilis rénale. — L'emploi du mercure chez l'enfant pourra donner des effets rapides ; cependant s'il s'agit de manifestations tardives, Mauriac en proscrit l'emploi et se contente de l'iodure.   *F. RATHERY.*

REIN (TRAUMATISMES). — Le rein peut être lésé par une violence extérieure ne produisant aucune solution de continuité des plans qui le séparent de la surface : ce sont les *contusions*. Il peut au contraire y avoir communication avec l'air extérieur ; ces traumatismes prennent le nom de *plaies*.

A. — CONTUSIONS DU REIN. — La garantie relative que procurent les côtes, l'os iliaque, la colonne vertébrale, la mobilité, la situation profonde du rein, expliquent que les contusions soient une affection assez rare, et qu'il faille une violence considérable pour les produire.

Elles peuvent être de *cause directe* et très souvent alors s'accompagnent de lésions des organes voisins et en particulier du squelette. Le coup peut porter sur la paroi abdominale antérieure (passage d'une roue de voiture, pression violente sur la région du flanc). Plus souvent il porte sur la région lombaire (coup de brancard et coup de pied de cheval, etc., etc.). Il est probable que fréquemment une apophyse transverse ou une côte fracturée est venue contusionner le rein.

Elle peut être de *cause indirecte*. C'est ainsi que l'on a pu voir l'éclatement du rein à la suite d'une chute d'un lieu élevé sur les ischions ou même sur les jambes. Il semble que le parenchyme rénal soit arraché de ses moyens de fixité pourtant faibles, d'autres pensent que la déchirure se fait par coudure brusque du rein ; à la vérité, de nouvelles recherches sont nécessaires pour élucider cette pathogénie.

Peut-être une violente *contraction musculaire* pourrait-elle expliquer certaines contusions du rein consécutives à un effort violent comme, par exemple, éviter une chute ou soutenir un poids (Clément Lucas).

La contusion est beaucoup plus fréquente chez l'homme que chez la femme.

Elle siège plus souvent du côté droit.

Lésions. — On peut, au point de vue des lésions microscopiques, diviser, avec Albarran, les contusions du rein en trois groupes.

Dans le *premier degré*, la violence n'a pas été assez grande pour intéresser la capsule fibreuse du rein. Il y a des ecchymoses sous-capsulaires, parfois un véritable hématome ; on peut même trouver des foyers hématiques en plein parenchyme rénal, ou dans l'épaisseur des parois des calices ou du bassinet.

Dans le *second degré*, la capsule fibreuse est éclatée et le rein présente des déchirures de profondeur et de longueur variables.

Le plus ordinairement, elles sont dirigées dans le plan horizontal, il peut n'en exister qu'une seule, d'autres fois plusieurs à des niveaux différents ou irradiant en étoile d'un point central. Il peut même y avoir des morceaux de parenchyme absolument détachés du rein et libres dans l'hématome péri-rénal.

L'épanchement sanguin dans ces cas est considérable. Non seulement il remplit la région lombaire, mais on le voit encore descendre sous le péritoine dans la fosse iliaque et même dans l'intérieur du canal inguinal, des bourses et jusque dans le petit bassin. Lorsque le péritoine prérénal est rompu, l'épanchement se fait dans la cavité abdominale et, comme dans ce cas rien ne l'arrête, l'hémorragie peut être mortelle. Lorsque le bassinet ou l'urètre se trouve intéressé dans le traumatisme, de l'urine se mêle à l'épanchement sanguin : bien que ces épanchements uro-hématiques aient été contestés, il semble qu'on en ait observé des cas indubitables.

Dans le *troisième degré*, le rein plus ou moins dilacéré est absolument arraché de son pédicule vasculaire, quelquefois même le bassinet et l'uretère sont séparés de la glande qui flotte librement dans un hématome considérable.

En soi-même, la déchirure du rein n'est pas grave, lorsqu'elle n'est pas trop étendue, car le parenchyme rénal cicatrise avec une remarquable facilité. Mais très souvent, il y a des lésions des autres organes abdominaux, du squelette. L'hématome est très long à se résorber et forme un milieu de culture excellent pour l'infection.

Symptômes. — Chez un malade qui a reçu une violente contusion de la région lombaire, le premier symptôme de la lésion rénale est l'*hématurie*. Celle-ci apparaît dès la première miction. Quelquefois formée de sang pur, elle est presque toujours mélangée à l'urine. Celle-ci est uniformément rouge, ou bien il se forme au fond du bocal un dépôt de caillots où l'on retrouve les formes allongées des coagulations intra-urétérales. Dans les cas légers, l'hématurie va diminuant de jour en jour. Dans les cas graves, elle s'accompagne bientôt d'un empâtement de la région lombaire, parfois d'une véritable tuméfaction due à l'hématome considérable qui s'est produit. On peut quelquefois suivre cet empâtement jusque dans la fosse iliaque.

La *douleur* est extrêmement vive dès le moment de l'accident. Elle siège au niveau du point contus et irradie vers la région inguinale et les bourses. Tout l'exaspère, au point que le moindre mouvement devient impossible et que le malade s'incurve du côté blessé pour éviter la contraction de ses muscles. Très souvent la douleur est tellement violente au moment de l'accident que le malade perd connaissance. Comme dans tous les grands traumatismes, il est fréquent de voir de la petitesse du pouls, des vomissements ou des nausées, de la pâleur du visage qu'explique encore la grande hémorragie produite.

Dans les jours qui suivent, on voit se produire *une ecchymose* au niveau de la région lombaire et de la crête iliaque. Sa coloration s'accentue de plus en plus et est due à l'infiltration latente du sang à travers les tissus. L'ecchymose immédiate que l'on peut constater ne présente aucune valeur au point de vue du diagnostic.

La *quantité des urines* est généralement diminuée dans une forte proportion dans les premiers jours. Il peut se produire de l'anurie, dont l'importance est variable suivant les cas. Elle reconnaît une cause réflexe et cesse au bout d'un certain temps; mais elle peut être consécutive à une contusion des deux reins, à l'absence ou à une lésion antérieure de l'autre glande.

L'évolution des contusions du rein dépend de l'intensité des lésions et de l'infection toujours à redouter. Dans les cas légers, les urines s'éclaircissent peu à peu et bientôt toute trace d'hémorragie disparaît. Dans les cas graves, l'écoulement sanguin peut être assez abondant pour entraîner la mort du blessé. L'épanchement périrénal se résorbe avec une grande lenteur et a grande tendance à s'injecter et à suppurer. Souvent l'agent septique est amené par le cathétérisme que l'on peut être obligé de pratiquer; mais, d'autres fois, il faut bien admettre que l'infection est de cause interne, soit que le malade ait fait une maladie intercurrente pyrétique, soit que les micro-organismes aient traversé la paroi intestinale au voisinage de l'hématome. On assiste alors à l'évolution ordinaire du phlegmon périnéphrétique (v. c. m.).

On a cité quelques cas exceptionnels où l'hématome s'est ultérieurement évacué dans les voies d'excrétion de l'urine en donnant lieu à une hématurie tardive, de sang noir et épais.

Il faut encore signaler la possibilité, dans la suite, de l'insuffisance fonctionnelle du rein contus et la production d'une néphrite traumatique. La pyélonéphrite suppurée accompagne presque toujours l'infection de l'hématome et le phlegmon périnéphrétique.

Traitement. — Nous avons vu que, dans les cas légers, la lésion a tendance à guérir spontanément. Il suffira de maintenir le sujet au lit, allongé sur le dos. On a proposé des applications de glace sur la région lombaire, des médicaments hémostatiques en injection ou par les voies digestives : autant de procédés probablement inutiles, mais en tout cas inoffensifs. Il faut absolument rejeter les applications de sangsues qui font une porte d'entrée à l'infection.

Dans les cas graves, le traitement doit être autrement actif. Il faut arrêter l'hémorragie qui menace la vie du blessé. Intervenir cependant en plein phénomène de shock et de collapsus peut être dangereux et le malade risque de ne pas résister à la dépression opératoire. Si les phénomènes ne sont pas par trop menaçants, il y a avantage à remonter le blessé par des injections de caféine, d'éther, d'huile camphrée, à le réchauffer par des enveloppements chauds.

La voie d'accès à employer sera indiquée par l'examen du malade et le point d'application du traumatisme. Lorsque le shock a porté sur la paroi abdominale antérieure, lorsque l'on constate de la matité dans les flancs, du ballonnement du ventre, il faut employer la voie transpéritonéale qui permettra à la fois d'arriver sur le rein et d'examiner les lésions possibles des autres viscères abdominaux. Si l'on constate au contraire un traumatisme lombaire, un épanchement dans l'espace costo-iliaque, il faut aborder le rein par la voie lombaire.

Dans les premières opérations pratiquées dans les cas de ce genre, les chirurgiens enlevèrent la glande contuse de parti pris. A l'heure actuelle, la chirurgie devient de plus en plus conservatrice. Dans les cas d'éclatement irrégulier du rein, on a obtenu des guérisons par le simple tamponnement à la gaze aseptique (Schrœder, Kolliker). Lorsqu'il existe une déchirure ou même plusieurs, on peut suturer la glande au catgut ou à la soie et arrêter ainsi l'hémorragie. Dans certains cas, l'écoulement sanguin peut tenir à la rupture ou à l'arrachement d'une branche de division de l'artère rénale : il faudra se contenter de la lier, ou bien au cas où la profondeur du vaisseau rendrait la ligature impossible, placer une pince à forcipressure qu'on laissera 48 heures en place. Il ne faut avoir recours à la néphrectomie que dans les cas où le rein est absolument détruit par le traumatisme ou encore lorsqu'il se trouve détaché de son pédicule vasculaire. L'anurie, même en cas de traumatisme relativement peu grave, peut devenir une indication opératoire, lorsqu'elle se prolonge et fait craindre pour la vie du malade; dans ces cas, c'est à la néphrotomie avec tamponnement du rein qu'il faudra recourir.

Enfin les complications infectieuses, le phlegmon périnéphrétique réclament un traitement spécial qui sera étudié à propos de cette maladie [V. Rein (Phlegmon périnéphrétique)].

B. — PLAIES DU REIN. — Étant donnés le siège et les rapports du rein, les plaies, c'est-à-dire les lésions de son parenchyme, causées par un traumatisme et en communication avec l'air extérieur, sont excessivement rares. Elles peuvent être occasionnées par un instrument contondant (et dans ce groupe on peut faire rentrer les plaies par armes à feu), par un instrument piquant ou tranchant.

Les plaies par armes à feu sont superficielles ou profondes. Le plus souvent ces dernières s'accompagnent de lésions graves, il y a des déchirures irrégulières et parfois un véritable éclatement du parenchyme. Les calices, le bassinet peuvent être intéressés, ainsi que les vaisseaux du hile rénal. Aussi ces plaies sont-elles en général d'une grande gravité, car elles provoquent de grands délabrements et des hémorragies abondantes.

Les plaies par armes blanches sont exceptionnelles. Lorsqu'elles sont peu profondes, elles provoquent un écoulement sanguin plus ou moins abondant qui cesse d'ordinaire spontanément. Quand elles ont atteint les calices ou le bassinet, il peut se produire un épanchement d'urine dans l'atmosphère périrénale et une fistule urinaire s'établir consécutivement. Il paraît cependant nécessaire, pour qu'un semblable accident ait lieu, que le rein soit malade antérieurement.

L'agent qui est venu blesser le rein peut pénétrer en arrière, latéralement, ou en avant. Dans le premier cas, il se peut que la glande seule soit intéressée, mais dans toute autre circonstance, il y a bien des chances pour que, en même temps, il existe des plaies des autres organes de la cavité abdominale (côlon, foie, rate, intestin grêle).

Symptômes. — Dans quelques cas, la plaie du rein ne s'accompagne d'aucune modification des urines. la profondeur, la direction de la plaie permettent de supposer la lésion. Ultérieurement, l'abondance de l'épanchement périrénal, l'écoulement d'urine par la plaie permettront de confirmer le diagnostic. C'est ordinairement ce qui a lieu dans les plaies du bassinet et de l'uretère.

L'hématurie accompagne le plus souvent ces blessures. Elle peut être abondante ; des douleurs violentes de coliques néphrétiques causées par les caillots se produisent alors. D'autres fois, ce n'est qu'une coloration plus ou moins foncée des urines que l'on constate. On a signalé des faits de grands délabrements où le rein, plus ou moins déchiré, était directement visible dans la plaie.

Les plaies du rein ont grande tendance à guérir et à se cicatriser spontanément. à moins toutefois que la glande ne soit trop profondément déchirée. Parfois, une fistule urinaire a persisté indéfiniment après l'accident. L'infection peut gagner l'atmosphère périrénale. soit primitivement amenée dans la plaie par l'agent vulnérant. soit secondairement au cours d'une maladie fébrile ou par propagation intestinale. Des phénomènes de suppuration se déclarent, la fièvre s'allume. le pouls s'accélère. la région devient plus douloureuse et chaude ; bref. on assiste au développement du phlegmon périnéphrétique.

Ce qui fait la gravité toute particulière des blessures de cette région. c'est la fréquence des lésions des autres organes de la cavité abdominale ou du thorax. On a vu se produire des pleurésies purulentes. des péritonites généralisées par plaie de l'intestin. des hémorragies considérables par plaie du foie ou de la rate.

Traitement. — Il est exceptionnel que l'on soit amené à intervenir pour une plaie du rein seule par instruments piquant ou tranchant. Il n'en est pas de même des plaies par armes à feu. L'abondance de l'épanchement. l'intensité de l'hématurie, l'anémie progressive du blessé forcent le chirurgien à intervenir pour arrêter l'hémorragie : la ligature ou le tamponnement peuvent suffire. mais il faut parfois avoir recours à la néphrectomie quand la destruction du rein est trop considérable.

Bien plus souvent l'opération est indiquée. dans les jours qui suivent. par l'apparition de phénomènes infectieux de phlegmon périnéphrétique.

Enfin. il est possible, dans la suite. que l'on soit amené à tarir une fistule urinaire installée. Il ne faut pas avoir recours de parti pris à l'extirpation du rein. Dans quelques cas. on a pu. soit par la sonde urétérale à demeure. soit par la suture, fermer des fistules de ce genre. En dernier lieu, on se résoudra à la néphrectomie (v. c. m.). RAYMOND GRÉGOIRE.

REIN (**TUBERCULOSE**). — On peut constater au niveau du rein, lors de l'invasion de l'organisme par le bacille de Koch :

1° Des *lésions spécifiques*, dues à la présence du bacille de Koch au niveau de l'organe. Tuberculose du rein proprement dite;

2° Des *lésions de néphrite*, sans altérations spécifiques, retrouvées chez les tuberculeux : on leur a donné le nom de néphrites tuberculeuses.

Nous conserverons dans notre description cette division un peu schématique, tout en faisant remarquer, avec Albarran, que la néphrite peut coexister avec la lésion spécifique.

A) **Néphrites tuberculeuses.** — Les lésions de néphrite sont extrêmement fréquentes chez les tuberculeux; d'après Le Noir elles atteignent la moitié des malades.

Lésions. — Les altérations sont multiples et diverses tant *interstitielles* qu'*épithéliales*. Les premières consistent en congestion simple avec extravasation sanguine, diapédèse leucocytaire sous forme diffuse ou nodulaire, enfin même sclérose interstitielle déterminant l'atrophie rénale totale ou partielle. Ces lésions prédomineraient sous forme de bande à la région moyenne de la zone sous-corticale; c'est du reste un fait assez banal que l'on retrouve dans beaucoup d'altérations rénales. Les secondes sont représentées surtout par des lésions nécrotiques des tubes contournés, bien plus rarement par de la surcharge graisseuse des épithéliums excréteurs. Il est très fréquent de retrouver de l'amylose rénale. Ces altérations n'ont donc rien de spécifique histologiquement; parfois cependant il existe des lésions mixtes : association de lésions banales et de follicules tuberculeux plus ou moins typiques dans lesquels on retrouve le bacille : néphrite folliculaire.

Pathogénie. — La pathogénie de ces lésions est très discutée :

Théorie de l'amylose rénale. — Brault, sans nier la possibilité de lésions chroniques des épithéliums chez les tuberculeux, dit ne les avoir jamais encore rencontrées. Pour lui, ce qu'on a pris jusqu'ici pour des néphrites parenchymateuses n'est que de l'amylose rénale.

Théorie des infections secondaires. — Lecorché, Le Noir, Pissavy admettent que ces lésions, complètement indépendantes du processus tuberculeux, doivent être attribuées à des infections secondaires, à des auto-intoxications.

Théorie des poisons tuberculeux. — Il faut distinguer ici trois sortes d'opinions :

α) *Ces lésions relèveraient de l'action de la tuberculine* (poison diffusible du bacille de Koch). — Les expériences de H. Martin, Arloing, Rodet et Courmont, Euriquez et Daunic, les observations cliniques de Chauffard, Boinet et Jeannel, etc., semblent en faire foi. Bernard et Salomon ont repris ces expériences : ils ont montré que l'ingestion de tuberculine n'agit sur le rein que comme un poison banal, adultérant ses épithéliums, y provoquant des hémorragies interstitielles quand l'intoxication est intense, portant son action principale sur les éléments conjonctifs quand elle est moins massive. Ils concluent que ces lésions sont minimes et ne peuvent expliquer à elles seules l'existence de la néphrite des tuberculeux.

Signalons ici l'opinion de J. Teissier qui admet, pour expliquer la polyurie avec albuminurie et phosphaturie prétuberculeuse, une congestion rénale déterminée par une irritation des centres nerveux par la tuberculine.

β) *Théorie bacillaire* (Jousset). — Jousset, se fondant sur des données positives fournies par l'inoculation aux animaux de morceaux de reins atteints de néphrite bacillaire et par la recherche minutieuse du bacille de Koch dans des coupes de semblables reins, admet que les néphrites parcellaires scléreuses et diapédétiques, les néphrites scléro-cicatricielles, les néphrites diffuses mixtes, les néphrites atrophiques pures, les néphrites parenchymateuses relèvent toutes de l'action du bacille de Koch lui-même sur le rein. Ces néphrites infectieuses à bacille de Koch, extrêmement fréquentes, auraient donc absolument la même pathogénie que « la tuberculose rénale proprement dite ». — Cet auteur va même plus loin et il décrit de la *bacillurie simple* dans les tuberculoses chroniques, mais surtout aiguës. Elle s'accompagnerait d'une très légère albuminurie et d'un minimum de lésions rénales. Le rein constitue un organe de prédilection pour les localisations secondaires de la phtisie ; la localisation rénale étant très hâtive, la *bacillurie* pourrait de ce fait acquérir une importance énorme pour le diagnostic précoce de la phtisie. Nous verrons plus loin la valeur de cette bacillurie au point de vue diagnostic ; elle est du reste discutée.

γ) Les lésions ressortiraient de l'action des *poisons locaux* du bacille de Koch découverts par Auclair (Bernard et Salomon).

La *chloroformobacilline* détermine surtout de la sclérose ; les altérations sont constantes et spécifiques, elles sont toujours localisées au foyer de l'infection et n'ont pas grande tendance à s'étendre.

L'*éthérobacilline* est facteur de caséification et cause des lésions diffuses (infiltration de leucocytes et de cellules épithélioïdes en nappes ou en follicules, petits foyers disséminés de néphrite interstitielle embryonnaire, dégénérescence vitreuse du parenchyme.)

Ce serait surtout l'éthérobacilline qui agirait sur le rein en cas d'infection bacillaire chez l'homme ; le tubercule rénal évolue vers l'infiltration et la caséification bien plutôt que vers l'enkystement fibreux : nous reviendrons sur ce fait plus loin.

Symptômes. — La néphrite tuberculeuse peut se manifester sous des formes multiples, depuis la simple albuminurie jusqu'au complexus symptomatique du petit rein atrophique. Les manifestations cliniques des néphrites tuberculeuses peuvent être rangées en deux grandes classes :

a) Les troubles rénaux survenant chez des tuberculeux avérés ; simples épiphénomènes au cours d'une tuberculose quelconque, ordinairement pulmonaire ;

b) Les néphrites tuberculeuses proprement dites qui dominent tout le tableau clinique et semblent être la première manifestation de la tuberculose.

a) Troubles rénaux chez les tuberculeux avérés. — La *polyurie* peut être le seul symptôme, elle s'associe parfois à de la *phosphaturie* ; il peut alors exister un tableau clinique décrit par Teissier sous le nom de diabète phosphaturique, ce syndrome peut survenir tout à fait au début de la tuberculose pulmonaire ; il peut constituer un phénomène « dit prétuberculeux » ;

la tension artérielle est alors souvent abaissée. D'autres fois, il existe de l'*albuminurie*, soit intermittente, coïncidant avec des poussées de bacillurie, soit permanente; dans ce cas, ou bien elle est symptomatique lorsqu'elle est peu intense, d'une néphrite chronique albumineuse simple (Castaigne) ou bien, lorsqu'elle est intense, coexiste avec des œdèmes multiples de la splénomégalie, de la diarrhée, elle est sous la dépendance de l'amylose rénale.

L'*hématurie* peut être le seul symptôme; toute hématurie persistante survenant sans cause chez un individu bien portant doit être soupçonnée de nature tuberculeuse; la coexistence d'hypotension artérielle permettra de différencier cette hématurie de celle de la néphrite chronique latente; enfin l'inoculation de l'urine au cobaye assurera définitivement le diagnostic.

Quant à la *bacillurie*, elle n'a de valeur diagnostique que lorsqu'on s'est mis à l'abri de toute cause d'erreur (bacilles acido-résistants); l'examen direct de l'urine n'a d'importance que lorsqu'il est contrôlé par l'inoculation au cobaye. Il est même possible que la présence de bacille tuberculeux dans l'urine ne permette pas de préjuger d'une lésion rénale, mais simplement d'une tuberculose quelconque avec bacillurie. Enfin, nous pouvons signaler l'existence de *lithiase rénale* qui serait en rapport avec la suralimentation des tuberculeux.

b) Néphrites tuberculeuses. — On peut rencontrer toutes les formes de néphrites :

α) *Néphrite aiguë.* — Elle débute brusquement par des douleurs lombaires, de la bouffissure de la face, de l'œdème des membres inférieurs, une grosse albuminurie. Cette néphrite aiguë présente deux caractères assez particuliers : l'*hématurie* et la *polyurie*. Son pronostic est toujours très réservé.

β) *Néphrite chronique.* — On retrouve ici les trois types classiques de la néphrite chronique de Castaigne.

Néphrite albumineuse simple. — Décrite sous le nom de polyurie prétuberculeuse avec hypotension, albuminurie intermittente, matutinale phosphaturique; le sujet est pâle, amaigri ;

Néphrite hydropigène. — Avec œdèmes multiples, oligurie, grosse albuminurie, perméabilité rénale augmentée. Son pronostic est beaucoup plus grave que pour la néphrite hydropigène ordinaire. Elle évolue très rapidement en quelques mois vers la mort ;

Néphrite urémigène. — Elle se caractérise par sa tendance aux hématuries et l'évolution spéciale des accidents urémiques qui la terminent; ils apparaissent soit sous forme dyspnéique, soit sous forme intestinale. Rarement il s'agit de forme nerveuse et dans ce cas on constate du coma ou du délire, *exceptionnellement* des convulsions.

B) **Tuberculose rénale.** — *Pathogénie.* — Le bacille de Koch peut infecter le rein par diverses voies :

1° *Voie lymphatique.* — Il s'agirait là de faits rares dus à la propagation au rein d'un mal de Pott ou d'une tuberculose viscérale voisine. Bernard et Salomon ont cependant reproduit expérimentalement cette infection par

les lymphatiques en pratiquant des inoculations sous-cutanées ou intrapéri-
tonéales ; ils auraient ainsi obtenu une véritable néphrite interstitielle
tuberculeuse, simple le plus souvent, mêlée rarement de quelques follicules.
Ce seraient là de véritables formes de transition entre la tuberculose rénale
proprement dite et les néphrites des tuberculeux ;

2° *Voie ascendante*. — Le rein serait infecté par les bacilles venus de la
vessie et de l'uretère, mais la vessie est souvent saine dans la tuberculose du
rein. Aussi ce mode d'infection, démontré par Guyon et Albarran, est-il rare.
On ne le reproduit expérimentalement qu'en employant des techniques spéciales. Il peut se faire secondairement une infection du rein par voie vasculaire ;

3° *Voie descendante*. — Le bacille arrive par la voie sanguine. C'est de
beaucoup le mode d'infection le plus fréquent. Ce serait même le seul pour
Jousset : d'où la conclusion, pour cet auteur, que la tuberculose rénale est
forcément secondaire. Bernard et Salomon ont réalisé expérimentalement
les formes hématogènes de la tuberculose rénale. L'inoculation intra-arté-
rielle donnerait lieu à la néphrite tuberculose folliculaire typique ; l'inoculation intra-veineuse, à des lésions de même type mais beaucoup plus discrètes.

Lésions. — La lésion siège ordinairement à *droite* ; elle est, en effet, fréquemment *unilatérale*. Lancereaux admet que la tuberculose hématogène
donne lieu à la forme granulique ; la tuberculose ascendante, aux formes
d'abcès et de pyonéphroses : en réalité cette dualité anatomo-pathogénique
n'est pas si tranchée. Nous décrirons des formes multiples ;

1° *Tuberculose miliaire*. — Cette forme est souvent bilatérale, mais pas
toujours ; notamment en ce qui concerne la tuberculose miliaire discrète
d'Albarran. Les granulations sont souvent difficiles à voir, ce qui fait que de
prime abord le rein macroscopiquement semble sain. Elles criblent tout
l'organe comme des grains de plomb, de la grosseur d'une tête d'épingle,
jaunâtres ; elles sont surtout abondantes dans la substance corticale. sous
forme de stries grisâtres, suivant le trajet des vaisseaux ; elles peuvent
occuper un segment de tubes contournés ou de glomérules.

2° *Infiltration tuberculeuse*. — Elle se présente sous des aspects variés :

a) *Infiltration nodulaire*. — Ce sont des masses gris jaunâtre arrondies,
faisant parfois saillie à la surface de l'organe. Celui-ci est bosselé, lisse.
fluctuant par place. Ces nodules sont les uns caséeux, les autres durs. Ils
finissent par aboutir à la formation de l'abcès froid intrarénal ;

b) *Pyélonéphrite tuberculeuse*. — Elle peut être due à deux causes :

α) Rupture des abcès froids précédents, à la suite d'une vomique rénale.
La paroi de la poche est ulcérée, irrégulière ;

β) Évolution ascendante. Bassinet et calices ne forment qu'une même
grande excavation.

Si l'urètre reste perméable et élargi, le rein augmente peu de volume.
Mais l'urètre est-il *rétréci*, ce qui est le plus fréquent, on voit survenir de la
pyonéphrose ;

c) *Hydronéphrose*. — Cette forme est rare ; dans ce cas l'uretère est oblitéré. Il existe une coque fibreuse à cloisons incomplètes ; dans le liquide

qui la remplit, le bacille de Koch est difficilement retrouvé, mais son inoculation est positive;

d) *Dégénérescence massive.* — Le rein présente alors un aspect tout à fait particulier.

L'organe est formé par une membrane mince renfermant une masse blanchâtre, amorphe, solide, semblable à du mastic de vitrier, incomplètement divisée par de minces cloisons. Il existe toujours une oblitération complète de l'uretère (Tuffier);

e) *Rein polykystique.* — Forme rare décrite par Curtis et Carlier.

Lésions accessoires. — Nous signalerons simplement les inflammations de l'atmosphère péri-rénale, péri-néphrite, fibro-lipomateuse, fongueuse, phlegmoneuse, abcès froid, la tuberculose secondaire de l'uretère et de la vessie, de l'appareil génital de l'homme; la tuberculose génitale secondaire de la femme est très rare. Quant à l'autre rein, souvent indemne de tuberculose, comme nous l'avons vu plus haut, il peut être le siège de pyélonéphrite banale, d'hypertrophie compensatrice ou de lésions de néphrite vulgaire. Notons simplement les lésions dues à l'infection urinaire surajoutée.

Histogenèse. — Le bacille de Koch provoque dans le rein des lésions histologiques d'espèce différente (Bernard et Salomon), et on aurait tort de considérer les tubercules folliculaires comme l'unique expression anatomique de la tuberculisation de l'organe. Il peut s'agir de formations folliculaires atypiques (rareté de la cellule géante, follicules *purement épithélioïdes* très fréquents, nodules exclusivement lymphocytaires) ou même d'une *simple infiltration* embryonnaire insterstitielle pouvant aboutir à la sclérose. Toutes ces formes histologiques révèlent leur nature tuberculeuse par la présence à leur niveau du bacille de Koch. Bien plus, le bacille de Koch réaliserait de véritables altérations dégénératives épithéliales. Il agirait sur le rein par son *éthéro-bacilline*, dont nous avons vu plus haut les propriétés caséeuses.

On a longuement discuté sur l'histogenèse du tubercule rénal : Borrel admet que l'épithélium ne joue aucun rôle actif dans sa production; Baumgartner pensait, au contraire, que la prolifération des cellules fixes du rein est le processus prédominant. Salomon croit que les divers éléments du parenchyme sont susceptibles de réagir au même titre que les éléments lymphatiques exogènes pour fournir les parties constitutives de la néoplasie.

Le bacille de Koch foisonne dans la tuberculose miliaire, il est très difficile à voir dans la forme ulcéro-caséeuse chronique; on le retrouve dans la zone circonscrivant les cavernes sous forme d'amas pseudo-actinomycosique.

La conclusion pratique de ces recherches réside surtout dans ce fait que, si le processus de guérison des tubercules du rein n'est pas impossible, il ne semble pas être l'évolution habituelle de la lésion, qui a une tendance bien plus progressive (caséification, infiltration diffuse) que régressive (sclérose), d'où l'indication de toujours intervenir en cas de tuberculose rénale opérable : unilatérale et au début.

Étiologie. — La tuberculose rénale serait fréquente. Tamayo admet que les reins des phtisiques renferment des granulations dans le quart des cas. Mais ces altérations restent souvent silencieuses. Il en est tout autrement des formes dites chirurgicales à syndrome clinique retentissant; mais ces dernières sont relativement rares; elles surviennent surtout dans l'âge moyen de la vie, plus fréquemment chez la femme. Toujours secondaires pour Jousset, elles pourraient être primitives pour Tuffier et Albarran.

Symptômes. — **I. Tuberculose miliaire aiguë.** — La détermination rénale ne donne lieu à aucun symptôme; nous signalerons cependant l'importance des hématuries comme un signe révélateur.

II. Tuberculose infiltrée ou chirurgicale. — L'affection reste latente pendant longtemps et le symptôme initial peut être de la pollakiurie ou de la polyurie claire survenant par accès avec douleurs vésicales, une vomique rénale, une hématurie abondante spontanée et répétée, rarement la tumeur rénale.

A la période d'état nous distinguerons :

1° *Symptômes fonctionnels.* — Il en existe *trois capitaux.* — La *douleur.* Elle est unilatérale sous forme de simple pesanteur, *spontanée*, capricieuse dans son apparition, non influencée par les mouvements, augmentée par les règles, les repas; elle peut se présenter sous forme intermittente et simule la colique néphrétique. La douleur *provoquée* est constante, mais peu accusée;

Les *troubles vésicaux.* — La *fréquence* des mictions est un signe constant; de plus, celles-ci sont *douloureuses* (réflexe réno-vésical, infection secondaire, cystite tuberculeuse). Albarran insiste sur l'importance de cette cystite par irritation fréquente au début de la tuberculose rénale. Elle se différencie de la cystite tuberculeuse en ce que la capacité de la vessie est peu ou pas diminuée malgré la pollakiurie;

L'*état des urines.* — Au début, elles sont abondantes, claires et limpides. Plus tard elles diminuent de quantité du côté atteint. Les deux symptômes les plus importants tirés de leur examen sont l'*hématurie* et la *pyurie*;

L'*hématurie* est fréquente surtout dans les premiers temps. Brissaud la compare aux hémoptysies de la tuberculose pulmonaire; elle survient sans cause, elle est peu abondante et non douloureuse, les urines renferment fréquemment de petits caillots;

La *pyurie* est constante à une période avancée. Les urines sont uniformément troubles, acides. Au repos, elles laissent déposer une purée grisâtre striée de rouge, le liquide surnageant est toujours d'un louche plus ou moins opaque. Cette pyurie est *spontanée, durable, peu odorante*, les urines renferment peu d'*albumine*. Elles ne contiennent souvent *aucun microbe*, le bacille de Koch est difficile à retrouver (rechercher toujours dans des urines fraîches), il faut répéter les examens, recourir à l'inoculation aux animaux, à l'inoscopie, etc. La bacillurie pourrait exister en dehors de la tuberculose rénale, aussi n'a-t-elle de valeur que lorsqu'elle coexiste avec la pyurie;

2° *Signes physiques*. — La palpation du rein, faite suivant les procédés classiques, montre qu'il est augmenté de volume, la *tumeur* est dure, mais souvent difficile à percevoir. Le cathétérisme urétéral, la cystoscopie, la division des urines peuvent donner de bons renseignements ;

5° *Symptômes généraux*. — Ils sont *nuls pendant longtemps*, puis à la longue l'amaigrissement, la cachexie, la fièvre à type vespéral, les sueurs nocturnes, les diarrhées incoercibles font leur apparition et dénotent souvent une tuberculose généralisée.

Formes cliniques. — On a signalé des formes frustes se révélant par l'unique symptôme douleur : des formes anormales sous forme de colique néphrétique, de vomique rénale ou d'hématurie brusque.

Marche. Complications. — La marche de l'affection est lente ; Tuffier distingue deux périodes ; l'une de tuberculose rénale, proprement dite de longue durée ; l'autre, de pyélonéphrite tuberculeuse. Les malades meurent plutôt de cachexie que d'urémie. La guérison spontanée est possible, mais exceptionnelle ; on ne doit pas y compter ; par contre, *la guérison est fréquente si une intervention chirurgicale radicale est faite en temps opportun*. On peut voir survenir des complications au cours de l'affection, telles que : abcès froid périrénal, psoïtis, abcès de la fosse iliaque, tuberculose vésicale, etc.

Diagnostic. — « Polyurie limpide, pyurie spontanée et persistante, hématuries légères, répétées, capricieuses, mictions fréquentes, le tout chez un malade jeune, pâle, affaibli, implique l'idée de tuberculose urinaire. » (Tuffier.)

On a voulu donner des signes spéciaux à la tuberculose rénale : telle, par exemple, la présence de leucocytes polynucléés vacuolaires, déformés ; ils n'ont rien de pathognomonique ; la recherche de l'hypotension artérielle a plus de valeur ; nous avons dit ce qu'on devait penser de la bacillurie ; pour Albarran, elle n'aurait de valeur que lorsqu'elle existe avec de la pyurie ; la recherche de la séro-agglutination aurait une signification pronostique pour Teissier ; lorsqu'elle coexiste avec une tension normale ou légèrement surélevée et une oculo-réaction modérée, elle conduirait à une intervention chirurgicale. Enfin, les chirurgiens ont préconisé l'étude de l'orifice des uretères par la cystoscopie ; cette recherche permettrait à la fois d'établir le diagnostic de tuberculose rénale et montrerait sa localisation exacte : l'existence d'œdème avec élargissement de l'orifice urétéral, en cratère ou avec tumeur polypoïde d'ulcérations, de nodosités, d'arborisations vasculaires, aurait une véritable valeur diagnostique.

La forme hématurique doit être différenciée du néoplasme et du calcul ; la forme pyurique, de la lithiase rénale infectée et des pyonéphroses banales. Lorsque la tumeur existe seule, ce qui est rare, le diagnostic est très délicat. Le diagnostic de la tuberculose rénale étant posé, il faudra reconnaître : 1° quel est le siège exact de la lésion : siège de la douleur (parfois douleur réflexe dans le rein opposé), recherche des points douloureux urétéraux, tumeur rénale, cystoscopie, cathétérisme urétéral, division des urines, etc. ; 2° l'état du rein opposé : bleu de méthylène (Bazy), cathétérisme urétéral et polyurie expérimentale (Albarran).

Traitement. — Le **traitement médical** peut à lui seul amener des améliorations très notables : hygiène des tuberculeux, suralimentation, séjour à Arcachon, Salins, Salies, Biarritz.

L'apparition de l'albuminurie chez un tuberculeux ne doit pas entraîner la cessation de l'alimentation et la prescription du régime lacté. La perméabilité rénale est souvent conservée dans la tuberculose rénale, l'alimentation est ordinairement sans influence sur le taux de l'albumine. Il faudra du reste, comme dans toute néphrite (V. Néphrites aiguës), tâter la susceptibilité individuelle de son malade et lui établir son régime, qui peut être différent de celui d'un autre malade atteint de la même affection.

Le **traitement chirurgical** peut amener une guérison radicale lorsque l'ablation totale du foyer est possible, et que le rein du côté opposé est sain. Il peut être, d'autre part, indiqué par l'apparition de certains symptômes : hématurie abondante, accidents d'infection secondaire. L'intervention devra toujours être *précoce*. Les seules contre-indications sont : une lésion tuberculeuse bilatérale (l'existence d'une néphrite simple, légère de l'autre rein ne serait pas une contre-indication); une insuffisance du rein réputé sain, un rein unique, un état général mauvais. La coexistence de tuberculose pulmonaire ou de cystite tuberculeuse ne serait pas une contre-indication opératoire.

La *néphrotomie*, la *néphrectomie* (v. c. m.) totale ou partielle par voie lombaire sont les deux opérations à discuter.

En cas de pyonéphroses tuberculeuses, l'indication est d'opérer; mais quelle opération choisir? La néphrotomie sera pratiquée si le rein malade présente des adhérences très étendues, si le rein opposé n'est pas sain, s'il existe des lésions pulmonaires ou vésicales avancées, si l'état général est mauvais; il ne faut pas trop se laisser influencer par cette dernière considération. Albarran signale les bons effets de la néphrectomie précoce sur l'évolution de la tuberculose pulmonaire et de la cystite tuberculeuse concomitante. Dans certains cas, la néphrectomie secondaire donne de bons résultats, si elle est faite hâtivement; lorsque l'on n'est pas sûr de l'état du rein opposé, il vaudra mieux commencer par la néphrotomie et recourir ensuite à la néphrectomie (J. Albarran).

En dehors de ces indications spéciales, la *néphrectomie est le procédé de choix*. L'état du rein opposé est d'une importance capitale pour poser l'indication opératoire (possibilité de rein unique — de néphrite bien avancée du rein réputé sain.)

En cas de tuberculose rénale sans rétention, si on intervient, la seule opération rationnelle est la néphrectomie. Elle est tout à fait indiquée en cas d'hématuries graves ou de douleurs très vives; pourvu que les considérations précédemment indiquées comme nécessaires pour la possibilité d'une intervention radicale soient remplies.

Dans la tuberculose infiltrée unilatérale, plus leur intervention sera précoce, plus la guérison sera probable et durable.

L'avenir des néphrectomisés pour tuberculose rénale unilatérale a fait le sujet de travaux récents; la guérison définitive ne pourra être affirmée qu'après clarification des urines, et leur asepsie démontrée par des inocu-

lations répétées ; on devra également s'assurer de la présence possible
d'albumine tenant à la néphrite du rein du côté opposé. Si les urines
redeviennent normales, il semble qu'on ne soit pas en droit d'interdire le
mariage aux femmes qui ont subi la néphrectomie pour la tuberculose
rénale unilatérale.   *F. RATHERY.*

RENTES AUX BLESSÉS ASSUJETTIS A LA LOI DE 1898. — La loi de 1898 sur
les accidents du travail assure à l'ouvrier atteint d'incapacité permanente
totale (par abréviation : I. P. T.) une rente égale aux deux tiers de son
salaire annuel; en cas d'incapacité permanente partielle (I. P. P.) la pension correspond à la moitié de la réduction du salaire (V. Incapacités).

Dans l'hypothèse d'une infirmité légère, la rente calculée, par exemple,
d'après une réduction de capacité de 10 pour 100, chez un ouvrier gagnant
1800 fr. par an, représente une somme de 90 fr. ce qui fait 22 fr. 50 par trimestre. Presque toujours le blessé préférerait recevoir le capital correspondant (environ 1700 fr. dans le cas cité, chez un ouvrier de 30 ans) qui lui
permettrait de « se retourner » et d'attendre une place dans un atelier. C'est
dans ce but que le législateur a permis le rachat des rentes inférieures
à 100 fr. (art. 21 de la loi de 1898).

De plus, pour secourir plus efficacement certains blessés, la loi leur
permet de demander, lors du règlement définitif de la rente viagère, après
l'expiration du délai de revision (3 ans), que le quart au plus du capital
nécessaire à l'établissement de cette rente leur soit attribué en espèces
(art. 9 de la loi de 1898).

De ces dispositions législatives résultent les conséquences suivantes :
lorsqu'un blessé jeune garde de son accident une infirmité légère, la discussion ne s'engage pas, devant le président du Tribunal, sur le chiffre de
l'incapacité, mais sur la somme que touchera le sinistré s'il obtient de l'assureur le rachat de sa pension. Et l'évaluation des petites lésions est tellement arbitraire, que le médecin croit bon de s'éclairer en recherchant quel
capital correspond à une réduction de salaire de 3, 4, 6, 10 pour 100.

Nous avons même conseillé avec Brissaud, en étudiant les névroses
traumatiques (v. c. m.), dans l'intérêt du blessé et du patron, d'assimiler les
accidents hystériques à des I. P. P. de faible degré, afin que le sinistré
puisse toucher une indemnité et se remettre au travail, affranchi de
préoccupations procédurières.

Aussi ai-je tenu à donner ici les chiffres qui permettent de calculer rapidement le prix de rachat des petites rentes.

Avant d'indiquer la façon d'utiliser les barèmes reproduits plus loin,
est nécessaire de connaître les points suivants concernant l'application de
l'article 21 de la loi de 1898 :

1° La rente ne peut être rachetée que si elle est inférieure à 100 fr. ;

2° Le rachat n'est permis que si le titulaire est majeur. C'est pourquoi je
n'ai donné le prix de 1 fr. de rente qu'à partir de l'âge de 21 ans;

3° La conversion de la rente en capital nécessite l'accord des parties. Le
blessé ne peut l'exiger et l'assureur ne peut le lui imposer;

4° Le rachat ne peut avoir lieu qu'après fixation du chiffre de la rente, soit par accord devant le président du Tribunal, soit par jugement ou arrêt;

5° La conversion de la pension peut être décidée aussitôt après l'accord fait en séance de conciliation devant le président ou après le jugement qui en fixe le chiffre, sans attendre l'expiration du délai de revision;

6° Cette conversion n'empêche pas les parties de demander la revision, dans les cas (aggravation ou atténuation de l'infirmité) et dans les délais prévus par la loi (5 ans à partir de l'accord ou du jugement définitif);

7° La conversion de la rente peut être consentie postérieurement au délai de revision.

Voyons maintenant comment on doit calculer le chiffre de la rente d'abord, le capital de rachat ensuite.

A) **Calcul du chiffre de la rente**. — Soit un blessé de 50 ans, dont le salaire annuel atteint 1785 fr.; l'expert évalue sa réduction de capacité à 6 pour 100.

Cela veut dire que le sinistré subira une perte de 6 fr. sur chaque centaine de francs de salaire. Sur 1 fr. de salaire il perdra 100 fois moins, soit $\frac{6}{100}$ et sur 1785, il perdra 1785 fois plus, c'est-à-dire $\frac{6 \times 1785}{100} = 107$ fr. 10 Comme la rente correspond à la moitié de la réduction de salaire, elle se monte, dans le cas présent, à 53 fr. 55.

B) **Calcul du capital de rachat**. — Supposons qu'au lieu de recevoir 13 fr. par trimestre, le sinistré préfère toucher le capital correspondant.

La loi de 1898 précise que ce capital doit être calculé d'après un tarif établi par la Caisse nationale des retraites, tarif qui tient compte de la mortalité des victimes d'accidents et de leurs ayants droit (art. 21 et 28).

Ce tarif, publié au *Journal officiel* du 9 novembre 1904, nécessite des calculs assez compliqués, car il donne seulement le prix de 1 fr. de rente chez les sujets de tout âge entièrement sains ou totalement invalides.

Dans le but d'éviter ces calculs, Cottin a publié un barème qui donne le prix de 1 fr. de rente pour les sujets âgés de 12 à 70 ans, atteints de toutes les incapacités intermédiaires entre 0 et 100 et à des intervalles de trois mois pendant les 5 années consécutives à l'accident. J'emprunte les chiffres suivants aux tableaux de Cottin : ils se rapportent à des blessés dont l'accident remonte à moins de trois mois.

Voici comment on utilise ce barème :

Chez le blessé précédemment choisi comme exemple, âgé de 50 ans, dont le salaire annuel est de 1785 fr., atteint d'I. P. P. de 6 pour 100, la rente est de $\frac{6 \times 1785}{100} = \frac{107,10}{2} = 53$ fr. 55.

Cherchons dans la dernière colonne du premier tableau le prix de 1 fr. de rente chez un homme de 50 ans atteint d'une I. P. P. de 6 pour 100.

Nous trouvons qu'il est de 19 fr. 7263.

Il suffit de multiplier ce chiffre par le montant de la rente pour connaître le capital de rachat : $19,7263 \times 53 = 1045$ fr. 49.

Dans les barèmes suivants, les chiffres de la première colonne horizontale représentent le prix de 1 fr. de rente chez un sujet sain (conjoint et ascendants des victimes).

Prix de 1 franc de rente
pour un ouvrier atteint d'incapacité permanente partielle.

Degré d'incapacité. 0/0	Age au moment de l'accident.									
	21 ans.	22 ans.	23 ans.	24 ans.	25 ans.	26 ans.	27 ans.	28 ans.	29 ans.	30 ans.
0	21,4809	21,3452	21,2054	21,0577	20,9007	20,7532	20,5560	20,3669	20,1705	19,9666
1	4351	3004	1616	0148	8588	6916	5138	3260	1300	9265
2	3894	2556	1177	20,9719	8168	6500	4725	2852	0896	8865
3	3436	2108	0739	9290	7749	6084	4313	2443	0491	8464
4	2978	1660	0300	8862	7330	5668	3900	2034	0086	8064
5	2521	1212	20,9862	8433	6910	5252	3488	1626	19,9682	7663
6	2063	0764	9424	8004	6491	4836	3076	1217	9277	7263
7	1605	0316	8985	7575	6072	4420	2663	0809	8872	6862
8	1148	20,9868	8547	7146	5652	4004	2251	0400	8468	6462
9	0690	9421	8108	6717	5233	3588	1838	19,9991	8063	6061
10	0252	8973	7670	6288	4813	3172	1426	9583	7658	5660
15	20,7944	6733	5478	4144	2717	1092	19,9364	7540	5635	3658
20	5656	4493	3286	2000	0620	19,9013	7302	5496	3612	1655
25	3367	2253	1094	19,9855	19,8523	6933	5240	3453	1589	18,9652

Prix de 1 franc de rente
pour un ouvrier atteint d'incapacité permanente partielle.

Degré d'incapacité. 0/0	Age de la victime au moment de l'accident.									
	31 ans.	32 ans.	33 ans.	34 ans.	35 ans.	36 ans.	37 ans.	38 ans.	39 ans.	40 ans.
0	19,7558	19,5380	19,3128	19,0797	18,8385	18,5892	18,3324	18,0684	17,7983	17,5222
1	7162	4988	2741	0414	8007	5516	2951	0313	7615	4855
2	6765	4596	2353	0032	7630	5141	2577	17,9943	7247	4492
3	6369	4204	1966	18,9649	7252	4765	2204	9572	6879	4127
4	5973	3813	1579	9267	6874	4390	1831	9201	6511	3762
5	5577	3421	1192	8884	6497	4014	1458	8830	6143	3397
6	5180	3029	0804	8502	6111	3638	1084	8460	5775	3032
7	4784	2637	0417	8119	5741	3265	0711	8089	5407	2667
8	4388	2245	0030	7737	5364	2887	0338	7718	5039	2302
9	3992	1853	18,9642	7354	4986	2512	17,9965	7348	4671	1937
10	3595	1461	9255	6971	4608	2136	9591	6977	4303	1572
15	1614	18,9502	7319	5059	2720	0258	7725	5123	2463	16,9747
20	18,9633	7543	5382	3146	0832	17,8380	5859	3270	0623	7921
25	7652	5584	3446	1233	17,8943	6502	3992	1416	16,8783	6096

Prix de 1 franc de rente
pour un ouvrier atteint d'incapacité permanente partielle.

Degré d'incapacité. 0/0	Age de la victime au moment de l'accident.									
	41 ans.	42 ans.	43 ans.	44 ans.	45 ans.	46 ans.	47 ans.	48 ans.	49 ans.	50 ans.
0	17,2599	16,9510	16,6546	16,3505	16,0385	15,7195	15,3943	15,0653	14,7339	14,4014
1	2037	9151	6191	3154	0038	6850	3605	0320	7011	3691
2	1675	8793	5836	2803	15,9691	6508	3267	14,9986	6682	3367
3	1313	8434	5481	2452	9344	6165	2929	9653	6354	3044
4	0952	8076	5126	2101	8997	5822	2590	9319	6025	2720
5	0590	7717	4771	1749	8650	5480	2252	8986	5697	2397
6	0228	7359	4416	1398	8303	5137	1914	8655	5368	2073
7	16,9866	7000	4062	1047	7956	4794	1576	8319	5040	1750
8	9504	6642	3707	0696	7609	4451	1238	7986	4711	1426
9	9142	6283	3352	0345	7262	4109	0900	7652	4383	1103
10	8780	5925	2997	15,9994	6915	3766	0562	7319	4054	0780
15	6971	4152	1222	8258	5180	2053	14,8871	5652	2412	13,9162
20	5162	2340	15,9448	6483	3445	0339	7180	3985	0770	7345
25	3352	0547	7673	4727	1710	14,8626	5400	2318	13,9127	5928

Prix de 1 franc de rente
pour un ouvrier atteint d'incapacité permanente partielle.

Degré d'incapacité. 0/0	Age de la victime au moment de l'accident.									
	51 ans.	52 ans.	53 ans.	54 ans.	55 ans.	56 ans.	57 ans.	58 ans.	59 ans.	60 ans.
0	14,0686	13,7354	13,4007	13,0641	12,7244	12,3810	12,0337	11,6826	11,5276	10,9690
1	0368	7041	3699	0339	6948	3520	0053	6548	3005	9425
2	0049	6728	3392	0037	6651	3229	11,9768	6270	2733	9161
3	13,9731	6415	3084	12,9735	6355	2939	9484	5992	2462	8896
4	9413	6102	2777	9433	6059	2648	9200	5714	2190	8631
5	9095	5789	2469	9131	5762	2358	8916	5436	1919	8366
6	8776	5476	2161	8829	5466	2067	8631	5158	1647	8102
7	8458	5163	1854	8527	5170	1777	8347	4880	1376	7837
8	8140	4850	1546	8224	4873	1486	8063	4602	1104	7572
9	7822	4537	1238	7922	4577	1196	7778	4324	0833	7307
10	7503	4224	0931	7620	4281	0905	7494	4046	0561	7043
15	5912	2659	12,9393	6110	2799	11,9453	6073	2656	10,9204	5719
20	4321	1094	7855	4600	1317	8001	4651	1266	7846	4395
25	2729	12,9529	6316	3089	11,9836	6549	3230	10,9876	6489	3071

Prix de 1 franc de rente
pour un ouvrier atteint d'incapacité permanente partielle.

Degré d'incapacité. 0/0	Age de la victime au moment de l'accident.									
	61 ans.	62 ans.	63 ans.	64 ans.	65 ans.	66 ans.	67 ans.	68 ans.	69 ans.	70 ans.
0	10,6074	10,2430	9.8768	9,5099	9,1431	8,7781	8,4164	8,0587	7,7059	7,3593
1	5816	0179	8525	4863	1202	7560	3951	0381	6861	3403
2	5558	1929	8281	4627	0974	7539	3737	0176	6663	3212
3	5300	1678	8038	4391	0745	7118	3524	7,9970	6465	3022
4	5043	1427	7794	4155	0517	6897	3311	9765	6267	2832
5	4785	1176	7551	3919	0288	6676	3098	9559	6069	2641
6	4527	0926	7307	3683	0060	6455	2884	9353	5871	2451
7	4269	0675	7064	3447	8,9851	6255	2671	9148	5673	2261
8	4011	0424	6820	3210	9603	6014	2458	8942	5475	2070
9	3753	0173	6577	2974	9374	5793	2244	8736	5277	1880
10	3496	9,9923	6333	2758	9146	5572	2031	8531	5079	1689
15	2206	8669	5116	1558	8003	4467	0965	7505	4090	0738
20	0917	7415	3898	0378	6860	3563	7,9898	6475	3100	6,9786
25	9.9628	6161	2681	8,9197	5717	2258	8832	5446	2110	8834

J'attire l'attention sur les trois points suivants : 1° on doit toujours chercher le prix de 1 fr. de rente dans la colonne horizontale correspondant à *la réduction de capacité évaluée par l'expert* (dans l'exemple précédent, celle-ci est de 6 pour 100) *et non dans celle qui correspond à la moitié de cette réduction* ;

2° On doit ensuite multiplier le chiffre ainsi obtenu par le montant de la rente que toucherait le sinistré s'il n'en obtenait pas le rachat (55 fr. dans l'exemple précédent) ;

3° Le prix de rachat diminue légèrement au fur et à mesure que le temps écoulé depuis l'accident augmente. C'est ainsi que chez notre blessé de 50 ans, le capital de rachat de 1 fr. de rente qui est de 19 fr. 7265 durant les trois mois postérieurs à l'accident n'est plus que de 19 fr. 2805 trois ans après le sinistre. De sorte qu'à ce moment, la somme correspondant au rachat de la rente n'est plus que de 1021 au lieu de 1045 fr. [V. Accidents du travail, Blessures (Aggravation volontaire), Certificats médico-

LÉGAUX, BLESSURES (CONSOLIDATION), EXPERTISE MÉDICO-LÉGALE, HONORAIRES MÉDICAUX, INCAPACITÉS (ÉVALUATION), NÉVROSES TRAUMATIQUES, PROFESSIONS ASSUJETTIES, SIMULATION, SINISTROSE].   *ÉMILE JEANBRAU.*

RÉSORCINE. — La résorcine ou métadioxybenzine est douée de propriétés antiseptiques comparables à celles du phénol. On doit considérer comme dangereuses les doses de 6 à 8 gr. et l'usage de ce médicament doit se réduire au lavage des cavités naturelles et aux applications externes.

Solution pour injections urétrales.

Résorcine . . . . 2 à 5 grammes.
Eau distillée . . . . . 150 —
2 à 3 injections par jour.

Gargarisme.

Résorcine . . . . . . 5 grammes.
Glycérine . . . . 20 —
Eau . . . . 150 —
Deux cuillerées à bouche de cette solution dans un demi-verre d'eau chaude pour gargarismes répétés 3 ou 4 fois par jour (Angines chroniques diffuses).

Huile résorcinée (antisepsie nasale).

Résorcine . . . . 5 grammes.
Menthol . . . . 50 centigr.
Huile d'amandes douces
   stérilisée . . . . . . 95 grammes.

Pommade.

Résorcine . . . . . . } āā 4 grammes.
Oxyde de zinc . . . . }
Vaseline . . . . 50 —
Pityriasis du cuir chevelu.

Mixture.

Résorcine . . . . 2 grammes.
Chloral . . . . 4 —
Alcoolat de lavande. . 200 —
(En lotions, séborrhée).

Collodion.

Résorcine . . . . 1 gramme.
Ichtyol . . . . 2 grammes.
Collodion riciné . . . . 20 —

                                    E. F.

RESPONSABILITÉ DES ALIÉNÉS EN MATIÈRE CRIMINELLE ET CIVILE. — « Il n'y a ni crime ni délit lorsque le prévenu était en état de démence au temps de l'action ou lorsqu'il a été contraint par une force à laquelle il n'a pu résister. » (Art. 64 du Code pénal.) Cet article est impératif. Tout aliéné (car ici le mot démence est synonyme d'aliénation mentale) est irresponsable des actes délictueux ou criminels qu'il peut commettre. Mais en pratique la question se complique par le fait qu'on admet une *responsabilité limitée, atténuée, incomplète, partielle.* Les juges et le jury n'acceptent guère, en effet, d'emblée l'irresponsabilité entière que si la folie est patente. De plus, si la démence *anéantit* le crime (Cassation, 1ᵉʳ mars 1855), on ne peut, par contre, admettre comme moyen justificatif le fait que le prévenu ne jouissait pas de ses facultés intellectuelles qu'autant que ce fait est établi par une preuve légale (Cassation, 15 mars 1865). Le médecin expert aura donc à démontrer que la démence était manifeste au moment du délit. Pour les actes commis dans les intervalles lucides de folies périodiques la jurisprudence varie. C'est surtout dans ces cas (ainsi que pour l'épilepsie) qu'on a admis une responsabilité *partielle* d'après laquelle un individu peut être considéré comme responsable dans certaines circonstances et non dans d'autres : cette théorie (Brierre et Boismont) n'est plus adoptée aujourd'hui (Falret, Vallon) et l'on n'invoque plus que la responsabilité *atténuée.*

L'aliéné ayant été l'objet d'un non-lieu ou d'un acquittement est à la disposition de l'autorité administrative qui peut l'interner d'office. Trop fréquemment cette mesure de sûreté publique n'est pas prise. Aucun article de loi n'oblige les préfets à intervenir. Mais l'expert peut énoncer en conclusion de son rapport la nécessité de l'internement, quand il le jugera indiqué.

Pour la responsabilité atténuée, il n'y a pas d'article de loi y faisant allusion. Elle découle uniquement des faits de la cause et elle est entrée dans la pratique par la force des choses. S'il est évident, en effet, que l'aliénation mentale confirmée emporte l'irresponsabilité absolue, il est difficile de faire considérer par la justice comme inconscients maints individus placés à la frontière de la folie, comme certains hystériques, épileptiques, déséquilibrés, obsédés, neurasthéniques, débiles, alcooliques, morphinomanes et surtout fous moraux. Pour ces malades, le médecin se trouve obligé de dire que la responsabilité est atténuée, suivant l'expression consacrée (Vallon), dans une certaine ou dans une large mesure.

Il n'est pas facile d'indiquer sur quelles règles on se basait pour doser l'atténuation de la responsabilité. C'est là question d'espèce ; et l'expert ne peut, après avoir exposé médicalement les faits, que laisser aux juges le soin d'apprécier le degré de responsabilité.

Si l'aliéné n'est pas responsable, même civilement, des conséquences de sa faute (Cassation, 21 octobre 1901), *la responsabilité des parents ou des répondants* peut être engagée en cas de crime ou de délits commis par un aliéné, s'il est prouvé qu'ils n'ont pas pris les précautions nécessaires pour les éviter ; le praticien devra donc prévenir de ce fait les ayants droit au cas où l'état mental d'un malade peut faire prévoir de tels actes, et si les conditions où il se trouve placé ne permettent pas d'assurer une surveillance efficace. Il leur indiquera que la loi interdit de laisser vaguer l'aliéné (art. 475 du Code pénal, § 7). Il leur fera savoir qu'ils peuvent placer dans un asile (public ou privé) leur malade sans l'intervention de la police, toujours pénible à subir, et leur montrera l'avantage qu'il y a à prévenir cette intervention ; en effet (V. Aliénés), le malade placé *volontairement* (par la famille) peut être plus tard retiré sans aucune formalité ; le malade placé *d'office* (par mesure de police) ne peut sortir qu'après autorisation du préfet.

M. TRÉNEL.

RESPONSABILITÉ MÉDICALE. — Qu'entend-on au point de vue juridique par responsabilité ? — C'est l'obligation pour l'auteur d'un fait qui a causé un dommage de le réparer, soit envers sa victime en l'indemnisant : responsabilité civile ; soit envers la société en subissant certaines peines : responsabilité pénale.

L'article 1382 du Code civil dit : Tout fait quelconque de l'homme qui cause à autrui un dommage oblige celui par la faute duquel il est arrivé à le réparer.

Art. 1383. — Chacun est responsable du dommage qu'il a causé, non seulement par son fait, mais encore par sa *négligence* ou par son *imprudence*.

Art. 319. — Quiconque par maladresse, imprudence, inattention, négligence ou inobservation des règlements, aura commis involontairement un homicide ou en aura été involontairement la cause, sera puni d'un emprisonnement de trois mois à deux ans et d'une amende de 50 à 600 francs.

Art. 320. — S'il n'est résulté du défaut d'adresse ou de précautions que des blessures ou coups, le coupable sera puni de six jours à deux mois d'emprisonnement et d'une amende de 16 à 100 francs ou de l'une des peines seulement.

Les actes du médecin dépendent-ils, juridiquement, de cette doctrine générale de la responsabilité? La chose n'est pas douteuse. En 1834, l'Académie de médecine, sur le rapport du Dr Double, émettait bien cet avis que « les médecins et chirurgiens ne sont pas responsables des erreurs qu'ils pourraient commettre de bonne foi dans l'exercice de leur art. Les articles 1382 et 1383 du Code civil ne leur sont pas applicables dans ces cas ». Mais en 1835, à propos de l'affaire Thouret-Noroy, le procureur général Dupin répondait par la négative à cette affirmation de l'Académie et établissait ainsi qu'il suit la jurisprudence qui n'a cessé d'inspirer les tribunaux.

Il distingue 2 cas : 1° lorsque les fautes du médecin n'ont rien de commun avec l'application des règles de l'art, il est évident qu'il doit en répondre devant la justice comme tout autre citoyen.

2° Il précise ensuite dans quelles conditions deviendront répréhensibles les manquements aux préceptes médicaux. « Il ne s'agit pas de savoir si tel traitement a été ordonné à propos ou mal à propos, s'il devait avoir des effets salutaires ou nuisibles, si tel autre n'aurait pas été préférable, si telle opération était ou non indispensable, s'il y a imprudence ou non à la hasarder, adresse ou malhabileté à l'exécuter, si avec tel ou tel instrument, d'après tel ou tel procédé, elle n'aurait pas réussi. Ce sont là des questions scientifiques à débattre entre docteurs et qui ne peuvent pas constituer des cas de responsabilité civile, ni tomber sous l'examen des tribunaux. Mais du moment que les faits reprochés aux médecins sortent de la classe de ceux qui, par leur nature, sont exclusivement réservés aux doutes et aux discussions de la science, du moment qu'ils se compliquent de *négligence*, de *légèreté* ou d'*ignorance* de choses qu'on devrait nécessairement savoir, la responsabilité de droit commun est encourue et la compétence de la justice est ouverte. Qu'un médecin ordonnance une potion, qu'il proportionne les éléments dont il la compose d'une manière plus ou moins salutaire, plus ou moins en harmonie avec le mal et avec le tempérament du malade, jusque-là il peut n'y avoir qu'un fait soumis aux discussions scientifiques des docteurs; mais qu'il prescrive une dose telle qu'elle a dû être infailliblement un poison (par exemple une dose d'émétique au lieu de 2 ou 3 grains), toute la responsabilité de ce fait retombe sur lui. »

En somme, la question telle qu'elle a été posée par le procureur général Dupin résume toute la théorie juridique admise par les tribunaux en matière de responsabilité médicale. Les médecins sont responsables civilement et pénalement dans des conditions qui ont été spécifiées encore en 1907 dans un jugement de la 9e chambre de police correctionnelle qui a acquitté le Dr Cormon.

1° La simple application de théories ou de méthodes sérieuses appartenant exclusivement au domaine de la science et de l'enseignement ne doit pas entraîner de responsabilité pénale.

2° L'inobservation des règles générales de *prudence* et de *bon sens* auxquelles est soumis l'exercice de toute profession, la négligence accentuée, l'inattention grave, l'impéritie inconciliable avec l'obtention du diplôme exigé du médecin pour qu'il soit autorisé à pratiquer son art, peuvent et doivent au contraire entraîner cette responsabilité.

En suivant la division des actes des médecins indiquée par Dupin, on peut voir que des condamnations ont été prononcées pour les faits suivants :

1° **Fautes par imprudence ou négligence dans l'exercice de la profession.**

Les tribunaux de Rennes et de Douai (16 mai 1882) ont condamné les chirurgiens qui opèrent en état d'ivresse.

Le tribunal de la Seine (27 juin 1901) déclare qu'il y a faute lorsque le médecin omet de vérifier le contenu d'un flacon d'anesthésique avant de l'employer.

A Alger, le 17 mars 1894, un chirurgien est condamné pour laisser administrer le chloroforme par une personne incapable d'en apprécier les effets sur le patient.

A Paris, 4 mars 1898, on déclare qu'il y a faute pour le médecin qui, dans un cas difficile, mettant son savoir en défaut, se dispense d'appeler un confrère en consultation.

Le tribunal de Brive, le 28 mars 1874, reconnaît la responsabilité du médecin qui, atteint d'un chancre du doigt, fait des accouchements.

Les tribunaux de Bourges et de la Seine (1902-1906) condamnent le médecin qui n'examine pas si le nourrisson n'est point atteint de maladies transmissibles, avant de le laisser mettre en nourrice.

Le tribunal de la Seine, 21 avril 1904, déclare en faute le médecin qui, sur son ordonnance, à la suite de la dose totale, écrit « pour une pilule n° 20 » voulant dire : « diviser la dose en vingt pilules » mais faisant croire au pharmacien qu'il faut faire vingt pilules à la dose totale.

Le tribunal de Caen (12 juillet 1898) déclare que le médecin qui omet sur son ordonnance d'indiquer le mode d'administration d'un médicament ou de mentionner la dose nécessaire d'un médicament très actif est responsable.

2° **Fautes par légèreté, ignorance, maladresse ou imprudence dans le diagnostic ou le traitement des maladies.** — Ce serait légèreté et imprudence de la part d'un médecin de pratiquer l'anesthésie sans le consentement du malade ou des ayants droit, père, tuteur ou mari, de pratiquer sans consentement l'exploration électrique ou la radiographie (tribunal de Narbonne, 28 mai 1905) ou d'inoculer un virus quelconque pour l'expérimentation et sous prétexte de traitement (Lyon, 1859) sans le consentement formel du malade.

La maladresse engage la responsabilité ; la Cour de Rouen, 1835, condamne le médecin qui, au cours d'une saignée a piqué l'artère humérale (affaire Thouret-Noroy).

L'administration de remèdes très actifs à des doses élevées est quelquefois considérée comme imprudence. Un médecin est déclaré responsable du décès d'une de ses clientes à qui il avait ordonné pour la première fois qu'elle en faisait usage une pilule de 1 milligr. d'aconitine (tribunal de Saint-Quentin, 1891).

Le chirurgien qui oublie un morceau de gaze ou un instrument dans le corps de l'opéré est responsable de légèreté. Les tribunaux vont même jusqu'à apprécier l'indication de tel ou tel procédé opératoire. En 1906, la cour d'Amiens réformait un jugement du tribunal de Château-Thierry qui disait qu'il était imprudent et disproportionné au résultat désiré de pratiquer l'anesthésie pour réduire une luxation de l'épaule.

En 1881, le tribunal du Puy condamnait un accoucheur pour homicide par imprudence. Il avait pratiqué l'embryotomie, sans avoir préalablement tenté la version dans un cas de présentation de l'épaule avec procidence du bras, alors qu'il n'y avait pas urgence.

Devant une pareille jurisprudence, les médecins sont obligés de reconnaître le principe légal de la responsabilité et de se rendre compte que, si autrefois les procès en responsabilité constituaient des faits exceptionnels, ils deviennent actuellement de plus en plus fréquents. Plus la médecine deviendra scientifique, plus les règles de l'art seront précises et nombreuses, plus les procès en responsabilité augmenteront. Il faut tenir compte aussi de l'éducation du public qui, autrefois, considérait la médecine comme une science purement conjecturale, de la concurrence médicale et de l'habileté des gens d'affaires qui engagent les procès. Devant cet état de choses, les médecins doivent se défendre avec énergie et faire valoir leurs droits. Ils se sont demandé, tout d'abord, si les juges étaient compétents pour apprécier ces questions. De même que les avocats ont un conseil de l'ordre, n'y aurait-il pas lieu d'établir des conseils médicaux qui donneraient aux tribunaux chargés d'appliquer la loi un avis qui serait obligatoirement suivi sur les questions professionnelles?

Brouardel fait remarquer que ces tribunaux n'inspireraient point confiance au public, comme tous les tribunaux d'exception. De plus, il redoute que les conseils médicaux se laissent influencer par des doctrines ou des rivalités d'école.

On peut faire les mêmes reproches aux experts nommés par les juges. Il est vrai que ceux-ci ne donnent qu'un avis qui peut être discuté par une expertise contradictoire et adopté ou non par des juges qui sont guidés par le simple bon sens. Quoique ces tribunaux spéciaux existent en Allemagne, en Autriche, en Hollande et en Luxembourg, j'opinerais pour ma part pour l'expertise contradictoire confiée, non pas à un ou deux experts, mais à une série d'experts, trois au moins pour chaque partie. Cette réforme s'accomplira lorsque sera votée par les Chambres la loi sur l'expertise contradictoire.

L'engagement écrit pris par le malade de ne pas se prévaloir des conséquences d'une intervention ou des fautes que le chirurgien pourrait commettre n'a pas de valeur juridique.

Perreau, dans ses éléments de jurisprudence médicale, indique « qu'il existe une jurisprudence absolument constante et d'origine très ancienne qui annule toute convention exonérant d'avance une personne de la responsabilité de ses fautes, soit à l'égard de la responsabilité pénale, soit à l'égard de la responsabilité civile. Elle est tellement assise que la réponse des tribunaux n'est pas douteuse, dans l'hypothèse où les médecins désireraient invoquer devant eux des stipulations de non-garanties, elles seraient certainement déclarées nulles comme contraires à l'ordre public ».

La responsabilité civile entraîne le paiement d'indemnités qui peuvent être importantes. Quelle que soit la renommée d'un chirurgien, il est certain qu'il peut lui arriver un jour ou l'autre une affaire où sa responsabilité soit engagée. L'assurance de responsabilité est une garantie à conseiller.

ÉTIENNE MARTIN.

RÉTENTION D'URINE. — V. Urine.

RÉTENTION INTRA-UTÉRINE. — V. Avortement, Fœtus (Mort), Délivrance, Grossesse ectopique.

RÉTINE (AFFECTIONS DIVERSES). — **Rétinite néphritique** (fig. 61). — Complication assez fréquente des diverses néphrites, néphrites aiguës et chroniques, et notamment de la néphrite interstitielle (rein contracté, atrophique). Elle est rare dans la néphrite épithéliale (albuminurie et œdèmes très marqués), dans l'albuminurie intermittente (maladie de Pavy) et dans la dégénérescence amyloïde du rein. Rare aussi dans l'albuminurie gravidique (V. Rétinite gravidique). Elle est habituellement bilatérale, mais des cas unilatéraux assez nombreux ont été observés.

A l'examen ophtalmoscopique, on constate des taches blanches plus ou moins grandes, plus ou moins nombreuses, parfois un pointillé blanc

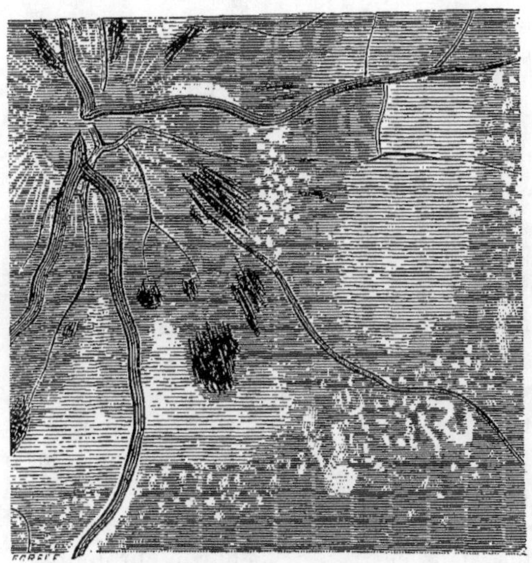

Fig. 61. — Rétinite néphritique.

par îlots ; des hémorragies en flammèches le long des vaisseaux ou de formes diverses, et siégeant dans la couche des fibres optiques. Les hémorragies comme les taches blanches caractérisant l'un ou l'autre type peuvent être rares (forme discrète). Un type assez fréquent est caractérisé par des stries blanchâtres formant une sorte d'étoile autour de la macula.

La papille est rouge, à bords diffus ; elle présente parfois l'aspect de la névrite œdémateuse, de la papillite.

La rétine est trouble. Les vaisseaux dilatés, tortueux, enfouis par place, obstrués partiellement ou totalement.

Les plaques blanches qui donnent à cette rétinite son allure spéciale peuvent faire défaut, et l'on ne constate que des hémorragies variant comme nombre et comme forme. D'ailleurs, toutes les lésions peuvent se combiner et donner des types tellement variés que, sans les symptômes concomitants et l'examen de l'urine, le diagnostic resterait indécis.

L'état de la vision est en rapport avec le nombre et le siège des lésions. Il est exceptionnel que la rétinite apparaisse dans la période préalbuminurique. Les lésions sont chroniques dans leur évolution et peuvent se terminer par atrophie rétinienne et optique.

La guérison n'est pas impossible. On a vu des lésions rétiniennes disparaître et la vision se rétablir, sinon tout à fait, du moins partiellement.

La rétinite néphritique peut se compliquer de décollement rétinien, d'accidents glaucomateux liés à des hémorragies rétiniennes et intra-oculaires et de cataracte.

Lésions. — La rétine n'a subi aucune dégénérescence, comme on l'a dit à tort (dégénérescence graisseuse, dégénérescence blanche); elle est infiltrée par les éléments sanguins (globules, fibrine). Cette infiltration fibrineuse, albuminoïde, se résout en blocs hyalins qu'on trouve surtout dans la couche de Henle. Cette même infiltration œdémateuse a été constatée également dans la couche de Henle chez des personnes âgées, artério-scléreuses et cardiaques par Nuel (œdème vésiculaire de la maculaire lutea) et par Haale sur des yeux traumatisés (aspect tacheté de jaune de la macula): elle ressemble aussi à l'œdème rétinien d'Ivanoff qui est localisé à l'ora serrata.

Cette infiltration fibrineuse, albuminoïde, est la lésion principale, caractéristique : mais il y a d'autres lésions banales parmi lesquelles les hémorragies sont les plus fréquentes.

Les lésions rétiniennes sont sous la dépendance de l'affection rénale, mais le lien pathogénique qui les unit a échappé jusqu'à présent aux recherches. La rétention azotée dans le sérum sanguin a été constatée; elle peut donc être, au moins dans ces cas, considérée comme la cause des lésions rétiniennes. Il s'agirait d'une rétinite azotémique.

Pronostic. — La rétinite albuminurique peut compliquer des néphrites bénignes (scarlatine, grossesse) et n'être d'un pronostic grave ni pour la vision, ni pour l'état général; mais le plus souvent cette rétinite indique une néphrite grave, chronique, grave surtout s'il y a de la rétention azotée dans le sérum sanguin; et, en effet, dans ces cas de néphrite chronique compliquée de rétinite il est rare que la survie des malades dépasse deux à trois ans.

Si la cécité complète est exceptionnelle, il est fréquent que la vision reste compromise. Une amélioration peut survenir; on a même constaté des guérisons. La marche de la néphrite et celle de la rétinite ne sont pas parallèles; l'une peut s'améliorer, alors que l'autre s'aggrave.

Diagnostic. — La valeur séméiologique des lésions rétiniennes n'est pas telle qu'elles suffisent à établir le diagnostic causal; on devra rechercher les symptômes du brightisme et faire des analyses d'urine fréquentes.

Lorsque les troubles visuels n'attirent pas l'attention du malade, on fait le diagnostic de brightisme par l'étude méthodique et systématique de tous les symptômes, et c'est guidé par cette étude générale qu'on arrive à la compléter par l'examen oculaire. Dans certains cas où les symptômes de brightisme sont légers ou d'une interprétation difficile, l'examen oculaire en révélant des lésions viendra, par voie inverse, orienter le diagnostic sinon le préciser. Mais le préciser en l'absence de signes certains de brightisme est difficile, car les aspects de rétinite sont variés, et celui qui est considéré comme typique avec les plaques blanches peut reconnaître pour cause une tumeur cérébrale, l'artério-sclérose ou le diabète.

La rétinite néphritique peut prendre exceptionnellement l'aspect de la stase papillaire type et égarer le diagnostic. En pareil cas, on examinera soigneusement à l'image droite, et si l'on trouve par places un semis de petites taches blanches et en d'autres régions des taches comme celles décrites par Nuel comme conséquence de vacuoles dans la couche de Henle, nul doute qu'il ne s'agit pas d'une névrite par stase d'origine intra-cranienne.

Parfois on aura à faire le diagnostic différentiel avec de simples hémorragies, des lésions syphilitiques, une tumeur oculaire.

Dans les cas d'interprétation difficile de lésions rétiniennes dans les néphrites douteuses, chez les diabétiques albuminuriques et les artério-scléreux, l'examen du sérum sanguin au point de vue de la rétention azotée fixera le diagnostic.

Les troubles visuels relevant de l'amaurose subite et transitoire peuvent faire penser chez un albuminurique à une rétinite de cette nature (V. Amaurose).

Traitement. — Il n'y a pas d'intervention locale à faire utilement. On se bornera au repos visuel et à l'application de ventouses scarifiées dans la région lombaire. Le traitement général de la néphrite domine la thérapeutique.

Rétinite dans les néphrites gravidiques (V. plus loin l'art. Rétinite albuminurique gravidique). — Cette rétinite apparaît de préférence chez les primipares, vers la fin de la grossesse, et coïncide presque toujours avec l'œdème des membres inférieurs. Les urines sont albuminuriques. En peuvent être également atteintes des femmes déjà albuminuriques et dont l'état de grossesse aggrave un état rénal préexistant. Dans ce dernier cas, la rétinite peut être précoce. Les lésions du fond de l'œil ressemblent à celles que l'on constate dans les autres rétinites néphritiques, qu'il s'agisse de la rétinite qui survient vers la fin de la grossesse chez les primipares ou d'une rétinite néphritique ancienne qui se complique d'une rétinite gravidique récente. D'ailleurs, l'aspect des divers types de rétinites ne correspond à aucune albuminurie spéciale.

Pronostic. — Il est moins grave chez les primipares, indemnes jusque-là, que celui de la rétinite dans les néphrites chroniques, et le plus souvent cette rétinite se termine par la guérison avec restitution complète de la vision. On ne peut préjuger des récidives possibles dans des grossesses ultérieures.

Traitement. — Pendant le cours d'une grossesse, il est de la plus haute importance d'examiner les urines au point de vue de l'albumine. Cet examen doit être pratiqué tous les mois pendant les 5 premiers mois, tous les 15 jours pendant les 6e et 7e mois, tous les 8 jours pendant les 8e et 9e mois. C'est essentiel. Chez les femmes albuminuriques, ou qui l'ont été, la gravidité peut déterminer un état toxémique grave; on devra leur donner un moyen pratique de surveiller leurs urines tous les jours au point de vue de l'albumine. Dès que l'albumine apparaît, la femme doit être mise au régime lacté partiel ou absolu, selon les cas, et au repos. On surveillera les fonctions intestinales, on veillera à leur intégrité par des lavements, des laxatifs, des purgatifs. Si malgré ce régime et ces soins les troubles visuels persistent, il y a intérêt pour la mère à interrompre le cours de la grossesse. Si la grossesse touche à sa fin, si les troubles visuels ne sont pas très accentués et s'il n'y a pas d'autres symptômes graves, on attendra la terminaison naturelle.

Amaurose dans les néphrites aiguës. — Chez des sujets généralement jeunes, atteints de néphrite aiguë (scarlatine, grossesse) exceptionnellement chez des brightiques, peuvent survenir des troubles oculaires qui ont pour caractères d'être subits, très accusés et éphémères. La vision baisse brusquement, et en peu de temps la cécité est complète, bilatérale, mais bientôt la vision reparaît en même temps que disparaît l'œdème et se fait une décharge urinaire et chlorurée. Les pupilles sont dilatées, souvent ne réagissent pas à la lumière. Le terme d'amaurose serait justifié si, comme c'est fréquemment le cas, il n'y avait aucune lésion appréciable à l'ophtalmoscope, mais on peut constater un état rosé de la papille dont les bords restent nets, et une légère stase papillaire. Les veines sont dilatées, flexueuses.

Ces lésions disparaissent.

Certains symptômes précèdent ou accompagnent les troubles oculaires : céphalée, anasarque, bouffissure de la face, infiltration des paupières, crampes, convulsions, perte de connaissance, coma.

Diagnostic. — L'apparition brusque des troubles oculaires, leur évolution, l'aspect ophtalmoscopique font de cette amaurose une affection bien différente de la rétinite néphritique. Ces deux affections, pour se traduire par un abaissement de la vision chez des rénaux, n'en sont pas moins très différentes l'une de l'autre, non seulement par leur évolution, mais aussi par leurs lésions et par leur origine. L'une signifie une intoxication par rétention de produits toxiques, notamment de l'urée et des déchets azotés (néphrite azotémique); l'autre dépend d'un œdème cérébral dû à la rétention chlorurée; cet œdème agissant par un mécanisme ignoré. Il n'y a pas de constatations anatomiques, aussi ne peut-on émettre que des hypothèses, tant sur le siège de cet œdème que sur son mécanisme. On ne sait si l'œdème cérébral est total ou partiel, s'il agit indirectement sur la veine centrale de la rétine par l'intermédiaire des sinus veineux, on ignore en un mot le mécanisme de l'hypertension.

Traitement. — V. NÉPHRITES.

Rétinite diabétique. — V. DIABÈTE OCULAIRE.

Rétinite ponctuée albescente (fig. 62), encore appelée *héméralopie congénitale, atrophie choroïdienne.* — Elle est caractérisée par d'innombrables petites taches blanches minuscules, répandues sur le fond de l'œil, sur toute l'étendue de la rétine. La coloration blanche est fréquente, habituelle, mais dans quelques cas on en a remarqué qui étaient pigmentées. Elles sont congénitales ou bien apparaissent dans l'enfance ou dans l'adolescence, généralement sur plusieurs membres de la même famille dont les chefs sont ordinairement consanguins. Il est vraisemblable qu'elle est de même nature que la rétinite pigmentaire, car on a trouvé, chez des frères ou sœurs de malades atteints de rétinite albescente typique, des taches pigmentées, déchiquetées comme celles de la rétinite pigmentaire. L'acuité visuelle est diminuée, le champ visuel très rétréci. Ces troubles visuels datent de l'enfance, ainsi que l'héméralopie et parfois la dyschromatopsie.

Comme complications, on a noté l'astigmatisme myopique et des opacités cristalliniennes, de la dysacousie. Un malade de Gayet n'avait jamais pu ni chanter, ni fredonner, ni siffler le moindre air.

Rétinite proliférante. — Ce type de rétinite, décrit par Manz, est bien connu par son aspect (fig. 63). A l'examen ophtalmoscopique, on constate des taches blanches réfringentes, ressemblant à des tractus fibreux

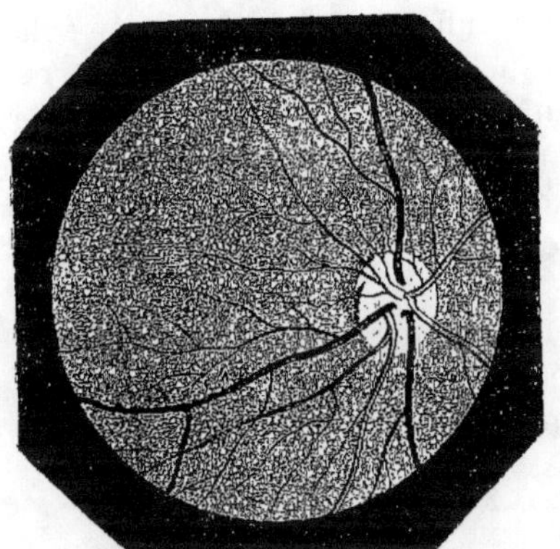

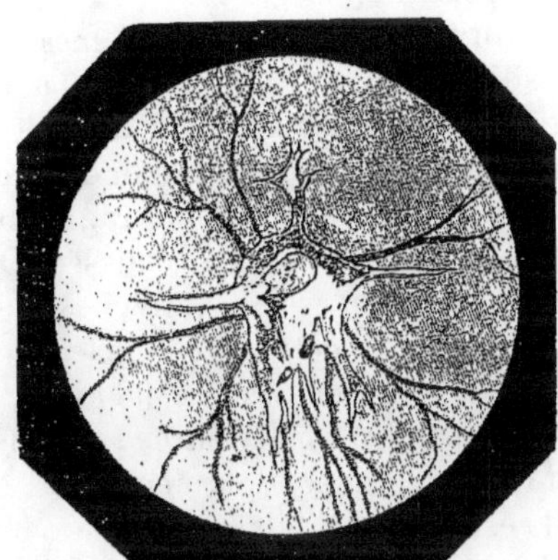

Fig. 62. — Rétinite ponctuée albescente.   Fig. 63. — Rétinite proliférante.

ou tendineux, situés au même niveau de la papille et au-devant, semble-t-il, des vaisseaux. Ces plaques ou taches sont souvent déchiquetées et ont une bordure hémorragique ou pigmentaire.

La vision est notablement altérée.

Il est possible que sous ce nom de rétinite proliférante, on range des affections dissemblables qui n'ont rien de commun que l'aspect du fond de l'œil, car on a pu invoquer des causes bien diverses telles que diabète. albuminurie, la syphilis, les hémorragies d'origine traumatique.

Les lésions sont définitives. Il n'y a pas de traitement.

Rétinite septique. — Sous ce nom on désigne une altération rétinienne distincte de la chorio-rétinite métastatique et pouvant être causée par une septico-pyohémie quelconque. Dans la chorio-rétinite métastatique, l'œil est envahi par les éléments microbiens, et ces derniers en amènent la destruction par phtisie ou panophtalmie; dans la rétinite septique, les lésions rétiniennes peuvent guérir sans laisser de traces.

Rétinite leucémique. — Bilatérale. Apparaît à la période avancée de la leucémie. On constate sur la rétine de nombreuses hémorragies, surtout vers la région équatoriale. Ces taches hémorragiques offrent la particularité d'être blanches à leur centre. Les vaisseaux sont bordés de liséré blanc. On observe en outre une teinte claire du fond de l'œil au lieu de la teinte rouge habituelle.

Rétinite dans l'anémie pernicieuse progressive. — Complication fréquente de l'anémie pernicieuse progressive. Caractérisée par des hémorragies disséminées sur la surface rétinienne.

Cyanose de la rétine. — Le rétrécissement de l'artère pulmonaire, seul ou accompagné d'insuffisance mitrale, l'emphysème pulmonaire avec la dilatation du cœur droit, la dilatation et l'hypertrophie de tout le système vasculaire sans aucune lésion valvulaire, peuvent déterminer la cyanose de la rétine. On constate, dans de pareils cas, à l'examen ophtalmoscopique, la dilatation des veines et des artères rétiniennes ou des veines seulement dans les deux rétines, le gonflement des papilles et des hémorragies rétiniennes. La conjonctive elle-même peut être cyanosée et les vaisseaux ciliaires antérieurs congestionnés.

Rétinite circinée. — *Symptômes.* — Cette affection doit son nom à la disposition en cercles de petites taches blanches autour de la macula, ou d'un simple trouble grisâtre ou gris jaunâtre. Ces taches paraissent être situées dans les couches profondes de la rétine. Elles sont parfois accompagnées de fines taches hémorragiques et de dépôts pigmentaires.

L'acuité visuelle est très abaissée. On constate un scotome central, mais le champ visuel n'est pas rétréci.

La marche de cette affection est lente, chronique. Les lésions ne rétrocèdent pas; elles peuvent se modifier, se compliquer d'opacités du vitré, de cataracte polaire postérieure, se transformer en épaississements définitifs de la rétine, en dépôts pigmentaires.

Elle est mono ou bilatérale.

Étiologie. — On connaît peu de choses sur l'étiologie et la pathogénie de cette affection, qui a été constatée surtout chez des gens âgés et des femmes, des cardiaques, des artério-scléreux.

Diagnostic. — La rétinite circinée se distingue de l'atrophie choroïdienne non seulement par la disposition et par l'aspect des taches, mais celles-ci proéminent dans le corps vitré. Dans l'infiltration vitreuse de la rétine et de la papille, qu'on rencontre également chez les personnes âgées, l'acuité visuelle est conservée et les taches, bien que pouvant paraître larges, ne sont, à y regarder de près, en réalité, qu'une réunion de petits corps arrondis. Le gliome est une affection du tout jeune âge et la rétinite circinée n'a été constatée que chez des personnes âgées.

Rétinite maculaire atrophique. — Chez les vieillards, un affaiblissement de la vision, qu'aucun choix de verres ne peut relever, est dû à des lésions de la région maculaire caractérisées à l'examen ophtalmoscopique par de petites taches jaunâtres ou blanchâtres, rarement pigmentées. Ces lésions sont définitives. Dans un cas de Harms, l'examen anatomique a démontré l'atrophie des éléments rétiniens dans l'étendue de la fovea; l'épithélium pigmentaire était indemne.

Œdème vésiculaire de la macula lutea. — Chez les personnes âgées, artério-scléreuses, cardiaques, peut survenir une lésion rétinienne caractérisée par la formation de vacuoles remplies de liquide dans la couche de

Henle, dans cette même couche qui renferme un dépôt fibrineux, albuminoïde, dans la rétinite néphritique.

Cette affection, bien étudiée par Nuel qui l'a appelée *œdème vésiculaire de la macula lutea*, a été observée sur des yeux traumatisés par Haab qui l'a désignée sous le nom d'*aspect tacheté de jaune de la macula*.

Ces vacuoles peuvent siéger dans toute l'étendue de la rétine, mais surtout au niveau de la région maculaire.

C'est parfois toute la lésion; mais il peut y avoir, en outre, quelques hémorragies.

Les deux yeux sont intéressés.

Les vacuoles apparaissent sous l'aspect de taches rondes, jaune clair, à peu près de même grandeur, à bords indécis, exemptes de pigments. Tantôt très faciles à observer, tantôt visibles seulement à un examen très minutieux à l'image droite.

Ces lésions retentissent sur le nerf optique, aussi la papille a-t-elle perdu son aspect normal; ses bords sont flous, mal délimités, sa teinte est grisâtre et sa partie temporale plus décolorée qu'habituellement.

Les malades se plaignent de l'abaissement de leur vision, abaissement en rapport avec le siège et le nombre des taches. La vision reste mauvaise, mais ne se perd pas entièrement.

On pourrait facilement confondre cette affection avec une amblyopie toxique à laquelle elle ressemble par sa bilatéralité, sa chronicité et son scotome central plus ou moins accusé, négatif ordinairement, et rarement positif.

Les excroissances hyalines de la choroïde ont une couleur brillante, des contours réguliers, accusés et non habituellement cantonnés dans la région maculaire.

La rétinite circinoïde a un aspect différent.

Le traitement général seul par l'iodure de potassium, par le régime lacté peut venir en aide à ces malades.

Lésions vasculaires de la rétine. — Des examens anatomiques ont montré qu'il s'agissait de thromboses artérielles consécutives à une affection de la paroi vasculaire (péri-artérite, endo-artérite proliférante) ou de thromboses veineuses (périphlébite, endophlébite). Les deux processus peuvent être isolés ou combinés donnant ainsi des variétés cliniques. Ces thromboses ont pour siège habituel la région de la lame criblée ou son voisinage. Parfois les vaisseaux ciliaires sont également thrombosés ainsi que les veines choroïdiennes, ce qui démontre, une fois de plus, la connexité qu'il y a entre les lésions rétiniennes et choroïdiennes. L'*embolie de l'artère centrale de la rétine*, telle qu'on la concevait autrefois, est discutable, discutable surtout depuis que l'on sait qu'un thrombus, formé au niveau d'une lésion artérielle, peut se diviser, se fragmenter, se mobiliser et constituer ainsi une ou plusieurs embolies partielles, lesquelles peuvent devenir, à leur tour, le siège d'un thrombus. Aussi, étant données, d'une part, notre ignorance actuelle de l'étiologie des lésions vasculaires et, d'autre part, l'impossibilité actuelle de la clinique et de l'anatomie pathologique de résoudre le facteur pathogénique de ces lésions, le mieux est de les désigner sous le nom d'obstruction qui ne préjuge rien de la cause réelle de l'arrêt de circulation.

Étiologie. — Sont sujettes à ces lésions, à ces obstructions vasculaires, les personnes de tout âge, mais surtout les gens âgés, les paludiques, les syphilitiques, les diabétiques, les albuminuriques, les malades atteints de ces états mal définis qu'on appelle artério-sclérose et athérome, en général les auto-intoxiqués et enfin les sujets atteints de lésions cardio-vasculaires et notamment d'insuffisance de la valvule mitrale avec rétrécissement de l'orifice oriculo-ventriculaire gauche. La thrombophlébite de la veine centrale a été constatée chez des tuberculeux et dans les complications orbitaires de l'érysipèle de la face.

L'obstruction de l'artère centrale de la rétine est habituellement unilatérale. Elle peut être bilatérale; c'est tout à fait exceptionnel.

Symptômes. — Le malade atteint d'obstruction de l'artère centrale de la rétine, d'embolie comme on disait jadis, devient subitement aveugle d'un œil et sans ressentir la moindre douleur. Cette cécité peut surprendre en pleine quiétude alors que rien dans l'état général ou local ne pouvait la faire prévoir. D'autres fois, le malade a été averti par des attaques passagères de cécité, des obnubilations préalables. Ces obnubilations peuvent être suivies d'un retour à la vision parfaite, si elles sont dues à des crampes vasculaires, à une ischémie spastique, mais s'il s'agit d'artérite oblitérante partielle, la vision s'affaiblit progressivement et la cécité arrive après quelques rechutes. L'œil a l'aspect normal; aucun phénomène morbide extérieur, parfois un peu hypotone. Le phénomène lumineux est faible ou nul; le réflexe consensuel, quand on éclaire l'œil malade, est aboli; si l'on ferme l'œil sain, l'autre pupille se dilate; dans l'obscurité, la pupille est plus large que celle du côté sain; la réaction à l'accommodation est normale. Les milieux sont transparents; la rétine a un aspect blanc laiteux, ischémique, parsemé souvent de petites hémorragies. La *fovea centralis* est ordinairement marquée par une tache rouge cerise qui disparaît au bout d'un certain temps. La papille est diffuse, d'un blanc laiteux, ses bords présentent des stries hémorragiques; elle est entourée d'un halo grisâtre. Les artères sont étroites, filiformes, partiellement effacées, indistinctes; leur reflet central a disparu. Les veines ont leur aspect ordinaire, parfois un peu rétrécies au niveau de la papille.

Tel est l'aspect du fond de l'œil en général, mais il est susceptible de variations avec les sujets et aussi avec le temps. Il variera surtout si l'obstruction de l'artère centrale est complète ou non, et si elle intéresse seulement une branche de l'artère, et si encore une anomalie d'irrigation de la rétine, par une artère cilio-rétinienne, vient suppléer l'obstruction de l'artère centrale. L'aspect ophtalmoscopique de l'obstruction de l'artère centrale peut parfois ressembler à celui de la thrombose de la veine centrale.

Il est exceptionnel que le rétablissement de la circulation se fasse; on l'a vu s'établir par des anastomoses, un courant collatéral. Habituellement, la cécité devient définitive par atrophie optique et rétinienne.

Dans la thrombose de la veine centrale de la rétine, l'abaissement de la vision est rapide, mais il n'a pas la brusquerie et la soudaineté de la cécité qui survient lorsque l'obstruction se fait dans l'artère. De plus, la vision peut être très abaissée, mais jamais abolie; le champ visuel garde son étendue quoique pouvant être réduit par des scotomes. Les veines sont plus ou moins dilatées, noirâtres, tortueuses, segmentées. Les artères sont rétrécies. Les hémorragies rétiniennes sont fréquentes et peuvent se compliquer d'hémorragies vitréennes. Il n'est pas rare qu'à cette complication s'en joignent d'autres telles que le décollement rétinien et des accidents de glaucome secondaire qui peuvent nécessiter l'énucléation.

L'aspect du fond de l'œil n'est pas toujours caractéristique. Et si l'obstruction de l'artère peut donner l'aspect de l'obstruction de la veine, l'inverse peut se produire. Les lésions peuvent, en outre, atteindre seulement et partiellement les vaisseaux rétiniens.

Diagnostic. — Nous l'avons vu, le diagnostic ne s'impose pas par le seul aspect du fond de l'œil. Il peut être équivoque. Bien plus, l'examen anatomique ne confirme pas toujours le diagnostic de thrombose porté d'après les symptômes cliniques.

Il s'agit de lésions d'ordre mécanique qui annihilent les fonctions rétiniennes, bien distinctes des lésions par métastases vasculaires de nature infectieuse et qui donnent lieu à des accidents tout différents, à la rétinite infectieuse, à la choroïdite métastatique suppurative. Toute obstruction par embolie ou thrombus, par compression des vaisseaux, par leur interruption, par section du nerf optique, peut donner lieu à cet aspect ophtalmoscopique. Le spasme vasculaire est capable de provoquer de pareils troubles, mais dans ce cas, ces derniers seront de courte durée.

Pronostic. — Le pronostic est grave, surtout chez les personnes âgées, et si l'on a vu la vision se rétablir quelquefois lorsque les accidents d'obstruction étaient récents, la cécité est la terminaison habituelle, quoi qu'on fasse.

Traitement. — S'il est quelque chose d'utile à faire c'est le traitement préventif dirigé contre l'état général et contre toute affection capable de déterminer ces lésions vasculaires, contre la syphilis particulièrement. Mais une fois les lésions créées et surtout si elles sont anciennes, il n'y a pas grand'chose à espérer des divers traitements et opérations mis en usage, tels que massage, médication vaso-dilatatrice, l'iodure de potassium, le nitrite de soude, les inhalations de nitrite d'amyle, et la ponction de la chambre antérieure.

Phlébite rétinienne. — Rollet distingue la phlébite rétinienne primitive simple de la thrombose de la veine centrale de la rétine. L'aspect ophtalmoscopique n'est pas le même, en effet, mais la distinction ne m'apparaît pas si absolue, car la phlébite précède la thrombose et celle-ci apparaît dans une seconde phase, dite oblitérante.

Anévrismes des vaisseaux de la rétine. — Chez les artério-scléreux, les syphilitiques, parfois chez des sujets paraissant bien portants, on peut constater des anévrismes des vaisseaux rétiniens, anévrismes petits, grands, sacculaires, fusiformes et surtout miliaires. Ces derniers sont parfois nombreux et rangés comme des perles enfilées. Les anévrismes sont parfois artério-veineux. Souvent ils se compliquent d'hémorragies rétiniennes.

On ne les confondra pas avec la couture d'un vaisseau qui détermine

une dilatation localisée ni avec les petites hémorragies répandues le long
des vaisseaux. Les petites hémorragies ont des limites irrégulières et sont
privées du reflet central.

Dégénérescence graisseuse chronique de la rétine. — Cette dégénérescence se traduit par de petites taches blanches d'une étendue à peu près
semblable à celle de l'infiltration vitreuse ; ces taches sont réunies par
groupes plus ou moins serrés, d'un blanc pur, brillant, et bordées par une
ligne nette. Elles s'accompagnent d'altérations vasculaires, de périvas-
culite, d'hémorragies rétiniennes.

Décollement de la rétine. — Théoriquement, on ramène à deux groupes
les causes du décollement de la rétine. Le groupe comprenant les lésions
du vitré et qui empêchent ce dernier de soutenir la rétine appliquée contre
la choroïde ou même attirent la rétine en avant (iridocyclite, irido-choroïdite,
uvéite chronique, exsudats dans le vitré, affections primitives du vitré). La
myopie agirait par la dégénérescence fibrillaire du corps vitré. Le second
groupe comprend les causes qui interviennent pour repousser la rétine loin
de la choroïde (choroïdites, hémorragies, tumeurs, kystes).

La rétine présente un aspect gris clair ; elle est proéminente, ondulée,
mobile (flottement). Les vaisseaux rétiniens suivent les plis rétiniens. Le
décollement est situé généralement en haut. L'acuité visuelle centrale est
le plus souvent très diminuée, sinon perdue ; les malades ont un scotome
en rapport avec le siège du décollement ; il leur reste seulement de la vision
périphérique dans les régions saines. La cécité est absolue dans le décollement complet.

Dans certains cas, où l'œil inéclairable par suite d'iridocyclite ou d'irido-
choroïdite ou de cataracte non sénile est à la fois mou et privé d'une partie
de son champ visuel, on sera autorisé à admettre le décollement rétinien.

Dans les cas de soulèvement de la rétine par une tumeur, il n'y a plus
décollement proprement dit. Le siège du soulèvement rétinien au pôle postérieur, son absence de mobilité, la vascularisation spéciale de la rétine, la
forme du soulèvement, ses limites, les réactions inflammatoires du globe
oculaire, l'absence de myopie et de traumatisme, l'hypertonie succédant à
l'hypotonie du début sont autant de caractères en faveur du diagnostic de
tumeur, et pourtant ce diagnostic n'est pas à rejeter absolument dans les
cas de décollement avec aspect typique, car un petit sarcome peut dès le
début provoquer un large décollement.

Le pronostic est très grave, parce que la vision est perdue. On observe, il
est vrai, de temps en temps quelques rares cas d'amélioration ou même de
guérison. Mais c'est bien exceptionnel, et tous les traitements jusqu'à présent préconisés ont tour à tour échoué. Il est juste de dire que, dans
quelques cas, au début bien entendu, la ponction a donné des résultats
heureux (Parinaud).

RÉTINE (TUMEURS).

Altérations kystiques de la rétine. — Chez des sujets jeunes, mais plus
souvent chez des personnes âgées, la rétine peut subir la *dégénérescence
cystoïde (œdème rétinien)*. Cette dégénérescence se trouve également dans

les rétines décollées. Le cas de Panas et Darier d'un jeune homme de 25 ans qui perdit les deux yeux, atteint de cette dégénérescence kystique, ayant pris l'aspect du sarcome choroïdien, est remarquable.

Kystes à entozoaires de la rétine et du corps vitré. — *Cysticerques.* — Les troubles fonctionnels varient avec l'emplacement du kyste. Dans certains cas, la vision peut rester intacte, et seul l'examen ophtalmoscopique fera découvrir le kyste avant ou après le décollement rétinien qui revêt des caractères spéciaux. Lorsque le cysticerque est dans le corps vitré, on le reconnaît à sa forme sphérique, à sa mobilité. Parfois même on peut distinguer le cysticerque et suivre ses mouvements. La présence de ce kyste détermine souvent de l'hyalitis, de la choroïdite et de la cyclite, en même temps qu'il subit lui-même des altérations: aussi importe-t-il d'extraire le kyste avant qu'il ait eu le temps de causer de graves désordres et d'amener la perte de la vision.

Gliome de la rétine. — On désigne sous le nom générique de gliome de la rétine une tumeur primitive de cette membrane, analogue au gliome de la substance cérébrale. C'est un néoplasme développé dans l'un quelconque des éléments rétiniens, une tumeur nerveuse caractérisée par la présence de cellules nerveuses et névrogliques. Cette néoplasie, d'origine neuro-épithéliale (ectodermique) ou conjonctive (mésodermique), donne sous le microscope des types histologiques nombreux. Aussi est-il probable que sous le nom de gliomes on comprend une forme particulière de sarcomes à type histologique spécial.

C'est une affection de l'enfance, souvent congénitale. Fréquente de 1 à 4 ans, rare après 6 ans, inconnue après 10 ans.

Symptômes. — L'œil présente un reflet blanchâtre, brillant, argenté ou jaunâtre (œil de chat amaurotique). Cet aspect est dû à la surface du néoplasme qui fait saillie dans le fond de l'œil et s'avance plus ou moins jusqu'à toucher la face postérieure du cristallin. Pendant que se développe la tumeur dans l'intérieur du globe se déroule la première phase de la maladie, le premier stade; bientôt des synéchies postérieures apparaissent, l'humeur aqueuse se trouble, une irido-choroïdite est constituée, c'est le deuxième stade qui commence, ou la période glaucomateuse que compliquent des douleurs violentes, des convulsions et des vomissements. Le gliome continue son évolution, l'œil grossit, prend un aspect hydrophtalmique; apparaissent des staphylomes scléroticaux au niveau du limbe ou de la région équatoriale, témoignant de la poussée excentrique; la cornée se trouble, se perfore; la mobilité de l'œil est compromise parce que l'orbite est envahi. La tumeur sort de l'œil, il y a perforation. La cornée se perfore par le processus de la kératite neuro-paralytique; la conjonctive s'infiltre; il y a exophtalmie fongueuse et engorgement des ganglions sous-maxillaires et parotidiens. C'est la fin du troisième stade. Le développement touche à sa fin, c'est le quatrième stade, la généralisation avec les métastases. Le fongus orbitaire prolifère, c'est la marche envahissante du cancer de l'œil. Elle s'accompagne de douleurs, de fièvre hectique, d'hémorragies profuses. En pénétrant dans le crâne, qui se déforme par distension ou par envahissement des os, dans les tissus péri-orbitaires et les fosses nasales, la tumeur détermine d'horribles déformations de la face, et le malade ne tarde pas à succomber à des accidents comateux et paralytiques.

Diagnostic. — Il est de la plus haute importance de faire le diagnostic dès le début, alors qu'une intervention peut encore sauver le malade.

On fera le diagnostic différentiel avec le décollement de la rétine, les choroïdites métastatiques infectieuses et en général les affections du fond de l'œil qui, par leur évolution et leurs symptômes ophtalmoscopiques, peuvent en imposer pour un vrai gliome : avec la choroïdite parenchymateuse et certaines anomalies congénitales telles que le coloboma postérieur et central, la persistance de l'artère hyaloïdienne avec cataracte, avec organisation de son extrémité antérieure, ou avec membrane pupillaire ayant déterminé des altérations intra-oculaires simulant cliniquement un néoplasme et principalement le gliome ; avec la capsule cristallinienne embryonnaire, les cysticerques rétiniens ou vitréens, les néoplasies de nature tuberculeuse, des foyers de rétinite albuminurique, des suppurations intra-oculaires, l'organisation fibreuse du vitré, les processus inflammatoires chroniques avec formation de tissu fibrillaire et hémorragies. Cette énumération démontre bien à quelles difficultés on peut se heurter pour établir le diagnostic dont les principaux éléments sont : l'âge du malade, le reflet rétro-cristallinien et les phénomènes glaucomateux. L'étude cytologique des éléments néoplasiques sera d'une importance capitale pour établir le diagnostic. On n'hésitera donc pas à faire une ponction du globe pour retirer des éléments cellulaires et en faire une étude microscopique et bactériologique.

L'hypertonie est fréquente, mais il ne faut pas attacher à ce signe un caractère absolu, car l'œil peut être hypotone.

Le pronostic du gliome de la rétine est très grave. L'existence du malade est en danger. La mort survient à la suite des lésions orbitaires et craniennes.

Traitement. — L'énucléation et au besoin l'exentération faites à temps augmentent beaucoup les chances de survie.

On devra donc se hâter d'intervenir, car si la tumeur a atteint ou dépassé le tractus uvéal et la lame criblée, l'énucléation et l'exentération ne suffisent plus à arrêter les progrès du mal. Les cas de guérison post-opératoire sont indiscutables. Dans le doute, si l'on a affaire à un vrai ou à un faux gliome, il faut énucléer, car l'œil est mauvais et ne servira à rien. Le jeune âge n'est pas une contre-indication, mais on opérera en évitant soigneusement la perte du sang. On réséquera le nerf optique jusqu'au fond de l'orbite. Dès que la période glaucomateuse a commencé, et surtout lorsque le tissu orbitaire est envahi, l'exentération de l'orbite doit être préférée à l'énucléation.

Je termine ce chapitre en mentionnant les *épithéliomes* et les *carcinomes* primitifs des procès et du corps ciliaires, dont la symptomatologie se confond avec celle des sarcomes du tractus uvéal et avec celle des pseudogliomes.   *PÉCHIN*

RÉTINE (TRAUMATISMES). — V. OPTIQUE (NERF).

RÉTINITE ALBUMINURIQUE GRAVIDIQUE. — Les troubles de la fonction rénale, survenant au cours de la grossesse et dont l'albuminurie constitue le symptôme le plus constant, peuvent se compliquer d'une rétinite ou d'une neuro-rétinite absolument semblables à celles qui compliquent souvent les différentes variétés de néphrite ; elles méritent néanmoins une mention spéciale en raison des conditions dans lesquelles elles surviennent et des indications thérapeutiques résultant de l'état de grossesse. Ces altérations rétiniennes ont généralement pour conséquence la diminution ou la perte presque complète de la vision, car elles atteignent presque toujours les deux yeux au même degré.

Symptômes. — Lorsqu'une femme enceinte accuse des troubles de la vision, on devra sans tarder faire l'analyse des urines, au cas où cet examen aurait été antérieurement négligé. Ces troubles visuels sont le plus souvent en rapport avec une rétinite qui constitue alors un symptôme avertisseur de l'albuminurie, mais il ne faut pas perdre de vue que la complication oculaire ne précède jamais le symptôme albuminurie.

D'une manière générale, on peut dire que la rétinite albuminurique gravidique s'observe surtout chez les primipares et dans la seconde moitié de la grossesse.

L'affaiblissement visuel est progressif, ou se fait par étapes.

C'est parfois très brusquement l'impossibilité complète de lire, de reconnaître les personnes, résultant d'une localisation des lésions dans la région maculaire de chaque rétine. C'est dans d'autres cas l'impression de lacunes dans le champ visuel.

La cécité n'est jamais complète, sauf s'il se produit des complications urémiques, qui peuvent alors donner lieu à une amaurose urémique, d'assez courte durée.

Les réactions pupillaires ne sont jamais altérées et les milieux oculaires conservent leur transparence normale, tout au moins au début. L'examen ophtalmoscopique permet de reconnaître les altérations rétiniennes ou papillaires caractéristiques de la rétinite albuminurique : 1° Taches blanches, fortement réfringentes et se détachant nettement du fond rouge de la rétine sur lequel elles dessinent des figures variées : petites taches circulaires ou ovalaires ; étoiles formées de stries rayonnées, etc. Ces taches siègent principalement dans la région qui entoure la papille ou la macula.

2° Taches rouges plus sombres que la rétine et apparaissant nettement comme exsudats hémorragiques dont la distribution est extrêmement variable, mais qui souvent forment des lignes parallèles à la direction des vaisseaux.

3° Modification du contour papillaire qui devient flou ; saillie plus ou moins accusée de la papille dont les vaisseaux peuvent paraître étranglés.

Il n'y a rien de régulier dans le rapport relatif entre ces différentes lésions, pas plus que dans leur répartition dans la rétine.

Les différentes lésions rétiniennes sont susceptibles de régression et même de guérison parfois complète, surtout lorsque l'affection est reconnue de bonne heure et traitée efficacement.

Lorsqu'elles ont une évolution rapidement progressive, l'interruption de la grossesse est souvent, ainsi que nous l'indiquerons à propos du traitement, le seul moyen efficace d'enrayer l'affection. Les malades atteintes de ces troubles oculaires au cours d'une de leurs grossesses présentent habituellement des récidives à l'occasion des grossesses subséquentes.

Diagnostic. — En règle générale, le diagnostic n'offre aucune difficulté : l'examen ophtalmoscopique de la rétine et l'examen des urines permettent toujours d'établir le rapport entre les lésions oculaires et l'albuminurie.

Certaines malades *neurasthéniques* se plaignent parfois, au cours de leur grossesse, de troubles visuels vagues, de mouches volantes, de difficulté à soutenir l'effort visuel pour la lecture. Ces troubles n'ont rien à voir avec la rétinite dont l'existence se traduira toujours par des lésions ophtalmoscopiques.

Peut-on admettre une rétinite albuminurique par néphrite sans albuminurie (la soi-disant albuminurie sans albumine)? J'ai suivi une malade pour laquelle ce diagnostic avait été posé et qui présentait des altérations rétiniennes survenues au cours de la grossesse et assez semblables à celles de la rétinite albuminurique, alors qu'il n'y avait aucune trace d'albumine dans les urines : l'évolution ultérieure de certains symptômes permit de rapporter ces lésions à leur véritable cause, la syphilis, jusque-là parfaitement méconnue de la malade et de son médecin. La *choriorétinite syphilitique* survenant au cours de la grossesse pourrait donc être confondue avec une rétinite, surtout s'il y a coexistence d'albuminurie. Le diagnostic est parfois embarrassant ; on se basera surtout sur un examen ophtalmoscopique attentif qui, dans le cas de choriorétinite, montrera presque toujours l'existence de taches pigmentaires, à côté des taches blanches ou jaunâtres, atrophiques ou exsudatives, et d'une manière générale l'absence ou le petit nombre des hémorragies.

Il y aurait lieu d'établir une distinction entre la rétinite albuminurique survenant au cours d'une albuminurie gravidique et la rétinite albuminurique observée chez une malade atteinte de néphrite avant sa grossesse et faisant, au cours de celle-ci, des accidents oculaires. Les commémoratifs et les examens successifs seuls permettent la différenciation, non l'évolution ou l'aspect des lésions oculaires.

Pronostic. — Il faut envisager le pronostic de la rétinite albuminurique gravidique à deux points de vue : celui de la vision et celui de la survie de la malade.

La guérison complète de la rétinite ou, pour mieux dire, la restitution complète de l'acuité visuelle ne s'observe guère dans plus d'un quart des cas. La moitié des malades présentent une guérison partielle, c'est-à-dire récupèrent une acuité visuelle de 1/5 à 1/10. Les autres perdent complètement toute vision distincte mais conservent néanmoins presque toujours la possibilité de distinguer le jour de la nuit.

Le pronostic dépend beaucoup de l'étendue des lésions rétiniennes, du temps écoulé jusqu'à l'application d'une thérapeutique utile, et de l'époque de la grossesse où se sont produits les troubles.

Si la rétinite survient au 8e ou 9e mois et si l'on provoque l'accouchement, le pronostic est relativement beaucoup plus favorable.

La rétinite albuminurique récidive fréquemment au cours des grossesses ultérieures. Le pronostic visuel de ces récidives est beaucoup plus grave que celui des premières atteintes, et l'on peut voir se produire des complications telles que le décollement de la rétine, le trouble du vitré ou aussi la thrombose des artères centrales de la rétine. Ces complications, qui surviennent parfois au cours de la première poussée de rétinite, aggravent sensiblement le pronostic visuel. On a vu néanmoins le décollement rétinien accompagnant une rétinite albuminurique gravidique guérir d'une manière complète.

Quant à la signification de la rétinite albuminurique au point de vue de la survie, il y a lieu de faire une distinction entre la rétinite survenant au cours d'une néphrite non gravidique proprement dite.

Il est rare que les malades atteintes de néphrite non gravidique et présentant une rétinite albuminurique en dehors de toute grossesse ou à l'occasion de celle-ci vivent plus de 2 ou 5 ans après le début de leur affection rétinienne. Dans les cas défavorables de rétinite albuminurique gravidique, la survie est toujours plus longue, et il n'y a le plus souvent pas lieu de formuler un pronostic pessimiste.

Traitement. — Il importe avant tout de prévenir l'apparition de ces complications rétiniennes. L'examen méthodique des urines au cours de la grossesse, en faisant reconnaître l'albuminurie et en permettant de soumettre les malades au régime lacté ou déchloruré, constituera la meilleure prophylaxie. Lorsqu'une albuminurique devient enceinte, il importera d'instituer dès les premiers mois le régime approprié et de surveiller très étroitement la malade. Si les lésions rétiniennes apparaissent dès les premiers mois, il y aura lieu d'interrompre la grossesse par un avortement provoqué : en effet, la mère court de grands risques de cécité, et l'affection rénale sera certainement aggravée ; d'autre part, le fœtus a peu de chance d'atteindre un développement suffisant.

Si la rétinite ne survient chez cette même catégorie de malades que dans les deux derniers mois de la grossesse, on se basera sur l'intensité des troubles visuels pour intervenir. Dans les seuls cas où ces lésions sont très modérées, on attendra la terminaison naturelle de la grossesse.

Lorsqu'on se trouve en présence d'une albuminurie gravidique avec rétinite, il sera le plus souvent nécessaire de recourir à l'accouchement provoqué, même si les troubles visuels sont d'emblée si accusés que l'on puisse craindre une cécité complète. On peut voir dans des cas semblables une amélioration considérable se produire après l'expulsion de l'enfant, et j'ai suivi des malades qui avaient récupéré une vision suffisante pour vaquer à leurs occupations.

Nous avons vu que la récidive de ces lésions rétiniennes pouvait se produire à chaque grossesse. Il n'y a cependant aucune règle absolue à cet égard. Le degré de fréquence de ces complications oculaires permet néanmoins de déconseiller une nouvelle grossesse.

V. MORAX.

RÉTRACTION DE L'APONÉVROSE PALMAIRE. — V. Palmaire (Rétraction de l'aponévrose).

RÉTRÉCISSEMENT. — V. Aortique, Mitral, Pulmonaire, Tricuspide. V. aussi Œsophage, Pylore, Rectum, Urètre, etc.

RÉTROFLEXION, RÉTROVERSION. — V. Utérus.

RÉVULSION. — La révulsion est une irritation locale, provoquée afin de déterminer à distance d'une région ou d'un organe enflammés ou hyperémiés un état morbide artificiel capable de diminuer les troubles de cette région ou de cet organe. Elle agit également comme stimulant nervin. On peut distinguer de la révulsion proprement dite la *dérivation*, qui détermine un simple entraînement mécanique du sang ou des humeurs. La *ventouse* est un dérivatif, la *saignée* également (v. c. m.).

Nous mentionnerons seulement ici les principaux agents de *révulsion cutanée*. La *rubéfaction* agit sur une large étendue sans blesser le tégument : elle s'obtient par frictions simples ou médicamenteuses, par action de linges chauds. Le chloroforme, le chlorure de méthyle déterminent également de la rougeur. L'action du jet de méthyle doit être limitée dans sa durée ; on ne doit point dépasser quelques secondes, surtout dans les régions à peau fine, le scrotum par exemple (traitement de l'orchite). Il est avantageux alors d'employer le *stypage*, ou, s'il s'agit de surfaces étendues (sciatique), le *siphonage*. L'érythème est également provoqué par la *moutarde*, employée surtout en cataplasmes sinapisés. Un cataplasme de graines de lin à peine tiède et saupoudré de farine de moutarde est appliqué de quelques minutes à un quart d'heure sur la peau. Il existe de nombreuses spécialités destinées à remplacer les cataplasmes ; il suffit de les préparer au seul moment de l'usage.

On peut encore employer la teinture d'iode fraîchement préparée ; l'usage doit en être modéré si l'on ne veut obtenir d'effet vésicant. Certaines ouates iodées forment d'excellents révulsifs d'intensité modérée.

La *vésication* est de moins en moins recherchée ; on a coutume de citer parmi les agents efficaces l'huile de croton, le thapsia, l'ammoniaque et surtout la poudre de cantharides (V. Vésicatoire).

Un certain nombre de procédés provoquent et entretiennent la *suppuration*. Bien peu sont employés aujourd'hui (V. Séton). Pour appliquer un *cautère*, on ne se sert plus beaucoup de la potasse caustique qui diffuse trop et dont, par conséquent, il est difficile de limiter l'action. On emploie de préférence la poudre de Vienne, mélange intime de potasse caustique et de chaux vive. On délaie une petite quantité de cette poudre avec un peu d'alcool à 90°, de façon à former une pâte que l'on applique sur la peau pendant quelques minutes, en surveillant d'ailleurs l'effet produit sur le tégument. Il convient de se rappeler que l'escarre produite dépasse en effet les limites du point d'application directe ; une ulcération du diamètre d'une pièce de cinquante centimes ou de un franc est largement suffisante. On peut entretenir l'ulcération en y plaçant un gros pois d'iris muni d'un fil qui en facilite la manœuvre. Il faut renouveler le pansement chaque jour.

Rhumatismes.

La *cautérisation ignée* se pratique avec le thermocautère sur la peau, le galvanocautère sur les muqueuses, les gencives par exemple. L'appareil est trop connu pour que nous insistions. Il suffit de rappeler que l'on ne doit point actionner la soufflerie avant que le couteau ne soit rouge; on doit avoir de l'alcool pur dans la lampe, remplir au tiers seulement le flacon à essence, renouveler souvent celle-ci, et porter après l'intervention l'instrument au rouge vif afin de détruire complètement les crasses éventuelles. On peut se servir d'un cautère cultellaire et tracer légèrement des raies parallèles (*cautérisation transcurrente*); on se sert habituellement d'un couteau conique (*pointes de feu*). L'instrument doit être au rouge obscur: il est inutile d'appuyer, l'effet cherché devant être uniquement une inflammation superficielle. On atténue la douleur consécutive en poudrant d'amidon la surface irritée.

Les *indications* de la révulsion sont multiples : douleur, hémorragie cérébrale (sinapismes aux jambes), congestion viscérale, etc. Peut-être de nouvelles indications se préciseront-elles, lorsque l'on connaîtra mieux encore les réactions phagocytaires.　　　　　　　　*FRANÇOIS MOUTIER.*

RHINITE. — V. Nez, Coryza, Ozène.

RHINOSCLÉROME. — V. Nez.

RHINOSCOPIE. — V. Nez (Examen).

RHUBARBE. — Le rhizome du *Rheum palmatum* et *officinale* (Polygonacées) entre dans la préparation des mélanges apéritifs et laxatifs. A dose suffisante, la rhubarbe constitue un purgatif d'usage courant (V. Purgatifs).

Cachets toni-apéritifs.	*Poudre laxative.*
Poudre de rhubarbe . . . 20 centigr.	Poudre de rhubarbe. ⎰
— de colombo . . 50 —	— de cascara. . ⎱ āā 25 centigr.
— d'opium . . . . . 1 —	— de réglisse. . 1 gramme.
Magnésie calcinée . . . . 15 —	Pour une prise dans du miel ou de la
Pour un cachet, avant chaque repas.	confiture.

　　　　　　　　　　　　　　　　　　E. F.

RHUMATISMES. — Ce mot désigne toute une série de manifestations morbides à tendance fluxionnaire et sujettes aux métastases, affectant surtout les articulations, dans le mode aigu ou chronique; c'est une désignation basée uniquement sur la symptomatologie. Au point de vue étiologique, le rhumatisme est *primitif* ou *secondaire* à une maladie locale ou générale déterminée. Il y a, d'une part, un rhumatisme articulaire aigu ou rhumatisme aigu primitif, et, d'autre part, des rhumatismes aigus secondaires, dits *pseudo-rhumatismes* infectieux ou toxiques. Il existe donc des pseudo-rhumatismes spécifiques distincts des arthrites spécifiques correspondantes : tels les rhumatismes tuberculeux, syphilitique, blennorragique. Mais on ne sait pas si le rhumatisme articulaire aigu, dont l'individualité clinique est hors de doute, est spécifique ou non.

Nous décrirons donc : 1° le *rhumatisme articulaire aigu*; 2° les *rhumatismes aigus secondaires*; 3° le *rhumatisme chronique*.

RHUMATISME ARTICULAIRE AIGU. — (**Rhumatisme aigu primitif**). — Dans le
groupe des rhumatismes aigus, le rhumatisme articulaire aigu, rhumatisme
primitif, se distingue par l'association fréquente de complications cardio-
vasculaires à une polyarthrite aiguë fébrile, intense ou atténuée, d'allures
spéciales.

Étiologie. — Pathogénie. — Sa cause est évidemment infectieuse.
Il ne présente pas habituellement le caractère épidémique et ne paraît pas
contagieux. L'agent causal, quel qu'il soit, germe chez des *surmenés* à l'occasion d'un *refroidissement*. Aussi est-il beaucoup plus répandu chez les
pauvres que chez les riches. Il sévit particulièrement de 15 à 40 ans; mais,
s'il est exceptionnel qu'il débute passé cet âge, il n'est pas rare chez l'enfant
après 5 ans. Comme pour beaucoup d'autres maladies, la fin de l'hiver et le
commencement du printemps seraient les saisons de prédilection.

Nul doute qu'un certain terrain soit nécessaire à l'éclosion du rhumatisme primitif : il y a des *rhumatisants* qui feront leur attaque sous une
influence relativement légère, chute, traumatisme, émotion. Le rhumatisme
est sujet à des rechutes et à des récidives désespérantes. Or ce sont peut-
être des troubles digestifs latents qui préparent la maladie, malgré leur
peu d'intensité pendant son évolution. En tous cas, les voies digestives,
depuis la gorge (angine) jusqu'à l'intestin (appendicite), et y compris le
foie, en seraient fréquemment la porte d'entrée. Comme dans d'autres états
arthritiques, il y aurait une sorte de méiopragie abdominale.

Quoi qu'il en soit, malgré des recherches toutes récentes, on ne sait pas
si l'infection est banale ou spécifique. L'anhémobacille (bactérie anaérobie
du rhumatisme), considéré comme spécifique, n'est qu'une variété du
bacillus perfringens et peut se transformer en un diplocoque, identique
à l'entérocoque. Le sérum des chevaux immunisés contre cette bactérie
aurait une action favorable, mais transitoire, sur l'évolution de la maladie.
D'autre part, l'émulsion dans le sérum physiologique de microbes morts a
été essayée en tant que vaccin préventif des récidives.

Ces faits demanderaient confirmation. Jusqu'à plus ample informé, on ne
peut considérer la spécificité étiologique du rhumatisme comme démontrée. Il s'agirait en tous cas d'une spécificité relative. La spécificité apparente du salicylate de soude pourrait s'expliquer par son action cholagogue.
Son action directe (grâce à l'acide salicylique) ou indirecte (comme stimulant de la sécrétion biliaire) sur les fonctions intestinales viciées est indéniable. Ainsi l'on voit, dans certaines congestions pulmonaires grippales, la
fièvre cesser brusquement sous l'influence du même agent thérapeutique.

Anatomie et physiologie pathologiques. — La fluxion rhumatismale, qui aboutit à un épanchement de sérosité dans les articulations, mais
jamais à la suppuration, se produit de même sur le péricarde, sur les plèvres
et sur les méninges (mais non sur le péritoine), quand elle est détournée
du côté des viscères. Plus fréquentes encore sont les lésions de l'endocarde
et de l'endartère, surtout quand les manifestations articulaires sont très
intenses et généralisées (Bouillaud), ou lorsque la poussée articulaire avorte
ou rétrocède. L'endocardite rhumatismale est plastique non ulcéreuse, ni
végétante, en rapport avec une infection relativement peu virulente. Pour

comprendre dans une expression schématique les diverses localisations du rhumatisme, on peut dire qu'il atteint les organes dérivés du *feuillet moyen*. Dans le sang, la quantité de fibrine est augmentée ainsi que le chiffre des globules blancs.

Nous décrirons successivement : 1° la polyarthrite; 2° les symptômes généraux; 3° les manifestations accessoires cutanées et sous-cutanées, ostéo-périostées, oculaires, etc.; 4° les déterminations cardio-vasculaires; 5° les déterminations pleuro-pulmonaires surtout congestives; 6° les complications nerveuses (rhumatisme cérébral).

Symptômes. — Début. — Les prodromes passent souvent inaperçus. Ils consistent dans une fatigue générale souvent accompagnée d'un peu de fièvre; sans avoir de frisson, qui est exceptionnel, le malade se sent froid comme il arrive au début de la grippe. Il existe souvent une angine érythémateuse pas toujours très douloureuse, avec ou sans dépôt pultacé sur les amygdales; elle précède l'apparition de l'arthrite de 2 ou 3 jours ou davantage. Elle s'accompagne parfois d'embarras gastrique, de douleurs lombaires, de fièvre et même d'albuminurie, éphémère assez souvent. Il n'y a pas en général de tuméfaction ganglionnaire. A cette angine se joint quelquefois du coryza, des épistaxis et même de la bronchite. Ces phénomènes ne peuvent éveiller l'idée de rhumatisme que chez un malade ayant eu déjà de pareilles atteintes de la maladie.

Début articulaire. — Précédées ou non de prodromes, les douleurs dans les membres, d'abord erratiques et vagues, essentiellement *mobiles*, se généralisent et se précisent rapidement, si bien que le patient se réveille un matin perclus.

Ces douleurs prémonitoires du rhumatisme, qu'on peut comparer à l'endolorissement de la contusion, ne sont pas d'abord, à proprement parler, articulaires, mais bien plutôt péri-articulaires (Laségue). Tous les mouvements de la jointure qui sera prise ne sont pas également douloureux; il y a seulement douleur assez aiguë sous l'influence d'une contraction musculaire déterminée. Puis le malade éprouve de la lourdeur et une certaine impotence instinctive dans le membre atteint. En même temps il ressent une certaine tension ou sensation de gonflement dans l'articulation où débute la fluxion.

C'est le mode de début le plus heureux, en ce sens que la maladie ne traîne pas négligée. Il arrive aussi qu'avant de se généraliser, le rhumatisme articulaire aigu reste quelques jours localisé au cou, donnant lieu au torticolis chez les enfants, ou aux lombes, donnant le lumbago. Les symptômes locaux précédent alors les symptômes généraux.

Le cas est plus fâcheux quand les douleurs des jointures restent peu accusées, car le malade en ne s'alitant pas aggrave son rhumatisme, qui devient viscéral.

Début viscéral. — Mais ce qui est surtout à redouter, c'est l'atténuation de ces douleurs initiales et la métastase viscérale précoce. Un sujet qui n'a eu que quelques légères douleurs à l'épaule, aux jambes ou ailleurs, se sent quelque peu essoufflé; il éprouve un point de côté à gauche; il vient, très pâle et dyspnéique, prier son médecin de l'ausculter sans même penser à parler de ses douleurs disparues; en l'auscultant on trouve un frottement péricardique des plus nets.

Polyarthrite. — *Degrés de généralisation.* — Ce serait une erreur de croire que la polyarthrite rhumatismale est toujours très accusée. Le rhumatisant peut se présenter avec une ou deux articulations douloureuses, même sans gonflement notable. Mais le lendemain la douleur se sera déplacée : une ou plusieurs autres jointures seront prises. Entre ce type atténué et la polyarthrite la plus intense et la plus généralisée, on rencontre tous les intermédiaires. Il y a une forme *légère*, *partielle*, *apyrétique*, bénigne à la condition qu'elle soit soignée; une forme *moyenne* n'atteignant que quelques grosses articulations avec fièvre modérée, conservation de l'appétit, et une forme *violente* avec hyperthermie et état saburral, où les complications viscérales sont beaucoup plus à craindre.

Localisation. — C'est dans ces derniers cas que l'arthrite rhumatismale est la plus typique. Elle atteint d'abord les articulations les plus exposées au surmenage, ou au froid : les mains chez les blanchisseuses, les pieds chez les garçons de café, etc. C'est sans doute pour cette raison que le côté droit est plus souvent atteint et que les grandes articulations du membre inférieur, surtout le genou et le cou-de-pied, sont le plus fréquemment atteintes; puis viennent le poignet, l'épaule, la hanche, le coude. Les petites articulations des mains et des pieds ne sont prises, du moins dans leur ensemble, que dans les cas d'une certaine intensité. Toutes les articulations, y compris celles de la colonne vertébrale, peuvent être touchées.

Caractères. — L'arthrite rhumatismale une fois développée présente tous les caractères de l'inflammation : douleur, chaleur, tuméfaction et même rougeur.

La douleur est modérée, vive ou atroce. Elle est atténuée au point de disparaître dans l'immobilité absolue, difficile à réaliser en cas de généralisation. Le moindre ébranlement communiqué, la moindre pression, la moindre contraction musculaire la réveille ou l'exaspère. La polyarthrite vertébrale est, pour ainsi dire, horrible. Les mouvements spontanés sont beaucoup plus douloureux que les mouvements communiqués, d'où l'impotence, parce que les ligaments, les gaines et les tendons péri-articulaires sont particulièrement sensibles. Aussi les malades placent-ils instinctivement leurs jointures en état de relâchement. Les genoux et les cuisses sont demi-fléchis. Les bras sont en abduction; la main en pronation repose sur le lit, les doigts écartés. Lasègue a montré qu'un mouvement passif, imprimé sans secousse, pouvait rester indolore. L'augmentation de chaleur locale est constatable, par comparaison, à l'aide de la main, quand l'article homologue est resté indemne.

Le gonflement est le résultat d'un épanchement intra-articulaire, appréciable à la vue et au palper au niveau des culs-de-sac synoviaux, — ce qui est facile au genou, — et de la congestion des tissus péri-articulaires. Cette congestion peut aller jusqu'à produire de l'œdème véritable, quelquefois rouge et luisant, pseudo-phlegmoneux, surtout sur le dos de la main et à la partie inférieure de la jambe. Plus fréquemment encore on voit de la rougeur, disséminée en plaques ou en traînées le long des gaines, à la face

interne du genou, à la face dorsale du pied et du poignet. Les veines sous-
cutanées sont gonflées et les pulsations artérielles exagérées (Bouillaud).
On a signalé l'hyperesthésie et l'hypoesthésie cutanées.

Évolution. — C'est surtout par l'évolution que se caractérise l'arthrite
rhumatismale. Essentiellement fluxionnaire, elle *apparaît soudain*, se développe rapidement et peut durer en moyenne 4 à 8 jours. Il arrive qu'elle
rétrocède brusquement comme elle est apparue : si cette rétrocession est
complète, elle annonce une métastase viscérale. Plus souvent, avant que la
fluxion ne s'éteigne sur un point, elle s'est déjà portée sur une autre jointure, hier intacte, aujourd'hui douloureuse, et quelques heures plus tard
gonflée. La *mobilité* en est le trait essentiel. Il en résulte qu'un grand
nombre d'articulations se prennent successivement ou simultanément, souvent symétriquement : le rhumatisme articulaire s'est *généralisé*. Ainsi cette
évolution est caractérisée par la tendance à la généralisation symétrique, la
durée courte, le développement rapide, — mais non aussi brusque que
celui de la goutte, — la terminaison un peu moins rapide et la mobilité.

Symptômes généraux. — *Fièvre.* — Dans le rhumatisme léger et partiel,
la fièvre peut être à peine marquée ; dans les cas moyens, la fièvre, généralement modérée, au-dessous de 39°, peut atteindre et dépasser ce chiffre,
mais elle est instable comme l'arthrite et ne s'y maintient pas ; dans la
forme intense, une température de 39 à 40° n'a de signification fâcheuse
que si elle persiste après la libération des articulations. Développée graduellement, tombant graduellement ou brusquement, sous l'influence du
salicylate de soude, la courbe thermique du rhumatisme est irrégulière,
avec de fortes rémissions. Elle reste plutôt au-dessous du taux de la polyarthrite ; elle cesse avant celle-ci. L'hyperthermie persistante ou le début
violent ne se voit guère qu'en cas de complications viscérales. Une recrudescence, même transitoire, qui ne s'explique ni par une poussée articulaire nouvelle, ni par une alimentation inopportune, ni par des visites prolongées, indique un retour offensif interne du rhumatisme. Toute cause qui
élève la température favorise d'ailleurs ce retour offensif. On pourrait dire
que les plus petites variations thermiques nous permettent de lire les oscillations de virulence de l'infection sanguine.

C'est du côté du cœur, des vaisseaux, de l'appareil pleuro-pulmonaire ou
du cerveau, ou bien des articulations qu'il faudra chercher les raisons des
recrudescences fébriles. Et comme elles sont presque constantes au cours
du rhumatisme, cela nous fait prévoir la nécessité de l'examen viscéral
quotidien du rhumatisant et la sollicitude que le médecin doit lui témoigner. Une exacerbation fébrile légère est une menace ; si elle est accentuée
et si elle dure, c'est l'indice d'un fait accompli.

Thyroïdite. — La thyroïdite mérite de prendre place parmi les signes
généraux au même titre que l'hypertrophie de la rate dans d'autres maladies infectieuses. L'augmentation de volume du corps thyroïde (le « signe
thyroïdien ») n'est pas constante : elle ne se rencontre que lorsque la polyarthrite aiguë fébrile est quelque peu intense ; il n'est très accusé que
10 fois sur 100, mais possible à déceler 50 fois sur 100. La tuméfaction du
cou atteint 2 à 5 centimètres et la glande est douloureuse à la palpation ou

au pincement; le malade incline la tête en avant quand la thyroïdite s'accompagne d'une vive douleur. Souvent fugace, surtout après l'administration du salicylate de soude, ce signe ferait défaut quand la maladie doit se prolonger outre mesure et résister au traitement salicylé. On a conseillé alors d'associer à ce traitement l'iode ou mieux l'opothérapie thyroïdienne, pour compenser la réaction thyroïdienne qui fait alors défaut. Parfois la réaction thyroïdienne se fait au déclin de la maladie, et le corps thyroïde peut rester gros après guérison. Nous verrons que ce peut être là l'origine d'un goitre exophtalmique. Ces faits sont de notoriété récente.

Anémie. — L'état général est atteint d'emblée chez le rhumatisant, comme en témoignent l'anémie et les sueurs. L'*anémie*, accusée par la pâleur, sera de courte durée si la maladie est brève, et sans complications viscérales. Elle se prolongera presque indéfiniment dans le cas contraire.

Sueurs. — Les *sueurs*, dont l'odeur aigrelette permet presque de faire le diagnostic à distance, sont abondantes, surtout la nuit. Loin d'annoncer une crise, elles indiquent que le rhumatisme est en activité. Elles sont beaucoup plus intenses ici que dans les rhumatismes secondaires et sont considérées comme un caractère distinctif.

Urines. — *Néphrite rhumatismale.* — Les urines sont rares, rouges, fortement acides, pauvres en chlorures; l'urée est en excès; le refroidissement précipite des urates en abondance. Quand elles sont pâles, abondantes et mousseuses, on y trouve généralement de l'albumine en quantité notable. L'albuminurie, éphémère et légère au début du rhumatisme, serait assez fréquente. Au cours de la maladie ou à son déclin elle est rare. Cette albuminurie, indice d'une altération rénale plus profonde, a pu se compliquer d'œdème, d'hématurie ou d'hémoglobinurie (V. HÉMOGLOBINURIE). On rencontre aussi au cours du rhumatisme avec endocardite grave une hématurie liée à l'infarctus rénal.

Urobilinurie. — L'altération de l'urine la plus constante au cours du rhumatisme est l'*urobilinurie*, indice d'une insuffisance hépatique relative. et en rapport peut-être avec une destruction globulaire intense, ou avec un certain degré de cholémie, selon l'opinion qu'on se fait de l'origine de l'urobiline. Quoi qu'il en soit, il est impossible de ne pas voir un rapport entre l'efficacité du salicylate de soude, qui est cholagogue, et l'urobilinurie. On a signalé exceptionnellement l'ictère.

Fonctions abdominales. — Le *foie* est donc touché dans le rhumatisme, au moins dans sa fonction; mais l'ictère est absolument exceptionnel, et les *voies digestives* restent intactes, en apparence du moins, dans les cas bénins; il y a conservation de l'appétit; dans les cas plus intenses, il y a de l'anorexie et de la constipation avec état saburral. On a signalé cependant la diarrhée simple ou dysentériforme. En général, la nutrition n'est pas profondément troublée dans une maladie de courte durée. Les *règles* sont avancées, supprimées ou interrompues suivant les cas.

Système nerveux. — Si les fluxions rhumatismales indiquent une participation active du sympathique au processus morbide, l'intégrité du cerveau est habituelle, sauf dans le rhumatisme cérébral. Dans les cas ordinaires il n'y a qu'un peu d'insomnie.

Manifestations accessoires. — 1° *Cutanées et sous-cutanées.* — On observe des sudamina, de la miliaire rouge. On rencontre aussi, mais plus rarement, du purpura, des érythèmes : scarlatiniforme, papuleux, figuré (disposé en lignes sinueuses festonnées). Mais dans ces derniers cas, on doit toujours se demander si on n'a pas plutôt affaire à un pseudo-rhumatisme. L'œdème se voit dans le rhumatisme articulaire aigu soit sous forme d'œdème blanc, soit sous forme d'œdème rouge pseudo-phlegmoneux. L'œdème blanc est dur et douloureux, conservant difficilement l'empreinte du doigt; il apparaît brusquement à la face, à la main, aux membres; on l'a confondu avec la phlébite. L'œdème rouge, qui conserve l'empreinte du doigt, se voit parfois au poignet, au cou-de-pied; la douleur à la pression, son aspect l'ont fait prendre pour un phlegmon. Cette dernière forme appartient surtout aux pseudo-rhumatismes. Nous ne ferons que signaler les nodosités sous-cutanées et l'adénite ou bubon rhumatismal.

2° *Ostéo-périostées.* — On peut rencontrer, bien que rarement, au cours du rhumatisme, sur le crâne, le maxillaire ou les os des membres, des tuméfactions dues à l'ostéo-périostite ou périostite rhumatismale. Il faut la connaître pour ne pas la prendre pour une périostite syphilitique.

3° *Musculaires.* — En dehors du cas où les muscles de la région articulaire atteints sont contracturés et douloureux, comme dans le torticolis et le lumbago, en dehors des douleurs tendineuses ou aponévrotiques fréquentes (*pleurodynie, épicranie*) chez les rhumatisants, les observations décrites sous le nom de rhumatisme musculaire systématisé par certains auteurs restent mal classées.

4° *Oculaires.* — Nous signalerons l'iritis et la kératite (v. c. m.).

Déterminations cardio-vasculaires. — Les déterminations cardio-vasculaires du rhumatisme sont tellement fréquentes qu'elles en sont partie constituante. Elles sont peut-être constantes; elles ne créent en tous cas de complications que lorsqu'elles aboutissent à une lésion appréciable et plus ou moins durable. Il faut envisager successivement les déterminations *cardio-aortiques artérielles* et *veineuses.*

En établissant ses lois de coïncidence de l'endopéricardite avec l'arthrite rhumatismale, Bouillaud est resté au-dessous de la vérité. S'il est vrai que la lésion cardiaque soit d'autant plus à craindre que le rhumatisme est plus violent et plus généralisé, il n'est pas rare de voir la même lésion cardiaque se développer sous le couvert d'un rhumatisme dont les manifestations articulaires sont peu marquées et même frustes. C'est surtout chez les enfants et les jeunes gens que la maladie se porte à l'intérieur pour ainsi dire. Les complications cardiaques sont d'autant plus fréquentes que le sujet est plus jeune. Chez les adultes, après 50 ans elles sont moins fréquentes. Par ordre de fréquence décroissante les déterminations cardiaques se rangent ainsi qu'il suit : dilatation cardiaque, endocardite, péricardite, myocardite.

Dilatation aiguë passagère. — La *dilatation aiguë passagère du cœur* au cours du rhumatisme est chose extrêmement fréquente. Les auteurs en font une forme légère de myocardite. Mais comme les malades guérissent, on ne sait s'il faut incriminer exclusivement le myocarde. Il faut mieux considérer cette dilatation cardiaque comme le 1er degré de l'atteinte du cœur par le rhumatisme. A ce stade il n'y a encore ni endocardite, ni péricardite, ni myocardite à proprement parler.

En effet, les signes en sont presque exclusivement physiques, et basés sur la percussion et la phonendoscopie. Au lieu de 90 centimètres carrés (surface normale de la matité précordiale) on trouve 100, 120, 130 et même davantage. La matité de l'oreillette droite déborde le bord droit du sternum dans le 5e espace intercostal; on peut aussi parfois sentir la pointe un peu en dehors du mamelon. Il n'y a que peu ou pas de troubles fonctionnels : à peine quelques malades signalent-ils un peu d'angoisse respiratoire ou d'oppression. Le pouls reste régulier; peut-être est-il un peu plus accéléré que ne le comporterait l'état fébrile. Il n'y a pas asystolie. Il vaut mieux alors que la polyarthrite rhumatismale ne rétrocède pas trop vite : le cœur a repris son volume et son fonctionnement normal quand le malade se lève. Si la convalescence est écourtée, si la marche est permise prématurément, on voit les malades se plaindre de dyspnée, d'effort et de palpitations, et renoncer à tout travail pendant quelques semaines, symptômes qui nécessitent de nouveau l'alitement.

Dans un rhumatisme traînant, on peut constater un autre caractère de cette dilatation cardiaque, c'est sa variabilité d'un jour à l'autre, suivant les retours offensifs de la maladie.

Dans une maladie comme le rhumatisme cardiaque, où le seul moyen de prévenir les complications lointaines et irrémédiables est de les saisir à leur stade initial, la dilatation simple a une grande importance séméiologique : c'est un avertissement qui n'est pas toujours une fausse alerte, elle peut être en rapport avec le début d'une endocardite, d'une péricardite ou d'une myocardite plus graves.

Endocardite. — L'endocardite, cause la plus fréquente des lésions cardiaques durables du rhumatisme, sera particulièrement à craindre dans les cas intenses ou traînants et insidieux chez les jeunes sujets, lorsque les traits sont tirés et indiquent un état général profondément atteint, lorsque la température subit des exacerbations que n'expliquent pas les localisations articulaires. C'est à peine si le malade se plaint d'un peu d'oppression et de palpitations en rapport avec la dilatation cardiaque initiale. L'augmentation transversale de la matité cardiaque est en effet tout ce qu'on trouve au début, avec ou sans souffle extra-cardiaque, méso-systolique en général (pré-infundibulaire, pré-ventriculaire gauche, para-apexien ou endopexien); on sait que le souffle extra-cardiaque cesse ou s'atténue considérablement dans la station assise ou debout. Dans la période aiguë du rhumatisme, la constatation de souffles extra-cardiaques ne doit pas faire rejeter le diagnostic d'endocardite, car, dit Potain, dans les 2/5 des cas il y a endocardite, qui évoluera ultérieurement. Cette évolution s'affirme par l'*assourdissement* du 1er bruit à la pointe dans l'endocardite mitrale plus fréquente; du 2e à la base dans l'endocardite aortique; ce n'est pas d'une diminution d'intensité qu'il s'agit, il y a modification du timbre et de la sonorité : le bruit s'éteint, se voile. Si l'endocardite guérit, ce qui est possible, les bruits deviennent durs avant de reprendre le caractère normal. Si elle aboutit à la lésion valvulaire, ce n'est qu'au bout de 5 semaines (15 jours au plus tôt, mais en général plus longtemps, quelquefois plusieurs mois) que le souffle orificiel apparaît. Et, comme une lésion valvulaire simple peut rester latente, la lésion endocardiaque d'origine rhumatismale, datant de l'âge adulte ou de l'adolescence, peut être reconnue seulement beaucoup plus tard et même dans la vieillesse. Il est possible que des lésions vasculaires attribuées à l'athérome aient quelque relation avec un rhumatisme fruste et lointain.

Ainsi se créent, du fait du rhumatisme, l'insuffisance mitrale, l'insuffisance aortique, la maladie mitrale, et même certains rétrécissements mitraux purs, des lésions tricuspidiennes ou pulmonaires (v. c. m.). Une autre éventualité pourrait se produire au cours de l'endocardite rhumatismale, c'est l'insuffisance mitrale fonctionnelle par dilatation cardiaque. Enfin un souffle orificiel au début du rhumatisme signifiera le plus souvent que le cœur a été déjà touché lors d'une attaque antérieure.

Telle est l'endocardite rhumatismale ordinaire, endocardite atténuée (dite bénigne). Pourtant le pronostic de l'endocardite du rhumatisme dans sa période aiguë, et abstraction faite des conséquences lointaines, peut être aggravé par des embolies (endocardite infectieuse), par une infection générale maligne probablement complexe, par la *thrombose cardiaque.*

Celle-ci peut amener la mort rapide avec crise d'orthopnée, et cyanose ou pâleur, ou même la mort subite.

L'infection générale, qui justifie le mot de *forme maligne* appliqué à certains cas d'endocardite rhumatismale, se caractérise par des hémorragies multiples, l'hyperthermie et l'adynamie.

Il est moins exceptionnel de voir une *embolie* partie du cœur gauche causer l'hémiplégie ou l'aphasie, l'infarctus du rein ou de la rate, etc., ou une embolie partie du cœur droit produire l'infarctus du poumon.

Il faut distinguer de l'endocardite aortique rhumatismale l'*aortite aiguë* de même nature, dont la gravité prochaine est bien autre. A vrai dire, sous l'influence de poussées successives, on voit le rhumatisme de l'endocarde se propager à l'aorte elle-même : il s'ensuit une aortite et tout à fait exceptionnellement un anévrisme (v. c. m.).

Péricardite. — La péricardite rhumatismale peut évoluer isolément ou à la façon d'une endopéricardite. Elle se présente différemment, suivant qu'elle est légère ou grave, suivant qu'elle ne franchit pas le premier stade de péricardite sèche, ou bien qu'elle s'accompagne d'un épanchement notable. Légère et sèche, elle est toujours latente d'abord ; elle restera latente en général s'il s'agit d'un rhumatisant alité et soigné. En ce cas, il faut la rechercher par une auscultation attentive qui permettra de faire la part dans les bruits anormaux de l'endocardite, de la péricardite et des souffles extra-cardiaques. Sans qu'il existe aucun trouble fonctionnel on trouvera un frottement léger (superficiel, variable et localisé, simple ou double), sur le bord gauche du sternum le plus souvent (V. PÉRICARDITES). En même temps on constate l'augmentation transversale de l'aire de la matité cardiaque.

Ailleurs, il s'agit d'un rhumatisme grave, évidemment viscéral, avec complications pulmonaires : il y a de la pleuro-congestion à la base gauche,

les traits sont tirés. La malade se plaint d'une douleur de côté, l'oppression
est assez vive. La seule constatation de la pleurésie gauche doit faire soupçonner la péricardite, surtout s'il y a quelques troubles fonctionnels spéciaux qui sont, avec la douleur et la dyspnée, les palpitations, la dysphagie,
les vomissements, le hoquet, l'insomnie. Alors à l'auscultation on trouvera
ou bien le frottement, ou bien simplement le galop de la période initiale
de la péricardite, ou bien des signes d'épanchement; les principaux signes
fonctionnels sont : un certain degré d'orthopnée, le gonflement des jugulaires, la cyanose; les signes physiques sont la voussure, la perception du
choc de la pointe en dehors, au-dessus de la ligne inférieure de la matité
(qui en représente la largeur maxima), l'arrondissement de l'angle inférieur
gauche de cette matité, l'encoche de Sibson constatable sur le bord gauche
de la matité (la matité relative ayant pour ainsi dire disparu), l'augmentation considérable de la matité absolue jusque vers le 2ᵉ espace intercostal
gauche en haut, surtout si l'on percute le malade assis, car il y a élévation
de la limite supérieure de la matité dans cette attitude, etc.

L'épanchement, qui se forme très vite, en quelques heures, s'accompagne
parfois d'une chute thermique coïncidant avec une augmentation des
troubles fonctionnels. La résolution se fait en peu de jours, mais l'évolution
est sujette à des oscillations, à des recrudescences avec retour de fièvre. Il
faut craindre alors que la lésion n'aboutisse à la symphyse dont le principal
signe physique est la fixité de la pointe, et qui aboutit au syndrome de
l'asystolie irréductible : cela se voit surtout chez l'enfant.

Il est exceptionnel que la péricardite rhumatismale soit *maligne* (purulente par association microbienne). Mais il faut bien connaître la péricardite
rhumatismale primitive (rhumatisme viscéral d'emblée). Chez un malade
qui n'aura eu que quelques douleurs articulaires assez vagues, la péricardite s'installe sourdement, annoncée bientôt par deux symptômes dont il ne
faudra pas méconnaître la valeur : la dyspnée et la douleur, qui n'est pas
toujours précordiale ou phrénique, mais qui est souvent dans le dos, sur le
côté ou derrière l'épaule gauche, et qui, bien que faible au début, est légèrement angoissante.

Myocardite. — L'atteinte du myocarde au cours du rhumatisme articulaire aigu est à peu près inséparable de l'endopéricardite, mais la gravité de
celle-ci n'est pas toujours proportionnelle à celle de la myocardite. C'est
que les troubles un peu complexes (dont quelques-uns nerveux) que l'on
décrit sous le nom de myocardite ne dépendent pas seulement de l'intensité
de la lésion locale qui cause l'endopéricardite, mais aussi de la toxi-infection générale.

La myocardite aiguë, la seule dont il sera ici question, s'annonce par la
dilatation du cœur, 1ᵉʳ degré de l'atteinte générale du cœur. Nous avons vu
que tout peut se borner là. La dilatation du cœur n'est alors que passagère.
Si elle persiste, et surtout si elle s'accompagne d'affaiblissement (diminution d'intensité qu'il ne faut pas confondre avec l'assourdissement) des bruits
du cœur, du premier d'abord, la myocardite est constituée. Le pouls, en
général régulier, est de 90 à 120; il peut atteindre et dépasser 140. Il y a
généralement alors de l'embryocardie, quelquefois un bruit de galop, ou un

souffle orificiel doux, systolique à la pointe, souffle transitoire et variable. Le choc est affaibli et reporté en dehors. L'étendue de la matité est essentiellement variable d'un moment à l'autre; ses limites sont moins nettes que dans le cas d'épanchement; son maximum transversal est au niveau de la pointe.

Les troubles fonctionnels passent souvent inaperçus tant que le malade est réduit à l'immobilité, ce sont : l'oppression, l'angoisse et la douleur précordiale, les palpitations avec arythmie spontanées ou provoquées par l'effort, la cyanose des extrémités, la tendance aux syncopes, l'œdème fugace des jambes. Un certain nombre de ces symptômes et en particulier la dyspnée sont accrus par la congestion pulmonaire coïncidente. Une température élevée est habituelle pendant toute la durée de la maladie.

La myocardite rhumatismale peut rétrocéder quand elle n'est pas très accentuée, mais on l'a vue se terminer par la mort subite précédée de vomissements, ou par l'asystolie. Celle-ci, au cours ou au déclin d'une attaque de rhumatisme, n'existe jamais du fait de lésions valvulaires sans myocardite ou péricardite. C'est alors la dyspnée continue, l'oligurie, l'augmentation de volume du foie, etc. Enfin le rhumatisme cardiaque traînant et récidivant avec ou sans symphyse péricardique se complique aussi d'asystolie précoce et irréductible.

Il y a une forme de myocardite rhumatismale légère qui reste latente pendant toute la période d'alitement et n'apparaît qu'au moment de la convalescence.

Quant aux suites lointaines de la myocardite, on peut dire que c'est d'elle en partie que dépend le pronostic des lésions valvulaires, parfois admirablement bien supportées.

Artérite. — Le rhumatisme articulaire aigu est une cause importante d'artérite aiguë et chronique. L'artérite aiguë rhumatismale affecte l'aorte le plus fréquemment, mais aussi les artères du membre (V. AORTITES et ARTÉRITES). L'aortite aiguë rhumatismale peut être assez intense pour dominer le tableau clinique; elle peut aussi passer d'abord inaperçue et ne se révéler que plus tard, beaucoup plus tard, à la façon des lésions valvulaires.

L'artérite aiguë périphérique passe aussi facilement inaperçue, parce qu'elle n'est en générale que *pariétale*, c'est-à-dire non oblitérante. Cependant la douleur provoquée par la pression et même spontanée, l'augmentation, puis la diminution d'amplitude des battements, une légère recrudescence fébrile inexpliquée, le gonflement du membre atteint et un certain degré d'impotence sont des signes qui permettent de la reconnaître. Elle est rarement anévrismale ou ectasiante.

L'athérome (artérite chronique) aortique ou périphérique peut enfin être d'origine rhumatismale. Hanot a vu l'induration précoce de la radiale chez des malades ayant eu dans les années précédentes des attaques de rhumatisme articulaire aigu.

Phlébite. — La phlébite rhumatismale, assez rare, est plus souvent aussi pariétale qu'oblitérante. La phlébite pariétale de la saphène, par exemple, s'accuse par un peu d'œdème avec traînées rosées superficielles. On a vu la phlébite pariétale multiple affecter successivement les veines du membre inférieur, du membre supérieur, du cou et du crâne. Enfin la phlébite oblitérante produit l'ensemble symptomatique de la phlegmatia alba dolens.

Déterminations pleuro-pulmonaires. — Beaucoup moins fréquentes que les complications cardiaques, les déterminations pleuro-pulmonaires du rhumatisme s'y associent quelquefois. Bien que bruyantes dans un certain nombre de cas, elles demandent en général à être recherchées. On ne trouvera parfois que de la submatité à l'une des bases avec quelques râles humides ou secs très discrets : cela suffit pour affirmer la *congestion pulmonaire*, même en l'absence de troubles fonctionnels. Cette *forme torpide* est particulièrement associée aux lésions cardiaques.

Ailleurs on constatera une congestion pulmonaire plus active, plus mobile avec une réaction fonctionnelle appréciable, compliquée ou non de pleurésie. Cette *congestion pulmonaire fugace* s'accompagne de toux, d'oppression et d'expectoration plus ou moins visqueuse. Elle siège aussi bien à l'un des sommets qu'à la base. Elle donne lieu à du souffle ou au moins à de la respiration soufflante. Elle peut atteindre successivement les deux poumons. Une recrudescence thermique la souligne.

Quand la plèvre est touchée en même temps que le poumon, il survient un point de côté extrêmement pénible, brusquement, au moment de l'élévation de température initiale. L'épanchement est aussi mobile que la congestion pulmonaire, et, comme elle, peut être bilatéral en deux poussées. Il est souvent peu abondant, localisé en galette à la partie postérieure. La *pleurésie rhumatismale* est plus fréquente à gauche en raison de ses connexions avec la péricardite, et alors beaucoup moins fugace. On se rappellera que la péricardite avec épanchement peut produire à la base gauche, chez les enfants, des signes pseudo-pleurétiques qui disparaissent dans la position genu-pectorale.

L'égophonie, la matité absolue, la disparition complète du murmure sont les principaux signes à rechercher (V. Pleurésie).

Enfin, comme la congestion pulmonaire, la pleurésie peut être torpide et latente. Au lieu de trouver comme dans la pleurésie tuberculeuse des lymphocytes prédominants dans le liquide, on trouve surtout ici des cellules endothéliales isolées et agglomérées. Toutes les congestions pleuro-pulmonaires qui s'améliorent sous l'influence du salicylate de soude ne sont pas rhumatismales. Il ne faut pas admettre la nature rhumatismale d'une pleurésie en l'absence de polyarthrite.

L'*œdème aigu du poumon* d'origine rhumatismale est exceptionnel [V. Poumon (Œdème)].

Complications nerveuses. — *Rhumatisme cérébral.* — Tandis que les déterminations cardiaques et pulmonaires du rhumatisme peuvent être considérées comme des localisations plus ou moins habituelles de la maladie, le rhumatisme cérébral est une véritable complication due surtout à une tare névropathique héréditaire ou acquise du malade. Les préoccupations et les soucis en favorisent l'éclosion. On ne le rencontre guère que dans les formes graves d'emblée, hyperpyrétiques. Il est surtout possible de 20 à 40 ans, et survient pendant la période d'état.

Il s'annonce ordinairement par les *prodromes* suivants :

La température atteint 40°, 41° et davantage et s'y maintient, tandis que les fluxions articulaires, qui persistent d'abord, deviennent indolentes. L'atténuation des douleurs ne coïncide pas avec une amélioration de l'état général. Il y a de l'*insomnie*, quelquefois du délire nocturne, de la *céphalalgie*, symptômes insolites dans les rhumatismes; le pouls s'accélère à 120, à 140 et au delà; il y a polypnée : on a remarqué la fréquence des mictions ou même l'incontinence d'urine.

Généralement les sueurs sont très abondantes, accompagnées ou non de miliaire. Enfin il y a de l'anxiété ou même de l'angoisse avec pressentiment de mort prochaine.

Alors apparaissent des *signes d'excitation* psychique et motrice avec incohérence des paroles et des actes. Le malade s'agite, veut se lever, crie, chante, bouscule ses voisins, manifeste parfois de vagues idées de persécution. Il a des soubresauts des tendons, parfois même des convulsions: son visage vultueux grimace, puis ses mouvements deviennent tout à fait incoordonnés, ou il existe au moins du tremblement, de la carphologie: puis son regard s'éteint, la cyanose apparaît; ses pupilles en mydriase ou en myosis ne réagissent plus et il meurt dans le coma avec embarras de la respiration. Le tout évolue en un jour, trois jours ou davantage, mais alors avec des rémissions.

Le syndrome bulbaire se précise quelquefois par l'adjonction aux signes précédents des suivants : bradycardie, dysphagie.

La mort subite interrompt parfois dès le début ce tableau dramatique : c'est ce qu'on a appelé la forme apoplectique.

Chez les enfants où le rhumatisme cérébral est très rare, il y a toujours des manifestations choréiques.

Il faut distinguer du rhumatisme cérébral proprement dit la *folie rhumatismale* consécutive à l'attaque de polyarthrite, soit sous forme de mélancolie avec stupeur, soit sous forme de manie aiguë.

Le *diagnostic* du rhumatisme cérébral est à faire avec l'urémie, le delirium tremens et l'intoxication salicylique. L'urémie ne donne pas lieu en général à l'hyperthermie. Le delirium tremens n'est pas fréquent dans le rhumatisme articulaire aigu; il ne s'accompagne que d'une réaction fébrile modérée : il y a des hallucinations terrifiantes de la vue et de l'ouïe. Les accidents de l'intoxication salicylique consistent aussi dans un délire violent avec hallucinations terrifiantes de la vue et de l'ouïe, mais sans zoopsie: il y a en général des bourdonnements d'oreilles, quelquefois des vomissements, des vertiges, et, au moment de l'explosion du délire, une chute ou au moins une rémission thermique accentuée, ainsi qu'une atténuation des phénomènes articulaires. Pendant la crise il peut exister de l'oligurie et même de l'albuminurie. Après la suppression du salicylate, nécessaire quelle que soit la cause des accidents cérébraux, le délire ne dure guère plus de 48 heures.

Le *pronostic* en cas de convulsions ou de coma est fatal. L'hydrothérapie froide est le seul moyen de sauver le malade.

Autres manifestations nerveuses. — Le rhumatisme pourrait donner lieu à des symptômes qui rappelleraient la *méningo-myélite*. On voit ces symp-

tômes coïncider avec un lumbago articulaire ou précéder une polyarthrite
généralisée. Dans le simple lumbago nous avons constaté le signe de Kernig
et des douleurs pseudo-névralgiques irradiées dans les membres inférieurs :
on a vu dans le rhumatisme spinal des troubles sphinctériens, de la paraplégie incomplète. D'autre part rien ne ressemble à un lumbago comme le
début de la méningo-myélite syphilitique.

On n'admet plus aujourd'hui la myélite rhumatismale isolée.

On a signalé à la suite du rhumatisme des *névrites périphériques* localisées
(N. péronier), la paralysie radiculaire, la sclérose en plaques.

Les rapports du rhumatisme et de la *chorée* sont encore mal élucidés. Ce
qui semble certain, c'est que l'endocardite choréique bénigne, si endocardite il y a, est beaucoup plus bénigne que l'endocardite rhumatismale :
celle-ci peut exister quand le rhumatisme est associé à la chorée ; l'endocardite de la chorée grave, compliquée d'infections secondaires, est une endocardite infectieuse. D'autre part, si la chorée se développe parfois à l'occasion
du rhumatisme, elle en est plus souvent encore indépendante. Et alors il
n'existe plus au cœur que des souffles extra-cardiaques ou un souffle mitral
transitoire (endocardite papilliforme de la chorée). Aussi, si la chorée se
développe quelquefois à l'occasion du rhumatisme, elle n'est pas à proprement parler une manifestation rhumatismale (V. CHORÉE DE SYDENHAM).
Mais il est certain que l'état d'imminence morbide qui prélude à la maladie
est à peu près le même dans le rhumatisme et la chorée. Dans ces dernières
années, on a établi un rapport de causalité entre le rhumatisme et la maladie
de Basedow.

Les paralysies dites rhumastimales des nerfs radial, facial, n'appartiennent
pas au rhumatisme.

Évolution. Formes. — La durée du rhumatisme articulaire aigu se
chiffre par jours, par semaines ou par mois, suivant son intensité légère,
moyenne et grave, suivant l'existence ou l'absence de lésions cardiaques en
activité. C'est une infection qui, à la façon de la broncho-pneumonie, tend
constamment à se rallumer tant qu'elle n'est pas complètement éteinte.
Aussi voit-on les malades s'anémier dans les formes traînantes sous le coup
de poussées toujours nouvelles et tomber de rechute en rechute. La récidive est également la règle à une ou plusieurs années de distance ; il y a
des malades qui n'ont qu'une attaque, mais il n'est pas rare d'en compter
3, 4, 5, 6 et davantage.

Il en est de même des lésions cardiaques : parfois, après une atteinte
plus ou moins profonde, on voit les malades supporter de longues années
leur lésion valvulaire, généralement alors limitée à l'orifice aortique ou
mitral ; d'autres au contraire subissent une aggravation progressive et
rapide d'une endocardite valvulaire multiple, souvent compliquée d'aortite :
ces derniers meurent cardiaques encore en puissance de rhumatisme. Il est
exceptionnel que la mort soit précoce dans les formes typhoïde, maligne ou
cérébrale, ou bien par péricardite, asystolie ou thrombose cardiaque.

La guérison à peu près intégrale de l'endocardite, comme celle de la
péricardite, est possible. On ne saurait trop vanter, à propos du rhumatisme
en général et du rhumatisme cardiaque en particulier, l'utilité d'un traite-

ment précoce et énergique, surtout chez l'enfant et l'adolescent, où le début insidieux et traînant est si dangereux ; la douleur est parfois à peine accusée, mais il y a asthénie, pâleur, et parfois céphalée avec état subfébrile, et c'est sous le couvert de cette langueur, qu'on met volontiers sur le compte de la paresse ou de la croissance (comme dans la chorée), que s'installent des lésions cardiaques irrémédiables.

Enfin on doit admettre que le rhumatisme articulaire aigu peut sensiblement passer à l'état subaigu, puis à l'état chronique.

Au point de vue du diagnostic, les seules formes déjà indiquées, qui sont à retenir, sont celles qui modifient l'allure générale du rhumatisme ; forme partielle, forme typhoïde avec diarrhée, ballonnement du ventre, albuminurie et stupeur (à distinguer de l'arthrotyphus), forme maligne hémorragique, forme viscérale d'emblée ou du moins avec arthropathies frustes et complications cardiaques précoces. Cette dernière éventualité est fréquente dans l'enfance où l'endopéricardite suivie de symphyse se voit encore trop souvent. Le diagnostic de cette variété est à faire avec la tuberculose des séreuses. Le tableau clinique est alors celui de l'*asystolie*.

Pronostic. — Malgré la fréquence des rhumatismes bénins, le rhumatisme est une affection dont il faudra toujours se méfier d'autant plus que le sujet atteint est plus jeune. Il faut surtout prévenir les malades de l'imminence d'une rechute à la moindre imprudence. Plus tard les *récidives* sont habituelles, du moins si les conditions d'existence sont trop dures, ou si le sujet n'y prend garde. Dans l'évaluation du pronostic immédiat il faut tenir compte surtout de l'état général, et pour le pronostic ultérieur se baser surtout sur l'état du cœur.

Diagnostic. — Le diagnostic du rhumatisme articulaire aigu n'est pas aussi facile que le ferait supposer l'*élément douleur*. Il faut savoir que le rhumatisant, enfant surtout, n'a pas toujours conscience de sa douleur, ou du moins il peut négliger de la signaler si elle est peu intense. On devra donc la rechercher en présence d'un enfant ou adolescent anémique, asthénique et languissant, ou même choréique. Il est bon de répéter que le rhumatisme partiel, sous forme de torticolis surtout (v. c. m.), peut conduire au rhumatisme généralisé et au rhumatisme cardiaque.

La *polyarthrite cervicale*, généralement unilatérale du torticolis, a pu faire croire à un mal de Pott, à une méningite cérébro-spinale ou au tétanos.

Chez l'enfant il y a deux diagnostics importants à signaler : celui du scorbut infantile et celui de l'ostéomyélite (v. c. m.).

Quand la polyarthrite aiguë est évidente, la question est de savoir quelle en est la nature : ce pourrait être la *goutte* généralisée par exemple (V. RHUMATISMES SECONDAIRES). Il y a lieu aussi de distinguer les poussées aiguës du rhumatisme chronique du rhumatisme aigu franc (V. RHUMATISME CHRONIQUE).

Enfin il y a une petite part à faire dans le diagnostic à l'arthralgie *hystérique*.

Il est bon de savoir qu'il n'est pas un seul signe du rhumatisme aigu franc qui soit absolument constant et nécessaire au diagnostic, que seule l'évolution peut, dans certains cas, déterminer. En cas de début à la main ou au

pied, on peut avoir à éliminer la lymphangite ou le phlegmon, suite d'inoculation septique, qu'il faut rechercher avec soin, les malades ne se rendant
pas compte de l'importance d'une piqûre à peine douloureuse.

Traitement. — Il n'est pas de maladie sur laquelle le traitement ait
plus d'action que sur le rhumatisme articulaire. Ce traitement est basé sur
l'emploi du salicylate de soude, agent auquel on doit attribuer une spécificité purement physiologique, et nullement comparable à celle de la quinine ou du mercure. Encore faut-il pour guérir un rhumatisme tenace ne
pas se borner à une prescription banale. Le rhumatisant est un malade qui
doit, en quelque sorte malgré lui, être suivi et examiné dans les détails.
L'action si rapide du salicylate donne à certains malades une sécurité trom-
peuse. Or il n'y a que l'œil du médecin qui puisse prévoir à temps certaines
recrudescences ou complications et, par là même, les guérir avant qu'elles
ne soient devenues rebelles ou irrémédiables.

Lui seul sait à quel danger le rhumatisme, aux allures les plus bénignes,
expose un malade, puisqu'il frappe au cœur, dans l'ombre en quelque sorte.
Lui seul sait avec quelle désespérante ténacité il répète ses attaques, quand
il n'a pas été jugulé de bonne heure.

Alitement. Régime. — Le malade sera mis au repos absolu, c'est-à-dire
au *lit* et au *régime du lait* ou au moins des potages : c'est le repos complet
dans la vie organique comme dans la vie de relation. Un régime léger, lacté
de préférence, est nécessaire, non seulement pour ménager le cœur, mais
aussi pour diminuer le travail digestif et les fermentations intestinales nuisibles. Pour remplir cette dernière indication, en même temps que pour
remédier à la constipation fréquente, une purgation légère saline sera
administrée dès que la sédation de la douleur le permettra : soit 10 à 15 gr.
de sulfate de soude, ou 10 à 15 gr. d'huile de ricin. On peut encore prescrire
1 à 2 centigr. de calomel, ou simplement un lavement.

Comme le malade ne prendra qu'un à 2 litres de lait au plus les premiers
jours, on lui conseillera l'eau de Vichy, la tisane de queues de cerises, la
citronnade. La diète absolue d'aliments, et même de lait, est préférable les
deux premiers jours.

Il sera nécessaire de protéger par un cerceau les pieds du poids des
couvertures et de les soutenir par un rouleau de linge glissé sous la plante.

Médication. — 1° *Médication salicylique*. — Le salicylate de soude sera
prescrit à la dose maxima de 0,50 par année chez les enfants, à la dose de
4 à 8 gr. chez l'adulte (soit 5 à 6 gr.), soit en cachet de 0,50, soit en potion,
mais toujours à doses fractionnées et échelonnées sur les 24 heures. Les
cachets n'ont aucun inconvénient s'ils sont suivis d'une quantité suffisante
de boisson. On en donnera un toutes les 2 heures avant boire, dans la
journée (de 16 heures), et 2 ou 4 la nuit. Ou bien on composera une potion
contenant 0,60 de salicylate par cuillerée à soupe, par exemple :

> Salicylate de soude. . . . . 6 grammes.
> Eau distillée. 160   —
> Sirop de menthe 20   —

Potion à prendre dans les 24 heures par cuillerée à soupe toutes les
2 heures. Boire après chaque prise.

Une simple solution étendue est facile à faire au lit du malade. On peut la faire dans l'eau de Vals, ou prescrire le médicament en paquets à prendre dissous dans l'eau de Vichy, un demi verre par gramme. La formule la plus répandue renferme du rhum, mais l'alcool est mal supporté par l'estomac de certains malades. En tout cas, il ne faut pas mélanger le salicylate à la citronnade, salutaire d'ailleurs aux rhumatisants, ni au vin, car l'acide salicylique, reconnaissable à sa saveur âcre, serait mis en liberté. Ce qu'il ne faut pas oublier, c'est que l'administration du salicylate doit être continuée la nuit, sinon toutes les 2 heures, du moins toutes les 3 heures. On doit atteindre d'emblée 4 gr. au minimum chez l'adulte. Une fois la sédation obtenue, le nombre des doses ira en décroissant lentement.

L'usage du *salicylate de méthyle* en applications externes permet de réduire les doses de salicylate de soude. On fera un badigeonnage des 2 ou 3 jointures les plus douloureuses avec ce liquide onctueux; on recouvrira d'une très légère couche d'ouate puis de taffetas chiffon. Ce pansement, appliqué sur les mains malades et découvertes, les protégera du froid. L'odeur forte du médicament est malheureusement insupportable à certains malades. L'ulmarène, le salène, le spirosal et le mésotane ont été proposés pour le remplacer.

On peut, exceptionnellement, avoir recours aux suppositoires ou aux lavements de salicylate de soude.

Contre-indications. — La médication salicylée, si efficace, est cependant contre-indiquée en cas de néphrite chronique préexistante au rhumatisme. C'est dire que l'albuminurie passagère de la fièvre rhumatismale n'est pas une contre-indication. Elle est contre-indiquée en cas d'accidents cérébraux et dans les cardiopathies exceptionnellement graves avec menace de syncope; dans le cas de grossesse, à cause des propriétés abortives ou tout au moins emménagogues du salicylate; enfin, dans le cas d'intoxication salicylée avec symptômes accentués (vomissements, délire), soit par insuffisance rénale relative ou absolue, soit par idiosyncrasie.

Quand il y a seulement intolérance pour le salicylate de soude avec gastralgie et bourdonnements d'oreilles, sans intoxication à proprement parler, on se trouvera bien de substituer au salicylate de soude l'*aspirine*, acide salicylacétique, à la dose de 2 à 5 gr. en cachets de 0,50 échelonnés.

Le salophène, le salicylate d'antipyrine ou salipyrine, le citrophène, ont été également employés (2 à 4 gr.).

2° *Autres médications.* — On pourra avoir recours, au cours de la *grossesse*, à l'antipyrine à la dose de 2 à 5 gr. en 4 ou 6 fois. Dans le cas de *lésion rénale* avérée on donnera de préférence, à défaut de salicylate, la potion sédative suivante :

Hydrate de chloral	2 grammes.
Bromure de potassium	4 —
Sirop d'éther	40 —
Eau de tilleul	120 —

Une cuillerée à soupe toutes les 2 heures.

On remplacera le salicylate de soude par le benzoate de soude, le citrate de soude ou l'acide citrique aux mêmes doses. Le collargol est indiqué dans les formes malignes.

3° *Sérothérapie et vaccination.* — A titre de simple indication, rappelons les essais favorables de traitement sérothérapique, pratiqué avec le sérum de cheval après inoculation de cultures aérobisées, puis anaérobies de l'anhémobacille. D'autre part l'émulsion de bacilles morts a été utilisée en tant que prophylactique des rechutes ou des récidives.

4° *Convalescence.* — Au déclin des rhumatismes, pour hâter une résolution traînante et combattre la tendance à la chronicité, on usera du massage, des applications de teinture d'iode, et, au besoin, des pointes de feu ou des vésicatoires.

Il sera presque toujours utile de prescrire le fer, et en particulier l'iodure de fer dans la convalescence du rhumatisme contre l'anémie consécutive.

Traitement des complications. — *Endomyopéricardite.* — Le traitement préventif de l'endopéricardite rhumatismale consiste dans le traitement précoce et sévère du rhumatisme lui-même avec repos absolu et cure sali- cylée suffisamment prolongée.

Dès qu'elle se manifeste, alors même qu'elle n'est qu'ébauchée, il ne faut pas hésiter à appliquer sur la région précordiale 4 à 5 *ventouses scarifiées* que l'on pourra renouveler une seconde fois quelques jours plus tard. Ce traitement très simple a une action des plus évidentes sur la péricardite, surtout à son début. Après les scarifications, on aura recours aux petits vésicatoires (3/5 ou 5/5) successifs. Chez un jeune rhumatisant (aortique ou mitral) déjà cardiaque, il faut d'emblée prescrire une ou deux applications de ventouses pour atténuer ou éviter le réveil de l'ancienne lésion. *L'appli- cation-initiale de ventouses sèches sur le cœur est même à conseiller, dans tous les cas, en tant que préventive.* Dans la péricardite avec épanchement, la paracentèse du péricarde n'est qu'exceptionnellement indiquée.

Plus tard, si l'on a affaire à un rhumatisme cardiaque d'emblée grave, avec ou sans persistance d'une fièvre à grandes oscillations, indice d'un processus endocarditique en activité, on agira par les ventouses sèches, les petits vésicatoires répétés ou les pointes de feu.

Dans ce dernier cas seulement, le salicylate de soude sera supprimé et remplacé par le chlorhydrate ou le bromhydrate de quinine à la dose de 0,30 à 0,60 ou bien le sulfosalicylate de quinoléine (2 doses de 0,25). On peut aussi combiner les deux médications; il faut surtout prolonger la révulsion si l'on craint l'installation d'une péricardite chronique, et utiliser au besoin l'emplâtre de Vigo.

La *myocardite*, qui est une contre-indication au salicylate, du moins quand il y a menace de syncope, justifie l'emploi des toniques cardiaques à petites ou à fortes doses, suivant qu'il y a ou non menace d'asystolie. En général, on prescrira 1/4 ou 1/2 milligr. de digitaline, une seule fois, ou bien, pendant 2 à 3 jours, XX gouttes de teinture de digitale, ou, pendant 8 à 10 jours, 4 milligr. d'extrait de strophantus (ou X gouttes de la nouvelle teinture du nouveau codex.) Dans l'endomyocardite maligne, c'est l'huile camphrée, la spartéine, la strychnine, la caféine, que l'on emploiera, concurremment avec injections de sérum.

Rhumatismes aigus secondaires.

L'éther, les bromures, la valériane, et plus tard les iodures, trouveront leurs indications (V. ENDOCARDITE, PÉRICARDITE, MYOCARDITE, LÉSIONS VALVULAIRES, etc.)

Congestion pleuro-pulmonaire. — Le traitement propre à cette complication consiste presque uniquement dans l'application de ventouses sèches ou scarifiées. Celles-ci suffiront souvent à faire disparaître la pleurodynie. En cas contraire, il serait légitime de faire une injection de morphine. Les badigeonnages salicylés sur le côté sont également rationnels.

Rhumatisme cérébral. — Dès qu'apparaissent l'hyperthermie (au-dessus de 40°,5), l'agitation et le délire, on suspendra le salicylate de soude et on commencera à donner méthodiquement les bains froids. Une fois l'hydrothérapie froide instituée, on la continuera tant que la température dépassera 39° dans le rectum. Il n'y aurait pour ainsi dire pas de contre-indications, sauf peut-être la péricardite avec épanchement, l'endomyocardite infectieuse ou maligne. On plongera le malade, non sans difficulté parfois, dans l'eau à 30°. Le bain sera refroidi progressivement à 20° ou 25° par des affusions froides sur la tête. En cas de frisson intense avec menace de syncope, on retire le malade et on lui fait une injection d'huile camphrée. Sinon on maintient le malade dans le bain un temps suffisant pour abaisser la température à 38°,5. Pendant le bain et la sortie du bain, on donne au malade quelques gorgées d'eau ou de grog chaud. Le malade est, à la sortie, enveloppé d'un drap et d'une couverture préparés sur son lit. On reprendra la température toutes les 2 heures et même toutes les heures, et chaque fois, s'il le faut, on donne un nouveau bain froid.

Hygiène. — Le rhumatisant sera éduqué par le médecin dans le but d'éviter les rechutes. Il évitera le froid humide du rez-de-chaussée, les brouillards permanents et surtout le surmenage. Le rhumatisme est, comme la grippe, une maladie de surmenage.

On apprendra au rhumatisant l'utilité des frictions sèches et même des lotions froides quand le cœur est indemne. On l'avertira du danger qu'il y a pour lui à laisser s'installer une angine, un état de dyspepsie gastro-intestinale ou d'asthénie indiquant l'imminence morbide.

Cures hydro-minérales. — Les eaux sulfureuses, les eaux chlorurées sodiques, les eaux arsenicales, les eaux chaudes faiblement minéralisées, toutes peuvent trouver leur utilité dans les cas surtout qui tendent à la chronicité (V. RHUMATISME CHRONIQUE).   *P. LONDE.*

RHUMATISMES AIGUS SECONDAIRES (PSEUDO-RHUMATISMES). — On a souvent dans la pratique à distinguer du rhumatisme articulaire aigu primitif des polyarthrites aiguës secondaires soit à une infection générale ou locale déterminée, soit à une intoxication, soit à une auto-intoxication.

I. Rhumatismes secondaires infectieux. — On doit réserver ce nom aux manifestations articulaires des maladies infectieuses plutôt qu'aux arthrites infectieuses à proprement parler, le type de celles-ci étant l'arthrite suppurée (v. c. m.). L'épanchement séreux ne contient pas en général de microbes, du moins en quantité appréciable; l'épanchement purulent en renferme plus souvent.

Les pseudo-rhumatismes sont possibles dans les infections à microbes *pyogènes* tels que pneumocoque (avec ou sans pneumonie), streptocoque (avec ou sans érysipèle, ou fièvre puerpérale), staphylocoque ; mais dans ces cas l'arthrite aboutit le plus souvent à la suppuration et affecte une allure spéciale pour chaque microbe.

On les signale à la suite d'infections locales, banales, aiguës, notamment à la suite d'*angines* ; la limite est bien difficile à tracer entre le rhumatisme franc primitif et le pseudo-rhumatisme à angine initiale.

Les arthropathies du *purpura rhumatoïde* et de l'*érythème polymorphe* sont des pseudo-rhumatismes toxi-infectieux. Ils appartiennent à un ensemble symptomatique particulier (v. c. m.).

Mais tous ces pseudo-rhumatismes toxi-infectieux d'origine en quelque sorte banale, non spécifique, ne sont pas, si l'on peut ainsi parler, les vrais pseudo-rhumatismes. Ce terme, ainsi que celui de rhumatisme secondaire infectieux, s'applique surtout à la polyarthrite aiguë qui survient au cours d'*infections spécifiques* déterminées, telles que la blennorragie, la syphilis, la tuberculose, la scarlatine, les oreillons, la fièvre typhoïde, la dysenterie, la morve, etc.

Rhumatisme blennorragique. — La blennorragie cause toute une série d'arthropathies : arthralgie simple, monoarthrite séreuse aiguë, monoarthrite aiguë plastique ankylosante, polyarthrite subaiguë ou aiguë, arthrite purulente, polyarthrite chronique (V. Blennorragie, Rhumatisme chronique, Arthrite purulente, etc.). Nous ne retiendrons ici que la polyarthrite.

Elle peut débuter aussi bien par le gros orteil (articulation métatarsophalangienne) que par le poignet, le genou, le coude, l'articulation tibiotarsienne, l'*articulation sterno-claviculaire*, qui en sont le siège le plus habituel. Elle atteint fréquemment aussi les petites articulations du pied, de la main, etc.

On dit que le rhumatisme blennorragique se distingue par sa moindre mobilité ou sa plus grande fixité, par sa moindre tendance à la généralisation et à la symétrie, la tuméfaction plus grande des tissus péri-articulaires à laquelle peuvent participer non seulement les gaines, mais aussi les bourses séreuses (d'où la douleur du talon due à l'hygroma rétro-calcanéen), l'absence de sueurs profuses, d'urobilinurie, d'anémie intense, la lenteur de sa résolution, l'absence d'endopéricardite du type rhumatismal, c'est-à-dire qu'il est plus souvent subaigu que franchement aigu. Cependant on voit chez des blennorragiques des polyarthrites aiguës généralisées, d'allure vraiment rhumatismale et justiciables même, dans une certaine mesure, du salicylate de soude. Alors on peut se demander si la blennorragie ne s'est pas compliquée de rhumatisme vrai. On voit aussi des formes malignes septicémiques avec endocardite végétante, mais non l'endocardite atténuée du rhumatisme. Pour établir fermement le diagnostic de rhumatisme blennorragique, il faut constater l'écoulement (le matin avant toute miction) *de visu* chez la femme comme chez l'homme. Il survient pendant toutes les périodes, mais surtout pendant la période aiguë ou pendant les recrudescences. Il est possible chez l'enfant. L'inefficacité au moins relative du

salicylate de soude est un argument presque certain contre l'existence du
rhumatisme articulaire aigu franc.

Rhumatisme syphilitique secondaire. — Subaigu comme le rhumatisme
blennorragique, il est relativement peu douloureux, légèrement fébrile, et
ne peut être reconnu que par la coexistence des syphilides cutanées et
muqueuses.

Rhumatisme tuberculeux. — Il faut le distinguer de la granulie articulaire
qui, elle aussi, produit une polyarthrite. Le rhumatisme tuberculeux se
caractérise en effet par l'absence de lésions spécifiques : celles-ci donnent
l'arthrite tuberculeuse. Dans la sérosité du rhumatisme tuberculeux il
existerait, mais encore pas toujours, des bacilles en petit nombre. L'intoxication tuberculeuse prime ici l'infection. Cliniquement, le rhumatisme
tuberculeux est primitif, en apparence du moins, ou secondaire à une localisation connue. L'arthropathie se développe à distance du foyer infectieux
primitif et évolue, suivant les cas, à la façon d'une arthralgie, d'une arthrite
à tendance ankylosante, d'une polyarthrite éphémère, récidivante ou à
marche chronique et progressive. Le rhumatisme tuberculeux s'accompagne
souvent de névralgie ou de névrite. La preuve de l'origine tuberculeuse
de certaines polyarthrites, subaiguës ou même aiguës, a été faite dans les
cas où on a vu ultérieurement évoluer une arthrite tuberculeuse vraie ou
une tuberculose des séreuses avec pleurésie, péricardite, péritonite ou bien
méningite ou une tuberculose osseuse à distance. Ces faits montrent qu'il
est bien difficile d'établir une démarcation absolue entre la granulie discrète
et le rhumatisme tuberculeux.

Ils montrent aussi que longtemps avant l'éclosion de la tuberculose cliniquement appréciable, il y a des modifications de l'organisme qui la préparent. La constatation d'une polyarthrite, subaiguë surtout, appellera
l'attention du médecin sur la possibilité d'une tuberculose antérieure ou
ultérieure absolument comme dans les cas où il se trouve en présence d'une
congestion pulmonaire grippale. En réalité, toute défaillance prolongée de
l'organisme ouvre la porte, chez le prédisposé, à ce microbe qui a le don
d'ubiquité et qui s'appelle le bacille tuberculeux.

Rhumatisme typhoïde. — *Rhumatisme scarlatin.* — *Rhumatisme dysenté-*
rique. — L'*arthrotyphus* a pu être confondu avec la forme typhoïde du
rhumatisme articulaire aigu (V. Typhoïde). Le rhumatisme de la scarlatine
(polyarthrite aiguë séreuse) et des autres fièvres éruptives, des oreillons, etc.,
n'a qu'un intérêt diagnostique secondaire. Cependant le rhumatisme scarlatin pourrait précéder l'éruption. Il en est de même du rhumatisme dysentérique, qui a un grand intérêt pathogénique (origine intestinale).

II. **Rhumatismes secondaires toxiques.** — Souvent apyrétiques ou sub-
fébriles, ces polyarthrites ont une allure subaiguë, moins bruyante encore
que celle des rhumatismes infectieux secondaires. Il s'agit souvent de
simples arthralgies.

Il en est ainsi dans le saturnisme. Il y a tous les intermédiaires entre
l'arthralgie et l'attaque de goutte saturnine la mieux caractérisée. Celle-ci a
souvent d'ailleurs les apparences d'une polyarthrite rhumatismale généralisée affectant d'emblée les grandes articulations, avec tendance à la chroni

cité (V. Saturnisme). Nous signalerons le rhumatisme *iodique* (V. Iodisme),
le rhumatisme *sérique* (sérum antidiphtérique, sérum antityphique), les
intoxications alimentaires, dans lesquelles les arthropathies s'accompagnent
de manifestations cutanées, en particulier de prurit.

III. **Rhumatismes secondaires auto-toxiques.** — L'*urémie* donne lieu
non seulement à des névralgies, mais aussi à des arthralgies et même à des
arthropathies avec gonflement, généralement discrètes. Du moins on voit
apparaître chez des albuminuriques en état d'insuffisance rénale des fluxions
articulaires, sans qu'on puisse dire s'il s'agit là d'un rapport de cause à effet.
Hanot admettait une endocardite brightique. Le rhumatisme chronique
(v. c. m.) est souvent associé à la néphrite chronique.

Autrement importante est la *goutte*. La goutte ne revêt pas toujours
l'aspect de l'accès classique, et ne donne pas non plus nécessairement lieu
à un dépôt d'urate de soude. Aussi a-t-on créé, pour certains rhumatismes
chroniques, le nom de rhumatisme goutteux, exprimant les affinités de la
goutte et du rhumatisme. Ce qu'il faut retenir, c'est qu'on voit parfois la
goutte évoluer sous la forme d'une polyarthrite aiguë généralisée, d'allure
rhumatismale avec fièvre. Les caractères différentiels qu'on a donnés sont
les suivants. Dans la goutte le début serait brusque avec douleur maxima
d'emblée; il y a des douleurs spontanées en dehors de tout mouvement; le
moindre mouvement passif est impossible, il y a parfois des hygromas; la
rougeur, l'œdème, la dilatation veineuse sont plus marqués; il y a desquamation consécutive; il n'y a pas tendance à la symétrie; il n'y a pas d'augmentation de l'acide urique dans l'urine. Enfin reste l'épreuve du fil
(V. Goutte). Cette forme de goutte survient dans la 2ᵉ période de l'âge
adulte, le rhumatisme chez des sujets plus jeunes.

On a vu des arthrites goutteuses infectées.

Traitement. — Quand on a recours à l'épreuve thérapeutique par le
salicylate de soude, on ne peut toujours établir de différence essentielle
entre le rhumatisme franc primitif (peut-être avant tout auto-toxique), le
rhumatisme secondaire toxi-infectieux et la goutte. Il y a des cas bâtards
entre les types classiques. Et ce qui réunit dans un même groupe toutes ces
manifestations articulaires, infectieuses ou non, susceptibles d'améliorations par le salicylate, c'est l'importance de l'hygiène hépato-gastro-intes-
tinale, tant au point de vue préventif que curatif. Quand un rhumatisme
est nettement secondaire c'est à la cause évidente qu'il faut s'attaquer
d'abord : exemple l'uréthrite blennorragique (v. c. m.). En même temps on
prescrit des analgésiques tels que l'aspirine, l'antipyrine, l'acétopyrine, etc.,
et un traitement local (V. Blennorragie) des arthropathies, traitement
différent suivant leur forme.   *P. LONDE.*

<u>RHUMATISME CHRONIQUE</u>. — **Définition**. — Le terme de rhumatisme chro-
nique englobe toutes les arthrites chroniques spontanées (monoarthrites et
polyarthrites) non spécifiques et non goutteuses. Il est, ou bien d'emblée
chronique, ou bien consécutif à un rhumatisme aigu ou subaigu quelconque,
rhumatisme articulaire aigu ou rhumatisme secondaire (pseudo-rhumatisme). Ses causes sont donc très diverses; ses formes symptomatiques sont

également nombreuses, mais ne répondent pas du tout à la classification étiologique; autrement dit, il est impossible de faire le diagnostic étiologique par l'aspect clinique de l'arthrite. La détermination de la cause dérive uniquement des commémoratifs et de l'examen complet du malade. Il y a dans le rhumatisme chronique un syndrome urinaire qui, malgré quelques variantes, est à peu près le même pour toutes les variétés morphologiques. La raison d'être du groupement nosographique du rhumatisme chronique, affirmé par Charcot au nom de la clinique et de l'anatomie pathologique, est confirmé par l'étude des troubles de la nutrition. Le rhumatisant chronique est, au point de vue de la nutrition, un pauvre, comparé au goutteux, qui est un riche. Le terme de rhumatisme goutteux, d'abord appliqué au rhumatisme noueux, forme la plus typique du rhumatisme chronique, a été depuis réservé aux cas où le rhumatisme chronique reste compatible avec une nutrition luxuriante. Mais, pour ne pas étendre démesurément son domaine, il faut en distraire la polyarthrite uratique chronique d'emblée sans tophus, dont il est souvent difficile, au lit du malade, de déterminer la nature goutteuse et qui, chez la vieille femme, chez le vieillard, simule parfaitement bien le rhumatisme chronique. S'il existe une arthrite goutteuse sans dépôt uratique, on conçoit l'impossibilité de résoudre la question doctrinale elle-même.

Le rhumatisme chronique réalise l'expression la plus complète de ce que l'on a appelé l'*arthritisme*, qui est caractérisé par la vulnérabilité plus grande du tissu conjonctif et de ses dérivés (articulations, appareil circulatoire), avec tendance à l'hyperplasie, à la transformation fibreuse, à la rétraction fibreuse. L'arthritique fait de ses articulations et de son tissu conjonctif un émonctoire supplémentaire, d'où l'arthrite et la sclérose. Il faudrait réserver le terme de pseudo-rhumatisme infectieux aux cas où il y a dans l'articulation une décharge microbienne. La goutte est caractérisée par la décharge articulaire uratique (urate de soude). Le rhumatisme articulaire aigu paraît être une toxi-infection d'origine interne, de même que le rhumatisme chronique. Le mode de réaction seulement diffère : rapide dans un cas, il est lent dans l'autre. Si l'effort articulaire est insuffisant, il arrive, dans le rhumatisme articulaire aigu, que la fluxion se reporte à l'intérieur, vers les séreuses et le système circulatoire, et, dans le rhumatisme chronique, vers les os, les tissus péri-articulaires, les muqueuses, la peau et enfin les artères elles-mêmes (athérome). Dans les deux cas, les centres vaso-moteurs et trophiques jouent un rôle important, et le processus de défense est analogue : d'où le terme *neuro-arthritisme*.

Le système nerveux de relation, dont le surmenage a été la première cause de ces perturbations sympathiques, en subit le contre-coup. Mais, tandis qu'au cours du rhumatisme articulaire aigu c'est le système nerveux cortical qui est touché, comme le prouve le rhumatisme cérébral et cérébelleux (chorée), au cours du rhumatisme chronique on voit se développer des névrites, non seulement au niveau des extrémités, mais aussi sur les plexus et les troncs nerveux (sciatique), et ensuite des altérations médullaires. Parvenu à son degré ultime de rhumatisme noueux déformant progressif, le rhumatisme chronique devient une *affection régionale* en ce sens que tous les tissus de la main ou du pied se trouvent intéressés par la prolifération du tissu conjonctif. Mais le point de départ est toujours articulaire, le processus est progressif et douloureux, avec tendance à l'ankylose et à l'impotence.

Les troubles nerveux du rhumatisme chronique sont donc essentiellement différents de l'*arthropathie nerveuse vraie*, dans laquelle les altérations de la jointure, consécutives à des troubles de la sensibilité, au moins profonde, sont d'emblée énormes, mais indolentes, avec une impotence relativement peu marquée et sans aucune tendance à l'ankylose.

Divisions. — En résumé, le rhumatisme chronique comprend toute une série morbide à point de départ articulaire. A l'arthrite chronique simple, sèche ou avec hydarthrose, s'ajoute, dans une forme déjà plus sévère, de la périarthrite, puis des ostéophytes, enfin de la névrite avec atrophie musculaire, rétraction tendineuse et sclérodactylie. Aussi a-t-on décrit un rhumatisme *chronique simple*, un rhumatisme *chronique fibreux*, un rhumatisme *chronique osseux* ou *noueux*, qui, prédominant aux extrémités et en particulier aux mains, s'y accompagne de déformations (polyarthrite déformante) et d'attitudes vicieuses particulièrement accusées.

La *spondylose rhizomélique* est sans doute une forme de rhumatisme chronique qui, contrairement à la précédente, se localise au tronc et à la racine des membres. Généralisée ou partielle, l'arthropathie, qui *évolue* suivant l'un quelconque de ces modes, se complique de *troubles généraux et viscéraux* fort importants. Enfin, il existe des *variétés étiologiques* ou *associées*, parmi lesquelles nous croyons devoir ranger, outre le *rhumatisme déformant partiel d'origine traumatique*, le *rhumatisme blennorragique*, le *rhumatisme tuberculeux*, le *rhumatisme biliaire*, etc., le rhumatisme psoriasique ou *arthropathies du psoriasis* et l'*ostéo-arthropathie* hypertrophiante pneumonique. Mais combien de cas de rhumatisme chronique dans lesquels l'étiologie ne révèle rien de précis !

Étiologie. — Il y a donc un *rhumatisme chronique primitif* (ou en apparence primitif) et un *rhumatisme chronique secondaire* toxi-infectieux ou auto-toxique. Quelles sont les conditions générales de développement ou conditions prédisposantes qui favorisent l'éclosion du rhumatisme chronique, avec ou sans l'aide des conditions particulières ou causes occasionnelles précitées ?

C'est surtout une maladie de la *femme* et du *vieillard*. Elle se développe souvent vers l'époque de la *ménopause*, mais aussi à la puberté chez l'enfant et l'adolescent. Elle est plus fréquente chez les *pauvres* et chez les sujets qui ont subi des privations ou éprouvé des chagrins prolongés. Parmi les causes invoquées, le *froid humide* est la plus redoutée depuis l'antiquité; l'habitation des rez-de-chaussée non bâtis sur cave, ou des maisons aux murs salpêtrés est malsaine. Pour cette raison sans doute, les vieilles laveuses sont fréquemment atteintes.

Le rhumatisme chronique peut être héréditaire ou *familial*. On peut retrouver dans la famille du rhumatisant chronique ou chez lui-même toutes les manifestations de la série arthritique. Mais, fait remarquable, les stigmates de scrofules (écrouelles) ne sont pas rares chez les femmes atteintes de cette affection, fait qu'on explique aujourd'hui par le rhumatisme tuberculeux.

Il y a dans le rhumatisme chronique une méiopragie ou déchéance organique générale, peut-être d'origine intestinale, par auto-intoxication, à laquelle concourt aussi, suivant les cas, l'insuffisance d'autres fonctions, telles que les fonctions gastriques, thyroïdienne (hypothyroïdie chronique), rénale, hépatique, cutanée. Les troubles sympathiques, abdominaux ou non abdominaux, jouent donc un rôle capital dans la physiologie pathologique de l'affection, sans qu'il soit possible de décrire à part une forme thyroïdienne, une forme hépatique, etc.

Il est également inutile d'emprunter à la bactériologie la classification du rhumatisme chronique, dont l'étiologie est complexe. L'infection, quelle qu'elle soit, spécifique ou non, localisée à l'urètre, à la gorge (angine), aux poumons, au foie ou ailleurs, n'explique pas tout ; elle n'est même pas nécessaire. Elle n'est qu'une cause occasionnelle comme le traumatisme. Il est impossible, sans forcer les faits, d'établir une distinction réelle entre le rhumatisme chronique primitif et le rhumatisme secondaire (au rhumatisme articulaire aigu ou à une infection quelconque) ; il faut s'en tenir, comme Charcot, à une classification purement symptomatique.

Lésions. — La lésion atteint d'abord le tissu fibreux articulaire et péri-articulaire, puis le cartilage et enfin les os ; parvenue à ce degré, surtout quand elle siège aux extrémités, elle tend à devenir régionale (V. ARTHRITE SÈCHE). Les déformations se rencontrent aussi bien sur les grandes que sur les petites jointures. Les attitudes vicieuses sont beaucoup plus marquées aux extrémités ; il y a là un phénomène dont la physiologie pathologique appartient à l'acropathologie.

Formes symptomatiques. — **Rhumatisme chronique simple.** — Il se développe insensiblement, surtout au niveau des grandes jointures (genoux). Les mouvements, surtout au réveil ou après un repos prolongé dans une même attitude, sont douloureux. Lorsque le malade, malgré la douleur, a repris son activité un certain temps, quand il s'est « dérouillé », il souffre moins, la gêne est moins pénible. A l'examen, on trouve l'article en apparence sain ; mais le palper permet de percevoir des craquements ou froissements pendant l'exécution des mouvements, actifs ou passifs. Les lésions articulaires peuvent être aussi plus apparentes ; on trouvera la synoviale épaissie, les culs-de-sac distendus modérément par un épanchement. Parfois le malade éprouve, pendant la marche, la sensation d'un corps étranger dans le genou. Ou bien, si les lésions de l'arthrite sèche prédominent, on perçoit, non seulement au palper mais à l'oreille, même à distance, de gros craquements. Suivant l'état atmosphérique, suivant l'état de santé générale ou de fatigue, la maladie subit des poussées douloureuses, quelquefois fébriles.

Rhumatisme chronique fibreux. — Ce qui caractérise cette forme ou ce stade, c'est l'apparition des attitudes vicieuses. Elles sont d'ailleurs les mêmes que celles du rhumatisme osseux, qui représente le stade ultérieur de la maladie (V. plus loin). Au rhumatisme fibreux se rattachent les nodosités fibreuses rhumatismales, la rétraction de l'aponévrose palmaire et l'ankylose fibreuse. Les *nodosités rhumatismales* se trouvent le long des tendons, à la base ou sur les parties latérales des doigts, par exemple; dures, adhérentes aux parties profondes, elles sont douloureuses à la pression. Elles sont souvent éphémères lors des poussées aiguës, quelquefois monosymptomatiques.

La rétraction de l'aponévrose palmaire, ou *maladie de Dupuytren* (v. c. m.), existe aussi à l'état isolé; mais, contrairement aux nodosités, elle est permanente et progressive; ici les articulations sont intactes. On peut en rapprocher la *campto-dactylie*, trouble trophique tendineux, qui courbe le petit doigt ou l'annulaire de la main droite chez la fillette ou la jeune femme, en laissant intacte l'aponévrose palmaire et les articulations. Campto-dactylie et rétraction de l'aponévrose palmaire sont considérées comme des scléroses qui se rattachent à l'arthritisme, mais qui peuvent être d'origine tuberculeuse.

Le rhumatisme chronique fibreux est essentiellement *ankylosant*.

Rhumatisme noueux (rhumatisme chronique osseux ou polyarthrite déformante progressive). — Il est caractérisé par la production de nodosités osseuses ou ostéophytes qui déforment les jointures d'autant plus qu'il s'y joint, en général, des attitudes vicieuses par rétraction tendineuse. Il affecte surtout les petites articulations des mains et des pieds, mais tend à se généraliser de la périphérie vers le centre en respectant souvent la hanche et l'épaule.

Les *ostéophytes* se montrent sur les parties latérales des têtes articulaires. Les nodosités d'Heberden aux doigts et « l'oignon » au pied en sont l'expression la plus simple, ainsi que la tuméfaction de l'extrémité inférieure du deuxième métacarpien. La main offre une ensellure entre la saillie des têtes du métacarpien et la saillie du poignet, ensellure accentuée par l'atrophie des interosseux. Quand toutes leurs articulations sont noueuses, les doigts prennent un aspect moniliforme. Les genoux, les poignets présentent aussi des proéminences latérales. Au coude, au genou, à la hanche, les productions osseuses peuvent envahir les tissus fibreux périarticulaires, acquérir un volume considérable et gêner les mouvements de la jointure, même s'il n'existe pas d'ankylose.

Les *attitudes vicieuses* avec ankylose fibreuse sont différentes suivant les régions (fig. 64). Aux doigts, on rencontre par exemple les deux types suivants dont le trait commun est le Z droit ou renversé qu'ils figurent. Dans un cas il y a flexion de la phalange, extension de la phalangine et flexion de la phalangette (A); dans l'autre, on trouve la phalange étendue sur le métacarpien, la phalangine fléchie sur la phalange, et la phalangette étendue sur la phalangine (B). Enfin on observe aussi la flexion de la phalangine et de la phalangette avec extension de la phalange (C). Des subluxations sont possibles (fig. 64).

Habituellement tous les doigts subissent une déviation en masse vers le bord cubital de la main. Une déviation analogue se produit au gros orteil, qui se porte au-dessus des autres en dehors : c'est l'hallux valgus.

Le coude se fléchit, l'avant-bras se maintient en pronation, le poignet plié en forme de nageoire de phoque. La jambe se fléchit sur la cuisse et la

cuisse sur le bassin. Le pied plat, valgus douloureux, appartient au rhumatisme chronique.

La scoliose, la cyphose sont fréquentes. La tête se fléchit plus ou moins
fortement sur le sternum, avec ou sans mouvement de rotation. L'articulation temporo-maxillaire, les articulations du larynx même peuvent se
prendre. L'impotence est plus ou moins grande suivant le nombre et
l'importance des articulations prises. On ne peut s'imaginer, quand on ne
les a pas vues, les attitudes bizarres et variées, propres à cette affection

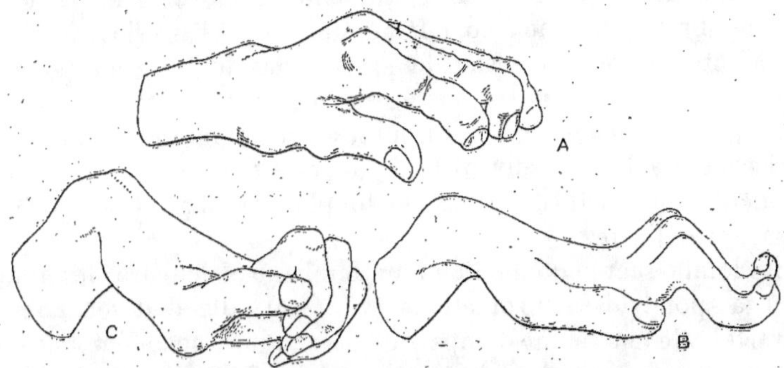

Fig. 64. — Déformations des mains dans le rhumatisme chronique.

plus ou moins généralisée. Attitudes vicieuses et déformations par leur
combinaison arrivent à des effets extraordinaires. Le malade se ratatine.

L'*atrophie musculaire* (réflexe, puis par névrite) accentue encore les déformations, notamment au niveau des espaces interosseux. Pendant la période
initiale les *réflexes tendineux* sont exagérés, il existe un certain degré de
contracture, que signale la saillie des tendons; plus tard, ils disparaissent
malgré la persistance des attitudes vicieuses, due à la rétraction fibreuse
secondaire.

Tout rhumatisme chronique est plus ou moins douloureux. L'acuité des
douleurs subit des recrudescences, suivies d'une augmentation de la contracture, de l'atrophie musculaire et des déviations. Les douleurs ne sont pas
exclusivement articulaires ; elles s'irradient le long des gaines et des nerfs
périphériques. Leur intensité varie ; les malades éprouvent aussi des fourmillements, des soubresauts, des crampes, de la raideur.

Les troubles objectifs de la sensibilité (hypoesthésie ou hyperesthésie) ne
sont pas constants et sont plus tardifs.

Les troubles *trophiques* ne consistent pas seulement dans l'atrophie musculaire, mais aussi dans les modifications de la *peau*, qui est sèche et froide,
quelquefois épaissie, œdémateuse et violacée ; il y a alors *myxœdème fruste*
associé; la frilosité, la céphalée, la raréfaction des poils, la dépression
physique et morale, l'anorexie sont des symptômes d'hypothyroïdie. Chez
d'autres malades la peau lisse, adhérente, dure, les doigts sont amincis et
fuselés. Il peut y avoir véritable sclérodermie.

Les *ongles* sont cannelés, hypertrophiés jusqu'à constituer de véritables
appendices; ou bien ils tombent. On a signalé les escarres, les maux perfo-

rants, l'ichtyose, les lipomes symétriques, et une foule d'éruptions très diverses qui sont la conséquence des troubles intestinaux ou des troubles de la nutrition (V. plus loin). Les troubles trophiques sont beaucoup plus fréquents chez les vieillards, et aux extrémités.

Enfin à ces signes locaux, on peut ajouter les adénopathies (bubon rhumatismal de Ed. Brissaud).

Rhumatisme chronique partiel. — *Rhumatisme vertébral.* — L'arthrite déformante du rachis est généralisée à toute la colonne vertébrale ou localisée à la région cervicale ou à la région lombo-sacrée. Enfin, sous le nom de spondylose rhizomélique, on en distingue une variété où l'ankylose de la racine des membres, notamment coxo-fémorale, s'allie à l'ankylose vertébrale.

Ce qui caractérise toutes ces variétés ce sont les douleurs *pseudo-névralgiques* dues à la compression des racines nerveuses au niveau des trous de conjugaison; les douleurs sont sciatiques, crurales, intercostales (en ceinture) ou cervico-brachiales, suivant la région atteinte.

La distinction de l'arthrite cervicale simple chronique avec le mal de Pott est parfois délicate.

L'arthrite lombo-sacrée donne lieu à un lumbago articulaire chronique.

Quant à la spondylose rhizomélique (v. c. m.), elle doit son nom à la soudure vertébrale en même temps qu'à la soudure coxo-fémorale. Il y a aplatissement antéro-postérieur du thorax et immobilité des côtes par ankylose. Les malades marchent les genoux fléchis, le haut du corps porté en avant.

***Rhumatisme coxo-fémoral.* —** Connu sous le nom de *morbus coxæ senilis,* est souvent isolé. Possible chez les sujets jeunes, il est très fréquent chez le vieillard; il est unilatéral ou bilatéral; il cause des douleurs non seulement provoquées par les mouvements, mais aussi spontanées surtout quand il se complique de névrite sciatique secondaire. On ne le confondra pas avec la sciatique primitive.

***Rhumatisme scapulo-huméral.* —** Dans cette variété scapulo-humérale la périarthrite et l'atrophie musculaire sont encore plus apparentes que dans la précédente. Duchenne de Boulogne lui avait donné le nom de rhumatisme deltoïdien atrophique. Comme dans l'arthrite coxo-fémorale, il y a des douleurs irradiées de névrite qui peuvent occuper toute la région cervico-brachiale. Il y a atrophie du deltoïde par névrite du circonflexe. La bouche séreuse sous-acromio-deltoïdienne est prise. L'ankylose fibreuse est l'aboutissant de cette variété comme des autres. L'omoplate est absolument soudée à l'humérus, mais encore mobile sur le thorax. Les muscles du moignon de l'épaule sont atrophiés. Dans le rhumatisme chronique partiel, comme dans le rhumatisme noueux, on retrouve, quoique à un moindre degré, le caractère régional de la maladie.

Les nodosités phalango-phalangiennes, les nodosités d'Heberden sont encore des variétés du rhumatisme chronique partiel, qui peut se localiser à l'une ou à plusieurs des grandes ou des petites jointures.

Évolution. — Les types du rhumatisme chronique ne sont pas toujours distincts les uns des autres : ils s'entremêlent très souvent. Ils sont aussi sous la dépendance de troubles généraux nutritifs ou viscéraux analogues.

La marche est également la même dans tous ces cas qu'on a cherché à différencier artificiellement. Tout rhumatisme chronique est sujet à des poussées aiguës qui marquent chacune une étape plus avancée dans l'évolution naturellement progressive de l'affection. La maladie n'est incurable pourtant qu'à partir du jour où les néoformations osseuses, les névrites, ont créé des lésions profondes. Jusque-là, tant que le rhumatisme reste fibreux, on voit sous l'influence du traitement des rétrocessions qui équivalent à une guérison incomplète.

La progression est plus rapide chez les jeunes sujets, plus lente chez les vieillards. Chez ceux-ci les complications nerveuses (névrite) sont plus fréquentes. Chez les uns et chez les autres les poussées aiguës fébriles sont possibles. Chez les premiers surtout, le rhumatisme chronique commence sous la forme d'un rhumatisme aigu ou du moins subaigu avec fluxions articulaires moins mobiles. La plus grande fixité des arthropathies avec tendance fibreuse de plus en plus accusée fixe le diagnostic. *Chez l'enfant,* l'évolution est plus rapide, mais susceptible de rétrocession et même de guérison complète; les complications cardiaques sont plus fréquentes : ce fait montre bien qu'il n'y a pas de différence essentielle entre le rhumatisme aigu et le rhumatisme chronique. Les déformations sont les mêmes que chez le vieillard : elles affectent d'abord les extrémités et suivent une marche centripète.

A partir de quarante ans, un rhumatisme, quel qu'il soit, tend toujours plus ou moins à la chronicité. Dans la forme atténuée de rhumatisme chronique simple, les périodes aiguës de la maladie sont à peine ébauchées. Les patients se plaignent de temps en temps d'un retour de douleurs dans un certain nombre de régions qui varient suivant les sujets (lombes, genoux, épaules, mains), et pour peu qu'ils se soignent, l'aggravation n'est que très tardive et extrêmement lente. Il y a donc un rhumatisme chronique, déformant ou non, d'emblée chronique.

Le *syndrome urinaire* du rhumatisme chronique est caractérisé par l'oligurie, la diminution des éléments organiques de l'urine, la diminution de l'azote total, de l'urée, de l'acide phosphorique; l'abaissement du rapport azoturique, l'abaissement du rapport de l'acide phosphorique à l'azote total; l'augmentation du coefficient de déminéralisation, du rapport de l'acide urique à l'urée, du rapport du chlore à l'azote total. Il y a en somme ralentissement de la nutrition pour les éléments azotés et phosphorés; et l'élévation du rapport des éléments minéraux aux éléments totaux est due à l'hyperchlorurie relative ou absolue. Un bon nombre de rhumatisants chroniques sont des névropathes, et alors le rapport des phosphates terreux à l'acide phosphorique total augmente. La molécule urinaire élaborée moyenne s'élève en raison inverse du rapport azoturique.

Ce syndrome d'hyponutrition est indépendant, dans une certaine mesure, de l'immobilité à laquelle l'impotence condamne certains malades; mais celle-ci l'accentue. Il existe dès le début de la maladie, en sorte qu'on peut supposer que le trouble de nutrition en est une condition nécessaire. Enfin il paraît se retrouver à peu près le même dans toutes les variétés de rhumatisme chronique, y compris la spondylose rhizomélique; il est à rapprocher de l'hypothyroïdie. Il ne faudrait faire exception que pour le rhumatisme goutteux qui, malgré l'absence de productions uratiques, appartiendrait à la goutte et s'accompagnerait de surproduction d'urée.

Les *troubles viscéraux* ne sont pas rares. La dyspepsie, l'entéro-colite avec constipation ou diarrhée, l'insuffisance hépatique ou rénale relative sont assez fréquemment observées, ainsi que l'albuminurie ; la néphrite chronique est une des causes de la mort dans cette maladie. Il y a une urémie chronique avec rhumatisme chronique, de même qu'il existe des urémiques chroniques dyspeptiques, bronchitiques, neurasthéniques ou simplement anxieux, suivant la note symptomatique prédominante, suivant telle ou telle association morbide. L'athérome cardio-artériel est habituel. Au cœur, on trouve des lésions orificielles scléreuses d'emblée ; l'insuffisance aortique est plus fréquente que l'insuffisance mitrale ; on trouve aussi la péricardite sèche ou avec épanchement et la dégénérescence graisseuse ou la sclérose du myocarde. La tachycardie n'est pas rare. L'infection et l'auto-intoxication causales jouent un rôle dans la production de ces lésions d'aspect divers, et la pathogénie n'en est pas tout à fait la même chez l'enfant et chez le vieillard.

Toutes les manifestations de la sclérose se rencontrent ici (sclérose du tympan), en tant qu'association morbide. Les poussées congestives du côté des muqueuses (angines, conjonctivite, bronchite) ou de la peau (prurigo, herpès, acné, eczéma, etc.), sont attribuées à l'arthritisme constitutionnel (calvitie, migraine, épisclérite, hémorroïdes).

On voit aussi des éruptions purement toxi-infectieuses : érythème noueux, purpura, urticaire, zona.

Les rhumatisants chroniques sont souvent neurasthéniques, déprimés au moral comme au physique. Ce sont des méiopragiques, par asthénie constitutionnelle et acquise ; ils ne sont pas seulement hypothyroïdiens, ils sont souvent aussi méiopragiques du rein, du cœur, des artères, de l'estomac, du foie, etc. L'*instabilité organique*, chez les arthritiques, n'est pas localisée au corps thyroïde, elle est diverse et variable.

Les manifestations *respiratoires* associées sont également variables ; ce sont l'asthme, l'emphysème, la bronchite chronique, la congestion pulmonaire, et surtout la tuberculose. Celle-ci, qui met assez souvent un terme à la maladie, prend ses origines très loin dans le passé des malades. C'est une *tuberculose fibreuse* qui évolue très lentement, et qui a pu précéder les arthropathies (V. plus loin). D'autres fois, qu'elle ait été ou non préalablement latente, elle n'apparaît qu'en tant que complication terminale.

Les autres causes de *mort* sont, avec la néphrite, l'asystolie, la pneumonie ou la broncho-pneumonie. Mais avant d'arriver à ce terme, le rhumatisme chronique a évolué durant de longues années, n'amenant qu'à la longue une véritable cachexie.

Pronostic. — Le pronostic dépend de facteurs multiples : complications ou maladies associées. La maladie n'est nullement irrémédiable, surtout chez les jeunes sujets ; et pourtant des complications, cardiaques par exemple, peuvent amener la mort dans l'enfance. Le rhumatisme chronique atténué ou simple, si fréquent, n'est pas nécessairement progressif et peut, en tout cas, ne pas franchir le premier stade.

Diagnostic. — Chez un malade atteint de *polyarthrite aiguë*, attribuée à un rhumatisme primitif ou secondaire, il n'est guère possible de prévoir à longue échéance l'évolution chronique ultérieure. L'opinion du médecin se fera peu à peu. Le rhumatisme chronique, ne l'oublions pas, peut débuter par une phase aiguë.

C'est surtout de la *goutte* qu'il faut distinguer le rhumatisme chronique. Les éléments d'appréciation sont la recherche dans les commémoratifs du paroxysme goutteux, et dans l'examen des malades des tophus, cutanés et sous-cutanés, des hygromas goutteux. La main goutteuse, comparée par Sydenham à une botte de panais, est plus irrégulière que celle du rhuma-

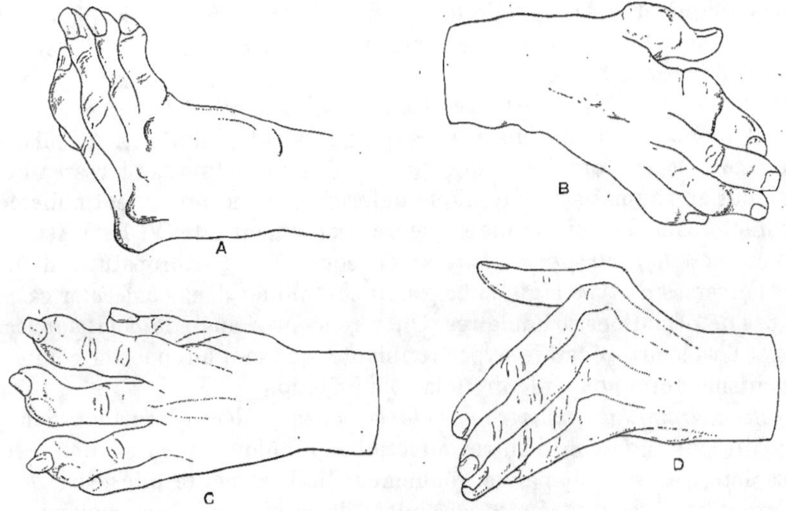

Fig. 65. — Déviations des mains dans la goutte.

tisme chronique. Les déviations angulaires y sont plus asymétriques. La déviation en coup de vent est commune aux deux maladies (fig. 65).

Dans les nodosités d'Heberden on trouverait ou non, selon les cas, des infiltrations uratiques. Celles-ci peuvent être décelées par la radiographie.

Le rhumatisme noueux des vieillards ressemble comme attitude à la *paralysie agitante*, et aux *arthropathies névritiques* ou consécutives aux blessures de nerfs. On a décrit une polynévrite arthro-déformante et cependant susceptible de guérison.

Le rhumatisme chronique est facile à distinguer des atrophies musculaires progressives, de l'acromégalie, de l'ostéite déformante de Paget, etc.

Le diagnostic de *polyarthrite chronique* établi, il faut en déterminer la cause, et penser successivement à un certain nombre de variétés étiologiques ou associées.

Le rhumatisme chronique mono-articulaire d'origine traumatique ne doit être admis qu'après discussion de la fracture de la luxation possible.

Le *rhumatisme blennorragique* peut, après plusieurs poussées, aboutir à une polyarthrite noueuse déformante (dactylite ostéo-tendineuse en radis).

Il tend à l'ankylose comme le rhumatisme dit puerpéral (V. Blennorragie), qui est souvent aussi mono-articulaire. Il existe aussi un rhumatisme chronique d'origine *scarlatineuse*.

L'association de la tuberculose avec le rhumatisme, quel que soit l'ordre de succession, est fréquente et soulève plusieurs problèmes. Nous n'avons pas à justifier le terme de *rhumatisme tuberculeux*, mais bien à engager le médecin en présence d'un rhumatisme chronique à dépister, dans le passé, l'avenir ou le présent, la tuberculose, soit viscérale, soit articulaire, la radiographie pouvant être utile dans ce dernier cas; car une tumeur blanche, un mal de Pott, pourraient coïncider avec une polyarthrite d'origine, mais non de nature tuberculeuse. Il semble bien qu'en matière de rhumatisme chronique, il n'y a aucun rapport à établir entre telle ou telle forme clinique et telle ou telle cause, spécifique ou non. C'est bien plutôt les conditions de terrain qui déterminent l'aspect clinique et le plus ou moins de réactions nerveuses.

L'arthrite *syphilitique tertiaire* atteint le plus souvent le genou et est en général mono-articulaire, mais les lésions seraient plutôt péri-articulaires.

Le *psoriasis* se complique quelquefois d'arthropathies qui ressemblent tout à fait au rhumatisme chronique déformant et ne présentent nullement les caractères de l'arthropathie nerveuse proprement dite (V. Psoriasis).

La *cirrhose hypertrophique biliaire* s'accompagne d'arthropathies douloureuses diverses de type aigu, subaigu ou chronique; dans ce dernier cas, on voit des déformations articulaires. On y rencontre aussi le *doigt hyppocratique* et l'ostéo-arthropathie hypertrophiante, qui sont à rapporter comme le rhumatisme chronique vulgaire à la toxi-infection.

L'*ostéo-artropathie hypertrophiante* (v. c. m.), décrite surtout dans la bronchite chronique ou d'autres affections chroniques pleuro-pulmonaires, est caractérisée surtout par le gonflement de l'extrémité inférieure des os de l'avant-bras, de l'extrémité acromiale de la clavicule, des malléoles, du genou, de la rotule, etc., avec des douleurs articulaires. Le jeu des articulations est limité. Il y a cyphose dorso-lombaire. Le doigt hippocratique serait comme un premier degré de cette ostéopathie qui, à certains égards, doit être distinguée du rhumatisme chronique.

Enfin toutes les variétés étiologiques éliminées, le diagnostic différentiel établi, il reste à déduire de l'examen du malade les principaux troubles fonctionnels viscéraux sur lesquels devra porter l'effort du thérapeute.

Suivant la méiopragie viscérale dominante, la conduite à tenir variera. Suivant l'âge et l'intensité des lésions, on pourra espérer plus ou moins d'amélioration.

Traitement. — Prophylaxie. — Elle consiste, d'une part, à éviter les causes de la maladie, et, en particulier, les causes banales (habitations humides, rez-de-chaussée des maisons sans cave), et, d'autre part, à se mettre en garde contre le passage à l'état chronique des différentes polyarthrites, par une hygiène et un régime appropriés pendant la convalescence. Le rhumatisme, quel qu'il soit, étant une affection à recrudescences, à rechutes et à récidives, on avertira le malade qu'une reprise trop hâtive de la vie normale, qu'un repos insuffisamment prolongé l'expose à une maladie beaucoup plus grave, plus longue et plus rebelle que celle qu'il a déjà subie. Il n'est pas de cas où les conseils avisés du médecin, soucieux d'un malade docile, aient plus de valeur. Le mal qu'une sollicitude prudente peut éviter au rhumatisant surveillé est incalculable, pour peu que la condition du malade s'y prête. Une assurance contre la maladie ne saurait en apprécier trop le prix.

Traitement interne. — Il diffère dans les phases aiguës et chroniques de de la maladie.

Période aiguë. — C'est au salicylate de soude qu'il faudra avoir recours d'abord dans toute poussée aiguë plus ou moins fébrile. La réapparition de douleurs plus ou moins erratiques suffit à en légitimer l'emploi. On prescrira 2, 4 à 6 gr. d'emblée, en 4, 8 ou 12 doses suivant l'intensité du cas. Le mieux est encore de faire prendre chaque paquet de 50 centigr. dans un demi-verre d'eau de Vichy toutes les six heures, toutes les trois heures ou toutes les deux heures (V. RHUMATISME ARTICULAIRE AIGU).

Le meilleur succédané du salicylate de soude est ici l'aspirine, qui se donne à la dose de 1 à 3 gr. en cachets de 50 centigr. suivi d'ingestion de liquide.

Le salophène peut être prescrit à la même dose. Avec les salicylates, les meilleurs adjuvants sont les alcalins et les cholagogues. L'action cholagogue du salicylate est peut-être la raison de sa soi-disant spécificité.

Le jus de citron est également favorable (à la dose de 1 à 4 citrons), pour la même raison, à la condition de l'ingérer en dehors des prises de salicylate, sous forme de citronnade.

Les laxatifs seront d'autant plus indiqués que l'alitement suffit à produire de la constipation.

Le régime sera d'abord lacté, au moins partiellement. Pendant l'état fébrile, on ne permettra aucun aliment solide. Les moindres troubles gastro-intestinaux peuvent avoir, ici comme ailleurs, les plus fâcheux effets. La frugalité des repas, cependant substantiels (régime ovo-lacto-végétarien), est une condition nécessaire pour éviter les rechutes. Certains auteurs conseillent d'éviter surtout les aliments hydrocarbonés et les boissons fermentées ; à notre avis il vaut mieux éviter les aliments azotés et surtout la viande : la suppression du vin s'impose.

Période chronique. — Les médicaments qui seront souvent utiles dans la convalescence des rhumatismes aigus, sont aussi ceux qu'on a conseillés contre le rhumatisme chronique ; ce sont l'huile de foie de morue, l'arsenic, le fer, le phosphore, l'iode.

Les tisanes sudorifiques (décoction de gaïac, infusion de salsepareille), laxatives (frêne), diurétiques (décoction de rhizome de fraisier), ont été employées, ainsi que le sirop de Cuisinier (sirop de salsepareille composé ou sudorifique du Codex).

L'huile de foie de morue, pour peu qu'elle soit supportée, sera toujours utile, même s'il n'existe pas de tuberculose en fait, à la dose de 10 à 50 grammes.

L'arsenic sera employé en injections hypodermiques à la dose de 10 centi-grammes par centimètre cube (pour une injection quotidienne) par période de dix jours.

Comme les substances précédentes, le fer, particulièrement sous forme de sirop d'iodure de fer (20 à 40 gr.), s'adresse à l'altération de l'état général avec anémie habituelle, sous l'influence d'une toxi-infection récidivante.

Le glycérophosphate de chaux, le phosphate de chaux gélatineux, le sirop ou la solution d'hypophosphite de chaux, l'acide phosphorique (limonade phosphorique du Codex) sont des reconstituants qui peuvent avoir leur utilité.

L'iode à l'intérieur devra être conseillé contre l'état local en tant que résolutif des empâtements articulaires; Lasègue a conseillé de donner la teinture d'iode; mais longtemps prolongée, elle risque de provoquer une gastrite médicamenteuse, surtout avec le dosage du Codex de 1908 à 1 dixième. Aujourd'hui nous préférons employer l'iode en combinaison organique, plutôt que l'iodure de potassium ou de sodium. Il faut le proscrire en cas de tuberculose avérée. Les injections sous-cutanées d'huile iodée (iodipine, lipiodol) sont légitimes pourvu qu'il n'y ait pas d'insuffisance rénale. La médication thyroïdienne a donné dans bon nombre de cas de bons résultats, particulièrement à la ménopause, ou chez les jeunes sujets. On tend à penser, à l'heure actuelle, que l'iode n'agit qu'en stimulant la sécrétion thyroïdienne. La tuberculose et les complications cardiaques contre-indiquent cette médication, qui doit, en tout cas, être surveillée et cessée aux moindres symptômes d'intoxication, tels que palpitations, tachycardie, insomnie, tremblement, diarrhée, etc. La poudre desséchée (valant 5 fois son poids de glande fraîche) de thyroïde se prescrit à la dose de 25 milligr. à 20 centigr. d'une façon discontinue; le traitement doit être prolongé, et il n'y a pas accoutumance. La posologie est d'ailleurs variable suivant le mode de préparation. Certaines préparations seraient plus actives : telle la thyroïdine débarrassée des lipoïdes toxiques, qu'on donne à la dose de 2 centigr. et demi (atoxithyroïdine ou thyratoxine). Mais, rappelons-le, la question de régime (régime végétarien) prime toute médication.

Certains rhumatisants chroniques névropathes deviennent morphinomanes, aussi devra-t-on éviter le plus longtemps possible l'emploi habituel des injections sous-cutanées de morphine. On ne devra user des médicaments analgésiques internes, tels que le pyramidon, la phénacétine, l'analgésine, que par périodes, pour ménager les fonctions gastriques.

Traitement externe. — *Période aiguë*. — Si la douleur est vive, on aura recours aux onctions de salicylate de méthyle de salène, ou de liniment opiacé.

Si elle est peu marquée, on peut employer les applications réitérées de teinture d'iode, les applications d'emplâtre de Vigo.

Les articulations prises seront maintenues sous l'ouate, et suivant les cas, suivant l'intensité de la douleur, immobilisées ou non dans la gouttière en fil de fer. Une bonne pratique consiste à faire des enveloppements ouatés sous le taffetas, le makintosh, la gutta-percha ou la toile cirée, renouvelés toutes les 12 heures; ils produisent une sudation locale abondante du plus heureux effet.

La révulsion est bonne dans quelques cas; les pointes de feu sont le moyen le plus propre et le plus commode. Chez les enfants ou les malades pusillanimes, on les remplace par les petits vésicatoires volants, larges au plus comme une pièce de cent sous. Les ventouses sèches elles-mêmes son utilisables dans certaines régions.

Période chronique. — Quand on a affaire à une forme d'emblée chronique ou bien lorsque les phénomènes aigus, inflammatoires et fébriles sont passés, au lieu d'immobiliser les jointures, on les mobilisera. Cette *mobilisation*, effectuée dans le but, non seulement de rompre des adhérences fibreuses, mais surtout de lasser la contracture, doit d'abord être purement *passive*; le malade restera au lit; chaque matin on le soumettra à un *massage* et à une gymnastique, d'abord réservée, puis de plus en plus hardie. C'est à ce prix seulement, au prix d'une exagération passagère de la douleur, qu'on pourra lutter contre la contracture qui favorise les adhérences et est elle-même le prélude de l'atrophie. Les mouvements spontanés, s'ils sont possibles, n'auront nullement le même effet salutaire, parce que le malade qui souffre prendrait l'habitude de contractions particulières vicieuses.

Dans une seconde série de séances, on *éduquera* peu à peu la volonté du malade et partant les muscles atrophiés. Pour prendre l'exemple le plus simple, le genou, si l'on veut guérir l'atrophie du triceps, il faut habituer le malade à le contracter à volonté, consciemment, sous le contrôle de l'œil. On lui fera raidir la jambe en extension (dans la station assise), un grand nombre de fois de suite, 50 fois le matin et 50 fois le soir, en l'invitant à mettre dans ce mouvement élémentaire toute l'énergie dont il est capable. On lui apprendra à contracter le triceps au repos, en le priant de concentrer toute son attention sur cet exercice, puis dans la marche en décomposant les mouvements. Sous l'influence de l'effort volontaire du malade, le triceps, qui avait pris l'habitude de rester inactif, redeviendra véritablement un ligament actif de l'articulation qui mieux soutenue jouera sans douleur et sans appréhension.

Des exercices ainsi dirigés par le médecin lui-même, ou un aide, valent mieux et sont plus simples que les exercices mécanothérapiques qui d'ailleurs n'ont pas d'autre raison d'être. De plus, c'est une méthode à la portée de toutes les bourses; mais il faut une certaine patience pour dresser le malade à se soigner lui-même. Les mêmes principes sont applicables au membre supérieur et en particulier à la main, à la condition d'être basés sur la connaissance de la physiologie musculaire.

Le massage, la mobilisation passive, les *contractions musculaires élémentaires conscientes* sont donc les trois grands moyens d'action que le médecin et le malade ont le plus facilement à leur disposition.

Pendant toute cette période, on utilisera encore avec la *chaleur*, dans l'intervalle des séances, à l'aide de la flanelle, de la laine, des frictions excitantes.

La *balnéation chaude* s'adresse autant à l'état général qu'à l'état local. Les bains sulfureux à 35°, prolongés trois quarts d'heure ou une heure, sont faciles à mettre en pratique; ils stimulent la nutrition et les fonctions cutanées.

Les bains alcalins, salés, arsenicaux ont été employés.

Quand on a à traiter des arthrites isolées ou peu nombreuses, les applications de boues ou de compresses trempées dans l'eau salée saturée sont excellentes, ainsi que les bains de sable de chaux, les bains de soleil, les bains de vapeur ou d'air chaud, les bains de briques. On peut y ajouter aujourd'hui l'emploi des *boues actinifères radioactives*. Ces boues à l'actinium s'appliquent sur la jointure malade de 4 à 8 heures ; on les emploie aussi en bains (250 gr. par bain de 200 litres). Les bains de sable chaud peuvent être pris sur la plage exposée au soleil ; on utilise généralement le sable sec ; le bain complet ou plutôt total produit une sudation générale. Le bain partiel s'applique localement en toute saison.

Outre le bain d'air chaud, on emploie aujourd'hui la douche d'air chaud porté à 150° ou même 200°, ou même davantage. La durée de chaque douche, qui nécessite un instrument spécial, varie de quelques minutes à 1 heure et plus. La douche d'air chaude est calmante et résolutive.

L'*électricité* est employée sous forme de courants continus ou induits sur la moelle, le sympathique ou les articulations, sous forme de bains de chaleur, de lumière, etc.

Les formules suivantes pourront être utilisées dans le traitement externe :

1° Extrait de belladone.
Extrait de jusquiame } āā   2 grammes.
Extrait d'opium.
Chloroforme   10 —
Baume tranquille.   70 —

F. S. A. liniment-calmant.

2° Huile camphrée   90 grammes.
Ammoniaque.   5 —

F. S. A. liniment ammoniacal camphré.

3° Alcool camphré
Baume de Fioravanti. } āā 50 grammes.

F. S. A. liniment stimulant.

Le baume de Fioravanti est un alcoolat de térébenthine composé ; le baume Opodeldoch est un liniment camphré ammoniacal.

Traitement hydrominéral. — Il n'est pas d'affection où les cures thermales soient plus profitables. Pour le choix de la station, le médecin se guidera sur le tempérament et les réactions nerveuses du sujet, ou sur la notion causale, beaucoup plus que sur la forme clinique. Par ordre de mérite, si l'on peut ainsi parler, nous citerons parmi les eaux minérales les plus importantes :

1° Les *boues* de Dax, de Saint-Amand et de Battaglia, qui sont la ressource des impotents ; 2° les eaux *sulfureuses* d'Aix, Luchon, Barèges, Aix-la-Chapelle, Baden (Autriche), Baden (Suisse), qui s'adressent surtout aux formes torpides chez les lymphatiques ; 3° les eaux *chlorurées sodiques chaudes* de Salins, Salies, Biarritz, Bourbon-l'Archambault, Bourbonne, Bourbon-Lancy, Balaruc, Bex, Rheinfelden, Kreuznach, Nauheim, Baden-Baden, Kissingen, etc., qui sont résolutives et toniques ; 4° les eaux *arsenicales* du Mont-Dore, de la Bourboule, de Royat, qui s'adressent à l'état général languissant ou à la tuberculose menaçante ; 5° les eaux *alcalines* de Vichy, de Carlsbad, qui conviennent aux arthritiques avec insuffisance hépatique relative; 6° les eaux peu minéralisées de Néris, Plombières, Luxeuil, Bagnoles, Bagnères-de-Bigorre, Ragatz, Gastein, etc., qui par leurs qualités *sédatives* conviennent aux nerveux.

Les bains carbo-gazeux de Royat, la douche massage d'Aix, la douche sous l'eau de Bourbon-Lancy sont des pratiques qui sont à mettre à profit suivant la station, dont le choix sera fondé sur l'état général d'abord et ensuite sur l'état local.

Le malade devra, s'il est possible, fuir pendant la mauvaise saison le froid et l'humidité, pour aller sur le littoral méditerranéen.

Traitement chirurgical. — Pour libérer un nerf comprimé, libérer une ankylose, sectionner une rétraction tendineuse, extraire un ou plusieurs corps étrangers articulaires, réséquer une synoviale ou une tête osseuse hypertrophiée, une intervention chirurgicale ne sera tentée qu'exceptionnellement (V. Arthrite déformante) et presque exclusivement dans le rhumatisme chronique mono-articulaire. Le traitement chirurgical a pour résultat la cessation des douleurs plus souvent qu'une amélioration fonctionnelle. On opère l'hallux valgus aussi bien que l'arthrite sèche de la hanche, du genou, etc. *P. LONDE.*

RHUME. — V. Coryza, Bronchites, Asthme.

RICIN (HUILE DE). — Huile extraite par pression à froid des graines du *Ricinus communis* (Euphorbiacées). C'est un purgatif de choix dans tous les cas où il importe de vider l'intestin sans l'irriter (V. Purgatifs). *E. F.*

RIRE ET PLEURER SPASMODIQUES. — V. Bulbaires (Syndromes).

ROSÉOLE. — Ce terme, qui peut s'appliquer à toute *éruption rosée*, a été employé tantôt pour désigner des maladies que l'on supposait spécifiquement distinctes, tantôt pour caractériser un symptôme éruptif commun à bien des maladies. Constituée en général par un érythème à petites taches rondes ou ovales, rose pâle, de taille inférieure, égale ou supérieure à celle d'une lentille, la roséole est : 1° symptomatique d'une infection ou d'une intoxication, par exemple dans la fièvre typhoïde, le typhus exanthématique, la syphilis, la vaccine, les intoxications médicamenteuses (v. c. m.). On trouvera la description des roséoles vaccinale, syphilitique, médicamenteuses, des roséoles infectieuses, de la blennorragie et de la méningite cérébro-spinale, etc., aux articles consacrés à ces affections; 2° une maladie par elle-même, et ce nom a servi à désigner surtout deux affections, la *roséole épidémique* ou rubéole (V. Rubéole), et la *roséole saisonnière*, ou roséole sudorale de Trousseau : nous allons voir que cette dernière elle-même est symptomatique.

La *roséole de Trousseau*, roséole saisonnière ou sudorale, paraît avoir été décrite par lui plutôt d'après Frank, Borsieri, Vogel, que d'après ses observations personnelles. Sa description semble englober deux maladies : l'une contagieuse, épidémique, infectieuse, qui est sans doute la rubéole, l'autre peu ou pas contagieuse, récidivant facilement, la Roséole. Cette dernière aurait une invasion de 2 ou 3 jours, avec frissons, mal de tête; il n'y a pas de catarrhe. L'éruption atteint le corps et respecte la face; elle est constituée par des taches pâles, sans saillie, isolées les unes des autres, s'effaçant sous le doigt; elle provoque des démangeaisons. La durée est courte, 1 à 2 jours, et elle procède par poussées successives pendant 7 à 8 jours. Elle survient parfois dans le cours d'autres maladies et elle est produite par une température élevée; on l'observe surtout dans la saison chaude.

On est en droit de conclure de l'étude de cette roséole de Trousseau, qu'elle n'est pas une fièvre éruptive, car il lui manque les caractères de celle-ci, infectiosité, contagiosité, immunisation envers elle-même; c'est un érythème surtout observé chez l'enfant, une éruption sudorale, un symptôme accessoire d'une infection passagère due à un état gastrique, à un trouble intestinal, à une angine, une bronchite, etc., infection ayant déterminé une transpiration abondante.

De ce qui précède, il résulte que toutes les roséoles sont symptomatiques, sauf la roséole épidémique à qui l'on devra, de préférence, donner le nom de rubéole, qui ne prête pas à confusion.   *LOUIS TOLLEMER.*

ROTULE (FRACTURES). — Ces fractures ne sont pas très fréquentes; rares chez les enfants, elles se voient surtout chez les adultes, plus chez l'homme que chez la femme.

Étiologie. — Les unes sont *directes*, dues à un choc, un coup de bâton, au heurt contre un objet saillant; mais la plupart sont *indirectes* et se voient au cours d'une chute sur le genou. Leur mécanisme a été diversement interprété, les uns en faisant le résultat de la contraction musculaire qui cherche à prévenir la chute, celle-ci se produisant si la fracture a lieu; d'autres, au contraire, la considérant comme due au choc, soit que la rotule porte à faux entre le fémur et le tibia, soit qu'elle s'écrase contre les condyles, soit qu'elle se brise dans un mouvement de flexion par l'action opposée du ligament rotulien et du tendon du quadriceps.

Lésions. — Dans les fractures directes, le trait est irrégulier, et échappe à toute loi; oblique, vertical, rarement transversal; il est quelquefois multiple, et la fracture prend la forme étoilée, la rotule est divisée en plusieurs fragments triangulaires à base périphérique, à sommet central.

Dans les fractures directes, le trait est presque constamment *transversal*, siégeant à l'*union du tiers moyen et du tiers inférieur* de l'os, parfois plus rapproché encore de l'insertion du tendon rotulien, tellement que, dans certains cas, la fracture pourrait être extra-articulaire, n'ouvrant point la synoviale.

Les deux fragments se *déplacent*, l'un par rapport à l'autre; le fragment supérieur est parfois attiré en *dehors*, chevauchant sur l'inférieur. Plus souvent on constate un *renversement* des fragments, qui tendent à faire pointe en avant par leur surface fracturée; le fragment crural regarde en haut par sa face antérieure, parfois il fait au contraire saillie dans l'article; le fragment tibial regarde en bas par sa face antérieure. C'est l'*écartement* des fragments qui est surtout important; il est dû à la contraction tonique ou réflexe du quadriceps; mais dans les jours qui suivent l'accident, il peut être augmenté par l'épanchement intra-articulaire, par la rétraction du muscle et du ligament rotulien, enfin à la suite de mouvements intempestifs, par la déchirure des tissus fibreux périrotuliens. Ceux-ci, en effet, limitent l'écartement en donnant point d'appui au muscle quadriceps : ce sont les fibres verticales du droit antérieur qui descendent en avant de la rotule, tellement que cet os a pu être considéré comme un sésamoïde inclus dans le tendon terminal, les fibres croisées des vastes en avant de la rotule, les fibres directes des vastes allant aux rebords des plateaux du tibia, les ailerons rotuliens enfin. Si ces tissus fibreux périrotuliens sont conservés, l'écart peut n'être que de 1 à 2 cm, ou même faire défaut; il y a presque rupture sous-périostée. S'ils sont déchirés, au contraire, l'écart peut aller jusqu'à 6, 10 et même 15 cm.

Symptômes. — Quand la fracture est due à une contraction musculaire violente, le blessé se renverse en arrière, marche à reculons à petits pas, et finalement tombe, soit sur le dos, soit accroupi, la jambe fléchie sous lui; au contraire, il tombe en avant ou sur le côté, si la fracture est la conséquence de la chute.

Quand on examine le blessé immédiatement après l'accident, le diagnostic est extrêmement facile; il y a une dépression en avant du genou, dépression transversale correspondant à la fracture; le doigt s'y enfonce et pénètre dans l'articulation; en saisissant les deux fragments, on peut les faire jouer transversalement l'un sur l'autre, ce qui donne de la crépitation s'ils ne sont que modérément écartés; en les repoussant l'un contre l'autre, on rétablit les contours de l'os, mais on détermine une vive douleur; en fléchissant la jambe on les écarterait, mais cette manœuvre doit être évitée, de peur de déchirer ce qui peut rester intact des tissus fibreux.

Pour ce qui est des mouvements spontanés, tout dépend de l'intégrité des tissus fibreux périrotuliens; s'ils sont absolument intacts, les mouvements d'extension sont encore possibles, et on a même vu des malades marcher après leur fracture; s'ils sont détruits, au contraire, il est impossible au blessé de détacher le talon du plan du lit. Ces manœuvres ne doivent d'ailleurs être que peu recommandées, de peur d'augmenter les dégâts.

Au bout de quelques heures l'épanchement sanguin intra-articulaire vient modifier l'état local; le genou est gros, globuleux, les méplats sont effacés, la dépression inter-fragmentaire est masquée par le sang qui remplit la bourse séreuse prérotulienne; quelquefois la tuméfaction se prolonge au tiers inférieur de la jambe, par gonflement du cul-de-sac sous quadricipital et de sa bourse séreuse.

Dans les cas de trait de fracture *vertical*, le diagnostic est plus difficile, étant donné que l'écartement transversal n'existe pas; cependant la coexistence du choc, l'existence d'une ecchymose en avant de la rotule, la présence d'un épanchement intra-articulaire et la douleur localisée au point de fracture, enfin la sensation d'une rainure anormale correspondant au trait, appuieront le diagnostic. S'il y a fracture à *fragments multiples*, la crépitation, la sensation de plusieurs fragments, la coexistence d'un grave traumatisme et d'un choc direct sur le genou aideront à faire reconnaître cette variété, dont le traitement sera un peu spécial.

Diagnostic. — Il est en somme facile; par le siège et l'intégrité de l'os, on éliminera les *ruptures du tendon rotulien* et de l'*aponévrose d'insertion du quadriceps*; un *épanchement sanguin dans la bourse prérotulienne*, sans fracture de la rotule, pourrait en imposer par sa crépitation sanguine, mais la possibilité de lever le talon du lit montrera l'intégrité de l'appareil d'extension, et l'exploration de la rotule renseignera sur l'intégrité de l'os. Quant aux *fractures des condyles du fémur*, leurs signes sont bien spéciaux (v. c. m.).

Évolution. — Au bout de quinze jours environ, l'épanchement sanguin intra-articulaire se résorbe, les signes de la fracture au début réapparaissent dans toute leur netteté, avec cette différence que le cal commence à se former, et que les fragments sont déjà moins mobiles l'un sur l'autre. Puis la consolidation va se faire.... Il est rare que le cal des fractures de la rotule traitées sans opération soit un cal osseux; presque toujours il s'agit d'un *cal fibreux*; sa longueur est aussi variable que l'écartement de la rotule, mais il peut s'allonger bien après guérison apparente, quand le malade reprend sa vie active. Il s'amincit alors et s'étire, devient flasque et peu résistant. Quelquefois il adhère au fascia superficialis et à la peau, qui se plisse et se fronce lors des mouvements du genou. Le cal s'attache sur la face postérieure du fragment inférieur, de telle sorte que la surface fracturée de celui-ci regarde les condyles, qu'elle peut accrocher. Ce cal fibreux résulte presque toujours de l'*interposition fibreuse inter-fragmentaire* (lambeaux d'ailerons, d'expansions du fascia lata.)

Pronostic. — Le pronostic de la fracture est donc *soumis à l'étendue, à la force, à l'allongement du cal fibreux*. Chaput en a tiré un certain nombre de déductions : quand le cal est court, fibreux et dense, la *restitutio ad integrum* des mouvements est complète. Quand le cal est rigide, soit cal fibreux épais, soit cal osseux, ou dépôts calcaires dans un cal fibreux, et que ce cal a une certaine étendue, il peut faire attelle en avant du genou, et gêner ainsi les mouvements de flexion. Avec un cal flexible de 2 centimètres, la fonction reste bonne; avec un cal de 4 à 5 centimètres, l'extension peut être gênée parce que le fragment supérieur, renversé dans l'article, vient accrocher et buter contre le rebord antérieur de la trochlée, enfin, avec un cal dépassant 6 centimètres, tout dépend de l'adaptation du quadriceps à ce nouvel état. En effet, le *muscle est atrophié*, atrophie rapide, précoce et intense, comme dans tous les traumatismes articulaires, et il faut compter dans les mouvements d'extension, non seulement avec l'allongement du cal, mais encore avec le retour des fonctions du muscle, et avec sa rétraction qui doit compenser l'allongement de son tendon inférieur. Il faut compter aussi avec l'*état de l'articulation*; l'hémarthrose, l'arthrite, l'immobilisation prolongée favorisent les raideurs et prédisposent aux ankyloses; quelquefois s'y ajoutent la cicatrisation irrégulière et la rétraction des brides fibreuses et aponévrotiques que le traumatisme avait déchirées. L'état des *tissus fibreux périrotuliens* entre donc comme élément pronostic, non seulement au point de vue du maintien en contact des fragments osseux l'un contre l'autre, et de la suppléance à la perte de la continuité de la rotule, mais encore comme cause possible d'ankylose périphérique.

Complications. — Sans parler de la *fracture ouverte* qui est exceptionnelle, sauf en cas de traumatismes graves, il peut survenir après guérison : une *entorse du cal* et surtout une *rupture*; ailleurs une *fracture itérative*, siégeant généralement sur le fragment supérieur, qui se produisent à l'occasion d'un mouvement de flexion exagéré, d'une chute sur le genou, et dont la consolidation est lente, quelquefois nulle; enfin une *fracture de l'autre rotule*, qui est indirectement la conséquence de la faiblesse du membre primitivement blessé.

Traitement. — Aux fractures transversales récentes non ouvertes de la rotule, deux méthodes thérapeutiques peuvent être opposées : le traitement sanglant ou non sanglant.

1° **Traitement non sanglant.** — Il faut éviter l'ankylose articulaire et l'atrophie musculaire, tout en rapprochant les fragments; or leur écart dépend de l'hémarthrose, des mouvements de flexion de la jambe et de la contraction du quadriceps. — La *méthode dite de Tilanus* combat surtout la raideur articulaire et l'atrophie du quadriceps : les premiers jours on recommande le repos au lit, l'immobilisation du membre, et l'application de compresses froides, pour arrêter l'hémorragie et la douleur; dès le troisième jour, on commence le massage de la cuisse en rapprochant les fragments; les séances de massage durent dix minutes, et sont répétées deux fois par jour. Au bout de 8 à 10 jours, on commence la mobilisation de la jointure, mobilisation lente et graduée; au bout de 15 jours le malade peut essayer de marcher, et la guérison survient le 40e jour au plus tard. — *La méthode de l'immobilisation prolongée* vise au contraire la coaptation exacte des fragments; pansement compressif pour hâter la résorption de l'hémarthrose; le membre est placé en extension, le talon surélevé de manière à relâcher le quadriceps; une attelle plâtrée est disposée à la face postérieure du membre; enfin, au moyen de bandelettes de diachylon on tente de rapprocher les fragments : ces bande-

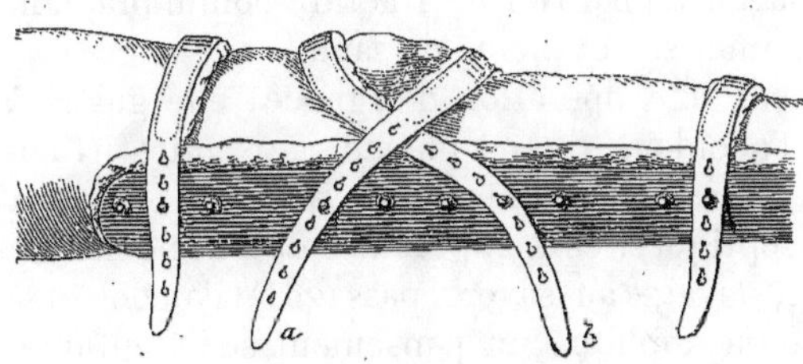

Fig. 66. — Appareil de Boyer.

lettes, disposées en 8 de chiffre, prennent point d'appui sur l'attelle postérieure; une première bande est appliquée à plat par son milieu, immédiatement au-dessus du fragment supérieur, puis descend de chaque côté obliquement pour s'attacher sur l'attelle au-dessous du jarret; une autre bande est appliquée de même immédiatement au-dessous du fragment inférieur, et remonte obliquement s'entre-croiser sous l'attelle au-dessus du jarret. On dispose ainsi une série de bandelettes, que d'autres placées circulairement peuvent maintenir. En appliquant les premières, un aide maintient les deux fragments osseux en contact, et a soin de bien étendre la peau, pour que celle-ci, sollicitée par les bandes, ne vienne point former bourrelet entre elles, et rendre la coaptation plus difficile. L'appareil de Boyer vise au même but (fig. 66). La contention reste appliquée de cette façon pendant 5 à 6 semaines, après quoi l'appareil est retiré, et il faut commencer une série de séances de massage de l'article et du muscle, pour rétablir les mouvements normaux.

Quand l'hémarthrose est prononcée, que les fragments sont repoussés en avant par la distension articulaire, et que les surfaces osseuses viennent difficilement au contact, il faut ponctionner l'article, évacuer le sang, puis appliquer l'appareil, en exerçant une légère compression sur la région.

La méthode de Tilanus, surtout aidée par l'évacuation de l'hémarthrose, est un excellent procédé, toutes les fois que l'écart des fragments est nul ou ne dépasse pas 1 centimètre au plus, et quand on peut se rendre compte, par ce qui reste de mouvements d'extension au malade, que les tissus fibreux périrotuliens, qui forment attelle naturelle aux fragments, sont conservés. Dans le cas d'un écart plus considérable, de 1 à 2 ou 3 centimètres au plus, on devra recourir à la coaptation par les bandelettes, et à l'immobilisation prolongée. Enfin si l'écart est supérieur, que les fragments ne peuvent être rapprochés, que la mobilité est grande, l'impotence fonctionnelle absolue, *il faut recourir à l'intervention sanglante.* Celle-ci aujourd'hui *doit être pré-férée* sauf contre-indication au traitement orthopédique; en effet quel que soit l'appareil qu'on applique, il est impossible sans opération de supprimer l'interposition fibreuse à peu près constante entre les fragments rotuliens. Or, c'est cette interposition qui entraîne le cal fibreux, le retard ou le défaut de consolidation. D'ailleurs le traitement sanglant raccourcit la durée de l'immobilisation.

2° **Traitement sanglant**. — C'est un procédé qui donne des *résultats excellents* au point de vue du cal, de la fonction du membre et de la rapidité de la guérison. Il nécessite une anesthésie générale, et une *asepsie parfaite*. En effet, la moindre erreur, la plus petite infection entraînerait des désastres dans l'ouverture large d'un foyer de fracture communiquant avec une grande articulation traumatisée et pleine de sang.

La suture de la rotule n'est pas une opération d'urgence; elle gagne à être faite six à huit jours après l'accident, quand l'hémorragie intra-articulaire est arrêtée; on en profite pour bien désinfecter le membre et guérir les petites écorchures toujours septiques, contemporaines de l'accident. La désinfection de la peau (rasage, lavage au savon, passage à l'alcool et à l'éther) a été faite la veille, et on a appliqué un pansement sec aseptique. Après chloroformisation, la peau du 1/3 inférieur de la cuisse, du genou et du 1/3 supérieur de la jambe est frottée, sans savonnage et sans lavage préalable, à l'éther; puis badigeonnée à la teinture d'iode jusqu'à la coloration brun foncé; après avoir attendu cinq minutes, on enlève avec de l'alcool l'excès de teinture d'iode, de manière à ce que la région soit jaune; puis on commence l'opération. Celle-là comporte une incision en fer à cheval à concavité supérieure dépassant les bords correspondants de la rotule, une libération soigneuse des fragments rotuliens recouverts de débris fibreux, le nettoyage de l'article, la suture osseuse, la suture au catgut des plans fibreux pré et juxta-rotuliens, enfin l'hémostase et la fermeture de la peau sans drainage.

Deux méthodes peuvent être employées pour l'os : la suture ou le cerclage. La *suture*, préconisée par Lucas-Championnière, consiste à passer obliquement dans chaque fragment deux fils d'argent qui seront réunis en avant de la surface osseuse, en ayant soin que les fils soient extra-articulaires, c'est-à-dire n'intéressent point la surface cartilagineuse (fig. 67 et 68). Le *cerclage*, préconisé par Berger, consiste à passer un fil d'argent (ou mieux un triple crin de Florence) en cercle autour des deux fragments, au

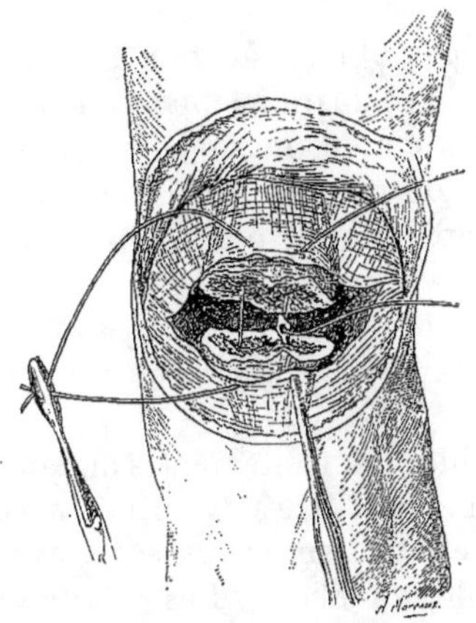

Fig. 67. — Suture de la rotule.
(Monod et Vanverts.)

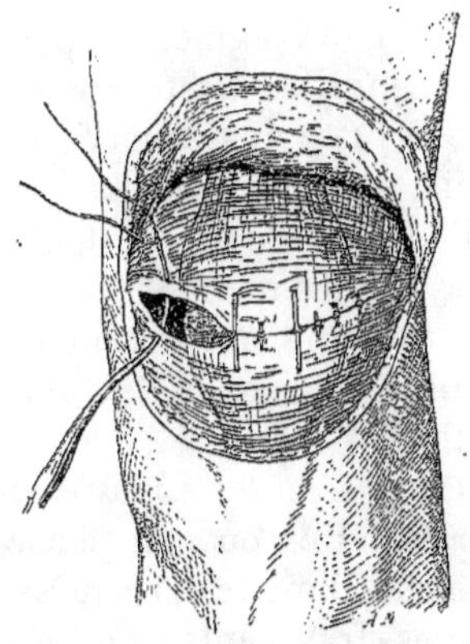

Fig. 68. — Suture des tissus fibreux pré-rotuliens. (Monod et Vanverts.)

milieu des insertions tendineuses et ligamenteuses, sur les bords de la rotule ; les deux chefs du fil sont noués l'un à l'autre.

Il faut éviter toute manœuvre intra-articulaire et se contenter d'enlever, avec un tampon de gaze stérilisée, les principaux caillots, ce que facilitera, avant le passage des fils, la flexion de l'articulation.

Après l'opération, le membre est immobilisé dans un appareil plâtré pendant 15 à 18 jours environ ; cet appareil est suspendu de telle sorte que l'extrémité qui répond au pied soit fortement élevée, et que le quadriceps soit ainsi relâché ; dès le 15e jour, et même avant, on peut commencer le massage et l'électrisation, dans le plâtre, des tissus périarticulaires et des masses musculaires de la face antérieure de la cuisse ; enfin au bout de 3 semaines le malade peut commencer de poser le pied à terre, faire des mouvements d'élévation du membre, de la gymnastique musculaire, et de petits mouvements de flexion du genou, sans jamais forcer et rompre par ce fait le fil qui a été posé.

Le cerclage est absolument indiqué dans deux cas : dans celui de fractures à *fragments multiples*, qu'on ne pourrait pas suturer, et dans celui où le fragment inférieur est trop petit pour supporter la perforation et le tiraillement d'un fil unique. Dans le cas de deux fragments solides, on peut employer le cerclage ou la suture ; le cerclage est plus simple, plus rapide, et évite de longues manipulations, mais il donne une coaptation immédiate moins solide.

C'est au cerclage qu'il faudra recourir dans le cas d'un os friable, ayant subi la raréfaction du tissu spongieux, comme cela se voit chez certains sujets ayant dépassé l'âge adulte.

Quénu a proposé l'*hémi-cerclage* de la rotule; en effet, expérimenta-lement, le cerclage n'oppose pas toujours une grande résistance à la traction, tandis que la suture, plus longue et plus délicate à faire, est par contre plus solide. L'hémi-cerclage est, comme solidité, intermédiaire aux deux précédents procédés, et il est aussi rapide d'exécution que le cerclage; il consiste à passer, comme dans cette dernière opération, un fil à travers le ligament rotulien, sous le fragment inférieur, puis au lieu de lui faire contourner tout le fragment supérieur, on le passe dans un tunnel creusé transversalement d'un bord latéral à l'autre de l'os, parallèlement au trait de fracture, et juste au-dessus de lui. La perforation du fragment supérieur est très facile à réaliser, et il n'est pas besoin de recourir au davier pour maintenir l'os. Enfin il est facile de dissimuler derrière le bord de la rotule l'unique torsade des deux chefs du fil métallique.

Il faudra toujours avoir recours, à la suite des sutures osseuses, à la suture des tissus fibreux périrotuliens, et des aponévroses qui recouvrent en avant la rotule.

Les *fractures récentes exposées* sont redevables du traitement sanglant, puisque l'articulation ouverte par le traumatisme doit être antiseptisée avec soin, et drainée. Dans les *fractures itératives*, c'est la suture osseuse, avec avivement des fragments, qui est le procédé de choix. Les *fractures anciennes*, qui sont mal consolidées et qui empêchent toute fonction du membre, doivent être opérées; les fragments seront avivés et suturés, mais il est souvent difficile, en raison de l'ancienneté de la fracture, des adhé-rences avec la peau ou le fémur, des rétractions musculaires ou tendineuses qui se sont produites, de rapprocher les fragments; de nombreux procédés ont été proposés, qui varient avec chaque cas, et qu'il n'est pas du ressort de cet ouvrage d'exposer ici.

Les fractures *verticales* de la rotule sont justiciables de la méthode de Tilanus. Les fractures *multiples* seront traitées par le cerclage, comme nous l'avons dit plus haut. Dans certains cas où l'os était en bouillie, quelques chirurgiens se sont trouvés bien de pratiquer la résection sous-périostée de la totalité de la rotule et la suture exacte de tous les tissus aponévrotiques pré ou péri-rotuliens.   *AMÉDÉE BAUMGARTNER.*

ROTULE (LUXATIONS TRAUMATIQUES). — Les luxations de la rotule sont rares (1/100ᵉ des luxations) et cependant leurs variétés sont nombreuses. Voici notre classification personnelle des luxations *traumatiques récentes*.

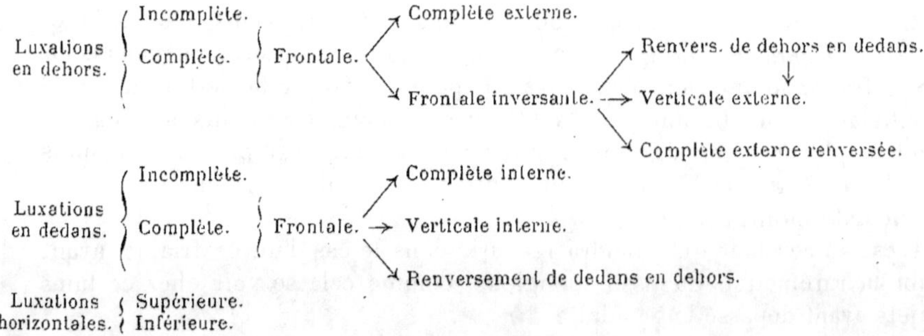

Lésions. — Elles sont établies sur quelques autopsies, sur quelques opérations et sur des lésions expérimentales.

A) **Luxations externes.** — Dans la *luxation incomplète*, la rotule est déplacée en dehors mais n'a pas quitté la joue externe de la trochlée qui l'oriente très obliquement; son bord péronier est en avant et en dehors, son bord tibial est au contact de la gorge trochléenne, sa face cutanée regarde en avant et en dedans; tous les ligaments sont intacts. Dans la *luxation complète frontale* (fig. 69), la rotule est transportée en masse en dehors, sa face cutanée restant antérieure. Son bord tibial épais et la troisième facette articulaire qui se trouve près de ce bord sont

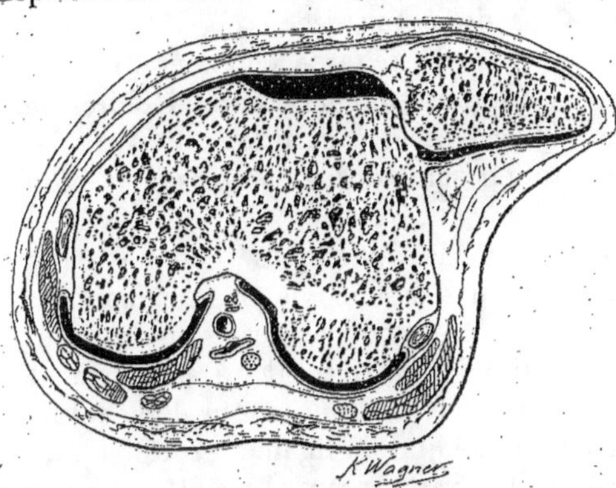

Fig. 69. — Coupe d'une luxation frontale expérimentale coagulée. (Chevrier.)

engrenés dans la gouttière latéro ou capsulo-sus-condylienne que j'ai décrite. Ce contact osseux intime est capital. La rotule transversale déborde la face cutanée du condyle externe comme un battant de table relevé et mobile autour de l'engrènement du bord tibial comme charnière. L'aileron interne est arraché au niveau de son insertion au bord tibial de la rotule; des parcelles osseuses sont presque toujours détachées.

Dans la *luxation complète externe* (fig. 75), la rotule est appliquée par sa face articulaire sur la face cutanée du condyle externe, son bord péronier est en arrière, son bord tibial en avant; ces bords ne sont pas absolument verticaux, mais obliques en bas et en avant, la pointe rotulienne étant légèrement tirée en avant. L'aileron externe est presque toujours seul arraché, mais il y a d'une façon constante entorse du genou avec élongation ligamenteuse, à moins que le ligament rotulien, congénitalement très long, n'ait permis le déplacement rotulien, sans que le tibia ait été entraîné.

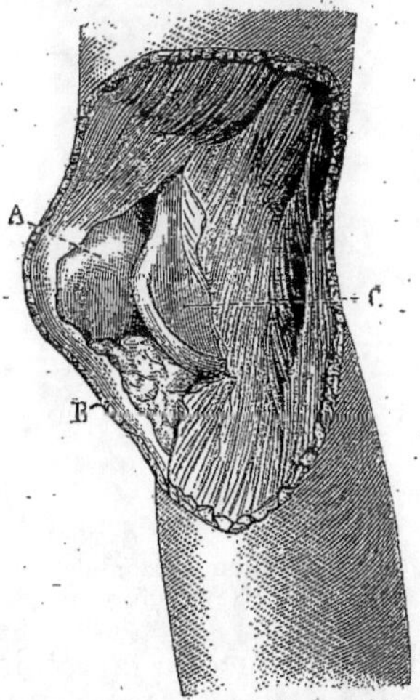

Dans la *luxation frontale inversante*, le bord tibial de la rotule est engrené dans la gouttière capsulo-sus-condylienne, comme dans la variété frontale, mais la rotule est différemment

Fig. 70. — Luxation verticale externe. A, surface articulaire de la rotule regardant en dehors; B, ligament rotulien; C, condyle externe du fémur. (B. Anger.)

orientée; sa face cutanée regarde en avant et en dedans, sa face articulaire en arrière et en dehors, son bord péronier fait une forte saillie en avant. Les deux ailerons sont arrachés à leur insertion rotulienne. Il n'y a pas entorse du genou.

Dans la *luxation verticale externe* (fig. 70), la rotule est de champ, sa face articulaire regarde en dehors, sa face cutanée en dedans, son bord péronier, assez étroit, soulève la peau, le bord tibial, plus large, est au contact de la gorge de la trochlée ou du creux sus-trochléen. Les deux ailerons sont désinsérés de la rotule.

Dans la *luxation par renversement de dehors en dedans*, la rotule est à plat devant la trochlée, mais sa face cutanée regarde en arrière, sa face articulaire est sous la peau. Les deux ailerons sont largement déchirés, le ligament adipeux arraché, la synoviale désinsérée tout autour de la rotule. Tendon du quatriceps et ligament rotulien sont tordus en spirale, le bord externe étant en avant.

Dans la *luxation complète externe renversée*, la rotule repose, comme dans la luxation complète externe, sur la face cutanée du condyle externe, mais par sa face cutanée, sa face articulaire avec sa crête médiane est sous la peau, son bord péronier en avant, son bord tibial en arrière. Il y a arrachement des ailerons, du ligament adipeux, de la synoviale tout autour de la rotule et entorse du genou (sauf allongement congénital du ligament rotulien).

B) **Luxations internes**. — Elles sont très rares, presque problématiques ; dans les *luxations incomplètes* (Key, Habgood), la situation de la rotule est homologue de celle de l'incomplète externe, mais en sens inverse ; la face cutanée regarde en avant et en dehors ; dans les *luxations complètes* (Walther,

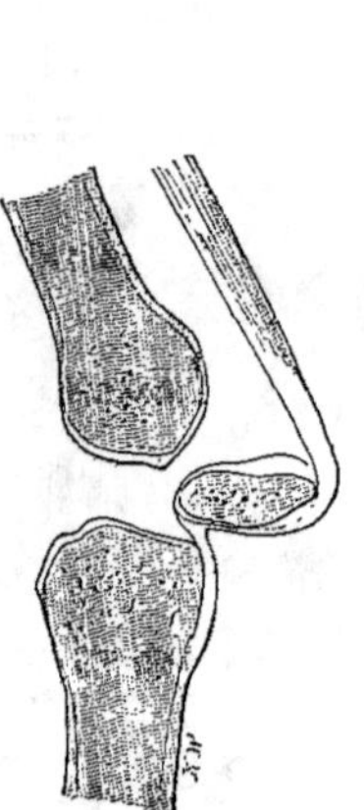

Fig. 71. — Luxation horizontale supérieure. (Newmann.)

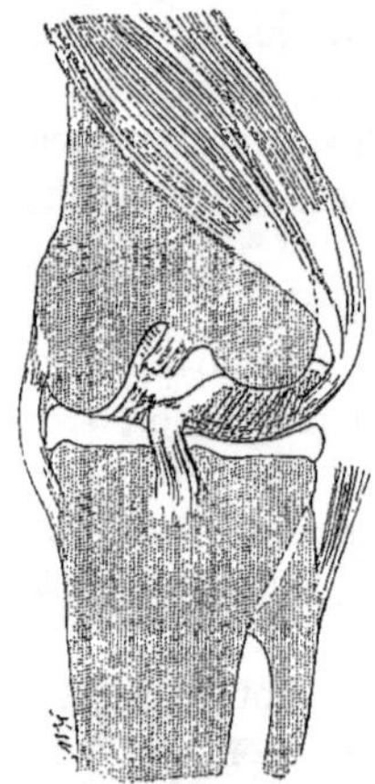

Fig. 72. — Luxation horizontale supérieure déviée. (Szuman.)

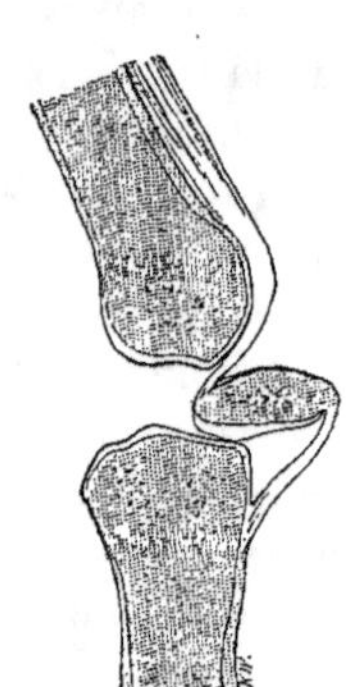

Fig. 73. — Luxation horizontale inférieure. (Rutherford).

Putégnat, Bacon), la rotule est à plat sur le condyle interne, orientant sa face cutanée en dedans (un peu en avant, à cause de la forme convexe du condyle) ; dans les *complètes renversées* (Putégnat), la face articulaire est sous le peau. Dans les *luxations verticales internes*, les lésions et la situation sont celles de la verticale externe, mais avec le large bord tibial en avant, et la face articulaire en dedans ; dans la luxation *par renversement de dedans en dehors*, la situation de la rotule et les lésions sont les mêmes que dans la luxation externe homologue ; seule la torsion du ligament rotulien et du tendon du quatriceps changent de sens ; ici le bord interne est antérieur.

Luxations horizontales. — Dans la *luxation horizontale supérieure* (New-man) la rotule est horizontale (fig. 71), présentant sa face articulaire en

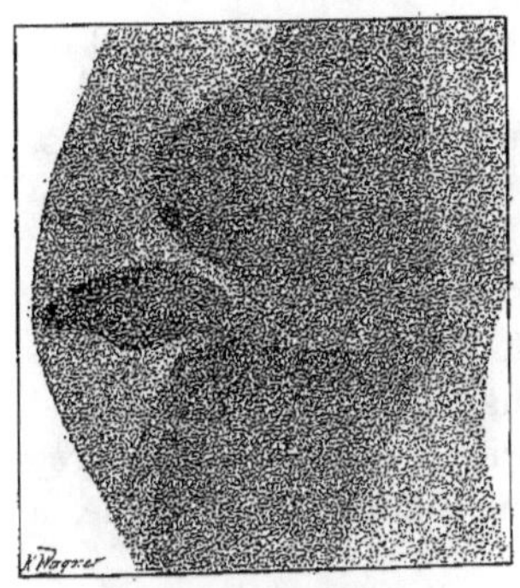

Fig. 74. — Radiographie de luxation horizontale inférieure. (Rutherford.)

haut : elle est simple quand la pointe rotulienne est fichée entre le fémur et le tibia et que la base antérieure donne insertion au tendon du quadriceps éraillé. Mais la rotule peut tourner autour de sa pointe comme autour d'un pivot, pénétrer tout entière entre les condyles et présenter sa base en dehors, par exemple (Szuman) : c'est la luxation horizontale déviée (fig. 72); les dégâts articulaires sont beaucoup plus considérables (rupture des ligaments croisé antérieur et latéral externe).

Dans la *luxation horizontale inférieure* (fig. 73 et 74) (Warin, Midelfart, Rutherford), la face articulaire de la rotule est tournée en bas, la base entre le fémur et le tibia donne insertion au quadriceps, arraché en partie, la pointe saille en avant soulevant le ligament rotulien.

Étiologie. Pathogénie.

Luxations latérales. — Les déplacements latéraux par choc direct ou contractions musculaires agissent sur la rotule presque toujours dans l'extension (Voillemier), mais aussi dans la demi-flexion (Duplay). Leur action est très facilitée par la longueur congénitale exagérée du tendon rotulien et d'autres

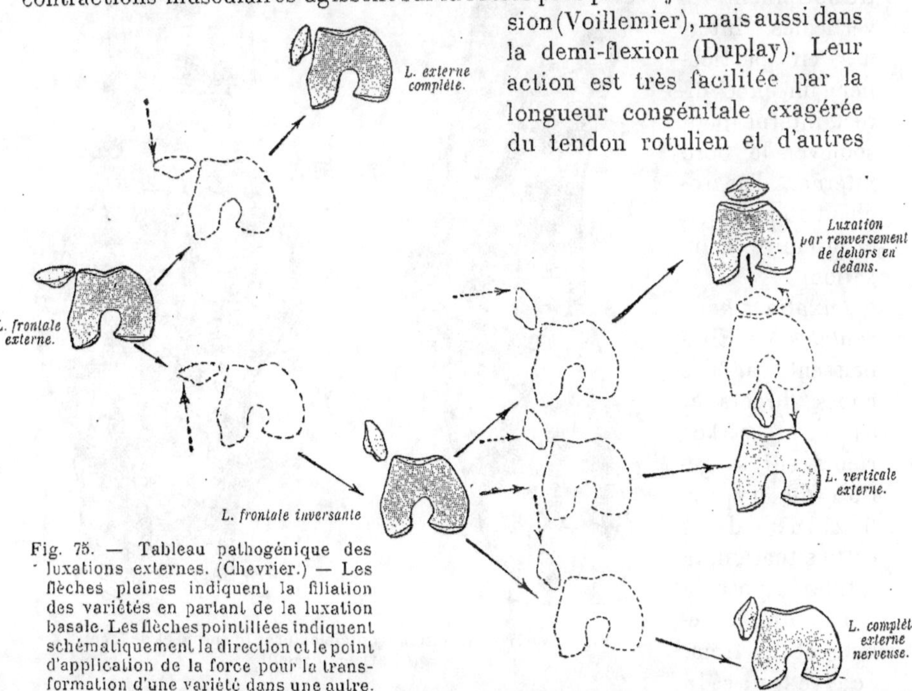

Fig. 75. — Tableau pathogénique des luxations externes. (Chevrier.) — Les flèches pleines indiquent la filiation des variétés en partant de la luxation basale. Les flèches pointillées indiquent schématiquement la direction et le point d'application de la force pour la transformation d'une variété dans une autre.

dispositions qu'il est impossible de préciser (genou à luxation). Les mouvements de torsion avec entorse du genou sont très fréquents et nécessaires pour la production des variétés complètes externes simple et renversées.

Les luxations externes sont produites par une contraction discordante du vaste externe plus fort que l'interne, ou un choc sur le bord interne large et saillant de la rotule. Ces causes doivent produire dans tous les cas une *luxation frontale* que nous considérons comme la luxation basale de la rotule (fig. 75), les autres n'étant que des formes progressives ou régressives de cette dernière, comme l'indique le tableau pathogénique ci-dessus, que nous ne commentons pas. L'enclavement du bord tibial sert de charnière (fig. 69) dans les deux variétés progressives ou régressives, et le déclanchement brusque de cet enclavement est responsable des variétés de renversement ou verticale externe. Cette forme basale des luxations est relativement rare comme la sous-cotyloïdienne à la hanche, parce qu'elle est très instable. Elle est transformée en une autre variété par action prolongée du traumatisme primitif, un traumatisme secondaire ou une flexion de la jambe, mouvement particulièrement nocif.

Nous basons cette théorie de la subordination des luxations de la rotule à une luxation basale sur la production en deux temps (Grimm) ou la réduction en deux temps (Eben Watson) de certaines variétés.

Les luxations internes, dont les degrés intermédiaires manquent, sont peut-être justiciables de la même pathogénie (naissance par traumatisme direct externe). Elles peuvent naître autrement, les verticales internes en particulier; un choc direct interne peut soulever le bord interne, l'accrochant au passage, et produire la luxation.

Luxations horizontales. — Elles naissent par des chocs directs et antéro-postérieurs sur le genou en hyperflexion : dans cette situation, la rotule repose à faux entre le fémur et le tibia, écartés par la

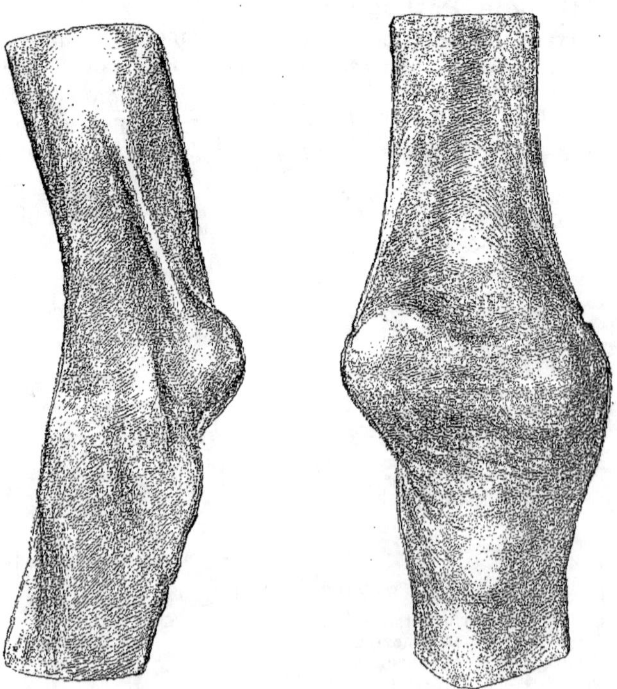

Fig. 76 et 77. — Luxation frontale externe (de profil et de face).
(Chevrier, *Thèse.*)

flexion : dirigé un peu de bas en haut et tombant sur la pointe, il produit la luxation horizontale supérieure; venant de haut en bas et atteignant la

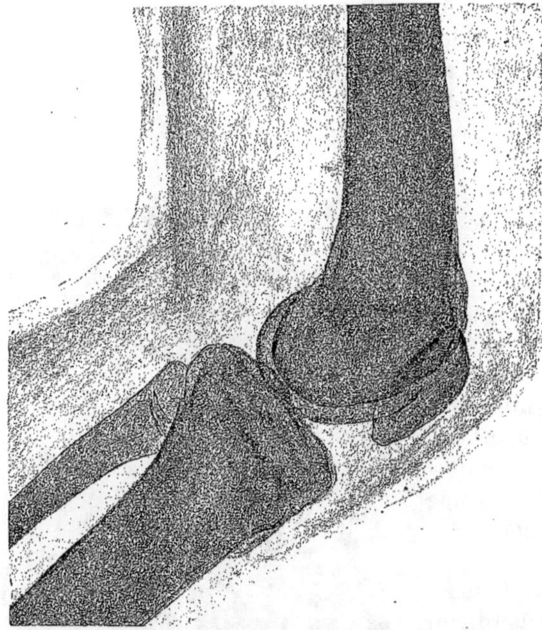

Fig. 78. — Radiographie de profil d'une luxation frontale externe de la rotule. (Chevrier.)

base, il détermine la luxation horizontale inférieure. Des écrasements (roue de cylindre) produisent seuls les luxations horizontales déviées.

Clinique et Diagnostic.— Négligeant dans la clinique la succession pathogénique des variétés diverses, (v. fig. 75) nous rapprocherons celles qui ont un caractère macroscopique commun.

A) **La rotule est en situation transversale.**

Une de ses faces regarde en avant et l'autre en arrière.

1° *Elle est en dehors du condyle.* On ne connaît cette variété qu'en dehors. C'est la *luxation frontale externe* (fig. 76 et 77, 78 et 79).

Le membre est immobilisé en flexion légère. Le genou est très élargi transversalement, la rotule fait à son côté externe une saillie de 4 à 6 centimètres. En dedans de la rotule présentant sa face cutanée en avant, le doigt peut explorer les deux joues et la gorge de la trochlée vide. La face articulaire de la rotule, dont on sent en arrière la crête médiane, forme la face antérieure d'une excavation énorme. De la pointe part le ligament rotulien oblique en bas et en dedans, non tordu; de la base, le quadriceps oblique en haut et en dedans, sans torsion.

2° *La rotule est devant les condyles.* On ne peut plus

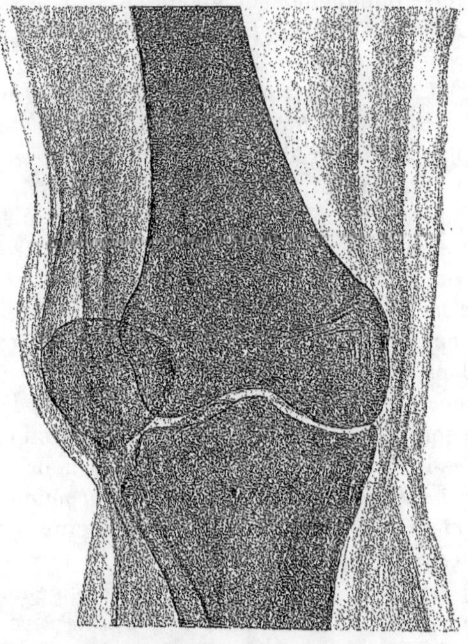

Fig. 79. — Radiographie de face d'une luxation frontale externe de la rotule. (Chevrier.)

explorer la trochlée. Quoique la rotule soit en situation normale, le genou
est un peu déformé, la rotule est plus saillante et de chaque côté sont deux
gouttières qui, au-dessus, se prolongent anormales, de chaque côté du
tendon du quadriceps ; elle n'est d'ail-
leurs pas toujours exactement transversale, sa face antérieure regarde légèrement de côté. L'exploration prouve
que la face en rapport avec la peau
est la face articulaire : la rotule est
renversée.

Dans le *renversement de dehors en
dedans*, la face articulaire regarde un
peu en dehors. La palpation du ligament rotulien prouve qu'il est tordu,
et c'est le bord externe qui passe
devant l'autre et devient superficiel
par la torsion ; de même pour le quadriceps : le vaste externe forme une
corde qui traverse obliquement le
genou (fig. 80).

Dans le *renversement de dedans en
dehors*, la face articulaire regarde un
peu en dedans. C'est le bord interne
du tendon rotulien qui devient superficiel par la torsion ; le vaste interne
traverse obliquement le genou.

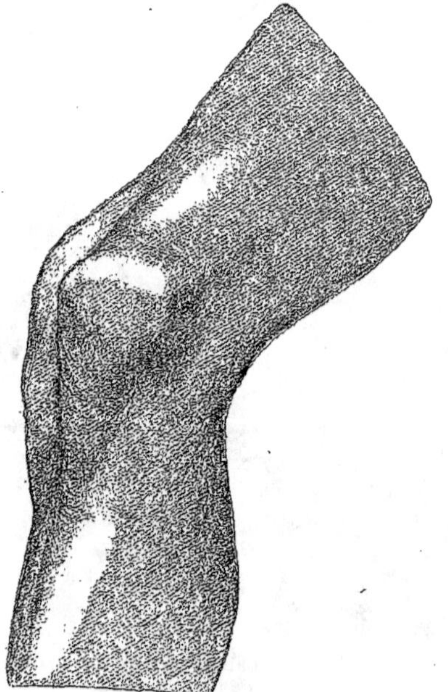

Fig. 80. — Luxation par renversement.
(Chevrier, *Thèse*.)

Dans les deux cas, la jambe est fléchie. La douleur est toujours vive et la
marche impossible.

B) **La rotule est dans le plan sagittal ou presque.**

1° *Elle est appliquée sur la face cutanée d'un condyle* et ne déborde pas
le plan antérieur de l'extrémité inférieure du genou. Le genou est élargi
transversalement, aplati d'avant en arrière.

Dans la *luxation complète externe* (fig. 81 et 82), la face cutanée de la
rotule regarde en dehors, la pointe étant très légèrement tirée en avant : il
y a un peu de déjettement en dehors de la pointe du pied, traduisant la
rotation externe de la jambe, qui est demi-fléchie. Pas de torsion du quadriceps ni du tendon rotulien légèrement dévié en dehors.

Dans la *luxation complète externe renversée*, la rotule tourne vers la peau
sa face articulaire avec sa crête médiane, le quadriceps et le tendon rotulien sont tordus sur eux-mêmes. La flexion est plus marquée (fig. 83).

Les luxations internes homologues, mais très rares, ont les mêmes signes.

2° *La rotule déborde de toute sa largeur le plan antérieur de l'extrémité
inférieure du fémur.* Le genou est pointu en avant, ses dimensions antéro-
postérieures étant très augmentées.

a) *La saillie est latérale* sur le prolongement de la face cutanée du condyle externe. C'est la *luxation frontale inversante* (fig. 84). La luxation est
en extension ou en demi-flexion. La rotule est sagittale, offrant sa face

articulaire en dehors; sa face cutanée en dedans; elle est entièrement
dégagée de la trochlée, dont on peut sentir les deux joues au fond d'une

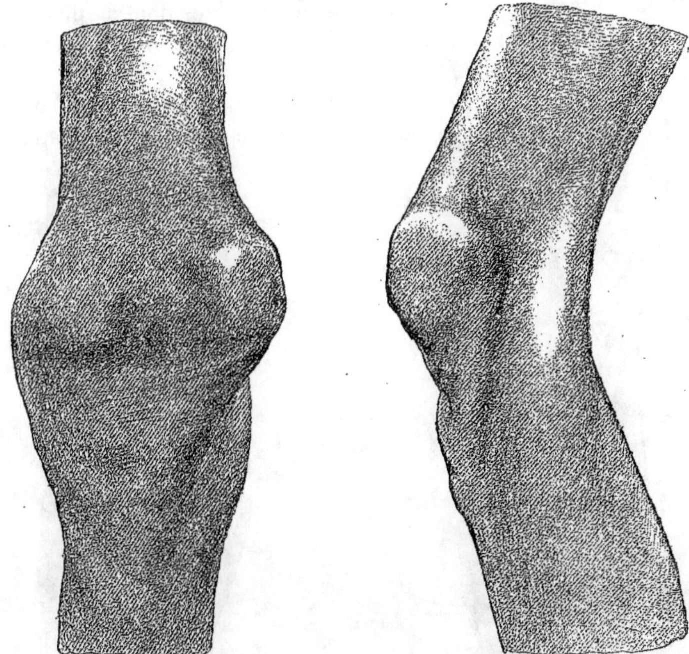

Fig. 81 et 82. — Luxation externe complète (de face et de profil). (Chevrier, *Thèse*.)

excavation énorme due à la saillie rotulienne. Quadriceps et ligament
rotulien sont à demi tordus; leur bord externe devient antérieur.

b) *La saillie est médiane* et occupe le milieu de la trochlée. Le membre est presque toujours en extension, cependant il y a quelques cas en flexion.

Dans la *luxation verticale externe*, le bord de la rotule saillant sous la peau, qui est le bord péronier, est tranchant et étroit; la face articulaire est externe : de chaque côté, sous la peau tendue de la rotule au fémur, le doigt explore chacune des lèvres externe et interne de la trochlée; quadriceps et ligament rotulien sont à demi tordus, leur bord externe est antérieur.

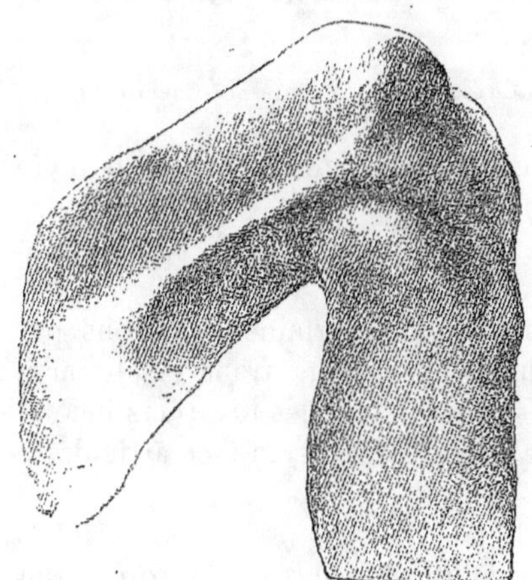

Fig. 83. — Luxation complète externe renversée.
(Chevrier, *Thèse*.)

Dans la *luxation verticale interne* (fig. 85) l'aspect est le même, mais la face articulaire regarde en dedans, et le bord tibial qui soulève la peau est élargi et énorme. Quadriceps et ligament rotulien offrent en avant leur bord interne.

C) **La rotule est intermédiaire au plan sagittal et transversal.**

Cette situation est celle des luxations incomplètes dont la place clinique doit être voisine des luxations verticales, la confusion ayant été souvent faite.

Dans la *luxation incomplète externe*, la face cutanée regarde en avant et en dedans, un bord soulève la peau, mais cette saillie n'est pas médiane :

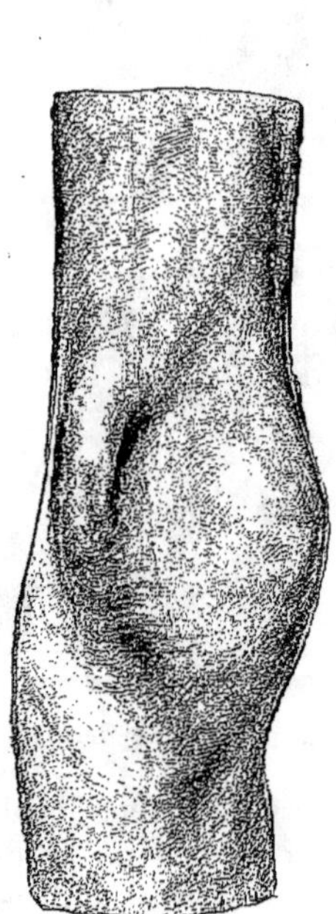 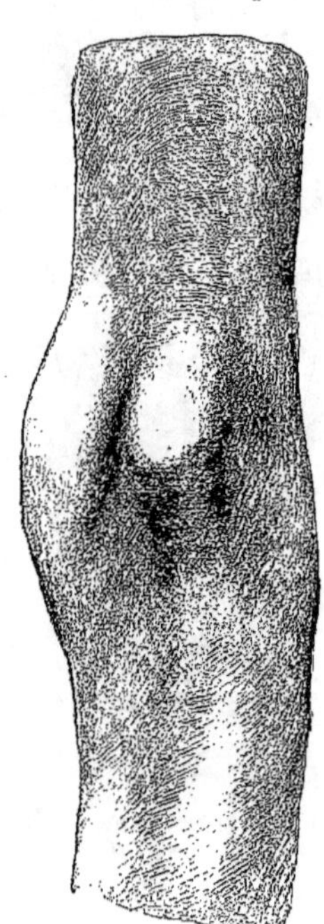

Fig. 84. — Luxation frontale inversante.   Fig. 85. — Luxation verticale interne. (Chevrier, *Thèse.*)

on ne peut sur les côtés explorer que la lèvre interne de la trochlée, la lèvre externe est recouverte par la rotule.

Dans la luxation *incomplète interne*, très rare, les signes sont homologues, mais l'orientation inverse.

Cette position oblique se rencontre aussi dans certaines luxations par renversement (nous considérons dans ceux-ci l'os comme transversal, car il peut l'être). Mais le diagnostic en est très simple avec les luxations incomplètes de même orientation, car, dans les renversements, la face articulaire est en avant sous la peau.

D) **La rotule est horizontale.**

Dans la *luxation horizontale inférieure* (fig. 75 et 74), la rotule, ou mieux sa pointe, forme une petite saillie antérieure, basse et fixe : de cette saillie part une bande tendue, gagnant le tibia (ligament rotulien) et limité de chaque côté par deux gouttières. Au-dessus de la saillie rotulienne, le doigt tombe dans une dépression, dont le plancher, osseux et lisse, répond à la face cutanée de la rotule; le fond répond à la trochlée tapissée du quadriceps, à moins que celui-ci ne soit désinséré : cette désinsertion, avec arrachement de parcelles osseuses, peut donner de la crépitation (Mildelfart).

Dans la *luxation horizontale supérieure* (fig. 71), la saillie médiane basse est plus large (base de la rotule) et donne insertion à une large bande proéminente limitée par des gouttières peu nettes (tendon du quadriceps). Au-dessous de la rotule se trouve un creux abrupt, dont le toit, résistant et lisse, est fermé par la face cutanée de la rotule. Si la luxation est *déviée* (Szuman) (fig. 72), au lieu du soulèvement antérieur se trouve une dépression, et c'est sur un des côtés du genou qu'il faut chercher la saillie donnant attache au quadriceps tendu.

Complications. — La seule complication immédiate est l'hémarthrose ou l'hémohydarthrose, souvent peu marquée. Le liquide articulaire vient former des poches superficielles au niveau des déchirures capsulaires qu'il distend. Cette distension de la capsule macroscopiquement ou microscopiquement lésée est capitale dans l'évolution, car le processus de cicatrisation ne se fait pas par rétraction, mais par étalement, la distension *mettant des pièces au niveau des déchirures*. Ainsi se trouvent facilitées les complications tardives.

Celles-ci sont les *récidives*, tantôt sous la même forme (*homéomorphes*), tantôt sous une forme différente (*hétéromorphes*), à un degré plus avancé (*progressives*), ou moins avancé (*régressives*).

Les récidives peuvent devenir incessantes à chaque contraction musculaire, *luxations habituelles*, fort gênantes pour la fonction. Parfois la tonicité du muscle suffit à reproduire le déplacement : la *luxation* est *incoercible*. Elle peut enfin n'avoir pas été réduite, et être devenue *irréductible*, avec des modifications profondes du côté de la rotule atrophiée, du fémur à trochlée resserrée, présentant une surface articulaire en face de la rotule déplacée sur le condyle externe : l'extrémité inférieure du fémur est tordue en dedans, par pression rotulienne; l'extrémité supérieure du tibia est tordue en dehors, par traction ligamenteuse. Toutes les luxations anciennes irréductibles sont de la variété complète externe. La rotule est fixée par la capsule rétractée sous la forme des brides fibreuses. Les fonctions dans ces luxations irréductibles sont variables, mais ordinairement la marche est bonne; parfois la douleur et les chutes sont incessantes.

Traitement. — A) **Luxations récentes.**

Réduction simple. — On agit par des pressions et contre-pressions directes sur la rotule, appropriées au déplacement. Dans la *luxation frontale*, et la frontale inversante, un doigt postérieur repousse la rotule en avant, un doigt appuie légèrement d'avant en arrière sur le bord péronier, pour faire déclancher le bord tibial. Dans la *luxation externe complète*, repousser fortement la rotule en avant, puis en dedans, en agissant sur son bord péronier postérieur. Dans les *verticales*, appuyer obliquement sur le bord sous-cutané, dans le sens dans lequel il doit se rabattre. Dans les *renversements*, pousser l'un des bords et soulever l'autre pour opérer le retournement : pour être exercées dans le bon sens, ces pressions et contre-pressions supposent un diagnostic précis. Ces manœuvres directes doivent être pratiquées en hyperextension de la jambe sur la cuisse et en flexion de la jambe sur le bassin (position de Valentin) : le meilleur moyen est de mettre le pied du malade couché sur l'épaule d'un aide, ou sur son épaule à soi. Cette position relâche au maximum le muscle quadriceps.

Si on ne réussit pas, on recommencera les mêmes manœuvres en flexion légère de la jambe sur la cuisse (position de Mayo-Malgaigne) : la légère traction d'origine musculaire due à la flexion rend les manœuvres plus efficaces.

Même, si on ne réussit pas, on ne recourra jamais à la manœuvre de Watson (flexion brusque et extrême, puis extension) qui réduirait peut-être, mais en accentuant les lésions et en créant des déchirures ligamenteuses très étendues.

Après la réduction, on immobilisera le membre, et on *ponctionnera* avec soin, et *plusieurs fois* s'il le faut, l'hémohydarthrose consécutive : pour *obtenir la suture physiologique* de la capsule, il importe, non pas qu'il y ait *peu de liquide* dans l'articulation, il faut qu'il n'y en ait *pas du tout*. Ce traitement rigoureux de l'épanchement permettra d'éviter beaucoup de récidives. Il donne beaucoup plus de garanties que la genouillère ou l'appareil qu'on peut faire porter au malade, pour maintenir sa rotule.

Réduction complexe. — Si la luxation a résisté aux manœuvres directes dans l'extension et dans la flexion prudente, ne plus rien faire pour l'instant. Calmer les douleurs par des injections de morphine, et mettre sur le genou des pansements humides pour désinfecter la peau.

Sans faire plus, on voit parfois, sous l'influence de la morphine ou dans le sommeil physiologique, la luxation se réduire spontanément.

Si elle ne se réduit pas, après deux jours au minimum, ou trois jours de désinfection cutanée (deux jours de pansement humide, avec brossage et un jour de pansement sec), après s'être lavé les mains comme pour une opération, on endormira le malade et on essayera la réduction sous chloroforme : elle sera presque toujours très facile.

Si elle était impossible, séance tenante, on pratiquerait la réduction sanglante, après avoir achevé de désinfecter par un badigeonnage à la teinture d'iode, comme tout champ opératoire, la peau du genou (bien préparée par les pansements et non réinfectée par des mains sales, lors des essais de réduction). Après rabattement d'un volet cutané embrassant toute la rotule, grâce à l'incision *courbe à concavité inférieure* préconisée par nous, on pratiquera la réduction en soulevant la rotule avec un instrument (écarteur de Farabeuf), mais on ne se contentera jamais de réduire, on fendra les tissus fibreux de chaque côté de la rotule réduite pour suturer les lésions fibreuses profondes par une capsulorraphie bien faite. La réduction rotulienne peut être impossible sans délabrement : jamais on ne se permettra de détachements osseux; on se contentera de sectionner le ligament rotulien, quand on ne pourra faire autrement, et on le reconstituera après réduction par une suture soigneuse.

B) **Luxations anciennes.** — Les *luxations irréductibles* avec bon fonctionnement seront laissées à elles-mêmes. Irréductibles avec déformations osseuses et trouble des fonctions, on pourra leur opposer la réduction sanglante, qui nous semble illogique, mais qui a parfois réussi, ou mieux l'arthrodèse du genou.

Les autres *luxations anciennes* seront traitées par la résection capsulaire interne avec suture, ou la capsulorraphie bien faite (formation d'un pli capsulaire longitudinal, suture à la soie de la base de ce pli, puis rabattement du pli et fixation de sa crête aux tissus fibreux voisins par une nouvelle suture à la soie). Elle suffit aux *luxations récidivantes*. On lui ajoutera, dans les *luxations incoercibles*, la section des brides ou du muscle tracteur; dans les *luxations habituelles*, la transposition interne de l'insertion tibiale du ligament rotulien (Roux). *CHEVRIER.*

ROUGEOLE. — Maladie infectieuse, épidémique, contagieuse, caractérisée par un catarrhe oculo-nasal, pharyngé et laryngé, un énanthème spécial et un exanthème formé de petites taches rouges.

C'est la plus commune des fièvres éruptives : connue autrefois sous le nom de morbilli (petite peste), de fièvre morbilleuse, elle fut séparée de la scarlatine par Sydenham, Huxham, Borsieri, Willan, etc. : son étude et celle de ses complications ont été complétées dans la deuxième moitié du xixe siècle (Blache, Trousseau, Cadet de Gassicourt, Grancher, Béclère, Comby, Sevestre, Barbier, etc.

Étiologie. — La rougeole, endémique avec poussées épidémiques dans les grandes villes, provoque de fréquentes épidémies dans les petites villes et les agglomérations (lycées, casernes), où elle est transportée. Quand elle éclate dans un endroit qu'elle n'a pas visité depuis longtemps, tous ou presque tous les habitants en sont atteints : en 1846, les îles Féroë, exemptes de rougeole depuis 60 ans, ayant été contaminées, 6000 habitants sur 7782 furent atteints de rougeole. Rare dans la saison froide, elle est plus fréquente au printemps et en été.

L'*âge* est un facteur important de son étiologie : c'est une maladie de l'enfance, et la moitié des cas de rougeole s'observe chez des enfants de 2 à 5 ans : très commune dans les premières années de la vie, elle l'est moins dans l'adolescence : elle est exceptionnelle dans l'âge adulte surtout après 30 ans, car une première atteinte confère l'immunité et peu d'enfants échappent à sa contagion. Mais on peut l'avoir à tous les âges, même dans la vieillesse. Elle est peu fréquente chez les nourrissons, parce qu'ils ont, en général, peu de contacts avec les autres enfants.

La rougeole peut être *congénitale*; l'enfant d'une femme atteinte de rougeole peut naître en état de rougeole déclarée ou en incubation : dans ce cas il développe sa rougeole quelques jours après sa naissance. Dans certains faits on a vu la rougeole se développer pendant la vie intra-utérine, et Mason a réuni une dizaine de cas de rougeole intra-utérine. Dans un cas, une primipare de 19 ans, presque à terme, fit une rougeole classique au 8e jour de laquelle l'accouchement eut lieu : elle avait alors sur le corps des taches pigmentaires, restes de son éruption, et une fine desquamation de la face. Au moment de la naissance, l'enfant présentait le même aspect tacheté de la peau et avait une desquamation analogue à du son sur la poitrine et la figure, surtout sur les ailes du nez. La rougeole s'était donc développée en même temps chez la mère et l'enfant.

Rechutes et récidives. — Une première atteinte confère en général l'immunité pour la vie entière : il existe cependant des rechutes et des récidives de rougeole.

La rechute se produit pendant la convalescence, peu après la cessation des phénomènes aigus, en général du 12e au 20e jour; elle est bénigne. Ces cas exceptionnels peuvent s'expliquer par l'encombrement qui favoriserait la réinfection des malades. Il est cependant à remarquer que, le plus souvent, ces rechutes ont lieu par séries chez des individus de la même famille, ou hospitalisés ensemble : sur 8 personnes atteintes dans la même famille, 6 ont une rechute (Chauffard); 2 enfants pris ensemble font tous deux une rechute (Sevestre) : cette constatation a fait penser qu'il s'agissait peut-être parfois d'une maladie morbilliforme, la rubéole par exemple, et non d'une rechute de rougeole.

La récidive est plus rare qu'on ne le croit en général : souvent les cas de récidive sont douteux, et il s'est agi, pour une des éruptions, de rubéole, d'une roséole saisonnière, d'un érythème morbilliforme d'un diagnostic difficile.

Symptômes. — Tous les cas de rougeole sont pour ainsi dire calqués les uns sur les autres : le type morbide se reproduit dans sa forme, ses phases, ses allures générales, lorsque la maladie est normale et que des complications ne viennent pas la défigurer. Seule, l'intensité varie suivant certaines conditions d'âge, de terrain, de milieu.

La rougeole présente quatre périodes : incubation, invasion, éruption, desquamation ou convalescence.

Incubation. — La durée de l'incubation est l'espace de temps compris entre le moment où l'enfant sain absorbe le germe de la rougeole et le moment où paraît le premier de tous les symptômes. Elle est difficile à connaître dans bien des cas, car un contact n'implique pas fatalement la contamination immédiate. L'inoculation donne une incubation de 7 jours et les faits cliniques permettent la contagion et l'apparition des premiers symptômes. Rarement l'incubation sera plus courte, ce qui correspond en général à une rougeole intense; parfois elle sera plus longue, 15 à 16 jours, et la maladie sera bénigne.

Pendant cette période l'enfant est bien portant, il n'y a pas de symptômes : l'adulte présente parfois de la courbature et de l'inappétence. Quand la fièvre monte, que le catarrhe paraît, la maladie est déjà en évolution.

Cependant, s'il est classique de dire que l'incubation est silencieuse, en réalité il n'en est pas toujours ainsi. Il est vrai que les quelques phénomènes que l'on peut observer pendant cette période n'ont pas de valeur pathognomonique et ne pourraient pas être utilisés pour un diagnostic précoce de la maladie, qui serait si utile pour la prophylaxie. Tout au plus peuvent-ils la faire présager lorsque les commémoratifs, par le contact d'un enfant sain avec un rougeoleux, ont fait mettre l'enfant en observation et que l'on compte les jours avant l'invasion. Dans ce cas ils peuvent avoir leur utilité en faisant isoler le suspect assez à temps pour éviter de nouvelles contagions.

Ces troubles, plus fréquents chez l'adulte que chez l'enfant, sont : un état général peu satisfaisant qui se traduit par une diminution du poids, un état fébrile plus ou moins accentué, des troubles digestifs, de l'hyperleucocytose.

La *perte de poids* existe dans l'incubation de bien des maladies et accompagne si souvent des troubles intestinaux, qu'elle n'a pas grande valeur. Débutant du 3e au 5e jour (Meunier) elle est d'autant plus accusée que l'enfant est plus jeune..

La *fièvre* peut se produire le 5e, 6e ou 7e jour par une poussée atteignant 38° et 38°,5 pour revenir à la normale en 24 ou 36 heures. Parfois, il y a 2 ou 3 poussées de ce genre, mais le plus souvent la température, lorsqu'elle s'élève, atteint pendant 2 ou 3 jours 37°,6 ou 37°,8, rarement plus, sans que rien en apparence vienne expliquer cette fébricule.

Les *phénomènes digestifs* parfois observés, sont de l'anorexie avec langue saburrale, des coliques, des selles irrégulières et mal digérées.

L'*hyperleucocytose*, consistant dans l'augmentation du nombre des globules blancs du sang qui devient double ou triple de la normale, porte surtout sur les globules blancs polynucléaires ; elle se produit très vite et atteint son maximum six jours avant l'éruption ; elle diminue pendant l'invasion et est remplacée par de l'hypoleucocytose pendant la période d'éruption.

On observe encore parfois des légers troubles bronchiques et du gonflement des ganglions du cou, surtout chez les enfants lymphatiques ; enfin on a signalé des éruptions fugaces en forme de rash, extrêmement rares d'ailleurs.

Invasion. — L'invasion, période prodromique, *période d'éruption des muqueuses*, débute avec la fièvre, les troubles généraux, le catarrhe prémonitoire des muqueuses de l'œil, du nez, du larynx. La durée est plus longue dans la rougeole que dans aucune des autres fièvres éruptives : elle est de 3 à 4 jours, et il est rare qu'elle soit plus longue (5, 6, 7 jours) ou plus courte. Parfois l'invasion est insidieuse, l'éruption apparaît sans avoir été précédée de fièvre appréciable et de catarrhe, ces cas sont bénins.

Le début de la rougeole est marqué par la fièvre, qui s'accompagne parfois de petits frissons ; la peau est chaude, la face rouge ; le malade est agité, il manque d'appétit ; la soif est vive ; les vomissements s'observent moins souvent que dans la scarlatine ; le sommeil est mauvais, une toux sèche apparaît. Des convulsions ne sont pas rares chez les enfants qui y sont prédisposés.

Pendant cette période c'est du côté des muqueuses que se produiront les phénomènes les plus caractéristiques de la rougeole, et c'est du côté de la muqueuse buccale, la plus facile à voir, qu'il faudra chercher le début de l'éruption, l'*enanthème*, qui permettra souvent un diagnostic précoce.

Pendant l'invasion, la fièvre, les catarrhes des muqueuses, la toux, l'énanthème sont les symptômes saillants de la maladie. La *fièvre* a une marche assez typique : la température centrale monte le premier et le deuxième jour à 39° et 40°, avec une légère rémission matinale ; puis, le deuxième ou le troisième jour, souvent la veille de l'éruption, il se fait une baisse de température de 1° à 2° ; parfois on peut croire l'enfant guéri, mais il n'en est rien, la fièvre remonte et l'éruption apparaît.

Le *catarrhe oculo-nasal* est facile à voir : dès le premier jour les yeux sont larmoyants, les paupières sont gonflées, les conjonctives injectées. Les yeux sont le siège de picotements et de démangeaisons. La *conjonctivite morbilleuse* se distingue au début de celle qui accompagne le coryza vulgaire : dans cette dernière, l'inflammation conjonctivale commence par le fond des culs-de-sac de la muqueuse pour s'étendre ensuite à toute la conjonctive oculaire et palpébrale. Dans la rougeole, la rougeur de la muqueuse a en général pour point de départ la région de la conjonctive bulbaire, qui correspond à la fente palpébrale et qui est le siège du ptérygion. On a proposé à cet aspect le nom de *conjonctivite ptérygéale* (Apert). De chaque côté de la cornée elle constitue un triangle ou une bande transversale, formée par les capillaires infectés. Au bout de 24 ou 48 heures toute la conjonctive est prise. Fréquemment il y a un peu de muco-pus au coin des yeux qui sont le siège de chatouillements, de picotements : il y a une *photophobie* plus ou moins intense. Le nez est le siège d'un écoulement séreux et muqueux, abondant et clair, qui irrite les narines et la lèvre supérieure ; des sensations de chatouillement provoquent des éternuements, et des épistaxis plus ou moins abondantes s'observent fréquemment. Les narines sont plus ou moins obstruées. Le malade semble atteint d'un violent coryza, et il se plaint d'une sensation de douleur et de tension dans le front due à l'envahissement des sinus frontaux. La *toux* existe toujours, et c'est un précieux élément de diagnostic : elle est rauque, bruyante et creuse, parfois sèche, opiniâtre, fatigante : c'est la toux *férine* des anciens auteurs. Elle s'accompagne souvent d'un léger spasme glottique, surtout chez les jeunes enfants, chez lesquels il existe parfois un tirage passager ou permanent. A l'auscultation on ne trouve dans les poumons rien ou peu de chose, quelques râles sibilants ou ronflants, parfois des râles muqueux.

L'*énanthème*, c'est-à-dire l'éruption interne, précède parfois de quelques heures, et parfois de 2 ou 3 jours, l'éruption cutanée, l'exanthème ; très rarement il apparaît en même temps que lui. Il se développe sur toutes les muqueuses et peut-être aussi sur les séreuses ; il donne lieu au catarrhe oculo-nasal ; il atteint les muqueuses respiratoires (larynx, trachée, bronches), les conjonctives, etc. Du côté du larynx on peut constater au laryngoscope de la rougeur et du gonflement de l'épiglotte, des cordes vocales et de toute la muqueuse. Dans la bouche et le pharynx, l'énanthème provoque de la rougeur, d'abord pointillée puis diffuse, et de la tuméfaction de la muqueuse, et le voile du palais est le siège d'un pointillé rubéolique, caractéristique. La langue est blanche et saburrale.

Les *gencives* sont rouges, parfois violacées et tuméfiées, elles ne sont pas saignantes : elles sont recouvertes d'un enduit épithélial opalin, blanchâtre, très mince, facile à détacher avec le bout de l'ongle. Cette stomatite érythématopultacée (*signe de Comby*) se constate aussi dans certaines maladies aiguës avec fièvre et état gastro-intestinal ; elle n'est donc pas spéciale à la rougeole, mais elle présente néanmoins une certaine importance au point de vue du diagnostic, car on ne l'observe pas dans les maladies où le diagnostic avec la rougeole est difficile, par exemple dans les autres affections à éruption morbilliforme, comme la rubéole et les érythèmes.

Éruption buccale. — *Signe de Koplik.* — L'éruption du début de la rougeole doit être attentivement étudiée sur la muqueuse buccale, car on pourra souvent, grâce à elle, faire un diagnostic précoce. On observe, dans les 24 ou 48 premières heures, une rougeur de la gorge et quelquefois de petites taches rouges sur le voile du palais. La muqueuse buccale présente un aspect tacheté et une apparence dépolie assez spéciale : plus tard, elle est d'un rouge diffus, mais souvent dès le début on voit sur la muqueuse buccale et la face interne des lèvres une éruption distincte : elle consiste en taches petites, irrégulières, de couleur rouge clair, au centre de chacune desquelles on trouve un menu point bleuâtre. L'ensemble des taches rouges et des points de couleur bleuâtre qui les accompagnent est absolument pathognomonique de la rougeole au début, et lorsqu'on le constate sur la muqueuse buccale d'un enfant on peut le considérer comme un signe avant-coureur de l'éruption cutanée : décrit en 1896 par Koplik (de New-York), il constitue le *signe de Koplik.*

La valeur de ce signe est considérée comme étant si grande que nous devons nous arrêter un peu à son étude.

Le *signe de Koplik* est constitué par le groupement, en divers points de la muqueuse buccale, d'un certain nombre d'*éléments de Koplik.* Chaque élément est lui-même composé d'une *macule* rouge au centre de laquelle est une *papule* blanc bleuâtre, cette papule étant d'ailleurs la partie caractéristique et essentielle de l'élément éruptif.

La *macule* est l'élément éruptif banal de la rougeole : la dimension varie depuis un simple point rouge jusqu'à la taille d'une lentille, cette dernière étant due à la confluence de plusieurs éléments; la forme en est irrégulière, plus ou moins arrondie; la couleur en est d'abord rose, puis devient d'un rouge plus ou moins foncé. C'est la partie la moins constante et la moins pathognomonique du signe de Koplik, car elle peut manquer. A son centre est le menu point bleuâtre dont nous avons parlé plus haut, la *papule.*

La *papule* est la partie caractéristique de l'élément de Koplik : située au milieu de la macule, elle est d'un *blanc bleuâtre,* coloration parfois assez difficile à apprécier au début où elle est d'aspect vasculaire et translucide, mais s'accentuant au cours de l'évolution. Elle est arrondie, allongée ou plus ou moins polycyclique. Les dimensions en sont minimes, son diamètre étant au plus de 0 m. 001 (1 millimètre) et étant souvent inférieur, en général de deux à six dixièmes de millimètre. Elle fait une saillie appréciable au doigt et adhère fortement à la muqueuse d'où ne la détache qu'une friction un peu rude.

Telle est la constitution de l'élément éruptif dont la réunion par groupes constitue le signe de Koplik. Il y a fréquemment un nombre très faible de ces éléments, 6 à 20 en moyenne, souvent plus et parfois moins. Lorsque les macules se réunissent par coalescence, les papules blanc bleuâtre ne se confondent jamais entre elles et restent isolées les unes des autres sur le fond rouge de la tache. Il en est ainsi même lorsque l'éruption est assez intense pour qu'on puisse la comparer à des myriades de points blanchâtres, à de la semoule, etc.; même alors chaque point blanc garde son individualité.

Le *siège* des éléments de Koplik est sur la muqueuse des lèvres et des joues, tantôt d'un seul côté, tantôt des deux côtés ; on les trouve surtout sur la muqueuse de la joue en haut à la partie située en face des molaires et prémolaires supérieures, et au niveau de l'embouchure du canal de Sténon, à la partie moyenne de la muqueuse génienne, et en bas au niveau des molaires et prémolaires inférieures : on les constate parfois sur la face interne des lèvres, jamais sur les gencives.

L'*évolution* du signe de Koplik est variable : il est apparent le premier ou le deuxième jour de la maladie, et il dure de 2 à 6 jours, parfois plus. Il disparaît parfois en quelques heures. Le maximum en est vers le troisième jour, la veille de l'éruption cutanée, puis les points blancs s'opacifient, se ramollissent et disparaissent, lavés par les sécrétions buccales ; ils ne s'ulcèrent jamais.

Le signe de Koplik se distingue facilement du muguet, des stomatites, des aphtes, des bulles de varicelle, etc., de la stomatite de Comby. Pour le rechercher, il faut une lumière intense ; celle du jour permet de mieux apprécier la teinte blanc bleuâtre si importante pour le distinguer des diverses éruptions buccales blanches ou jaunâtres, A cause de la petitesse de l'élément « juste assez grand pour être vu », du petit nombre qu'on en observe parfois, il faudra explorer la cavité buccale avec un abaisse-langue et en bonne lumière.

L'importance du signe de Koplik est considérée comme grande : il est pathognomonique de la rougeole ; de plus, il est précoce, et il atteint son maximum alors que l'éruption s'esquisse à peine au visage, le quatrième jour. Sa constatation permettra donc une prophylaxie plus précoce. Enfin, s'il peut manquer, il existe cependant avec une intensité plus ou moins grande dans 80 pour 100 des cas de rougeole. Son absence toutefois ne permet pas d'affirmer qu'il n'y a pas de rougeole.

Les muqueuses de la face ne sont pas seules le siège de l'énanthème : toutes celles du corps en sont plus ou moins atteintes ; le catarrhe gastrique détermine des vomissements, le catarrhe intestinal de la diarrhée parfois profuse. Chez les petites filles, la muqueuse de la vulve est rouge, gonflée, et elle présente un écoulement muco-purulent.

Le catarrhe des muqueuses de la face se propage aux cavités, qui communiquent avec elles, d'où la fréquence des otites dans la rougeole et même des mastoïdites. Dans tous les cas où, après la mort, on a examiné l'oreille moyenne, on a constaté que l'otite existait : le pus renferme dans la moitié des cas du streptocoque, dans l'autre moitié du staphylocoque. Ces otites guérissent en général facilement ; quelquefois elles provoquent la perforation du tympan.

Les *séreuses* elles-mêmes peuvent être atteintes par l'énanthème. A la palpation du ventre, on peut percevoir, dans des cas très rares, un froissement neigeux, très superficiel, très fin, qui serait causé par le frottement du péritoine dépoli par l'éruption (Bolognini), et congestionné ; il s'accompagne de diarrhée.

Un *rash* éphémère, scarlatiniforme ou morbilliforme s'observe parfois dans la période d'invasion : mais il est fort rare, car la rougeole n'est pas une maladie à rash. Sa signification est fâcheuse, car il indique le danger d'infection secondaire.

Éruption. — Après la détente du troisième jour, qui peut manquer ou être incomplète, la fièvre monte jusque vers 40°, en même temps que le catarrhe oculo-nasal s'accentue; le pourtour des yeux est rouge et ardent, ils sont bouffis et larmoyants, la toux est rauque et peut simuler la laryngite rubéolique; elle est excessivement fréquente. Le délire n'est pas rare, les convulsions peuvent se produire chez les enfants prédisposés. La face est vultueuse et bouffie. L'éruption sur les muqueuses s'accentue, et l'éruption cutanée devient perceptible. On voit apparaître autour des yeux, des narines, de la bouche, des oreilles, de petites taches rouges de la grosseur d'une tête d'épingle ou d'un grain de millet; elles sont surtout bien visibles au-dessous et en arrière de l'oreille, où la peau est fine et blanche. L'éruption interne semble sortir par les orifices naturels pour se prolonger sur la peau. Au bout de quelques heures, la face se couvre de taches rouges qui forment sur les joues, le nez, le menton et derrière les oreilles une sorte de masque.

La *marche de l'éruption* est caractéristique, elle a lieu de haut en bas : le 1er jour, l'éruption atteint la face, puis le cou; le 2e jour, elle apparaît sur le tronc et les membres supérieurs; le 5e jour, elle envahit les membres inférieurs. A ce moment, le corps est semé de taches rouges plus ou moins cohérentes suivant les régions, et surtout tassées là où il y a pression (dos, cuisses), et dans les endroits qui étaient le siège d'une irritation antérieure : ces taches, ou les groupes qu'elles forment, laissent toujours entre elles des intervalles de peau saine. Elles s'effacent momentanément sous la pression du doigt et reparaissent très vite.

Les *éléments éruptifs* sont des macules, des taches roses ou rouge vif, légèrement saillantes, donnant au toucher la sensation d'élevures très plates, douces et veloutées : chacun d'eux présente deux parties, un point central légèrement saillant et un fond rouge. Leur forme est arrondie, ovalaire, en croissant, à bords irréguliers. Ces taches ne paraissent pas toutes en même temps en un point donné; d'abord très étroites, elles grandissent rapidement, atteignant les dimensions d'un gros grain de riz, et même d'une lentille. Isolées d'abord et semées au hasard sur un fond de peau saine, elles se groupent en placards plus ou moins étendus, plus ou moins réguliers, en corymbes, en demi-cercles, etc. Sur le tronc, surtout dans le dos au niveau des épaules et des reins, et à la racine des membres la coloration des taches est souvent plus foncée et elles forment en ces points des plaques rouges, à bords irréguliers, plus ou moins étendues. L'éruption de la rougeole ne provoque pas de démangeaisons.

Les taches morbilleuses pâlissent et disparaissent suivant l'ordre de leur apparition : elles débutent aux membres inférieurs alors qu'elles pâlissent déjà à la face. Chacune d'elles ne garde sa coloration rouge vif que 24 heures. Le 5e jour de l'éruption toutes les taches se décolorent; le 7e jour elles sont devenues des macules grisâtres, pigmentées, donnant à la peau un aspect tigré qui s'efface peu à peu.

Les *variétés* de l'éruption sont assez nombreuses : elles peuvent être dues à des différences d'*aspect* ou d'*intensité*.

1° *Variations dans l'aspect*. — Au lieu de ne faire qu'une saillie très légère, la tache fait une saillie papuleuse, très visible, acuminée, turgescente, — c'est la *rougeole boutonneuse* : au centre de la tache se produit un élément de miliaire, — *rougeole miliaire*, qui est rare; une ecchymose peut se faire dans les taches, mais seulement sur le tronc et sur les membres, — *rougeole ecchymotique*, qui s'observe chez les enfants cachectiques ou atteints de coqueluche, etc.; cette variété est à distinguer de la forme hémorragique, beaucoup plus grave; la pigmentation des taches persiste pendant 10 ou 15 jours.

2° *Variations dans l'intensité*. — La rougeole est discrète ou confluente. suivant le tassement plus ou moins grand des éléments éruptifs. Dans la rougeole discrète, les éléments éruptifs sont parfois très rares, à peine rosés et petits. Cette forme peut être grave par les complications qui sont assez fréquentes, d'autant plus qu'elle s'observe souvent chez des enfants cachectiques. Dans des cas où la discrétion de l'éruption est poussée à l'extrême, celle-ci semble faire défaut : peut-être est-ce là ce qu'on a signalé sous le nom de rougeole sans éruption, *morbilli sine morbillis*.

Pendant l'éruption, la température oscille entre 39° et 40° avec rémission matinale de près de un degré : la toux persiste, elle est plus rauque, plus étouffée, moins pénible. Il y a un certain degré de bronchite, et une expectoration muqueuse, puis purulente se produit chez l'adulte. L'appétit est nul, la soif vive, les urines rares : l'albuminurie est rare s'il n'y a pas de complication, la polyurie apparaît le 5e ou le 6e jour. Le 4e ou 5e jour la défervescence se produit, elle est complète en 48 heures. Le catarrhe diminue avec l'éruption : le coryza et la conjonctivite disparaissent du 8e au 10e jour, sans laisser de trace, à moins d'intensité particulière ou de terrain spécial (strumeux). Le pouls qui variait de 130 à 150 tombe à la normale. S'il y a menace de complication, la défervescence ne se fait pas, ou se fait incomplètement.

Fièvre. — Les tracés représentant la marche de la fièvre varient un peu suivant les cas : en général il a deux maxima séparés par un abaissement de la courbe; la défervescence suit le deuxième. Le premier maximum, 39° à 40°, correspond au début de l'invasion, le 1er jour; le deuxième maximum marque le 1er ou le 2e jour de l'éruption. La durée de la période fébrile est de 5 jours dans les cas bénins, 8 à 9 jours dans les cas graves, La rougeole est d'autant plus bénigne que la fièvre est moins forte.

La nutrition, d'après Nobécourt, présente, dans la rougeole normale, une perturbation qui se traduit par une perte de poids qui atteint son maximum du 5e au 6e jour; les urines renferment peu d'urée au début, celle-ci augmente du 9e au 12e jour. La quantité d'urée éliminée est la même, que l'enfant soit au régime lacté ou qu'il boive simplement de l'eau. La diète hydrique s'accompagne d'une diminution de poids plus marquée : mais la différence dans la chute de poids entre le régime hydrique et le régime lacté cesse d'être appréciable si on donne à l'enfant du sel marin avec l'eau. Le chlorure de sodium est éliminé de façon normale.

Desquamation ou convalescence. — La desquamation est la plupart du temps insignifiante et elle peut faire défaut. Elle débute vers le 5e ou 6e jour de l'éruption par les taches les plus anciennes et dure de quelques jours à une ou deux semaines. Furfuracée à la face, elle est parfois lamelleuse, sans jamais produire de lambeaux épidermiques comme dans la scarlatine : son intensité est proportionnelle à celle de l'éruption.

La desquamation coïncide avec la convalescence; s'il n'y a pas de complications, l'appétit reparaît et, en général, la sortie peut être permise une dizaine de jours après le début de l'éruption.

Anomalies. — Les anomalies de la rougeole sont rares, cependant on observe des rougeoles *atténuées* et des rougeoles *malignes*.

La *rougeole atténuée* présente tous les symptômes classiques avec leur ordre et leur durée habituels : mais les phénomènes sont atténués, la fièvre est légère, le catarrhe peu prononcé, l'énanthème et l'exanthème à peine visibles; seule la notion d'épidémie permet d'affirmer qu'il s'agit d'une rougeole. La *rougeole avortée* est caractérisée par le fait que l'éruption est raccourcie, ne dure qu'une journée environ, et que toute la maladie évolue en cinq à six jours. La *rougeole fruste* est celle dans laquelle manquent un ou plusieurs symptômes : le catarrhe, parfois même l'éruption, ne se produisant pas; ces cas, très exceptionnels, ne sont possibles que dans un milieu épidémique, encore un doute peut-il toujours persister sur la nature morbilleuse de la maladie ainsi défigurée. Jusqu'à ce que, connaissant le micro-organisme cause de la rougeole, nous puissions faire la preuve bactériologique, il est difficile d'affirmer qu'une rougeole a pu évoluer sans exanthème.

La *rougeole maligne*, ou de gravité exceptionnelle, peut être hémorragique, hyperthermique et ataxo-adynamique ou suffocante. La malignité n'apparaît parfois qu'au moment de l'éruption ou pendant l'éruption. Dans les formes prenant l'allure grave, l'éruption se fait mal, elle est pâle et incomplète; quand l'exanthème est déjà en évolution lorsque la maladie prend un caractère de malignité, les taches pâlissent, tendent à s'effacer, ce qui est le résultat de la congestion viscérale profonde que crée la complication. C'est cet effacement des taches qui a créé la croyance aux éruptions rentrées. Le fait est vrai, mais son interprétation est erronée : l'effacement de l'éruption ne crée pas la malignité, il n'en est que la conséquence.

L'éruption peut être avancée ou retardée, ayant lieu le 2e ou 3e jour ou du 6e au 8e ou 9e jour. Dans la rougeole maligne, tous les phénomènes généraux sont exagérés; la prostration des forces est très accentuée, il y a des vertiges, le pouls est rapide et petit, les urines troubles et décolorées, les vomissements sont fréquents, la déglutition est pénible, la diarrhée abondante; les catarrhes oculo-nasal, pharyngé et laryngé sont exagérés et très pénibles, la toux est incessante. L'éruption est souvent prolongée et la couleur des éléments éruptifs varie, elle est tantôt exagérée, comme hémorragique, d'autres fois pâle ou livide (Borsieri).

La *rougeole hémorragique* est actuellement fort rare, et ne s'observe que chez des enfants épuisés par une maladie antérieure, fièvre, diphtérie, tuberculose, etc.; elle est caractérisée par des hémorragies des muqueuses et de la peau, des ecchymoses, etc.

La *rougeole hyperthermique* et *ataxo-adynamique*, dite encore *forme nerveuse* de la maladie, est rare et de très grande gravité. La température est excessive, 41° et même davantage. En général, la mort a lieu à partir de 42° (Comby); cependant Taillens (de Lausanne) a publié une observation dans laquelle le soir du 5ᵉ jour la température monta à 43° et il y eut un délire violent, l'enfant guérit en 3 jours, sans complications. La langue est sèche, rôtie; la peau est sèche et livide; le pouls, petit, rapide, est à 160; il y a 60 à 80 respirations par minute. Les urines sont rares et albumineuses. Dès le début apparaissent des convulsions, un délire violent, des attaques épileptiformes; puis le malade tombe dans le coma et la mort a lieu du deuxième au cinquième jour de l'éruption avec une température excessive qu'on a vue s'élever jusqu'à 43°. L'éruption se fait mal, elle est pâle et incomplète; si elle a déjà paru au moment de l'entrée en scène des phénomènes de malignité, elle pâlit et semble disparaître : mais lorsque sous l'influence du traitement, l'état s'améliore, l'éruption reparaît, se colore, les urines deviennent plus abondantes, la température baisse.

La *forme pulmonaire*, ou suffocante, de la rougeole, dite encore rougeole des bronches, est caractérisée, dès le début, par une violente dyspnée, de la cyanose, de la faiblesse du murmure vésiculaire dans les poumons, où l'on entend des râles fins : l'éruption avorte, et le malade meurt en état d'asphyxie.

La *rougeole secondaire* s'observe chez les tuberculeux, les typhiques, les diphtériques, dans la convalescence des maladies aiguës, dans la grossesse et l'état puerpéral. C'est l'état du terrain, son peu de résistance, qui crée dans ce cas la gravité. L'éruption est incomplète, la température élevée, es convulsions sont fréquentes, et les phénomènes généraux sont graves. La rougeole secondaire est encore grave, à cause de ses complications pulmonaires, quand elle paraît chez un individu déjà atteint d'une affection pulmonaire, bronchite, grippe, broncho-pneumonie, tuberculose.

La rougeole et les autres fièvres éruptives. — Lorsque la rougeole évolue en même temps qu'une autre fièvre éruptive, la gravité des deux maladies est plus grande et les complications graves ont plus de chance de se produire : cette coïncidence est souvent mortelle. Lorsque la rougeole apparaît avant ou après l'autre fièvre éruptive, si elle apparaît la première, elle évolue normalement et modifie peu ou pas le cours de l'autre maladie, dont elle ne semble pas augmenter la gravité. Il n'en est plus de même si elle apparaît la deuxième, si elle est *secondaire* à l'autre fièvre éruptive. La scarlatine, par exemple, apparaissant après la rougeole, ne paraît pas modifiée, ni plus grave; au contraire, la rougeole apparaissant après la scarlatine est grave en général, du moins à l'hôpital, car en ville, où les complications morbilleuses sont toujours plus rares, il n'en est plus de même.

L'association de la variole avec la rougeole est toujours fort grave.

La varicelle et la rougeole sont sans effet l'une sur l'autre : cependant la rougeole pourrait retarder l'apparition de la varicelle.

Complications. — Les complications de la rougeole sont nombreuses : certaines sont dues à une virulence exceptionnelle de la maladie, la plupart sont causées par des infections associées : l'âge et les conditions hygiéniques en sont les principaux agents. Quelques-unes sont par elles-mêmes de véritables maladies dont la rougeole n'est que l'occasion.

Appareil respiratoire. — Les complications portant sur cet appareil sont les plus fréquentes : le froid n'a qu'une importance secondaire dans leur production. Elles sont d'autant plus à redouter que l'enfant est plus jeune ; elles atteignent 35 pour 100 des rougeoleux de moins de 1 an. 26 pour 100 si l'on prend les deux premières années de la vie, 20 pour 100 de 2 à 3 ans, 3 pour 100 au-dessus de 5 ans. L'énanthème, en provoquant l'inflammation des muqueuses jusqu'aux alvéoles pulmonaires, prépare les voies aux infections secondaires et aux complications.

Les *infections secondaires* peuvent n'être que le réveil, par le catarrhe, d'une affection mal éteinte, ou dont les germes ont persisté : bronchite, broncho-pneumonie, otite, etc. Elles peuvent être dues également au fait que des microbes plus ou moins pathogènes, vivant en saprophytes à la surface des muqueuses ou dans des lésions de la peau, trouvent dans le terrain nouveau qui résulte du catarrhe des muqueuses d'excellentes conditions de développement : ces microbes prennent une virulence spéciale, et s'ils sont transportés sur les muqueuses d'un autre rougeoleux, ils créeront d'emblée la complication ; ceci explique que les complications soient si fréquentes à l'hôpital, et qu'elles y soient réellement contagieuses, alors qu'elles sont plutôt rares dans la clientèle de ville. La prophylaxie des complications est puissamment aidée par la notion de leur contagiosité.

Le *coryza* peut dégénérer en coryza chronique, en rhinite purulente : l'écoulement séro-purulent provoque alors l'accumulation de croûtes impétigineuses à l'entrée des narines, et l'impétigo des narines et de la lèvre supérieure qui parfois s'enflamme et s'hypertrophie ; du côté du pharynx il peut se produire une infection lymphoïde de la muqueuse avec végétations adénoïdes. La persistance de ces troubles rentre dans les suites de la rougeole.

La *laryngite*, qui existe toujours et provoque la toux caractéristique, mais qui disparaît avec l'éruption, peut causer chez l'enfant des manifestations parfois effrayantes : à l'inverse de la scarlatine, la rougeole a une prédilection pour le larynx. Anatomiquement cette laryngite est catarrhale, ulcéreuse, ou pseudo-membraneuse ; cliniquement elle revêt le type de la laryngite striduleuse, de la laryngite grave, ou du croup. La *laryngite à forme striduleuse*, la plus fréquente, provoque des accès de spasme de la glotte avec menaces de suffocation : dans l'intervalle de ces accès la respiration n'est pas libre, la dyspnée est continue, la voix et la toux sont rauques, le tirage sus et sous-sternal peut exister. Ce spasme nécessite parfois le tubage ou la trachéotomie. La *laryngite ulcéreuse* présente des ulcérations des cordes vocales et de la muqueuse, surtout dans le voisinage des arythénoïdes ; elle peut provoquer l'œdème de la glotte, des abcès sous-muqueux, la périchondrite suppurée, la nécrose des cartilages, et la trachéotomie est alors nécessaire ; dans les cas les moins graves, la voix reste rauque pendant des semaines et des mois. La *laryngite pseudo-membraneuse*, le croup diphtérique à bacilles de Klebs-Lœffler, secondaire à la rougeole, présente toujours une très grande gravité.

Le sérum antidiphtérique semble souvent n'agir que d'une façon insuffisante dans le croup morbilleux, aussi, à l'hôpital ou en ville, dans un milieu diphtérique est-il utile de faire de la sérothérapie antidiphtérique préventive chez les rougeoleux.

Lorsqu'on est obligé de pratiquer le tubage ou la trachéotomie, il est fréquent de voir l'enfant ne plus pouvoir se passer du tube ou de la canule.

Poumons. — Le catarrhe bronchique ouvre la porte aux infections secondaires ; celles-ci, favorisées par l'encombrement et très contagieuses, sont dues au pneumocoque, au streptocoque, au staphylocoque, seuls ou associés, dont la rougeole exalte la virulence et auxquels elle prépare le terrain. La pneumonie franche aiguë est rare, mais la bronchite capillaire et la broncho-pneumonie menacent tout enfant atteint de la rougeole. Chez l'adulte on observe surtout la bronchite capillaire. Chez l'enfant tous les degrés de l'inflammation pulmonaire s'observent, depuis la congestion pulmonaire aiguë éphémère jusqu'à la broncho-pneumonie chronique.

Chez les nourrissons et les enfants débilités, la *bronchite capillaire* peut entraîner la suffocation avant que l'éruption soit complète : parfois elle semble imminente, la température monte au-dessus de 40°, du souffle et des râles se produisent en un point du poumon, puis en quelques heures cette congestion éphémère disparaît, et tout rentre dans l'ordre. La bronchite capillaire ou catarrhe suffocant (v. c. m.), est en somme une infection suraiguë agissant surtout au niveau des bronchioles pulmonaires. Mais les lésions constatées sont insuffisantes pour expliquer la mort, il y a aussi infection sanguine généralisée, et cette infection serait due soit à des streptocoques d'une virulence exceptionnelle (Claisse), soit au pneumocoque.

La *broncho-pneumonie* (V. BRONCHO-PNEUMONIE) peut être précoce ou tardive : précoce, elle se produit pendant l'invasion ; tardive, elle apparaît pendant ou après l'éruption.

Elle peut être due aux microbes les plus divers ou à leur association, le pneumocoque (forme pseudo-lobaire), le streptocoque (forme sans souffle, sans localisation précise), le staphylocoque (surtout chez les enfants atteints de lésions cutanées, ecthyma, impétigo, etc.), le coccobacille de Pfeiffer (grippe), le pneumo-bacille de Friedländer, le coli-bacille.

Elle présente dans la rougeole ses symptômes ordinaires : elle est annoncée par une poussée fébrile, la dyspnée, les battements des ailes du nez, la fréquence des respirations ; sa marche est variable ; elle peut être aiguë, rapidement mortelle ; sa guérison peut se produire en 8 ou 10 jours ; dans d'autres cas elle présente des rechutes avec tendance à la chronicité et peut amener la mort en 3 ou 4 semaines, car la forme chronique guérit rarement : dans ce dernier cas, l'amaigrissement, la cachexie peuvent faire croire à la tuberculose pulmonaire. Rare en ville, la broncho-pneumonie morbilleuse est fréquente à l'hôpital où elle est la cause de la grande majorité des morts par rougeole. Comme suites, elle peut provoquer la sclérose pulmonaire et la dilatation des bronches, la bronchite chronique, l'emphysème.

La *tuberculose* aiguë, granulique ou chronique, l'adénopathie trachéo-bronchique, tuberculeuse ou non, peuvent aussi se développer à la suite de la rougeole. Cette fièvre peut réveiller une tuberculose latente, pulmonaire ou siégeant dans les ganglions bronchiques. En ce cas, la maladie morbilleûse guérit, et 5 ou 6 jours après, la fièvre remonte peu à peu et ne baisse plus : cette élévation de la température sans cause appréciable, sans grosse complication visible, devra faire redouter une poussée tuberculeuse. Cette poussée peut être suraiguë et provoquer une dyspnée analogue au catarrhe suffocant, ou aiguë, et donner lieu à la granulie tuberculeuse habituelle. La rougeole peut également être le point de départ d'une tuberculose à forme ordinaire.

Lorsqu'elle atteint un tuberculeux avéré, elle le tue, en général, par broncho-pneumonie, en réveillant les infections pulmonaires latentes, ou en donnant un coup de fouet à la tuberculose.

La cuti-réaction tuberculeuse devient négative chez un rougeoleux au moment de l'éruption : von Pirquet a vu cette réaction diminuer d'intensité avant l'exanthème et disparaître le jour où apparurent les taches morbilleuses; sa disparition dura 5 jours, puis elle fut de nouveau positive.

Les complications séreuses, dues surtout au pneumocoque et au pneumobacille, sont rares à la suite de la rougeole, du moins chez l'enfant; la pleurésie séro-fibrineuse ou purulente, la péricardite, la péritonite, la méningite sont exceptionnelles. Chez l'adulte on observe un peu plus souvent la pleurésie purulente ou même la pleurésie putride.

Appareil digestif. — On observe, du côté de la bouche, la stomatite aphteuse, la stomatite impétigineuse ou diphtéroïde : cette dernière forme des croûtes noirâtres sur les lèvres qui saignent et se fissurent, et dont le grattage ouvre parfois la porte à la gangrène de la bouche. Le *noma* ou stomatite gangreneuse, parti de la face interne de la joue, envahit les parties molles, les os, le pharynx, le poumon, etc. : il est devenu très rare et ne s'observe que chez les débilités. Du côté de l'intestin on peut observer de la diarrhée dysentériforme, quelquefois cholériforme, due à de la colite. L'appendicite peut se produire : elle est bénigne et rare, puisque, dans une thèse récente, on n'a pu réunir que 15 cas de cette complication de la rougeole (Mlle Schoumsky).

Organes des sens. — Les complications sont très fréquentes du côté des yeux et des oreilles. La *conjonctivite* aiguë légère est un phénomène bénin et constant dans la rougeole. Mais elle peut dégénérer en conjonctivite chronique granuleuse, durant des mois et entraînant de la kératite aiguë chronique, du leucome, de la blépharite rebelle, etc. Les complications oculaires sont rares lorsqu'on prend soin de soigner les yeux pendant la maladie.

La *conjonctivite diphtérique* peut compliquer la rougeole : elle apparaît soit au cours de l'éruption, soit après celle-ci : elle peut être primitive sans qu'il y ait de diphtérie sur une autre muqueuse, mais en général, elle coïncide avec un coryza à bacilles de Lœffler. Elle se développe vite, et provoque un œdème énorme et rapide des paupières qui atteignent le volume d'un œuf de poule : en même temps se développe une fausse membrane qui recouvre la conjonctivite palpébrale et oculaire et une infiltration avec ulcération de la cornée : celle-ci se perfore bientôt et l'œil se vide. Cette conjonctivite présente deux formes, l'une précoce, perforant l'œil et entraînant la mort, dans laquelle le sérum antidiphtérique n'a pas d'action, l'autre tardive qui se produit plus de dix jours après le début de l'éruption et qui guérit sans séquelles dans 50 pour 100 des cas : le sérum antidiphtérique a plus d'action dans cette forme tardive.

Les *otites* sont très fréquentes : mais rarement elles donnent lieu à des symptômes généraux, et l'immense majorité se résout sans perforation du tympan. Lorsque l'otite suppure, elle s'annonce par une élévation de la température. Parfois elle provoque une perforation du tympan et l'otite chronique avec toutes ses conséquences. La mastoïdite peut accompagner l'otite.

Organes génito-urinaires. — Nous avons vu qu'il existait toujours un certain degré de *vulvite* : celle-ci peut devenir une véritable complication, et quelquefois on observe des ulcérations vulvaires et même de la gangrène qui coïncide ou non avec le noma. La *néphrite* est rare, du moins dans sa forme grave.

Cœur, vaisseaux. — L'endocardite, la péricardite sont exceptionnelles.

Peau. — Du côté de la peau les complications sont nombreuses et elles peuvent provoquer des infections secondaires plus ou moins graves : peuvent se produire à la suite de la rougeole des poussées eczématiformes, l'impétigo, l'ecthyma, la furonculose, des streptococcies et des staphylococcies diverses, quelquefois de petits foyers de gangrène multiple de la peau.

Système nerveux. — Les complications nerveuses de la rougeole ne sont pas absolument rares : elles peuvent atteindre l'encéphale, la moelle, les nerfs périphériques. Du côté du cerveau on observe l'hémiplégie, l'aphasie, la névrite optique : du côté de la moelle, la paraplégie, l'atrophie infantile, et même la sclérose en plaques : du côté des nerfs la névrite. Ces complications paraissent soit au début de la convalescence, soit pendant celle-ci : elles guérissent souvent, mais peuvent être définitives. Dans certaines autopsies on a trouvé un ramollissement étendu de la moelle épinière.

Pronostic. — Le pronostic varie avec les épidémies, les localités, les conditions hygiéniques, l'installation, l'âge des malades : il est plus grave à l'hôpital qu'en ville, à cause de l'encombrement et de la contagion possible des complications. L'âge a une grande influence sur la gravité de la rougeole : très grave dans les deux premières années de la vie, elle l'est moins dans la deuxième enfance : la mort est rare après 6 ans. Après l'âge, le terrain et l'état antérieur de la santé, influent sur le pronostic : bénigne chez les enfants vigoureux, la rougeole est grave chez les enfants malingres ou épuisés par une maladie chronique (tuberculose) ou aiguë, coqueluche (surtout), scarlatine, diphtérie. La rougeole secondaire est grave parce que les complications y sont plus fréquentes. Ces dernières en effet causent la majorité des morts de rougeoleux; dans la rougeole simple, non compliquée, la mortalité atteint à peine 1,8 pour 100. Le pronostic des suites de la rougeole peut être sérieux puisqu'elle peut laisser après elle de véritables infirmités, paraplégie, hémiplégie, surdité, otite chronique, dilatation bronchique, etc.

La valeur des divers symptômes au point de vue du pronostic est assez grande. Plus les stades de la maladie sont longs, plus celle-ci offre de dangers; une éruption trop hâtive ou tardive et lente est d'un pronostic fâcheux : la persistance de l'éruption au delà de trois jours est un mauvais signe (Borsieri). En somme, plus l'évolution est régulière dans son cycle, plus elle se rapproche de ce qu'on peut appeler l'évolution normale, et meilleur est le pronostic.

Diagnostic. — Le diagnostic devra tenir compte de tous les symptômes, de leur groupement, de leur évolution, et ne pas se baser uniquement sur un seul d'entre eux, fût-ce même l'exanthème. On peut, avant l'éruption, présumer la rougeole, mais non l'affirmer : l'évolution de la période d'invasion est très importante à considérer dans tous ses détails, car, d'une part, une éruption morbilliforme qui a été précédée du catarrhe oculo-nasal pendant les 3 ou 4 jours de la période d'invasion est presque sûrement une rougeole, et d'autre part tout exanthème survenu d'emblée, sans fièvre ni catarrhe prémonitoires, n'est probablement pas dû à la rougeole. Quelque important que soit le diagnostic à la période d'invasion, puisque la maladie est très contagieuse pendant cette période, et que la prophylaxie est basée sur ce diagnostic, il sera presque impossible, dans bien des cas, en dehors des commémoratifs de la contagion ou de la notion d'épidémie. On le fait à l'aide de : l'injection des conjonctives, la photophobie, le coryza, l'exanthème buccal, la stomatite érythémato-pultacée, la rougeur pointillée du voile du palais, le signe de Koplik. Si à ces symptômes, qui malheureusement précèdent souvent de peu l'éruption, s'adjoint la diarrhée, le diagnostic est presque certain, chez l'enfant du moins : il se fera avec la grippe, la laryngite aiguë, avec le faux croup, la fièvre typhoïde, la scarlatine.

A la période d'éruption, le diagnostic, basé sur l'évolution et la marche de l'exanthème, sur la marche de l'invasion, est en général facile : on se rappellera que la rougeole atteint d'abord la face, et que par conséquent n'est pas morbilleuse toute éruption abondante, en forme de petites macules roses ou rouges, qui occupe seulement le tronc et les membres et épargne la face.

Le diagnostic se fera avec la rubéole, les érythèmes morbilliformes saisonniers et pathogénétiques (médicaments, sérum, vaccine), les éruptions sudorales, l'eczéma rubrum, les érythèmes d'origine gastro-intestinale chez les nouveau-nés, l'urticaire, les rash varioliques et varicelliques, la suette miliaire. La *rubéole* a une invasion très courte, il y a peu de fièvre, ou la fièvre existe pendant un petit nombre d'heures, les phénomènes généraux sont minimes, il n'y a pas de catarrhe, d'énanthème : l'éruption générale d'emblée, est polymorphe, scarlatiniforme ou morbilliforme, ou les deux à la fois : enfin il y a production d'adénopathies cervicales, axillaires, inguinales qui manquent en général dans la rougeole. La *scarlatine* est facile à reconnaître : on ne prend jamais une rougeole pour une scarlatine, mais le contraire a lieu fréquemment; la scarlatine se reconnaît à son invasion courte, avec angine, à l'absence de toux, à la rapidité du pouls, aux caractères de son éruption rouge formant des placards, débutant par le tronc et respectant la face; ou, si la face est atteinte, laissant le nez, les lèvres et le menton indemnes. Les *rash morbilliformes* de la variole et de la varicelle

envahissent le corps dès le 2ᵉ jour de l'invasion et respectent la face.
L'*éruption vaccinale* morbilliforme ressemble beaucoup à la rougeole : mais
elle débute autour des pustules, du 8ᵉ jour au 11ᵉ, et les autres phénomènes
de la rougeole sont absents. La *variole* se distinguera facilement de la rougeole : cependant la forme boutonneuse de celle-ci pourra faire hésiter,
surtout s'il y a retard des phénomènes de catarrhe, ce qui se produit chez
l'adulte : mais toutes les papules de rougeole apparaissent en même
temps dans une région donnée; de plus alors qu'au début, on trouve sur la
muqueuse de la voûte palatine un pointillé rouge dans la rougeole, on
constate déjà des vésicules sur cette muqueuse si l'on a affaire à la variole :
enfin il s'agira de rougeole si, le 1ᵉʳ jour de l'éruption, les papules sont si
nombreuses à la face que l'on ne peut les compter; bien vite d'ailleurs les
autres caractères de l'éruption, son évolution lèveront tous les doutes. Les
divers érythèmes se distingueront facilement : de même le *typhus exanthématique*, les *roséoles* saisonnières, la roséole syphilitique, l'urticaire.

Les *éruptions médicamenteuses* peuvent être morbilliformes, mais elles ne
provoquent ni catarrhe, ni fièvre; l'antipyrine, le chloral, le mercure, l'iodoforme, le salol, la quinine, les balsamiques causent des érythèmes variables,
souvent prurigineux.

L'*éruption des sérums thérapeutiques* est souvent morbilliforme, mais elle
paraît 10 à 14 jours en général après l'injection; elle présente un aspect
polymorphe, et elle est annoncée par une élévation subite, parfois assez
forte, de la température, sans prodromes et sans catarrhe.

La *suette miliaire* est difficile à distinguer de la rougeole dans sa forme
morbilleuse; les erreurs de diagnostic sont fréquentes au début des épidémies
de suette. Les prodromes durent au plus 2 ou 3 jours, il y a coexistence de
vésicules miliaires et sueurs abondantes, des taches scarlatiniformes existent
en certains points; les troubles nerveux sont fréquents dans la suette, qui
ne présente pas de complications pulmonaires et récidive facilement; enfin
la desquamation de la suette est scarlatiniforme.

Le *diagnostic des complications* de la rougeole est facile : les rechercher,
et il faut toujours y penser, c'est les reconnaître; elles sont annoncées par une
élévation de la température ou par l'absence de défervescence en temps voulu.

Lésions. — Les lésions cutanées sont limitées à la peau, le tissu cellulaire sous-cutané est normal. La peau présente : 1° une congestion intense
du corps muqueux de Malpighi; 2° une infiltration leucocytaire périvasculaire, périglandulaire, intrapapillaire du derme avec, parfois, des hémorragies; 3° une nécrose de coagulation des cellules de Malpighi, qui sont
distendues par des boules colloïdes dans la forme boutonneuse. Toutes les
muqueuses sont enflammées, tuméfiées, parfois ulcérées. Du côté du larynx,
on observe l'altération catarrhale ou ulcéreuse de la muqueuse; les ulcérations peuvent être très considérables, aboutir à la périchondrite et à la
nécrose des cartilages. L'intestin présente de l'hypertrophie des follicules
clos, surtout dans le gros intestin, l'S iliaque et le rectum. Nous n'insisterons
pas sur les complications viscérales, les gangrènes de la bouche, du poumon
et de la vulve, ni sur la broncho-pneumonie, qui revêt les formes anatomiques ordinaires.

Le *sang* est altéré, mais on n'observe l'état dissous du sang que dans la forme maligne ; une hypoglobulie très accentuée, de près de moitié du nombre des globules-rouges, existe dans la période fébrile ; les hématies sont déformées : la fibrine est diminuée.

La *formule hématologique* de la rougeole ne permet pas de séparer cette maladie de la rubéole ou des érythèmes morbilliformes : mais la rougeole ne présente jamais la polynucléose forte de la scarlatine, dans laquelle le nombre des polynucléaires peut atteindre 90 pour 100 du nombre des leucocytes.

Dans la rougeole, les examens du sang sont contradictoires : on trouve à la période d'éruption parfois hypoleucocytose avec hypopolyleucocytose, c'est-à-dire diminution à la fois du nombre absolu des leucocytes et du nombre relatif des polynucléaires, d'autres fois de la polynucléose. Il semble que ces résultats peuvent être expliqués par l'imminence ou la non-imminence de complications. Si le nombre des leucocytes est normal ou diminué la rougeole est normale, sans complications probables : s'il est augmenté et surtout s'il y a polynucléose, la forme sera grave, avec complications dues à une infection secondaire (otite, broncho-pneumonie, etc.)

Contagion. — La rougeole est extrêmement contagieuse ; un très court contact d'un enfant malade avec des enfants sains dans une réunion, une salle de consultation ou d'hôpital, suffit pour contaminer ceux-ci.

Ce qui est contagieux dans la rougeole, ce sont surtout les sécrétions des muqueuses, nasales, pharyngées, oculaires, etc. L'inoculation des sécrétions du mucus nasal, de la salive et des larmes permet de reproduire en 8 jours une rougeole typique (Monro, Looke, xviiie siècle). Un simple badigeonnage de la muqueuse nasale reproduit la rougeole, le coryza prémonitoire apparaissant au bout de 8 jours (Mayr, 1860). Certains animaux peuvent prendre la rougeole ; en badigeonnant les fosses nasales des singes sajous avec le mucus du nez et de la gorge de rougeoleux, on produit 3 fois sur 5 l'apparition des accidents généraux et éruptifs de la rougeole (Josias). Le *sang* des taches rouges, inoculé à des enfants, leur donne la rougeole ; les prodromes apparaissent le 6e ou 7e jour (Home, 1858, Speranza, etc.). Les *squames* épidermiques ne jouent aucun rôle dans la contagion.

La rougeole est *contagieuse pendant les périodes d'invasion et d'éruption* : la contagion peut se faire dès le début de l'invasion, 3 et peut-être même 4 jours avant l'éruption, au moment même de l'apparition du catarrhe oculo-nasal, alors que l'enfant paraît seulement enrhumé et que rien ne fait supposer un début de rougeole ; c'est ce qui rend la prophylaxie de la rougeole à peu près impossible pendant l'invasion. C'est surtout deux jours avant l'éruption que la contagion paraît pouvoir se produire. Pendant l'éruption, la contagion est plus rare, d'abord parce que l'éruption fait isoler le malade, ensuite parce que le catarrhe diminue. La fin de la contagiosité est annoncée par la cessation de la fièvre et du catarrhe et la disparition de l'éruption. On a observé des cas de contagion le 9e (Guinon) et le 11e jour (Darolles) ; il faut admettre que la contagiosité peut persister au maximum 11 jours après le début de l'éruption ; elle est plus longue dans les cas compliqués.

La contagion est directe ou indirecte. Le contact direct d'enfant à enfant n'est pas nécessaire ; il existe, autour du lit d'un rougeoleux, une zone dangereuse de 3 à 4 mètres, dans laquelle la dissémination du contage peut avoir lieu, par les sécrétions, les mucosités, les crachats plus ou moins desséchés et véhiculés par l'air remué.

La *contagion indirecte* est fréquente, par les mains, les vêtements, les objets touchés par le rougeoleux ou l'ayant touché. Ce transport peut avoir lieu à courte distance, d'un bout à l'autre d'une salle, d'une salle à une autre, à travers une cour. Mais un intervalle de temps relativement court suffit en général pour rendre la contagion impossible, car le microorganisme de la rougeole perd vite sa vitalité en dehors de l'organisme, dans les conditions ordinaires.

Bactériologie. — Nous ignorons à l'heure actuelle la nature de l'agent contagieux de la rougeole. Les recherches les plus importantes sont celles de Canon et Piélicke, qui ont trouvé dans le sang et le mucus des divers catarrhes un bacille parfois recourbé, de la taille d'un globule sanguin environ, dont le rôle est très douteux. Quelle que soit sa nature, ce microorganisme est peu résistant ; la lumière, la dessiccation le tuent très vite. On n'a jamais observé de contagion par un vêtement, un objet, une chambre, infectés par un rougeoleux quelques semaines auparavant.

Les agents des infections secondaires sont des microbes vulgaires, auxquels le catarrhe morbilleux prépare le terrain : ce sont le streptocoque, le staphylocoque, le pneumocoque, le bacille de Friedlander, etc.

Prophylaxie. — Ce que nous venons de dire sur la contagion de la rougeole montre l'importance d'un diagnostic précoce et les difficultés insurmontables parfois qui s'opposent à la prophylaxie pendant la période d'invasion.

Cependant, étant donnée la gravité de la rougeole dans la première enfance, il faut tâcher de l'éviter dans les deux ou trois premières années de la vie ; pour cela il faut fuir les réunions enfantines, le contact d'enfants inconnus. Quand, dans une famille, la rougeole éclate, il faut séparer du rougeoleux les enfants au-dessous de 5 ans ou ceux qui ont été récemment malades, dans l'espoir qu'ils auront peut-être évité la contagion d'une maladie qui peut être grave chez eux. L'enfant atteint de rougeole sera isolé, et les personnes qui l'approchent prendront les précautions usitées en cas de maladies contagieuses (blouses, soins antiseptiques, etc.).

. Dans les écoles, les asiles, lorsqu'un cas se produit, il faut isoler les voisins de classe, de dortoir, pendant 15 jours, ne pas recevoir les frères et sœurs pendant le même laps de temps parce que, pendant ce temps, ils peuvent être en incubation ; si la rougeole s'étend, il faut licencier la classe ou l'établissement pendant 15 à 20 jours. Dans les crèches, il faut refuser tout enfant qui tousse, éternue, et a de la fièvre. L'enfant atteint de rougeole ne rentrera à l'école que 15 jours après le début de la maladie.

A l'hôpital, les salles de sélection des consultations, les boxes, les salles d'isolement permettront d'éviter la contagion en isolant les cas douteux.

La *prophylaxie des complications* est importante ; il faut isoler des autres rougeoleux tout enfant atteint ou menacé d'être atteint d'une complication, qu'il transmettrait facilement à ses voisins. La diphtérie sera facilement évitée, dans les salles de rougeole, en faisant à chaque enfant, à son entrée, une inoculation préventive de sérum antidiphtérique.

La rougeole est légalement soumise à la déclaration obligatoire; cependant la désinfection paraît inutile, sauf s'il y a eu complication, le germe de la rougeole mourant vite et ne renaissant pas sur place.

Traitement. — Le traitement de la rougeole simple, sans complications, est purement hygiénique et aura pour but de prévenir les complications; une chambre vaste, bien aérée, bien éclairée, chauffée à 18° par une cheminée dont le tirage entretient l'aération de la pièce, l'alimentation lactée, une grande propreté, sont des conditions indispensables. Il ne faut pas écraser le malade sous les couvertures. On lavera fréquemment les yeux, les narines, la bouche, les parties génitales, avec de l'eau boriquée; on badigeonnera les lèvres, la langue, la bouche, la gorge, avec un colutoire à la glycérine boratée. On donnera une potion avec un peu d'acétate d'ammoniaque et de sirop de codéine. Les irrigations antiseptiques du nez, de la bouche, avec la solution phéniquée à 1/200ᵉ, le permanganate de chaux à 1/2000ᵉ, l'eau oxygénée étendue peuvent être utiles mais elles ne sont pas, celles du nez surtout, exemptes de dangers. Les pulvérisations, les instillations huileuses nous paraissent préférables; l'huile résorcinée à 1 pour 40 (faire dissoudre au bain-marie) est bien tolérée et permet de prévenir les suppurations nasales et pharyngées, en instillations fréquentes dans les narines.

L'*alimentation* sera simple, car l'élimination d'urée est, au début, la même, que le malade prenne du lait ou de l'eau : il n'y a donc pas lieu de donner des matières albuminoïdes, d'autant plus que souvent il y a inappétence et vomissements : un liquide aqueux, limonade, eau d'orge, sera même parfois mieux toléré que le lait, et pour limiter la perte de poids on donnera dans ce cas du sel marin, 4 à 5 gr. par jour, s'il n'y a pas d'albuminurie. Quand la fièvre diminue on alimentera le malade d'abord avec du lait, puis avec des potages, bouillies, purées de farineux, fruits cuits et enfin des œufs et des viandes.

La rougeole compliquée exige un traitement plus actif qui sera basé surtout sur la balnéothérapie. En cas d'hyperthermie, il ne faudra pas craindre de donner, suivant les règles ordinaires, des bains froids dont la température variera de 25° à 20°, et dont la durée sera plus ou moins longue suivant l'âge de l'enfant : il ne faut pas redouter de faire rentrer l'éruption par leur usage; ils donnent d'excellents résultats également dans les formes malignes nerveuses. La broncho-pneumonie sera justiciable des mêmes bains, du drap mouillé, des enveloppements froids, des bains chauds suivant les circonstances; on adjoindra à la balnéothérapie les injections hypodermiques d'éther et d'huile camphrée, s'il est nécessaire. Les bains chauds, sinapisés ou non, rendront également des services précieux.

Le spasme de la glotte, la laryngite rubéolique grave nécessiteront le tubage ou la trachéotomie : souvent les enfants atteints de rougeole que l'on a tubés se passent difficilement de leur tube; dans ce cas, la trachéotomie secondaire peut s'imposer, car elle permettra la guérison des ulcérations laryngées.

La *photothérapie* a été et est employée dans la rougeole : on éclaire la chambre avec des verres rouges, et cette lumière amenderait la gravité de la maladie. Les recherches sur l'action de la lumière rouge ont été récemment reprises par M. Gouget, qui a soigné des rougeoleux dans des chambres dont les carreaux étaient recouverts de papier rouge, éclairées par des lampes à verres rouges : les malades portaient aussi des chemises rouges. Il n'a pas observé d'effet sur l'intensité et la durée de l'éruption : le retour à la lumière ordinaire avant la disparition complète de l'exanthème ne causait pas de reviviscence de celui-ci. En revanche le catarrhe oculaire et la bouffissure de la face furent influencés et diminués par la lumière rouge. Dans un cas l'expérience suivante fut démonstrative : après 3 jours de la lumière rouge, le malade fut laissé 2 jours à la lumière ordinaire et le catarrhe reprit son intensité : la lumière rouge le fit disparaître rapidement à nouveau. L'action de la photothérapie sur la fièvre est nulle.

LOUIS TOLLEMER.

ROUGEOLE ET GROSSESSE. — Les opinions émises au sujet de la gravité de la rougeole survenant chez la femme enceinte, sont des plus diverses, cela tient à la gravité très variable des épidémies observées. Le pronostic serait d'autant plus sévère, que la rougeole surviendrait à une époque plus avancée de la grossesse. L'avortement, l'accouchement prématuré ne sont pas rares dans les formes hyperthermiques de la rougeole.

L'enfant né d'une mère atteinte de rougeole au cours de sa grossesse ne possède pour l'avenir aucune immunité contre cette maladie.

Conduite à tenir. — Pendant la grossesse : expectation.

G. LEPAGE.

ROUGET. — V. Dermatozoaires.

RUBÉOLE. — Fièvre éruptive, caractérisée par un exanthème polymorphe. apparaissant sans prodromes, un énanthème peu accentué, des adénopathies, et des phénomènes généraux peu intenses.

Appelée encore *roséole épidémique*, *Rötheln* par les Allemands, *German measles* (rougeole allemande) ou *rose-rash* par les Anglais, etc., la rubéole fut longtemps confondue avec les rougeoles et les scarlatines atténuées, ou encore avec les éruptions mixtes de rougeole et de scarlatine, auxquelles on donnait en Allemagne le nom de Rötheln. Ce n'est que dans les vingt dernières années du xixe siècle qu'elle fut définitivement fixée dans son type clinique (Cheadle, Shuttelworth, W. Squire, Raymond, Desnos et Desplats, Comby, Gaucher, etc.). Toutefois, depuis quelques années, on a tenté de démembrer la rubéole et on y a trouvé les éléments de la *quatrième maladie* (rubéole scarlatineuse, Filatow, Clément Dukes) et même de la *cinquième maladie* (mégalérythème épidémique, érythème infectieux aigu, Stieker) (V. plus loin) : ces deux dernières affections n'étant vraisemblablement, comme on le verra plus loin, que des formes de la rubéole. Nous les étudierons néanmoins à part, surtout la 4e maladie dont le diagnostic avec la scarlatine peut être fort important.

Étiologie. — C'est une maladie du jeune âge, et son maximum de fréquence s'observe pendant la deuxième enfance, chez les écoliers de 5 à 15 ans : elle est rare chez l'adulte. Plus fréquente en Angleterre et en Allemagne qu'en France, elle semble cependant être plus souvent observée à Paris à l'heure actuelle : l'hiver 1905-1906 nous a permis d'en étudier d'assez nombreux cas. Les épidémies s'observent surtout en hiver et au printemps : elles présentent fréquemment des poussées successives séparées par des intervalles égaux à la durée de l'incubation, c'est-à-dire 15 à 20 jours ; elles s'étendent peu, restant cantonnées au point où elles se sont montrées, dans une maison, un pensionnat, formant de petits foyers successifs dans une ville. La durée des épidémies est courte et varie de 2 à 3 semaines à 4 ou 5 mois. Dans les grandes villes elle est endémique et par ce fait souvent méconnue.

La rubéole est contagieuse, au moins autant que la rougeole, et elle l'est avant l'éruption, peut-être même pendant l'incubation : aussi la prophylaxie en est-elle tout à fait impossible. La contagion est encore possible pendant l'éruption, elle ne se produit pas pendant la convalescence même lorsque la desquamation est abondante. La contagion peut être directe, par contact d'individu à individu, ou indirecte, un sujet sain, ayant eu contact avec un rubéoleux, transportant la maladie à d'autres sujets sans l'avoir lui-même. Le germe en est inconnu, et il paraît plus résistant que celui de la rougeole.

L'immunité est acquise par une première atteinte de rubéole, mais la récidive est possible et peut-être plus fréquente qu'il ne le semble ; une atteinte de cette maladie ne protège ni contre la rougeole, ni contre la scarlatine, qui n'immunisent pas non plus envers elle.

Symptômes. — La durée de l'*incubation* paraît varier entre 5 et 22 jours ; dans les cas de contagion hospitalière, c'est en général 15 à 16 jours après l'introduction d'un enfant atteint de rubéole que les premiers cas de contagion paraissent dans la salle. On doit donc admettre une incubation réelle de 15 jours environ, pendant laquelle il n'y a pas de troubles morbides.

Invasion. — Elle peut manquer et manque souvent, l'éruption étant le premier symptôme et survenant en pleine santé. Lorsqu'elle existe l'invasion est très courte, quelques heures, une journée au plus, très rarement deux ou trois jours : on observe alors un léger mouvement fébrile, 38° à 39° ; de la courbature, de la céphalée, un malaise général, parfois une légère rougeur de la gorge et de l'adénopathie jugulaire et subauriculaire douloureuse à la pression.

Il y a quelquefois un certain degré de coryza et du larmoiement, parfois même de la toux avec voix enrouée ; ce catarrhe accompagne une angine.

Les prodromes sont d'autant plus accentués que la malade est plus forte. On peut même observer des nausées, des vomissements et des convulsions, mais ceci est fort rare.

En règle générale l'éruption cutanée est le premier symptôme de la maladie.

Éruption. — Elle débute en général à la face (mais moins constamment que dans la rougeole), surtout par les joues et autour du nez : la face est toujours atteinte, primitivement ou secondairement, ce qui permettra de distinguer la rubéole de la roséole qui reste limitée au tronc et aux membres. L'éruption de la rubéole provoque souvent de légères démangeaisons et parfois un véritable prurit

Si l'aspect de l'éruption est, à première vue, assez semblable à celui de la rougeole, il en diffère cependant à un examen approfondi. L'éruption est constituée par des taches isolées, un peu saillantes, s'effaçant sous la pression du doigt et ressemblant à celles de la rougeole ou encore à des taches rosées de la fièvre typhoïde. Ces maculo-papules sont arrondies, à bords moins déchiquetés que ceux des macules de la rougeole : leur taille varie de celle d'une tête d'épingle à celle d'une lentille. Elles sont roses, puis rouges et deviennent plus foncées. Leur disposition est moins régulière que dans la rougeole; elles sont semées au hasard et séparées, à la face, par des intervalles de peau saine : elles ne sont pas groupées en cercles ou en croissants comme celles de la rougeole. Parfois les éléments éruptifs font une saillie papuleuse, comme dans la variole. L'éruption se généralise vite : en 12 à 24 heures tout le corps est atteint. Sur le tronc et les membres, tantôt l'éruption est morbilliforme comme à la face, tantôt, et surtout aux plis de flexion, elle forme des plaques d'un rouge plus ou moins foncé : dans les parties déclives, soumises à une pression ou à la chaleur, les macules fusionnent et forment des placards scarlatiniformes, surtout au niveau des fesses, des lombes et à la face postérieure des cuisses. L'éruption est toujours discrète à la paume des mains et à la plante des pieds.

Un caractère important des macules de la rubéole est que chacune d'elles, surtout sur le ventre et les membres inférieurs, paraît entourée d'un mince anneau blanc, d'une sorte d'auréole anémique plus blanche que la peau environnante : ce liséré blanc autour d'une maculo-papule rouge n'existe dans aucune autre fièvre éruptive.

L'éruption pâlit dès le troisième jour, elle disparaît le quatrième sans laisser à sa suite les taches grisâtres que laisse l'éruption de la rougeole.

Formes de l'éruption. — Le plus souvent l'éruption, envisagée dans sa totalité, est polymorphe, c'est-à-dire morbilliforme ici et scarlatiniforme là, suivant les points du corps considérés. Mais elle peut prendre exclusivement, ou à peu près, un des deux types morbilliforme ou scarlatiniforme : 1° dans *la forme morbilleuse* l'éruption est constituée par des maculo-papules laissant entre elles des espaces de peau saines; 2° dans *la forme scarlatineuse* les macules forment des placards érythématheux semblables à ceux de la scarlatine : c'est cette forme dont on veut faire une maladie à part, la *quatrième maladie*.

Les *phénomènes généraux et locaux accompagnant l'éruption* sont des phénomènes de catarrhe léger des muqueuses, des adénopathies, une fièvre légère en général.

L'*énanthème* est toujours plus faible que dans la rougeole et il est souvent insignifiant : son intensité dépend de celle de l'éruption; il apparaît en même temps que celle-ci et très souvent après elle, jamais avant. Il se traduit par un coryza très léger, un peu de larmoiement et d'injection conjonctivale : encore ce catarrhe oculo-nasal manque-t-il souvent. Une rougeur diffuse de la gorge, méritant le nom d'angine érythémateuse, s'observe assez constamment, même en l'absence de tout autre phénomène catarrhal : elle ne s'accompagne d'aucun gonflement, et la muqueuse ne présente ni le piqueté de la rougeole, ni la rougeur spéciale avec desquamation de la scarlatine ; cette angine gêne peu ou pas la déglutition. La toux est très rare : on n'observe ni catarrhe laryngo-trachéal, ni énanthème des muqueuses digestives ou génitales. La durée de l'énanthème est très courte, souvent éphémère.

Les *adénopathies*, dues à l'infection des muqueuses ou de la peau que détermine la rubéole, sont le signe le plus constant de cette fièvre éruptive ; elles apparaissent d'une façon précoce, dès le début de la maladie, en même temps que l'éruption ou même avant : elles durent quelques jours, mais persistent assez souvent après l'éruption ; leur terminaison a toujours lieu par résolution. Les ganglions les plus constamment atteints sont les ganglions auriculaires, sous-maxillaires et cervicaux ; ils peuvent être hypertrophiés en plus ou moins grand nombre, parfois le gonflement porte sur un seul d'entre eux. L'adénopathie peut atteindre les ganglions des aisselles et des aines. Le volume des glandes lymphatiques est variable ; parfois ils sont perceptibles à la vue, le plus souvent leur volume varie de celui d'un pois à celui d'une noisette. Les ganglions sont un peu douloureux au toucher : ils roulent sous le doigt et il n'y a aucune infiltration du tissu cellulaire périganglionnaire.

La *fièvre* peut manquer absolument. Le plus souvent elle apparaît avec l'éruption et oscille entre 38° et 38°,5, puis elle tombe du deuxième au quatrième jour, *avant la fin de l'exanthème.* Elle est plus forte chez les individus malingres, et dans certains cas elle s'élève jusqu'à 40° ; mais les symptômes généraux sont alors absents ou peu intenses, à peine peut-on noter un peu de céphalée, de la courbature. L'urine est normale.

La durée de l'éruption est en général de 3 à 4 jours : mais elle peut varier entre 1 et 9 jours.

Desquamation ou convalescence. — La desquamation est des plus variables : elle manque souvent. Elle est en général furfuracée, rarement lamelleuse et dure 2 à 3 jours : dans la quatrième maladie elle peut ressembler absolument à la desquamation classique de la scarlatine.

La guérison est rapide : parfois il se produit des éruptions successives, des rechutes du 10e au 20e jour après la première éruption.

Pronostic. — Il est des plus bénins : les complications et les suites sont extrêmement rares ; on a noté des adénopathies persistantes, chez des sujets prédisposés, de l'albuminurie absolument exceptionnelle. Une fois seulement, à la suite de la rubéole simple, on a observé de la polynévrite qui guérit en six semaines : (Revilliod et Long : Genève, 6 déc. 1905).

Cependant, en Angleterre (Cheadle) et en Allemagne, on a décrit une forme plus grave avec invasion de 3 à 4 jours avec fièvre, catarrhe pharyngé et bronchique, déterminant parfois du délire, des angines, de la bronchopneumonie, de l'albuminurie, de la diarrhée. Très rarement il y a eu de la suppuration ganglionnaire : exceptionnellement la mort a pu être le fait de cette forme grave de la rubéole.

Spécificité de la rubéole. — La nature de la rubéole a donné et donné encore lieu à bien des discussions qui sont dues à ce qu'on a donné son nom à des rougeoles et à des scarlatines atténuées, à des roséoles plus ou moins fébriles, à des érythèmes qu'on ne savait trop comment qualifier. A l'heure actuelle on est d'accord pour admettre les points suivants :

1º *La rubéole n'est pas une rougeole modifiée*; elle n'est pas à la rougeole ce que la varioloïde est à la variole : en effet elle a ses épidémies bien distinctes de celles de la rougeole et elle frappe fréquemment des individus ayant déjà eu la rougeole. Si, dans une épidémie de fièvre morbilleuse, on peut observer des cas atténués analogues à la rubéole, ces cas en diffèrent par leur évolution, par le fait qu'ils donnent souvent naissance à des rougeoles typiques, parfois graves, chez d'autres enfants. Une rubéole au contraire donne toujours naissance à une rubéole, jamais à une rougeole. Une atteinte de rubéole ne confère pas l'immunité envers la rougeole. L'angine, rare dans la rougeole, est fréquente dans la rubéole; 2º la *rubéole n'est pas une récidive, une forme atténuée de scarlatine*; tout ce que nous venons de dire s'applique également à la scarlatine; 3º la *rubéole n'est pas un hybride de scarlatine et de rougeole* : lorsque ces deux dernières maladies coexistent, leur association crée un tableau morbide très grave, tout à fait différent de cette maladie bénigne qu'est la rubéole; 4º la rubéole n'est pas une roséole. La rubéole est bien une maladie spécifique, ne donnant jamais naissance à une autre affection différente d'elle-même.

Diagnostic. — Toute éruption scarlatiniforme en certains points et morbilliforme dans d'autres, s'accompagnant des troubles généraux et locaux signalés plus haut, est vraisemblablement due à la rubéole : cependant le diagnostic reposera sur l'ensemble des faits constatés, sur leur ordre d'apparition, plus que sur la morphologie de l'éruption elle-même : il sera aidé par la notion d'une épidémie de rubéole, les premiers cas étant souvent méconnus, et par la notion d'une rougeole ou d'une scarlatine antérieure chez l'individu atteint de la rubéole. Il se fera :

Avec la rougeole : dans cette maladie il n'y a pas d'angine, en général, pas d'adénopathie, l'énanthème est constant, l'éruption se fait en 2 ou 3 jours et la fièvre l'accompagne. Dans la rubéole, l'éruption paraît d'emblée; elle est polymorphe et totale en 24 heures; l'adénopathie est à peu près constante, les phénomènes généraux sont peu intenses, la fièvre est faible et tombe avant la fin de l'éruption, etc.

Avec la scarlatine : la fièvre de la scarlatine est forte, il y a de la céphalée, des vomissements, l'angine est intense et douloureuse : l'exanthème a des caractères particuliers. Le diagnostic sera difficile, parfois presque impossible, avec la forme scarlatineuse de la rubéole : mais il est rare que dans cette dernière on ne trouve pas en certains points du corps de petites taches rosées, saillantes, disséminées, qui seront pathognomoniques de la rubéole.

Avec la variole : dans des cas rares le diagnostic pourra être en suspens pendant quelques heures, comme pour la rougeole; la rubéole pourra simuler un rash variolique.

Avec la roséole fébrile de Trousseau : cette maladie est peu contagieuse, elle procède par poussées saisonnières dues à des sueurs ou à une infection légère, elle ne cause pas de fièvre : enfin elle récidive volontiers. Ses macules ne sont pas du tout saillantes; l'éruption procède par poussées durant un ou deux jours et reparaît à plusieurs reprises : elle s'accompagne de sueurs.

Traitement. — Dans les formes ordinaires il sera basé sur l'hygiène. Dans les formes graves on traitera la maladie, comme nous l'avons vu pour la rougeole. La *prophylaxie* est illusoire, puisque la contagion a surtout lieu avant l'éruption. Le germe est assez résistant et se transporte à de petites distances. Un isolement de huit jours est suffisant, même si la desquamation est abondante.

QUATRIÈME MALADIE. — Synonymes : *forme scarlatineuse de la rubéole, rubéole scarlatineuse* (Filatow), *scarlatinéole, maladie de Dukes-Filatow.*

La rougeole, la scarlatine et la rubéole sont *trois maladies* dont la spécificité n'est plus discutée : la rubéole elle-même est considérée comme ayant deux formes, la forme morbilleuse et la forme scarlatineuse. C'est la forme scarlatineuse qu'on a voulu séparer de la rubéole et c'est à elle que Clément Dukes a, en 1900, donné le nom de *quatrième maladie* (fourth disease), appellation qui a fait fortune.

La rubéole scarlatineuse est-elle une maladie spécifique? N'est-elle, comme l'admettent à l'heure actuelle la plupart des pédiatres français, que la variété scarlatineuse de la rubéole?

Voyons rapidement quels sont les symptômes de la quatrième maladie.

Symptômes. — Il n'y a pas de prodromes, à peine une sensation de malaise général : le vomissement est très rare, 1 fois sur 19 cas.

L'*éruption* est le premier phénomène de la maladie : en quelques heures elle est complète et couvre tout le corps; sa couleur est d'un rouge rosé et l'éruption fait une légère saillie sur la surface de la peau environnante; érythémateuse, pointillée, diffuse, elle est absolument semblable à celle de la scarlatine. La sensation de chaleur que donne la peau au toucher, même lorsque l'éruption est *très forte*, est bien moins vive que dans la scarlatine.

La gorge est d'ordinaire rouge et gonflée. Les yeux sont injectés. Les ganglions lymphatiques sont gonflés, durs, un peu douloureux au toucher, du volume d'un pois, mais un peu moins volumineux que dans la rubéole : les plus atteints sont les ganglions cervicaux postérieur, axillaires et inguinaux. La langue est propre ou peu chargée, jamais elle n'est blanche d'abord, puis rouge vers le quatrième jour, comme dans la scarlatine.

La *desquamation* cutanée peut être légère ou être aussi étendue que dans la scarlatine la plus intense; mais elle n'est pas en rapport avec l'éruption, car on voit une éruption intense aboutir à une desquamation insignifiante ou nulle. Les squames épidermiques ne sont pas contagieuses : des enfants desquamant abondamment ont pu rester au milieu de leurs camarades sans leur communiquer la maladie.

L'*état général* reste bon dans la plupart des cas; parfois il y a une sensation de malaise plus ou moins forte. *Le pouls* est normal dans les cas légers, il est d'autant plus rapide que la température est plus élevée, mais il n'est jamais aussi rapide que dans la scarlatine. *La température* varie de 37°,4 à 41°; elle est en moyenne de 38°,5 : la durée de la fièvre est au plus de trois jours. Les urines sont normales; il n'y a pas d'albuminurie. La convalescence est courte : il n'y a ni complications, ni suites. La durée de la contagiosité est de 14 à 21 jours.

L'incubation est celle de la rubéole : elle varie de 9 à 21 jours; il est possible que, étant confondue fréquemment avec la scarlatine, la quatrième maladie ait fait croire à la variabilité de la période d'incubation de la scarlatine, période qui, en réalité, est de 4 à 5 jours seulement dans cette dernière fièvre éruptive.

Spécificité de la quatrième maladie. — Il est bien certain que cette affection est tout à fait différente de la scarlatine : elle ne reproduit jamais une scarlatine, et n'immunise pas contre elle. Il est important de les distinguer l'une de l'autre, car alors qu'un isolement de 40 jours est nécessaire dans la scarlatine, un isolement bien moindre suffit pour la 4e maladie. Ce diagnostic se fera si l'on tient compte de la longueur de l'incubation, de l'absence de vomissements, du peu de fréquence du pouls, de l'absence de desquamation de la langue, de la courte durée de la contagiosité, de l'absence de complications rénales. L'étude des cas dans chaque épidémie sera des plus utiles pour ce diagnostic.

La quatrième maladie est-elle différente de la rubéole? La rubéole présente deux variétés, l'une morbilliforme, l'autre scarlatiniforme, et il est remarquable que, comme pour toute fièvre éruptive, une des formes prédomine souvent dans une épidémie : si l'on admet que la quatrième maladie et la rubéole sont deux maladies différentes, on ne trouvera, pour les distinguer l'une de l'autre, que l'aspect de l'éruption, encore cet aspect ne reste-t-il pas toujours caractéristique dans tous les cas d'une même épidémie : incubation, évolution, caractères généraux, tout, sauf l'éruption, est semblable dans les deux maladies. Un seul fait permettrait de les distinguer : c'est la certitude qu'une attaque de rubéole n'immunise pas contre la quatrième maladie, et vice versa. Les faits apportés en faveur de cette dernière hypothèse ne sont pas suffisamment probants — et jusqu'à ce que cette preuve soit faite il est permis de dire : « la quatrième maladie n'est pas autre chose que la forme scarlatineuse de la rubéole ».

CINQUIÈME MALADIE. — (*Mégalérythème infectieux, érythème aigu infectieux, érythème simple marginé*). Observée en Allemagne, en Autriche, en Suisse, la cinquième maladie présente une incubation de six à quatorze jours, et son début a lieu brusquement, par l'éruption; rarement il y a quelques prodromes : sa marche est apyrétique. L'éruption n'atteint jamais les muqueuses. L'exanthème débute par la face; les joues sont d'un rouge pourpre uniforme et la rougeur est limitée par un bord net vers le nez, la bouche, les oreilles; le nez, la bouche, le menton restent pâles, comme dans la scarlatine. L'éruption donne au toucher une sensation de chaleur assez vive; le malade accuse un sentiment de brûlure, mais il n'y a pas de démangeaisons. Sur les membres l'éruption marche de la racine vers l'extrémité : elle forme des placards rouges plus ou moins grands, pouvant atteindre la dimension de la main. Ces placards s'effacent du centre à la périphérie, et prennent alors l'aspect d'anneaux rouges dont le centre est constitué par de la peau normale. Ces anneaux s'amincissent peu à peu. Le tronc est respecté par l'exanthème.

Quelquefois l'éruption prend un aspect morbilliforme : elle est constituée par des grosses taches rose pâle ou rouge violacé, à centre œdématié un peu saillant, qui s'effacent en quelques jours sans laisser de traces.

A part l'éruption, il n'y a pas de symptômes : il n'y a ni catarrhe, ni adénopathies, ni troubles gastro-intestinaux, ni fièvre. Les rechutes sont très fréquentes. La cinquième maladie revêt la forme épidémique et en général elle coexiste avec une épidémie de rougeole ou de rubéole. C'est une maladie de l'enfance, observée surtout de 4 à 12 ans.

Diagnostic. — Le mégalérythème diffère de la rubéole parce que le tronc reste indemne, par l'absence d'engorgement ganglionnaire, par son apyrexie absolue : son incubation est aussi plus courte que celle de la rubéole. La scarlatine, la rougeole s'en distingueront facilement, ainsi que la plupart des autres érythèmes. L'érythème polymorphe se reconnaîtra à sa localisation aux pieds, aux mains, à la nuque : de plus, les placards de ce dernier érythème ne donnent pas une sensation de chaleur comme le font ceux de la 5ᵉ maladie.

Le mégalérythème infectieux a-t-il quelques rapports avec la rubéole? Quoique dans certaines observations on ait vu l'éruption évoluer dans le sens de la rubéole, et que les épidémies de la cinquième maladie coïncident souvent avec des épidémies de rougeole et de rubéole, il semble que le mégalérythème épidémique soit une affection différente et de la rubéole et de la quatrième maladie. *LOUIS TOLLEMER.*

RUMINATION. — La rumination est l'acte par lequel certains sujets peuvent provoquer des régurgitations, rappeler ainsi dans la bouche le contenu de l'estomac, soit pour le rejeter, soit pour le mastiquer et le déglutir une seconde fois. La *rumination* est un acte volontaire, le *mérycisme* un acte réflexe (Mathieu). La faculté de ruminer est beaucoup plus fréquente chez les enfants que chez les adultes. Mathieu distingue les individus doués de la faculté de ruminer en trois catégories : 1° Les individus non dyspeptiques qui savent ruminer, mais qui ne pratiquent pas habituellement la rumination; 2° les dyspeptiques qui ruminent pour atténuer les sensations pénibles qu'ils éprouvent au cours de la digestion; 3° les individus qui ruminent par plaisir (névropathes, dégénérés, idiots). *A. BAUER.*

RUPIA. — Ce terme désigne la lésion cutanée représentée par une croûte épaisse, stratifiée, reposant sur une ulcération consécutive à un soulèvement bulleux. C'est un aspect que réalisent surtout la syphilis, puis la tuberculose, le pemphigus. En tant qu'affection idiopathique, le *rupia simplex* de Willan-Bateman ne peut guère correspondre qu'aux formes majeures de notre *ecthyma* (v. c. m.), le *rupia proeminens* et *escharotica* et ses formes les plus ulcéreuses. *M. SÉE.*

S

SABINE. — Les rameaux de *Juniperus Sabina* (Conifères), d'une teinte jaunâtre à l'état sec, sont recouverts de petites feuilles écailleuses pourvues d'une grosse glande sécrétrice. La sabine froissée entre les doigts dégage une odeur spéciale; sa saveur est amère, térébinthacée.

L'huile essentielle de sabine est douée de propriétés irritantes locales et générales très marquées. La sabine s'administre à l'intérieur sous forme de poudre à la dose de 10 à 50 centigr., à titre de diurétique et d'emménagogue. La sabine passe pour provoquer l'avortement, mais à des doses toxiques qui déterminent la congestion intense des viscères abdominaux et pelviens, et peuvent provoquer les convulsions, le coma et la mort. (V. Poisons médicamenteux.)

En applications externes, la poudre de sabine est employée contre les végétations.

E. F.

SACRO-COCCYGIENNES (TUMEURS CONGÉNITALES). — La région sacro-coccygienne peut être le siège de tumeurs congénitales très variées et d'une interprétation souvent difficile. Ce serait sortir du cadre de ce livre que de vouloir décrire ici en détail toutes les variétés de ces tumeurs souvent complexes et encore mal connues; nous nous contenterons de les classer, d'indiquer sommairement ce qu'on sait de leur structure et de leur pathogénie probable, enfin nous en tracerons rapidement les symptômes et le traitement.

On peut décrire trois grandes classes de tumeurs congénitales sacrococcygiennes :

1° *Les différentes formes de spina-bifida sacré;*

2° *Les tumeurs provenant d'un vice de développement ou d'une prolifération anormale des organes qui entrent dans la constitution de l'extrémité caudale de l'embryon;*

3° *Les tumeurs provenant du développement au niveau de l'extrémité caudale de l'embryon d'un second germe parasite.*

1° — Pour la première classe de tumeurs, tous les auteurs sont à peu près d'accord et leur structure est relativement simple. — Nous trouverons ici les différentes variétés du *spina-bifida* et nous renvoyons à cet article pour une étude plus détaillée (v. c. m.). — On peut rencontrer au niveau de la région sacrée toutes les variétés anatomiques du spina-bifida : myélo-méningocèle, myélocystocèle, méningocèle pure, etc.; enfin, spina-bifida

occulta avec hypertrichose localisée au niveau de la peau de la région
sacrée. — Un seul fait est remarquable, c'est la fréquence particulière des
variétés kystiques du spina-bifida à la région sacrée; de plus, von Berg-
mann, et bien d'autres auteurs après lui, ont signalé la fréquence de
l'adjonction à un spina-bifida sacré, quelle qu'en soit la variété, de tumeurs
surajoutées : angiomes, lymphangiomes, fibromes, myomes, lipomes,
gliomes et sarcomes. Ces dernières tumeurs, souvent bien plus volumineuses que les spina-bifida sacrés sous-jacents, ont été souvent considérées
comme tumeurs primitives de la région sacro-coccygienne, et ce fut certainement là un élément nouveau de confusion dans cette question déjà fort
embrouillée par elle-même.

2° Les tumeurs de la seconde classe offrent une variété de structure
parfois extraordinaire; ce sont des *tumeurs mixtes* au premier chef. Elles se
développent vraisemblablement aux dépens des différents organes qui
entrent dans la constitution normale de la portion caudale de l'embryon,
c'est-à-dire le revêtement cutané, le tissu conjonctif, les muscles, le squelette, la corde dorsale, l'intestin caudal ou post-anal, le tube médullaire et
ses enveloppes. Le nombre et la complexité de ces différents organes
indiquent assez quelle variété de structure histologique offriront ces
tumeurs sacro-coccygiennes. Depuis les simples kystes dermoïdes jusqu'aux
tératomes les plus complexes, contenant du tissu conjonctif, de l'os, du
cartilage, des débris entodermiques intestinaux, du tissu nerveux plus ou
moins développé, on a tout observé, et il suffit d'avoir compris la genèse
probable de ces tumeurs, ou tout au moins de connaître le substratum
anatomique aux dépens duquel elles se développent, pour en prévoir la
structure anatomique. Répétons-le encore, le grand caractère distinctif de
ces tumeurs, c'est qu'on ne rencontre dans leur composition que des tissus
qui existent normalement dans la portion caudale de l'embryon; certains
auteurs les appellent avec raison « tératomes monogerminaux ».

3° La dernière classe de tumeurs sacro-coccygiennes comprend des néoplasmes de structure également fort complexe, des tumeurs mixtes si l'on
veut, mais dont le caractère essentiel, et qui permet à lui seul de les
distinguer des précédents, est de renfermer dans leur composition des
organes ou fragments d'organes qui n'existent pas dans la portion caudale
de l'embryon. Ce sont des « tératomes bigerminaux » d'après la nomenclature de certains auteurs : on ne peut comprendre leur genèse, encore
fort obscure, qu'en admettant l'inclusion, au niveau de la région sacro-
coccygienne de l'embryon, soit d'un second œuf fécondé, incomplètement
et vicieusement développé, soit encore d'un blastomère, isolé très précocement dès les premiers stades de la segmentation de l'œuf, et ayant
continué à se développer en organisme incomplet et monstrueux. Ces
tumeurs, ces tératomes, pour mieux dire, sont de véritables parasites, et
l'on peut trouver tous les stades anatomiques entre ces tératomes bigerminaux et les vrais monstres doubles autositaires pygopages.

Ces tumeurs sont d'une complexité de structure incroyable : on les a vues
renfermer une oreille, des paupières, des débris de crânes, des organes des
sens (œil, langue), des os des membres bien reconnaissables. Leur carac-

tère distinctif fondamental est, nous le répétons, de renfermer des organes ou des fragments d'organes n'appartenant pas normalement à la région caudale de l'embryon.

La fréquence relative de ces trois grandes classes de tumeurs est difficile à préciser; mis à part les faits de spina-bifida avec ou sans tumeurs surajoutées qui sont assez rares, il est certain que les tumeurs les plus souvent observées sont celles de la deuxième catégorie, c'est-à-dire les tératomes monogerminaux ou tumeurs mixtes, d'origine caudale. Elles forment, en général, des tumeurs volumineuses, souvent polykystiques, appendues à la région sacro-coccygienne du fœtus ou au contraire tout entières intra-pelviennes, présacrées.

L'examen histologique complet de la tumeur, pratiqué sur un grand nombre de coupes prises en des points différents, est indispensable pour en déterminer la variété.

Un fait important pour le praticien c'est que, sauf exception, les tumeurs sacro-coccygiennes congénitales sont en *général bénignes*; cependant, dans quelques cas, on a décrit leur dégénérescence maligne, presque toujours sarcomateuse.

Symptomatologie et Traitement. — Les symptômes présentés par les tumeurs sacro-coccygiennes sont essentiellement variables suivant les cas. *Nous distinguerons, ce qui est capital au point de vue pratique, les tumeurs à évolution extérieure, les plus fréquentes, et les tumeurs à évolution intra-pelvienne.*

Parmi les premières, les volumineuses tumeurs, largement implantées sur la région sacro-coccygienne et sur lesquelles « le fœtus a l'air d'être assis » (Duplay), se reconnaissent à première vue; leur volume est parfois extraordinaire; leur consistance en général variable suivant les points : molle ou fluctuante par endroits, elles peuvent être également d'une dureté osseuse; ceci s'explique aisément par ce que nous savons de leur structure si complexe; un fait curieux signalé par quelques auteurs, c'est que ces tumeurs présentent parfois des mouvements spontanés ou provoqués par simple contact; on trouve l'explication de ce fait étrange dans la présence à l'intérieur des tumeurs de fibres musculaires lisses et striées.

Les spina-bifida sacrés ne présentent rien de spécial et nous renvoyons pour l'étude de leurs symptômes à l'article spina-bifida (v. c. m.). Rappelons simplement la fréquence à la région sacrée des spina-bifida kystiques, en particulier des méningocèles dont le siège n'est pas toujours exactement médian : on a signalé des faits de méningocèle sacrée s'enfonçant dans la région fessière et la soulevant (Kirmisson). Les tumeurs surajoutées au spina-bifida sacré sont souvent d'un diagnostic difficile : ce dont il faut se souvenir, c'est de l'association possible des deux lésions, fait important surtout au point de vue du traitement.

Les kystes dermoïdes de la région sacro-coccygienne postérieure sont faciles à diagnostiquer; ils sont fréquents et il faut bien connaître leur existence à cause d'une complication souvent observée, à savoir leur infection et leur fistulisation spontanée.

La fistule ainsi formée n'a aucune tendance à se fermer; il faut reconnaître son origine et le traitement logique en découlera : *c'est l'extirpation complète de la poche kystique dermoïde sous-jacente.*

Les *appendices caudiformes* sont des formations curieuses, de diagnostic évident : leur développement est fort variable ; en général elles constituent un simple appendice mou et flottant, sans contractilité propre ; leur volume ou leur accroissement progressif peuvent seuls constituer une indication opératoire qui sera l'extirpation complète de l'appendice.

Enfin les tumeurs intra-pelviennes sont d'un diagnostic beaucoup plus difficile : si elles ne sont pas fistulisées, ni saillantes à l'extérieur par le périnée, ce seront les signes de compression, surtout du côté du rectum, qui donneront l'éveil ; le toucher rectal ou vaginal est indispensable pour reconnaître le siège et le volume de la tumeur. De même, si la tumeur est fistulisée ou saillante à l'extérieur, il faudra recourir au toucher pour reconnaître la forme et l'étendue du prolongement pelvien. On a pu confondre ces tumeurs à développement présacré avec des kystes ovariens ou ligamentaires chez la femme, et le diagnostic est souvent des plus difficiles.

Le traitement de ces différentes tumeurs congénitales sacro-coccygiennes est fort variable suivant les cas : nous avons déjà vu ce qu'il fallait faire pour les kystes dermoïdes et les appendices caudiformes. Les spina-bifida ne doivent être opérés qu'après examen minutieux de la tumeur et en l'absence d'hydrocéphalie. L'extirpation d'un spina-bifida est toujours une opération sérieuse et de résultat aléatoire, sauf peut-être pour les méningocèles à sac fermé du côté du canal sacré. De plus la présence d'une volumineuse tumeur, souvent très vasculaire, associée au spina-bifida, vient rendre ici l'opération encore plus complexe. Il existe cependant déjà bon nombre de spina-bifida sacrés opérés avec succès.

Les volumineux tératomes sacro-coccygiens doivent-ils être opérés ? Il faut d'abord savoir que parfois l'accoucheur est amené à en pratiquer la ponction ou le morcellement au cours de l'accouchement, rendu impossible par le volume de la tumeur ; c'est là une indication d'urgence qui entraîne presque fatalement la mort du fœtus (V. Dystocie fœtale). Pour les autres cas, il faut savoir qu'il existe une grande proportion de mort-nés chez les nouveau-nés porteurs de tumeurs sacro-coccygiennes ; dans le cas où l'enfant vit, on peut opérer, mais seulement si l'extirpation se présente facile, de par l'étude des connexions anatomiques exactes de la tumeur ; on a pu ainsi obtenir des succès.

Enfin, dans les cas de tumeurs à développement intra-pelvien, l'opération est généralement indiquée si le volume n'est pas trop considérable ; mais ici encore il s'agit d'opérations fort délicates, nécessitant souvent de grands délabrements et parfois l'ouverture du péritoine.

Les résultats obtenus dans ces dernières années sont assez encourageants, mais il faut se rappeler que les chirurgiens ont souvent tendance à ne publier que les cas heureux.
P. LECÈNE.

SACRO-COXALGIE. — On donne, depuis Larrey, le nom de sacro-coxalgie à l'ostéo-arthrite tuberculeuse de l'articulation sacro-iliaque.

Les lésions anatomiques de la sacro-coxalgie sont identiques à celles des tumeurs blanches en général; un seul point est important à noter, c'est la prédominance ici des lésions osseuses sur les lésions articulaires proprement dites : Ollier disait que la sacro-coxalgie était surtout une ostéite tuberculeuse de la tubérosité iliaque ou de l'aileron sacré, et que l'articulation n'était en général prise que secondairement. Les formes fongueuses sont exceptionnelles et plus souvent on rencontre les lésions de la carie sèche au niveau des surfaces articulaires; il arrive même quelquefois qu'une partie de l'articulation est ankylosée, tandis qu'à côté on trouve des fongosités, de la destruction des cartilages et de l'ostéite tuberculeuse. Souvent aussi la cinquième vertèbre lombaire est malade et il y a ainsi association d'un mal de Pott lombaire inférieur à de la sacro-coxalgie. Les *abcès froids*, symptomatiques de la lésion ostéo-articulaire, sont pour ainsi dire constants et leur évolution est variable suivant les cas : ils peuvent fuser vers la fosse iliaque, vers la fosse ischio-rectale et donner naissance, par leur ouverture spontanée, à des fistules périanales, vers la face postérieure de l'articulation, sous le grand fessier, et descendre alors vers la cuisse ou, repassant par la grande échancrure sacro-sciatique, rentrer dans le petit bassin; enfin on a signalé aussi le développement des abcès froids dans l'intérieur du canal sacré; on comprend l'intérêt particulier de cette dernière évolution des lésions qui peut produire des troubles de compression de la queue de cheval. Lorsque la sacro-coxalgie évolue chez un enfant et guérit par ankylose, il peut en résulter une déformation permanente du bassin, en général du type oblique ovalaire.

Étiologie. — On a voulu faire jouer au traumatisme un rôle prépondérant dans le développement de la sacro-coxalgie; il y a là une exagération certaine, mais les traumatismes répétés du bassin, l'équitation, peuvent agir comme causes prédisposantes. De même chez la femme, on a signalé la fréquence relative du développement de la sacro-coxalgie après les accouchements répétés.

La sacro-coxalgie est rare chez les enfants, plus fréquente chez l'homme adulte de 25 à 40 ans; on la dit plus rare chez la femme.

Symptômes. — Le début est insidieux; il se caractérise par des douleurs spontanées qui rappellent souvent celles de la névralgie sciatique; on voit couramment dans les services de chirurgie des malades longtemps traités pour une sciatique rebelle et qui sont en réalité atteints de sacro-coxalgie. Le praticien devra toujours se rappeler cette fréquente erreur de diagnostic pour savoir dépister à temps les symptômes de la tuberculose de l'articulation sacro-iliaque.

Les douleurs s'irradient quelquefois aussi vers le genou, comme dans la coxalgie; la station verticale prolongée exagère la douleur et souvent, pour l'éviter, le malade adopte l'attitude hanchée, comme dans la coxalgie. Aux douleurs du début, presque toujours irradiées le long du trajet du nerf sciatique, s'adjoint bientôt de la claudication, qui peut rappeler absolument celle que l'on observe au début de la coxalgie (v. c. m.) : c'est là une seconde source d'erreur qu'il faut savoir éviter. Le seul moyen, c'est d'avoir l'attention éveillée de ce côté et de rechercher les *signes physiques* caractéristiques de la sacro-coxalgie.

Ce sont : 1° la *douleur* provoquée par l'exploration directe de l'articulation et l'*empâtement* périarticulaire ; on recherche les points douloureux en arrière au niveau de la tubérosité iliaque, de la face postérieure de l'aileron sacré et même de l'apophyse transverse et du corps de la cinquième vertèbre lombaire, souvent prise aussi ; mais cette douleur provoquée doit être aussi recherchée par le *toucher rectal* ou vaginal ; c'est là un point de pratique de première importance qu'on ne doit jamais oublier, car il est des cas où toutes les lésions évoluent pour ainsi dire à l'intérieur du bassin, sur la face antérieure de l'articulation ; 2° la *douleur provoquée par les mouvements de l'articulation* : cette articulation est peu mobile, on le sait, et le mieux est de rapprocher les deux os iliaques l'un de l'autre, en appuyant fortement contre les deux crêtes iliaques et en les refoulant vers la ligne médiane ; on peut encore provoquer de la douleur en écartant les os iliaques par une manœuvre contraire. De même on peut réveiller de la douleur au niveau de l'articulation malade, en priant le malade de s'asseoir brusquement sur un siège rigide ; 3° il faut rechercher avec soin les *abcès froids périarticulaires*, extrêmement fréquents : là encore, le toucher rectal ou vaginal rend des services de première importance, puisque certains abcès sont longtemps intrapelviens et peuvent ne provoquer aucun symptôme qui attire l'attention sur eux. S'il existe des fistules, il faudra les explorer avec un stylet aseptique, et l'on pourra voir une fistule de la région périanale conduire sur un os dénudé à une profondeur de 15 ou 20 centimètres dans l'intérieur du pelvis. Il faut savoir que ces abcès froids peuvent s'ouvrir dans les cavités viscérales intrapelviennes, en particulier dans le *rectum*, plus rarement dans la vessie ou le vagin. Lorsqu'il existe des fistules depuis un certain temps, la fièvre ne manque pour ainsi dire jamais et le pronostic est naturellement très aggravé.

Diagnostic. — Le diagnostic au début est difficile, et nous avons vu l'erreur fréquemment commise qui consiste à prendre une sacro-coxalgie pour une *névralgie sciatique* ou pour une *coxalgie*. Il suffit de rechercher avec soin les points douloureux réveillés par la pression directe ou indirecte et surtout ne jamais omettre de pratiquer le toucher rectal ou vaginal. De plus, dans la sacro-coxalgie, une fois le bassin fixé, les mouvements de la hanche sont absolument libres.

On peut confondre aussi une sacro-coxalgie avec un *néoplasme de la ceinture pelvienne*, qui donnerait naissance à des douleurs et à une tuméfaction osseuse notable au voisinage de l'articulation sacro-iliaque : la rapidité de l'évolution, le volume de la tumeur et l'absence d'abcès froids sont les meilleurs signes qui permettront de différencier la sacro-coxalgie d'avec les tumeurs du bassin.

Les *arthrites sacro-iliaques non tuberculeuses*, en particulier les arthrites blennorragiques ou les arthrites observées au cours des maladies infectieuses (fièvre typhoïde, scarlatine), rappellent beaucoup, par leurs symptômes, la sacro-coxalgie, mais les circonstances particulières d'apparition de l'arthrite, la rapidité de son évolution et l'absence d'abcès froids sont de bons signes qui permettront de faire le diagnostic. Enfin, il est des cas fort difficiles, où le diagnostic entre la sacro-coxalgie et *le mal de Pott lombaire inférieur* est presque impossible; il faudra rechercher avec soin les points osseux douloureux, les signes de compression de la queue de cheval, et en particulier la sciatique double qui appartient plutôt à la symptomatologie du mal de Pott : dans ces cas douteux, on pourrait peut-être trouver un auxiliaire utile dans la radiographie.

Pronostic et Traitement. — La sacro-coxalgie est une affection grave : la guérison peut s'observer par ankylose fibreuse le plus souvent. S'il y a des abcès fistulisés, le pronostic est très grave, et la mort par infection secondaire des trajets fistuleux et suppuration interminable n'est pas rare.

Le traitement au début consiste dans l'immobilisation au lit, la révulsion faite au niveau de l'interligne sacro-iliaque, en arrière, et par le traitement général de la tuberculose; l'application d'un corset de Sayre avec spica plâtré est aussi d'une excellente pratique parce qu'il a l'avantage de ne pas immobiliser le malade au lit.

S'il existe des abcès froids non fistulisés, le mieux est de les traiter par des ponctions suivies d'injections modificatrices (glycérine ou éther iodoformé, eau oxygénée); si, au contraire, les abcès sont fistulisés, en arrière, dans la région de la fesse, on a conseillé, et cette pratique a été quelquefois suivie de succès, de suivre les trajets fistuleux jusqu'à l'os malade, et de faire un grattage, ou quelquefois une résection atypique de l'articulation sacro-iliaque en l'attaquant par en arrière. *P. LECÈNE.*

SAIGNÉE. — Les *émissions sanguines* sont ou *locales* (V. Ventouses, Sangsues) ou générales. Elles se font alors en incisant une veine et prennent le nom de *saignée* ou *phlébotomie*.

Indications. — La phlébotomie a deux indications fondamentales : la *pléthore sanguine*, la *toxémie*. Elle agit dans un cas comme agent de déplétion, dans l'autre comme agent de dépuration. Il est indiqué dans cette dernière éventualité de la faire copieuse, et de lui associer les injections de sérum artificiel (lavage du sang). On recommandera donc la saignée dans les maladies du cœur à la période asystolique avec dilatation extrême du cœur droit, gonflement des jugulaires, stase pulmonaire, asphyxie menaçante, dans les accidents gravido-cardiaques, dans l'œdème aigu du poumon et la bronchite capillaire, chez certains individus atteints de pneumonie avec dyspnée intense, congestion encéphalique, réactions violentes et facies vultueux. Dans la péricardite et la pleurésie diaphragmatique, dans l'anévrisme thoracique, la saignée peut agir sur l'anhélation, régulariser le pouls; elle diminue en tout cas la tension artérielle et facilite le travail du cœur. Elle n'a guère que des indications précoces dans l'hémorragie cérébrale; nous l'avons vue supprimer instantanément les convulsions d'un pendu et ramener rapidement ce dernier à l'état conscient. Enfin, l'organisme se débarrasse d'une certaine quantité de produits toxiques par la soustraction sanguine au cours de l'urémie, des accès éclamptiques, de l'empoisonnement par l'oxyde de carbone. On a prôné encore la saignée dans le coup de chaleur. Ajoutons que chez les cardiaques, cette intervention facilite l'action, parfois nulle auparavant, des diurétiques, de la digitale, de l'iodure de potassium.

Il convient de voir en la phlébotomie une *médication symptomatique*, et non spécifique. Ses indications sont précises; c'est ainsi qu'il est inutile et même dangereux de l'employer au cours de l'angine de poitrine, des congestions pulmonaires de la tuberculose, et chez les sujets cachectisés ou porteurs de rétrécissements valvulaires de l'aorte. On l'a proposée dans la chlorose considérée comme intoxication. Il n'est pas intervenu à ce propos de solution bien établie.

Mode opératoire. — On incise n'importe quelle veine, n'importe où. Faite avec mesure et prudence, la saignée n'offre de danger nulle part :

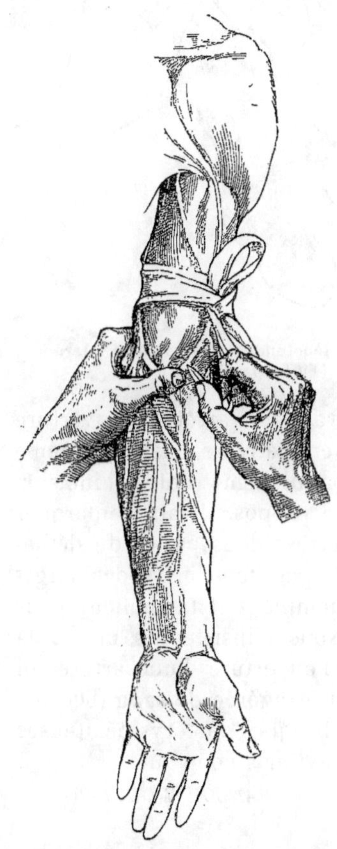

Fig. 86.
Saignée classique au pli du coude.
(Tuffier-Desfosses, in *Petite Chir. prat.*).

l'essentiel, c'est de *trouver* une veine. Pour nous conformer à la règle, nous dirons pourtant que l'on saigne d'habitude au pli du coude, et à ce niveau la veine la plus externe de l'M classique, c'est-à-dire la céphalique (fig. 86). Mais si la basilique est plus visible, incisez la basilique, comme vous inciseriez la saphène interne (fig. 87) ou un vaisseau du dos de la main s'il y avait lieu. On se rappellera seulement que l'humérale passe au creux du coude plus près de la basilique que de la céphalique.

On réunit près de soi le matériel nécessaire à l'intervention, une lancette, une pince à forcipressure, des ciseaux, une bande de toile usagée de 1 m. 50, à son défaut un mouchoir plié ou une serviette, une alèze pour protéger le lit. Certains opérateurs dissèquent au bistouri le vaisseau à ouvrir; c'est compliquer de gaîté de cœur ce qui est si simple autrement, et imposer au malade une angoisse inutile. Il va de soi que cette dissection s'impose au contraire si la veine est masquée par la graisse.

Le malade est étendu afin d'éviter la syncope émotionnelle; il détourne ses regards du champ opératoire. A trois travers de doigt au-dessus du pli du coude, on exerce avec la bande une striction circulaire; cette bande est arrêtée par une rosette facile à dénouer d'une traction rapide. La compression doit permettre l'irrigation artérielle du segment sous-jacent. On nettoie ensuite la région veineuse choisie.

L'opérateur empaume alors de sa main gauche le tiers inférieur du bras, et tenant le talon de la lancette de la main droite, il ponctionne le tégument tendu au-dessus de la veine et relève *obliquement* la pointe de l'instrument. Le sang jaillit en arcade; on le recueille dans un récipient gradué si l'on en possède un. On retire de 100 à 600 gr. Le malade accuse un soulagement rapide dès que 150 à 200 gr. de sang se sont écoulés. La saignée terminée, on défait le bandage ; et l'on met un pansement simple, légèrement compressif. En 48 heures l'incision est cicatrisée.

Incidents de la saignée. — L'incident le plus contrariant est l'impossibilité de découvrir une veine ; c'est aussi le plus fréquent. On peut parfois immerger le membre dans l'eau chaude ; les veines se gonflent, mais la rougeur de la peau peut masquer leur contour.

Le sang peut ne point jaillir : cela dépendra d'un défaut d'activité circulatoire, de la striction trop forte ou trop faible de la ligature, de la formation d'un caillot sous-cutané. Si la veine est petite, peu visible, ou mobile, mal fixée, on a pu la manquer.

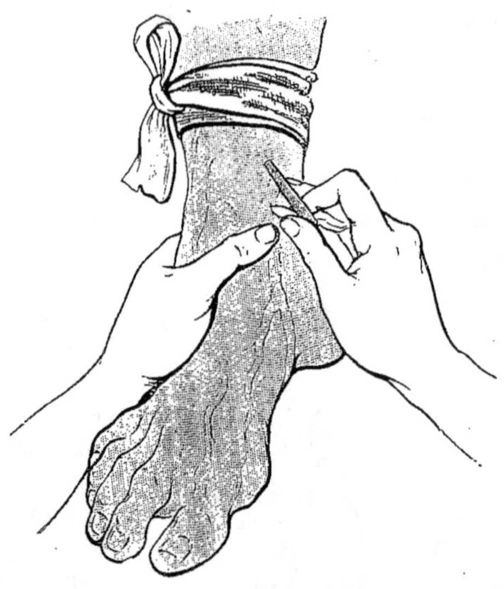

Fig. 87. — Phlébotomie de la saphène interne.
(Tuffier-Desfosses.)

Plus souvent le sang jaillit, puis coule en bavant et s'arrête. L'ouverture a pu être d'emblée trop étroite, ou secondairement rétrécie, obstruée même par un lobule adipeux. Fréquemment, le parallélisme entre l'incision cutanée et l'incision veineuse a été détruit. A ce propos, il faut remarquer qu'une manœuvre recommandée en général, nous voulons parler du déplacement des masses musculaires par mouvements passifs ou actifs des doigts (action de rouler une bande, une bille), a fréquemment et facilement pour effet de réaliser ce défaut de parallélisme. Nous n'insisterons ni sur la piqûre occasionnelle d'un filet nerveux ou sur l'ouverture d'une artère, ni davantage sur la syncope due à une soustraction exagérée de sang (800 gr. à 1 litre et plus), ni sur les infections phlébitiques ou érysipélateuses que quelques précautions aseptiques suffisent à éviter à coup sûr.

FRANÇOIS MOUTIER.

SALICYLIQUE (ACIDE) ET SALICYLATES. — Il ne sera pas question ici des salicylates dont les propriétés thérapeutiques relèvent davantage de la nature du métal que de celle de l'acide. Nous envisagerons seulement le salicylate de soude, dont l'histoire se confond avec celle de l'acide salicylique, et le salicylate de méthyle, qui est un éther salicylique.

La propriété physiologique principale de l'acide salicylique et du salicylate de soude est leur pouvoir antiseptique. Ce pouvoir s'exerce plus nettement vis-à-vis des ferments figurés, des moisissures banales et des microbes indifférents que sur les agents à proprement parler pathogènes. Cependant il est à cette règle une exception, une seule, mais telle qu'elle suffit pour conférer à l'acide salicylique la plus belle part de sa valeur thérapeutique : il agit sur l'agent pathogène inconnu du rhumatisme articulaire aigu (v. c. m.) d'une façon assez énergique pour être proclamé le remède spécifique à opposer à cette affection.

Le salicylate de soude peut être utilisé dans diverses autres maladies fébriles; son action antithermique est alors peu précise, et c'est plutôt son influence éliminatrice qui sera recherchée.

C'est aussi dans les maladies de la nutrition que l'action dissolvante et éliminatrice de l'acide urique apparaît comme une propriété des salicylates; leur utilisation ne sera pas négligée dans le traitement de la diathèse urique.

Enfin l'acide salicylique et le salicylate de soude sont cholagogues et comptent parmi les meilleurs modificateurs de la sécrétion biliaire.

Acide salicylique. — Il se présente sous forme d'une poudre cristalline, incolore, soluble dans 500 parties d'eau froide, 15 parties d'eau bouillante, 3 parties d'alcool à 90°, 2 parties d'éther.

Il peut être prescrit à la dose de 1 à 4 gr., en potion, comme médicament spécifique dans le rhumatisme articulaire aigu, ou dans la fièvre typhoïde comme éliminateur des déchets. Cependant l'usage interne de l'acide salicylique a été presque complètement délaissé pour celui du salicylate de soude.

A l'extérieur, par contre, l'acide salicylique reçoit des applications multiples et variées que justifient ses propriétés antiseptiques, son pouvoir désodorisant et son action spéciale sur la couche superficielle de la peau et des muqueuses [V. CORS, VERRUES, LEUCOPLASIE BUCCALE, SUDORAUX (TROUBLES)].

En pommade contre le rhumatisme, l'acide salicylique peut satisfaire à l'emploi qui est plus ordinairement demandé au salicylate de méthyle.

Potion.

Acide salicylique. } āā 2 à 5 grammes.
Borax . . . . . }
Rhum vieux . . . }
Sirop de quin- } āā 60 —
quina. . . . . }
Cuillerée à soupe dans 1/2 verre de tisane sucrée.

Solution antiseptique.

Acide salicylique. } āā 5 grammes.
— borique . . }
Thymol. . . . . . 1 gramme.
Eau. . . . . . . 1000 grammes.

Collutoire.

Acide salicylique. 0 gr. 50 à 1 gramme.
Alcool . . . . Q. S.
Glycérine. . . . . . . 40 grammes.
Infusion d'eucalyptus . 60 —

Collutoire glycériné.

Acide salicylique. } āā 5 grammes.
Borax . . . . . }
Eau bouillie . . . 30 à 60 —

Collodion salicylé.

Acide salicylique. . . . 1 gramme.
Collodion élastique. . . 9 grammes.

Emplâtre salicylé.

Acide salicylique pulvérisé . . . . } āā 2 parties.
Emplâtre de savon. . . }
Emplâtre de diachylon. 4 —

Poudre.

Acide salicylique. . . . 3 parties.
Amidon. . . . . 10 —
Poudre de talc. . . . . 87 —
(Hyperidrose plantaire).

Pommade.

Acide salicylique. . }
Essence de térében- } āā 10 grammes.
thine . . . . . . }
Lanoline . . . . . }
Axonge. . . . . . . 80 —

Pommade.

Chloroforme . . . . } āā 5 grammes.
Acide salicylique. . }
Huile de jusquiame. 50 —
Lanoline . . . . . 80 —

Pâte salicylée (Eczéma sec).

Acide salicylique.	50 centigr. à	2 grammes.
Oxyde de zinc pulvérisé	} āā 24	—
Poudre d'amidon		
Lanoline.	30 à	40 —
Vaseline.	10 à	20 —

Salicylate de bismuth. — V. BISMUTH.

Salicylate de soude. — Le produit officinal renferme 77,53 pour 100 d'acide salicylique. Il se présente en aiguilles incolores, en lamelles ou sous forme de poudre cristalline. Le salicylate de soude se dissout à 15° dans son poids d'eau, dans 3 parties d'alcool à 95°, et dans 4 parties de glycérine; il est insoluble dans l'éther. C'est surtout à l'usage interne que le salicylate de soude satisfait, et son triomphe est la cure du rhumatisme articulaire aigu. La forme de choix est la potion très diluée, vu l'action irritante du médicament sur l'estomac. S'il est cependant nécessaire de le prescrire en cachets, on l'associe au bicarbonate de soude.

La dose est de 4 à 12 gr. par jour, par prises fractionnées ne dépassant pas 2 gr.

L'enfant supporte bien le salicylate de soude; jusqu'à 8 ans on peut donner 0 gr. 50 par jour et par année d'âge; 5 gr. est la dose pour l'adolescent.

Pour l'usage externe le salicylate de soude se prescrit en solution pour pansements, en gargarismes, lavements, lotions, etc.

Potion.

Salicylate de sou= de.	12 grammes.
Rhum vieux. . . .	40 —
Eau distillée. . . . }	
Sirop d'écorces d'o= } āā 100 —	
ranges amères. . }	

Une cuillerée à soupe toutes les 3 heures.

Potion (Enfants).

Salicylate de soude.	0 gr. 50
Sirop de fleurs d'o= }	
ranger . . . . . } āā 50 grammes.	
Eau de tilleul. . . }	

Par cuillerées à café toutes les heures.

Lavement.

Salicylate de soude. .	2 grammes.
Laudanum de Syden= ham.	II gouttes.
Eau distillée	100 c. c.

Pour un lavement, à renouveler 3 ou 4 fois par jour.

Potion.

Salicylate de soude . .	6 grammes.
Bicarbonate de soude .	2 —
Cognac.	20 —
Sirop de groseilles. .	30 —
Eau distillée.	80 —

A prendre par cuillerées dans une tasse de tisane au goût du malade.

Cachets.

Salicylate de soude.	0 gr. 60
Bicarbonate de soude. . . .	0 gr. 40

F. S. pour un cachet; en prendre 1 toutes les 3 heures, avec une tasse de lait ou de tisane.

Pommade.

Salicylate de soude.	10 grammes.
Vaseline . . . . . } āā 25 —	
Lanoline. . . . . . }	

Gargarisme.

Salicylate de soude. .	10 grammes.
Sirop de mûres. . . .	100 —
Eau distillée	900 —

Solution.

Salicylate de soude	25 grammes.
Bicarbonate de soude.	10 —
Eau distillée bouillie.	1000 —

En compresses, contre les lymphangites et certaines dermatoses.

Salicylate de méthyle. — C'est un liquide incolore, d'odeur forte et persistante, insoluble dans l'eau mais très soluble dans l'alcool et l'éther, qui forme la majeure partie de l'essence de Wintergreen (*Gaultheria procumbens*, Éricacées).

Le salicylate de méthyle n'est utilisé qu'à l'extérieur en badigeonnages, liniments ou pommades sur les régions malades. Il est à remarquer que le salicylate de méthyle ne rend pas seulement service dans le rhumatisme articulaire aigu, mais aussi dans les arthralgies chroniques ou d'origine infectieuse et, d'une façon générale, dans nombre d'affections douloureuses.

L'absorption cutanée de ce médicament étant rapide, on ne saurait en appliquer plus de 10 ou 12 gr. par jour, en plusieurs fois.

Liniment.

Salicylate de méthyle . . .	
Huile de camomille cam-	āā Q. V.
phrée	

Liniment.

Salicylate de méthyle . .	
Baume tranquille	āā Q. V.
Chloroforme.	

Liniment. Pommade (Prurit).

Salicylate de méthyle	2 grammes.
Oxyde de zinc . . .	āā 25 —
Axonge benzoïnée .	

Pommade (Orchite).

Salicylate de méthyle	āā 10 grammes.
Gaïacol synthétique.	
Axonge benzoïnée.	80 —

Associations du salicylate. — On a vu qu'il était de toute nécessité, dans les cachets, d'associer au salicylate de soude le bicarbonate de soude pour atténuer son action irritante sur l'estomac. Il peut être utile, dans le même but, d'introduire du bicarbonate de soude dans la potion au salicylate (V. les formules).

Certains malades sont fâcheusement influencés par le salicylate de soude ; ils éprouvent des bourdonnements d'oreilles, des vertiges. Si l'on redoute ces phénomènes de congestion encéphalique, on peut les prévenir par l'emploi du bromure. Mais alors le mélange bromure-salicylate risque de déprimer le cœur qu'il sera quelquefois nécessaire de soutenir par un toni-cardiaque : digitale, spartéine ou caféine.

Potion.

Salicylate de soude.	12 grammes.
Bromure de potassium.	6 —
Eau distillée.	āā 120 —
Sirop d'écorces d'oranges amères.	

Potion.

Sulfate de spartéine.	0 gr. 20
Salicylate de soude.	12 grammes.
Bromure de sodium	4 —
Eau distillée.	āā 120 —
Sirop d'écorces d'oranges amères	

6 cuillerées à soupe dans les 24 heures, de 3 heures en 3 heures (potion pour 2 jours).

Au lieu d'avoir à envisager une association corrective comme dans les cas précédents, il arrive qu'on recherche une association synergique. L'antipyrine répond à ce dessein et l'association se trouve réalisée dans la *salipyrine*, combinaison d'antipyrine et d'acide salicylique qui se prescrit à doses un peu moindres que le salicylate de soude.

Dans le traitement de la lithiase urique, les sels de lithine sont indiqués

et tout particulièrement le *salicylate de lithine*. On le prescrit au moment
des repas à la dose quotidienne de 50 à 60 centigr. en paquet à prendre
dans un verre de boisson diurétique ou mieux d'eau minérale. Mais la
toxicité des sels de lithine ne permet pas d'en continuer longtemps l'usage;
c'est alors que l'association du salicylate de soude et du benzoate de soude
est très recommandable.

Potion.

Salipyrine	6 grammes.
Sulfate de spartéine. .	0 gr. 05
Glycérine.	20 grammes.
Sirop de fleurs d'oran-	
ger.	40 —
Eau distillée.	60 —

A prendre dans les 24 heures par cuillerées à soupe de 3 heures en 3 heures.

Potion.

Benzoate de soude. . .	10 grammes.
Salicylate de soude . .	20 —

Pour 30 cachets, en prendre 3 par jour au
moment des repas.

E. FEINDEL.

SALIPYRINE. — V. Antipyrine, Salicylique (Acide) et Salicylates.

SALIVAIRES (FISTULES). — Les fistules salivaires *externes* ou *cutanées* sont les
seules qui présentent un intérêt pratique; les fistules *muqueuses*, dans
lesquelles la salive se déverse dans la bouche par un orifice autre que
l'embouchure normale d'un canal excréteur salivaire, ne déterminent aucun
trouble fonctionnel et ne réclament aucun traitement.

En fait, la glande parotide et son canal excréteur sont seuls le point de
départ des fistules salivaires, dont il faut, par conséquent, distinguer deux
variétés : les *fistules de la glande* et les *fistules du canal de Sténon*.

1° **Fistules de la glande parotide.** — Le terme de *fistule glandulaire*
n'est pas tout à fait exact : en réalité, c'est un des canaux excréteurs intra-
glandulaires qui communique avec l'extérieur par un orifice qui donne issue
à la salive sécrétée par le lobule glandulaire correspondant.

Toujours consécutives à une plaie, accidentelle ou chirurgicale (ablation
de tumeur parotidienne), ou à l'ouverture d'un abcès parotidien, ces
fistules siègent dans la région de la glande et sont *rétro-maxillaires*;
l'orifice, très étroit, donne issue à une quantité plus ou moins abondante de
liquide clair, qui augmente au moment des repas.

Ces fistules ont une grande tendance à la *guérison spontanée*, et il suffit
de les traiter par l'application d'un bandage compressif; si la fermeture de
l'orifice se faisait attendre, on le cautériserait en y introduisant la pointe
fine d'un thermocautère.

2° **Fistules du canal de Sténon.** — Ce sont les plus fréquentes et les
plus rebelles des fistules salivaires.

Étiologie. — Les deux tiers environ des fistules du canal de Sténon
sont d'origine *traumatique* et ont pour cause une plaie verticale ou oblique de
la joue, divisant le canal; le reste, c'est-à-dire les *fistules pathologiques*, est dû
à la lithiase salivaire ou à l'ouverture d'un abcès de la joue, d'origine dentaire.

Dans tous les cas, le canal de Sténon est interrompu; son bout postérieur
s'abouche à la peau et son bout antérieur se rétracte et s'oblitère : c'est
cette imperméabilité du bout antérieur qui oblige la salive à s'écouler au
dehors et empêche la fermeture spontanée de la fistule; c'est donc la

création d'une voie nouvelle de dérivation de la salive vers la bouche que doit entreprendre le chirurgien.

Variétés et symptômes. — D'après le siège de la fistule, on en distingue deux variétés : la fistule *antérieure* ou *génienne*, qui siège en avant du bord antérieur du masséter, et la fistule *postérieure* ou *massétérine*, qui siège à la face externe du muscle ; la première variété est la plus fréquente. Cette distinction est importante à retenir en pratique, les conditions de l'intervention étant différentes dans les fistules antérieures et postérieures.

Quel que soit le siège de la fistule, les symptômes restent les mêmes. L'orifice fistuleux très étroit, souvent entouré de bourgeons fongueux ou recouvert d'une croûte, ne donne, dans l'intervalle des repas, qu'un écoulement nul ou insignifiant. Mais, dès que le malade commence à mastiquer, il est inondé par un liquide clair, aqueux, fluide et transparent, qui s'écoule en quantité parfois extraordinaire et dont la seule constatation suffit pour affirmer le diagnostic.

Le cathétérisme de la fistule n'est pas toujours possible ; si le stylet parvient à franchir l'orifice fistuleux, il s'engage sans difficulté dans le bout postérieur du canal ; au contraire, le bout antérieur est presque toujours imperméable, aussi bien du côté de la fistule que du côté de son embouchure buccale.

Les fistules du canal de Sténon constituent une infirmité des plus désagréables et réclament, par là même, un traitement énergique.

Traitement. — Toute l'indication thérapeutique se résume en ceci : dériver la salive vers la bouche ; une fois ce résultat obtenu, la fistule se fermera d'elle-même sous un pansement compressif, ou, s'il le faut, sera suturée après avivement. C'est cette dérivation de la salive que réalisent les trois procédés de la *ponction simple*, de la *double ponction* et de l'*implantation buccale du bout postérieur du canal de Sténon*, qui sont, à l'heure actuelle, les meilleurs moyens dont nous disposions dans le traitement des fistules salivaires.

D'autres méthodes ont été proposées, mais sont loin de valoir les précédentes et ne méritent qu'une simple mention : la suture directe des deux bouts du canal de Sténon sectionné est une opération délicate et qui n'est applicable qu'aux fistules récentes, avec perméabilité du bout antérieur (Nicoladoni) ; la méthode qui a pour but d'atrophier la glande et de supprimer ainsi l'afflux salivaire à la fistule (ligature du bout postérieur du canal, injections d'huile stérilisée) n'est guère entrée dans la pratique.

Dans le cas habituel de fistule ancienne avec imperméabilité du bout antérieur du canal, c'est donc à l'un des procédés que je vais maintenant décrire que le chirurgien devra s'adresser.

a) *Procédé de la ponction simple.* — La joue est étalée par deux doigts introduits dans la bouche ; le chirurgien enfonce dans l'orifice fistuleux un trocart à hydrocèle de moyen calibre, et le dirige en avant et en dedans (fig. 88), de façon à venir perforer la muqueuse entre les doigts qui étalent la joue. Sur ce trocart, on glisse un drain dont une extrémité arrive ainsi dans la bouche, l'autre sortant par la fistule ; ce drain est laissé en place pendant quelques jours, jusqu'à ce que l'écoulement de la salive vers la

bouche paraisse définitivement assuré. A ce moment, on retire le drain et on
fait de la compression sur l'orifice cutané de la fistule ; si cela ne suffit pas
à amener la fermeture de cet orifice, on l'avive et on le suture.

Richelot a modifié quelque peu le procédé de la ponction simple ; ce
procédé, en effet, a l'inconvénient de faire passer le drain par l'orifice fistu-

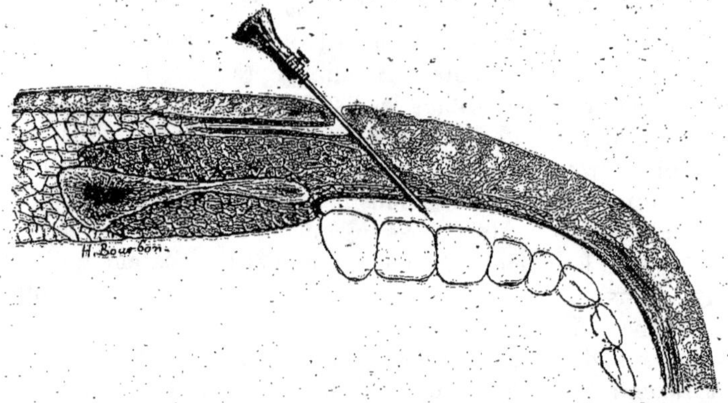

Fig. 88. — Procédé de la ponction simple. (H. Hartmann.)

leux, si bien que cet orifice ne peut se fermer tant que le drain est en place.
Richelot évite cet inconvénient de la manière suivante : après avoir fait la
ponction classique, il traverse avec son trocart, mais, cette fois, d'avant en
arrière et de la fistule vers la peau, les plans superficiels de la joue, et il fait

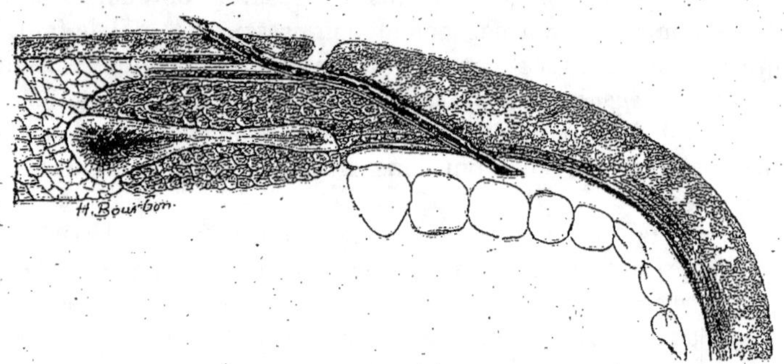

Fig. 89. — Procédé de Richelot. (H. Hartmann.)

ressortir, par le nouvel orifice ainsi créé, le bout postérieur du drain qui se
trouve ainsi complètement en dehors du trajet fistuleux (fig. 89).

b) *Procédé de la double ponction* (procédé de Deguise). — La joue est
étalée comme dans le procédé de la ponction simple ; on enfonce une
aiguille de Reverdin par l'orifice fistuleux jusque dans la bouche ; on y
accroche un crin de Florence dont un des chefs est ainsi ramené en dehors,
l'autre restant dans la bouche ; toujours entraînant le même chef, l'aiguille
est réenfoncée dans la fistule, mais pénètre cette fois dans la bouche, à
1 centimètre environ de la première ponction ; on a donc une anse de fil
dont les deux chefs sont dans la cavité buccale et la partie moyenne au fond

de l'orifice fistuleux ; on noue les deux chefs dans la bouche (fig. 90) et on
attend l'élimination spontanée du fil qui coupe les tissus et établit ainsi

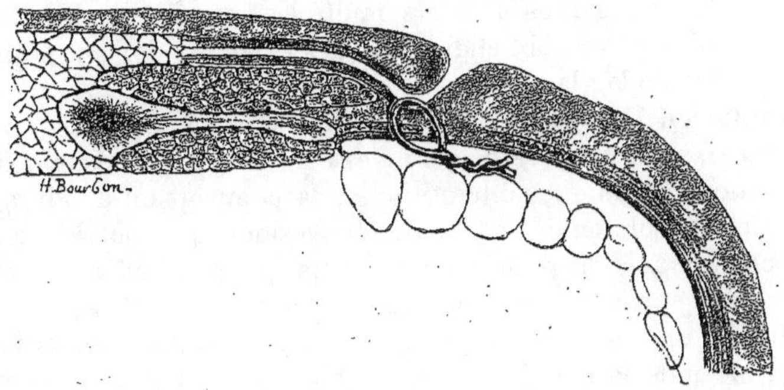

Fig. 90. — Procédé de la double ponction. (H. Hartmann.)

une communication permanente entre la fistule et la bouche ; compression
ou suture pour fermer l'orifice cutané.

c) *Implantation buccale du bout postérieur du canal de Sténon.* — Cette
opération, imaginée par Langenbeck, est d'une exécution plus délicate que
les précédentes, mais ses résultats sont plus certains. Elle n'est d'ailleurs
applicable qu'aux cas dans lesquels il y a, en arrière de la fistule, un bout de
canal suffisamment long, c'est-à-dire aux seuls cas de fistule génienne. Elle
consiste à découvrir le canal de Sténon en arrière de la fistule, le disséquer
sur une longueur telle qu'il puisse être facilement mobilisé, le faire passer
à travers une boutonnière faite à la muqueuse buccale et le fixer dans cette
position par 2 ou 3 points de suture.   *CH. LENORMANT.*

SALIVAIRES (INFLAMMATIONS DE LA GLANDE SOUS-MAXILLAIRE). — Les
inflammations de la glande sous-maxillaire sont beaucoup plus rares que
celles de la parotide. Leur cause la plus ordinaire est la *lithiase salivaire*
(v. c. m.) Elles peuvent être aiguës ou *chroniques.*

1º **Sous-maxillites aiguës.** — On a vu l'inflammation de la glande sous-
maxillaire accompagner, au cours d'une infection générale, une parotidite
et se développer dans les mêmes conditions que celle-ci ; mais c'est là un
fait exceptionnel et, presque toujours, la sous-maxillite est consécutive à la
présence d'un calcul ou d'un corps étranger de la glande ou du canal de
Wharton.

L'affection débute par une douleur plus ou moins vive, avec tuméfaction
diffuse de la région sous-maxillaire et souvent un peu de fièvre ; la tuméfaction, mal limitée, est d'abord dure, non fluctuante ; elle soulève la muqueuse
buccale et la peau, qui est rouge et adhérente. La pression est douloureuse
et fait sourdre parfois une goutte de pus à l'embouchure du canal de
Wharton. — La *résolution* est rare et, plus habituellement, la *suppuration*
se produit ; l'abcès est évacué spontanément ou chirurgicalement et la guérison survient. Le *pronostic* est bénin.

La sous-maxillite aiguë ne peut être confondue qu'avec les accidents, toujours très passagers, de la grenouillette aiguë ou avec un *adénophlegmon sous-maxillaire*, maladie beaucoup plus fréquente que la sous-maxillite.

Le *traitement* consistera dans l'incision du foyer dès que l'on y soupçonne la présence du pus. Les calculs seront enlevés, s'il y en a. Dans certains cas de sous-maxillites lithiasiques à foyers multiples, on évitera des suppurations interminables et on obtiendra une guérison rapide, en pratiquant l'extirpation totale de la glande.

2° **Inflammation chronique des glandes sous-maxillaires (tumeur inflammatoire).** — On observe, au niveau de la glande sous-maxillaire, des inflammations chroniques interstitielles, s'accompagnant d'induration et d'augmentation de volume de la glande; ces lésions, qui sont presque toujours consécutives à la lithiase salivaire, mais qui peuvent aussi se développer sans cause apparente (Küttner), ont un certain intérêt pratique parce qu'elles simulent une tumeur maligne : dans la plupart des observations, on a cru à un cancer de la glande sous-maxillaire et la tumeur a été enlevée comme telle.

Elle forme, en effet, une masse arrondie ou ovoïde, quelquefois grosse comme un œuf, uniformément dure, souvent bosselée; elle est habituellement adhérente aux plans profonds; il n'y a que peu ou pas de douleurs; l'accroissement est lent et régulier, sans périodes de régression. Le diagnostic avec une tumeur mixte ou un cancer est donc à peu près impossible. Le *traitement* est, d'ailleurs, le même dans les deux cas et l'extirpation de la glande sous-maxillaire s'applique également aux tumeurs inflammatoires et aux néoplasmes véritables.   *CH. LENORMANT.*

SALIVAIRE (LITHIASE). — **Étiologie et pathogénie.** — La *lithiase salivaire*, c'est-à-dire le développement de calculs dans les glandes salivaires ou leurs canaux excréteurs, est une affection assez fréquente. Elle se rencontre à peu près trois fois plus souvent chez l'homme que chez la femme (de Closmadeuc, Wenzel), fait qu'on a attribué à l'abus du tabac et au défaut de soins de propreté de la bouche; c'est une maladie de l'âge moyen (20 à 60 ans), bien qu'on en ait signalé quelques cas chez des enfants, même très jeunes (Burdel).

De nombreuses *théories pathogéniques* ont été proposées pour expliquer l'origine des calculs salivaires : après avoir incriminé l'arthritisme (Chevallereau), une modification chimique de la salive (Ch. Robin), la stase salivaire (de Closmadeuc), le développement du calcul autour d'un corps étranger qui serait, le plus souvent, un fragment de tartre dentaire (Richet), on admet généralement aujourd'hui l'*origine microbienne* de la lithiase salivaire (Galippe), et, en effet, on a pu dans quelques cas déceler la présence de micro-organismes au centre des calculs (Klebs, Loison); les microbes, par leur présence, détermineraient la précipitation des sels de la salive, en même temps que des altérations des glandes ou de leurs canaux excréteurs.

Lésions. — 1° *Siège des calculs.* — On peut trouver des grains calculeux dans toutes les glandes et glandules salivaires; mais seules les glandes parotide et sous-maxillaire et leurs canaux excréteurs renferment des calculs assez volumineux pour présenter un intérêt clinique.

D'une façon générale, les calculs des canaux excréteurs sont beaucoup plus fréquents que ceux des glandes, — et les calculs de la glande sous-maxillaire et du canal de Wharton sont beaucoup plus fréquents (environ 10 fois plus, d'après de Closmadeuc) que les calculs de la parotide et du canal de Sténon; peut-être est-ce la composition chimique de la salive sous-maxillaire, très visqueuse et très riche en matériaux solides, qui est la raison de ce fait (Wenzel).

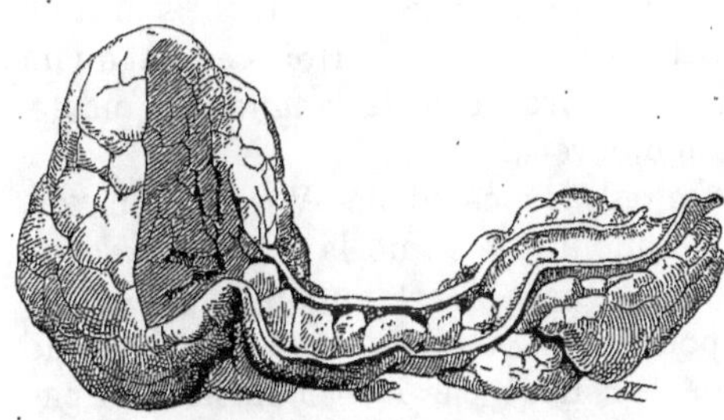

Fig. 91. — Lithiase du canal de Wharton. (Perrone.)

2° Le calcul. — Les calculs salivaires sont uniques ou multiples, et, dans ce dernier cas, ils se disposent en file dans le canal excréteur, comme des grains de chapelet (fig. 91). — Sphériques dans les glandes, ils s'allongent dans les canaux et prennent la forme d'un noyau d'olive; ils sont habituellement creusés d'une gouttière qui permet à la salive de s'écouler à côté d'eux (calculs des canaux). Ils sont habituellement peu volumineux et leur poids ne dépasse guère 2 ou 3 gr. ; les calculs pesant 20, 30 gr. et plus sont des curiosités exceptionnelles. — Leur coloration est grise ou blanchâtre; ils sont très friables et s'écrasent entre les doigts. A la coupe, ils paraissent composés de couches stratifiées qui se sont déposées successivement autour d'un noyau central, parfois autour d'un corps étranger (Séguignol, Paquet).

Au point de vue chimique, les calculs salivaires sont presque exclusivement composés de phosphate de chaux auquel s'ajoute une faible proportion de carbonate de chaux et de matière organique.

3° Lésions de l'appareil salivaire. — La lithiase salivaire s'accompagne constamment d'infection subaiguë ou chronique de la glande intéressée. S'il s'agit d'un *calcul de la glande*, l'inflammation de voisinage aboutit presque toujours, au bout d'un temps plus ou moins long, à la formation d'abcès glandulaires.

Les *calculs des canaux excréteurs* réagissent à la fois sur le canal lui-même et sur la glande. Le canal se dilate au niveau du calcul (fig. 92) et souvent aussi en amont de lui; sa

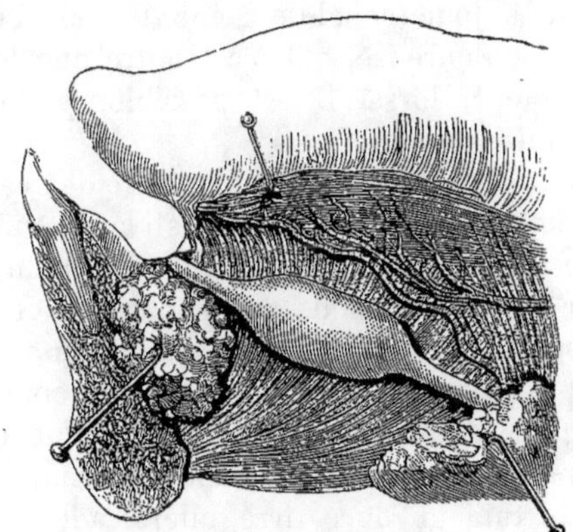

Fig. 92. — Calcul du canal de Wharton. (De Closmadeuc.)

muqueuse s'ulcère et suppure. La glande, enflammée chroniquement, forme une tumeur qui, dans plusieurs cas, a été prise pour un cancer (Terrier, Küttner); au microscope, elle présente des lésions de sclérose avec atrophie des acini sécréteurs et dilatation des canaux excréteurs (Pilliet).

Symptômes. — 1° *Calculs des glandes*. — Ils ne déterminent habituel-

lement aucun trouble jusqu'au moment où leur présence provoque la formation d'un abcès sous-maxillaire ou parotidien; l'ouverture, spontanée ou
chirurgicale, de cet abcès donne issue au calcul en même temps qu'au pus,
et c'est alors seulement, dans la plupart des cas, que le diagnostic de
lithiase est fait.

2° *Calculs des canaux excréteurs*. — Les calculs du canal de Wharton ou
du canal de Sténon déterminent toujours des troubles fonctionnels plus ou
moins sérieux, mais suffisants pour attirer l'attention. Parfois ce n'est qu'un
peu de gêne des mouvements de la mâchoire et de la langue, des picotements, quelques petits élancements douloureux.

Plus souvent, au moins dans les calculs du canal de Wharton, on voit
survenir, de temps à autre, une crise douloureuse aiguë, la *colique salivaire*,
qui est tout à fait caractéristique de la lithiase. C'est toujours au moment
des repas qu'elle se produit; elle a pour cause, en effet, un afflux brusque
de salive qui, en raison de l'obstacle constitué par le calcul, ne peut pas
s'écouler vers la bouche, d'où distension douloureuse. Les douleurs
irradient vers la langue et le plancher de la bouche et s'accompagnent habituellement d'un gonflement très brusque des régions sublinguale et sus-
hyoïdienne (*grenouillette aiguë*). Douleur et gonflement sont, d'ailleurs, de
très courte durée, et, au bout de quelques minutes, tout rentre dans l'ordre,
en même temps qu'un flot de salive parvient dans la bouche.

L'attention ayant été attirée par ces troubles, un *examen local* très simple
permet de constater la présence et le siège du calcul. L'inspection de la
bouche montre l'embouchure du canal (sur les côtés du frein de la langue
pour le canal de Wharton, — en face du collet de la 1ʳᵉ ou 2ᵉ grosse molaire
pour le canal de Sténon) rouge, tuméfiée, laissant suinter une goutte de
pus. La palpation entre deux doigts du plancher buccal (canal de Wharton)
ou de la joue (canal de Sténon) révèle l'existence d'une tumeur dure, allongée, douloureuse, qui n'est autre que le calcul. Le cathétérisme du canal
excréteur, lorsqu'il est possible, permet au stylet d'arriver directement
sur lui.

Diagnostic. — Le diagnostic des calculs des canaux salivaires est relativement facile. La colique salivaire, encore qu'elle ait été parfois confondue
avec une périostite du maxillaire ou un adénophlegmon, est trop spéciale
par la brusquerie de son apparition et de sa disparition pour ne pas être
rapportée à sa vraie cause. La constatation directe de la présence du calcul,
par la palpation et le cathétérisme, confirme le diagnostic.

En revanche, l'induration chronique calculeuse de la glande sous-maxillaire est souvent une occasion d'erreur; si l'on ne soupçonne pas la lithiase,
cette tumeur dure, irrégulière, adhérente, est fatalement prise pour un
cancer et enlevée comme tel; la douleur à la pression, les variations de
volume de la tumeur devront faire penser à la sclérose inflammatoire.

Traitement. — 1° *Calculs des glandes*. — Les abcès d'origine calculeuse seront ouverts comme d'habitude, soigneusement drainés et pansés
pour éviter la formation d'une fistule. Lorsque la sous-maxillaire est farcie
de calculs et d'abcès, ou lorsqu'elle est transformée en un bloc scléreux par
suite de la présence d'un calcul du canal de Wharton, il ne faut pas hésiter

à faire l'extirpation de cette glande, opération facile et qui donne une gué-rison rapide et définitive.

2° *Calculs des canaux excréteurs.* — Les calculs du canal de Wharton ou du canal de Sténon sont enlevés très facilement en incisant la muqueuse sur la saillie formée par la pierre et en saisissant celle-ci avec une pince. *Jamais il ne faut faire cette ablation du calcul par une incision cutanée*, de crainte d'amener la formation d'une fistule salivaire. Certains calculs du canal de Wharton, dont l'extrémité vient affleurer l'orifice buccal de ce canal, peuvent être enlevés par les voies naturelles. *CH. LENORMANT.*

SALIVAIRES (TUBERCULOSE DES GLANDES). — La *tuberculose salivaire* est extrêmement rare : il n'en a été publié, jusqu'à présent, que 13 cas certains, 11 à la parotide et 2 à la sous-maxillaire. L'affection a été observée dans les deux sexes et à tous les âges.

Dans tous les cas connus, la tuberculose salivaire était *primitive* et est restée purement locale; son pronostic est donc relativement bon. L'infection de la glande paraît être souvent d'origine buccale, et la carie dentaire ou la tuberculose larvée des amygdales semblent jouer ici le même rôle de porte d'entrée que dans la tuberculose ganglionnaire du cou; le bacille de Koch atteint la glande, tantôt par la voie ascendante canaliculaire, comme chez le malade de Mintz, dont la parotide accessoire fut atteinte avant la glande principale, tantôt par la voie descendante, sanguine ou lymphatique (Parent, Lecène).

Au point de vue anatomique et clinique, on distingue deux formes de tuberculose salivaire : la forme *diffuse*, qui est la plus fréquente, dans laquelle la glande, tuméfiée et indurée en masse, est parsemée de petits foyers caséeux qui se ramollissent et s'évacuent au dehors; et la forme *circonscrite*, qui aboutit à la formation d'une collection unique, arrondie et fluctuante, qui est un véritable abcès froid et en présente tous les caractères (Legueu et Marien).

Les *troubles fonctionnels* sont souvent nuls; il n'y a que peu ou pas de douleur; dans le seul cas de Paoli, il y eut de la paralysie faciale. Chez un malade de Küttner, la pression sur la tumeur faisait sourdre du pus dans la bouche, par l'orifice du canal de Sténon.

Le **diagnostic** n'a jamais été fait jusqu'ici. La clinique ne peut d'ailleurs que faire soupçonner la tuberculose salivaire, et c'est à l'examen histologique et bactériologique qu'il appartient de l'affirmer avec certitude.

Le **traitement** de la tuberculose parotidienne consistera dans l'ouverture et le grattage des foyers; à la sous-maxillaire, il est permis d'être plus radical et l'ablation totale de la glande sera le traitement de choix.

CH. LENORMANT.

SALIVAIRES (SYPHILIS DES GLANDES). — La syphilis, comme la tuberculose, ne frappe que très rarement les glandes salivaires; il n'en existe pas plus de 15 ou 20 observations, la plupart chez des femmes. Mandowsky a publié un cas de syphilis *héréditaire* de la parotide, mais son observation est discutable; les cas certains de syphilis salivaire ressortissent tous à la syphilis *acquise*. Celle-ci peut frapper les glandes salivaires à tous les stades de son évolution, et l'on distingue une syphilis salivaire *précoce* ou *secondaire* et une syphilis salivaire *tardive* ou *tertiaire*.

1º **Parotidite syphilitique secondaire**. La syphilis salivaire précoce, qui survient au cours de la première année après le chancre, en même temps que la roséole et les plaques muqueuses, n'a jamais été rencontrée qu'à la parotide ; Neumann, seul auteur qui la décrive, en a observé 5 cas. Les lésions anatomiques ne sont pas connues.

La glande est tuméfiée, ferme, granuleuse ; la peau qui la recouvre est rouge et œdématiée ; les ganglions pré-auriculaires sont engorgés. Il y a, en même temps, de la salivation, des douleurs, du trismus gênant la déglutition ; tous ces symptômes, y compris la salivation, sont améliorés par le mercure.

La syphilis parotidienne secondaire, que l'on confond aisément avec une parotidite banale, se termine constamment par résolution.

2º **Syphilis salivaire tertiaire**. — C'est une manifestation des véroles déjà anciennes, âgées de 3, 4 et même 10 ans ; les deux types anatomiques habituels, sclérose et gomme, se retrouvent ici ; la gomme est, de beaucoup, la plus fréquente. On l'a rencontrée non seulement à la parotide, mais aussi à la sous-maxillaire (Lancereaux), à la sublinguale (Fournier, Verneuil), à la glande de Nühn-Blandin (Neumann).

La gomme constitue une tumeur à évolution lente et froide, d'abord dure, qui grossit peu à peu, se ramollit, adhère à la peau qui rougit et se perfore, enfin évacue son contenu caractéristique. Il n'y a ni douleur, ni trouble fonctionnel. Après ouverture de la gomme, la cicatrisation se fait habituellement ; à titre d'exception, on a vu la persistance d'une fistule salivaire (Lang).

Le diagnostic est à faire surtout avec les tumeurs de la parotide, tumeur mixte ou cancer, et la tuberculose : il se basera sur les antécédents du malade, la coexistence d'autres accidents syphilitiques, l'évolution spéciale de la gomme, les résultats du traitement spécifique.

Traitement. — C'est le traitement habituel de la vérole : mercure seul dans la parotidite secondaire ; iodure et mercure dans la syphilis salivaire tertiaire ; localement, l'application d'emplâtre de Vigo sur la tumeur serait recommandable (Koschel).   *CH. LENORMANT*·

SALIVAIRES (TUMEURS DE LA GLANDE SOUS-MAXILLAIRE). — Les tumeurs de la glande sous-maxillaire sont assez rares ; elles sont 9 ou 10 fois moins fréquentes que les tumeurs de la parotide (Küttner).

Variétés anatomiques. — La grande majorité des tumeurs de la glande sous-maxillaire sont des *tumeurs mixtes* (65 sur 78, dans la statistique de Küttner) et la plupart renferment du cartilage ; je renvoie pour ce qui est de la structure de ces néoplasmes à ce qui en est dit à propos des tumeurs de la parotide (v. c. m.).

Les autres variétés anatomiques de tumeurs sous-maxillaires sont des raretés, et il n'existe, de chacune d'elles, qu'un très petit nombre d'observations : ce sont le *sarcome*, l'*adénome* et l'*épithéliome*.

Étude clinique. — Au point de vue clinique, il faut, avec Küttner, distinguer en deux groupes les tumeurs de la glande sous-maxillaire : les *tumeurs à évolution bénigne*, c'est-à-dire les tumeurs mixtes et les adénomes, et les *tumeurs à évolution maligne*, c'est-à-dire l'épithéliome, le sarcome et les tumeurs mixtes dégénérées.

1° **Tumeurs à évolution bénigne.** — Le développement du néoplasme est insidieux et parfaitement indolent. Le malade s'aperçoit par hasard de son existence, lorsqu'il est devenu gros comme une noix ou un petit œuf. La tumeur présente les mêmes caractères que les tumeurs mixtes de la parotide : c'est un noyau ovalaire, lisse ou un peu bosselé, soulevant la peau qui reste normale et ne lui adhère pas; il est très bien limité et très mobile, sans la moindre adhérence aux plans profonds; son bord supérieur se cache sous le maxillaire, en avant il peut atteindre la ligne médiane, mais ne la dépasse pas. Sa consistance est toujours très dure, sauf le cas exceptionnel d'un adénome, qui peut être élastique ou même pseudo-fluctuant.

L'indolence est parfaite et il n'y a pas d'autre trouble fonctionnel que la gêne mécanique apportée par la présence de la tumeur aux mouvements de la mâchoire, à la mastication, à la déglutition et à la phonation.

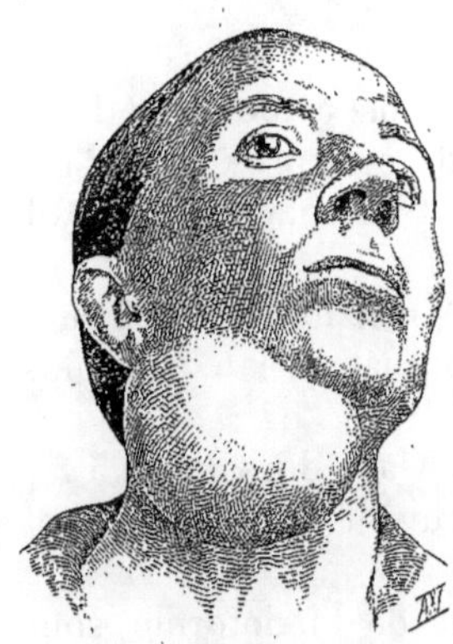

Fig. 93. — Tumeur mixte
de la glande sous-maxillaire.
(Küttner.)

Les tumeurs mixtes de la glande sous-maxillaire conservent, en général, indéfiniment cette évolution bénigne : elles s'accroissent très lentement ou restent stationnaires pendant des années. Elles peuvent, cependant, comme les tumeurs mixtes de la parotide, présenter, à un moment donné, la *transformation maligne* en sarcome ou épithéliome, transformation qui se manifeste par l'accroissement rapide et le ramollissement du néoplasme et l'apparition de douleurs ; cette transformation des tumeurs mixtes de la sous-maxillaire est assez rare (11 pour 100); elle semble plus fréquente quand la tumeur ne renferme pas de cartilage (Küttner).

2° **Tumeurs à évolution maligne.** — Le début ressemble à celui des tumeurs mixtes, mais bientôt on reconnaît que la tumeur est mal limitée, fixe, fortement adhérente aux plans profonds, en particulier au maxillaire inférieur. La peau qui la recouvre perd sa mobilité, se déprime et se rétracte, puis s'ulcère. La rigidité de tout le plancher de la bouche immobilise la mâchoire et gêne considérablement la mastication et la phonation. Il y a constamment des douleurs spontanées, souvent très violentes (envahissement du nerf dentaire inférieur, Jouliard). Les chaînes ganglionnaires du cou sont indurées. Le pronostic est fatal si l'on n'intervient pas, et la mort survient au bout de quelques mois.

Diagnostic. — Les tumeurs de la glande sous-maxillaire sont en général assez faciles à reconnaître. Les tumeurs mixtes ne pourraient être confondues qu'avec une *adénite chronique*, le plus souvent tuberculeuse; mais la tumeur mixte est unique, tandis que, s'il s'agit de tuberculose ganglionnaire, un examen attentif du cou fera presque toujours reconnaître d'autres ganglions engorgés.

Le diagnostic du cancer est à faire avec les tumeurs inflammatoires chroniques de la lithiase (v. c. m.), le lympho-sarcome des ganglions du cou, le carcinome branchiogène.

Traitement. — Toutes les tumeurs, bénignes ou malignes, de la glande sous-maxillaire seront traitées par l'*extirpation totale de la glande*. Cette opération, fort simple et sans danger, donne seule une garantie contre la récidive des tumeurs mixtes et une chance de guérison radicale des cancers.   *CH. LENORMANT.*

SALIVATION. — V. Sialorrée.

SALOLS. — Le mot salol est un terme générique applicable à tous les éthers phénoliques de l'acide salicylique; trois seulement de ces corps sont d'un usage fréquent en thérapeutique, à savoir le salicylate de phénol, le bétol et le salophène.

Salol ordinaire ou salicylate de phénol. — Il se présente sous la forme de cristaux incolores, à odeur de violette, insolubles dans l'eau, solubles dans l'alcool et l'éther.

Le salol est un antiseptique; on le donne à l'intérieur à la dose de 1 à 3 gr. en cachets de 0 gr. 25 ou 0 gr. 50; on lui préfère souvent le benzonaphtol (v. c. m.), moins toxique.

A l'extérieur, le salol s'emploie comme succédané de l'iodoforme, sous forme de poudre composée ou non, de gaze salolée, de crayons, de collodion, etc.

Cachets.

Salol pulvérisé. . . .	25 centigr.
Charbon . . . . }	
Poudre de quinquina. }	āā 20 —

Pour un cachet; 2 à 6 par jour (antisepsie intestinale).

Cachets.

Salol pulvérisé.	20 centigr.
Santal	50 —

Pour un cachet; 6 à 10 par jour (blennorragie).

Collodion salolé.

Salol. . . . . }	āā 5 grammes.
Éther à 6°. . . . . }	
Collodion riciné . .	50 —

Crayon.

Salol pulvérisé . . .	5 grammes.
Beurre de cacao. . .	2 —
Lanoline. . . . . . . }	āā 1 gramme.
Cire blanche. . . . . }	

F. S. A.

Bétol ou salicylate de naphtol. — C'est une poudre cristalline insoluble dans l'eau qui répond aux même usages que le salol. On la prescrit à la dose de 1 à 3 gr. en cachet de 0 gr. 25 ou 0 gr. 50 ou en suspension dans un sirop comme antiseptique intestinal.

Salophène ou salicylate d'acétyl-para-amido-phénol. — Il se présente en lamelles peu solubles; c'est un des meilleurs succédanés du salicylate de soude qui répond en outre aux indications du salol. On en donne de 2 à 6 gr. par cachets de 0 gr. 50.

Cachets antinévralgiques.

Salophène	75 centigr.
Phénacétine	25 —

Pour un cachet; 2 à 4 par jour (sciatique).   *E. FEINDEL.*

SALPINGITES. SALPINGO-OVARITES. — Il est impossible en clinique de séparer les infections des trompes de celles des ovaires. La solidarité de ces organes est complète dans la maladie comme dans la santé. Je décrirai donc en même temps sous le nom de *salpingo-ovarites*, ou encore d'*annexites*, terme plus court et tout aussi clair, qui se répand de plus en plus, les affections provoquées par la pénétration et le développement dans les annexes de l'utérus des micro-organismes de la suppuration.

Presque inconnues avant que Lawson Tait, en 1872, ait montré que c'est par la chirurgie qu'on devait les combattre, elles étaient confondues avec toutes les infections pelviennes, elles-mêmes fort mal connues. Aujourd'hui, les interventions innombrables auxquelles elles ont donné lieu ont permis d'approfondir toutes les parties de leur histoire.

Étiologie et pathogénie. — A l'origine de toute salpingo-ovarite il y a une infection. Elle est due, dans la grande majorité des cas, au *gonocoque*. Après lui c'est le *streptocoque* qu'il faut le plus souvent incriminer. Mais tous les autres agents microbiens peuvent en être l'origine, le *staphylocoque*, le *bacterium coli*, le *pneumocoque* et surtout le *bacille de Koch*, car les annexites tuberculeuses ne sont pas rares.

L'infection se fait presque toujours par voie génitale, en suivant la muqueuse utérine qui se laisse envahir de proche en proche. Aussi la métrite, soit blennorragique, lorsqu'il s'agit d'une infection gonococcique, soit puerpérale, lorsque c'est le streptocoque qui entre en jeu, est-elle à l'origine de presque toutes les salpingites, bien qu'il soit possible de voir une salpingite grave faire suite à une métrite légère et dont les symptômes s'effacent complètement devant ceux de la complication tubaire. Toutes les causes qui favorisent l'infection utérine, fibrome, cancer, manœuvres intra-utérines, favorisent également la salpingite et il n'est pas très rare de la voir succéder à une inoculation venant de l'intestin lorsque des adhérences pathologiques viennent unir celui-ci aux trompes ou aux ovaires.

La voie suivie par l'infection est donc le plus souvent la *voie muqueuse*, presque exclusive dans la blennorragie. Mais le streptocoque suit plus particulièrement la *voie lymphatique*, car il y a des communications innombrables entre les lymphatiques superficiels ou profonds de la muqueuse utérine et ceux qui se trouvent dans les trompes et dans les ovaires.

La *voie veineuse* est quelquefois celle que prennent les agents infectieux, mais il s'agit alors presque toujours d'infections graves qui s'étendent au loin et ne restent pas localisées aux annexes. Il est également possible que la voie sanguine *artérielle* puisse être invoquée dans des salpingites consécutives à des infections générales et aussi dans certaines annexites tuberculeuses.

Lésions. — Les lésions des trompes et des ovaires dans les salpingo-ovarites sont d'une variété infinie. Elles sont d'ailleurs rarement isolées et se compliquent presque toujours de lésions de voisinage du côté du péritoine pelvien et des organes qui y sont contenus, rectum et anses grêles. Elles varient également beaucoup, suivant que l'affection est récente ou ancienne, aiguë ou chronique. Cette variété de lésions a fait naître des classifications multiples dont les meilleures sont les plus simples et celles qui se rapprochent le plus de la clinique.

Nous distinguerons donc les *salpingo-ovarites simples*, qui peuvent être *catarrhales* ou *purulentes*, suivant le degré et l'intensité de l'infection, et les *salpingo-ovarites kystiques* qui, suivant la nature de leur contenu, peuvent être *séreuses* (hydrosalpinx), *hématiques* (hématosalpinx) ou *purulentes* (pyosalpinx) (v. c. m.).

Ces lésions procèdent d'ailleurs les unes des autres, et la salpingite kystique, qui ne s'observe guère que dans les formes chroniques, est le terme naturel auquel aboutit la salpingite simple qui n'a pas évolué vers la guérison.

Si nous faisons abstraction des lésions de l'ovaire, dont je dirai plus loin quelques mots, il est facile de comprendre cette évolution que l'examen de nombreuses pièces, enlevées à toutes les périodes de la maladie, a permis de saisir sur le vif.

Une trompe enflammée rougit, gonfle, sa muqueuse s'épaissit et se desquame, se couvre d'un exsudat purulent, le péritoine qui la tapisse participe lui-même à l'inflammation. Les choses peuvent en rester là, et la maladie, après une poussée plus ou moins intense, peut guérir radicalement. Mais souvent, soit sous l'influence d'inoculations successives, soit par suite de l'évolution naturelle de l'infection première, les lésions persistent, la trompe augmente de volume et par conséquent de longueur. Or, comme ses deux points d'insertion, interne à la corne utérine, externe aux parois pelviennes, restent fixes, son accroissement en longueur l'oblige à se couder. Elle devient sinueuse et présente des courbures plus ou moins prononcées. En même temps, souvent même dès le début de la maladie, ses franges s'enflamment, se recroquevillent, le péritoine qui les recouvre et vient mourir sur leur bord met en jeu ses facultés particulières. Les franges opposées adhèrent les unes aux autres et le pavillon s'oblitère. La trompe est fermée. Pour peu qu'il y ait une coudure brusque vers la corne utérine, car ici, où nulle séreuse ne vient produire d'adhérences, l'oblitération de la lumière de la trompe se fait beaucoup plus

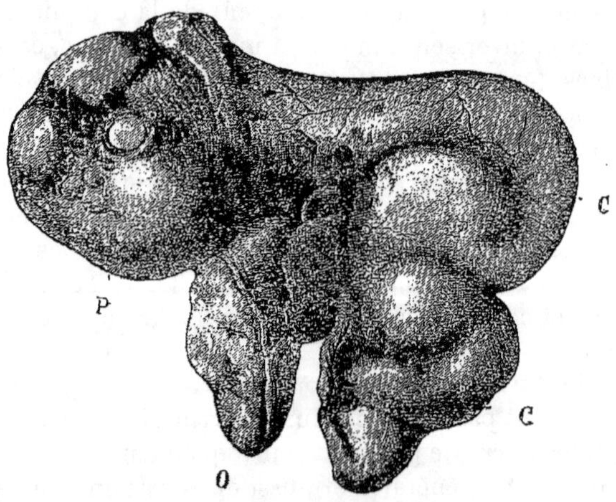

Fig. 94. — Hydrosalpinx avec coudures à la trompe. (Pozzi.)

rarement, la trompe se trouve transformée en une cavité close dans laquelle s'accumulent les sécrétions de la muqueuse, et la salpingite kystique se trouve constituée (fig. 94 et 95).

Celle-ci, dont les parois sont plus ou moins altérées, épaissies par endroits, amincies ailleurs, avec une muqueuse dont l'épithélium peut disparaître ou au contraire proliférer largement, contient un liquide variable. C'est parfois

du pus, quand la salpingite n'est pas très ancienne, quand elle est le siège
d'une poussée d'infection nouvelle, et c'est alors un *pyosalpinx* (fig. 96 et 97)

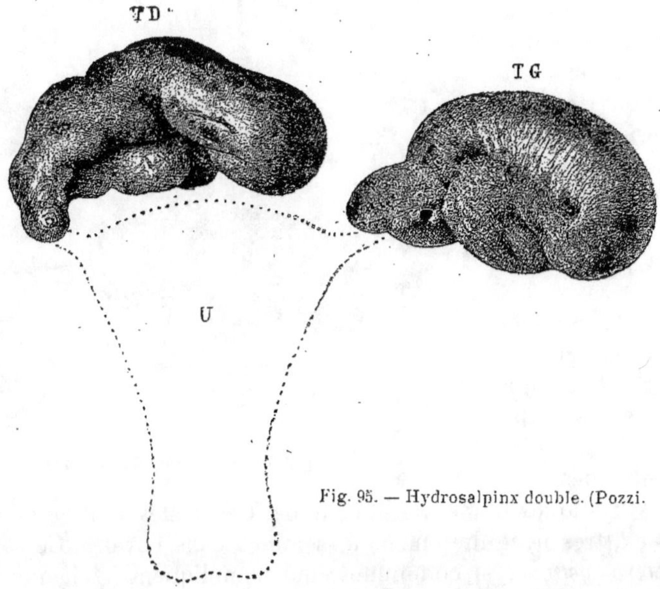

Fig. 95. — Hydrosalpinx double. (Pozzi.

dont le pus peut être septique, ou au contraire stérile, comme cela se voit

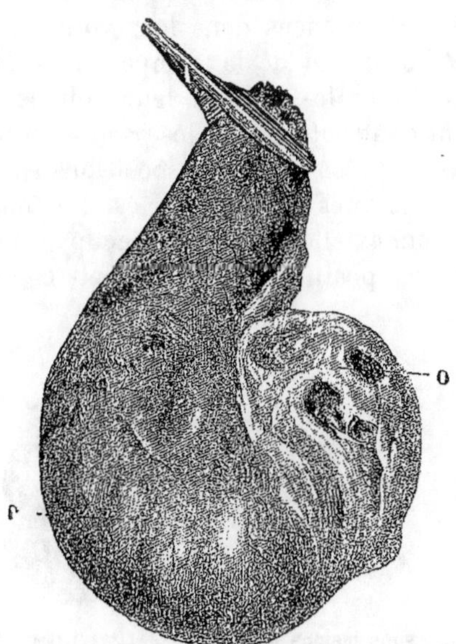

Fig. 96. — Pyosalpinx. (Pozzi.)

très souvent dans les salpingites
anciennes. Souvent les éléments figurés du pus disparaissent peu à peu,
le liquide s'éclaircit, il peut devenir
limpide, filant, muqueux, quelquefois même séreux; c'est l'*hydrosalpinx*, dont les parois peuvent être
amincies, translucides et ressembler
à celles d'un kyste ovarien. Parfois
enfin le liquide contenu dans la poche
est du sang plus ou moins altéré.
C'est l'*hématosalpinx*. Ce sang, qui
peut provenir de diverses hémorragies de la trompe, est le plus souvent le reliquat de quelque grossesse
ectopique.

Les *lésions de l'ovaire* sont des
plus variables. Comme la trompe, il
s'infecte, soit par sa périphérie,
lorsque les agents microbiens lui
sont apportés par la trompe, soit
par son hile, lorsque l'infection se fait jour par la voie lymphatique. L'infection périphérique est presque toujours d'origine blennorragique, tandis

que l'infection centrale est, au contraire, due au streptocoque. Cette infection de l'ovaire donne lieu à de véritables abcès, simples ou multiples, parfois assez volumineux, qui peuvent contracter avec la trompe malade des rapports divers, et même s'ouvrir dans son intérieur, si bien qu'on a pu voir des abcès formés à la fois par la trompe kystique et par l'ovaire dilaté.

Mais dans les infections chroniques on voit surtout se produire, sous l'influence d'une sclérose lente, des pro-

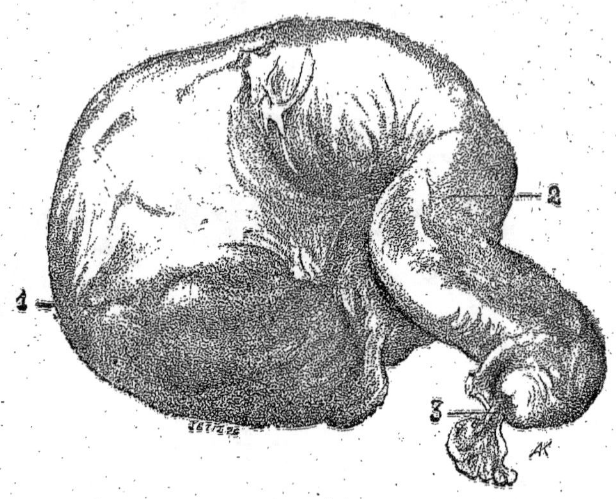

Fig. 97. — Pyosalpinx. (Pozzi.)

ductions kystiques d'une variété infinie. Ces kystes sont en général petits, nombreux, très irrégulièrement disséminés dans l'ovaire. Ce sont ces *ovarites scléro-kystiques* si communes, qui compliquent à chaque instant les lésions tubaires proprement dites (fig. 98).

Les salpingites et les ovarites associées, les annexites pour tout dire en un mot, présentent donc de grandes différences dans leur volume, leur forme, les altérations réciproques de l'ovaire et de la trompe. Si bien que, suivant que les lésions sont uni- ou bilatérales, suivant leur volume, leur ancienneté, les adhérences qu'elles ont contractées avec les parties voisines, l'ensemble des lésions péri-utérines peut présenter les dispositions les plus diverses et donner lieu aux signes physiques les plus variés. Les masses annexielles peuvent occuper toutes les positions possibles et englober

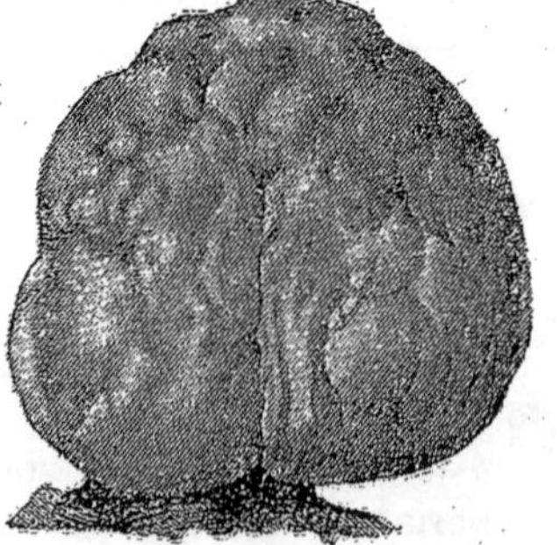
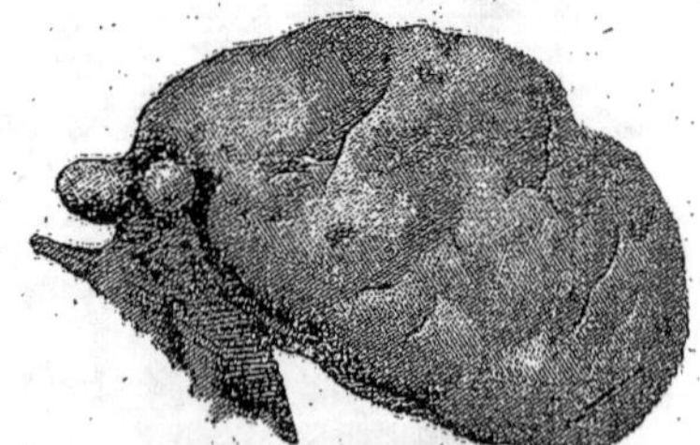

Fig. 98. — Ovarite chronique scléreuse sans lésions salpingiennes. (Pozzi.)

l'utérus de mille façons. Cependant, il est certaines situations qu'elles occupent de préférence. Presque toujours elles sont situées derrière l'utérus, dans le cul-de-sac de Douglas. Le fait est tout naturel, car lorsque la femme

Salpingites.

est couchée, ce qui, lorsqu'elle souffre, est sa position normale, les trompes et les ovaires tendent naturellement à tomber dans le cul-de-sac de Douglas. Elles s'y fixent par des adhérences péritonéales, qui naissent sous l'influence des phénomènes inflammatoires et, en se développant, acquièrent un volume variable, au point de remplir parfois la totalité du cul-de-sac. Il est, en revanche, tout à fait exceptionnel de voir les annexites entrer en rapport avec la vessie, qui reste presque toujours libre.

La différence dans le volume et la situation des annexites peut donc donner lieu aux signes les plus divers et simuler toutes les tumeurs pelviennes. Cependant ce sont presque toujours des tumeurs postéro-latérales, faciles à sentir dans le cul-de-sac correspondant du vagin, dès qu'elles sont un peu volumineuses. Lorsqu'elles sont encore assez petites, c'est alors près de la corne utérine qu'on les trouve, assez haut par conséquent, loin des culs-de-sac du vagin. Parfois tous les organes pelviens sont adhérents, confondus ; les trompes, les ovaires, l'utérus ne forment qu'une masse soudée aux parois pelviennes, au rectum, aux intestins, si bien que le bassin est absolument comblé et qu'il peut être extrêmement difficile de s'y reconnaître.

Il y a cependant une règle générale, très importante au point de vue opératoire, c'est que la fusion entre les annexes et les organes voisins se fait surtout vers le haut. C'est là que les adhérences sont solides et abondantes. Le fond du cul-de-sac de Douglas est en général libre et présente des espaces vides et sans adhérences, où il est possible de trouver des plans de clivage lorsqu'on veut pratiquer l'extirpation des annexes.

Symptômes et diagnostic. — Qu'elle soit brusque ou lente et progressive, l'infection des trompes se manifeste par des phénomènes analogues : douleurs pelviennes siégeant en général sur les côtés, en dehors des cornes utérines, fièvre et symptômes de réaction péritonéale, dus à un envahissement de la séreuse par les agents de l'infection parvenus jusqu'au pavillon. D'ailleurs, lorsque l'invasion est récente et que les lésions annexielles sont légères, on ne peut guère les reconnaître, et il est bien difficile de distinguer une salpingite au début d'une métrite un peu intense. C'est surtout la douleur au niveau des cornes utérines, douleur qu'on ne reconnaît bien que par le toucher bimanuel, qui peut témoigner d'un certain degré de retentissement de l'infection utérine du côté des annexes. Mais, dans ces conditions, la salpingite catarrhale et même la salpingite purulente sont impossibles à reconnaître directement. Il n'y a que la salpingite kystique et la salpingite compliquée de lésions inflammatoires péri-salpingiennes, qui peuvent être perçues pas le toucher.

Pour peu que l'invasion soit aiguë, il y a presque toujours des phénomènes péritonéaux sérieux : irradiations douloureuses dans le bas-ventre, léger ballonnement, nausées, parfois même vomissements, et l'on comprend que, dans certains cas, ces phénomènes, qui sont dus en réalité à un certain degré de pelvi-péritonite, puissent s'aggraver au point de se confondre avec ceux d'une péritonite diffuse.

Mais ces infections superficielles peuvent s'éteindre rapidement, comme elles se sont allumées, et ce n'est guère que lorsque les lésions sont plus profondes et surtout lorsque la trompe, devenue kystique, augmente de volume, que les salpingites peuvent se manifester par des phénomènes objectifs et faciles à reconnaître.

Elles se présentent alors comme des tumeurs plus ou moins volumineuses, mais dont la forme, les dimensions et la disposition varient à l'infini. Il suffit de se reporter à ce que j'ai dit plus haut à propos de l'anatomie pathologique pour se rendre compte que, de la petite tumeur salpingienne appendue à une corne utérine aux masses irrégulières et diffuses qui remplissent le bassin, enchâssnte l'utérus et remontent jusqu'à l'ombilic, on peut rencontrer tous les intermédiaires. Ce n'est donc ni par leur forme, ni par leur volume que l'on reconnaîtra les salpingo-ovarites. C'est par l'ensemble de leurs caractères et aussi par un signe très commun, la sensibilité à la pression; on peut presque toujours affirmer que des tuméfactions péri-utérines, placées de préférence vers les cornes et dans les culs-de-sac postéro-latéraux, tuméfactions douloureuses à la pression et qui s'accompagnent ou se sont accompagnées de phénomènes fébriles, sont des salpingo-ovarites. Lorsqu'on sera édifié sur leur nature, le toucher bimanuel pourra seul permettre de se rendre compte avec quelque précision de leur importance et de leur disposition.

L'*évolution* des salpingo-ovarites est des plus variables. Il est très commun de les voir guérir radicalement, soit spontanément, soit sous l'influence d'un traitement bien conduit. Il ne faut pas croire que celles qui se manifestent par les phénomènes les plus graves soient les plus difficiles à guérir. Bien au contraire. Ce sont les salpingites les plus bruyantes, celles qui s'accompagnent des poussées péritonéales les plus sérieuses, qui s'apaisent souvent le plus vite et guérissent le mieux. Mais il n'en est pas toujours ainsi. Parfois rien ne les arrête, et des phénomènes d'infection de plus en plus grande se manifestent. Le bassin tout entier se remplit de foyers purulents ou, ce qui est plus grave encore, l'infection diffuse dans le péritoine et la mort survient avec une rapidité parfois presque foudroyante. Mais c'est là, heureusement, un fait exceptionnel, et la mort est infiniment plus rare que la guérison complète. Ce qui n'est pas rare, c'est la guérison incomplète, les poussées nouvelles se succédant à intervalles plus ou moins éloignés, le réveil d'infections endormies, qui s'apaisent de nouveau pour reparaître encore. C'est le passage à l'état chronique, qui se traduit alors par des phénomènes de gêne, des douleurs pelviennes, une impotence plus ou moins marquée, et qui fait des femmes atteintes de salpingite chronique des demi-malades incapables de se livrer à aucun travail régulier. Nous avons heureusement pour leur rendre la santé des armes puissantes.

Traitement. — Les salpingites aiguës doivent être traitées médicalement. C'est dire qu'il faut mettre les malades dans les conditions les plus favorables à une guérison spontanée. Le repos absolu au lit, les irrigations vaginales, les irrigations rectales surtout, à haute température, de 45° à 50° et même davantage, irrigations répétées matin et soir, plus souvent même au besoin, constituent la base du traitement. La glace sur le ventre, en abondance et en permanence, qui immobilise le ventre et modifie sa température, les lavements laudanisés qui apaisent la douleur sont également des moyens efficaces. Dans ces conditions, on verra presque toutes les salpingites se refroidir progressivement, et parmi elles, un bon nombre guériront d'une façon complète, surtout si la malade n'en est qu'à sa première crise. Mais parfois, malgré tout, la situation s'aggrave, l'infection pelvienne gagne de proche en proche et monte dans le grand bassin, vers la grande cavité péritonéale. Alors il faut agir. La *colpotomie*, qui, par l'ouverture du cul-de-sac postérieur, permet d'aborder les poches purulentes, au moins lorsqu'elles siègent dans le cul-de-sac de Douglas, suffit le plus souvent, à condition que le drainage soit bien fait, à arrêter les accidents. Si les poches sont multiples, disséminées autour de l'utérus, inaccessibles par la colpotomie simple, on ira plus loin. Il faut constituer au centre du bassin une large voie de drainage par où puissent s'écouler tous les liquides purulents qui encombrent sa cavité. C'est dans ces conditions que triomphe l'*hystérectomie vaginale*. Cette opération, dont Péan avait admirablement compris le mécanisme, est, dans ces conditions, souvent difficile, mais elle donne des résultats admirables, et pour ma part je la recommande exclusivement de préférence aux opérations abdominales qui ont une gravité infiniment supérieure et doivent être rejetées.

Les salpingites chroniques qui, malgré le repos, malgré le traitement hydrominéral, s'obstinent à ne pas guérir et présentent de temps en temps des poussées douloureuses, doivent être opérées. Sans doute les risques d'accidents que courent les femmes qui les conservent ne sont pas très grands, et nombre de malades portent pendant des années des lésions considérables sans que leur santé générale en soit sérieusement altérée et sans avoir d'accidents locaux véritablement inquiétants. Mais les risques de mort que court une femme du fait d'une opération faite dans de bonnes conditions, sont faibles, les laparotomies pour annexites chroniques comptant aujourd'hui parmi les plus bénignes et leur mortalité ne dépassant pas 5 pour 100. Les risques sont moins grands que ceux qu'elle court du fait de l'aggravation spontanée de la maladie, et comme l'opération ramène la santé disparue, il n'y a, en principe, aucune hésitation à avoir et toute femme atteinte de salpingite chronique, dont elle souffre, doit être opérée.

Mais le chirurgien doit choisir son moment. Il faut opérer en dehors des poussées aiguës, lorsque les foyers annexiels sont complètement refroidis et qu'on est à peu près certain, au cours de l'opération, de n'avoir à manipuler que des foyers stériles.

Si les lésions sont légères, on peut se contenter de pratiquer des *opérations conservatrices : ruptures d'adhérences, ignipuncture de l'ovaire, salpingostomie*, qui consiste à ouvrir la trompe oblitérée et à la fixer sur l'ovaire de façon à pouvoir permettre une fécondation ultérieure, *résection partielle de l'ovaire, résection de la trompe* avec conservation de l'ovaire; dans certains cas, résection de la trompe d'un côté et de l'ovaire du côté opposé, de façon que la fécondation puisse avoir lieu par l'intermédiaire de l'ovaire et de la trompe qui restent encore. Il y a évidemment un grand avantage, lorsque la chose est possible, à conserver en même temps l'utérus et au moins un ovaire afin de voir persister les fonctions menstruelles, ce qui

n'est pas sans importance au point de vue de la santé générale de la malade
à la suite de l'opération.

Mais s'il est bon de conserver un ovaire sain, il est mauvais de conserver
un ovaire malade. Or, il est souvent fort difficile de savoir si un ovaire
qu'on a sous les yeux est quelque peu malade ou parfaitement sain, et en
voulant conserver un ovaire que l'on croit sain, on s'expose à conserver un
ovaire qui ne l'est pas et à être obligé de recommencer peu de temps après
une opération qui a été insuffisante. C'est pourquoi, l'aspect de l'ovaire ne
permettant pas toujours d'affirmer son état d'intégrité ou de maladie, il est
très utile de savoir exactement à quoi s'en tenir sur les douleurs qu'il peut
présenter, et dans cette chirurgie irréparable, c'est la douleur qui doit
guider le chirurgien. A moins que, lorsqu'on l'a sous les yeux, l'ovaire ne
soit évidemment sain, tout ovaire douloureux doit être sacrifié.

Ceci posé, le traitement des annexites chroniques confirmées est vraiment bien simple. Lorsque les lésions sont *unilatérales* on pratiquera
l'extirpation des annexes du côté malade, la *salpingectomie*. Il faut, pour
cette opération, se rappeler que le décollement des annexes est beaucoup
plus simple lorsqu'on les
attaque *de dedans en dehors
et de bas en haut*. On commencera donc toute extir-
pation des annexes par l'attaque de l'insertion sur la
corne utérine. On la section-
nera, puis attirant en haut
et en dehors le pédicule des
annexes ainsi sectionnés, on
les décollera peu à peu, puis
on tranchera le ligament
rond et le pédicule utéro-
ovarien. Les adhérences, si
elles existent, seront décollées avec beaucoup de prudence. Et la brèche péri-
tonéale sera soigneusement
réparée, comme il faut le
faire dans toute opération
pelvienne.

Lorsque les lésions an-
nexielles sont *bilatérales*, il
faut faire la castration totale, c'est-à-dire enlever en
même temps l'utérus et les
deux annexes, et cela pour
deux raisons. La première,

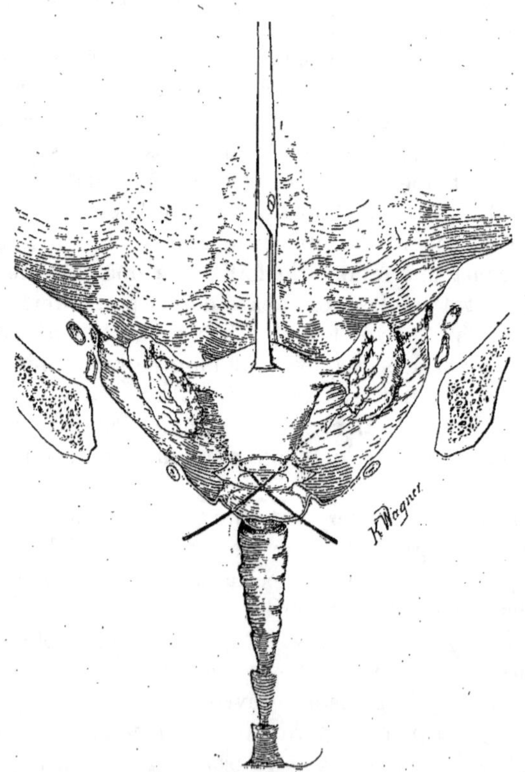

Fig. 99. — Ovarites scléro-kystiques. Annexes libres.
Décollation postérieure.

c'est qu'un utérus sans annexes est parfaitement inutile et ne sert qu'à
entretenir les pertes et les douleurs d'une métrite qui persiste presque tou-

jours. La seconde, c'est que l'extirpation de l'utérus facilite singulièrement l'extirpation des annexes, car il est beaucoup plus aisé d'extirper les annexes avec l'utérus que les annexes seules.

C'est dans l'extirpation de l'utérus et des annexes pour salpingo-ovarites qu'il faut se souvenir des règles que j'ai posées ailleurs (V. HYSTÉRECTOMIE) et surtout qu'il faudra les suivre, si l'on veut arriver à exécuter facilement ces opérations souvent difficiles. Ces règles sont bien simples. Les voici : les annexes adhérentes sont beaucoup plus faciles à décoller *lorsqu'on les aborde par-dessous et de bas en haut*. En conséquence, puisque c'est

Fig. 99 *bis*. — Annexes adhérentes d'un côté, libres de l'autre. Procédé de Kelly.

par-dessous qu'on devra les aborder, il faudra d'abord *gagner le pôle inférieur du bloc utéro-annexiel*, et pour y parvenir il faudra *choisir la voie la plus courte et la moins encombrée*. Tout l'art du chirurgien consiste donc à choisir la voie la plus courte et la moins encombrée pour gagner le pôle inférieur du bloc utéro-annexiel. Or, comme celle-ci n'est pas toujours la même, il sera nécessaire,

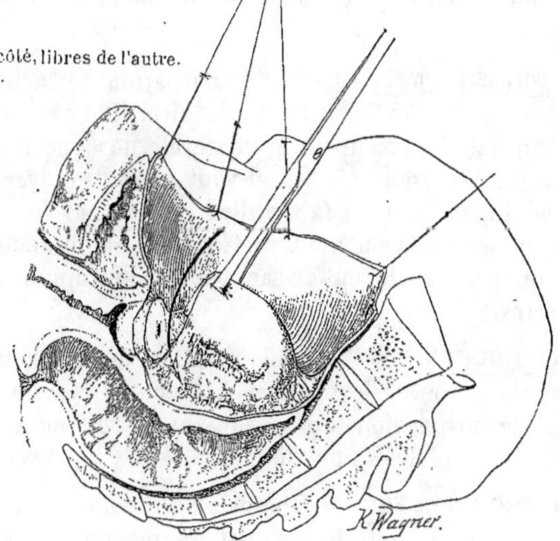

Fig. 100. — Utérus à rétroflexion irréductible. Annexes adhérentes et décollation antérieure.

pour mener à bien son opération, d'employer des procédés différents.

Rien n'est plus simple, lorsqu'on possède ces quelques notions fondamentales, que de s'orienter et de choisir le procédé le mieux adapté aux lésions que l'on doit combattre.

On pratiquera de parti pris, et, sauf rare exception, l'hystérectomie *sub-totale*, plus simple, plus rapide, plus bénigne.

Lorsque les lésions annexielles seront légères (salpingites non adhérentes, ovarites scléro-kystiques), tous les procédés sont bons. Je donne la préférence, pour son élégance et sa rapidité à l'hystérectomie par *décollation* qui permettra d'enlever l'utérus et les annexes en quelques secondes à peine (fig. 98).

Si les annexes d'un côté sont libres, alors qu'elles sont adhérentes du côté opposé, on choisira le *procédé de Kelly* (fig. 99 *bis*). Descendant de haut en bas dans le ligament large du côté où les annexes sont facilement décollables, on tranchera l'isthme utérin et on remontera de bas en haut en attaquant par-dessous les annexes adhérentes.

Si les annexes des deux côtés sont adhérentes aux parois pelviennes, on pratiquera l'*hémisection utérine* qui permettra, dès qu'on sera arrivé à l'isthme, de sectionner de chaque côté la moitié de l'utérus ainsi divisé et de l'enlever avec les annexes adhérentes en les attaquant par-dessous, grâce à la facilité que donne, au centre du bassin, la place laissée libre par le renversement de la moitié utérine.

Enfin, dans certains cas particulièrement difficiles, dans lesquels l'utérus basculé en arrière et adhérent de toutes parts est inaccessible par son fond, on pratiquera la *décollation antérieure* (fig. 100), qui permettra, en sectionnant l'isthme utérin d'avant en arrière, de ramener en avant le corps de l'utérus et d'insinuer la main derrière lui, dans le cul-de-sac de Douglas pour attaquer et décoller par-dessous les annexes adhérentes (V. HYSTÉREC-TOMIE). *J.-L. FAURE.*

SALPINGECTOMIE. — C'est l'extirpation de la trompe. Elle s'accompagne en général de l'extirpation de l'ovaire. Elle est unilatérale, lorsqu'on enlève les annexes d'un seul côté; bilatérale, lorsque les annexes des deux côtés sont sacrifiées. Dans ce cas, il vaut mieux enlever en même temps l'utérus. La salpingectomie se fait ordinairement par la voie haute. Dans quelques cas exceptionnels on peut pratiquer la salpingectomie vaginale, et enlever les annexes par le cul-de-sac postérieur, après colpotomie. (V. SALPINGO-OVA-RITES.) *J.-L. F.*

SALPINGOPEXIE. — C'est la fixation de la trompe. Cette opération, que je crois avoir été le premier à exécuter et à décrire, consiste dans la fixation et la suspension, au niveau du détroit supérieur, des trompes prolabées dans le cul-de-sac de Douglas. *J.-L. F.*

SALPINGOPLASTIE. — Opération qui consiste à élargir la trompe rétrécie en l'incisant longitudinalement au niveau du rétrécissement et en suturant transversalement l'incision ainsi obtenue. *J.-L. F.*

SALPINGORRAPHIE. — C'est la suture de la trompe à l'ovaire. On applique le pavillon de la trompe sur l'ovaire, et on l'y fixe par quelques points de suture, de façon à permettre la fécondation. *J.-L. F.*

SALPINGOSTOMIE. — Lorsque le pavillon de la trompe est oblitéré, on incise le pavillon et on ourle les lèvres de l'orifice ainsi créé par un surjet au catgut, de façon à rétablir la béance du pavillon. Cette opération est en général complétée par la salpingorraphie, de façon à fixer le pavillon sur l'ovaire. — *J.-L. F.*

SALSEPAREILLE. — Constituée par les rhizomes de plusieurs espèces de *Smilax* (Liliacées), la salsepareille a longtemps passé pour le dépuratif de choix dans le traitement de la syphilis, de la scrofule, du rhumatisme chronique, des dermatoses rebelles.

On donne la poudre de salsepareille à la dose de 2 à 12 gr. par jour, l'extrait à la dose de 1 à 5 gr. ; le sirop à la dose de 40 à 120 gr.

E. F.

SALUBRITÉ DES COMMUNES RURALES. — La petite commune rurale, de quelques centaines d'habitants, est généralement considérée *a priori* comme saine, et l'hygiène publique y paraît négligeable. Or il n'en est le plus souvent rien. Ces petites communes représentent plus des onze douzièmes, c'est-à-dire la presque totalité des communes de France. C'est dire que la salubrité à la campagne est un élément de première importance en ce qui concerne la santé publique de notre pays.

L'homme crée l'insalubrité autour de lui, par le fait même de son existence et des conditions de la vie sociale, par sa présence, et surtout par son agglomération en collectivités plus ou moins nombreuses.

Les principaux éléments de la santé publique, aussi bien à la ville qu'à la campagne, sont l'air, le sol, l'eau, l'habitation et les aliments. Il est deux de ces différents facteurs au sujet desquels le citadin a, par rapport au paysan, une infériorité manifeste. C'est, d'une part, l'air ; ce sont ensuite, mais à un moindre degré, les aliments. L'air est vicié dans les villes, non seulement au point de vue de sa composition chimique, mais surtout au point de vue des poussières et des germes pathogènes qu'il contient. Il est pur à la campagne. C'est là l'immense supériorité, au point de vue de l'hygiène, des habitants des villages sur ceux des villes. Par contre, si l'on considère les autres éléments de la salubrité : *le sol, l'eau, l'habitation*, on voit que l'influence néfaste exercée par l'homme, au point de vue sanitaire, sur le milieu naturel, s'exerce aussi bien à la campagne que dans les villes.

La salubrité du sol dépend dans une large mesure de sa constitution physique, en particulier de sa porosité, de sa perméabilité à l'eau et de la distance entre sa surface et la première nappe souterraine. Mais, si bien réalisées que soient toutes ces conditions, les souillures provenant des résidus de la vie humaine et animale peuvent l'infecter d'une façon si intense et si profonde, qu'il devient par lui-même un foyer permanent de germes morbides. Le problème de l'évacuation des matières usées n'a jamais été ni résolu, ni étudié dans les villages français. La saleté et la routine y sont malheureusement de règle. Les matières fécales sont disséminées çà et là, ou bien recueillies dans des fosses non étanches, ou encore versées sur des tas de fumier dont le purin imbibe et pénètre le sol et infecte la nappe d'eau des puits.

Les cours d'eau sont fatalement voués à la souillure, et le tout à la rivière ou au ruisseau est pratiqué dans presque tous les villages. L'eau d'alimentation quand elle n'est pas empruntée à la nappe superficielle des puits, est pure, du moins en principe, au point où elle jaillit sous forme de source filtrée par son passage à travers les terrains poreux et perméables, si elle s'est dépouillée, au cours de cette filtration naturelle, des germes qu'elle contenait et dont elle s'était chargée à la surface du sol. Mais si la source est pure, le ruisseau l'est déjà moins, la rivière ne l'est plus, et sauf dans des cas particuliers, où la commune rurale s'est préoccupée de s'assurer une bonne eau d'alimentation, les habitants des campagnes ne sont pas les moins exposés à contracter les maladies d'origine hydrique, entre autres la fièvre typhoïde et la dysenterie.

Enfin l'habitation constitue à la campagne, dans un trop grand nombre de cas, un milieu spécialement insalubre, où les effets bienfaisants du grand air sont bien souvent neutralisés, et où peuvent se contracter un grand nombre d'affections aiguës ou chroniques, qu'elles soient infectieuses ou non.

Une habitation peut être insalubre de bien des manières, mais il est deux causes d'insalubrité qui priment toutes les autres : l'*absence de lumière* et l'*humidité* (Brouardel). Or c'est à la campagne que se trouvent réunis trop souvent ces deux facteurs d'insalubrité et de tuberculose.

C'est simplement par la lutte incessante contre le logement insalubre qu'en Angleterre on est arrivé en 20 ans à faire diminuer le nombre des décès par tuberculoses de 4 pour 100.

Pour remédier à ce fâcheux état de choses si commun dans l'immense majorité des communes rurales de France, l'hygiène publique peut apporter aux causes d'insalubrité des remèdes efficaces.

Les mesures que doit inspirer l'hygiène publique à cet égard visent plus spécialement un certain nombre de points, qui résultent nécessairement des défectuosités les plus habituelles de la situation sanitaire, correspondant elles-mêmes aux causes d'insalubrité les plus communes.

Ce sont notamment : I. *L'alimentation en eau potable*; — II. *L'évacuation des matières usées*; — III. *La lutte préventive contre les maladies infectieuses, par la désinfection et la vaccination*; — IV. *L'assainissement des habitations*; *la bonne hygiène et la propreté des écoles.*

I. C'est en matière *d'adductions d'eau* qu'ont été réalisés depuis quelques années les plus signalés progrès. Nous leur devons une diminution sensible de la mortalité en France. Cette œuvre, dont l'initiative et la mise à exécution sont dues à M. Brouardel, qui a dirigé la médecine publique dans cette voie, avec une activité et un esprit de suite dignes de tous éloges, doit être énergiquement poursuivie (V. Eaux potables).

II. Il en est tout autrement du problème de *l'évacuation des matières usées*. Ici, on peut dire que tout est à faire. Les eaux de surface, et dans bien des communes, la nappe des puits, sont polluées à plaisir, par l'insouciance ou l'ignorance des habitants. Les cabinets d'aisance n'existent pas, ou, dans l'immense majorité des cas, leurs fosses ne sont pas étanches. Il en est de même des fosses à purin; sur le fumier desquelles, en cas de maladie, on déverse les matières fécales des malades.

Le problème de l'étanchéité de ces fosses a fait, il est vrai, depuis quelques années des progrès sensibles. La déperdition du purin, la perte matérielle qui en découle, au point de vue de l'engrais, a été l'objet des préoccupations des agriculteurs, et dans les différents centres d'enseignement agricole, on s'est attaché à démontrer aux agriculteurs la nécessité de construire des fosses à purin étanches, ainsi que des planchers d'étable absolument imperméables.

Pour les fosses d'aisances, la même déperdition de matière azotée, urine et matières fécales, est également préjudiciable à l'économie rurale aussi bien qu'à l'hygiène. Étant donnée la routine actuelle, il est impossible de parer immédiatement à cet état de choses. Les Conseils d'hygiène des départements pourraient y remédier peu à peu en exigeant que, dans toute construction neuve servant à l'habitation, les cabinets d'aisance fussent munis de fosses fixes ou mobiles étanches.

Le système de latrines très recommandable pour les maisons d'habitation est celui qui est utilisé, surtout en Angleterre, sous le nom de Earth System, ou tinettes à terre sèche. (V. Évacuation des matières usées). Ce système est le seul applicable à la campagne, là où l'on manque d'eau, et, même si on a de l'eau à sa disposition, il devra être installé de préférence à tout autre. Il est extrêmement répandu en Angleterre, dans les villas et les châteaux. Il donne aussi peu d'odeur que s'il y avait une occlusion hydraulique. Pour qu'il reste pratique, il faut se procurer sur place la terre ou la poudre absorbantes et utiliser dans le voisinage le terreau, engrais riche en azote qui résulte de la vidange. Or, cela est possible presque partout. La généralisation de l'emploi de ces tinettes à poudre sèche rendra, dans les campagnes, un service inappréciable à l'hygiène.

III. *La lutte préventive contre les maladies infectieuses* se fera par la vaccination d'une part et par la désinfection. La désinfection est, avec l'isolement dont elle est le corollaire obligé, l'arme la plus puissante que nous ayons pour prévenir et pour combattre les épidémies. Elle constitue la sanction normale de la déclaration des maladies épidémiques, et a été rendue obligatoire pour un certain nombre de ces maladies par la loi du 15 février 1902. La même loi a rendu la vaccination obligatoire et l'application de ces mesures est en voie de réalisation dans tous les départements. (V. Désinfection, Isolement et Vaccination).

IV. *L'assainissement des habitations* résultera progressivement de la mise en œuvre des prescriptions du chapitre II du titre Ier de la loi du 15 février 1902.

L'assainissement, la mise en état de propreté à des dates régulières des établissements publics, devra être également l'objet de la sollicitude de l'hygiéniste soucieux de la santé publique de sa commune. Les écoles devront en particulier attirer spécialement son attention. (V. Hygiène scolaire.)

Enfin la surveillance des denrées alimentaires, en particulier de la viande de boucherie, qui si souvent, à la campagne comme à la ville, provient d'animaux morts de maladies infectieuses, devra être organisée. La création d'établissements populaires (bains-douches à bon marché), destinés à favoriser les habitudes de propreté individuelle, contribueront également aux progrès de la santé publique à la campagne.

Il reste un point à élucider, et c'est le suivant : Comment préciser l'insalubrité d'une commune rurale? La loi a donné, comme critérium de cette insalubrité, la mortalité de cette commune. Est suspecte toute commune dont la mortalité, pendant trois années consécutives, est supérieure à la mortalité moyenne de la France. Ce critérium, il faut le savoir, est un pis aller, l'élévation de la mortalité n'étant pas toujours à elle seule un indice d'insalubrité (Drouineau). C'est la morbidité seule qui compte. Pour la constater, le médecin de campagne est exceptionnellement bien placé; il est en mesure, grâce à sa statistique personnelle, de bien voir les desiderata, au point de vue de l'hygiène, de la commune où il exerce; il peut, ou bien les signaler aux pouvoirs compétents, ou bien prendre lui-même l'initiative d'y porter remède.

Réaliser les meilleures conditions hygiéniques dans la mesure du possible, tel doit être son but de tous les jours s'il est véritablement consciencieux.

La santé publique préservée, la maladie vaincue, la mortalité diminuée, la vie humaine prolongée, le bien-être augmenté, tels sont les résultats féconds que ses efforts soutenus devront assurer à son pays.

WURTZ et BOURGES.

SALVARSAN. — Dioxydiamidoarsénobenzol d'Ehrlich, appelé aussi 606. V. Syphilis (Traitement).

SANATORIUMS. — La cure hygiénique de la tuberculose, telle que nous l'avons exposée (V. Phtisie pulmonaire chronique), ne peut souvent être mise en œuvre de manière satisfaisante au domicile même du malade, où l'*aérothérapie* notamment serait insuffisante. D'où la pratique, communément adoptée, qui consiste à envoyer le tuberculeux dans des *stations d'altitude* et dans des *stations hivernales*, à lui recommander parfois la *cure marine*, enfin et surtout à l'adresser dans des établissements spéciaux fermés, les *sanatoriums* où, sous la surveillance constante du médecin, les malades sont soumis au traitement hygiénique. Ce sont les indications pratiques concernant ces diverses questions que nous exposerons dans cet article.

I. **Sanatoriums**. — Nés en Allemagne, ils se sont multipliés dans tous les pays et ont été tour à tour loués, puis décriés à l'excès. Sans entrer ici dans la discussion de leurs avantages et de leurs inconvénients, nous rappellerons qu'on doit à cet égard distinguer les sanatoriums pour riches et les sanatoriums populaires.

Les heureux effets des *sanatoriums pour riches* ne sont pas niables. Lorsque les malades, à lésions peu avancées, y font un séjour suffisant, non seulement leur état s'améliore le plus souvent, mais ils y apprennent à se soigner. Ils y vivent au milieu de malades déjà initiés et suivent leur exemple; c'est « l'école mutuelle des tuberculeux » (Daremberg). Ils reviennent du sanatorium capables de se diriger eux-mêmes en quelque endroit qu'ils habitent. Toutefois l'épreuve du sanatorium, comportant l'isolement relatif du milieu familial, est dure pour certains malades; elle nécessite souvent un voyage lointain et fatigant, et elle ne doit être conseillée que lorsque, d'une part, le malade ne peut chez lui ou dans une des stations que nous énumérerons, subir sous la surveillance médicale la cure hygiénique, lorsque, d'autre part, ses lésions, torpides et encore peu avancées, sont justiciables du traitement au sanatorium. Il ne saurait s'appliquer, en effet, ni à certaines tuberculoses éréthiques ou fortement fébriles, ni à celles où l'étendue même des lésions empêche d'espérer une amélioration solide.

Les *sanatoriums populaires*, en raison de leurs frais considérables d'entretien, de la difficulté d'obtenir de l'ouvrier des villes qu'il se soigne tôt et

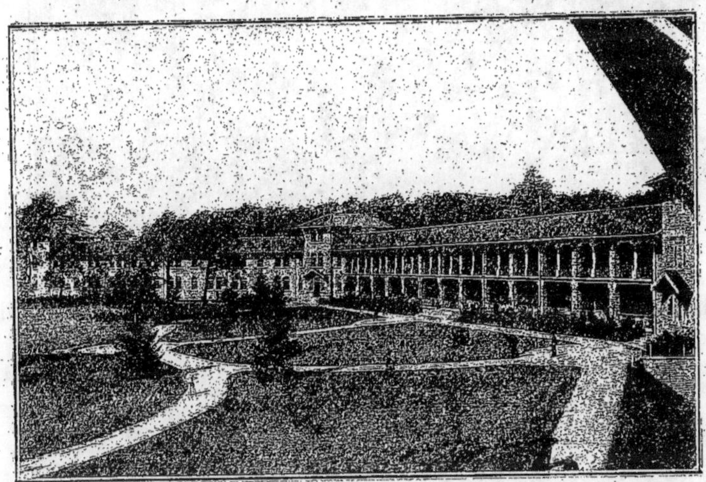

Fig. 101. — Pavillon des hommes à Bligny. (Guinard.)

ongtemps, sont beaucoup plus discutés. Ils ne s'adressent qu'à une petite partie des tuberculeux pauvres, beaucoup étant plus justiciables des *dispensaires et des consultations hospitalières*, mais ils peuvent donner des résultats excellents lorsque les malades sont bien choisis, et ce sont des instruments de prophylaxie et d'éducation auxquels, malgré des critiques récentes, il faut laisser une place importante dans la lutte sociale contre la tuberculose. Les résultats obtenus au sanatorium de Bligny (fig. 101), avec des frais relativement modérés, sont des plus encourageants. Il en est de même de ceux obtenus aux sanatoriums d'Angicourt et d'Hauteville. Mais il faut, de toute nécessité, n'adresser à ces sanatoriums que des malades susceptibles, soit de guérison, soit d'amélioration durable. L'organisation des sanatoriums doit permettre d'y mettre en œuvre la cure de repos et d'aération dans les meilleures conditions; les bâtiments et les galeries de cure doivent être disposés à cet effet (fig. 102 et 103). Mais le traitement ne doit pas se limiter à la cure hygiénique et c'est surtout en sanatorium que l'on peut tenter certains traitements de la tuberculose qui exigent une surveillance active et dont on ne doit pas actuellement priver les tuberculeux; tel le traitement par les sérums, telle surtout la tuberculinothérapie dont les indications se précisent chaque jour. A Bligny, à Hauteville et dans les divers sanatoriums, elle a été maintes fois employée avec succès, alors que son usage est beaucoup plus limité dans les hôpitaux et à plus forte

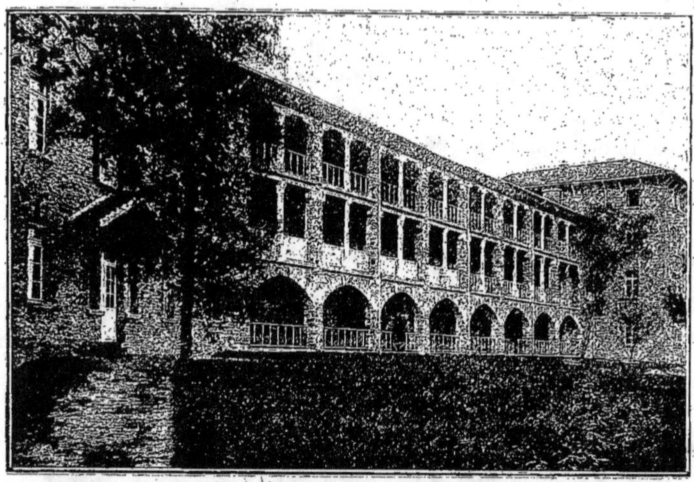

Fig. 102. — Galerie de cure. Pavillon des femmes à Bligny. (Guinard.)

raison chez des malades de ville qui trop souvent échappent à la surveillance médicale. Il est également quelques sanatoriums où peut être utilement mise

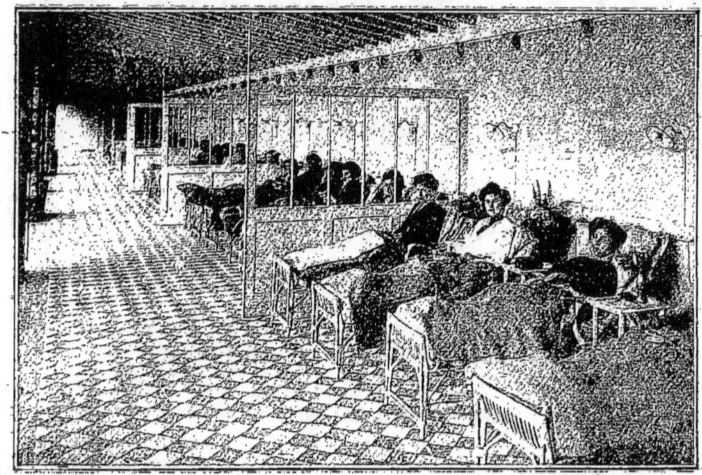

Fig. 103. — Galerie de cure à Bligny. (Guinard.)

en œuvre la cure solaire, l'héliothérapie, qui vise d'ailleurs surtout les tuberculoses chirurgicales.

Nous publions ci-dessous deux listes, comprenant les divers sanatoriums pour adultes ou pour enfants, fondés pour traiter les diverses formes de tuberculose : La carte jointe à cet article permettra de mieux se rendre compte de la situation de la plupart d'entre eux.

Sanatoriums pour adultes.

1° Sanatoriums payants.

A) FRANCE

Alger, Birmandreis (Algérie), 200 m. d'altitude (de 8 à 15 fr. par jour).

Aubrac (Aveyron), 1356 m. (de 10 à 20 fr. par jour). Bureau de renseignements à Paris, 13, rue de Surène.

Avon, près Fontainebleau (Seine-et-Marne) (8 à 12 fr. par jour).

Buzenval, par Rueil (Seine-et-Oise).

Cambo (Basses-Pyrénées). S. de Beaulieu (16 à 20 fr. par jour).

Chanteloup, près Lagny (Seine-et-Marne).

Dienne, près Murat (Cantal), 1300 m.

Durtol, près Clermont-Ferrand, 520 m. (14 à 20 fr. par jour).

Eaux-Bonnes (Basses-Pyrénées), 800 m. (ouvert du 1er juin au 15 octobre).

Gorbio, près Menton (Alpes-Maritimes), 250 m.

Hauteville (Ain), 850 m.
1° S. de Lompnes-Hauteville.
2° S. de Bellecombe (12 à 18 fr. par jour).

La Motte Beuvron (Loir-et-Cher). S. des Pins (13 à 25 fr. par jour). Reçoit également les enfants.

La Tisnère, près Pau (Basses-Pyrénées), du 15 octobre au 15 mai, 300 m.

La Mantéga, près Nice (Alpes-Maritimes).

Meung-sur-Loire (Loiret). S. du Château du petit Gouffaut.

Théoule, près Cannes (Alpes-Maritimes) (pour prêtres et jeunes gens sans famille) (15 à 20 fr.).

Trespoey, près Pau, 220 m.

Vernet-les-Bains (Pyrénées-Orientales). S. du Canigou, 700 m.

B) ÉTRANGER

1° *Suisse* :

Leysin (Vaud), 1450 m.
1° Tuberculose pulmonaire. S. du Grand-Hôtel (à partir de 12 fr.). — S. du Mont-Blanc (à partir de 11 fr). — S. du Chamossaire (à partir de 9 fr.). — S. anglais. — S. populaire.
2° Tuberculose chirurgicale (on n'admet pas de tuberculeux pulmonaires). Les Chamois. — Les Frênes. — Le Chalet, etc.

Davos (Engadine). Nombreux sanatoriums et hôtels. (Renseignements à Paris, agence des chemins de fer fédéraux, rue Lafayette).

Arosa (Engadine), 1850 m.

Wiesen (Engadine), 1434 m.

Montana près Sierre (Valais), 1520 m.

S. du Gothard, près Ambri-Piotta (Tessin), 1170 m.

2° *Allemagne* :

Falkenstein (Taunus), 400 m.

Hohemark (Taunus).

Hohenhonnef, 150 m.

Gorbersdorf (Silésie), 560 m.

Reiboldsgrün (Saxe).

Saint-Blasien (Forêt-Noire), 772 m.

Wehrawald, 861 m., près Todtmoos (Forêt-Noire).

Nordrach (Forêt-Noire).

Schomberg, près Wildbad (Forêt-Noire), etc., etc.

Il existe également des sanatoriums en *Autriche*, à Arco, Meran, Pernitz, Edlitz, etc., et en *Italie* à Sondalo (Haute-Valteline), San-Remo, Gardone (Lac-de-Garde), etc.

2° Sanatoriums populaires.

(A prix peu élevés ou entièrement gratuits).

Angicourt, par Liancourt (Oise). S. Villemin, 150 lits hommes. Assistance publique de Paris.

Bligny, par Briis-sous-Forges (Seine-et-Oise), 250 lits, hommes et femmes. OEuvre des S. populaires. Pour les renseignements, Paris, 56, rue de la Victoire.

Brévannes (Seine-et-Oise). Hommes et femmes. Assistance publique de Paris.

Cannes (Alpes-Maritimes), villa Louise-Ruel, 35 lits, pour jeunes filles parisiennes (séjour gratuit et frais de voyages payés).

Checy (Loiret), 25 lits pour les malades du département.

Cimiez (Alpes-Maritimes). S. Israélite, 15 lits.

Hauteville (Ain). S. Félix Mangini, 120 lits hommes et femmes.

Larue, par l'Hay (Seine). Femmes.

Lay Saint-Christophe, près Nancy, 30 lits. Nancy, 11, rue des Michottes.

Montigny-en-Ostrevent (Nord), 52 lits.

Nîmes (Gard). Pavillon Roussel, 14 lits.

Pessac, près Bordeaux (Gironde), 52 lits. Bordeaux, 7, rue de Grassy.

Rouen (Seine-Inférieure). S. de la forêt de Rouvray, près Oissel, pour les femmes seulement, 50 lits.

Sainte-Feyre (Creuse). S. des Instituteurs, 125 lits. Musée pédagogique, 31, rue Gay-Lussac, Paris.

Taxil, par Fayence (Var). S. des employés des postes, télégraphes et téléphones, 40 lits.

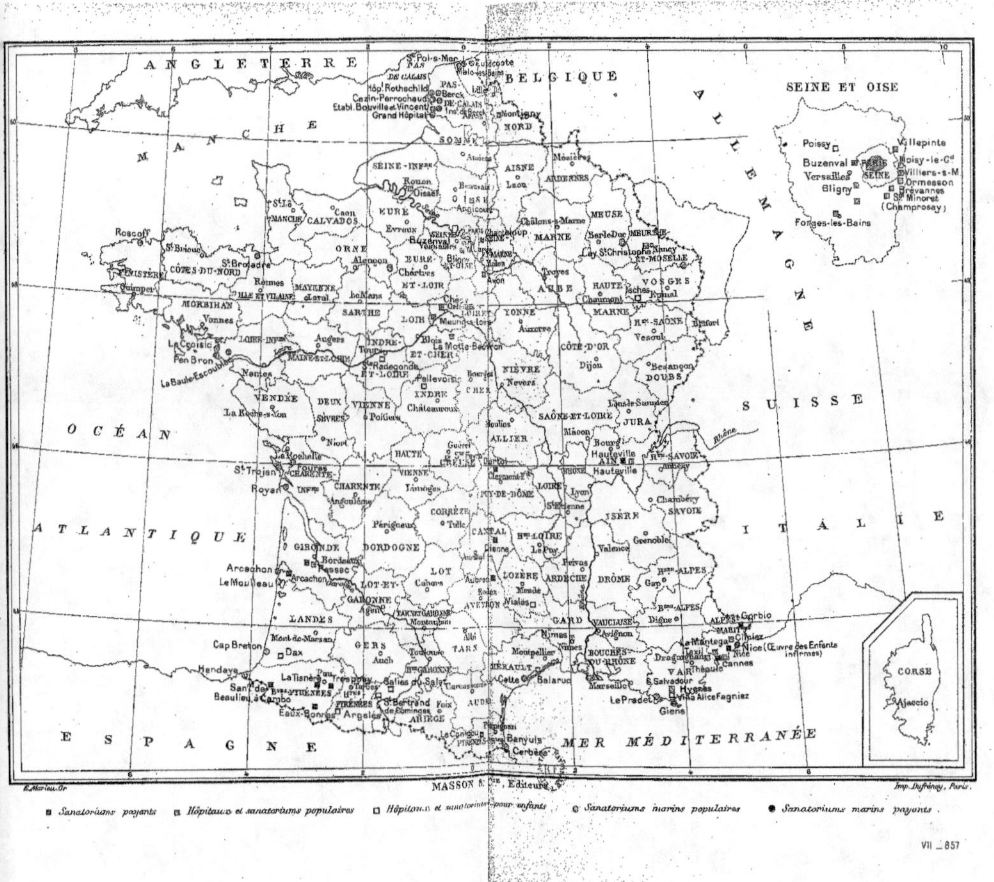

ANGLETERRE
BELGIQUE
ALLEMAGNE
SEINE ET OISE
MANCHE
OCÉAN ATLANTIQUE
SUISSE
ITALIE
ESPAGNE
MER MÉDITERRANÉE
CORSE
Ajaccio
E. Morieu, Gr.
MASSON & Cie, Editeurs
Imp. Dufrénoy, Paris.

Sanatoriums payants   Hôpitaux et sanatoriums populaires   Hôpitaux et sanatoriums pour enfants   Sanatoriums marins populaires   Sanatoriums marins payants

Sanatoriums pour enfants.

Hyères (Var). S. Alice Fagniez, 34 lits. OEuvre de Villepinte, 25, rue de Maubeuge.

Isches (Vosges). S. d'Isches, 50 lits.

Montpellier (Hérault). Hôpital de Balaruc-les-Bains, 70 lits.

Noisy-le-Grand (Seine-et-Oise). Filles de 3 à 10 ans.

Ormesson (Seine-et-Oise). Enfants de 3 à 9 ans, 150 lits. OEuvre des Enfants tuberculeux, 31, rue La Boétie, Paris.

Pellevoisin (Indre). (OEuvre de Mlle Bonjean).

Poissy (Seine-et-Oise). Asile Saint-Louis.

Saint-Bertrand de Comminges (Haute-Garonne). Garçons de 5 à 12 ans, filles de 5 à 16 ans.

Sainte-Radegonde, près Tours (Indre-et-Loire). Enfants à partir de 10 ans).

Salies-de-Salat (Haute-Garonne), 66 lits pour scrofuleux, lymphatiques et rachitiques, de 4 à 16 ans.

Vialas (Lozère). S. de Vialas, 26 lits pour les protestants maladifs de la Lozère et du Gard.

Villepinte. S. de Villepinte, 290 lits. Jeunes filles de 6 à 30 ans, à toutes les périodes de la maladie, 25, rue de Maubeuge, à Paris.

Villiers-sur-Marne (Seine-et-Oise). Garçons, 9 à 14 ans, 220 lits. OEuvre des Enfants tuberculeux, 31, rue La Boétie, Paris.

Asiles de convalescence pour enfants.

(Destinés plus aux enfants menacés de tuberculose qu'aux tuberculeux confirmés).

Argelès (Hautes-Pyrénées). Asile d'Argelès, 15 lits (300 fr. par an).

Brévannes (Seine-et-Oise). Pavillon J. Bergeron (en construction), 92 lits.

Champrosay (Seine-et-Oise). OEuvre des cures rurales. S. Minoret.

Épinay-sous-Sénart (Seine-et-Oise). Asile Sainte-Hélène, 40 lits.

Forges-les-Bains (Seine-et-Oise), 316 lits (Assistance publique de Paris).

La Roche-Guyon. Hôpital, 110 lits (Assistance publique de Paris).

II. Stations hivernales. — Les résidences d'hiver sont des plus utiles à bien connaître pour les tuberculeux du poumon; il ne faut pas rechercher pour eux, comme on l'a cru longtemps, le maximum de chaleur, mais une température relativement égale; un climat sans grandes variations hygrométriques, à l'abri des vents froids du nord, réalise les conditions favorisant la cure hygiénique de la tuberculose.

On sait la vogue dont ont joui et dont jouissent encore les *stations du littoral méditerranéen*, vogue justifiée si l'on sait n'y adresser que des tuberculeux relativement curables, et si ceux-ci se soumettent à l'hygiène nécessaire; ils doivent éviter les brusques écarts de température, redouter le soleil trop ardent, se garder du vent, fuir les plaisirs mondains, s'abstenir d'excursions lointaines.

Sous ces réserves, de nombreux tuberculeux se trouveront bien d'aller passer l'hiver à Cannes, à Nice ou à Menton. Menton est une station tonique; Cannes conviendrait, selon Daremberg, plutôt aux tuberculeux qui se congestionnent facilement. En réalité, il faut se méfier d'y adresser des tuberculeux éréthiques, à hémoptysies faciles; c'est en revanche le séjour d'élection de certaines tuberculoses torpides et à allure de scrofulo-tuberculose; la tuberculose infantile notamment y est souvent heureusement influencée.

Beaulieu, la baie de Toulon, Hyères, Bordighera, San-Remo offrent aux tuberculeux de bonnes stations d'hiver. Toutes ces stations du littoral, en raison de leur luminosité, peuvent permettre l'institution d'une cure solaire prudente qui, même lors de tuberculose pulmonaire, peut donner des résultats (Malgat).

Grasse, à 320 mètres d'altitude, est moins chaud que le littoral, mais peut être utilement recommandé aux phtisiques convalescents.

Ajaccio jouit d'un climat très doux et assez sédatif et convient à certains tuberculeux, que le voyage en mer n'effraie pas.

Alger a été vanté, non que le tuberculeux puisse sans danger résider à Alger même en raison des brusques changements de température, mais Mustapha supérieur, aux portes de la ville, peut offrir aux tuberculeux d'utiles ressources.

Arcachon, en raison de sa forêt de sapins, de l'absence de vents, de l'égalité de la température, de l'humidité de l'atmosphère, est justement recom-

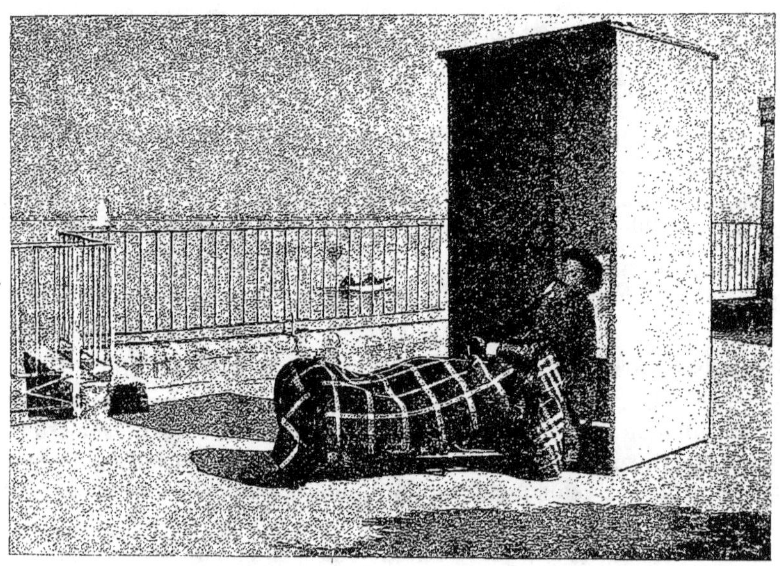

Fig. 104. — Cure de plein air marin à Arcachon. (Lalesque.)

mandé aux tuberculeux, même aux tuberculeux éréthiques. C'est une des stations d'hiver où l'on peut, avec le moins de risques et le plus de bénéfices, adresser des tuberculeux en évolution active ; il faut toutefois qu'ils y fassent un long séjour, y reviennent souvent plusieurs hivers consécutifs, y fassent la cure d'air (fig. 104) et la cure forestière telle qu'elle y est méthodiquement organisée (fig. 105). Ainsi s'observent parfois de véritables résurrections et souvent de durables améliorations.

Parmi les *stations terriennes*, la plupart plus humides, Dax, Pau (dont le climat, souvent favorable d'ailleurs, est particulièrement humide), Amélie-les-Bains sont assez fréquentés. Cambo a un climat d'une douceur exceptionnelle et convient particulièrement aux tuberculeux nerveux et à tou ceux qui ne se trouvent pas bien au bord de la mer.

En Italie, outre San-Remo et Bordighera, Castellamare et Sorrente, près de Naples, Catane et Palerme en Sicile, sont parfois conseillés, encore que leurs avantages soient moindres que ceux des stations que nous venons d'énumérer. Des stations comme Bordighera, en raison même de leur exceptionnelle insolation, ont toutefois des indications précises dans certains cas. Les lacs italiens sont surtout fréquentés au printemps et en automne, mais on séjourne parfois tout l'hiver à Pallanza, à Locarno, à Lugano.

En Suisse, les bords du lac de Genève et notamment Montreux, malgré une température assez basse en hiver, sont souvent recommandés, en raison de l'absence de vent du Nord, et de la fréquence des jours de soleil.

En Autriche, Abbazia, dans la partie septentrionale de l'Adriatique, a une température moyenne assez élevée, mais il y pleut souvent.

Arco et Meran, dans le Tyrol, quoique réputés, ne peuvent être conseillés qu'avec réserves, en raison de leur température peu élevée.

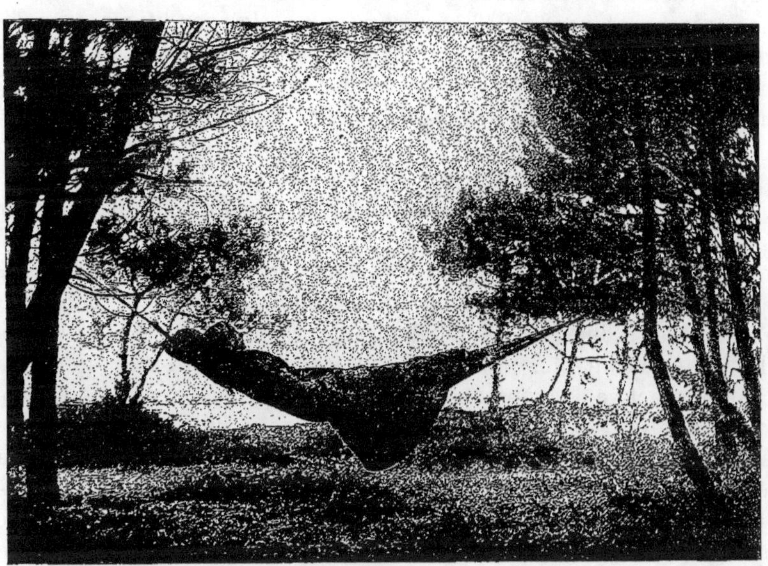

Fig. 105. — Cure forestière à Arcachon. (Lalesque.)

D'autres séjours d'hiver demandent un voyage plus long encore : l'Espagne, avec Malaga et Valence, l'Égypte, Corfou, Madère et les îles Canaries. Mais ce n'est que bien exceptionnellement que l'on pourra recommander et même permettre aux tuberculeux ces lointains voyages, qui ne sont pas compensés par les avantages de climat. Et enfin de nombreuses stations d'altitude peuvent être utilisées pour la cure hivernale.

III. **Stations d'été.** — En été le tuberculeux peut aisément à la campagne, quelle qu'elle soit, se soumettre à la cure hygiénique, pour peu qu'il évite les vallées humides, les climats trop ventilés, la trop forte chaleur qui lui enlève l'appétit et l'affaiblit.

L'altitude modérée offre souvent à cet égard de grandes ressources, et l'on peut conseiller plus particulièrement certaines stations thermales : le Mont-Dore et la Bourboule, Royat, Saint-Gervais, Bussang, Allevard, les Eaux-Bonnes, Bagnères-de-Bigorre, Luchon, etc. Dans les Alpes-Maritimes, on peut recommander Saint-Martin Vésubie (900 m.), Berthemont (850 m.) et Thorenc (1250 m.); cette dernière station, vu sa proximité du littoral méditerranéen et les qualités de son climat, serait particulièrement recommandable comme station d'été pour le tuberculeux qui a hiverné à Cannes ou dans les environs.

En Suisse de même, Glion et les Avants au-dessus de Montreux, et les innombrables stations d'été qui existent dans les divers cantons peuvent, en dehors des stations d'altitude proprement dites, fournir aux tuberculeux de bons endroits de séjour pour passer les mois chauds d'été. Ici encore il faut chercher le climat égal et éviter certaines stations trop éventées ou facilement humides.

IV. **Stations d'altitude.** — Ce sont surtout les stations d'altitude que l'on a vantées, comme permettant la cure non seulement pendant l'été, mais aussi le plus souvent pendant l'hiver, et réalisant les conditions climatériques les plus favorables pour la cure hygiénique. Par altitude l'on entend d'ordinaire les stations de montagne à partir de 1200 mètres. Elles ont été recommandées depuis que l'on a constaté qu'elles procuraient une immunité relative à ceux qui les habitent. L'air des hauteurs est très pauvre en germes; toutefois il diffère peu par ses qualités chimiques de l'air des plaines, et c'est surtout dans les conditions physiques qu'il faut chercher les avantages du climat d'altitude : la véritable action curative de l'air modifié par l'altitude réside dans l'effort même que l'organisme est obligé de faire pour s'y acclimater (Lagrange). Chez le tuberculeux, la stimulation de l'organisme se traduit par une facilité plus grande à respirer : l'inspiration et l'expiration sont plus profondes et plus complètes. Il en résulte une ventilation plus active du poumon qui modifie en peu de jours les phénomènes d'auscultation; le tuberculeux accomplit donc inconsciemment une gymnastique pulmonaire qui fortifie les muscles du thorax et augmente la capacité pulmonaire. L'expectoration diminue, comme on l'a souvent constaté à Leysin; et à l'auscultation on voit rapidement les râles humides se transformer en râles secs. La circulation, plus active à l'altitude, amène une décongestion des organes, en particulier des organes thoraciques. De plus, le séjour à l'altitude entraîne une hyperglobulie depuis longtemps notée et qui, quoique le plus souvent passagère, témoigne en faveur d'une rénovation sanguine utile à susciter. L'appétit augmente et permet la suralimentation. Les malades reprennent l'apparence de la santé et, se sentant plus forts, veulent souvent faire trop d'exercice. La cure de repos est, à l'altitude, toujours préférable à l'exercice, qui doit être dosé, pour ainsi dire, mathématiquement (Chuquet). C'est aussi à l'altitude qu'il convient souvent de mettre en pratique l'héliothérapie dont les effets remarquables, surtout sur les tuberculoses chirurgicales, a été récemment bien mis en lumière (Rollier, Rénon, etc.). Il s'agit toutefois ici encore d'une méthode qui doit être employée avec prudence et régulièrement surveillée.

L'altitude doit surtout être conseillée aux sujets jeunes, exempts habituellement de fièvre ou avec fièvre vespérale légère, dont les lésions sont encore peu avancées. Toutefois, c'est moins l'état local que l'état général qui doit faire juger de l'opportunité du traitement. Les hémoptysies ne constituent le plus souvent pas une contre-indication et sont d'ailleurs moins fréquentes à l'altitude que dans la plaine. La tuberculose laryngée n'est pas non plus toujours un obstacle à la cure et elle est souvent favorablement influencée. En revanche la tachycardie prononcée, l'existence de lésions cardiaques, l'artério-sclérose, l'emphysème marqué sont autant de contre-indications. Il faut naturellement détourner de la cure d'altitude tous les cas de tuberculose aiguë ou subaiguë. Les arthritiques et certains neurasthéniques supportent mal la cure en hiver. D'ailleurs il ne convient qu'exceptionnellement de laisser le malade prolonger la cure d'altitude au delà de six mois. Les malades qui font la cure d'hiver pourront gagner les hauteurs au commencement d'octobre et les abandonner au cours du mois de mars. La cure d'été peut se faire à partir de la fin de juin et prend ordinairement fin dans les premiers jours de septembre.

Les malades doivent naturellement prendre des précautions hygiéniques sévères : éviter de sortir avant l'échauffement de l'air par les premiers rayons solaires et ne pas rester dehors après le coucher du soleil, se garder du vent, être chaudement vêtus, ne pas s'exposer aux brusques changements de température.

Les stations d'altitude peuvent être divisées en stations d'hiver et stations d'été.

Seules les stations dans lesquelles existent des sanatoriums ou des hôtels bien aménagés peuvent servir pour la cure d'hiver. A Leysin, à Davos, à Montana, à Arosa on peut ajouter Andermatt (1444 m.), Wiesen (1454 m.), Saint-Moritz (1856 m.). Les Avants, quoique peu élevés relativement (985 m.), conviennent bien à la cure d'hiver.

Quant aux stations d'été, elles sont multiples, mais on ne doit conseiller que celles qui sont abritées du vent, qui présentent une vue étendue, un sol sec et perméable, des forêts dans leur voisinage permettant des promenades ombragées et faciles. Bon nombre des stations d'altitude pour touristes ne conviendraient à aucun degré à des tuberculeux. Parmi celles qui peuvent être recommandées, outre les noms que nous avons déjà cités, on peut indiquer en Suisse Adelboden (1356 m.), Saint-Beatenberg (1150 m.), Murren (1636 m.). Wengen dans l'Oberland; Bérisal (1521 m.), près de Brigue, Hospenthal (1484 m.), près d'Andermatt, Pontresina (1803 m.), Samaden (1728 m.), Silvaplana (1816 m.), mais toutes ces stations conviennent plus aux candidats à la tuberculose qu'aux tuberculeux confirmés. D'autres stations moins élevées, soit en France, soit en Suisse peuvent être recommandées dans les mêmes conditions : en Savoie, Mégève (1123 m.), Saint-Gervais (630 m.), Les Corbières (700 m.), au-dessus d'Aix-les-Bains; en Auvergne, le Mont-Dore et La Bourboule; dans les Vosges, Gérardmer et Bussang; cette dernière station est recommandable également par ses eaux légèrement arsenicales et ferrugineuses qui ont une action reconstituante sur le sang, souvent fort nette; dans le Jura, Ballaigues (858 m.), le Pont (1030 m.), Saint-Cergues (1046 m.), dont l'air vif et tonique, excellent pour les débiles, ne doit pas être affronté par les tuberculeux confirmés; dans les Alpes suisses, toutes les stations d'altitude moyenne répondent aux conditions climatériques que nous avons mentionnées.

V. **Cure marine. Sanatoriums marins.** — Les climats maritimes, de longue date conseillés dans la tuberculose, puisque Laënnec recommandait

la cure marine, sont surtout indiqués chez les tuberculeux jeunes, souvent
qualifiés de scrofulo-tuberculeux et chez lesquels la tuberculose pulmonaire

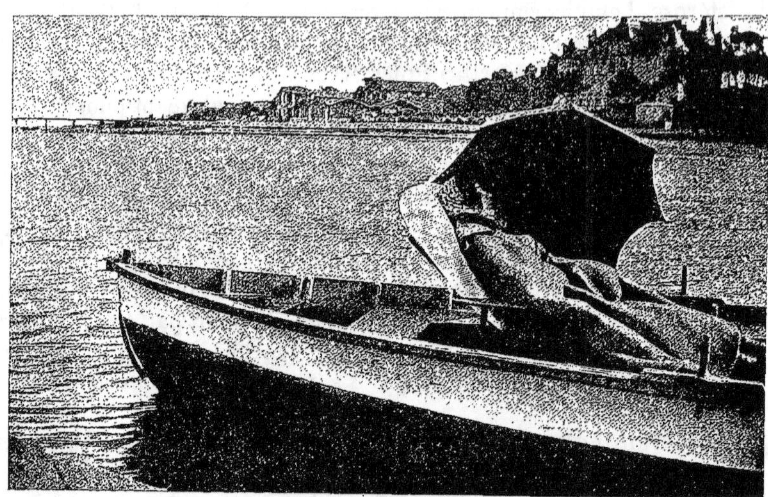

Fig. 106. — Cure de barque à Arcachon. (Lalesque.)

est associée à une tuberculose cutanée, articulaire ou ganglionnaire. C'est
même là, lorsque la tuberculose pulmonaire reste latente, que le climat
marin trouve ses meilleures indications, c'est-à-dire surtout lors de tuberculose chirurgicale.

Toutefois la cure marine, proscrite longtemps pour la *tuberculose pulmo-*

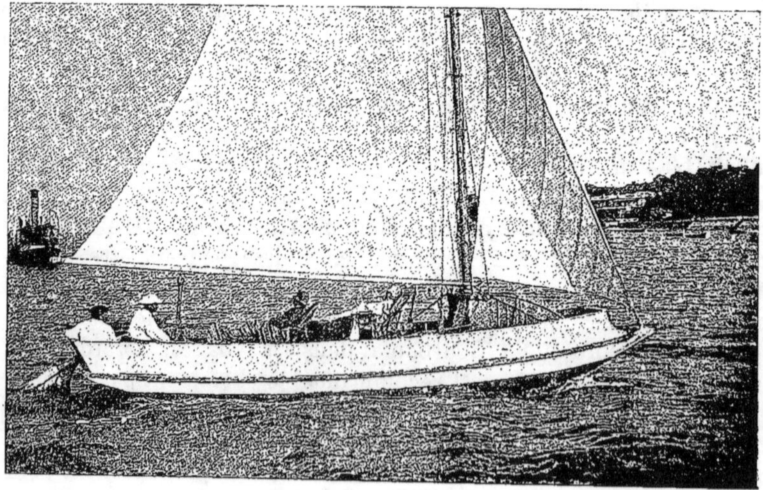

Fig. 107. — Cure de barque à Arcachon. (Lalesque.)

naire, convient à certaines formes (Lalesque), notamment à la forme torpide
apyrétique, jadis qualifiée de phtisie scrofuleuse; mais, à cet égard, on doit
distinguer entre le littoral de la Manche, celui de l'Atlantique, celui de

Méditerranée. La Manche ne convient que peu aux tuberculeux, sauf
ans certains cas de phtisie torpide à la première période, dans lesquels
Roscoff et certaines autres stations pourraient être utiles. Dès que les
ésions deviennent profondes, qu'il y a de la fièvre, des hémoptysies, le
limat de la Manche est formellement contre-indiqué. L'Atlantique convient
mieux aux tuberculeux, alors même qu'il s'agit de formes fébriles ou hémoptoïques, à condition de les adresser à Arcachon (dont nous avons dit plus
haut les avantages et dont le bassin offre la possibilité de cures d'aération
en barque souvent indiquées (fig. 106 et 107), ou parfois à Hendaye, mais non
à Biarritz dont ils doivent être écartés. La Méditerranée convient enfin aux
tuberculeux indolents et lymphatiques, mais nullement à ceux atteints de
formes éréthiques et congestives. Cette division, récemment proposée et
discutée, est quelque peu schématique et ne saurait être acceptée sans
réserve : le climat marin, utile indiscutablement dans certaines formes de
tuberculose pulmonaire, notamment dans les formes au début torpides, ne
doit leur être appliqué qu'avec une grande prudence et de préférence dans
des plages particulièrement abritées comme Hendaye, Arcachon, Giens,
Cannes, etc. La croisière en mer est parfois, mais sous les mêmes réserves,
un moyen de bien réaliser la cure marine.

Mais où la cure marine est indiquée sans contestation, c'est dans la *scrofule* et dans toutes ses manifestations, c'est dans la plupart des *tuberculoses
locales* ; c'est pour soigner celles-ci qu'ont été fondés la plupart des sanatoriums marins dont voici la liste :

Sanatoriums marins.

1° Sanatoriums populaires.

(Faiblement payants ou gratuits).

Arcachon (Gironde) :
  1° S. d'Arcachon, 200 lits (2 fr. par jour) (les tuberculeux pulmonaires sont exclus);
  2° S. du Moulleau, 60 lits (pour les protestants).
Banyuls-sur-Mer (Pyrénées - Orientales).
  Hôpital marin, 200 lits (2 fr. par jour, de 3 à 14 ans).
Berck-sur-Mer (Pas-de-Calais) :
  1° Hôpital maritime, 1200 lits (scrofu-leux de 4 à 15 ans); s'adresser à Paris aux Enfants Malades, ou à Trousseau;
  2° Hôpital Bouville, service des En-fants Assistés de la Seine, 500 lits. As-sistance médicale des départements, en-fants et adultes sexe masculin;
  3° Hôpital Vincent, service des En-fants Assistés de la Seine, 400 lits. As-sistance médicale des départements, en-fants et adultes sexe féminin;
  4° Hôpital Rothschild, 200 lits (réservé aux bénéficiaires de la charité privée de la baronne de Rothschild);
  5° Hôpital Cazin-Perrochaud, 400 lits, reçoit les garçons de 5 à 13 ans, les

filles de 3 à 16 ans (50 fr. l'été, 40 fr. l'hiver par mois);
  6° Sanatorium de l'Oise et des dépar-tements;
  7° Sanatorium Beaudessin, reçoivent des pensionnaires particuliers ; enfants des deux sexes.
Cannes (Alpes-Maritimes). Asile Dollfus, 40 lits, du 10 octobre au 30 juin. Genève, 6, boulevard du Théâtre.
Cap Breton (Landes). Asile Sainte-Eu-génie, 60 lits, réservé aux lymphatiques, rachitiques, scrofulo-tuberculeux (les tuberculeux pulmonaires sont exclus).
Cerbère (Pyrénées-Orientales). S. de Saint-Jean-de-Dieu, 34 lits (5 à 17 ans).
Cette (Alpes-Maritimes), sanatorium 450 lits (pour protestants).
Le Croisic (Loire-Inférieure). Maison de Saint-Jean-de-Dieu, 150 lits. A Paris, 223, rue Lecourbe.
Fouras (Charente-Inférieure). S. de Fouras, 25 lits) pour les enfants, filles et gar-çons du département).
Giens, par Hyères (Var), Hôpital Renée Sabran, 150 lits dépendant des hospices

de Lyon et réservés aux malades de la région, 100 lits de filles, 50 lits de garçons. Hospice de la Charité à Lyon.

Hendaye (Basses-Pyrénées). S. d'Hendaye, 628 lits. Assistance publique de Paris, réservé aux enfants prétuberculeux, anémiés ou déprimés.

Marseille. S. Marin Jean Martin, 22 lits (6 à 10 ans).

Nice (Alpes-Maritimes). Œuvre des Enfants infirmes, quartier de Montboron, 50 lits.

Pé-au-Midy, près Paimbœuf (Loire-Inférieure). S. du Pé-au-Midy, 25 lits, Filles de la Sagesse de Saint-Laurent-sur-Sèvre, soins gratuits.

Pen-bron, près le Croisic (Loire-Inférieure). Hôpital marin, 300 lits pour scrofuleux de 4 à 15 ans (1 fr. 80 par jour). Demandes, 2, place de la Duchesse-Anne, à Nantes.

Pornic (Loire-Inférieure). Sanatorium pour convalescents et anémiques.

Le Pradet (Alpes-Maritimes). Station des cures marines. Œuvre de Villepinte, 12 lits (2 fr. 50 à 3 fr.).

Roscoff (Finistère). S. maritime, 80 lit (1 fr. 80 par jour); garçons de 3 à 14 ans, filles de tout âge.

Royan, Établissement de la Triloterie (l'été seulement), 25 lits (65 fr. par mois).

Saint-Trojan, île d'Oléron (Charente-Inférieure), 200 lits (1 fr. 70 à 2 fr., les tuberculeux pulmonaires sont exclus.

San Salvadour, près Hyères (Var), 200 lits (3 à 12 ans).

Zuydcoote, près Dunkerque (Nord). Hôpital marin, 1200 lits (remplace le sanatorium de Saint-Pol-sur-Mer) pour malades indigents (1 fr. 50 par jour) ou pensionnaires, garçons jusqu'à 15 ans, filles jusqu'à 18 ans.

2° Sanatoriums payants.

Berck-sur-Mer :

1° Institut orthopédique, 300 lits, Maison Saint-François-de-Sales; 2° Clinique orthopédique; Institut Notre-Dame des Sables et très nombreuses villas (à prix de pension variant de 60 à 125 fr. par mois).

Malo-les-Bains (Nord), 80 lits (3 à 8 fr. par jour, non compris le traitement chirurgical et hydrothérapique).

La Baule-Escoublac. Institut Verneuil, 60 lits (10 fr. par jour). Secrétariat général, 4, rue du Général-Foy, pour les prédisposés à la tuberculose.

Moëlan (Finistère). Maison de Kerfany, près de Quimperlé, 50 lits, anémiques et maladifs de moins de 15 ans.

De tous ces sanatoriums marins, la plupart sont destinés surtout à la cure des enfants débiles, lymphatiques, scrofuleux, rachitiques, atteints de tuberculose externe; quelques-uns seulement admettent des enfants déjà atteints de tuberculose pulmonaire. Hendaye et Hyères, Giens, San-Salvadour, l'asile Dollfus, Cannes acceptent certains cas torpides. La plupart ont donc pour objectif, non de guérir la tuberculose pulmonaire, mais de prévenir son éclosion en traitant les divers états qui précèdent si souvent son évolution.

Aussi devrait-on logiquement les rapprocher des œuvres diverses telles que les colonies de vacances et les œuvres dites de préservation (comme l'œuvre de préservation du professeur Grancher) qui remplissent une fonction analogue; mais leur énumération nous entraînerait trop loin.

En résumé, l'aérothérapie dans le traitement de la tuberculose, externe ou pulmonaire, larvée ou avérée, dispose de ressources nombreuses. Mais il convient, avant de diriger un malade vers un sanatorium ou une station hivernale, avant de lui conseiller l'altitude ou le climat marin, de préciser exactement son état, car chaque mode d'aération comporte ses indications et ses contre-indications. Autant, conseillés à bon escient, ils rendent d'utiles services, autant ils peuvent être nocifs employés sans opportunité. Ils n'ont enfin de valeur réelle que s'ils sont associés aux autres éléments de la cure hygiénique et médicamenteuse.

PIERRE LEREBOULLET.

ANG (EXAMEN CLINIQUE).

PRISE DU SANG. — Le sang destiné à l'étude peut être recueilli de trois
manières : par piqûre, par ventouses scarifiées, ou par aspiration dans une
veine.

La *piqûre*, qui représente un procédé simple et, la plupart du temps,
suffisant, sera pratiquée au moyen d'un vaccinostyle ou d'une petite lancette à saignée. On choisira de préférence l'extrémité d'un doigt (pulpe ou
face dorsale); d'autres auteurs recommandent le lobe de l'oreille. La peau
est soigneusement lavée au savon, puis passée à l'éther. Il ne faut ni frictionner trop fort, ni employer trop d'éther : car les troubles de la circulation locale amènent des modifications nuisibles. On laisse sécher, afin que
le sang ne puisse être mélangé à aucune substance chimique susceptible de
l'altérer; puis on enfonce d'un coup sec l'instrument flambé au préalable :
la piqûre doit être peu profonde et n'éveiller qu'une très légère douleur.
On laisse s'échapper, sans l'utiliser, la première goutte de sang, et on
recueille les autres, sans exercer de pression trop énergique afin d'éviter
toute lésion des éléments figurés.

Les *ventouses scarifiées* permettent d'obtenir facilement une assez grande
quantité de sang et de sérum. Il faut éviter, pour chauffer la ventouse, de
se servir d'une mèche trop imbibée d'alcool, car des traces de ce liquide
déterminent des altérations hématiques importantes. Récemment MM. Gilbert et Baudoin ont proposé le procédé suivant. On applique sur la région
lombaire, après scarifications préalables, une grosse ventouse à robinet, où
l'on fait le vide avec la pompe de l'appareil Potain. Ensuite, par l'ajutage,
on introduit en deux fois 10 c. c. de fluorure de sodium en solution saturée;
cette solution lave les plaies et rend incoagulable le sang qui s'écoule et
vient remplir la ventouse. On peut ainsi recueillir 40, 100 et même 150 gr.
de liquide, quantité suffisante pour certaines recherches cliniques, en
particulier pour le dosage du glycose.

S'il devient nécessaire de recueillir aseptiquement une certaine quantité
de sang, l'*aspiration dans une veine* devra être pratiquée. On choisit une
veine de l'avant-bras ou du pli du coude. Le manuel opératoire rappelle
celui de la saignée. Le bras du malade est serré au-dessus du coude par
une bande; puis on lave et on aseptise avec soin la peau de la région : avec
les doigts de la main gauche on maintient légèrement une des cordes
veineuses qui font saillie. On prend la seringue stérilisée dans l'autre main
et, dans le sens du courant veineux, on pique avec l'aiguille maintenue
obliquement comme pour enfiler le vaisseau et en évitant de le traverser de
part en part. On aspire ensuite avec lenteur; une fois la seringue pleine,
on relâche la bande, puis on retire l'aiguille rapidement, et l'on recouvre le
point de la piqûre avec un petit pansement légèrement compressif; on peut
se contenter d'introduire dans la veine l'aiguille sans seringue, munie ou
non d'un petit tube en caoutchouc et on recueillera directement dans un
tube stérilisé le sang qui s'écoulera.

EXAMEN DU SANG. — L'*examen direct du sang*, tel qu'il circule dans les
vaisseaux (plasma, globules), n'est guère possible en clinique; et les

méthodes de recherches, même réduites à leurs principes essentiels, ont des buts si différents que l'analyse, pour donner des résultats utiles, devra se fractionner et porter le plus souvent non sur le sang complet, mais sur ses éléments, que divers artifices de préparation permettent d'isoler.

Ainsi comprise, l'étude clinique portera principalement : 1° *sur les propriétés physico-chimiques du sang complet*; 2° *sur celles du sérum*; 3° *sur sa bactériologie*; 4° *sur la morphologie des éléments figurés.*

I. Étude clinique des propriétés physico-chimiques du sang complet. — Quelque intéressant que puisse être, en physiologie comme en pathologie, le dosage exact des éléments du sang, *glycose, urée* et *sels minéraux*, par exemple, il s'agit là de recherches spéciales relevant uniquement du laboratoire et qui, par suite, ne sont pas d'une application pratique. De même, les variations de la *densité*, de la *viscosité* sont encore d'une recherche et même d'une interprétation trop délicates. Les applications de la *cryoscopie* à l'hématologie seront décrites à part (V. Cryoscopie). En revanche, la *couleur du sang*, sa *teneur en hémoglobine*, sa *coagulabilité*, ses *réactions spectroscopiques* pourront être assez facilement appréciées.

a) **Couleur.** — Recueilli par simple piqûre du doigt, le sang des artères et des capillaires se présente chez l'homme sous la forme d'un liquide rouge vif, couleur due à la présence de l'oxyhémoglobine. Dans l'asphyxie ou dans la cyanose, cette couleur passe au rouge violacé ou même noirâtre, teinte qui normalement caractérise le sang veineux. Au cours des anémies graves, au contraire, le liquide passe au rose clair et peut devenir presque incolore; c'est l'*hydrémie* des anciens auteurs; en cas de leucémie l'aspect devient rose, parfois même opalescent, presque pyoïde.

b) **Hémoglobine.** — L'intensité de la coloration du sang dépend de sa richesse en hémoglobine. Cette substance albuminoïde, riche en fer, constitue les 9 dixièmes du globule rouge et assure la respiration des tissus, grâce à sa combinaison avec l'oxygène, d'où résultera la production de l'oxyhémoglobine ultérieurement dédoublable en ses deux éléments constitutifs.

Cette hémoglobine cristallise suivant des formes qui varieront avec les espèces animales, propriété utilisée en médecine légale pour caractériser les taches de sang suspectes.

Méthodes. — Le dosage précis de l'hémoglobine n'est pas possible en clinique et l'on doit recourir à différents appareils colorimétriques permettant une évaluation approximative, mais le plus souvent suffisante.

α) L'*hémochromomètre de Malassez* (fig. 108) permet de déterminer le chiffre total de l'hémoglobine contenue dans 100 parties de sang. Le principe de l'appareil consiste à comparer la teinte d'une lame de verre colorée, servant d'étalon, à celle d'une solution titrée de sang dans l'eau distillée (généralement 1 pour 100), solution dont on fait varier l'épaisseur, au moyen d'un cylindre plongeant à volonté dans la cuvette qui contient le liquide. Les mouvements de ce cylindre sont transmis par une crémaillère à une aiguille se mouvant sur un cadran gradué. Une fois l'égalité de teinte obtenue, le chiffre indiqué par l'aiguille indique le pourcentage de l'hémoglobine, si la solution sanguine était *au centième*. Pour un sang normal, le chiffre trouvé doit être de 14 ; par conséquent 100 parties de sang contiennent 14 gr. d'hémoglobine.

β) L'*hémoglobinimètre de Gowers*, modifié par Sahli, permet de comparer à un tube étalon un autre tube de même diamètre et gradué, dans lequel on dilue une quantité connue de sang en ajoutant progressivement de l'eau distillée jusqu'à égalité de coloration. La teinte du tube témoin représente le chiffre 100, correspondant à une dilution de sang normal opérée dans les mêmes con-

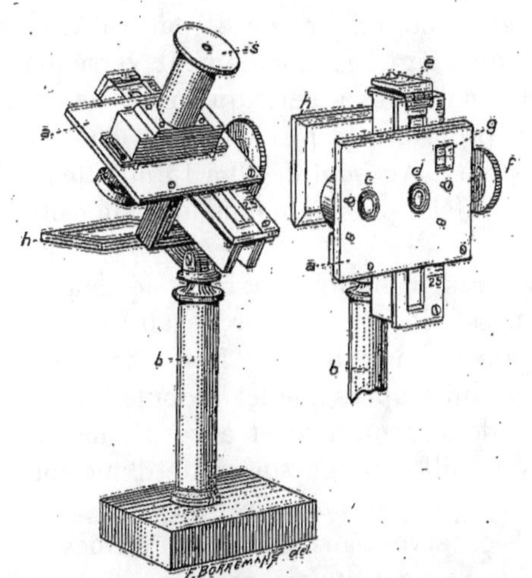

Fig. 108.
Hémochromomètre de Malassez.

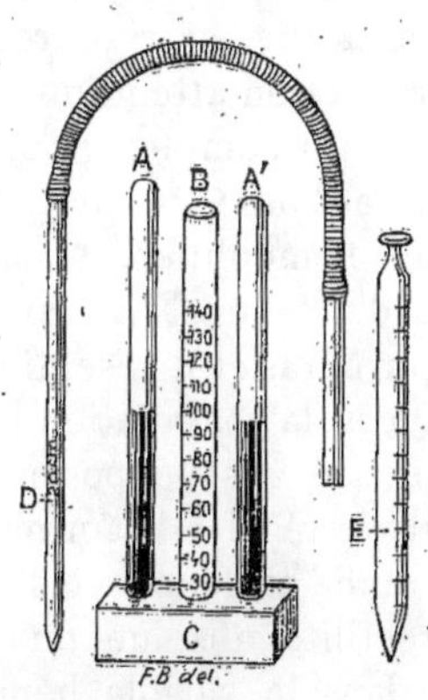

Fig. 109.
Hémoglobinimètre de Gowers.

ditions que celle dont on cherche à mesurer la richesse. Donc, suivant que dans le tube gradué il faut ajouter l'eau jusqu'au trait 50, 60 ou 95, pour obtenir l'égalité de teinte, on conclut que le sang considéré contient, 50, 60 ou 95 pour 100 du taux normal d'hémoglobine.

γ) Par le *procédé de Talqvist* (fig. 110), on juxtapose à une échelle chromomètrique une feuille de papier buvard sur laquelle on a laissé tomber une goutte du sang à examiner.

δ) Hayem a proposé un procédé spécial destiné à mesurer la *valeur globulaire* ; nous y reviendrons plus loin à propos des globules rouges.

ε) Nous étudierons dans un autre chapitre la méthode d'Hénocque, fondée sur la *spectroscopie*.

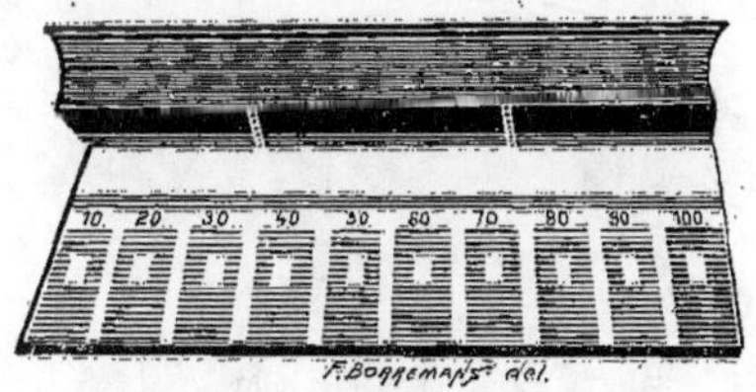

Fig. 110.
Hémoglobinimètre de Talqvist.

Résultats. — Les différents appareils que nous venons de passer en revue donnent des résultats comparables en ce sens qu'à défaut de mesures précises, ils permettent d'apprécier les variations du taux de l'hémoglobine.

Dans la cyanose, ce taux s'élève souvent sensiblement (V. POLYGLOBULIE) : dans les anémies graves, l'abaissement est souvent si accentué que l'on peut observer avec le Gowers, les chiffres de 15 et même de 5 au lieu de 100.

Néanmoins l'hypoglobulie et l'hypohémoglobinémie ne présentent pas nécessairement une progression parallèle.

c) **Coagulabilité.** — La coagulation sanguine résulte de la transformation du fibrinogène en fibrine sous l'action d'un ferment soluble coagulant, ou plasmase. Il est possible, sinon de mesurer l'activité de ce ferment, du moins d'apprécier grossièrement la coagulabilité du sang et les caractères du caillot.

Le sang, de préférence obtenu par ponction veineuse, par ventouses scarifiées ou simplement par piqûre du doigt, est rapidement versé dans une série de petits tubes à fond plat, analogues à ceux qu'on utilise pour le séro-diagnostic, et rigoureusement propres. On place le tout dans un endroit frais et on attend quelques instants. Au bout de 10 à 15 minutes, la coagulation est complète ; puis, dans un délai plus ou moins long, le caillot se rétracte et laisse sourdre le sérum.

Chez les hémophiles, le sang peut rester liquide au bout de deux et même de dix heures. La coagulation est de même retardée au cours de certains purpuras et des septicémies graves (sang dissous). Dans ces mêmes circonstances, la coagulation peut se produire après que les globules rouges ont commencé à se déposer au fond de l'éprouvette et à se séparer du plasma ; il en résulte la formation d'un caillot rouge surmonté d'une zone jaunâtre, riche en leucocytes et coagulée (*coagulation plasmatique*).

L'irrétractilité absolue du caillot s'observe dans certaines formes de purpura, dans la variole hémorragique, dans l'anémie pernicieuse aplastique, dans les cachexies. En revanche, les hémorragies répétées ou considérables, certaines infections, spécialement les pneumococcies, le rhumatisme articulaire aigu, augmentent la coagulabilité sanguine ; c'est l'*hypérinose* des anciens auteurs. Enfin le caillot peut devenir friable et même se redissoudre,

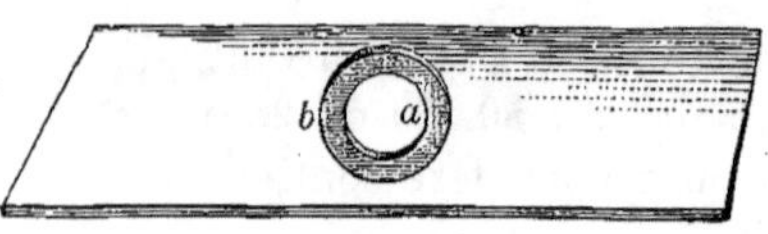

Fig. 111. — Cellule à rigole.

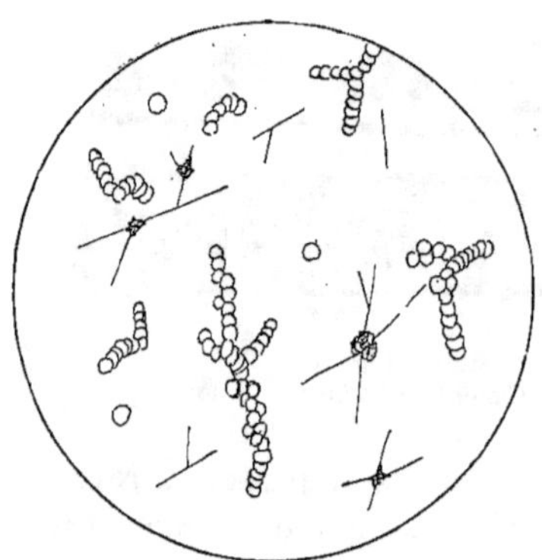

Fig. 112. — Sang : réseaux fibrineux, type normal.

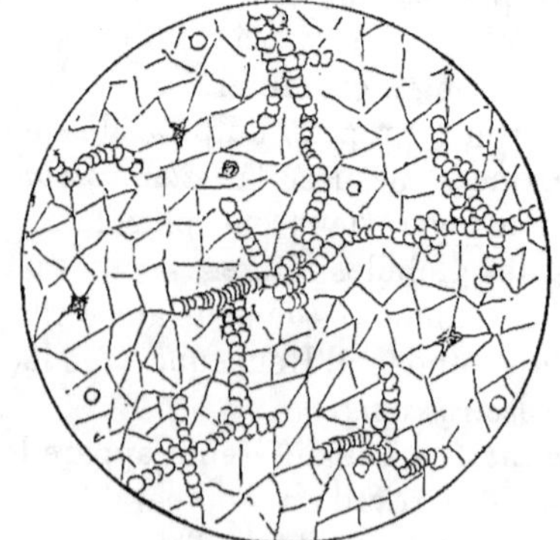

Fig. 113. — Sang : réseaux fibrineux, type phlegmasique.

au bout d'un temps plus ou moins long (hémoglobinurie, ictère grave).

On peut également, suivant la méthode d'Hayem, examiner sous le

microscope la coagulation d'une goutte de sang déposée dans la cellule à
rigole et recouverte d'une lamelle. Les globules rouges se disposent en
piles séparées par des espaces dans lesquels se développe ultérieurement
un réticulum fibrineux plus ou moins abondant (fig. 111, 112 et 113). Normalement, comme au cours de la fièvre typhoïde, de la granulie, ce réticulum n'est pas très développé. Dans d'autres infections au contraire
(pneumonie, rhumatisme articulaire), dans la goutte aiguë, les fibrilles sont
épaissies et abondantes, les globules blancs deviennent nombreux ; les
hématoblastes se réunissent en placards, en un mot le sang prend le caractère phlegmasique. Tels sont les renseignements sur lesquels s'appuie le
fibrino-diagnostic.

   d) **Spectroscopie.** — Examinée au spectroscope, une solution d'oxyhémoglobine donne deux bandes étroites d'absorption, situées l'une près

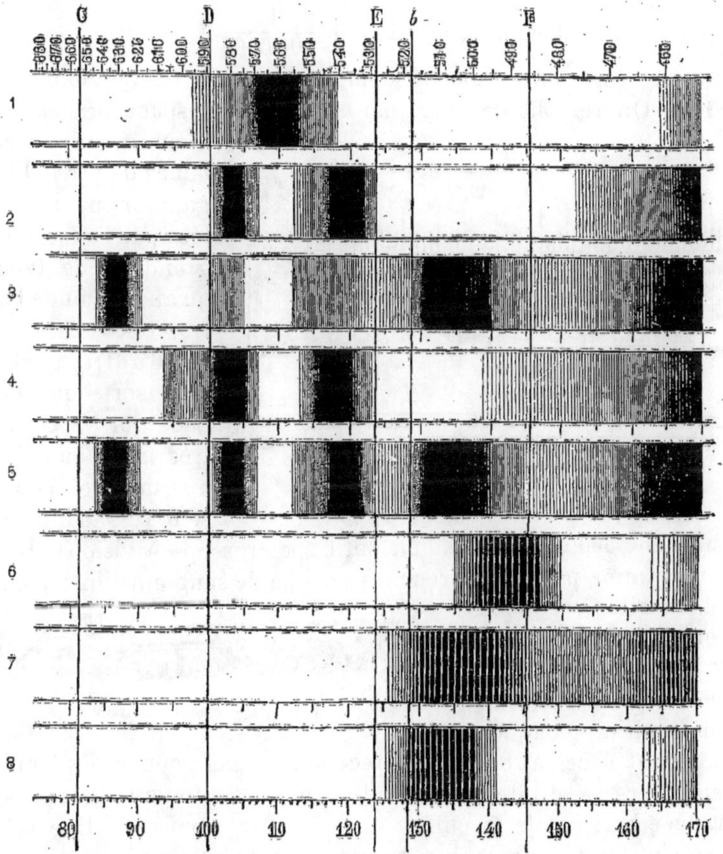

Fig. 114. — Analyse spectroscopique (d'après Hayem). — 1. Hémoglobine réduite; 2. Oxyhémoglobine
3. Méthémoglobine en solution acide; 4. Méthémoglobine en solution alcaline; 5. Mélange de
méthémoglobine et d'oxyhémoglobine; 6. Urobiline dans l'urine acide; 7. Pigments biliaires dans
l'urine; 8. Urobiline en solution dans l'urine traitée par le chlorure de zinc ammoniacal.

de l'autre dans le jaune, jaune vert, entre les raies D et E de Fraunhofer
(fig. 114). Le sulfure d'ammonium transforme les deux bandes en une

seule plus large, située elle aussi entre D et E (bande de Stokes) et caractéristique de *l'hémoglobine réduite*. En revanche, l'adjonction du sulfure
d'ammonium ne détermine aucun changement dans le spectre de l'hémoglobine oxycarbonée, semblable à celui de l'oxyhémoglobine. On conçoit
l'importance d'une pareille constatation pour la recherche, dans le sang, des
traces d'une intoxication par l'oxyde de carbone. On peut également, dans
l'intoxication due à certains agents hémolytiques, rechercher dans le sang
frais le spectre de la *méthémoglobine* qui donne, outre les deux bandes
ci-dessus indiquées, une troisième bande plus large située dans le rouge
entre C et D. Mais il faut que cette substance constitue au moins 5 pour 100
de la matière colorante.

Pratiquement, la spectroscopie peut servir aussi à déceler la présence du
sang dans un liquide pathologique ou suspect au point de vue médico-légal.
On reconnaît ainsi la présence de l'hémoglobine dans une solution, même
quand elle n'existe que dans la proportion de $\dfrac{1}{100\,000}$.

Hénocque s'est servi de la spectroscopie pour doser l'hémoglobine du
sang (fig. 115). On remplit de sang, par capillarité, l'espace prismatique
ménagé entre deux lames de verre d'iné-
gale longueur, acco-
lées par l'un de leurs
grands bords, tandis
qu'au niveau de l'au-
tre, elles s'écartent
graduellement de
telle sorte que l'es-
pace qui les sépare,
très faible au début,
augmente d'épais-
seur vers la droite et

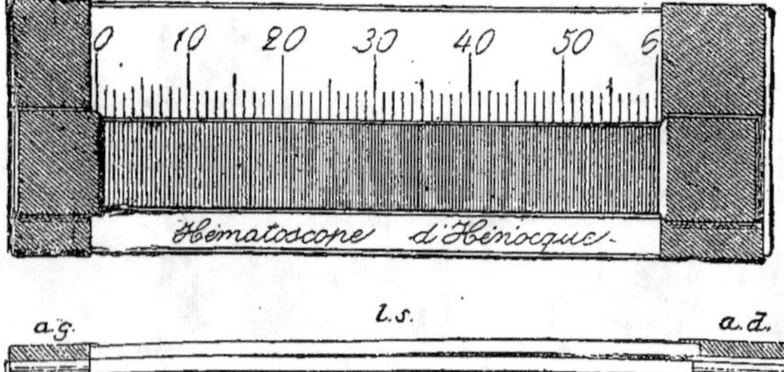

Fig. 115. — Hématoscope d'Hénocque.

mesure finalement 300 μ. A l'aide d'un petit spectroscope à vision directe
(fig. 116), on examine par transparence la couche de sang ainsi interposée,
en allant de droite à gauche
jusqu'à ce qu'on arrive au point
où les deux bandes d'hémoglobine présentent une intensité et
une largeur égales. Quelques

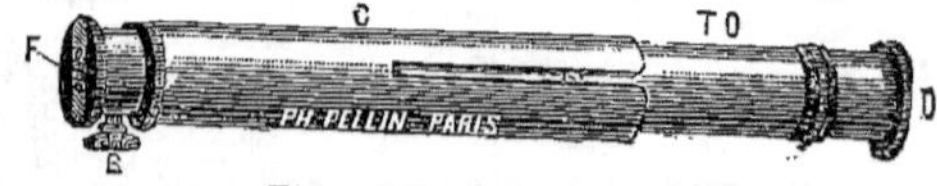

Fig. 116. — Spectroscope.

tâtonnements sont nécessaires, car, en reculant vers la gauche, les bandes
s'affaiblissent; vers la droite elles tendent à se confondre; on lit sur
l'échelle graduée horizontale le chiffre de millimètres marqué. Une table
indique la quantité d'hémoglobine correspondante. Normalement, pour
obtenir le chiffre de 14 pour 100, il faut s'arrêter au 13e millimètre, correspondant à un écartement des lames égal à 70 μ.

II. **Examen clinique du sérum sanguin.** — En médecine expérimentale, on étudie volontiers le *plasma sanguin*, c'est-à-dire le liquide
obtenu par centrifugation du sang rendu incoagulable, et qui en représente

réellement la partie liquide. En clinique, on se contente de recueillir le *sérum*, c'est-à-dire la sérosité que laisse transsuder le caillot sanguin et qui répond théoriquement au plasma, moins la fibrine. En réalité le sérum est un produit artificiellement obtenu *in vitro* et pouvant contenir des substances qui n'existent pas dans le sang circulant et que met en liberté la désintégration partielle des éléments du caillot. On reçoit, à cet effet, une certaine quantité de sang (quelques centimètres cubes) dans un ou plusieurs vases et on laisse coaguler. Au bout d'un temps variable (environ une heure), le caillot commence à se rétracter et à laisser sourdre le sérum; au bout de quelques heures on décante au moyen d'une pipette.

1° **Aspect**. — La teinte jaune clair du sérum humain normal est due à un pigment spécial : la lutéine. Chez les cachectiques, les anémiques, le sérum devient pâle, et, suivant l'expression de Gilbert, il y a *hypo-sérochromie*; chez les ictériques, le liquide est d'une couleur jaune citron. Une teinte rose ou rouge vif décèle la dissolution de l'hémoglobine (*sérum laqué*), phénomène qui se produit pathologiquement, en cas d'hémoglobinémie accompagnant l'hémoglobinurie (intoxication aiguë par l'arsenic, hémoglobinurie paroxystique essentielle, etc.); mais il faut avoir soin d'éviter certaines causes d'erreurs, en particulier, la moindre trace d'humidité dans le tube où l'on reçoit le sang.

Normalement le sérum est d'une transparence parfaite; il peut devenir *opalescent* ou franchement *lactescent* : en cas de goutte, de néphrite épithéliale, d'infection aiguë (principalement fièvre typhoïde); une telle modification n'influe pas sur le pronostic et constitue plutôt une curiosité qu'un signe pathognomonique; elle révèle pourtant, en dehors de la digestion, un état pathologique.

2° **Propriétés physico-chimiques**. — Le *point cryoscopique* du sérum humain (Δ) est normalement de —0°,56 (V. Cryoscopie). Nous ne pouvons entrer dans l'appréciation de son alcalinité, dans les détails de son analyse chimique, ni dans l'énumération des substances diastasiques ou similaires (précipitines, agglutinines, alexines, sensibilisatrice, etc.) qu'il renferme (V. Séro-diagnostic, Wassermann, Opsonines).

Rappelons que la chaleur et les acides amènent la coagulation en masse due à la présence d'albumine (sérine + globuline) dont le poids atteint environ 70 gr. par litre.

Nous avons dit que le sérum des ictériques prenait une teinte jaune ou verdâtre caractéristique de la présence des *pigments biliaires*; d'autres fois, ces pigments sont trop peu abondants pour se révéler à un examen grossier. Gilbert et ses élèves ont spécialement étudié les méthodes capables d'apprécier cette *cholémie*, qui joue un rôle si important dans la pathologie hépatique. Le spectroscope permet de constater que toute la partie droite du spectre est éteinte, mais ce signe appartient à tous les pigments. Il vaut mieux rechercher la *réaction de Gmelin*. Dans ce but, on introduit un peu de sérum dans un petit tube à bord plat de 1/2 centimètre de diamètre, puis, à l'aide d'une pipette, on fait arriver un peu d'acide nitrique nitreux; à la limite de séparation se produit un coagulum albumineux blanchâtre, à l'union de l'acide nitrique, au-dessus de la teinte jaune de l'acide, apparaît un petit anneau bleuâtre avec reflet légèrement vert; si la bilirubine est plus abondante, on constate même la présence d'une série de petits anneaux superposés, passant du violet au bleu et au vert, en allant de bas en haut. MM. Gilbert et Herscher admettent que la série de tous les anneaux est perceptible quand le sérum contient plus de 1 gr. de bilirubine pour 5500 c. c. de sérum; au-dessous de 1/7 000, seul persiste l'anneau bleu qui disparaît au-dessous de 1/40 000; ce chiffre est très important, car il caractérise la réaction limite et sert de base au procédé colorimétrique préconisé par ces auteurs, procédé applicable en clinique à l'aide du *cholémimètre* de Gilbert, Herscher et Posternak. Le principe de la méthode consiste à diluer, avec un sérum artificiel d'une composition spéciale, un sérum riche en bilirubine, jusqu'à ce qu'il donne la réaction limite; à ce moment il contiendra 1 gr. de bilirubine pour 40 000 c. c. Connaissant la quantité initiale de sérum dilué, celle du sérum artificiel, il sera facile de calculer la teneur en bilirubine du sérum initial. En pratique, à 1/2 c. c. de sérum on ajoute, dans une série de tubes, un nombre croissant de vingtièmes de centimètres cubes du sérum à doser. Si l'on constate qu'il faut α vingtièmes pour donner la réaction limite, si l'on désigne par x la quantité de bilirubine et que l'on considère que 1/2 c. c. corespond à 10 vingtièmes, on a l'équation suivante :

$$\frac{a x}{20} \text{ (Quantité d'urobiline contenue dans le tube)} = \frac{1}{40\,000}$$

$$\frac{10 + a}{20} \text{ (Dilution du mélange)}$$

ou bien

$$x = \frac{10 \times a}{a} \times \frac{1}{40\,000}.$$

Dans la cholémie familiale le taux de bilirubine varie le plus souvent entre 1 p. 10 000 et 1/25 000, la proportion atteint 1/3 000 dans la cirrhose biliaire et 1/900 au cours de l'obstruction chronique du cholédoque.

III. **Examen bactériologique du sang.**

— Cet examen se pratique de trois manières, suivant qu'on examine directement le sang, qu'on cherche à le cultiver, ou bien qu'on l'inocule directement aux animaux.

a) **Examen direct.** — α) *Technique.* — On peut examiner au microscope une goutte de sang frais recueillie par la piqûre du doigt, déposée simplement sur une lame et recouverte d'une lamelle. Il vaut mieux sécher rapidement, fixer à l'alcool-éther pendant quelques secondes et colorer par une méthode appropriée (violet, bleu de méthylène, Gram, Ziel). Un examen microscopique, pratiqué à l'aide d'un objectif à immersion permettra de caractériser morphologiquement les divers microbes.

Cette méthode présente un grand nombre d'inconvénients. Il faut que les microbes soient bien nombreux pour qu'une goutte de sang puisse les déceler. Les méthodes suivantes ont pour but de recueillir une quantité de sang relativement considérable, d'attendre la formation du caillot qui retient les microbes dans son réticulum fibrineux, de dissoudre ce caillot et d'examiner au microscope le dépôt obtenu par centrifugation.

Le procédé de Jousset ou *Inoscopie* consiste à recueillir aseptiquement le sang par ponction de la veine ou ventouses scarifiées. Puis on lave soigneusement le caillot; on fait dissoudre la fibrine dans un suc gastrique artificiel; on centrifuge ensuite le liquide et on colore le dépôt.

L'*homogénéisation du caillot* est obtenue par Bezançon, Griffon et Philibert, en broyant le caillot et le faisant bouillir dans une solution légère de lessive de soude. Puis on traite comme ci-dessus.

Lesieur a proposé l'emploi de 3 à 4 grosses sangsues qu'on enlève le plus aseptiquement possible et qu'on fait dégorger par expression dans des tubes stérilisés. On obtient ainsi un sang incoagulable qu'on peut centrifuger. La flore microbienne du tube digestif de la sangsue n'est pas de nature à créer des causes d'erreur.

Pour éviter la formation du caillot on peut également mélanger le sang par moitié à la soude.

Citrate de soude.	5 grammes.
Chlorure de sodium.	3 —
Eau distillée	500 —

On centrifuge ensuite. Cette méthode est particulièrement employée pour la recherche des trypanosomes.

Nous signalerons encore deux procédés fondés sur l'hémolyse.

Lœper et Louste mélangent une partie du sang à deux parties d'alcool au tiers; Nattan-Larrier et Bergeron reçoivent 10 c. c. de sang dans 200 gr. d'eau stérile; on obtient ainsi un liquide transparent qu'on centrifuge; puis on colore bientôt.

β) *Résultats.* — L'examen direct du sang rend les plus grands services quand il s'agit de microbes morphologiquement caractéristiques. C'est ainsi que les embryons de *filaire*, les *trypanosomes*, les *hématozoaires*, sont à première vue reconnaissables (V. Filariose, Trypanosomiases, Paludisme). Les *spirochètes d'Obermeyer*, agents du typhus récurrent, passent en grande quantité dans le sang, au moment des périodes fébriles, sous la forme de filaments ondulés animés de mouvements hélicoï-

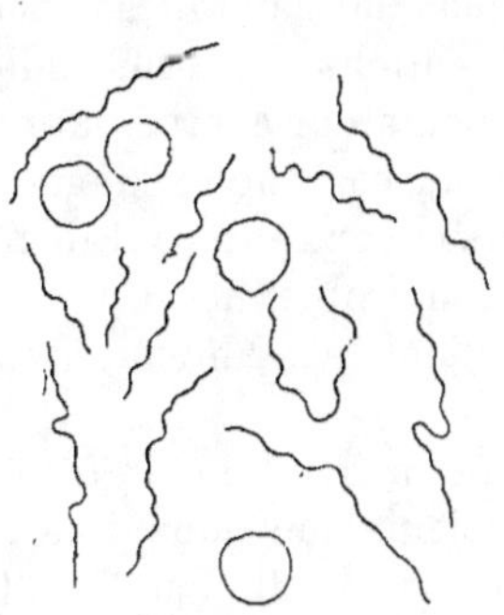

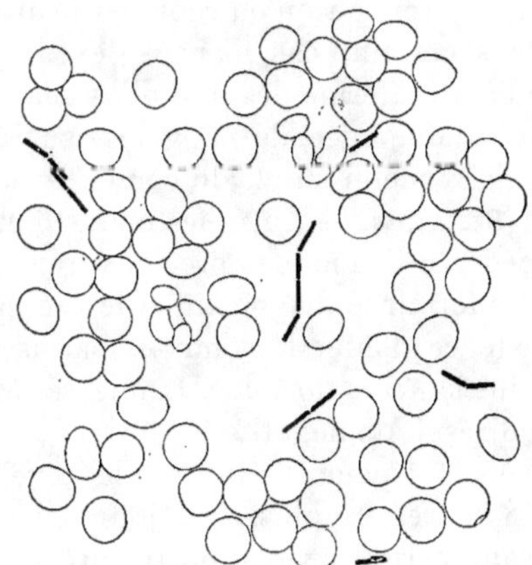

Fig. 117.— Spirilles d'Obermeyer. (D'après une préparation due à l'obligeance de M. Metchnikoff.)

Fig. 118. — Bactéridie charbonneuse. (Préparation faite non avec du sang humain, mais avec du sang de cobaye mort 36 heures après l'inoculation.)

daux (fig. 117); ils disparaissent pendant l'apyrexie. Parmi les bactéries proprement dites, il en est peu qu'un simple examen sur lame puisse servir à différencier définitivement; d'ailleurs, leur nombre par champs microscopiques est le plus souvent minime. La *bactéridie charbonneuse*, le *bacille de la peste*, peuvent se rencontrer dans le sang en abondance (fig. 118).

L'inoscopie, l'homogénéisation du caillot ont servi surtout à la recherche du *bacille de Koch*. Malheureusement, ces méthodes, précieuses en médecine expérimentale et qui ont, en clinique, donné des résultats appréciables, ne présentent pas une sûreté absolue. Elles sont, tout d'abord, d'un maniement délicat et comportent quelques causes d'erreur. D'autre part, la résistance à la décoloration par les acides ne reste plus l'apanage exclusif du bacille de Koch (V. TUBERCULOSE) : aussi l'injection directe du sang au cobaye représente-t-elle la méthode de choix, comme nous le verrons plus loin.

b) **Culture** (V. HÉMOCULTURE). — α) *Technique*. — Le sang pur constitue en bien des cas un mauvais milieu, soit que certains microbes n'y trouvent pas d'aliments favorables à leur nutrition, soit que leur développement soit gêné par la présence de substances bactéricides. Aussi l'*auto-culture* du sang est-elle exceptionnelle, et devient-il nécessaire de tourner la difficulté en ensemençant une petite quantité de sang dans une grande quantité de milieu nutritif.

On puise aseptiquement le sang dans la veine au moyen d'une seringue stérilisée. On introduit ensuite, à l'exemple de Courmont, 2 à 4 c. c. de sang dans un ballon contenant 300 à 500 c. c. de bouillon ou d'eau peptonée. On peut également, ainsi que l'a conseillé Busquet, répartir le sang dans une série de 20 à 50 ballons à raison de deux gouttes par ballon.

On place le bouillon dans l'étuve à 37°; puis on examine la culture toutes les 24 heures. Il faut quelquefois attendre 10 jours avant de faire une constatation positive. La simple inspection peut rester insuffisante, et on devra recueillir dans une pipette un peu du liquide ensemencé qu'on examinera sur lame ou qu'on repiquera sur divers milieux.

Dans certains cas, il peut devenir intéressant de rechercher si le sang circulant renferme des microbes anaérobies dans ce nerf, on sèmera suivant la technique spéciale en gélose sucrée profonde, sur lait ou sur bouillon, le sang recueilli au pli du coude, avec les précautions ci-dessus indiquées.

β) *Résultats*. — Entre les mains d'un expérimentateur exercé, la méthode précédente donne de précieux renseignements; car, non seulement elle peut affermir le diagnostic et le pronostic, mais encore elle peut démontrer l'existence d'infections mixtes par associations microbiennes.

Dans la *fièvre typhoïde*, Lemierre, élève de Widal, n'a obtenu sur 51 cas que 8 résultats négatifs.

Dans 87,5 pour 100 des cas le développement en bouillon se fit au bout de 48 heures, au plus, de séjour à l'étuve. Plusieurs fois même, la culture du sang permit un diagnostic précoce, l'agglutination du bacille d'Eberth par le sérum ne se faisant pas encore.

C'est aussi la culture du sang qui a permis d'individualiser un grand nombre d'infections à coli-bacille, à bacilles paratyphoïdes, à streptocoques, à pneumocoques, à tétragènes, à pneumo-bacille de Friedländer, à bacille pyocyanique, ou bien même à gonocoque ou à méningocoque, soit que la maladie ait débuté sous forme d'une septicémie primitive, soit qu'une infection puerpérale, une endocardite maligne, des manifestations pulmonaires ou articulaires, aient attiré d'abord l'attention.

C'est également le même procédé qui permet de dépister d'une manière précoce les formes septicémiques de la peste, la *fièvre de Malte*, due au micrococcus melitensis. On a également isolé le diplocoque de Triboulet et Coyon qui peut venir compliquer le rhumatisme articulaire aigu. Par les cultures anaérobies, on a pu révéler la présence de bacille d'Achalme, au cours du rhumatisme articulaire aigu, et de diverses autres espèces au cours de la gangrène sénile, de la fièvre typhoïde, des ictères aigus, du purpura rhumatoïde et de quelques états infectieux.

La présence des microbes dans le sang assombrit le pronostic de certaines maladies, pneumococcie, streptococcie, charbon, etc., bien que la mort ne s'ensuive pas fatalement. Il n'en est pas toujours ainsi et, dans une autre série d'infections, la bactérioscopie sert, avant tout, au diagnostic, et l'un des faits les plus curieux, mis en lumière dans ces dernières années, aura été la constance de cette bacillémie au cours de la dothiénentérie, bacillémie qui peut persister jusqu'après le troisième septénaire.

c) **Inoculation.** — Dans la *peste* à forme septicémique, le sang recueilli à la veine, puis injecté dans la cavité péritonéale d'un rat ou d'un cobaye, le tue en quelques heures par septicémie ; le bacille de Yersin pullule dans la rate et le foie.

De même, dans la période des *trypanosomiases*, le sang injecté au singe lui transmet la maladie. On obtient ainsi, dans les cas douteux, une confirmation expérimentale du diagnostic.

Récemment, la recherche du *bacille tuberculeux* a suscité un certain nombre de méthodes. Comme il faut inoculer la plus grande quantité possible de sang, par suite de la rareté des bacilles, et comme, d'autre part, l'injection de 10 c. c. de sang humain normal peut déterminer chez le cobaye une intoxication mortelle, on a recours à divers artifices, destinés à ne conserver que la partie fertile du liquide. Jousset reçoit dans un peu d'eau stérile le sang veineux puisé au moyen d'une seringue ; il laisse les flocons de fibrine se former au repos ; puis il filtre le tout sur une compresse stérile en exprimant le caillot ; la bouillie qui reste sur la compresse est recueillie au moyen d'une spatule, puis délayée dans un peu d'eau salée stérile, et inoculée soit dans la cavité péritonéale, soit mieux sous la peau de l'aine d'un cobaye. Au bout de 2 ou 3 semaines, dans les cas positifs, commencent à se développer les ganglions caractéristiques.

Peut-être aussi pourrait-on injecter le culot obtenu par centrifugation du sang hydrolisé suivant la méthode de Nattan-Larrier et Bergeron.

L'inoculation du sang humain au cobaye a permis à Jousset de démontrer la fréquence de la *bacillémie* en cas de granulie, ou de phtisie aiguë, sa rareté en cas de tuberculose pulmonaire chronique : par ce moyen, la granulie serait différenciée des autres infections aiguës non tuberculeuses.

IV. Étude clinique des éléments figurés. — Quand on examine, sous le microscope, une goutte de sang frais, ou bien desséché sur lame.

plusieurs éléments attirent l'attention. Les uns, peu abondants, ont un aspect opalescent qui les rend facilement reconnaissables : ce sont les *globules blancs* ou leucocytes ; les autres, beaucoup plus nombreux, présentent une teinte jaune verdâtre due à l'hémoglobine qu'ils renferment : ce sont les *globules rouges*, nommés encore *hématies* ou *érythrocytes*. On rencontre encore de petits éléments réfringents, généralement arrondis, isolés ou agglomérés : ce sont les *hématoblastes* ou plaquettes sanguines.

Pour pouvoir apprécier les variations pathologiques des éléments figurés, variations qui présentent dans la pratique un intérêt souvent capital, l'étude devra porter sur deux points principaux. Par une numération précise, il faudra établir le taux des globules contenus dans un volume donné de sang, le millimètre cube par exemple ; en ce cas, l'examen sera *quantitatif*. Il faudra ensuite établir la proportion respective des diverses formes de leucocytes ou de globules rouges ; en ce cas, l'examen sera *qualitatif* et portera sur une goutte de sang étalée sur une lame, puis séchée, fixée et colorée par différents réactifs.

Nous étudierons rapidement les principaux procédés d'examen des éléments sanguins (numération, coloration, résistance) ; nous décrirons ensuite leurs diverses formes, normales ou anormales ; finalement, nous indiquerons leurs principales variations pathologiques.

A) **Examen quantitatif.** — **Numération.** — α) *Technique.* — On se sert d'instruments spéciaux nommés *hématimètres*, dont le principe est le suivant : au moyen d'une pipette graduée, on obtient une dilution de sang faite à un titre donné (1/100, 1/200) dans un liquide conservateur. On laisse déposer une goutte de mélange dans une cellule de verre dont le fond plat est divisé en petits carrés de surface donnée, et qu'on recouvre d'une lamelle, séparée du fond par un mince espace de hauteur connue. On aura donc isolé ainsi une couche liquide de volume déterminé et dont tous les globules iront se déposer sur le fond gradué de la cellule ; après avoir compté les globules contenus dans le carré, il sera facile, par un calcul très simple, de connaître leur nombre par millimètre cube.

Nous ne pouvons entrer dans tous les détails du maniement des divers hématimètres ; une instruction détaillée accompagnant chaque appareil ; nous rappellerons seulement le principe de deux des plus répandus qui sont : l'hématimètre de Hayem et le compte-globules de Malassez.

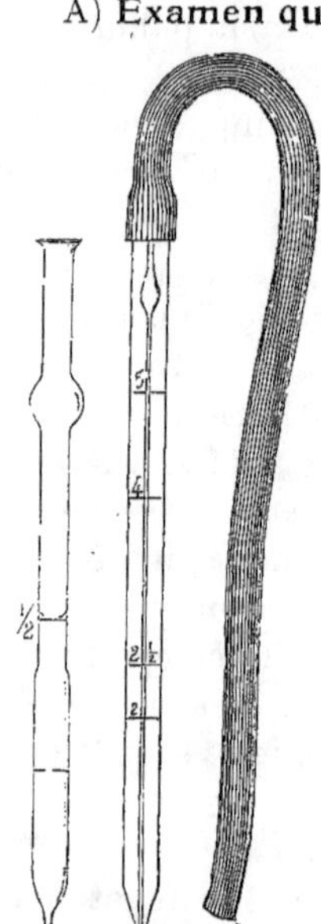

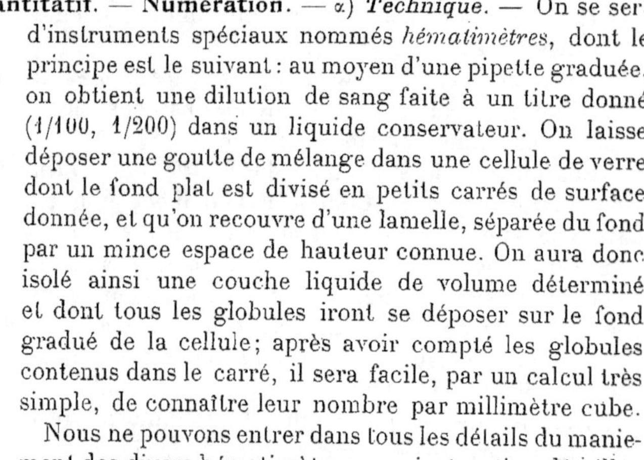

Fig. 119. — Pipette et mélangeur pour hématimètre de Hayem.

Hématimètre de Hayem (fig. 119 à 122). — On aspire au moyen d'une pipette spéciale 2 millimètres cubes de sang ; on essuie soigneusement l'extrémité effilée de la pipette et on la vide dans une petite cuve contenant un demi-centimètre cube (500 millim. cubes) du liquide servant à la dilution. Après avoir bien agité au moyen d'une spatule de verre, on dispose une goutte du mélange au centre de la lame à rigole de l'hématimètre. On recouvre d'une lamelle

un peu épaisse et bien plane en ayant soin de chasser les bulles d'air. On
attend quelques instants pour que tous les globules se déposent au fond et
sur le même plan. Il est facile alors de procéder à la numération en plaçant
l'appareil sous un microscope muni d'un objectif n° 6 ou 7. Les leucocytes
se distinguent facilement des héma-
ties verdâtres grâce à leur aspect
brillant et opalescent.

On compte comme unités les éléments contenus dans l'intérieur du
grand carré et comme 1/2 ceux qui
sont à cheval sur les côtés. Pour
arriver à obtenir le nombre de leucocytes contenus dans un millimètre cube, certains calculs sont
nécessaires.

L'appareil est disposé de manière
qu'un système de lentilles projette
sur le fond de la cellule un carré
de 1/5 mm. de côté; l'espace compris entre le fond de la cellule
et la lamelle couvre-objet a une
épaisseur calculée de 1/5 mm.

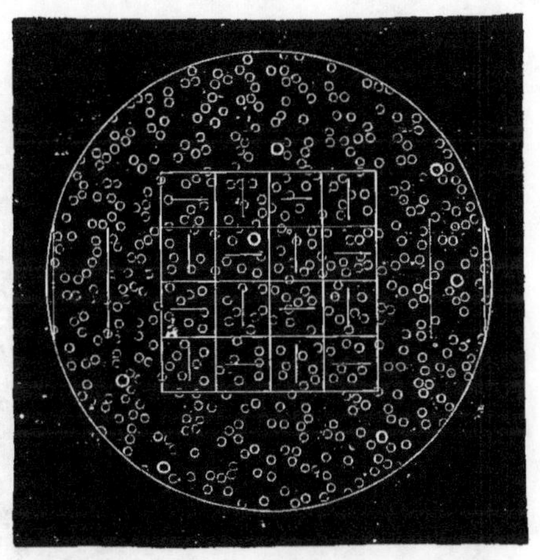

Fig. 120. — Aspect du champ microscopique.
(Hématimètre de Hayem.)

On a donc déposé sur le fond les éléments contenus dans un cube dont
la base est 1/5 mm. de côté et dont la hauteur est égale à 1/5 mm.

Le volume de ce cube est égal à $\frac{1}{5} \times \frac{1}{5} \times \frac{1}{5}$. C'est-à-dire à $\frac{1}{125}$ de millim. cube.

Par conséquent, pour avoir la quantité de globules rouges contenus dans un
millimètre cube, il faudra multiplier le nombre trouvé G par 125.

Les chiffres définitifs doivent se rapporter au sang pur; or, on a opéré
sur une dilution de sang égale à 500 mm³ + 2 mm³ ou plus exactement à
496 mm³ (494 + 2); car on calcule que, sur les 502 mm³ déposés primitivement dans le mélangeur, 6 mm³ sont
restés adhérents à la pipette ayant
servi à les mesurer. Le titre de la solu-
tion était de $\frac{2}{496}$ ou $\frac{1}{248}$, donc, pour
avoir le nombre total des *globules
rouges* contenus dans un millimètre
cube, il faut multiplier le chiffre G
obtenu par 125 × 248, c'est-à-dire
31 000.

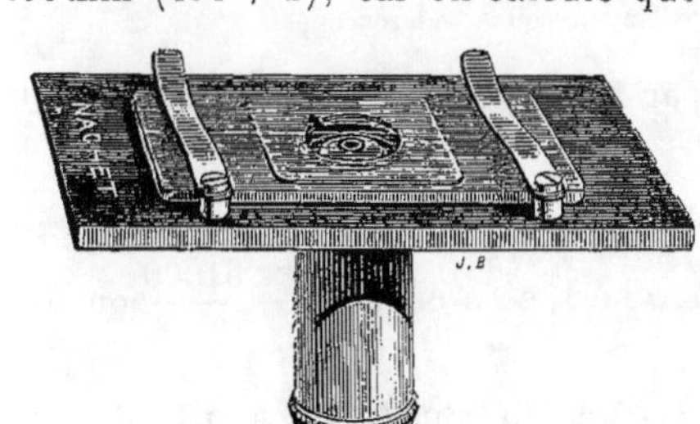

Fig. 121. — Hématimètre de Hayem.

Comme les *leucocytes* sont peu nombreux normalement, il faut, pour les
dénombrer, examiner la plus grande surface possible; aussi, grâce à une
platine spéciale mobile, on déplace la préparation du sang sur le carré projeté,
en ayant soin que jamais le même champ ne repasse sous le microscope; un
dispositif spécial permet de déplacer la platine d'un espace correspondant
chaque fois à celui d'un carré : on compte ainsi les globules contenus dans

chaque carré et on fait une moyenne. Si par exemple sur 50 carrés nous avons compté 10 leucocytes, nous en concluons que chaque carré contient

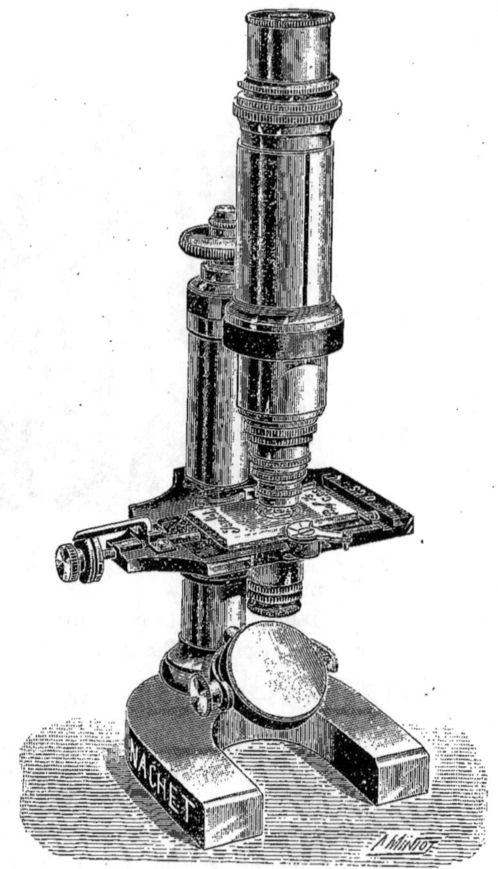

Fig. 122. — Hématimètre de Hayem sous le microscope.

$\dfrac{10}{50}$ ou 0,2 leucocytes; en multipliant par 31 000, on a le chiffre final de 6200 par millimètre cube.

Hallion, pour simplifier les calculs, conseille de compter une série de 31 carrés; dans ce cas, le chiffre cherché L sera égal à $\dfrac{L \times 31000}{31}$ ou bien $L \times 1000$.

Compte-globules de Malassez (fig. 124). — On aspire une goutte de sang jusqu'au trait 1 de la pipette mélangeur, on essuie l'extrémité effilée, puis l'on

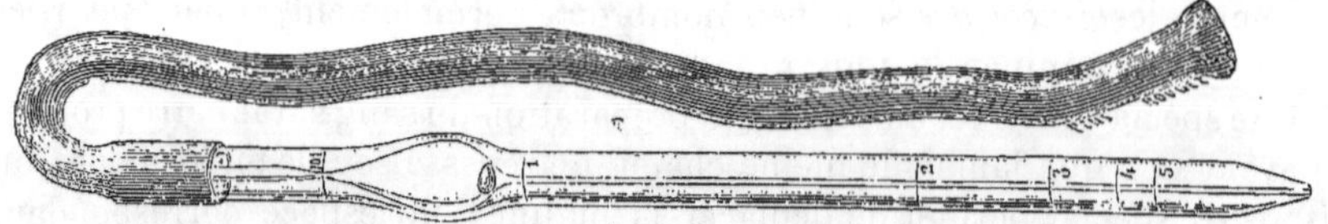

Fig. 123. — Pipette graduée avec mélangeur Potain.

aspire rapidement le liquide fixateur jusqu'au trait 101 ; on obtient ainsi une dilution au 100ᵉ. On agite soigneusement le mélangeur, puis l'on porte une gouttelette sur la lame à cellule de l'hématimètre et l'on recouvre avec une lamelle. Sur le fond de la cellule est gravé un rectangle de 2 mm. 5 sur 2. Ce grand rectangle est subdivisé lui-même en 100 petits rectangles par 9 lignes horizontales et 9 lignes verticales.

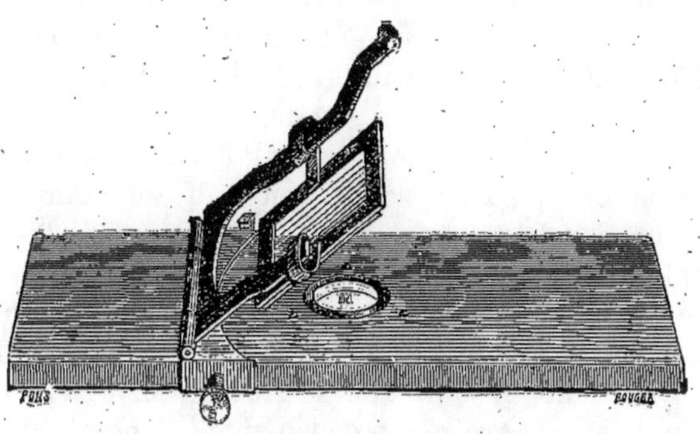

Fig. 124. — Compte-globules de Malassez.

Il en résulte qu'on a une série de 10 colonnes verticales contenant chacune 10 petits rectangles superposés, dont certains sont subdivisés, par un quadrillage, en 25 petits rectangles secondaires. Chacun de ces rectangles a 1/5 de mm. sur $\frac{1}{4}$; sa superficie est donc égale à $1/5 \times 1/4 = \frac{1}{20}$ de mm. carré.

D'autre part, la lamelle couvre-objet ne repose pas sur le fond de la cellule, mais sur 5 petites vis de 1/5 de mm. de hauteur; il y a donc entre le fond et la lamelle un espace vide d'une hauteur de $\frac{1}{5}$ de mm, rempli par le liquide où l'on veut compter les leucocytes.

Lorsqu'on numère les globules rouges contenus dans un des petits rectangles, on a en réalité déposé sur ce rectangle les éléments contenus dans un solide rectangulaire creux dont la base a une surface de $\frac{1}{20}$ de mm. carré et dont la hauteur égale $\frac{1}{5}$ de mm.,

le volume est égal à $\frac{1}{20} \times \frac{1}{5} = \frac{1}{100}$ de mm. cube.

D'autre part, la dilution était au 100ᵉ, donc, pour avoir le nombre de globules rouges contenus dans 1 mm. cube de sang considéré, il suffit de multiplier par 10 000 le nombre G d'éléments comptés. Pour que la numération soit plus facile, on utilise un ou plusieurs des rectangles quadrillés, en comptant d'abord les globules contenus dans chaque colonne de petits rectangles secondaires ; on compte aussi les éléments à cheval sur la ligne de contour du grand rectangle, mais en divisant par 2 le chiffre obtenu.

Si l'on veut compter les globules blancs, comme tous les rectangles n'en contiennent pas, il faut en passer un certain nombre en revue. Aussi devra-t-on compter les éléments contenus dans une colonne de 10 rectangles ou mieux dans les 10 colonnes de 10 rectangles, c'est-à-dire dans les 100 rectangles du grand quadrillage. On comprend qu'il faudra multiplier le nombre G par 1000 dans le premier cas, par 100 dans le second. Par exemple, si dans les 10 colonnes on compte 50 leucocytes, le sang examiné contient 60×100 ou 6000 leucocytes par millimètre cube.

Technique générale. — Le sáng sera recueilli en piquant, au moyen d'une petite lancette flambée, la peau préalablement nettoyée avec un tampon imbibé d'éther. Les pipettes et les instruments seront maintenus rigoureusement propres afin d'éviter la formation d'un coagulum. Pour la numération des *globules rouges*, on utilisera comme liquide conservateur le sérum physiologique (eau salée à 8 pour 100) ou mieux celui de Hayem (sulfate de soude pur 5 gr., NaCl pur 1 gr., bichlorure de mercure 50 centigr., eau distillée 200 gr.). Nous recommanderons également le liquide de Marcano (solution de sulfate de soude pesant 1020 — 100 vol., formol à 40 0/0 — un vol.). Si l'on se sert du Malassez, on diluera le sang à 1/200 afin de ne pas avoir trop d'éléments à dénombrer.

Pour la numération des *globules blancs*, la dilution sera faite à 1 pour 100 ; les éléments blancs se différencient aisément des érythrocytes, grâce à leur aspect opalescent et brillant. Néanmoins, pour éviter les causes d'erreurs, il sera bon d'employer des liquides permettant la coloration des noyaux. On ajoutera, par exemple, un peu de violet de gentiane au liquide de Marcano. Nous recommanderons également le mélange suivant : acide acétique neigeux 3 gr., violet de gentiane 5 centigr., eau 500 gr. Les hématies se dissolvent et il ne subsiste plus que les leucocytes avec leur noyau teint en violet.

La numération des *hématoblastes* peut se pratiquer à l'aide des hématimètres. Hayem préconise, par la dilution, l'usage d'un sérum iodé :

Eau distillée. . . . . 200 grammes.
Chlorure de sodium. . . . . 1 gramme.
Sulfate de soude . . . . 5 grammes.
Solution iodo-iodurée. . . . . 3,5 c. c.

La solution iodo-iodurée est la suivante :

Eau distillée. . . . . 100 grammes.
Iodure de potassium . . . . 3 —
Iode. . . . . Excès.

On a également préconisé l'emploi d'une solution salée à laquelle on ajoute de la peptone et du violet de méthyle ; on dilue à 1/100 dans le mélangeur Potain (fig. 123). Voici la formule préconisée par Afanassiew.

Solution de NaCl . . . . 0,6 0/0 100 c. c.
Peptone sèche . . . . 0,6 0/0.
Violet de méthyle . . . . 1 p. 20000

β) **Résultats.** — 1° *Nombre des éléments.* — Par millimètre cube on compte en moyenne 4 500 000 à 5 000 000 de globules rouges, environ 6000 leucocytes et de 200 000 à 500 000 hématoblastes.

2° *Rapport des globules blancs aux rouges.* — Normalement ce rapport est d'environ $\frac{1}{750}$; dans la leucémie il augmente considérablement, atteint $\frac{1}{15}$ et peut tendre vers l'unité.

3° *Valeur globulaire.* — Cette valeur est représentée par la formule

$G = \dfrac{R}{N}$ dans laquelle N représente le nombre total des globules par millimètre cube et R (richesse globulaire) le nombre des hématies correspondant normalement à la quantité d'hémoglobine trouvée. Elle peut s'établir
avec l'hémoglobinimètre de Sahli (voir plus haut); sachant que 90 pour 100
équivalent à peu près à 4 500 000 globules rouges, le chiffre de 60 pour 100
correspondrait à 3 000 000, etc. La valeur globulaire s'apprécie rapidement
au moyen du *colorimètre de Hayem* (fig. 125), grâce auquel on compare le
contenu d'une petite cuve à fond plat,
renfermant une solution titrée de
sang dans 500 millimètres cubes
d'eau distillée, au contenu d'une autre
cuve d'égale capacité remplie d'eau

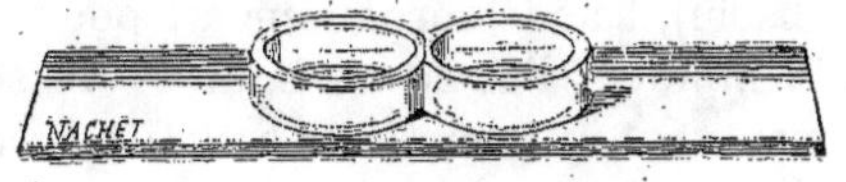

Fig. 125. — Colorimètre de Hayem.

pure et dont le fond est appliqué sur une série de rondelles de papier coloré
en rose formant une échelle colorimétrique. On cherche à établir par comparaison l'égalité de teinte et on lit ensuite sur la rondelle correspondante
le chiffre d'hémoglobine exprimé en globules rouges. Supposons, par
exemple, que la teinte 3 soit reconnue équivalente à celle du sang considéré et que ce sang ait été dilué à raison de 5 millimètres cubes dans
500 millimètres cubes d'eau, c'est-à-dire au taux de 5/500.

La teinte 3 correspond à 11 081 000 de globules rouges, la dilution étant
faite à 1 pour 500. Donc, la quantité d'hémoglobine contenue dans le sang
considéré (par millimètre cube), exprimée en globules rouges, serait de

$$\frac{11\,081\,000}{5} = 2\,516\,200 ;$$

si nous supposons que le nombre réel des globules soit de 3 000 000, la valeur
globulaire deviendra la suivante :

$$G = \frac{R}{N} = \frac{2\,516\,200}{3\,000\,000} = 0,83 ;$$

normalement G tend vers l'unité.

B) **Numération qualitative.** — *Technique.* — Il faut : 1° étaler le
sang, 2° le fixer, 3° le colorer, 4° examiner les préparations au microscope,
afin d'établir le pourcentage des différentes variétés cellulaires.

1° *Étalement du sang.* — On dépose sur une lame de verre bien propre
une très fine goutte de sang qu'on étale rapidement en déplaçant sur la
lame le grand bord d'une autre lame rodée maintenu vertical. Le mouvement de frottis doit s'exécuter rapidement et en un temps, mais sans trop
appuyer. On sèche ensuite rapidement à la flamme d'un bec Bunsen, sans
cependant trop chauffer.

2° *Fixation du sang.* — La chaleur est un excellent fixateur; malheureusement, elle réclame l'usage d'une platine chauffante spéciale (table chauffante d'Ehrlich) maintenue à la température de 110° et sur laquelle on abandonne la lame pendant 10 minutes; à la rigueur, il suffirait de la passer 5 à
6 fois dans la flamme d'un bec Bunsen.

On peut également exposer pendant 10 secondes aux vapeurs d'une solution d'acide osmique à 1 pour 100 légèrement chauffée, ou bien tremper dans l'alcool absolu (10 à 20 minutes), dans l'alcool méthylique pur (5 à 10 minutes), ou dans le chloroforme chimiquement pur (quelques secondes); on laisse ensuite sécher avant de colorer.

Dominici recommande de laisser baigner pendant 25 secondes dans le liquide suivant, préparé au moment même de s'en servir : teinture d'iode fraîche 10 c. c.; solution saturée de sublimé dans de l'eau à chaud 90 c. c.; on filtre après mélange. Après fixation, laver à l'eau courante et sécher.

Le réactif de Nikiforoff (mélange à parties égales d'éther et d'alcool absolu), l'acide chromique à 1 pour 100 donnent également, l'un au bout de 10 minutes, l'autre au bout de 10 secondes, une bonne fixation générale, mais sont inférieurs aux réactifs précédents en ce qui concerne la différenciation des fines granulations leucocytaires.

3° *Coloration.* — Il n'est guère de procédés permettant de se rendre compte, en une seule préparation, des différentes variétés globulaires. Il sera nécessaire de colorer au moins trois lames.

Coloration par l'hématéine-éosine-orange G, qui permet de différencier les noyaux, les granulations éosinophiles et les hématies.

1) *Hématéine alunée :*

$$
\begin{array}{lll}
A & \left\{ \begin{array}{l} \text{Hématéine.} \\ \text{Alcool} \end{array} \right. & \begin{array}{l} \text{1 gramme.} \\ \text{10 c. c.} \end{array} \\
B & \left\{ \begin{array}{l} \text{Alun ordinaire.} \\ \text{Eau distillée.} \end{array} \right. & \begin{array}{l} \text{50 grammes.} \\ \text{1000 —} \end{array}
\end{array}
$$

Dissoudre l'hématéine dans l'alcool, chauffer B jusqu'à dissolution de l'alun, laisser refroidir, mélanger A et B, puis filtrer; colorer quelques secondes, laver à l'eau.

2) Colorer quelques secondes avec :

Éosine.	4 grammes.
Orange	2 —
Eau distillée	100 —

Enlever l'excès de matière colorante avec l'alcool à 90°; sécher.

Les noyaux sont teintés en violet, les hématies en orange, les granulations éosinophiles en rouge, tandis que les neutrophiles et les basophiles restent incolores.

Coloration par un bleu basique.

Bleu de toluidine.	1 gramme.
Alcool.	5 grammes.
Eau.	100 —
Thionine.	1 gramme.
Alcool à 60°.	5 grammes.
Eau.	100 —

Ou bien bleu polychrome de Unna (solution de commerce dédoublée).
Colorer quelques secondes, différencier par l'alcool à 60° sans laver à l'eau; sécher.

Les hématies se colorent en vert clair; les granulations basophiles en violet; les granulations éosinophiles prennent une teinte verdâtre; les neutrophiles restent incolores.

Coloration par le triacide d'Ehrlich. — Le mélange existe tout à fait dans le commerce : on colore pendant une demi-heure et on lave à l'eau courante.

: Les granulations neutrophiles se colorent en rouge violet, les éosinophiles
en rouge vif, les basophiles restent incolores, les hématies en rouge ocré ;
les noyaux, mal colorés, prennent une teinte bleu pâle.

Coloration totale. — Dominici conseille la méthode suivante dont l'emploi
demande une certaine habitude :

Colorer 5 minutes par :

    Éosine. . . . . 4 grammes.
    Orange G. . . . . 2 —
    Eau. . . . . 100 —

   Ne pas décolorer.
   Colorer une minute par le bleu polychrome de Unna.
   Décolorer progressivement par l'alcool-absolu.

Coloration par le May-Grünwald. — Solution de bleu de méthylène éosine
dans l'alcool méthylique. Elle se trouve toute faite dans le commerce et
s'emploie de la façon suivante : colorer 2 à 3 minutes par le mélange,
sécher, puis recolorer pendant 5 à 15 minutes avec le même mélange étendu
de son volume d'eau, laver ensuite à l'eau distillée et sécher à une chaleur
douce ou à l'air libre.

Coloration par le Leishmann. — Faire dissoudre dans 100 c. c. d'alcool
méthylique absolu une des pastilles vendues dans le commerce. Même technique que pour le réactif précédent.

Coloration par le Giemsa. — Fixer pendant 20 minutes à l'alcool absolu,
colorer pendant 10 à 20 minutes avec la solution du commerce diluée dans
l'eau distillée à raison d'une goutte pour 1 c. c., laver ensuite à l'eau et
sécher à l'air libre. Les noyaux sont colorés en violet, les globules rouges en
bleuâtre, les granulations basophiles en bleu, les éosinophiles en rouge,
les neutrophiles en violet-rouge pâle.

Coloration par le mélange de Pappenheim. — Ce mélange, qui s'achète
tout fait, contient de la pyronine et du vert de méthyle, substances toutes
les deux basiques. Les lames seront fixées à la chaleur, colorées pendant
5 minutes et lavées à grande eau. La pyronine colore en rouge vif les granulations basophiles, elle colore aussi le protoplasma des lymphocytes, les
plasmazellen, les érythrocytes basophiles, etc.

Coloration vitale. — Usitée surtout pour déceler les granulations basophiles des globules rouges dans le sang frais. La méthode ordinairement
employée est la suivante : sur une lame on étale une goutte de solution
de *brilliant-crésyl Blau* à 1/20 dans l'alcool méthylique, puis on laisse éva-
porer. On dépose ensuite sur la lame une goutte de sang frais, que l'on
recouvre d'une lamelle. Sous le microscope. on voit les fines granulations
colorées en violet, tandis que le corps des érythrocytes reste à peu près
incolore.

Sabrazès conseille d'étaler la goutte de sang au préalable et de la sécher ;
au bout de 5 minutes on recouvre, sans comprimer, avec une lamelle sur
laquelle on a versé une goutte de solution aqueuse de bleu de méthylène
médicinal pur à 1/500.

Les préparations se conservent mal ; aussi Widal, Abrani, Brulé, con-
seillent-ils le procédé suivant qui leur a donné les meilleurs résultats : on

mélange 4 ou 5 gouttes de sang dans la solution isotonique suivante :

Chlorure de sodium à 9/1000° . . . . 1 c. c.
Oxalate de potasse à 10/1000° . . . . 1 c. c.
Bleu de Unna . . . . X gouttes.

Au bout de 10 minutes on centrifuge ; puis on décante et on émulsionne le dépôt dans un peu du liquide restant ; on l'étale en couche mince sur des lames fixées ensuite à la chaleur.

C) **Résistance des hématies.** — Il serait de la plus haute importance de pouvoir apprécier exactement la résistance des hématies vis-à-vis des substances circulant dans le sang et capables de les léser. Malheureusement, dans la pratique, il est relativement rare de pouvoir déceler dans un sérum par action directe la présence de telles *hémolysines* et, à l'heure actuelle, nous manquons de méthodes permettant de doser leur activité ; il est également bien difficile de déterminer la part qui revient dans l'hémolyse à l'activité du sérum et celle qui revient à la fragilité globulaire. On s'est donc adressé à des moyens détournés qui ont pour but de nous faire connaître les variations de la résistance globulaire suivant la tonicité d'une solution aqueuse d'un même sel. Si l'on laisse tomber quelques gouttes de sang dans de l'eau distillée, celle-ci détermine la dissolution rapide des hématies et se teint en rouge par suite de l'issue de l'hémoglobine. Au contraire, si la même expérience est faite avec une solution isotonique de NaCl à 0,9 pour 100, la dissolution ne se fait plus, et, microscopiquement, les hématies restent inaltérées. En diluant progressivement la solution isotonique, il arrive un moment où l'hémoglobine sera mise en liberté ; cette réaction marque la limite de la résistance globulaire que l'on convient de mesurer par le titre de la dilution correspondante. Tel est le principe de la méthode proposée par Hamburger, puis appliquée à la clinique par Limbeck et surtout par Vaquez et son élève Ribierre, dont nous allons exposer la technique.

On part d'une solution mère qui, en général, sera faite à 0,50 pour 100, puis stérilisée ; il est nécessaire d'employer du sel marin fondu et chimiquement pur. Dans une série de petits tubes, on prépare de la façon suivante une série de solutions de titre décroissant : le premier tube reçoit L gouttes d'une solution à 0,5 pour 100 ; le second XLVIII gouttes de la même solution, plus II gouttes d'eau distillée, le titre étant ainsi de 0,48 pour 100 ; de la même manière, on descend à 0,40, 0,58, 0,54, etc., jusqu'à 0,28 pour 100. Au cas où l'on soupçonne une diminution de la résistance, il faut partir d'une solution plus concentrée, à 0,70 et même à 0,90, la dilution se faisant avec un nombre total de gouttes égal respectivement à 70 et à 90, au lieu de 50. Dans chacun des tubes on ajoute une grosse goutte de sang à étudier, recueillie par piqûre du doigt (la quantité de sang étant égale environ à 1/50 de celle de la solution saline). Les tubes sont ensuite agités, et on laisse reposer plusieurs heures : pour aller plus vite, il suffit de centrifuger et de noter ensuite l'aspect de la solution. On désigne par R_1 (résistance minima) le taux de la solution où l'hémoglobine commence à diffuser et à teinter légèrement le liquide ; par R_2 (résistance maxima) le taux de celle correspondant au premier tube où l'hémolyse est totale et au fond duquel il n'existe plus aucun dépôt susceptible d'amener un trouble après agitation; on conçoit que, plus le taux de la solution correspondant à R_1 et à R_2 sera élevé, moins la résistance des hématies sera grande : chez l'adulte, R_1 varie de 42 à 44, R_2 de 34 et 36.

Récemment Widal et ses élèves Abrami et Brulé, ont insisté sur la nécessité qu'il y avait, en certains cas, à débarrasser, par un lavage préalable, les hématies du plasma sanguin dont l'action entravante vis-à-vis de l'hémolyse est certaine : aussi se sont-ils adressés non plus au sang total, mais aux hématies déplasmatisées. Dans ce but, on recueille quelques centimètres cubes de sang, pris à la veine, dans une solution anticoagulante et isotonique (oxalate de potasse, 0 gr. 28, NaCl 0,45; eau distillée, 100 gr.). On centrifuge, on décante le plasma ; puis, par deux fois, on fait subir aux hématies un lavage dans une solution de NaCl à 0,90 pour 100, suivi de centrifugation. Enfin on mélange une goutte de la bouillie globulaire dans chacun des tubes contenant les solutions de NaCl à titres décroissants, suivant la technique exposée plus haut.

Dans ces conditions, les chiffres obtenus ne diffèrent guère, à l'état normal, de ceux trouvés par Vaquez et Ribierre; il n'en est plus de même à l'état pathologique, ainsi qu'on le verra plus loin.

Les procédés précédents ont l'inconvénient de ne nous renseigner que sur la résistance globulaire par rapport à l'état physique du milieu qui baigne les hématies; de plus, ils supposent que la diffusibilité de l'hémoglobine au dehors des globules soit fonction de leur destruction, alors que la simple perméabilisation de leur paroi doit entrer en jeu. Tels qu'ils sont, et en raison de leur simplicité et de la possibilité de les comparer, ils méritent d'être appliqués à la clinique et ont, d'ailleurs, conduit à plusieurs constatations entièrement intéressantes.

Morphologie des éléments figurés (Voir planches I et II, p. 695 et 697). — A) **Globules rouges.** — 1° *Formes normales.* — *Hématies, Érythrocytes.* — Les globules rouges du sang normal ou bien fixé sont des éléments discoïdes vus de face, biconvexes vus de profil; leur diamètre moyen est de 7 µ 4 et varie peu. Dans le sang frais ou desséché leur teinte est jaune verdâtre; leur contenu est acidophile; aussi se teignent-ils énergiquement par l'éosine, l'orange G, la fuchsine acide, etc.

2° *Formes pathologiques.* — a) *Anomalies de dimensions.* — Les *macrocytes* sont des hématies volumineuses dont le diamètre atteint 9 millimètres et au delà; les *microcytes*, au contraire, ne dépassent pas 4 millimètres.

L'augmentation générale du diamètre des hématies constitue l'*hyperglobulie*; la présence simultanée de macrocytes, de microcytes et d'érythrocytes constitue l'*anisocytose*.

b) *Déformations.* — Les hématies peuvent, en certains cas, présenter des crénelures irrégulières, ou bien prendre l'aspect de poires, de raquettes : on dit, dans ce dernier cas, qu'il y a *poïkylocitose*.

c) *Anomalies de coloration.* — Dans les anémies, principalement, les hématies ne prennent qu'une teinte très pâle par l'éosine; en revanche certaines d'entre elles se colorent en bleu ou bleu violet par le bleu de toluidine ou le bleu polychrome, tandis que d'autres gardent la coloration verdâtre habituelle ; on dit qu'il y a *polychromatophilie*. Les globules basophiles seraient, suivant les auteurs, des formes jeunes ou dégénérées.

D'autres fois, le protoplasma peut se charger de *granulations basophiles* très fines et plus abondantes sur les bords. Les hématies granuleuses sont de deux ordres. Les *hématies ponctuées* contiennent de petits grains égaux, arrondis, parfois disposés en couronne périphérique ; elles s'observent surtout dans les globules polychromatophiles.

Les *hématies granuleuses proprement dites* ne s'observent, à l'inverse des précédentes, que dans le sang frais et non fixé ; leurs granulations sont extrêmement fines et forment des sortes de chaînettes ou de masses arborisantes. Elles se rencontrent chez l'homme normal dans la proportion maxima de 1 pour 200 hématies.

.d) *Hématies nucléées*. — On distingue les *normoblastes* de la taille d'une hématie, à masse protoplasmique fortement acidophile, à noyau parfois excentrique, prenant en masse les bleus et l'hématéine, ce qui lui donne l'aspect d'une tache d'encre ; les *microblastes*, de taille plus petite, les *mégaloblastes*, globules volumineux atteignant parfois 20 µ et plus, à noyau vésiculeux, relativement pâle et remplissant une grande partie de la cellule (fig. 126).

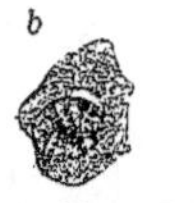 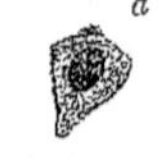

Fig. 126. — Deux hématies nucléées. *a*. Normoblaste. *b*. Mégaloblaste.

Les noyaux d'hématies nucléées présentent souvent des figures mitosiques ; ils peuvent aussi se résoudre en fine poussière (*pycnose*). D'autres fois, le protoplasma devient polychromatophile ou même franchement basophile ; ces formes représentent les cellules primordiales de l'embryon, qui deviennent acidophiles au fur et à mesure qu'elles se chargent d'hémoglobine. On établit ainsi la filiation des globules rouges : cellule indifférente initiale ; mégaloblaste basophile ; mégaloblaste polychromatophile ; mégaloblaste acidophile : normoblaste ; hématie normale.

Chez l'adulte, les hématies nucléées n'existent guère, à l'état normal, que dans la moelle osseuse ; à l'état pathologique, elles passent en petit nombre dans la circulation et dépassent rarement le taux de 12 000 par millimètre cube ; mais elles peuvent paraître relativement abondantes par suite de la raréfaction des hématies normales.

B) **Leucocytes**. — I. *Formes normales*. — α) *Leucocytes granuleux*. — 1° *Polynucléaires neutrophiles*. — Ces leucocytes, dont le diamètre oscille entre 10 et 14 millimètres, présentent un *noyau* contourné, formé de masses protoplasmiques facilement colorables et réunies par de minces filaments ; l'épithète de polynucléaire n'est donc pas exacte, car il s'agit en réalité d'un noyau polylobé dont l'aspect simule celui d'un S, d'un Z, d'un fer à cheval, etc. (fig. 127).

La masse protoplasmique, assez abondante, contient de fines granulations, dites *neutrophiles*, granulations qui se teignent en rouge par le triacide d'Ehrlich et

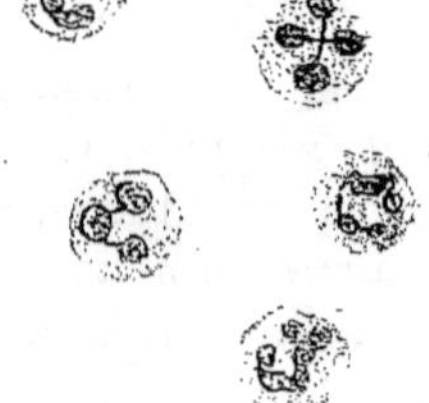

Fig. 127.

restent incolores quand on les traite par les différents bleus basiques (granulations ε). Pour que ces granulations soient facilement décelables, il faut une fixation délicate (chaleur, acide osmique, chloroforme). Traité par le Nikiforoff et coloré par l'hématéine-éosine, le protoplasma des polynucléaires prend une teinte rose uniforme. La neutrophilie des granulations du sang de l'homme n'est que relative ; chez le lapin, la plupart des leucocytes présentent des granulations susceptibles de se colorer par le triacide comme par l'éosine (*granulations pseudo-éosinophiles* ou *amphophiles*). Dans les cachexies, ces granulations neutrophiles peuvent disparaître ; dans le sang des anémiques, le protoplasma peut se charger d'hémoglobine et se teindre en rouge par l'éosine. Quelquefois, enfin, le noyau se ratatine, ainsi que le protoplasma, et l'aspect simule un lymphocyte : ce sont les *pseudo-lympho-cytes granuleux*.

2⁰ *Polynucléaires éosinophiles* (fig. 128). — Beaucoup moins nombreux que les précédents et un peu plus volumineux, ces leucocytes présentent un noyau peu colorable, formé de deux ou trois masses réunies par des fila-ments. Leur protoplasma est littéralement
bourré de grosses granulations réfringentes
d'une fixation rapide, visibles même sans
coloration, et qui prennent facilement les
couleurs acides (éosine, fuchsine acide).
Elles se colorent en rouge vif par le triacide, le bleu de méthylène-éosine et le
Giemsa (granulations α). Leur abondance,
leur grosseur, les distinguent facilement
des granulations neutrophiles, qui forment

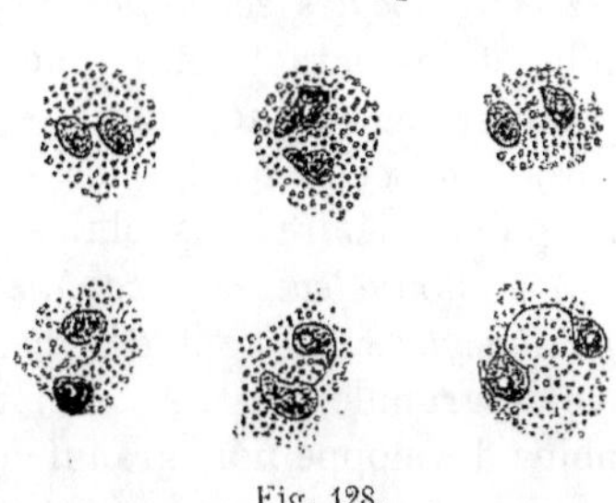

Fig. 128.

un fin piqueté. Par les bleus basiques, les granulations éosinophiles ne se colorent pas ou prennent un aspect verdâtre ; mais leur réfringence les rend reconnaissables.

3° *Polynucléaires basophiles* (Mastzellen). — Ils sont tellement rares qu'ils peuvent même manquer dans le sang normal. Ce sont de grands éléments, à noyau polylobé peu colorable. Ils contiennent des granulations de taille irrégulière et d'abondance variable, incolores par le triacide, et qui, sous l'influence des bleus basiques, prennent une teinte violet rougeâtre, méta-chromatique (granulations).

4° Sous le nom de *formes de transition*, nous désignerons des éléments, abondants surtout à l'état pathologique, à noyau pâle, échancré, à masse protoplasmique abondante et contenant de rares granulations neutrophiles ; ils forment peut-être la transition entre les myélocytes et les polynucléaires.

β) *Leucocytes non granuleux.* — 1⁰ *Lymphocytes* (mononucléaires *opaques*). — Petits éléments, de la taille des hématies, contenant un noyau arrondi, parfois excentrique, fixant bien l'hématéine ou les couleurs basiques et remplissant presque toute la cellule. Il est entouré d'une mince bande de protoplasma, moins basophile que le noyau (fig. 129). Le bleu de méthylène éosine, le Giemsa, permettent de colorer dans l'intérieur de quelques lymphocytes (1/5 au plus du nombre total) de rares granu-

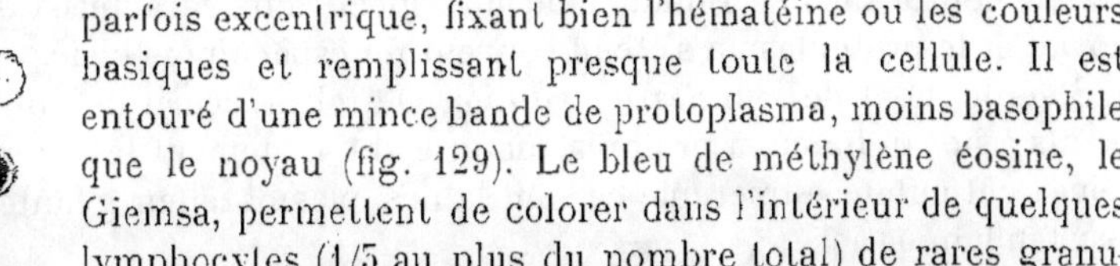

Fig. 129.

lations dites « azurophiles » qui ne peuvent être comparées à celles des leu-cocytes granuleux et représentent peut-être un stade de vieillissement.

2° *Grands mononucléaires (macrophages,* mononucléaires translucides). — Cellules volumineuses atteignant 15 et 20 millimètres de diamètre, à masse protoplasmique abondante, non granuleuse, très légèrement basophile; à noyau pâle, ovalaire, souvent échancré (fig. 130).

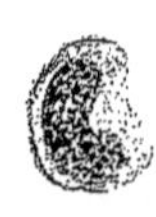 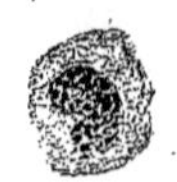 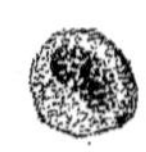 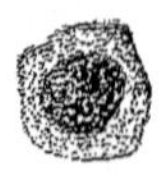

Fig. 130.

II. *Formes anormales.* — α) *Myélocytes granuleux* (mononucléaires granuleux). — Ils n'existent guère, chez l'adulte, que dans la moelle osseuse; ce sont des éléments souches des polynucléaires et qui peuvent, dans certaines circonstances pathologiques, passer dans la circulation.

1°) *Myélocytes neutrophiles.* — Ce sont des leucocytes volumineux (18 à 25 millimètres), à gros noyau ovalaire et pâle, parfois excentrique, à protoplasma chargé de fines granulations neutrophiles.

2°) *Myélocytes éosinophiles.* — Cellules semblables à la précédente par la taille et les caractères du noyau; leur protoplasma est bourré de grosses granulations éosinophiles.

3°) *Myélocytes basophiles.* — Leurs granulations sont analogues à celles des polynucléaires basophiles.

β) *Mononucléaires basophiles non granuleux (cellules lymphoïdes, macrolymphocytes),* ce sont des cellules généralement volumineuses, à noyau ovoïde granulé clair, et prenant mal les colorants; à protoplasma plus ou moins développé non granuleux et fortement basophile.

Le noyau peut être irrégulier, ou légèrement découpé (*cellules de Rieder*). Parfois certaines zones deviennent granuleuses et tranchent sur le reste de la masse protoplasmique; de telles cellules établissent la transition entre les éléments granulés et non granulés (*promyélocytes* de Pappenheim).

Les avis des auteurs sont très partagés en ce qui concerne la valeur spécifique des éléments basophiles non granuleux (V. Filiation des éléments sanguins); on observe ces formes dans le sang des leucémiques (spécialement au cours de la leucémie aiguë) et des anémiques; elles témoignent d'une irritation de la moelle avec retour à l'état embryonnaire.

γ) *Gros lymphocytes,* éléments analogues avec lymphocytes vrais mais plus volumineux. Ils se rencontrent au cours de la leucémie. Entre eux et les variétés précédentes se trouvent tous les intermédiaires.

δ) *Plasmazellen de Unna.* — Elles apparaissent, d'une manière très inconstante, dans le sang des varioleux ou des leucémiques. Le protoplasma, ovalaire, se teint énergiquement par l'hématéine et les bleus basiques : il contient un noyau excentrique, formé de bandes chromatiques, convergeant vers le centre sans se réunir, d'où un aspect radié caractéristique; entre le noyau et le protoplasma s'étend souvent un espace plus clair.

Sous le nom de *cellules d'irritation,* Türck a décrit de volumineux éléments à noyau foncé, à protoplasma prenant fortement les bleus et l'hématéine; cet auteur admet que ce sont là des plasmazellen géantes, modifiées par l'inflammation.

ε) Très exceptionnellement et à titre d'éléments isolés, on peut voir apparaître dans le sang de très volumineuses cellules (30 μ) à noyau bourgeonnant.

Ce sont les *mégacaryocytes*, qui sont toujours présents dans la moelle normale.

Granulations diverses. — Quelques leucocytes se chargent de *granulations de glycogène*, se colorant en rouge acajou par la gomme iodée; cette *iodophilie* représente une réaction assez banale, témoignant de l'existence d'un foyer inflammatoire et sans grande valeur pour le pronostic ni pour le diagnostic.

Dans le sang des paludéens se rencontrent fréquemment des *leucocytes mélanifères*, formés de grains de pigment noir provenant de la digestion intra-cellulaire des hématozoaires; des cellules analogues peuvent s'observer en cas de *sarcome mélanique*.

C. **Hématoblastes.** — Les *plaquettes sanguines*, *globulins* ou *hématoblastes*, représentent des éléments encore imparfaitement connus et de forme variable suivant la technique employée.

Techniques. — Il s'agit de procédés extrêmement délicats dont nous décrirons sommairement quelques-uns, car ils n'intéressent pas, pour l'instant, le médecin praticien. Si on veut étudier les éléments à l'état *frais*, on examinera une goutte de sang liquide sous une lamelle, avec ou sans coloration vitale au Crésyl Blau, d'après le procédé indiqué plus haut. On peut aussi les isoler en ajoutant au sang, pour le rendre incoagulable, 2/1000 environ d'oxalate de potasse; après avoir centrifugé quelques minutes, on décante le plasma et on le centrifuge pendant une heure dans un tube effilé; dans le dépôt, les plaquettes sont situées au-dessus de la couche des hématies, et de celle des leucocytes (Pagniez et Lesourd).

Achard et Aynaud recueillent le sang dans un vaisseau au moyen d'une canule paraffinée qui le conduit dans un vase également paraffiné. Après centrifugation sommaire, on prélève, avec une pipette paraffinée, une goutte de plasma, qu'on dépose sur une lamelle enduite d'huile de vaseline, et qu'on examine en goutte pendante à la chambre humide et sur une platine chauffante à 38-40°. On peut aussi recevoir un ou deux centimètres cubes de sang dans la solution suivante tiédie :

Chlorure de sodium	1 gramme.
Citrate de soude	1 gr. 50
Eau	90 grammes.

On traitera ensuite comme précédemment pour examiner les plaquettes à l'état sec, on peut étaler simplement une goutte de sang sur lame, mais les éléments se répartissent très irrégulièrement, et forment souvent des paquets que l'on pourrait prendre pour des amas microbiens. Aussi vaut-il mieux étaler sur lame et fixer par l'alcool absolu (1 heure) le plasma obtenu suivant l'une des techniques exposées plus haut.

Pour obtenir de bonnes *préparations colorées*, on laissera une heure dans l'alcool absolu et deux heures dans le Giemsa dilué (1 goutte pour 1 c. c. d'eau distillée). On lave, puis l'on traite 50 secondes par une solution de tannin à 5 pour 100; on lave et on sèche (Aynaud).

On peut également faire une coloration vitale au Crésyl Blau (voir plus haut).

Morphologie. — Achard et Aynaud, employant leur procédé spécial,

estiment que les plaquettes ont l'aspect de petits bâtonnets mobiles, ovalaires, fortement réfringents et offrant une longueur d'environ 2 à 3 µ. Les
autres procédés font apparaître les plaquettes non colorées comme de petits
corps réfringents arrondis ou elliptiques, étoilés probablement quand ils
ont subi un commencement d'altération; sur une goutte de sang qui s'est
coagulée, ils se disposent par petits groupes vers les nœuds du réseau de
fibrine. Le Brilliant Crésyl Bleu les montre contenant de quatre à six granulations colorées en bleu violet. Sur les préparations sèches traitées par
le Giemsa, les plaquettes se colorent en gris bleu pâle, les granulations
apparaissent en violet foncé; cependant les auteurs admettent, pour la plupart, qu'il ne peut s'agir de formations nucléaires et que les plaquettes sont
dépourvues d'hémoglobine.

FILIATION DES ÉLÉMENTS SANGUINS. — Chez l'adulte on oppose théoriquement le tissu lymphoïde (ganglions et rate) au tissu myéloïde (moelle
osseuse), le premier étant formé de lymphocytes et de macrophages, le
second de myélocytes et d'hématies nucléées. En réalité l'histologie nous
révèle la présence (à l'état normal) d'un nombre appréciable de lymphocytes
au niveau de la moelle osseuse et la possibilité, à l'état pathologique, d'une
transformation myéloïde complète des ganglions et de la pulpe splénique.
L'embryologie nous montre d'autre part les éléments sanguins naissant de
cellules originelles, qu'il n'est guère possible de différencier les unes des
autres. Aussi les tissus myéloïde et lymphoïde nous apparaissent-ils essentiellement comme les différenciations ou les spécialisations d'un même tissu
primitif indifférent, apte à se transformer, suivant les circonstances, en l'un
ou l'autre des tissus précédents; la cellule primordiale, mère de toutes les
autres, correspond au mononucléaire basophile non granuleux (cellule lymphoïde indifférente). Cette conception uniciste n'est pas adoptée par les
partisans de la théorie dualiste qui opposent, jusque dans leur origine, les
deux tissus l'un à l'autre.

La cellule primordiale prendrait suivant le tissu considéré le nom de lym-
phoblaste (macro-lymphocyte) ou de myéloblaste; pourtant les différences
invoquées (présence ou absence de granulations azurophiles, nombres différents de nucléoles, etc.) nous semblent des plus minimes; une séparation,
fondée non sur les différences morphologiques mais sur les différences
fonctionnelles, nous semble également bien difficile à admettre; aussi pourrait-on provisoirement adopter la classification suivante, qui reflète la
théorie uniciste.

<pre>
                       Cellule lymphoïde indifférente.
        ┌────────────────────┬──────────────────────────────────┐
Gros lymphocyte   Macrophages.   Promyélocyte.
prolymphocyte).   ┌────────────┬────────────┐
   Lymphocyte.   Myélocyte   Myélocyte   Myélocyte
                                                neutrophile   granuleuse   granuleuse
                                              non granuleuse. éosinophile. basophile.
                                                    │
                                                  Formes   Poly-éosinophile. Poly-basophile.
                                               de transition
                                                neutrophile.
                                                    │
                                              Poly-neutrophile.
</pre>

Pour Dominici, le lymphocyte représenterait la cellule initiale, apte à

se transformer directement en éléments granuleux (transformation amyé-
loïde) ou en passant par les intermédiaires (transformation myéloïde).

Les plasmazellen dérivent aussi des lymphocytes; quant aux éléments
rouges, on tend à admettre qu'ils naissent également de la cellule lymphoïde
indifférente; dans tous les cas leurs formes initiales sont basophiles et dépourvues d'hémoglobine. On aurait donc les stades suivants : cellule indifférente = mégaloblaste basophile = normoblaste = hématie. Le noyau du
normoblaste, suivant les auteurs, disparaîtrait par caryolyse ou bien par
expulsion.

L'origine des *plaquettes sanguines* est des plus obscures. Plusieurs
auteurs les font naître des autres éléments du sang, surtout les globules
rouges dont elles représenteraient les restes nucléaires, mais il est probable
qu'elles ont une origine spéciale, encore inconnue.

Dénombrement des variétés cellulaires. — Pour faire la numération qualitative, on utilise les préparations de sang sec, mais, pour pouvoir
dénombrer toutes les variétés cellulaires, il est nécessaire de faire porter
l'examen sur plusieurs lames traitées par différents réactifs afin de mettre
en relief, ensemble ou séparément, les divers types d'éléments. Après coloration, on se contentera de sécher les préparations et de les porter sous
l'objectif à immersion après les avoir simplement recouvertes d'une goutte
d'huile de cèdre, sans interposition de lamelle. On déplacera la lame dans
un sens donné, de manière à ne pas revenir deux fois dans le même champ
et à ne pas compter deux fois les mêmes cellules. Si l'on veut atteindre une
précision suffisante, il sera nécessaire de compter environ 500 leucocytes;
comme on a noté au fur et à mesure les variétés rencontrées, il est facile
d'apprécier leur proportion dans le sang. Il vaut mieux se servir d'un microscope muni d'un chariot mobile à deux mouvements, vertical et horizontal.
L'objectif à immersion est préférable, si l'on veut bien différencier les
granulations.

Afin d'arriver rapidement à un pourcentage exact, nous recommandons
la méthode suivante : on prépare sur le papier autant de colonnes qu'il
existe de variétés leucocytaires. Au fur et à mesure qu'un leucocyte passe
dans le champ du microscope, on trace un signe | dans la colonne corres-
pondant à sa variété. Arrivé à 100, on s'arrête et l'on totalise le nombre
de variétés contenues dans chaque colonne; l'on obtient ainsi, du premier
coup, un pourcentage exact. On répète la même opération sur cent autres
leucocytes : à la cinquième fois on prend la moyenne des résultats partiels.

L'opération précédente donne la proportion des différentes formes, mais
non leur nombre absolu qu'il est facile d'obtenir connaissant le chiffre
total des leucocytes par millimètre cube de sang. Dans la leucémie par
exemple, le nombre absolu des éosinophiles peut être très supérieur à la
normale, même si leur nombre relatif s'en écarte peu. *Ehrlich* a longuement
insisté sur ce point.

Le pourcentage et le nombre absolu des hématies nucléées s'établissent
par rapport soit aux globules blancs, soit aux globules rouges normaux.

Les résultats donnés par la numération qualitative sont des plus importants, car ils permettent d'apprécier des lésions sanguines même en l'absence de toute modification quantitative.

Résultats. Étude séméiologique des éléments figurés. — A) **Globules rouges.** — a) Le *taux normal* des hématies, qui est normalement de 4 500 000 à 5 000 000 par millimètre cube, peut, dans certains états pathologiques, s'abaisser ou s'élever, suivant les cas.

Si le chiffre total monte à 7 et même 9 000 000, on dit qu'il y a *polyglobulie* (V. Polyglobulie). D'autres fois, au contraire, ce chiffre s'abaisse à 3 000 000, 1 000 000 et au-dessous, on dit qu'il y a *hypoglobulie*. L'étude de l'hypoglobulie est liée à celle de l'anémie et nous renvoyons le lecteur à cet article.

b) Le *diamètre* des globules rouges dans certain cas de polyglobulie peut augmenter, passant de 7 à 8, 10 et même 12 μ, et constituer un second syndrome surajouté, qui est l'*hyperglobulie*.

c) Nous avons vu plus haut ce qu'il fallait entendre par *anisocytose, poïkilocytose, polychromatophilie*. Ces syndromes font partie du tableau clinique de l'anémie grave, et seront étudiés à l'article *Anémie*.

Les *hématies ponctuées* s'observent fréquemment dans l'intoxication saturnine dès son début et pourraient même servir au diagnostic différentiel de la colique de plomb. Elles sont l'apanage des anémies graves de la leucémie; on ne les rencontre jamais au cours de la chlorose, exception faite des cas extrêmement graves.

Les *hématies granuleuses* s'observent aussi dans les anémies graves où les proportions peuvent monter jusqu'à 30 pour 100 hématies; cette proportion varie de 15 à 65 pour 100 (Chauffard, Widal, Abrami, Brûlé), dans le sang des malades atteints d'ictère hémolytique; et pourtant jamais on n'observe alors, dans le sang fixé, l'apparition d'hématies ponctuées.

d) La présence des *hématies nucléées* dans le sang est l'indice d'une prolifération de la moelle osseuse sous l'influence de l'anémie (spontanée ou traumatique), de certaines maladies hémorragipares (purpura, scorbut, maladie de Barlow, variole hémorragique), ou d'infections diverses. Les lésions de la moelle osseuse la déterminent également soit par prolifération primitive, soit par irritation secondaire de voisinage. Dans la leucémie myélogène ou dans les états lymphadéniques similaires, ces éléments se présentent avec une abondance et un polymorphisme tout particuliers.

Chez le jeune enfant, ils apparaissent avec assez de facilité par suite de l'activité des centres myéloïdes qui se réveille sous l'influence de la moindre irritation. Chez l'adulte, la présence des hématies nucléées, en dehors de la lymphadénie (et même des états infectieux hémorragipares où les phénomènes généraux dominent la situation), doit être considérée comme un symptôme d'anémie grave; néanmoins, une hypoglobulie accentuée ne devrait pas être regardée comme inéluctablement fatale, si elle est accompagnée d'une poussée normoblastique, car ce phénomène indique l'existence d'une réaction médullaire défensive. En revanche, si la poussée fait défaut, et si le nombre des hématies s'abaisse d'une manière excessive, le médecin devrait conclure à l'épuisement des centres hémato-poïétiques et porter un pronostic réservé.

L'apparition des *mégaloblastes* ne présente pas de gravité spéciale ; elle signifie, le plus souvent, une réparation sanguine hâtive.

e) La *valeur globulaire* subit des variations importantes. Le rapport $\frac{R}{N}$ qui normalement tend vers l'unité, peut s'en éloigner ou le dépasser, suivant que R ou N varieront, et rester normal même si les deux termes s'amoindrissent, à condition que leurs variations restent parallèles ; mais cette diminution simultanée montre bien qu'on ne se trouve plus dans des conditions physiologiques.

La valeur G s'abaisse dans la chlorose à 0,50 et même à 0,30.

Elle s'élève dans les anémies graves, où elle dépasse parfois 1,50 et 1,70. Ce phénomène paradoxal présente une signification fâcheuse ; il est dû probablement à la surcharge hémoglobinique défensive des éléments restants, dont les dimensions peuvent aussi subir un accroissement compensateur ; d'où macrocytose concomitante.

f) *Résistance.* — Nous avons vu qu'à l'état normal, R¹ (résistance maxima des globules rouges humains) était de 42 à 44 et R² (résistance minima), était de 34 à 36. Ces chiffres varient suivant l'âge ; peut-être la résistance serait-elle légèrement diminuée chez l'enfant et chez le vieillard. Dans divers états pathologiques, et spécialement dans les anémies, les auteurs ont obtenu des résultats assez contradictoires et qui ne peuvent conduire à aucune conclusion pratique.

Pourtant, en ce qui concerne les ictères, la recherche de la résistance globulaire a permis de mettre en relief des faits d'une importance capitale.

Les premiers travaux de Chanel, Limbeck, Viola, Vaquez et Ribierre avaient montré que dans l'ictère catarrhal, et surtout dans les ictères chroniques, la résistance augmente dans des proportions considérables R¹, passant à 0,36, 32 et même 28.

Mais il n'en est pas toujours ainsi, et les récents travaux de Chauffard, Widal et de leurs élèves ont permis de distinguer à côté des ictères avec résistance globulaire augmentée, ceux au cours desquels la résistance diminuait au contraire, R¹ devenant égal à 0,50 et même 0,74 ; grâce au procédé des hématies déplasmatisées, Widal a pu mettre en évidence une diminution sensible de la résistance (R¹ = 0,60 et même 0,82) alors que pour la méthode ordinaire on obtenait des chiffres normaux. C'est grâce aux recherches précédentes, jointes à l'étude des hématies granuleuses, qu'a été définitivement établie la notion des ictères hémolytiques, acquis ou congénitaux.

B) **Globules blancs.** — Il est extrêmement important de pratiquer un pourcentage exact des différents types cellulaires, car au cours des états morbides, les variations de cette *formule hémoleucocytaire* représentent un des chapitres les plus importants de la pathologie sanguine. Nous nous en occuperons longuement dans un autre article (V. Leucocytose).

C) **Hématoblastes.** — L'imperfection de connaissances relativement à l'origine et aux fonctions des plaquettes sanguines, la variabilité des résultats fournis par les différents procédés d'exploration, rendent bien délicate l'appréciation de leurs variations pathologiques. Deux causes d'erreur risquent de fausser les résultats : d'une part, l'altérabilité extrême de ces éléments, d'autre part, la facilité avec laquelle ils s'agglutinent. Leur examen ne doit se faire qu'à l'aide de procédés extrêmement délicats pour la description desquels nous renvoyons le lecteur à l'excellente thèse d'Aynaud ; encore, l'application de tels procédés à l'étude du sang humain n'est-elle qu'à l'état d'ébauche. Il convient donc de réserver la question jusqu'à nouvel ordre. Nous nous bornerons à rappeler les conclusions des anciens auteurs.

On compte, selon Hayem, de 250 000 à 300 000 hématoblastes par millimètre cube, 216 000 suivant Aynaud ; même en n'attribuant pas une précision absolue aux chiffres obtenus, il est évident qu'en certains cas le chiffre total des éléments subit des variations appréciables.

Les hématoblastes diminuent de nombre au cours des cachexies, des infections prolongées, de certains purpuras, de la leucémie myéloïde, des formes aplastiques de l'anémie pernicieuse.

Ils augmentent de nombre au moment de la convalescence des pyrexies, au cours de la chlorose, de l'anémie à forme plastique, et surtout après une perte de sang considérable, le chiffre pouvant monter à 800 000. La réalité de cette « crise hématoblastique » est admise par tous les auteurs, encore que son mécanisme soit obscur.

A. CLERC.

ÉLÉMENTS FIGURÉS DU SANG

Pl. I

Fig. 1. — *Sang normal après coloration par l'hématoxyline-éosine* (d'après DEGUY et GUILLAUMIN). — (Grossissement 700. Ocul. II, obj. imm. 1/15, Stiassnie.) On voit :

Cinq petits et moyens mononucléaires (lymphocytes) ;
Des polynucléaires ;
Deux éosinophiles dont l'un a ses granulations essaimées ;
Des globules rouges dont quelques-uns sont crénelés par vice de préparation ;
Des hématoblastes caractérisés par un certain nombre de corpuscules arrondis, réunis en plaquettes (ils forment 3 groupes).

N. B. — Dans cette figure, le nombre des leucocytes n'est pas du tout proportionné au nombre des globules rouges, puisqu'ils sont normalement dans la proportion de 1 pour 1000. Tous les éléments du sang ont été groupés ici.

Fig. 2. — *Leucémie lymphatique* (d'après DEGUY et GUILLAUMIN). — Coloration par l'hématoxyline-éosine. (Grossissement 700, ocul. 2, obj. imm. 1/15, Stiassnie.) On voit de nombreux lymphocytes (petits et moyens mononucléaires) bien plus nombreux qu'à l'état normal, et dont le nombre dépasse de beaucoup celui des polynucléaires.

Trois polynucléaires ;
Des hématies.

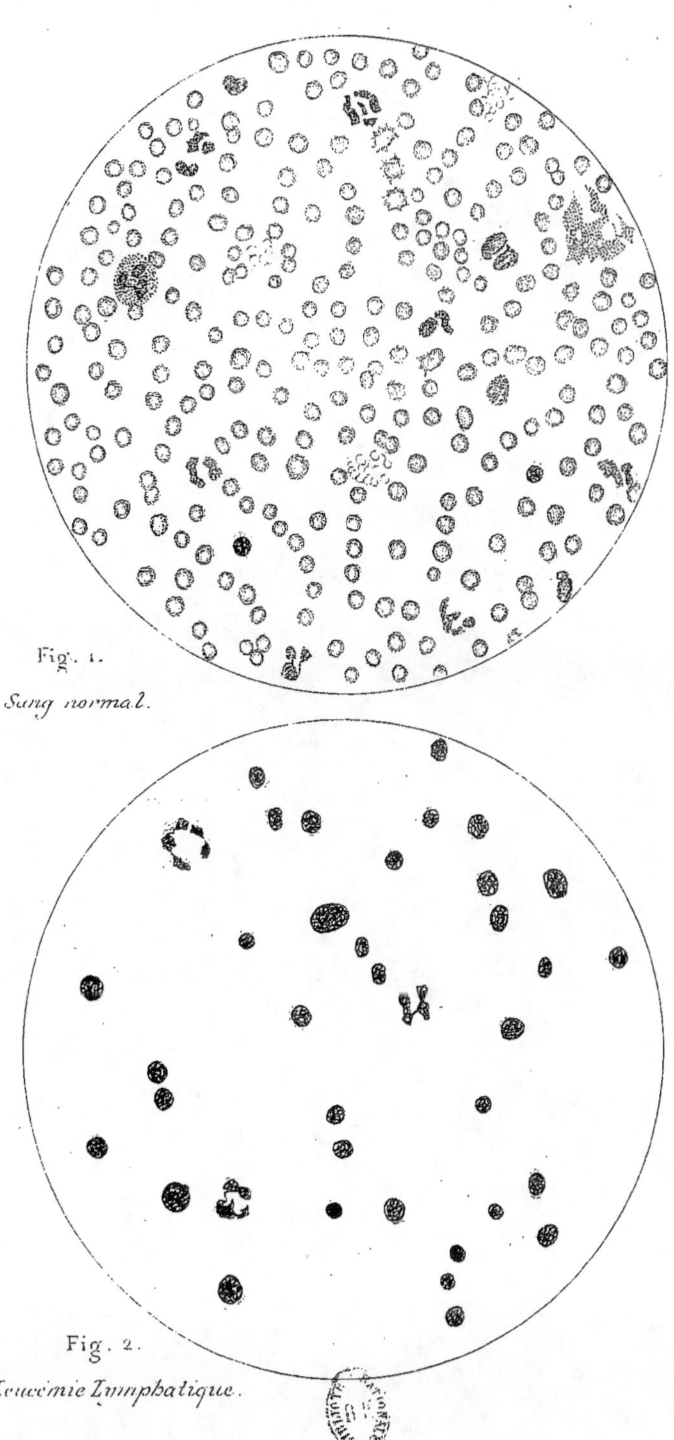

Imp. L. Lafontaine, Paris.

Masson et C.ie éditeurs, Paris.

Pl. II

ÉLÉMENTS FIGURÉS DU SANG

Pl. II

Fig. 1. — ***Anémie cancéreuse*** (d'après Hayem). — Coloration par la thionine.

a. Mononucléaires clairs de taille et d'aspect variables;
b. Mononucléaires opaques;
c. Polynucléaires;
d. Basophiles (mastzellen);
h. Hématies avec vacuoles.

Fig. 2. — ***Leucémie myélogène à prédominance d'éosinophiles*** (d'après Hayem). — Coloration par le triacide d'Ehrlich.

a. Polynucléaires;
b. Myélocytes;
c. Éosinophiles;
c'. Éosinophiles à granulations essaimées;
d. Basophiles ou mastzellen;
e. Mononucléaire opaque;
f. Hématie nucléée.

Fig. 3. — ***Leucémie myélogène à prédominance de basophiles*** (d'après Hayem). — Coloration par la thionine.

a. Polynucléaires;
b. Gros polynucléaire;
c. Myélocytes;
d. Mononucléaires basophiles;
e. Basophiles;
e'. Basophiles dont les granulations ne sont pas colorées;
f. Lymphocytes;
g. Hématie nucléée.

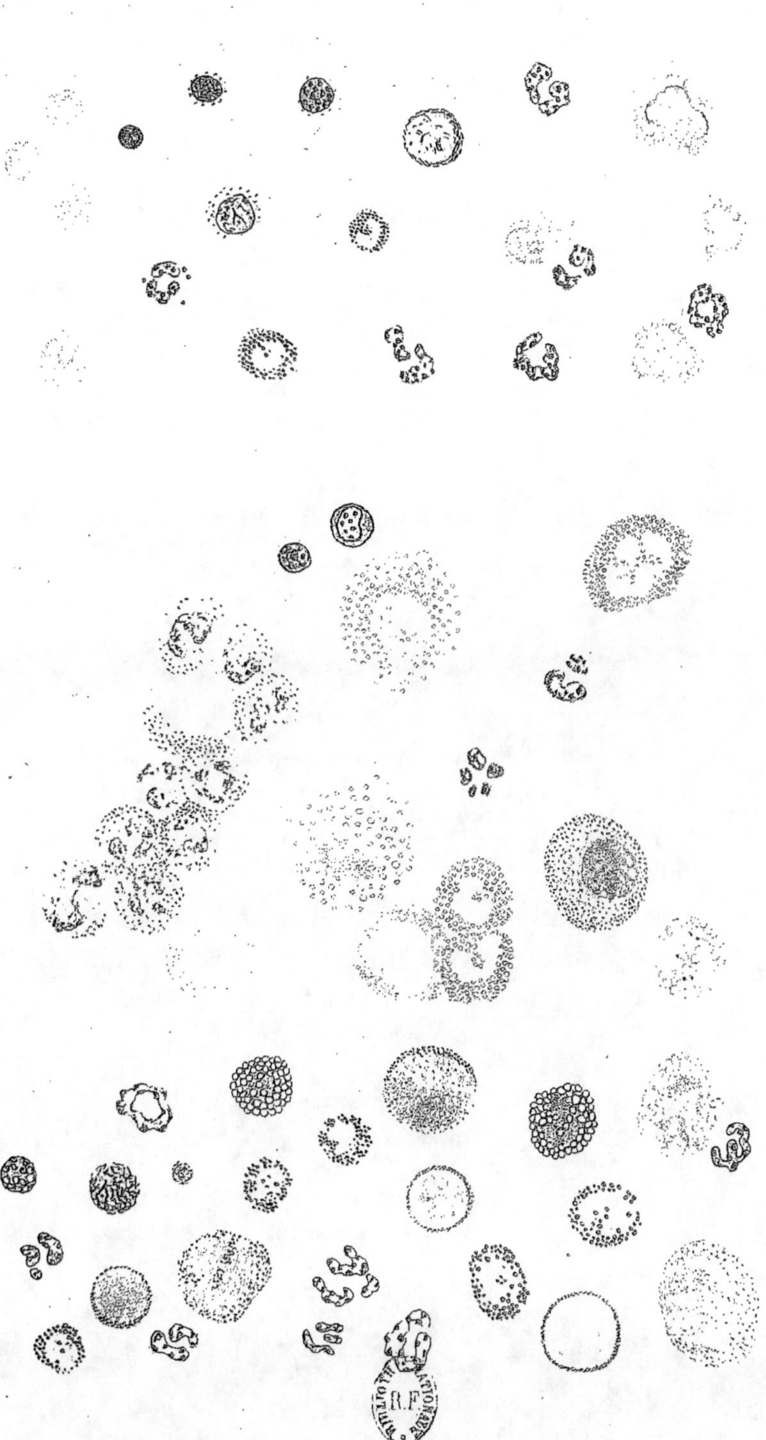

SANG (MÉDECINE LÉGALE). — V. Taches de sang.

SANGSUES. — Les sangsues sont indiquées, comme les ventouses scarifiées, dans les cas où l'on veut combattre un élément congestif, dyspnéique, ou même purement fébrile. Plus faciles à poser dans certaines régions, elles ne peuvent satisfaire à l'égal des ventouses aux conditions actuellement requises d'asepsie. Néanmoins, on les emploie parfois encore dans les péricardites, les néphrites, la névralgie lombaire, certaines affections de l'œil ou de l'oreille, du cerveau, etc. On doit se servir d'une sangsue neuve, afin d'éviter toute contagion éventuelle par le sang précédemment aspiré. Sur la peau rasée, puis nettoyée, bien sèche, on applique les sangsues, renfermées en masse dans une compresse roulée, ou mieux isolées dans un tube, un verre à liqueur ou tel autre récipient étroit qui se trouverait disponible. Une assez vive douleur marque l'attaque de l'annélide; cette douleur se calme et ne provoque d'accidents que chez les grands nerveux. Si la sangsue lâche tout de suite, elle est mauvaise; on fera mieux d'en prendre une autre, si l'on peut. Sinon, on peut mouiller la peau de lait, d'eau sucrée; ces moyens traditionnels seraient efficaces. La sangsue lâche au bout de trois quarts d'heure ou d'une heure; elle absorbe de 5 à 15 gr. de sang, moins si elle est trop petite. Le sang continue à couler pendant quelques heures et parfois un jour ou deux, la sangsue ayant largement imprégné le derme de principes anticoagulants. Il en résulte que finalement une sangsue peut soutirer 100 gr. de sang et plus encore; une telle saignée, par sa simplicité et par sa facilité, peut utilement remplacer la phlébotomie quand celle-ci n'a pas une indication thérapeutique de rigoureuse urgence. On peut faciliter l'écoulement par des compresses bouillies tièdes. Une rondelle d'amadou stérile, ou plus simplement la compression digitale, conviennent pour arrêter ce raptus. Si les sangsues ne se détachent pas spontanément au bout du temps requis, il ne faut jamais les arracher, les mâchoires pouvant se briser dans les tissus. On les poudrera de sel de cuisine, de tabac, de cendres, ou l'on pourra les sectionner d'un coup de ciseaux. Il ne faut pas dépasser 5 sangsues chez l'enfant, une vingtaine chez l'adulte.

Un certain nombre de contre-indications découlent de ce qui précède. On s'abstiendra d'employer cette médication chez les individus et sur les régions (paupière, scrotum) à peau fine, également propre à la gangrène, à l'infection érysipélateuse, aux ecchymoses. On devra s'abstenir encore vis-à-vis des hémophiliques, respecter les parties exposées aux regards; il persiste en effet une cicatrice triangulaire, indélébile. Enfin, on évitera les régions dangereuses où passe une veine (jugulaire externe) ou une artère (temporale superficielle).

Nous n'insisterons pas sur les lieux d'élection thérapeutique; on choisit le voisinage immédiat de l'affection visée, en s'écartant toutefois des surfaces enflammées, s'il en existe, et en se souvenant que la région favorable est parfois à une certaine distance de l'organe malade, à la marge de l'anus pour le foie (système porte) par exemple.   *FRANÇOIS MOUTIER.*

SANTAL (ESSENCE). — Le bois de *Santalum album* (Santalacées), petit arbre originaire des Indes, fournit une huile essentielle que l'estomac tolère assez bien et qui s'élimine en grande partie par les urines. L'essence de santal est utilisée dans le traitement de la blennorragie (v. c. m.) et s'administre à la dose de 4 à 8 gr. par jour, en capsules de 0 gr. 25.   *E. F.*

SANTONINE — La santonine est extraite du semen-contra (semence de l'*Artemisia maritima*); c'est une poudre cristalline jaune pâle, de saveur amère, peu soluble dans l'eau, soluble dans l'alcool.

La santonine est un antihelminthique très efficace contre les ascarides et les oxyures, mais dangereux à employer en raison de sa facile absorption et de sa toxicité (V. POISONS MÉDICAMENTEUX). Jusqu'à l'âge de 2 ans, il convient de s'abstenir de donner de la santonine. La dose pour enfants plus âgés est de 0 gr. 02 à 0 gr. 05. Pour les adultes on peut aller jusqu'à 0 gr. 10.

La santonine peut s'administrer sous forme de dragées, de tablettes ou de biscuits.

Le semen-contra en nature est souvent préféré. Chez les enfants on peut administrer de 1 à 5 gr. de semen-contra; chez les adultes on peut aller jusqu'à 10 et 12 gr.

Le semen-contra se prescrit sous forme de poudre, qu'on mélange à du miel ou à de la confiture ou que l'on administre en infusion dans 50 à 100 gr. d'eau sucrée, ou en lavement.

Il est ordinairement nécessaire d'administrer la santonine ou le semen-contra pendant 2 ou 3 jours de suite, d'où la nécessité de ne prescrire que de petites doses journalières. Quand on donne la santonine, il convient d'administrer, 1 ou 2 heures après, un peu de calomel. On fait parfois absorber simultanément le calomel et la santonine.

Tablettes de santonine (Codex).		*Paquet.*
Santonine. . . . . 5 grammes.		Santonine. . . . . 0 gr. 05
Sucre blanc pulvérisé. 500 —		Calomel. . . . . 0 gr. 10
Mucilage de gomme		Sucre de lait . . . . 0 gr. 50
adragante. . . . . 45 —		Pour un paquet n° 3; 1 paquet chaque
Pour 500 tablettes; chaque tablette conteint 1 centigr. de santonine.		matin, dans un peu de lait.
		E. F.

SAPONAIRE ET SAPONINE. — La racine de *Saponaria officinalis* (Caryophyllées) renferme de la saponine, substance donnant une solution visqueuse et mousseuse capable d'émulsionner les corps gras. Les saponines ou sapotoxines existent dans un grand nombre d'espèces végétales, mais principalement dans la saponaire, le polygala senega, l'écorce de quillaja; leur grande toxicité s'oppose à leur emploi thérapeutique.

Le sirop de saponaire est utilisé comme expectorant, stimulant et sudorifique à la dose de 20 à 60 gr. par jour.   *E. F.*

SARCOCÈLE. — V. TESTICULE.

SARCOME. — V. TUMEURS EN GÉNÉRAL ET LES ORGANES.

SATURNISME. — L'intoxication par le plomb peut être aiguë ou chronique : cette dernière peut débuter par des accidents aigus, mais une telle occurrence demeure exceptionnelle. Le terme *saturnisme* désigne plus spécialement l'ensemble des accidents liés à l'intoxication chronique.

INTOXICATION AIGUË. — Elle est rare, soit qu'un criminel ne songe guère à employer des produits relativement peu toxiques, soit que la saveur nauséeuse des ingesta évite l'erreur éventuelle. Ce sont principalement les sels qui déterminent des accidents ; leur dose mortelle est des plus variables et d'un individu à l'autre. Pour l'acétate de plomb par exemple, elle oscille de 0 gr. 20 à 30 grammes et plus, la moyenne se trouvant comprise entre 2 et 4 grammes. Le plomb en nature peut lui-même déterminer des accidents graves, parce qu'à la longue il est attaqué dans le tube digestif [(plombs ingérés à la suite d'un pari ou dans un but thérapeutique (purgation)]. Enfin des aliments mal préparés, des tentatives d'avortement closent à peu près la série des causes dont relève l'intoxication aiguë. Dans tous ces cas, le mode d'empoisonnement le plus habituel est l'ingestion de la substance dangereuse.

Symptômes. — L'évolution des différents symptômes présente une certaine lenteur. Le malade éprouve tout d'abord une sensation de brûlure localisée à l'arrière-gorge et au pharynx, cependant qu'une saveur douceâtre, un peu métallique, lui emplit la bouche.

Bientôt apparaissent du hoquet, des nausées : les vomissements amènent le rejet d'un liquide limpide et incolore, parfois jaune (chromate de plomb). Les matières sont ensuite muqueuses et renferment des particules blanchâtres dues aux sels ingérés. Il existe en même temps un état saburral assez prononcé. Le météorisme est exceptionnel : il est au contraire fréquent, pour peu que les phénomènes se prolongent, d'avoir à constater la rétraction du ventre avec les coliques caractéristiques. La constipation est donc plus ordinaire que la diarrhée : celle-ci peut être colorée en noir par le sulfure de plomb. Enfin, il peut apparaître ou non un liséré gingival typique.

Cependant l'état général est des plus graves ; le malade, qu'il faut sonder avec soin, la rétention étant de règle, est prostré, froid ; son haleine est fétide, le pouls irrégulier. La mort peut survenir au bout de quelques heures, dans le coma ou par syncope respiratoire ou cardiaque. En général l'issue fatale se produit du 2e au 4e jour ; passé ce délai, la survie est normale. Il peut se déceler de l'ictère dans les formes à évolution lente. En tout cas, la convalescence est traînante ; l'intoxiqué demeure longtemps anémique, fatigué, inapte au travail.

Traitement. — Lavage de l'estomac ; vomitifs. Administrer la limonade sulfurique : acide sulfurique au 10e, 20 pour 1000. A défaut d'acide sulfurique ou concurremment, faire prendre du sulfate de magnésie ou de soude (15 à 25 gr. dans l'eau). On donnera en outre de l'eau albumineuse, du gruau, du lait, de la tisane d'orge, un liquide gommeux. La morphine en injections sous-cutanées, les cataplasmes apaiseront la douleur ; enfin de l'huile de ricin sera ingérée le plus tôt possible. Par la suite, on pourra utiliser les propriétés éliminatrices de l'iodure de potassium.

INTOXICATION CHRONIQUE. — Les causes du saturnisme sont innombrables, et les circonstances qui les font agir sur nous sont, en dehors des dangers professionnels, souvent imprévues, souvent même presque impossibles à dépister. Il n'est pas d'aliment qui n'ait pu, en cours de manipulations, se trouver au contact d'un récipient, d'un outil plombifère ; il n'est pas de substance que l'on n'ait pu orner ou falsifier grâce aux sels de plomb. Le plomb est partout, dans le lait des biberons, l'eau gazeuse des siphons, le vin, la bière, l'eau des conduites, les pommades, la poudre de riz, les ustensiles de cuisine, les jouets, les images de l'enfant, les pâtisseries. Les balles qu'une blessure enkysta dans nos tissus peuvent même déterminer à la longue des accidents.

Nous ne pouvons que donner un aperçu des professions dangereuses, car tous les métiers peut-être sont capables d'amener l'intoxication. Signalons les ouvriers employés à l'extraction du minerai, les peintres, les fondeurs, les fabricants d'accumulateurs ou de caractères d'imprimerie, les potiers, les boulangers (chauffage au bois de démolitions peint à la céruse), les fabricants de papier d'étain, de fleurs artificielles, de cartouches, de papiers peints, de cartons, de toiles cirées, de jouets, d'épingles, les chaudronniers, les poseurs de fils téléphoniques, les émailleurs, les typographes, les faïenciers, menuisiers, serruriers, vitriers, les fabricants de boîtes de conserves, etc. On a relevé 122 professions qui exposent aux atteintes du plomb ; mais aucune liste ne saurait épuiser la question. Les causes sont si diverses et si cachées que nombre de maladies, voire d'épidémies des siècles passés, ne sont que des intoxications collectives dues le plus souvent à des vins altérés (coliques du Poitou, coliques sèches, coliques tropicales, des vaisseaux, du Devonshire, etc.).

Des sels divers, acétate, oxydes (minium, massicot, litharge), ont à répondre de ces méfaits ; mais le plus répandu de tous est la céruse ou carbonate de plomb dont l'emploi dans la peinture tend à être sévèrement prohibé. Enfin il est des sels tout spécialement nocifs qui empruntent leur toxicité plus encore au radical acide qu'au plomb lui-même, tel le chromate, cependant employé pour le glaçage des gâteaux. — Le plomb se localise dans le foie et les reins principalement ; il s'élimine par les urines, la bile, la sueur, la salive.

L'âge ne met pas à l'abri de l'intoxication saturnine ; l'enfant présente même une réceptivité toute particulière. La grossesse favorise l'éclosion des accidents aigus, et l'alcoolisme chronique prédispose, d'une façon malheureusement trop facile à vérifier, aux troubles les plus graves et les plus tenaces de l'intoxication. On a jadis voulu découvrir un certain antagonisme entre la tuberculose et le saturnisme. Il est clairement établi à l'heure actuelle que la tuberculose est une façon fréquente de mourir pour le saturnin comme pour le diabétique, comme pour un si grand nombre de cachectiques.

Symptômes. — Maladie essentiellement polymorphe, le saturnisme chronique se manifeste par une très grande quantité de symptômes dont l'ordre d'apparition ne présente rien d'absolu. L'intoxication saturnine se produit en général très lentement, mais si tous les appareils peuvent être atteints, les symptômes plus fréquents, selon l'ordre assigné par Tanquerelle des Planches, sont la colique, les arthralgies, les accidents nerveux et notamment la paralysie des extenseurs de l'avant-bras. L'anémie est constante, ainsi que la céphalée.

Colique de plomb. — Ce symptôme est peut-être le plus fréquent de tous les accidents de l'intoxication chronique : il s'observe dans 60 à 70 pour 100 des cas. La colique de plomb est très fréquemment même l'accident initial, inattendu ; elle présente la valeur d'un véritable signal-symptôme, pouvant survenir du reste très peu de temps après que le malade s'est trouvé soumis à l'intoxication.

Examiné en pleine crise, le malade est anémié, parfois même cachectique, de teint blafard, différant également de la chlorose, du cancer et de l'ictère. Il présente un *gonflement fréquent des parotides*, et si l'on vient à retrousser sa lèvre, on découvre à peu près toujours un liséré gingival caractéristique, le *liséré de Burton*. Sur le bord libre des gencives, et non sur la dent même (tartre, poussière de plomb), existe une bande peu haute (2 à 3 millimètres) d'un gris ardoisé (le nitrate d'argent, le charbon, le cuivre, le bismuth peuvent en donner d'analogues). Le peintre, s'il s'agit d'un tel ouvrier, a déjà eu des accidents semblables à sa colique actuelle, ou par ses camarades, il les connaît bien et arrive fréquemment avec son diagnostic. Il a été pris ou repris parce qu'il vient de s'exposer à une nouvelle intoxication plus forte ; il vient de gratter de vieilles peintures ; il a fait des excès de liquides acides (vins, vinaigrettes) ou alcooliques. En tout cas, il souffre abominablement, apyrétique, le ventre rétracté. Parfois il y eut quelques prodromes ; les digestions étaient pénibles, l'haleine avait acquis une fétidité spéciale, une saveur sucrée emplissait la bouche, la langue était pâteuse, une constipation opiniâtre était apparue, coupée de temps à autre par une débâcle diarrhéique. Il a pu même survenir isolément de la diarrhée, mais cette éventualité est rare.

Dans certains cas, le malade éprouve depuis longtemps des coliques fugaces, sourdes ; il existe ainsi une véritable colique saturnine chronique.

Le début de la colique franche, aiguë, est brusque. Le malade éprouve de l'engourdissement des membres ; il demeure immobile, la sangle abdominale tétanisée sur l'intestin en état de spasme. La *douleur* est tout ensemble continue et paroxystique : continue, profonde, elle se localise surtout à la région ombilicale et à l'épigastre. Elle est atroce, et d'ailleurs occupe souvent l'abdomen en entier. Les paroxysmes sont absolument dilacérants ; la douleur irradie dans les hypocondres, déchire les fosses iliaques, détermine une sensation atrocement constrictive de barre thoracique transversale. Des élancements pénibles gagnent l'urètre, la vessie (il peut y avoir incontinence ou rétention d'urine pendant la crise) ; on note fréquemment du ténesme rectal, de la rétraction douloureuse du testicule, des douleurs utérines ou vaginales. Les malades cherchent souvent à soulager leurs souffrances par la compression large de l'abdomen ; mais ce soulagement par la pression est loin d'être une règle absolue. D'autres, au lieu de se pencher en avant, préfèrent le décubitus latéral ou la position genu-pectorale. Il existe fréquemment de l'hyperesthésie de la peau et de la myosalgie, notamment au niveau des attaches inférieures des grands droits.

La *constipation* est presque constante ; elle précède les douleurs en général, ainsi que nous l'avons déjà dit. Elle est opiniâtre, et ne cède en général que parallèlement à l'apaisement des douleurs. La rétention stercorale peut atteindre 8 à 10 jours; il peut même y avoir arrêt des gaz. On a signalé parfois des *coliques avec diarrhée*; il existe généralement alors une poussée d'entérite surajoutée, généralement d'origine médicamenteuse (abus des drastiques).

Les *vomissements* font défaut un peu plus souvent que la douleur. Parfois aqueux ou seulement alimentaires, ils deviennent en général rapidement porracés. On les a vus fécaloïdes dans certaines formes graves avec météorisme.

Le *ventre est en général rétracté*, assez souvent normal, rarement ballonné. Dans ce dernier cas, le ballonnement peut être limité au gros intestin. La rétraction, extrêmement pénible, peut être localisée à la région ombilicale. Le ventre est fort dur lorsqu'il y a rétraction; dans certains cas, il garde sa souplesse normale.

La *hauteur de la matité hépatique se trouve notablement réduite*. On ne trouve plus sur la ligne mamelonnaire que 4 ou 5 centimètres de matité, et toute trace de celle-ci peut même disparaître.

Les *urines* sont rares, hautes en couleur, pauvres en urée, puis en chlorures, dépourvues d'albumine en général, ou n'en renfermant que des traces. On note constamment de l'urobilinurie et l'épreuve de la glycosurie alimentaire est positive.

La *pression* est forte, le pouls ralenti, tendu, polycrote. L'hypertension sanguine amène fréquemment de la dilatation du cœur droit, traduite par un *souffle tricuspidien systolique*. La persistance de l'élévation de tension, son intensité, sont d'un pronostic fâcheux, elles doivent faire redouter, si elle n'est déjà reconnue, l'apparition de complications encéphalopathiques ou urémiques.

La *fièvre* enfin fait généralement défaut, sans que l'on puisse tenir pour exceptionnelle ou surprenante une élévation thermique de 38 à 39 degrés au début de la crise. Ajoutons que l'on observe couramment, au cours de la colique de plomb, des *myalgies* et des *arthralgies*; il peut également être donné d'observer des *complications nerveuses* diverses, dont la plus redoutable est l'*amaurose* brusque, et des *accidents urémiques*, convulsifs ou comateux.

Des accès dyspnéiques (*asthme saturnin*) se rencontrent, mais rarement; l'*entérite*, au contraire, est commune.

A mesure que se prolonge la crise, le pouls devient petit, le facies se grippe. Le malade dort mal, est épuisé, mais, à moins de complications, ne présente, du moins en général, ni fièvre, ni troubles mentaux. Le liquide céphalo-rachidien révèle un peu de lymphocytose. Bien soignée, la colique de plomb guérit assez rapidement (5 à 10 jours): la fin de la constipation annonce le début de la convalescence. Abandonné à lui seul, l'accès présente une durée variable. Si l'intoxiqué ne cesse point d'être exposé au poison, il peut survenir des accès subintrants à période indéfinie.

La convalescence est courte, mais les récidives sont faciles. Le malade ne meurt jamais du fait de la colique en soi : mais il peut être mortellement atteint par des complications d'ordre nerveux ou urémique. Certains individus se cachectisent et finissent par succomber aux progrès de l'intoxica-

tion chronique; et si le *pronostic* de la crise est bénin pour ce qui est de
la colique en elle-même, celle-ci révèle toujours une imprégnation profonde
de l'organisme.

Le *diagnostic* est en général facile : profession, liséré gingival, douleurs
calmées par la pression, vomissements porracés, constipation, bradycardie
avec hypertension et polycrotisme, rétraction hépatique.

Mais le diagnostic de la colique de plomb « peut être impraticable,
parfois jusqu'à la guérison complète » (Letulle). Si parfois cette incertitude
ne présente pas une importance absolue, il n'en est plus de même lorsque,
faute d'un diagnostic suffisamment assuré, on risque de méconnaître un
étranglement interne par exemple. Le gros danger consiste en ce que chez
tout saturnin ayant eu antérieurement des coliques de plomb, on tend invin-
ciblement à rapporter à ce syndrome toute nouvelle crise abdominale éventuellement constatée chez lui. C'est ainsi que, plus que d'autres malades, les
saturnins sont exposés à succomber à une perforation viscérale, à un
étranglement interne qui, reconnus à temps et opérés, eussent pu évoluer
en des conditions favorables. Une analyse minutieuse de tous les symptômes
s'impose en tous ces cas, et une laparotomie exploratrice sera réclamée par
le médecin, et d'urgence, si le diagnostic de colique de plomb ne s'impose
point rigoureusement à son esprit.

Bien que ni le météorisme, ni les vomissements fécaloïdes, ni l'arrêt
total des gaz ne soient habituels dans la colique saturnine, on peut les y
rencontrer cependant, et le diagnostic de l'*occlusion intestinale* peut être
des plus difficiles. On se rappellera que, dans la colique de plomb, la douleur
est moins intense, souvent plus diffuse dès le début; le pouls est dur,
ralenti, hypertendu. Certaines irradiations, l'orchialgie, la cystalgie, le
ténesme rectal ne se voient guère que dans le saturnisme; enfin les intoxiqués par le plomb présentent parfois une série de phénomènes, accessoires
ou anormaux quant à la maladie, mais de prime importance pour le
diagnostic quand ils existent, ce sont la fièvre, la polyurie (il y a généralement oligurie dans le saturnisme, mais il peut y avoir de la polyurie, et
celle-ci, en revanche, fait défaut dans l'occlusion), le subictère, les myosal-
gies, dermalgies, arthralgies, l'amaurose.

Dans les *péritonites par perforation viscérale* (appendicite, ulcus gastrique), la constipation est rarement absolue; il y a généralement du
météorisme, parfois de l'ascite, plus rarement de l'œdème de la paroi,
souvent de la fièvre. — Les phénomènes sont beaucoup plus dramatiques
dans l'*embolie* ou la *thrombose des veines mésentériques* : douleurs atroces
(de toutes les maladies humaines, celle-ci est la plus douloureuse), vomissements quelquefois hémorragiques, melæna, ascite précoce, évolution fatale
en de quelques heures à 3 jours.

Dans les *empoisonnements*, il y a peu de phénomènes objectifs du côté de
l'abdomen en dehors des douleurs et des vomissements; on observe plutôt
de la diarrhée.

Le diagnostic avec l'*appendicite*, dans les cas douteux, est naturellement
le plus difficile de tous si l'on en excepte le diagnostic de l'occlusion. Il est
même parfois impossible ; on s'appuiera sur les commémoratifs, sur le

début des accidents, et sur le siège initial de la douleur si l'on a eu la
bonne fortune d'examiner assez tôt le malade. Enfin, la colique de plomb
peut simuler même les *salpingites*, parce qu'elle détermine des irradiations
vers les aines, une douleur fixe au plus profond des fosses iliaques, — les
coliques hépatiques, parce qu'elle peut s'accompagner de douleurs dans
l'hypocondre, de fièvre et d'ictère, — les *coliques néphrétiques*, parce qu'elle
provoque des douleurs paroxystiques vers les organes génitaux et s'accompagne d'urines rares, foncées, brûlantes, parfois même sanguinolentes, s'il
y a coexistence de néphrite saturnine.

Nous avons à dessein insisté longuement sur les difficultés et l'importance de ce diagnostic, un des plus délicats souvent de la clinique médicale
entière. Il convient, nous le répétons, de songer que nombre de saturnins
succombent parce que, sur la foi de leurs antécédents, on étiquette facilement colique de plomb tout syndrome abdominal présenté par eux.

Troubles de l'appareil digestif. — Nous avons eu l'occasion de signaler la
pigmentation ardoisée, fréquente surtout au niveau des dents cariées et
des incisives inférieures, connue sous le nom de *liséré de Burton*. Des placards pigmentés peuvent également se rencontrer à la face interne des
joues, et la muqueuse buccale rappelle la muqueuse largement pigmentée
de la gueule du chien (Gubler). Il peut exister aussi parfois de la pigmentation de la marge de l'anus, surtout au niveau d'ulcérations éventuelles.

Les *dents* sont souvent en très mauvais état, cariées, presque complètement éliminées; la stomatite, les gingivites sont banales. De fait, le liséré
plombique de Burton et Grisolle ne se voit que chez les individus ne soignant pas leur bouche et présentant des accumulations de tartre parfois
franchement invraisemblables. Généralement pâles, anémiées, ce qui fait
ressortir le liséré, les gencives sont donc fréquemment irritées et saignantes.

On observe assez souvent, surtout chez les cérusiers et les peintres en
bâtiment, une tuméfaction généralement symétrique, indolore des *parotides*
(Comby). Cette parotidite, sans doute secondaire à une infection ascendante subaiguë du canal de Sténon, coexiste souvent avec de la stomatite.
Les *sous-maxillaires* peuvent également être atteints (Rénon).

Les *troubles dyspeptiques* sont les uns précoces, peu graves, état saburral
de la langue, fétidité de l'haleine, salivation, goût métallique, goût sucré
dans la bouche, anorexie et soif vive ; les autres généralement plus tardifs
et plus prononcés, inappétence absolue, phénomènes sensitivo-moteurs,
ballonnement, pesanteur, évacuation retardée de l'estomac après le repas.
Le malade doit lutter enfin en tout temps contre une constipation opiniâtre.
Il faut, il est vrai, tenir compte de l'étylisme habituel chez les malades; et
des vomissements répétés, de la diarrhée, mettront en garde contre l'urémie. L'analyse des actions digestives révèle le plus souvent de l'hypochlorhydrie et de l'atonie motrice. Mais on note généralement de l'hyperchlorhydrie pendant les crises de colique saturnine (A. Robin.)

Nous avons vu quels accidents traduisaient, au cours de la colique de
plomb, l'*intoxication hépatique*. Celle-ci peut se traduire, en dehors du
paroxysme de la colique, par de l'hypoazoturie, l'urobilinurie, la glycosurie
alimentaire ; l'ictère même n'est pas exceptionnel. Plus tard peut évoluer,

chez les vieux saturnins, une cirrhose voisine de la cirrhose de Laënnec, avec ascite et atrophie hépatique (Potain).

Troubles de la nutrition. — L'intoxication saturnine détermine du ralentissement de la nutrition et de la désassimilation caractérisé par l'oligurie, l'hypoazoturie avec augmentation parallèle de l'acide urique, l'abaissement du taux des chlorures et l'hypoacidité (Gaucher).

Anémie. Syndrome hématologique. — De toutes les altérations morbides qui frappent les ouvriers exposés à l'intoxication saturnine, la plus précoce et la plus constante est l'anémie. C'est d'elle que proviennent la lassitude, l'essoufflement, les palpitations et la dyspnée d'effort ; elle se traduit à l'auscultation par des souffles précordiaux et vasculaires, objectivement par la teinte particulière des téguments. Le visage est comme plombé, d'une pâleur blafarde, terne, grisâtre ; la sécrétion sudorale est d'ailleurs diminuée, la peau sèche. Mais si l'aspect du tégument externe chez le saturnin se trouve évidemment lié à l'hypoglobulie, il faut également tenir compte pour expliquer le teint du malade du spasme permanent des vaisseaux périphériques, de la crasse professionnelle, de la pigmentation produite par les déchets d'origine hémoglobinique et par les sels de plomb qui imprègnent la couche cornée (Meillère). Le sang circulant renferme du plomb.

Il existe une hypoglobulie considérable : 1 400 000 hématies par millimètre cube et bien moins chez certains malades. La valeur globulaire est abaissée ; il y a anisocytose et poïkilocytose avec globules inégaux, parfois décolorés.

Beaucoup d'hématies renferment des granulations basophiles apparentes après fixation (érythrocytes ponctués), d'autres sont nucléées ; enfin il peut y avoir un tel nombre d'éléments anormaux que la formule sanguine se rapproche de celle des leucémies myélogènes. Ce syndrome hématologique, hypoglobulie avec abaissement de la valeur globulaire, polychromatophilie, anisocytose et légère poïkilocytose traduisant l'altération toxique des globules, réaction myéloïde, présente une haute valeur diagnostique. Les hématies granuleuses, éléments de rénovation sanguine, traduisent la réaction légère des tissus hématopoïétiques et ne s'observent guère en dehors de la colique de plomb (Noël Fiessinger et A. Peigney).

Appareil circulatoire. — L'hypertension que l'on observe de façon banale chez les vieux saturnins ressortit souvent à la sclérose artérielle et la néphrite chronique. Toute autre est l'hypertension du saturnin jeune ou l'hypertension observée constamment au cours de la colique de plomb. Cette hypertension, due au spasme des vaisseaux périphériques, donne au pouls radial ces qualités de dureté, de rigidité qui le faisaient comparer par Stoll à un « fil de fer ». Au sphygmomanomètre de Potain, la pression atteint de 18 à 20 centimètres au moins. Le pouls est polycrote, à vrai dire seulement au cours des accidents aigus et notamment de la colique. La sclérose artérielle, l'*athérome* aortique sont fréquents. On observe souvent encore l'angine de poitrine et la dégénérescence graisseuse du myocarde.

Poumon. — Il peut être assez difficile de faire, parmi les *troubles respiratoires*, le départ de ce qui dépend de l'asystolie, de l'artério-sclérose, de l'urémie ou de l'intoxication elle-même. Ces troubles sont parfois très précoces. L'*asthme saturnin* aigu vrai est lié à l'absorption directe du plomb par les muqueuses respiratoires; un accès de dyspnée intense avec suffocation le caractérise, l'expectoration est peu abondante, tout prend fin en quelques jours. Il peut y avoir des paroxysmes moins intenses avec signes de bronchite et de congestion pulmonaire. On a signalé chez certains malades une pneumokoniose professionnelle.

Rein. — Les accidents rénaux du saturnisme ne présentent absolument rien de spécifique; ils sont cependant constants chez tout vieux saturnin et menacent même à longue échéance l'ouvrier qui cesse de s'exposer à l'intoxication professionnelle. Le rein est atteint de néphrite chronique atrophique; l'albuminurie est rare, tardive, toujours peu abondante. Mais si la banalité des symptômes nous dispense de répéter ici ce que l'on trouvera aux articles Néphrites chroniques, Urémie, il convient d'insister sur la fréquence de petit brigthisme chez le saturnin. Les accidents urémiques demandent ainsi à être distingués des manifestations nerveuses liées directement à l'intoxication. Du triple fait de son intoxication plombique, de son atrophie rénale et de sa sclérose artérielle, le saturnin est plus que tout autre malade exposé aux troubles encéphaliques les plus graves, convulsions, délire, paralysies toxiques par hémorragie cérébrale ou méningée, ou par ramollissement, coma.

Goutte saturnine. — Cette goutte, étudiée par Garrod, se montre chez les ouvriers travaillant depuis longtemps, notamment chez les peintres. Elle diffère de la goutte essentielle par sa tendance à la généralisation; les autres signes indiqués n'ont pas grande valeur. En tout cas, autant le facies du goutteux classique est floride en général, autant le saturnin paraît cachectique, anémié, asthénique.

Accidents nerveux. — Extrêmement divers, ces accidents sont de gravité relativement bénigne comme la paralysie antibrachiale, ou tout au contraire menaçants comme les complications méningées. Des plus précoces sont les algies diverses, puis viennent des paralysies; les manifestations encéphalopathiques sont en général un peu plus tardives.

Paralysie des extenseurs. — La paralysie radiale est un accident un peu plus tardif que la colique de plomb, elle se voit généralement au bout d'un an d'intoxication, mais peut être la manifestation isolée d'une intoxication latente. Elle peut survenir sans cause appréciable ou être provoquée comme la colique saturnine par une absorption plus considérable de poison, un excès d'alcool, etc.

La paralysie est ordinairement bilatérale; le droitier voit l'atteinte plus profonde sur son bras droit, le gaucher sur son bras gauche, ce qui serait dû soit à une intoxication cutanée prédominante, soit à une fatigue prédisposante des muscles. Le début est brusque ou lent et progessif, parfois précédé de fourmillements et d'engourdissements, annoncé par une maladresse croissante. L'état général n'est aucunement influencé par cet accident. Il s'installe finalement une paralysie radiale atteignant d'abord l'extenseur commun des doigts (le malade fait les cornes, certains faisceaux du muscle étant pris plus que d'autres), puis, l'extenseur propre du pouce, les radiaux, le court extenseur du pouce, le cubital postérieur. En somme, il n'échappe

que le long supinateur, l'anconé, le long abducteur. La corde du long supinateur intact se dessine quand on essaie d'étendre l'avant-bras volontairement fléchi (signe de Duchenne).

La main pend, flasque, immobile [V. RADIALE (PARALYSIE)]; cependant les
lombricaux, les interosseux et les fléchisseurs sont intacts, mais cet état n'a
rien de définitif. Si la maladie n'est point soignée, de l'atrophie survient au
bout d'une dizaine de jours, bien plus fréquente et plus rapide dans les récidives. Les secousses fibrillaires sont rares. Au niveau des muscles la
réaction de dégénérescence est précoce, la sensibilité électrique très
diminuée.

L'*anesthésie* et le *tremblement* sont rares en dehors des complications
névropathiques, mais il peut survenir la nuit des crampes douloureuses.
Certains troubles trophiques, tumeur dorsale du corps, gonflement de la
tête des métacarpiens, cyanose, algidité, ne sont point exceptionnels.

Le *pronostic* de cette paralysie *antibrachiale* n'est point défavorable si un
traitement est suivi, mais au cas contraire, même si le malade est soustrait
à l'action toxique, l'atrophie peut persister définitive entraînant une impotence fonctionnelle relative ou plus souvent totale. Le *diagnostic* est facile,
sauf pour ce qui est de l'étiologie alcoolique toujours possible, toujours
superposable. L'empoisonnement par l'oxyde de carbone, la localisation
d'une paralysie infantile aux extenseurs, la contracture hystérique des fléchisseurs pourraient parfois arrêter le clinicien. On se rappellera que dans
la paralysie radiale par compression, toutes les branches du radial sont
prises, et que le long supinateur est *toujours* atteint.

La paralysie saturnine peut envahir, peut atteindre à l'avant-bras non
seulement le territoire musculaire du radial mais encore celui du médian
et celui du cubital : les fléchisseurs sont pris à ce moment. (*Paralysie à
type antibrachial de Remak.*)

Nous ne ferons que signaler les paralysies du type Duchenne-Erb et Aran-
Duchenne (cette dernière assez commune, par extension de la forme antibrachiale) pour le membre supérieur, la paralysie du reste assez rare du
groupe antéro-externe de la jambe avec intégrité fréquente du jambier
antérieur, les paralysies exceptionnelles de l'hypoglosse, du facial, du
récurrent, des muscles extrinsèques de l'œil. Leur étiologie seule est particulière, et des articles spéciaux donnent leurs caractères et insistent sur
leur disgnostic.

Il est enfin des formes généralisées, assez rares, succédant le plus souvent
à une paralysie radiale établie depuis quelque temps. L'évolution peut en
être lente et apyrétique, le tronc n'étant pas atteint dans ces cas, ou aiguë
et fébrile, et le thorax avec l'ensemble des muscles respiratoires est frappé.
Le malade est dans ce dernier cas immobile, aphone, la proie d'une dyspnée
intense. Il éprouve des fourmillements et des douleurs spontanées sur les
trajets nerveux. Les paralysies généralisées peuvent n'affecter qu'une moitié
du corps.

Le pronostic de ces paralysies demeure assez favorable malgré tout, et
dans les formes aiguës et surtout subaiguës, la guérison peut survenir au
bout de quelques mois sinon de quelques semaines. Mais certaines atrophies

sont irrémédiables, et d'autre part les récidives, nous le répétons, sont d'une fréquence et d'une facilité déconcertantes.

Les *troubles sensitifs* sont particulièrement fréquents; les plus caractéristiques sont les algies de siège divers. On peut observer de la *dermalgie* en dehors des accès de colique saturnine; elle peut également intéresser d'autres régions que la paroi abdominale. Elle est notamment des plus sensibles au voisinage des arthropathies goutteuses ou des arthralgies. Elle peut encore apparaître en tant que manifestation prodromique d'une complication méningée ou d'accidents urémiques. La *céphalée*, également des plus fréquentes, a trop souvent la même valeur prodromique, à moins qu'elle ne se rattache à une anémie pernicieuse (Vaquez).

Une des névralgies les plus caractéristiques de l'intoxication saturnine est l'*arthralgie*. Les douleurs sont très violentes et surviennent surtout la nuit; les articulations les plus atteintes sont la tibio-tarsienne, le genou, la colonne lombaire. Ce sont des douleurs rhumatoïdes, sans troubles objectifs du segment lésé, ce qui suffit à les distinguer des arthropathies rhumatismales, goutteuses ou tuberculeuses qui peuvent se rencontrer chez le saturnin comme et même plus que chez tout autre malade. Les accès durent quelques jours et sont souvent une des manifestations les plus précoces de l'intoxication.

On a décrit une *hémichorée* saturnine, un *pseudo-tabès* saturnin par polynévrite. Ce sont là des raretés qui méritent tout juste d'être citées.

En dehors de l'*anosmie* (fréquente d'après Meillère, qui insiste sur le danger professionnel qu'elle constitue « chez des ouvriers fréquemment appelés pour la constatation d'une fuite ou la vérification d'une soudure dans une canalisation de gaz d'éclairage »), les seules troubles sensoriels à étudier sont les *accidents oculaires*.

Il peut exister ou non des lésions du fond de l'œil discernables à l'ophtalmoscope. Dans le premier ordre de faits, nous distinguerons avec de Lapersonne des accidents *précoces* et des accidents *tardifs*. Les accidents précoces sont la *neuro-rétinite œdémateuse* et la *névrite rétro-bulbaire aiguë* ou *chronique*; les accidents tardifs relèvent de l'angio-sclérose et de la néphrite saturnine, ce sont la *thrombose de la veine centrale de la rétine*, le *glaucome hémorragique* et surtout la *rétinite albuminurique* banale. Dans la seconde catégorie comprenant les troubles sans lésions ophtalmoscopiques, se rangent les *amauroses subites par hypertension vasculaire*, cédant quelquefois aux inhalations de nitrite d'amyle, et les *amauroses par hypertension du liquide céphalo-rachidien* ou par *méningo-encéphalite saturnine aiguë* (Mosny, OEttinger).

On peut également observer dans le saturnisme quelques-uns de ces troubles attribués à l'hystérie. Il en est beaucoup moins d'ailleurs que l'on ne s'est plu à le dire autrefois, et chaque jour voit se restreindre le nombre des phénomènes relevant de la névrose. On a signalé des ictus, des anesthésies, des troubles visuels, du tremblement; de ce nombre sont certaines anesthésies partielles accompagnant les paralysies motrices et le tremblement. Ce dernier, qu'il soit hystérique ou lié à l'intoxication, est peu marqué au réveil, contrairement au tremblement alcoolique; il augmente avec les fatigues de la journée. C'est un tremblement partiel; on l'a vu quelquefois se généraliser, s'étendre à la face et même simuler la paralysie agitante.

Il était surtout dans les descriptions anciennes presque impossible de discerner ce qui était proprement saturnin de ce qui dépendait de l'urémie. On décrivait en effet comme prodromes aux accidents cérébraux des vomissements, de la céphalée, de l'agitation nocturne et de la somnolence diurne. C'étaient toujours des phénomènes observés chez de vieux intoxiqués, et l'on pouvait constater soit un *délire* intense avec paroxysmes aigus analogue à la manie, soit des crises convulsives analogues à l'épilepsie. Ces accidents s'entremêlaient souvent d'ailleurs; ils pouvaient se répéter, devenir subintrants et se terminer par le *coma* et la mort. La forme comateuse pouvait, mais rarement, survenir d'emblée. C'était là le tableau de la grande urémie nerveuse, et l'absence d'albuminurie persistant après les crises, la constatation pendant des crises accompagnées d'amblyopie ou d'amaurose d'une hypertension extrême (25 à 30 centimètres au sphygmomanomètre de Potain) permettaient seules d'incriminer exclusivement l'intoxication. On tend actuellement à concevoir autrement les accidents nerveux du saturnisme. Tanquerelle des Planches confondit sous le nom d'*encéphalopathie saturnine* des symptômes relevant soit de l'intoxication plombique, soit de l'urémie ou de psychoses associées. OEttinger, Mosny et leurs élèves ont revisé toute cette question des troubles nerveux du saturnisme et ont tiré de cette étude des conclusions de la plus haute portée pratique.

La *méningite saturnine*, ou mieux peut-être la méningo-encéphalite, est extrêmement fréquente. Il en existe une variété latente, purement histologique, que traduit seule une lymphocytose anormale du liquide céphalorachidien. Cette variété se rencontre avec une grande fréquence chez tous les ouvriers qui manient le plomb. Une *céphalée* intense, permanente ou paroxystique, traduit seule les formes atténuées des méningites; cette céphalée, généralement précoce, accompagne ou même précède la colique. Le syndrome méningé, bien que plus net, peut être encore assez fruste et passer inaperçu, lors même qu'à la céphalée s'ajoutent quelques vomissements et de la somnolence transitoire. Dans ces cas, la lymphocytose peut s'accompagner d'une faible hémorragie méningée.

Chez certains malades, la symptomatologie méningée fait défaut, mais la lésion cérébro-spinale se manifeste par des éruptions cutanées symétriques (purpura, télangiectasie).

Les méningites franchement caractérisées, à syndrome encéphalo-rachidien patent, peuvent être précoces ou tardives. Dans la *méningite aiguë précoce*, apparaissant chez des individus soumis à une intoxication massive, les phénomènes observés varient. Certains individus présentent surtout des phénomènes bulbaires, respiration à rythme de Cheyne-Stokes, paralysies faciales du type périphérique, thrismus, paralysies oculaires. D'autres présentent avec ou sans fièvre des crises épileptiformes à grand fracas. Ces crises rappellent plus ou moins l'épilepsie légitime, mais n'ont pas ses manifestations périodiques. Il aura fait cependant le plus souvent défaut ainsi que le cri initial, mais on peut noter avant la crise un paroxysme de la céphalée, une recrudescence de la somnolence, une crise vertigineuse. Si les morsures de la langue sont rares, les mictions involontaires ne s'observent à peu près jamais, et l'accès, de courte durée, se termine par une période comateuse. Les pupilles sont dilatées, la respiration coupée selon le rythme de Cheyne-Stokes. Le malade ne conserve au réveil en général aucun souvenir de sa crise. La torpeur et les phases d'excitation peuvent, en se combinant, créer un état de mal que la mort vient abréger. L'issue fatale demeure exceptionnelle cependant.

Dans certaines formes de méningite aiguë, ce sont les signes rachidiens qui peuvent dominer : douleurs lombaires irradiées dans les membres, exagération des réflexes tendineux et clonus du pied, dérobement des jambes, troubles dysesthésiques, paralysies diverses. Certains malades présentent tout au contraire des accidents vésaniques. Le plus souvent, les choses se passent de la façon suivante : après une colique de plomb survient un délire léger; une période de prostration succède à la période délirante, et précède le retour à la santé. Dans d'autres cas s'observe de l'incohérence des discours ou même de la confusion mentale aiguë. Le délire, généralement tranquille, simple marmottement continu ou paroxystique, est quelquefois furieux, menaçant, avec soubresauts des tendons, sueurs profuses, fuliginosités aux lèvres. Les récidives sont fréquentes en ce dernier cas. Parfois même à l'excitation succèdent convulsions et coma. La mort peut survenir brusquement au milieu des accidents vésaniques, soit de façon naturelle, soit par suicide commis sans doute à l'instigation de quelque hallucination.

La *forme méningitique complète* présente la réunion de tous les symptômes précédents. Leur association édifie un syndrome qui, le plus souvent, rappelle à s'y méprendre la méningite tuberculeuse, surtout dans les formes à marche subaiguë. Dans ce dernier cas, le malade est couché en chien de fusil, le ventre rétracté, hyperesthésié (comme dans la colique de plomb), le pouls à 50 ou 60. Il existe de la céphalée, de la somnolence, de la raideur de la nuque, parfois du Kernig. Le malade vomit; il est constipé. Les troubles bulbaires déjà mentionnés se retrouvent; de plus, la photophobie, le strabisme, l'amblyopie, l'inégalité pupillaire, la perte du réflexe lumineux de la pupille, et dans un autre ordre d'idées le délire doux, les convulsions légères complètent les analogies. La température oscille entre 38°,5 et 39°, et l'évolution, à peu près constamment favorable, dure de 5 à 10 jours. Mais on peut rencontrer des formes suraiguës mortelles avec température à 41° et plus, état comateux coupé de crises convulsives effrayantes, issue fatale enfin. Au début de la méningite saturnine s'observe une décharge d'urée suivie deux jours plus tard d'une décharge de chlorures; l'urée demeure ensuite normale pendant que les chlorures diminuent. Le liquide céphalorachidien présente une hypertension notable, une lymphocytose prononcée, de l'augmentation du taux de l'albumine.

Quant aux *méningites chroniques* ou *subaiguës tardives*, elle se révéleraient par un syndrome analogue à celui de la paralysie générale, mais d'instauration brusque, d'évolution rapide, susceptible d'évoluer vers la démence confirmée, le gâtisme et la mort (*paralysie générale saturnine vraie*), ou

capable de présenter des fluctuations extrêmes et même une guérison définitive (*pseudo-paralysie générale*).

Le *diagnostic* de ces différentes variétés de méningites est des plus difficiles, on le conçoit. Tous les délires fébriles ou toxiques, les comas divers,
l'épilepsie essentielle ou symptomatique pourront prêter à confusion. Mais
surtout la méningite tuberculeuse et plus encore la méningite syphilitique
seront de distinction souvent précaire. La recherche du bacille de Koch, la
réaction de Wassermann pourront fournir de précieuses indications.

Troubles trophiques. — Conjointement aux troubles accompagnant les
paralysies, il faut signaler des affections particulières encore mal connues;
c'est ainsi que l'on a observé des gonflements du périoste au niveau des
temporaux, des éruptions bulleuses formant au dos des orteils de larges
phlyctènes noirâtres. L'étiologie de ces différents accidents est bien impré-
cise encore.

Évolution. Pronostic. — L'évolution des accidents saturnins est
essentiellement capricieuse et polymorphe. Si les coliques saturnines se
rangent avec les arthralgies, la céphalée, l'anémie surtout parmi les premiers symptômes, il ne faut pas oublier que des paralysies ou des complications méningées peuvent soudain révéler l'intoxication jusque-là silencieuse. Beaucoup d'accidents sont bénins en soi; beaucoup, en revanche,
récidivent, et cela lors même que le malade a cessé de s'exposer à la répétition de l'intoxication. Enfin existe toujours la menace de l'évolution sour-
noise et fatale d'une sclérose rénale. On voit donc à quel point le pronostic
général est à réserver, dans l'avenir sinon dans le présent. De plus, l'organisme est d'emblée fort atteint dans sa nutrition; il existe de bonne heure
une véritable cachexie, syndrome complexe que commandent l'anémie, les
dystrophies multiples, l'insuffisance fonctionnelle des organes importants :
peau, foie, reins, système artériel (Meillère), la destruction exagérée de
l'hémoglobine du sang qui jette dans l'organisme une abondance de pigment
ocre incrusté dans les éléments cellulaires et les travées conjonctives vasculaires (Letulle). La cachexie peut à elle seule entraîner la mort.

Il faut se rappeler également que *l'alcoolisme* favorise l'intoxication
plombique, que chez les fabricants de papiers peints, les fondeurs en
bronze, etc., le *cuprisme* peut associer ses méfaits à ceux du saturnisme.

Saturnisme et puerpéralité. — L'influence nocive de l'intoxication
saturnine sur la grossesse ne saurait être mise en doute actuellement
(V. SATURNISME et GROSSESSE). Le plomb se retrouve dans le placenta et les
organes viscéraux du fœtus. Les accidents observés sont : du côté de l'œuf,
l'avortement, l'accouchement prématuré, la mort du fœtus; du côté de la mère,
des troubles d'origine toxique, vomissements, albuminurie, céphalée, etc.
Les phénomènes morbides sont d'autant plus graves que la cachexie
de la mère est plus accusée, l'intoxication plus ancienne et plus continue.
Si la femme vient, en effet, dès le début de sa grossesse, à quitter la profession dangereuse, la gestation pourra être normale, à condition, bien
entendu, que l'intoxication ne soit pas trop profonde. Le saturnisme féminin
s'observe surtout chez les polisseuses, les typographes, les peintres et les
bijoutières. Le développement de l'embryon est naturellement encore plus

aléatoire lorsque les procréateurs sont l'un et l'autre atteints par l'intoxication saturnine. Mais, fait très remarquable, *l'intoxication du père seul* influe déjà sur la grossesse (Pinard), et suffit à déterminer en nombre avortements, accouchements prématurés, expulsion de fœtus macérés.

Saturnisme chez la femme. — Rien de spécial à signaler en dehors de *l'aménorrhée* et de *l'anaphrodisie* qui sont fréquentes. Nous avons signalé plus haut la fréquence de *l'avortement* et de *l'accouchement prématuré*.

Saturnisme chez l'enfant. — Il existe un *saturnisme congénital* lié à l'intoxication des ascendants. La mortalité infantile est très forte pendant la première année, et par la suite nombre d'enfants demeurent idiots ou épileptiques.

Le *saturnisme acquis*, dont les antécédents scrofuleux favorisent l'éclosion, présente quelques caractères particuliers : le liséré gingival fait assez souvent défaut, la colique serait fréquemment fébrile; les complications méningées sont d'observation répétée, et les membres inférieurs seraien frappés de paralysie plutôt que les supérieurs.

Traitement. — Il doit répondre à deux séries d'indications : supprimer le plomb, combattre les symptômes. En premier lieu, les ouvriers observeront toute la série des mesures prophylactiques usuelles : vêtements spéciaux, nettoyage fréquent des mains, repas en dehors de l'usine, bains sulfureux, soins particuliers des cheveux (portés courts) et de la barbe (qu'il vaudrait mieux raser). Le blanc de zinc remplace actuellement en France l'hydrocarbonate de plomb ou céruse, et certaines opérations qui se faisaient à l'air libre se passent désormais en vase clos. Ce n'est pas tout : le lait devrait jouer un grand rôle dans l'alimentation de l'ouvrier, et de temps à autre, un laxatif devrait être pris systématiquement ainsi que de l'iodure en petite quantité. De tout temps, l'abstinence d'alcool serait de rigueur. Enfin, à la première alerte, le changement de métier serait recommandé.

Traitements généraux se proposant l'élimination du plomb. — Beaucoup de substances ont été prônées, dont on voulait faire des antidotes vrais de l'intoxication saturnine. On emploie couramment encore la *limonade sulfurique* (1 gr. d'acide sulfurique officinal en 24 heures, dans un litre d'eau additionnée de sirop de limons Q. S.), *l'hydrosulfite de soude* (3 à 5 gr. par jour en potion). Les *bains sulfureux* sont réellement utiles pour nettoyer la peau imprégnée de parcelles métalliques, mais leur action sur l'intoxication générale est fortement mise en doute.

Les *iodures* de potassium (1 à 3 gr.) ou de sodium (0 gr. 50 à 1 gr.), les *bromures* de potassium, de sodium, d'ammonium (1 à 6 gr.), de strontium (1 à 3 gr.), les *nitrates* de potassium (0 gr. 50 à 3 gr.) et de sodium (2 à 8 gr.), semblent actuellement plus utiles que les sulfureux. Ils paraissent favoriser l'élimination de plomb, non pas en solubilisant ses composés organiques ou ses sels métalliques, mais en modifiant la nutrition générale, et par suite les échanges; mais il importe de savoir que « l'action de chaque médicament paraît s'épuiser rapidement, et qu'il convient en conséquence de varier souvent les formules » (Meillère). Les médicaments précités se prescrivent en potion ou solution, à l'exception de l'azotate de sodium que l'on prend dans une tisane. Nous n'avons point mentionné dans cette liste les chlorates : leurs propriétés méthémoglobinisantes nous semblent les rendre dangereux dans une maladie où les altérations sanguines sont d'une précocité et d'une intensité exceptionnelles.

L'*anémie* sera utilement combattue par les ferrugineux, notamment par l'*iodure de fer* et la médication *iodo-tannique*. On pourra faciliter l'élimination du plomb par la bile, grâce à l'*opothérapie biliaire* ; d'ailleurs, d'une façon générale, un régime riche en matières grasses, cholagogues, sera des plus utiles. Le *régime lacté*, commandé par l'insuffisance rénale, facilite d'ailleurs l'élimination du toxique. Peut-être enfin l'électro-cataphorèse percutanée donnera-t-elle des résultats susceptibles d'utilisation thérapeutique pratique.

Un *traitement hydro-minéral* dans une station sulfureuse (Luchon, Cauterets) est très recommandable.

Traitement de la colique de plomb. — La colique de plomb comporte deux indications thérapeutiques, calmer la douleur, lutter contre le spasme des muscles de l'abdomen, des parois et des vaisseaux de l'intestin et la constipation corollaire. Contre la douleur, on emploiera les *opiacés*, extrait thébaïque et morphine, la *scopolamine*, la *belladone* ou l'*atropine* ; contre le spasme seront prescrits la belladone et son alcaloïde ainsi que le nitrite d'amyle ; contre la constipation toute une série de purgatifs parmi lesquels les purgatifs doux, les huiles semblent préférables, contrairement à des pratiques fortement enracinées.

Quand les douleurs sont très violentes, il faut avoir recours sans hésiter aux injections de *morphine*, au besoin à dose élevée (1 à 5 centigr. dans les 24 heures). On peut également prescrire l'*extrait thébaïque* (jusqu'à cinq pilules de 0 gr. 02 par 24 heures) seul ou associé à la belladone.

> Extrait d'opium . . . . 0 gr. 02
> Extrait de belladone (nouveau Codex). . . . . 0 gr. 01
> Pour une pilule ; 1 à 5 par 24 heures.

Nous avons vu qu'à côté des théories étiologiques invoquant la crampe musculaire et la compression ou l'intoxication des terminaisons nerveuses, il y avait place pour un autre ordre de facteurs, l'hypertension sanguine et le spasme des vaisseaux de l'abdomen. Aussi a-t-on pu prescrire contre la douleur atroce de la colique saturnine, et employer, avec succès d'ailleurs, les vaso-dilatateurs (Pal) ; le *nitrite d'amyle* donne de bons résultats, son mode d'emploi ne diffère en rien ici de la pratique habituelle en thérapeutique cardio-vasculaire (v. c. m.).

Il existe un grand nombre de traitements systématiques de la colique de plomb. Nous rapporterons simplement deux d'entre eux, conformes aux données générales de la thérapeutique moderne.

TRAITEMENT DE A. ROBIN. — Ce traitement est celui des frères de la Charité, notablement simplifié et par là même rajeuni.

1er *jour.* — On injecte sous la peau en une ou plusieurs fois de 2 à 5 dixièmes de milligr. de bromhydrate de scopolamine (ne jamais employer chez le même malade scopolamine et morphine), et l'on administre *per os* un paquet de saturation :

        Magnésie hydratée . . . . 1 gr. 50
        Bicarbonate de soude. . . . . ⎰
        Lactose. . . . . ⎱ āā 1 gramme.
        Codéine . . . . 0 gr. 005 à   0 gr. 01
        Carbonate de chaux précipité . . . . ⎰
        Sous-nitrate de bismuth. . . . . ⎱ āā 0 gr. 80
    Pour un paquet.

Le malade est mis à la diète. Le soir, vers 5 heures, on donne en 2 ou 3 fois, à un quart d'heure d'intervalle, la préparation suivante :

        Follicules de séné lavés à l'alcool . . . . 20 grammes.
        Faire infuser dans eau bouillante. 300   —

Si le malade a soif, il boira de l'infusion diaphorétique de gaïac ou de bardane et patience [V. Sudorifique (Médication)] sans acétate d'ammoniaque, à moins qu'il ne se sente très déprimé.

Le 2e *jour*, il faut procéder, le matin, à un nettoyage complet du malade, pour le débarrasser de l'atmosphère saturnine dans laquelle il vit. Il importe qu'il nettoie ses cheveux et qu'il décape sa peau, imprégnés de matières plombiques.
On lavera d'abord les cheveux au savon, puis avec la décoction suivante :
2 gr. de bois de Panama dans 100 gr. d'eau, dans laquelle on aura ajouté :

        Acide borique. . . . . 3 grammes.

On trempera dans cette décoction des tampons d'ouate hydrophile avec lesquels on frottera le cuir chevelu et la barbe, après avoir fait des raies dans les cheveux.
La peau sera nettoyée par un grand bain, avec des frictions au savon noir.
Pour la bouche, on emploie le mélange suivant, avec lequel on brossera soigneusement les dents :

        Savon . . . . 18 grammes.
        Bicarbonate de chaux précipité 85   —
        Camphre. 2   —
    Mélanger soigneusement.

Le soir du 2e jour, on donnera un lavement purgatif, composé de 500 gr. d'eau dans lequel on aura délayé 30 grammes d'électuaire diaphœnix qui, entre autres produits, contient du turbith végétal, du jalap, et de la scammonée.

Le 3e *jour*, on donnera le matin un purgatif, dérivé de l'*eau de casse des Frères de la Charité*, dont voici la formule :

        Casse en gousses. . . . . 60 grammes.
        Follicules de séné lavés à l'alcool. 8   —
        Eau bouillante 300   —
    Laisser infuser un quart d'heure, décanter et ajouter :
        Sulfate de magnésie. . . . . 50 grammes.
        Sirop de nerprun 50   —
        Électuaire diaphœnix. 15   —

L'intestin est alors libéré d'une façon définitive.
On aura laissé le premier jour le malade à la diète hydrique; les deuxième et troisième jours, on pourra lui donner du lait.
Le traitement fondamental est alors fini; mais des soins consécutifs sont encore nécessaires.
On mettra pendant huit jours le malade au régime lacté, et on lui fera prendre des bains sulfureux, suivant la formule :

        Monosulfure de sodium cristallisé . . . . 30 grammes.
        Chlorure de sodium sec. 100   —
        Carbonate de soude sec. 100   —

Après ces huit jours, le malade fera, si possible, une cure d'hydrothérapie.

Ce traitement comporte une variante qui vise le cas où la langue est très saburrale et l'haleine fétide. Il faut alors donner le premier jour un émeto-cathartique avec :

Sulfate de soude	25 grammes.
Tartre stibié	0 gr. 10
Eau	250 grammes.

A prendre en deux fois pour provoquer des évacuations et même des vomissements. Aux cas où ceux-ci feraient défaut, il n'y a pas lieu de s'en préoccuper; l'effet est identique : l'état chargé de la langue et l'odeur forte de la bouche s'améliorent quand même. (Nous pensons que, chez les déprimés, il y aurait tout avantage à remplacer le tartre stibié par l'ipéca.)

Le lendemain matin, on donnera un seul lavement avec :

Follicules de séné	20 grammes.
Poudre de jalap	4 —
Miel de mercuriale	60 —
Eau	500 —

(Les indications ci-dessus sont à peu près textuellement empruntées à diverses publications de A. Robin.)

TRAITEMENT CLASSIQUE. — A l'heure actuelle, les praticiens simplifient bien davantage en général le traitement de la colique saturnine. Ils se contentent de calmer les douleurs par les opiacés, de mettre le malade au lait, et ils administrent, à une ou plusieurs reprises, le *purgatif drastique* suivant :

Eau-de-vie allemande	15 à 20 grammes.
Sirop de nerprun	20 à 30 —

Comme ce purgatif est souvent vomi, on prescrit le *lavement purgatif du Codex* :

Feuilles de séné	} āā 15 grammes.
Sulfate de soude	
Eau bouillante	500 —

ou mieux encore les grandes irrigations intestinales selon la méthode de Tripier (V. LAVEMENTS).

Le *lavement électrique*, *l'huile d'olives* à la dose de 1 verre par jour, peuvent donner d'heureux résultats. Il sera bon de faire précéder l'administration de l'huile de l'ingestion d'un julep gommeux renfermant 0 gr. 05 à 0 gr. 05 de menthol.

Enfin, lorsque la constipation est peu accusée, quelques cuillerées à café de miel soufré :

Soufre	} āā P. E
Miel	

20 à 50 gr. par jour suffisent parfois à provoquer une selle.

On n'oubliera point d'ailleurs que douleur et constipation marchent de pair et que celle-ci disparaît généralement dès que celle-là rétrocède.

TRAITEMENT DE A. MATHIEU. — Ce traitement se préoccupe surtout de ne point irriter l'intestin et de combattre avant tout le spasme. On administre le premier jour de la morphine à dose suffisante, puis, dès ce premier jour, on administre — soit de la belladone en teinture ou en pilule.

Teinture de belladone au 1/10ᵉ . . . . Q. S.

XX gouttes en 2 fois le premier jour; augmenter de VI gouttes jusqu'à LX gouttes, puis redescendre.

Extrait de belladone (N. C.)	} āā 0 gr. 01
Poudre de feuilles de belladone	

2 à 4 pilules par jour;

— soit mieux encore de l'atropine en injections hypodermiques (1/2 à 1 milligr. et 1/2 par 24 heures). On donne tous les matins enfin, jusqu'à ce que les selles soient régularisées, de petites doses d'huile de ricin (5 à 15 gr.). Le malade suit le régime lacté.

Traitement des accidents divers. — Le traitement de la *goutte* et de l'hypertension saturnines n'offre rien de particulier; quant aux manifestations cérébro-méningées, leur étiologie justifiera les efforts que nous ferons pour éliminer le plomb de l'organisme. Les *paralysies* seront soignées par l'électrisation, selon le mode convenable pour toute névrite périphérique ; enfin, pour l'*anémie* et la *néphrite* seront institués les régimes ordinaires. Ces différentes médications seront accompagnées de purgations assez fréquentes ; le calomel excitera la sécrétion biliaire de même que la pilocarpine facilitera l'élimination sudorale et que les courants continus réveilleront l'activité intestinale. Enfin les injections de sérum rendront quelques services dans les cas extrêmement graves accompagnés de délire ou de coma.

Carles (de Bordeaux) a récemment conseillé de provoquer des *abcès de fixation* (v. c. m.) dans les cas graves. Le pus renferme du plomb, et la dérivation ainsi déterminée a déjà donné quelques très heureux résultats chez des malades atteints de coliques rebelles ou de complications méningées. *FRANÇOIS MOUTIER.*

SATURNISME ET GROSSESSE. — L'intoxication saturnine chez la femme a pour la grossesse de fâcheuses conséquences qui sont l'avortement, l'accouchement prématuré, la mort du fœtus. Ces faits s'expliquent aisément, le plomb passant directement de la mère chez le fœtus, dans les viscères et les muscles duquel on le rencontre.

Cliniquement, l'influence néfaste du saturnisme maternel s'observe : 1° chez les femmes atteintes d'accidents saturnins et qui ont des avortements ou des enfants morts ; 2° chez les femmes d'abord saines, puis intoxiquées, ayant dans le premier cas des grossesses normales, dans le second des grossesses pathologiques ; 3° chez des femmes alternativement intoxiquées ou non par suspension de leur dangereux travail et dont la grossesse n'évolue mal que dans les périodes d'intoxication.

Le saturnisme chez la mère n'est pas seul à produire pour le fœtus de fâcheux résultats ; le saturnisme chez le père présente, lui aussi, une nocivité considérable pour le fœtus ; cette mauvaise influence cesse lorsque le père quitte ou abandonne momentanément sa profession.

Conduite à tenir. — Contre l'intoxication du fœtus on ne peut instituer qu'un traitement prophylactique préconceptionnel. Le seul vraiment efficace est la cessation de la profession dangereuse. Si cette solution est impossible, les mesures personnelles d'hygiène devront être rigoureusement mises à exécution (propreté méticuleuse, usage du lait, etc.).

G. LEPAGE.

SATYRIASIS. — Le satyriasis est l'exagération du besoin sexuel ou mieux de l'excitation sexuelle ; il est par suite difficile de préciser où cesse l'état normal. Nous pourrons néanmoins en placer la limite au point où l'individu devient un danger pour sa propre santé et met en péril les conventions de notre morale.

Cette déviation sexuelle s'accompagne de volupté ; il y a ici parallélisme entre le désir cérébral et la fonction génitale, ce qui distingue le satyriasis du priapisme (v. c. m.) où la fonction génitale est seule en éréthisme. Parfois, cependant, les désirs existent seuls comme dans la *démence sénile,* et il n'y a pas alors de rapport entre l'appétence sexuelle et les conditions physiques. Mais, en général, l'individu exalté éprouve une impulsion violente à pratiquer l'acte sexuel, à le pratiquer de suite, et d'ordinaire à le répéter avec une fréquence variable, souvent extraordinaire.

Description clinique. — Il s'agit en somme d'une affection assez rare; certaines conditions de vie (l'abstinence sexuelle), de terrain (l'hérédité névropathique) y prédisposent. Mais il est, comme nous le verrons plus loin, toute une série d'affections classées au cours desquelles il peut exister à titre de symptôme plus ou moins épisodique.

La violence et la brutalité caractérisent les actes étudiés; le viol est fréquemment commis, et le meurtre ou du moins les tentatives ne sont pas rares. D'un autre côté, même si l'individu est normal en temps ordinaire, des déviations sexuelles se manifestent souvent au moment de la crise; la sodomie, la bestialité, le sadisme et tout spécialement l'exhibitionnisme se rencontrent alors. Les manœuvres répétées ne sont pas sans retentissement sur l'organisme; on a signalé de la gangrène de la verge, et surtout de la dépression, de la stupeur, de l'impuissance secondaire.

Le satyriasis peut apparaître à tout âge de la vie, chez l'enfant comme chez le vieillard.

Étiologie. — On connaît des cas d'excitation anormale ayant duré toute la vie, sans cause connue, et cela chez des individus, homme ou femme, complètement *normaux* en dehors de ce trouble. A rapprocher de cet état permanent le satyriasis des faibles d'esprit, qui satisfont surtout par l'onanisme leurs besoins incessants. Les *idiots* et les *imbéciles* sont les auteurs fréquents des viols qui se commettent.

Les *aphrodisiaques*, alcool, cantharides, haschich peuvent déterminer des accès violents, comparables à ce que l'on observe dans certains états maniaques. En effet, au début de la *paralysie générale* et du *tabes*, dans la *syphilis cérébrale* et même, mais exceptionnellement quoi que l'on ait cru jadis, chez les *tuberculeux*, on constate des crises génitales. Ces crises peuvent dans certains cas être le seul indice révélateur d'une affection nerveuse; c'est par elles que peuvent être simplement constituées les bouffées maniaques de la *folie circulaire*.

Dans l'*épilepsie*, le satyriasis est assez fréquent en tant que phénomène post-paroxystique; il y a souvent alors viol et oubli consécutif (Krafft-Ebing). On admet que le besoin génital peut même avoir la valeur d'un équivalent. Parfois encore, il est prémonitoire d'une crise; mais dans quelques cas, le sujet n'est pas absolument inconscient, et s'efforce de coordonner ses actes de façon à pouvoir échapper à la loi.

Les *pithiatiques* présentent surtout des troubles cérébraux, mais parfois aussi des manifestations sexuelles. Ces névrosés sont « d'un tempérament variable, immoraux, impulsifs, imprévus, passionnels, exagérés, pervers » (Venturi). Ils apportent tous ces défauts dans leur vie amoureuse.

Traitement. — Il y a souvent lieu d'interner de tels individus. Comme agents thérapeutiques directs, on a prôné tour à tour l'arsenic, les bromures, le camphre, le lupulin. Peut-être pourrait-on, dans certains cas nettement périodiques, essayer la quinine. Cette substance semble avoir

Scapulalgie.

réussi *parfois* dans les folies alternantes. La *castration* ne saurait être recommandée; les désirs dans les deux sexes survivent généralement à l'ablation des testicules ou des ovaires. Nous ne pouvons enfin qu'appeler l'attention sur les problèmes médico-légaux connexes à l'affection étudiée : divorce, attentats divers, responsabilité, etc. (V. Impuissance, Priapisme).

FRANÇOIS MOUTIER.

SCALP. — V. Tête (Traumatismes).

SCAMMONÉE. — C'est un suc gommo-résineux extrait de la racine du *Convolvulus Scammonia* (Convolvulacées) employé comme purgatif drastique (V. Purgatifs) et à ce titre volontiers associé au jalap. La scammonée s'associe également à la poudre de scille dont elle renforce l'action (V. Scille).

La poudre de scammonée s'emploie à la dose de 30 centigr. à 1 gr.; la résine, plus active, à la dose de 20 à 60 centigr., et la teinture à la dose de 2 à 8 gr.

Teinture de jalap composée, eau-de-vie allemande (Codex).

Racine de jalap en poudre	80 grammes.
Racine de turbith en poudre	10 —
Scammonée d'Alep en poudre	20 —
Alcool à 60°	960 —

Faites macérer les substances dans l'alcool pendant 10 jours; filtrez.

Pilules purgatives composées.

Résine de scammonée.	
Gomme-gutte pulvérisée	
Extrait de coloquinte.	āā 5 centigr.
Extrait de jusquiame.	
Savon amygdalin	

Pour une pilule; 2 à 5 par jour (hydropisies).

E. F.

SCAPULALGIE. — La tuberculose de l'articulation de l'épaule — scapulalgie — est relativement rare. On peut y rencontrer tous les types de l'ostéo-arthrite bacillaire (V. Arthrites tuberculeuses). On observe cependant plus spécialement ici certaines formes : 1° une forme dans laquelle il existe au niveau de la tête humérale des foyers tuberculeux pouvant s'ouvrir en dehors des limites de la synoviale, véritable tuberculose extra-articulaire; 2° une forme fongueuse dans laquelle la tête et la partie avoisinante de la diaphyse sont transformées en une masse charnue rouge traversée de tractus gris ou blanchâtres; c'est la *caries carnosa*; 5° une forme sèche, atrophyque, la *caries sicca* de Volkmann.

Les lésions semblent toujours débuter par la *tête de l'humérus*; la cavité glénoïde, sur laquelle elles sont toujours beaucoup moins prononcées, peut même rester indemne pendant très longtemps. Dans certains cas la synoviale est prise la première.

Symptômes. — Souvent associée à d'autres lésions tuberculeuses, la scapulalgie se rencontre surtout dans la jeunesse jusque vers 55 et 40 ans, avec un maximum de fréquence entre 10 et 20 ans. Elle débute par des douleurs et une gêne fonctionnelle plus ou moins marquée.

La *douleur*, spontanée ou provoquée par des mouvements, est parfois diffuse et sourde, ordinairement localisée en un point déterminé, la partie externe de l'article et en particulier la *grosse tubérosité* le plus souvent.

L'intensité de ces douleurs varie dans des proportions considérables : à peine marquées chez certains malades, elles affectent chez d'autres les caractères de névralgies insupportables avec irradiations vers le cou, l'aisselle, quelquefois le coude.

La palpation réveille de la douleur en certains points fixes, la grosse tubérosité en général.

A un moment donné, la forme de l'épaule se modifie par suite du développement de fongosités ; c'est d'abord dans le creux axillaire et dans le sillon delto-pectoral que s'aperçoivent les premières traces du *gonflement* ; plus tard, lorsque les fongosités ont distendu l'articulation, ou même se sont fait jour dans les tissus péri-articulaires, le moignon de l'épaule en totalité est tuméfié. Le membre prend alors une attitude fixe en *abduction* avec *rotation externe* et légère *flexion*. Il est fréquent d'observer à cette période un abaissement en masse du moignon de l'épaule ; il en résulte un allongement apparent du membre dont le poids, non soutenu par le deltoïde impuissant et atrophié, entraîne l'humérus vers le bas.

Dans certains cas, chez l'enfant, la destruction plus ou moins étendue du cartilage de conjugaison détermine, au contraire, un certain raccourcissement.

Plus tard, par suite de la contracture des muscles adducteurs, en particulier du grand pectoral, une attitude permanente *d'adduction* remplace l'abduction ; le bras est collé au tronc et en même temps l'humérus est immobilisé contre la cavité glénoïde par la contracture des muscles péri-articulaires : aussi tous les mouvements que l'on cherche à imprimer au bras se transmettent-ils en entier à l'omoplate. Enfin, plus tardivement encore, tous les muscles péri-articulaires sont dégénérés, sans tonicité, et c'est le trapèze qui entre en contracture, élevant alors le moignon de l'épaule.

Les *abcès* se développent de préférence dans le voisinage des prolongements normaux de la synoviale au niveau desquels fuse le pus : fusées purulentes dans la coulisse du biceps et abcès jusqu'au milieu du bras, abcès dans la bourse séreuse du sous-scapulaire et fusées dans la fosse sous-scapulaire avec *fistules* axillaires, etc.

L'existence des *luxations spontanées*, mise en doute par certains auteurs, est admise par d'autres ; elles doivent être rares, en tout cas, et leur étude n'offre pas d'intérêt pratique.

A côté des formes classiques, la tuberculose de l'épaule peut revêtir une forme spéciale désignée sous le nom de *carie sèche* et qui se manifeste par une atrophie du moignon de l'épaule avec augmentation de volume de la tête humérale, douleurs extrêmes sans aucune tendance à la suppuration, mais avec tendance à l'ankylose. Cette carie sèche, presque spéciale à l'épaule, s'observe surtout sur les jeunes filles anémiques.

Diagnostic. — Il est généralement facile, sauf au début où on peut confondre la tuberculose de l'épaule avec des arthrites et péri-arthrites chroniques. Ici comme dans toutes les tumeurs blanches, la recherche des points douloureux, les antécédents, la présence d'adénopathie, l'état général, la coïncidence d'autres lésions bacillaires entreront en sérieuse ligne de compte pour faire pencher un diagnostic douteux.

On ne confondra pas avec une ostéomyélite chronique de l'extrémité supérieure de l'humérus une scapulalgie fistulisée (V. Ostéomyélite).

Pronostic. — Le pronostic de la scapulalgie est *grave*, car la mort survient souvent soit par suite de la suppuration prolongée avec dégénérescence amyloïde des viscères, soit par tuberculisation viscérale. Mais si d'autres lésions bacillaires ne se développent pas, si l'état général reste bon, le pronostic *local* est *relativement favorable*, car malgré l'ankylose le membre récouvre partiellement ses fonctions par suite de la mobilité de l'omoplate et des articulations de la clavicule.

Traitement. — *Chez l'enfant*, le traitement général et conservateur doit, comme toujours, être longtemps prolongé. On immobilisera l'articulation scapulo-humérale dans une position moyenne entre la flexion complète et d'extension, au moyen d'attelles et de gouttières plâtrées qui devront comprendre la région du coude et tout le moignon de l'épaule : on aura soin de tailler et d'excaver l'appareil si besoin en est pour surveiller les abcès et les trajets fistuleux que l'on pourra ainsi traiter localement. Si, malgré les soins voulus, on est obligé d'intervenir, on agira toujours économiquement, se contentant de grattages, d'ablation de séquestres, de résections atypiques ne supprimant pas le cartilage conjugal.

Chez l'adulte, en présence de la forme sèche avec douleurs violentes, l'immobilisation, les révulsions locales, le traitement général pourront avoir une action favorable ; mais si les douleurs persistent, si les symptômes ne s'atténuent pas, on devra pratiquer la résection de la tête humérale, opération qui aura d'autant plus de chances d'être suivie de résultat satisfaisant qu'elle aura été faite plus tôt, à un moment où l'atrophie musculaire n'est pas encore très considérable.

Si la scapulalgie est suppurée, s'il existe un abcès froid fermé, le mieux sera de faire des ponctions suivies d'injections modificatrices, que l'on répétera au besoin à plusieurs reprises. Si après la guérison de l'abcès froid les douleurs ne disparaissent pas, la résection est indiquée.

C'est encore à la résection qu'il faut avoir recours en présence d'une tumeur blanche de l'épaule fistulisée ; malheureusement, dans certains cas, l'étendue considérable des lésions qui ont envahi le scapulum, l'âge, l'état général s'opposent à la résection ; on se bornera alors à faire des cautérisations ignées ou au chlorure de zinc.

G. LABEY.

SCARIFICATIONS. — **Dermatologie.** — La *scarification* consiste à faire dans la peau des séries de petites incisions plus ou moins superficielles. La médecine générale y voit surtout un moyen de saignée locale ; tout autre est le but des scarifications dermatologiques : en se réparant, elles déterminent un processus de sclérose qui est utilisé dans un but curateur ; de plus elles obstruent les vaisseaux et divisent les filets nerveux.

L'instrument de choix est le scarificateur de Vidal : c'est une petite lame étroite, tranchante sur ses deux bords, mais seulement près de la pointe, laquelle est courte et triangulaire. Le manche, de la grosseur d'un porte-plume, se tient comme cet objet pour être manié facilement avec les doigts. On fait ainsi, rapidement, une série d'incisions parallèles, qu'on recroise immédiatement d'une seconde série les coupant à angle aigu, « comme un dessinateur faisant des hachures pour ombrer un dessin » (Brocq). On étanche au fur et à mesure le sang avec du coton; en général l'hémorragie cesse rapidement, et les soins ultérieurs sont nuls. Dans certains cas, on fait suivre l'opération d'un pansement, d'applications d'emplâtres (Vigo, etc.).

Il est difficile d'anesthésier préalablement les régions à scarifier, — les injections de cocaïne n'étant pas sans inconvénients, et la réfrigération durcissant les tissus d'une façon gênante.

On peut distinguer des scarifications *régulières* et *électives* (Leredde), souvent combinées d'ailleurs. Ainsi, dans la couperose, on couvre les surfaces érythémateuses de hachures uniformes (scarification régulière), très superficielles, car il faut avant tout éviter les cicatrices; d'autre part, on divise les télangiectasies visibles par des incisions transversales à leur direction et se croisant sur elles : celles-ci doivent être assez profondes pour atteindre la paroi inférieure des vaisseaux, mais pas plus (scarifications électives).

Dans le lupus vulgaire, toute la surface doit être hachée de même, en commençant par les bords, mais il convient d'insister sur les tubercules; comme les lupus mous, végétants, ils doivent être déchiquetés par des séries successives d'incisions croisées en tous sens et les réduisant en bouillie. Les résultats esthétiques n'en sont pas moins excellents. L'effet est particulièrement remarquable sur le *lupus vorax*; il est moins rapide, mais excellent encore, sur les formes non ulcéreuses, beaucoup moins constant sur le lupus érythémateux. Il est très incomplet sur les nævi vasculaires.

La dilacération profonde des chéloïdes et des cicatrices vicieuses les aplanit peu à peu et, le cas échéant, atténue les douleurs. Il est utile de scarifier le bord des ulcères atoniques. Les scarifications trouvent encore des indications dans certains éléphantiasis, dans les lichénisations épaisses, dans les sycosis, dans certains prurits circonscrits persistants. On les a employées contre des pelades rebelles, des psoriasis, des eczémas.

Dans certains cas, il est avantageux d'employer une *méthode mixte*, de parfaire par exemple au moyen des scarifications le travail dégrossi par le galvanocautère, les caustiques, etc.

On appelle *scarification électrolytique* (Vasticar) une combinaison de la scarification sanglante et de l'électrolyse. On se sert, pour la pratiquer, d'un scarificateur de Vidal à manche recouvert d'une gaine isolante et dont la lame est reliée au pôle négatif (3 à 5 milliampères), tandis que le malade tient à la main une électrode communiquant avec le pôle positif. C'est un procédé utile dans le traitement des varicosités vasculaires.   *M. SÉE.*

SCARLATINE. — La scarlatine est une fièvre éruptive, épidémique, contagieuse et conférant, sauf très rare exception, l'immunité aux sujets qu'elle a atteints une fois; elle est caractérisée par un énanthème angineux (*angine scarlatineuse*), un exanthème (*éruption cutanée*) rouge et une *desquamation* à caractères spéciaux qu'on ne retrouve à ce degré dans aucune autre fièvre éruptive. Elle peut atteindre tous les âges, mais c'est surtout une maladie de l'enfance.

Nous décrirons d'abord une scarlatine typique vulgaire, de moyenne intensité, puis nous étudierons ses formes plus rares, malignes, hémorragiques, frustes.

Symptomatologie. — Dans sa forme régulière ou normale, la scarlatine présente quatre périodes : incubation, invasion, éruption, desquamation.

Incubation. — La durée de la période d'incubation, c'est-à-dire le laps de temps qui s'écoule entre le moment où a eu lieu le contact suspect et celui où les premiers symptômes font leur apparition, est de 4 à 5 jours; mais elle est variable. Elle peut être très courte, 7 heures, 12 heures dans certains cas, et peut se prolonger jusqu'à 12, 17 et 20 jours. Ceci est dû, sans doute, à des différences dans la facilité d'introduction du germe dans l'organisme, à la virulence du contage et à la résistance du sujet. Cependant, dans des cas de contagion hospitalière présentant toutes les garanties d'observation, l'incubation a duré assez régulièrement de 4 à 5 jours. Les blessures, la trachéotomie, la puerpéralité facilitent la pénétration du germe et raccourcissent cette période.

L'incubation est en général silencieuse : elle s'accompagne cependant parfois d'un léger malaise général indiquant un état intermédiaire à la santé et à la maladie. Il n'y a aucun rapport entre la durée de l'incubation et la gravité de l'affection.

Invasion. — Le début de la scarlatine est brusque et violent et sa soudaineté est une des caractéristiques de cette maladie : la fièvre, les frissons, les vomissements, le mal de gorge en sont les principaux symptômes. La *fièvre* est dès le début trop forte pour ne pas attirer l'attention. Bien souvent c'est elle, et les phénomènes généraux qu'elle provoque, qui révèlent l'invasion de la scarlatine.

En pleine santé, le jour ou la nuit, l'enfant est atteint d'un malaise général intense accompagné de courbature : le thermomètre monte dès le début à 40° et au-dessus; le plus souvent il se produit des nausées, des vomissements alimentaires, puis bilieux. En même temps, ou presque en même temps, l'angine fait son apparition. Dès ce moment, le début brusque, la fièvre, les vomissements, l'angine doivent faire présager l'invasion d'une scarlatine.

En quelques heures les symptômes sont au complet. La peau est sèche, brûlante; l'agitation est grande, on observe souvent de l'anxiété, du délire, de la céphalalgie chez les adultes, des convulsions chez les jeunes enfants. Le *pouls est très rapide*, plein; sa fréquence est de 120 à 140, jusqu'à 180 chez les jeunes enfants, et cette rapidité extrême du pouls, qui se retrouve même dans les formes où la température est peu élevée, a une importance considérable pour le *diagnostic* de la scarlatine. Les *vomissements* sont répétés, parfois incoercibles, et, dans certaines épidémies, ils constituent le phénomène dominant de l'invasion. La *langue* est saburrale, rouge à la pointe et, aux bords, ses papilles sont saillantes : les gencives paraissent gonflées et rouges.

L'*angine* est souvent aussi le premier symptôme de la scarlatine, dont elle est toujours le phénomène prépondérant : au début, bien souvent, la maladie semble n'être qu'une angine aiguë, une vulgaire amygdalite, plus douloureuse toutefois qu'une angine ordinaire, jusqu'au moment où font leur apparition l'énanthème buccopharyngé, qui ne tarde guère, et même l'exanthème cutané qui est un peu plus tardif. Dès les premières heures, les ganglions lymphatiques de l'angle de la mâchoire sont gonflés et douloureux, la déglutition est pénible, la gorge sèche. A l'examen, une rougeur diffuse recouvre les amygdales qui paraissent plus ou moins tuméfiées, le voile du palais, les piliers du voile : c'est l'*énanthème*, c'est-à-dire l'éruption interne qui, dans la scarlatine comme dans la plupart des fièvres éruptives, se produit d'abord sur les muqueuses avant d'envahir la peau. Cette rougeur est variable ; parfois écarlate, de coloration vineuse, diffuse et en nappe, elle est souvent moins vive et représentée par une simple injection de la muqueuse. Elle est alors soit uniforme, soit constituée par un pointillé de petites macules rouges, légèrement saillantes et tranchant sur le fond injecté de la muqueuse. L'énanthème doit être distingué de l'angine elle-même, de l'amygdalite scarlatineuse dont il semble indépendant. Cette angine existe presque toujours, allant depuis le simple gonflement rouge des amygdales jusqu'à la tuméfaction énorme de ces organes, qui sont plus ou moins recouverts d'exsudats ; elle donne lieu alors à un tableau clinique d'allure grave, que nous étudierons à part, et qui constitue une véritable complication de la scarlatine. L'angine précède l'énanthème buccopharyngé (Bergé).

Pendant cette invasion, l'appétit est nul, la soif vive : la diarrhée est rare dans les formes bénignes. L'appareil respiratoire est indemne : il n'y a pas de toux, absence importante à noter pour le diagnostic avec la rougeole ; un léger degré de catarrhe oculo-nasal, différent du catarrhe morbilleux, se note cependant quelquefois.

La *durée* de l'invasion de la scarlatine est courte ; elle est en moyenne d'un jour et varie de 12 à 36 heures. Elle peut n'être que de quelques heures, ou même paraître manquer, l'angine et l'éruption faisant leur apparition en même temps. Dans des cas rares elle est plus longue, et peut durer plusieurs jours : la maladie, grave ou bénigne, est alors anormale.

Éruption. — Contrairement à ce qui a lieu dans la rougeole et la variole, l'éruption de la scarlatine ne commence *jamais* par la face. Elle débute par le cou, la poitrine, les aisselles, la ceinture, les aines ; puis elle se généralise plus ou moins, atteignant les membres, surtout au niveau de leurs plis de flexion (plis du coude, jarrets) : les mains et les pieds se prennent en dernier lieu. L'exanthème est complet en 36 à 48 heures. Comme on le voit, *c'est une éruption cachée*, qu'il faut chercher, ce qui explique qu'elle puisse parfois passer inaperçue, alors que l'éruption de la rougeole, débutant par la face, attire d'abord l'attention.

L'*éruption* de la scarlatine est essentiellement constituée par la coloration rouge écarlate de la peau ; mais les variétés en sont nombreuses. Son étendue, sa coloration sont variables suivant les individus, et sa couleur n'est pas la même sur les divers points du corps de chaque scarlatineux. Elle peut rester limitée aux points d'élection, au cou, aux aisselles, aux aines, aux plis de flexion des membres (jarrets, plis des coudes) : quand elle est généralisée, sa coloration est toujours plus accentuée en ces points, ainsi qu'à la face interne des cuisses et des bras, et sur le dos.

La *couleur* de l'exanthème varie du rose pâle à un rouge écarlate, vineux, framboisé, presque violacé; l'éruption peut être forte et confluente ou bien légère et discrète, et entre ces deux extrêmes il existe toutes sortes d'intermédiaires. Dans les cas où l'éruption est bien franche et l'intensité modérée, toute la surface du corps devient rouge, mais cette rougeur n'est pas uniforme; sur son fond se détache un *pointillé* fin, constitué par de petits points un peu saillants, d'un rouge plus intense, et très rapprochés. Ce pointillé donne à l'éruption un *aspect piqueté* ou *granité*, allant, surtout sur les membres, jusqu'à rappeler l'aspect de la chair de poule. Quand l'éruption est plus intense, la rougeur diffuse forme au tronc de grandes plaques de coloration si foncée qu'on ne peut voir les éléments éruptifs isolés : mais il est exceptionnel qu'on ne puisse en certains points, surtout aux membres, trouver des placards de coloration moins vive où l'on pourra distinguer le pointillé caractéristique. La congestion de la peau est dans certains cas si violente, que l'on observe des pétéchies dues à de petites hémorragies cutanées : cependant la scarlatine, dans ces cas, ne peut être considérée comme hémorragique, car il ne se fait pas d'autres hémorragies que celles de la peau.

Dans les éruptions discrètes, la poitrine, le ventre, les aines, les plis de flexion des membres, le dos, présentent une coloration rosée constituée par un pointillé discret : dans ces cas, l'éruption peut être fugace et passer inaperçue.

Il y a donc à considérer, dans l'exanthème scarlatineux, la coloration de la peau et l'élément éruptif auquel est dû le pointillé caractéristique de la scarlatine. Bien visible à la loupe, cet élément donne, par sa confluence variable, les divers aspects sous lesquels apparaît l'éruption : c'est une petite papule dont le volume est inférieur à celui d'une tête d'épingle, d'une rougeur intense, et entourée d'une zone rosée, moins foncée qu'elle : elle fait une saillie minime, appréciable au toucher cependant, et dénotant à son niveau une légère infiltration du derme.

L'éruption de la scarlatine s'efface momentanément sous la pression du doigt; lorsqu'on promène à la surface de la peau un objet mousse (bout du doigt, crayon), on détermine la production d'une raie blanche, au milieu de laquelle est une autre raie rosée : c'est la *raie scarlatineuse*, qui persiste quelques instants. Elle se produit même avant l'apparition de l'éruption, lorsque celle-ci est imminente.

A la face, l'exanthème est différent de celui du tronc; contrairement à l'éruption de la rougeole, il respecte le voisinage du nez, les lèvres, le menton, où la peau paraît plus pâle par contraste avec la rougeur intense des joues : celles-ci sont d'un rouge vif, simulant la rougeur fébrile. Parfois l'éruption forme des traînées rouges et la face est *vergetée* de bandes rouges et blanches analogues aux traces laissées par les doigts à la suite d'un soufflet violent (Trousseau). La figure est bouffie et les oreilles sont plus ou moins gonflées.

Aux mains, l'éruption détermine un gonflement qui gêne la flexion des doigts et s'accompagne d'engourdissement. Cette tuméfaction débute avec l'éruption et augmente comme elle : elle n'est pas douloureuse et diffère absolument du gonflement dit rhumatismal qui peut venir compliquer la scarlatine.

Des *démangeaisons* accompagnent rarement l'éruption, la peau est sèche, le malade accuse des sensations de brûlure pénibles pendant quelques heures, mais il ne se gratte pas. Cependant parfois il éprouve de vives démangeaisons, en particulier sur l'abdomen et dans le dos : ce prurit s'observe surtout dans les formes bénignes ou de moyenne intensité (*forme prurigineuse*).

Il est fréquent, surtout dans les scarlatines confluentes, de coloration intense, de voir apparaître une *éruption de miliaire*. Les vésicules argentées qui la constituent forment un semis surtout visible aux points les plus atteints par l'éruption scarlatineuse : elles se dessèchent rapidement et persistent pendant quelques heures ou quelques jours. Elles sont le point de départ d'une desquamation précoce, furfuracée, légère, qu'il ne faut pas confondre avec la desquamation scarlatineuse. La production de la miliaire n'a aucune valeur pronostique.

La *durée* de l'éruption varie, elle est en général de 3 à 5 jours. Complète en 48 heures, elle reste stationnaire pendant 24 à 48 heures, puis décroît partout et s'éteint le 5e ou 6e jour. La durée de l'exanthème est en raison directe de son intensité : plus sa coloration est foncée, plus il durera; c'est ce qui explique qu'une éruption de légère intensité, ne durant que quelques heures, puisse passer inaperçue. Les éruptions très intenses ne commencent à décroître qu'au bout de 4 ou 5 jours. La gravité de la maladie est en raison directe de l'intensité de l'éruption, sauf dans les formes anormales graves, où l'éruption peut être atténuée ou incomplète.

L'*angine*, que nous avons signalée pendant l'invasion, devient, pendant la période d'éruption, le symptôme dominant : elle augmente d'intensité et cause les troubles connus des fortes angines; la voix est nasillarde, la respiration est gênée par le volume des amygdales et de la luette; la déglutition est si douloureuse que le malade crache sans cesse sa salive au lieu de l'avaler et qu'il ne boit qu'avec la plus grande difficulté. L'*énanthème scarlatineux* s'est étendu à toute la muqueuse buccopharyngée qu'il recouvre d'une rougeur diffuse : il existe même sur la muqueuse des joues et sur les lèvres. L'examen du pharynx est douloureux : au début, la gorge tout entière est rouge sombre, les amygdales sont volumineuses, la luette est tuméfiée, les piliers du voile du palais paraissent gonflés. Puis, en général, le 3e ou 4e jour de la maladie, l'angine prend la forme pultacée : les amygdales font saillie et parfois se touchent, elles sont rouges, mais leurs cryptes distendues laissent suinter un exsudat blanc jaunâtre, crémeux, constitué par des débris de desquamation épithéliale, du mucus des cryptes et des microorganismes divers. Cet enduit pultacé peut former de larges pseudomembranes, qui se détachent facilement et qui, si on les agite dans de l'eau, s'y dissolvent, caractère qui permet de les distinguer facilement des membranes de la diphtérie. Cette angine normale de la scarlatine dure de 3 à 4 jours : les amygdales se nettoient peu à peu, mais restent rouges et facilement excoriées pour quelques jours. L'*adénopathie scarlatineuse* existe toujours, elle est en rapport avec l'angine. Les ganglions sous-angulomaxillaires sont gonflés, douloureux, parfois difficiles à reconnaître par suite du gonflement du tissu cellulaire de la région, qui est œdématiée et dure.

La *langue* participe à l'évolution de l'énanthème buccopharyngé : saburrale au début, elle subit du 2e au 6e jour de l'éruption une desquamation plus ou moins complète qui commence à la pointe. Quand elle est dépouillée de son épithélium elle prend l'aspect caractéristique de la *langue scarlatineuse*, langue framboisée de la scarlatine. Elle est rouge vif, vernissée, hérissée de grosses papilles rouges (*langue framboisée*); malgré cette desquamation totale elle n'est pas douloureuse. Elle garde cet aspect 4 à 5 jours, puis devient plus lisse le 7e ou 8e jour et revient peu à peu à son état normal, qu'elle a repris vers le 12e jour. Dans les éruptions intenses, toute la cavité buccopharyngée prend cet aspect lisse, vernissé, rouge que nous venons de décrire pour la langue : il y a une véritable stomatique érythémateuse, causant une sensation de sécheresse pénible.

La *fièvre*, pendant la période d'éruption, reste élevée à 40° et au-dessus, avec une légère rémission matinale. Le pouls est rapide, 140 à 160 par minute. Contrairement à ce qui se produit dans la rougeole, le début de l'éruption n'amène aucune sédation de la fièvre, aucune rémission dans les phénomènes généraux. La peau est brûlante, il y a de la céphalée, de l'abattement, de l'agitation : les convulsions sont possibles chez de jeunes enfants. La soif est vive; le ventre est normal, la constipation fréquente. Il n'y a aucun trouble pulmonaire. L'*urine* est rare et fébrile; elle renferme très souvent un peu d'albumine; cette albuminurie est passagère.

Dans certains cas assez rares, des vomissements s'accompagnant de constipation et de douleurs abdominales, apparaissent avec l'éruption et disparaissent en 2 ou 3 jours; en somme, ces phénomènes péritonéaux évoluent comme si l'éruption scarlatineuse, l'exanthème, s'accompagnait d'un énanthème péritonéal qui peut être parfois assez accentué pour mériter le nom de péritonite de la période éruptive; ce symptôme a guéri dans tous les cas où on l'a observé.

L'éruption décroît et l'état général s'améliore à mesure; s'il ne survient aucune complication, la fièvre diminue peu à peu, quoiqu'elle puisse durer plus longtemps que l'éruption même. L'angine guérit, la déglutition devient plus facile; enfin, l'éruption disparaît sans laisser de traces. Le pouls reste rapide même après la défervescence.

La *durée* de la période éruptive est de 5 à 7 jours; jusqu'à 10 jours dans les cas intenses où elle peut être encore visible alors que la desquamation commence déjà. La fièvre diminue en lysis et disparaît du 10e au 12e jour de l'éruption.

Desquamation. — La desquamation ne vient pas toujours de suite après l'éruption. Dans certains cas elle commence avant la fin de celle-ci, dans d'autres elle paraît plusieurs jours après. Son début peut varier du 5e au 10e jour, et elle se produit d'autant plus tard que l'éruption a été plus légère; dans les cas moyens, elle débute vers le 9e ou 10e jour. Son intensité est en rapport avec celle de l'éruption : elle est d'autant plus accentuée que la rougeur de la peau a été plus intense.

Le début a lieu dans les points où l'éruption a commencé : le cou, la poitrine, les aines, les plis des coudes, le ventre, et son extension a lieu dans le sens qu'a suivi l'exanthème : la terminaison a lieu par les mains et les pieds.

La desquamation de la scarlatine est d'une importance considérable pour le diagnostic, en particulier pour celui de certains accidents tardifs de la scarlatine, albuminurie, anasarque, angine grave, etc. ; elle présente des caractères spéciaux : elle n'est jamais furfuracée comme celle que l'on a signalée dans la rougeole ; son type varie suivant les points considérés, petites écailles à la face, squames d'une certaine taille (1 à 2 centimètres) au cou et au tronc, lambeaux plus ou moins étendus ou en forme de bandes aux bras, aux cuisses et aux jambes, où l'épiderme est plus épais ; aux mains et aux pieds ces lambeaux peuvent atteindre une taille considérable, par exemple l'épiderme d'un doigt pouvant s'enlever en totalité comme un doigt de gant. La desquamation laisse à nu le nouvel épiderme très mince à travers lequel on voit la couleur rouge du derme.

La durée de cette période est variable : elle est de 25 à 30 jours en moyenne, mais elle peut varier de 8 jours à 70 et davantage. Les bains, les soins de la peau l'accélèrent ; la même région peut desquamer plusieurs fois.

La *convalescence* a lieu pendant la période de desquamation ; elle commence du 5e au 10e jour, rarement plus tard que le 12e, à moins de complications qui la retardent. La fièvre cesse, l'appétit renaît ; l'urine reprend ses caractères normaux, il y a de la polyurie ; les forces reviennent peu à peu.

Les *rechutes* sont possibles, elles se produisent avant la guérison complète ; la rechute cause une maladie à évolution complète, nouvelle éruption, nouvelle desquamation, etc.

Les complications apparaissent assez fréquemment pendant la convalescence ; du 15e au 20e jour, on peut voir la fièvre se produire à nouveau, de l'angine, de l'albuminurie apparaître.

La *durée totale* de la scarlatine est d'environ 40 jours.

Formes de la scarlatine. — Nous venons de décrire la scarlatine *régulière ou normale* : elle peut présenter des variations dans l'intensité des symptômes, tout en gardant son type clinique. Dans les *formes légères*, la scarlatine mérite à peine le nom de maladie (SYDENHAM) ; pendant quelques heures il y a angine et fièvre peu élevée, l'éruption est insignifiante, les troubles généraux se réduisent à un léger malaise ; il se produit une desquamation à peine apparente, et en quelques jours tout est rentré dans l'ordre. Entre ces scarlatines bénignes et les scarlatines normales graves, où tous les symptômes revêtent un caractère de gravité inquiétante, tous les intermédiaires sont possibles. Dans les formes violentes, la plus grande gravité des symptômes s'observe au moment où l'éruption est le plus intense et elle persiste après la disparition de celle-ci.

Mais il existe aussi des *formes anormales* ou *irrégulières* de la scarlatine dans lesquelles le type de l'affection est dévié dans tout ou partie de sa symptomatologie. On peut classer ces formes en deux groupes, suivant que l'anomalie portera : 1° sur l'éruption ou 2° sur l'évolution de la maladie.

Anomalies de l'éruption. — Ces anomalies peuvent porter sur la durée, l'évolution, l'intensité, les caractères physiques de l'éruption : 1° l'éruption peut faire défaut ou être très fugace, durer si peu qu'elle passe inaperçue. C'est la *scarlatine sans éruption*, dite encore *fruste*, ou *atténuée*. La maladie est réduite à l'énanthème, accompagné d'angine parfois très intense et de fièvre. Quoiqu'il ne se produise pas d'éruption, la desquamation caractéristique commence vers le 8° jour. L'angine elle-même peut être minime ou passer inaperçue. Néanmoins, toutes les complications de la scarlatine peuvent se produire. La *scarlatine latente* est une forme de ce groupe dans laquelle, sans qu'on ait observé de fièvre, de mal de gorge, d'éruption ni de desquamation, se produit comme premier symptôme l'anasarque, la pleurésie, l'hématurie scarlatineuses ; il ne s'agit sans doute là que d'une scarlatine méconnue par suite de la légèreté et de la fugacité de ses symptômes ; 2° l'éruption peut être anormalement intense et durer pendant 8 ou 9 jours ; elle s'accompagne alors d'une forte fièvre ; 3° l'éruption peut se faire en 2 fois, par poussées successives ; 4° l'aspect de l'éruption peut être anormal ; elle peut être représentée par des plaques irrégulières, rubéoliformes, plus ou moins papuleuses. Dans certaines éruptions intenses, il se fait des vésicules analogues à celles de la varicelle et de couleur blanc jaunâtre. Les anomalies de l'éruption se rencontrent aussi dans les scarlatines malignes, comme on le verra plus loin.

Anomalies d'évolution. — Au point de vue de l'évolution les phénomènes généraux peuvent être : 1° atténués, scarlatine apyrétique ; 2° anormalement graves, scarlatines malignes.

La *scarlatine apyrétique* est une forme fréquente de scarlatine fruste : les principaux symptômes de la maladie existent ; l'angine est plus ou moins forte ; l'éruption caractéristique est plus ou moins étendue, en général normale, quelquefois intense. La langue desquame parfois. La desquamation cutanée est normale, peu marquée si l'éruption a été discrète. Le pouls peut être rapide. Et cependant la fièvre fait défaut ou est peu élevée, 38° à 38°,5 dans le rectum. Il s'agit bien dans ces cas de scarlatine, et non pas d'érythème scarlatiniforme (Cadet de Gassicourt), car ils naissent de scarlatines normales et régulières et ils peuvent leur donner naissance à leur tour.

Les *formes malignes* de la scarlatine sont plus ou moins fréquentes suivant les épidémies. La malignité est due à la violence de l'intoxication et aux troubles graves que celle-ci provoque dans tous les organes ; ses causes se trouvent dans l'exaltation de la virulence du germe scarlatineux et dans la diminution de résistance de l'organisme ; cette diminution peut être momentanée ou persistante, car il existe des familles, des races chez lesquelles la scarlatine est toujours grave. La malignité peut aussi être due à des associations morbides, qui diminuent la résistance de l'organisme ; la scarlatine secondaire à une autre maladie est plus souvent maligne.

La *scarlatine maligne* peut être foudroyante, primitivement maligne, secondairement maligne, hémorragique. La *scarlatine foudroyante* est toujours mortelle ; elle peut tuer en moins de 24 heures, et l'éruption n'a pas le temps de se produire. En pleine santé, le sujet est pris d'un malaise violent

avec céphalée, fièvre de 40°,5 à 41° et plus, vomissements, diarrhée profuse ;
le pouls est petit, très rapide ; il y a une angine plus ou moins intense avec
engorgement ganglionnaire ; il se produit de l'agitation, du délire, parfois
des convulsions ; le coma survient et la mort a lieu avant l'éruption. Les
urines sont rares et albumineuses. Le diagnostic est impossible en dehors
de la notion d'épidémie, on pensera plutôt à un empoisonnement, à une
infection suraiguë, à l'urémie.

La *scarlatine maligne primitive* — forme nerveuse commune, forme
ataxo-adynamique — présente, avec un degré de violence moindre, les
mêmes phénomènes que la forme foudroyante ; mais son évolution est plus
lente, l'éruption peut se produire, et la guérison a lieu quelquefois. Les
phénomènes nerveux dominent : le malade présente une anxiété extrême,
de l'agitation, de l'insomnie, du délire, de la dyspnée ; le pouls, très rapide,
peut monter jusqu'à 180 pulsations à la minute ; la température est très
élevée, 40° à 41° ; la peau est sèche ; les lèvres et la langue sont rôties. La
gorge est rouge, livide, remplie d'exsudats. Le nombre des respirations est
de 40 à 50 à la minute, mais cette dyspnée est une dyspnée toxique, due à
l'altération sanguine, et d'origine bulbaire ; l'auscultation des poumons n'y
révèle rien d'anormal. L'éruption se fait dans les 24 heures ; elle est souvent
anormale, livide, violette, incomplète, quoique intense. Les urines sont
rares, albumineuses, les extrémités se refroidissent et la mort a lieu dans
le collapsus ou par syncope.

La *scarlatine maligne secondaire* est la *forme typhique ou gastro-intestinale* de la maladie : elle survient pendant la période d'éruption, quelquefois
au cours de la deuxième semaine ; tous les phénomènes généraux et locaux
sont intenses, mais la diarrhée, les vomissements du début persistent ; le
ventre devient ballonné, l'adynamie apparaît, le malade prend l'aspect d'un
typhique. L'ictère peut faire son apparition, surtout chez les adultes dont
le foie est trop souvent insuffisant (éthylisme).

La *scarlatine hémorragique* est très rare : elle est caractérisée par des
phénomènes généraux graves, et la multiplicité et l'abondance des hémorragies. On ne doit pas oublier, en effet, que dans toute scarlatine on peut
voir des hémorragies cutanées, des épistaxis qui n'ont aucune signification
maligne. La scarlatine peut être primitivement hémorragique, forme rare,
mortelle, inconnue en France, ou secondairement hémorragique ; cette dernière présente les symptômes de la scarlatine maligne auxquels s'ajoutent,
au moment de l'éruption, des hémorragies de la peau et des muqueuses,
des hématuries, qui viennent aggraver un pronostic déjà sombre.

Complications. — Les complications de la scarlatine sont constituées
tantôt par l'exagération d'un phénomène normal, tantôt par un trouble
étranger à la symptomatologie habituelle de cette maladie, trouble provenant d'une infection secondaire, ou du réveil d'une lésion antérieure. Les
complications peuvent être observées dans toute scarlatine, quelle que soit
sa forme, soit dans le cours de la maladie, soit dans la convalescence. Les
plus fréquentes dont nous parlerons sont les angines, la néphrite avec ses
conséquences, l'albuminurie et l'anasarque, le rhumatisme scarlatin, les
suppurations diverses des séreuses, les adénophlegmons, les otites, etc.

Scarlatine.

L'agent de ces complications est le plus souvent le streptocoque, et la localisation de ces complications est souvent déterminée par l'état antérieur de l'organe ou des organes qui en sont le siège; c'est ainsi qu'un adénoïdien, un enfant atteint d'angine chronique, d'adénopathies présentera plus facilement une inflammation secondaire du côté des organes mis en état de moindre résistance.

Angines scarlatineuses. — Les manifestations angineuses sont le caractère dominant de la scarlatine ordinaire; il n'y a donc rien d'étonnant à ce que l'angine puisse, par son intensité ou par son évolution, devenir une complication importante et fréquente de la scarlatine. L'angine du début peut être érythémateuse, pultacée, s'accompagner d'amygdalite intense et d'engorgement ganglionnaire; elle dure 3 ou 4 jours, et on trouve surtout, à l'examen bactériologique, des sécrétions de la muqueuse pharyngée, des streptocoques et du staphylocoque (V. ANGINES).

Mais parfois cette angine prend la forme pseudo-membraneuse et devient une complication : les angines pseudo-membraneuses (ou couenneuses) de la scarlatine peuvent être précoces ou tardives, pseudo-diphtériques ou diphtériques. L'angine précoce, plus fréquente, est en général pseudo-diphtérique, bénigne, et ne gagne pas le larynx; l'angine tardive, plus rare, est le plus souvent diphtérique, elle est plus grave et elle peut se compliquer de croup.

1° L'*angine pseudo-diphtérique*, en général précoce, apparaît du 3e au 6e jour de la maladie, quelquefois même avant l'éruption; généralement bénigne, elle ne s'accompagne pas de phénomènes laryngés et n'est pas suivie de paralysie du voile du palais; elle ressemble à la diphtérie par ses fausses membranes fibrineuses qui se reproduisent rapidement, et par l'engorgement ganglionnaire de l'angle de la mâchoire, mais l'examen bactériologique de la gorge ne donne que du streptocoque, du staphylocoque, du coli-bacille et des microbes divers, sans déceler le bacille diphtérique de Klebs-Loeffler. On peut reconnaître à cette angine trois formes : bénigne, grave et maligne.

A) Dans la forme bénigne, des fausses membranes jaunâtres ou blanchâtres se produisent le 2e ou 3e jour sur les amygdales rouges et tuméfiées; elles peuvent même envahir la luette; mais l'haleine n'est pas fétide, l'adénopathie est légère, et la guérison a lieu en 3 ou 4 jours.

B) *Angine ulcéreuse*. — Parfois les phénomènes deviennent plus sérieux; les membranes se généralisent à la bouche et aux lèvres, elles sont très adhérentes et la muqueuse saigne en dessous. La fièvre est forte, l'haleine est fétide et l'engorgement des ganglions s'accompagne d'un œdème sous-maxillaire assez marqué. C'est la forme nécrotique (Hénoch), dont la gravité est plus apparente que réelle. En effet, l'état général reste bon, et le malade guérit habituellement.

C) *Angine gangreneuse*. — Dans la forme maligne ou septique les membranes s'étendent avec rapidité, envahissant le pharynx, le palais, la bouche tout entière, elles sont tenaces et se reproduisent vite après enlèvement : la muqueuse sous-jacente saigne facilement et les pseudo-membranes deviennent grisâtres, brunâtres, plus ou moins sanglantes. La muqueuse des joues, des lèvres et des commissures est œdématiée, ulcérée, saignante, la bouche est tapissée de mucosités épaisses. En même temps se développent des phénomènes infectieux; la température monte à 40° ou 41°. Puis la nécrose apparaît; la gangrène détruit les amygdales, les piliers du voile, la luette, gagne la base de la langue et le vestibule du larynx; le cou énorme est le siège d'une infiltration œdémateuse, l'haleine est fétide, insupportable, la bouche entr'ouverte laisse couler du pus sanieux et des mucosités. Le coryza existe assez fréquemment, et la gangrène peut gagner les fosses nasales. La face est bouffie, les paupières gonflées. Des hémorragies, des suppurations ganglionnaires, la néphrite, la broncho-pneumonie accompagnent souvent cette gangrène que l'on observe dans la forme maligne de la scarlatine. La mort a lieu dans l'adynamie. L'examen bactériologique montre au début le streptocoque, accompagné du staphylocoque, du coli-bacille, etc. ; plus tard les microbes anaérobies de la putréfaction font leur apparition.

2° L'*angine diphtérique* de la scarlatine est en général une complication tardive de la scarlatine; elle apparaît vers le 8e ou 9e jour, parfois dans le courant de la 3e ou 4e semaine de la maladie. Quelquefois bénigne, elle revêt en général une allure grave; l'engorgement des ganglions de l'angle de la mâchoire, le gonflement du cou et de la face, le jetage sérosanguinolent nasal, l'odeur fétide de l'haleine, le gonflement des amygdales, la rapide extension des fausses membranes indiquent le danger que court le malade. Le pouls devient petit, fréquent, des accidents nerveux se produisent, la mort a lieu dans le collapsus ou par syncope. On retrouve là le tableau de la diphtérie maligne due à l'association du streptocoque et du bacille diphtérique. Le croup vient souvent (4 fois sur 10 environ) compliquer la situation.

Telles sont les notions classiques sur la nature des angines pseudo-membraneuses de la scarlatine : l'angine précoce est pseudo-diphtérique, l'angine tardive est diphtérique. Établies par Trousseau, à une époque où la bactériologie n'existait pas, ces notions ne paraissent plus correspondre à la réalité des faits. D'après un grand nombre d'examens bactériologiques que nous avons méthodiquement pratiqués, nous dirons que l'angine, complication précoce de la scarlatine, est bactériologiquement diphtérique dans 4 à 5 pour 100 des cas. Contrairement à l'opinion classique, les nombreuses angines tardives que nous avons examinées ont été diphtériques plus rarement encore que les angines précoces, à peine 1 à 2 fois sur 100, même avant l'emploi des injections préventives de sérum anti-diphtérique, qui en restreindront de plus en plus la fréquence dans l'avenir.

Néphrite. — Les troubles urinaires de la scarlatine, l'albuminurie, l'anasarque, l'hématurie, l'anurie, la pyélite sont la conséquence de la néphrite scarlatineuse. Celle-ci est due à l'action des toxines sur l'épithélium rénal et aussi à l'action directe du streptocoque sur le rein ; en effet, la culture permet de déceler d'une façon presque constante un streptocoque dans les reins atteints par la néphrite scarlatineuse. Certaines causes adjuvantes, le refroidissement, les écarts de régime, interviennent dans cette pathogénie et favorisent, ou même déterminent l'apparition de l'albumine dans l'urine.

Scarlatine.

Plus que toutes autres maladies infectieuses, la scarlatine a une action nocive sur les reins : 20 pour 100 des scarlatineux présentent de la néphrite, qui est grave dans 6 pour 100 des cas. Très fréquemment, lorsqu'un enfant est atteint d'une néphrite dont la cause paraît inconnue, l'altération rénale est le reliquat d'une scarlatine antérieure qui peut même avoir passé inaperçue. L'albuminurie peut être précoce et légère, tardive et intense : la première paraît pendant l'éruption et est bénigne, la seconde se produit pendant la convalescence et est plus grave :

1° *Albuminurie précoce* : l'albuminurie de la période fébrile est fréquente, mais sa fréquence varie avec les épidémies depuis 30 pour 100 jusqu'à 80 pour 100 des cas. Elle ne provoque aucun symptôme à elle propre, aussi est-il nécessaire de rechercher quotidiennement l'albumine dans l'urine : la quantité d'albumine (globuline et sérine) est en général minime ; parfois l'albuminurie ne dure qu'un ou deux jours : elle cesse en général avec la fin de la fièvre ou pendant le deuxième septénaire. L'urine est trouble, dense, foncée, la présence des cylindres est inconstante. Cette albuminurie est liée à une néphrite légère causée par l'intoxication scarlatineuse. Très rarement on observe dans la période fébrile de la scarlatine des troubles urinaires plus graves comme l'hématurie et l'anurie : cette dernière peut être *soit d'origine nerveuse*, et être peu grave, *soit due à une néphrite suraiguë*, et alors elle a une grande gravité.

2° *Albuminurie tardive* : la néphrite scarlatineuse tardive présente une fréquence des plus variables suivant les épidémies : alors que Jaccoud déclare ne l'avoir pas observée une seule fois en quinze ans, elle a pu être notée dans 50 pour 100 des cas dans certaines épidémies, et l'on a décrit des épidémies de néphrite aiguë d'origine scarlatineuse. Une de ses principales causes déterminantes est le refroidissement. Elle se montre au courant de la deuxième ou de la troisième semaine, surtout aux environs du quinzième jour de la scarlatine. Son début est variable : 1° Il peut être insidieux, sans symptômes : la desquamation est normale, et, quoique la température ne revienne pas en général franchement à la normale, l'état général est bon ; puis l'anasarque apparaît brusquement et l'examen des urines y révèle de l'albumine. 2° La néphrite donne lieu à des symptômes urinaires et généraux qui attirent l'attention : il y a pollakiurie, polyurie, puis oligurie : les urines sont foncées, rares et présentent une mousse persistante : il y a quelquefois hématurie. Le malade peut présenter des troubles digestifs, des vomissements, des vertiges, des étourdissements, des troubles de la vue, des douleurs de reins : une légère élévation thermique s'observe fréquemment. 3° Le début a lieu par des accidents à grand fracas, et révélant de suite un caractère de haute gravité ; le malade présente des troubles d'urémie, épistaxis, douleurs lombaires, oligurie, frissons, vomissements, ou des troubles dyspnéiques avec ou sans œdème pulmonaire, ou des troubles nerveux, céphalée, convulsions, coma urémique. Le premier symptôme est parfois un œdème aigu de la glotte entraînant la suffocation. Dans cette forme grave, qui est rare, il peut y avoir hématurie et même anurie momentanée. Nous n'insisterons pas sur la symptomatologie et les complications de la néphrite scarlatineuse, ce sont celles de toutes les néphrites d'origine infectieuse. La quantité d'albumine que contient l'urine varie de 1 à 2 grammes et peut aller jusqu'à 5 grammes.

L'*évolution de la néphrite* scarlatineuse est variable : en général, elle guérit en deux ou trois semaines par un traitement approprié : mais elle peut persister pendant des mois avec un état général bon, et néanmoins finir par disparaître ; enfin elle peut passer à l'état chronique et être l'origine d'un mal de Bright : cette transformation a surtout lieu à la suite de scarlatines légères dont l'albuminurie a été insuffisamment traitée ou méconnue. Mais quelle que soit l'évolution de la lésion rénale, le rein, lorsqu'il a été touché par la scarlatine, en garde longtemps le souvenir, et l'albuminurie sera réveillée facilement par des maladies infectieuses, comme la grippe, les oreillons, la fièvre typhoïde, la syphilis, ou par des causes extérieures, comme le froid.

L'*anatomie pathologique de la néphrite scarlatineuse* ne présente rien qui soit spécial à cette maladie et qui caractérise son origine. Dans la période fébrile il s'agit d'une néphrite diffuse aiguë légère : le rein est hyperémique, il a un poids presque normal : sa coupe est rouge foncé, avec taches hyperémiques et saillie des glomérules qui sont rouges et gonflés. Au microscope on constate de la glomérulite exsudative, la capsule de Bowman renferme un exsudat, des leucocytes, de l'épithélium desquamé : l'epithélium des tubes contournés présente de la tuméfaction trouble et quelquefois des granulations graisseuses : comme lésion interstitielle, on constate une infiltration périvasculaire de cellules embryonnaires. Dans la néphrite tardive, le rein peut présenter divers aspects : 1° rein hyperémique, rouge et gros, qui a deux variétés, l'un dur et d'un rouge vif uniforme, l'autre moins dur, présentant des hémorragies intra-tubaires ; 2° rein hémorragique : gros, mou, parsemé de taches ecchymotiques, les glomérules sont détruits par les hémorragies et il y a des embolies des petites artères ; 3° rein blanc mou, œdémateux, présentant des lésions épithéliales profondes : les glomérules font dans la substance corticale une saillie sous forme de grains rouges ; 4° rein en voie d'atrophie plus ou moins rétracté, granuleux, scléreux. Les lésions histologiques correspondent à ces divers aspects : les glomérules, les canaux, les vaisseaux, le tissu interstitiel sont atteints et la prédominance des lésions sur l'un ou l'autre système dépend de l'époque à laquelle on examine le rein et de la part prise par les infections secondaires au processus irritatif de l'organe. Au début, la glomérulo-néphrite prédomine : tout le glomérule est malade, et un exsudat granuleux et fibrineux distend la capsule, qui renferme des leucocytes et parfois des hématies : plus tard, la capsule s'épaissit et le bouquet vasculaire se sclérose. Les épithéliums, surtout ceux des tubes contournés, sont altérés : on y observe successivement un gonflement avec tuméfaction trouble, la disparition des noyaux, la dégénérescence graisseuse, la chute dans la lumière du tube. Les tubes droits et les anses de Henle renferment des cylindres. Les lésions interstitielles dues à l'infiltration leucocytaire peuvent être assez abondantes pour que la néphrite prenne le nom de néphrite lymphomateuse aiguë (gros rein blanc).

Hématurie. — L'hématurie se produit assez fréquemment au décours de la scarlatine : elle peut : 1° être associée à la néphrite ; 2° se produire sans qu'il y ait néphrite ; 3° être une des hémorragies multiples que l'on observe dans la scarlatine hémorragique. La quantité de sang varie beaucoup : tantôt il se fait, au fond du vase, un dépôt de sang plus ou moins épais, tantôt les urines sont brunâtres, parfois la présence du sang peut être à peine soupçonnée.

L'hématurie due à la néphrite, précède ou accompagne celle-ci : elle dure plusieurs jours, puis le sang disparaît de l'urine et la néphrite suit son cours. Fréquente dans les scarlatines frustes, elle peut apparaître en même temps que l'anasarque. Lorsque l'hémorragie rénale se produit indépendamment de la néphrite, le sang persiste dans l'urine pendant quelques jours, et l'hématurie, disparaissant, laisse l'albuminurie à sa suite.

Anurie scarlatineuse. — La diminution considérable et même la suppression des urines s'observent surtout au décours de la scarlatine. Deux cas se présentent : 1° il y a *oligurie*, au cours d'une néphrite aiguë ; la quantité d'urine diminue et se réduit parfois à quelques grammes en 24 heures ; l'albumine est abondante. L'urémie est due à la néphrite que le poison scarlatineux a provoquée ; 2° dans le deuxième cas, il y a *anurie* ; celle-ci débute brusquement, alors que l'albuminurie n'existait pas antérieurement : malgré le régime lacté, les urines, jusque-là normales, deviennent rares et se suppriment même entièrement ; la fonction rénale s'arrête ; l'urémie éclate. A l'autopsie on trouve un gros rein blanc, œdémateux ; cet œdème du rein est, plus que la glomérulo-néphrite, la cause de l'anurie. Le pronostic est grave dans les deux cas, et la mort a souvent lieu en quelques heures : mais la fonction urinaire peut se rétablir même après 24 heures d'anurie.

On observe parfois, à la fin de la première semaine de la scarlatine, une anurie précoce, due à des embolies microbiennes et à des infarctus dans les anses vasculaires des glomérules.

Anasarque scarlatineuse. — L'anasarque s'observe surtout dans les formes modérées et frustes de la scarlatine ; 12 ou 15 jours après un mal de gorge accompagné d'une éruption insignifiante ou même ayant évolué sans éruption, on voit apparaître une anasarque considérable, parfois précédée ou accompagnée d'hématurie. Cet œdème généralisé emprunte à son origine scarlatineuse une allure spéciale ; jamais, dans les autres néphrites, on n'observe l'apparition d'une anasarque aussi soudaine. Dans la scarlatine, il y a souvent contraste entre une albuminurie passagère, peu intense, et un œdème énorme de tout le corps. Dans certains cas même, l'anasarque paraît indépendante de l'albuminurie, et on explique sa production soit par le froid, soit par une modification que l'éruption et la desquamation provoquent dans des capillaires cutanés. L'anasarque fait son apparition pendant la convalescence et son début s'accompagne parfois de fièvre : elle débute par la face et elle se généralise en un ou deux jours. Elle disparaît lentement et peut présenter toutes les complications des œdèmes généralisés, épanchements séreux, œdème laryngé, etc.

Rhumatisme scarlatin. — Mieux appelée *pseudo-rhumatisme scarlatineux*, cette complication n'est pas due à un réveil de la diathèse rhumatismale. C'est un pseudo-rhumatisme infectieux provoqué par l'infection streplococcique, une détermination articulaire, une arthropathie; on y retrouve le streptocoque dans les formes séreuses et dans les formes suppurées. Ces arthropathies présentent trois formes : 1° séreuses; 2° séreuses primitivement et purulentes secondairement ; 3° purulentes d'emblée, suivant que l'infection qui leur a donné naissance est bénigne, de moyenne gravité, ou de grande gravité.

La forme séreuse est la seule qui, d'après son aspect clinique, mériterait le nom de rhumatisme ; elle apparaît dans la convalescence, et se limite à un petit nombre d'articulations, surtout celles de la main, du poignet, des genoux, des cous-de-pied ; mais elle peut atteindre toutes les articulations et parfois celles des vertèbres cervicales, déterminant alors une contracture des muscles cervicaux. Le rhumatisme scarlatin est plus fixe, moins mobile, plus limité que le rhumatisme vrai ; la douleur est modérée, la tuméfaction peu prononcée et il n'y a pas de rougeur de la peau, ni d'épanchement appréciable. Il disparaît en deux à trois jours, ne laissant pas après lui de suites durables, rarement de la raideur, très rarement de l'ankylose.

La forme suppurée secondaire est rare : dans ce cas, l'état général est mauvais, il y a des signes d'infection généralisée plus ou moins intense, et la résolution des gonflements articulaires ne se fait pas ; souvent une seule articulation devient rouge et suppure. La forme suppurée d'emblée est plus rare encore : elle s'observe dans les pyohémies graves. L'endocardite, la péricardite, la pleurésie, etc., sont des complications également infectieuses, qui peuvent accompagner le rhumatisme scarlatin ; elles ont la même origine et ne sont pas provoquées par lui. L'évolution et le traitement des suppurations articulaires consécutives à la scarlatine sont ceux des arthropathies suppurées.

Troubles cardiaques dans la scarlatine. — Les troubles du cœur sont fréquents dans la scarlatine, et si les souffles, que Bouchut considérait comme une *endocardite* à forme bénigne, sont extra-cardiaques, il est certain qu'il y a des cas latents, sans symptômes évidents, et, assez nombreux. L'endocardite scarlatineuse doit donc être considérée comme n'étant pas rare et de tout temps les cliniciens ont été frappés de la fréquence de la scarlatine dans les antécédents des enfants présentant des affections du cœur. En général l'endocardite, si elle est assez accentuée pour donner lieu à des symptômes, prend la forme de l'endocardite ulcéreuse, et son apparition s'accompagne d'une aggravation de l'état général. Elle coïncide ou non avec des manifestations articulaires de la septicémie.

La *péricardite* accompagne ou non l'endocardite : elle est souvent peu douloureuse, et il faut la chercher ; elle peut suppurer, mais cette terminaison est rare.

La *tachycardie*, phénomène banal dans la scarlatine, a une grande importance diagnostique, car on l'observe dans les cas bénins comme dans des cas graves, sa cause est inconnue, mais elle est probablement due à l'action de l'intoxication à la fois sur le système nerveux central et sur les glandes vasculaires sanguines, en particulier sur les capsules surrénales. La myocardite paraît très rare.

Scarlatine.

La *néphrite* peut également provoquer des troubles cardiaques, si elle est méconnue (dyspnée et dilatation cardiaque).

Mort rapide dans la scarlatine. — La mort subite, rapide — (*mort imprévue* (Gouget) — peut survenir à toutes les périodes de la maladie, avant, pendant ou après l'éruption, ou pendant même la convalescence : il y a en général aggravation rapide, et mort avec convulsions, accès d'étouffement ou coma. Cette mort subite paraît due à une lésion aiguë des capsules surrénales, une *surrénalité aiguë* qui est toujours possible dans les infections microbiennes. D'ailleurs parfois, pendant la vie, le malade présente le syndrome de l'insuffisance surrénale décrit par Sergent et, à l'autopsie, la lésion des surrénales est évidente.

Lorsque la lésion des surrénales, est moins massive, moins aiguë, l'administration de l'adrénaline et de l'extrait de capsules surrénales a pu conjurer les accidents et permettre la guérison.

Suppurations. — La septicémie qui accompagne souvent la scarlatine grave peut provoquer des suppurations diverses, toutes dues au streptocoque. Les séreuses sont assez souvent prises : on observe la pleurésie, séreuse ou suppurée, la péricardite séreuse ou suppurée, l'endocardite végétante, ulcéreuse, la péritonite qui apparaît parfois pendant la convalescence, les arthrites suppurées, l'adénophlegmon du cou, les otites, etc.

L'adénophlegmon du cou, le *bubon scarlatineux*, est dû à la pénétration, dans les lymphatiques, des microbes divers, surtout des streptocoques, staphylocoques, pneumocoques, qui pullulent dans l'exsudat de la gorge. L'adénopathie est toujours plus ou moins prononcée dans la scarlatine ; mais, en général, elle se borne à un gonflement plus ou moins douloureux des ganglions de l'angle de la mâchoire. Quelquefois ce gonflement est plus intense, le cou s'empâte, la suppuration menace, mais l'adénopathie diminue encore à mesure que s'atténue l'angine et elle ne laisse en général qu'un gonflement modéré des ganglions qui persiste plus ou moins longtemps, surtout chez les scrofuleux. Dans un troisième groupe de faits, les ganglions suppurent, le bubon scarlatineux se constitue. Cette suppuration est parfois précoce, le plus souvent elle s'observe dans la période d'état ou de convalescence ; elle est associée à une angine secondaire, diphtérique ou non, et surtout causée par le streptocoque.

Dans l'adénophlegmon du cou, les ganglions sous-maxillaires et sterno-mastoïdiens acquièrent un volume considérable : le tissu cellulaire périganglionnaire est infiltré et les mouvements de la tête et du cou sont impossibles, la région cervico-latérale est le siège d'une tuméfaction dure, tendue, qui garde l'empreinte du doigt ; la douleur est violente, la déglutition impossible. L'œdème gagne la face et le cou entier. En 4 ou 5 jours cette tuméfaction se ramollit, la fluctuation apparaît, la peau rougit. Mais dans certains cas il n'en est pas ainsi et le phlegmon prend une consistance ligneuse, lardacée. La suppuration peut fuser le long des muscles dans le cou, en bas ou en arrière, contourner le pharynx, s'ouvrir dans cette cavité, perforer la peau. Quelquefois on observe l'ulcération d'un gros vaisseau (jugulaire interne, carotide) d'où hémorragie foudroyante au moment de l'incision de l'abcès. L'œdème de la glotte peut se produire. Une suppuration prolongée qui tue par hecticité n'est pas très rare.

On observe encore dans la scarlatine des abcès et des phlegmons (aisselle, cuisse, jambe, etc.); la suppuration de la parotide est très rare.

Complications respiratoires. — En dehors du croup diphtérique et des complications laryngées d'origine albuminurique, on peut observer la péricondrite, la nécrose du larynx, la bronchopneumonie, etc.

Otite scarlatineuse. — Comme toutes les maladies dans lesquelles se produit de l'inflammation du pharynx, la scarlatine peut se compliquer d'otite : celle-ci est en général bilatérale, et peut présenter deux formes : l'une légère, terminée par résolution, très fréquente (33 pour 100 des cas de scarlatine); l'autre grave, suppurée, plus rare. L'infection de l'oreille moyenne a lieu par la trompe d'Eustache et est due au streptocoque surtout, au staphylocoque parfois. L'otite présente les caractères, l'évolution, les terminaisons propres à cette maladie, quelle que soit son origine. Elle apparaît vers la fin de l'éruption. Lorsqu'elle suppure, elle peut causer des phénomènes généraux et locaux graves (V. Otite) et s'accompagne assez souvent de mastoïdite : ses complications nerveuses (méningite, abcès encéphalique, thrombose du sinus latéral, etc.), ses reliquats (hémiplégie, paralysie faciale, surdité, carie du rocher, etc.) sont ceux de toutes les otites.

Complications nerveuses. — Les méningites, les hémiplégies, la polynévrite, les paralysies variées, la chorée peuvent être provoquées par la scarlatine, en dehors même de l'otite. Ces complications sont assez rares puisque sur 13350 cas de scarlatine, Bénard (1909) n'a trouvé que 9 cas de méningite : la réaction méningée primitive est tout à fait exceptionnelle, elle paraît due au streptocoque. Le plus souvent c'est par l'intermédiaire d'une otite suppurée que l'infection atteint les méninges : on y trouve alors les microbes les plus divers. Cliniquement, la méningite est une complication tardive, paraissant pendant la desquamation et elle est très grave, surtout dans la forme secondaire à l'otite.

Les *reliquats* de la scarlatine sont dus à des complications passées à l'état chronique; la surdité, l'engorgement des ganglions du cou, l'eczéma, la chorée, l'endocardite scarlatineuse, les paralysies sont les plus fréquentes de ces séquelles.

Scarlatine puerpérale et chirurgicale. — La scarlatine peut venir compliquer une autre maladie, c'est ainsi qu'on a décrit une scarlatine puerpérale (V. Scarlatine et grossesse) et une scarlatine chirurgicale.

La *scarlatine puerpérale*, ou plutôt l'érythème scarlatiniforme qui a été décrit sous ce nom, débute par un tableau morbide qui tient à la fois de celui d'une infection puerpérale et d'une scarlatine. La malade est prise, dans les jours qui suivent l'accouchement, d'un frisson léger et de fièvre avec nausées et vomissements. L'éruption présente les caractères de celle de la scarlatine, mais l'angine et l'adénopathie sous-maxillaire sont moins accentuées. La sécrétion lactée est supprimée : les lochies sont anormales. La desquamation a lieu en larges lambeaux. La guérison peut avoir lieu, mais souvent la mort survient avec des phénomènes d'infection généralisée, diarrhée, refroidissement périphérique, collapsus, etc.

S'agit-il d'une scarlatine venant compliquer des suites de couches? Ceci pourrait se rencontrer, mais si l'on observe que les cas décrits n'ont jamais provoqué d'épidémie de scarlatine par contagion aux adultes ou aux enfants de l'entourage, et que de plus cette scarlatine dite puerpérale est devenue très rare depuis l'antisepsie obstétricale, on conclura qu'il ne s'agit pas de scarlatine vraie, mais d'un érythème scarlatiniforme infectieux, dû sans doute au streptocoque. Il en est de même de l'érythème scarlatiniforme des blessés, décrit autrefois sous le nom de scarlatine chirurgicale.

Diagnostic. — Le diagnostic de la scarlatine est quelquefois difficile. Dans les scarlatines bénignes ou anormales la discordance entre la rapidité du pouls et le peu d'élévation de la température, la notion épidémiologique, plus tard l'apparition de l'anasarque seront souvent les seuls faits qui permettront le diagnostic de scarlatine. D'autre part, la scarlatine est souvent méconnue parce que son éruption doit être cherchée sur le corps : aussi devra-t-on, dans toute angine, penser à un début de scarlatine et chercher l'éruption pendant deux ou trois jours. Le diagnostic sera en général facile en se basant sur l'évolution et les particularités de l'invasion, sur la date d'apparition de l'éruption, sur les caractères de celle-ci, son évolution, sur la présence et la forme de la desquamation, etc., sur la notion de contagion ou d'épidémie.

Avant l'éruption, le début brusque, les vomissements, la fièvre, peuvent marquer le début de bien des maladies : l'angine intense, la violence de la fièvre, la rapidité anormale du pouls, les frissons, les vomissements sont en faveur de la scarlatine. *Après l'éruption*, le diagnostic sera fait avec la variole, dont le rash scarlatiniforme pourra faire croire à une scarlatine, au moins pendant quelques heures; avec la rougeole, qui présente du catarrhe oculo-nasal, de la photophobie (le signe de Koplik), etc., et dont la phase d'invasion est toute différente; avec la rubéole (évolution différente, éruption polymorphe, etc.); le diagnostic sera difficile dans la forme scarlatineuse (V. RUBÉOLE). Des érythèmes scarlatiniformes peuvent aussi se rencontrer dans le rhumatisme, le typhus, le choléra, la diphtérie.

Le *diagnostic rétrospectif* pourra être nécessaire : un enfant ayant eu une angine légère est pris d'anasarque, d'albuminurie. La constatation de la desquamation, les commémoratifs, pourront, avec la notion épidémiologique, permettre de reporter à une scarlatine méconnue les troubles observés.

Les éruptions médicamenteuses dues à l'emploi de l'iode, de l'antipyrine, de la belladone, de l'opium, de la quinine, s'observent parfois sous l'aspect scarlatiniforme : mais ce sont des érythèmes polymorphes et les circonstances de leur production, leur évolution, etc., les distinguent facilement de la scarlatine. L'érythème hydrargyrique est parfois plus difficile à reconnaître, surtout dans les formes graves : en effet, le début est brusque et fébrile, la langue est rouge, mais la desquamation est plus précoce et se renouvelle à plusieurs reprises (V. ÉRYTHÈMES, ÉRYTHRODERMIES, etc.).

L'injection de sérum d'animaux, de cheval (sérum antidiphtérique) par exemple, provoque assez fréquemment une éruption scarlatiniforme : cette éruption, polymorphe en général, paraît du dixième au quatorzième jour après l'injection ; elle s'accompagne d'une poussée fébrile, l'angine existe peu ou même pas du tout ; la desquamation ne se produit pas.

L'*érythème scarlatiniforme desquamatif*, dermatite exfoliatrice, a une évolution beaucoup plus longue et différente de celle de la scarlatine : les phénomènes généraux sont peu violents et les lésions cutanées intenses : la chute des ongles et des poils appartient à cette maladie et non à la scarlatine.

Les *intoxications alimentaires* peuvent donner lieu à des érythèmes : mais ceux-ci ne s'accompagnent pas d'angine, la fièvre n'existe pas ou est faible.

Pronostic. — Très variable avec les épidémies, le pronostic est toujours réservé à cause des complications et des reliquats de la scarlatine. La gravité de la maladie varie aussi avec la race : c'est ainsi qu'elle est plus facilement grave chez les Anglo-Saxons ; il en est de même dans certaines familles. Le pronostic est influencé par l'état de santé antérieur ; la puerpéralité, les traumatismes, la tuberculose, la coïncidence d'une autre infection la rendent plus sombre. La scarlatine est d'autant plus grave que l'enfant est plus jeune : la mortalité d'environ 2 pour 100 chez l'adulte, est parfois de 50 pour 100 de 0 à 1 an, de 11 pour 100 de 1 à 2 ans, de 2 pour 100 de 2 à 10 ans, d'après des statistiques récentes. Mais, nous le répétons, sa gravité, dans le même milieu, varie avec les épidémies : elle mérite parfois à peine le nom de maladie (Sydenham), et Bretonneau, en vingt ans, ne vit pas un seul cas de scarlatine mortel. Les complications les plus graves sont les angines, l'anurie précoce, les suppurations diverses, la néphrite aiguë qui peut survenir même dans les formes légères.

La *valeur pronostique des symptômes* est assez importante ; la gravité sera d'autant plus grande que la fièvre sera plus forte. Une scarlatine grave aura 40° et au delà ; la maladie sera bénigne si la fièvre ne dépasse pas 39°, et si la chute a lieu régulièrement, en lysis, en 6 à 7 jours. Si la température remonte après la fin de l'éruption, et si elle atteint 39°, une complication est imminente.

Étiologie. — Toute scarlatine provient d'une scarlatine humaine : les cas que l'on pourrait considérer comme spontanés ont leur origine dans des poussières, des mucosités nasales ou pharyngées desséchées, des squames épidermiques ayant séjourné dans des vêtements, des livres ou des chambres contaminés par un scarlatineux.

La scarlatine est une maladie de l'enfance, surtout fréquente de 6 à 10 ans, mais on peut l'avoir à tous les âges si on ne l'a déjà eue : quoiqu'elle confère en général l'immunité, la *récidive* est possible. La *rechute*, c'est-à-dire l'apparition d'une nouvelle scarlatine pendant la convalescence de la première s'observe également.

La contagion peut avoir lieu à toutes les périodes de la maladie, pendant l'invasion, l'éruption ou la desquamation, et même après celle-ci, l'agent contagieux pouvant persister longtemps dans la gorge, même après la guérison. Pendant l'angine, et dès le début de celle-ci, avant même l'éruption, les produits pharyngés et la salive sont susceptibles de contaminer un sujet sain : le germe de la scarlatine paraît même dans certains cas persister dans le mucus du nez et du pharynx après la guérison. Pendant l'éruption, la contagion a sans doute encore comme origine les produits naso-pharyngés. Les squames de la desquamation sont également contagieuses : le sont-elles par elles-mêmes ou par suite de leur contamination par des produits échappés du nez, de la gorge, de la bouche, et dont elles ne seraient que le véhicule? Il semble bien improbable qu'une éruption aussi intense que celle de la scarlatine ne laisse pas passer, dans la partie de l'épiderme qui s'exfolie, le germe qui l'a provoquée : dans tous les cas, la contagion fréquente de la scarlatine par les squames ne saurait être mise en doute. La durée de la contagiosité de la scarlatine est celle de la desquamation : mais il est nécessaire de bien savoir que, dans certains cas, le contage scarlatineux persiste dans la gorge après la guérison.

Quelle que soit son origine, c'est par l'appareil respiratoire et la muqueuse pharyngée que pénètre le germe , peut-être aussi par les voies digestives : l'inoculabilité de la scarlatine par la peau, à l'aide du sang, des mucosités du pharynx ou des squames d'un scarlatineux est douteuse : nous la croyons possible néanmoins.

La contagion de la scarlatine est directe ou indirecte : lorsqu'elle est directe, un contact assez prolongé semble nécessaire pour faire assurer le transport du germe dans l'organisme sain, les chances de contamination augmentant avec la durée et l'intimité du contact. La contagion indirecte ou médiate explique les cas en apparence spontanés : elle a lieu en général par des squames, mais peut avoir également pour origine des mucosités pharyngées desséchées ; les intermédiaires sont des lettres, des livres, des jouets, des vêtements, des poussières d'une chambre non désinfectée après le séjour d'un scarlatineux. Un exemple classique est celui d'une lettre écrite d'Allemagne par une personne atteinte de scarlatine et desquamant abondamment : la destinataire de cette lettre, habitant la Bretagne, fut contaminée par les poussières épidermiques qui saupoudraient le papier. Cependant la transmission par les gardes et le médecin est exceptionnelle, à condition toutefois de prendre quelques précautions (blouses, lavages antiseptiques).

La contagion par le lait est considérée en Angleterre comme fréquente, et a donné lieu à la théorie de l'origine bovine de la scarlatine : en réalité, il ne s'agit pas d'une maladie de la vache prenant un aspect particulier chez l'homme, comme on l'observe pour la vaccine. La scarlatine est très fréquente en Angleterre, et l'on comprend que le lait peut être contaminé par un individu atteint récemment de scarlatine, et desquamant ou ayant encore le contage scarlatineux dans ses produits pharyngés. Ceci explique les épidémies paraissant chez les clients d'une même ferme ou d'une même laiterie, et disparaissant lorsqu'on interdit la vente du lait de l'établissement suspect.

Bactériologie. — La scarlatine est contagieuse par les produits des muqueuses du malade, par ses squames épidermiques, par ses déjections (urine) : *elle est* inoculable, car en inoculant le mucus recueilli au niveau des amygdales sous la peau, Stickler a reproduit chez l'enfant une maladie dont l'incubation a été de 32 heures en moyenne, et qui a évolué comme une scarlatine.

Quelle est la nature du contage de la scarlatine? On trouve, dans les produits pharyngés des scarlatineux et dans le pus des complications suppurées de cette maladie, un streptocoque trop fréquent pour ne pas jouer un rôle important dans l'étiologie de cette fièvre éruptive : on le retrouve souvent aussi dans le sang, surtout dans les cas graves. Est-il l'agent de la scarlatine? La chose nous paraît très probable, mais elle n'a pas, jusqu'à présent, été démontrée par des inoculations. Quel qu'il soit, le microbe de la scarlatine est très résistant. Sa virulence persiste pendant plusieurs mois dans les objets contaminés.

Cependant les preuves du fait que *l'agent contagieux de la scarlatine est un streptocoque* s'accumulent chaque jour. Ce streptocoque se retrouve non seulement dans l'angine du début de la scarlatine, et dans les complications (dont il pourrait jouer le rôle d'agent secondaire, il est vrai), mais aussi très souvent dans le sang à la période d'éruption : nous en avons, pour notre part, trouvé un avec une grande fréquence dans le sang prélevé en quantité suffisante par ponction veineuse et cultivé sur milieux appropriés. MM. Foix et Mallein, internes à Paris, Schleissner (de Prague), ont recherché la réaction de fixation de Bordet-Gengou, et ils concluent que le sérum des scarlatineux contient des anticorps dirigés contre les streptocoques que l'on peut aisément isoler, au cours de la scarlatine, de la gorge et du sang. La réaction de fixation de ce sérum, positive par rapport au streptocoque isolé de la scarlatine, est *absolument négative* vis-à-vis des streptocoques de l'érysipèle ou des autres streptococcies. Le streptocoque de la scarlatine aurait donc bien une spécificité propre et serait l'agent de cette maladie.

Partant de la forme streptococcique de l'agent contagieux probable de la scarlatine, on a parfois voulu ne voir dans cette maladie qu'un érythème infectieux à streptocoque, et on a tenté de nier sa spécificité. Celle-ci est cependant certaine, et l'étude de l'évolution de la scarlatine, sa reproduction constante avec les mêmes caractères prouvent suffisamment qu'elle existe bien en tant qu'entité morbide.

Prophylaxie. — La prophylaxie de la scarlatine sera assurée par l'isolement du scarlatineux, la mise en observation des sujets suspects, l'isolement momentané des individus ayant eu contact avec un scarlatineux. La contagiosité du malade sera diminuée par les lavages du pharynx et de la bouche, par l'usage des bains, des pommades antiseptiques qui hâteront la desquamation tout en prévenant la dissémination des squames épidermiques. La contagion indirecte sera évitée par l'emploi de blouses et des ablutions antiseptiques qui seront imposées aux personnes chargées de soigner le malade, par la désinfection rigoureuse des déjections, des linges, vêtements, locaux, etc.

La prophylaxie de la scarlatine repose sur les principes suivants : 1° *la scarlatine est contagieuse dès le début de l'invasion, et les produits buccopharyngés sont les agents les plus actifs de la contagion, avant même la desquamation*; 2° l'incubation de la scarlatine est de 4 à 5 jours, le plus souvent; 3° l'agent contagieux pénètre au niveau de la muqueuse du pharynx. En conséquence, on isolera pendant six jours tout individu ayant eu contact avec un scarlatineux, et on lui fera faire des lavages de la gorge avec un liquide antiseptique, eau oxygénée étendue d'eau, permanganate de chaux en solution à un gramme pour mille, solution de lysol à un millième, eau iodée, etc. Si, au bout de six jours, le sujet en expérience n'a pas présenté de symptômes d'invasion, il peut être considéré comme indemne.

L'isolement de l'individu atteint de scarlatine est de 40 jours : il devra être prolongé tant que la desquamation est en activité. Il ne faudra pas oublier que, l'agent contagieux de la scarlatine persistant longtemps dans la gorge, les lavages du pharynx devront être prolongés pendant toute la convalescence.

Anatomie pathologique. — La peau présente au début une congestion intense du réseau vasculaire sanguin et des lymphatiques : les vaisseaux sont entourés de leucocytes, ainsi que les glandes sudoripares et les follicules pileux. Plus tard, de la sérosité distend les mailles du tissu conjonctif et infiltre le corps muqueux de Malpighi. Les cellules épidermiques se gonflent au contact de cette sérosité et se vacuolisent : ces lésions épidermiques sont d'autant plus intenses que l'éruption est plus forte. Les muqueuses présentent des lésions analogues.

Le tissu lymphoïde, amygdales, ganglions, tissu lymphoïde de l'appendice, réagissent vivement. La rate est hyperémiée. Le foie pâle et gros subit une dégénérescence graisseuse plus ou moins accentuée. Le myocarde est dégénéré. Le sang est graisseux, les vaisseaux capillaires sont congestionnés dans tous les organes. Les reins sont altérés suivant le degré et le stade de la néphrite.

Traitement. — Le traitement variera suivant que l'on se trouve en présence d'une scarlatine normale ou d'une scarlatine anormale.

Dans la scarlatine simple, normale, les soins hygiéniques sont suffisants : le malade, modérément couvert, sera maintenu au lit dans une chambre vaste, bien aérée, bien éclairée, où il fera toute sa maladie, y compris la convalescence ; il sera bon de supprimer les tapis et tentures, les meubles inutiles, dès le début de la maladie. On ne craindra pas d'aérer la pièce, mais on évitera avec le plus grand soin que le malade puisse se refroidir ; on entretiendra une température constante dans la pièce. L'alimentation du scarlatineux sera le lait, pendant toute la période fébrile ; quand la fièvre aura disparu, le malade sera alimenté peu à peu, tout en continuant à boire du lait. Les urines seront conservées pour qu'on puisse se rendre compte de leurs caractères et de leur quantité : on y recherchera souvent l'albumine. Comme traitement on fera des lavages fréquents de la bouche et du pharynx avec l'eau boriquée, l'eau oxygénée très diluée, des solutions étendues d'acide salicylique, lavages faits avec le bock, surtout chez les jeunes enfants. Des instillations d'huile résorcinée à un cinquantième seront pratiquées matin et soir dans chaque narine. Les muqueuses génitales seront entretenues dans le plus grand état de propreté.

Dans les scarlatines anormales, compliquées, graves, il faudra en outre combattre l'hyperthermie, les accidents nerveux, l'angine, etc. On suivra donc les prescriptions que nous venons d'indiquer pour la scarlatine simple

et en plus on aura recours aux moyens de traitement que nous allons indiquer : 1° les médicaments antithermiques, l'antipyrine, l'acide salicylique, le
pyramidon, pourront donner de bons résultats momentanés, mais ils doivent
être maniés avec la plus grande prudence, car ils favorisent le collapsus,
et il ne faut pas oublier qu'ils exercent sur la fonction rénale une action
qui peut être fâcheuse; 2° l'hydrothérapie, qui agit à la fois sur l'hyperthermie, sur les phénomènes nerveux, sur le cœur et sur les reins, sera
employée de préférence aux médicaments précédents. On pourra utiliser les
affusions froides, les lotions froides, le drap mouillé, les bains froids. Dans
certains cas, les contre-indications de l'hydrothérapie froide, menaces de
collapsus cardiaque, hémorragies, gonflement du cou gênant la respiration,
obligeront à employer le bain chaud, le bain progressivement refroidi, le
bain tiède. L'acétate d'ammoniaque, les injections d'huile camphrée,
d'éther, de caféine, trouveront leur emploi suivant les indications, lorsqu'il y aura abattement et menaces de collapsus. Le chloral, le musc, le
bromure de potassium, aideront à combattre les phénomènes nerveux.

L'état infectieux, déjà combattu par l'hydrothérapie froide, tiède ou chaude,
le sera aussi par l'injection sous-cutanée ou intraveineuse de métaux colloï-
daux, par les frictions ou l'injection intraveineuse de collargol. Si le cœur
faiblit, s'il y a adynamie, outre la caféine, on donnera l'adrénaline. Si, au
contraire, le cœur n'est en cause que secondairement, si la pression est
déjà élevée, on fera des saignées (ventouses), on donnera de la digitale.

Dans certains cas, pour traiter l'angine on pourra avoir recours à des badigeonnages faits avec des solutions de borate de soude ou d'acide salicylique
dans la glycérine. Mais ces badigeonnages devront être faits avec une grande
prudence, car souvent ils lèsent la muqueuse et ouvrent la porte à des infections secondaires.

La muqueuse buccale ou pharyngée est douloureuse, et d'une façon
générale, d'ailleurs, il faut se méfier des lavages ou badigeonnages trop
antiseptiques qui, douloureux, sont souvent insuffisants pour tuer les
microbes, mais très suffisants pour léser et irriter la muqueuse. Souvent
l'on se trouvera bien de l'emploi de l'eau bouillie, simple, ou faiblement
boriquée, et de l'usage de l'antique, mais émolliente décoction de guimauve.
Si le lavage est douloureux, on se bornera à des pulvérisations, bien
tolérées.

Les complications seront combattues par les moyens qui leur sont
propres. Les badigeonnages et les lavages avec l'eau oxygénée diluée,
la liqueur de Labarraque, etc., combattront l'infection de la gorge. Les
boissons abondantes, les injections de sérum artificiel, le régime lacté
aideront à la diurèse. Le sérum antidiphtérique sera utilisé contre l'angine
diphtérique : il pourra même être employé en injections préventives chez
les scarlatineux pour empêcher la diffusion de la diphtérie dans les services
hospitaliers.

Il ne faudra pas oublier, dans les scarlatines graves, avec ataxo-adynamie,
que les capsules surrénales peuvent être lésées, et que le syndrome d'insuffisance surrénale peut être efficacement combattu, soit par l'administration
d'adrénaline, soit par l'emploi d'extrait ou de poudre de capsules surrénales.

Le traitement de la scarlatine et de ses complications par le sérum anti-streptococcique n'a jusqu'à présent donné aucun résultat.

Aussitôt la fièvre tombée, la desquamation sera aidée par des bains savonneux chauds, donnés deux ou trois fois par semaine.

Pendant la convalescence, il faudra surtout éviter les excès alimentaires et le refroidissement. Le malade restera une vingtaine de jours au lit, avant de se lever. Il prendra du lait, puis des légumes, et la viande ne sera pas permise avant le 20e jour. Le régime lacté mixte sera continué jusqu'au quarantième jour de la maladie : si l'albuminurie apparaît, le régime redeviendra uniquement lacté. Nous conseillons cette pratique prudente, mais il semble que l'on puisse, sans grand danger, donner une alimentation solide et variée aux scarlatineux, dès le début de la maladie, en ayant soin de surveiller les urines. Dufour n'a observé d'albuminurie chez aucun des malades soignés par lui pendant une année (1905), et il les avait laissés manger à leur faim toutes sortes d'aliments. *LOUIS TOLLEMER.*

SCARLATINE ET GROSSESSE. — La scarlatine est rare chez la femme enceinte et relativement fréquente chez la femme accouchée. Ce fait a suggéré un certain nombre d'explications : incubation prolongée, incubation à la faveur du traumatisme obstétrical, enfin erreurs de diagnostic. Sans action sur la grossesse dans les cas bénins, la scarlatine entraîne dans les formes hyperthermiques, soit la mort du fœtus, soit son expulsion prématurée.

La scarlatine qui survient après l'accouchement est habituellement d'un pronostic grave.

Diagnostic. — Le diagnostic est parfois très difficile surtout après l'accouchement où il n'est pas rare d'observer des *érythèmes scarlatiniformes*, d'origine infectieuse ou médicamenteuse.

Le diagnostic de scarlatine doit s'appuyer sur la matière de contagion (qui manque souvent), sur l'existence de l'angine, l'aspect rouge vernissé de la gorge, l'accélération du pouls, la desquamation de la langue et de l'épiderme, en un mot sur un ensemble de symptômes et sur l'évolution plutôt que sur les seuls caractères de l'éruption qui peuvent induire en erreur.

Conduite à tenir. — Dans la scarlatine au cours de la grossesse, surveiller tout particulièrement le rein et prolonger le régime lacté prophylactique le plus longtemps possible (21 jours au moins). Expectation vis-à-vis de la grossesse. La mère scarlatineuse peut allaiter sans inconvénient son nourrisson. *G. LEPAGE.*

SCIATIQUE (ALGIES). — Parmi les *algies* des membres inférieurs il en est une qui a mérité à bon droit d'être individualisée : c'est l'algie sciatique ou plutôt « la sciatique » tout court. La restriction de ce terme, consacré par l'usage, s'est, avec raison, peu à peu imposée. Il avait, en effet, le tort d'être trop compréhensif et d'être souvent interprété, par malades et médecins, dans un sens trop large. Douleurs fulgurantes du début du tabes, douleurs polynévritiques, douleurs articulaires ou osseuses unilatéralisées, coxalgie au début, compressions médullaires lombo-sacrées, etc., sont, en effet, souvent prises pour de la sciatique classique. Et l'erreur est parfois excusable puisque le nerf sciatique est le principal nerf du membre inférieur et qu'il réagit globalement au cours de ces différentes affections suivant les modalités réactionnelles des nerfs sensitivo-moteurs, modalités toujours à peu près univoques.

L'intérêt pratique de cette étude réside surtout dans le diagnostic de la *sciatique primitive* d'avec les *sciatiques secondaires*. Pronostic et traitement sont bien différents, en effet, dans l'un ou l'autre cas.

Sciatique primitive et sciatiques secondaires. — Ce terme de *primitif* peut surprendre. Mais pourquoi ne pas faire aveu d'impuissance étiologique en présence de la plupart de ces sciatiques vulgaires? Ne parlons-nous pas du reste, à juste titre, d'épilepsie primitive et d'épilepsies secondaires, de névralgie faciale primitive et de névralgies faciales secondaires? Ce n'est évidemment là qu'un terme d'attente, mais légitimé par l'état actuel des incertitudes causales.

La **sciatique primitive** c'est celle que nous qualifions des épithètes vagues de *a frigore*, arthritique, rhumatismale, goutteuse, auto-toxique ; c'est celle encore que nous voyons évoluer *chez* un paludéen, un diabétique, un gonococcique, un tuberculeux, un syphilitique. Et pourtant, dans ces cas, le trait d'union entre la maladie générale et l'algie locale, nous apparaît plus solidement, mais non nécessairement, établi.

La **sciatique secondaire** est consécutive à une lésion ou compression tangible, décelable parfois à l'œil, au palper du membre, au toucher rectal, vaginal, à la radiographie.

Les causes de ces compressions sont multiples. Elles ressortissent, en général, aux facteurs classiquement invoqués, le traumatisme, les plaies contuses ou par pénétration, les tumeurs, physiologique comme la grossesse ou pathologique par néoplasmes, cancer, tuberculose, ou syphilis.

Les néoplasies cancéreuses, tuberculeuses, ou syphilitiques peuvent échelonner leurs effets soit *sur la périphérie* du nerf, *en dehors ou en dedans du bassin*, soit plus haut au niveau de *ses origines centrales directes ou avoisinantes*, colonne vertébrale, espace épidural, méninges, racines, moelle Ici c'est un traumatisme de la cuisse, ou un ostéo-sarcome de la tête du fémur, là un abcès froid du petit bassin, ou encore une pachyméningite rachidienne, une compression radiculaire, ou radiculo-médullaire.

C'est à établir cette distinction clinique entre la sciatique *primitive* et les sciatiques *secondaires* que sans cesse doivent converger nos efforts. Cette dualité nosologique doit être notre préoccupation constante au lit du malade. Pronostic et thérapeutique sont commandés par cette scission étiologique.

Affirmons-nous une sciatique vulgaire *primitive*, et nous avons affirmé par cela même un syndrome *toujours* curable, avec cette seule restriction que la guérison peut survenir cependant à échéance plus ou moins éloignée. S'agit-il au contraire d'une sciatique *secondaire*, et nous laissons alors le champ ouvert à maintes hypothèses diagnostiques et pronostiques. Où est située la cause de l'attrition nerveuse? Quelle en est la nature?

Pour résoudre ces problèmes cliniques, il est nécessaire de se remémorer quelques souvenirs anatomiques et physiologiques.

Anatomie clinique et physiologie. — Le nerf sciatique émane du plexus sacré, c'est-à-dire de la cinquième racine lombaire et des quatre premières sacrées. Presque aussitôt après, il s'échappe par la grande échancrure sciatique puis de là s'engage dans la gouttière ischio-trochantérienne, cheminant sur le coussinet musculaire des trois muscles accolés pelvi-trochantériens, enfin il gagne la face postérieure de la cuisse située entre le biceps en dehors et le demi-tendineux et membraneux en dedans. Arrivé au creux poplité, il se bifurque en sciatique poplité interne et sciatique poplité externe, celui-là s'enfonce au-dessous des muscles du mollet à travers l'anneau du soléaire et se termine par le tibial postérieur avec ses branches finales plantaires interne et externe. Celui-ci, le sciatique poplité externe, contourne en demi-spirale le col du péroné et se divise en tibial antérieur et en musculo-cutané.

Le nerf sciatique tient ainsi sous sa dépendance la motricité de la face postérieure de la cuisse, et la motricité d'ensemble de la jambe et du pied dans sa double fonction d'extension et de flexion.

Le réflexe achilléen est uniquement conditionné par lui. Quant à la sensibilité, le sciatique comme tous les nerfs mixtes, jouit d'une double topographie sensitive, topographie radiculaire et topographie périphérique. Mais, s'il est aisé de différencier au niveau du membre supérieur la sensibilité radiculaire de celle périphérique, il n'en est pas de même à notre avis au niveau du membre inférieur. Nous verrons plus tard les raisons de ces difficultés d'interprétation.

I. SCIATIQUES PRIMITIVES. — A) Sciatique simple; B) Sciatique avec scoliose homologue, ou avec scoliose croisée; C) Sciatique névralgique ou névritique?

A) **Sciatique simple**. — La sciatique simple est encore appelée sciatique normale, essentielle, arthritique.

C'est vers l'âge adulte, entre 40 et 60 ans, que la sciatique primitive débute; en général, l'homme y est plus sujet que la femme. Avant la quinzième année, on n'observe pas de sciatique.

Le *début* se fait, soit progressivement, par quelques avertissements, tels que de légers engourdissements et de la pesanteur de la jambe ou du pied, des douleurs intermittentes, une sensation de contusion sur la face externe de la jambe; soit, au contraire, mais plus rarement, par une douleur brutale, vive s'irradiant soudainement dans tout le membre inférieur et immobilisant d'emblée le malade.

Algie. — *Ses modalités*. — La douleur est le symptôme principal. Sans algie, pas de sciatique. Mais, les modalités de cette douleur sont des plus variables. Depuis la souffrance relativement légère, réveillée seulement par des mouvements intempestifs, et apaisée par le repos, jusqu'à la crise d'une acuité extrême persistant jour et nuit, sans trêve, et arrachant des cris au patient, on peut voir tous les intermédiaires. Douleurs contusives, mordicantes, lancinantes, rarement à type nettement fulgurant, avec sensations d'engourdissement, de lourdeur, de pesanteur du membre inférieur, de ouate autour du pied, de fourmillements, de picotements; toutes ces modalités douloureuses peuvent se retrouver au cours de la période d'état de la sciatique.

Son siège. Ses irradiations. — Le siège de la douleur est à la grande échancrure sciatique, s'irradiant de ce point, le long de la gouttière ischio-trochantérienne et jusqu'au creux poplité, réapparaissant ensuite à la face externe de la jambe et se prolongeant au niveau du pied. Assez souvent, la douleur remonte au-dessus de la grande échancrure, tout aux alentours de l'articulation sacro-iliaque ou plus haut encore, au voisinage des apophyses transverses vertébrales lombaires et des masses musculaires sacro-lombaires.

Ses causes de provocation. — La station debout, la marche, la position assise sur le rebord dur d'un siège, la secousse de toux, l'éternuement, le rire, la défécation, parfois le plus léger mouvement intempestif, les perturbations météorologiques, sont autant de causes de provocation de l'algie.

Mais, tandis que tel de ces grands algiques du sciatique recherche dans la position horizontale l'immobilité complète, tel autre, au contraire, en proie à une véritable inquiétude motrice, imprimera à la jambe des mouvements incessants, recherchant un peu d'apaisement dans la compression et le massage des régions douloureuses. Les uns redoutent la chaleur et le poids des vêtements ou couvertures; les autres recherchent, au contraire, le contact des corps chauds, brûlants, entourant leur membre de larges épaisseurs de ouate.

Si de telles douleurs peuvent être spontanées, elles sont toujours provoquées par l'extension (signe de Lasègue) et par la palpation lorsque celle-ci s'exerce en des points spéciaux. Pour que cette palpation garde toute sa valeur, et permette d'explorer attentivement la région responsable, l'algique doit être placé en décubitus latéral sur le côté sain, le membre inférieur malade restant fléchi dans ses différents segments. Successivement, la colonne vertébrale inférieure, la musculature dorso-lombaire, la région fessière, la gouttière trochantérienne, etc., seront interrogées, l'exploration profonde permettant parfois d'apprécier le volume du sciatique, ainsi que sa mobilité et les réactions musculaires de voisinage que la palpation ischio-trochantérienne provoque.

Sensibilité objective. — L'hyperesthésie cutanée peut voisiner avec des zones d'hypoesthésie. Le plus souvent, au niveau de la région tégumentaire desservie par le sciatique poplité externe, le long de la face externe de la jambe, la sensibilité à la piqûre, au chaud, au froid, est émoussée, la sensibilité au tact ou frôlement étant au contraire exacerbée. Egalement, il peut exister des zones hypoesthésiques au niveau de la face postérieure de la cuisse.

Réflexes tendineux. — *Réflexe rotulien.* — Les réflexes rotuliens persistent, sensiblement égaux des deux côtés. L'exploration du réflexe achilléen est importante. Tantôt le réflexe est normal, tantôt diminué, tantôt, au contraire, aboli. Nous verrons si ces modifications de la réflectivité achilléenne sont suffisantes pour permettre de fixer utilement un pronostic.

Troubles trophiques. — Sans doute, il existe souvent de l'atrophie musculaire fessière et péri-ischio-trochantérienne; sans doute, également, on note de l'atrophie globale des muscles de la jambe, mais jamais nous n'avons constaté de mal perforant plantaire, de dystrophie unguéale, etc., au cours de la sciatique classique. Les *réactions électriques* n'ont jamais non plus permis de déceler de réactions de dégénérescence.

Sphincters. — Les sphincters ne sont jamais perturbés au cours de la sciatique classique.

Thermométrie. — La sciatique peut rester apyrétique ou, au contraire, s'accompagner d'une légère ascension thermique, signe thermique pronostique de grande importance.

Évolution. — Les douleurs vives du début s'apaisent, laissant place en l'espace de quelques semaines à de l'engourdissement, à de la pesanteur du membre inférieur. Puis, peu à peu, le patient se risque à mobiliser sa jambe en dehors de la position horizontale. Il met pied à terre, cherche à s'entraîner, et de six semaines à deux à trois mois la guérison est complète.

Parfois, cependant, la sédation n'est pas franche. Une marche un peu longue, un faux pas, un heurt inopiné, des intempéries de saison, réveillent la douleur. La *rechute* éclate aussi vivace que la crise du début, ou plus atténuée avec périodes d'accalmie. Parfois encore, après une guérison de plusieurs mois ou de plusieurs années, il y a *récidive* et la crise sciatique réapparaît sur le même nerf avec les mêmes caractères que son aînée, calquée pour ainsi dire sur celle-ci.

__B) Formes myotoniques de la sciatique primitive. — Sciatique avec scoliose croisée ou homologue.__ — Au tableau clinique précédent de la sciatique dite essentielle peuvent se surajouter certains éléments myotoniques qui permettent de créer de véritables types morbides. Ce sont ces formes individualisées par Charcot, Brissaud, Babinski, sous la dénomination de sciatique spasmodique, *sciatique avec scoliose homologue* ou *croisée*.

Sous une influence encore indéterminée, mais certainement conditionnée pour une grande part par la réaction défensive à la douleur, et la striction *funiculaire* au niveau du trou de conjugaison lombo-sacré entre le ganglion et le plexus, certains muscles vont s'immobiliser dans un tonus fixe, imprimant à l'architecture vertébro-coxale des attitudes variables.

Tantôt, il s'agit de cypho-scoliose, le malade marchant à petits pas, penché en avant avec scoliose *homologue*. Tantôt encore, il n'y a pas de cyphose, mais il existe une unique scoliose homologue, c'est-à-dire à concavité *inférieure* tournée du côté malade, et à *épaule homologue abaissée*. Tantôt enfin, la scoliose est *croisée*, c'est-à-dire à concavité inférieure tournée du côté sain, et à *épaule croisée abaissée*.

Dans toute sciatique avec cypho-scoliose ou scoliose, on note une hyperkynésie permanente de la masse sacro-lombaire et accessoirement de la masse fessière.

Mais pourquoi cette vigilance musculaire s'exerce-t-elle dans des directions opposées? Pourquoi, dans tels ou tels cas, en apparence semblables entre eux du fait de l'âge du patient, de l'intensité et du siège de l'algie, ici on notera une scoliose homologue, là, au contraire, une scoliose croisée? Il est difficile de solutionner ce problème clinique. Il nous a paru cependant

que la scoliose *homologue* avait surtout pour finalité de maintenir autant
que possible, dans
un relâchement per-
pétuel, le nerf sciati-
que et son plexus,
tandis que la scoliose
croisée survenait
quand l'articulation
sacro-iliaque voisine
du nerf sciatique
algié était doulou-
reuse par elle-même,
quand il y avait, en
un mot, arthrite sa-
cro-iliaque latérali-
sée. L'hypertonie de
la masse sacro-
lombaire opposée
s'exerce alors dans
un but défensif de
séparation des sur-
faces articulaires en-
tre elles et de leur
immobilisation pour
s'opposer aux heurts
douloureux.

C) **Sciatique pri-
mitive névralgique
ou névritique ?** —
On connaît l'opinion
classique (Lan-
douzy) : parmi les
sciatiques primi-
tives, les unes sont
dites *névralgiques*
quand elles s'accom-
pagnent de douleurs
survenant sous forme
de crises aiguës avec
périodes interca-
laires de rémission
absolue, et qu'il
n'existe ni abolition
du réflexe achilléen,
ni atrophie muscu-
laire; les autres, au

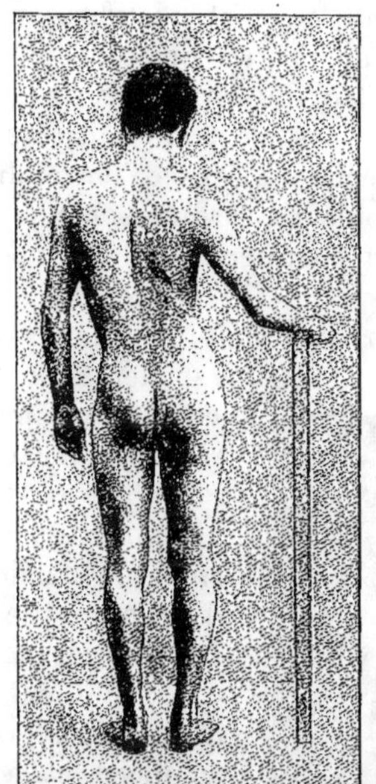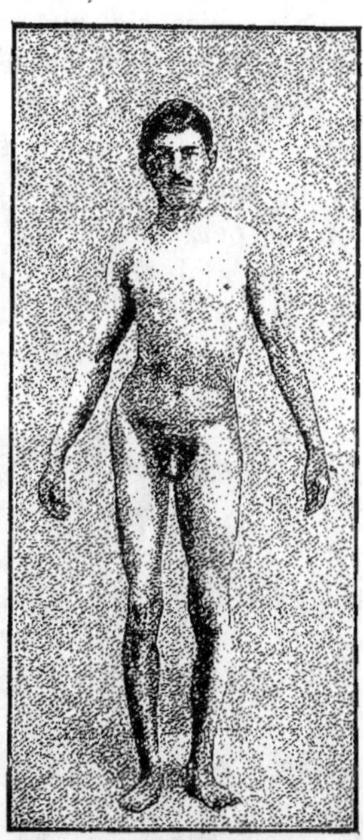

Fig. 131 et 132. — Scoliose homologue dans la sciatique gauche.

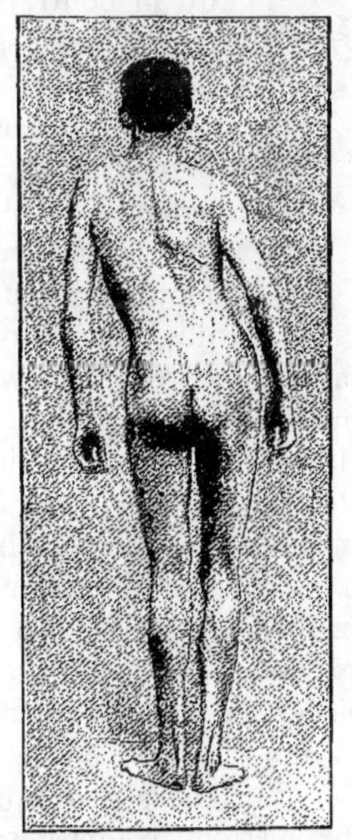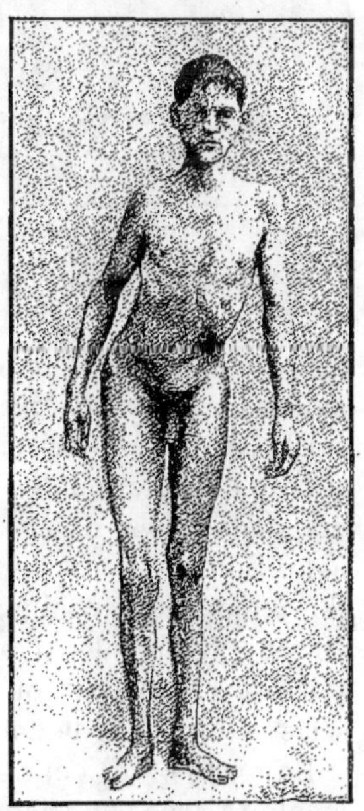

Fig. 133 et 134. — Scoliose croisée dans la sciatique droite
(type Brissaud).

contraire, sont dites *névritiques* quand l'algie est continue, avec des réveils moins paroxystiques, que les muscles sont atrophiés et le réflexe achilléen diminué ou aboli.

Cette dissociation paraît, en effet, justifiée au point de vue clinique; malheureusement elle n'a aucune valeur pronostique.

Pronostic des sciatiques primitives. — En matière de sciatique primitive, quels sont les éléments capables de guider le pronostic et de permettre d'apprécier la durée d'évolution, la plus ou moins longue persistance des douleurs, la guérison plus ou moins traînante ou plus ou moins rapide. On comprend toute l'importance de ce chapitre clinique.

Jusqu'ici, la sciatique *névrite* était considérée comme la forme grave, rebelle, prolongée, et la sciatique *névralgie* comme la modalité légère, relativement tôt curable.

A notre avis, l'atrophie musculaire et l'abolition du réflexe achilléen sont des signes bien infidèles dans l'appréciation d'un pronostic. Nous avons vu bien souvent des algies sciatiques présenter une évolution bénigne et guérir rapidement, malgré l'abolition du réflexe achilléen et la longue persistance de cette abolition après guérison, tandis qu'au contraire la maladie et les douleurs s'éternisaient dans les formes dites névralgiques.

Voici les éléments qui, par leur groupement, nous semblent présenter une valeur pronostique. Dans les formes qui seront graves, sévères, à évolution longue, à guérison difficile, on note des contractions fibrillaires des muscles

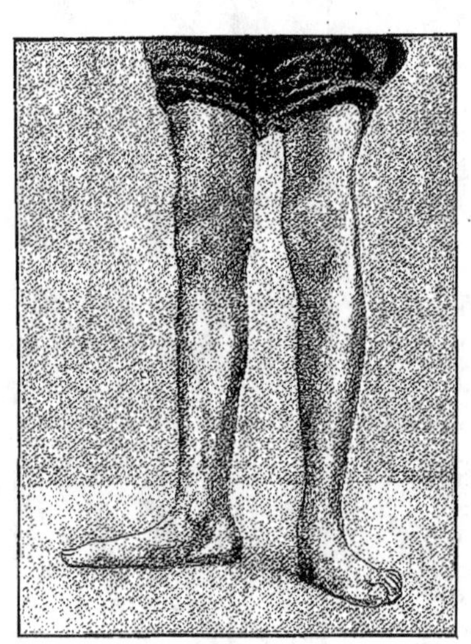
Fig. 134 *bis*.
Pieds plats dans la sciatique.

fessiers ou postérieurs de la cuisse provoquées par la palpation du nerf au niveau de la gouttière ischio-trochantérienne, cette recherche étant faite sur le patient en décubitus latéral et le membre inférieur relâché. On note encore l'irradiation des douleurs à *la face interne de la cuisse, dans la masse des adducteurs*, et au début, tout au moins, l'irradiation algique inguinale. Enfin, si l'on a soin de prendre régulièrement la température, la ligne thermométrique oscillera entre 37°,5 (température matinale), et 38°,1 (température vespérale). L'association d'une *contracture lombaire*, avec ou sans scoliose homologue ou croisée, témoigne également d'un pronostic plus sérieux, ainsi que la constatation d'un *pied plat*.

En résumé : *a)* contractions fibrillaires provoquées par la palpation segmentaire trochantérienne du nerf; *b)* irradiations algiques au niveau des adducteurs et de la région inguinale; *c)* association de contracture lombaire avec ou sans les types divers de scoliose; *d)* oscillations thermiques légères; *e)* pied plat, sont autant d'indices révélateurs d'un pronostic sévère. De tels malades guériront évidemment, mais la guérison sera plus difficile et plus longue à obtenir.

On a vu combien peu d'intérêt nous accordions dans ce chapitre pronostic à la recherche du réflexe achilléen, à l'existence de l'atrophie musculaire, et à l'examen des troubles *objectifs* de la sensibilité.

Pathogénie de la sciatique primitive. — **Sciatique d'origine radiculaire, funiculaire, périphérique.** — Je ne discute pas, bien entendu, l'algie sciatique secondaire du tabes, du mal de Pott, de la compression pachyméningitique, etc. Je ne veux faire allusion ici qu'aux sciatiques dites primitives et au cours desquelles certains auteurs ont relevé des troubles objectifs sensitifs à topographie spéciale qu'ils ont jugée radiculaire.

Or, dans la très grande majorité des cas, il n'en est rien, et ces troubles objectifs sensitifs ont une fausse apparence de systématisation radiculaire. Il est bien vrai que les bandes longitudinales hypoesthésiques que l'on retrouve au niveau de la face externe de la jambe ou de la face postérieure de la cuisse ne semblent pas relever au premier abord d'une topographie périphérique, et il apparaît donc légitime de leur assigner une origine radiculaire. Mais il suffit de faire l'expérience suivante pour être fixé à cet égard. A un malade, ne présentant aucun trouble objectif sensitif, dans le domaine du sciatique, injectons, au niveau de la gouttière ischio-trochantérienne, aussi directement que possible dans le nerf, 3 à 4 c. c. d'une solution cocaïnique au 1/100ᵉ, et bientôt après nous verrons se dessiner sur le membre inférieur des bandes longitudinales hypoesthésiques ou anesthésiques simulant d'une façon remarquable la radiculation. Que s'est-il donc passé? L'anesthésique chimique a imbibé, non le tronc nerveux tout entier, à ce niveau très large, très rubanné, mais une partie seulement de ces faisceaux, et les tronçons seuls ainsi frappés par la cocaïne, se sont projetés à la périphérie en de tels segments longitudinaux. Or, ce que le toxique chimique a pu réaliser, la lésion pathologique *périphérique* a pu le créer aussi. A notre avis, dans la majorité des faits, la sciatique est d'origine *périphérique* ou *funiculaire* (*funiculus*, petite corde, segment nerveux compris entre le ganglion rachidien et le plexus intriqué). C'est une affection exo-vertébrale, dans certains cas peut-être des trous de conjugaison sacro-lombaires ou sacrés supérieurs; dans d'autres, le nerf est adultéré au niveau de la grande échancrure sciatique, comprimé vraisemblablement secondairement par de la cellulite et de la myosite inflammatoire et ultérieurement par des reliquats adhérentiels. Quoi qu'il en soit, une telle pathogénie nous explique la grande efficacité des injections locales et épidurales.

Une dernière exploration, bien faite encore pour appuyer l'origine exo-rachidienne et non radiculaire proprement dite, est l'étude du *liquide céphalo-rachidien*. Sur plus de 60 cas de sciatique primitive classique, jamais nous n'avons trouvé de modifications vraiment appréciables du liquide céphalo-rachidien, à condition toutefois que l'on n'ait tenté au préalable aucune injection épidurale, l'injection épidurale pouvant suffire à elle seule pour modifier l'état chimique et cytologique du liquide céphalo-rachidien.

II. SCIATIQUES SECONDAIRES. — **Diagnostic avec la sciatique primitive.** — Les sciatiques secondaires sont celles qui reconnaissent une origine concrète, tangible, décelable par la palpation directe, l'exploration du vagin, du rectum, l'examen du liquide céphalo-rachidien, la radiographie, etc. Elles reconnaissent *une origine rachidienne* (mal de Pott, tuberculose, cancer, etc.) ou un point de départ au niveau du petit bassin, *endopelvien* (abcès froid, néoplasme, etc.), ou *exo-pelvien* (ostéosarcome de la tête du fémur, ostéite gommeuse, syphilitique, tuberculeuse, etc.). Ce qu'il importe donc, c'est de pouvoir cliniquement soupçonner cette origine secondaire d'une sciatique, avant toute apparition de lésion grossière.

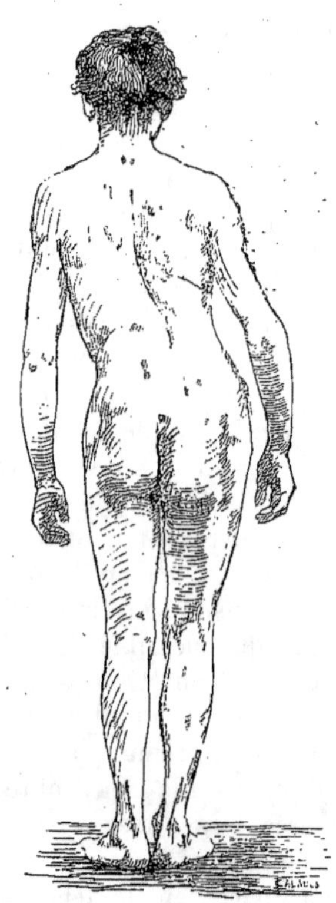

Fig. 135. — Scoliose croisée (type Brissaud) dans la sciatique droite (Blocq et Onanoff).

Or, à ce point de vue, voici quelques règles diagnostiques qui ont de la valeur.

1° *Toute sciatique qui s'accompagne d'irradiations douloureuses persistantes au niveau des organes génito-rectaux ou de troubles sphinctériens n'est pas une sciatique « normale ».*

2° *Toute sciatique qui s'accompagne d'irradiations douloureuses persistantes dans la région abdominale et inguinale, n'est pas une sciatique normale.*

3° *Toute sciatique qui s'accompagne de gros troubles vaso-moteurs, de mal perforant plantaire, ou d'œdème de la jambe (en dehors de varices dûment constatées, d'applications intempestives médicamenteuses ou d'un état général responsable) n'est pas une sciatique normale.*

4° *Toute sciatique qui s'accompagne de paralysie motrice ou même de steppage n'est pas une sciatique normale.*

5° *Toute sciatique qui survient chez un enfant avant l'âge de douze ans n'est pas une sciatique normale.*

6° *La sciatique normale, dans son type scoliotique, imprime à la masse musculaire lombo-sacrée une contracture avec attitude consécutive du corps qui lui est spéciale.*

Traitement. — Je ne parlerai pas ici du traitement des sciatiques secondaires qui reconnaissent pour chacune d'elles une thérapeutique appropriée. Il est évident que si l'origine syphilitique ou même diabétique d'une sciatique paraît prouvée, il sera légitime de recourir aux médications spécifiques. Mais, même en ce qui concerne la syphilis, j'ai suivi quelques sciatiques évoluant chez d'anciens syphilitiques qui n'avaient pourtant nullement cédé au traitement mercuriel ou ioduré. Connaissant l'opinion de Dejerine sur la fréquence des antécédents syphilitiques chez les sujets atteints de sciatique, nous avons, mon interne, Mʳ Bloch et moi, soumis au contrôle du Wassermann nos 18 derniers cas de sciatique indistinctement. Mais pas une fois le Wassermann ne s'est montré positif. Cela n'est pas une raison cependant suffisante pour priver certains malades d'une cure anti-syphilitique qui pourrait être opportune (Dieulafoy).

Traitement de la sciatique essentielle. — Il n'est peut-être pas d'affection qui n'ait suscité un plus grand luxe de médications. Les thérapeutiques les plus diverses ont été proposées et toutes ont eu leurs prosélytes fervents, leurs défenseurs acharnés. A cela, il est une explication bien simple. C'est que la sciatique, la crise ordinaire de sciatique, est une affection spontané-ment curable en 4, 6, 8 semaines, par le repos seulement ou même dans quelques cas, sans le repos, malgré la marche et malgré la continuation d'une vie normale.

Les malades atteints de sciatique trouvent toujours dans leur entourage un proche, pour leur dire qu'il faut fatiguer le nerf, l'entraîner par les mou-vements musculaires, par des exercices forcés de marche.

Conseil malheureusement souvent néfaste qui va déclancher la crise aiguë, au même titre qu'un massage intempestif pratiqué à la période de début ou une séance prolongée d'électricité ou d'air chaud.

Voici, il nous semble, la conduite rationnelle à tenir :

1° D'abord, en présence d'un cas de sciatique classique :

Mise au repos au lit. Applications de linges très chauds ou de sinapismes ou de baumes calmants le long du membre inférieur. On donnera par 24 heures, deux à trois des cachets usuels analgésiques : cachet Faivre (oxyquinoléine), curatine, trigemine, névralgol, etc., ou bien le mélange classique (aspirine, pyramidon, citrate de caféine).

En quatre à cinq jours, sous l'influence de cette médication bien simple, la crise sera souvent jugulée.

On aura alors recours aux bains sulfureux, à un léger massage, à des douches sagement dosées d'air chaud, à la boîte chauffante, et peu à peu le malade se lèvera et s'entraînera à la marche. Nous conseillons toujours cette période évolutive de l'affection le port d'une bande crépon Velpeau enroulée méthodiquement de la périphérie vers la racine du membre. Elle soutient le membre et donne plus de sécurité et d'assurance à la marche du convalescent.

2° La crise algique se prolonge. Ces douleurs ne cessent pas ou reviennent dès que le malade essaie de marcher, ou s'assied un peu longuement. Dans ce cas, il faut franchement avoir recours aux moyens plus énergiques.

On pourra essayer des bains sulfureux ou d'acide carbonique très chauds (20 minutes de durée à 39°, 40°), de l'air chaud soit en boîte chauffante (80°, 100°, 120°), soit en jet promené à 150°, jet de chaleur fourni par le petit moteur électrique à main actionné par les prises de courant électrique ordi-naire d'éclairage, soit encore à la compresse chauffante électrique.

Le massage et les courants électriques ne devront être essayés à ce stade douloureux d'évolution que très prudemment.

L'élongation du membre a paru réussir entre les mains de certains auteurs (Cornet).

3° Si ces moyens échouent (et pour notre part toujours avant même de tenter ces divers procédés) nous avons immédiatement recours dès l'algie à la méthode suivante que nous avons indiquée il y a déjà plusieurs années et que nous avons modifiée en associant l'injection épidurale aux injections périphériques.

Le but de cette méthode est mécanique. Il s'agit de rompre les adhérences ou de libérer le nerf et ses branches, des tissus hyperémiés conjonctivo-musculaires qui vraisemblablement l'enserrent. Il s'agit de plus de faire une réaction profonde, de provoquer un œdème salutaire de voisinage, de réaliser en un mot dans l'intimité des tissus ce que l'on cherche à provoquer à la surface du tégument par la vésication, le sinapisme, la pointe de feu, le cautère.

Pour mener à bien ce double programme trois aiguilles suffisent, avec quelques ballons de sérum artificiel chloruré à des taux différents de concentration salée, 8, 12, 16, 20 pour 1000, une solution de novocaïne au centième, et la pompe foulante de l'aspirateur Potain.

Dans une première et même séance on injecte : 1° par voie épidurale (V. Injections épidurales), à l'aide d'une aiguille en platine de 6 centimètres de longueur et de 8 dixièmes de millimètre de diamètre, 10 à 20 c. c. de sérum chloruré à 8 pour 1000, avec un centigramme de novocaïne par 10 c. c. Notre collègue Caussade emploie avec grand succès des doses beaucoup plus élevées de cocaïne par cette même voie épidurale; 2° au niveau de la grande échancrure sciatique, immédiatement à la partie supérieure de la gouttière ischio-trochantérienne, on injecte (à l'aide d'une aiguille de 7 à 8 centimètres de longueur et de 8 dixièmes de millimètre de diamètre) 20 à 30 c. c. de ce même sérum chloruré toujours novocaïné à 1 centigr. par 10 c. c.); 2° même injection au niveau de l'émergence du sciatique poplité externe un peu en dessous de la tête du péroné.

Au total, on aura baigné et libéré le nerf au niveau de ses origines supérieures du plexus et des trous de conjugaison, au niveau de la gouttière trochantérienne et de son émergence péronéale, et l'on aura ainsi déposé de 20 à 60 c. c. de sérum chloruré avec 5 centigr. ou 6 centigr. de novocaïne, dose minime d'anesthésique par conséquent.

On cherchera à se rapprocher le plus près possible du tronc nerveux. Si cependant l'aiguille avait pénétré à l'intérieur du tronc nerveux et si la douleur, au moment de l'injection, était par trop vive, on déplacerait légèrement l'aiguille et l'on pousserait très doucement le liquide. Nous n'avons jamais observé d'accidents trophiques ou paralytiques avec cette méthode. (On comprend, par contre, tous les dangers des injections d'alcool poussées au contact de nerfs *mixtes*, sensitivo-*moteurs* comme le sciatique.)

Deux à trois jours après, on réitérera ces trois injections. On pourra du reste augmenter, au niveau de la gouttière trochantérienne, le taux de concentration chlorurée, et provoquer ainsi un œdème réactionnel salutaire de voisinage.

5 à 6 séries d'injections suffisent, en général, pratiquées à deux ou trois jours d'intervalle, pour guérir une sciatique qui avait résisté aux autres modes de traitement.

La réussite survient dans une proportion de 7 à 8 sur 10 environ, mais on ne peut affirmer la guérison absolue à coup sûr. En tout cas cette méthode soulage toujours.

Vers la 2ᵉ ou 3ᵉ série de piqûres, nous associons volontiers les injections d'air avec les injections de sérum. Nous injectons 300 à 500 c. c. d'air au niveau de la gouttière trochantérienne (*injection gazeuse profonde*), puis, par la même aiguille, nous introduisons 20 à 40 c. c. de sérum. Nous répétons la même opération au niveau de la face supéro-externe de la jambe, mais à l'aide d'une *injection gazeuse superficielle*.

Tels sont les divers procédés qui permettent le plus souvent de mener à guérison les sciatiques « essentielles » avec ou sans scoliose, avec ou sans abolition de l'achilléen, avec ou sans atrophie musculaire.

J.-A. SICARD.

SCILLE — Les écailles du bulbe de l'*Urginea Scilla* (Liliacées) exercent une action diurétique très nette, mais moins rapide que celle de la digitale à laquelle on associe souvent leur poudre ou leur teinture; la scammonée s'associe aussi volontiers à la poudre de scille et vient en renforcer l'effet.

On donne par jour 0 gr. 10 à 0 gr. 60 de poudre, 0 gr. 5 à 0 gr. 20 d'extrait, 1 à 5 gr. de teinture, 30 à 100 gr. de *vin de la Charité*, 20 à 50 gr. de *vin de l'Hôtel-Dieu*, 15 à 50 gr. d'*oxymel scillitique*.

Pilules.

Poudre de scille. . . .	} āā 0 gr. 05
Extrait de scille.	

Pour une pilule; 2 à 3 par jour.

Pilules.

Poudre de scille. . . .	} āā 0 gr. 05
— de digitale . . .	
Résine de scammonée. .	

Pour une pilule nᵒ 15; 6 pilules le 1ᵉʳ jour, 5 le 2ᵉ jour, 4 le 3ᵉ jour.

Vinaigre de scille, vinaigre scillitique (Codex).

Squames de scille. . .	100	grammes.
Acide acétique cristal-lisable.	20	—
Vinaigre blanc.	980	—

Mellite de vinaigre scillitique. Oxymel scillitique (Codex).

Vinaigre scillitique. .	500	grammes.
Miel blanc.	2500	—

Potion scillitique.

Oxymel scillitique. . . .	50	grammes.
Sirop des 5 racines. .	50	—
Acétate de potasse. .	4	—
Eau distillée de men-the.	100	—

A prendre par cuillerée à soupe (bronchite).

Liniment diurétique.

Teinture de scille.	50	grammes.
Teinture de stro-phantus	} āā 25	—
Teinture de digitale.		

Un verre à liqueur pour faire des frictions sur l'abdomen et les cuisses.

Vin de digitale composé, vin de l'Hôtel-Dieu, vin de Trousseau (Codex).

Feuilles de digitale en poudre.	10	grammes.
Squames de scille . .	15	—
Baies de genièvre .	150	—
Acétate de potassium.	100	—
Vin blanc	1800	—
Alcool à 90⁰	200	—

20 gr. de ce vin correspondent à environ 10 centigr. de digitale, 15 centigr. de scille et renferment 1 gr. d'acétate de potassium.

Vin de scille composé, vin diurétique amer de la Charité (Codex).

Racine d'asclépiade .	15	grammes.
Racine d'angélique. .	15	—
Squames de scille . .	15	—
Quinquina rouge. . .	60	—
Écorce de Winter . .	60	—
Feuilles d'absinthe. .	30	—
Feuilles de mélisse. .	30	—
Baies de genièvre . .	15	—
Macis.	15	—
Zeste frais de citron.	30	—
Alcool à 60⁰	200	—
Vin blanc	4000	—

E. F.

SCLÉRÈME. — V. Nouveau-né (Pathologie).

SCLÉRODERMIE. — Alibert, Thirial, Gintrac ont décrit sous les noms de *sclérémie*, de *sclérème des adultes*, enfin de *sclérodermie*, une transformation scléreuse du derme, une *dermatosclérose* (Besnier) survenant sans lésion antérieure apparente.

Au point de vue clinique, on distingue trois formes de sclérodermie :

1° La *sclérodermie généralisée* ou *sclérémie*, débutant sous les apparences d'un œdème général et aboutissant à une sclérose étendue à toute la surface des téguments ;

2° La *sclérodermie progressive*, chronique d'emblée, maladie générale, à développement symétrique, s'accompagnant de localisations sclérosantes multiples, tant des viscères que des extrémités (sclérodactylie) ;

3° Les *sclérodermies localisées*, partielles, dites *en plaques* ou *en bandes*.

Dans ces trois formes les portions sclérosées de la peau ont des caractères communs ; elles sont dures, d'une consistance que l'on compare tantôt à celle du lard, tantôt à celle du carton ; leur surface est régulière, lisse, unie, et ressemble à du tissu cicatriciel ; la sécrétion de la sueur y est supprimée, les poils disparaissent. Le pourtour de la région sclérodermique est bordé, soit par une zone hypervasculaire, soit par une pigmentation brunâtre.

La sclérose peut n'occuper que le derme ou envahir simultanément sur une épaisseur variable les tissus sous-jacents, produisant alors des atrophies et des déformations parfois considérables.

1° *Sclérodermie généralisée.* — Elle débute tantôt lentement, tantôt rapidement. Dans ce dernier cas (souvent à la suite d'un refroidissement), le malade éprouve d'abord quelque gêne dans ses mouvements ; bientôt il s'aperçoit que sa peau s'épaissit, devient dure. Au commencement, elle se laisse déprimer sous une forte pression du doigt ; puis elle prend une consistance parcheminée et tend à se rétracter de plus en plus.

L'aspect du visage est profondément modifié ; les rides disparaissent, le front, lisse, reste immobile, les paupières ne pouvant plus s'ouvrir largement, les lèvres sont très amincies, le facies prend ainsi une expression d'impassibilité surprenante. La momification se poursuit sur le reste du corps. La tête perd sa mobilité, grâce à l'induration des téguments du cou. Les espaces intercostaux s'effacent, la paroi costale s'immobilise. Aux membres, les divers mouvements tendent à se limiter ; ceux des doigts et des orteils sont presque nuls. A la sclérose cutanée s'ajoute en effet la sclérose des tissus périarticulaires.

En même temps, on observe des changements de coloration de la peau. Le visage prend une teinte cireuse, les membres sont pigmentés de brun.

A une période plus avancée de la maladie, la peau s'amincit, s'atrophie ; le visage est extraordinairement émacié.

L'évolution de la sclérodermie généralisée est plus ou moins rapide : tantôt chronique, pouvant durer des années ; tantôt plus rapide, capable de se terminer par la guérison ; mais, le plus souvent, dans l'espace de quelques mois, voire de quelques semaines, la mort survient du fait de troubles cardiaques ou rénaux, ou à la suite d'une cachexie à marche rapide (Thibierge).

2° La *sclérodermie progressive* est essentiellement chronique. Elle débute, soit par la face qui prend le masque sclérodermique, soit par les extrémités (sclérodactylie).

La *sclérodactylie* s'annonce souvent par des douleurs localisées aux articulations phalangiennes; les doigts présentent une teinte blafarde, avec un léger durcissement de la peau vers leurs extrémités. Les doigts sont comme raidis par le froid; les malades y ressentent des engourdissements et des fourmillements, phénomènes analogues à ceux qui s'observent dans l'asphyxie locale des extrémités (v. c. m.).

A la suite de poussées douloureuses progressives, les mains deviennent de plus en plus rigides et déformées (flexion forcée des phalanges). Les téguments s'indurent, la peau adhère aux os, les ongles s'altèrent, les phalangettes s'effilent et tendent à disparaître (fig. 136).

Puis, les lésions gagnent les avant-bras en conservant une certaine symétrie. La face se prend à son tour, le nez

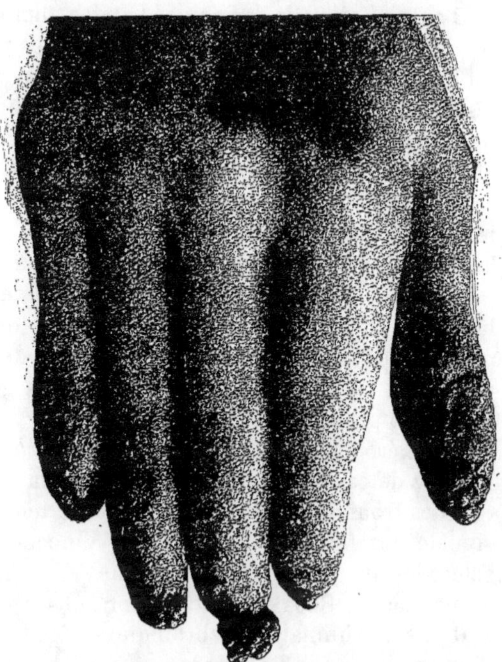

Fig. 136. — Sclérodactylie. Mutilation des extrémités digitales. (Moulage n° 580 du musée de l'hôpital Saint-Louis.

s'amincit, le visage se tanne, se fonce, les lèvres réduites ont peine à se rejoindre, l'écartement des mâchoires devient difficile.

Le tableau clinique est dès lors identique à celui de la sclérémie; il peut s'y adjoindre des lésions ulcéreuses de la peau, des troubles trophiques des tissus profonds : atrophie musculaire, rétractions tendineuses.

L'évolution ordinairement lente de la sclérodermie progressive peut être compliquée par des lésions viscérales (cardiaques ou rénales) dont le processus est plus lent que dans la sclérémie.

3° Les *sclérodermie localisées* sont constituées par des plaques de configuration et d'étendue variables, pouvant s'agrandir, mais non se généraliser. La lésion est limitée à la peau; en tout cas, les plans profonds ne sont atteints qu'au-dessus des lésions cutanées, et l'on ne voit pas survenir d'altérations viscérales comme dans les formes précédentes. Ces sclérodermies localisées peuvent guérir.

La *morphée* d'Erasmus Wilson et des auteurs anglais est une variété constituée par des plaques arrondies, allongées ou un peu irrégulières, qui correspondent parfois à un territoire nerveux défini. La plaque de morphée est d'une couleur d'ivoire qui se détache nettement sur le tégument sain; elle est entourée d'une zone violacée de quelques millimètres de largeur (*lilac ring*).

La plaque de morphée, ordinairement unique, guérit, mais avec une grande lenteur; à sa place le tégument reste légèrement flétri.

Quelquefois la sclérodermie se présente sous l'aspect d'un groupe de petites plaques arrondies, localisées dans la même région.

D'autres fois, elle forme des bandes allongées suivant l'axe des membres ou occupant, à la façon du zona, certaines parties de la moitié du tronc ou du crâne, affectant une topographie radiculaire ou métamérique. Les lésions de la bande sclérodermique sont inégalement accentuées, parsemées de taches pigmentaires qui peuvent survivre à la disparition de la sclérose : elles ne sont pas bordées d'une zone violette.

Lorsque la plaque ou la bande de sclérodermie atteint le cuir chevelu ou le sourcil, elle détermine une *canitie* (v. c. m.); plus souvent elle provoque la chute des cheveux ou une alopécie spéciale d'apparence éburnée.

Causes. Nature. — On est réduit à des conjectures sur les causes et la nature de la sclérodermie. La diversité des formes cliniques explique en partie cette incertitude; les associations des lésions sclérodermiques avec un certain nombre d'affections locales ou générales, viennent encore compliquer le problème.

La sclérodermie a été rattachée au *rhumatisme*, car dans un certain nombre de cas les lésions scléreuses de la peau ont évolué en même temps que des troubles articulaires ou peu de temps après ces derniers. Dercum a signalé des faits de ce genre. H. Vincent a rapporté une observation de sclérodermie progressive survenue à la suite d'un rhumatisme articulaire aigu. Claude, Rose et Touchard ont observé l'évolution parallèle des déformations du rhumatisme chronique et des lésions sclérodactyliques à la suite d'un syndrome de Raynaud.

On connaît plusieurs observations de sclérodermie généralisée où la lésion dermique s'accompagnait de sclérose musculaire, articulaire et viscérale. Ces formes sont représentées cliniquement par des sujets comparables à l'*homme-momie* décrit par Grasset (fig. 137). Des exemples analogues ont été rapportés par Schonberg, Marinesco.

Pour Poncet, la sclérodermie serait en relation constante avec la tuberculose avérée ou latente. Mais cette règle n'est pas absolue.

Des observations assez nombreuses ont montré que la sclérodermie succédait à des *troubles vaso-moteurs* des extrémités, à des acrocyanoses (v. c. m.), à la maladie de Raynaud. Grasset admet que ce sont là deux manifestations successives du même état morbide consécutif à une infection ou à une intoxication.

Cependant l'origine vasculaire de la sclérodermie n'est pas démontrée. Les recherches de Touchard et d'Alquier tendent à prouver que les altérations vasculaires (cellules de néoformation d'origine conjonctive disposées en couches concentriques autour des vaisseaux) sont constantes, mais que ces lésions sont insuffisantes pour déterminer l'oblitération vasculaire. Cette dernière paraît être la conséquence de la sclérose dermique qui étouffe simultanément les nerfs et les vaisseaux. Il semble, en effet, qu'on ait affaire

à un processus scléreux atteignant non seulement le système vasculaire,
mais tous les tissus et tous les organes de l'économie, une véritable pan-
sclérose (Alquier) qui frappe aussi les viscères.

Une théorie pathogénique plus en faveur
invoque les altérations du système nerveux
comme cause première des processus sclérodermiques. A la vérité, les renseignements
anatomo-pathologiques sont rares. Vladytchko
a cependant constaté des lésions de la corne
latérale, de la base de la corne postérieure et
des cellules situées au voisinage du canal
épendymaire ; et en faveur de l'origine médullaire de la sclérodermie plaide encore la répartition des lésions cutanées qui, dans un assez
grand nombre de cas, paraît correspondre
à des zones métamériques (Brissaud, Thibierge).

Mais tous les cas de sclérodermie ne présentent ni ces lésions ni ce mode de distribution. Il existe des sclérodermies en bandes
occupant le territoire de certains nerfs périphériques (fig. 138). Il existe aussi des sclérodermies à répartition radiculaire (Huet).

On peut supposer aussi que la lésion
nerveuse est de siège bulbo-protubérantiel.
Brissaud et Salin ont rapporté un exemple
de sclérodermie associée à la maladie de
Raynaud chez un malade qui présentait des
accidents bulbaires, et on y a signalé aussi

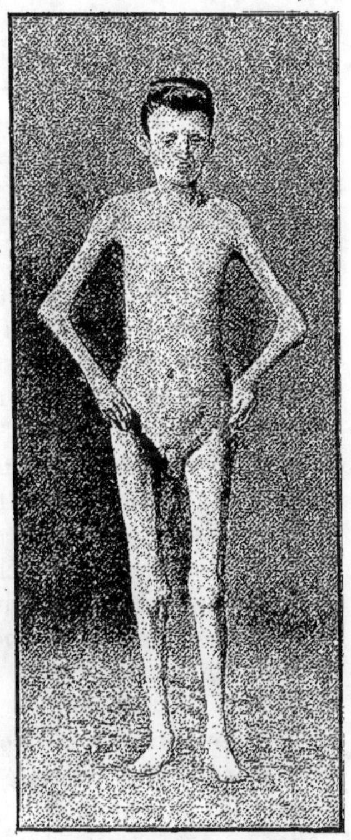

Fig. 137. — Sclérodermie.
Un « homme-momie ». (Grasset.)

la coexistence de la maladie de Parkinson avec la sclérodermie
(Luzatto).

Enfin, Brissaud a suggéré qu'on devait incriminer une altération du sympathique. Pour lui, la scléro-
dermie ne serait pas une conséquence fatale des maladies
infectieuses, des intoxications,
ni des altérations vasculaires ;
elle n'apparaîtrait qu'en raison
d'une susceptibilité particulière du sympathique.

Dans ces dernières années,
le processus sclérodermique a
été rattaché à des altérations
des *glandes à sécrétion interne*.

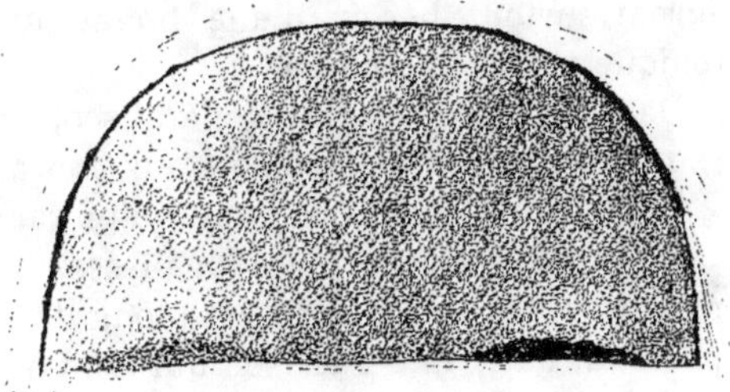

Fig. 138. — Sclérodermie du front.
(Moulage n° 847 du musée de l'hôpital Saint-Louis.)

La *thyroïde* notamment a été mise en cause. Dans les formes de sclérodermie accompagnées de déformations articulaires, l'atrophie du corps
thyroïde est souvent signalée, et l'infiltration pseudo-œdémateuse de la

sclérémie a autorisé un rapprochement avec le myxœdème. Il est possible, en effet, que le processus scléreux général, en agissant sur la thyroïde entraîne un trouble du fonctionnement de cette glande, voire même son atrophie; mais il n'est pas démontré que l'hypothyroïdie soit la cause même des manifestations sclérodermiques.

On a incriminé aussi les *glandes surrénales*, car on constate fréquemment la coexistence avec les plaques sclérodermiques d'une pigmentation cutanée ou muqueuse rappelant celle qu'on observe dans la maladie d'Adison. On a même pu décrire une *forme mélanodermique* de sclérodermie dont l'évolution progressive et fatale pouvait faire songer à une grave altération des surrénales.

Diagnostic. — La sclérodermie généralisée est facile à reconnaître; le masque facial, l'induration générale des téguments sont pathognomoniques.

La sclérodermie progressive doit être distinguée au début de la maladie de Raynaud, mais il ne faut pas oublier qu'elle peut succéder à cette dernière.

Les déformations articulaires peuvent être rattachées au rhumatisme chronique, lequel a d'ailleurs avec la sclérodermie plus d'un point de contact. Les lésions sclérodermiques des extrémités ressemblent à celles de la lèpre, de la syringomyélie (v. c. m.).

Les bandes et les plaques de sclérodermie pourraient être confondues avec l'épaississement d'une chéloïde, d'une cicatrice de brûlure, avec une gomme en nappe, avec un cancer fibreux (mamelle) ou un épithélioma cutané.

Traitement. — L'ignorance où nous sommes de la nature même de la sclérodermie, la diversité de ses localisations et de ses associations expliquent la difficulté, sinon l'impossibilité, d'une thérapeutique rationnelle.

On a nécessairement utilisé tous les modes de traitement que pouvaient inspirer les hypothèses pathogéniques. Il serait superflu de les signaler tous, étant donné l'inconstance des résultats obtenus.

Lors des poussées rhumatoïdes de la sclérodermie progressive, on aura recours au salicylate de soude. Dans les périodes d'accalmie, les malades auront surtout besoin d'une bonne hygiène, d'une médication générale tonique et reconstituante.

Dans la sclérodermie généralisée, on fera appel aux douches sulfureuses, aux bains électriques, aux courants continus, au massage.

On ne peut d'ailleurs obtenir qu'un ralentissement de l'évolution scléreuse.

Dans les sclérodermies localisées, l'iodure et les nervins, les topiques résolutifs, les pointes de feu le long de la colonne vertébrale, l'électrisation pourront hâter une guérison qui tend d'ailleurs à s'effectuer spontanément.

Dans les différentes formes, le traitement thyroïdien a été employé, mais avec des résultats peu favorables (Brissaud).

Millard a rapporté un cas de sclérodermie diffuse considérablement amélioré par l'arrhénal. L'atoxyl a donné de bons résultats à Carnevali. Mais il serait prématuré de conclure du succès passager de l'une ou de l'autre de ces médications à son efficacité constante.

La radiothérapie, les applications de radium peuvent être tentées, mais avec de sérieuses précautions.

Pour finir, il est intéressant de signaler les résultats remarquables obtenus par Huet dans un cas de sclérodermie brachiale à type radiculaire grâce à l'emploi de la cautérisation électrolytique.

HENRY MEIGE et E. FEINDEL.

SCLÉROSE. — V. Cerveau, Cervelet, Encéphalopathies infantiles, v. aussi Poumon, Cœur, Rein.

SCLÉROSES COMBINÉES. — Sous ce nom, on réunit une série de maladies ayant, au point de vue anatomo-pathologique, un caractère commun : l'existence et la combinaison d'altérations scléreuses dans les cordons postérieurs et latéraux de la moelle.

Suivant que les lésions prédomineront dans les faisceaux de Goll et Burdach, dans les faisceaux pyramidaux ou dans les faisceaux cérébelleux directs et de Gowers, nous aurons des symptômes rappelant le tabes ou la paraplégie spasmodique ou des troubles de coordination rappelant l'ataxie cérébelleuse.

Pour certaines scléroses combinées, on pourra invoquer la syphilis (tabes combiné, sclérose combinée de la paralysie générale); des intoxications (pellagre, lathyrisme, ergotisme); l'athérome (scléroses combinées des vieillards).

Pour beaucoup de variétés, notamment pour la sclérose combinée de l'anémie pernicieuse, l'étiologie restera incertaine.

Nous ne ferons que signaler ici les scléroses combinées congénitales ou familiales : Maladie de Friedreich, Cérébelleuse (Hérédo-ataxie), Paraplégie, Maladies familiales (v. c. m.) et nous nous occuperons seulement des scléroses combinées acquises que, suivant leur évolution, nous diviserons en chroniques et en subaiguës.

Scléroses combinées chroniques. — Suivant la prédominance d'un des trois types de symptômes cités précédemment, elles se présenteront sous trois types cliniques.

1° **Type tabétique ou tabes combiné.** — La symptomatologie du tabes combiné est la même que celle du tabes ordinaire (V. Tabes) avec lequel on le confond généralement. La cécité serait plus fréquente. D'après Crouzon, trois symptômes principaux permettraient le diagnostic : 1° la démarche avec traînement des jambes; 2° la paraplégie, tantôt permanente et progressive, le malade restant couché, incapable à la fin de soulever ses jambes au-dessus du lit, tantôt légère et variable avec début brusque ou même subit, prenant les deux jambes simultanément ou alternativement, avec amélioration, guérison, récidives, avant de devenir permanente; 3° le phénomène des orteils ou signe de Babinski. Comme signes moins importants, signalons les crampes des membres inférieurs et le phénomène de Strümpell (contraction du jambier antérieur, d'où rotation du pied en dedans et élévation de son bord interne, quand on commande au malade dans le décubitus dorsal de fléchir sa jambe sur la cuisse et qu'on s'y oppose par la pression de la main sur la face antérieure de la cuisse).

Scléroses combinées.

Nous nous contenterons de signaler les *scléroses combinées de la paralysie générale* (Westphal), plus intéressantes anatomiquement que cliniquement, car s'il est assez fréquent de trouver quelques signes de tabes chez les paralytiques généraux, le diagnostic de sclérose combinée est généralement impossible.

2° **Type spasmodique.** — Tantôt il se présentera comme une paraplégie spasmodique ordinaire, à évolution lente et progressive (Strümpell; sclérose primitive des cordons latéraux de Dejerine et Sottas); tantôt à cette paraplégie se joindront quelques signes d'ataxie (ataxie paraplegia de Gowers); tantôt on trouvera, associée à l'exagération des réflexes, au clonus, à la contracture, toute la symptomatologie d'un tabes vulgaire ; incoordination, signes de Romberg et de Robertson, troubles vésicaux, etc.

On trouvera quelquefois dans ces formes spasmodiques de légers troubles de l'articulation.

3° **Type ataxo-cérébello-spasmodique** (Crouzon). — Dans ce type, en même temps que l'ataxie et la paraplégie spasmodique, existerait un peu de titubation de la démarche et quelques troubles de la synergie musculaire. Crouzon a observé chez les vieillards de Bicêtre des scléroses combinées, ayant débuté vers 50 ou 60 ans, évoluant lentement, avec des symptômes de paraplégie spasmodique accompagnés parfois d'incoordination des membres inférieurs ou de la titubation.

Scléroses combinées subaiguës. — Elles peuvent être divisées en plusieurs variétés :

1° *Sclérose combinée subaiguë de la moelle* (Risien Russell, Batten et Collier) : Progressivement apparaît une paraplégie spasmodique avec une légère incoordination, de l'anesthésie des membres inférieurs et du tronc, à laquelle succède une paraplégie flasque avec abolition des réflexes, anesthésie complète, atrophie musculaire rapide et incontinence des sphincters. L'évolution se fait en quelques mois. Les altérations du sang manquent ou sont sans caractère précis ; aussi ne peut-on rattacher avec certitude cette variété à l'anémie pernicieuse.

2° *Sclérose combinée au cours de l'anémie pernicieuse* (Dejerine et Thomas) : Cette affection débute par des troubles de la sensibilité des membres inférieurs (paresthésies, quelquefois douleurs fulgurantes); puis surviennent des troubles moteurs tenant de la paralysie et de l'ataxie. Les membres inférieurs sont faibles; la démarche est hésitante sans coordination vraie. Il n'y a ni signes de Romberg ou de Robertson, ni troubles du sens musculaire; les réflexes tendineux sont diminués ou abolis, les troubles des sphincters n'apparaissent que les derniers jours. L'évolution est rapide ; la mort survient après 8 ou 9 mois, quelquefois après du délire.

3° *Scléroses combinées de la pellagre, de l'ergotisme, du lathyrisme, des cachexies* : Tantôt elles se manifestent par des symptômes de pseudo-tabes (ergotisme), tantôt par des symptômes de paraplégie spasmodique (lathyrisme, pellagre).

Diagnostic. — Quand il y aura prédominance de symptômes tabétiques, on devra faire le diagnostic avec le *tabes*, la *maladie de Friedreich* qui n'est en réalité qu'une sclérose combinée, les *pseudo-tabes* (alcoolique, diabétique).

Quand il y aura prédominance de symptômes spasmodiques on devra
éliminer : *la sclérose en plaques* (tremblement, troubles de la parole,
asymétrie et irrégularité des symptômes); *l'hérédo-ataxie cérébelleuse*; *la
myélite transverse* (paraplégie plus complète, douleurs pseudo-névralgiques,
atrophie musculaire, troubles des sphincters plus fréquents); *la myélite syphilitique* (paralysie des fléchisseurs des membres inférieurs, impossibilité de
maintenir les membres inférieurs dans l'adduction complète, envies impé-
rieuses d'uriner) : *les paraplégies spasmodiques d'origine cérébrale* chez
les vieillards (signes de lacunes, de désintégration cérébrale, démarche
à petits pas, rires et pleurs spasmodiques, dysarthrie, amoindrissement de
l'intelligence, troubles paréto-spasmodiques des membres inférieurs).

Traitement. — N'existe guère que pour le tabes combiné où il se
confond avec le traitement du tabes ordinaire (v. c. m.).   *BRÉCY.*

<u>**SCLÉROSE EN PLAQUES.**</u> — La sclérose en plaques est une affection caracté-
risée anatomiquement par la présence de *plaques de sclérose*, superficielles
ou profondes, frappant surtout la substance blanche, mais pouvant atteindre
aussi la substance grise et *disséminées* dans toutes les régions du névraxe,
moelle, bulbe, encéphale, intéressant même les racines nerveuses, les nerfs
crâniens, les nerfs optiques en particulier. Ces lésions ont été décrites par
Cruveilhier, Rokitansky; elles ont pour conséquence la destruction de la
myéline, tandis que persistent les cylindraxes, ce qui explique la rareté des
dégénérescences secondaires; elles paraissent débuter au voisinage des
voies vasculaires, procèdent par poussées successives entrecoupées d'accal-
mies. L'autonomie nosographique de la sclérose en plaques date des travaux
de Charcot et Vulpian (1866).

Causes. — Les plaques de sclérose semblent être la conséquence d'un
processus infectieux (Pierre Marie), ou toxique (Oppenheim). La maladie
survient fréquemment à la suite de la fièvre typhoïde, de la variole, quelquefois après les fièvres éruptives, l'érysipèle, la diphtérie, la grippe, etc.
Elle apparaît dans la première moitié de l'âge adulte, entre 20 et 30 ans,
très rarement après 40 ans. Les observations signalées dans l'enfance sont
contestables (Pierre Marie), et se rattachent vraisemblablement à des faits
disparates (sclérose combinée, diplégie cérébrale, hérédo-ataxie cérébelleuse, affections méningées, etc.).

On admet aussi que les traumatismes, les émotions peuvent jouer un rôle
étiologique; mais surtout on tend à invoquer une friabilité congénitale des
éléments nerveux.

Symptômes. — La dissémination, la non-systématisation des plaques
de sclérose, leur évolution capricieuse, entraînent nécessairement une
grande variabilité dans les symptômes et dans la marche de la maladie.
Leur action irritative sur les conducteurs nerveux se traduit par des phénomènes spasmodiques. Suivant qu'elles prédominent dans la moelle, le bulbe
ou l'encéphale, on décrit des formes spinale, bulbaire ou cérébrale. Malgré
la variabilité du tableau clinique, la sclérose en plaques possède en propre
des signes diagnostiques faciles à contrôler et très significatifs, surtout
s'ils sont coexistants : ce sont le tremblement, les troubles de la marche, de

la parole, le nystagmus. Mais, plus encore que ces symptômes qui peuvent faire défaut au début de l'affection et dans certaines formes frustes, la *marche rémittente des accidents*, sujets à des exacerbations passagères suivies de brusques rémissions, est caractéristique de la sclérose en plaques.

Tremblement. — On dit du *tremblement* de la sclérose en plaques qu'il est *intentionnel* et *massif*. Il n'existe pas au repos, il ne se produit qu'à l'occasion d'un acte musculaire, mouvement ou maintien d'attitude. Il part de la racine des membres, et se montre d'autant plus accentué que le geste exécuté offre plus d'amplitude. Pour le constater, il est classique de demander au malade de porter à sa bouche un verre rempli d'eau. La main qui va saisir le verre décrit des oscillations de plus en plus grandes au fur et à mesure qu'elle s'approche de son but. Quand le verre est saisi, le tremblement peut cesser; mais les mouvements oscillatoires reparaissent et vont en s'accentuant quand le verre est porté vers la bouche; il choque contre les dents, l'eau est projetée en tous sens; et même avec son autre main, le malade ne peut l'immobiliser, car tous les segments du corps sont déplacés par le tremblement; le tronc et la tête y participent. Aux membres inférieurs, ce tremblement existe aussi, quoique moins apparent. Il est bilatéral, généralement plus accentué d'un côté. L'attention, les émotions l'exagèrent. Il apparaît dans l'écriture, zigzagante, hachée, souvent impossible.

On ne le confondra pas avec le tremblement presque permanent, menu, surtout localisé aux extrémités, et cessant fréquemment pendant les mouvements volontaires, qu'on observe dans la maladie de Parkinson (v. c. m.), ni avec le tremblement mercuriel qui peut bien s'exagérer par les mouvements, mais qui persiste au repos; mais on a pu le confondre avec certains tremblements essentiels ou héréditaires (V. Tremblements). Aucune confusion possible avec les mouvements onduleux, serpigineux, des chorées. Exceptionnellement, et surtout au début de la maladie, le tremblement peut faire défaut.

Troubles moteurs. — La *démarche* est du type *spasmodique* ou du type *cérébelleux*, plus souvent encore *cérébello-spasmodique*.

Debout, au repos, les malades tiennent leurs jambes écartées, piétinent sur place et oscillent sur leur base; en marche, ils avancent lentement, soulèvent les pieds avec peine; la pointe, tournée en dedans frotte le sol; à chaque pas le patient tressaute ou titube, festonnant de droite à gauche, comme les jeunes enfants ou les gens ivres (démarche ébrieuse). Dans les formes graves, le tremblement, la titubation, la paraplégie spasmodique et la rigidité des membres inférieurs rendent la marche impossible.

On constate une *fatigabilité* insolite à l'occasion des différents actes moteurs. Une marche d'une courte durée entraîne vite l'épuisement de la force musculaire. Si l'on demande au malade de serrer la main, il ne peut prolonger longtemps cet effort. Cependant, au début, la contraction est vigoureuse; mais celle-ci ne dure que peu de temps (réaction myélasthénique de Claude et Egger). L'hypotonie musculaire n'est pas rare.

Parole. — Il existe dans la sclérose en plaques un trouble de la *parole*, presque pathognomonique; celle-ci est *spasmodique, monotone, scandée*; les syllabes, longuement séparées les unes des autres, sont articulées lentement, péniblement, sur le même ton. S'il s'y joint du tremblement de la langue et du tremblement des cordes vocales (Collet), les troubles de la parole sont moins caractéristiques. Avec eux l'on constate souvent *le rire et le pleurer spasmodiques* (Brissaud), dont les manifestations intempestives et outrancières peuvent donner l'illusion d'une profonde déchéance mentale. Ce ne sont cependant que des réactions spasmodiques à propagation irrésistible, survenant en dehors de tout désordre psychique, et résultant de la difficulté d'exécuter les commandements inhibiteurs de l'écorce. Les malades ont conscience de l'innopportunité et de l'exagération de ces réactions; ils en souffrent.

Troubles mentaux. — Avec le temps cependant on peut constater un affaissement intellectuel général avec tendance au *puérilisme* (Dupré). Aussi a-t-on décrit une forme cérébrale de la sclérose en plaques où se manifestent un état confusionnel et un certain nombre de troubles démentiels à tendance euphorique, expansive. Mais les troubles mentaux doivent faire songer surtout à la paralysie générale à laquelle appartient la parole bredouillée, mais non scandée.

Troubles oculaires. — Les *troubles oculaires* font aussi partie intégrante de la maladie, les plaques scléreuses ayant une prédilection pour les nerfs optiques, les noyaux et les nerfs moteurs de l'œil. Le plus fréquent est le *nystagmus*, constitué par des secousses du globe oculaire, presque toujours dans le sens horizontal; il est tantôt spontané et permanent, tantôt il ne se produit que dans les positions extrêmes de l'œil : il faut alors le rechercher en faisant regarder le malade latéralement.

Les paralysies des muscles de l'œil sont, non pas de règle, mais fréquentes et ordinairement unilatérales, *asymétriques*, et surtout très souvent *transitoires*. On les signale dans 17 pour 100 des cas (Uhthoff); ce sont plutôt des *parésies partielles*, incomplètes, passagères, portant surtout sur les *mouvements associés* (Parinaud); elles peuvent provoquer de la diplopie. L'*inégalité pupillaire*, sans être constante, n'est pas rare; mais le myosis, quand il existe, n'empêche pas le réflexe à la lumière de se produire (donc, pas de signe d'Argyll-Robertson comme dans le tabes). Les *papilles* sont fréquemment décolorées, moins souvent atrophiées. L'acuité visuelle peut diminuer, mais la cécité, exceptionnelle, est aussi généralement transitoire. *Le rétrécissement du champ visuel* est beaucoup plus fréquent; il peut s'accompagner de *dyschromatopsie*, le bleu et le jaune étant les couleurs les mieux conservées.

Vertiges. — Enfin, le *vertige*, les sensations vertigineuses, sont considérées par Charcot comme un phénomène prémonitoire, important, qui persiste parfois pendant toute la durée de la maladie.

Vertiges, lésions papillaires, ophtalmoplégies, troubles de la marche se retrouvent dans les accidents causés par les tumeurs cérébrales, par les lésions cérébelleuses, mais ici les phénomènes de compression, les caractères de la papille, l'absence ordinaire d'accidents spasmodiques, de troubles de la parole et de tremblement feront éviter toute confusion. Les hémorragies ou les ramollissements cérébraux, et les hémiplégies qui les accompagnent, se distinguent pour les mêmes raisons, et surtout par leur évolution. Il est vrai qu'on voit survenir assez souvent au cours de la sclérose en plaques des *attaques apoplectiformes*, avec grande élévation de température (Charcot), suivies d'hémiplégies (Babinski, Blanche Edwards); ces dernières sont d'ailleurs transitoires, mais ont tendance à la répétition.

Troubles de la sensibilité. — On admettait avec Charcot qu'il n'existe pas de troubles objectifs de la *sensibilité* générale dans la sclérose en plaques. Mais cette règle est loin d'être absolue. On constate presque toujours des anesthésies ou des hyperesthésies; d'ailleurs, si elles existent, elles sont légères, limitées, temporaires et changeantes, comme aussi les troubles subjectifs : fourmillements. engourdissements, paresthésies, quelquefois même des douleurs sourdes ou aiguës. L'astéréognosie et des troubles de la sensibilité osseuse ont été signalés dans quelques cas.

Le goût, l'odorat, l'ouïe sont indemnes.

Réflexes. — Les *réflexes* tendineux sont généralement *exagérés* (forme spasmodique); on provoque facilement le *clonus du pied* et le *phénomène de Babinski*. Cependant, dans la forme dite cérébelleuse, les réflexes peuvent être normaux; on a alors affaire à un syndrome clinique spécial auquel Babinski a donné le nom d'*asynergie cérébelleuse* (v. c. m.).

Quant aux réflexes cutanés (abdominaux, crémastérien, fessier) ils sont généralement abolis, et leur absence serait un signe diagnostique précoce (Souques).

C'est surtout par l'examen de la sensibilité et de la réflectivité qu'on arrive à distinguer la sclérose en plaques du tabes, dans lequel l'abolition des réflexes, les troubles sensitifs fulgurants, avec les signes de Romberg et d'Argyll-Robertson, sont de solides éléments de diagnostic. Les myélites par compression s'accompagnent de vives douleurs et de troubles sphinctériens.

Troubles génito-urinaires. — Bien que les accidents *viscéraux* ne fassent pas partie du tableau classique de la maladie, on conçoit que, si les plaques de sclérose médullaire sont étendues et profondes, elles puissent provoquer des troubles gastriques, intestinaux ou génito-urinaires. La glycosurie, la polyurie correspondent à la présence des plaques scléreuses au niveau du quatrième ventricule. Mais ce sont là des symptômes inconstants. Il en est de même des troubles sphinctériens et des troubles génitaux qui surviennent dans les cas où les lésions scléreuses frappent les étages inférieurs de la moelle et le cône terminal.

Les troubles trophiques sont tout à fait exceptionnels.

Amyotrophies. — Les plaques scléreuses, en pénétrant dans la profondeur de la moelle, peuvent atteindre la substance grise; on observe alors des *amyotrophies*, signes précurseurs de la maladie; ces atrophies musculaires siègent surtout aux membres supérieurs, et surtout aux extrémités; d'abord unilatérales, puis bilatérales, elles sont généralement légères, mais tendent à se diffuser; elles respectent la face, le cou et le tronc; la réaction de dégénérescence fait défaut (Lejonne). Elles peuvent faire croire à l'existence d'une sclérose latérale amyotrophique; mais celle-ci a une marche régulièrement progressive, les phénomènes amyotrophiques systématisés l'emportent sur les phénomènes spasmodiques, les troubles bulbaires sont accentués.

Diagnostic. — Le diagnostic de la sclérose en plaques est facile à faire lorsque se trouvent réunis les symptômes caractéristiques de cette affection. On a vu comment elle pouvait être distinguée du *tabes* de la *maladie de Parkinson*, de la *paralysie générale*, de la *sclérose latérale amyotrophique*. On admettait que l'hystérie pouvait simuler la sclérose en plaques. Elle ne peut faire que de mauvaises contrefaçons du tremblement, des troubles de la marche et de la parole ; l'examen méthodique de la réflectivité lève facilement toute hésitation (V. HYSTÉRIE).

Dans la *maladie de Friedreich*, les troubles moteurs rappellent davantage les mouvements choréiques ; le caractère familial de cette affection, la scoliose, le pied bot spécial établissent des dissemblances. La difficulté ne peut provenir que de la coexistence dans les deux affections des troubles cérébelleux de la démarche, de la lenteur de la parole et du nystagmus.

Avec l'*hérédo-ataxie cérébelleuse*, le diagnostic, souvent très ardu si l'on ne considère que les symptômes, se trouve éclairé par l'évolution progressive et régulière, par le caractère héréditaire de cette affection. Mais il est plus difficile de différencier les scléroses combinées (v. c. m.).

La syphilis cérébro-spinale [V. MOELLE (SYPHILIS), CÉRÉBRALE (SYPHILIS)], peut se manifester par des localisations multiples qui se traduisent cliniquement par des syndromes très analogues à ceux de la sclérose en plaques classique. Le diagnostic se fait par l'examen du liquide céphalo-rachidien et la réaction de Wassermann (v. c. m.).

Évolution. — La *marche* de la sclérose en plaques est subordonnée à l'évolution des plaques de sclérose. Elle est donc irrégulière, et se fait par poussées. Au *début*, des vertiges, des maux de tête, parfois des douleurs vives, des troubles de la vision et de la marche précèdent l'apparition des premiers phénomènes spasmodiques. Cet état dure de 1 à 5 ans, ou plus. Le début peut se faire brusquement par une attaque apoplectiforme ou une hémiplégie. Puis la maladie se confirme ; apparaissent les symptômes caractéristiques : troubles de la marche, tremblement intentionnel, nystagmus, qui se prolongent pendant des années. Le stade terminal, plus rapide, est marqué par la présence de troubles généraux, digestifs, urinaires. La cachexie en est la terminaison fatale. La *mort* peut aussi survenir par suite des lésions bulbaires, crises dyspnéiques, troubles de la déglutition, ou par ictus.

Cette évolution, qui correspond au type nosographique classique, est sujette à de nombreuses variantes. Il importe de savoir que la *guérison* est possible (Charcot) ; elle peut même être complète. Plus souvent, la maladie demeure telle pendant de longues années. La moyenne de survie n'est pas inférieure à 5 ou 10 ans.

Une affection décrite sous le nom de « sclérose multiple aiguë » paraît représenter une forme de sclérose en plaques à évolution très rapide.

A côté des formes classiques dites spinale, bulbaire, cérébelleuse, cérébrale, cérébro-spinale (suivant la localisation du processus scléreux et la prédominance des symptômes qui en dépendent), on a décrit des *formes frustes*, dans lesquelles un seul des symptômes de la maladie est apparent.

Traitement. — Les agents médicamenteux sont d'une efficacité problématique (chlorure d'or, nitrate d'argent, solanine à la dose de 0,10 à 0,20 centigrammes (Grasset). L'hydrothérapie, l'électricité, la suspension, le massage ne paraissent pas recommandables. Les pointes de feu le long de la colonne vertébrale sont une ressource ; mais il ne faut pas en exagérer les vertus.

Le véronal est recommandé par Combemale contre le tremblement.

La *discipline psycho-motrice* (v. c. m.) permet de diminuer dans une certaine mesure les troubles de la marche et les inconvénients du tremblement, en régularisant, et surtout en ralentissant, tous les actes moteurs volontaires. Étant donnée la nature vraisemblablement infectieuse de la sclérose en plaques, sa thérapeutique doit être surtout *prophylactique* ; c'est celle des infections qui peuvent la provoquer. *HENRY MEIGE.*

SCLÉROSE LATÉRALE AMYOTROPHIQUE. — La sclérose latérale amyotrophique fut créée de toutes pièces par Charcot qui, dès 1865, la différencia des autres variétés d'atrophie musculaire ; d'où le nom de *Maladie de Charcot* qui sert souvent à la désigner. Sa nature exacte est encore mal connue, et les différentes théories émises à ce sujet — affection systématique de tout le système pyramidal (Charcot), des cellules et des fibres cordonales (Brissaud) ; localisation médullaire d'un processus général sclérosant (Grasset), etc., — sont trop hypothétiques pour être adoptées définitivement.

Quelle que soit leur pathogénie, on notera comme lésions principales l'atrophie des cellules de cornes antérieures de la moelle, la sclérose des cordons antéro-latéraux et la dégénérescence de certains noyaux moteurs du bulbe. Aussi la maladie de Charcot sera-t-elle caractérisée cliniquement par trois groupes de symptômes, *atrophie musculaire*, *paralysie spasmodique* et *troubles bulbaires*, qui se combineront entre eux de façon variable suivant les cas.

Son étiologie est obscure. On a incriminé la syphilis, le froid, l'humidité, le traumatisme. Elle survient principalement de 35 à 50 ans. Les quelques cas signalés pendant l'enfance paraissent devoir être rapportés plutôt à une paraplégie spasmodique familiale.

Symptomatologie. — *L'atrophie* débute généralement par les membres supérieurs, par les petits muscles des mains qui sont atteints simultanément ou à peu d'intervalle. La main est engourdie, raide, inhabile. *L'amyotrophie* suit la même marche que dans l'*atrophie musculaire progressive type Aran-Duchenne* (v. c. m.) ; elle prend successivement les éminences thénar et hypothénar, les lombricaux et les interosseux. On a alors « la main en griffe » avec aplatissement de la paume, extension des premières phalanges et flexion des deux dernières (fig. 139). Quelquefois l'atrophie est plus rapide et on a d'emblée « la main de squelette » sans passer par la phase précédente. L'amyotrophie gagne l'avant-bras et plus tardivement le bras et l'épaule. Le début par les muscles de la ceinture scapulaire a été signalé. Les muscles du cou peuvent être intéressés à leur tour ; la tête est inclinée en avant, les mouvements du cou présentent de la raideur.

Les membres inférieurs sont respectés longtemps, quelquefois même pendant toute la durée de la maladie; exceptionnellement ils sont pris dès le début.

L'atrophie se fait graduellement, fibre par fibre; les muscles atteints sont le siège de contractions fibrillaires très prononcées. L'excitabilité électrique galvanique et faradique est le plus souvent diminuée. La réaction de dégénérescence ne se montre que sur peu de muscles et n'est pas toujours bien nette; elle ne se produit que quand le nombre de fibres restées saines est insuffisant pour répondre à l'excitation.

La *paralysie* n'est plus, comme dans l'atrophie musculaire progressive, secondaire à l'amyotrophie; elle peut survenir isolément, mais généralement les deux phénomènes sont simultanés. La paralysie, ou souvent plus exactement la parésie, est spasmodique; la contracture est précédée par des crampes, par une sensation de raideur (fig. 139).

Cette rigidité se manifeste aux membres supérieurs par l'attitude suivante, décrite par Charcot, que l'on ne peut modifier sans employer une certaine force et sans provoquer de la douleur : le bras est appliqué le long du corps; l'avant-bras est demi-fléchi dans la pronation; souvent le poignet est demi-fléchi et les doigts sont recroquevillés vers la paume.

Aux membres inférieurs, les phéno-mènes spasmodiques prédominent géné-

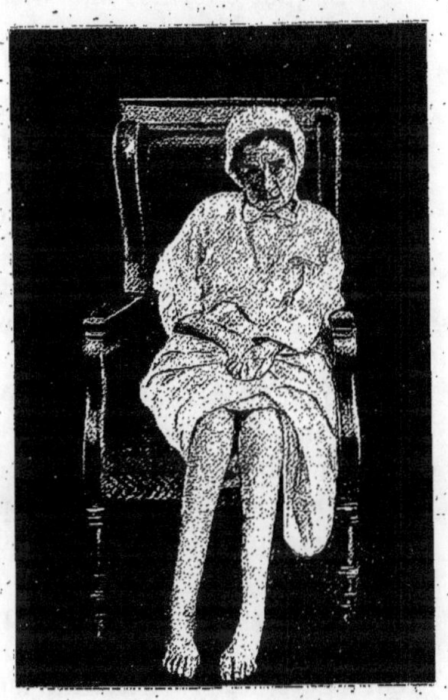

Fig. 139.
Sclérose latérale amyotrophique.
(Coll. du Prof. Brissaud.)

ralement et l'atrophie passe au second plan. On a le tableau habituel de la paraplégie spasmodique. Le malade marche péniblement, les jambes raides, il lève difficilement les pieds et racle le sol avec leur pointe. La marche provoque parfois un clonus du pied qui le fait tressauter. Dans le décubitus, les membres inférieurs sont étendus et rigides; ils ont tendance à se mettre en adduction, les genoux demeurant en contact. Les sphincters, sauf exceptionnellement dans les dernières périodes, sont respectés.

Les réflexes tendineux (rotulien, achilléen, olécranien, du poignet, massé-térin) sont exagérés; il existe généralement du clonus du pied. Les réflexes cutanés sont normaux, tant que les muscles sont en état de se contracter. Le signe de Babinski est très inconstant (Raymond et Cestan).

La sensibilité en dehors de quelques sensations d'engourdissement ou de fourmillement est intacte.

Les troubles bulbaires, intéressant le domaine de distribution du facial, de l'hypoglosse, du trijumeau (portion motrice), du glosso-pharyngien, du pneumogastrique et du spinal, ne tardent pas à apparaître; ils peuvent même exister dès le début. On trouvera leur description détaillée à propos de la *paralysie labio-glosso-laryngée* (v. c. m.); on admet généralement que la forme primitive de cette maladie, décrite par Duchenne, n'est en réalité qu'une sclérose latérale amyotrophique. Le malade présente les troubles habituels de la parole, de la mastication, de la déglutition, de la respiration et de la circulation (arythmie, tachycardie). Le facial supérieur et les muscles oculo-moteurs sont respectés.

Formes. — Suivant la prédominance de tel ou tel symptôme, on peut décrire quatre formes bien distinctes de la maladie de Charcot (Raymond et Cestan).

1° **Type médullaire ordinaire**. — Cette forme, qui répond à la description classique de Charcot, est caractérisée par une paraplégie ou une tétraplégie spasmodique avec trépidation spinale du pied et par une amyotrophie avec secousses fibrillaires, débutant tantôt par les membres inférieurs et gagnant ensuite les bras et les muscles d'innervation bulbaire, tantôt par les mains.

2° **Type paralysie labio-glosso-laryngée**. — Après le début par les muscles des lèvres, de la langue et du larynx, avec exagération du réflexe massétérin, apparaissent les symptômes ordinaires du côté des membres. Dans quelques cas, ces symptômes sont tellement atténués jusqu'à la fin, consistant seulement en une très légère exagération des réflexes tendineux, que, sans la vérification anatomique, la maladie pourra passer pour une paralysie labio-glosso-laryngée primitive.

3° **Type amyotrophique**. — Cette forme se présente comme une atrophie musculaire progressive. L'élément spasmodique est peu intense : la démarche est parétique et non spasmodique; la trépidation spinale et le signe de Babinski manquent. On observe seulement une exagération souvent légère des réflexes tendineux.

4° **Type spasmodique**. — Cette forme évolue longtemps comme une paraplégie intense avec trépidation spinale, signe de Babinski. L'amyotrophie et les symptômes bulbaires n'apparaissent que tardivement.

Exceptionnellement, on a rapporté des cas à début hémiplégique (Florand).

Évolution. — Le pronostic est très sombre. La mort survient généralement en 18 mois, 2 ans, parfois plus rapidement en 3 à 6 mois, ou plus tardivement en 9 à 10 ans, à la suite d'accidents bulbaires, asphyxie ou syncope, ou d'une maladie intercurrente, d'une pneumonie par déglutition.

Les formes à début bulbaire n'ont pas toujours une durée plus brève que les formes à début spinal, se compliquant plus tard de troubles bulbaires (Raymond et Cestan).

Diagnostic. — 1° Dans le cas de localisation aux membres supérieurs avec prédominance de l'*amyotrophie*, on fera le diagnostic avec :

L'atrophie musculaire progressive, qui ne présente ni exagération des réflexes, ni aucun phénomème spasmodique ;

Les polynévrites, où les troubles de la sensibilité sont plus marqués, où les réflexes sont diminués ou abolis ;

La myopathie primitive, dont la distribution est différente. Les réflexes sont diminués ou abolis ;

La syringomyélie : les troubles spéciaux de la sensibilité et les troubles trophiques permettent le diagnostic qui est parfois délicat au début, surtout dans la forme spasmodique de la syringomyélie (Guillain);

La pachyméningite cervicale hypertrophique, qui s'accompagne de douleurs pseudo-névralgiques. La main présente un aspect spécial (main de prédicateur);

Les polyarthrites avec atrophie musculaire.

2° Dans le cas de *paraplégie spasmodique* (v. c. m.), on devra éliminer :

La myélite transverse, qui s'accompagne de troubles des sphincters et de la sensibilité. Les fonctions des parties situées au-dessus de la lésion sont indemnes;

La sclérose en plaques. Le diagnostic est difficile quand elle se présente comme une paralysie spasmodique ou prend la forme amyotrophique; mais son évolution est moins progressive et se fait par à-coups; de plus, il est rare qu'il n'existe pas d'autres signes de sclérose en plaques.

3° Dans les cas d'*accidents bulbaires*, le diagnostic pourra se poser avec :

Les paralysies bulbaires aiguës, dont le début est plus brusque et la marche plus rapide;

Les paralysies bulbaires chroniques, qui sont rarement progressives, et intéressent moins de muscles et d'une façon moins symétrique;

La paralysie pseudo-bulbaire, qui survient généralement après des accidents apoplectiformes et s'accompagne d'un certain degré d'hémiplégie uni- ou bilatérale. Il n'existe ni atrophie, ni contractions fibrillaires. Le réflexe pharyngien manque généralement, tandis qu'il est conservé, tant que les muscles pharyngiens sont suffisants, dans la sclérose latérale amyotrophique (P. Marie);

La paralysie bulbaire asthénique, qui atteint également le facial supérieur et les muscles oculo-moteurs et qui varie d'intensité suivant les moments;

La paralysie bulbaire familiale, qui, en plus des caractères de la maladie précédente, est familiale avec un début précoce;

La myopathie facio-scapulo-humérale, type *Landouzy-Dejerine*, où on ne trouve ni contracture, ni exagération des réflexes. L'atrophie frappe dès le début, dans l'enfance, autant le facial supérieur que l'inférieur, et ne s'accompagne pas du syndrome labio-glosso-laryngé. La paralysie bulbaire et l'atrophie de la langue ont pourtant été signalées, mais d'une façon très exceptionnelle.

Traitement. — Il n'existe aucun traitement efficace. L'électricité est souvent plus nuisible qu'utile.   *BRÉCY et BAÜER.*

SCLÉROTIQUE (AFFECTIONS CONGÉNITALES ET MALADIES).

Pseudo-colobome. — La sclérotique est très amincie et laisse apercevoir le pigment choroïdien. Les autres parties de l'œil sont normales; il n'y a pas de staphylôme.

Pigmentation congénitale apparente de la sclérotique. — Cette pigmentation (hyperplasie du feuillet externe de la rétine) s'observe assez fréquemment: elle est le plus souvent monoculaire. La sclérotique présente une teinte ardoisée, bleuâtre, marbrée, à bords nets ou diffus. La teinte est répandue sur toute la surface de la sclérotique ou limitée à des régions sous forme de taches larges ou petites et disséminées, et situées tantôt dans les confins de la cornée ou assez éloignées d'elle pour qu'il soit nécessaire d'écarter les paupières afin de les apercevoir.

Il n'est pas certain que ces taches congénitales prédisposent à la formation de tumeurs pigmentées.

Diagnostic. — Cette pigmentation doit être différenciée de la pigmentation, de la mélanose acquise qui atteint non plus seulement la sclérotique, mais la sclérotique et la conjonctive. Ce sont de petites taches noir foncé, isolées au début, situées à une certaine distance de la cornée qu'elles finissent par atteindre.

Au bout d'un certain temps, plusieurs années, ces taches mélaniques peuvent se convertir en tumeur mélanique.

La pigmentation accidentelle de la sclérotique se rencontre fréquemment à la suite de coups de feu, de la pénétration de corps étrangers et de contusion oculaire; elle peut se combiner avec l'hypertrophie partielle de la sclérotique.

On observe aussi une mélanose acquise de la sclérotique dans le sarcome mélanique de la choroïde; les éléments pigmentaires normaux de la choroïde s'infiltrent à travers la choroïde dissociée et se répandent dans les lymphatiques.

Infiltration grisâtre de la conjonctive et de la sclérotique. — Cette infiltration, due à une prolifération de l'épithélium, à une dilatation des lymphatiques et à une infiltration de la sclérotique par des leucocytes et quelques cellules géantes, se rencontre sur les deux yeux chez des personnes âgées. Elle peut atteindre la cornée. On a observé des complications iriennes et rétiniennes.

La sclérotique peut subir un *épaississement* partiel ou total, *épaississement fibreux, sclérite hyperplasique, infiltrations scléroticales.*

L'origine de ces infiltrations est ignorée. Dans un cas de Gayet, les deux sclérotiques étaient épaissies (*tumeurs symétriques des globes oculaires*).

Un cas de *fibrome* a été rapporté par *Saemisch*; ce néoplasme est distinct de l'épaississement cicatriciel dû à un traumatisme ou à l'enkystement d'un corps étranger dans la paroi scléroticale.

L'*ostéome* a été constaté. On en cite deux observations. Le sarcome des aponévroses et des tendons ne sont rien moins que prouvés, les *sarcomes scléroticaux* sont également douteux, et il est probable que des tumeurs signalées comme telles sont des sarcomes développés autre part que dans la sclérotique, mais ayant avec cette membrane des rapports étroits de voisinage.

Kystes. — On a observé le *kyste séreux congénital* sur des yeux microphtalmes ou colobomateux. Villard l'a constaté sur un œil sain et d'une bonne acuité visuelle. Cet auteur l'attribue à une inclusion embryonnaire de l'épithélium bulbo-conjonctival dans le tissu de la sclérotique en voie de constitution.

Le kyste peut être consécutif au *traumatisme*, à l'*enkystement d'un corps étranger, d'un cysticerque*.

Kyste dermoïde [V. PAUPIÈRES (TUMEURS)].

Ectasies de la sclérotique. — L'ectasie de la sclérotique est due notamment à l'augmentation de la pression intra-oculaire.

Les causes de cette augmentation sont le glaucome, l'occlusion de la pupille et les cicatrices ectasiques de la cornée.

La diminution de résistance de la sclérotique, telle qu'on la rencontre dans la sclérite, les tumeurs sous- ou intra-scléroticales et les traumatismes, est aussi une cause fréquente d'ectasie. -

Certaines régions scléroticales sont moins résistantes que d'autres et notamment la région de la lame criblée (excavation du nerf optique), les parties traversées par les veines vorticellées (staphylômes équatoriaux) et celles traversées par les vaisseaux ciliaires antérieurs (staphylômes scléraux antérieurs).

L'étiologie du staphylôme postérieur, cause de la myopie axile, est distincte de celle des autres ectasies.

Description. — L'ectasie forme une saillie circonscrite, une élevure, un bourrelet de teinte sombre, grise, ardoisée, noirâtre, bleu foncé. Cette teinte provient de la proximité du pigment choroïdien.

La sclérotique est amincie, au point de pouvoir être déprimée avec un stylet.

A l'éclairage focal ou de contact, on rend la sclérotique ectatique translucide et la couche pigmentaire évidente.

Les ectasies se divisent selon leur siège en antérieures (staphylômes scléraux antérieurs), en équatoriales (staphylômes équatoriaux) et en postérieures (staphylôme postérieur de Scarpa et protubérance postérieure d'Ammon).

Les ectasies antérieures sont séparées ou confluentes, avoisinent la cornée, peuvent l'atteindre. Le staphylôme est dit ciliaire lorsqu'il se développe au niveau du corps ciliaire; il est dit intercalaire lorsqu'il se développe en avant du corps ciliaire, entre celui-ci et le bord de la cornée. Les staphylômes antérieurs peuvent entourer complètement la cornée, alors que les staphylômes équatoriaux sont toujours isolés et n'entourent jamais toute la circonférence du globe.

Le staphylôme postérieur de Scarpa siège au niveau du pôle postérieur du globe, du côté temporal de la papille habituellement; sa situation peut varier; il peut même s'étendre à toute la région péripapillaire. Il est, nous l'avons dit, la cause de la myopie axile qui peut exister sans lésion staphylomateuse apparente.

La protubérance postérieure d'Ammon est située plus bas que le pôle postérieur du globe. C'est une affection congénitale consécutive à l'occlusion imparfaite de la fente oculaire fœtale; aussi coïncide-t-elle avec un colobome choroïdien et fréquemment aussi avec un colobome de l'iris.

Ectasie totale de la sclérotique. — En sont atteints les enfants seulement parce que la sclérotique chez eux seulement est extensible dans sa totalité.

Le globe est distendu en totalité; la sclérotique est amincie, à travers elle on aperçoit le pigment choroïdien, aussi apparaît-elle de teinte blanc bleuâtre.

Souvent il coexiste des staphylômes scléraux antérieurs.

L'hydrophtalmie constitue une forme spéciale d'ectasie totale.

Pronostic. — Si l'ectasie progresse, l'œil devient de plus en plus proéminent et exposé par conséquent aux irritations, infections et traumatismes. La progression du staphylôme postérieur a pour corollaire l'augmentation de la myopie.

Traitement. — La seule ressource dans les ectasies antérieures et équatoriales est l'iridectomie. Si l'iridectomie est impraticable ou que l'œil malade soit une source d'ennuis ou de douleurs, l'énucléation est indiquée.

Hypérémie sclérale. Sclérite fugace périodique. — On désigne sous ce nom une inflammation partielle de la sclérotique de nature rhumatismale. En sont atteints surtout les adultes rhumatisants, arthritiques, goutteux, artério-scléreux.

Unilatérale ou bilatérale, cette forme de sclérite consiste dans une congestion sclérale et épisclérale; la sclérotique est rouge, violacée; les vaisseaux scléraux et épiscléraux sont gonflés. Les paupières sont parfois un peu œdématiées. A part cela l'œil est sain.

On a observé exceptionnellement de petites infiltrations cornéennes au voisinage du limbe et le rétrécissement de la pupille avec contraction du muscle ciliaire.

Le malade peut n'éprouver qu'une sensation de cuisson, de graviers; mais souvent l'œil est douloureux à la pression et spontanément; les douleurs arrivent par crises, et peuvent prendre le caractère de crises névralgiques, ces douleurs, surtout lorsqu'une insertion musculaire est intéressée, sont capables d'empêcher tout mouvement oculaire.

Cet état congestif est fugace, procède par crises successives, espacées par des intervalles de temps variables.

Le *pronostic* est favorable, parce que la vision reste intacte malgré les récidives. Mais les récidives sont fréquentes et le traitement a peu de prise sur elles.

Diagnostic. — Cette affection se distingue de la sclérite profonde par sa fugacité, son évolution par crises, l'absence d'infiltration cornéenne festonnée au niveau du limbe, l'absence de complications du côté du tractus uvéal et sa terminaison sans altération de la vision.

La brusquerie du début, la congestion scléroticale et conjonctivale, la douleur intense pourraient faire croire à une attaque de glaucome, mais l'intégrité de la cornée et de l'iris, la mobilité de la pupille et l'absence d'hypertonie et surtout la conservation de la vision empêcheront toute erreur.

L'état normal de la conjonctive entre les crises et l'absence de sécrétion muco-purulente pendant ces crises éviteront toute confusion avec une conjonctivite.

Il y a quelque ressemblance avec le début de l'iritis, mais dans la sclérite rhumatismale il n'y a pas de douleurs ciliaires, ni de lésion inflammatoire de l'iris, ni de troubles visuels.

. Dans l'épisclérite l'infiltration est localisée, non étendue, le bouton épiscléral persiste un certain temps, a une évolution continue et non par crises et laisse après lui une tache colorée.

La ténonite a quelque rapport avec la sclérite rhumatismale de même nature, mais dans cette dernière l'œil ne fait pas saillie.

Les sujets arthritiques atteints de rhinite hypertrophique sont souvent atteints en même temps de conjonctivite limitée au tarse et au cul-de-sac inférieurs. La conjonctive est plus vascularisée, plus épaissie. Cette conjonctivite peut atteindre la conjonctivite bulbaire, mais elle est nettement distincte de la sclérite rhumatismale ou goutteuse.

Traitement. — Le traitement local consiste en applications de cataplasmes très chauds continués plusieurs heures par jour auxquelles on pourra adjoindre l'instillation d'un collyre à la dionine. On fera en outre le traitement indiqué par la dystrophie rhumatismale (V. Rhumatisme).

Sclérite. — L'inflammation de la sclérotique est superficielle (épisclérite), ou profonde (sclérite; scléro-choroïdite antérieure). Toutefois cette distinction de siège n'est pas absolue; elle est basée sur l'aspect clinique et l'évolution de la lésion. Seul l'examen anatomo-pathologique pourrait montrer jusqu'où va l'infiltration cellulaire.

Épisclérite. — On la rencontre chez les sujets adultes, âgés. On l'attribue à la goutte, au rhumatisme, à une auto-intoxication indéterminée, à une infection endogène ou exogène, infection d'origine cutanée (plaie, phlegmons, anthrax, furoncle, etc.).

Les couches superficielles de la sclérotique paraissent seules atteintes; l'inflammation est localisée (bouton d'épisclérite). La région malade fait saillie, présente une teinte rouge violacé, est recouverte d'une conjonctive plus ou moins injectée, mais mobile sur la nodosité proéminente.

L'épisclérite peut ne s'accompagner que d'une gène légère; mais la région malade est généralement sensible au toucher et peut parfois donner lieu à des douleurs violentes. Ces phénomènes de sensibilité ou de douleurs apparaissent au début, puis disparaissent pendant tout le cours de la maladie.

Stationnaire pendant quelques semaines, le bouton d'épisclérite s'affaisse progressivement, pâlit, puis disparaît, ne laisse pas de trace ou seulement une tache de teinte ardoisée. Les récidives sont fréquentes, en d'autres points qui n'ont pas encore été atteints.

Pronostic. — La possibilité des récidives est le seul côté sérieux de l'affection; autrement le pronostic est favorable, car la vision n'est jamais altérée.

Traitement. — On manque de données étiologiques pour instituer le traitement général; on devra toutefois faire un examen clinique approfondi qui aura pour résultat dans certains cas de donner des indications utiles. Le traitement local est peu efficace. Les injections sous-conjonctivales de cyanure de mercure à 1 pour 1500 ont réussi dans quelques cas. Contre les douleurs, les cataplasmes chauds sont très utiles.

Sclérite profonde (scléro-choroïdite antérieure). — Ici pas plus que dans la forme superficielle, nous ne possédons d'étiologie précise. En tous cas, on ne peut pas affirmer que cette affection soit nettement rhumatismale.

Presque toujours bilatérale, elle se manifeste par une tuméfaction diffuse, ou par des bosselures isolées de teinte rouge pâle, violacée, siégeant au pourtour de la cornée.

La cornée s'infiltre dans la région contiguë et sans ligne de démarcation au niveau du limbe.

A l'inverse de l'épisclérite qui reste localisée à la sclérotique et laisse les autres membranes oculaires intactes, ainsi que la vision, la sclérite profonde a un retentissement marqué sur l'œil, retentissement qui se traduit par de l'iritis avec synéchies, des complications inflammatoires choroïdiennes, des opacités du corps vitré et du cristallin. Le globe oculaire s'allonge du fait des ectasies scléroticales auxquelles aboutissent les lésions, d'où myopie. Dans certains cas, le tonus s'élève.

Le *pronostic* est par conséquent grave en raison des complications cornéennes, cristalliniennes et du tractus uvéal, complications qui compromettent la vision.

Le *diagnostic* est facile dans les cas ordinaires. Parfois on aura quelques difficultés pour établir le diagnostic différentiel avec les faux boutons d'épisclérite tuberculeuse (V. Tuberculose oculaire), épisclérite syphilitique (V. Syphilis) et dans certains cas légers avec la conjonctivite phlycténulaire, eczémateuse (v. c. m.), ou encore avec la kératite parenchymateuse (v. c. m.).

Traitement. — Localement on fera des injections sous-conjonctivales de mercure à 1 pour 1500, auxquelles on adjoindra les instillations d'atropine et les cataplasmes chauds fréquemment renouvelés. On s'inspirera pour le traitement général des indications que fournira l'état général du sujet.

Sclérite syphilitique (V. Syphilis oculaire).

Sclérite tuberculeuse (V. Tuberculose oculaire).

Traumatismes de la sclérotique. — *Blessures scléro-cornéennes.* — Elles empruntent un caractère de gravité aux lésions du corps ciliaire, de l'iris, du cristallin, à la possibilité de l'ophtalmie sympathique, de kyste invaginé de la cornée et de la chambre antérieure; aussi ces blessures comportent-elles un pronostic très réservé.

Plaies de la sclérotique. — Elles s'accompagnent de hernie de l'iris, du corps ciliaire, de la choroïde et du vitré, de rupture ou déchirure de la choroïde et d'épanchement de sang dans la chambre antérieure suivant leur siège et leur étendue. Quoique non hernié le corps ciliaire peut être lésé, déchiré ou arraché, lésion qui provoque le décollement de la choroïde en faisant communiquer l'espace supra-choroïdien avec la chambre antérieure. Le même genre de lésion peut atteindre l'iris qui est arraché (iridodialyse partielle ou totale) ou déchiré (V. Iritis). Un traumatisme aussi grave des éléments du segment antérieur de l'œil épargne rarement le cristallin, qui est cataracté de suite ou tardivement (cataracte traumatique ou post-traumatique (v. c. m.) luxé ou expulsé. L'hémorragie de la chambre antérieure et du corps vitré n'est pas rare, elle est susceptible de se résorber, et si nulle autre lésion ne s'y oppose, la vision peut se rétablir. Enfin, il y a à noter les complications du fond de l'œil (œdème du nerf optique, congestion et tortuosité des vaisseaux rétiniens, décollement de la rétine et hypotonie).

L'évolution des accidents est variable suivant l'étendue de la lésion et les complications, et suivant qu'il y a ou non infection, et que la plaie est compliquée ou non de la présence d'un corps étranger; mais le pronostic est toujours sérieux et comporte des réserves, et il faut attendre l'évolution complète des accidents avant de se prononcer.

Pronostic. — La guérison d'une plaie au niveau de la région ciliaire, guérison complète, c'est-à-dire avec conservation de l'acuité visuelle normale, peut être obtenue après l'application de sutures. La guérison peut même dans certains cas survenir sans traitement, avec restitution de la vision.

Les complications de l'iris et du cristallin ne sont pas fréquentes comme dans les plaies scléro-cornéennes.

Néanmoins le pronostic doit toujours être réservé à cause des risques de l'infection.

Traitement. — Désinfecter la plaie, la nettoyer, la régulariser.

Si la plaie est linéaire, peu étendue et n'a pas de tendance à s'entre-bâiller, il est inutile de suturer. Un simple pansement occlusif suffit. Les petites plaies se cicatrisent rapidement et spontanément.

Si la plaie est irrégulière, entre-bâillée en raison de ses dimensions, on la recouvrira avec la conjonctive ou bien on la suturera en ne comprenant dans les sutures que les couches superficielles.

En cas de lésion du cristallin, on sursoiera à toute intervention sur cet organe à moins de complications glaucomateuses dues au gonflement des masses cristalliniennes.

S'il y a enclavement ou prolapsus de l'iris, on fera l'excision de la portion irienne intéressée. On s'abstiendra d'exciser une hernie du corps ciliaire ou de la choroïde et l'on fermera la plaie en suturant les couches superficielles de la sclérotique et la conjonctive.

La tarsorraphie est une excellente méthode conservatrice.

L'énucléation sera réservée aux plaies perforantes étendues qui ne laissent aucun espoir de sauver l'œil et aux cas d'iridocyclite avec perte de la vision.

Rupture de la sclérotique. — Dans le cas de contusion, la rupture scléroticale a lieu au niveau de l'équateur artificiellement produit par la pression et, lorsque cet équateur rencontre la zone de moindre résistance de la coque de l'œil, c'est toujours à ce point de rencontre que la déchirure a lieu. Voilà pourquoi le siège habituel de cette rupture est en haut et en dedans, entre les muscles droits et la cornée; et en effet, au moment du traumatisme, l'œil est tourné en haut et l'équateur de dépression passe à proximité du limbe. A la région postérieure, la rupture se fait le plus souvent entre la papille et la macula.

On a vu deux ruptures scléroticales à la suite d'un traumatisme. La rupture est toujours assez longue, arciforme, fermée, sous-conjonctivale ou à ciel ouvert. Elle s'accompagne d'hypotonie; toutefois il peut y avoir hypertonie exceptionnellement lorsque l'épanchement intraoculaire est très abondant. On voit se développer parfois et progressivement une pigmentation sous-conjonctivale.

Les complications les plus fréquentes sont l'épanchement de sang intra-oculaire et sous-conjonctival, la luxation sous-conjonctivale, l'expulsion du cristallin, l'enclavement de l'iris, l'irido-dialyse partielle ou totale, la déchirure ou le décollement de la choroïde et de la rétine, le prolapsus de la rétine, la hernie du vitré, l'ectasie de la cicatrice sclérale, l'atrophie du globe et enfin les accidents infectieux et sympathiques.

Pronostic. — Comme pour celui des plaies il doit être réservé. Le fait qu'une rupture scléroticale au niveau du limbe, avec irido-dialyse complète, expulsion du cristallin et hémorragie du vitré peut se terminer par la guérison (j'en ai observé plusieurs cas avec restitution complète de la vision avec un verre + 13 et avec un trou sténopéique) montre avec quelle prudence on doit se prononcer sur l'avenir d'un œil ainsi traumatisé.

Traitement. — Le même que celui des plaies scléroticales.   PÉCHIN.

SCOLIOSE — La scoliose est l'inclinaison latérale de la colonne vertébrale.

Étiologie. — Cette affection est très fréquente, car dans les écoles un quart des enfants en seraient atteints. Elle s'observe de préférence chez les filles, mais l'immunité des garçons n'est qu'apparente, la déformation chez eux attire moins l'attention des parents et elle guérit spontanément sous l'influence des exercices physiques.

On doit distinguer deux espèces de scoliose :

a) La *scoliose essentielle* est de beaucoup la plus fréquente. Elle apparaît de 10 à 15 ans et est toujours à convexité dorsale droite. Elle s'observe surtout chez les adolescents, dont la croissance est rapide et la nutrition mauvaise, les travaux exagérés; les mauvaises attitudes ne sont que les causes occasionnelles. On a insisté sur l'association de la scoliose avec les manifestations du rachitisme (genu valgum, pied plat) et Kirmisson fait rentrer toutes ces affections dans le même cadre.

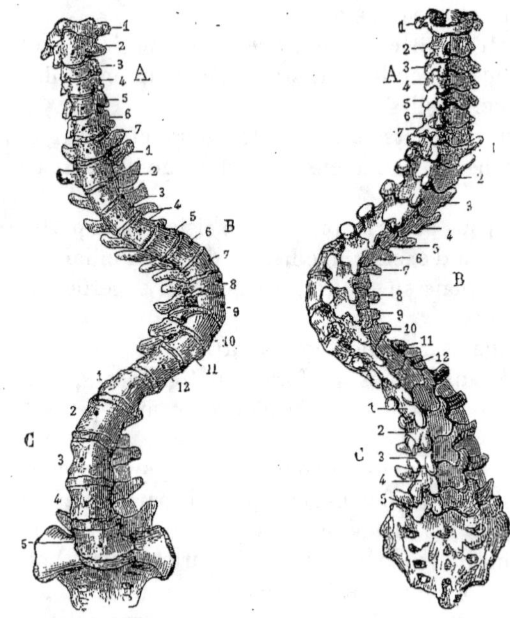

Fig. 140. — Colonne vertébrale scoliotique, vue par la face antérieure et par la face postérieure. (Kirmisson.)

b) La *scoliose symptomatique* s'observe à tout âge et n'a pas de forme spéciale. — La scoliose congénitale chez le nouveau-né est très rare; elle est produite par une anomalie des points d'ossification (point supplémentaire). — La scoliose rachitique des enfants s'accompagne de déformations des autres parties du squelette. — La scoliose statique est créée par la diminution de longueur d'un des membres inférieurs; elle est toujours lombaire, à convexité dirigée du côté le plus court. — La paralysie infantile produit une scoliose comparable au pied bot paralytique. — La contracture d'un muscle ou d'un groupe de muscles peut avec le temps créer une scoliose : c'est ainsi qu'on peut observer des déviations vertébrales dans la sciatique, la lithiase rénale ou hépatique, la névralgie pelvienne. — La pleurésie, la rétraction d'une cicatrice cutanée peuvent provoquer une inflexion rachidienne. — Les affections des yeux, le torticolis en modifiant la direction de la tête, peuvent produire la scoliose. — Quant aux végétations adénoïdes, aux hypertrophies amygdaliennes, il est probable qu'elles prédisposent à la scoliose en retardant la nutrition.

Lésions. — 1° *Déformation de l'ensemble du rachis.* — La courbure de la colonne porte le nom du côté vers lequel est tournée sa convexité. Généralement l'inflexion primitive se complique de courbures secondaires inverses qui ont pour but de rétablir la rectitude de l'axe vertébral (fig. 140).

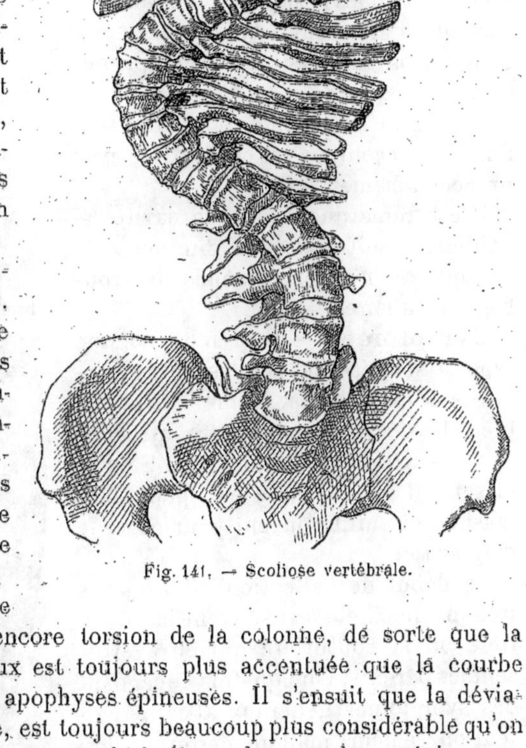

Fig. 141. — Scoliose vertébrale.

Il n'y a pas seulement de l'inflexion latérale, il y a encore torsion de la colonne, de sorte que la courbe des corps vertébraux est toujours plus accentuée que la courbe formée par les sommets des apophyses épineuses. Il s'ensuit que la déviation, profondément masquée, est toujours beaucoup plus considérable qu'on ne croirait en ne tenant compte que de la ligne des apophyses épineuses. C'est cette rotation qui crée les modifications du thorax et la gibbosité scoliotique. Peu nous importe si c'est une torsion réelle ou une torsion apparente due à l'hémiatrophie vertébrale.

2° *Déformation des vertèbres.* — La vertèbre qui est au sommet de la courbure se déforme en coin, celles qui sont intermédiaires sont obliques (affaissement losangoïde de Delpech). Mais ce qu'il est difficile de comprendre, ce sont les déviations dues à la torsion; schématiquement, elles sont constituées par la projection du corps en dehors (vers la convexité), et son atrophie du côté concave ; il s'ensuit que l'apophyse transverse, du côté convexe se relève et tend à faire saillie en entraînant la côte, c'est ce qui crée la gibbosité ; au contraire, l'apophyse du côté concave se tord en avant, il efface la saillie thoracique (fig. 141).

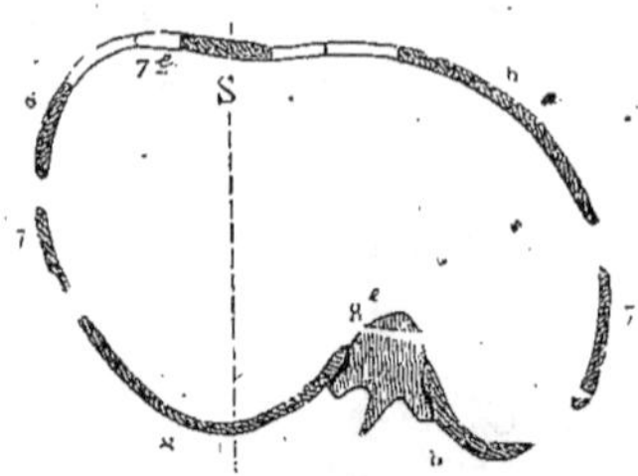

Fig. 142. — Coupe transversale d'un thorax scoliotique. (Kirmisson.)

3° *Déformation du thorax*. — Les côtes qui correspondent à la convexité sont donc projetées en dehors, elles s'incurvent au niveau de l'angle, ce qui constitue le sommet de la gibbosité. Du côté de la concavité, au contraire, elles sont aplaties et tendent à devenir rectilignes. Elles sont comprimées les unes contre les autres et finissent par se souder (fig. 141).

Le thorax, au lieu de présenter son grand diamètre dans le sens transversal, est aplati latéralement et allongé d'avant en arrière. Le poumon, le cœur et les gros vaisseaux sont comprimés (fig. 142).

Le bassin se modifie peu : une scoliose très accentuée est compatible avec un accouchement normal.

Il est remarquable que la cavité rachidienne soit très peu diminuée de volume, on n'observe jamais de troubles médullaires.

Symptômes. — Je prendrai comme type la scoliose des adolescents à convexité dorsale droite. Même très accentuée, la déviation peut être atténuée par des artifices d'habillement. Seul le tassement de la taille ne peut être masqué et suffit souvent pour poser le diagnostic.

Le début de l'affection est toujours très insidieux et c'est souvent la corsetière ou la couturière qui en avertissent les parents. Quelquefois cependant des symptômes généraux attirent l'attention : pâleur, manque de forces, lassitudes rapides, troubles nerveux ou menstruels. Quelquefois l'enfant se plaint de douleurs vagues dans le dos.

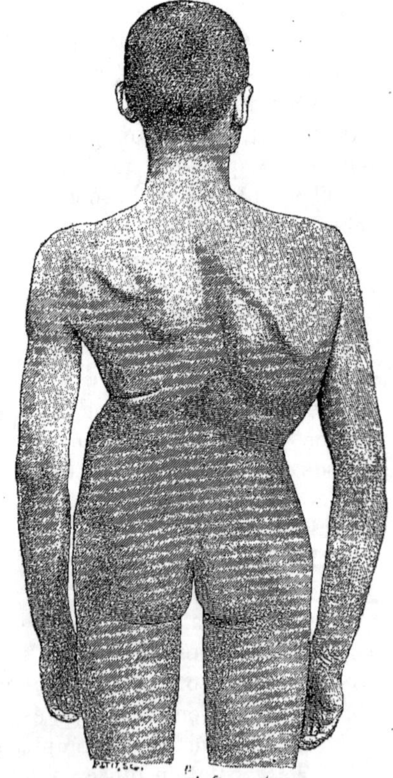

Fig. 143. — Scoliose dorsale primitive à convexité droite. (Kirmisson.)

L'examen du médecin doit porter d'abord sur la ligne des apophyses épineuses, il commence par en repérer exactement le sommet, qu'il marque avec un crayon dermographique. Il faut une certaine habitude pour cette recherche, car un déplacement de quelques millimètres peut induire en erreur: On reconnaît alors que la série de points qui marquent le sommet des épines décrit une courbe en S dont la convexité dorsale est dirigée à droite, la convexité cervicale et lombaire est tournée à gauche.

L'asymétrie des omoplates est un symptôme précoce de la scoliose, cet os s'élève et devient saillant du côté de la convexité et cette déformation est d'autant plus évidente que le côté opposé subit un mouvement inverse. L'angle inférieur soulevé par la saillie costale se rapproche de la ligne épineuse déjà déviée de son côté.

La gibbosité scoliotique est évidente dans les cas avancés (fig. 145

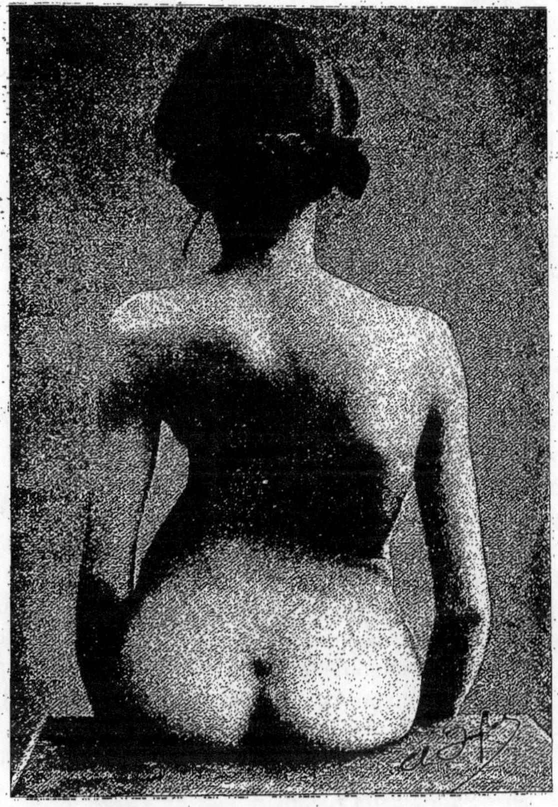

Fig. 144. — Gibbosité scoliotique.

et 144); elle est difficile à reconnaître au début, et cependant elle est déjà un caractère très important.

Pour la voir on fait pencher le sujet en avant, le bras étant pendant; en regardant à jour frisant, on voit que les côtes forment d'abord une simple voussure (fig. 145). Plus tard, cette disposition s'accentue, l'angle postéro-externe des côtes forme saillie, et la gibbosité se constitue. Contrairement à la gibbosité pottique qui est médiane, la gibbosité scoliotique est latérale, allongée verticalement, sa limite inférieure est nette, au-dessous d'elle se forme un pli cutané. Les modifications du triangle de la taille sont importantes au début. Ce triangle est circonscrit en dedans par les contours du thorax et du bassin, en dehors par le bras pendant naturellement. Normalement, c'est un triangle isocèle dont le

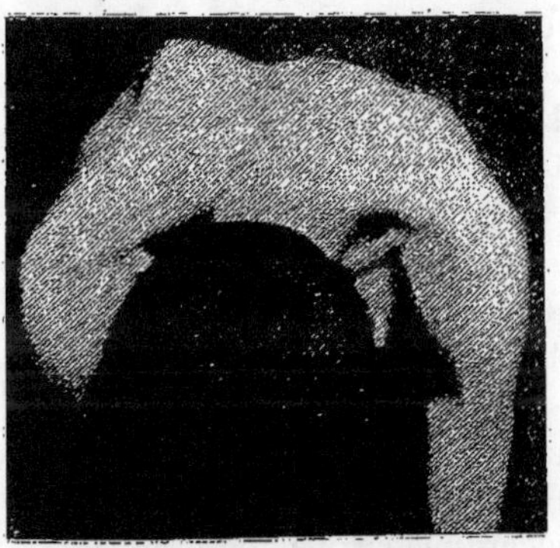

Fig. 145. — Examen de la gibbosité scoliotique. (D'après Mme Nageotte.)

sommet se trouve au pli de la taille. Dans la scoliose dorsale, le bras est écarté du corps, le triangle semble plus profond, parfois même le bras ne vient plus au contact du bassin, le triangle est ouvert en bas. Du côté de la concavité, la déformation est inverse. La partie inférieure pelvienne du triangle est remplie par la saillie de la hanche, la partie supérieure au contraire se creuse et prend la forme d'une fente semi-lunaire qui se poursuit en haut jusqu'au creux de l'aisselle (Nové-Josserand).

Du côté de la convexité, l'épine iliaque est sur un plan inférieur, le méplat du flanc est effacé, le pli fessier est abaissé. La différence du niveau des épines est due à une rotation du bassin sur son axe antéro-postérieur destiné à rétablir l'équilibre de la colonne.

En examinant le sujet de face, on constate l'abaissement de l'épaule du côté concave, sa projection en dehors avec dépression du flanc correspondant. La tête est inclinée du côté opposé. Le sein du côté concave est abaissé et plus saillant.

Très important est l'examen des mouvements dans tout l'axe vertébral, car la souplesse vertébrale s'altère avec les progrès de la maladie, les mouvements du tronc peuvent se trouver compromis. La suspension cervicale est la meilleure méthode pour mettre en évidence cette mobilité. Si elle fait disparaître en grande partie la déformation, elle prouve qu'il n'y a pas d'ankylose vertébrale. On peut suppléer à l'appareil à extension en faisant élever l'enfant par des aides dont les mains sont placées sous les aisselles ou même qui le soulèvent par le menton et la nuque. L'examen des modifications de courbures dans le décubitus horizontal peut encore rendre des services.

Pronostic. Évolution. — Cette étude des effets de la suspension permet de diviser les cas en *guérissables, améliorables, inguérissables.*

Les premiers correspondent aux déviations dont l'évidence disparaît dès que le sujet est soumis à la suspension. Le cas améliorable se trouve dans les mêmes conditions modifié d'une façon très nette, mais non corrigé complètement. On comprend ce que sont les cas inguérissables. Il y a encore d'autres signes qui en affirment la gravité : chute de l'état général, faiblesse, troubles respiratoires ou digestifs, douleurs sur le trajet des nerfs intercostaux (Piéchaud).

La scoliose n'est qu'une malformation très compatible avec la vie. Mais le malade atteint de scoliose accentuée est un véritable infirme chez qui les lésions pulmonaires ou cardiaques ou rénales ont une gravité considérable.

Variétés. — La forme que j'ai décrite est la scoliose dorsale presque toujours à convexité droite.

La *scoliose lombaire* est généralement à convexité gauche. Elle se manifeste d'abord par un déplacement du tronc sur le côté gauche faisant saillir la hanche droite dont le relief est presque toujours le signe révélateur de la déformation.

La *scoliose totale* est caractérisée par une courbure unique comprenant presque toute la hauteur du rachis et dont la convexité se dirige plus souvent à gauche, elle est généralement peu accentuée (Nové-Josserand).

La *scoliose paradoxale* s'observe plus spécialement dans la scoliose totale.

Les signes de torsion (gibbosité, ascension de l'omoplate...), existent du côté opposé. Kirmisson pense qu'il s'agit de déformations rachitiques.

Traitement. — Le traitement préventif consiste à favoriser le développement physique de l'enfant par la gymnastique et à le faire travailler avec un siège et une table appropriés (fig. 146). Leur hauteur doit être telle que les coudes s'y posent naturellement sans que les épaules soient élevées. La hauteur du siège sera égale à celle de la table moins la distance qui sépare le siège de l'olécrane, sa profondeur sera suffisante pour que les cuisses s'y appuient presque jusqu'au creux poplité. La distance de la table au dossier doit être telle que l'avant-bras repose sur le plan dans tout son tiers antérieur. Le dossier doit monter au moins jusqu'à la partie moyenne de la région dor-

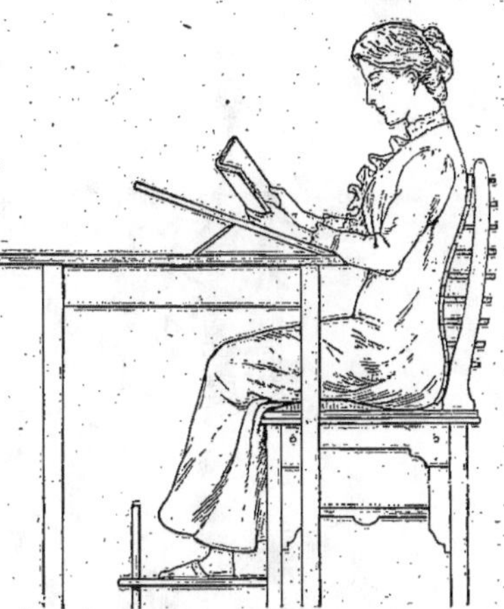

Fig. 146. — D'après Mme Nageotte.

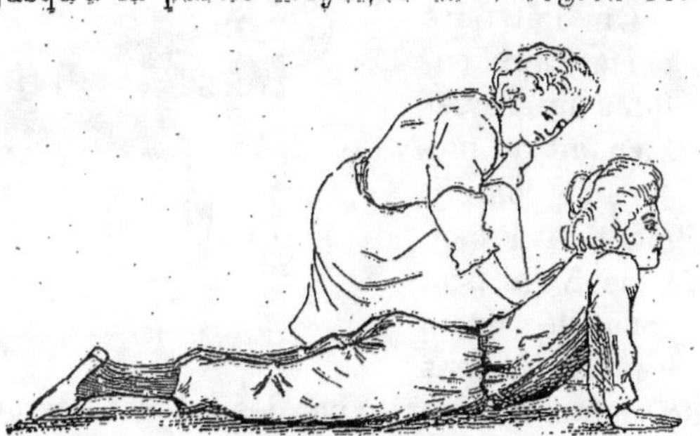

Fig. 147.

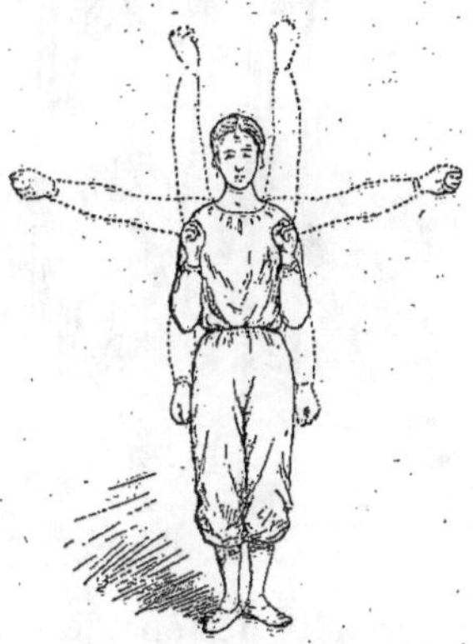

Fig. 148.

sale, les pieds doivent reposer sur un plan résistant, et il est préférable de faire asseoir l'enfant sur un tapis ou un coussin (fig. 146).

Avant d'entreprendre le traitement curatif de la déviation, il faut se rendre compte s'il n'y a pas raccourcissement du membre inférieur

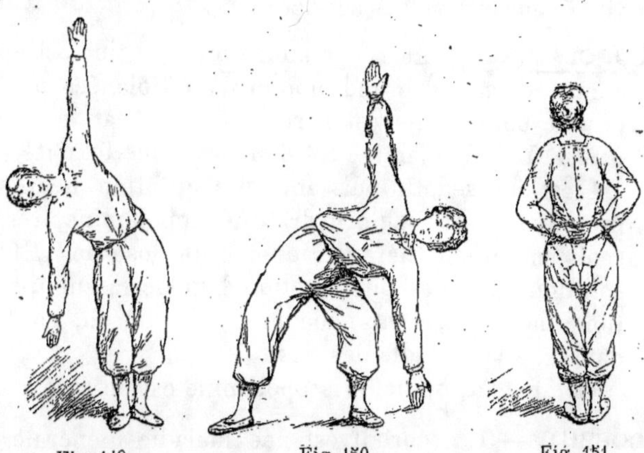

Fig. 149.   Fig. 150.   Fig. 151.

correspondant à la convexité de la courbure. Il suffit alors de faire porter une semelle surélevée pour améliorer considérablement l'état du malade.

Le traitement curatif consiste essentiellement dans la gymnastique spéciale et accessoirement dans le port d'appareils de soutien.

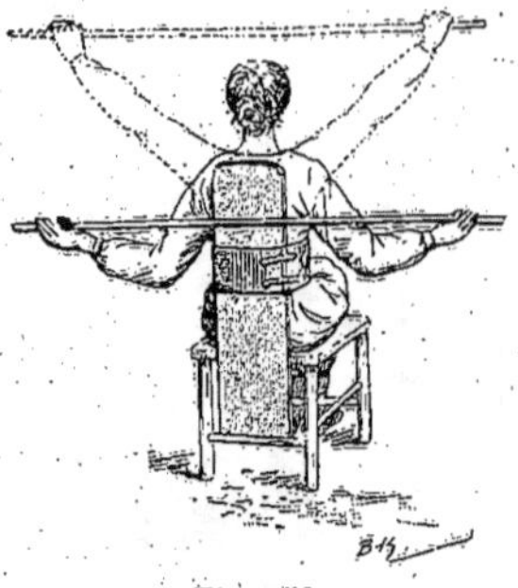

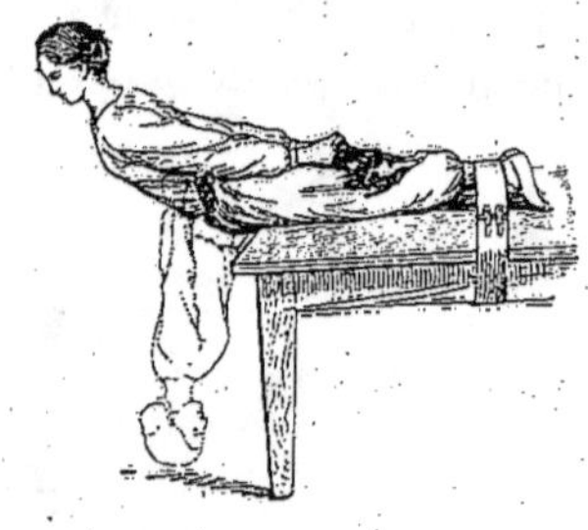

Il faut conseiller toute une série de mouvements dans le décubitus dorsal, ventral ou dans la station (fig. 147 à 155). Chaque mouvement est répété cinq à dix fois, l'enfant se repose sur un lit. Les figures l'indiqueront mieux qu'une description.

La suspension, l'inclinaison latérale sur le rouleau de Lorenz (fig. 153) sont les meilleurs exercices avec appareils.

La gymnastique respiratoire devra être surveillée tout spécialement car le thorax de ces enfants est toujours étroit, insuffisant.

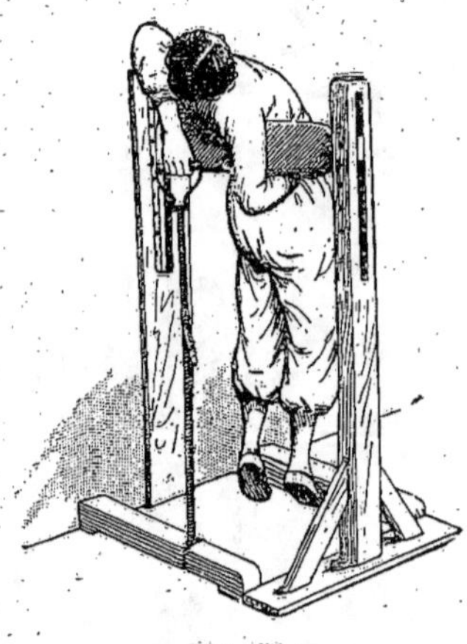

La gymnastique avec l'exerciseur peut rendre de grands services, mais elle demande à être bien surveillée.

On doit faire porter aux enfants un corset bien fait sur mesure ne comprimant pas la poitrine. Kirmisson conseille dans les cas moyens

Fig. 132.

Fig. 153.

Fig. 154.

d'y joindre des épaulettes et de renforcer le corset par des tuteurs latéraux. Dans les cas graves à évolution particulièrement rapide, un corset inamovible peut rendre des services.   *VICTOR VEAU.*

SCOPOLAMINE. — La scopolamine ou hyoscine est un alcaloïde que l'on rencontre dans un grand nombre de Solanées à côté de l'atropine et de l'hyoscyamine; elle est surtout fournie par les *Scopolia japonica* et *atropoïdes*. La scopolamine est d'une extrême toxicité.

C'est un sédatif puissant de l'agitation nerveuse et des spasmes. Le bromhydrate et le chlorhydrate de scopolamine, très solubles dans l'eau, sont seuls usités en thérapeutique. A la dose de 1/10e à 1/2 milligramme en solution, granules ou injection hypodermique, ils sont opposés à l'excitation maniaque, à la maladie de Parkinson, au tremblement sénile, à la chorée, à la maladie des tics.

Comme l'atropine, la scopolamine est un mydriatique.   *E. F.*

SCORBUT. — Le scorbut est une maladie générale, épidémique ou sporadique, non fébrile, non contagieuse, paraissant chez des individus soumis pendant un certain temps à des conditions hygiéniques défectueuses, carac-

térisée par des hémorragies multiples de la peau et des muscles, par une
altération spéciale des gencives, par une déchéance organique à marche
lente et progressive, et enfin par une guérison rapide sous l'influence de
l'usage de viande *fraîche* ou de végétaux frais.

Étiologie. — Observé fréquemment jusqu'au milieu du siècle dernier
dans les armées, les villes assiégées, les navires faisant de longues croi-
sières, les prisons, le scorbut est devenu rare à notre époque : mais son
éclosion est toujours possible, on en a vu des épidémies à Paris, en 1870
(siège de Paris), en 1877 et 1883 (épidémies de prisons, Besnier, Lance-
reau), et on le constate souvent chez les pêcheurs de Terre-Neuve et
d'Islande. Les *causes prédisposantes* du scorbut sont importantes : tous les
âges, tous les sexes, peuvent en être atteints; le mauvais état de santé antérieur y prédispose. Il peut se produire dans toutes les saisons, mais il est
plus fréquent au printemps par suite de la plus grande rareté des légumes
frais à cette époque de l'année. Les plus importantes des causes prédisposantes du scorbut se trouvent dans le froid, l'humidité, l'encombrement, le
séjour dans un air confiné et corrompu, la privation volontaire ou involontaire d'exercice au grand air, le surmenage. A cette misère physique
s'adjoint souvent une misère psychique (défaite, abattement, etc.), qui
influe puissamment sur l'apparition du scorbut. Mais toutes ces causes
seraient insuffisantes si n'entraient pas en jeu d'autres facteurs étiologiques.

La cause déterminante du scorbut réside dans la privation d'aliments
frais : l'alimentation exclusive par les conserves, que ce soient des salaisons,
des légumes secs, etc., suffit pour le faire apparaître, lorsqu'elle est assez
longtemps prolongée. Le sel, qu'on a souvent incriminé, n'est pour rien
dans cette étiologie : les aliments salés n'agissent que comme conserves.
La privation de légumes frais ne suffirait pas à expliquer le scorbut; en
effet, dans sa célèbre exploration au pôle Nord, Nansen et son compagnon
ont pu, quoique soumis à une fatigue extrême, au froid et à l'humidité et
même à une inaction prolongée pendant l'hivernage, échapper à cette
maladie ; ils n'avaient pas de végétaux à leur disposition, mais ils ont toujours eu de la viande fraîche d'ours et de phoque. La privation totale d'aliments frais est la vraie cause du scorbut.

Symptômes. — On peut, en clinique, décrire au scorbut trois périodes,
prodromique, d'état, de terminaison.

Période prodromique. — Le début insidieux et progressif est caractérisé
par un affaissement physique et moral très accentué : le malade présente de
la courbature musculaire, avec douleurs qui se produisent d'abord seulement
pendant les mouvements, puis même au repos : la respiration est difficile,
le sommeil est pénible. Le malade est envahi par une somnolence, une
apathie et une tristesse extrêmes : il a froid, les yeux sont excavés; la peau
terreuse, mate et plombée, est rude et sèche : les saillies des bulbes pileux
la font ressembler à celle d'un oiseau plumé, *peau ansérine* (Larrey). Il se
produit déjà des taches purpuriques au niveau des follicules pileux. Il n'y a
pas de fièvre. Les gencives sont pâles et décolorées : leur bord est souvent
congestionné, douloureux, et il saigne facilement.

Période d'état. — Au bout d'un temps variant de quelques jours à quelques semaines le scorbut se confirme, les symptômes précédents s'exagèrent : les gencives sont fongueuses et saignantes, l'haleine devient fétide, le piqueté hémorragique pileux des membres inférieurs s'accentue, il y a un peu de fièvre le soir : puis se font des hémorragies sous-cutanées, intramusculaires et sous-périostées.

L'œdème des jambes apparaît et se généralise plus ou moins : en même temps se produisent spontanément ou au moindre contact des ecchymoses bleuâtres, violacées, non saillantes, superficielles, pouvant être plus grandes que la main. Ces hémorragies du tissu cellulaire sous-cutané siègent surtout au creux poplité, aux cuisses, aux pieds et à la face interne des jambes. A ces ecchymoses s'adjoignent des hémorragies profondes, intra-musculaires qui déterminent des *indurations* douloureuses dans les muscles des jambes et des cuisses, et rendent très pénibles la marche et la station debout. Le malade reste ployé sur lui-même, mettant ses muscles dans la position la plus favorable à leur relâchement. Les hémorragies se font aussi sous le périoste qu'elles décollent sur des étendues plus ou moins considérables, surtout sur les os longs et dans la moelle osseuse. Cette période peut durer 6 à 8 semaines.

Troisième période. — C'est la période hémorragique, septique ou putride. Les gencives fongueuses et saignantes recouvrent les dents : elles s'ulcèrent et les dents tombent. La nécrose des maxillaires est fréquente. Les ecchymoses deviennent énormes, la peau s'ulcère, se nécrose; des hémorragies abondantes ont lieu par les gencives, les narines, l'intestin, les plaies. Des épanchements sanglants se produisent dans les séreuses. Le décollement du périoste peut amener la fracture spontanée des os, et le détachement des épiphyses chez les sujets jeunes. Les symptômes généraux sont graves ; l'urine est rare, non albumineuse, la diarrhée est fréquente. L'oppression est extrême, le pouls petit et rapide. La mort subite a souvent lieu dans une syncope.

Altération des gencives, piqueté hémorragique, épanchements sanguins superficiels et profonds sont les caractéristiques de cette symptomatologie. L'*altération des gencives* précède les ecchymoses ou paraît en même temps qu'elles : elle ne se produit que sur les gencives pourvues de dents ou de racines dentaires et manque si les dents sont absentes (enfants, vieillards). Elle est souvent plus prononcée à la mâchoire supérieure. Le mauvais état des dents prédispose à son éclosion et c'est à une meilleure hygiène dentaire qu'on peut attribuer son absence ou son atténuation dans les récentes épidémies. L'altération commence au niveau des languettes interdentaires, qui deviennent rouges, saillantes et moins adhérentes au collet des dents : parfois déjà il s'y produit des ulcérations grisâtres. Quand la lésion évolue, la muqueuse devient violacée, fongueuse, saignante et ses bords alvéolaires se recouvrent de bourgeons charnus comparables à des grains de groseille ou de cassis : elle forme de chaque côté des dents des bourrelets charnus qui cachent les dents, s'ulcèrent, saignent et sont le siège d'une suppuration fétide. Les dents, n'étant plus soutenues, tombent, et des lambeaux charnus s'éliminent; les os peuvent se nécroser. Les ganglions sous-maxillaires sont engorgés et douloureux. Cette altération cause une douleur qui gêne d'abord, puis empêche la mastication. La nature de la localisation gingivale est peu connue : on admet une inflammation avec hémorragies interstitielles et altération des capillaires : lorsque la lésion est constituée, il y a sans doute envahissement des tissus morbides par les microorganismes buccaux.

Les *hémorragies* s'observent un peu partout. Les *muqueuses* peuvent toutes en être le siège. Dans la bouche, on observe des effusions sanguines qui font sur la voûte et le voile du palais un piqueté plus ou moins confluent, rouge, puis bleuâtre, et parfois des placards sanguins douloureux. *Dans la peau*, il y a deux ordres d'hémorragies : le piqueté, ou *pétéchie scorbutique*, signe précoce (8e au 15e jour) se produisant au niveau des bulbes pileux, et les *ecchymoses. Dans les muscles*, les hémorragies donnent lieu aux indurations caractéristiques du scorbut. Les masses musculaires deviennent rigides, dures comme si elles avaient été pénétrées par une masse à infection. Les indurations sont très douloureuses au toucher et rendent tout mouvement excessivement pénible ; aussi les malades immobilisent-ils leurs membres, d'où résulte une *pseudo-paralysie scorbutique*. Les hémorragies profondes disparaissent très lentement, laissant après elles des rétractions musculaires et tendineuses, cicatrices profondes, dures et rétractées, d'où positions vicieuses et déformations indélébiles. Les hémorragies siègent aussi dans les muscles du dos et les muscles intercostaux, d'où douleurs dans les mouvements et gêne de la respiration.

La pathogénie des hémorragies réside évidemment dans une profonde altération du sang et peut-être aussi dans une lésion des petits vaisseaux sanguins ; l'épanchement sanguin se produit à l'occasion d'un choc léger ou même d'un simple mouvement. L'œdème ligneux, le sclérème scorbutique, qui persiste longtemps, est dû en partie à la persistance des exsudats fibrineux qui remplissent l'interstice des tissus et à une oblitération des petites veines par des coagulations sanguines.

La *fièvre* manque au début ; si la poussée hémorragique se fait rapidement, la peau devient un peu chaude, le pouls oscille de 90 à 110 pulsations par minute, la température monte à 38°, rarement à 39°. Si l'évolution des accidents est lente, la température reste normale.

Complications. — Lorsque le scorbut vient compliquer d'autres maladies épidémiques, typhus, fièvre typhoïde, choléra, etc., cette association est des plus graves. Il peut lui-même se compliquer de lésions pulmonaires, pleurésie, pneumonie, gangrène ; de lésions cardio-vasculaires, myocardite, péricardite ; la gangrène peut envahir la bouche, le pharynx, etc. Du côté de la peau, les ulcères sont parfois une grave complication. Les fractures spontanées des os peuvent se produire. Enfin des lésions de l'œil ou de ses annexes (hémorragies, etc.) ne sont pas rares.

Pronostic. — Le pronostic est variable : il dépend de l'état de santé antérieur du malade, de son âge, de l'intensité et de l'association des causes de la maladie, de leur continuation, du traitement et enfin de l'état des lésions au moment où on applique ce traitement. La terminaison a lieu par la guérison complète, par la guérison incomplète avec reliquats, par la mort.

La mort est due aux hémorragies, à la cachexie, aux complications, à la syncope cardiaque.

Lésions. — Les altérations du sang sont mal définies. Tantôt la quantité de fibrine est augmentée et tantôt elle est diminuée. Le sang est très fluide et noir : le nombre des globules rouges est diminué, celui des leucocytes est normal ou légèrement augmenté. Des hémorragies se rencontrent dans tous les organes. Les vaisseaux sanguins paraissent peu ou pas lésés. Les *muscles* sont altérés, il y a de la myosite, et le cœur présente une myocardite accentuée. A moins de complications, les autres organes sont sains, à l'exception des hémorragies. Les recherches bactériologiques n'ont donné aucun résultat.

Diagnostic. — Facile à la période d'état, il est difficile au début, où on devra le faire avec les anémies simples et la leucocythémie. Plus tard, on devra distinguer le scorbut des divers purpuras, en particulier de la maladie de Werlhoff. L'hémophilie se reconnaîtra facilement.

Prophylaxie. Traitement. — L'observation des épidémies ne permet pas de considérer le scorbut comme contagieux : il n'existe pas de miasme scorbutique ; jamais le débarquement d'un grand nombre de scorbutiques n'a été le point de départ d'une épidémie dans la ville ; au contraire, les scorbutiques débarqués guérissent rapidement. La prophylaxie du scorbut consistera donc dans l'hygiène alimentaire : l'emploi de conserves, quelque perfectionnée que soit devenue leur fabrication, exposera toujours à cette maladie ceux qui en feront trop longtemps un usage exclusif. Au contraire, l'usage d'aliments frais, viandes, fruits ou légumes, en évitera l'éclosion.

Les légumes, en première ligne les crucifères, les salades, les alliacés (oignons), la pomme de terre sont précieux à ce point de vue : on a attribué l'action de la pomme de terre à ce que, comme d'ailleurs la plupart des végétaux et la viande même, elle est riche en sels de potasse. Mais l'emploi de ces derniers sels n'a donné aucun résultat dans la thérapeutique du scorbut. Les fruits sont antiscorbutiques, surtout les oranges et les citrons. Dans la marine anglaise, tout marin, au bout de dix jours de mer, doit recevoir chaque jour 14 gr. de jus de citron conservé, et 28 gr. de sucre, le tout dans 112 gr. d'eau : le scorbut a disparu de la marine anglaise, grâce à cette précaution. Le vin, le lait frais sont de bons antiscorbutiques.

Le *traitement* du scorbut confirmé consistera d'abord à faire cesser les causes de cette maladie : le froid, l'humidité, la fatigue, la dépression morale seront combattus par les moyens appropriés. Sur la maladie elle-même on agira par l'emploi de la viande fraîche et des légumes verts, oseille, ail, oignon, moutarde, choux, salades, cresson, cochlearia ; des fruits, poires, raisins, citron, orange, de la bière, de la levure de bière. Les toniques seront utilement employés. Les acides végétaux (tartrique, malique, etc.), les sels de potasse n'ont pu ni guérir, ni prévenir le scorbut.

Les soins antiseptiques de la bouche, à l'aide du chlorate de potasse, de l'alcoolature de cochlearia, de l'eau oxygénée, l'enveloppement des membres dans la ouate, le traitement des complications, des plaies, des fractures, etc., compléteront le traitement du scorbut.

LOUIS TOLLEMER.

SCORBUT INFANTILE. — Sous le nom de *scorbut infantile* ou *maladie de Barlow*, nous décrivons une affection sporadique qui s'observe chez les nourrissons âgés de cinq à dix-huit mois et nourris exclusivement au lait stérilisé et avec des aliments, farines, etc. stérilisés ; elle est caractérisée : 1° au point de vue clinique, par une anémie marquée, de fortes douleurs, une *pseudoparalysie des membres*, des ecchymoses cutanées et des muqueuses, et de la *gingivite s'il existe des dents* ; 2° au point de vue anatomique, par des épanchements sous-périostés ; 3° au point de vue thérapeutique, par son arrêt immédiat et sa guérison rapide sous l'influence de l'emploi de lait frais, de jus de légumes ou de fruits frais, de jus de viande, etc.

Symptômes. — Le scorbut infantile débute toujours chez un enfant nourri au biberon avec des laits stérilisés ou quelqu'une des nombreuses préparations destinées à remplacer le lait. Quelquefois l'enfant a présenté un peu de gastro-entérite et est plus ou moins rachitique. Le plus souvent il est un peu pâle, mais paraît en bon état.

Brusquement l'enfant devient pâle, son teint se plombe légèrement et en même temps apparaît, du côté d'un des membres inférieurs, une vive sensibilité au toucher. Au bout d'un ou deux jours le membre inférieur de l'autre côté se prend à son tour. Si l'enfant avait commencé à marcher, il est impossible de le faire tenir sur ses jambes, qu'il peut encore remuer un peu : il reste sur le dos, immobile, les jambes molles à demi-fléchies. Les membres inférieurs sont le siège d'un œdème dur, analogues au sclérème scorbutique de l'adulte.

L'enfant paraît paralysé, mais ce n'est qu'une pseudo-paralysie due à la crainte de la vive douleur que détermine tout mouvement.

Les jours suivants, cet état s'accentue : le petit malade pousse des cris dès qu'on le touche ou qu'il croit qu'on va le toucher. Les membres supérieurs sont alors atteints par la pseudo-paralysie. La douleur est surtout vive au niveau de la jonction des épiphyses avec la diaphyse, et le gonflement des membres prédomine en ce point. Mais la lésion bientôt s'étend et on a la sensation d'une sorte de *manchon douloureux*, dur au toucher, dû à un épanchement entourant complètement la diaphyse des os longs. Quelquefois, des épanchements sous-périostés s'observent sur un os plat (crâne, omoplate) ou au niveau d'une saillie osseuse. L'impotence fonctionnelle devient bientôt complète ; puis se produisent soit spontanément, soit à l'occasion d'un mouvement passif, des fractures sous-périostées faciles à reconnaître à l'écran radioscopique. Il n'est pas rare de voir survenir des phénomènes oculaires, et il se produit parfois une exophtalmie due à un épanchement sanguin intraorbitaire : l'œil lui-même est sain.

Les *lésions de la peau*, si nettes chez l'adulte, sont moins fréquentes dans le scorbut infantile ; toutefois, on peut observer des ecchymoses, survenant à la suite de pressions légères ou spontanément. Le *piqueté hémorragique pileux* est exceptionnel.

Les *lésions des gencives* n'existent que s'il y a des dents : on voit se produire autour de celles-ci une tuméfaction de la muqueuse, qui devient granuleuse et saignante : des ecchymoses se feront aussi au niveau des dents en travail. Cette gingivite restera peu accentuée dans les cas moyens ; dans les cas graves elle arrivera à ressembler à celle de l'adulte, mêmes bourgeons fongueux et saignants, mêmes hémorragies, même fétidité de l'haleine.

Les *troubles généraux* se bornent à des troubles digestifs légers : la respiration est gênée par les lésions osseuses et musculaires du thorax. La *température* est normale et ne s'élève d'un ou deux degrés qu'au moment des poussées. L'*urine* renferme fréquemment du sang.

La *marche* de la maladie est variable, suivant que le cas est grave, moyen ou léger ; elle peut durer plusieurs mois. Sous l'influence du traitement, en trois ou quatre jours, les douleurs cessent, le teint se colore ; au bout de quelques jours, l'enfant remue les jambes. Les épanchements sous-périostés mettent plus de temps à disparaître : les fractures guérissent facilement : c'est une véritable résurrection.

Lésions. — Les lésions hémorragiques sont les plus importantes, surtout celles qui portent sur les os. Dans certains cas, l'os est entièrement séparé de son périoste, et dans une autopsie personnelle nous n'avons pas pu trouver une épiphyse qui ne fût entièrement séparée de la diaphyse correspondante : tous les os peuvent être atteints. On trouve des hémorragies dans les muscles, le poumon, la rate, les cavités séreuses, etc.

Nature. Étiologie. — Chez l'adulte, le scorbut apparaît quand on le prive de viande, légumes et fruits frais. Chez l'enfant, il se produit quand le petit être ne reçoit pas de lait frais : dans les deux cas, le scorbut a sa cause dans l'emploi trop prolongé de *conserves*. La maladie de Barlow ne se voit que chez des enfants nourris avec des laits stérilisés ou modifiés industriellement dans un but de conservation, et surtout avec des aliments stérilisés destinés à remplacer le lait, et il ne s'observe ni chez les enfants nourris au sein, ni chez les enfants nourris au lait cru ou simplement bouilli. De plus, il est fréquent surtout chez des enfants de la classe aisée, c'est-à-dire dans les conditions où le régime du lait stérilisé est observé avec le plus de soin. S'il ne s'observe pas plus souvent, c'est que, en général, l'enfant âgé de plus de six mois reçoit, d'une façon quelconque, autre chose que du lait et que souvent la stérilisation ne suffit pas pour détruire absolument les principes antiscorbutiques contenus dans le lait.

On a voulu voir dans le scorbut infantile une manifestation du rachitisme ; d'où le nom de *rachitisme aigu, rachitisme hémorragique.* Si quelques enfants atteints de maladie de Barlow sont rachitiques, d'autres ne le sont pas. De plus, le rachitisme présente des symptômes intestinaux qui font défaut dans le scorbut infantile. Enfin la guérison rapide de cette affection par un traitement approprié prouve sa nature scorbutique.

Diagnostic. — Facile lorsqu'on y pense, et que les symptômes sont au complet, il sera difficile avant l'apparition des hématomes et de la pseudo-paraplégie. Le plus souvent il sera confondu avec le rhumatisme aigu, ou une paralysie. Mais l'examen montrera que la paralysie n'est qu'apparente. L'évolution des hématomes, les lésions gingivales, le caractère de la douleur, les commémoratifs (nourriture au lait stérilisé, âge de 6 à 18 mois), feront faire le diagnostic.

Il faudra encore songer au rachitisme, à la syphilis héréditaire, à l'hémophilie, éliminer les fractures accidentelles, etc.

Traitement. — Lorsqu'un enfant est élevé au lait stérilisé il sera nécessaire, après l'âge de six à huit mois, d'introduire dans son alimentation des substances fraîches, purées de pommes de terre, de légumes, jaunes d'œufs, lait cru ou simplement bouilli.

Le *traitement* du scorbut lui-même aura pour base la substitution du lait cru ou bouilli au lait stérilisé, l'emploi du jus de viande, de la purée de pommes de terre, du jus d'orange, du jus de citron ou du citrate de soude (5 gr. dans 300 gr. d'eau, 2 cuillerées à soupe et davantage par jour). On touchera les gencives avec du jus de citron, on enveloppera l'enfant d'ouate, on évitera de lui imprimer tout mouvement intempestif pour éviter de déterminer une syncope ou une fracture. Plus tard on combattra l'anémie par l'emploi du protoxalate de fer.   *LOUIS TOLLEMER.*

SCORBUT DU NOUVEAU-NÉ. — V. NOUVEAU-NÉ (PATHOLOGIE).

SCORDIUM. — Le *Teucrium Scordium* (Labiées) entre dans la composition des espèces vulnéraires (thé suisse) et a conféré son nom à une préparation opiacée complexe, l'électuaire *diascordium*; 1 gr. de diascordium contient environ 6 milligr. d'extrait d'opium (V. OPIUM).   *E. F.*

SCORPIONS (PIQÛRES). — Les scorpions sont des arachnides possédant un appareil venimeux qui siège dans le dernier segment de la queue. Ils piquent l'ennemi contre lequel ils veulent se défendre en recourbant la queue en avant d'eux.

L'homme piqué par un scorpion éprouve tout d'abord une douleur très vive au point de la piqûre; cette douleur est bientôt suivie d'engourdissement. Autour de la petite plaie produite, se produit une auréole rouge qui ne tarde pas à devenir noirâtre et fait ainsi penser à la gangrène; en son centre se développe une phlyctène remplie de liquide louche. Des phénomènes nerveux suivent l'apparition de ces désordres locaux : des convulsions prennent naissance, rapidement suivies de troubles paralytiques avec engourdissement des membres, de troubles bulbaires avec anxiété respiratoire, défaillances et syncopes, tachycardie, pouls filiforme, hypothermie et mort. Tel est le tableau des atteintes graves qui sont heureusement rares chez l'adulte; habituellement toute la symptomatologie se réduit aux troubles locaux et à quelques phénomènes bulbaires (dyspnée, lipothymie), dont la rétrocession est assez rapide.

Chez les enfants, cependant, jusqu'à l'âge de 10 ans, les accidents prennent parfois un haut caractère de gravité, entraînant même la mort.

Le scorpion se rencontre le plus souvent dans les zones chaudes du globe : en Europe, on peut l'y trouver. Les propriétés présentées par le venin étant presque identiques à celles des serpents, le traitement sera sensiblement le même que pour les morsures de ces derniers :

Traitement. — 1° Mettre un lien entre la piqûre et la racine du membre atteint;

2° Lavages de la plaie à la solution d'hypochlorite de chaux à 1 pour 60.

Dans la grande majorité des cas, cette thérapeutique sera suffisante, chez l'adulte, du moins. Chez l'enfant, des accidents pouvant prendre un caractère grave, il conviendra d'injecter sous la peau 10 c. c. de sérum antivenimeux dont l'action neutralise celle du venin.

Si chez l'adulte, les symptômes sont assez marqués pour inspirer de l'inquiétude (intensité des phénomènes nerveux), injecter au plus vite 20 c. c. de sérum antivenimeux et même davantage.   *CH. DOPTER.*

SCOTOME. — V. Migraine ophtalmique, Amblyopie, Amaurose.

SCROFULE. — Initialement employé pour désigner les tumeurs ganglionnaires de la région cervicale, le mot de scrofule a été ensuite plus spécialement appliqué aux adénites froides, qui devinrent les écrouelles. Puis, lorsqu'on reconnut que ces adénites à tendance suppurative s'accompagnaient de cachexie constitutionnelle, on fit de celle-ci la maladie originelle, c'est elle qui constitua dès lors la scrofule. On entendit donc sous ce nom moins une maladie proprement dite qu'une modalité de la constitution prédisposant à des affections d'une certaine forme; en d'autres termes, on en fit « une condition particulière de l'organisme due à un trouble général des fonctions de nutrition, lequel suscite à son tour divers processus morbides nettement spécialisés, au premier rang desquels figurent les scrofules des anciens auteurs » (Brissaud).

Ainsi envisagée, la scrofule reste actuellement encore bien mal précisée. Ses relations étiologiques avec la tuberculose, la nature indiscutablement tuberculeuse de bon nombre des accidents qui lui étaient jadis attribués (au premier rang desquels les adénites froides), ont amené certains médecins à nier son existence et à rattacher à l'infection par des bacilles tuberculeux atténués ou peu nombreux la plupart de ses manifestations. D'autres ont pensé qu'il fallait sous ce nom entendre un terrain particulier, souvent conditionné par l'hérédité tuberculeuse, mais donnant à la tuberculose une allure spéciale, ordinairement bénigne, et récemment Sergent cherchait dans l'hérédo-syphilis une des raisons de ce terrain spécial. D'autres encore ont admis, à l'origine de la scrofule, une infection non tuberculeuse à porte d'entrée pharyngienne ou cutanée. Nous ne pouvons nous étendre ici sur cette discussion pathogénique. Il reste établi que la scrofule a souvent une physionomie clinique assez caractéristique, qu'elle a des relations indiscutables et pour ainsi dire constantes avec la tuberculose, mais que celle-ci a souvent une évolution particulière, qu'enfin la scrofule comporte quelques indications thérapeutiques spéciales. Ce sont ces divers points surtout que nous ferons ici ressortir.

Étiologie. — La scrofule, extrêmement répandue, apparaît dans des conditions étiologiques très superposables à celles qui préparent le développement de la tuberculose. L'hérédité tuberculeuse, l'hérédité alcoolique se retrouvent souvent dans les antécédents des scrofuleux, comme dans ceux des tuberculeux avérés. L'hérédité syphilitique a été particulièrement invoquée (Sergent), mais son rôle semble relativement rare. La scrofule se rencontre surtout dans les agglomérations urbaines et partout où les conditions hygiéniques favorisent le développement de la tuberculose. Et l'on peut souvent mettre en lumière à l'origine des premiers accidents scrofuleux constatés, des conditions particulières, telles qu'une alimentation insuffisante, une poussée de gastro-entérite, des troubles de la dentition, une maladie aiguë et notamment la rougeole et la coqueluche ; ce sont là d'ailleurs autant de causes favorisant le développement ou le réveil d'infections accidentelles et surtout d'infection tuberculeuse. Si donc elles permettent de reconnaître, à la faveur de ces infections, le terrain scrofuleux, on ne peut, le plus souvent, dire qu'elles le créent à elles seules. On naît scrofuleux plus qu'on ne le devient ; toutefois, on conçoit que parfois ces causes débilitantes puissent troubler assez le développement des jeunes sujets pour les mener à la scrofule en dehors de toute prédisposition congénitale. On comprend surtout l'importance pratique de ces causes, notamment de toutes les infections accidentelles, puisqu'en empêchant celles-ci, on retarde ou on empêche définitivement l'apparition des manifestations scrofuleuses, alors même que le sujet y est héréditairement prédisposé.

Étude clinique. — C'est par la clinique que se caractérise la scrofule. Pourtant l'habitus des scrofuleux est assez variable ; c'est souvent plus la nature des complications que l'apparence même du sujet qui permet le diagnostic de scrofule. « Dans plus de la moitié des cas, dit Brissaud, les scrofuleux sont des gens comme tout le monde et dont le signalement ne comporte aucun signe particulier. » Toutefois, il est des caractères assez spéciaux que l'on retrouve fréquemment chez les sujets entachés de scrofule : volume considérable du crâne, avec prognathisme fréquent, hypertrophie notable des lèvres et surtout de la lèvre supérieure, gonflement des ailes du nez, embonpoint précoce, coloration blafarde et bouffissure des téguments, hypertrophie des amygdales, défaut d'harmonie entre les diverses parties du corps, etc., tous ces signes traduisent une certaine déchéance de l'organisme, une dystrophie particulière. Et l'on comprend que de tels sujets soient plus particulièrement exposés aux infections : infections banales cutanées ou pharyngiennes, infection tuberculeuse, etc.

Bazin a groupé dans une description longtemps classique les diverses manifestations observées ainsi dès la première enfance, et surtout de 5 à 15 ans, mais parfois aussi constatées chez l'adulte ; ce sont, au premier degré, des éruptions de formes variées du tégument et des muqueuses, la plupart du temps bénignes, et longtemps désignées sous le nom de *scrofulides* ; puis ce sont les tumeurs ganglionnaires, les *écrouelles*, très variables d'intensité et d'évolution, associées ou non à des lésions cutanées autrefois rattachées à la scrofule cutanée secondaire (impetigo rodens, eczéma, lupus, etc.) ; dans certains cas, le mal, plus grave, entraîne des déterminations osseuses ou articulaires (tumeurs blanches, coxalgie, spina ventosa, etc.), considérées jadis comme manifestations de scrofule tertiaire ; et enfin peuvent se développer une tuberculose des poumons, des méninges, du péritoine, etc., qui, longtemps regardées, elles aussi, comme des conséquences de la scrofule, ont été les premières distraites de son histoire. Cette description par périodes, justifiée au temps où la scrofule était

regardée comme une maladie autonome, ne saurait guère subsister aujour-
d'hui. C'est moins l'étiologie des accidents observés que la manière dont
ils évoluent qui les caractérisent. Qu'il s'agisse en effet d'accidents dus à
une infection banale, rhino-pharyngienne ou cutanée, ou à une infection
spécifique, la tuberculose surtout et parfois la syphilis, c'est le caractère
chronique et torpide de ces accidents qui constitue la marque de la scrofule. L'analyse successive des manifestations non tuberculeuses observées
chez le scrofuleux et de celles dues nettement au bacille de Koch va nous
permettre de mieux préciser cet aspect clinique.

Il est rare que le scrofuleux ne présente pas à un moment donné des
accidents cutanés. Sa tendance aux *engelures*, à *l'érythème pernio* est signalée
de longue date. Facilement il fait des éruptions érythémateuses, bouton-
neuses ou exsudatives suivant l'ancienne division de Bazin. Parmi elles
l'impetigo et surtout l'impetigo du cuir chevelu (gourme, croûtes de lait),
l'eczéma sous ses diverses formes se rencontrent habituellement, et ont
pour caractère de persister longtemps et d'être fortement suintants. L'*acné
ponctuée* est fréquemment observée, de même certains autres accidents
cutanés qu'une analyse attentive et souvent l'inoculation ont permis de rattacher à la tuberculose (impetigo rodens, érythème induré, lichen scrofulo-
sorum). La longue série des accidents cutanés groupés sous le nom de
tuberculides rentrait autrefois en effet parmi les scrofulides. Lorsque,
d'ailleurs, le scrofuleux est atteint d'affections cutanées parasitaires comme
la phtiriase, ou microbienne comme l'érysipèle, l'intensité des phénomènes
locaux, la chronicité sont des caractères souvent notés.

Aux accidents cutanés se joignent d'ordinaire des *infections muqueuses*.
Les *amygdalites* sont extrêmement fréquentes, souvent d'évolution lente, et
c'est à l'inflammation du naso-pharynx que Gallois fait remonter la plupart
des complications de la scrofule, en faisant ressortir combien chronique et
tenace est l'infection du tissu adénoïdien de la grotte faciale (infections spé-
léopathiques); outre cette infection amygdalienne ou naso-pharyngienne
(avec hypertrophie des amygdales et végétations adénoïdes), on voit souvent survenir des *otites* avec otorrhées longtemps persistantes, des accidents
oculaires (conjonctivites, blépharites, orgeolets, kératite phlycténulaire, etc.),
des *rhinites* amenant du coryza chronique, parfois de la *vulvite*, etc.

Accidents cutanés et accidents muqueux s'accompagnent souvent (même
en dehors de la tuberculose) d'*hypertrophies ganglionnaires*, qui, parfois,
peuvent même avoir un développement prononcé, en l'absence de lésions
objectives cutanées ou muqueuses et qui traduisent le rôle capital des voies
lymphatiques dans la genèse de la scrofule. Il y a enfin communément une
anémie plus ou moins marquée, décrite souvent sous le nom d'anémie lymphatique.

Toutes ces manifestations peuvent être le fait d'infections non tuberculeuses, que le streptocoque, le staphylocoque, parfois même le gonocoque
soient en cause; souvent aussi toutefois elles créent une porte d'entrée
pour le bacille de Koch; celui-ci, susceptible également d'envahir l'organisme par ingestion ou inhalation, est l'agent de la plupart des accidents
graves de la scrofule; aussi ont-ils été peu à peu distraits de celle-ci, peut-

être à tort, car elle leur imprime une allure spéciale : telles sont les *adénites tuberculeuses*, les diverses tuberculoses de la peau et surtout le *lupus vulgaire*, le *lupus érythémateux*, les tuberculoses pustulo-crustacées (qui constituaient les scrofulides malignes de la peau de Bazin), les *gommes tuberculeuses*. Ces accidents évoluent lentement et sont généralement curables, la *scrofulotuberculose* ayant ainsi une certaine autonomie. Peut-être même la phtisie pulmonaire, lorsqu'elle survient chez les scrofuleux, a-t-elle une évolution plus lente, tout en montrant une particulière tendance à la caséification, mais on ne peut dire qu'actuellement la preuve d'une *phtisie scrofuleuse* à évolution spéciale soit faite.

Dans l'évolution clinique de la scrofule, on remarque donc d'une part des manifestations diverses le plus souvent rhino-pharyngées, à marche lente et dues à des infections banales ; d'autre part, des accidents nettement liés à la tuberculose, mais à une tuberculose volontiers locale, torpide, durant des mois ou des années. Aussi peut-on, comme nous l'avons montré avec M. Hutinel, admettre schématiquement trois ordres de scrofuleux. Certains *ne sont pas des tuberculeux*, ce sont des adénoïdiens, sujets à des infections rhino-pharyngées fréquentes, mais de cause banale. D'autres sont des *tuberculeux latents* chez lesquels la tuberculose, autrefois niée, est certaine, mais n'évolue pas le plus souvent, restant localisée aux amygdales, au rhino-pharynx, aux ganglions. Enfin il en est qui sont des *tuberculeux avérés*, mais qui, atteints de coxalgie ou de tumeur blanche, porteurs d'écrouelles, ont le plus souvent des tuberculoses locales et torpides.

Les lésions peuvent progresser et entraîner la mort par cachexie suppurative avec dégénérescence amyloïde des viscères ; d'autres fois, la granulie abrège la fin des malades ou encore la phtisie pulmonaire intervient. Mais ces tuberculoses locales peuvent aussi guérir complètement ; il en est ainsi du lupus, de certaines tumeurs blanches, et surtout des adénites tuberculeuses suppurées ou non. Or, dans ces conditions, il est des sujets qui non seulement ne deviennent ultérieurement jamais phtisiques, mais même paraissent plus particulièrement résistants à l'infection tuberculeuse. Aussi Marfan a-t-il pu justement défendre l'hypothèse d'une vaccination lente de l'organisme. Mais pour qu'une telle vaccination se produise, la guérison de la lésion locale doit être complète ; trop souvent elle reste imparfaite, et le scrofuleux est alors au contraire plus particulièrement exposé soit à un réveil de la tuberculose ancienne, soit à une nouvelle infection tuberculeuse (V. TUBERCULOSE).

La symptomatologie de la scrofule est donc, comme le prouve cette brève énumération, faite surtout d'accidents infectieux nettement spécifiés quant à leur cause, mais dont l'allure lente et torpide, avec prédominance des lésions lymphatiques et ganglionnaires, semble due, au moins en partie, au terrain scrofuleux. Sans doute on a pu soutenir que ce qui faisait le caractère particulier des lésions tuberculeuses de la scrofule, c'était l'atténuation des bacilles (Arloing), ou leur petit nombre (Nocard), permettant une réaction plus vive de l'organisme, et il est évident qu'expérimentalement on peut, avec certains bacilles atténués, produire des lésions ganglionnaires assez comparables à celles de la scrofule.

Mais pareille interprétation est un peu trop simpliste : le scrofuleux réagit de manière à peu près identique à d'autres infections, comme une staphylococcie ou une streptococcie cutanée, comme les infections oculaires et pharyngées de nature diverse, ce qui montre bien que c'est le terrain plus que la graine qui intervient ici. Il est vrai que l'on peut se demander si ce terrain n'est pas lui-même la conséquence d'une bacillose latente, et dans quelle mesure le scrofuleux prédisposé ainsi aux infections de diverse nature n'est pas déjà un tuberculeux latent. C'est la discussion ailleurs exposée à propos des sujets qualifiés de prétuberculeux et qui ne sont autres que des tuberculeux préphtisiques (V. Tuberculose). On peut aussi invoquer parfois l'influence de l'hérédité syphilitique. Quelle que soit la manière dont on l'interprète, il est toutefois impossible de nier l'existence d'un terrain spécial imprimant aux infections, tuberculeuses ou non, une allure particulière et justifiant la description clinique de la scrofule.

Diagnostic. — Le scrofuleux est souvent facile à reconnaître. L'enfant à figure pâle et bouffie, dont la face et le cuir chevelu sont couverts d'impétigo, dont les yeux sont injectés par places, les paupières à bords rouges et privés de cils, dont les doigts sont tuméfiés par des engelures persistantes et souvent ulcérées, dont le cou est plus ou moins tuméfié par des adénites multiples, est à n'en pas douter un scrofuleux. Mais, même alors, il faut rechercher si la tuberculose n'existe pas déjà, ou si des infections banales cutanées ou pharyngiennes sont seules en cause. Souvent, en effet, de soi-disant gommes tuberculeuses ne sont autres que de petits abcès staphylococciques de la peau ; inversement, il est de ces gommes dont la nature tuberculeuse a été histologiquement et expérimentalement prouvée. Le problème devient plus délicat dans des cas où les manifestations cutanées et muqueuses de la scrofule font défaut et où des adénites cervicales volumineuses existent seules. A côté de la lymphadénie leucémique, la lymphadénie aleucémique, l'ancienne *adénie* de Bonfils et de Trousseau, est souvent une manifestation de tuberculose atténuée et elle survient alors communément chez des sujets présentant les attributs de la scrofule. En présence de symptômes d'adénie, il peut donc être utile de rechercher dans l'examen ou l'interrogatoire des malades divers indices de scrofule.

La *syphilis*, surtout la syphilis héréditaire (notamment sous sa forme tardive), entraîne des manifestations très voisines de celles de la scrofule, peut s'accompagner d'adénites cervicales, d'otites, de blépharo-conjonctivites. Et sans doute la scrofule, à la faveur d'infections pharyngées ou d'infection tuberculeuse, a sa part dans leur production, si bien que le mot de scrofulate de vérole (Ricord) mérite d'être conservé. Mais, même en admettant le rôle de la scrofule, il faut savoir reconnaître la syphilis ; la recherche des dents d'Hutchinson, des déformations du squelette (crâne natiforme, nez en lorgnette, tibia en lame de sabre, etc.), de la kératite interstitielle, des lésions des viscères et notamment du testicule permet souvent d'affirmer l'hérédo-syphilis. Au surplus, comme nous l'avons dit plus haut, la scrofule semble bien parfois conditionnée par l'hérédo-syphilis.

Dans des cas exceptionnels, il faut, en présence de lésions d'apparence scrofuleuse, penser à l'*actinomycose* ou à la *morve*; les éléments du diagnostic sont d'ailleurs alors multiples (v. c. m.).

Le diagnostic de scrofule comporte donc parfois la différenciation de celle-ci avec d'autres affections, mais le plus souvent il doit surtout déterminer dans quelle mesure la tuberculose est en cause dans la production des accidents, dans quelle mesure aussi les infections adénoïdiennes ou naso-pharyngées sont susceptibles d'intervenir, le traitement pouvant, suivant les cas, être différemment institué. A cet égard, les réactions locale ou générale à la tuberculine peuvent parfois être utilement recherchées (V. Tuberculine).

Traitement. — Des considérations que nous venons de développer, il résulte que la scrofule n'est pas une maladie, mais un état constitutionnel, actuellement encore assez mal précisé; la dilatation excessive des voies lymphatiques et tout au moins leur réaction facile devant les agressions microbiennes est un des traits fondamentaux de cet état; elle explique ses caractères cliniques, la fréquence des adénopathies, leur chronicité, la facilité avec laquelle s'installent des infections cutanées et muqueuses, qui ouvrent souvent la porte à la tuberculose. Celle-ci, particulièrement fréquente chez le scrofuleux, évolue souvent chez lui lentement, restant communément à l'état de tuberculose locale, et peut aboutir spontanément à la guérison. Le traitement de la scrofule, s'inspirant de ces données, doit donc viser à modifier le terrain, à prévenir les infections, et lorsqu'elles sont développées, à en enrayer l'évolution.

Les règles d'hygiène générale sont celles de la tuberculose [V. Tuberculose (Prophylaxie et traitement)]. L'*alimentation* doit être riche en viandes, en graisses, en chlorure de sodium, en phosphates (poisson, cervelle, céréales). L'air de la campagne et surtout l'air marin sont particulièrement indiqués. La *cure marine* en effet s'impose souvent, tant parce qu'elle a une action marquée sur les adénites scrofuleuses superficielles, sur les manifestations pharyngées, oculaires et auriculaires de la scrofule, sur l'anémie lymphatique, que parce qu'elle est l'agent prophylactique et curateur par excellence de la tuberculose infantile, et l'agent préventif le plus puissant de la tuberculose chez l'adulte (D'Espine). A défaut de cure marine, l'hydrothérapie sous ses diverses formes, les bains salés notamment, doit être conseillée.

Ces bains salés seront pris tous les deux à trois jours, d'un quart d'heure de durée, et contiendront 1000 gr. de sel de cuisine, 100 gr. de carbonate de soude, 250 gr. d'amidon.

Certaines *cures hydro-minérales*, sulfureuses (Luchon, Cauterets, Allevard, Eaux-Bonnes, etc.), salines (Salies, Biarritz, Salins), ou arsenicales (La Bourboule), sont souvent utilement conseillées. Les *cures d'altitude*, moins efficaces, au moins chez les enfants, trouvent toutefois, dans certains cas, leurs indications.

Le traitement médicamenteux consiste surtout dans l'emploi de l'*huile de foie de morue*, prescrite à dose progressive et en surveillant les fonctions digestives, et dans celui de l'*iode* dont on connaît l'action sur le système lymphatique. Les préparations à base d'iodure de fer, les préparations iodotanniques sont justement employées de longue date et sont les moyens les plus pratiques d'administrer l'iode. On a conseillé récemment l'iodure d'arsenic (Rousseau Saint-Philippe), qui serait particulièrement actif. L'iodure de potassium associé à l'iode est parfois employé, notamment sous la forme conseillée par Parrot :

> Sirop de gentiane (ou de quinquina). . . . . . 200 grammes.
> Iodure de potassium . . . . $\Big\{$ āā 2 —
> Teinture d'iode. . . . .
> Une cuillerée à café à chaque repas.

ou celle indiquée par Jules Simon :

> Teinture d'iode . . . . XXX gouttes.
> Iodure de potassium. . . . . 0 gr. 50 à 1 gramme.
> Sirop d'écorces d'oranges amères . . . . . 300 grammes.
> Une cuillerée à café ou à dessert pour un enfant de 2 ans, le double pour un enfant de 4 ans.

L'*arsenic* peut être également utilisé et lutte efficacement contre l'anémie. On a recours aux granules de Dioscoride, à la liqueur de Fowler, à la liqueur de Pearson, ou encore à l'arsenic organique (cacodylate de soude, arrhénal).

Enfin les *préparations phosphatées* minérales ou organiques sont souvent utilement employées.

Le traitement médicamenteux poursuivi de longs mois peut, avec avantage, alterner ces divers agents, en ménageant toujours l'intégrité des fonctions digestives.

Il doit aussi viser les infections cutanées ou muqueuses déjà réalisées. qui sont si souvent la source de nouveaux accidents de la scrofule. L'antisepsie régulière des fosses nasales et de la gorge s'impose souvent; celle de la peau ne doit pas être négligée. Et il est parfois utile, lors d'hypertrophie des amygdales et de végétations adénoïdes, de procéder à leur ablation chirurgicale. Celle-ci doit être faite toutefois en dehors de toute infection en activité, et, à sa suite, le malade doit être soumis au traitement général dont nous avons indiqué les grandes lignes et dont le climat marin, d'une part, l'usage de l'huile de foie de morue et de l'iode, d'autre part, constituent les éléments essentiels. Grâce à lui, le scrofuleux peut traverser, sans complications graves, la période de croissance, ou guérir les divers accidents dont il souffrait, et plus tard résister victorieusement à la tuberculose, car soigner de bonne heure la scrofule, c'est faire souvent la prophylaxie de la tuberculose de l'adulte. *P. LEREBOULLET.*

__SCROTUM__ (CONTUSIONS). — Les contusions de la région scrotale empruntent un caractère spécial à la présence du testicule, lequel cependant, grâce à sa mobilité, se soustrait le plus souvent aux chocs extérieurs. La contusion du testicule se révèle par une douleur d'une violence extrême, revêtant un caractère qui lui est propre, et produisant souvent la syncope. En raison des conditions anatomiques de l'organe, il est rare que la contusion acquière une grande intensité, et la douleur disparaît généralement assez vite. Rarement la contusion peut être le point de départ d'orchite traumatique

(v. c. m.), ou d'atrophie du testicule. Lorsque la contusion porte surtout sur les enveloppes du testicule, elle détermine souvent la production d'un épanchement sanguin ; cet accident se produit surtout lorsque la violence, étant dirigée de bas en haut, le scrotum se trouve comprimé sur le pubis, tandis que le testicule s'échappe en arrière ; c'est pour cela que les hématomes traumatiques du scrotum s'observent chez les cavaliers heurtés par le pommeau de leur selle, ou encore à la suite de coups de pied.

Le sang ainsi extravasé peut se présenter sous deux états : tantôt il est simplement infiltré entre les diverses tuniques du scrotum et se conduit comme les ecchymoses habituelles du tissu cellulaire sous-cutané ; tantôt il se collecte de façon à former un épanchement plus ou moins considérable : cet épanchement siège habituellement dans l'espace scrotal proprement dit, c'est-à-dire dans le tissu celluleux sous-dartoïque, exceptionnellement il siège entre la fibreuse et la séreuse vaginale ou bien dans la cloison qui sépare les deux testicules, enfin parfois il siège dans la cavité séreuse même et se confond alors avec l'hématocèle vaginale (v. c. m.).

Symptômes. — *1° Lorsque la contusion a produit une simple infiltration sanguine*, la peau des bourses est légèrement tendue, et présente une teinte bleuâtre ou noirâtre qui s'étend souvent à la verge, au périnée et aux cuisses ; d'ordinaire le sang se résorbe graduellement sans provoquer d'accidents inflammatoires, il suffit d'aider à cette résorption par le repos, la position élevée des bourses et par des applications froides ou astringentes.

2° Lorsque le sang est épanché formant un hématome, le scrotum est tendu, violacé et présente une tumeur piriforme à grosse extrémité dirigée en bas. Cette tumeur, d'abord molle et fluctuante, devient en quelques jours pâteuse et crépitante ; le testicule est complètement indépendant, ce qui permet de préciser le siège anatomique de la tumeur et de la différencier d'une hématocèle vaginale. L'évolution de l'hématome scrotal est presque toujours très lente, le sang se résorbe peu à peu et le scrotum reprend progressivement sa souplesse ; souvent des caillots durcis persistent fort longtemps, rarement le sang épanché s'infecte et détermine des complications graves telles que phlegmon ou gangrène des bourses.

Traitement. — Le traitement se borne, dans la majorité des cas, à appliquer des solutions émollientes et à attendre la résorption du sang épanché ; la ponction avec un appareil aspirateur ne donne d'ordinaire aucun résultat, l'aiguille étant immédiatement obstruée par les caillots sanguins, de plus elle expose à infecter le sang épanché ; lorsque l'épanchement est très volumineux et qu'il a tendance à s'accroître plutôt qu'à diminuer, il vaut mieux inciser franchement le scrotum, évacuer les caillots sanguins, laver, suturer et appliquer un traitement compressif. La large incision suivie de lavage et de drainage serait le seul traitement en cas d'infection de l'hématome et de suppuration consécutive. *PIQUAND.*

SCROTUM (PHLEGMON). — Sous le nom de phlegmon du scrotum ou des bourses on désigne l'inflammation et la suppuration de la couche celluleuse très lâche qui sépare le dartos de la tunique érythroïde. Ce phlegmon peut être simple ou diffus.

1° **Phlegmon simple.** — Il survient le plus souvent à la suite d'un traumatisme (plaie, contusion, ulcération du scrotum souvent très petite) : on l'observe aussi comme complication de l'érythème, de l'eczéma, du furoncle, de l'érysipèle du scrotum ; il peut enfin être consécutif à une inflammation de la vaginale ou du testicule, à une fistule scrotale urinaire ou stercorale. L'affection s'annonce par une sensation de cuisson, une douleur plus ou moins vive, de la rougeur et de la tuméfaction avec effacement des plis cutanés. Le foyer inflammatoire est entouré d'une zone œdémateuse, souvent très vaste, qui peut s'étendre au périnée, à la partie supérieure des cuisses, à la partie inférieure de la paroi abdominale : l'affection pourrait alors faire croire à un simple œdème ou à un érysipèle, mais la rougeur et la tension, plus vives en un point, indiquent la formation d'un abcès circonscrit. Les phénomènes généraux s'amendent dès que l'abcès est ouvert et la guérison s'obtient presque toujours assez facilement ; cependant, si l'état général est mauvais et si on tarde à inciser, le phlegmon simple peut se transformer en phlegmon diffus. Le traitement consiste, au début des phénomènes inflammatoires, dans le repos au lit avec les bourses relevées et l'application de compresses humides imbibées d'un liquide antiseptique. Dès que l'on reconnaît la formation d'un abcès il faut en pratiquer l'incision et drainer largement.

2° **Phlegmon diffus.** — Le phlegmon diffus du scrotum peut succéder aux mêmes causes que le phlegmon simple : plaies, ulcérations, excoriations du scrotum ; il survient alors presque exclusivement chez les vieillards ou chez des sujets affaiblis par une maladie générale ou par une intoxication (alcoolisme, diabète, albuminurie, etc.). Le phlegmon diffus a parfois pour point de départ l'injection d'un liquide irritant tel qu'alcool ou teinture d'iode pratiquée par maladresse dans le scrotum, au lieu de la vaginale ; on peut également l'observer à la suite d'une maladie générale infectieuse telle que variole, scarlatine et surtout fièvre typhoïde ; toutefois, la cause habituelle et de beaucoup la plus importante des phlegmons du scrotum est la rupture de l'urètre : le tissu cellulaire du scrotum communiquant facilement avec celui de la loge périnéale inférieure, la rupture de l'urètre périnéal détermine rapidement une infiltration des bourses, puis un violent phlegmon diffus. Beaucoup plus rarement le phlegmon diffus du scrotum est dû à une infiltration de matières intestinales survenue à la suite de la gangrène ou de la ponction d'une anse intestinale herniée dans les bourses.

Les *symptômes* du phlegmon diffus sont ceux du phlegmon simple, mais exagérés, et accompagnés de phénomènes généraux graves et de sphacèle rapide des parties malades. La gangrène constitue en effet la complication habituelle du phlegmon diffus des bourses. Le scrotum se tuméfie et présente une teinte rouge livide ; bientôt apparaissent des plaques grises jaunâtres de sphacèle au-dessous desquelles on constate souvent de la crépitation gazeuse. Ces accidents marchent avec une grande rapidité et il se produit une gangrène plus ou moins étendue de la peau et du tissu cellulaire du scrotum. Cette gangrène s'accompagne de phénomènes graves de septicémie qui peuvent enlever le malade en quelques jours ; si le malade survit, les escarres se détachent, laissant les testicules à découvert ; la sup-

puration est toujours très longue, mais, malgré l'énorme dénudation produite par la chute des escarres, il se forme presque toujours une cicatrice
qui, attirant à elle tous les tissus du voisinage, finit par recouvrir le testicule.

Traitement. — Le traitement doit d'abord s'efforcer d'empêcher le
développement du phlegmon : s'il s'agit notamment d'une infiltration
d'urine, on s'efforcera de s'opposer à ses progrès en plaçant une sonde à
demeure et en incisant largement le périnée, pour permettre à l'urine d'arriver directement au dehors. Lorsque le phlegmon du scrotum est reconnu,
il faut pratiquer des débridements multiples et ouvrir au thermo-cautère de
larges tranchées dans tous les tissus envahis en ne s'arrêtant qu'en peau
saine, ensuite faire de longues injections à l'eau oxygénée, drainer largement et appliquer un pansement humide fréquemment renouvelé. En même
temps soutenir l'état général au moyen d'alcool et de toniques.

PIQUAND.

SCROTUM (PLAIES). — Les plaies de la région scrotale sont assez rares ; elles
présentent de grandes variétés, depuis une simple piqûre jusqu'à de vastes
mutilations consistant dans l'ablation du scrotum entier compliqué d'arrachement d'un ou des deux testicules.

Si la plaie n'intéresse que la peau du scrotum, il n'y a pas d'écartement
des bords et la plaie se cicatrise vite, mais si le dartos est divisé en même
temps que la peau, les bords s'écartent sensiblement l'un de l'autre, ils
tentent à se recroqueviller en dedans, et, si on ne fait pas de suture, la cicatrisation est très lente. Lorsque toutes les enveloppes ont été divisées, on
peut observer la hernie du testicule ; tantôt celle-ci se produit immédiatement après le traumatisme (hernie primitive), tantôt le testicule dénudé,
mais non hernié au moment de l'accident, devient de plus en plus saillant à
mesure que la plaie scrotale se cicatrise (hernie secondaire). La hernie
ainsi constituée peut être complète ou incomplète : la *hernie incomplète* se
termine souvent par guérison spontanée, les bourgeons qui recouvrent le
testicule s'épidermisent et forment une cicatrice à la surface des parties
herniées, puis le tissu cicatriciel, attirant la peau en avant de la glande,
refoule peu à peu l'organe hernié et en opère une véritable réduction spontanée. Dans la *hernie complète*, le testicule est tout entier hors des bourses,
suspendu par le cordon; les lèvres de la plaie, en se rétractant, forment
une boutonnière qui se resserre progressivement et vient étrangler le pédicule de la glande herniée, il en résulte que la réduction spontanée est
impossible, et que, pour peu que l'on tarde à réduire, on ne pourra plus le
faire qu'en agrandissant la plaie scrotale; parfois même la compression du
cordon par les bords de la plaie rétractés amène un arrêt plus ou moins
complet de la circulation testiculaire, et il se fait une gangrène superficielle accompagnée parfois de symptômes généraux graves. En dehors de
cette complication, lorsque le testicule hernié est abandonné à lui-même,
la tunique albuginée se couvre de bourgeons charnus, qui, en devenant
exubérants, forment une sorte de tumeur fongueuse désignée sous le nom
de fongus traumatique ou fongus superficiel.

Traitement. — Le traitement des plaies simples du scrotum ne présente aucune particularité, si ce n'est qu'il faut les suturer très attentivement en raison de la tendance que la peau présente à se replier en dehors. Lorsque la plaie s'accompagne de hernie du testicule, il faut aussitôt que possible réduire le testicule, puis suturer le scrotum avec ou sans drainage suivant les cas; si la vaginale est distendue par un épanchement, on l'incisera pour la vider avant de replacer l'organe hernié; si le testicule hernié est étranglé par suite de l'étroitesse de la plaie scrotale à travers laquelle il est prolabé, il est indiqué de débrider pour faciliter la réduction. Si les téguments ont été enlevés et détruits dans une certaine étendue, on se contentera le plus souvent d'appliquer des pansements aseptiques et de laisser la plaie se cicatriser par bourgeonnement; cependant, si la perte de substance n'était pas trop étendue, on pourrait s'efforcer de faire une oschéoplastie en attirant et en mobilisant la peau des régions voisines. Lorsque la hernie date d'un certain temps, il faut enlever avec la curette les bourgeons qui la recouvrent, avant de chercher à réintégrer le testicule. Enfin, dans les cas où le testicule hernié depuis longtemps présenterait de graves altérations, on pourrait être autorisé à faire la castration. *PIQUAND.*

SCROTUM (**TUMEURS**). — Les tumeurs du scrotum, bien que très rares, peuvent présenter un grand nombre de variétés; c'est ainsi qu'on a observé dans les enveloppes des bourses des lipomes, des fibromes, des fibromyomes, des angiomes, des kystes, des sarcomes, des épithéliomas et des tumeurs congénitales. Seuls les kystes, les tumeurs congénitales et les épithéliomas présentent quelques particularités; à l'étude de ces tumeurs nous rattacherons celle de l'éléphantiasis du scrotum.

1° **Kystes.** — Les kystes sont presque toujours des kystes sébacés, cependant on a aussi observé quelques cas de kystes uniloculaires ou multiloculaires à contenu séreux, dont l'origine est mal déterminée.

2° **Tumeurs congénitales.** — Elles comprennent les *kystes dermoïdes* où sont enclavés les seuls éléments de la peau : poils, matière sébacée, dents, etc., et des *inclusions fœtales* dans lesquelles on peut trouver de la peau, des dents, des os, du cartilage, de la substance nerveuse, du tissu musculaire, des fragments d'intestin, etc. Ces tumeurs apparaissent d'ordinaire dans les premiers temps qui suivent la naissance, se développent peu à peu et peuvent atteindre un volume variable d'un œuf à une tête d'adulte; elles ont une surface irrégulière, bombée, et présentent une consistance inégale. Elles doivent être extirpées dès qu'elles sont devenues appréciables, en conservant le testicule sous-jacent.

3° **Épithéliomas.** — L'épithélioma du scrotum a reçu le nom de *cancer des ramoneurs*, en raison de sa fréquence plus grande chez les sujets qui exercent cette profession; on a attribué son développement à l'influence nocive de la suie, mais il semble que toutes les irritations du scrotum puissent favoriser son apparition, et on peut l'observer chez tous les sujets exposés par leur profession à des frottements et à des excoriations fréquentes des bourses. A l'inverse des autres épithéliomas, le cancer des ramoneurs s'observe surtout chez les adultes jeunes.

L'affection siège de préférence à la partie inférieure du scrotum où elle débute par une petite ulcération à bords durs et relevés; peu à peu le mal se transforme en une ulcération épithéliomateuse typique à fond induré qui s'étend plutôt en largeur qu'en profondeur. D'ordinaire, les parties profondes, vaginale et testicule, restent assez longtemps indemnes; par contre l'adénopathie inguinale apparaît assez rapidement.

Le *traitement* consiste dans l'excision hâtive et largement pratiquée des parties dégénérées. Si la vaginale et les testicules sont atteints, la castration est indiquée. Pour empêcher la récidive chez les ouvriers prédisposés par leur état, il importe de recommander les plus grands soins de propreté.

4° **Éléphantiasis du scrotum.** — L'éléphantiasis du scrotum est caractérisé par une tuméfaction des bourses pouvant atteindre un volume énorme; on a vu de ces tumeurs dépasser le poids de 50 kilos; très rare en France, l'affection est très commune dans certains pays chauds, surtout en Égypte. Les lésions consistent essentiellement en une hypertrophie de la peau et du tissu cellulaire sous-cutané. L'épiderme est épaissi et induré, les papilles sont hypertrophiées et séparées par des sillons profonds; le derme est dur, lardacé et crie sous le scalpel, son épaisseur peut atteindre jusqu'à 15 ou 20 millimètres, et même plus. Le tissu cellulaire sous-cutané est épaissi, transformé en tissu fibreux, et renferme des vacuoles contenant un liquide gélatiniforme. Les vaisseaux, principalement les vaisseaux lymphatiques, sont dilatés et variqueux. La pathogénie de l'affection est bien connue aujourd'hui; on sait, depuis les travaux de Masson, que l'éléphantiasis du scrotum est provoqué par la pénétration et la multiplication dans les vaisseaux sanguins et lymphatiques d'un parasite, *la filaire de Wucherer*; l'action de ce parasite paraît toute mécanique, les filaires mères et leurs embryons avortés s'accumulent dans les vaisseaux lymphatiques, y entravent la circulation, et déterminent ainsi la stagnation de la lymphe, la dilatation des vaisseaux, l'œdème, puis l'hypertrophie des tissus.

Symptômes. — Quelquefois l'éléphantiasis débute par des symptômes d'inflammation aiguë; le malade est pris de fièvre, en même temps le scrotum se gonfle, devient rouge et douloureux, les ganglions inguinaux se tuméfient; au bout de quelques jours, les signes d'inflammation diminuent, mais le gonflement du scrotum persiste : les accès aigus se répètent à intervalle variable, déterminant chaque fois une nouvelle augmentation de volume du scrotum, puis peu à peu ces accès s'espacent de plus en plus et l'affection prend une marche franchement chronique.

Le plus souvent l'évolution est chronique d'emblée, l'augmentation de volume et l'induration des bourses se constituent lentement et progressivement, sans être accompagnées de phénomènes inflammatoires et fébriles. Le volume des bourses peut devenir très considérable, quelquefois énorme et vraiment monstrueux; on cite des scrotums éléphantiasiques du poids de 50, 60 et 70 kilos qui descendaient jusqu'aux genoux, et même jusqu'aux chevilles; les malades pouvaient s'en servir comme siège et étaient forcés de les porter suspendus pendant la marche. La forme de la tumeur est assez variable, le plus souvent ovoïde; elle prend parfois l'aspect d'une poire ou d'une gourde suspendue par un goulot rétréci au pubis et au périnée. La

peau s'épaissit, s'indure, se couvre de rugosités et de mamelons, de sorte
qu'il semble que le scrotum soit capitonné. Parfois on y observe un suintement plus ou moins abondant d'un liquide séreux plus ou moins épais,
d'autres fois il se forme des excoriations, des ulcérations et des croûtes
sous lesquelles s'accumule une suppuration fétide. A la palpation, la tumeur
présente d'ordinaire une consistance dure et rigide, soit dans toute son
étendue, soit seulement par places. La peau du pénis est entraînée par la
distension du scrotum, parfois même elle se retourne sur elle-même de
façon à former au canal de l'urètre un prolongement de plusieurs centimètres, dans ce cas l'urine ne peut plus être projetée, elle s'écoule en nappe
sur la tumeur et augmente encore par son contact l'irritation de la peau.
Les désirs vénériens sont généralement conservés.

Le *pronostic* de l'éléphantiasis du scrotum est assez sérieux; en effet, il
s'agit d'une affection à évolution lente, mais progressive, qui ne peut guérir
sans une intervention chirurgicale ; de plus, les malades sont assez souvent
en proie à une anémie progressive qui les affaiblit rapidement, enfin, des
complications infectieuses, des abcès, des gangrènes du scrotum peuvent
venir aggraver le pronostic et même, dans quelques cas, déterminer la mort.

Traitement. — Le seul traitement utile est l'extirpation de la tumeur ou
oschéotomie ; l'opération est assez simple lorsque la verge n'est pas trop
atteinte et que les testicules sont faciles à isoler : avant de commencer
l'opération, il est bon de faire une hémostase provisoire, en maintenant
pendant une demi-heure la tumeur dans une position élevée et en appliquant
ensuite un lien élastique à la base du scrotum ; ceci fait, on trace au-dessous
de la verge, au niveau de la racine du scrotum, deux incisions courbes qui
circonscrivent tout le segment du scrotum dont on désire pratiquer l'ablation ; il faut avoir soin de laisser au-dessus de chaque incision un lambeau
assez large pour pouvoir être réuni à celui du côté opposé et reconstituer le
scrotum. Ces lambeaux étant tracés il ne reste qu'à disséquer tout le bloc
éléphantiasique compris entre les deux incisions, soit en conservant la vaginale, si cela est possible, soit en faisant le sacrifice de la vaginale si, comme
cela arrive parfois, elle fait corps avec la masse éléphantiasique ; en tous
cas, il faut conserver à tout prix les deux testicules, et si on ne peut les
trouver au milieu des tissus hypertrophiés, il est indiqué de découvrir les
cordons spermatiques au-dessous de l'anneau inguinal et de les suivre
jusqu'aux testicules qu'on dégage avec précaution. Une fois la dissection
de la masse éléphantiasique terminée, il faut faire l'hémostase avec soin,
puis reconstituer le scrotum en suturant les deux lambeaux laissés de
côté. Un pansement antiseptique recouvrira la région scrotale, le périnée,
le haut des cuisses et tout le bassin ; une sonde de Nélaton mise à demeure
assurera l'écoulement des urines et empêchera celles-ci de souiller le pansement.
                                                        PIQUAND.

SCRUPULES. — V. Folie du Doute.

SÉBACÉS (KYSTES). — Les kystes sébacés sont des tumeurs dues à la rétention
des produits sécrétés par une glande sébacée : on les désigne encore sous
le nom de loupes et de tannes.

Comme causes prédisposantes nous signalerons les frottements répétés, les irritations continues, la malpropreté ; ces différents facteurs favorisent en effet l'oblitération des canaux glandulaires ou des orifices des follicules pileux, et, une fois l'oblitération établie, la glande, ne pouvant plus évacuer les produits qu'elle sécrète continuellement, se distend outre mesure ; ses parois forment alors une poche dans laquelle s'accumule la matière sébacée.

Quand la glande distendue est intra-dermique, le kyste sera lui-même intra-dermique ; au contraire, si le follicule, point de départ du kyste, est sous-cutané, comme au cuir chevelu, le kyste sera en plein tissu cellulaire.

La poche est en général peu épaisse, adhérente au derme dans le premier cas, entourée d'un tissu conjonctif lâche, en rendant le décollement facile, dans le deuxième cas.

Le contenu est composé de matières grasses, formant une pâte blanc jaunâtre ou une masse demi-liquide trouble, d'une odeur généralement fade et fort désagréable.

Symptômes et Diagnostic.—C'est au cuir chevelu, à la face, à la nuque, au scrotum, aux épaules que se développent de préférence les kystes sébacés.

Le début est marqué par l'apparition d'une petite saillie plate, qui, en certains points, demeure souvent intra-dermique, mais qui, en d'autres points, au cuir chevelu, par exemple, se développe plutôt dans le tissu cellulaire sous-cutané, devenant alors plus mobile et se présentant sous la forme d'une tumeur hémisphérique, régulière, plus ou moins volumineuse ; il y a des kystes sébacés atteignant le volume d'une noix de coco.

La peau reste normale, un peu amincie parfois ; on y constate souvent, au sommet de la tumeur, un *point noir* représentant l'orifice glandulaire oblitéré ; en pressant à ce niveau on arrive quelquefois à faire sortir, sous forme d'un petit vermicelle blanchâtre, le contenu du kyste.

Au *palper*, la tumeur est plus ou moins molle, suivant la nature du contenu, parfois vraiment fluctuante.

L'indolence est absolue et les troubles fonctionnels sont nuls.

Mais ces kystes peuvent gêner par leur *volume* ; de plus, ils sont susceptibles de s'*infecter* : la peau rougit, le contenu devient plus ou moins franchement purulent ; la tumeur suppurée peut alors s'ouvrir et guérir spontanément après élimination complète de la poche, ce qui est parfois très long.

La *dégénérescence épithéliomateuse* a été signalée ; elle est rare.

Le *diagnostic* est facile en général ; on pourra cependant confondre un kyste sébacé du cuir chevelu ou de la face avec une *méningocèle* ou une *encéphalocèle*, et surtout avec un *kyste dermoïde* : dans ce dernier cas, on constatera d'ordinaire des adhérences de la poche aux plans sous-jacents.

Traitement. — Il est uniquement chirurgical : c'est l'*ablation*. Après anesthésie locale par injection de novocaïne à 0 gr. 50 pour 100, on fend la tumeur de part en part ; on voit sous les lèvres de l'incision cutanée la paroi propre du kyste ; on la saisit solidement avec une pince et on la décolle sur toute son étendue : on peut panser à plat, si le kyste est déjà infecté, ou suturer dans le cas contraire ; mais alors il y a avantage à enlever la poche sans l'ouvrir en la disséquant avec soin ; on obtient alors une réunion par première intention.   G. *LABEY*.

SÉBORRHÉE. — Le mot de *séborrhée* veut dire *flux de sébum*. Il désigne donc à juste titre l'affection dont ce flux est caractéristique, c'est-à-dire la *séborrhée grasse* ou *huileuse*, l'*acné sébacée fluente* des anciens auteurs français. Mais, depuis Hébra, il est d'usage d'englober dans la séborrhée divers états furfureux et croûteux, et de décrire à côté de la *séborrhée grasse* une *séborrhée sèche* et une *séborrhée concrète*. Ces dénominations sont basées sur une erreur anatomique du maître viennois : nous nous expliquerons sur elles à propos des complications de la séborrhée vraie. Sans rechercher si l'enduit gras et blanchâtre (*vernix caseosa*), qui recouvre la peau des nouveau-nés, mérite son nom de *séborrhée fœtale* ; ni si l'on doit assimiler aux flux sébacés de l'adulte la poussée qui se manifeste parfois, vers la naissance, sur les glandes sébacées comme sur les glandes génitales ; nous étudierons ici un état bien défini, important au point de vue pratique : Il consiste en une surproduction de sébum, rendant la peau grasse et luisante ; peu à peu, les pores sébacés se dilatent, deviennent visibles à l'œil nu. A ces signes s'ajoute, dans les régions velues, une dépilation lentement progressive qui, au cuir chevelu, devient à la longue définitive.

Étiologie. — Extrêmement fréquente, au point de laisser peu de sujets totalement indemnes, la séborrhée est une maladie de l'âge sexuel ; nous verrons l'âge et le sexe régir son évolution et la forme de ses manifestations, et c'est là le point le plus net de son étiologie. Les états généraux ont sur son développement une influence indéniable, mais difficile à préciser. Elle a une prédilection pour les adolescents qui offrent l'habitus du « lymphatisme floride », pour les sujets adipeux, ceux qui présentent les troubles nutritifs réunis sous le nom d' « arthritisme ». Le manque d'exercice musculaire y prédispose, — la fatigue et diverses altérations de la santé ; on la voit s'exagérer après une maladie aiguë : fièvre typhoïde, scarlatine. L'abus des aliments gras et féculents, parfois invoqué, agit sans doute comme cause de troubles digestifs : ceux-ci, et plus particulièrement les fermentations gastro-intestinales, représentent une des influences nuisibles les mieux déterminées.

Pour Darier, la séborrhée n'est qu'une des manifestations d'un état morbide de la peau qu'il a appelé *kérose*, « caractérisé cliniquement : 1° par une coloration jaune sale, bistrée ou grisâtre ; — 2° par une accentuation des pores pilo-sébacés ; — 3° par un léger épaississement des téguments » et une tendance à la desquamation pityriasique, état qui réunit en somme la séborrhée et le pityriasis et qui a sa place dans le groupe des *kératoses diffuses*. La kérose tiendrait sous sa dépendance au même titre la séborrhée et toutes les affections qui lui sont généralement attribuées. Son étiologie est obscure, mais ses périodes de floraison à la naissance et à la puberté, son déclin lorsque se restreint la vie sexuelle, sont en faveur des idées de Jacquet, qui y voit une maladie d'évolution, intimement liée à la vie sexuelle.

Lorsqu'on écrase sur une lame porte-objet le cylindre gras exprimé d'un follicule malade, il suffit de le laver à l'éther, puis de le colorer par une couleur basique d'aniline, ou par la méthode de Gram, pour apercevoir au microscope, au milieu de quelques débris épidermiques cornés, des myriades de très fins bacilles, de longueur extrêmement variable. Ce sont les *micro-bacilles*, considérés par Sabouraud comme la cause vraie de la maladie. Leur culture est assez difficile par les procédés courants : elle s'obtient en insérant une parcelle du milieu d'un cylindre gras dans une gélose peptone glycérinée très légèrement acide (V gouttes d'acide acétique cristallisable, pour un litre du milieu non neutralisé). Hallé et Civatte ont montré que le microbe pousse infiniment mieux en anaérobiose, dans l'agar sucré alcalin en tubes profonds (suivant la méthode de Liborius-Veillon). Si l'on admet le rôle pathogénique de ce microorganisme, les causes d'ordre général ne font que préparer le *terrain* à l'infection ; elles n'en conservent pas moins leur importance, le microbe, en tout état de cause, étant répandu banalement. Mais ce rôle est loin d'être admis par tous, et Darier notamment croit que « le micro-bacille, très répandu, s'implante » simplement « où il peut vivre ».

On trouve encore dans les follicules dilatés (à condition de n'en point traiter le contenu par l'éther ou le xylol) un acarien de forme allongée, le *demodex folliculorum*; chaque follicule d'un nez séborrhéique en renferme souvent un grand nombre. Cet animal, voisin d'une espèce qui détermine chez le chien et le porc une *gale folliculaire* très prurigineuse et presque incurable, était, chez l'homme, considéré jusqu'ici comme un hôte à peu près sans pouvoir pathogène. Les recherches récentes de Borrel tendent à lui attribuer un rôle important dans la transmission de l'épithélioma [V. Peau (Tumeurs)] et peut-être d'autres infections cutanées, comme la lèpre.

Étude de la lésion séborrhéique élémentaire. — Dans les régions atteintes, les pores sébacés déversent un fluide gras jaunâtre, demi-concret, dont l'accumulation finit par constituer sur la peau un enduit semblable à de la cire molle; enlevé par un savonnage, il se reproduit rapidement. Au-dessous, les follicules sébacés sont extraordinairement dilatés, surtout au centre des lésions, tandis qu'à la périphérie ils reprennent graduellement leurs dimensions normales. Cette sécrétion grasse s'accompagne en général d'une éphidrose, nette surtout au cuir chevelu, au front et sur la partie antérieure du thorax : au moindre effort perlent des gouttes de sueur. Mais, en dépit de l'opinion jadis soutenue par Unna, la graisse vient bien des glandes sébacées et non des sudoripares.

Si l'on exprime, en effet, la peau entre deux ongles, on fait sourdre de chaque pore sébacé un *cylindre gras* vermiforme : c'est lui qui, s'effusant sans cesse à la surface cutanée, la rend grasse et luisante.

La distension du conduit folliculaire par ce cylindre de sébum constamment reproduit, telle est la *lésion élémentaire* de la séborrhée. Sur les coupes histologiques, on voit le filament, bourré de micro-bacilles purs, distendre le conduit pilo-sébacé, c'est-à-dire la partie du follicule en aval de l'abouchement de la glande sébacée. Le poil, quand il existe encore, est refoulé excentriquement; sa papille subit une série de modifications régressives qui aboutiront à la mort et à la chute du poil. La glande est considérablement hypertrophiée. Le filament de sébum est inclus dans de minces lamelles épidermiques verticales, qui se plissent et se cloisonnent; elles

peuvent arriver à en occlure le sommet et la base ; il cesse alors de s'effuser
et va désormais grossir sur place : ainsi se forment les *cocons*, rudiments
des *comédons* qui constituent la forme initiale de l'*acné* (v. c. m.).

**Étude symptomatique générale. Évolution et localisations
de la séborrhée.** — Chez nombre de jeunes filles, des lymphatiques souvent, on voit vers douze ans se dessiner sur la peau du *visage*, jusque-là fine
et lisse, des modifications désagréables. Elles débutent au nez et dans le
sillon naso-labial, au front, au menton, pour s'étendre insensiblement,
réunir leurs premiers points d'attaque, couvrir le front, les joues, toute la
face, sauf le pourtour des orifices. C'est vers seize ou dix-sept ans qu'elles
atteignent leur maximum : les régions médianes, prises les premières, sont
recouvertes d'un enduit gras, cérumineux, qui se reproduit rapidement
quand on l'enlève ; au-dessous de lui, la peau, devenue grossière, est trouée
d'orifices élargis qui lui donnent l'aspect de la « peau de mandarine ». Au
pourtour, la lésion se dégrade et l'aspect redevient graduellement normal.
La sécrétion grasse subit des exacerbations à l'occasion de la fatigue, des
règles, des grandes chaleurs. Vers vingt ans, elle commencera à décroître,
laissant évoluer diverses complications qui passeront par un nouveau maximum à l'âge de la ménopause. A côté de ces formes intenses, il en existe
de plus atténuées, limitées au dos du nez, à ses ailes, à la région sur-
sourcilière : à ce degré, on peut dire que l'affection épargne peu d'adolescents de l'un ou l'autre sexe.

Certains auteurs distinguent de la *séborrhée grasse* folliculaire, la *séborrhée
fluente*, qui « se traduit, à son degré léger, par l'état gras et luisant de la
peau, qui graisse le papier ; à son degré moyen on voit de véritables gouttes
d'huile perler sur le tégument ». Il est assez difficile d'affirmer que la
graisse fluente provient bien des glandes sébacées, comme le veut Sabouraud — et non, comme l'a soutenu Unna, des glandes sudoripares (*hyper-
hidrose huileuse*). Ce qui est certain, c'est que ces deux aspects de la
séborrhée coïncident le plus souvent, et que tous les intermédiaires existent
entre eux.

A certaines formes de séborrhée se relient, sans qu'on puisse exactement
préciser comment, des poussées de *congestion faciale* généralisée ou partielle (V. Acné). Les plus localisées sont en général les plus permanentes,
comme celle qui dessine sur les deux pommettes les ailes d'un papillon ou
d'une chauve-souris (*vespertilio*) ; ainsi que les fausses engelures du nez et
des oreilles, cette dernière se rapproche infiniment de certains lupus érythémateux.

Peu de temps après la séborrhée du visage, apparaît la séborrhée *inter-
scapulaire* et *intermammaire*, dessinant, en avant et en arrière du thorax,
des ellipses irrégulières qui s'étendent de proche en proche et finiront par
se rejoindre par-dessus les épaules.

D'autres *foyers primitifs* se développent, soit ensemble, soit séparément :
d'une part au vertex et à la nuque, d'autre part aux régions sacrée, péri-
anale, génitale et autour de l'ombilic ; ils occupent ainsi, en avant comme
en arrière, la ligne axiale du corps, où normalement les glandes sébacées
sont le plus développées. Chaque foyer se développant excentriquement, la

peau peut devenir, dans sa totalité, grasse et huileuse, l'eau coule sur elle sans la mouiller.

La *séborrhée du scalp* est particulièrement intéressante, parce qu'elle aboutit à une alopécie définitive, qui est la *calvitie vulgaire*. C'est entre 18 et 30 ans que la séborrhée faciale gagne le cuir chevelu, précédée généralement de pityriasis. Elle débute à la lisière du front et aux angles fronto-temporaux, dont la dénudation finit par rejoindre la « tonsure » développée à peu près simultanément au sommet de la tête; on constate en même temps l'hypersléatose et l'éphidrose séborrhéiques. La marche est, comme partout, progressive et paroxystique, mais d'autant plus rapide qu'elle a débuté plus tôt; à un certain âge, elle semble se ralentir. La calvitie est l'apanage de l'homme, la séborrhée dépilante est beaucoup plus rare chez la femme (V. Alopécies).

Complications de la séborrhée. Les séborrhéides. — L'*alopécie* ne peut être considérée comme une complication d'une maladie dont elle fait partie intégrante. Si l'on met à part ce symptôme capital, la séborrhée n'a guère d'importance par elle-même qu'au visage; mais elle en prend une énorme par ses complications. C'est, en effet, une des *maladies mères* les plus essentielles à connaître, elle constitue le terrain nécessaire ou fréquent d'une foule d'autres affections, — sans parler des modifications qu'elle imprime aux autres lorsqu'elle coïncide avec elles.

Il est à noter que ce ne sont pas les séborrhées excessives auxquelles se surajoutent d'autres infections : les grandes séborrhées fluentes du visage restent pures. C'est à leur déclin, c'est aux cas moins intenses que se superposent les acnés (face, épaules), les pityriasis (thorax, dos) qui alors manquent rarement à une certaine période. Nous avons vu que les diverses variétés d'*acnés* (v. c. m.) ne sont que des modifications du cocon séborrhéique. C'est sur un fond séborrhéique que se développent le plus souvent le *molluscum contagiosum*, la *psorospermose folliculaire* de Darier, les *verrues plates* contagieuses et les *kératomes séniles* (*acné sébacée concrète*), d'où dérivent nombre d'*épithéliomas*; de même, la plupart des *pityriasis*, diffus ou circinés. Ces derniers surtout ont été l'origine de nombreuses confusions. Nous avons fait allusion à la *séborrhée sèche* qu'admettent la plupart des auteurs à la suite d'Hebra : elle répond au pityriasis simplex à squames sèches, qui n'a rien à voir anatomiquement avec les glandes sébacées. Quant à la *séborrhée concrète* ou *croûteuse*, on y a englobé, à côté de véritables accumulations de sébum, à côté des productions séniles citées plus haut, toute la série des pityriasis stéatoïdes, pêle-mêle avec quelques eczémas squameux de même apparence et réellement difficiles à en distinguer. C'est cette difficulté même qui avait amené Unna à les réunir dans son *eczéma séborrhéique*, lequel avait fini par s'annexer la majeure partie de la dermatologie. Or, il est certain que beaucoup des faits groupés sous ce nom ne sont pas des eczémas. D'où la dénomination de *séborrhéides* (pityria-siques, eczématisantes, psoriasiformes, etc.) adoptée par Audry et Brocq, et qui ne préjuge pas la forme des lésions. Sans parler des acnés, on y fait rentrer, à côté des pityriasis secs et stéatoïdes, des éruptions rattachables à d'autres dermatoses définies (furfurations streptococciques, pityriasis rosé de Gibert, psoriasis) ou moins bien classées (parapsoriasis et parakeratosis variegata. — V. Psoriasis), voire non classées encore. Si cette dénomination est commode, on peut lui objecter que de pareilles affections, bien qu'ayant avec la séborrhée des affinités indéniables, existent pourtant en dehors d'elles. Darier a créé pour elles le nom d'*eczématides* (V. Eczéma, Pytiriasis).

Traitement de la séborrhée. — Ce que nous avons dit du *traitement interne* des acnés, est applicable à la séborrhée. Le *traitement externe* ne peut avoir la prétention de guérir définitivement la maladie ; du moins, suivi avec assez de persévérance, en enraye-t-il la marche et la fait-il même rétrocéder pour un temps, en en supprimant les effets déplaisants.

Il est bon de *dégraisser* la peau au moyen de savonnages s'ils sont supportés, de lotions alcalines, d'alcool, éther, acétone, etc. Sans parler de l'utilité du dégraissage en lui-même, il favorise l'action ultérieure des médicaments, mais les rend en conséquence plus irritants. Ceux-ci sont extrêmement variés. On pourrait citer tous les modificateurs cutanés : mercuriaux, goudrons et ichtyol, kératolytiques (résorcine, acide salicylique, savon noir) employés seuls ou plutôt associés. L'antiséborrhéique par excellence est le *soufre*, plus particulièrement sous forme de soufre précipité. On l'utilise dans des poudres, des lotions, des pâtes ou pommades plus ou moins complexes : se souvenir que celles-ci sont toujours plus irritantes que celles-là, — que l'excipient y a une grande importance, le cérat soufré, par exemple, étant beaucoup mieux supporté que les pommades à base de vaseline.

Dans ces derniers temps, la thérapeutique de la séborrhée et des affections connexes (acnés, calvitie, etc.) s'est enrichie du *soufre colloïdal*. Soluble ou plus exactement donnant dans l'eau des pseudo-solutions. Celles-ci, très actives, sont employées en lotions ou badigeonnages (2 à 10 pour 100); elles doivent être fraîchement préparées. Le soufre colloïdal peut encore remplacer le soufre commun dans les pommades, pâtes, etc.

Contre la *séborrhée de la face*, voici, d'après Sabouraud, une gamme de traitements de plus en plus actifs :

1° Friction biquotidienne avec :

    Liqueur d'Hoffman (alcool-éther) . . . . 200 grammes.
    Résorcine 2   —

2° Même traitement, et un savonnage le soir avec un savon sulfureux.

3° Même traitement le matin après savonnage, et appliquer le soir, au pinceau, une lotion soufrée :

    Soufre précipité . . . . 10 grammes.
    Alcool à 90° 10   —
    Eau distillée 100   —
    (Agiter.)

4° Pommade soufrée le soir :

    Soufre précipité . . . . 1 à 10 grammes.
    Acide salicylique . . . .
    Résorcine . . . . } āā 0 gr. 30 à 4   —
    Vaseline 30   —
    Savonnage le matin.

5° Appliquer le soir jusqu'à cuisson forte :

Savon noir. . . . . } āā P. É.
Soufre précipité. . . . . }

Puis savonner; calmer au besoin avec une pâte de zinc appliquée la nuit.

6° Frictions plus ou moins répétées avec des boulettes d'ouate hydrophile mouillées de *sulfure de carbone saturé de soufre* (très inflammable, même à grande distance). Ce traitement peut se combiner avec le précédent.

Le *massage* a été souvent préconisé contre les séborrhées et l'acné de la face. Jacquet l'a recommandé de nouveau récemment : son *massage plastique*, supprimant toutes les complications des autres méthodes, consiste en un pétrissage, une malaxation énergique en tous sens des tissus de la face, sans systématisation anatomique. Il n'est d'ailleurs qu'une partie d'une méthode *kinési-diététique*, comportant d'autre part un régime (mastication lente, etc.), la suppression ou la réglementation du travail fonctionnel des divers organes et, par suite, de la surirritation interne émanée de chacun d'eux, — comme aussi des irritations externes.

La séborrhée des autres régions est justiciable des mêmes moyens, et supporte facilement des topiques plus énergiques que celle du visage. Ainsi la *séborrhée du scalp*, où le pityriasis concomitant peut indiquer l'emploi de pommades fortes aux goudrons, et où la repousse peut être aidée ultérieurement par des frictions irritantes (V. ALOPÉCIES). Dans la *séborrhée du tronc*, les lotions dégraissantes, les savonnages aux savons sulfureux suffisent la plupart du temps pour maintenir la peau en état. Les cas intenses et rebelles appellent les mêmes traitements que les acnés. Enfin, quand les lésions sont généralisées, les *sulfureux* (polysulfure de potassium) rendent des services, sous forme de bains.   *M. SÉE.*

SECRET MÉDICAL. — Le secret a été de tous temps une obligation morale pour le médecin. A lui comme au prêtre, au notaire, on confie des affaires de famille, on confesse des tares qui, on le sait, resteront cachées. La profession médicale ne pourrait exister sans que le silence absolu soit imposé à tous ses membres, sur les secrets qu'ils ont appris, dans l'exercice de leurs fonctions, sur ce qu'ils ont *vu, entendu* ou *compris*. Les vieux livres de l'Inde l'imposaient à leurs disciples. On connaît le texte du serment d'Hippocrate : « Quoi que je voie ou entende dans la société, pendant l'exercice de ma profession, je tairai ce qui n'a jamais besoin d'être divulgué, regardant la discrétion comme un devoir en pareil cas ».

Jusqu'au commencement du XIXe siècle, le secret fut une obligation morale. Sa divulgation devint alors un délit réprimé par la loi pénale, et son obligation fut légale.

L'article 378 du Code pénal dit en effet : Les médecins et chirurgiens et autres officiers de santé, ainsi que les pharmaciens, les sages-femmes et toutes autres personnes dépositaires par état ou profession des secrets qu'on leur confie, qui hors le cas où la loi les oblige à se porter dénonciateurs, auront révélé ces secrets, seront punis d'un emprisonnement d'un mois à six mois et d'une amende de 100 francs à 500 francs.

Toutes les législations européennes à la suite de la loi française se sont occupées spécialement du secret médical et ont adopté ses dispositions. La loi anglaise seule n'impose pas le secret.

Mais il ne suffit pas de connaître l'article 378 du Code pénal pour embrasser la question du secret médical. Il faut envisager les interprétations qui en ont été données successivement par les cours et les tribunaux. Cette jurisprudence marque comme avec des jalons l'évolution de l'idée de secret dans les sociétés modernes, dont la discipline spéciale, les lois inquisitoriales sur l'hygiène, le développement des œuvres de mutualité sont appelées à modifier la conception du secret médical telle que l'avaient nos pères.

Jusqu'en 1885 la Cour de cassation avait admis que « la révélation du secret n'est délictueuse que si elle a été faite avec l'intention de nuire ». Puis survient l'affaire du Dr Vatelet qui se croit obligé, pour répondre à des détracteurs, de publier dans un journal l'histoire et le diagnostic de la maladie d'un client en renom.

La Cour de cassation admet « que le délit existe dès que la révélation a été faite avec connaissance, indépendamment de toute intention de nuire ». Brouardel écrit son beau livre sur le secret médical où il soutient la thèse du secret absolu. Malheureusement, à l'heure actuelle, la législation a créé une série d'exceptions telles à la règle, qu'elle n'est plus aussi facilement applicable. De plus, la profession médicale est entrée forcément dans une voie nouvelle pour répondre aux besoins législatifs nouveaux. Les médecins de compagnies d'assurances, les médecins d'écoles, les médecins de sociétés de secours mutuels, les médecins de sociétés industrielles sont devenus des fonctionnaires qui ont pour raison d'être, non seulement de donner des soins à une collectivité d'individus qui se sont soumis à un règlement préalablement connu et signé, mais encore de fournir à l'administration de cette collectivité des certificats et des preuves de l'état de santé de ses membres.

Dans un nombre considérable de cas, le médecin n'est plus seulement comme autrefois le médecin traitant auquel on fait toutes les confidences et qui ne doit jamais, jamais rien dire. Il est encore l'expert accepté d'un commun et préalable accord par l'administration et son employé, qui doit juger de l'opportunité de donner des soins, d'accorder un congé, de reprendre le travail, de fixer l'incapacité qui résulte d'un accident, etc... Pour remplir cette mission, il doit violer à chaque instant le secret, dire et écrire ce qu'il a vu, entendu ou compris. Légalement il n'y a plus pour lui de secret professionnel. Actuellement, pour étudier les cas délicats nous avons donc à envisager trois situations médicales : Le *médecin traitant*, le *médecin expert*, les *médecins de sociétés et de collectivités*.

Pour le *médecin traitant*, le secret doit être absolu ; c'est lui le véritable confident, en la conscience duquel le malade a mis toute sa sécurité. Pour répondre à ce besoin, son devoir est de refuser tout certificat à ses clients et de les adresser, lorsqu'ils ont besoin d'une déclaration, à un confrère qui sera alors l'expert, c'est-à-dire celui qui voit, qui entend, et qui rapporte ce qu'il a vu et entendu. Dans ces conditions, le médecin traitant doit se retrancher derrière son secret lorsqu'on le fait citer en justice.

L'article 80 du Code d'instruction criminelle l'oblige à comparaître et à satisfaire à la citation. Ces formalités légales remplies, il n'aura qu'à déclarer qu'il ne peut répondre aux questions qui lui sont posées parce qu'il se considère comme lié par le secret professionnel. Il existe évidemment des cas difficiles où la règle générale que nous venons d'admettre n'est pas toujours appliquée. C'est le fait des déclarations des maladies épidémiques rendues obligatoires par la loi de 1902.

Il existe aussi des cas de conscience où une règle précise ne peut être donnée ; chacun suivant sa conception rigoureuse de la loi morale, suivant les circonstances, peut adopter une conduite différente.

Nous allons prendre quelques-uns des exemples les plus fréquents. En accomplissant leurs fonctions les médecins peuvent être témoins d'un crime (avortement, empoisonnement, etc.). L'article 313 du Code pénal dit que toute personne qui aura été témoin d'un attentat, soit contre la sécurité publique, soit contre la vie ou la propriété d'un individu, sera pareillement tenue d'en donner avis au Procureur de la République : « La non-déclaration ne porte aucune pénalité ». On peut en conclure que si la morale commande cette déclaration, l'obligation légale n'existe pas.

Lorsqu'il y a contestation d'honoraires entre médecin et client, l'obligation du secret professionnel empêche le médecin de faire valoir ses droits en justice comme il le voudrait. « La légitimité d'une demande, dit M. Hémar, ne justifie pas les excès dont elle est accompagnée, aussi les détails scandaleux ou déshonorants donnés sans nécessité dans les écritures peuvent rendre la révélation délictueuse, en manifestant le motif qui l'a inspirée. »

Le silence doit être absolu, dit Brouardel, si la révélation doit porter sur un acte coupable imputable à un malade. Exemple : une femme séparée de fait de son mari devient enceinte, un médecin pratique l'accouchement, elle refuse de payer les honoraires : le médecin ne doit pas poursuivre.

Briand et Chaudé admettent, que sans qu'il y ait violation du secret, le médecin peut, dans les cas où il serait nécessaire d'éclairer les magistrats sur la nature, le cours, la durée des maladies, confier les détails à l'avocat. Celui-ci est, comme le médecin, astreint au secret professionnel, c'est donc sur lui que pèserait la responsabilité pénale ou disciplinaire de la divulgation.

Que doit faire le médecin traitant lorsqu'on lui demande des renseignements sur un *mariage*? La règle est de ne rien dire et de refuser de répondre à toute question. Mais, dira-t-on, s'il s'agit d'un syphilitique qui peut contagionner toute une famille? Il est alors du devoir du médecin d'essayer par la persuasion et par l'intimidation d'agir sur son malade pour lui interdire le mariage et de conseiller aux parents de la jeune fille de demander à leur futur gendre de contracter une assurance sur la vie. Si l'assurance est refusée par la Compagnie ou par le malade, il y a beaucoup de chance pour que le mariage soit entravé.

En résumé, le médecin traitant est lié par un secret médical absolu.

Lorsque les malades ont besoin d'une déclaration ou d'un certificat relatif à leur état de santé, il est de l'intérêt des deux parties que cette déclaration soit faite par un autre médecin qui, agissant alors comme *expert*, ne sera pas lié par la règle du silence absolu. En effet, le médecin en tant qu'expert a le droit de dire ce qu'il a vu, ce qu'il a entendu et d'en dresser rapport. Il n'est pas astreint au silence, mais à une simple discrétion.

La Cour de Grenoble, le 29 janvier 1909, a rendu un arrêt indiquant avec précision que l'expert n'est pas lié au secret, à la suite d'une expertise pour accident du travail dans laquelle le médecin expert avait signalé dans son rapport que le sieur X était atteint d'une affection gonococcienne à localisation urétrale. X attaqua le médecin devant la juridiction correctionnelle en 2000 francs de dommages-intérêts pour délit de diffamation et injures publiques et violation du secret professionnel.

« La Cour en ce qui concerne la violation du secret professionnel, attendu que si le secret professionnel a été organisé dans un intérêt général pour assurer la confiance qu'exige l'exercice de certaines professions dont le ministère est indispensable au public, l'article 378 du Code pénal ne punit que ceux qui auront révélé volontairement un secret dont ils étaient dépositaires par leur profession et qui ont conscience que par leur révélation ils communiquent une confidence.

« Or, attendu que si la loi punit les révélations indiscrètes d'un médecin, ses dispositions ne sauraient s'étendre aux révélations provoquées par la justice, le devoir légal du silence ne pouvant être par elle imposé à celui qui a reçu le mandat de s'expliquer au contraire sur toutes les observations que l'accomplissement de sa mission l'amène à faire pour éclairer la justice, que tel est le cas du médecin qui chargé par un tribunal et par application de la loi elle-même d'un examen médical ne rend compte qu'à ce tribunal du résultat de ses consultations. »

Une situation plus délicate est créée aux médecins par les lois sociales actuelles. Ils sont chargés par les *sociétés de secours mutuels*, par les collectivités industrielles, non seulement de soigner les individus qui font partie de ces sociétés, mais encore de constater suivant un règlement préalablement accepté par les deux parties (ouvriers et patron) l'état de santé ou d'infirmité de chacun des membres. Le médecin doit-il être alors considéré comme un médecin traitant ou comme un médecin expert? La question a été posée successivement devant le Tribunal de Saint-Étienne et la Cour de Lyon : Une usine avait institué au profit de ses ouvriers une caisse indemnité, maladie qui fournissait gratuitement des soins médicaux et pharmaceutiques, ainsi que des indemnités pécuniaires, mais elle s'était réservée d'exclure des bénéfices de ses avantages les maladies provenant de l'inconduite, de la débauche ou de toute cause anormale. Un médecin était chargé de vérifier si les maladies constatées par lui pouvaient ou non bénéficier des avantages établis par la caisse d'assurances.

Le Tribunal de Saint-Étienne admit en décembre 1907 que le règlement d'une usine, d'une caisse, d'une assurance quelconque est et doit rester lettre morte lorsqu'il est en contradiction avec un texte précis de la loi pénale et une règle d'ordre public (dans le cas particulier l'article 378 du Code pénal).

La Cour de Lyon n'a pas admis cette thèse : « Considérant, dit-elle, que rien n'obligeait l'ouvrier à se soumettre à la visite du médecin et à réclamer le bénéfice des avantages offerts par le règlement de la caisse d'assurances, mais que s'il y recourait il doit être obligé de se soumettre aux prescriptions de ce règlement et de laisser le médecin de la caisse faire à la direction de l'usine les communications nécessaires de par le règlement (Cour d'appel de Lyon, 16 juin 1909).

Je crois qu'il faut en effet considérer que le médecin d'une société d'une caisse d'assurances doit être considéré comme un médecin expert qui juge si les règlements adoptés préalablement par les parties sont applicables. Libre à l'ouvrier de ne pas réclamer les avantages que lui procure la société de secours mutuels ou la caisse-indemnité s'il se trouve dans des conditions où la divulgation de sa maladie peut lui être nuisible.

Mais, dira-t-on, le malade n'est pas capable de savoir l'affection dont il est atteint, et ses conséquences? C'est alors au médecin à lui dévoiler son mal et à lui demander s'il consent à ce que la déclaration soit faite suivant les règlements de la société ou bien s'il désire renoncer aux avantages qu'elle lui offre et être traité avec la prérogative du secret.

En fait, le secret médical est absolu pour le médecin traitant, il n'est plus que relatif et remplacé par les règles de la simple discrétion pour le médecin expert près les tribunaux et pour celui qui est chargé par une société ou par une mutualité des constatations relatives à l'application des règlements préalablement adoptés par les parties pour le fonctionnement de la société. *ÉTIENNE MARTIN.*

SEIGLE ERGOTÉ. — V. Ergotisme.

SEIN (ABCÈS, CREVASSES, LYMPHANGITES). — Les suppurations du sein sont le plus souvent le résultat d'infections produites au cours de l'allaitement. Les petites plaies du mamelon, communément appelées : crevasses, fissures, gerçures, manquent rarement à l'origine de ces suppurations. On peut, dans certains cas, noter les étapes suivantes : crevasses, lymphangite, puis abcès. Mais le plus souvent les infections du sein se limitent à la crevasse ou à la lymphangite, pour aboutir beaucoup plus rarement à la suppuration.

En dehors de ces variétés dont la réalité clinique est indiscutable, on a proposé de créer une variété de plus : la galactophorite ou infection des canaux galactophores, entraînant la formation de pus s'écoulant par la pression.

Il y a avantage à étudier séparément : 1° crevasses; 2° lymphangite; 3° abcès; 4° galactophorite.

I. — **CREVASSES** — On distingue, sous ce nom, les petites plaies du mamelon, produites et entretenues par la succion du nouveau-né.

Étiologie. — Les crevasses, appelées aussi fissures, gerçures, sont extrêmement fréquentes, surtout dans les débuts des premiers allaitements. Elles se produisent chez les femmes ayant des bouts de seins difficiles à saisir, naturellement fissurés et comme framboisés, alors que le lait vient difficilement, sécrété en petite quantité.

Symptômes. — On trouve sur l'extrémité du mamelon une petite plaie béante avec deux lèvres écartées et comme taillées à pic. Cette plaie se cache parfois dans un repli cellulaire, contournant la base du mamelon.

D'autres fois elle est peu apparente, cachée au fond d'une fissure naturelle. Elle se signale alors seulement par *la douleur*, très aiguë, éprouvée par la femme pendant la tétée, mais principalement quand l'enfant commence à saisir le sein. Cette douleur ne manque jamais, dans toutes les formes de crevasses et pendant toute leur durée. Enfin, il est à noter que souvent les crevasses saignent pendant la tétée, et que le sang, dégluti par le nouveau-né, donne aux selles une coloration noirâtre, qu'il convient de ne pas attribuer à un melæna.

Traitement. — Au point de vue prophylactique, on a recommandé de faire quotidiennement, pendant les deux derniers mois de la grossesse, des attouchements du mamelon avec de l'alcool ou du cognac. Cela peut être prescrit sans inconvénients. De même, dans un but préventif, on peut, chez les femmes ayant le bout de sein défectueusement conformé, ne pas se presser de mettre le nouveau-né au sein, pendant les premiers jours, jusqu'à ce que le lait soit sécrété d'une façon suffisante pour que l'enfant n'ait pas à faire d'énergiques efforts de succion. On peut aussi, avant de mettre l'enfant au sein, chercher à assouplir et à former le mamelon, en pratiquant la tétée artificielle à l'aide de la succipompe.

La crevasse produite, il faut la traiter. Il y a à rechercher, d'une part, l'asepsie de la plaie et sa cicatrisation, d'autre part, l'atténuation de la douleur.

On a proposé comme *topiques* toutes les substances antiseptiques, en dissolution dans l'eau ou dans la glycérine, associées à du benjoin, toutes nécessitent un lavage soigneux avant chaque tétée, pour éviter l'empoisonnement du nourrisson. Ces lavages répétés, comme du reste les pansements humides, arrivent à macérer les tissus et à les rendre moins résistants. — Malgré ces inconvénients, Pinard recommande dans ces circonstances les pansements humides ou les cataplasmes de fécule, en suspendant temporairement l'allaitement par le sein malade. Dans ma pratique personnelle, je recours, en cas de crevasses, après chaque tétée, à un lavage du mamelon à l'eau oxygénée (à 12 volumes), dédoublée avec de l'eau bouillie. Cette substance a une action antiseptique très énergique sans toxicité. A défaut d'eau oxygénée, des attouchements avec du cognac peuvent être utilisés avec avantage. La plaie ainsi aseptisée doit être protégée, le pansement le meilleur me paraît être un simple morceau de gaze stérilisée, épinglée à un bandage de corps. On peut aussi protéger le mamelon avec de petites cupules métalliques qu'on stérilise avant de les appliquer. On peut ainsi éviter l'adhérence d'un pansement sec, qu'il faut décoller à chaque tétée.

Contre la douleur, on a proposé des applications d'orthoforme, de cocaïne, mais des traces de ces substances peuvent rester au bout du sein et être absorbées par le nourrisson. Leur emploi ne s'est pas généralisé. Il faut tourner la difficulté en recourant à l'usage des bouts de sein en verre; les plus simples, tels que les bouts de sein de Bailly, sont les meilleurs. Leur inconvénient est de rendre la tétée plus difficile, d'où une sécrétion lactée moins abondante et aussi, en cas de propreté insuffisante, d'exposer l'enfant au muguet. En pratiquant la tétée artificielle avec la succipompe, on arrive à entretenir la sécrétion lactée sans que le bout de sein subisse le moindre traumatisme douloureux. Par ces moyens, la douleur s'atténue, la plaie du mamelon est moins traumatisée et se cicatrise plus vite avec, toutefois, un peu de tendance à la récidive. Il est enfin des cas, de plus en plus exceptionnels, où il peut être nécessaire, étant données l'étendue et la profondeur des crevasses, de suspendre momentanément les tétées.

II. — LYMPHANGITES. — Chez une femme ayant des crevasses apparentes, ou de la simple sensibilité du mamelon, la lymphangite fait brusquement son apparition par des phénomènes locaux et par des phénomènes généraux. Il y a quelquefois des malaises, de l'horripilation ou un véritable frisson, le thermomètre monte à 39 ou 40°, le pouls s'accélère à 110, 120. Tous ces phénomènes ont disparu le lendemain. La courbe sur la feuille de température présente une pointe aiguë, caractéristique, habituellement comparée à « un clocher ».

Localement, on constate, dès les premiers symptômes généraux, une plus grande sensibilité du mamelon pendant la tétée, et une véritable hyperesthésie superficielle ou profonde dans une ou plusieurs régions du sein. C'est au niveau de ces parties sensibles qu'on voit apparaître, plus ou moins rapidement, des traînées caractéristiques, roses ou rouges, ayant l'aspect de marbrures rayonnant du mamelon vers la périphérie. Ainsi constituée, la poussée de lymphangite mammaire est souvent unique. On voit d'autres fois plusieurs poussées se produire, d'une façon successive, avec un cortège symptomatique identique.

Diagnostic. — Il y a lieu de ne pas confondre les accidents de la lymphangite mammaire avec ceux que provoque le début d'une infection puerpérale. Il faut bien retenir que la lymphangite mammaire ne débute pas dans les premiers jours qui suivent l'accouchement, et n'apparaît guère qu'à partir de la fin de la première semaine. L'apparition de la fièvre est très brusque, et de très courte durée (la courbe de la température donne une pointe « en clocher »). Tous ces phénomènes disparaissent sans laisser le plus souvent aucune trace. Le doute enfin doit être levé par l'apparition des phénomènes locaux, la sensibilité mammaire, et surtout les traînées rouges caractéristiques de la lymphangite superficielle.

Traitement. — Il faut chercher à prévenir la lymphangite en soignant les crevasses. Quand la lymphangite éclate, il convient de calmer les phénomènes irritatifs et douloureux qui l'accompagnent. Il est classique de faire de larges applications émollientes avec des compresses de tarlatane, imbibées d'eau bouillie, aussi chaude qu'on peut la supporter, et recouvertes de taffetas ciré souple (taffetas chiffon); ce pansement est recouvert d'une épaisse couche d'ouate. Le tout est maintenu par un bandage compressif, fait avec des bandes de tarlatane ou de crêpe Velpeau.

Ce traitement compressif, excellent au point de vue de ses effets sur la marche de la lymphangite, a l'inconvénient d'avoir pour conséquence obligée la suspension momentanée de l'allaitement par le sein malade, pendant 12, 24, 48 heures ou plus. Après cette interruption, la sécrétion lactée peut revenir à ses qualités premières, mais souvent ce résultat n'est obtenu qu'après un temps plus ou moins long, et quelquefois très difficilement. Aussi doit-on se montrer peu prodigue de ce traitement occlusif et compressif.

On peut avec avantage recourir à un traitement très simple, qui consiste dans l'application de larges cataplasmes de fécule, rendus aseptiques par l'ébullition, qu'on applique aussi chauds qu'on peut les supporter, on les change à chaque tétée ; avec cette façon de procéder, on peut très bien ne pas interrompre l'allaitement. Par ce traitement les crevasses, irritées par la succion, restent un peu plus douloureuses, et mettent peut-être un peu plus longtemps à se cicatriser, mais on a l'avantage aussi de ne pas provoquer de ralentissement dans la sécrétion lactée, en ne suspendant pas l'allaitement. Il est bon de recourir aussi dans ces circonstances à la succipompe, qui permet d'éviter l'irritation, et aussi la réinfection du mamelon par la bouche du nouveau-né.

III. — ABCÈS. — L'infection du sein peut aboutir à la suppuration. Le pus collecté dans le tissu cellulaire constitue l'abcès du sein. Cette suppuration, qu'elle succède à une lymphangite (superficielle ou profonde), ou qu'elle provienne d'une infection, ayant suivi les canaux galactophores (galactophorite), donne lieu à des symptômes locaux et généraux.

Les signes sont ceux de tous les abcès chauds. Ce qui est spécial aux abcès du sein, c'est leur tendance à se propager, à infiltrer toute la mamelle. Ils sont faciles à diagnostiquer et ne doivent pas être confondus avec des lobules erratiques de la glande mammaire, quand ceux-ci sont indurés.

Traitement. — Dès que la collection purulente est reconnue, elle doit être traitée chirurgicalement par de suffisantes incisions. Cette conduite est rationnelle, mais elle n'est pas sans inconvénients : de nombreux canaux galactophores peuvent être tranchés, et le fonctionnement du sein se trouve fortement compromis pour le présent et pour l'avenir, quand une intervention semblable a été rendue nécessaire. Aussi est-il préférable d'intervenir de bonne heure, et de ne pas attendre l'infiltration purulente de tout le sein, de donner issue au pus dès qu'il se collecte ; on peut de la sorte se borner à quelques petites incisions dont les dimensions doivent être suffisantes pour admettre un drain, même du plus petit calibre. Ces incisions seront dirigées en rayonnant vers le mamelon comme centre, de façon à ménager dans la mesure du possible les conduits galactophores. Pinard a même conseillé, dans ce but, de remplacer ces incisions par des ponctions, faites avec un trocart assez large pour qu'on puisse introduire dans les points ponctionnés de petits drains. L'opération peut se faire après anesthésie locale à la cocaïne sur le tracé des incisions, suivant la méthode indiquée par Reclus. Les foyers seront soigneusement lavés avec de l'eau oxygénée à 12 volumes, d'abord dédoublée, puis plus étendue, ou bien avec les solutions habituelles d'eau phéniquée. Il est essentiel que les plaies soient suffisamment drainées.

La méthode de Bier, employée dans quelques cas par Boquel et Gaugain, avec ou sans ponction préalable de l'abcès, demande de longues et douloureuses séances d'aspiration avec la ventouse spéciale (3 séances successives de 10 à 12 minutes, séparées par des repos de 5 minutes, et cela 2 fois par jour).

Chirié et David ont proposé de pratiquer des ponctions aspiratrices suivies d'injection d'une solution d'argent colloïdal électrique, à petits grains. Ces solutions contiennent 0 gr. 25 d'argent par litre ; elles sont stérilisées et rendues isotoniques par addition de sérum. On laisse dans la poche une quantité suffisante de cette solution pour la distendre légèrement. On laisse à demeure un petit trocart muni d'un robinet, et l'on peut deux ou trois fois par jour vider et remplir la poche.

Il est nécessaire de suspendre l'allaitement du côté malade, exception faite pour quelques abcès très superficiels. Mais il serait d'une bonne pratique de ne pas laisser tarir la sécrétion lactée, en pratiquant pendant toute la durée du traitement, 5 ou 6 traites quotidiennes, avec la succipompe sans, bien entendu, donner ce lait altéré à l'enfant.

IV. — GALACTOPHORITE. — On a désigné sous ce nom un état spécial du sein, attribué à l'infection et à la suppuration cantonnée dans les canaux galactophores. Le sein engorgé, douloureux, laisserait sourdre au niveau du mamelon par la pression un mélange de pus et de lait. Cet état s'accompagnerait de fièvre, moins aiguë, mais plus persistante que dans la lymphangite, et n'aboutirait pas fatalement à la formation d'abcès. D'après Budin, l'expression manuelle du sein, pratiquée sous chloroforme, amène l'évacuation du pus stagnant dans les canaux, et celle-ci faite, le sein reprend son fonctionnement normal.

En pratique, il convient de retenir que dans les infections du sein, et aussi chaque fois que, pour des causes diverses, il y a un ralentissement dans le fonctionnement de la glande, on se trouve en présence d'un véritable engorgement. Le sein est alors augmenté de volume, sensible, bourré de noyaux indurés ; il y a, en somme, comme une exagération de ce qu'on observe dans la montée laiteuse. Le lait retenu dans la glande est plus ou moins épais, jaune et facile à confondre macroscopiquement avec du pus.

Il est bon de recourir alors à l'enveloppement du sein dans des compresses humides et chaudes, maintenues par un bandage un peu compressif ; ce traitement procure dans ces circonstances un véritable soulagement, et permet généralement d'éviter toute autre intervention. Il est rationnel dans ces cas de recourir à la tétée artificielle avec la succipompe. On peut, par ce moyen, dégorger rapidement un sein mal vidé, lorsque le nourrisson ne tète pas avec une énergie suffisante.   *V. WALLICH.*

SEIN (TUMEURS). — On n'étudie sous le nom de tumeurs du sein que les tumeurs spécialement développées aux dépens de la glande mammaire. La peau, le tissu cellulaire, les cloisons fibreuses, les loges adipeuses qui entourent la glande peuvent donner naissance pour leur propre compte à des tumeurs, d'ailleurs peu fréquentes ; mais elles sont au niveau du sein ce qu'elles sont ailleurs, et nous n'insisterons pas sur elles.

Les tumeurs du sein proprement dites se développent essentiellement aux dépens de l'épithélium de la glande mammaire ; mais le tissu conjonctivo-fibreux qui entoure immédiatement les ramifications épithéliales réagit toujours peu ou prou. C'est de la combinaison variable, tant par la quantité que par la qualité, de ces deux éléments, que sont constituées les diverses tumeurs du sein.

Les tumeurs mammaires se divisent, biologiquement, en deux grandes catégories. Les unes sont nettement malignes, c'est-à-dire entraînent à plus ou moins brève échéance une intoxication générale aboutissant à la mort; les autres sont nettement bénignes, n'ont aucune influence sur l'état général, et ne sont « tumeurs », que parce qu'elles tendent à augmenter progressivement de volume. Au point de vue étiologique, si la cause des unes, qui est la cause de tous les cancers, nous échappe, les autres semblent de plus en plus devoir se rattacher à des influences microbiennes connues, de telle sorte qu'il serait plus rationnel, à l'heure actuelle, de les ranger, avec Pierre Delbet, parmi les inflammations du sein que parmi les néoplasmes. Nous croirions cependant sortir du cadre de cet ouvrage en éliminant des tumeurs du sein tout le groupe des tumeurs bénignes qu'il est encore classique d'y faire rentrer. — *MAURICE CHEVASSU.*

SEIN (TUMEURS BÉNIGNES, ADÉNO-FIBROME). — Les tumeurs bénignes du sein sont constituées par un mélange de formations épithéliales et conjonctives en prolifération régulière et non désordonnée. Mais très variables sont les proportions respectives de chacun des deux éléments en prolifération. Tantôt la prolifération est surtout épithéliale, la prolifération conjonctive se trouve réduite au minimum; la coupe présente l'aspect d'une néoformation d'acini glandulaires, chaque acinus étant comme encerclé par une bande étroite de tissu fibreux; il s'agit là d'un adénome à peu près pur, forme rare. En général, la prolifération conjonctive l'emporte sur la néoformation épithéliale; la tumeur est formée de blocs de tissu fibreux, au milieu desquels les cavités épithéliales, étirées, comprimées, s'aplatissent, s'étalent, de manière à former à la surface des tumeurs fibreuses des sortes de petits systèmes séreux, dont elles se rapprochent encore par l'aplatissement considérable de leur couche unique d'épithélium; ce sont les tumeurs de ce genre qu'on désigne sous le nom d'adéno-fibromes. On conçoit que tous les degrés soient possibles dans l'abondance relative de l'élément adénome et de l'élément fibrome, depuis l'adénome presque pur dont nous parlions tout à l'heure, jusqu'à la tumeur presque exclusivement fibreuse.

L'adéno-fibrome est une tumeur arrondie, en général formée par la réunion de plusieurs bosselures accolées les unes aux autres. Elle est *nettement limitée, encapsulée,* c'est-à-dire dans le cas particulier entourée par une zone lâche, ici formée par des lamelles délicates de tissu conjonctif facilement dissociable, là par une sorte de cavité séreuse; cette zone décollable permet d'énucléer la tumeur et l'isole du reste de la glande mammaire. Mais, autour de ce plan de clivage, il existe presque toujours une zone, tantôt complète, plus souvent incomplète, de tissu mammaire refoulé, épaissi, altéré, présentant des lésions de mammite chronique. L'énucléation simple de l'adéno-fibrome, sans altération de cette coque malade, risque ainsi d'être une opération imparfaite, puisqu'elle laissera subsister des tissus capables de donner naissance à une tumeur semblable à la tumeur énucléée.

L'adéno-fibrome est une tumeur ferme, élastique; sa couleur est jaunâtre, tirant d'autant plus sur le blanc qu'il est plus fibreux, d'autant plus sur le rose qu'il est plus glandulaire; à la coupe, il fait saillie au-dessus des tissus environnants, et paraît formé de tourbillons enchevêtrés ou concentriques. Ses dimensions sont très variables, il a d'habitude le volume d'une noisette ou d'une noix; mais, comme il s'accroît progressivement, il peut acquérir les dimensions considérables d'une tête d'enfant, voire d'une tête d'adulte. Dès que la tumeur est volumineuse, il est fréquent de rencontrer dans son intérieur des cavités irrégulières, limitées par des bosselures répondant à autant de lobes du fibrome; dans les tumeurs plus petites, ces kystes étaient restés à l'état microscopique.

L'adéno-fibrome est ordinairement unique; il n'est cependant pas exceptionnel d'en observer deux ou trois dans le même sein, ou d'en rencontrer dans les deux seins en même temps. Quand il y a dans un même sein plusieurs noyaux d'adéno-fibrome, le sein tout entier présente des lésions de mammite chronique, et ces noyaux ne sont, à n'en pas douter, qu'un mode d'évolution spécial du processus inflammatoire : entre ces adéno-fibromes multiples et les nodosités de la « mammite noueuse », il n'y a qu'une différence de mots.

Jusqu'ici, nous n'avons envisagé que la tumeur bénigne type, mélange de tissu épithélial et de tissu conjonctif à prédominance fibreuse; mais le tissu conjonctif, au lieu d'évoluer vers le mode fibreux, peut prendre l'aspect du tissu muqueux; la tumeur ainsi constituée forme ce qu'on appelle un adéno-myxome; on a même décrit des adéno-chondromes, des adéno-fibro-chondromes, mais il est probable qu'il s'agit là de formations d'un tout autre genre, de véritables tumeurs mixtes par malformation congénitale, sur lesquelles, vu leur rareté, nous n'avons pas à nous étendre ici.

Ce qu'il faut savoir enfin, c'est que la tumeur bénigne, composée d'éléments épithéliaux et d'éléments conjonctifs, est apte, et même est prédisposée à la dégénérescence maligne de ses éléments constituants. Si la dégénérescence porte sur les formations épithéliales, la tumeur bénigne dégénère en épithélioma; elle dégénère en sarcome si la prolifération maligne porte sur les éléments conjonctifs.

Symptômes. — L'adéno-fibrome, affection assez fréquente, se voit chez les femmes jeunes; on le rencontre surtout au moment de la trentaine. Très souvent les malades ont allaité, et qu'il y ait eu ou non, à ce moment, des signes patents d'infection, l'antécédent suffit pour expliquer le mode de pénétration de l'agent infectant; parfois pourtant l'adéno-fibrome apparaît chez de toutes jeunes vierges, le mode d'infection, si infection il y a, est alors délicat à expliquer.

D'allure insidieuse, parfaitement indolent, l'adéno-fibrome passe d'abord complètement inaperçu; c'est par hasard qu'on le remarque; à ce moment, il a le volume d'un gros pois ou d'une petite noisette; dès lors, il peut devenir sensible, il peut même chez les nerveuses devenir très douloureux.

La tumeur peut n'être pas appréciable à la vue. La main palpant le sein à plat, comme on doit toujours faire, constate que la tumeur siège à la périphérie du sein. Elle est arrondie, sa surface est lisse, ou légèrement grenue, sa limite est nette, et l'on peut mobiliser la tumeur sur le reste de la glande; la consistance est ferme, élastique, et la pression n'éveille en général qu'une très sourde douleur. Pas d'autre signe; aucun retentissement local ni sur la peau qui n'est pas adhérente, ni sur le mamelon qui n'est pas rétracté; aucun retentissement à distance, soit sur les ganglions axillaires qui restent inappréciables, soit sur l'état général.

Peu à peu le volume augmente; il peut subir des accroissements rapides, soit au moment des règles, soit au cours de la grossesse. La tumeur plus nettement multilobée garde sa consistance ferme, mais on peut y déceler parfois une ou deux zones fluctuantes; surtout elle conserve ses limites nettes, son encapsulement; si elle distend petit à petit les téguments de la région mammaire au point de former une tumeur volumineuse qui remplit tout le sein et étale le mamelon, elle n'envahit pas les téguments, ils restent mobiles à sa surface, et le mamelon n'est jamais rétracté. Enfin on a vu, mais c'est exceptionnel, la peau éclater, tant elle est distendue, à la surface de la tumeur, et celle-ci s'éliminer complètement par l'orifice ainsi créé.

Telle est l'évolution normale de l'adéno-fibrome : accroissement lent et progressif, bien qu'on ait vu des cas de régression spontanée, accroissement pouvant aboutir, au bout de nombreuses années, à la formation d'une tumeur très volumineuse; mais aujourd'hui nous avons rarement l'occasion d'observer l'adéno-fibrome à un stade aussi tardif.

Complications. — Les éléments constituants de l'adéno-fibrome, à prolifération exclusivement locale, c'est-à-dire bénigne, peuvent présenter une dégénérescence maligne soit sous forme d'épithélioma, soit sous forme de sarcome.

La dégénérescence épithéliomateuse n'est pas exceptionnelle. Elle s'annonce par un accroissement plus rapide, une moins nette limitation, puis des ganglions apparaissent dans l'aisselle, et bientôt le cancer greffé sur adéno-fibrome ne diffère plus de l'habituel cancer du sein.

Quant à *la dégénérescence sarcomateuse*, beaucoup moins fréquente, elle est marquée par un accroissement très rapide, un changement de consistance de la tumeur, qui devient molle et présente de grosses bosselures fluctuantes; la peau est sillonnée de veines bleuâtres, et souvent les téguments amincis laissent transparaître la coloration violacée des parties sousjacentes les plus hémorragiques. L'ulcération survient vite, la peau est décollée sur les bords : elle livre passage à des bourgeons néoplasiques, mollasses, saignants et à demi sphacélés. Les ganglions de l'aisselle restent indemnes: c'est par la voie sanguine que se fait la généralisation, dans les poumons surtout. La mort peut survenir moins d'un an après le début de la dégénérescence.

Diagnostic. — L'adéno-fibrome est d'un diagnostic facile : ses limites nettes, sa mobilité, son siège périphérique, sa prédominance chez les femmes jeunes le différencient de toutes les autres affections du sein. Bien qu'au point de vue pathogénique il se rapproche de la mammite chronique, il s'en sépare complètement au point de vue clinique ; son énucléation plus ou moins complète en dehors de la glande lui donne des caractères physiques très spéciaux, qui ne permettent d'habitude aucune confusion. Mais on conçoit que il existe des cas limites, à énucléation imparfaite, dans lesquels la mammite chronique diffuse masque plus ou moins l'adéno-fibrome ; ce sont des cas d'une grande délicatesse de diagnostic, dans lesquels le dernier mot reste souvent au bistouri. Il en est de même dans les adéno-fibromes dégénérés ; dès qu'un adéno-fibrome s'accroît rapidement, dès qu'il ne présente pas sa limitation très nette et sa mobilité, dès qu'il y a dans l'aisselle le moindre ganglion, *il faut craindre le développement d'une dégénérescence maligne, et agir comme si c'en était une réellement.*

Pronostic. — L'adéno-fibrome est en lui-même bénin, mais comme il est prédisposé aux dégénérescences malignes, il doit être enlevé dès qu'il est reconnu. Il ne récidive pas après ablation complète ; si l'ablation a été incomplète, les parties malades respectées peuvent continuer leur évolution, et reconstituer une tumeur nouvelle sur les débris de l'ancienne. Enfin, même après ablation complète d'un noyau d'adéno-fibrome, il est toujours possible qu'un nouveau noyau se développe en un autre point de la glande, pour les mêmes raisons qui ont provoqué l'apparition du premier noyau ; mais cette coïncidence est assez exceptionnelle.

Traitement. — Il consiste dans l'ablation de l'adéno-fibrome et, autant que possible, de sa capsule.

L'opération, bien réglée, est du ressort de l'anesthésie locale. On repère la tumeur entre le pouce et l'index gauches avant d'inciser les téguments ; si l'on n'a pas pris cette précaution, on a parfois quelque peine à retrouver la partie malade au milieu des lobules glandulaires, surtout si la tumeur est petite et si les tissus sont œdématiés par le liquide anesthésique. On poursuit l'incision jusqu'à l'adéno-fibrome qui ne demande plus, une fois ouverte sa capsule, qu'à s'énucléer. Il est plus sage, nous le répétons, d'enlever cette capsule, c'est-à-dire de réséquer autour de la tumeur sur une profondeur de 5 à

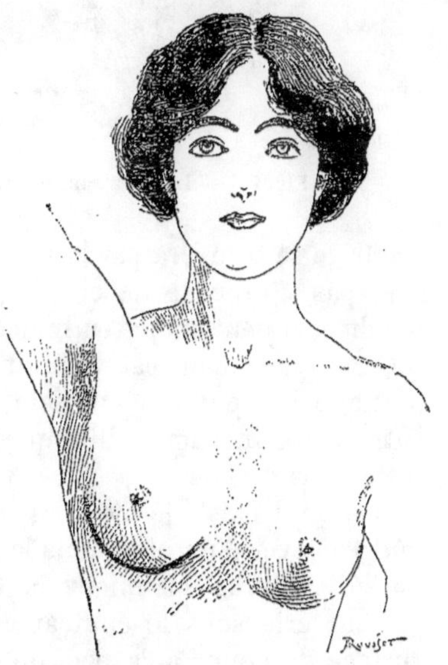

Fig. 155. — Incision sous-mammaire. Tracé de l'incision (Schwartz).

10 millimètres, la coque que forment les tissus immédiatement adjacents. Quelques catguts profonds combleront l'excavation ainsi créée et assureront l'hémostase. Réunion complète de la plaie sans drainage, suture intra-dermique autant que possible, et pansement compressif pour rendre l'hémostase parfaite.

L'opération présente un inconvénient : elle provoque une cicatrice, et

beaucoup de jeunes femmes hésitent, dans la perspective de cette mutilation, à se débarrasser d'une tumeur qu'on leur dit bénigne. Pour elles, on
peut chercher à dissimuler la cicatrice en abordant la tumeur par une voie
détournée, soit en incisant dans le sillon sous-mammaire (fig. 155) (Mollière),
soit en incisant dans le creux axillaire (Morestin). Le premier procédé
permet de décoller la glande et d'aborder la tumeur par sa face profonde
(fig. 156); le deuxième nécessite un grand décollement, l'opération se fait à
l'aveugle, à l'extrémité de longues pinces qui énucléent la tumeur, sans agir
sur sa coque, mais il est certainement le plus esthétique de tous, puisque la

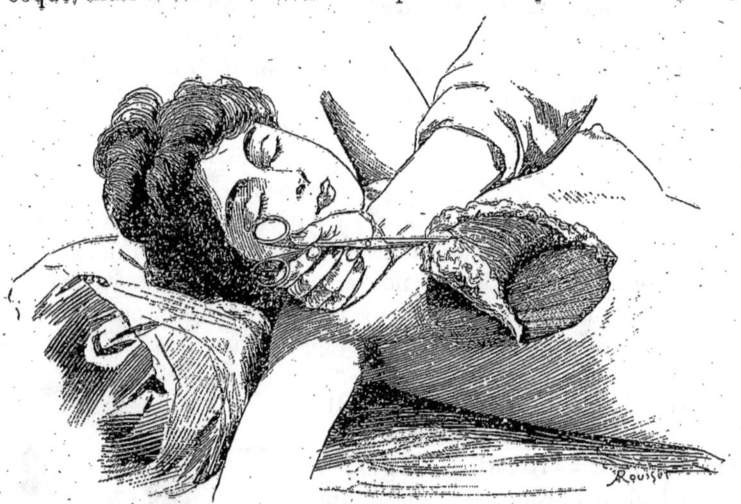

Fig. 156. — Incision sous-mammaire. Retournement de la glande (Schwartz).

cicatrice se trouvera par la suite dissimulée dans les poils de l'aisselle. S'il
n'est pas le procédé de choix, puisque, plus que tout autre, il expose à la
récidive, il peut avoir ses indications spéciales, et mérite d'être retenu.

Quand la tumeur est volumineuse, il n'est plus question d'esthétique, on
pratique l'amputation du sein, c'est-à-dire qu'on enlève d'un seul coup,
entre deux incisions elliptiques, la peau exubérante, la tumeur, et ce qui
reste de la glande.

Dès qu'il existe le moindre doute sur la nature bénigne de la tumeur, il
faut l'enlever d'un bloc, puis la couper immédiatement avec un bistouri qui
ne servira plus, ou mieux la faire couper devant soi par un aide. Si la
tumeur crie sous le couteau, si elle donne du suc par le raclage, si la
surface de coupe a l'aspect du cancer du sein, avec sa surface légèrement
translucide sur laquelle se détachent quelques filaments opaques, il faut la
considérer comme une tumeur maligne et, bourrant la première incision
avec une compresse, pratiquer comme si de rien n'était l'amputation du
sein avec curage de l'aisselle. Si l'examen macroscopique est douteux, on
refermera la plaie comme si les choses devaient en rester là, mais on pratiquera immédiatement un examen microscopique (congélation ou acétone),
de manière à pouvoir dès le lendemain, s'il s'agit d'une dégénérescence
maligne, pratiquer une opération radicale.   *MAURICE CHEVASSU.*

SEIN (TUMEURS MALIGNES, CANCER). — On désigne sous le nom de cancer du sein les tumeurs malignes développées aux dépens de l'épithélium mammaire.

La dégénérescence de l'épithélium des adéno-fibromes constitue une des variétés du cancer du sein; comme nous l'avons décrite plus haut, nous ne reviendrons pas sur elle.

Nous mettrons immédiatement à part, dans une classe tout à fait spéciale, la tumeur désignée sous le nom d'*épithélioma canaliculaire dendritique*; il n'est pas démontré qu'elle soit toujours une tumeur maligne. Elle se développe dans les canaux galactophores sous forme de végétations fines et ramifiées, constituées par un revêtement épithélial cubique à une ou plusieurs couches, et par un axe conjonctif délicat dans lequel cheminent des vaisseaux relativement volumineux. La prolifération épithéliale n'a rien de désordonné; il s'agit plutôt ici de végétations papillomateuses, tout à fait comparables aux végétations qu'on rencontre dans d'autres canaux excréteurs en contact plus ou moins continuel avec un courant liquide : tumeurs villeuses du bassinet et de la vessie chez l'homme, des voies biliaires chez le lapin; la durée de leur évolution peut être très longue, presque indéfinie; leur régression est possible. Néanmoins, comme toute prolifération bénigne, ces tumeurs villeuses sont des points d'appel à la dégénérescence maligne : la tumeur perd ses limites précises, elle déborde les parois du canal excréteur, et s'infiltre dans les tissus voisins; c'est dans ces conditions seulement que l'épithélioma canaliculaire dendritique mérite de rentrer dans la catégorie des cancers du sein.

Tous les épithéliums du sein peuvent donner naissance au cancer, qu'ils forment le revêtement de l'acinus glandulaire ou qu'ils tapissent la paroi des canaux excréteurs. De plus, comme les épithéliums sont, à l'état normal, très variables suivant les diverses phases de la vie génitale de la femme, il est tout naturel que les déviations pathologiques de ces épithéliums se ressentent de ces modifications.

Il existe donc différents types d'épithéliomas du sein; les bourgeons épithéliaux infiltrés au milieu du tissu conjonctif peuvent rappeler l'épithélium qui leur a donné naissance, non seulement par la morphologie des cellules épithéliales qui les composent, mais encore par la disposition réciproque de ces cellules néoplasiques; on obtient ainsi des figures microscopiques qui rappellent tantôt des coupes d'acini en période de repos sécrétoire, tantôt des coupes d'acini comparables à ceux des mamelles en lactation, tantôt des coupes de canaux excréteurs. Pareils épithéliomas, dont le point de départ saute aux yeux, méritent le nom d'épithéliomas typiques; leurs cellules épithéliales, bien qu'encore reconnaissables, diffèrent d'ailleurs de la cellule épithéliale normale par le volume du noyau, toujours plus considérable, et souvent en caryokinèse, par la moindre régularité des cellules voisines les unes des autres, par la superposition de plusieurs couches de cellules, alors qu'on n'en rencontre qu'une seule à l'état normal, etc.

Si la dislocation est poussée plus loin, les cellules épithéliomateuses ne s'ordonnent plus les unes par rapport aux autres de façon à rappeler la structure de la glande mammaire normale; elles sont infiltrées une à une au milieu des espaces conjonctifs, ou se disposent en traînées pressées entre deux travées conjonctives, ou se réunissent en amas; mais si atypique que soit l'épithélioma, on peut encore y reconnaître différents modes, les uns constitués de cellules petites, à noyau rond et peu coloré, comme le sont les cellules des acini mammaires à l'état de repos, les autres formés de cellules plus volumineuses et à noyau beaucoup plus irrégulier.

Quel que soit le type cellulaire de l'épithélioma, il provoque dans le tissu conjonctif qu'il infiltre une réaction d'intensité variable. Tantôt la réaction conjonctive est minime, la tumeur est essentiellement épithéliale, c'est la forme microscopique qui répond aux tumeurs macroscopiquement molles, dites encéphaloïdes; tantôt, au contraire, la réaction conjonctive est vive, des travées fibreuses épaisses tendent à étouffer les nids de cellules épithéliales, cette forme répond aux variétés dures de cancer du sein, celles qu'on appelle des squirres; en général, la réaction fibreuse est modérée, et le cancer tient le milieu entre les formes molles et les formes squirreuses.

Le cancer habituel du sein forme une tumeur assez dure, résistante au bistouri qui la coupe nettement, alors qu'il a quelque mal à mordre sur les parties voisines, graisse et glande mammaire saine, qui cherchent à fuir devant lui; au premier abord, la surface de coupe paraît lisse, mais en y regardant de près, on voit qu'elle est finement granitée, formée d'une série de lobules légèrement saillants, d'un jaune blanc ou rosé, entremêlés de fibrilles blanc grisâtre, à demi translucides. Quand on racle la surface de coupe, on obtient un suc jaunâtre, dans lequel nagent une multitude de points opaques, formés par des amas d'éléments cancéreux. La tumeur est, dans son ensemble, blanc jaunâtre; elle a le volume d'une noisette, d'une noix, ou davantage. Elle se continue insensiblement à sa partie profonde avec le reste de la glande mammaire, et il est impossible de préciser de ce côté-là ses limites; mais comme elle déborde d'habitude le plan de la glande mammaire, sa superficie fait au milieu du tissu cellulo-adipeux avoisinant une saillie arrondie, et limitée souvent d'une façon qui paraît, à l'œil nu, très nette. Quand la tumeur est volumineuse, il n'est pas rare de rencontrer, enfouis en plein néoplasme, quelques lobes adipeux très irrégulièrement dessinés.

Comme tout cancer, le cancer du sein se propage suivant deux modes : extension locale, par envahissement progressif des tissus voisins, et extension à distance, par la voie des vaisseaux lymphatiques.

L'*extension locale* se fait vers la superficie, c'est-à-dire vers la peau, qui adhère, vers le mamelon qui se rétracte; ils finissent par être détruits et cèdent alors la place à l'ulcération cancéreuse. L'extension se fait-elle vers la profondeur, le cancer envahit l'aponévrose et les muscles pectoraux; il adhère enfin au squelette thoracique qui peut être détruit.

L'*extension à distance* par la voie lymphatique est remarquablement précoce. Le cancer se greffe dans les ganglions axillaires, qui, noyés dans la graisse, peuvent facilement passer inaperçus lorsqu'ils sont petits; à la coupe, ces ganglions se différencient des ganglions sains par leur résistance plus grande et leur coloration blanchâtre, alors que le ganglion macroscopiquement normal est d'un gris violacé assez caractéristique. En pratique, on admet que seuls les ganglions de la chaîne axillaire sont pris, bien que les ganglions mammaires internes, et même les ganglions de l'aisselle opposée puissent être quelquefois atteints.

Les ganglions échelonnés le long de la veine axillaire forment autant de barrières qui sont envahies par étapes successives, d'abord les ganglions du creux axillaire, puis ceux du creux sous-claviculaire; si l'infection remonte encore, les ganglions du creux sus-claviculaire sont atteints. Ainsi, de proche en proche, le néoplasme est conduit jusqu'à l'embouchure des voies lymphatiques dans le système veineux. Dès lors, c'est la généralisation; les embolies se greffent principalement dans le poumon, dans le foie et dans la moelle des os.

Symptômes. — Le cancer du sein, le plus fréquent des cancers de la femme (40 pour 100) apparaît essentiellement chez les femmes qui ont dépassé la quarantaine, bien qu'on puisse le rencontrer plus tôt. Son début passe complètement inaperçu; une longue, très longue *phase insidieuse* s'écoule entre ce début véritable et le début clinique qui date du jour où la malade, soit par hasard, soit à l'occasion d'un léger traumatisme, remarque l'existence de sa tumeur. Or, pendant cette longue phase insidieuse, le néoplasme a pu déjà s'étendre au loin; il a pu détacher des greffes qui, pour être inappréciables encore, n'en sont pas moins réelles. *Il importe donc de ne considérer les cancers du sein dits « au début », que comme des affections de longue date, sur le point peut-être de se généraliser déjà, et nécessitant par conséquent toujours une intervention immédiate.*

Le cancer du sein « au début », c'est-à-dire avant tout envahissement appréciable des ganglions, avant toute adhérence perceptible à la peau ou au mamelon, constitue une tumeur résistante, sans élasticité. Sa forme générale est arrondie — cancer globuleux — ou hérissée de prolongements irréguliers — cancer rameux. Mais ce qui surtout est caractéristique, c'est la non-limitation du néoplasme; la zone culminante peut être régulièrement arrondie et nettement limitée, mais la périphérie se continue toujours insensiblement avec le granité de la glande mammaire; si l'on voulait dessiner la limite de la tumeur, on serait très embarrassé pour dire exactement où commence le néoplasme et où il finit; il est donc infiltré dans la glande mammaire, *non encapsulé*, c'est là le point essentiel. Pour la même raison, il est impossible de mobiliser la tumeur sur la glande mammaire, elle fait corps avec elle, ce que ne font pas les tumeurs bénignes.

Pas de douleur; à la pression même l'indolence peut être absolue; c'est l'indolence de tous les cancers, et c'est cette indolence désastreuse qui explique l'insouciance de nos malades, elles ne s'inquiètent que lorsqu'elles souffrent. Parfois, il se fait par le mamelon un suintement roussâtre ou même vraiment sanglant.

A mesure que la tumeur s'étend aux parties voisines, l'envahissement de ces parties occasionne de nouveaux symptômes qui s'ajoutent successivement aux caractères primitifs

L'extension vers la peau provoque des adhérences; au début, il faut savoir les chercher, rien ne les indique à l'œil, mais en pinçant la peau du sein entre les doigts, on constate qu'elle ne se plisse pas de la même façon partout; à la surface de la tumeur, la peau, moins souple, infiltrée, forme des plis plus gros, et surtout chaque pore de la peau plissée se creuse comme s'il était retenu dans la profondeur; c'est le piqueté ainsi formé qu'on a comparé à de la peau d'orange. A une période plus tardive, il est inutile de plisser la peau pour produire ce piqueté, la peau d'orange est permanente.

Comme le néoplasme siège beaucoup plus souvent vers la partie centrale du sein, c'est-à-dire vers le mamelon, que dans les parties périphériques, l'adhérence aux téguments s'étend très souvent à la région du mamelon; le mamelon se rétracte; il diminue de hauteur d'abord, puis, attiré dans la profondeur, il finit par occuper le fond d'une dépression qui peut atteindre un centimètre et plus.

L'*extension du cancer vers les parties profondes* entraîne des adhérences de la tumeur au grand pectoral sous-jacent. Le sein est à l'état normal très mobile sur le grand pectoral; la moindre adhérence au niveau de la bourse séreuse sous-mammaire diminuera donc l'étendue de ses mouvements. On constatera cette diminution en comparant la mobilité du sein malade à celle du sein opposé. Comme on ne peut bien estimer cette mobilité qu'en fixant le grand pectoral, c'est-à-dire en le faisant contracter, on prie la patiente de rapprocher fortement le bras du corps tandis qu'on s'oppose à son mouvement. On constate facilement ainsi la moindre mobilité de ce sein, suivant l'état de contraction ou de non-contraction du muscle sous-jacent.

L'*extension à distance par la voie lymphatique* peut se traduire par des traînées blanchâtres, irrégulières et bosselées de lymphangite cancéreuse, visibles à la partie supéro-interne du sein. Mais, en général, les ganglions sont infectés par le cancer sans qu'il existe de lymphangite appréciable.

Pour explorer les ganglions axillaires, il faut se placer en face de la malade, mettre la main à plat contre la paroi thoracique, immédiatement en arrière du bord antérieur de l'aisselle, c'est-à-dire du grand pectoral; l'aisselle droite s'explore avec la main gauche, l'aisselle gauche avec la main droite. En écrasant la graisse axillaire contre la paroi thoracique, la pulpe des doigts fait rouler, lorsqu'ils sont suffisamment gros pour être appréciables, des ganglions durs, mobiles, indépendants les uns des autres et non douloureux; les uns se trouvent à la partie basse de l'aisselle, derrière le bord inférieur du grand pectoral; les autres siègent plus haut, et pour les atteindre il importe que le bras de la patiente tombe naturellement le long du corps, pour que le doigt de l'explorateur puisse arriver jusqu'au sommet du creux axillaire.

Quant aux ganglions sus-claviculaires, on les recherchera en faisant incliner la tête de la malade du côté atteint, et en cherchant à rejoindre, avec la main introduite derrière la clavicule, la main qui s'enfonce au sommet de l'aisselle; une différence de souplesse entre les deux creux indiquera souvent seule l'existence d'un engorgement plus profond.

Le cancer peut être très avancé sans que la malade éprouve aucune douleur, sans qu'elle présente le moindre symptôme d'intoxication générale, le moindre phénomène cachectique.

Cependant le cancer continue sa marche; le volume de la tumeur augmente. L'envahissement de la peau se traduit par une coloration d'un rouge vineux et par une infiltration qui empêche tout plissement : les téguments font corps avec le néoplasme. Bientôt une fissure se produit, une croûte sanguinolente la comble, puis est éliminée, et à sa place une crevasse plus profonde apparaît. Ainsi s'ulcère le cancer du sein; son ulcération à bords assez réguliers, mais surtout surélevés et durs, son fond vallonné de débris néoplasiques irréguliers, friables, saignants, parfois à demi sphacéliques, est assez caractéristique. En même temps, la tumeur, s'étendant dans la profondeur, adhère de plus en plus, non seulement aux pectoraux qu'elle infiltre, mais même à la paroi costale; elle forme un bloc immobile, fixé complètement au squelette. Les ganglions, de leur côté, finissent par former dans l'aisselle une grosse tumeur qui comprime et envahit les vaisseaux axillaires — si bien que le bras s'œdématie, — qui s'infiltre au milieu du plexus brachial, et provoque des douleurs irradiées dans toute la sphère du membre supérieur. L'intoxication générale aidant, la malade finit par mourir, minée par les douleurs et la cachexie, parfois emportée par une hémorragie abondante ou des saignements répétés, souvent martyrisée par une dyspnée progressive qu'expliquent à la fois l'envahissement des ganglions médiastinaux et la généralisation pulmonaire. La mort survient en général deux ou trois ans après le début clinique.

Formes. — Comme tout cancer, le cancer du sein présente des formes particulièrement molles et des formes particulièrement dures.

Le *cancer mou ou encéphaloïde* est l'apanage des femmes jeunes, sa croissance est rapide, son volume considérable; sa mollesse peut être telle qu'elle donne la sensation de fluctuation; les ganglions eux-mêmes sont volumineux et moins durs qu'à l'habitude; l'ulcération livre passage à d'énormes bourgeons saignants; la mort peut survenir en dix-huit mois, souvent accélérée par des hémorragies profuses.

Tout opposés sont les caractères du *cancer très dur ou squirre atrophique*. Il forme dans l'intérieur du sein un noyau petit, une sorte de nodule cicatriciel, rétractant vers lui tous les tissus qui l'entourent; le sein s'atrophie, le mamelon disparaît, sans que la tumeur ait sensiblement augmenté de volume; l'ulcération est tardive et ne s'étend que très lentement; les ganglions eux-mêmes semblent atrophiés; ils sont durs et petits comme des grains de plomb, et ne deviennent appréciables qu'à une période si tardive que bien souvent on n'en sent aucun.

Ce squirre atrophique est le cancer des vieilles femmes; sa durée dépasse quinze, vingt ans; la plupart des malades meurent de vieillesse et non de leur cancer, tant est grande l'intensité de la réaction fibreuse opposée dans cette forme à l'envahissement néoplasique.

Le *cancer aigu du sein* est presque spécial aux femmes enceintes ou en période d'allaitement; on ne sent pas de tumeur distincte, le sein tout entier est confondu dans un gonflement uniforme, à allures phlegmoneuses; la peau est rouge, chaude, œdémateuse; cependant il n'y a pas de douleurs; on peut sentir dans l'aisselle des ganglions volumineux. Puis le sein se couvre d'ulcérations multiples; et l'on a vu la mort survenir moins de six mois après le début de cette intoxication aiguë.

D'autres formes méritent d'être individualisées par la façon spéciale dont elles envahissent les téguments : le *cancer pustuleux ou disséminé* est une variété grave, dans laquelle les téguments sont altérés, non seulement au contact même de la tumeur du sein, mais à une distance assez grande de celle-ci ; ils sont envahis par des noyaux multiples, blancs, durs, irréguliers, indolores. Puis ces noyaux s'étendent, ils forment des plaques qui arrivent au contact les unes des autres, se fusionnent, et ainsi se trouve constituée une variété nouvelle, dite *cancer en plaque ou en cuirasse* : l'infiltration diffuse des téguments les transforme en une sorte de carapace rougeâtre ; épaisse et dure comme le cuir, c'est une véritable lymphangite réticulaire cancéreuse. La mort survient rapidement, accélérée par les tortures que provoque l'obstacle mécanique offert par une pareille cuirasse aux mouvements respiratoires.

Nous n'insisterons pas sur la maladie de Paget, qui semble n'être qu'un cancer cutané développé au niveau du mamelon sur une plaque antérieure d'eczéma.

Le cancer colloïde du sein, variété exceptionnelle (1 cas sur 300), a des allures cliniques tout à fait spéciales, évolue très lentement, reste longtemps bien limité, semble respecter les ganglions ; il ne ressemble en rien au cancer habituel.

Quant à l'épithélioma canaliculaire dendritique, il s'annonce par un écoulement de sang par le mamelon, bien avant qu'aucune tumeur soit perceptible. Celle-ci apparaît sous le mamelon, elle est un peu mobile, assez bien limitée, et peut s'accroître très lentement. Elle finit, en général, par prendre les allures du cancer vrai du sein. Alors sa mobilité, sa régularité disparaissent, ses limites se diffusent et rien n'indique plus enfin l'origine particulière de cette variété, d'ailleurs peu fréquente, de cancer du sein.

Chez l'homme, le cancer du sein est relativement rare (4 chez l'homme contre 100 chez la femme) ; il présente tous les caractères du cancer habituel de la femme, mais l'épithélioma intra-canaliculaire semble être chez lui un peu plus fréquent, ce qui s'explique par ce fait que le sein masculin est normalement réduit à ses canaux excréteurs ; son évolution semble légèrement plus lente que chez la femme ; néanmoins, comme chez elle, il conduit à la mort, après extension lymphatique et intoxication générale ; il comporte donc le même pronostic et mérite un semblable traitement.

Diagnostic. — Le médecin qui ne sait pas faire le diagnostic d'un cancer du sein ou qui attend, pour le faire, que la tumeur soit volumineuse et que ce diagnostic crève les yeux, ce médecin assume une responsabilité bien lourde, je dirais presque qu'il est inexcusable.

En présence d'une tumeur du sein, on doit avoir la hantise du cancer ; le cancer est la tumeur du sein la plus fréquente, mais surtout il est la tumeur grave ; il y a un intérêt vital à en faire un diagnostic aussi précoce que possible, et *il ne faut éliminer le diagnostic du cancer que si l'on a la certitude d'un autre diagnostic. Dans le doute, c'est un devoir absolu de ne pas s'abstenir*, et si seul le bistouri semble capable de lever ces doutes, il faut prendre le bistouri, sans retard, immédiatement.

C'est au début qu'il faut savoir faire le diagnostic du cancer du sein : on doit savoir le reconnaître à ses caractères propres, et ne pas avoir besoin d'attendre les signes plus tardifs qui accompagnent ses extensions superficielle, profonde, ou à distance.

L'absence d'encapsulement, la non-limitation de la tumeur, voilà le caractère essentiel. Dès ses premières phases, le cancer fait corps avec la glande mammaire, il ne peut pas en être complètement séparé, il n'est pas mobile sur elle ; ce sont là autant d'éléments qui différencient le cancer du sein des tumeurs bénignes qui, elles, sont encapsulées, nettement limitées, mobiles sur la glande. Ajoutons que les tumeurs bénignes sont plus fréquentes chez les jeunes femmes, et qu'elles siègent plus volontiers à la périphérie du sein. Donc, dans les cas types, de beaucoup les plus fréquents, aucune hésitation n'est permise. Dès qu'au contraire la tumeur bénigne n'a plus tous ses caractères, le doute est possible, et à juste titre, puisque peut-être à ce moment elle dégénère en cancer, *mais tous les doutes doivent alors profiter au cancer et une incision exploratrice s'impose.*

Donc, en règle générale, une tumeur bénigne, un adéno-fibrome, ne ressemble pas du tout à un cancer du sein.

Au contraire, un certain nombre d'autres affections donnent, comme le cancer du sein, l'apparence d'une tumeur non encapsulée, faisant corps avec la glande mammaire ; ce sont les inflammations chroniques et limitées de cette glande : mammite chronique proprement dite, tuberculose et syphilis du sein.

Or, autant il est facile de différencier un cancer du sein d'un adéno-fibrome, autant il peut être difficile de différencier le cancer d'une de ces mammites localisées ; les signes physiques propres à la zone malade sont les mêmes dans les deux cas, et c'est ailleurs qu'il faut chercher des éléments de diagnostic.

Les mammites sont souvent douloureuses, spontanément et surtout à la pression ; elles n'apparaissent guère que chez des femmes qui ont allaité ; souvent elles ont été précédées de mammites aiguës, d'abcès du sein ; elles sont alors le reliquat chronique d'une inflammation aiguë antérieure. Elles peuvent être beaucoup plus disséminées que ne l'est le cancer ; et surtout peuvent présenter des noyaux multiples, à distance les uns des autres, phénomène qu'on ne rencontre pas dans le cancer habituel. Ajoutons à cela que la mammite doit diminuer rapidement sous l'influence d'une compression bien faite, et nous aurons sous la main un certain nombre de symptômes permettant d'arriver en général au diagnostic. En dernier ressort, Reclus conseille de pratiquer une ponction exploratrice avec la seringue de Pravaz ; si l'on retire un liquide purulent, ou seulement trouble et « absinthique », c'est de mammite qu'il s'agit.

La tuberculose du sein a pour elle un caractère de réelle valeur : le volume considérable de l'adénopathie axillaire qui l'accompagne. Quant à la syphilis, seule l'épreuve du traitement permet réellement de la déceler.

Jusqu'à présent, nous n'avons parlé que du diagnostic du cancer au début ; plus tard, entre le cancer et l'adéno-fibrome le diagnostic devient plus facile encore ; le cancer adhère à la peau, rétracte le mamelon, se greffe dans les ganglions axillaires, ce que ne fait pas la tumeur bénigne. La différenciation est donc bien complète; mais, du côté des mammites, on rencontre toujours les mêmes éléments d'erreur, les mammites peuvent contracter avec la peau des adhérences inflammatoires, rétracter en partie le mamelon; elles peuvent infecter les ganglions axillaires. Les doutes seront tranchés par les mêmes éléments dont nous avons plus haut signalé la valeur diagnostique.

Au moment où le cancer est ulcéré, il ne ressemble en rien aux ulcérations tuberculeuses, mais il peut être confondu avec certaines ulcérations syphilitiques, chancre ou ulcération gommeuse; or le chancre, si indurée que soit sa base, ne donne pas l'impression d'une « tumeur » du sein; quant à la gomme, elle ne s'accompagne pas d'adénopathie, et se cicatrise rapidement sous l'influence d'un traitement antisyphilitique intensif qu'il faut appliquer en pareil cas.

En définitive, il n'est pas de diagnostic de cancer du sein qui soit insurmontable : les tumeurs bénignes ne ressemblent pas au cancer, et quant aux mammites, banales ou spécifiques, qui, elles, ressemblent au cancer, elles en diffèrent au moins par quelque nuance, surtout par les changements qu'elles éprouvent du fait de certains traitements : compression, mercure, etc. Si donc il persiste quelques doutes, on a le droit d'essayer ces traitements, *mais on a le devoir de ne pas les prolonger*, et si le huitième jour la tumeur n'a subi aucun changement, elle doit être opérée le neuvième. Prolonger davantage la période des hésitations, c'est exposer un cancer à étendre ses envahissements microscopiques au delà des limites accessibles à nos ressources chirurgicales.

Pronostic. — Tout cancer du sein conduit fatalement à la mort, mais tous n'y conduisent pas avec la même rapidité. Le plus grave de tous est le cancer aigu, la forme des femmes enceintes; il peut tuer en moins d'un an. Les formes molles évoluent plus rapidement, donc sont plus graves que les formes dures. Le cancer des jeunes est toujours plus grave que le cancer des vieilles; certains squirrhes atrophiques ont duré 15 à 20 ans. Néanmoins tous, tôt ou tard, sont mortels, si rien ne vient entraver leur marche.

Le traitement chirurgical a modifié ce pronostic fatal. Avec le bistouri on guérit des cancers du sein; de jour en jour, à mesure que se perfectionne la technique opératoire, on en guérit davantage. Les statistiques les plus récentes montrent que 40 à 50 pour 100 des cancers du sein opérés sont guéris définitivement par l'intervention chirurgicale. Le cancer du sein est donc bien curable. Mais il n'est curable que s'il est pris à temps : en pareille matière, chaque jour de retard est une chance de moins; toutes choses restant égales d'ailleurs, le pronostic chirurgical sera d'autant plus favorable que l'opération sera plus précoce. Là est le point capital, qui ne souffre pas d'exception. D'où la nécessité absolue de faire un diagnostic aussi rapide que possible, et d'intervenir aussitôt que ce diagnostic est fait.

Traitement. — *Il n'existe, à l'heure actuelle qu'un traitement du cancer du sein, c'est le traitement chirurgical; lui seul a fait ses preuves.*

Ce traitement repose sur deux principes essentiels : 1° le cancer du sein est une maladie primitivement locale; 2° tant que le cancer du sein reste maladie locale, le bistouri peut enlever, d'une façon absolue, la totalité du mal.

Si la chirurgie du cancer du sein n'a donné, pendant longtemps, que des résultats précaires, c'est qu'elle ne savait pas opposer au cancer une opération « à sa taille ».

Les progrès de l'anatomie pathologique nous ont successivement appris que les envahissements microscopiques, la graine du cancer, s'étendaient bien au delà de la zone macroscopiquement prise, de la tumeur visible, que seule on enlevait autrefois.

On admet aujourd'hui sans conteste que, dans tout cancer du sein :

1° La glande mammaire tout entière est suspecte, et doit être complètement enlevée, y compris ses prolongements.

2° L'aponévrose du grand pectoral, sur laquelle cheminent les lymphatiques de la face profonde de la glande, est suspecte et doit être complètement enlevée.

3° Les ganglions axillaires, même si on ne les sent pas, sont plus que suspects, et doivent être tous enlevés.

A côté de ces trois propositions universellement admises, il en est trois autres plus contestées, mais auxquelles la prudence nous oblige à souscrire.

1° Les muscles pectoraux, tout au moins le grand pectoral, traversés par un faisceau de lymphatiques allant au creux sous-claviculaire, sont suspects.

2° Les ganglions sous-claviculaires sont suspects.

3° Toute la peau qui recouvre la glande mammaire, même si elle paraît complètement saine, est suspecte.

Quant à la question de l'envahissement possible des ganglions sus-claviculaires, elle est trop pleine encore d'incertitudes pour que nous en parlions ici.

Glande mammaire tout entière avec la peau qui la couvre, aponévrose et muscles pectoraux, ganglions axillaires et sous-claviculaires, voici donc toutes les parties suspectes qu'il importe d'enlever. Comment doit-on procéder à cette ablation ?

1° On doit enlever le tout d'un bloc. Enlever d'abord le sein, puis les ganglions lymphatiques, c'est ouvrir de plein gré tous les vaisseaux blancs qui conduisent de la tumeur aux ganglions les greffes néoplasiques, et s'exposer, par conséquent, à des inoculations opératoires.

2° Il est préférable d'enlever toute la masse, en procédant de haut en bas, des vaisseaux axillaires vers le sein. Ceci pour deux raisons, d'abord parce qu'on n'évite sûrement un obstacle que lorsqu'on l'a bien vu ; ici, l'obstacle c'est la veine axillaire ; aller droit à la veine axillaire, c'est le plus sûr moyen de ne pas risquer de la blesser malencontreusement. De plus, en commençant l'opération par les vaisseaux axillaires, on coupe et on lie immédiatement les pédicules vasculaires destinés au sein, et l'on pratique dès lors une opération beaucoup moins sanglante.

Technique de l'intervention contre le cancer du sein. — *Soins préliminaires.* — La région doit être nettoyée très largement : loin en dedans, loin en arrière, loin en bas, ceci pour le cas non exceptionnel d'une autoplastie nécessaire à la réunion. Quant au sein lui-même, je rappelle qu'il est particulièrement difficile à nettoyer, parce que mobile : on ne le nettoie bien avec la main droite que s'il est immobilisé par la main gauche. Le bras de la malade, fortement écarté du corps, est maintenu par un aide et nettoyé dans sa moitié supérieure.

Premier temps. — *Incision de la peau* (pl. I, fig. 1). — L'incision part ou aboutit, suivant le côté, sur le bras, au niveau de l'insertion du grand pectoral ; elle se dirige en dedans, passe à deux travers de doigt au-dessous de la clavicule, descend vers le sternum, passant à deux travers de doigt de la ligne médiane, et se recourbe en dehors pour aboutir à deux travers de doigt environ au-dessous du pli sous-mammaire. Il est préférable de ne pas tracer dès le début de l'opération la moitié externe de l'incision qui encercle le sein, nous préférons, avec Gosset, la réserver pour la fin de l'intervention.

Deuxième temps. — *Isolement, section et rabattement du grand pectoral* (pl. I, fig. 2). — Le doigt découvre facilement le sillon delto-pectoral, ou l'interstice qui sépare le faisceau claviculaire du faisceau costal du grand pectoral. Suivant qu'on veut enlever la totalité du muscle, ou conserver son faisceau le plus élevé, ce que nous conseillons, on glisse le doigt dans l'un de ces deux interstices, et l'on va isoler vers le bas, soit la totalité, soit la plus grande partie du tendon du grand pectoral. Section de ce tendon entre deux pinces. On rabat en dedans le grand pectoral sectionné.

Troisième temps. — *Section de l'insertion coracoïdienne du petit pectoral,* en allant doucement, car les vaisseaux axillaires ne sont pas loin. On rabat en bas ce deuxième volet, et dès lors la loge axillaire est complètement ouverte. Beaucoup de chirurgiens conservent le petit pectoral. Le curage de l'aisselle en est rendu beaucoup plus difficile, pour un avantage qui nous semble médiocre.

Quatrième temps. — *Découverte des vaisseaux axillaires.* — La loge axillaire ouverte est remplie de graisse, qui masque les vaisseaux. L'œil dessine leur trajet en unissant par une ligne à légère concavité supérieure la gouttière humérale à la partie moyenne de la clavicule ; le doigt perçoit les battements de l'artère. Il faut conduire le bistouri avec précaution jusqu'au moment où les vaisseaux sont découverts ; autour de la veine axillaire la graisse prend une teinte bleuâtre très caractéristique.

Cinquième temps. — *Dissection de la veine axillaire et ligature des pédicules* (pl. II, fig. 3 et 4). — Une fois trouvée la veine axillaire, le bistouri libère son bord inférieur d'un bout à l'autre, c'est-à-dire jusqu'à la clavicule. Il rencontre en chemin un certain nombre de branches aboutissant à la veine, et surtout trois gros troncs, qui sont de dehors en dedans le tronc scapulaire inférieur, le tronc mammaire externe, le tronc acromio-thoracique. Il faut isoler ces troncs, et ne les sectionner qu'après avoir lié leur bout central et pincé leur bout périphérique. Il importe de lier immédiatement, et non pas de pincer le bout central, car la pince se trouve placée presque sur la paroi de la veine axillaire, et elle peut, dans un tiraillement malencontreux, faire par arrachement un véritable trou dans cette paroi. Sous les veines, venant les rejoindre après avoir passé derrière la veine axillaire, se trouvent les artères satellites ; on les sectionne entre deux pinces. Quant aux nerfs,

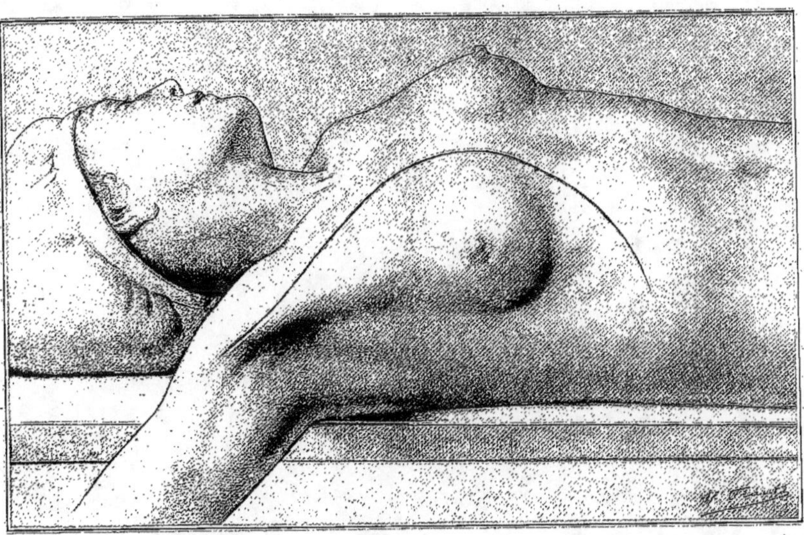

Fig. 1.

Incision des téguments (GOSSET).

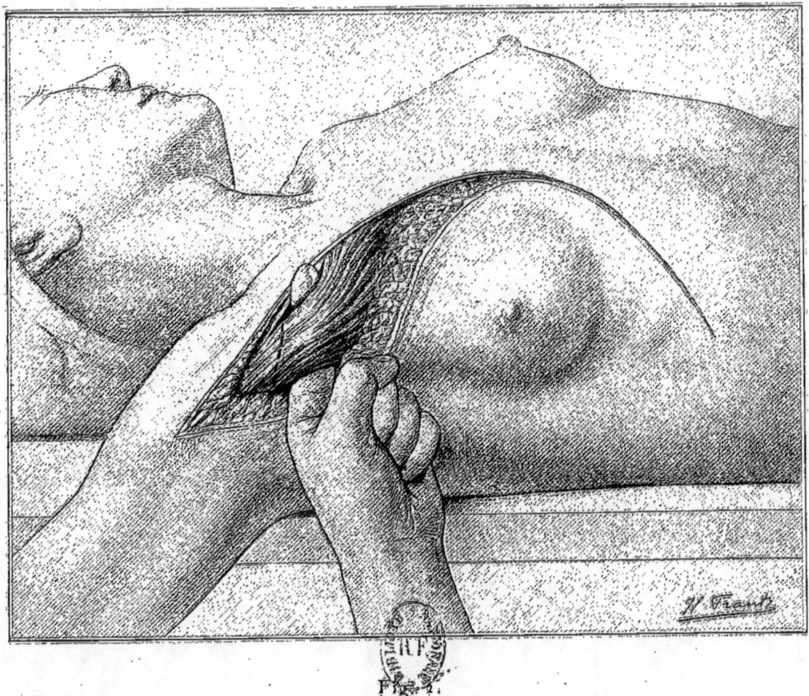

Fig. 2.

Isolement du grand pectoral (GOSSET).

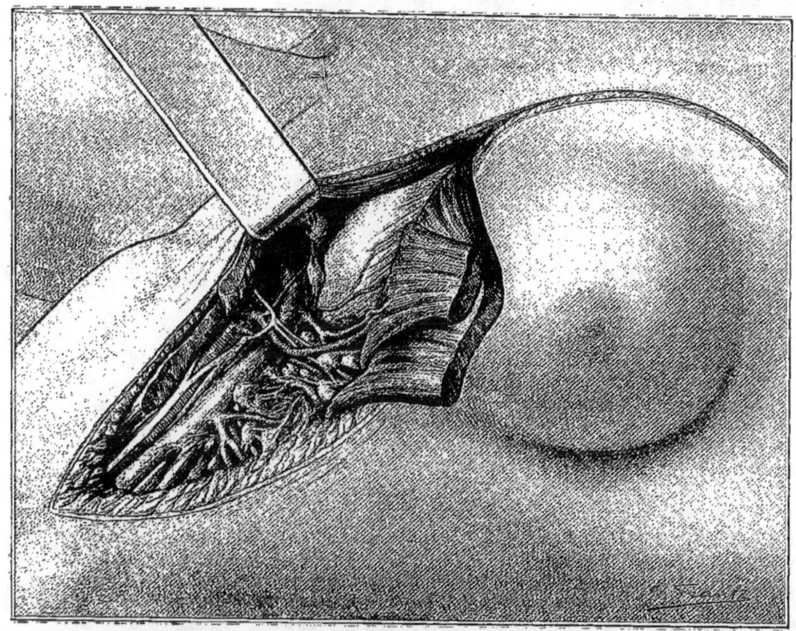

Fig. 3.
La région axillaire et ses ganglions, après section des pectoraux (GOSSET).

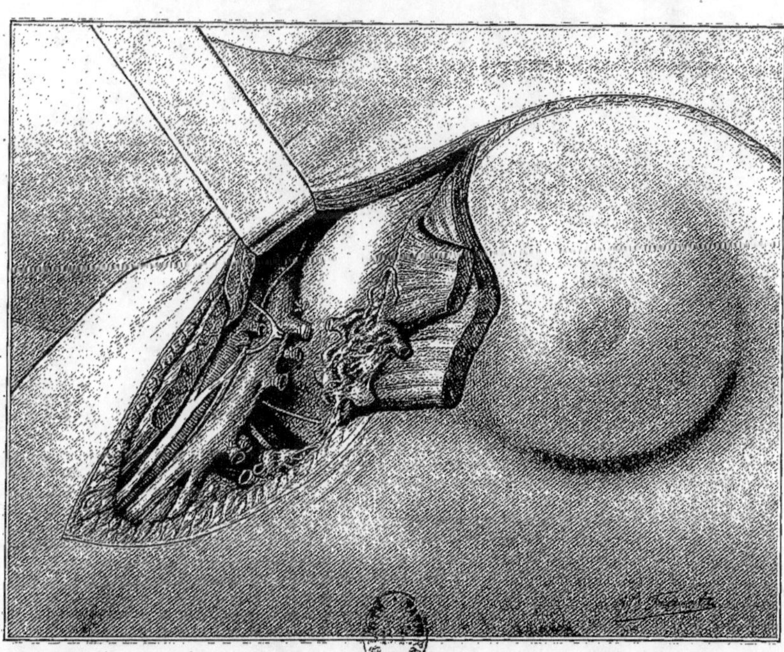

Fig. 4.
Après section des affluents axillaires, le contenu de l'aisselle est libéré de haut en bas; les nerfs sont respectés (GOSSET).

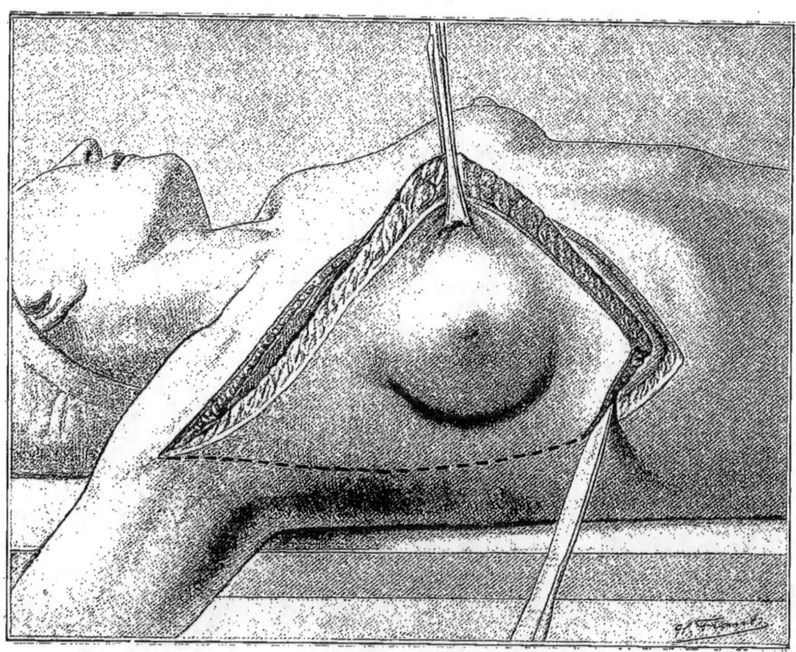

Fig. 5.

L'incision cutanée inférieure n'est pratiquée qu'à la fin de l'intervention (GOSSET).

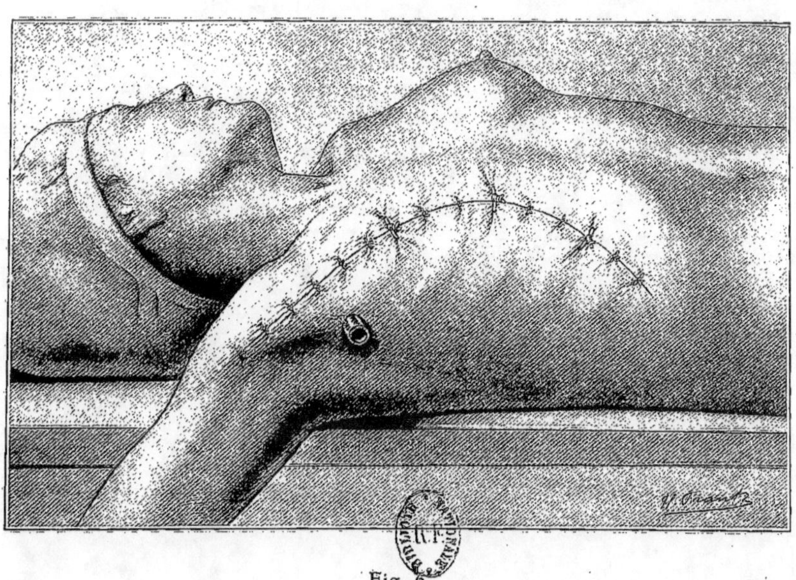

Fig. 6.

Suture cutanée. Drainage à travers le lambeau postérieur (GOSSET).

nerf du grand dorsal et du grand rond, nerf sous-scapulaire, il est sage de les respecter.

Sixième temps. — *Évidement du creux axillaire.* — A partir du bord inférieur des vaisseaux axillaires maintenant libérés, on rabat vers le bas la masse cellulo-ganglionnaire de l'aisselle; la paroi postérieure — sous-scapulaire, grand rond, grand dorsal — doit être nettoyée comme dans une dissection; seuls les nerfs seront respectés, mais le tissu cellulaire qui les entoure doit être enlevé avec soin; en bas la peau est dégraissée au plus près; en dedans, dissection également soigneuse de la paroi thoracique; il ne doit plus rester sur elle que les digitations très propres du grand dentelé, et le long nerf du grand dentelé, dont la conservation s'impose : par contre, sectionner sans crainte les filets perforants des nerfs intercostaux.

Septième temps. — On poursuit vers la partie interne la dissection de la paroi thoracique, et il ne reste bientôt plus qu'à sectionner les insertions thoraciques des pectoraux; on est souvent gêné à ce moment par les branches perforantes antérieures des artères intercostales, qui saignent au niveau de chaque digitation du muscle et qui sont assez délicates à pincer; éviter, en allant les chercher trop profondément pour les pincer, de perforer la plèvre sous-jacente.

Huitième temps (pl. III, fig. 5). — Quand la dissection de la paroi thoracique a été conduite au niveau des limites inférieures de l'incision cutanée, il ne reste plus qu'à réunir par une ligne légèrement convexe les deux extrémités de l'incision primitive pour que l'amputation du sein soit terminée.

Neuvième temps. — *Hémostase.* — Elle doit être très soigneuse; mais comme elle risque, malgré tout, d'être plus ou moins imparfaite, il importe de drainer pour éviter un hématome; le drain sera placé au point déclive, c'est-à-dire qu'il sortira par un orifice fait à son intention dans le lambeau inférieur (pl. III, fig. 6).

Dixième temps. — *Réunion.* — Elle est difficile lorsqu'on a enlevé beaucoup de peau, comme il convient; elle est moins difficile si l'on a pris soin de décoller sur une certaine étendue le lambeau inférieur, de manière à faciliter son glissement. Passer d'abord à une certaine distance des lèvres de la plaie, 3 ou 4 fils solides, métalliques de préférence, qui rapprocheront *grosso modo* les deux lèvres, pendant que l'aide chargé du bras le ramènera vers le corps, de façon à diminuer la tension des téguments. Placer ensuite, très rapprochés les uns des autres, les fils destinés à l'affrontement.

Il ne faut pas s'effrayer si les fils tirent un peu; mais si la peau, trop comprimée, blanchit à leur niveau, il devient prudent de pratiquer une autoplastie, si l'on veut éviter une ligne de sphacèle, souvent très superficielle d'ailleurs. Lorsque la réunion est impossible autrement, cette autoplastie s'impose.

La plus simple des *autoplasties* est la suivante : on fait deux incisions; l'une, prolongeant l'extrémité inférieure de l'incision première, se porte verticalement vers l'hypocondre; l'autre, partant de la partie moyenne de la lèvre inférieure, se dirige en bas et en arrière vers le dos; on décole le lambeau ainsi obtenu, lambeau quadrilatère à base postéro-inférieure, et on le remonte en l'interposant entre les lèvres de l'incision primitive; la suture a finalement la forme d'un Y renversé plus ou moins régulier (fig. 157 et 158).

Il va sans dire que, durant tout le cours de l'intervention, le chirurgien ne perdra pas de vue *les règles générales de la chirurgie cancéreuse*. Il doit enlever le cancer de loin, sans le voir. Si par mégarde son bistouri a tranché quelque partie suspecte, ce bistouri doit être immédiatement rejeté, sous peine d'inoculer les parties saines; la tranche malade mise au jour sera touchée fortement au thermo-cautère.

A fortiori, si le cancer est ulcéré, devra-t-on commencer par une large destruction de l'ulcération au thermo-cautère ou mieux encore avec les nouveaux appareils à soufflerie d'air

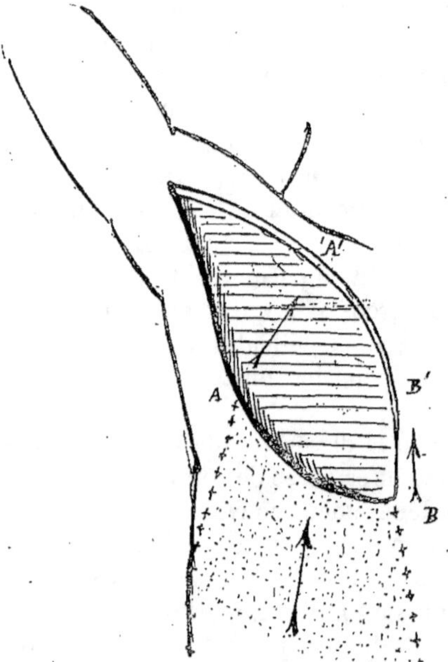
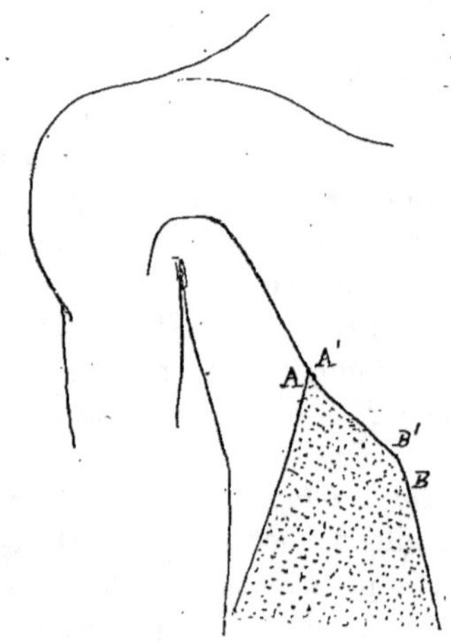

Fig. 157. — Autoplastie. Taille du lambeau.　　Fig. 158. — Autoplastie. Suture du lambeau.

chaud; on cachera cette zone, malgré tout dangereuse, sous des compresses qui resteront là jusqu'à la fin. De plus, on devra éviter, au cours de l'intervention, de serrer le sein à pleine main, si l'on ne veut pas exprimer dans la plaie comme avec une éponge le suc cancéreux dont il est gorgé. Le procédé d'ablation que nous avons décrit, et dans lequel on enlève le sein sans presque le toucher, est à ce point de vue très supérieur à tous les autres.

L'ablation du cancer du sein est aujourd'hui une opération bénigne. La mortalité est de 0,5 pour 100; les morts sont liées à une infection, toujours évitable, ou à des pneumonies post-opératoires peut-être de même origine.

Les résultats éloignés, nous l'avons vu déjà, sont de plus en plus encourageants; pour aucun autre cancer la chirurgie ne donne, même de loin, une telle proportion de succès.

En présence d'une récidive locale, surtout si elle siège au niveau de la cicatrice, cas le plus fréquent, nous ne devons pas abandonner tout espoir; il faut l'enlever largement; ce n'est que devant la généralisation que nous sommes désarmés.

Lorsque le cancer est inopérable — lorsqu'il tient partout, et se trouve largement ulcéré, on peut diminuer les douleurs, les hémorragies et les

accidents de septicémie lente au moyen de larges destructions au thermo-
cautère, sous chloroforme ; la fulguration n'a pas tenu les espérances qu'on
avait fondées sur elle ; les rayons X, le radium surtout peuvent provoquer
des améliorations très appréciables et méritent d'être employés lorsque la
chirurgie a perdu tout espoir.   *MAURICE CHEVASSU.*

SEIN. — V. MAMELLES et MAMMITE.

SEMEN CONTRA. — V. SANTONINE.

SEMI-LUNAIRE (LUXATIONS). — Les déplacements traumatiques du semi-lunaire,
inconnus encore il y a peu d'années, ont acquis, depuis la découverte des
rayons Rœntgen, une importance considérable dans les traumatismes du
poignet : on le comprendra facilement quand on saura que le déplacement
du semi-lunaire *en avant*, le seul que nous aurons en vue ici, occupe le
second rang comme fréquence parmi les lésions traumatiques du poignet,
le premier rang étant occupé par la fracture de l'extrémité inférieure
du radius.

Cette lésion s'observe à peu près exclusivement chez les hommes adultes,
entre 20 et 50 ans, et nécessite, pour se produire, un *traumatisme très violent*
consistant presque toujours en une chute sur la main en hyperextension.
On a signalé exceptionnellement une chute en flexion forcée, un retour de
manivelle.

Destot (de Lyon), qui a étudié tout particulièrement ces lésions traumatiques du carpe, en explique le mécanisme de la façon suivante. Le radius
par l'intermédiaire du scaphoïde et du semi-lunaire, os de la première rangée
auxquels font suite le trapèze, le trapézoïde et le grand os, os de la deuxième
rangée, est en rapport avec les trois premiers métacarpiens : l'ensemble de
ces os constitue une sorte de *colonne externe* par opposition à la *colonne
interne* formée uniquement par le cubitus et le pyramidal auquel fait suite
l'os crochu, articulé lui-même avec les 4e et 5e métacarpiens. Dans cette
colonne interne le cubitus n'est pas en contact direct avec le carpe, étant
séparé du pyramidal par le ligament triangulaire.

D'après ces données anatomiques il est facile de concevoir que, dans une
chute sur la main, la transmission de la force se fera beaucoup plus par la
colonne externe que par la colonne interne ; elle se fait surtout par le
scaphoïde et le semi-lunaire qui correspondent au radius dans l'extension
appuyée.

Si le traumatisme exagère l'extension, deux cas peuvent se présenter : ou
bien la force s'épuise dans le radius qui se fracture et les lésions carpiennes
sont nulles ou insignifiantes ; ou bien le radius résiste et alors les os de la
première rangée du carpe sont « disloqués » pour employer l'expression de
Destot : c'est tantôt la scaphoïde qui se brise, généralement en son milieu,
au point rétréci, tantôt le semi-lunaire qui tend à s'énucléer en avant dans
un sens que commandent et sa forme de coin et la faiblesse des ligaments
qui l'attachent au grand os.

Lorsque l'hyperextension du poignet s'accompagne d'inclinaison sur le
bord radial, il y a fracture du scaphoïde ; lorsque l'hyperextension s'accom-

pagne d'inclinaison sur le bord cubital, le semi-lunaire se déplace en avant. Souvent aussi (dans la moitié des cas pour Pierre Delbet) les deux lésions coïncident.

Le semi-lunaire est déplacé, généralement sur la face palmaire du poignet (il n'existe qu'un seul cas connu de subluxation en arrière); lorsque le scaphoïde est fracturé en même temps, le fragment proximal accompagne presque toujours le semi-lunaire dans son déplacement.

Le semi-lunaire déplacé conserve ses attaches ligamenteuses avec le radius ; seuls sont déchirés les faibles ligaments qui unissent, sur la face palmaire, le semi-lunaire au grand os. Sur la face dorsale la capsule se rompt très rarement ; elle ne fait que se distendre, coiffant le grand os qui peut remonter.

Le déplacement du semi-lunaire en avant peut être plus ou moins prononcé : dans un premier degré il conserve sa direction générale ayant seulement « décoiffé » le grand os (fig. 159); dans un deuxième degré il a tourné de 90° et présente ainsi en avant sa face inférieure concave (fig. 160); dans un troisième degré la rotation est de 180°, la face inférieure regardant directement en haut. Enfin, tout à fait exceptionnellement il peut exister une rotation de 270°, le semi-lunaire étant remonté verticalement devant le radius, face supérieure en avant, face inférieure appliquée sur la face antérieure du radius (fig. 161). Dans les cas d'ascension très élevée du semi-lunaire, il y a rupture de ses ligaments d'union avec le radius.

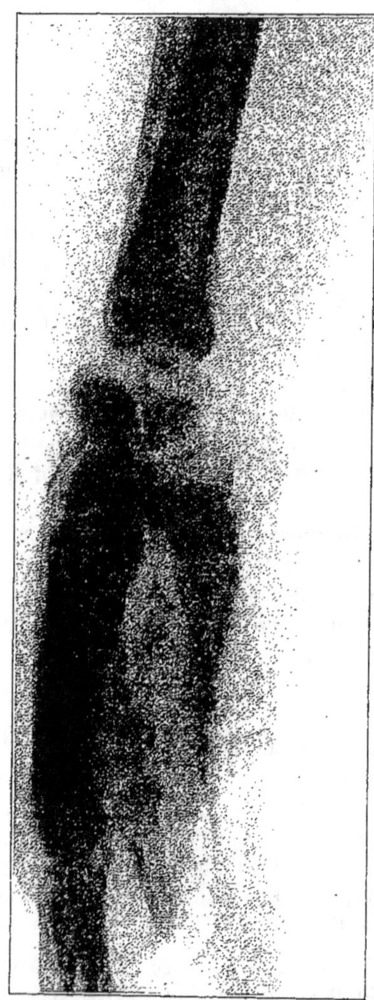

Fig. 159.
Luxation semi-lunaire sans énucléation.
Déplacement postérieur du grand os.
(Routier.)

Tels sont les divers degrés du déplacement en avant du semi-lunaire allant de la subluxation simple jusqu'à l'énucléation avec ascension très marquée. Il y a, en réalité, luxation dorsale de tout le carpe moins le semi-lunaire et la dénomination classique de luxation en avant du semi-lunaire n'est pas correcte, puisqu'il est d'usage de dire luxé l'os distal.

Le déplacement du semi-lunaire peut être combiné, nous l'avons vu, et c'est fréquent, avec une fracture du scaphoïde à son point rétréci ; il peut

y avoir exceptionnellement fracture du pyramidal, du trapèze, du semi-
lunaire lui-même. Enfin d'autres lésions osseuses peuvent coexister telles
que la fracture de l'apophyse styloïde du cubitus, celle des deux apophyses
styloïdes du radius et du cubitus, enfin la fracture de l'extrémité inférieure
du radius.

Dans quelques cas on a signalé des luxations du semi-lunaire compliquées de plaies des
téguments.

**Étude clini-
que**. — Au mo-
ment de l'accident
et immédiatement
après, les blessés
éprouvent généra-
lement des douleurs
très vives pouvant
déterminer une
syncope; quelque-
fois, c'est rare, ils
souffrent à peine et
se remettent au tra-
vail pendant quel-
ques heures.

A l'inspection on
constate une défor-
mation rappelant
quelquefois le dos
de fourchette de la
fracture inférieure
du radius, mais un
dos de fourchette
plus bas situé. Le
poignet paraît
épaissi dans le sens
antéro-postérieur.

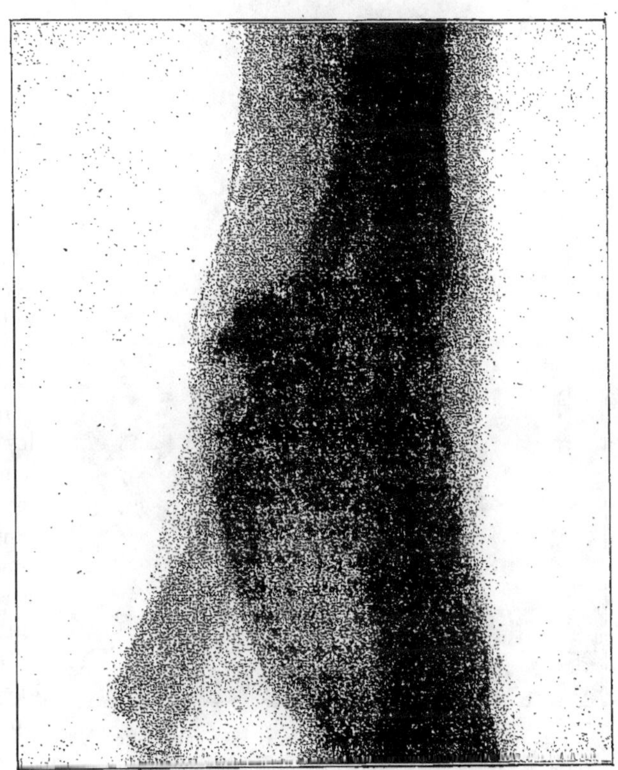

Fig. 160. — Luxation du semi-lunaire avec énucléation et rotation
de 90 degrés (Ferron).

La main est légèrement inclinée sur le bord cubital, les doigts sont à demi
fléchis.

Il existe du gonflement des parties molles, dont le maximum est en
dessous de la ligne bi-styloïdienne. Quand ce gonflement n'est pas trop
prononcé, on peut se rendre compte que le poignet est raccourci (de 5 à
6 millimètres quand il y a énucléation complète du semi-lunaire).

La palpation fait constater l'intégrité des deux os de l'avant-bras, la
conservation de la différence de niveau entre les pointes des apophyses
styloïdes, l'augmentation du diamètre antéro-postérieur du carpe.

Sur la face palmaire, on sent une saillie arrondie, du volume d'une
noisette, un peu mobile, d'une dureté osseuse : c'est le semi-lunaire déplacé.

Quelquefois aussi on constate la disparition du creux de la tabatière anatomique qui est comblé par le fragment distal du scaphoïde fracturé, le fragment proximal ayant accompagné le semi-lunaire dans son déplacement en avant.

La main est fixée en demi-extension ; les doigts sont à moitié fléchis ; en général, la flexion spontanée est possible à peu près complètement ;

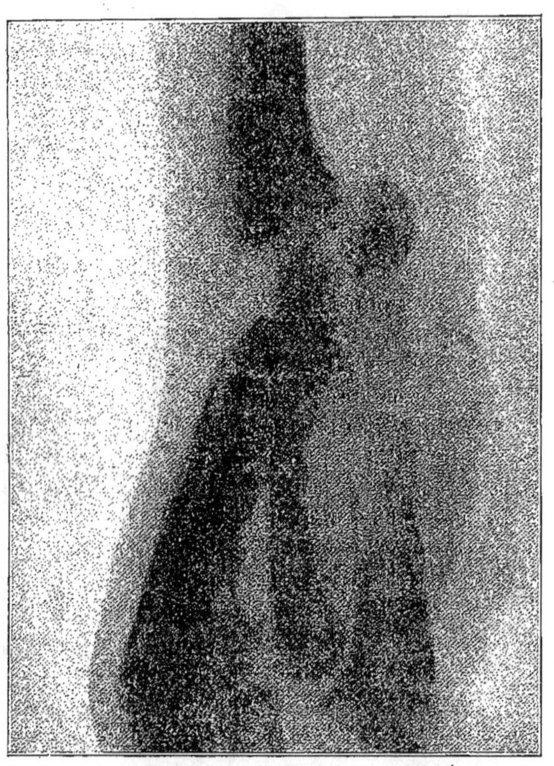

Fig. 161. — Luxation du semi-lunaire avec énucléation et rotation de près de 270 degrés (Ferron).

l'opposition du pouce est incomplète et sans force.

Il y a une limitation extrême dans les mouvements de flexion et d'extension de la main ; l'inclinaison sur le bord radial et cubital est possible.

La pronation est tantôt libre, tantôt impossible ; la supination est toujours gênée.

Les douleurs spontanées sont variables ; souvent et surtout dans les cas d'énucléation du semi-lunaire, elles sont vives, parfois atroces dans le domaine du nerf médian, beaucoup plus rarement dans celui du cubital ; elles s'accompagnent de fourmillements, d'engourdissements, de sueurs abondantes avec cyanose et sensation de froid aux doigts, et témoignent de la compression du nerf par l'os déplacé.

Le diagnostic du déplacement du semi-lunaire en avant se fait assez aisément avec les signes que nous venons de décrire, à condition d'y penser ; et il faut toujours penser à ces lésions carpiennes en face d'un blessé qui a subi un traumatisme du poignet et ne pas laisser accaparer l'attention par le seul examen des os de l'avant-bras.

La radiographie est indispensable pour lever les doutes quand il y en a : dans certains cas, c'est elle seule qui affirmera un déplacement que l'examen clinique ne permettait que soupçonner ; le plus souvent elle mettra à même d'apprécier le degré du déplacement et la présence des lésions associées, principalement la fracture du scaphoïde. Mais il est indispensable de faire deux épreuves, l'une de face, l'autre de profil, et, la lecture des radiographies du poignet étant d'une interprétation difficile, il sera toujours bon de faire comparativement la radiographie du poignet sain.

Pronostic. — La luxation du semi-lunaire, même sans fracture du scaphoïde, est grave au point de vue fonctionnel, quand elle n'est pas traitée ; sur 40 cas non soignés ou traités par le massage ou la mécanothérapie, Pierre Delbet ne trouve que 8 résultats fonctionnels satisfaisants.

En dehors des luxations compliquées des plaies des téguments et qui, comme telles, sont exposées aux infections suppuratives, au tétanos, à la septicémie, deux complications principales sont à craindre dans les déplacements en avant du semi-lunaire, surtout s'ils ne sont pas traités : ce sont les *troubles paralytiques* dans le domaine du nerf médian et rarement du cubital, puis les raideurs articulaires résultant d'arthrite post-traumatique.

Le *nerf médian* est soulevé par le semi-lunaire déplacé, comme une corde de violon par le chevalet ; d'ailleurs il peut avoir été contusionné au moment du traumatisme ; ces deux facteurs, contusion primitive, compression secondaire, sont deux causes importantes de névrite.

Quand le *nerf cubital* est touché, c'est uniquement par le mécanisme de la contusion directe au moment du traumatisme.

Les *raideurs articulaires* constituent une complication sérieuse qu'on est souvent impuissant à prévenir ; car elles ne sont pas ici déterminées par l'immobilisation trop prolongée ou par l'âge avancé du sujet ; elles résultent d'une *arthrite* post-traumatique qui résiste au massage et peut même être provoquée par une mobilisation trop précoce.

Signalons enfin l'*atrophie musculaire* réflexe de l'avant-bras remontant quelquefois jusqu'au bras et à l'épaule, ainsi que les troubles trophiques des os du carpe, signalés par Destot.

Ces complications fréquentes doivent toujours faire réserver le pronostic fonctionnel ; il est utile d'y insister au point de vue des accidents du travail.

Traitement. — Dans les cas récents, il faut réduire ou tout au moins essayer de réduire le semi-lunaire déplacé. Pour ce faire, le blessé étant soumis à l'anesthésie générale, il faut exagérer d'abord l'hyperextension du poignet et tirer fortement sur la main, puis appuyer sur le semi-lunaire, enfin fléchir fortement le poignet.

Si la réduction est obtenue, on immobilisera 5 ou 6 jours environ avec deux attelles palmaire et dorsale, matelassées d'ouate ou une attelle plâtrée dorsale, le poignet étant légèrement fléchi.

Mais cette réduction ne doit être tentée que dans les cas récents, nous y insistons ; elle doit être rejetée et céder le pas à l'opération dans les cas anciens (une luxation d'un mois doit être considérée comme ancienne) ou dans les cas accompagnés de complications nerveuses ; les pressions violentes exercées sur le semi-lunaire risquent alors d'écraser sur cet os le nerf médian soulevé par lui.

Donc, en dehors des cas récents et sans complication nerveuse, le traitement doit être sanglant ; c'est à l'opération également qu'on doit avoir recours après échec de la réduction.

L'opération de choix est l'extirpation de l'os luxé soit seul, soit avec le fragment scaphoïdien y attenant lorsqu'il y a fracture du scaphoïde concomitante.

On fait une incision palmaire sur le bord interne du tendon du grand palmaire; l'os mis à nu doit être détaché du radius, avec lequel il a conservé de puissantes attaches, en entier, sans morcellement, de manière à ne pas laisser dans la plaie des débris d'os qui pourraient devenir ultérieurement une cause de gêne fonctionnelle.

Un pansement compressif léger refoulant le carpe en avant pour corriger le déplacement dorsal doit être appliqué.

Il ne faut mobiliser le poignet ni trop tôt, pour éviter l'arthrite traumatique, ni trop tard, pour éviter l'ankylose : en général, on peut commencer une mobilisation douce au bout d'une dizaine de jours.

Les résultats du traitement opératoire sont toujours longs à se manifester, il faut s'armer de patience.

Ces résultats sont bons au point de vue fonctionnel dans les cas récents ; ils sont inconstants dans les cas anciens.

Dans ces cas anciens, si souvent compliqués de troubles nerveux, on obtient constamment la disparition des douleurs; mais la régression des troubles trophiques est très souvent incomplète.

Les mouvements du poignet sont lents à revenir et leur restitution est plus ou moins complète suivant l'âge du sujet et le moment de l'intervention. L'extension et la supination sont en général les mouvements les plus gênés; la flexion des doigts reste souvent imparfaite.

C'est par un massage doux, une mobilisation prudente et progressive qu'on arrivera à tirer le plus grand parti possible de l'opération.

G. LABEY.

SÉMINALES (AFFECTIONS DES VÉSICULES). — La pathologie des vésicules séminales est peu connue; elle se perd dans celle des organes auxquels elles sont annexées et leurs lésions sont étudiées comme complications des lésions de ces mêmes organes; ainsi la vésiculite avec l'urétrite blennorragique, et la tuberculose des vésicules avec celles du testicule. Ce sont là les deux lésions principales dont les vésicules peuvent être le siège; les kystes, les tumeurs bénignes ou malignes sont infiniment rares, et leur histoire clinique n'existe pour ainsi dire pas. Nous nous contenterons de les mentionner.

I. **Vésiculites ou spermatocystites.** — Nous n'aurons en vue ici que la vésiculite blennorragique. L'inflammation des vésicules séminales au cours de l'urétrite est beaucoup plus fréquente qu'on ne le croit; ce qui fait qu'elle passe inaperçue, c'est qu'elle ne possède pas de symptômes propres : sa symptomatologie se confond avec celle de la prostatite et de la cystite, et seul le toucher rectal permet de la reconnaître.

La vésiculite peut être *aiguë* ou *chronique. Aiguë*, elle est souvent associée à la prostatite et traduit, comme cette dernière, l'envahissement de l'urètre postérieur. Elle survient au 15e ou au 20e jour de la blennorragie, quelquefois plus tard. Les malades ressentent d'abord de la pesanteur dans le périnée, puis des douleurs véritables avec irradiation du côté de la verge et surtout du côté du rectum. En même temps on observe des envies fréquentes d'uriner. Le toucher rectal montre, au-dessus de la prostate et sur le côté, une tuméfaction douloureuse formée par la vésicule malade flanquée de la portion terminale du canal déférent ; les deux organes sont englobés en une masse unique chaude, parfois pulsatile, et sur laquelle la pression détermine de violentes douleurs. Les deux vésicules peuvent être prises, mais l'unilatéralité est la règle comme dans l'orchi-épididymite. Il est rare que la vésicule soit seule atteinte : la plupart du temps, le lobe correspondant de la prostate est envahi par l'inflammation, quelquefois la prostate tout entière. L'orchite complique souvent ces lésions profondes et siège, quand elle est unilatérale, du même côté ; mais elle n'est pas fatale et l'on voit des prostatites et des vésiculites intenses évoluer sans qu'à aucun moment, l'inflammation arrive jusqu'à l'épididyme : de même, mais la chose est moins fréquente, l'orchite peut survenir avec une prostate intacte.

Généralement, la vésiculite aiguë évolue assez rapidement vers la guérison ; au bout de 5 à 6 jours, toute douleur a disparu. Les troubles de la miction et de la défécation cèdent également et, seul, un toucher rectal attentif, par la douleur qu'il provoque en un point précis, arrive à déceler la lésion. La *résolution* est donc la règle, mais, plus souvent qu'on ne pense, la guérison n'est qu'apparente et la vésiculite passe à l'état chronique. Quant à la *suppuration*, elle est exceptionnelle. Nous en avons observé un cas lorsque nous étions l'interne de M. Humbert, à l'hôpital Ricord ; il y avait en même temps une déférentite suppurée dans le canal inguinal. La collection vésiculaire fut ouverte par le périnée (voie prérectale) et le malade guérit. L'observation a été consignée dans la thèse de Lemaradey (1898-1899). En compulsant les cas publiés, on trouve que çà et là l'inflammation s'est propagée au péritoine et a amené une péritonite mortelle.

La vésiculite *chronique* n'a presque pas de symptomatologie propre : celle-ci se confond avec celle de l'urétrite postérieure chronique : goutte matutinale, apparition d'un liquide filant et visqueux au moment de la défécation, filaments dans les urines, etc. Quant aux *troubles fonctionnels* : impuissance relative, éjaculation précoce, etc., ils rentrent dans le cadre de la neurasthénie génitale.

Le toucher rectal montre une vésicule augmentée de volume, irrégulière, légèrement bosselée. La portion terminale du canal déférent est également plus grosse et irrégulière, séparée de la vésicule par un sillon ou une dépression. Il est des cas où l'on croirait être en présence de lésions tuberculeuses. Le massage de la vésicule malade amène au méat quelques gouttes d'un liquide épais, semblable à la glycérine ; mais surtout, si l'on a soin de faire uriner le malade avant et après le massage, on constate que l'aspect des urines n'est pas le même, celles-ci devenant troubles et opalescentes après les manœuvres intra-rectales.

Le *diagnostic* est basé sur les données du toucher rectal et sur le résultat du massage. Les auteurs anglais et américains, qui ont beaucoup étudié cette question de la vésiculite chronique, ont voulu lui assigner une symptomatologie fonctionnelle susceptible de mettre sur la voie du diagnostic. Nous ne pouvons souscrire à cette opinion.

Le *pronostic* est réservé, en ce sens que la vésiculite chronique, comme la prostatite, est une cause d'entretien de l'urétrite chronique, et l'on sait l'influence fâcheuse que celle-ci produit sur l'état nerveux des malade ainsi que le danger qu'elle présente, au double point de vue de l'individu et de la société. D'autre part, à la suite d'excès de table et surtout de coït, elle peut subir des poussées aiguës. Il y a donc grand intérêt à la dépister et à la guérir.

Le *traitement* varie suivant la forme de l'affection. La vésiculite *aiguë* survenant au cours d'une blennorragie doit être traitée par le repos, les irrigations rectales très chaudes, les suppositoires calmants (belladone, extrait thébaïque, etc.). On s'abstiendra de toute manœuvre intra-urétrale, telle que : injections, lavages. Si le processus va jusqu'à la *suppuration* — et le fait est d'une extrême rareté — on devra inciser la collection par la voie pré-rectale.

Le traitement de la vésiculite *chronique* consiste principalement dans le massage combiné aux lavements chauds à 45 ou 50°. Le massage sera pratiqué deux ou trois fois par semaine, à vessie pleine, et pendant 5 minutes. En cas d'urétrite chronique, on lui associera des grands lavages ou des instillations. Les Américains ont imaginé une foule d'appareils permettant de mieux atteindre les parties hautes et latérales des vésicules. Dans certaines formes hypertrophiques et particulièrement douloureuses de même que dans certains cas de rhumatisme blennorragique rebelle, Eugène Fuller (de New-York) a eu recours à l'intervention chirurgicale consistant soit dans l'incision et le curettage des vésicules, soit dans leur ablation. L'indication d'une telle manière de faire ne saurait être qu'exceptionnelle et, dans la majorité des cas, les lésions vésiculaires et péri-vésiculaires, pourvu qu'elles ne soient pas tuberculeuses, rétrocèdent par les moyens habituels.

II. **Tuberculose des vésicules séminales.** — La tuberculose des vésicules séminales est fréquente, beaucoup plus fréquente qu'on ne pense. Il suffit de pratiquer systématiquement le toucher rectal chez 100 individus, pris au hasard, pour s'étonner du nombre relativement considérable de cas dans lesquels les vésicules et la prostate sont suspectes. Rare dans l'enfance, elle s'observe surtout après la puberté. Elle peut siéger d'un côté, ou, ce qui est le plus fréquent, atteindre les deux vésicules séminales. Presque toujours la prostate est prise, en entier ou dans un de ses lobes seulement.

La tuberculose vésiculaire complique souvent celle de l'épididyme, mais elle peut exister à l'exclusion de toute lésion de la glande séminale. La discussion reste ouverte pour savoir qui, du testicule ou de l'appareil prostato-vésiculaire, commence. M. Reclus enseigne que, dans l'immense majorité des cas, c'est l'épididyme qui est pris en premier lieu ; l'école de Necker et Legueu en particulier, penchent pour la plus grande fréquence du début prostato-vésiculaire. Il est certain que les deux modes de début existent, mais que la tuberculose frappe le plus souvent d'abord l'épididyme pour de là envahir les organes pelviens et le bas-fond de la vessie.

Cliniquement, d'ailleurs, on ne pense aux vésicules qu'en présence d'une tuberculose testiculaire : c'est à ce moment-là que le malade vient consulter. Le toucher rectal, dans certains cas difficiles, permet d'asseoir le diagnostic : il montre la ou les vésicules augmentées de volume, dures, bosselées, comme « injectées au suif », tantôt nettement séparées des parties voisines, tantôt noyées, avec le bout terminal du canal déférent, dans une

gangue de péri-vésiculite. La pression sur la vésicule est peu ou pas douloureuse. On constate en même temps des lésions prostatiques, mais celles-ci
peuvent manquer.

Le *diagnostic* est facile lorsqu'il existe d'autres lésions tuberculeuses de
l'appareil génito-urinaire ; il est beaucoup plus difficile lorsqu'il s'agit de
reconnaître une tuberculose primitive des vésicules séminales. Dans un cas
de ce genre, nous y sommes arrivé en examinant au microscope et en
inoculant au cobaye le produit du massage de ces organes : examen et
inoculation furent positifs et il n'y avait pas trace de tuberculose aux
épididymes.

Le *pronostic* est, comme on le comprend, très réservé. La tuberculose
prostato-vésiculaire constitue une menace constante pour le bas-fond vésical
et les voies urinaires supérieures. Cependant, comme celle de l'épididyme,
comme toutes les tuberculoses locales, elle peut guérir en subissant la
transformation fibreuse ; mais ces guérisons ont besoin d'être surveillées de
très près. La suppuration est rare, et c'est un contraste de voir la tuberculose suppurer si fréquemment à l'épididyme et si rarement à la prostate
et aux vésicules séminales.

Le *traitement* se confond, la plupart du temps, avec celui de la tuberculose génitale : traitement purement médical consistant en cure d'air, séjour
au bord de la mer, bonne alimentation, repos physique, repos sexuel, etc.
Mais il est des cas où les chirurgiens ont pensé utile d'intervenir et d'extirper l'une des vésicules, ou les deux à la fois, seules ou avec le testicule et
la totalité du canal déférent correspondant. La première *ablation totale des
voies génitales* chez l'homme est due à Ullmann (de Vienne). A sa suite,
Roux (de Lausanne), Weir, Schede, Villeneuve, Guelliot, ont à leur tour
extirpé des vésicules séminales. Nous avons été avec notre ami Baudet les
premiers à pratiquer cette intervention à Paris, et dans un mémoire docu-
menté paru en 1906 dans la *Revue de Chirurgie*, nous avons étudié les
indications et les résultats de cette opération, ainsi que les détails de sa
technique.

La *vaso-vésiculectomie* ou mieux la *spermatocystectomie* pour tuberculose
est une opération parfaitement légitime, et qui, pour délicate qu'elle soit,
ne fait pas courir au malade de dangers immédiats disproportionnés avec la
gravité de la lésion et donne, au contraire, lorsqu'elle est appliquée judicieusement, des résultats « aussi bons que ceux que l'on a l'habitude d'obtenir
dans le traitement de toute autre tuberculose » (Marion). Mais, pour cela,
il importe que ses indications soient bien précisées.

Les *indications* sont de deux sortes, et la vésiculectomie peut être une
opération de choix ou une opération de nécessité.

Comme *opération de choix*, la spermatocystectomie ne doit être pratiquée
qu'en cas de vésicules volumineuses, ne rétrocédant pas malgré une intervention sur l'épididyme et la portion adjacente du canal déférent.

Comme *opération de nécessité*, elle peut être indiquée dans les cas suivants : 1º *fistules* purulentes entretenues par la vésicule tuberculeuse ;
2º *troubles rectaux*, par irritation de voisinage ou par compression due à la
péri-vésiculite ; 3º *troubles vésicaux* d'origine irritative. Des lésions tuber-

culeuses concomitantes de la vessie contre-indiquent l'ablation de la vésicule. Toutefois, lorsque la cystite est provoquée ou aggravée par les lésions vésiculaires, elle ne peut que bénéficier de la suppression du foyer originel; 4° *lésions considérables du canal déférent dont l'ablation totale s'impose;* 5° *envahissement de la vésicule du côté opposé alors que l'épididyme de ce côté est encore indemne.*

Les lésions tuberculeuses des voies urinaires ou des poumons, un mauvais état général non attribuable exclusivement aux lésions génitales, sont des *contre-indications* formelles.

Plusieurs. *voies* ont été suivies par les chirurgiens pour aborder les vésicules séminales. Les voies ischio-rectale, sacrée, para-sacrée, suspubienne et rétro-vésicale ne méritent pas qu'on s'y arrête. Deux voies sont en réalité à retenir : la voie basse ou *périnéale* et la voie haute ou *inguinale.* La voie inguinale, qui se suffit à elle-même lorsqu'on veut enlever la totalité des voies génitales d'un côté, depuis le testicule jusqu'à la vésicule, séduit par sa simplicité; elle convient aux cas de lésions unilatérales et dont l'ablation semble devoir être facile. Dans les cas compliqués (fistules ou péri-vésiculites), et dans les cas de lésions bilatérales ou de lésions concomitantes de la prostate, la préférence devra être accordée à la voie périnéale. Celle-ci ne permet d'atteindre que la ou les vésicules et la portion adjacente du canal déférent. Si l'on veut enlever la portion initiale de ce canal, avec ou sans le testicule ou l'épididyme, force est de faire une nouvelle incision qui sera cette fois inguino-scrotale. Certains chirurgiens suivent une marche inverse, ils enlèvent d'abord le testicule ou l'épididyme et le canal déférent et ne s'attaquent qu'en dernier lieu et par la voie périnéale à la vésicule.

En terminant, nous dirons que le jeune homme que nous avons opéré avec Baudet en 1898, dans le service de notre maître M. Humbert, à l'hôpital Ricord, est aujourd'hui très bien portant, sans aucune lésion tuberculeuse de l'appareil génito-urinaire et, malgré l'ablation de ses deux vésicules séminales, remplit très convenablement ses devoirs conjugaux.

KENDIRDJY.

SÉNÉ. — Les follicules de séné sont les fruits et les folioles de plusieurs espèces du genre *Cassia* (Légumineuse-Césalpinée). Le séné fait partie des espèces purgatives du Codex; il sert à la préparation de la médecine noire et du lavement purgatif (V. Purgatifs).

Apozème purgatif, médecine noire (Codex).

Folioles de séné mondées	10	grammes.
Rhubarbe de Chine, concassée	5	—
Sulfate de sodium officinal	15	—
Manne en larmes	60	—
Eau distillée bouillante	100	—

Lavement purgatif (Codex).

Folioles de séné	15	grammes.
Sulfate de sodium	15	—
Eau bouillante	500	—

E. F.

SENSIBILISATRICES. — V. Anticorps.

SENSIBILITÉ (EXAMEN). — La sensibilité est la fonction de recueillir les sensations par l'intermédiaire d'organes récepteurs, de conducteurs nerveux, et de les percevoir dans les centres cérébraux.

Les organes récepteurs différenciés, tels que ceux du goût, de l'odorat, du toucher, de la vue et de l'ouïe, ont pour fonction une sensibilité spéciale. Les autres terminaisons nerveuses ont pour fonction la sensibilité générale. La vue et l'ouïe ont été étudiées dans des articles spéciaux. Nous associerons l'étude du goût, de l'odorat et du toucher à celle de la sensibilité générale, dont elle n'est pas séparée dans la pratique.

Les altérations de la sensibilité se révèlent par des troubles subjectifs et se vérifient par l'examen objectif du malade.

Troubles subjectifs. — Les troubles subjectifs provoquent tantôt des douleurs véritables, tantôt des sensations spontanées désagréables ou anormales qu'on appelle dysesthésies.

A) **Dysesthésies.** — Les dysesthésies peuvent varier à l'infini : les plus communes sont les sensations d'*engourdissement*, de *picotement*, de *fourmillement* que le malade ressent dans les membres. Quelquefois les sensations sont plus spéciales : c'est la sensation d'eau froide coulant sur le membre, la sensation de brûlure, la sensation du froid localisée ou générale (*cryesthésie*), la sensation du doigt mort. Ces dysesthésies, sauf la cryesthésie ou le doigt mort, qui font partie du cortège des petits accidents de brightisme (Dieulafoy), n'ont en général aucune valeur séméiologique particulière. Localisées à un côté du corps, elles peuvent annoncer une *hémiplégie*. Elles constituent l'aura sensitive d'une *épilepsie jacksonienne* ou d'une *épilepsie essentielle* (v. c. m.). Elles peuvent précéder également l'attaque d'*hystérie*. Enfin, quand elles sont généralisées et persistantes, elles peuvent appartenir à la période de début des névrites toxiques ou des névrites ascendantes, de la maladie de Raynaud.

Acroparesthésie. — L'acroparesthésie (v. c. m.) (Schultze) est un trouble consistant dans une sensation de fourmillement siégeant aux extrémités et survenant périodiquement, principalement la nuit. Le malade est réveillé pendant son sommeil par une sensation d'engourdissement ou de fourmillement occupant surtout les mains, donnant parfois la sensation du doigt mort. Cette sensation se propage vers le bras et vers la racine du membre. Quelquefois la sensation s'accompagne d'une crampe modérément douloureuse et d'anesthésie de la région. Elle siège quelquefois sur un territoire nerveux limité, celui du nerf cubital, par exemple, et donne l'impression d'une compression de ce nerf. On ne connaît pas la nature ni la valeur séméiologique de ce trouble. Son évolution est variable, mais la guérison est la règle.

B) **Douleurs.** — Les douleurs (v. c. m.) se présentent suivant des types divers. La *névralgie* (v. c. m.), douleur continue ou paroxystique *siégeant sur le trajet d'un nerf*, d'un membre ou du tronc ; telle est la *névralgie faciale* (v. c. m.), la *névralgie sciatique* (v. c. m.), la *méralgie paresthésique* (v. c. m.).

La *céphalalgie*, douleur de tête, peut être diffuse ou circonscrite. Elle s'observe dans les affections du cerveau ou des tissus qui l'enveloppent : *méningites aiguës* ou *chroniques*, *syphilis cérébrale*, *tumeurs cérébrales*, *ostéite cranienne.* Elle se rencontre dans les névroses, dans l'*épilepsie*. Elle est un symptôme fondamental de certaines infections; *fièvre typhoïde, grippe, syphilis.* Elle se rencontre dans certaines intoxications, et surtout dans l'*urémie* (V. CÉPHALÉE).

La *migraine* (v. c. m.) est une forme de céphalalgie qui survient chez les arthritiques. Sa caractéristique est l'évolution par accès, la localisation hémi-cranienne, les vomissements, la guérison en 12 ou 24 heures et l'alternance avec la goutte, l'eczéma, et les autres manifestations de la diathèse arthritique.

Les *douleurs viscérales* sont les coliques hépatique et néphritique, les crises gastriques (v. c. m.) des tabétiques, l'angine de poitrine.

Toutes ces douleurs sont caractérisées par leur siège.

Les *douleurs fulgurantes*, au contraire, sont caractérisées par leur évolution même. Elles surviennent et disparaissent avec la rapidité d'un éclair. Elles se reproduisent par crises pendant plusieurs minutes ou plusieurs heures. Les crises elles-mêmes peuvent se reproduire pendant plusieurs jours, puis cesser pour reparaître à intervalles variables. Le malade les compare à la piqûre d'une aiguille, à un coup de couteau, à une morsure, etc.; elles peuvent être térébrantes, en broyure d'os, constrictives, etc. Elles sont presque caractéristiques du *tabes* (v. c. m.). On a pu cependant les rencontrer quelquefois dans les névrites et dans les compressions de la queue de cheval.

Les *topoalgies* ou algies centrales (v. c. m.) sont des douleurs localisées par les malades dans un viscère ou en un point quelconque du corps et qui sont cependant indépendantes de toute altération périphérique (V. NEURASTHÉNIE).

Troubles objectifs de la sensibilité.

A) **Leur recherche.** — Le malade aura les yeux bandés. La pièce où se fera l'examen devra être suffisamment chaude pour qu'on puisse le déshabiller et le découvrir complètement. On se sera muni pour délimiter les territoires anormaux d'un crayon dermographique ou d'un schéma de sensibilité (fig. 162) sur lequel on tracera la disposition topographique des troubles constatés.

Il sera nécessaire de pratiquer l'examen du malade en plusieurs fois, ou de répéter cet examen à plusieurs reprises avant de fixer une topographie exacte : il faut en effet tenir grand compte de l'attention du malade, de sa fatigue intellectuelle, de son degré d'intelligence et de son état mental, et un contrôle est nécessaire avant d'affirmer la localisation précise d'un trouble sensitif.

Toutes ces précautions sont d'autant plus nécessaires que l'on admet aujourd'hui, que dans un grand nombre de cas les troubles de la sensibilité rapportés à l'hystérie sont dus à des suggestions d'origine médicale (V. HYSTÉRIE).

Sensibilité tactile. — La *sensibilité au contact* sera appréciée par des attouchements avec un doigt, ou avec un pinceau très fin ou une feuille de papier mince. La sensation perçue par le malade sera un chatouillement. On pourra également se servir d'un *esthésiomètre* (v. c. m.), dont il existe plusieurs modèles. On peut ainsi mesurer le *degré* de la perception tactile. On peut mesurer la précision de la sensation en appréciant la distance minima où sont perçus isolément *deux contacts simultanés*. Cette mesure se pratique à l'aide du compas de Weber. On constate avec cet instrument qu'à l'état normal, deux contacts simultanés sont perçus isolément à un écartement minimum de 2 millimètres à 2 mm. 5 pour la face palmaire des doigts.

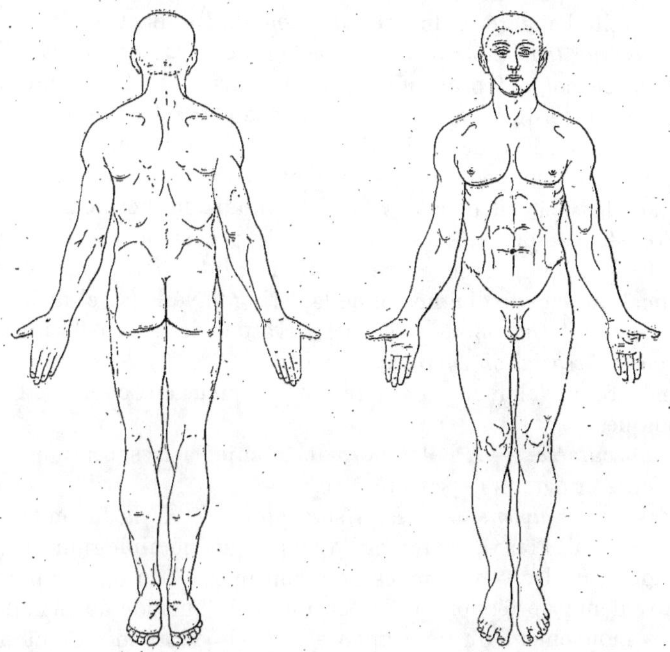

Fig. 162. — Schéma pour l'indication des troubles de la sensibilité.

Au niveau du dos, les contacts isolés et simultanés sont perçus à un écartement plus considérable. La sensation de contact devra encore être caractérisée par la *localisation* que le malade lui attribue : on demandera au malade d'indiquer verbalement ou avec son doigt le point où s'est produit le contact. Il y aura lieu de demander au malade d'*interpréter* la sensation périphérique, et on mesurera également la *durée* de temps nécessaire à la perception de l'impression sensitive.

La *sensibilité à la pression* (*baresthésie*) sera appréciée par la comparaison entre des objets de poids différents. On se servira d'une série d'objets, de poids connus, de rouleaux de pièces de monnaie, par exemple. On emploie plus rarement en clinique les appareils de précision, appelés baresthésiomètres.

La *sensibilité à la douleur* peut être appréciée de multiples façons. La plus usitée est la piqûre avec la pointe d'une épingle. On pourra également pratiquer le *pincement* de la peau. Cette pratique est surtout utile dans certains cas où la sensibilité à la douleur paraît diminuée et n'existe plus à la piqûre ; telles sont les hémianesthésies des hémiplégiques organiques, qui conservent presque toujours une sensibilité au pincement, vague et sans localisation (Pierre Marie). La sensibilité électrique ou électromusculaire peut aussi être employée.

Enfin, il faut explorer la *sensibilité à la pression des troncs nerveux*, et cette recherche est nécessaire pour le diagnostic des névralgies. Les points où doit être faite cette exploration ont été indiqués par Valleix pour chaque nerf, et ils portent son nom (V. Névralgies, Sciatique, etc.). La pression des nerfs disparaît, par contre, dans certaines affections, et, en particulier, dans le tabes : telle l'analgésie du cubital (signe de Biernacki), etc.

La *sensibilité thermique* peut être recherchée grossièrement à l'aide d'un objet dont le contact provoque le froid : verre, objet métallique, ou avec un bloc de glace qu'on applique sur la peau. Il est aussi pratique et bien préférable de se servir de deux tubes à essai, remplis l'un d'eau à 50°, l'autre de glace pilée. On peut apprécier plus exactement la température des liquides en les plaçant dans des carafons munis de thermomètres. Enfin les physiologistes emploient des appareils de précision destinés aux mêmes usages. En pratique, la recherche de la sensibilité thermique trouve surtout son indication dans le diagnostic de la syringomyélie (v. c. m.). L'abolition de la sensibilité thermique avec conservation de la sensibilité au contact constitue la *dissociation syringomyélique*.

On mesurera également la *sensibilité électrique* aux courants galvaniques et faradiques.

Sens musculaire. — A l'état normal, le sujet a la sensation des mouvements actifs et passifs de ses muscles.

Le *sens des mouvements passifs* sera apprécié de la façon suivante : on fixe la main que l'on va examiner, la main d'un hémiplégique par exemple (le malade ayant les yeux bandés), on imprime à l'un des doigts une série de mouvements de flexion et d'extension. On demande au malade de faire le même mouvement du côté opposé : s'il le reproduit exactement, il a conservé le sens des mouvements passifs.

Sens des attitudes (notion de position). — On place le membre examiné, le bras du côté de l'émiplégie, par exemple (le malade ayant les yeux bandés), dans une attitude donnée : élévation du bras, avec demi-flexion de l'avant-bras : on le maintient dans cette position. On demande au malade de reproduire cette attitude avec le membre sain. Si les deux membres ont une attitude symétrique, le malade a conservé la notion de position des membres.

On pourra encore apprécier ce sens par des exercices tels que commander au malade de placer le doigt sur le bout du nez, ou encore lui demander la position de ses membres inférieurs après les avoir croisés et décroisés plusieurs fois. Ce sont là les procédés que l'on emploie pour apprécier cette sensibilité chez les tabétiques.

Sens stéréognostique. — C'est le sens qui nous permet d'apprécier le relief et la forme d'un objet et qui nous permet de le reconnaître par la palpation. Le malade ayant les yeux bandés, on soumet à son appréciation une série d'objets usuels : pièces de monnaie dont on lui demande la valeur, clef, canif, porte-plume, crayon, montre, etc. C'est là une recherche qui doit être faite chez tout hémiplégique pour compléter l'appréciation de l'hémianesthésie : quand il y aura défaut de reconnaissance des objets du côté de l'hémiplégie, il faudra vérifier le trouble en donnant les mêmes objets à apprécier à la main saine (V. HÉMIPLÉGIE). Ce trouble de la sensibilité n'est pas spécial à l'hémianesthésie ni à l'hémiplégie. Il s'observe dans le tabes, dans la syringomyélie et dans l'hystérie.

La perte du sens stéréognostique s'appelle *astéréognosie* (v. c. m.) ou *stéréognosie* ou *agnosie tactile*. Et on appelle *asymbolie tactile* (v. c. m.) la perte de la reconnaissance de cet objet due aux troubles des opérations intellectuelles intermédiaires entre la perception de la forme de l'objet et sa reconnaissance parfaite.

Sensibilité osseuse. — La sensibilité osseuse est mise en évidence par les trépidations et les vibrations produites par un diapason (Egger). On applique le pied du diapason sur la peau d'une région où une surface osseuse est superficielle. Le malade perçoit à l'état normal la sensation de trépidation, qui disparaît quand la sensibilité osseuse est perdue. On explore successivement tous les points du squelette. La disparition de la sensibilité osseuse se rencontre dans un grand nombre d'affections présentant des troubles sensitifs, mais plus fréquemment dans le *tabes*.

Sensibilité olfactive. — La sensibilité olfactive peut être appréciée qualitativement et quantitativement. L'appréciation quantitative n'est pas usitée en clinique : elle se pratique, à l'aide d'olfactomètres de types divers, dans les travaux de physiologie, de psychologie pathologique et expérimentale.

L'appréciation qualitative se pratique très simplement : on bouche une des narines du malade et on lui demande de reconnaître une série d'odeurs : menthe, créosote, parfums divers. On évitera les odeurs irritantes telles que celle de l'ammoniaque. La perte de la sensibilité olfactive s'appelle l'*anosmie* (v. c. m.).

Sensibilité gustative. — On demande au malade de tenir la bouche ouverte : on dépose successivement sur chacune des moitiés de la langue une substance capable de provoquer une des trois sensations gustatives : salée, sucrée ou amère, sans provoquer de sensation olfactive. On se servira de sel, de sucre et de sulfate de quinine. En pratique, on se contente du sulfate de quinine. La perte de la sensibilité gustative s'appelle l'*agueusie*.

Sensibilité viscérale. — La pression du testicule, la compression du sein chez la femme, la compression légère de la trachée au-dessus de l'anneau cricoïdien (Sicard), les chocs épigastriques, la distension de la vessie pendant une injection intravésicale produisent à l'état normal autant de sensations spéciales. Ces sensations n'existent plus ou sont diminuées dans le tabes et dans l'hystérie : ce sont les *anesthésies viscérales* (V. CÉNESTHOPATHIES).

B) Définition et signification des troubles objectifs de la sensibilité. — On appelle *anesthésie* ou *anesthésie totale* l'abolition de la sensibilité dans tous ses modes. L'*hypoesthésie* est l'anesthésie à un moindre degré : c'est la diminution de la sensibilité. Quand il y a abolition de la sensibilité pour un seul de ses modes, on dit l'*anesthésie dissociée*. La perte de la sensibilité à la douleur est l'*analgésie*. La perte de la sensibilité thermique avec conservation de la sensibilité tactile s'appelle le *dissociation syringomyélique*.

L'anesthésie totale est plus fréquente que l'anesthésie dissociée : elle s'observe dans l'hystérie, dans les névrites, plus rarement dans les affections médullaires et cérébrales. Parmi les anesthésies dissociées, une des plus caractéristiques est la dissociation syringomyélique, qui s'observe surtout dans la syringomyélie et dans l'hématomyélie, mais encore dans le tabes, les névrites et l'hystérie.

L'*hyperesthésie* est l'exagération de la sensibilité. Elle s'observe dans les méningites aiguës, dans le tabes, dans l'intoxication alcoolique, etc.

Les *paresthésies* sont « les modifications dans la perception objective autres que l'anesthésie ou l'hyperesthésie » (Dejerine). Tel est le *retard des*

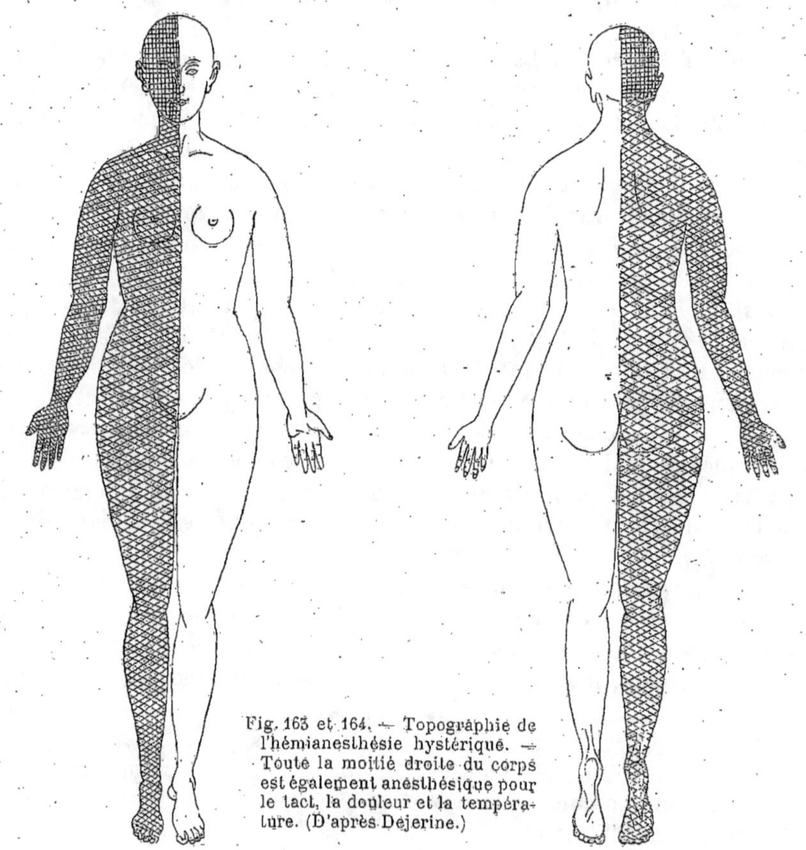

Fig. 163 et 164. — Topographie de l'hémianesthésie hystérique. — Toute la moitié droite du corps est également anesthésique pour le tact, la douleur et la température. (D'après Dejerine.)

sensations : on demande au malade de dire immédiatement le mot « *oui* » dès qu'il aura senti la piqûre d'une épingle ; il s'écoule 10 et 20 secondes entre la piqûre et la réponse du malade. Tel est le *rappel des sensations*, c'est-à-dire le réveil spontané de la sensation après que l'excitation a cessé. Telles sont les *erreurs de localisation* des sensations. Telle est la *fusion des sensations* : le malade ne peut plus compter des excitations répétées ; il se produit une sorte de tétanos sensitif (Pierre Marie). Telle est encore la *sommation des sensations* : le malade ne sent l'excitation qu'à la troisième ou quatrième piqûre. Inversement, il peut se produire de l'*épuisement des sensations* à partir de la troisième et quatrième excitation.

C) **Topographie des troubles objectifs de la sensibilité.**

1° *Anesthésie généralisée.* — On la constate exceptionnellement. Elle est presque toujours de nature hystérique.

2° *Hémianesthésie.* — C'est l'anesthésie occupant la moitié du corps (fig. 163 et 164). Elle peut s'observer dans l'*hystérie* et se voit également dans l'*hémiplégie cérébrale de nature organique*. Cependant, elle ne se présente pas de la même façon dans les deux cas. Dans l'*hystérie*, l'hémianesthésie est complète, totale, elle atteint les organes des sens : elle est sensitivo-

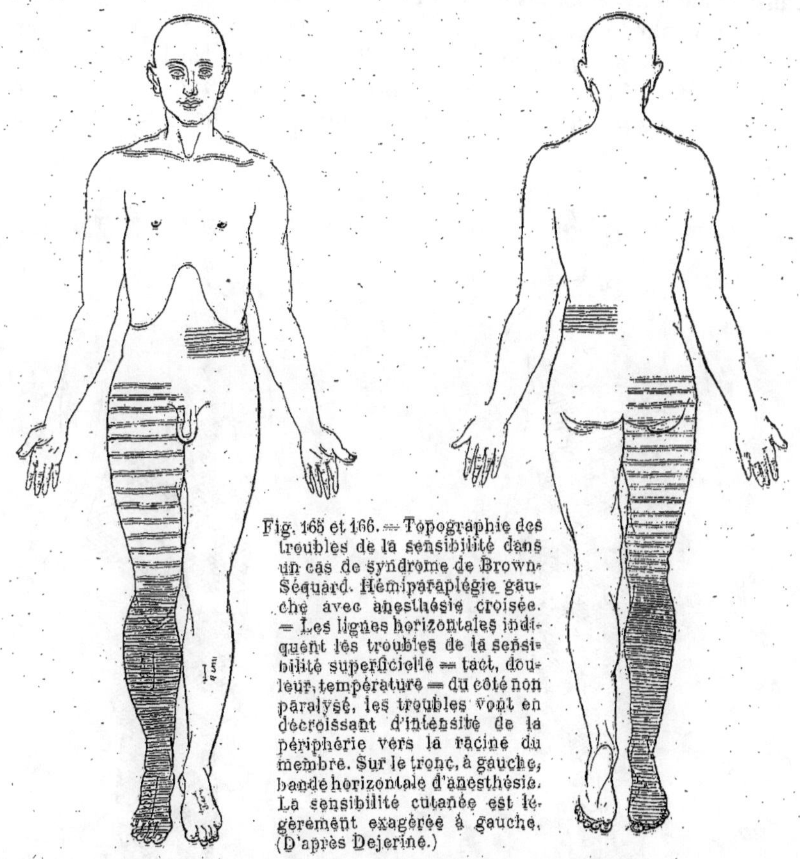

Fig. 165 et 166. — Topographie des troubles de la sensibilité dans un cas de syndrome de Brown-Séquard. Hémiparaplégie gauche avec anesthésie croisée. — Les lignes horizontales indiquent les troubles de la sensibilité superficielle — tact, douleur, température — du côté non paralysé, les troubles vont en décroissant d'intensité de la périphérie vers la racine du membre. Sur le tronc, à gauche, bande horizontale d'anesthésie. La sensibilité cutanée est légèrement exagérée à gauche. (D'après Dejerine.)

sensorielle. Dans l'*hémianesthésie de l'hémiplégie organique*, il y a plus souvent hypoesthésie, anesthésie partielle, diminution de la sensibilité tactile sans analgésie, les troubles prédominent aux extrémités et sont transitoires; les troubles sensoriels consistent uniquement dans l'hémianopsie (Brécy).

Cette hémianesthésie peut être corticale ou sous-corticale, capsulaire. Elle peut être thalamique, elle est alors associée à des troubles moteurs peu accentués et d'autres symptômes qui constituent le *syndrome thalamique* (V. THALAMIQUE) (Dejerine et Roussy). Il existe également des hémianesthésies pédonculaire, protubérantielle et bulbaire.

Hémianesthésie spinale. — L'hémianesthésie spinale ou syndrome de

Brown-Séquard est caractérisée par l'hémiplégie avec anesthésie croisée. On constate du côté *de la lésion médullaire* (fig. 165 et 166) : l'hémiplégie avec hyperesthésie, une zone d'anesthésie en bande au-dessus de la limite de l'hyperesthésie, au-dessus de cette zone d'anesthésie une zone d'hyperesthésie, l'hyperthermie, la paralysie possible des origines du sympathique cervical (rétrécissement de la fente palpébrale, énophtalmie, myosis) si la lésion a intéressé le renflement cervical.

On constate du *côté opposé à la lésion* l'anesthésie totale avec une bande transversale d'hyperesthésie à la limite de la zone d'anesthésie, intégrité de la motilité volontaire.

3° *Anesthésie paraplégique*. — Elle s'observe dans les lésions transverses de la moelle : *fractures de la colonne, luxations, mal de Pott* ou autres compressions, *myélites transverses*. L'étendue de l'anesthésie varie suivant

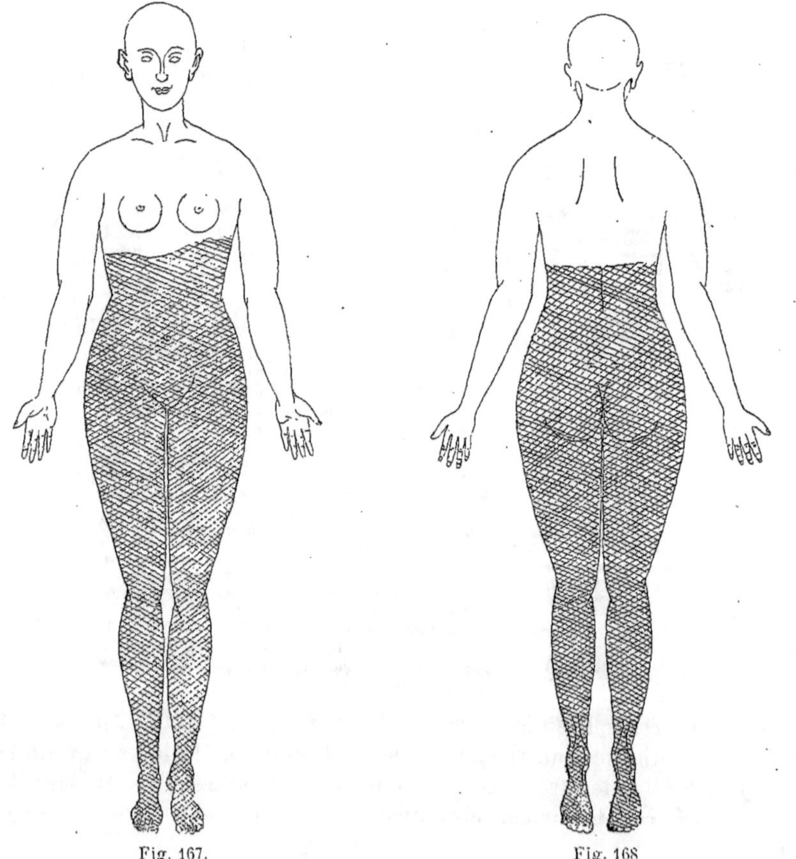

Fig. 167.   Fig. 168

Anesthésie paraplégique.

la hauteur de la lésion : la limite supérieure de la zone anesthésiée correspond aux territoires innervés par les racines postérieures détruites ou comprimées. L'anesthésie permettra donc, dans les paraplégies, de reconnaître le niveau de la lésion (fig. 167 et 168).

4° *Anesthésie segmentaire, métamérique.* — C'est l'anesthésie disposée sur des segments de membre : anesthésie en gant, en manche de gigot de Charcot, en chaussette, en caleçon. Cette topographie est liée à la physiologie médullaire : les segments médullaires sont échelonnés hori-

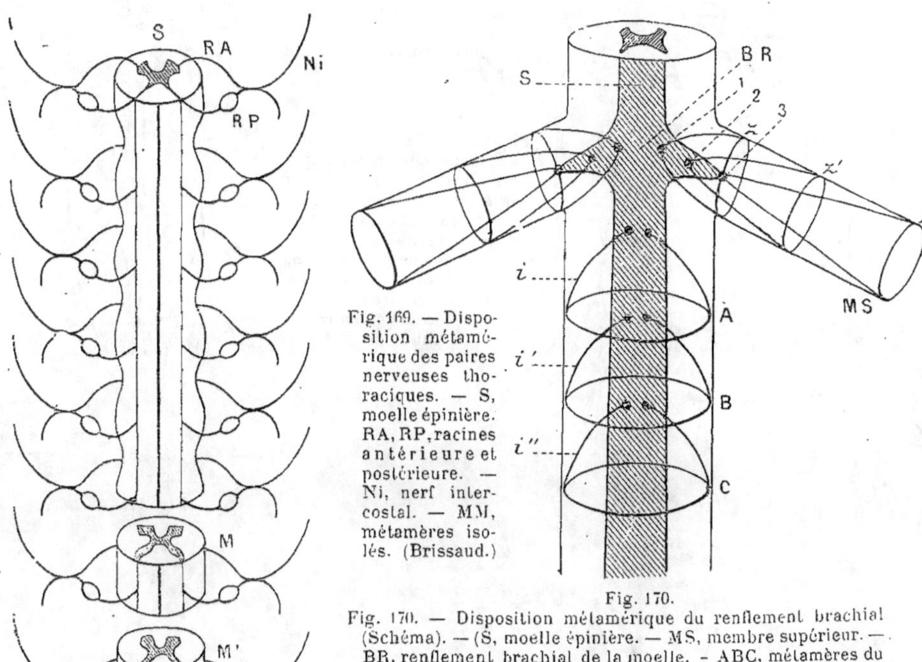

Fig. 169. — Disposition métamérique des paires nerveuses thoraciques. — S, moelle épinière. RA, RP, racines antérieure et postérieure. — Ni, nerf intercostal. — MM, métamères isolés. (Brissaud.)

Fig. 170. — Disposition métamérique du renflement brachial (Schéma). — (S, moelle épinière. — MS, membre supérieur. — BR, renflement brachial de la moelle. - ABC, métamères du tronc. — 1, 2, 3, centres métamériques du membre supérieur. — z z z, zones de sensibilité circulaire du membre supérieur correspondant aux centres métamériques. — 1, 2, 3, i i' i", nerfs intercostaux (chacun d'eux correspond à un métamère primitif). (Brissaud.)

Fig. 169.

zontalement les uns au-dessus des autres, formant les *métamères* (Brissaud), et ils assurent les fonctions de segments correspondants du corps (fig. 169). De plus, pour les membres, il y a une métamérie secondaire au niveau des renflements cervical et lombaire (fig. 170) et les métamères y sont disposés en tranches verticales qui assurent les fonctions de segments périphériques dont les limites sont perpendiculaires à l'axe du membre. Cette anesthésie segmentaire se rencontre surtout dans l'*hystérie* et également dans le *syringomyélie*.

5° *Anesthésie radiculaire.* — Cette anesthésie correspond aux territoires cutanés innervés par les racines postérieures : elle se dispose en bandes, mais ces bandes diffèrent très nettement des territoires des nerfs périphériques. Les bandes radiculaires ont une disposition assez nettement définie qui est représentée sur les figures ci-contre (fig. 171 à 174).

Cette anesthésie s'observe dans les *paralysies radiculaires du plexus brachial*, dans les *compressions radiculaires* par fractures, luxations, exsudats méningés, dans la *syringomyélie*, dans le *tabes*, dans les *tumeurs intra-rachidiennes* (V. Moelle), et aussi dans les *radiculites* (Dejerine) dont les symp-

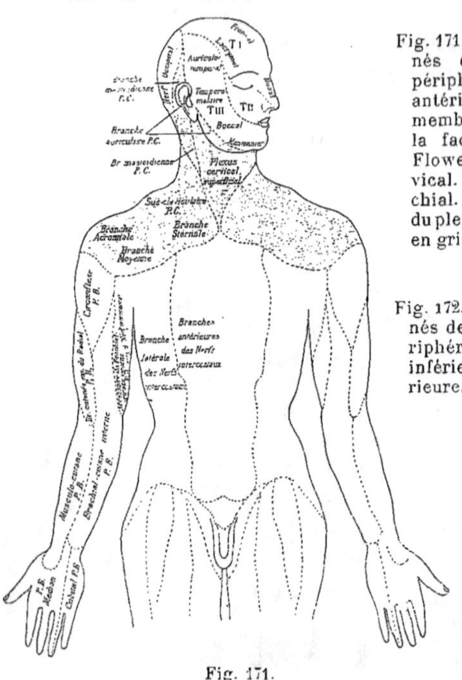

Fig. 171.

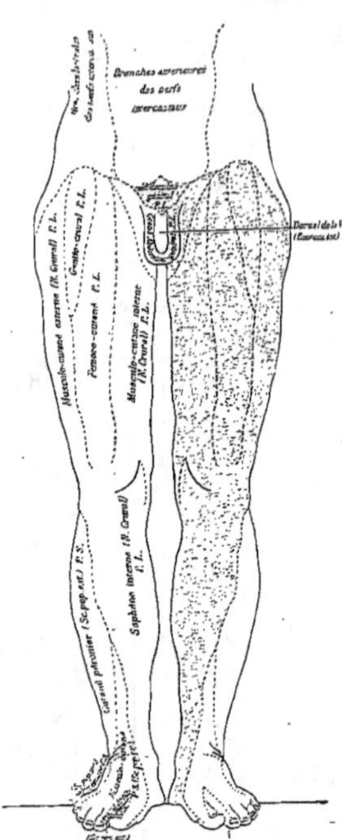

Fig 172.

Fig. 171. — Territoires cutanés des troncs nerveux périphériques. — Région antérieure du tronc des membres supérieurs et de la face. (Modifié d'après Flower.) — PC, plexus cervical. — PB, plexus brachial. Le territoire cutané du plexus cervical est teinté en gris.

Fig. 172. — Territoires cutanés des troncs nerveux périphériques des membres inférieurs. Région antérieure. (Modifié d'après Flower.) — PL, plexus lombaire. — PS, plexus sacré. Le territoire cutané du plexus lombaire est teinté en gris.

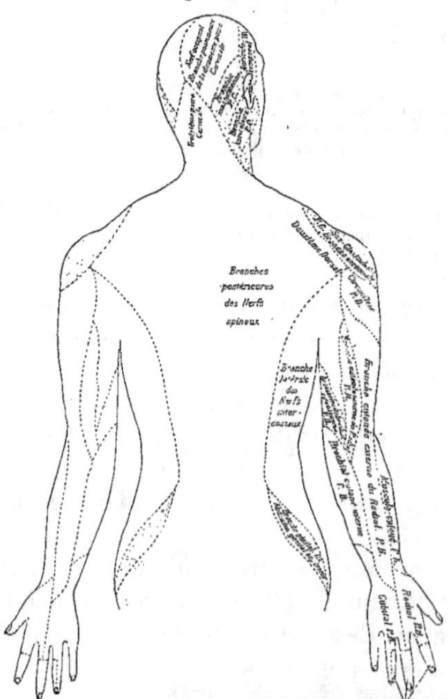

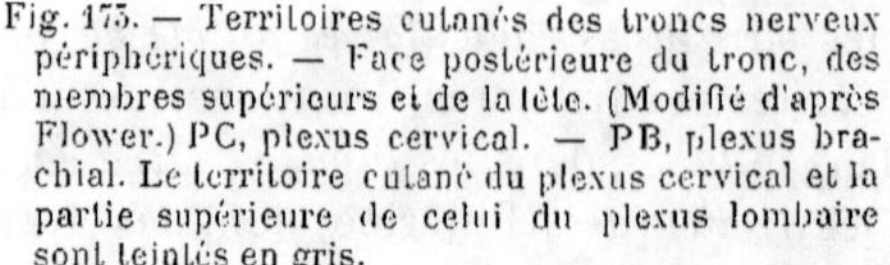

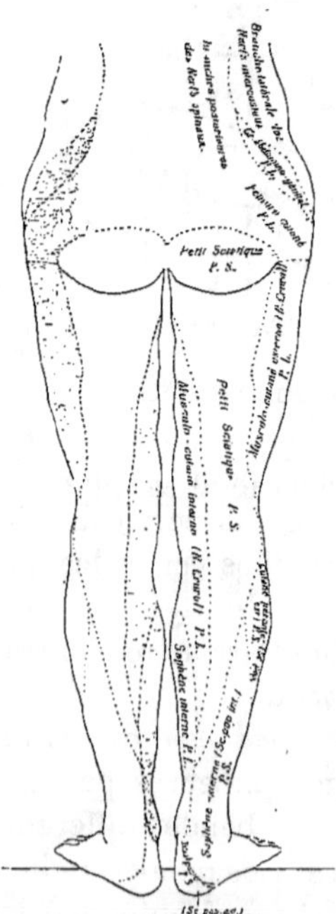

Fig. 173. — Territoires cutanés des troncs nerveux périphériques. — Face postérieure du tronc, des membres supérieurs et de la tête. (Modifié d'après Flower.) PC, plexus cervical. — PB, plexus brachial. Le territoire cutané du plexus cervical et la partie supérieure de celui du plexus lombaire sont teintés en gris.

Fig. 174. — Territoires cutanés des troncs nerveux périphériques des membres inférieurs. Région postérieure. (Modifié d'après Flower.) — PL, plexus lombaire. — PS, plexus sacré. Le territoire cutané du plexus lombaire est teinté en gris.

tômes et les lésions relèvent d'altérations inflammatoires des racines des nerfs, affections dont la nature est le plus souvent spécifique.

6° *Anesthésie par lésions des nerfs périphériques.* — C'est l'anesthésie correspondant au territoire d'un nerf périphérique. Les figures ci-dessus représentent ces territoires cutanés.

Ces anesthésies s'observent dans les *plaies des nerfs* (v. c. m.), dans les névrites toxiques et infectieuses et en particulier dans la *lèpre* (névrite du cubital).

7° *Anesthésies en plaques.* — L'anesthésie peut se disposer en plaques localisées. Elle peut enfin être disséminée en plaques généralisées; cette disposition s'observe dans les *polynévrites* et dans le *tabes* (v. c. m.).

O. CROUZON.

SEPTICÉMIE. — La septicémie est une *infection* générale; elle est due au passage dans la circulation générale de microbes partis du foyer causal; les examens répétés de sang peuvent surprendre ces microbes dans leur circulation intermittente. La septicémie est donc une *bactérihémie*, bien différente des *toxémies*, telles que celles produites par le tétanos ou la gangrène gazeuse, et où seules les toxines passent dans le sang tandis que les microbes restent au niveau du foyer local. La septicémie se différencie cliniquement de la *pyohémie* (v. c. m.) par la non-production de foyers métastatiques, purulents, généralisés; mais les intermédiaires, les *septico-pyohémies*, ne sont pas rares.

Pour la *septicémie gazeuse*, v. GANGRÈNE GAZEUSE.

Étiologie. — Le *streptocoque* en est l'agent causal ordinaire; bien loin derrière viennent le staphylocoque, le pneumocoque, le coli-bacille. La *virulence* du microbe est exagérée, la *défense de l'organisme* est amoindrie pour la production de la septicémie; une plaie minime, à peine suppurante est suffisante à son apparition. Le type de septicémie est celle qui survient à la suite d'une *piqûre anatomique*; à peine un peu de rougeur au niveau de la peau, une imperceptible traînée de lymphangite, et quelques heures après la blessure se déroulent les symptômes généraux alarmants.

Symptômes. — Le début est marqué par un *grand frisson* avec *élévation thermique* subite jusqu'à 40° et plus. Rapidement surviennent l'*accélération du pouls et de la respiration*, la céphalalgie, les vomissements; la *peau* est *sèche* et la *langue rôtie*; les urines sont rares et albumineuses; parfois une teinte subictérique, de la diarrhée, des éruptions variées témoignent de l'intensité de l'affection. La production d'*hémorragies* (épistaxis, hématémèse, melæna) est un symptôme fort grave. La *durée* est variable, de quelques jours à une semaine au maximum. La température offre peu de rémissions matutinales, reste en plateau. La *mort* survient dans le collapsus cardiaque. S'il y a guérison, ce qui est rare, la température tombe subitement avec la généralisation de l'infection; souvent alors, apparaît un abcès, un adénophlegmon, qu'on peut appeler *critique*; la production de pus traduit la réaction victorieuse de l'organisme.

Dans certains cas, il y a *dissociation entre la température et le pouls*; alors que celui-ci devient de plus en plus rapide et petit, l'hypothermie augmente : la courbe du premier monte, celle de la seconde baisse. C'est un symptôme à peu près *fatal* : le facies est plombé, les yeux hagards, les lèvres cyanosées ; la peau se couvre de sueurs froides, les ailes du nez sont pincées, la langue est sèche et rugueuse ; l'intelligence reste intacte jusqu'à la mort. Les septicémies péritonéales post-opératoires évoluent ainsi en deux ou trois jours.

Diagnostic. — Seules la *fièvre typhoïde*, la *granulie*, pourraient en imposer ; mais les conditions dans lesquelles elles surviennent, la période prodromique qui les précède, et, dans les septicémies, la notion d'une porte d'entrée à l'infection, suffiront à établir le diagnostic. En cas de doute, le séro-diagnostic trancherait la question pour la dothiénentérie.

Traitement. — Comme pour toute infection, le traitement est *préventif* et *curatif*. Préventif, dans les cas de plaies septiques, quand celles-ci sont énergiquement désinfectées et pansées antiseptiquement ; en cas de piqûre anatomique, par exemple, une pointe de feu profonde, après anesthésie locale, sera utile, immédiatement après la blessure, si les conditions dans lesquelles elle est survenue, autopsie d'un infecté, pansement d'un septique, peuvent faire craindre des accidents graves ; ou encore une incision au niveau de la piqûre, qu'on pansera à plat, après un bain prolongé dans une solution d'eau oxygénée.

Dans le traitement de l'infection *déclarée*, on tentera de réveiller et augmenter la *réaction de défense de l'organisme*, par les toniques, alcool, café qui relèvent le cœur, les boissons chaudes en abondance qui favorisent la diurèse, les injections de caféine, d'huile camphrée, d'éther, de spartéine, et surtout les injections sous-cutanées de sérum physiologique. On pourrait encore faire un véritable lavage du sang, en injectant du sérum *intra-veineux, après saignée*. Les frictions de *collargol* avec la pommade suivante :

Argent colloïdal	15 grammes.
Lanoline	20 —
Vaseline	80 —

ont donné parfois de bons résultats, en relevant le cœur, et augmentant la diurèse ; les injections sous-cutanées d'*électrargol* sont encore à essayer comme anti-toxique et antiseptique général. On a proposé aussi les bains froids, qui abaissent la température.

Localement on désinfectera largement le foyer causal ; les grandes incisions, le thermocautère, seront utiles ; la question de l'amputation se pose comme dans le phlegmon diffus, le tétanos et la gangrène gazeuse (v. c. m.).

Les septicémies d'*origine opératoire*, en particulier dans les laparotomies, deviennent aujourd'hui de plus en plus rares, depuis qu'on a proscrit l'usage des antiseptiques qui tuent les cellules endothéliales défensives du péritoine, et depuis que les larges espaces cellulaires sous-séreux, si propices aux infections, sont soigneusement péritonisés. Sauf indication spéciale, enfin, on se gardera d'opérer des malades en crise aiguë d'infection viscérale, ou les malades faibles, débilités, anémiés, qui n'ont pas de résistance individuelle, et chez lesquels la moindre infection, ajoutée au traumatisme opératoire et à l'intoxication des anesthésiques, entraîne des septicémies mortelles.

AMÉDÉE BAUMGARTNER.

SÉQUESTRE. — V. Ostéites.

SÉRODIAGNOSTIC. — Les progrès des sciences biologiques ont permis de
doter la clinique de méthodes de laboratoire qui assurent au diagnostic une
plus grande précision, et parfois même une rigueur toute scientifique.

La méthode du sérodiagnostic (Widal) est de celles-là.

En voici le principe : l'inoculation à un animal d'une dose de microbes,
insuffisante pour le tuer, peut dans certains cas déterminer dans le sérum
de cet animal une réaction dite « agglutinante », c'est-à-dire que le sérum
de cet animal agglutine « in vitro », dans le tube d'expérience, ou sous le
microscope, ces mêmes microbes, libres normalement, et responsables de
l'infection primitive. Le bacille typhique est le prototype de ces microbes à
agglutination expérimentale et clinique facile.

I. **Sérodiagnostic de la fièvre typhoïde.** — Widal a montré que cette
réaction agglutinante n'est pas une *réaction d'immunité*, comme le voulaient les Allemands, mais une *réaction d'infection* contemporaine de la
période d'état de la maladie. Réaction d'infection, la réaction agglutinante
n'est plus seulement un procédé de laboratoire et de diagnostic microbien
différentiel; elle s'érige en méthode de haute valeur pratique, et l'on connaît les services quotidiennement rendus, au nom du diagnostic clinique et
de l'hygiène, par « la réaction de Widal ».

Technique. — Le procédé de sérodiagnostic le plus simple, le plus rapide
et le plus sensible est le procédé extemporané. Il suffit de quelques gouttes
prélevées par piqûre du doigt, au moyen d'une lancette simple, ou d'une
lancette mécanique à ressort. Le bras et la main occupent une position
déclive, et après piqûre, on exprime le doigt par massage depuis la racine
jusqu'au niveau de la piqûre. On recueille ainsi dix à vingt gouttes de sang.

Il n'est pas besoin que la prise soit faite dans un tube aseptique. Le sang
ainsi prélevé peut se conserver plusieurs jours, même s'infecter sans que
pour cela le pouvoir agglutinant soit modifié (Widal et Sicard)[1]. Cette
notion est importante. Elle permet de faire parvenir et voyager des échantillons de sang à l'adresse de laboratoires plus ou moins éloignés.

Le choix de la culture à employer pour la réaction demande plus de précaution que n'en réclame la prise du sang. Cependant Widal et Sicard ont
montré que les vapeurs de formol suffisaient à tuer une culture de bacilles
typhiques, et que ces bacilles morts conservaient la propriété d'être agglutinés. Quand on se sert des bacilles vivants, la culture en eau peptonisée
de vingt-quatre heures donne un trouble soyeux et favorable à un bon
examen.

En tout cas, on doit toujours, avant de rechercher la réaction, s'assurer
par l'examen au microscope que la portion de culture prélevée dans la
pipette ne contient que des bacilles mobiles et qu'il ne préexiste pas d'amas.

Ce contrôle fait, on prélève avec deux pipettes *de même calibre*[2], *dix*

---

1. Widal et Sicard. *Annales de l'Institut Pasteur*, mai 1897. Études sur le sérodiagnostic de la fièvre typhoïde.

2. Pour obtenir deux pipettes jumelles d'un même calibre, il suffit d'étirer au chalumeau un tube de verre de calibre moyen, et de casser, par une section nette, dans sa
partie médiane, le segment ainsi effilé.

gouttes de la culture et une goutte du sérum du malade qu'on soupçonne atteint de fièvre typhoïde; on les mélange dans un verre de montre, puis l'on en porte une goutte entre lame et lamelle.

L'examen microscopique sera fait avec un objectif à sec, de fort grossissement (7 ou 9), avec léger diaphragme. Les quelques globules rouges qui ont persisté dans le sérum après la coagulation du sang aident en général à la mise au point.

Pour que la réaction typhique soit caractéristique, la préparation doit présenter des amas nombreux, confluents « parsemant tous les points du champ microscopique à la façon des îlots d'un archipel » (Widal) (fig. 175).

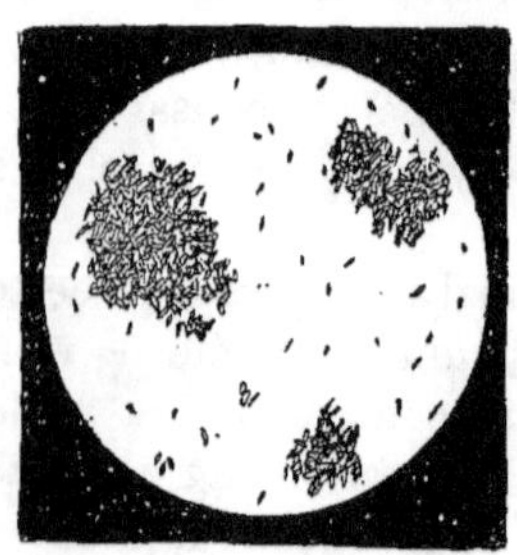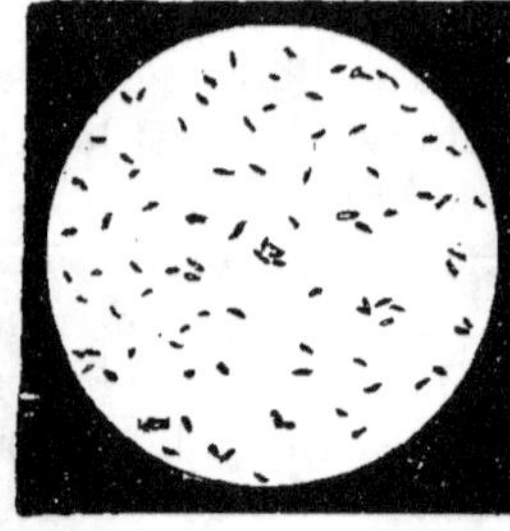

Fig. 175.

Ces amas ne se forment pas parfois instantanément. Il faut attendre un quart d'heure, une demi-heure. Certaines préparations peuvent encore être d'une interprétation difficile, quelques sérums non typhiques jouissant à un léger degré de propriétés agglutinatives. *Il ne faudra pas, dans de tels cas, accepter comme réaction positive, une agglutination ébauchée.* L'œil aura bientôt fait, du reste, de s'exercer à ces nuances.

On peut aussi mesurer l'intensité du pouvoir agglutinatif (Widal et Sicard), le taux variant en général entre 1 pour 40 et 1 pour 300 (voir figure). Certains sérums typhiques peuvent agglutiner cependant jusqu'à 1 pour 12 000.

L'époque d'apparition du pouvoir agglutinatif du sérum est variable selon les cas. On observe en général la réaction à partir du septième jour de la maladie; mais exceptionnellement elle peut être retardée jusqu'au dixième et même vingt-deuxième jour.

La réaction agglutinante est rigoureusement spécifique, et l'on peut affirmer qu'un individu dont le sérum donne *rapidement* au 1/10e de beaux et gros amas bien typiques, a ou bien a eu la fièvre typhoïde; aussi ne faut-il jamais oublier de fouiller avec soin le passé anamnestique des malades dont on examine le sérum.

La mensuration du pouvoir agglutinatif, c'est-à-dire l'intensité plus ou moins grande de ce pouvoir, aussi bien que les variations qu'il peut présenter au cours de la toxi-infection typhique, ne peuvent nous renseigner ni sur l'évolution, ni sur le pronostic de la maladie (Widal et Sicard).

II. **Sérodiagnostic de la tuberculose**. — Après la découverte, par Widal, du sérodiagnostic de la fièvre typhoïde, il était logique d'appliquer la même méthode au diagnostic de la tuberculose, et de tenter également le sérodiagnostic de cette maladie.

Comme le bacille tuberculeux se présente, en culture, sous forme de colonies fortement agglomérées, il était nécessaire, au préalable, d'obtenir des cultures liquides *homogènes*. Par une méthode spéciale de repiquage et d'agitation constante des milieux de culture, Arloing est parvenu à ce résultat.

L'agglutination doit être recherchée à l'œil nu et au microscope.

L'agglutination à l'œil nu est, d'après MM. Arloing et Courmont, le procédé de choix. On mélange culture et sérum suspect dans la proportion de une goutte de sérum pour 4, 5, 10 de culture. L'agglutination ne se produit pas, en général, instantanément. Il faut attendre environ de une à trois heures. Lorsque la réaction est complète, la couche supérieure du liquide, mélangé dans *un très petit tube de verre* ad hoc, s'éclaircit, se clarifie et des amas se déposent au fond.

La technique du sérodiagnostic tuberculeux est délicate, et demande plus d'habitude pratique que celle de la fièvre typhoïde.

Bien maniée, entre des mains expérimentées, elle donne des résultats utiles et peut fournir un appoint important au diagnostic clinique.

Elle est parfois cependant infidèle; la réaction peut exister chez l'homme sain et manquer chez le tuberculeux, surtout au cas de tuberculose grave (phtisie galopante, cavitaire (Arloing et Courmont).

La réaction négative, plusieurs fois constatée chez un même individu, à diagnostic douteux clinique, permettrait cependant d'éliminer, à peu près sûrement, le diagnostic de tuberculose (Bezançon).

III. Sérodiagnostic des infections à pneumocoques. — Au cours des infections pneumococciques, le sérum de l'homme et des animaux acquiert la propriété d'agglutiner le pneumocoque (Bezançon et Griffon). La réaction n'est perceptible que si l'on recourt à des techniques différentes des précédentes, que si l'on cultive le pneumocoque dans le sérum du malade suspect.

Ainsi ensemencée, et laissée à l'étuve à 37°, pendant seize heures, la culture faite avec un sérum de pneumonique peut se présenter sous deux aspects principaux : *agglutination macroscopique* avec sérum clarifié, les amas de pneumocoque agglutinés étant précipités au fond du tube, et *agglutination microscopique* avec sérum trouble, qui se traduit par la disposition des pneumocoques en chaînettes flexueuses, isolées ou enchevêtrées.

MM. Bezançon et Griffon ont constaté la présence du pouvoir agglutinatif dans le sang de malades atteints d'affections dont la nature pneumococcique, déjà soupçonnée, n'était cependant pas établie d'une façon certaine par la clinique.

Mais, tandis que, dans la fièvre typhoïde, on peut rechercher la réaction agglutinante avec un échantillon quelconque de bacille d'Eberth (Widal et Sicard), il est souvent nécessaire, pour obtenir la réaction agglutinante pneumococcienne, de se servir d'un pneumocoque isolé de la bouche même du malade.

Ce fait, d'un réel intérêt scientifique, enlève malheureusement au sérodiagnostic des infections pneumococciques une partie de sa valeur diagnostique pratique.

IV. Sérodiagnostic du choléra, de la peste, et des infections à colibacilles et à streptocoques. — Les résultats obtenus (Wytsotowitz, Achard et Bensaude, Widal et Sicard, Widal et Nobécourt, Detot, Dopter, etc.), n'ont pas confirmé les espérances. Pratiquement le diagnostic de telles infections n'existe pas encore.

V. **Sérodiagnostic du paratyphus et de la fièvre de Malte** (V. Typhoïde).   *J.-A. SICARD.*

SÉROSITÉS. — On appelle sérosités, au sens pathologique, les liquides analogues au sérum sanguin, qui, par suite de stase ou d'inflammation, s'accumulent dans les cavités séreuses sous forme d'épanchement, infiltrant les tissus sous forme d'œdème, ou suintant des surfaces ulcérées. C'est surtout pour les épanchements que se posent des questions de diagnostic; ce sont eux que nous aurons en vue.

Quand une sérosité résulte d'une stase, c'est-à-dire d'une cause purement mécanique, on la désigne sous le nom de *transsudat*; quand elle est de cause inflammatoire, on la nomme *exsudat*. C'est ainsi que les sérosités de l'œdème passif, de l'hydrothorax, de l'ascite, sont rangées parmi les transsudats; celles de l'œdème inflammatoire, de la pleurésie, de la péritonite, parmi les exsudats. Cette distinction a sa raison d'être : il faut convenir toutefois que la démarcation n'est pas toujours nette entre ces deux variétés de sérosités; l'ascite, par exemple, n'est pas due uniquement à la gêne de la circulation portale chez les cirrhotiques et une certaine inflammation atténuée du péritoine prend part à sa production.

Nous envisagerons ici les sérosités au point de vue physique et chimique. Sur les éléments cellulaires et les microbes pathogènes qu'elles peuvent éventuellement contenir et dont l'importance est de premier ordre, on trouvera les renseignements ailleurs (V. Cytologie, Microbes).

Nous devons d'abord, pour aider à la compréhension des faits, dire deux mots de la physiologie pathologique des épanchements, en présenter un schéma, dût celui-ci, trop sommaire, être un peu grossier.

Mécanisme de production des sérosités. Interprétation de leurs principaux caractères chimiques. — Imaginons que sous l'influence de la stase ou de l'inflammation, la porosité de la paroi des vaisseaux capillaires augmente, en même temps que leur pression intérieure s'accroît. Déjà perméable normalement à l'eau et aux sels, cette paroi continuera de les laisser passer vers les interstices et les cavités, mais en plus grande abondance. A peu près imperméable normalement aux matières colloïdales, c'est-à-dire aux albumines du sang, elle va, par certains pores, relativement plus béants, laisser fuir tous les constituants du plasma. En somme, l'eau et les sels s'échappent de toutes parts vers les interstices, tandis que les albumines s'échappent seulement en certains points. Quel sera, en définitive le liquide transsudé? Du plasma, mais plus pauvre en albumine que celui du sang.

D'une manière générale, en fait, toutes les sérosités sont identiques au plasma sanguin par leur teneur en sels.

D'autre part, leur teneur en albumine est moindre que celle du plasma, et elle est variable. Enfin, les proportions relatives de sérine et de sérumglobuline demeurent sensiblement les mêmes que dans le plasma. On voit que le schéma précédent, auquel nous avons eu recours pour expliquer les œdèmes, en général, rend compte de la constitution chimique des sérosités, à des nuances près. Ce n'est pas ici le lieu d'entrer dans le détail.

Parmi les caractères des sérosités, il en est un qui présente une importance particulière, c'est la coagulabilité. Ceci nous entraîne à rappeler quelques notions sommaires sur la coagulation.

La coagulation des sérosités, aussi bien que celle du sang, tient à la transformation du fibrinogène, substance dissoute, en fibrine, qui est en quelque sorte du fibrinogène solidifié. Or, au point de vue de la coagulation, les sérosités diffèrent entre elles. *In vivo*, certains épanchements, dits séreux, restent entièrement liquides; d'autres, dits sérofibrineux, sont accompagnés de membranes fibrineuses ou contiennent des caillots. D'autre part, un liquide de ponction, recueilli *in vitro*, tantôt forme un caillot plus ou moins ténu ou compact, tantôt n'en forme pas.

Quand un liquide d'épanchement ne se coagule point, pouvons-nous en conclure que le fibrinogène y fait défaut? Non, car le fibrinogène, fût-il très abondant, ne se transforme en fibrine qu'à une condition, c'est d'être accompagné d'un certain ferment : la plasmase ou fibrin-ferment.

Le fibrin-ferment provient des leucocytes. Pas de leucocytes, pas de fibrin-ferment. Or, les leucocytes sont abondants dans les exsudats, rares dans les transsudats. C'est là une des raisons, indépendamment de la teneur en fibrinogène pour lesquelles les transsudats tendent relativement peu à se coaguler, comme nous le verrons tout à l'heure.

Non seulement ce sont les leucocytes qui fournissent le fibrin-ferment, mais encore il faut, pour qu'ils l'abandonnent au liquide, qu'ils soient altérés. C'est en partie pour cela qu'une sérosité extraite de l'organisme se coagule après ponction, *in vitro* : dans l'organisme, en effet, les leucocytes étaient restés vivants et n'avaient pas émis leur fibrin-ferment; *in vitro*, ces mêmes leucocytes meurent, et leur fibrin-ferment, libéré, transforme alors seulement en fibrine le fibrinogène resté disponible.

Mais pourquoi, dira-t-on, le pus, où surabondent les leucocytes, et, qui plus est, les leucocytes morts, n'est-il pas coagulé ni coagulable? C'est que ces leucocytes du pus apportent un excès d'un autre ferment, ferment protéolytique, qui digère la fibrine et défait ainsi l'œuvre du fibrin-ferment. En définitive, la coagulation ou la non-coagulation d'une sérosité, la rapidité ou la lenteur de sa coagulation, ne sont pas seulement fonction de sa teneur en fibrinogène; ces phénomènes dépendent aussi des leucocytes, sans parler de quelques autres conditions encore.

D'après les considérations qui précèdent, les sérosités se ressemblent beaucoup entre elles; si nous faisons abstraction des nuances, elles représentent, en somme, au point de vue de leur constitution minérale, du plasma total, et au point de vue de leurs matières albuminoïdes, du plasma dilué, exception faite pour le fibrinogène, qui se comporte à sa façon et subit des variations propres. En fait, nous allons voir que les différences principales qui séparent les exsudats des transsudats, c'est-à-dire les épanchements hydropiques des épanchements inflammatoires, sont moins des différences qualificatives que des différences de concentration.

Diagnostic chimique des sérosités. — Les sérosités ont des caractères communs, par quoi elles se ressemblent entre elles et se distinguent des autres liquides pathologiques. Elles peuvent, d'autre part, présenter des différences, qui dépendent du processus qui les a engendrées.

De là solution possible de deux problèmes : 1° tel liquide est-il une sérosité ; 2° telle sérosité est-elle d'origine plutôt mécanique qu'inflammatoire, ou inversement?

I. **Tel liquide est-il une sérosité**? — La production d'une sérosité proprement dite ne ressemble pas, ou du moins ressemble peu, d'après ce que nous avons dit plus haut, à un acte sécrétoire, car il n'y a là ni procréation de substances nouvelles comme dans le foie, par exemple, ni augmentation de concentration de certaines substances comme dans le rein.

Le phénomène ressemble plutôt à une simple fuite par filtration ; cette manière de voir, en tout cas, s'accorde avec les faits suivants, dont nous pourrons tirer pratiquement parti au point de vue du diagnostic.

Une sérosité renferme tous les constituants du plasma ou du sérum, y compris les albumines : globuline et sérine. D'autre part, elle ne contient pas, du moins en proportion notable, d'autres constituants. Enfin, la proportion de ces constituants ne peut être supérieure à celle qui existe dans le plasma : celle des cristalloïdes, tels que les sels, l'urée lui est sensiblement identique ; celle des albumines lui est inférieur.

Rappelons, d'autre part, que les sérosités renferment, ou non, en proportion notable, du fibrinogène, capable de se coaguler, et du fibrin-ferment, sécrétion leucocytaire qui permet au fibrinogène de se coaguler. Donc :

1° Tout liquide qui ne renferme pas d'albumine ou qui n'en contient que de faibles quantités, n'est pas une sérosité. Tel est le liquide du kyste hydatique (sauf après mort des parasites);

2° Tout liquide qui renferme, en des proportions notables, des substances qui n'existent pas ou ne sont qu'en très faible quantité dans le plasma sanguin, n'est pas une sérosité.

Le contenu d'une hydronéphrose peut déceler de notables proportions d'urée : cela suffit alors à la différencier d'un épanchement péritonéal. Il est vrai que dans les hydronéphroses anciennes. alors que le rein ne fonctionne plus du tout depuis un certain temps, l'urée disparaît ; donc un résultat négatif dans la recherche de cette substance ne trancherait pas le diagnostic.

Le liquide des kystes de l'ovaire est plus ou moins visqueux ; cette qualité est due à une substance protéique dénommée autrefois métalbumine ou paralbumine, et qui, analogue à la mucine, mérite son nom actuel de pseudomucine : celle-ci diffère de la mucine en ce qu'elle n'est pas précipitée par l'acide acétique. Ajoutons que le liquide contient aussi de la cholestérine ;

5° Tout liquide qui présente des proportions de matière albuminoïde, et par suite, une densité et une teneur en résidu sec très voisines et surtout supérieures à celles du sérum sanguin, n'est pas une sérosité.

Rappelons les chiffres normaux pour un litre de sérum sanguin. Densité : 1026 à 1029 ; résidu sec : 84 à 92 gr. ; matières albuminoïdes : 75 gr.

Or, il existe des liquides pathologiques où ces chiffres sont atteints et même dépassés. C'est souvent le cas pour le liquide des kystes de l'ovaire. La densité de ce liquide est généralement comprise entre 1019 et 1030, et si elle peut tomber, dans de rares cas, à 1009 ou 1010, elle peut s'élever, par contre, à 1050 et 1055. Le poids de ses matières fixes, d'autre part, est compris d'ordinaire entre 70 et 100 gr. par litre, et s'il peut descendre à 10 ou 20 gr. il s'élève parfois à 150 ou 200;

4° Tout liquide pathologique qui sans être hémorragique, est spontanément coagulable, est une sérosité. L'inverse ne serait pas exact : à la vérité, presque toutes les sérosités sont coagulables, mais il en est qui ne le sont point, soit qu'elles manquent de fibrinogène, soit que, pauvres en leucocytes, elles manquent de fibrin-ferment. Dans ce dernier cas, l'addition du sérum, qui apporte du fibrin-ferment, pourra déterminer une coagulation, et, dans ce cas encore, on conclura qu'il s'agit d'une sérosité.

II. — **Telle sérosité est-elle un transsudat ou un exsudat?** — Le problème pratique à résoudre, en présence d'une sérosité extraite par ponction est celui-ci : le liquide est-il un *transsudat* ou un *exsudat*? Autrement dit, est-il d'origine mécanique ou inflammatoire? Les qualités physiques et chimiques que nous envisagerons seules dans cet article, permettront-elles une réponse à cette question? Oui, dans une certaine mesure, à condition de ne pas oublier qu'il existe des types intermédiaires, comme nous l'avons dit déjà.

Les *albumines* sont plus abondantes dans les exsudats que dans les transsudats. Il n'est pas nécessaire, pour en juger, de doser les albumines avec précision, il suffit de remarquer que la proportion d'albumine varie dans le même sens que le *résidu sec* et que la *densité*.

C'est ainsi que, pour les épanchements pleuraux étudiés par Méhu, il s'agit d'un hydrothorax. c'est-à-dire d'un transsudat, toutes les fois que le densimètre indique une *densité* inférieure à 1,015 à la température de 15 degrés, ou que le *résidu sec* reste inférieur à 50 grammes par litre (moyenne 30 gr.). Il s'agit d'une pleurésie franche, c'est-à-dire d'un exsudat, dans le cas contraire.

D'autre part, la fibrine formée est d'autant plus abondante, la coagulation d'autant plus rapide et compacte, que l'inflammation est plus marquée. Dans les épanchements pleuraux, le poids de fibrine atteint en moyenne 0 gr. 15 pour les transsudats, 0 gr. 40 pour les exsudats; rarement il dépasse 1 gramme.

Les épanchements péritonéaux ressemblent aux épanchements pleuraux, et présentent des variations du même sens, suivant qu'ils sont transsudats ou exsudats. Leur teneur en fibrine, ainsi qu'en matières albuminoïdes, est plus faible d'une façon générale : leur densité varie de 1,005 à 1,025, leur résidu sec de 15 à 75 grammes, leur teneur en albumine, de 7 à 20 grammes. Ces chiffres, toutefois, peuvent être dépassés, et notamment la fibrine peut augmenter beaucoup dans les péritonites tuberculeuses, c'est-à-dire dans les cas d'exsudats franchement inflammatoires.

Les liquides d'hydrocèle se classeraient parmi les exsudats si l'on considérait les chiffres relativement élevés, en général, de leur densité (1,016 à 1027) et de leur résidu sec (en moyenne 60 gr.). Il est rare qu'ils se coagulent spontanément ; pourtant ils renferment du fibrinogène, car l'addition d'un peu de sérum (qui leur apporte du fibrin-ferment), y provoque la formation d'un caillot.

La chimie des sérosités articulaires n'est pas bien établie ; produit de sécrétion normale de la synoviale, la substance mucinoïde à laquelle elles doivent leur viscosité est mal connue ; les variations chimiques en rapport avec la nature des lésions sont peu déterminées.

Un moyen pratique a été proposé par Rivalta pour distinguer, d'une manière générale, un exsudat d'un transsudat. Voici en quoi consiste la réaction de Rivalta.

Dans un verre à expérience rempli d'eau additionnée de quelques gouttes d'acide acétique, on laisse tomber quelques gouttes de la sérosité obtenue par ponction exploratrice. S'agit-il d'un épanchement hydropique, le liquide reste limpide ; s'agit-il d'un épanchement inflammatoire, la goutte de sérosité détermine un très léger précipité, ressemblant à la fumée d'une cigarette.

On peut encore procéder comme le propose Gangi : verser dans une éprouvette 2 à 3 c. c. d'acide chlorhydrique ; puis laisser couler, le long des parois, doucement, 3 à 4 c. c. de la sérosité. Dans le cas d'un exsudat, il se forme, au contact des deux liquides, un anneau blanc caséeux, analogue au disque de Heller que l'on utilise habituellement pour la recherche de l'albumine dans l'urine. De cette zone, on voit monter de petits flocons qui retombent ensuite pour s'arrêter à quelques centimètres au-dessus de l'anneau blanc. Celui-ci augmente progressivement d'épaisseur et se solidifie. Dans le cas de transsudat, on n'observe autre chose qu'un disque très mince, qui ne s'épaissit point, et le reste du liquide ne présente aucune modification d'aspect ; parfois même le disque fait défaut, les liquides restent clairs partout.

Nous ne discuterons pas ici la nature de cette réaction, qu'on a attribuée soit aux nucléo-albumines provenant des leucocytes, soit à des globulines, relativement plus abondantes dans les exsudats que dans les transsudats. Sans être spécifique (idéal qu'on ne peut exiger, puisqu'il existe entre le transsudat et l'exsudat des termes de passage) elle a l'avantage d'être simple. *HALLION et CARRION.*

SÉROTHÉRAPIE. — Sous cette rubrique, nous décrirons les sérums animaux employés contre les infections et contre certaines intoxications (venins). Des rubriques spéciales sont consacrées aux autres SÉRUMS ANIMAUX (v. c. m.), utilisés en thérapeutique, et aux SÉRUMS ARTIFICIELS (v. c. m.).

Principes de la sérothérapie. Sa comparaison avec la vaccination. — La sérothérapie, ainsi que la vaccination, s'inspire des données de pathologie générale relatives à l'immunité ; rappelons, en deux mots, le principe de ces deux méthodes d'immunisation, que nous comparerons brièvement l'une à l'autre.

Immunité active et immunité passive. — Certaines espèces animales sont réfractaires à des maladies infectieuses déterminées ; elles possèdent, vis-à-vis de ces maladies, une *immunité naturelle*. A l'immunité naturelle s'oppose ce qu'on appelle l'*immunité acquise*, qui peut elle-même être *active* ou *passive*, comme nous allons le voir.

On sait que maintes maladies infectieuses confèrent à l'organisme une immunité plus ou moins durable : c'est ainsi, par exemple, qu'un varioleux est immunisé contre une atteinte ultérieure de variole. Le mécanisme de l'immunisation ainsi acquise est loin d'être parfaitement déterminé ; la production des anticorps (v. c. m.) y entre pour une part, mais ne paraît point fournir une explication suffisante de tous les faits, du moins dans l'état actuel de nos connaissances. Quoi qu'il en soit, il s'agit d'une modification profonde et générale de l'organisme ; celui-ci, par sa réaction vis-à-vis de l'agent perturbateur, acquiert des propriétés défensives contre l'agent nocif qui l'a une fois attaqué. L'immunité gagnée par l'individu dans ces conditions est dite *immunité active*, à raison de la participation active que prennent les cellules vivantes à sa réalisation.

Il est clair que l'on peut obtenir expérimentalement, par des inoculations appropriées, une immunité active, semblable à celle qui résulterait d'une maladie spontanée.

Chez l'individu en état d'immunité active, le sang, le sérum possède des qualités particulières, que l'on peut mettre en évidence. Pour cela, il suffit d'injecter ce sérum à un autre animal : celui-ci devient, pour un temps, réfractaire à la maladie pour laquelle l'animal précédent était immunisé ; il acquiert alors une *immunité passive*, qui est toute d'emprunt, et dont il n'est pas lui-même le procréateur actif.

Il faut ajouter que les maladies infectieuses ne se prêtent pas, aussi facilement les unes que les autres, à l'immunisation. Il arrive en effet qu'une infection ou une intoxication, au lieu de développer un état réfractaire, ne modifie pas la réceptivité. Bien plus, il arrive que l'animal infecté ou intoxiqué devienne plus fragile, plus sensible à l'agent morbide dont il a une fois subi l'atteinte : c'est là ce qu'on appelle l'anaphylaxie, c'est-à-dire tout le contraire de la prophylaxie par immunisation (V. ANAPHY-LAXIE).

Vaccination et sérothérapie. — A ces notions se rattachent deux méthodes thérapeutiques appliquées chez l'homme aussi bien qu'en médecine vétérinaire : la *vaccination* et la *sérothérapie*. La vaccination n'est autre chose, en effet, qu'une infection expérimentale. Cette infection est d'une part suffisamment atténuée ou graduée, pour ne pas engendrer d'accidents graves ; elle est suffisamment intense, d'autre part, pour engendrer l'immunité *active* du sujet (V. VACCINS). La sérothérapie, elle, consiste à conférer l'immunité *passive* à un sujet que menace une infection déterminée ; pour cela, on lui injecte le sérum d'un animal qui a été immunisé, lui, par vaccination, c'est-à-dire activement.

Ajoutons que l'on a cherché à utiliser, en thérapeutique, des sérums d'animaux doués de l'immunité naturelle vis-à-vis de la maladie infectieuse qu'il s'agissait de traiter.

Nous avons envisagé jusqu'ici l'immunité contre les infections, contre les microorganismes virulents. Mais l'état d'immunité peut exister ou se réaliser aussi vis-à-vis de certaines substances chimiques définies, spécifiques, telles que les venins. De là la possibilité d'une vaccination, d'une sérothérapie anti-venimeuse, et de diverses autres sérothérapies anti-toxiques.

A tout prendre, l'immunité contre une infection microbienne se ramène elle-même, pour une grande part, à des processus chimiques ; le sujet immunisé contre l'action du bacille diphtérique, par exemple, peut, théoriquement, contenir plusieurs sortes de substances défensives.

Certaines de ces substances détruisent ou neutralisent les composés chimiques spécifiques dont est constitué le corps même du bacille ; ce seront des substances *antibacillaires*. D'autres substances, sans compromettre la vie même du bacille, neutralisent les toxines que celui-ci sécrète et par l'intermédiaire desquelles il exerce son action pathogène ; ce seront là des substances *antitoxiques*.

Notons que l'on peut, par des moyens mécaniques et chimiques appropriés, séparer, parmi les substances constituantes et les produits de sécrétion de tel ou tel microbe », des corps distincts, et employer ceux-ci séparément soit à la vaccination, soit par suite, à la sérothérapie ; de même on peut aussi les employer tous ensemble. On peut dès lors distinguer une sérothérapie ou une vaccination *antimicrobienne* proprement dite et une sérothérapie *antitoxique*.

Les faits sont même plus compliqués : il peut y avoir, dans une infection donnée, plusieurs espèces de toxines. On distingue, notamment, d'une part les *toxines solubles*, que le microbe sécrète dans le milieu où il végète, et d'autre part les *endotoxines*, qui sont fortement incorporées à l'organisme microbien et qu'on extrait par des procédés particuliers. Or, il y a des sérums qui immunisent, d'une façon particulière, contre les unes ou les autres de ces toxines.

Avantages respectifs de la sérothérapie et de la vaccination. — La vaccination, en suscitant l'immunité active, et la sérothérapie, en communiquant l'immunité passive, ont ceci de commun, qu'elles engendrent l'état réfractaire vis-à-vis d'une infection ou d'une intoxication ; mais elles diffèrent à bien des égards.

L'immunité active, par vaccination, nécessite, nous l'avons dit, une réaction générale de l'organisme, et cette réaction ne se produit qu'avec une certaine lenteur. Au contraire, l'immunisation passive par sérothérapie introduit d'emblée, dans l'organisme, des substances défensives toutes préparées d'avance ; ses effets sont dès lors très rapides.

Donc, quand il importe d'agir vite et qu'on a le choix entre les deux méthodes, c'est la sérothérapie qu'on devra préférer.

Mais la sérothérapie, à d'autres points de vue, offre des désavantages. L'état réfractaire qu'elle détermine est moins marqué. Cela se comprend : chez l'animal vacciné, c'est le sérum du sang tout entier qui possède la propriété immunisante (sans parler des modifications des tissus les plus divers, dont la résistance est augmentée) ; au contraire, l'animal soumis à la sérothérapie ne dispose que d'une faible quantité de sérum immunisant, celle qu'on lui a injectée. Ceci pourtant importerait peu, pourvu que la fraction injectée fût suffisante. Ce qui est surtout au désavantage de la sérothérapie, c'est que l'immunité qu'elle confère n'est que temporaire. En effet, le sérum injecté se détruit et s'élimine assez rapidement, de sorte qu'au bout de quelques jours, l'immunité s'évanouit.

Ajoutons que le sérum, étant emprunté à un animal d'espèce étrangère, jouit par lui-même de certaines propriétés nocives ; il produit parfois de légers accidents toxiques, tels que des éruptions, de la fièvre, et surtout il peut déterminer un état d'anaphylaxie (v. c. m.) qui rendra l'organisme intolérant pour des injections ultérieures du même sérum.

Tels sont les principes généraux sur lesquels sont fondées ces deux méthodes thérapeutiques : la vaccination et la sérothérapie.

L'immunisation, qu'elles procurent l'une et l'autre, permet évidemment de les employer toutes deux à titre *préventif*, pour prémunir un sujet contre une infection ; la différence, c'est que l'action prophylactique sera rapide, mais fugitive en cas de sérothérapie, tandis qu'elle sera lente à acquérir, mais infiniment plus durable en cas de vaccination.

L'évolution de l'immunité conférée par vaccination est bien connue dans le cas de la vaccine jennérienne, par exemple, qui a fait l'objet d'expériences précises (Mongenot, Sacco). On a vacciné un certain nombre de sujets, puis on a inoculé la variole à chacun d'eux au bout d'un temps variable. L'état d'immunité s'est manifesté au bout de 5 jours seulement, par une atténuation de la variole communiquée ; ensuite il est allé croissant, et la variole a avorté complètement quand elle a été inoculée 11 jours après la vaccine.

Quant à l'immunité que confère la vaccine vis-à-vis de la vaccine elle-même, elle évolue de semblable manière, et l'état réfractaire se réalise vers le 8ᵉ ou 9ᵉ jour.

Cette double immunité, une fois acquise, dure quelques années et ne décroît que peu à peu.

A ce type d'immunité vaccinale, nous pouvons opposer l'action des sérums thérapeutiques, qui apparaît promptement, mais ne dure que quelques jours.

A titre *curatif*, c'est-à-dire pour lutter contre la maladie déjà déclarée, c'est la sérothéraphie qui convient le mieux, en général. Grâce à elle, on peut, avant que l'organisme ait créé par sa réaction propre l'immunité active, lui procurer immédiatement les produits immunisants dont il n'est pas pourvu ou qu'il ne fabrique pas en quantité suffisante.

Toutefois, dans certains cas, la vaccination peut trouver son emploi alors que déjà la maladie est déclarée. La vaccination antirabique en est un exemple ; pendant que le virus rabique, inoculé par morsure, chemine et évolue avec une certaine lenteur, on introduit dans l'organisme des virus vaccinants qui, grâce à un mécanisme différent de propagation, devancent l'effet du virus infectant.

Au surplus, entre la vaccination et la sérothérapie, le choix n'est pas seulement guidé par les considérations qui précèdent. L'expérience a prouvé que, parmi les infections, les unes sont accessibles plus facilement à l'une ou à l'autre de ces deux méthodes. En fait, la méthode sérothérapique est celle qui a reçu les applications pratiques les plus nombreuses ; c'est d'ailleurs la plus maniable des deux, celle qui permet le mieux de doser exactement les effets désirables dans chaque cas.

Les accidents sériques. — Avant d'examiner chacun des principaux sérums thérapeutiques, il ne sera pas inutile d'indiquer certains inconvénients, qui sont communs à tous.

Le sérum de tout animal quelconque, injecté à un animal d'une autre espèce, est toxique. Mais, parmi tous les sérums, celui du cheval est un des moins nocifs; c'est une des raisons qui l'ont fait choisir pour la sérothérapie.

Les accidents que le sérum peut produire, chez l'homme, sont les uns précoces, les autres tardifs.

Accidents précoces. — Localement, l'injection peut amener de l'œdème, parfois très étendu, avec douleur et rougeur. Ce phénomène est assez rare à la suite de la première injection de sérum; il est, par contre, très fréquent chez les sujets, surtout les adultes, qui ont déjà reçu du sérum antérieurement, et qui sont, de ce fait, en état d'anaphylaxie (v. c. m.).

Ces troubles locaux s'accompagnent de phénomènes généraux plus ou moins marqués. Tantôt, et le plus souvent, tout se borne à un état fébrile léger, qui apparaît en général vers la 6ᵉ heure et dure quelques heures seulement. Tantôt, mais très rarement, les symptômes sont graves : nausées, pouls petit et rapide, dyspnée, suffocations, myalgie, arthralgie, dépression générale. Cela n'arrive guère que chez les sujets qui ont été anaphylactisés, c'est-à-dire rendus hypersensibles au sérum par une ou plusieurs injections antérieures (V. ANAPHYLAXIE).

Il n'est pas du tout nécessaire, notons-le, pour que l'état anaphylactique se montre, qu'on ait injecté antérieurement un sérum identique; le sérum antitétanique, par exemple, en tant que sérum de cheval, peut hypersensibiliser l'homme au sérum antidiphtérique, du moment que ce sérum antidiphtérique est aussi un sérum de cheval.

Accidents tardifs. — Ces accidents méritent le nom de tardifs, car ils apparaissent du 5ᵉ au 20ᵉ jour après l'injection. Ils se montrent dans 14 pour 100 des cas, et atteignent surtout les enfants profondément infectés.

La complication la plus fréquente est l'exanthème, qui bientôt commence au niveau de la piqûre, tantôt est généralisé d'emblée. Parfois on observe deux poussées successives.

Cet exanthème peut revêtir plusieurs formes, dont la plus fréquente est l'urticaire, durant 2 ou 3 jours. L'érythème marginé aberrant (Marfan et Lemoine) est très voisin des urticaires; il débute par des macules rouges, qui peuvent simuler une rougeole. On observe aussi des érythèmes polymorphes, qui se localisent volontiers aux jointures du côté de l'extension, ainsi que des érythèmes rubéoliformes ou scarlatiniformes; peut-être ces derniers érythèmes sont-ils liés à des infections secondaires, et l'on peut penser que le sérum ne fait que favoriser leur développement.

Les arthralgies, les myalgies sont des complications beaucoup plus rares. Les arthralgies sont polyarticulaires et symétriques; en quoi elles diffèrent des arthrites, qui, elles, ne sont pas des accidents sériques, mais des accidents infectieux.

L'engorgement ganglionnaire tantôt sous-maxillaire, tantôt généralisé, ne se montre guère que chez les sujets infectés.

Les éruptions sériques s'accompagnent souvent d'inflammation des muqueuses (angine, laryngite, quelquefois entérite), rarement des séreuses.

Les différents troubles que nous avons décrits peuvent évoluer sans fièvre, mais souvent ce n'est pas le cas. D'ordinaire ils s'accompagnent et même sont précédés par un certain état d'excitation et de malaise, avec irrégularité du pouls. Dans le cas de diphtérie, il est important de ne pas confondre ces phénomènes généraux avec ceux qui amènent un état toxique; en effet, devant des accidents toxiques il importerait de renouveler l'injection de sérum, et c'est tout le contraire qu'on devrait faire en présence d'accidents sériques. Quand il s'agit d'accidents sériques, c'est l'excitation qui domine, avec facies vultueux, pouls bondissant; au contraire, quand il s'agit d'accidents toxiques, c'est de la dépression que l'on constate, avec facies pâle, pouls petit et dépressible (L. Martin).

D'après Netter, on peut éviter les accidents sériques, ou tout au moins les atténuer, en administrant 2 à 5 gr. de chlorure de calcium le jour de l'injection et les deux jours suivants.

Sérothérapie anticholérique. — La sérothérapie anticholérique a suscité des recherches expérimentales très intéressantes; on a obtenu des sérums qui se montraient, chez les animaux, préventifs et même curatifs, et qui, probablement, seraient applicables en pathologie humaine, le cas échéant.

Sérum antidiphtérique. — Nous plaçant ici au point de vue pratique, nous ne faisons que rappeler l'historique de la découverte du sérum antidiphtérique (Behring et Kritasato) qui avait précédé et rendu possible celle de la toxine diphtérique (Roux et Yersin), et sans parler du mode des préparations du sérum, nous indiquerons, en nous inspirant d'une étude récente de L. Martin, les données pratiques relatives à son emploi. Remarquons seulement que le sérum antidiphtérique est essentiellement antitoxique; il agit moins sur le microbe directement, que sur les poisons sécrétés par lui; aussi bien est-ce l'essentiel, car le bacille diphtérique n'est guère nuisible, même localement, que par sa toxine.

Renseignements généraux. — Il est essentiel d'intervenir hâtivement; les résultats sont alors bien meilleurs que si l'on a temporisé.

On fait de préférence l'injection *sous la peau* de l'hypocondre, au niveau des bords costaux, le plus près possible de l'extrémité de la dixième côte.

Injection intra-veineuse. — Celle-ci est recommandable dans les cas graves, surtout si l'on intervient tardivement.

Dose à employer. — « On ne doit jamais, dit L. Martin, craindre de donner trop de sérum. Les accidents sériques n'augmentent pas avec les doses injectées, il est préférable de donner une dose trop forte que de faire une première injection insuffisante; car, si la première dose est trop faible, le malade guérira moins vite, et les accidents tardifs d'origine toxique seront plus fréquents. »

Influence de l'âge. — Le sérum est relativement mieux toléré par les enfants que par les adultes, et surtout par les personnes âgées.

La première dose pourra être : 1° chez le nouveau né : 5 à 10 c. c.; 2° chez l'enfant de 1 à 3 ans : 10 à 20 c. c.; 3° au-dessus de 3 ans : au moins 20 c. c.; 4° au-dessus de 15 ans : 20 c. c. dans les cas légers et pris au début; dans les autres cas, 30 à 40 c. c.

La grossesse n'est pas une contre-indication.

La sérothérapie dans les différentes formes de la diphtérie. — *Angine diphtérique.* — Quand l'angine est à son début, elle est difficile à diagnostiquer, et l'examen bactériologique avec cultures demande près de 24 heures. D'après L. Martin, on devra tenir la conduite suivante : chez les enfants de moins de 5 ans, traitez par l'injection de sérum toute angine quelque peu suspecte, « même si les plus grandes probabilités sont contre la diphtérie », car à cet âge la diphtérie marche vite, et le sérum est inoffensif; de 5 à 15 ans, vous pouvez surveiller l'évolution de l'angine, et injecter lorsqu'elle devient réellement suspecte. Chez l'adulte, il est bon, en général, de demander à l'examen bactériologique un diagnostic ferme avant d'injecter, d'autant plus que les troubles sériques sont fréquents et sérieux (à moins toutefois qu'on ne soit en présence d'un cas épidémique, ou d'un cas sporadique grave d'emblée).

Pour ce qui est de l'angine diphtérique à la période d'état, le traitement diffère suivant les cas. Les angines diphtériques localisées, le plus souvent bénignes, ne réclament d'ordinaire qu'une seule injection. Dans l'angine diphtérique du type moyen, on emploie, si l'état général est très mauvais, des doses doubles de celles que nous venons d'indiquer; s'il n'y a pas d'amélioration dans les 24 heures, on renouvelle l'injection. Enfin dans les cas graves (angines épidémiques, secondaires, associées) « il faut bien savoir que de très fortes doses de sérum peuvent seules sauver le malade. Dans ces cas, on devra, le plus tôt possible, injecter 40 c. c. à l'enfant, 60 c. c. à l'adulte, et même, chez l'adulte, où l'opération est plus facile, on donnera 20 à 40 c. c. en injection intra-veineuse. » Quand le malade ne succombe pas rapidement (ce qui est le cas le plus fréquent, malgré la sérothérapie) on doit renouveler l'injection (20 c. c. pour les enfants, 40 c. c. pour les adultes) tous les jours, puis tous les deux jours.

Croup. — A la période initiale, il faut donner un peu plus que la dose que comporte l'angine diphtérique. En général, 12 à 24 heures après l'injection, il y a une exacerbation des symptômes, due aux boursouflements des fausses membranes, et suivie d'amélioration. Il faut connaître la possibilité de cette exacerbation, qui pourrait réclamer une intervention opératoire (tubage ou trachéotomie).

A la période de spasme, on doit pratiquer le tubage, et ensuite faire l'injection du sérum.

A la période asphyxique, il faut tout d'abord tuber ou trachéotomiser, et ensuite injecter de fortes doses de sérum : le double de ce que comporte l'angine diphtérique aux différents âges.

Autres localisations de la diphtérie. — Dans la diphtérie trachéo-bronchique, on donnera le sérum à haute dose, et tous les jours, jusqu'à expulsion des membranes; ce cas est grave.

Dans les localisations rares (peau, œil, etc.) on fixera les doses suivan

l'âge du malade ; mais il faut tenir grand compte de l'état général ; s'il est
mauvais (convalescence, accouchement, etc.) on doublera, on triplera les
doses usuelles.

Broncho-pneumonie secondaire au croup après tubage ou trachéotomie. —
On recommande dans cette complication, qui relève habituellement du
streptocoque, d'associer deux sérothérapies ; on donnera, par exemple, le
matin 20 c. c. de sérum antidiphtérique et le soir 20 c. c. de sérum antistreptococcique. Dans les croups secondaires à la coqueluche, à la rougeole, il est préférable de donner d'emblée les deux sérums sans attendre la
broncho-pneumonie.

Récidives de la diphtérie. — Le sérum antidiphtérique est éliminé vers
la 3e semaine ; le malade peut donc avoir une récidive, mais cela est rare.
« Il faudra, dans les cas de récidive, surtout dans les cas graves, doubler et
renouveler les doses. Les accidents sériques seront plus nombreux et plus
graves. » (L. Martin).

Paralysies diphtériques. — La sérothérapie, surtout si elle est appliquée
de façon assez prompte, diminue les risques de paralysies soit précoces, soit
tardives. Même une fois établies, les paralysies tardives ne sont pas totalement réfractaires au traitement sérothérapique (Comby, Barbier).

Infections secondaires. — Parfois, au bacille diphtérique vient s'associer
un autre microbe pathogène, surtout le streptocoque ; on obtient souvent
de grandes améliorations en pareil cas par l'emploi du sérum anti-streptococcique, comme nous l'avons indiqué dans le cas de broncho-pneumonie.

Maladies associées. — L'association de la diphtérie à la scarlatine, à la
coqueluche, et surtout à la rougeole (celle-ci très grave) demande un traitement plus intensif que la forme simple de la maladie.

Chez les tuberculeux, le sérum peut susciter des réactions fâcheuses qui
peuvent faire hésiter à l'employer, du moins dans certains cas peu urgents.

Effets des injections. — A la suite d'une injection de sérum, on observe
souvent, dans les douze heures, des phénomènes généraux d'excitation,
puis, dans les cas favorables, une amélioration progressive et rapide. Parfois, la convalescence est traînante, des malaises, divers troubles surviennent vers le 15e ou le 20e jour ; ces phénomènes ne sont pas attri-
buables au sérum, car ils sont d'autant plus rares que la sérothérapie a été
plus hâtivement mise en œuvre.

Le sérum peut amener une élévation de la température vers la 8e ou
12e heure après l'injection ; cette poussée fébrile dure quelques heures ;
ensuite le sérum favorise la défervescence.

Sous l'influence de la sérothérapie l'urine devient plus abondante, et
l'albuminurie précoce ou tardive, qui est si fréquente dans la diphtérie,
diminue d'intensité.

Quant aux lésions diphtériques locales, le sérum les modifie d'une façon
visiblement favorable, et généralement en moins de 24 heures. Si cet effet
ne se produisait point, il y aurait lieu de réitérer l'injection.

Les accidents, presque toujours légers, que le sérum diphtérique peut
produire sont communs aux divers sérums et ont été indiqués plus haut.

Sérothérapie préventive. — Les injections de sérum, pratiquées chez les

sujets qui se trouvent être particulièrement exposés à une contagion diphtérique, les mettent à l'abri de la maladie, mais seulement pour 3 ou
4 semaines au plus. Parfois il arrive que ces sujets contractent la diphtérie,
mais celle-ci reste bénigne. L'indication de la sérothérapie préventive se
présente surtout dans les familles, dans les écoles où un cas de diphtérie
s'est déclaré.

La sérothérapie préventive est surtout utile aux enfants, et d'autant plus
qu'ils sont plus jeunes. Chez les adultes, il vaut mieux, en général, s'en
abstenir, à cause des accidents sériques. Les doses seront : pour le nouveau-
né, 5 c. c. ; pour l'enfant de 2 à 15 ans, 10 grammes, ainsi que pour l'adulte.

Sérothérapie antidysentérique. — Il y a deux espèces bien distinctes de dysentérie, qui se ressemblent cliniquement, mais diffèrent par
leur étiologie : la dysentérie amibienne et la dysentérie bacillaire, celle-ci
produite par un bacille spécial, dont il existe deux races principales. C'est
uniquement contre la dysentérie bacillaire qu'est dirigée la sérothérapie
antidysentérique, inaugurée par Shiga en 1898, puis étudiée et perfectionnée par divers auteurs, et notamment, en France, par Vaillard et Dopter.

La valeur de la sérothérapie dans le traitement de la dysentérie humaine
s'affirme, disent Vaillard et Dopter, par des faits démonstratifs : l'abaissement de la mortalité (qui a été notamment des plus nets avec le sérum que
ces auteurs ont préparé à l'Institut Pasteur), l'apaisement presque immédiat de tous les symptômes (commençant quelques heures après l'injection,
mais plus ou moins retardé dans les cas graves), la rapidité de la guérison.

Les effets du sérum sont d'autant plus rapides et décisifs que le traitement est plus précoce, mais ils ne sont guère moins frappants aux périodes
plus avancées de la maladie.

Quelles doses faut-il injecter? 20 c. c. suffisent dans les cas moyens, mais
non dans les cas graves, surtout quand le début remonte à plusieurs jours.
Dans ces derniers cas, il faut injecter d'emblée 50, 80, 100 c. c., et recourir
à un traitement intensif (Vaillard et Dopter).

Les formes prolongées ou chroniques de la dysentérie bacillaire bénéficient aussi de la sérothérapie.

Celle-ci, enfin, peut être pratiquée utilement à titre préventif, chez les
sujets exposés à l'infection : 10 c. c. semblent suffire pour immuniser pendant 8 à 10 jours.

Les doses de sérum qu'on doit injecter varient suivant la gravité de la
maladie, dont on juge par la fréquence des selles, l'acuité et la répétition des
coliques, l'intensité des phénomènes de dépression. Vaillard et Dopter distinguent :

Cas moyens	15 à 30	selles par jour.
Cas sévères	30 à 50	—
Cas graves	50 à 100	—
Cas très graves	100 à 150 et plus.	

Ils ajoutent toutefois que les signes d'intoxication doivent aussi entrer en
ligne de compte.

Dans les cas moyens, pris au début, 20 c. c. suffisent; au besoin, on
réitère l'injection le lendemain. Dans les formes sévères ou datant de

plusieurs jours, une 5e injection, en moindre quantité, deviendra utile. Dans
les cas graves, il faut injecter 40 à 60 c. c., et recommencer le lendemain,
puis continuer l'emploi du sérum à doses décroissantes, jusqu'à ce qu'il n'y
ait plus que quelques selles par jour. Dans les formes très graves, on injectera, dès le premier jour, 80 et même 100 c. c. en deux fois, puis des doses
décroissantes les jours suivants.

Chez les enfants, les doses seront réduites de moitié, et plus encore chez
les enfants très jeunes.

Les rechutes sont exceptionnelles; elles se produisent le 10e jour après la
dernière injection de sérum; une seule injection nouvelle suffit à les enrayer.

Telles sont les règles formulées par Vaillard et Dopter; elles se rapportent au sérum que ces auteurs ont préparé par leurs soins à l'Institut
Pasteur.

Sérothérapie antipesteuse. — Aussitôt après la découverte du
bacille pesteux, due à Yersin, l'Institut Pasteur se mit en mesure de préparer un sérum antipesteux.

Employé à titre préventif, il est démontré que ce sérum préserve de la
peste, mais seulement pour une dizaine de jours. A titre curatif, il n'a pas
donné tous les résultats qu'on aurait désirés, encore qu'il ne paraisse pas
dépourvu de toute efficacité, tout au moins quand il est appliqué sans
retard et en injection intraveineuse.

Nous ne nous étendrons pas sur ce sujet, qui n'offrira de longtemps, espé-
rons-le, un intérêt pratique en France.

Sérothérapie antistreptococcique. — On a préparé de diverses
manières un sérum antistreptococcique. Certains auteurs, parmi lesquels se
range Marmorek, considèrent tous les streptocoques, — hormis celui de la
gourme — comme appartenant à une seule et même espèce. A ces unicistes
s'opposent les pluralistes, qui admettent un nombre plus ou moins considérable d'espèces bien distinctes. A cette dernière façon de voir tend à se
ranger Besredka; aussi ce dernier emploie-t-il, pour immuniser les animaux
qui servent actuellement à fournir le sérum antistreptococcique de l'Institut
Pasteur, des échantillons de diverses provenances, qui ont été, sauf un,
recueillis dans des affections streptococciques humaines.

Le pouvoir préventif de ce sérum, éprouvé chez la souris et le lapin, est
considérable, mais il est difficile de préciser sa valeur chez l'homme, et
cela vient de ce que l'infection streptococcique revêt les formes les plus
multiples, suivant l'organe touché, suivant que l'infection est plus ou moins
grave; il faut ajouter que, dans la pratique, la nature exacte de l'infection
qu'on traite par ce sérum est souvent douteuse. De là des opinions diver-
gentes sur l'efficacité de la méthode. « Mais il existe un fait dont on ne
saurait, dit Besredka, méconnaître l'importance, c'est que l'usage du sérum
antistreptococcique augmente d'année en année. »

On a préparé un sérum spécial contre le streptocoque de la scarlatine,
considéré par les uns comme l'agent de la maladie, par les autres comme
un microbe associé à un agent spécifique inconnu. Ce sérum, d'abord
beaucoup vanté, tend aujourd'hui à être délaissé; sa prétendue spécificité
est d'ailleurs très douteuse.

Sérothérapie de la méningite épidémique. — Wassermann et Leber ont préparé un sérum contre le méningocoque de Weichselbaum, agent de la méningite cérébro-spinale épidémique. Flexner, en Amérique, en prépare également. De même enfin Dopter, à l'Institut Pasteur.

On injecte le sérum par ponction lombaire, après avoir laissé s'écouler une quantité de liquide céphalo-rachidien correspondant au volume de l'injection; le malade est couché ou assis. La dose, pour le sérum de Wassermann et Leber, est de 10 c. c. pour l'enfant de moins d'un an; 20 c. c. pour l'enfant plus âgé ou l'adulte dans les formes peu graves; 30 c. c. chez l'adulte gravement atteint.

Si l'amélioration fait défaut, on répète l'injection le lendemain, et même le surlendemain, en allant jusqu'à 40 c. c. Si l'amélioration se produit, on attend qu'elle ait cessé de progresser pour injecter à nouveau.

Il est essentiel de ne pas tarder à recourir à la sérothérapie; tout retard compromet le succès.

Sérothérapie antitétanique. — Différents faits expérimentaux, dont les premiers furent dus à Behring et Kitasato, ainsi que des essais fructueux de prophylaxie du tétanos en médecine vétérinaire (Nocard) avaient autorisé, sur l'avenir de la sérothérapie antitétanique préventive, sinon curative, les plus brillantes espérances.

Malheureusement, la méthode sérothérapique, pour des raisons que nous n'avons pas à nous demander ici, s'est montrée beaucoup moins efficace, chez l'homme, dans le tétanos que dans la diphtérie; certains observateurs lui ont même dénié toute valeur réelle.

Cette dernière opinion, toutefois, semble exagérée.

Si, en présence d'une menace de tétanos, l'asepsie chirurgicale aussi rigoureuse que possible demeure le moyen préventif le plus recommandable, si, dans le tétanos confirmé, le chloral rend d'incontestables services, il n'en est pas moins vrai que la sérothérapie antitétanique, combinée avec les autres modes de traitement, demeure recommandable, tout au moins dans un but préventif.

Quand il s'agit de prémunir un blessé contre l'éclosion éventuelle du tétanos, le sérum doit être injecté aussitôt que possible après le traumatisme.

Si la blessure est facilement accessible aux soins d'asepsie, on pourra se contenter d'injecter 10 c. c. Dans le cas contraire (plaies contuses, profondes, souillées de corps étrangers...), il faut employer 20 à 30 c. c. Il a été établi que le tétanos peut apparaître jusqu'à 3 mois après la blessure; or, l'effet immunisant d'une injection de sérum disparaît à peu près au bout d'une semaine, il faut donc renouveler l'injection tous les sept jours (10 à 15 c. c. chaque fois) jusqu'à ce que le danger ait cessé. L'emploi du sérum sec, dont on saupoudre la plaie, est à rejeter comme aléatoire.

La sérothérapie a été employée aussi contre le tétanos déjà déclaré, mais le succès a été médiocre. La sérothérapie atténue peut-être parfois l'intoxication tétanique; mais son pouvoir est minime quand les accidents caractéristiques sont en évolution. Elle ne paraît cependant pas dépourvue de toute efficacité, surtout dans les formes à début tardif et à marche lente. Il

faut alors injecter sous la peau une dose massive d'emblée : 80 à 100 c. c.,
en deux points différents. Ensuite on injectera 30 à 40 c. c. tous les deux
ou trois jours.

Peut-être est-il préférable de recourir à l'injection intra-veineuse (20 à
30 c. c.). La voie sous-arachnoïdienne (Sicard) a été abandonnée après
divers essais infructueux.

L'injection intra-cérébrale, qu'il est facile de pratiquer à travers une trépanation capillaire faite au moyen d'un foret, paraissait logique d'après
certaines données expérimentales; sa valeur clinique reste toutefois incertaine.

Sérothérapie antituberculeuse. — Depuis que Richet et Héri-
court eurent l'idée d'employer contre la tuberculose le sérum d'animaux
naturellement réfractaires à cette maladie, leur tentative, dont le principe
était plein d'intérêt, mais dont l'application se montra peu efficace, fut
renouvelée sous bien des formes. Citons seulement, parmi les recherches
qui ont provoqué le plus grand nombre d'essais cliniques, celles de Mara-
gliano, de Marmorek.

La sérothérapie antituberculeuse, *a priori*, paraît difficile à réaliser.
Contrairement à d'autres maladies infectieuses, la tuberculose, en général,
n'immunise pas le sujet qui en est atteint, mais plutôt elle le sensibilise à
l'action nocive du poison tuberculeux; c'est même sur cette donnée qu'est
fondé le diagnostic de la tuberculose par les injections de tuberculine. En
outre, il y a plusieurs espèces de bacilles de Koch, ou tout au moins plusieurs races distinctes, qui ne se comportent pas de même sur les animaux
d'espèces différentes. Enfin il faut séparer, dans les effets du microbe et
dans les réactions, soit défensives, soit offensives qu'il suscite, ceux qui
appartiennent respectivement au corps microbien, aux endotoxines, aux
toxines diffuses. Il en résulte que, suivant les méthodes employées pour l'immunisation des animaux, leur sérum jouira de propriétés particulières. On
s'explique ainsi les difficultés que comporte la recherche d'un sérum anti-
tuberculeux. Ajoutons que la grande diversité clinique des affections tuberculeuses, les nombreuses vicissitudes de leur évolution spontanée, rendent
les épreuves thérapeutiques difficiles à interpréter dans bien des cas.

En fait, le sujet est toujours à l'étude; la plupart des sérums proposés
ont été abandonnés, et ceux qui sont restés actuellement dans la pratique
ont des détracteurs en même temps que des partisans.

Il semble toutefois que le sérum de Marmorek, tel qu'il est préparé
actuellement, n'est pas dépourvu d'efficacité. Il a donné, d'après un grand
nombre d'observateurs, de bons résultats contre les tuberculoses osseuses;
la tuberculose pulmonaire elle-même, qui est particulièrement réfractaire à
ce traitement comme à tout autre, en a tiré bénéfice.

Tel est, entre autres, l'avis formulé dernièrement par Castaigne et
Gouraud; suivant eux, ce sérum est une précieuse ressource, bien qu'il soit
d'action inégale et inconstante, et qu'il ne permette en aucune façon de
négliger la cure hygiéno-diététique. Quant à son mode d'administration,
ces auteurs, d'une façon générale, préfèrent la voie rectale (10 c. c. tous
les jours, 15 c. c. tous les deux jours) à la voie sous-cutanée. Celle-ci, qui est

sensiblement plus active, sera utilisée en cas d'échec des lavements, ou encore dans les formes aiguës où il faut agir vite et fort. On commencera alors par un quart de c. c., pour atteindre ensuite progressivement la dose de 5 c. c. tous les deux jours. La dose utile est d'ailleurs très variable, suivant les malades; tout est affaire de réaction individuelle. Le sérum de Marmorek paraît posséder avant tout une action antitoxique, qui influence d'abord les symptômes fonctionnels.

Sérothérapie antityphique. — On a fait divers essais pour traiter la fièvre typhoïde par des injections de sérum spécifique. Pour obtenir le sérum, on injectait à des animaux tantôt le bacille typhique (Tavel), tantôt ses toxines : soit toxines solubles, soit endotoxines.

Le sérum de Chantemesse est fourni par des chevaux à qui l'on a injecté tantôt la toxine soluble, par voie sous-cutanée, tantôt les bacilles virulents, par voie intraveineuse. Le sérum de Chantemesse s'injectait, sous la peau, à la dose de 5 et 15 c. c. il y a quelques années; actuellement, il suffit de quelques gouttes.

Les phénomènes consécutifs à l'injection comportent deux phases :

D'abord une phase « de réaction » durant quelques heures à cinq ou six jours, pendant laquelle la température s'abaisse et quelquefois s'élève, puis une période caractérisée par l'amélioration de l'état général, de la circulation, de la diurèse; toujours on observe de l'hypertrophie de la rate trente-six heures à trois jours après l'injection.

L'application de la méthode n'exclut pas le traitement habituel, notamment la balnéothérapie froide.

Le sérum de Chantemesse n'est pas actuellement dans le commerce.

Sérothérapie antivenimeuse. — Phisalix et Bertrand, avec le venin de vipère, et Calmette, avec les venins de différents serpents, démontrèrent que l'on pouvait, en vaccinant les animaux par des doses progressivement croissantes, non seulement leur conférer l'immunité, comme l'avaient vu Sewall, Kaufmann, mais encore communiquer à leur sérum la propriété de transmettre l'immunité aux animaux neufs. Ces travaux ont été le point de départ de la sérothérapie antivenimeuse (V. SERPENTS VENIMEUX).

D'après Calmette, le venin d'un serpent tel que la vipère de nos pays renferme deux substances toxiques. L'une est la *neurotoxine*; c'est elle qui cause les accidents mortels. L'autre est l'*hémorragine*; c'est une sorte de ferment protéolytique qui détermine des lésions locales, hémorragiques, dans les tissus voisins de la morsure. Les venins de certaines espèces de serpents ne contiennent guère que de la neurotoxine; ces espèces appartiennent surtout à la famille des *Colubridæ*, qui comprend en particulier le cobra. Les venins de certaines autres espèces ne contiennent guère que de l'hémorragine; tel est le cas, en général, pour les *Viperidæ*, encore que certaines espèces de cette famille contiennent, en outre, une proportion plus ou moins grande de neurotoxine.

La neurotoxine étant le poison le plus dangereux, c'est contre elle surtout que le sérum antivenimeux doit être efficace; or, la neurotoxine est identique chez tous les serpents, on peut donc choisir, pour obtenir un sérum neurotoxique par injection au cheval, un venin quelconque; le venin de cobra, particulièrement riche en neurotoxine, convient très bien à cet effet.

Un cheval étant immunisé de manière à fournir un sérum antineuro-toxique, on lui injecte ensuite un venin contenant de l'hémorragine, de manière que son sérum devienne antihémorragique par surcroît. On obtient, dès lors, en définitive, un sérum antivenimeux complet. Mais, malheureusement, si toutes les espèces de serpents ont la même neurotoxine, chaque espèce a son hémorragine propre, si bien que le sérum préparé avec le venin de vipère, par exemple, neutralisera l'hémorragine de l'espèce vipère, mais non celle de l'espèce crotale ou de toute autre. Pour que le sérum fût pleinement valable contre la morsure de toute espèce de serpent, il faudrait donc théoriquement que le cheval fût immunisé à l'aide de venins de toutes les espèces. Dans la pratique, cela serait irréalisable; on se contente, en réalité, d'employer, pour l'immunisation d'un cheval, des venins de plusieurs espèces de serpents, de celles qui sont les plus communes et les plus dangereuses dans la contrée à laquelle le sérum est plus spécialement destiné.

A quelle dose faut-il injecter le sérum antivenimeux?

Pour que ce sérum préserve de la mort un homme mordu par un serpent, il est nécessaire et il suffit d'en injecter une dose qui neutralise, dans l'organisme, la portion du venin inoculé qui excède ce que l'homme mordu pourrait supporter sans mourir. Bien entendu, la quantité de sérum nécessaire sera d'autant moindre que ce sérum sera plus actif; d'autre part, il en faudra davantage si l'intervention est relativement tardive ou si l'on suppose que la quantité de venin inoculée est relativement grande. En pratique, il suffit, le plus souvent, d'injecter 10 ou 20 c. c. aux personnes mordues, pour leur permettre de guérir (Calmette).   *HALLION et CARRION.*

SERPENTS VENIMEUX (MORSURES). — Les serpents venimeux appartiennent à deux grandes classes; dans les protéroglyphes se rangent ceux qui ressemblent aux couleuvres : les najas, les bungares, les élaps. Dans les solénoglyphes, ou vipéridés, on compte : les bothrops, dont le *bothrops lanceolatus* (fer de lance de la Martinique), les crotales, dont le serpent à sonnettes, les trigonocéphales, les vipères. Ces reptiles sont répandus sur toute l'étendue du globe; ils sont plus particulièrement abondants dans l'Inde et l'Australie; l'Europe est la partie du monde la plus privilégiée; on n'y trouve guère que les vipéridés.

Symptomatologie. — Un individu vient d'être mordu par un serpent venimeux; on constate au niveau de la morsure deux piqûres déterminées par les crochets de l'animal. Suivant l'espèce du reptile, la région atteinte (vasculaire ou non), suivant que la blessure est profonde ou superficielle, que le crochet a dû ou non traverser les vêtements sur lesquels il a pu s'essuyer, les symptômes consécutifs varient d'intensité :

Dans les cas bénins, se terminant par la guérison, les deux piqûres, observées sur la région blessée, s'entourent d'une teinte violacée qui augmente progressivement, s'étend, peut envahir la totalité du membre atteint, et même dépasser ses limites; une tuméfaction inflammatoire douloureuse l'accompagne; la teinte violacée ne reste pas uniforme : bientôt sur le fond, dont la coloration s'atténue, se greffent des taches jaunes qui persistent dix à quinze jours et disparaissent en prenant les teintes successives des ecchymoses. En même temps, toute cette région tuméfiée est le siège d'une douleur profonde, avec sensation d'engourdissement superficiel, et hypothermie locale. Cette tuméfaction est parfois dangereuse par elle-même : quand elle envahit les téguments du cou, elle peut se propager au larynx et produire un œdème de la glotte mortel. Elle se complique parfois de phlegmon, de lymphangite, surtout quand le crochet s'est brisé dans la plaie.

À ces symptômes locaux, s'ajoutent des phénomènes généraux vraisemblablement d'origine bulbaire. C'est de la dyspnée, de la tachycardie avec ou sans arythmie, pouls filiforme, tendances syncopales ; parfois des vomissements bilieux et sanguinolents se produisent. Des phénomènes cérébraux (délire, somnolence, rêves), spinaux (crampes, soubresauts tendineux, etc., anurie) font encore partie du processus de l'envenimation. Les viscères révèlent parfois leur souffrance, le rein, par de l'hématurie, le foie par de l'ictère et un flux biliaire abondant.

De par leur caractère même, ces symptômes sont de nature à inquiéter le praticien, d'autant que le malade est dans un état de dépression notoire, et souvent l'hypothermie se montre. Cependant, petit à petit, chacun des symptômes précédents rétrograde, et au bout de trois à quatre jours, la réaction (parfois fébrile) s'effectue, annonçant le début de la convalescence.

Mais, par contre, la réaction peut ne pas se produire et le malade meurt au milieu de tout le complexus symptomatique, montrant l'atteinte particulièrement prononcée du côté du système nerveux : le malade succombe vers le 2e ou 3e jour.

L'envenimation enfin peut prendre un caractère suraigu ; ce sont les cas où l'espèce est très venimeuse, où la région atteinte est très vasculaire, où la piqûre, quoique provenant d'une espèce peu dangereuse, s'est faite, en des régions découvertes, directement dans une veine.

Les phénomènes locaux sont nuls, n'ayant pas le temps de se produire ; tout au plus, le malade ressent-il au niveau de la blessure un engourdissement qui se propage au loin. Les phénomènes bulbaires s'installent avec une rapidité surprenante ; le sujet est en proie à une angoisse respiratoire intense ; sa bouche se contracte, devient baveuse, la langue se gonfle, les dents se resserrent, et la mort survient dans une syncope, quelques heures, parfois même quelques minutes seulement après la morsure.

Traitement. — Devant les phénomènes dont la gravité est si marquée, le devoir du praticien est d'intervenir au plus vite. La vie d'un malade peut dépendre, en pareille occurrence, d'un léger retard dans l'intervention active.

1° Serrer le membre mordu avec le premier lien venu, le plus près possible de la morsure, entre celle-ci et la racine du membre, pour empêcher, autant que faire se peut, la diffusion du venin. Inutile de cautériser la plaie avec un fer rouge ou avec des substances chimiques dont l'effet resterait nul.

2° Laver la plaie avec une solution récente d'hypochlorite de chaux, titrant 0 lit. 800 à 0,900 de chlore par 1000 c. c. Faire une dilution à 1 c. c.

pour 60 c. c. d'eau bouillie. Cette pratique a pour but de neutraliser le venin contenu dans la plaie (Calmette).

3° Faire le plus tôt possible au niveau du flanc, après les précautions antiseptiques usuelles, une injection sous-cutanée de sérum antivenimeux : 20 c. c. pour les adultes, 10 c. c. pour les enfants au-dessous de 10 ans.

Si le serpent mordeur appartient à une espèce très dangereuse (cobra capella, naja, crotale, bothrops de la Martinique), injecter une dose double.

Ce sérum est également actif vis-à-vis des venins provenant de toutes les espèces de serpents venimeux.

4° Immédiatement après, injecter dans le trajet de la morsure, et autour de la morsure, en trois ou quatre endroits différents, 8 à 10 c. c. de la solution d'hypochlorite de chaux. Cette pratique, très utile, a pour but de détruire sur place le venin qui n'a pas encore été absorbé.

5° Enlever la ligature du membre, frictionner le malade, lui faire prendre du thé, du café chaud : surtout pas d'alcool ni d'ammoniaque, qui sont nuisibles au malade et au traitement sérothérapique. Le couvrir chaudement pour provoquer une transpiration abondante.   *CH. DOPTER.*

SÉRUMS ANIMAUX. — On trouvera à l'article SÉROTHÉRAPIE (v. c. m.), les indications relatives aux sérums utilisés contre les infections et contre les venins. Nous nous occuperons ici de quelques autres sérums animaux usités actuellement en thérapeutique, et dont l'emploi repose sur des principes différents.

Sérum de cheval normal. — Le sérum de cheval normal a été préconisé en injections, comme hémostatique : il est particulièrement recommandable dans l'hémophilie (P.-E. Weil). Dans les hémorragies, on peut aussi le mettre à profit sous forme de pansements locaux. A défaut de sérum aseptique normal, on peut employer un des sérums utilisés en sérothérapie, le sérum antidiphtérique, par exemple.

Raymond Petit a imaginé d'appliquer localement, soit au pansement des plaies, soit au traitement des suppurations des muqueuses (muqueuse utérine entre autres), le sérum de cheval, préalablement modifié par chauffage à 55°. Cette pratique a pour but de produire un afflux de leucocytes, qui peut augmenter la suppuration momentanément, mais dont on attend un résultat favorable pour la défense phagocytaire. On peut utiliser aussi de la poudre de sérum convenablement desséchée. On obtient des résultats analogues avec le sérum desséché sans chauffage préalable à 55° (Robert Simon et Choay).

Administré par la bouche, le sérum normal a été employé dans les anémies, les hémorragies de cause dyscrasique, l'hémophilie.

Il résulte des recherches de P. Carnot et Mlle Deflandre que le sérum de animaux anémiés par des spoliations sanguines expérimentales jouit de la propriété d'exciter l'hématopoïèse.

Sérum d'animaux éthyroïdés dans la maladie de Basedow. — Ballet et Enriquez ont les premiers traité le goitre exophtalmique, — en tant que maladie liée à un excès de la sécrétion thyroïdienne, à une hyperthyroïdation, — par le sang d'animaux privés expérimentalement du corps thyroïde, et par suite en état d'hypothyroïdation. Cette médication fut bientôt reprise à l'étranger, sous des formes diverses; on a principalement employé, en Allemagne, du sérum de mouton éthyroïdé, connu sous le nom de sérum de Mœbius. En France, la méthode de Ballet et Enriquez a donné naissance à l'hémato-éthyroïdine, préparation liquide, glycérinée, où entre le sang total (plasma et globules) de chevaux éthyroïdés depuis 5 semaines (Hallion et Carrion). A l'injection sous-cutanée des produits éthyroïdiens, on a maintenant substitué universellement l'ingestion buccale, qui, contrairement à la précédente, est absolument inoffensive sans être moins efficace.

P. Sainton a résumé récemment les modes d'administration recommandés par différents observateurs pour l'hémato-éthyroïdine.

La dose qui a été employée varie entre deux et six cuillerées à café par jour, aux repas, dans un peu de boisson quelconque.

Enriquez conseille d'élever progressivement la dose. Il fait prendre, à *chacun* des trois repas, une cuillerée à café pendant la première semaine, deux cuillerées à café la deuxième, trois cuillerées à café (une cuillerée à soupe) la troisième.

Oulmont prescrit trois cuillerées à café, trois cuillerées à dessert, trois cuillerées à soupe pendant trois mois. Chauffard, Huchard, Claude, Claisse, font prendre trois à cinq cuillerées à café *pro die*.

Le traitement n'est pas continué indéfiniment : il est coupé par des périodes de repos, soit d'un ou deux jours par semaine (Claude), soit d'une semaine, ou même de plusieurs mois (Enriquez, Oulmont). Le guide le plus sûr est le résultat obtenu; quand l'amélioration est considérable, les périodes de repos sont espacées. Les doses sont variables dans chaque cas suivant la réaction individuelle du sujet à l'hémothérapie (Sainton).

Le succès est souvent rapide et immédiatement frappant : le malade éprouve une amélioration des plus évidentes; la tachycardie, le tremblement s'amendent; l'exophtalmie est plus rebelle, ainsi que MM. Ballet et Enriquez l'avaient remarqué. Les troubles divers ou même les complications sont, de leur côté, influencés heureusement.

D'autres fois, il est vrai, la médication agit d'une façon moins nette et moins rapide. Le goitre basedowifié, d'après M. Enriquez, est moins sensible au traitement sérothérapique que la maladie de Basedow typique. De même la maladie de Basedow par trop invétérée.

Sérums cytotoxiques. — De même qu'en injectant à un animal un microbe déterminé, on confère à son sérum des propriétés nocives vis-à-vis de ce microbe, de même, en lui injectant des cellules animales, d'espèce déterminée, on peut voir son sérum acquérir la propriété de détruire des cellules animales de cette espèce. Les anti-corps qui se produisent dans ces conditions s'ppellent cytolysines ou cytotoxines (V. ANTI-CORPS).

De là des essais d'applications thérapeutiques. Par exemple, dans la maladie de Basedow, on a tenté de diminuer l'activité des cellules thyroïdiennes au moyen d'un sérum thyro-toxique. Par exemple encore, on a voulu préparer, par des injections de tissu cancéreux à des animaux, des sérums anti-cancéreux. Ces recherches, et quelques autres du même genre, n'ont pas donné, jusqu'à présent, les résultats pratiques que l'on avait escomptés. C'est pourquoi nous n'insistons pas sur ce sujet, malgré son intérêt théorique.

Sérum rénal. — Étant donné un organe de sécrétion interne, il est naturel de penser que le sang veineux de cet organe charrie des produits spécifiques (encore que la différence de quantité de ces produits, entre le sang artériel et le sang veineux, soit sans doute assez faible). Si l'on admet, avec certains auteurs, que le rein élabore une sécrétion interne importante, douée d'un rôle antitoxique, et que l'insuffisance rénale compte le déficit de cette sécrétion parmi les désordres principaux qu'elle entraîne, alors on est conduit à penser qu'en administrant, à un sujet atteint de néphrite, du sérum de veine rénale, on obtiendra des effets palliatifs utiles. Les arguments expérimentaux propres à appuyer cette hypothèse sont, il est vrai, controversés. Quoi qu'il en soit, l'épreuve clinique semblait mériter d'être tentée : c'est ce qu'a fait récemment Teissier (de Lyon). Cet auteur a obtenu des résultats satisfaisants dans plusieurs cas; de même van Bogaert (d'Anvers).

D'après les observations publiées et celles dont nous avons personnellement connaissance, le sérum rénal de chèvre et le sérum rénal de cheval ont produit des résultats identiques. Nous tendons, pour notre part, à trouver recommandable le sérum de cheval, cet animal ayant jusqu'ici passé pour fournir un des sérums les moins offensifs par lui-même à l'égard de l'homme, et ayant été, en partie pour cela même, choisi comme producteur habituel des divers sérums thérapeutiques (V. Sérothérapie).

Spillmann et Parisot considèrent l'opothérapie rénale comme sensiblement équivalente à la méthode de Teissier (V. Opothérapie).

HALLION et CARRION.

SÉRUMS ARTIFICIELS. — On peut diviser les sérums artificiels en 2 catégories principales, savoir :

1° Les solutions salines relativement diluées, qui seules peuvent être injectées impunément en très grande abondance dans le sang circulant, et qui, dès lors, mériteraient seules le nom de sérums artificiels. Ce sont des solutions isotoniques ou sensiblement isotoniques. Nous verrons ce que ce terme signifie;

2° Les solutions salines relativement concentrées, ou hypertoniques, dont on ne pourrait injecter impunément des quantités considérables.

Nous parlerons aussi de certains sérums doués d'une action spéciale et nous mentionnerons les sérums artificiels médicamenteux, c'est-à-dire additionnés de divers médicaments actifs.

Chacune de ces catégories comprend des sérums de plusieurs formules : *a*, solutions simples de chlorure de sodium; *b*, solutions salines complexes, où le chlorure de sodium, toutefois, est toujours abondant.

A) **Sérums artificiels isotoniques.** — Nous rangerons sous cette rubrique, non seulement les sérums strictement isotoniques, mais encore ceux qui sont voisins de l'isotonie théorique.

Qui dit *sérum artificiel* veut dire plasma artificiel : liquide pouvant remplacer sans grand dommage le plasma naturel du sang. On ne peut réaliser le sérum artificiel idéal, c'est-à-dire identique au plasma. Mais l'expérience a prouvé qu'on pouvait injecter sans aucun danger, en grande quantité, certaines solutions salines.

Les solutions de chlorure de sodium sont les moins nocives, toutes choses étant égales d'ailleurs, des solutions salines à un seul composant. Pourquoi? Parce que le chlorure de sodium est déjà en quantité énorme dans le sang normal; on peut donc en ajouter beaucoup sans changer sensiblement *son rapport aux autres éléments*. C'est pour cela qu'on peut constituer un sérum très inoffensif avec du chlorure de sodium seul, et non pas avec un autre sel employé seul.

Le plasma sanguin possède, entre autres propriétés physiques, une propriété importante : c'est sa pression osmotique. Si la pression osmotique du plasma augmentait beaucoup, celui-ci deviendrait très avide d'eau, et il se produirait une forte déshydratation des cellules à son contact. Ce serait l'inverse si la pression osmotique du plasma diminuait. Dans les deux cas, il se produirait dans l'organisme des troubles considérables. Il faut donc qu'un sérum artificiel, pour réaliser le maximum d'innocuité, puisse être ajouté au plasma sans modifier notablement sa pression osmotique; il faut pour cela qu'il ait justement la même pression osmotique que le plasma, qu'il lui soit, comme on dit, isotonique (étymologiquement : d'égale force). Ajoutons que deux liquides sont isotoniques (autrement dit, pourvus d'une égale puissance d'attraction pour l'eau), lorsqu'ils se congèlent à la même température, lorsqu'ils ont, comme on dit, même point cryoscopique. Et tout cela se réalise quand ils contiennent, par litre, le même nombre de molécules salines, quels que soient la nature chimique et le poids individuel de ces molécules, que ce soit du chlorure de sodium, ou du sulfate de soude (dont les molécules sont plus pesantes et par conséquent moins nombreuses à poids égal) ou tout autre sel, ou un mélange de sels quelconques.

Dernière remarque. Le plasma renferme des éléments minéraux très divers; le chlorure de sodium occupe parmi eux une place extrêmement prépondérante; par contre, certains éléments (iode, arsenic) que l'on y décèle, d'autres sans doute qu'on n'y a pas décelés encore, y sont en proportions infimes, et cela ne prouve pas qu'ils soient moins nécessaires. Il y aurait intérêt, théoriquement, à employer un sérum artificiel contenant à la fois tous les éléments du plasma naturel. Mieux encore, il conviendrait que ces éléments fussent sous le même état que dans ce dernier, mais aucune solution *in vitro* ne semble pouvoir réaliser ce désidératum. Il semble bien que l'eau de mer ramenée à l'isotonie (plasma de Quinton) soit le liquide qui, actuellement, se rapproche le plus de ces conditions théoriques.

Nous ne pouvions nous dispenser de formuler, fût-ce d'une façon brève et un peu schématique, ces diverses considérations, dont l'intérêt pratique est grand.

Solution simple de chlorure de sodium, sensiblement isotonique. — Quand on parle de « sérum physiologique » sans autre épithète, on veut désigner une solution de chlorure de sodium à 6 pour 1000, ou à 10 pour 1000, ou à un degré de concentration intermédiaire. Sur le titre le meilleur, les avis se partagent. On doit convenir qu'entre 6 et 10 pour 1000 de concentration, les solutions de chlorure de sodium peuvent être injectées impunément à doses massives, chez l'animal ou l'homme sains. Mais encore n'y a-t-il pas un titrage à préférer entre ces limites extrêmes?

Nous pensons, pour notre part, que la solution à 7,5 pour 1000 remplit les meilleures conditions. Nous avons développé ailleurs nos arguments sur ce point. Résumons-les en deux mots.

Nous disions tout à l'heure qu'un sérum artificiel idéal devrait être, théoriquement, isotonique au plasma. Une solution de chlorure de sodium à 9,1 pour 1000 remplit cette condition.

Mais n'oublions pas que le plasma sanguin normal ne renferme guère plus de 6 pour 1000 de chlorure de sodium, dans l'ensemble de ses éléments dissous. Rappelons-nous aussi que, dans bien des maladies, il y a rétention de chlorure de sodium, et qu'un excès de ce sel est un facteur d'œdème, ainsi que l'ont démontré l'expérimentation (Hallion et Carrion) et confirmé les recherches cliniques (Widal, Achard, etc.). Concluons qu'il y a intérêt à ne pas surcharger le sang de chlorure de sodium, tout autant qu'à respecter son isotonie.

Le titre de 7,5 pour 1000, intermédiaire à 9 et à 6, répond donc à une utilité théorique, et comme, avant toute théorie, c'est lui qui s'était empiriquement montré le meilleur, il n'y a pas lieu de le changer.

Solutions salines complexes, sensiblement isotoniques. — On peut substituer partiellement, au chlorure de sodium, un autre sel qui, physiquement, moléculairement, remplit un rôle identique. On a alors, au lieu de la solution chlorurée sodique simple, une solution complexe. Tel est le *sérum de Hayem* :

    Chlorure de sodium . . . . 5 grammes.
    Sulfate de soude. 10   —
    Eau distillée. 1000   —

Il serait aisé d'imaginer d'autres formules, où entreraient différents sels peu toxiques dont le mélange donnerait une concentration moléculaire totale voisine de la concentration isotonique.

Le *sérum de Cantani* a pour formule :

    Chlorure de sodium. . . . . 4 grammes.
    Carbonate de soude 2   —
    Eau. . . . . 1 litre.

Il est notablement hypotonique.

Le *plasma de Quinton* est de l'*eau de mer* ramenée à l'isotonie, préservée de toute altération ou contamination chimique par des précautions minutieuses, et stérilisée par filtration sur bougie. Cela nous paraît être, théoriquement et pratiquement, le meilleur des sérums artificiels imaginés jusqu'à présent. Nous reviendrons sur ce sérum, qui, outre les indications des autres sérums physiologiques, remplit des indications particulières.

Instruments d'injection. — Les petites quantités peuvent être injectées à l'aide d'une seringue; mais le procédé serait incommode pour des quantités fortes.

Les appareils sont divers; la force de propulsion qu'on utilise est tantôt la pression d'un piston, comme dans les seringues, tantôt une compression d'air, réalisée à l'aide d'une poire en caoutchouc, tantôt enfin la pesanteur. Ce dernier moyen est bon, à cause de sa simplicité et de sa régularité.

Du récipient qui contient la solution, un tube de caoutchouc, long de 1 m. 50 à 2 mètres, conduit le liquide à l'aiguille qui est enfoncée sous la peau. Plus ou moins rapidement, suivant la hauteur à laquelle se trouve le récipient par rapport à l'aiguille, le liquide s'injecte, par l'effet de la pesanteur, avec une grande régularité. Quant à la manière dont le tube de caoutchouc se relie, en haut, au contenu du récipient, elle est variable suivant la configuration de ce dernier.

Le mieux, quand on le peut, est d'utiliser des ampoules qui contiennent, préparé et stérilisé à l'avance, le liquide à injecter. Dans un certain modèle, que nous avons imaginé, l'ampoule est livrée avec le tuyau de caoutchouc et l'aiguille toute montée et adaptée : il suffit de dégager l'aiguille d'un opercule qui la protège, et d'ouvrir un robinet dans la partie supérieure de l'ampoule, pour que l'appareil fonctionne.

Un autre modèle, plus ancien, se prête mieux aux transports relativement lointains ; il consiste en une ampoule de verre présentant à son pôle supérieur et à son pôle inférieur une effilure : on brise l'effilure inférieure et on y adapte le tube de caoutchouc, puis on brise l'effilure supérieure, qui permettra à l'air de rentrer à mesure que le liquide s'écoulera.

Il nous faut insister sur l'absolue nécessité où l'on est, pour que l'écoulement du liquide se produise, d'*ouvrir un accès à l'air* vers l'intérieur de l'ampoule, après avoir ouvert une *issue au liquide* hors de l'ampoule. Le liquide ne saurait s'écouler sans cela, *pas plus qu'il ne s'écoule d'une pipette* tant que l'orifice supérieur de celle-ci est obturé par le doigt. C'est une chose à laquelle le médecin, parfois, ne prend pas garde ; de là un échec opératoire dont il cherche vainement la cause dans une oblitération de l'aiguille. Il faut donc se souvenir que le libre passage de l'air, par en haut, est une condition aussi nécessaire que la perméabilité de l'aiguille elle-même.

Mode de l'injection. — 1° *Injections intra-veineuses.* — Il est bon de chauffer la solution au voisinage de la température du corps, du moins s'il y a hypothermie ; il nous paraît inutile de réaliser une température très précise, à condition de ne pas dépasser 40°. On peut injecter dans une saphène, dans une veine dorsale du pied, au pli du coude, etc. Pour cela, on peut dénuder une veine, lier son bout périphérique et fixer une canule dans son bout central. On peut aussi faire gonfler une veine par compression modérée du membre (modérée, car autrement on supprimerait le passage du sang artériel) et y introduire obliquement une aiguille par ponction : cette manœuvre n'a rien que de très simple, hormis le cas (fréquent, il est vrai) où la pression artérielle, très abaissée, ne réalise pas un gonflement veineux suffisant. L'asepsie, de toute manière, est de rigueur.

2° *Injections sous-cutanées.* — Les lieux d'élection sont les régions où le tissu cellulaire est lâche (fesse, dos, parties antérieures du thorax et des membres supérieurs, antéro-externes des cuisses, etc.). Nous avons indiqué

les instruments qui pourront servir à cet effet. Il est bon de répartir le
liquide en divers points, par fractions de 250 gr., pour éviter un excès de
tension locale et faciliter l'absorption.

On a aussi introduit les solutions par *lavements* (500 gr. pour le premier,
plus ou moins pour les suivants d'après la tolérance) : cette méthode a peu
de partisans. Les injections *intra-péritonéales* sont à peu près abandonnées.

La méthode de la *saignée-transfusion* (pénétration du sérum combinée
avec une saignée parallèle et simultanée) est inutilement compliquée. La
saignée suivie d'une injection plus ou moins copieuse (Bosq) aurait son
utilité dans quelques cas.

Mode d'action. — On admet généralement que les injections *massives*
produisent un lavage du sang. Nous avons soutenu, quant à nous, et nous
avons prouvé par l'expérimentation que ce lavage est hypothétique.

Le mécanisme de l'action des injections salines copieuses est autre, et il
est très complexe; nous ne le discuterons pas ici; contentons-nous de
reconnaître à ces injections deux résultats incontestables : elles relèvent la
pression artérielle lorsque celle-ci est basse, et stimulent l'organisme quand
il est déprimé.

Indications. — D'une façon générale, les injections copieuses sont indiquées : 1° pour relever la pression artérielle; 2° pour tonifier le système
nerveux; 3° pour stimuler la nutrition.

Dans les grandes *hémorragies*, l'injection immédiate s'impose : 1500 gr.
et plus, au besoin, soit sous la peau, soit dans une veine (tout au moins s'il
y a extrême urgence); on suspendra l'injection quand l'amendement du collapsus sera suffisant; on la reprendra dès que l'on verra de nouveau la pression sanguine fléchir à l'excès. Mieux vaut trop injecter que de risquer d'injecter trop peu. Il faut savoir que les injections ont un effet coagulant, qui
aide les hémorragies en nappe à se tarir; elles sont donc utiles à cet égard.

Dans l'*état de choc*, mêmes indications : hypotension, dépression nerveuse.
Même méthode.

De même encore dans les *grandes infections* et *intoxications*. Nous avons
dit, à propos de la répétition des injections, sur quels principes se base la
conduite à tenir : on soutiendra l'effort de l'organisme artificiellement, pour
permettre à la défense de s'organiser; on n'exagérera pas sa réaction, pour
ne pas épuiser les ressources de la défense naturelle. Il faut ici de la décision, mais aussi plus de prudence que dans les cas d'hémorragie, où les
troubles simplement physiques de la circulation dominent, où le rein est
intact, où les mécanismes fonctionnels sont demeurés en bon état et
n'exigent pas d'excessifs ménagements.

Dans les *diarrhées graves*, liées le plus souvent, sinon toujours, à un état
infectieux ou toxique primitif ou secondaire, la conduite à tenir est celle
que nous venons de dire. Mais comme la spoliation aqueuse de l'organisme
est considérable, les injections devront être, en général, plus abondantes.

Dans le *choléra*, Hayem injectait 2 litres à 2 litres et demi en 12 à 15 minutes. Les *diarrhées infantiles* sont éminemment justiciables de la sérothérapie artificielle.

Indications variées. — Les injections massives ont rendu des services dans les formes atténuées que nous venons d'indiquer : anémies de causes diverses, états d'asthénie, infections et intoxications de moyenne ou de faible gravité, gastro-entérites chroniques.

Le plus souvent, en pareil cas, on se contentera d'injections peu abondantes (100 gr.) ou même de petites injections (10 gr.). La sérothérapie artificielle étant une des médications les plus inoffensives, on pourra, fût-ce par tâtonnement, se rendre compte des doses utiles et de l'opportunité de leur répétition.

Quantité à injecter d'emblée. — Les quantités à injecter varient, suivant les cas, entre 100 gr. et 1 litre, 2 litres même.

Dans les cas d'hémorragie très abondante, il est bon d'injecter de fortes quantités, d'emblée égales ou même supérieures à la quantité présumée du sang perdu.

Dans le cas de maladie infectieuse, les uns préconisent, avec Lejars, l'injection abondante : 500 gr. et plus ; les autres, avec Landouzy, conseillent de ne pas dépasser 100 à 200 gr.

Répétition des injections. — Dans les hémorragies, on renouvellera les injections autant qu'il le faudra pour parer à une menace de collapsus ; la tension artérielle, la petitesse du pouls seront des indications à cet égard.

Dans les infections et intoxications graves, surtout avec diarrhée, avec pression artérielle basse, mêmes indications ; on sera seulement plus circonspect s'il y a de l'albuminurie, de l'œdème. Le sens clinique guidera le praticien : les injections relèvent la pression artérielle et stimulent le système nerveux ; il s'agit de maintenir, par les injections en nombre et en quantité voulus, un degré de pression artérielle et de réactivité générale suffisants pour permettre à l'organisme de ne pas trop fléchir. Il ne faut pas vouloir obtenir un retour intégral de la pression ni de l'activité nerveuse ; ce serait risquer l'épuisement. Mais il ne faut pas laisser tomber, au-dessous d'une certaine limite, ces deux facteurs essentiels de la vie ; ce serait risquer l'impossibilité définitive du relèvement. Par la sérothérapie artificielle, on aidera l'organisme à se tirer d'un mauvais pas ; on le soutiendra juste assez pour permettre à la vie de se ressaisir. Sans aucun doute, dans les infections graves, cette pratique a sauvé un grand nombre d'existences.

Lorsqu'il ne s'agit pas, comme dans les grandes hémorragies, les grandes infections ou les grandes intoxications, d'une question de vie ou de mort, on aura plus de marge et de loisir pour régler l'abondance et la fréquence des injections d'après les effets obtenus. L'effet de stimulation surtout sert de guide.

Contre-indications. — Les contre-indications sont tirées surtout de l'état du cœur et des reins. État du cœur : cardiopathies, cœur sénile. État des reins : néphrites aiguës et chroniques, déterminant une rétention de l'eau et une imperméabilité du rein au chlorure de sodium. On sait, en effet, par l'expérimentation (Hallion et Carrion) et par la clinique (Widal, Achard), qu'un excès de chlorure de sodium dans l'organisme engendre des œdèmes et des épanchements.

Lorsqu'il existe des œdèmes (surtout de l'œdème pulmonaire), il faut s'abstenir.

Bien entendu, les contre-indications ont une valeur relative : dans tel cas, on négligera la menace que comportent les injections devant le bienfait urgent qu'on peut en attendre.

Accidents. — L'accident le plus redoutable est l'œdème pulmonaire. Il faut bien se garder d'en considérer l'éventualité comme fréquente ; il ne faut pas oublier que des milliers et des milliers d'observations ont, au contraire, démontré à l'évidence l'innocuité des injections salines, même copieuses. On ne court véritablement de risques que si l'on méconnaît les contre-indications que nous venons de rappeler.

D'autres œdèmes et épanchements peuvent aussi survenir en pareil cas ; il sera toujours sage d'y veiller. Si l'on pesait le malade, une augmentation excessive et croissante du poids servirait de signe prémonitoire de l'œdème.

Comme autres troubles observés, signalons la dyspnée, la céphalée, la somnolence, les vertiges.

Effets immédiats des grandes injections. — Il faut savoir que l'effet immédiat des injections peut paraître défavorable de prime abord. Il se produit tout un ensemble de phénomènes réactionnels qui, lorsqu'ils sont très accusés, risqueraient de sembler fâcheux, et qui, pourtant, sont souvent de bon augure et annoncent le mieux-être ultérieur. On observe parfois un véritable accès de fièvre : élévation plus ou moins marquée de la température, frisson suivi de chaleur et de sueur, sans parler de quelques phénomènes accessoires.

Effets éloignés. — Au bout d'un temps plus ou moins long, qui va d'une demi-heure à quelques heures, l'influence favorable de l'injection se traduit par l'euphorie, le relèvement de la pression artérielle avec ralentissement relatif du pouls, la diurèse.

Si les résultats avantageux sont nuls, il y a doute sur l'opportunité des nouvelles injections ; s'ils sont peu marqués ou peu durables, on augmentera les doses ou l'on multipliera les injections ; si la réaction s'est montrée excessive, on diminuera au contraire les quantités injectées par la suite. Il est donc utile, pratiquement, de bien observer les effets produits.

B) Sérums artificiels hypertoniques. — Le terme de sérum artificiel, déjà critiquable quand il s'applique aux solutions isotoniques, l'est beaucoup plus encore lorsqu'il désigne des solutions salines concentrées, dont voici quelques formules.

Formules. Préparations. — Le sérum de *Luton*, très ancien en date : 4 gr. de phosphate de soude cristallisé et 10 gr. de sulfate de soude dans 100 gr. d'eau.

Le sérum de *Chéron* a pour formule :

Chlorure de sodium.	2 grammes.
Phosphate de soude.	4 —
Sulfate de soude	8 —
Acide phénique neigeux.	1 gramme.
Eau distillée stérilisée.	100 grammes.

L'acide phénique, dont on redoute la toxicité, est supprimé de cette formule par beaucoup de praticiens.

Sérums artificiels.

Le sérum de *Trunecck* est ainsi composé :

Sulfate de soude . . . . 0 gr. 44
Chlorure de sodium. . . . . 4 gr. 92
Phosphate de soude. . . . . 0 gr. 15
Carbonate de soude. . . . . 0 gr. 21
Sulfate de potasse . . . . 0 gr. 40
Eau distillée . . . . Q. S. p. 100 grammes.

La formule s'inspire de la composition chimique du sang.

Le *sérum de Crocq* est du phosphate de soude à 2 pour 100.

Ces différents « sérums » injectables demandent, bien entendu, à être aseptiques. Il ne suffirait pas absolument de faire dissoudre les sels dans de l'eau préalablement stérilisée, car les sels apporteraient des bactéries avec eux. Il faut soumettre à l'action de la chaleur (ébullition ou autoclave), la solution une fois faite.

Mais cela n'est pas possible quand la chaleur altère la solution chimiquement, comme il arrive lorsque, par exemple, on soumet à la stérilisation par la chaleur du sérum de Trunecek. Après chauffage, la solution est trouble et reste telle, ce qui prouve qu'elle s'est modifiée considérablement. Ou bien, entre les éléments d'une telle solution complexe, il se produit des réactions réciproques d'où naissent des produits insolubles, ou bien le verre, au contact de la solution, est attaqué ; ou bien enfin l'un et l'autre phénomènes ont lieu. Si l'on injectait sous la peau la solution ainsi troublée, les particules insolubles auraient une action irritante. Que faire ? Si on filtre la solution, on pourra bien ensuite la chauffer sans qu'elle se trouble à nouveau, mais sa composition n'en restera pas moins définitivement changée. En pareil cas, il faudra donc recourir à la stérilisation par filtration sur bougie de porcelaine, et recueillir le filtrat dans des vases aseptiques, avec les précautions requises.

Il s'agit ensuite de maintenir cette asepsie. Or, on s'expose à des contaminations, si l'on utilise à des injections successives un même récipient, à des jours d'intervalle. C'est pourquoi l'usage s'est répandu de répartir le liquide en des ampoules de verre scellées, dont chacune sert pour une injection unique.

Inconvénients inhérents à la concentration des solutions. — Les divers « sérums concentrés », dont il serait aisé et inutile d'allonger la liste, sont fortement hypertoniques, par opposition aux sérums artificiels dilués, qui sont isotoniques ou à peu près. Injectées dans l'organisme, les solutions hypertoniques tendent à se diluer sur place, pour devenir isotoniques. Pour cela, elles soustraient de l'eau aux tissus dans lesquels on les injecte ; elles les déshydratent. C'est pourquoi, bien qu'elles ne renferment aucun principe toxique ou offensif par lui-même, elles lèsent quelque peu, physiquement, les cellules vivantes avec lesquelles elles prennent immédiatement contact, les filets nerveux, les vaisseaux. De là les *réactions locales* qu'elles provoquent, réactions variables suivant les susceptibilités individuelles, les conditions régionales, les hasards qui mettent le liquide injecté en rapport avec des filets nerveux sensibles. Ces réactions, il faut les connaître, car il est bon d'en prévenir le malade au préalable. Il faudrait se garder aussi de les attribuer à quelque défectuosité de la préparation.

Ce sont des *douleurs* tantôt insignifiantes, tantôt assez vives, qui, d'habitude, disparaissent rapidement. Ce sont aussi des phénomènes qui simulent l'inflammation, ou plutôt ce sont des *phénomènes inflammatoires* réels : tuméfaction, rougeur, chaleur, causés non par une infection, mais par l'agent irritant qu'est nécessairement toute solution hypertonique. Bien plus, il arrive qu'à la façon de la térébenthine, substance chimiquement irritante, la solution hypertonique, physiquement irritante, détermine un abcès aseptique. Le fait est bien exceptionnel, à la vérité, et il suppose des conditions prédisposantes. Inutile de dire qu'un semblable abcès n'a pas la gravité d'un abcès septique.

Mode d'emploi. Indications générales. — Les « sérums artificiels » concentrés s'injectent sous la peau, et toujours par quantités faibles : 1 c. c. à 5 c. c. en général.

Leurs effets généraux rappellent l'un de ceux que nous avons reconnus aux grandes injections de sérums isotoniques. Ce sont des *stimulants*. Sont-ils des hypertenseurs ? Le sérum de Chéron a été donné comme élevant la pression artérielle ; le sérum de Trunecek, au contraire, est un hypotenseur, d'après Léopold Lévi et P. Teissier.

Les injections de sérums concentrés, tels que le sérum de Chéron, donnent de bons effets chez les sujets épuisés par une cachexie chronique ou convalescents d'une maladie aiguë, chez les anémiques, chez les surmenés, chez les neurasthéniques, chez les enfants en état d'athrepsie et chez les vieillards atones, en un mot *chez tous les déprimés*.

Nous parlerons à part du sérum de Trunecek, en raison des indications spéciales qu'on lui a reconnues.

C) Sérums artificiels spéciaux.

I. Plasma de Quinton. — Le « plasma de Quinton » n'est autre, comme nous l'avons dit, que de l'eau de mer ramenée à l'isotonie. De nombreux travaux, dus à Quinton et à divers auteurs, semblent classer ce liquide comme le meilleur sérum artificiel actuellement connu. En tous cas, son innocuité pour l'animal sain est vraiment extraordinaire, bien plus grande que celle de toute solution de chlorure de sodium pure et simple. Des considérations que nous avons formulées plus haut permettent de comprendre ce fait. Le plasma de Quinton paraît donc devoir remplacer avantageusement le « sérum physiologique » simple, dans toutes ses indications.

Mais il peut prétendre aussi à d'autres emplois. Quinton a formulé une théorie générale qui assigne une origine marine à tous les animaux. Entre autres faits, sur lesquels cette conception s'appuie, est celui-ci : que la composition minérale si complexe de notre milieu intérieur, du milieu vital de nos cellules, offre une analogie frappante avec celle de l'eau de mer. L'injection d'eau de mer à un organisme malade, dont la nutrition est en souffrance, restituerait aux éléments anatomiques leur milieu naturel. Indépendamment de toute théorie, il est certain que la ressemblance est grande entre le liquide marin et les liquides organiques ; les mêmes infiniment petits chimiques leur sont communs. Enfin et surtout, la valeur thérapeutique de l'injection marine s'appuie directement sur des observations cliniques aujourd'hui nombreuses.

Effets thérapeutiques. — L'eau de mer est un *tonique* d'une puissance remarquable : l'augmentation du poids (phénomène objectif intéressant parce qu'il est appréciable avec certitude), le retour de l'appétit, du sommeil, la reprise des forces, en témoignent.

Indications. — En dehors des indications générales du sérum physiologique, que le plasma de Quinton remplit et que nous ne répétons pas ici, les plus beaux succès enregistrés se rapportent à la *tuberculose pulmonaire*, à *l'athrepsie* des nouveau-nés, à tous les états d'affaiblissement ou de débilité.

Mode d'emploi. — On injecte, dans la majorité des cas, une ampoule de 100 c. c. chaque fois. On renouvelle l'injection tous les 3 ou 4 jours, c'est-à-dire deux fois par semaine. La durée du traitement dépend uniquement de l'amélioration obtenue. On peut injecter à toute heure du jour, sans s'inquiéter du moment des repas. On n'a pas à tenir compte des époques menstruelles.

Chez le nouveau-né débile, 10 c. c. tous les 3 jours.

Si, après injection de 100 grammes, l'amélioration n'est pas extrêmement nette, on doublera la dose aux injections suivantes.

Ce qui précède se rapporte aux maladies chroniques; les doses, dans les cas aigus (hémorragies, infections), seront portées à 300, 500 grammes et plus.

II. **Autres sérums minéralisés isotoniques complexes.** — On a employé des sérums diversement minéralisés, isotoniques, dont les plus complexes se rapprochaient de la composition minérale du sang. D'une façon générale, comme la physiologie le faisait prévoir, et comme l'avaient démontré déjà les recherches de Quinton pour l'eau de mer, ces sérums artificiels sont mieux supportés par les malades que la solution simplement chlorurée.

Notons que la présence du calcium, en proportion minime, joue un rôle particulièrement important. Celle du potassium également.

Indiquons la formule du sérum de Locke, que la thérapeutique a empruntée à la technique expérimentale. Le sérum de Ringer, utilisé antérieurement, possède une composition analogue :

Liquide de Locke :

Chlorure de sodium	9 grammes.
Chlorure de calcium	0 gr. 02
Chlorure de potassium	0 gr. 02
Bicarbonate de soude	0 gr. 02
Glucose	1 gramme.
Eau	Q. S. p. 1 litre.

Voici encore une *formule de Hédon et Fleig :*

Chlorure de sodium	6 grammes.
Chlorure de calcium	0 gr. 1
Chlorure de potassium	0 gr. 3
Bicarbonate de soude	1 gr. 5
Sulfate de magnésie	0 gr. 3
Phosphate disodique	0 gr. 5
Eau	Q. S. p. 1 litre.

On a utilisé aussi, en injections, diverses eaux minérales, qu'on peut amener à l'isotonie par addition d'eau si elles sont naturellement hypertoniques, ou par addition de substances salines, de sucre, quand elles sont hypotoniques. Ces recherches, faites notamment par Fleig, sont de date trop récente pour permettre de formuler actuellement des indications définitives.

Nous croyons, pour notre part, que l'eau de mer isotonique (plasma de Quinton), plus complexe encore grâce aux infiniment petits minéraux qu'elle renferme à l'instar du plasma sanguin, est plutôt préférable.

III. **Sérum de Trunecek.** — Le sérum de Trunecek, dont nous avons donné la formule plus haut, a été surtout étudié par Léopold Lévi.

D'après cet auteur et Pierre Teissier, les injections de ce sérum font baisser la pression artérielle, notamment chez les artério-scléreux. Pour M. Merklen, les effets thérapeutiques seraient plutôt liés à une action tonique sur les centres cérébro-spinaux.

IV. **Sérums sucrés.** — Fleig a préconisé des sérums achlorurés diurétiques réalisés par des solutions isotoniques ou para-isotoniques (c'est-à-dire voisines de l'isotonie) de différents sucres.

Le titre des solutions isotoniques est 47 gr. par litre pour le glucose; 50 gr. pour la mannite cristallisée; 92 gr. 5 pour le lactose cristallisé; 103 gr. pour le sucre candi (saccharose cristallisé). Il suffit d'ailleurs qu'elles soient peu éloignées de l'isotonie. On peut injecter jusqu'à 1500 gr. de ces liquides dans les veines, et jusqu'à 700 gr. sous la peau et même davantage. On obtient une bonne diurèse, une bonne élimination des déchets (Fleig).

Le même auteur a employé aussi, dans le but de déshydrater l'organisme, des solutions hypertoniques, 5 fois plus concentrées que les précédentes.

Le glucose et la mannite se sont montrés supérieurs au lactose et surtout au saccharose.

Il faut être prévenu que ces sérums provoquent, quelques heures après la piqûre, de violents frissons, phénomène qui peut aussi se montrer, il est vrai, avec d'autres solutions.

Les injections de sérums sucrés sont intéressantes. Elles suscitent une bonne diurèse. Mais ne fatiguent-elles pas le rein à l'excès, surtout si on les répète? A cette question, de nouveaux essais cliniques permettront de répondre.

V. **Sérums alcalins.** — Dans le coma diabétique, Stadelmann a injecté dans le sang (pour neutraliser l'acide oxybutyrique) la solution suivante :

Chlorure de sodium	6 grammes.
Bicarbonate de soude	30 —
Eau	1000 —

D'autres (Lépine, etc.) ont appliqué également au coma diabétique des injections de sérum bicarbonaté, non sans quelque succès.

VI. **Sérums médicamenteux.** — Nous désignons ainsi les sérums physiologiques additionnés de divers médicaments : sels solubles de mercure, sels de fer, strychnine, etc. On peut profiter, à l'occasion, d'une injection de sérum, utile en soi, pour véhiculer de tels médicaments; mais il ne semble pas démontré qu'il y ait lieu d'employer systématiquement cette méthode d'incorporation. On a dit cependant que le mercure ainsi administré avait des effets plus prompts et plus sûrs qu'autrement.

HALLION et CARRION

SÉTONS. — Le séton est une mèche de coton passant sous un pli du tégument par une ouverture et une contre-ouverture. Un fil double est parfaitement suffisant. Il se forme ainsi une suppuration légère, une inflammation très localisée, un *exutoire* en un mot. Très employés autrefois, les sétons le sont peu aujourd'hui, bien que quelques cliniciens les emploient encore, guidés surtout par des vues théoriques. On sait en effet que la cicatrisation d'un vieux cautère, d'un ulcère variqueux datant de plusieurs années, d'une suppuration ancienne, peut déterminer des accidents comateux, dyspnéiques, ou plus simplement un certain degré d'obnubilation intellectuelle. On a pu espérer, d'autre part, en localisant des suppurations provoquées, *fixer* des toxines et des déchets divers. C'est pourquoi l'on peut parfois, chez certains brightiques, chez des broncho-pneumoniques, dans tous ces cas en un mot où la dépuration urinaire est insuffisante et la rétention chlorurée certaine, établir un séton. Il s'élimine en effet par cette voie une faible quantité de chlorures. Le lieu d'élection pour le passage du fil est la dépression d'insertion deltoïdienne ou la face interne de la jambe entre le plateau tibial interne et le relief du jumeau homonyme. On recouvrira d'une simple compresse. La petite plaie cicatrise simplement dès que le fil est retiré. *FRANÇOIS MOUTIER.*

SÉVICES. — V. Dépeçage, Infanticide, Viol.

SEVRAGE. — V. Allaitement maternel.

SIALORRHÉE. — On désigne sous ce nom le flux salivaire abondant que l'on observe chez certains hystériques, chez quelques rares tabétiques et paralytiques généraux. Il ne s'agit pas ici d'une salivation simplement exagérée, mais bien d'une salivation excessive, continue ou survenant par crises soit au cours de la digestion, soit sous l'influence de la faim, soit à tout autre moment.

Certains malades peuvent rendre plus d'un litre par jour et cela pendant des semaines et des mois. Parfois un état nauséeux accompagne la sialorrhée, surtout lorsque la salive est avalée et s'accumule dans l'œsophage ou dans l'estomac avant d'être rejetée. Presque toujours la sialorrhée est une manifestation hystérique; elle peut même être la seule manifestation d'un état hystérique (hystérie monosymptomatique). Souvent elle est accompagnée de *sialophagie* et d'*aérophagie* (v. c. m.). *A. BAUER.*

SIDÉROSE. — V. Pneumonie chronique.

SIÈGE (PRÉSENTATION). — Le fœtus peut se présenter par le siège ou autrement dit par l'extrémité pelvienne, de deux façons principales, suivant qu'il s'agit d'un *siège complet* ou d'un *siège décomplété*.

La présentation du siège est complète, lorsque les membres inférieurs fléchis restent accolés à l'extrémité pelvienne, comme ils le sont dans l'attitude normale du fœtus.

La présentation du siège est décomplétée, toutes les fois que les membres inférieurs affectent par rapport au tronc une orientation différente de l'orientation normale. Le siège décomplété comporte les trois modes suivants :

1° *Mode des fesses* : les membres inférieurs sont relevés au-devant du tronc, les pieds étant à la hauteur de la tête ;

2° *Mode des pieds* : les pieds seuls descendent dans l'excavation, les deux membres inférieurs étant dans l'extension ;

3° *Mode des genoux* : les genoux s'engagent les premiers, les cuisses étant allongées, mais les jambes fléchies sur les cuisses.

Le mode des pieds et le mode des genoux ne s'observent que pendant le travail : ils résultent de la déflexion des membres inférieurs. Le mode des fesses peut aussi ne se constituer que pendant le travail, mais on l'observe aussi pendant la grossesse.

On dit que le mode des fesses est *primitif*, lorsqu'il est déjà constitué pendant la gestation ; il est *secondaire*, quand il ne se produit que pendant l'accouchement. Les modes des pieds et des genoux sont toujours secondaires.

La présentation du siège est la première par ordre de fréquence après celle du sommet. On la rencontre environ 5 fois sur 100 accouchements ; mais seulement 1 fois sur 62 accouchements, si on ne tient compte que des accouchements à terme.

D'après une statistique de Lepage, établie à l'aide des documents de la clinique Baudelocque, la présentation du siège est plus fréquente, contrairement aux données classiques, chez les primipares que chez les multipares.

Par ordre de fréquence, nous rencontrons le siège mode des fesses, le siège complet, le mode des pieds et enfin le mode des genoux, ce dernier absolument exceptionnel.

Toute *cause* qui empêche l'accommodation pelvienne pendant la grossesse, ou qui ne rend pas cette accommodation nécessaire, prédispose à la présentation du siège.

Dans le premier groupe, rentrent les rétrécissements du bassin, les tumeurs utérines ou pelviennes, l'insertion du placenta sur le segment inférieur, la grossesse gémellaire. Dans le second groupe, il faut citer la multiparité quand elle s'accompagne de laxité de la paroi utérine et de la paroi abdominale, l'hydropisie de l'amnios, la petitesse du fœtus.

Il est, en outre, des présentations du siège qui, loin d'être le fait du hasard, sont le résultat d'une *accommodation particulière*. Celle-ci reconnaît pour cause, tantôt la forme de l'utérus, tantôt l'attitude du fœtus, tantôt le développement anormal de l'extrémité céphalique. Ainsi, lorsque l'utérus présente un plus grand développement au niveau du segment inférieur qu'au niveau du fond, le fœtus s'accommode à cette forme spéciale en mettant sa grosse extrémité, qui est l'extrémité pelvienne, en bas. C'est ce qui a lieu dans les utérus malformés, bicornes ou cordiformes ; alors la tête se place dans le diverticule, relativement petit, constitué par l'une des cornes, d'où elle ne peut plus se dégager et une *présentation définitive* du siège est constituée.

D'autre part quand, dès le début du développement, les membres inférieurs sont relevés au-devant du tronc, le fœtus prend la forme d'un cône, dont le sommet correspond au siège et la base à la tête accompagnée des membres inférieurs. Le fœtus, pour s'accommoder à l'utérus, mettra donc sa petite extrémité, c'est-à-dire les fesses, dans le segment inférieur qui est étroit et sa grosse extrémité, tête et pieds, dans le spacieux fond de l'utérus. Cette accommodation se fera de très bonne heure ; on la voit déjà constituée au sixième mois. Dès lors, le fœtus ne sera plus mobilisable spontanément, et la présentation du siège sera définitive. Enfin, l'hydrocéphalie est souvent cause de présentation du siège par accommodation particulière.

Nous étudierons successivement la présentation du siège pendant la grossesse et pendant le travail.

PRÉSENTATION DU SIÈGE PENDANT LA GROSSESSE. — **Signes et diagnostic.** — Quand l'enfant se présente par le siège, l'interrogatoire apprend fréquemment qu'il existe sous les fausses côtes ou à la région épigastrique une douleur très vive et persistante (Pinard). Cette douleur a été prise quelquefois pour le point de côté d'une pleurésie, pour une colique hépatique. La douleur est bien causée par la pression de la tête contre la paroi utérine, car il suffit de ramener la tête dans le segment inférieur de l'utérus pour voir le point de côté disparaître comme par enchantement.

a) Le *palper* est le seul procédé d'exploration qui permette d'établir nettement le diagnostic.

Je l'étudierai successivement pour la présentation du siège complète et pour la présentation du siège décomplétée, mode des fesses, les seules attitudes de la présentation du siège que l'on observe pendant la grossesse.

1° **Siège complet.** — Au détroit supérieur — car l'excavation est vide — on rencontre une tumeur volumineuse, irrégulière, de consistance variable suivant les points. Elle est plus dure et paraît plus superficielle d'un côté : c'est le côté qui correspond au sacrum, et qui empiète assez souvent sur la fosse iliaque ; du côté opposé, la tumeur est mollasse, dépressible et on y peut sentir des petites parties fœtales qui fuient sous le doigt.

Au fond de l'utérus, on sent un autre pôle fœtal dur, arrondi, régulier, plus ou moins mobile sous la main : c'est la tête fœtale. Quelquefois la tête est cachée sous les fausses côtes, où il faut la chercher ; on la rend plus accessible en faisant coucher la femme sur le côté opposé.

Ordinairement, quand elle est située au fond de l'utérus, la tête présente une mobilité toute particulière qu'on désigne sous le nom de *ballottement abdominal*.

Le ballottement abdominal est presque caractéristique de la position occupée par la tête. Mais il faut savoir que le siège peut, lui aussi, donner lieu à un ballottement, quand il s'agit, par exemple, d'une variété postérieure de position du sommet ou quand il y a hydramnios. Le ballottement, d'autre part, n'est pas constant dans la présentation du siège, car la tête peut être immobilisée pour une cause ou pour une autre. Néanmoins, dans la majorité des cas, il est presque impossible de s'y tromper. Mais pour peu

que la paroi abdominale soit épaisse, que la femme contracte ses muscles,
ou que l'utérus soit tendu, le diagnostic ne s'impose plus et il faut rechercher d'autres signes de la présentation du siège avant de se prononcer
d'une manière définitive.

On explore donc les parties latérales de l'utérus pour reconnaître le dos
du fœtus, qui présente les caractères d'une tumeur allongée, regardant
ordinairement en avant et de côté pendant la grossesse (fig. 176).

En bas, le dos se continue directement avec le siège, sans ligne de

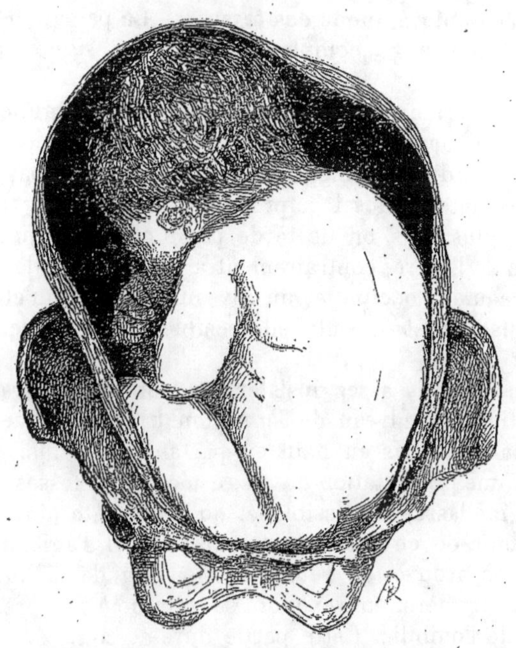

Fig. 176. — Présentation du siège complet non engagé en S I G A.
(Ribemont-Dessaignes et Lepage, *Précis d'Obstétrique*)

démarcation. En haut, au contraire, il est séparé de la tête par une dépression, véritable solution de continuité qui correspond au cou, c'est le *sillon
du cou* ou de la nuque. Voici comment on doit procéder pour obtenir cette
sensation. Les deux pôles du fœtus ayant été reconnus, on recherche le plan
résistant formé par le dos; puis on déprime avec la pulpe des doigts la
paroi abdominale au niveau de ce plan résistant, en faisant cheminer très
lentement les doigts, je dirai centimètre par centimètre. Or, tandis qu'on
perçoit un plan continu, une surface unie entre le siège et le tronc, on sent
une dépression, un vide assez marqué entre le tronc et la tête, *les doigts
s'enfonçant au niveau de la région cervicale* (Pinard).

Pinard a insisté d'une façon particulière sur la perception de ce signe
qu'il regarde comme le *signe caractéristique de la présentation du siège*. Il
faudra donc toujours le rechercher et ne jamais affirmer le diagnostic de
présentation du siège si on n'a pas rencontré le sillon du cou : les autres
signes et même le ballottement pouvant prêter à l'erreur.

Quand on a senti le dos et le sillon du cou, on explore l'autre moitié de l'utérus, où on rencontre les petites parties fœtales et où on perçoit la rénitence du liquide amniotique.

En résumé : la perception, au détroit supérieur, d'un pôle fœtal moins dur et moins régulier que la tête est un signe de présomption de présentation du siège ; la perception, au fond de l'utérus, d'une tumeur dure et qui ballotte, confirme les présomptions et les transforme en probabilités ; mais seule la perception du sillon du cou constitue le signe de certitude de présentation du siège au palper.

2° **Siège décomplété, mode des fesses.** — La palpation différera sensiblement de celle du siège complet, quoique les signes principaux soient analogues.

Au détroit supérieur, on rencontre une tumeur régulière, située plus ou moins d'aplomb sur l'entrée du bassin, et ordinairement immobilisée par un certain degré d'engagement. Cette tumeur n'est pas accompagnée de petites parties fœtales, aussi la prend-on souvent pour une tête ; mais en examinant de plus près, on ne tarde pas à constater qu'elle est plus dure d'un côté que de l'autre, contrairement à la tête dont la consistance est la même au niveau de l'occiput et au niveau du front, qu'elle est moins volumineuse que la tête, et qu'enfin elle semble être conique, alors que la tête est ronde.

Enfin, je ne saurais assez insister sur cet autre caractère que révèle le palper pratiqué au niveau de la région hypogastrique. Si on palpe, sur la ligne médiane, de bas en haut en partant du pubis, on constate, lorsqu'il s'agit d'une présentation du siège mode des fesses, que le pôle fœtal paraît aplati, mollasse, dépressible et qu'il remonte ainsi sans changement jusqu'à l'ombilic ou environ. Si, au contraire, il s'agit d'une présentation du sommet, on trouve, en remontant le long de la ligne médiane, une tumeur dure, régulière, convexe, qui se termine à peu près à égale distance du pubis et de l'ombilic. Cette partie dure et convexe n'est autre que la région pariétale, et le point où on la sent disparaître en haut correspond au sillon du cou. Au-dessus de ce sillon et affleurant la ligne médiane, on perçoit le moignon de l'épaule, alors que dans la présentation du siège mode des fesses, il n'y a ordinairement, à la même hauteur, aucune petite partie fœtale (fig. 177).

Portant ensuite la main au fond de l'utérus, on y reconnaît la tête avec ses caractères, mais il est ordinairement moins facile de produire le ballottement que dans le siège complet, parce que la tête est plus ou moins immobilisée par les pieds du fœtus, qui appuient sur elle.

Le dos présente les mêmes particularités que dans la présentation du siège complète : il se continue sans ligne de démarcation avec le pôle inférieur du fœtus, tandis qu'il est séparé du pôle fœtal supérieur par le profond sillon du cou.

Du côté opposé au dos, on trouve une tige ou un plan résistant formé par les membres inférieurs relevés ; on peut suivre ceux-ci jusqu'aux pieds que l'on sent et doit sentir au-devant du front du fœtus.

A ces différents caractères, on reconnaîtra un siège décomplété mode des

fesses, lequel, du reste, n'est guère confondu qu'avec un sommet. L'erreur
s'explique par la constatation de l'engagement de la présentation et de la présence des pieds à côté de la tête. Il nous est arrivé à tous de nous tromper.
Mais les erreurs de diagnostic seraient moins fréquentes si, d'une part, on
abandonnait cette idée préconçue que le sommet seul s'engage pendant la
grossesse et si, d'autre part, en cas de doute, on cherchait systématiquement et très attentivement le sillon du cou : dans la présentation du som-

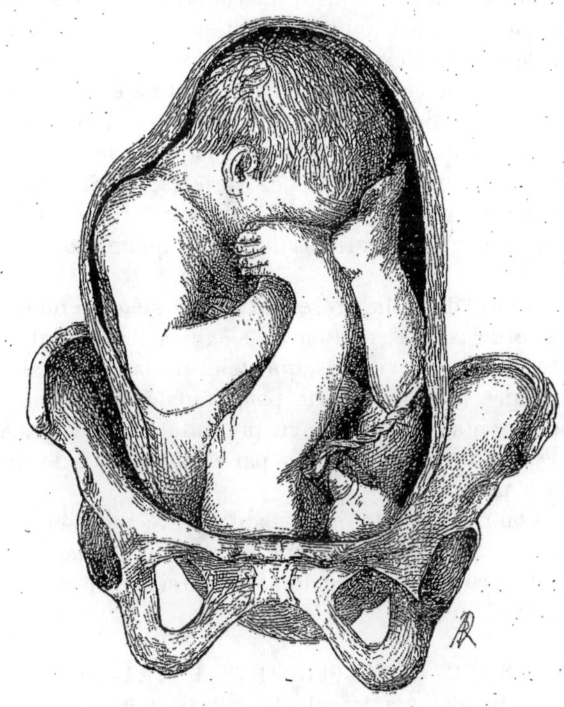

Fig. 177. — Présentation du siège décomplété, mode des fesses, en S I D P.
(Ribemont-Dessaignes et Lepage, *Précis d'Obstétrique.*)

met, le sillon du cou est en bas, dans la présentation du siège, il est en
haut.

b) L'*auscultation* ne peut servir à affirmer un diagnostic de présentation
du siège; elle ne peut guère que le confirmer.

Le foyer d'auscultation est élevé, il se trouve au voisinage de l'ombilic,
un peu plus à droite ou un peu plus à gauche suivant la position et la
variété de position, suivant le degré d'inclinaison de l'utérus et suivant le
volume du fœtus.

Les bruits du cœur se transmettent le long de la colonne vertébrale, de
sorte qu'on les entendra encore nettement jusqu'au niveau du détroit supérieur du bassin; par conséquent, on continuera à les percevoir plus
bas que dans la présentation du sommet, quoique, dans ce dernier cas, le
foyer d'auscultation soit moins élevé que dans la présentation du siège
(Pinard).

c) Le *toucher*, dans la présentation du siège complète, permet de constater qu'il n'y a aucune partie fœtale engagée. Dans le siège mode des fesses, lorsqu'il y a engagement, on trouve un pôle fœtal qui, à un examen superficiel, paraît être arrondi, régulier et dur. Mais si on insiste, on ne trouve pas que ces caractères soient aussi nets que dans la présentation du sommet; de plus, la partie fœtale engagée semble être conique et non cylindrique, elle ne remplit pas l'aire du détroit supérieur aussi complètement que le fait le sommet. Mais il ne s'agit là que de nuances que l'habitude seule permet de bien apprécier. Aussi le toucher n'est-il pas, pendant la grossesse, le moyen d'exploration principal.

Quand on a procédé au palper, à l'auscultation et au toucher, on connaît la situation exacte du siège, et on en déduit la position et la variété de position. La plus fréquente est la SIGA, dans laquelle le dos regarde à gauche et en avant, puis vient la SIDA. Les variétés postérieures, SIDP, SIGP, sont plus rares pendant la grossesse. Quant aux variétés sacro-pubiennes et sacro-sacrées, ce sont des variétés du travail qu'on n'observe pas pendant la grossesse.

Conduite à tenir dans la présentation du siège pendant la grossesse. — Le pronostic de la présentation du siège pour l'enfant est bien moins favorable, comme nous le verrons, que celui de la présentation du sommet. Aussi doit-on faire tous ses efforts pour transformer, dans le cours de la grossesse, la présentation du siège en présentation du sommet. L'opération qui permet d'y arriver est la version par manœuvres externes (V. VERSION PAR MANŒUVRES EXTERNES).

Cette opération n'est pas toujours facile à exécuter, elle est quelquefois même impossible, quand il s'agit, par exemple, d'un siège mode des fesses engagé chez une primipare; néanmoins, la version par manœuvres externes doit toujours être tentée.

PRÉSENTATION DU SIÈGE PENDANT LE TRAVAIL. — **Signes et diagnostic**. — Pendant le travail, le *palper* doit toujours être pratiqué et il permet ordinairement de faire le diagnostic. Mais quand le travail est avancé, que les contractions sont subintrantes, que la poche des eaux est rompue, le palper perd une partie de ses droits et doit céder la place au toucher.

L'*auscultation* renseignera sur l'état de santé du fœtus et fournira, par conséquent, des indications de la plus haute importance relativement au pronostic et à la conduite à tenir.

Au début du travail, la poche des eaux étant encore intacte, le *toucher* doit être pratiqué avec la plus grande prudence, afin de respecter l'intégrité des membranes. On sentira un pôle fœtal plus ou moins élevé et, dans la poche des eaux, des petits membres flottants.

Quand la dilatation est plus grande, on peut reconnaître les caractères du siège, malgré la présence de la poche des eaux; mais c'est principalement quand les membranes sont rompues que le diagnostic est facile à faire, puisqu'on arrive alors directement avec le doigt sur les parties fœtales. Du reste, on peut voir s'écouler des organes génitaux du méconium pur, tandis

que pour les autres présentations le méconium est ordinairement dissous
dans le liquide amniotique.

Les sensations fournies par le toucher varient évidemment avec les
régions de l'extrémité pelvienne qui s'offrent à l'exploration. On aura donc
des sensations différentes suivant qu'il s'agira d'un siège complet, d'un
siège mode des fesses, mode des pieds ou mode des genoux.

Les *fesses* forment deux grosses masses, charnues, mollasses, arrondies.
En les suivant d'avant en arrière, on les trouve séparées par le sillon interfessier, au fond duquel on percevra les caractères pathognomoniques de la
présentation du siège (fig. 178).

A l'une des extrémités du sillon on trouve le coccyx, qui donne la sensation d'une saillie dure, en forme de bec, perdue au milieu des parties

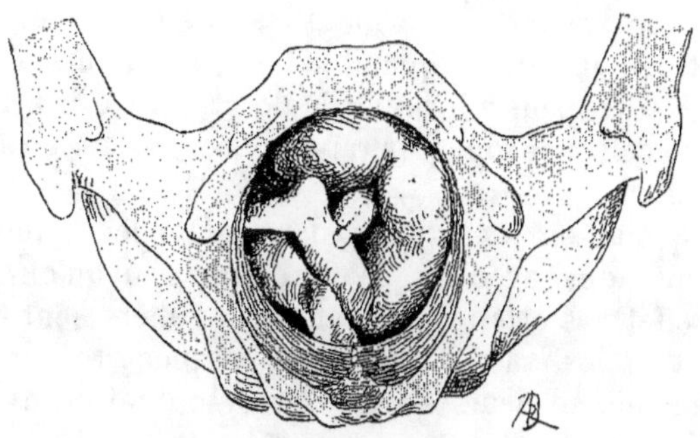

Fig. 178. — Détroit inférieur vu par en bas. Présentation complète du siège en S I G A.
(Ribemont-Dessaignes et Lepage, d'après Farabeuf et Varnier).

molles, et mobile comme une pédale sur la crête sacrée à laquelle elle fait
suite. Au delà de la pointe mousse du coccyx est une dépression arrondie,
l'anus. L'anus est fermé; il résiste à l'introduction du doigt quand l'enfant
est vivant, et souvent le sphincter, en se contractant, donne l'impression de
mouvements de succion. Quand le fœtus est mort, l'anus est entr'ouvert et
on en perçoit difficilement les bords, que la tonicité du sphincter ne maintient plus. Le doigt sort de l'anus recouvert de méconium.

Le siège est la seule région fœtale au niveau de laquelle on rencontre une
petite crête mobile au milieu des parties molles, et précédée d'un orifice
dans lequel on peut mettre le doigt : c'est donc le signe caractéristique de
la présentation du siège au toucher. Une erreur de diagnostic ne pourrait
être commise qu'avec la présentation de la face, lorsque la bosse séro-
sanguine a envahi les joues et les paupières, et que ces parties gonflées
simulent des fesses, entre lesquelles est un sillon analogue au sillon interfessier.

En avant de l'anus se trouvent les organes génitaux. Chez la fille, la fente
vulvaire paraît prolonger le sillon interfessier jusqu'au pubis; elle est limitée
par les grandes lèvres qui forment deux petits rebords arrondis. Chez le
garçon, le scrotum donne à peu près la même sensation que la vulve, car sa
partie médiane, dépressible, ressemble à la fente vulvaire et les deux testi-

cules rappellent les petites et grandes lèvres. Il faut donc, si on veut faire le diagnostic du sexe avant la naissance, rechercher la verge. Elle est caractérisée par la perception d'une petite tige arrondie, de deux centimètres de longueur environ, qui roule sous le doigt quand celui-ci l'appuie contre le pubis. Si on perçoit nettement la présence de cette petite tige, on peut affirmer qu'il s'agit d'un garçon. Mais, par contre, si on ne la trouve pas, on ne doit porter aucun diagnostic de sexe.

La crête sacrée se reconnaît à sa position en arrière du coccyx et aux tubercules superposés qui la constituent. A droite et à gauche de la crête, on trouve les saillies formées par les tubérosités iliaques.

Les *membres inférieurs*, cuisse, jambe, pied, présentent les caractères suivants :

Les cuisses sont deux gros cylindres charnus fléchis sur le bassin, sur lequel ils prennent racine, en formant les plis de l'aine. Les plis de l'aine sont souvent très haut situés quand la flexion des cuisses est considérable, et c'est à peine si on peut y insinuer le doigt. Entre les faces internes des cuisses, lorsque celles-ci sont très rapprochées, existe un intervalle qui ressemble à un sillon.

Les pieds, quand on les explore dans toute leur étendue, ne peuvent guère être confondus avec les mains, pour peu qu'on prête attention à l'examen. En effet, les orteils sont rangés régulièrement les uns à côté des autres, ils sont grêles, sauf l'interne qui est plus gros ; leur longueur est à peu près la même, et leurs bords libres sont disposés en ligne droite. Quand on insinue le doigt entre eux, on les trouve longs, mais il est difficile de les écarter. Des bords du pied, l'interne est épais, l'externe plus mince. Le dos du pied est arrondi et convexe ; la plante est plate, lisse, un peu excavée. Le talon fait une assez grande saillie, ainsi que les deux malléoles. Enfin, le pied a une direction perpendiculaire à la jambe.

Le genou est une saillie osseuse, arrondie, au-dessus de laquelle est le pli du jarret. Il est plus gros que le coude, mais on ne peut véritablement distinguer un genou d'un coude que si on trouve un pied au bout du petit membre qui y aboutit.

La présentation du siège peut être confondue avec toutes les présentations. Ce qu'il faut se rappeler pour éviter une erreur de diagnostic, c'est la nécessité d'explorer la région fœtale sur toute l'étendue possible, sans en négliger aucun point, et en ayant recours en cas de difficulté au toucher manuel.

La confusion avec le sommet n'est possible que si on se borne à un toucher insuffisant. Toujours, en effet, même s'il y a une forte bosse sanguine, on arrivera à rencontrer une suture, une fontanelle ou même la saillie caractéristique de l'oreille. C'est la perception de l'oreille qui m'a permis de faire le diagnostic de présentation du sommet dans un cas singulier de bosse séro-sanguine bilobée, simulant à s'y méprendre les deux fesses séparées par un sillon interfessier.

Dans la présentation de la face, si les joues sont, comme je l'ai déjà dit, gonflées par la bosse séro-sanguine, la confusion avec le siège est fréquente : on trouve la bouche et on la prend pour l'anus. L'erreur inverse est possible.

La présence des deux orifices des narines ne permettra pas de commettre
une pareille méprise.

La présentation de l'épaule peut être confondue avec une présentation du
siège. L'erreur s'explique par ce fait que l'épaule est élevée, non engagée,
que sa forme est irrégulière, et qu'enfin elle est accompagnée par un
membre supérieur qui peut être confondu avec un membre inférieur. Mais
c'est principalement la main qui peut être prise pour un pied. Ce qui la
distinguera surtout du pied, c'est que les doigts de la main sont séparés en
deux groupes, le pouce étant opposable aux autres doigts, que les extrémités
de ces doigts dessinent une ligne convexe, qu'il n'y a pas de saillies comparables à celles des malléoles à l'union de la main et de l'avant-bras, et que
les bords de la main sont l'un et l'autre de même épaisseur. Enfin. signe le
plus important, la main se continue directement avec l'avant-bras, tandis
que le pied forme un angle droit avec la jambe.

Quand on a déterminé, au toucher, les caractères des différentes parties
constituantes de l'extrémité pelvienne, il est facile de dire si le siège est
complet ou décomplété. Il est complet, quand, à côté des fesses, on trouve
les pieds. Il est décomplété, mode des fesses, quand on ne trouve que les
fesses, les pieds étant remontés dès l'origine, ou seulement dans le cours
de l'engagement. Enfin, si on ne rencontre que les pieds, le siège restant
pour ainsi dire inaccessible tant il est élevé, il s'agit du mode des pieds;
et il s'agit du mode des genoux, quand les genoux sont seuls perçus et
que les cuisses et les jambes sont descendues ensemble dans le bassin.

Le siège peut encore être partiellement décomplété, au cas où un seul
membre inférieur est défléchi ou remonté.

On déterminera facilement la position et la variété de position, suivant
que le sacrum, qui est le point de repère de la présentation du siège, regar-
dera l'une ou l'autre extrémité des diamètres obliques. Inutile d'y insister
davantage.

ACCOUCHEMENT SPONTANÉ DANS LA PRÉSENTATION DU SIÈGE. — Nous
n'étudierons le mécanisme de cet accouchement que pour la présentation
du siège complet; il sera, en effet, très facile d'en déduire ce qui se passe
dans les divers modes du siège décomplété.

L'accouchement dans la présentation du siège comprend, en réalité, ainsi
que le disait déjà Paul Dubois, deux accouchements, celui du tronc et celui
de la tête; et mieux encore trois accouchements successifs : celui du siège
et de la partie inférieure du tronc, celui des épaules et celui de la tête,
comme l'ont enseigné Farabeuf et Varnier. Il faut bien remarquer, en effet,
que les difficultés vont en croissant au fur et à mesure que le fœtus se
dégage, les régions qui se présentent successivement dans la filière pelvi-
génitale étant de plus en plus volumineuses, les épaules plus larges que les
hanches, la tête plus grosse que les épaules.

A) **Accouchement du siège.** — Je lui décrirai quatre temps ou périodes :

1er TEMPS. *Engagement dans le détroit supérieur.* — Cet *engagement* ne
peut se faire que si l'extrémité pelvienne, composée du siège et des
membres qui lui sont accolés, a déjà subi, sous l'action des contractions

utérines, un *tassement* qui en réduit le volume. Ce tassement étant effectué, le diamètre sacro-tibial va descendre, suivant un des *diamètres obliques* du bassin. Quant au diamètre bitrochantérien, dont la réductibilité n'a guère à être mise en jeu, il s'engage dans l'autre diamètre oblique. Le diamètre bitrochantérien est dès lors plus grand que le sacro-tibial, et c'est de lui seulement que nous aurons à nous occuper par la suite.

2ᵉ Temps. *Descente dans l'excavation.* — Ce temps correspond à celui qui est décrit sous le nom d'*engagement*. Le siège progresse dans l'excavation en orientation oblique, et il descend ainsi jusqu'au détroit inférieur.

3ᵉ Temps. *Engagement dans le détroit inférieur.* — Le siège attaque alors le détroit inférieur formé par l'orifice pubo-coccygien du releveur dont le grand diamètre est antéro-postérieur. Le siège du fœtus, pour s'y engager, effectue un mouvement de *rotation* de 45° sur son axe, afin d'orienter son grand diamètre, qui est le bitrochantérien, d'avant en arrière, et son petit diamètre, le sacro-tibial, de droite à gauche. Le sacrum du fœtus correspond alors directement à droite ou à gauche à l'extrémité du diamètre transverse.

La rotation terminée, l'engagement ou passage à travers le détroit inférieur s'effectue, et le siège du fœtus pénètre ensuite dans le bassin mou.

Pendant l'attaque du détroit inférieur, le coccyx est de plus en plus rétropulsé et on peut, à l'œil et au doigt, constater le degré de cette rétropulsion, ainsi que la saillie sur le périnée postérieur coccy-anal.

L'engagement de la hanche antérieure résulte du simple mouvement de progression du fœtus poussé par les contractions utérines et les efforts de la femme. L'engagement de la hanche postérieure nécessite, outre ce mouvement de progression, un mouvement d'*inflexion latérale* du siège du fœtus qui tourne autour du sous-pubis comme centre.

La hanche antérieure étant dégagée, ce n'est pas la crête iliaque du fœtus, mais bien le flanc, dépressible, qui correspond au sous-pubis. C'est autour de ce flanc que le siège du fœtus va s'infléchir sur le tronc, comme s'infléchit la tête dans la présentation du sommet autour de la nuque comme axe.

4ᵉ Temps. *Descente dans le bassin mou. Passage de la vulve. Dégagement.* — Quand le détroit inférieur est traversé, le siège est tout entier dans le bassin mou; mais il n'a pas un long chemin à parcourir pour sortir, car une partie, la hanche antérieure, est dégagée au-dessous du pubis.

On voit donc le pôle fœtal devenir de plus en plus apparent, en même temps que l'anus et le périnée ano-vulvaire se distendent davantage. A un moment donné, cette hanche apparaît à la fourchette, qu'elle franchit rapidement dès qu'elle a triomphé de la résistance périnéale.

Le siège est alors dégagé; mais il continue à avancer, car le tronc le chasse devant lui.

Les membres pelviens apparaissent à leur tour et deviennent libres; les pieds, d'abord, qui sont accolés aux fesses ou à la racine des cuisses, puis les jambes, et enfin les genoux.

B) **Accouchement des épaules.** — Les épaules effectuent quatre mouvements ou temps, comme l'avait fait l'extrémité pelvienne.

1er TEMPS. — Engagement des épaules au détroit supérieur suivant le diamètre obliqué dans lequel s'était engagé le bitrochantérien. Cet engagement ne s'effectue que grâce à un tassement des épaules, d'où résulte un amoindrissement du diamètre bis-acromial.

2e TEMPS. — Descente en ligne droite dans l'excavation avec orientation du bis-acromial suivant le diamètre oblique.

Ces deux premiers temps s'effectuent pendant le dégagement du siège. Les temps qui suivent s'exécutent après la sortie de l'extrémité pelvienne.

3e TEMPS. — Engagement au détroit inférieur. Les épaules, qui étaient orientées obliquement dans l'excavation, tournent de 45°, afin de mettre une épaule en avant, l'autre en arrière, pour s'accommoder à la forme de l'entrée du bassin mou.

L'épaule antérieure se dégage la première sous le pubis. L'arc sous-symphysien embrasse alors le sillon compris entre l'épaule et le cou, sillon au fond duquel est la clavicule. Le diamètre bis-acromial est donc diminué de toute la saillie de l'épaule antérieure, en sorte que l'épaule postérieure, qui était attardée dans la concavité du sacrum, va facilement descendre, refouler le coccyx, le dépasser et pénétrer dans le bassin mou.

4e TEMPS. — Descente dans le bassin mou. Passage de la vulve. Dégagement. Les épaules continuent à descendre et se dégagent. Les mains du fœtus, appliquées contre le thorax, apparaissent avant la sortie de l'épaule postérieure, et les avant-bras, ainsi que les bras, peuvent se libérer spontanément alors que l'épaule postérieure est encore cachée par le périnée.

En résumé, les épaules s'engagent, descendent, traversent le détroit inférieur et la vulve, exactement comme l'avaient fait auparavant les hanches, suivant les mêmes diamètres et en exécutant les mêmes mouvements. Mais leur volume dépassant celui des hanches, il faut s'attendre à un peu plus de difficultés.

C) **Accouchement de la tête.** — Les mouvements qu'exécute l'extrémité céphalique, venant dernière, sont en tout semblables à ceux qu'elle exécute dans la présentation du sommet.

1er TEMPS. — Engagement en *flexion* suivant le diamètre *oblique* du bassin qu'avait traversé le diamètre sacro-tibial du fœtus. La tête est restée fléchie, car elle n'a aucune raison de modifier l'attitude fléchie qu'elle avait pendant la grossesse et au début du travail. La déflexion, qui s'observe quelquefois, est, ne l'oublions pas, un phénomène anormal qui tient presque toujours à des tractions exercées intempestivement par l'accoucheur. Le menton s'engage donc dans le détroit supérieur en même temps que la base du cou ou le sommet du thorax. Cet engagement ne souffre pas de difficultés, car la dimension vertébro-mentonnière est plus faible que les diamètres du détroit.

Mais ensuite se présentent la face et le front, puis l'occiput. En conséquence, à la petite dimension vertébro-mentonnière, succède sans transition, le grand *diamètre sous-occipito-frontal*, correspondant à une grande circonférence de la tête. Il faut insister sur ce fait, car il y a ici une certaine différence, au désavantage de la présentation du siège, avec ce qui se passe dans l'accouchement par le sommet, où c'est le petit diamètre sous-occipito-bregmatique qui se substitue au sous-occipito-frontal plus grand. En tout cas, il convient que la tête, venant dernière, soit aussi fléchie que possible, afin qu'elle offre au détroit supérieur la dimension minima qu'elle peut offrir, c'est-à-dire le diamètre sous-occipito-frontal. Si la flexion était moins grande, la tête se présenterait par le diamètre occipito-mentonnier et ne pourrait s'engager

2ᵉ Temps. — La tête descend en ligne droite, fléchie, orientée obliquement jusqu'au détroit coccy-pubien, où elle arrive quand les épaules sont dégagées.

Ces deux premiers temps s'accomplissent pendant le dégagement du tronc. Les autres mouvements exécutés par la tête s'effectuent, au contraire, après la sortie du tronc et des épaules.

3ᵉ Temps. — La tête attaque le détroit inférieur, qu'elle va traverser. Pour ce faire, elle doit au préalable exécuter un mouvement de *rotation* dans le sens antéro-postérieur, afin de mettre son grand diamètre sous-occipito-frontal dans la direction du diamètre maximum coccy-sous-pubien de l'orifice du releveur. La rotation se fait, le plus souvent, de telle sorte que l'occiput vient en avant derrière le pubis, le front et, par conséquent, le menton en arrière dans la cavité du sacrum.

Quand la tête a tourné, elle descend, actionne et dilate la boutonnière du releveur. Elle n'obéit plus guère aux contractions utérines, car elle est dorénavant dans le col et dans le vagin; ce sont presque exclusivement les efforts de la femme qui vont la faire progresser. Le sous-occiput s'arc-boute sous le pubis, tandis que le menton, la face et le front vont glisser successivement sur le coccyx, qu'ils repoussent en arrière. La difficulté atteindra son maximum au passage du front; dès que celui-ci aura dépassé le coccyx, la tête, complètement engagée au détroit inférieur, sera logée dans le bassin mou.

4ᵉ Temps. — La tête n'a plus dorénavant qu'à descendre le long du périnée, en se relevant par rotation autour du sous-occiput arc-bouté sous le pubis. On voit alors se dégager successivement le menton, la face, le front. Quand le front apparaît à la commissure antérieure du périnée, la vulve est distendue au maximum. Aussi peut-elle se déchirer à ce moment, bien qu'elle soit restée intacte après le passage des hanches et des épaules.

De cette description, il résulte que la tête s'engage, descend dans l'excavation et arrive au détroit inférieur avec le diamètre sous-occipito-frontal orienté suivant un diamètre oblique de l'excavation, et avec le menton situé en arrière et de côté, soit à droite, soit à gauche. La tête tourne ensuite pour mettre son occiput en avant et son menton en arrière, et doit être bien fléchie pour se dégager à la vulve. Il ne faudra pas oublier ce fait quand on devra procéder à l'extraction de la tête.

En outre, pour s'engager et sortir, la tête éprouve plus de difficultés que le siège et les épaules, parce que son volume et sa consistance l'emportent sur le volume et la consistance de ces deux autres régions du fœtus. Aussi devons-nous nous attendre à ce que, dans l'extraction de l'enfant se présentant par l'extrémité pelvienne, les difficultés aillent en croissant; elles peuvent cependant ne se produire qu'au moment du passage de la tête.

CONDUITE A TENIR DANS L'ACCOUCHEMENT PAR LE SIÈGE — Dans toute présentation longitudinale, l'*expectation* pendant l'accouchement est la règle, à moins qu'il ne survienne des accidents qui imposent une intervention. Mais l'expectation ne saurait être presque absolue que dans le cas où la tête se présente. Dans la présentation de la tête, en effet, lorsque l'extrémité céphalique est au dehors, l'accouchement est pour ainsi dire terminé, et on peut affirmer, toutes choses étant normales d'ailleurs, qu'il n'y aura plus de difficultés.

Il n'en va pas de même dans la présentation du siège, où il est absolument impossible de prévoir d'avance si, une fois le siège dégagé, on ne sera pas obligé d'intervenir pour extraire les épaules ou la tête, arrêtées dans la descente. Bien plus, la compression du cordon, qui est fatale dès que l'ombilic apparaît à la vulve, fait toujours courir des risques à l'enfant, de sorte que si le travail se ralentit à ce moment, l'intervention de l'accoucheur devient indispensable.

Ce sont là les complications ordinaires qui surviennent au cours de l'expulsion du fœtus et dont il n'est pas possible de dire d'avance si elles se produiront ou non. Mais, à côté de ces complications, qui sont spéciales à l'accouchement par le siège, on peut observer encore toute la série des accidents liés au travail et qui peuvent nécessiter une terminaison rapide de l'accouchement. Je veux parler des complications maternelles, comme les hémorragies par insertion vicieuse du placenta, les convulsions éclamptiques, les hémorragies cérébrales, l'asystolie des cardiaques, l'asphyxie des pulmonaires, la fatigue des épuisées, etc., sans omettre les accidents d'ordre fœtal tels que la procidence du cordon, la souffrance du fœtus, etc.

La conduite à tenir dépendra donc des circonstances propres à chaque cas particulier. Pour l'exposer avec fruit, nous l'examinerons suivant les périodes du travail d'abord et suivant l'ordre croissant des difficultés ensuite, en allant, par conséquent, du simple au composé.

Le traitement de la présentation du siège complète s'applique sans modification au siège mode des pieds et au siège mode des genoux. Nous n'aurons donc rien à dire de spécial sur ces deux modalités de la présentation du siège, que nous passerons sous silence. Mais nous étudierons dans un paragraphe spécial le siège décomplété, mode des fesses, qui nécessite des interventions particulières.

A) **Conduite à tenir dans l'accouchement par le siège complet**. — Nous l'envisagerons successivement pendant la période de dilatation et pendant la période d'expulsion.

1º *Période de dilatation*. — a) *Il n'y a pas d'accidents*. — On laisse le travail se poursuivre sans intervenir aucunement; mais on maintient la parturiente au lit, afin d'éviter la rupture précoce de la poche des eaux ou, si les membranes sont rompues, d'empêcher, dans la mesure du possible, l'écoulement du liquide amniotique. Pour le reste des soins, ils ne différeront pas de ceux d'un accouchement quelconque.

Toutefois, dès maintenant, et précisément parce qu'on ne sait pas en quel état naîtra l'enfant, s'il sera bien portant ou, au contraire, plus ou moins asphyxié, on préparera le nécessaire pour le ranimer au besoin.

A cet effet, sur une table spéciale, qui sera réservée à cet usage et dont on défendra à l'entourage de se servir, on disposera un oreiller, des serviettes, de l'alcool et, surtout, un insufflateur laryngien de Ribemont-Dessaignes ; une baignoire sera à proximité. En sorte que si l'enfant naît en état de mort apparente, vite on le portera sur la table et on s'occupera de le rappeler à la vie (V. MORT APPARENTE DU NOUVEAU-NÉ). Faute d'avoir songé à ces préparatifs, on ne sait, à la naissance, où poser l'enfant pour le ranimer : on le met sur le lit où on est très mal, on le porte dans une pièce voisine et on perd ainsi un temps précieux, au grand dommage de l'enfant, qui peut succomber par manque de soins immédiats.

b) *Il y a des accidents.* — Qu'ils tiennent à l'organisme maternel ou à l'organisme fœtal, ces accidents rendent désirable une terminaison immédiate de l'accouchement. Et comme il y a un ou deux pieds du fœtus tout contre l'orifice utérin, la tentation est grande de les saisir et de les tirer. Qu'on s'en garde bien ! Qu'arriverait-il, en effet, si on cédait à la tentation ? C'est que l'orifice incomplètement dilaté se laisserait peut-être traverser par le siège, mais qu'il résisterait certainement aux épaules, et qu'en tous cas il constituerait pour la tête un obstacle presque infranchissable. Alors l'enfant succomberait fatalement, et l'accoucheur devrait encore s'estimer bien heureux si ses manœuvres intempestives n'avaient pas déchiré le col et le segment inférieur de l'utérus !

S'il est vrai qu'il ne faut pas exercer de tractions sur les pieds, tant que la dilatation de l'orifice n'est pas complète, laissera-t-on donc l'enfant ou la femme souffrir sans leur venir en aide ? Assurément non. Il faudra, au contraire, hâter la marche de l'accouchement et, à cet effet, dilater artificiellement l'orifice utérin. Pour obtenir cette dilatation, le meilleur procédé est incontestablement l'emploi du ballon incompressible de Champetier de Ribes. On introduira donc dans l'utérus un ballon du gros modèle et on le gonflera au maximum. Sous l'influence des contractions utérines, ce ballon sera poussé contre l'orifice utérin, qu'il dilatera progressivement, puis traversera pour pénétrer dans le vagin et sortir à la vulve. Dès lors, la dilatation de l'orifice sera complète, et on pourra extraire le fœtus aussitôt, sans crainte de rencontrer d'obstacle pendant la traversée des parties molles de la mère.

La dilatation manuelle ou instrumentale est moins sûre et moins inoffensive.

2° *Période d'expulsion.* — Nous allons envisager quatre physionomies différentes de cette période d'expulsion, en supposant que les difficultés de l'accouchement vont aller en croissant de l'une à l'autre.

a) **L'accouchement ne nécessite aucune intervention particulière. Accouchement spontané.** — Il n'y a aucun accident. La marche du travail est normale. L'expulsion de l'enfant se fait sans qu'on soit obligé d'intervenir. C'est le cas le plus simple. Il est assez souvent observé quand le fœtus est de volume moyen, et que les contractions utérines, ainsi que les efforts de la parturiente, sont énergiques.

Le rôle de l'accoucheur se réduit à l'expectation armée ; mais ce rôle, pour restreint qu'il soit, n'en est pas moins important. Voici en quoi il consiste.

Dès que la dilatation est complète, l'accoucheur devra rompre artificiellement les membranes. Si la poche des eaux est volumineuse, comme cela est fréquent dans la présentation du siège, il est utile que le liquide amniotique s'écoule très lentement, afin que le cordon ne soit pas entraîné avec lui. C'est pourquoi, au moment où l'accoucheur rompra les membranes, il appliquera fortement le talon de la main contre la vulve et s'efforcera d'empêcher une irruption trop rapide du liquide amniotique au dehors; le liquide s'écoulera alors aussi lentement qu'on le désirera.

L'accoucheur auscultera ensuite fréquemment, toutes les cinq à dix minutes environ, pour se rendre compte du rythme cardiaque fœtal. La moindre modification des bruits du cœur sera ainsi reconnue, et par conséquent le plus léger degré de souffrance du fœtus sera dépisté. L'issue au dehors du méconium pur n'indique pas fatalement que le fœtus souffre, attendu que, dans la présentation du siège, le méconium est chassé mécaniquement de l'anus pendant la période d'expulsion, par suite de la compression à laquelle l'abdomen du fœtus est soumis.

Les contractions utérines douloureuses continuent. L'accoucheur engage la parturiente à faire coïncider ses efforts avec ces douleurs et à ne jamais pousser dans l'intervalle des contractions. Rien ne presse, l'enfant ne souffre pas, on attend. On suit la progression du fœtus. Inutile pour cela de pratiquer des touchers répétés, les caractères des plaintes et des efforts de la parturiente suffisent.

Quand la vulve commence à s'entr'ouvrir, *c'est le moment de mettre la femme en travers, dans la position obstétricale.* Si le lit est assez haut, on s'en contentera; sinon, on aura disposé à l'avance une table recouverte d'un matelas ou d'une couverture et on y couchera la parturiente. Ses membres inférieurs seront maintenus par deux aides ou reposeront sur deux chaises, le siège débordant un peu, afin que le périnée soit libre et visible. Cela fait, on se bornera encore à ausculter, à regarder, à encourager la femme et à attendre. La vulve s'ouvre davantage, la hanche antérieure apparaît, le périnée bombe de plus en plus, la hanche postérieure se dégage à la fourchette. Cette hanche ne doit se dégager que lentement, aussi faut-il la retenir, surtout au moment d'une contraction, comme on retient la tête au moment du passage du front.

Les pieds, appliqués contre les fesses, se voient d'abord, puis les membres inférieurs qui deviennent libres en même temps que le fœtus descend davantage. On retient alors l'extrémité pelvienne, sans tirer sur elle. Le ventre du fœtus apparaît avec le cordon qui s'y insère. La tige funiculaire se tend au fur et à mesure de la descente de l'enfant. La tension expose le cordon à la rupture. Pour l'éviter, on fait *une anse au cordon*, c'est-à-dire qu'avec l'index insinué entre le cordon et la paroi abdominale, on tire en bas sur le bout placentaire pour amener au dehors une anse de cordon de plusieurs centimètres de longueur. Cette anse de cordon se déroulera pendant la descente du fœtus, et la tige funiculaire ne sera plus tiraillée.

Le tronc, obéissant aux contractions utérines et aux efforts de la femme, continue à descendre. On doit le soutenir, mais bien se garder de tirer sur lui, en cédant à la tentation de terminer plus vite l'accouchement. De ces tractions intempestives ne peut résulter, en effet, que le redressement des bras et peut-être même la déflexion de la tête : deux complications sérieuses qui pourraient nécessiter ultérieurement une intervention spéciale de l'accoucheur. A proprement parler, les bras ne se relèvent pas; mais, retenus par le bassin de la mère, ils restent au-dessus du détroit supérieur et ne suivent pas le tronc qui descend plus vite qu'eux; en fin de compte, ils sont appliqués de chaque côté de la tête, comme si effectivement ils s'étaient redressés. Il est donc de la plus grande importance que l'accoucheur s'abstienne de toute manœuvre inutile et qu'il ne complique pas, par excès de zèle, un accouchement qui a toutes raisons de se terminer seul et bien.

On soutient donc le corps de l'enfant, mais il faut le maintenir dans la bonne direction, c'est-à-dire de champ, en l'orientant même un peu en avant, suivant l'inclinaison de la branche ischio-pubienne.

Les bras sortent devant le thorax contre lequel la contraction utérine les a maintenus fléchis et croisés. Puis les épaules se dégagent, l'antérieure sous le pubis, la postérieure au-devant de la fourchette. On ne laissera sortir le coude et l'épaule postérieure que lentement afin de ménager le périnée.

Reste la tête. Son passage à la vulve est le moment le plus délicat de l'accouchement, celui où ordinairement l'intervention de l'accoucheur devient nécessaire. Mais assez souvent, grâce à des efforts énergiques de la parturiente, la tête arrive sur le périnée, le distend et sort très rapidement contre toute attente. Que l'accoucheur ne se laisse pas surprendre par la brusquerie de cette expulsion, sans quoi le périnée, intact jusqu'ici, se déchirerait sous la poussée trop vive de la tête. Qu'il surveille donc attentivement, qu'il ne quitte pas de la main le périnée, prêt à retenir la tête, à favoriser au besoin son mouvement de flexion, en faisant tous ses efforts pour ne laisser sortir le front que dans l'intervalle de deux contractions utérines. A ce prix, le périnée pourra sortir indemne de la lutte que le fœtus a engagée contre lui.

L'enfant, s'il respire bien et crie, est confié à un aide qui le tient auprès du lit, jusqu'à ce que les battements du cordon aient disparu; pendant ce temps, l'accoucheur pratique une injection vaginale chaude. Puis le cordon est pincé et coupé, l'enfant éloigné, et la mère remise dans son lit.

Si l'enfant naît en état d'asphyxie, l'accoucheur le porte de suite sur la table préparée pour l'insufflation, non sans avoir coupé le cordon au-dessus d'une pince à forcipressure. Pendant que l'accoucheur est occupé à ranimer l'enfant, son aide reste auprès de l'accouchée, surveille les contractions utérines, etc.

Telle est la conduite de l'accoucheur pendant l'expulsion spontanée du siège, quand cette expulsion n'est traversée par aucun accident. Cette conduite est donc essentiellement expectante, en ce qui concerne les phénomènes mécaniques de l'accouchement qu'il faut se garder de troubler. Mais, pour le reste, le rôle de l'accoucheur est réellement actif et tout de prévoyance. Je rappelle qu'il lui faudra, entre autres choses, faire préparer le nécessaire pour ranimer au besoin l'enfant, pratiquer fréquemment l'auscultation pour se rendre compte de l'état de santé du fœtus, faire mettre la femme en travers du lit au moment opportun, soutenir le tronc du fœtus en l'orientant dans la bonne direction, faire une anse au cordon, enfin surveiller le périnée au passage des épaules et surtout à celui de la tête.

Ceux qui connaissent, dans ses moindres détails, l'accouchement spontané par le siège seront bien préparés pour éviter les complications de cet accouchement et, s'il s'en produit, pour y remédier, comme nous allons le dire dans les paragraphes suivants.

b) On doit intervenir pour extraire la tête. — 1° Manœuvre de Mauriceau-Pinard. — L'accouchement s'est fait sans aucune difficulté jusqu'au passage des épaules, mais la tête ne sort pas immédiatement. Il faut donc procéder à son extraction.

Cette extraction se fait par une manœuvre qui porte le nom de manœuvre de Mauriceau, du nom de l'accoucheur français qui en a esquissé les indications et le manuel opératoire en 1668.

A l'étranger, on la connaît sous les noms de manœuvre de Smellie ou de manœuvre de Veit. C'est bien à tort. Car le seul mérite de ces accoucheurs, mérite important sans doute, mais non capital, est d'avoir vulgarisé ou tiré de l'oubli le procédé décrit par Mauriceau, un siècle déjà avant Smellie et deux siècles avant Veit.

Aujourd'hui, le procédé auquel nous avons recours pour extraire la tête dernière n'est plus celui que décrivait Mauriceau, mais il en dérive. L'honneur d'avoir précisé la nouvelle manœuvre revient à Pinard, qui l'enseigne à ses élèves depuis plus de vingt ans. Je l'ai employée sous la direction du professeur Pinard, dès 1884, alors que j'avais l'honneur d'être son interne à la Maternité de Lariboisière. La manœuvre de Pinard est à celle de Mauriceau ce que la science est à l'empirisme. Mauriceau a indiqué le moyen d'avoir une bonne prise pour tirer sur la tête du fœtus et l'extraire rapidement. Pinard utilise l'excellente prise de Mauriceau, mais il procède ensuite à une extraction méthodique, basée sur l'observation du mécanisme de l'accouchement naturel. Dans son procédé rien n'est abandonné au hasard, tout est calculé pour seconder la nature. Aussi croyons-nous juste d'associer, comme nous l'avons fait, le nom de Pinard à celui de Mauriceau pour désigner la *manœuvre française* d'extraction de la tête dernière.

A la vérité, pour presque tous les accouchements par le siège, il est nécessaire de recourir à la manœuvre de Mauriceau pour extraire la tête. Deux raisons principales motivent l'intervention.

La première est que la tête, restée seule dans les organes génitaux, cesse de progresser, parce qu'elle échappe dorénavant à l'action de l'utérus et n'est plus guère soumise qu'à la poussée abdominale ordinairement inefficace dans ces conditions. La seconde raison est qu'une fois les épaules dégagées, la compression du cordon arrête toute circulation fœto-placentaire et que, par conséquent, le fœtus est privé de son champ d'hématose, alors qu'il ne peut encore introduire de l'air atmosphérique dans ses poumons. Il asphyxie donc. Sous l'influence de cette asphyxie, il fait bien des mouvements respiratoires, mais c'est en pure perte, puisque sa bouche est encore dans les organes génitaux. Ainsi donc, soit parce que la tête est arrêtée dans sa progression, soit parce que le fœtus asphyxie, il est nécessaire d'extraire artificiellement la tête.

Voici comment on procède à cette extraction par la manœuvre de Mauriceau-Pinard.

Rappelons d'abord comment est le fœtus. Le tronc dégagé est orienté de telle sorte que le dos regarde en avant, le ventre en arrière. La tête est au fond de l'excavation, elle actionne déjà par sa base l'entrée du bassin mou,

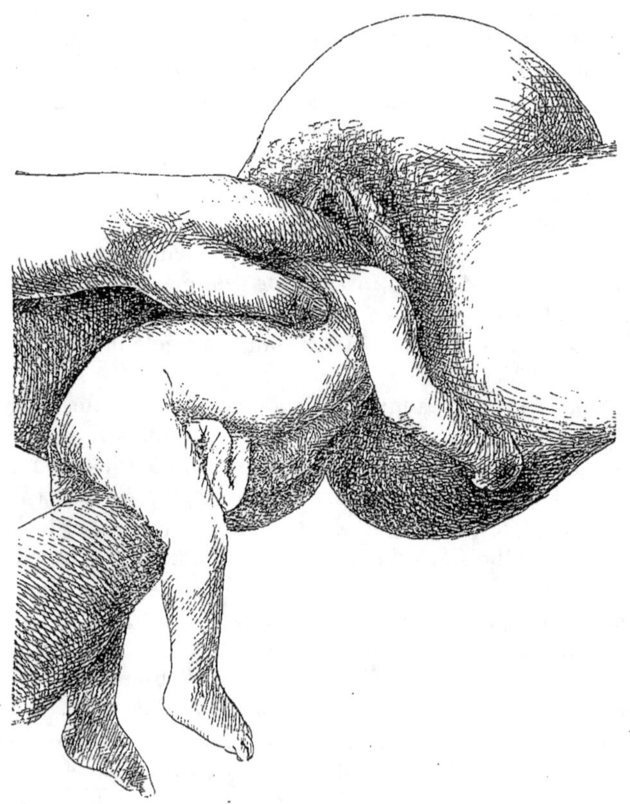

Fig. 179. — Manœuvre de Mauriceau-Pinard. Disposition des mains qui vont tirer sur la bouche et sur les épaules pour abaisser la tête jusqu'au fond de l'excavation. (Ribemont-Dessaignes et Lepage, *Précis d'Obstétrique*.)

mais, en général, elle n'a pas encore subi son mouvement de rotation, de sorte que le menton regarde vers le côté, et que c'est sur le côté qu'il faudra chercher la bouche. Souvent, il est vrai, la rotation est déjà effectuée, l'occiput est alors derrière le pubis et la bouche directement en arrière dans la concavité du sacrum.

Dans la manœuvre de Mauriceau-Pinard (fig. 179), on entraîne la tête en tirant à la fois sur la mâchoire inférieure et sur les épaules du fœtus : il y a donc traction directe sur la tête par le maxillaire et traction indirecte par l'intermédiaire du cou.

La main qui va accrocher le maxillaire est celle qui correspond au côté vers lequel était dirigé le plan ventral du fœtus. On enfonce l'index et le médius de cette main, — supposons que ce soit la main droite, — dans le vagin, au-dessous de l'enfant maintenu soulevé, et on les glisse le long de la paroi postérieure de ce canal jusqu'à la rencontre du menton qu'on trouve, soit en arrière et à gauche, soit directement en arrière. L'accoucheur ne devra pas s'émouvoir si, ayant oublié que la tête n'a pas forcément accompli son mouvement de rotation, il cherche, sans la trouver, la bouche sur la ligne médiane; la méprise lui rappellera immédiatement qu'il doit porter la main vers le côté et qu'il y trouvera le menton encore attardé.

Le maxillaire est accroché avec un ou, mieux encore, deux doigts : avec un seul doigt, l'opérateur n'est pas toujours assez maître de ses mouvements. Le fœtus est alors couché sur l'avant-bras droit, les jambes pendantes de chaque côté de cet avant-bras. Puis l'index et le médius de la main libre, — ici c'est la main gauche, — sont appliqués en fourche à la base du cou.

Deux préceptes de la plus grande importance doivent être scrupuleusement observés par l'accoucheur : il lui faut procéder à l'extraction avec calme, lenteur même, sans la moindre précipitation, quelle que soit sa hâte de terminer l'accouchement; il doit enfin, autant que possible, ne tirer que pendant les contractions utérines et les efforts de la femme.

Cela fait, les deux mains vont agir de concert pour : 1° engager profondément la tête; 2° la fléchir; 3° la faire tourner; 4° l'extraire.

La flexion s'obtient en abaissant la mâchoire, en même temps qu'avec les doigts de la main qui est appliquée sur le cou on repousse l'occiput. Les tractions, exercées synergiquement sur la mâchoire et sur les épaules, seront faites aussi en arrière que possible, c'est-à-dire suivant l'axe de l'excavation. Elles doivent engager la face, d'abord à fond dans l'excavation, puis dans le bassin mou et, pour atteindre ce but, ces tractions doivent être poursuivies jusqu'à ce qu'une grande partie de l'écaille de l'occipital, les deux tiers environ, apparaisse au défaut de l'arcade pubienne. Pendant cet engagement artificiel, il faut conserver à la tête sa direction oblique. Le moment d'élection pour lui imprimer son mouvement de rotation est, en effet, celui où la face commence à déprimer le périnée postérieur. Rien n'est plus simple, du reste, que de produire artificiellement cette rotation qui se fait en repoussant le menton vers la ligne médiane de gauche à droite, tandis qu'on ramène en sens inverse, sur le plan médian, la main qui enserre la base du cou.

C'est alors seulement, et j'y insiste, quand l'occipital est en partie visible, dans ses deux tiers environ, et que la rotation est achevée, c'est alors seulement que l'engagement de la tête dans le détroit inférieur est suffisamment avancé pour qu'on puisse avec profit procéder au dégagement de cette tête. A ce moment, la face est dans le bassin mou et le front actionne déjà le coccyx. Pour dégager la tête, il faut la faire tourner autour du sousocciput, arrêté sous le pubis, comme axe. A cet effet, l'accoucheur change la direction de ses tractions, et relève progressivement cette direction. Ses avant-bras, qui étaient abaissés suivant la verticale, deviennent horizontaux,

puis obliques et, à la fin des tractions, directement ascendants; ils peuvent
même dépasser la verticale et être, comme le tronc du fœtus qu'ils soulèvent, presque inclinés sur le ventre de la mère (fig. 180).

La main, qui accroche le cou et exerce sur les épaules une traction soutenue mais douce, applique solidement la nuque contre le pubis; elle suit
le mouvement d'élévation de l'autre main. Cette main, tout en continuant

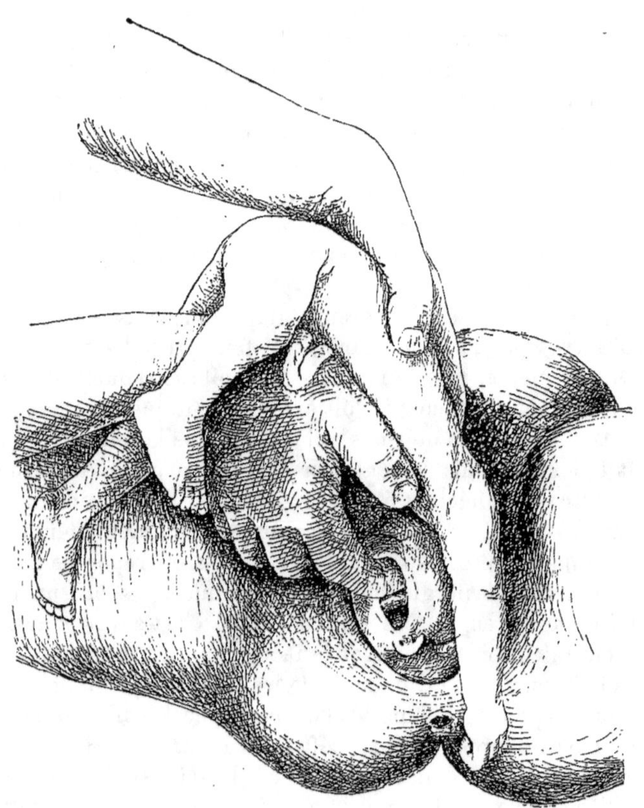

Fig. 180. — Dégagement de la tête dans la manœuvre Mauriceau-Pinard.
(Ribemont-Dessaignes et Lepage.)

à tirer avec énergie sur la mâchoire du fœtus, se relève progressivement:
bientôt un ressaut se produit qui indique que le front vient de doubler le
coccyx et qu'il n'y a plus d'autre difficulté à vaincre que la résistance du
périnée et de l'anneau vulvaire. On relève encore davantage la direction des
tractions, observant attentivement la distension du périnée et ralentissant
les tractions au moment où les bosses frontales vont traverser l'orifice vulvaire, afin d'éviter la déchirure des parties molles. Jamais nous n'appli-
querons le forceps sur la tête dernière.

2° **Manœuvre de Champetier de Ribes.** — La manœuvre de Mauriceau-
Pinard s'applique à la tête engagée dans l'excavation d'un bassin normal.
Mais quelquefois la tête est retenue au détroit supérieur par un rétrécis-

sement du bassin, et la manœuvre précédemment décrite n'est plus applicable. Nous ne sommes pas désarmés pour cela, car il existe une opération spéciale qui permet d'extraire la tête ainsi retenue. C'est la manœuvre désignée à juste titre sous le nom de manœuvre de Champetier de Ribes.

Pour exécuter cette manœuvre, il faut disposer de deux aides exercés. On agit, en effet, à la fois sur la tête, sur les épaules et sur le tronc du fœtus.

Le principe directeur de la manœuvre consiste à engager la tête artificiellement, en lui faisant exécuter les mouvements qu'elle exécuterait si elle pouvait sortir spontanément. Or, voici quel est le mécanisme de l'accouchement naturel, à travers un détroit supérieur rétréci d'avant en arrière, lorsque la tête se présente derrière : 1° la tête se fléchit, en restant transversale ; 2° elle se porte vers le côté du bassin que regarde l'occiput ; 3° elle s'incline sur son pariétal postérieur qui s'engage le premier ; 4° cet engagement effectué, elle s'incline sur son pariétal antérieur qui descend à son tour dans l'excavation ; 5° l'engagement terminé, la tête tourne dans le petit bassin pour mettre son occiput en avant et sa face en arrière ; puis 6° la tête se dégage à la manière ordinaire.

La manœuvre de Champetier de Ribes s'exécute de la manière suivante. Il s'agit, par exemple, d'une tête arrêtée au détroit supérieur, l'occiput regardant à gauche, la face à droite.

L'opérateur introduit d'abord l'index et le médius de la main gauche dans la bouche du fœtus, puis il applique la main droite en fourche au-dessus des épaules de ce fœtus, comme dans la manœuvre de Mauriceau. Il va donc tirer en bas sur la mâchoire pour fléchir la tête, tout en repoussant celle-ci un peu vers la gauche, afin de faire correspondre à la saillie du promontoire la région temporale plus dépressible que les bosses pariétales et au niveau de laquelle les diamètres céphaliques sont moindres. Pendant ces tractions, la tête est maintenue en position transversale, et on se garde bien surtout de ramener le menton en arrière.

Avec la main appliquée sur les épaules, l'accoucheur ne doit pas tirer directement en bas. Il doit d'abord tirer en bas et en avant, afin d'aider au mouvement d'engagement du pariétal postérieur, et ce n'est que quand ce pariétal sera descendu qu'il tirera dans la direction inverse. Voilà pour l'opérateur principal. Ses aides vont seconder ses efforts.

Un premier aide, à genoux sur le lit, va faire de l'expression sur la tête du fœtus. Dans ce but, il appuie avec les deux mains sur cette tête à travers la paroi abdominale, mais en agissant avec plus de force au niveau du front, afin de faciliter le mouvement de flexion.

Le second aide saisit à pleine main chacun des membres inférieurs du fœtus et se contente de tirer sur eux, d'abord en avant et en haut, lorsqu'il s'agit d'engager la bosse pariétale postérieure, puis en bas et en arrière, quand il s'agit d'engager la bosse pariétale antérieure.

Tout étant ainsi préparé, chacun étant à son poste et sachant ce qu'il aura à faire, l'opérateur et ses aides agissent synergiquement, au commandement de l'opérateur.

Donc, dans un 1ᵉʳ temps et simultanément : l'opérateur tire sur la mâchoire, repousse l'occiput vers la fosse iliaque, et exerce sur les épaules des tractions dirigées en haut et en avant; le premier aide fait de l'expression sur la tête et appuie principalement sur le front; le deuxième aide tire sur les membres inférieurs du fœtus en avant et en haut. S'il n'y a pas de disproportion trop considérable entre la tête et le bassin, le pariétal postérieur descend au-dessous du détroit supérieur.

Il s'agit maintenant d'engager le pariétal antérieur; c'est le but d'un second temps. Dans ce 2e temps, et toujours simultanément : l'opérateur continue à tirer sur la mâchoire et sur les épaules du fœtus, mais il dirige ses tractions en bas et en arrière; le premier aide appuie sur la tête principalement du côté du front; le deuxième aide tire sur les membres inférieurs en bas et en arrière. Quand la tête franchit l'obstacle osseux, on perçoit un ressaut et la tête se trouve dorénavant engagée dans l'excavation, d'où on va l'extraire facilement par la manœuvre de Mauriceau-Pinard.

Si la tête ne franchit pas du premier coup le détroit supérieur, on renouvelle, dans le même ordre et de la même façon, les manœuvres qui viennent d'être décrites, et si le rétrécissement n'est pas trop considérable, la tête finira par descendre. Souvent alors, son engagement s'accompagne d'une fracture du crâne ou pour le moins d'une dépression cranienne, produites par la saillie du promontoire; ces enfoncements diminuent les dimensions de la tête qui passe alors plus facilement.

Si la tête ne passe pas, il n'y a plus qu'à pratiquer la crâniotomie et la basiotripsie.

c) **On doit intervenir pour dégager les bras.** — L'accouchement par le siège a été normal et spontané jusqu'au passage des bras, mais ceux-ci ne descendent pas.

Lorsque les épaules ne descendent pas, leur arrêt est dû soit à une action insuffisante de l'utérus, soit à un excès de volume des épaules, soit au relèvement des bras ; il convient donc de se rappeler que le relèvement des bras n'est pas la seule cause de l'arrêt des épaules.

Quand cette difficulté se produit, il faut abaisser les bras artificiellement. La manœuvre diffère suivant que les bras ont conservé leur attitude normale ou suivant qu'ils sont redressés.

1° *Les bras sont restés fléchis.* — On se rendra compte de l'attitude des bras par la vue et par le toucher. Si une main est à la vulve, c'est que le bras est fléchi, et il sera très simple de l'attirer au dehors en tirant sur la main.

Si la main et l'avant-bras sont attardés dans la profondeur, on verra, du côté du dos, la saillie en forme d'aile de l'omoplate. L'omoplate est parallèle à la colonne vertébrale, quand le bras est resté fléchi; lorsqu'au contraire la pointe de l'omoplate s'éloigne de la crête épineuse et se rapproche de la paroi antérieure du thorax, c'est que le membre supérieur est tout entier relevé. Le toucher confirmera le diagnostic en faisant reconnaître plus ou moins haut dans le vagin les tiges formées par les avant-bras et les bras.

Quand les bras sont restés appliqués au-devant du thorax, on tire sur le tronc le plus en bas et en arrière possible pour faire descendre les épaules dans le sens du diamètre oblique d'engagement. Pour exercer ces tractions, on saisira solidement le fœtus à pleine main par la partie supérieure des cuisses, la cuisse droite de la main droite, la cuisse gauche de la main gauche, les index dans les plis inguinaux, les pouces sur les fesses. Jamais on n'appliquera les mains sur l'abdomen ni le thorax, car on produirait des déchirures viscérales mortelles. Dès les premières tractions, on voit apparaître au-dessous de la symphyse pubienne le moignon de l'épaule antérieure. Alors, mais alors seulement, on relèvera le tronc pour permettre à l'épaule postérieure, encore retenue au-dessus du détroit inférieur, de descendre le long du coccyx et du périnée pour sortir à la vulve.

2° *Les bras sont relevés.* — Il est rare que les membres supérieurs soient

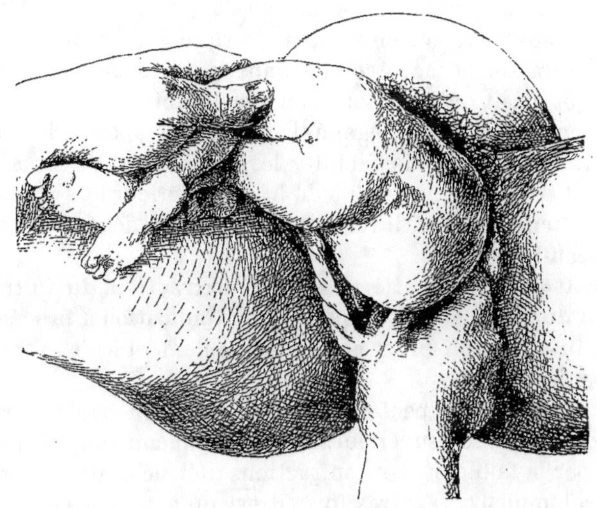

Fig. 181. — Dégagement du bras postérieur. (Ribemont-Dessaignes et Lepage.)

relevés, si l'on n'a pas tiré fortement sur le fœtus dans l'intervalle des contractions utérines et des efforts abdominaux.

Le relèvement des bras se reconnaît à ce qu'on n'aperçoit à la vulve aucune partie des membres supérieurs, à ce qu'au lieu de la saillie du moignon de l'épaule on ne trouve sous le pubis que le creux allongé de l'aisselle, à ce que la pointe de l'omoplate est éloignée de la colonne vertébrale, et enfin à ce qu'au toucher, on ne rencontre dans le vagin ni avant-bras, ni main.

Les bras sont ordinairement relevés le long des faces latérales de la tête, à l'engagement de laquelle ils mettent obstacle par leur volume; en sorte que, si on voulait tirer quand même, la tête risquerait de se défléchir, puisque, d'une part, elle serait retenue par les bras du côté du front et, d'autre part, abaissée dans la région occipitale par les tractions exercées sur le cou. Pour éviter la déflexion de la tête, le mieux est de dégager les bras avant d'exercer de fortes tractions. C'est à ce point de vue que la nécessité d'un diagnostic précoce s'impose.

Les bras seront dégagés successivement, le postérieur d'abord, car il est déjà descendu dans l'excavation où il est accessible ; au contraire, le bras antérieur, serré contre le pubis, ne peut être mobilisé le premier.

Pour abaisser le bras postérieur, on se sert de la main qui, dans l'attitude naturelle, intermédiaire à la pronation et à la supination, a sa face palmaire tournée vers le dos du fœtus (fig. 181). De l'autre main, saisissant le fœtus par les pieds, on en relève fortement le tronc, afin de rendre visible et plus accessible la région vulvaire. La première main sera introduite tout entière dans le vagin derrière le fœtus, et enfoncée aussi haut que possible le long du bras jusqu'au pli du coude, où on arrêtera l'extrémité de l'index et du médius ; le pouce sera placé en avant du bras. L'index et le médius repousseront alors au-devant d'eux le bras du fœtus, en appuyant avec une certaine force sur l'humérus au niveau du pli du coude. Ainsi le bras se fléchira et s'abaissera en entraînant derrière lui l'avant-bras et la main ; celle-ci passera sur la face, comme dans le geste de se moucher avec les doigts. Pajot disait qu'on faisait moucher le fœtus.

Le bras postérieur étant dégagé, l'accoucheur abaisse le tronc du fœtus qu'il tenait relevé, afin de faciliter le dégagement du bras antérieur. Ce dégagement se fait comme celui du bras postérieur et avec la même main.

Les bras étant abaissés, il reste la tête qui sera dégagée par la manœuvre de Mauriceau-Pinard.

d) On doit procéder entièrement à l'extraction du fœtus. — Grande extraction du siège. — Il y a quelquefois indication à procéder à l'extraction du fœtus dans son entier et non pas seulement à l'extraction de la tête ou des épaules.

L'extraction du fœtus peut être nécessitée par un arrêt du travail, le siège étant encore au détroit supérieur. Le plus fréquemment, cet arrêt du travail est causé par la faiblesse des contractions utérines, surtout quand le fœtus est assez volumineux. D'autres fois, il est dû à ce que le siège a exécuté, avant l'engagement, un mouvement anormal de rotation et s'est placé en sacro-pubienne ou en sacro-sacrée au détroit supérieur : or, on sait que l'engagement du siège ne peut se faire facilement que si le diamètre bitrochantérien est orienté suivant un diamètre oblique du bassin. Enfin, on peut être amené à extraire le siège non encore engagé, toutes les fois qu'un accident menace la vie ou la santé de la mère ou du fœtus ; mais on ne procédera à cette extraction, je le répète encore, que si la *dilatation est complète.*

Avant de tirer, on se mettra donc dans les meilleures conditions possibles pour l'extraction, en se rappelant surtout combien il est avantageux que le passage des épaules et de la tête à travers le détroit inférieur et la vulve soit rapide. Or, comme la dilatation de ces parties n'est pas suffisamment assurée par le passage du siège, il y aura avantage à dilater le vagin et la vulve, préalablement à l'extraction, au moyen d'un gros ballon de Champetier de Ribes distendu au maximum, et qui sera extrait tel quel par tractions. Grâce à cette précaution, le fœtus trouvera le chemin libre, comme le trouve le second fœtus dans un accouchement gémellaire. C'est une pratique que j'applique depuis quelque vingt ans et dont je n'ai eu qu'à me louer. Bien entendu, la dilatation préfœtale des voies génitales ne sera utile que chez les femmes primipares.

L'extraction du siège se fait en tirant sur les pieds qui sont accessibles tous deux ou, au moins, l'un d'eux, puisqu'il s'agit d'un siège complet. Il vaut mieux tirer sur les deux pieds. Toutefois, s'il n'y en a qu'un d'accessible, le siège étant partiellement décomplété, on parviendra tout de même à extraire le fœtus. Si alors on dispose du pied antérieur, celui qui est derrière le pubis, on ne rencontrera pas d'obstacle. Au contraire, si on se voit contraint de tirer sur le pied postérieur, il peut arriver que la hanche antérieure s'accroche au-dessus de l'arc antérieur du bassin et y soit retenue.

C'est dans ces conditions qu'on transforme le pied postérieur en pied antérieur, en faisant exécuter au siège du fœtus un mouvement de rotation. Dès lors, la hanche, qui accrochait en avant, étant reportée en arrière, la difficulté a disparu et l'engagement du siège se fait bien. Mais je ne saurais assez recommander de ne jamais donner à ce mouvement de rotation une direction telle qu'il puisse en résulter qu'à aucun moment le ventre du fœtus regarde en avant : par conséquent, s'il s'agissait primitivement d'une position sacro-antérieure ou sacro-transversale, j'insiste pour qu'on laisse le dos en avant ou qu'on l'y amène par le chemin le plus court. Ce qu'il faut éviter, en effet, par-dessus tout, c'est de créer des difficultés pour plus tard, surtout pour le moment où passera la tête, et l'une des plus grandes difficultés vient de sa rotation anormale. Il est certain que cette recommandation est sans objet pour les positions sacro-sacrées ou les sacro-postérieures.

Ces quelques considérations générales exposées, décrivons maintenant la technique de la grande extraction.

Tout d'abord, il est inutile d'anesthésier la parturiente. Il est désirable, au contraire, qu'elle conserve tous ses moyens afin qu'elle puisse unir ses efforts aux contractions de l'utérus et aux tractions exercées par l'accoucheur. C'est, en effet, principalement au moment des contractions utérines ou, *seulement* au moment de ces contractions et des efforts de la parturiente qu'on devra tirer sur le fœtus, s'il n'y a pas nécessité à agir très vite. On évitera ainsi, dans une grande mesure, un changement dans les rapports qui existent entre le tronc, la tête et les membres et, par conséquent, le relèvement des bras et la déflexion de la tête.

La femme étant dans la position obstétricale, l'accoucheur introduit la main dans les organes génitaux et va saisir les pieds. La main choisie sera évidemment celle qui, dans l'attitude naturelle, correspond au plan ventral du fœtus contre lequel sont appliqués les membres inférieurs.

Pour faciliter l'introduction de la main, les doigts seront rapprochés en cône ; on les écartera ensuite dans le vagin pour explorer la présentation et reconnaître les pieds, qui sont, en général, l'un à côté de l'autre. On les saisit alors au-dessus des chevilles avec les doigts formant fourche, le pouce et le médius placés de chaque côté des pieds, l'index dans leur intervalle. La prise est très solide et on peut tirer avec force, car les doigts ne glissent pas, la saillie des malléoles leur offrant un excellent point d'appui.

L'accoucheur saisit les deux pieds ou un seul pied, s'ils ne sont pas accessibles tous les deux. La prise sur les deux pieds facilite beaucoup l'engagement du siège et met à l'abri de bien des complications. Aussi faudra-t-il toujours la préférer à la prise monopode. On fait remarquer cependant que les tractions sur un seul pied permettent d'engager au détroit inférieur et à la vulve une partie fœtale plus volumineuse que le siège, puisqu'elle est composée du siège auquel est accolée la cuisse relevée et qu'il en résulte une distension plus grande du périnée et de la vulve que dans le cas où les deux pieds sont abaissés, et où le siège du fœtus passe tout seul. On insiste sur l'importance particulière de cette dilatation chez les primipares, chez qui elle facilite l'extraction des épaules et de la tête, c'est-à-dire précisément les temps de l'accouchement qui sont dangereux pour l'enfant. Cela est vrai, mais si, avant de procéder à l'extraction, on a pris soin, comme nous le conseillons, de dilater le vagin et la vulve avec un gros ballon de Champetier de Ribes, la traction sur un pied perd son seul avantage et n'a plus lieu d'être préférée.

Si on ne rencontre qu'un pied, il faut, avant de tirer, chercher à saisir l'autre, surtout si le premier pied est le pied postérieur ou mauvais pied. Quand on n'y parvient pas, on tire sur le seul pied accessible, qui doit être saisi entre l'index et le médius appliqués, l'un sur le dos du pied, l'autre au-dessus du talon.

Le ou les pieds étant solidement maintenus, on retire la main des organes génitaux, et ainsi les pieds sont entraînés au dehors.

Lorsque les pieds apparaissent à la vulve, on les prend chacun d'une main, après les avoir recouverts d'une compresse aseptique pour éviter le glissement. La main droite saisit toujours le pied droit, la main gauche toujours le pied gauche, quelle que soit l'orientation primitive du fœtus.

On exerce alors des tractions aussi en bas et en arrière que possible, afin de faire descendre le siège et le tronc suivant l'axe du détroit supérieur et de l'excavation : car il ne faut s'occuper, pour le moment, que de l'engagement et de la descente du siège et du tronc dans l'excavation. Les membres inférieurs seront orientés, par conséquent, suivant un diamètre oblique, la petite rotation qui place le siège en position transversale ne devant se produire que quand le diamètre bitrochantérien sera arrivé au détroit inférieur.

Mais déjà, pendant ces tractions, il faut penser à l'avantage qu'aura, pour la suite de l'accouchement, l'orientation du dos en avant. On disposera donc les pieds de l'enfant de telle sorte que les talons regardent à gauche ou à droite, mais en même temps en avant. Si le fœtus s'engage de lui-même en SIGA ou en SIDA, il n'y a rien à faire qu'à laisser les choses en l'état. S'il est encore en SIGT ou SIDT au moment où on commence les tractions, rien n'est plus facile que d'imprimer aux jambes un petit mouvement de rotation de 45°, afin de les amener du diamètre antéro-postérieur dans le diamètre oblique; cette rotation achevée, les talons et les faces postérieures des jambes regarderont en avant sur le prolongement du diamètre oblique opposé.

Si le fœtus est en SIGP ou SIDP, il est préférable de s'efforcer de changer de suite sa position et de placer ses membres inférieurs dans la situation où ils seraient si la position du siège était respectivement SIGA et SIDA. Dans la SIGP, par exemple; on fait donc tourner les jambes de 90° pour ramener en avant et à droite la jambe gauche qui est actuellement en avant et à gauche; la jambe droite, obéissant à ce mouvement, se placera alors en arrière et à gauche. Les jambes étant ainsi orientées, le diamètre bitrochantérien abandonnera le diamètre oblique gauche pour s'engager suivant le diamètre oblique droit. L'avantage de cette nouvelle orientation est incontestable puisque le dos du fœtus, qui regardait en arrière, regarde maintenant en avant.

Ayant ainsi amélioré la situation du fœtus, on tire en bas et en arrière, d'abord sur les pieds, puis sur les jambes, enfin sur les cuisses, au fur et à mesure que ces parties fœtales se dégagent. Quand la hanche antérieure apparaît dans l'ouverture vulvaire, on soulève le fœtus et on tire principalement sur la cuisse postérieure, afin de faire descendre la hanche postérieure le long du coccyx. Puis, relevant encore davantage la traction, on fait dégager le siège en surveillant attentivement la distension du périnée ; au moment de ce dégagement, les jambes du fœtus sont dans une direction presque verticale. Dès que le siège est sorti, on abaisse le fœtus et on continue les tractions, sans interruption, pour faire descendre le tronc, puis les épaules.

Quand un seul pied a été saisi et que c'est le *pied antérieur*, le bon pied, il n'y a pas autre chose à faire qu'à imiter, en tous points, l'extraction par les deux pieds : c'est-à-dire tirer en bas et en arrière, orienter la jambe afin que le dos regarde en avant s'il n'y regardait pas primitivement, dégager le siège en relevant les jambes du fœtus, etc. On aura seulement un peu plus de difficulté au moment du dégagement de la hanche postérieure dont le volume est augmenté de celui de la cuisse relevée.

Lorsque le pied saisi est le *pied postérieur*, le mauvais pied, deux conduites peuvent être tenues suivant les circonstances.

Dans le plus grand nombre des cas, si l'enfant n'est pas trop volumineux, l'extraction du siège peut se faire par traction sur le pied postérieur : mais il faut pour cela prendre la précaution de tirer le plus en arrière possible, dans une direction parallèle à la face postérieure du pubis, le long de laquelle la hanche accrochée va pouvoir glisser. Si, malgré des tractions énergiques faites dans la bonne direction, le siège ne descend pas, il faut de toute nécessité, pour dégager la hanche antérieure accrochée au-dessus du pubis, commencer par la ramener en arrière.

Supposons qu'il s'agisse d'une *variété antérieure*, d'une SIGA, par exemple, et que le pied saisi soit le mauvais pied, le pied droit, situé en arrière et à gauche. On devra donc faire tourner le fœtus pour amener en arrière la hanche gauche accrochée au-dessus du pubis, ce qui transformera la hanche postérieure en hanche antérieure et le mauvais pied en bon pied.

La rotation peut se faire dans deux sens, soit en avant et de gauche à droite, soit en sens inverse. Dans le premier cas, la hanche antérieure glissera d'avant en arrière, sur le côté droit du bassin, et, partant de l'éminence iléo-pectinée droite, se mettra successivement en rapport avec le milieu de la ligne innominée et la symphyse sacro-iliaque droite où on l'arrêtera après rotation de 90°.

On transforme ainsi la position SIGA en SIDA, le pied sur lequel on va tirer est devenu le bon pied et on a obtenu cette transformation sans qu'à aucun moment le ventre du fœtus ait regardé en arrière. Il y a bien, dit-on, à craindre que la hanche gauche, hanche-obstacle, ou bien encore le pied ou le genou correspondants ne viennent heurter contre le rebord du bassin et s'y arrêter. Évidemment c'est possible, mais c'est rare, et on vient aisément à bout de cette difficulté.

Pour une SIGT, même rotation qui la transformera en SIDA. — Même règle à appliquer pour une SIDA, mauvais pied abaissé.

Lorsqu'il s'agit d'une *variété postérieure*, par exemple, d'une SIGP, mauvais pied postérieur ou pied droit abaissé, le mieux est de la transformer en SIDA, par un mouvement de rotation de 180° de droite à gauche et d'arrière en avant. La hanche droite, qui correspond au pied abaissé, sera ramenée en avant, de telle façon que, partant de la symphyse sacro-iliaque droite, elle occupera successivement le milieu de la ligne innominée, puis l'éminence iléo-pectinée droite. Dès lors, le siège est en SIDP, le mauvais pied est devenu pied antérieur ou bon pied, et on pourrait arrêter le mouvement de rotation. Mais, comme dans la SIDP le plan ventral du fœtus regarde encore en avant, je préfère que la rotation soit complétée jusqu'au moment où la hanche droite sera arrivée derrière l'éminence iléo-pectinée gauche : le siège sera alors en SIGA, dos en avant. Pendant cette grande rotation, qu'a fait la hanche gauche? Elle s'est simplement laissée remorquer par la hanche droite qui la précédait, en sorte que les arrêts par accrochement, qui peuvent à la rigueur s'observer quand la hanche-obstacle précède le siège, n'ont plus lieu de se produire quand cette hanche est entraînée à la remorque du fœtus.

Même règle à appliquer s'il s'agit des autres variétés postérieures.

Pour le reste de l'accouchement, c'est-à-dire pour l'extraction des épaules et celle de la tête, on se comportera comme il a été dit ci-dessus.

B) **Conduite à tenir dans l'accouchement par le siège décomplété, mode des fesses.** — L'accouchement par les fesses est considéré, à juste titre, comme moins favorable que l'accouchement par le siège complet. Tarnier a montré, en effet, que la période d'expulsion est souvent retardée par cette circonstance que les membres inférieurs du fœtus, relevés en attelle, empêchent ou entravent, dans une certaine mesure, l'inflexion latérale du siège et du tronc si favorable au dégagement. En outre, il n'est pas rare que le fœtus exécute un mouvement anormal de rotation qui, plaçant le diamètre bitrochantérien dans le diamètre transverse du bassin, oriente le siège en sacropubienne ou en sacro-sacrée, positions qui mettent plus ou moins obstacle à la progression. Ajoutons enfin que si, dans le siège complet, la nécessité d'intervenir s'impose, les pieds du fœtus sont là qui fournissent une excellente prise pour les tractions; mais qu'au contraire, dans le siège mode des fesses, il n'existe pas de saillies fœtales sur lesquelles on puisse tirer efficacement.

Il y a, par conséquent, une grande différence au point de vue dystocique entre le siège mode des fesses et le siège complet, et c'est ce qui nous

explique la nécessité où nous nous trouvons d'étudier pour elle-même la
conduite à tenir lorsque l'enfant se présente par les fesses. Nous envisagerons successivement la période de dilatation et celle d'expulsion.

1° PÉRIODE DE DILATATION. — Rien à faire de spécial; maintenir la femme
au lit; se garder de rompre les membranes pendant un examen.

Si l'enfant souffre, dilater artificiellement l'orifice, afin de pouvoir terminer l'accouchement le plus vite possible.

S'il s'agit d'une primipare, et que l'enfant soit volumineux, il sera bon,
dès la fin de la période de dilatation, d'introduire un ballon de Champetier
de Ribes dans le vagin, afin de vaincre la résistance des parties molles
avant le passage de l'enfant, ce qui en facilitera l'expulsion ou l'extraction.

Ne jamais intervenir avant que la dilatation ne soit complète et, en particulier, se bien garder d'abaisser un pied.

2° PÉRIODE D'EXPULSION. — La physionomie de la période d'expulsion varie
suivant les difficultés de l'accouchement. L'expectation, qui, dans nombre
de cas, sera suffisante, devra souvent faire place à une intervention active.

a) **Accouchement spontané.** — Rupture artificielle des membranes à la
dilatation complète. Auscultation toutes les cinq à dix minutes. Antisepsie.
Femme mise en travers du lit, dès que la hanche antérieure apparaît à la
vulve. Laisser le siège se dégager spontanément, la hanche antérieure
d'abord, la hanche postérieure ensuite, tout en surveillant le périnée. Quand
les fesses sont dégagées, elles se relèvent, les membres inférieurs restant
encore accolés au tronc. Si les cuisses du fœtus sont suffisamment écartées, on voit le cordon auquel on fait une anse. Si les cuisses sont au
contact, dégager la cuisse antérieure par un mouvement d'abduction, qui
abaissera la jambe, et faire l'anse au cordon. Le reste de l'accouchement ne
diffère en rien de l'accouchement dans le siège complet.

b) **On doit intervenir pour extraire le siège.** — 1° *Tractions inguinales*.
— Le siège apparaît à la vulve, mais ne progresse pas. La hanche antérieure est derrière et sous le pubis. Aider d'abord à l'engagement du fœtus
dans le bassin mou, puis à son dégagement à la vulve. A cet effet, introduire l'index et, au besoin, l'index et le médius de la main qui regarde le
ventre du fœtus, dans le pli de l'aine antérieur, et tirer d'abord directement
en bas pour engager à fond la fesse antérieure. Appuyer avec les doigts
contre le bassin du fœtus et non contre la cuisse, pour éviter la fracture du
fémur.

Quand le pli de l'aine antérieure est bien dégagé, le retenir avec l'index,
et exercer maintenant des tractions sur le pli de l'aine postérieure. L'index
et le médius de l'autre main sont insinués aussi profondément que possible
dans le pli inguinal postérieur; celui-ci pouvant encore être attardé plus
haut que le coccyx, la main doit être quelquefois introduite tout entière
dans les organes génitaux. Tirer en bas sur le pli de l'aine postérieure, puis
relever peu à peu les tractions au fur et à mesure du dégagement de l'extrémité pelvienne.

On comprend tout l'avantage d'une dilatation préfœtale du bassin mou,
quand on a été, même une seule fois, aux prises avec les difficultés de
l'extraction d'un siège volumineux chez une primipare.

2° *Abaissement du pied.* — Si l'engagement des fesses n'est pas assez avancé, et qu'il soit nécessaire de terminer l'accouchement, on ne peut pas prendre un point d'appui solide sur les plis inguinaux, car ceux-ci sont trop haut situés, si bien qu'on peut à peine les accrocher à bout de doigt. Il est donc impossible d'abaisser le siège par le procédé des tractions inguinales.

Il a été conseillé de tirer sur le pli inguinal antérieur, non pas avec un ou deux doigts d'une main, mais avec les deux index, introduits, l'un en avant, l'autre en arrière. Évidemment les tractions peuvent être ainsi plus efficaces. Mais l'introduction simultanée des deux mains dans l'excavation en réduit à ce point les dimensions que le fœtus n'y peut plus trouver une place suffisante pour descendre. En sorte que les tractions digitales sur le pli de l'aine restent inefficaces et qu'il faut recourir à un autre procédé.

La nécessité où il pourrait se trouver d'extraire d'urgence le fœtus dans ces conditions défavorables mettrait donc l'accoucheur dans l'embarras, s'il n'avait d'autres moyens à sa disposition. Heureusement ces moyens existent. Les classiques décrivent, en effet, avec détails, l'application des lacs, du forceps et même du crochet mousse. Qu'en faut-il penser?

Les crochets appliqués sur les plis inguinaux sont dangereux, car ils peuvent pénétrer par leur extrémité dans les parties molles de l'aine et les déchirer; souvent aussi le fémur se fracture dès les premières tractions. Les crochets doivent donc être absolument abandonnés.

Le forceps, conseillé par Levret, est un instrument dangereux et infidèle. Dangereux, parce que les cuillers du forceps risquent de comprimer le cordon ombilical, qui est dans le voisinage de la présentation, et de produire des contusions des viscères abdominaux. Infidèle, parce qu'en raison de la forme conique à sommet inférieur qui est propre à la présentation des fesses, le forceps dérape très souvent sans avoir entraîné le fœtus, même si les cuillers sont appliquées le long des cuisses relevées.

Les lacs constituent un bon procédé de traction, ordinairement inoffensif. Mais il peut être très difficile et même impossible de les placer quand le pli de l'aine est élevé, que le fœtus est volumineux et fortement tassé, soit dans le bassin, soit dans l'utérus rétracté. Il est vrai que leur application est facilitée par l'emploi des porte-lacs; mais, outre qu'on échoue fréquemment, même en ayant recours aux porte-lacs, on ne les a pas toujours sous la main au moment où cependant ils seraient le plus utiles. Du reste les lacs exposent à la fracture du fémur, surtout quand il s'agit de positions dorso-postérieures.

L'association du lacs et du forceps donnera aux tractions plus d'efficacité, mais ne diminuera pas les inconvénients respectifs de leur emploi.

C'est pour ces motifs que, renonçant aux forceps et aux lacs, je recommanderai, comme intervention efficace et inoffensive dans la présentation des fesses, l'abaissement d'un pied et les tractions sur le membre inférieur correspondant.

De tout temps, pour ainsi dire, il a été conseillé, quand l'enfant se présentait les fesses les premières, d'aller chercher les pieds et de tirer ensuite sur eux pour extraire le fœtus. Mais si l'opération était ordinairement suivie de succès, quand elle s'appliquait au siège encore mobile au-dessus du bassin, il en était tout différemment quand les fesses étaient déjà engagées ou seulement amorcées au détroit supérieur. C'est pourquoi la recherche et l'abaissement des pieds avaient été presque complètement abandonnés, quand ils furent réintroduits dans la pratique obstétricale, en 1888, par le professeur Pinard, auquel on est redevable d'un procédé ingénieux d'abais-

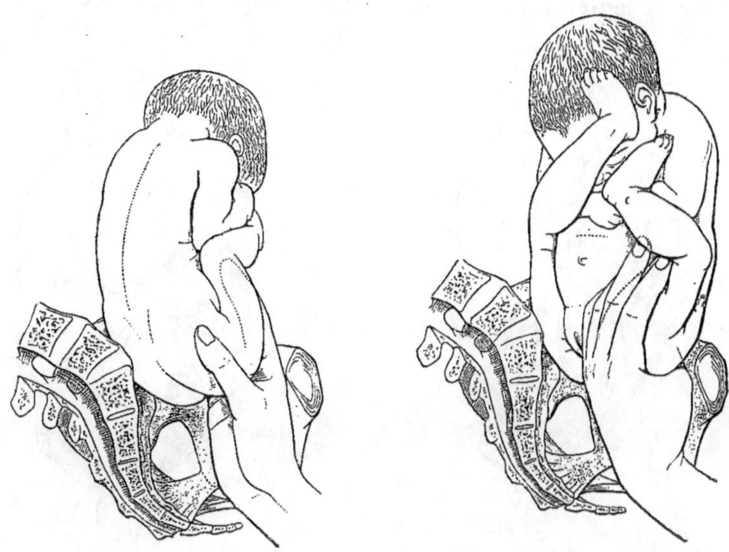

Fig. 182 et 183. — Manière de placer les mains dans les positions droite et gauche.

sement indirect du pied qui ne nécessite qu'une très minime mobilisation du fœtus et dont voici la description.

Manuel opératoire de l'abaissement artificiel du pied. — La manœuvre comprend les quatre temps suivants (fig. 182, 183, 184 et 185) :

1° Introduction et placement de la main ;
2° Abduction artificielle de la cuisse ;
3° Recherche et saisie du pied ;
4° Abaissement du pied et déflexion du membre inférieur.

Toutes ces manœuvres doivent être exécutées dans l'intervalle des contractions utérines. Mais l'extraction du fœtus qui leur succède coïncidera, autant que possible, avec les contractions de l'utérus et les efforts de la femme. A ce point de vue, il y a donc une certaine analogie entre l'abaissement du pied dans le siège mode des fesses et la version pelvienne.

Supposons, pour fixer les idées, qu'il s'agisse d'une présentation du siège décomplété mode des fesses, en position SIGA. Les membres inférieurs, appliqués au-devant de l'abdomen et du thorax du fœtus, regardent en arrière et à droite. Le bon pied est le pied gauche ou le pied antérieur ; c'est lui qu'il faut abaisser. Pour cela nous nous servirons de la main qui, dans l'attitude naturelle, c'est-à-dire intermédiaire à la pronation et à la supina-

tion, a la paume tournée vers le plan ventral du fœtus, de la main gauche
ici, par conséquent. Si le fœtus se présentait en position droite, on introduirait au contraire la main droite.

Dans la présentation du siège mode des fesses, il arrive souvent, avons-
nous dit, que, par suite d'une anomalie dans le mouvement de rotation, la
position devienne sacro-pubienne ou sacro-sacrée. Dans ce cas, il n'y a ni
pied antérieur, ni pied postérieur, et on pourra employer indifféremment
l'une ou l'autre main. Aussi choisira-t-on la main la plus habile, quitte à
faire tourner le fœtus dans le sens voulu pour que le pied abaissé devienne

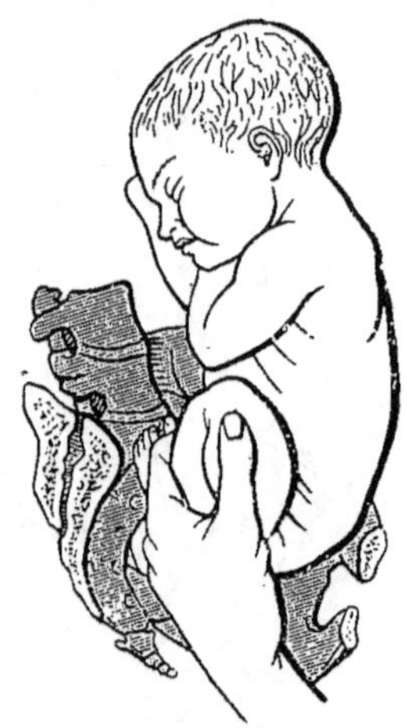

Fig. 184. — La jambe est complètement fléchie,
le pied abaissé va être saisi solidement.

le pied antérieur. Cependant, si l'accoucheur connaissait la position primitive du siège, au moment de l'engagement, il introduirait de préférence
la main correspondante, c'est-à-dire la
main gauche s'il s'agissait d'une position gauche, la main droite, s'il s'agissait d'une position droite, car la rota-

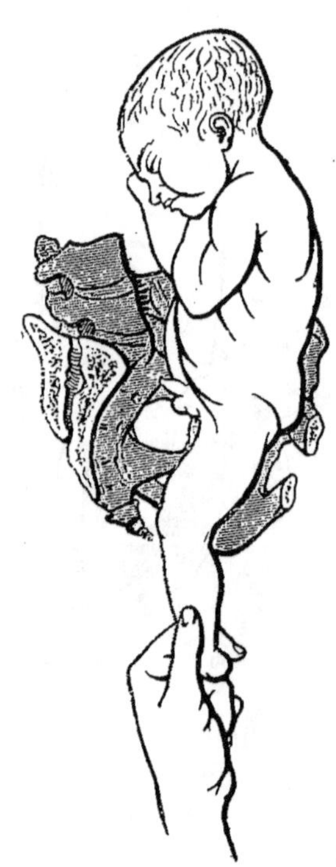

Fig. 185. — Le pied a été attiré hors
de la vulve.

tion du fœtus se fera plus facilement dans le sens de l'orientation première.

1er Temps. — La femme étant placée sur le bord du lit dans la posture
obstétricale, les jambes maintenues par deux aides, on introduit la main
gauche *tout entière* dans le vagin et on la pousse jusque dans l'utérus.
La main doit être introduite tout entière, la réussite de l'opération en
dépend ; avec deux doigts ou même quatre doigts, on échouerait le plus
souvent.

On glisse les mains le long des cuisses du fœtus, jusqu'à ce qu'on ait
atteint, avec l'extrémité de l'index et du médius, le creux du jarret gauche.
A ce moment, on s'arrête, car il est inutile de remonter plus haut. Mais il
faut que la main arrive jusque-là : c'est, en effet, au niveau du creux poplité

qu'il sera nécessaire d'appuyer du bout des doigts pour produire l'abduction de la cuisse.

Il s'agit maintenant de faire descendre le pied de l'enfant. Voici comment on y parvient.

2ᵉ Temps. — On appuie plus ou moins fortement avec l'index et le médius sur le creux du jarret qu'on repousse ainsi en arrière et en dehors par rapport au fœtus. Ce déplacement exagère la flexion de la cuisse qui est portée en abduction ; le genou s'écarte de la ligne médiane et se porte vers le flanc du fœtus. Quant à la jambe, il est de toute évidence qu'elle doit, elle aussi, changer d'attitude ; car l'exagération de la flexion, d'une part, et l'abduction de la cuisse, d'autre part, produisent le raccourcissement des muscles ischio-jambiers et, secondairement, la flexion de la jambe. Du reste, il serait impossible que la jambe restât étendue sur la cuisse, car pour participer au mouvement d'abduction de cette dernière, elle devrait s'écarter du tronc de l'enfant contre lequel elle serait ramenée par la paroi utérine.

Donc, la jambe se fléchit, et sa flexion se prononce d'autant plus que le genou est plus écarté de la ligne médiane.

3ᵉ et 4ᵉ Temps. — La jambe s'abaisse, en entraînant avec elle le pied dont le talon vient buter contre la face dorsale des doigts de l'accoucheur. Dès lors, il est très facile d'accrocher le cou-de-pied avec l'index et le médius, de l'abaisser un peu, puis de le saisir solidement pour amener le pied à la vulve. On dispose désormais d'un tracteur solide et commode pour extraire le fœtus.

Je vais examiner maintenant les difficultés et les particularités de l'opération suivant que le siège est ou n'est pas engagé.

Difficultés et particularités de l'abaissement du pied quand le siège n'est pas engagé. — Les difficultés varient avec les différents temps de l'opération.

1ᵉʳ Temps. — Si les parties génitales sont trop étroites, on éprouve de la difficulté à introduire la main ; mais il ne faudrait pas essayer d'entreprendre la manœuvre avec deux doigts, car on irait au-devant d'un échec presque certain. L'important, pour réussir, c'est d'introduire la main tout entière dans le vagin ; et c'est pour n'avoir pas cru que cela fût nécessaire que certains accoucheurs ont échoué dans leurs tentatives. On dilatera donc progressivement la vulve trop étroite et trop résistante, en y insinuant doucement les doigts réunis en cône, et en les enfonçant peu à peu en même temps qu'on leur imprime des mouvements de rotation.

La difficulté qui nous occupe est d'ordinaire facilement vaincue. Mais dans les cas d'étroitesse absolue ou relative de l'orifice vulvaire compliquée de résistance du plancher périnéal, il est préférable de dilater la vulve avant le passage du fœtus, sans que ce dernier serve lui-même d'agent dilatateur.

Cette dilatation mécanique peut être obtenue très facilement et sans aucun danger, ainsi que je l'ai déjà dit, avec le ballon incompressible de Champetier de Ribes qui peut acquérir le volume d'une tête de fœtus à terme. On introduit ce ballon *dans le vagin*, et on le dilate au maximum en y injectant de l'eau stérilisée. Sa seule présence provoque des contractions énergiques qui tendent à l'expulser; mais on peut hâter cette expulsion en exerçant sur le ballon des tractions soutenues. Le ballon descend peu à peu, distend le plancher périnéal, et sort finalement en laissant derrière lui une dilatation complète. La résistance des parties molles étant vaincue, celles-ci n'opposent plus d'obstacle au passage du fœtus.

Lorsque l'orifice utérin est incomplètement dilaté, il est difficile, souvent même impossible, de pénétrer avec la main dans l'utérus; mais on ne doit jamais, à notre avis, procéder à l'abaissement du pied dans ces conditions.

On s'expose, en effet, en abaissant le pied au début du travail, à ce que le cordon, plus ou moins mobilisé pendant des manœuvres faites dans son voisinage, se déplace et fasse procidence, en suite de quoi l'enfant souffre et succombe sans qu'on puisse lui porter secours, car si on veut alors procéder à l'extraction, malgré l'insuffisance de la dilatation, on rencontrera les plus grandes difficultés. A la rigueur, le tronc et les épaules passeront, mais le col de l'utérus se resserrera sur le cou du fœtus et il sera impossible d'extraire la tête sans risquer de déchirer l'utérus.

Avant d'abaisser le pied, il faudra donc au préalable dilater artificiellement l'orifice utérin.

La rétraction de l'utérus peut rendre, on le comprend, l'introduction de la main difficile; cette rétraction se voit principalement quand les eaux sont écoulées depuis longtemps, que le travail traîne en longueur, ou encore à la suite de l'administration d'ergot de seigle. Dans ces conditions, presque toujours, l'enfant est mort et on doit renoncer à l'abaissement du pied. Si cependant on avait la certitude que l'enfant est vivant, on aurait recours à l'anesthésie et on serait en droit d'espérer qu'une fois la résolution musculaire obtenue, l'utérus se relâcherait un peu et permettrait d'exécuter la manœuvre.

2ᵉ TEMPS. — Ordinairement le tronc du fœtus reste immobile pendant qu'on exécute la manœuvre d'abduction sur la cuisse antérieure; mais il n'en est pas toujours ainsi, et quelquefois le fœtus tourne sur son axe longitudinal, fuyant pour ainsi dire la main de l'opérateur. De plus, en tournant, le fœtus change de position : la cuisse qui était antérieure devient postérieure, et la main se trouve par conséquent dans une mauvaise direction pour agir. On arrive à vaincre cette difficulté en fixant, pendant la manœuvre, le bassin du fœtus avec le pouce appliqué en arrière de lui. On peut encore immobiliser le fœtus à l'aide de la main appliquée sur la paroi abdominale.

Quand le siège n'est pas engagé et que l'utérus est mou, la cuisse se met facilement en flexion et en abduction forcées; mais la manœuvre réussit moins aisément quand les membranes sont rompues depuis longtemps et que l'utérus est rétracté sur le fœtus. L'anesthésie est alors utile : grâce à elle, l'utérus se relâche un peu et la cuisse se laisse mobiliser.

J'ai dit qu'il fallait toujours agir sur la cuisse antérieure, puisqu'on abaisse ainsi le bon pied. Si toutefois, faute d'habitude ou pour toute autre cause, on n'arrivait pas à exécuter la manœuvre sur la cuisse antérieure, on devrait l'essayer sur la cuisse postérieure et on pourrait très bien y réussir. On agirait alors avec la main déjà introduite dans les organes génitaux et dont on se contenterait simplement de tourner la paume en arrière.

3e TEMPS. — Il peut arriver que la jambe se fléchisse insuffisamment sur
la cuisse et que le pied ne s'abaisse pas assez pour devenir accessible. Cela
tient surtout à la rétraction de l'utérus qui immobilise cette jambe et s'oppose à sa descente ; cela peut résulter encore d'une tension excessive des
extenseurs de la jambe qu'on observe spécialement dans le siège mode des
fesses primitif. Dans ce cas, que faut-il faire ?

On peut avoir recours à plusieurs petits procédés qui, au besoin, seront
employés successivement :

Les dernières phalanges de l'index et du médius, qui sont appliquées

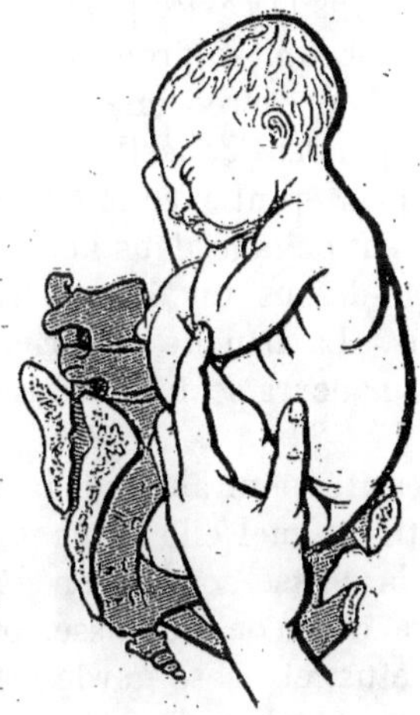

Fig. 186. — Manière de faciliter la flexion
de la jambe en appuyant sur elle avec
l'index.

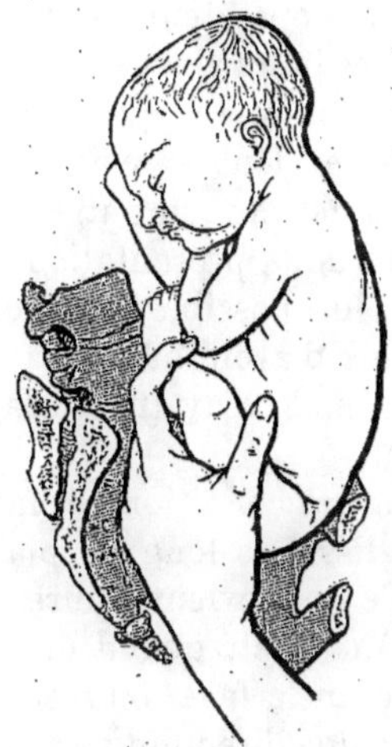

Fig. 187. — La pression de l'index a produit
la flexion de la jambe.

dans le creux poplité, appuient fortement sur la saillie des tendons des
muscles fléchisseurs de la jambe. Cette pression a pour but de raccourcir
ces muscles et, par conséquent, d'exagérer la flexion de la jambe sur la
cuisse (fig. 186 et 187).

On peut aussi enfoncer la main un peu plus loin dans la profondeur et,
tout en maintenant la cuisse dans l'abduction essayer, avec le bout de
l'index ou du médius, de contourner le genou et d'accrocher la jambe :
on parvient ainsi à la fléchir peu à peu ; alors le pied s'abaisse et devient
accessible.

Enfin avec la main libre, placée sur l'abdomen de la femme, on cherche
à sentir la jambe et le pied qui doivent être abaissés : on les trouve facilement. Rien n'est ensuite plus simple que d'agir sur eux, à travers la paroi
abdominale, pour les faire descendre et les amener jusqu'à la rencontre des
doigts qui n'avaient pu les saisir.

4e TEMPS. — Le pied saisi solidement au-dessus des chevilles est, en
général, amené sans difficulté dans le vagin, puis à la vulve. Mais la rétraction de l'utérus ou la présence d'un anneau de contraction peuvent opposer
quelque obstacle à l'abaissement de ce pied ; il suffit de procéder avec dou-

ceur et d'exercer des tractions soutenues et non saccadées pour entraîner le pied et la jambe. En somme, on se trouve ici aux prises avec des difficultés analogues à celles qu'on rencontre dans la version.

Difficultés et particularités de l'abaissement du pied quand le siège est engagé. — Lorsque le siège est engagé, on peut rencontrer, pour abaisser un pied, les mêmes difficultés qu'avant l'engagement, y compris celles qui proviennent de la contraction et de la rétraction de l'utérus; mais je n'y reviendrai pas et je m'attacherai spécialement ici à celles qui sont sous la dépendance de l'engagement lui-même.

Elles sont quelquefois assez grandes. On comprend bien, en effet, que la main de l'opérateur évolue moins aisément dans la cavité pelvienne qui est rigide et immuable, que dans la cavité utérine qui se prête à des changements de forme, qui cède aux points où l'on exerce une pression plus grande, et dont la résistance peut diminuer pendant l'anesthésie.

Il est certain, en outre, que les difficultés varieront avec le degré d'engagement de la présentation. Quand le siège est engagé dans l'excavation, il n'est plus possible de soulever le siège au-dessus du détroit supérieur, à moins d'avoir affaire à de petits fœtus. La hanche antérieure reste donc dans l'excavation et la bascule du fémur devra se faire dans le petit bassin.

Dans ces conditions, il faut de toute nécessité, pour abaisser la cuisse, la faire glisser le long du plan ventral du fœtus auquel elle doit rester parallèle. Ce qui revient à dire qu'on défléchit la cuisse comme on dégage un bras. En effet, quand un bras s'est relevé et qu'on l'abaisse, on le fait glisser sur la face, puis sur le thorax du fœtus, et on se garde bien de lui donner une direction perpendiculaire au plan antérieur du fœtus.

Quand le siège est au détroit inférieur, les conditions sont moins favorables pour l'abaissement du pied que dans les cas précédents, non seulement parce que la main de l'accoucheur a moins de liberté pour évoluer, mais encore parce que la cuisse du fœtus, logée presque en entier dans l'excavation pelvienne, se déplace plus difficilement, car elle ne tarde pas, quand on la met en abduction, à rencontrer les parties osseuses qui l'arrêtent.

Indications et contre-indications de l'abaissement artificiel du pied. — **Contre-indications.** — L'abaissement artificiel du pied reconnaît trois contre-indications : la dilatation incomplète de l'orifice utérin, la rétraction tétanique de l'utérus et la mort du fœtus.

Si l'enfant est mort, on doit renoncer à abaisser un pied, à moins que cette opération ne soit jugée très facile, et on aura recours de préférence à d'autres procédés d'extraction, tels que l'application du crochet mousse sur le pli de l'aine ou l'emploi du basiotribe, qui fournira une prise solide pour exercer des tractions.

Indications. — L'abaissement du pied est pratiqué dans deux buts différents : dans un but *prophylactique*, quand on y a recours, en dehors de toute indication immédiate, soit maternelle, soit fœtale, simplement pour prévenir les difficultés de la période d'expulsion de l'accouchement par les fesses; dans un but *curatif*, lorsqu'on se propose de terminer sans retard l'accouchement, soit que l'état de la mère, soit que l'état du fœtus, nécessitent une prompte délivrance.

Les conditions nécessaires existant, dans quels cas, et à quel moment faut-il procéder à l'abaissement prophylactique du pied?

Il faut s'abstenir de toute intervention quand on a des raisons de croire que l'accouchement pourra se terminer spontanément, c'est-à-dire quand l'enfant est petit ou de moyen volume, que le travail a duré peu de temps, ou que les contractions utérines sont régulières et les efforts de la femme énergiques.

Si cependant, contre toute attente, l'engagement ne se faisait pas, ou ne progressait pas, si le travail s'arrêtait, ou si le fœtus souffrait, on en serait quitte pour procéder alors à l'abaissement artificiel du pied.

Mais l'abaissement prophylactique du pied, dès la dilatation complète, a des indications absolument pressantes dans les circonstances suivantes : femme épuisée par un long travail, rupture prématurée des membranes, fœtus volumineux, rotation anormale en occipito-pubienne ou en occipito-sacrée, absence d'engagement, contractions utérines faibles et espacées. On n'hésitera donc pas et on défléchira le membre inférieur, aussitôt que les conditions nécessaires existeront, c'est-à-dire dès que la dilatation sera complète. En intervenant ainsi au temps d'élection, on évitera que l'engagement ne se produise ou ne se complète, et on opérera, par conséquent, dans les conditions les plus favorables.

Le pied ayant été abaissé, on abandonnera à la nature le soin d'expulser le fœtus ou bien on l'extraira aussitôt, si l'indication s'en présente.

De toutes les indications de l'abaissement curatif, la plus fréquente est la souffrance du fœtus manifestée par les modifications des bruits du cœur; d'autres fois, il s'agit d'un arrêt dans la descente du fœtus ou d'une anomalie du mouvement de rotation; quelquefois enfin, la femme peut présenter de la fièvre, parce que l'œuf est infecté et le liquide amniotique fétide.

L'abaissement curatif est alors le rival des lacs, du forceps, des tractions inguinales, et il peut être nécessaire de le pratiquer au détroit supérieur ou à des hauteurs variables de l'excavation pelvienne.

Pronostic. — 1° *Pour la mère.* — En elle-même, la présentation du siège ne comporte pas de pronostic spécial. Cependant, la durée du travail est un peu plus longue que dans la présentation du sommet. De plus, les déchirures des parties molles, vagin et périnée, sont plus fréquentes; ce qui tient à la rapidité de l'expulsion ou de l'extraction de la tête à travers le canal vulvo-vaginal, incomplètement dilaté par le passage du siège et du tronc, qui précède celui de l'extrémité céphalique.

La nécessité presque fatale de l'intervention de l'accoucheur, au moins au moment du passage de la tête, cause un danger d'infection, si petit soit-il.

Le pronostic ne devient réellement mauvais que si l'on intervient intempestivement avant la dilatation complète et si l'on veut extraire de force le fœtus à travers un orifice insuffisamment ouvert.

2° *Pour l'enfant.* — Le pronostic est plus grave pour le fœtus dans la présentation du siège que dans celle du sommet. Si je m'en rapporte à la statistique de la Clinique Baudelocque, la mortalité globale, pour les enfants se présentant par le siège, est de 7 pour 100 chez les primipares et de 12 pour 100 chez les multipares. L'excès de mortalité fœtale chez les multipares, dont on est surpris au premier abord, tient, sans doute, à la plus grande fréquence chez elles des accouchements par les pieds, les accouchements par le siège mode des fesses l'emportant en nombre chez les femmes primipares. D'ailleurs, d'une façon générale, la mortalité varie forcément suivant les causes de la présentation du siège, suivant le mode d'intervention, suivant l'habileté de l'opérateur, suivant le volume des enfants et suivant l'état du bassin ou des parties molles de la mère.

La vitalité de l'enfant ayant été compromise pendant l'accouchement, une forte proportion d'enfants succombent dans les heures qui suivent la naissance. Le fœtus peut souffrir déjà pendant la période de dilatation, par le fait d'un décollement prématuré du placenta, décollement qui est plus fréquent dans la présentation du siège que dans celle du sommet. Mais c'est surtout pendant la période d'expulsion que l'enfant asphyxie par suite de la compression du cordon. Cette compression peut entraîner la mort du fœtus pendant le travail; sinon, elle provoque seulement de l'asphyxie, mais l'enfant exécute alors dans l'utérus des mouvements inspiratoires prématurés, qui ont pour effet d'introduire, dans ses bronches et dans ses poumons, du liquide amniotique et des mucosités dont la présence obstrue les voies aériennes et détermine leur inflammation. Il en résulte que si l'enfant a résisté à l'asphyxie du travail, il n'en est pas moins exposé à succomber, dans les heures ou jours qui suivent la naissance, à des infections broncho-pulmonaires.

Il faut ajouter enfin, comme éléments de pronostic, toutes les lésions traumatiques que l'enfant peut présenter à la naissance, dont les unes guérissent bien : fractures de l'humérus et de la clavicule, paralysies obstétricales légères, hématome du sterno-cléido-mastoïdien, etc.; dont les autres laissent des traces indélébiles : paralysie incurable du membre supérieur, maladie de Little, etc.; et dont les dernières enfin amènent la mort peu après la naissance, telles que les fractures du crâne, les hémorragies méningées.

Déformations plastiques du fœtus dans la présentation du siège. — La bosse séro-sanguine n'offre aucun intérêt pratique. Même le sang épanché dans les bourses et jusque dans le testicule et le cordon spermatique, disparaît rapidement.

La tête peut présenter des déformations d'origine intra-utérine, mais elles sont rares. Elles consistent en un aplatissement latéral, en général asymétrique, qui porte soit sur la voûte du crâne, soit sur la face.

Dans quelques cas de siège décomplété mode des fesses, lorsque le liquide amniotique est en faible quantité, le fœtus, à l'étroit dans la cavité utérine, subit des pressions continues, d'où résultent des difformités qu'on observe à la naissance. C'est ainsi qu'on a vu naître des enfants avec des enfoncements de la région parotidienne, de la mâchoire inférieure et de la moitié correspondante du cou. Ces enfoncements, quelquefois accompagnés de paralysie faciale, sont produits par la pression continue du moignon de l'épaule qui finit par se creuser, pour ainsi dire, une loge dans la partie latérale de la tête et du cou. Ces déformations persistent assez longtemps, mais finissent ordinairement par disparaître.

Les déformations constantes de la tête venant dernières sont produites par le passage à travers la filière pelvi-génitale. Elles donnent à la tête une forme arrondie tout à fait caractéristique. On la rencontre sur tous les enfants nés par le siège, en sorte qu'avec un peu d'habitude on peut, par la simple inspection de la tête d'un enfant, établir rétrospectivement qu'il est né par le siège.   *POTOCKI.*

SIGNES. — Il est d'usage, en nosographie, de désigner certains signes clinique par un nom propre, en général le nom de l'auteur qui a attiré l'attention sur la valeur diagnostique de ces signes.

Voici les plus usuelles de ces désignations :

Signe de **Argyll-Roberston**. — Les pupilles réagissent à l'accommodation, mais non à la lumière. (V. Tabes).

— **Auenbrugger**. — Voussure qui caractérise les épanchements péricardiques.

— **Auspitz** ou du « coup d'ongle ». — Apparition d'un fin piqueté hémorragique sur la surface mise à nu par le grattage, sous la squame du psoriasis (v. c. m.).

— **Babinski**. — Extension des orteils à la suite de l'excitation de la plante du pied, indice d'une perturbation dans le fonctionnement du système pyramidal, signe de grande valeur pour le diagnostic des affections nerveuses organiques. (V. Hémiplégie, Réflexes).

— **Baccelli**. — Absence de pectoriloquie aphone dans la pleurésie purulente.

— **Bamberger**. — Trouble de la sensibilité : une excitation cutanée limitée donne lieu à une sensation localisée par le malade à une région située sur le côté opposé du corps. (V. Allochirie, Sensibilité).

— **Bard**. — Dans le nystagmus organique, les oscillations du globe de l'œil augmentent. Dans le nystagmus congénital, ces oscillations tendent à disparaître quand le malade suit le doigt de l'observateur.

— **Baumès**. — Sternalgie. (V. Angor pectoris.)

— **Bazy**. — Pour faire le diagnostic entre le rétrécissement de la portion bulbaire de l'urètre et le spasme urétral. Dans le rétrécissement (sauf les membraneux qui sont d'origine traumatique), la boule de l'explorateur est toujours sentie par le périnée, et n'est pas sentie par le toucher rectal ; dans le spasme, elle n'est pas sentie par le périnée, mais par le toucher rectal.

Signe de **Bechterew.** — (V. Simulation.)

— **Bell.** — Ce signe permet de différencier la paralysie faciale périphérique. Si l'on commande au malade de fermer les yeux, du côté paralysé le globe oculaire se porte en haut et en dehors. Ce phénomène ne se produit pas dans la paralysie faciale d'origine centrale. [V. Faciale (Paralysie).]

— **Berger.** — La pupille, au lieu d'être circulaire, prend une forme elliptique. Ce signe s'observe dans le tabes et différentes affections du système nerveux.

— **Biermer.** — Dans un pneumo-thorax avec épanchement, la hauteur à laquelle on perçoit le « bruit d'airain » varie suivant la position du malade. (V. Pneumothorax.)

— **Biernacki.** — Anesthésie du nerf cubital dans le tabes. La pression exercée sur le nerf cubital au niveau de la gouttière olécranienne ne produit plus la vive douleur propagée jusqu'au petit doigt, ni les contractions des muscles innervés par ce nerf qui s'observent à l'état normal.

— **Borsieri.** — Dans la scarlatine, au début, une raie tracée avec l'ongle sur la peau fait apparaître une ligne pâle, bientôt remplacée par une ligne rouge moins large. (V. Scarlatine.)

— **Bozzolo.** — Pouls visible sur les narines dans certains anévrismes de l'aorte thoracique (v. c. m.).

— **Brach-Romberg.** — V. Romberg.

— **Bright.** — Bruits de frottements péritonéaux.

— **Brissaud.** — Scoliose sciatique.

— **Browne.** — V. Crichton-Browne.

— **Bryson.** — Défaut d'ampliation du thorax pendant l'inspiration dans le goitre exophtalmique.

— **Burton.** — Liséré gingival, grisâtre ou ardoisé, caractéristique de l'intoxication chronique par le plomb. (V. Saturnisme.)

— **Cardarelli.** — V. Oliver.

— **Castellino.** — V. Oliver.

— **Chaussier.** — Vive douleur épigastrique, parfois au début d'une crise d'éclampsie.

— **Clapton.** — Un liséré verdâtre des gencives s'observe dans l'empoisonnement chronique par le cuivre.

— **Comby.** — Dans la rougeole.

— **Crichton-Browne.** — Tremblement des commissures des lèvres et des angles externes des yeux, au début de la paralysie générale (v. c. m.).

— **Damoiseau.** — Pour déterminer la limite supérieure d'un épanchement pleurétique moyen. La zone de matité est limitée par une ligne parabolique dont le sommet est sur la ligne axillaire, l'extrémité postérieure atteint la colonne vertébrale, et l'extrémité antérieure le sternum. (V. Pleurésie.)

Signe de **Dupuytren**. — Dans la luxation congénitale de la hanche, on détermine un glissement de la tête fémorale, au moyen de tractions ou de pressions exercées sur le membre inférieur. [V. Hanche (Luxation).]

— **Duroziez**. — Double souffle intermittent crural qu'on entend en auscultant l'artère crurale dans l'insuffisance aortique(v. c. m.).

— **Erb**. — Augmentation de l'excitabilité électrique des nerfs périphériques, dans la tétanie.

— **Erichsen**. — Dans la sacro-coxalgie, on détermine une douleur au niveau de l'articulation sacro-iliaque en rapprochant les os iliaques par une brusque pression des deux épines iliaques antéro-supérieures.

— **Federici**. — Perception des bruits du cœur dans toute l'étendue de l'abdomen chez un sujet atteint de péritonite par perforation avec issue des gaz intestinaux dans le péritoine.

— **Féréol**. — Constatation de nodosités intra-cutanées éphémères dans le rhumatisme articulaire aigu, franc.

— **Flindt**. — V. Koplik.

— **Flint**. — Souffle présystolique à la pointe, que l'on observe parfois dans l'insuffisance aortique, même sans association de rétrécissement mitral.

— **Frédéric Muller**. — Battements du voile du palais et des amygdales, dus à l'association du pouls capillaire et des pulsations carotidiennes, que l'on rencontre dans l'insuffisance aortique (v. c. m.).

— **Frédéric Thompson**. — V. Thompson.

— **Friedreich**. — Tonalité plus élevée du son tympanique pendant l'inspiration que durant l'expiration, lorsqu'on percute une vaste caverne pulmonaire, ou un poumon refoulé par un épanchement pleurétique, ou encore un pneumothorax.

— **Fürbringer**. — Dans un abcès sous-diaphragmatique, les mouvements respiratoires sont transmis à une aiguille plantée dans la cavité de l'abcès. Ces mouvements ne se produisent pas si la collection purulente est thoracique.

— **Gandolphe**. — Dans l'étranglement interne, l'existence d'un épanchement se révèle dans les flancs par de la matité ou de la submatité; on peut le constater dans le petit bassin, par le toucher rectal ou vaginal.

— **Gosselin**. — Douleur vive qui se produit dans les doubles fractures verticales du bassin, si l'on écarte la cuisse du côté fracturé.

— **Gowers**. — La pupille, au lieu de se rétrécir progressivement et d'une façon continue devant la lumière, se contracte par saccades.

Signe de **Graefe.** — Parésie de la paupière supérieure quand le regard s'élève ou s'abaisse, dans la maladie de Basedow.

— **Graves.** — Sensibilité anormale des nerfs dentaires chez les goutteux, pouvant provoquer des grincements de dents.

— **Guyon.** — Ballottement du rein.

— **Hegar.** — Dans la grossesse au début. Dès la septième semaine, à l'état normal et physiologique, le corps de l'utérus forme une tumeur molle, le col reste dur et le segment intermédiaire se ramollit considérablement. Il en résulte que ce segment devient très compressible et que, par suite, la main abdominale et le doigt vaginal placé en arrière du col, ne perçoivent plus entre eux qu'une bande de tissu très mince, comme si le corps et le col étaient presque complètement séparés.

— **Heim-Kreysig.** — Dépression systolique des espaces intercostaux, s'observant dans la symphyse cardiaque.

— **Heim-Sanders.** — Dans la symphyse cardiaque, on observe une ondulation de la paroi thoracique, dépassant les limites de la matité cardiaque et ayant son maximum d'intensité dans la région épigastrique.

— **Hoffmann.** — Hyperexcitabilité mécanique des nerfs dans la tétanie.

— **Hope.** — Double impulsion cardiaque saccadée dans l'anévrisme de l'aorte (v. c. m.).

— **Jaccoud.** — Mouvement de roulis de la région précordiale dans la symphyse cardiaque (V. Péricardites).

— **Jaffé.** — Dans l'abcès sous-diaphragmatique, l'écoulement du pus est plus fort pendant l'inspiration que pendant l'expiration ; inversement, si l'abcès est thoracique ; mais la paralysie du diaphragme peut rendre cette distinction impossible.

— **Jellinek.** — Pigmentation brunâtre des paupières dans la maladie de Basedow.

— **Kernig.** — Dans la méningite (v. c. m.), impossibilité d'obtenir l'extension complète des genoux dans la position assise.

— **Köplik.** — Symptôme précoce de la rougeole (v. c. m.) ; apparition, sur la muqueuse des joues, de petites taches blanc bleuâtre, légèrement surélevées, entourées d'une aréole inflammatoire. Ce signe a été décrit aussi par Flindt.

— **Kreysig.** — V. Heim-Kreysig.

— **Küssmaul.** — Pouls filiforme pendant l'inspiration (pouls paradoxal) dans la péricardite (v. c. m.).

— **Lancisi.** — Dans les myocardites graves, les battements du cœur sont perçus sous forme de trémulation (tremblement du cœur).

— **Lasègue.** — Dans la sciatique, on provoque la douleur par la flexion de la cuisse sur le bassin, la jambe étant en extension.

Signe de **Laugier.** — Dans la fracture de l'extrémité inférieure du radius,
l'apophyse styloïde de cet os se trouve au moins au niveau de
l'apophyse styloïde du cubitus.

— **Mannkoff.** — Dans les névralgies traumatiques on observe une
accélération du pouls sous l'influence de la pression sur un
point douloureux.

— **Meltzer.** — Normalement, à l'auscultation du cardia (à côté de
l'appendice xyphoïde), on entend, après la déglutition, un premier bruit produit par l'écoulement de fines gouttelettes, et,
six à sept secondes après, un bruit de glouglou. Or, d'après
Meltzer, le second bruit manquerait dans le cas d'occlusion
ou de rétrécissement prononcé de la partie inférieure de
l'œsophage.

— **Moebius.** — Difficulté de la convergence des yeux dans le goitre
exophtalmique.

— **Müller.** — Dans l'insuffisance aortique, on observe le pouls
capillaire de la luette qui peut même être animée d'oscillations pulsatiles. On voit aussi des battements amygda-
liens.

— **Müller.** — Pour la recherche des anesthésies. (V. SIMULATION.)

— **Musset.** — Secousses rythmiques de la tête chez les aortiques.

— **Nikolsky.** — Dans certaines affections cutanées (V. PEMPHIGUS),
l'épiderme corné se décolle facilement par une forte pression
du doigt, et une bulle se forme.

— **Oliver.** — Dans les anévrismes de la crosse de l'aorte, on observe
des mouvements de bas en haut du larynx, synchrones à la
systole cardiaque.

— **Parrot.** — Dans la méningite, on observe une dilatation de la
pupille à la suite du pincement de la peau.

— **Pfühl.** — Analogue au signe de Jaffé.

— **Pins.** — Dans la péricardite, les signes pleuro-pulmonaires
simulant la pleurésie disparaissent quand le malade se met
dans la position genu-pectorale.

— **Pitres.** — Dans les pleurésies avec épanchement, un cordon
tendu du milieu de la fourchette sternale à la symphyse du
pubis ne coupe plus le thorax en deux parties égales.

— **Porter.** — V. Oliver.

— **Quinquaud.** — Chez les alcooliques, on perçoit un choc des
phalanges quand le malade appuie avec force, ses doigts
écartés et étendus sur la main de l'examinateur.

— **Remak.** — Chez les tabétiques, une seule excitation cutanée
donne naissance à plusieurs sensations successives.

— **Robertson.** — V. Argyll Robertson.

— **Rodet.** — Besoin qu'éprouvent les morphinomanes de se faire
des piqûres, pour la seule satisfaction de se piquer la peau
(nygmatomanie).

Signe de **Romberg.** — Dans le tabes, le malade oscille et tombe même, si on lui commande de se tenir debout, les pieds joints et les yeux fermés.

— **Rosenbach.** — Dans l'hémiplégie hystérique, le réflexe abdominal persiste malgré l'anesthésie cutanée; ce réflexe fait défaut dans l'hémiplégie organique.

— **Rosenbach.** — Dans le goitre exophtalmique le clignement palpébral est rare ou même nul.

— **Rosenheim.** — Frottement perçu à l'auscultation de l'hypochondre gauche dans les cas de périgastrite fibreuse.

— **Sanders.** — V. Heim-Sanders.

— **Schüle.** — La contraction du muscle frontal produit souvent chez les mélancoliques un ensemble de rides parallèles, situées à la racine du nez et rappelant la lettre grecque ω (oméga mélancolique).

— **Sieur.** — Son argentin que l'on obtient dans les cas d'épanchement pleural en auscultant le thorax, pendant qu'on percute le point diamétralement opposé au moyen de deux pièces de monnaie.

— **Stellwag.** — Dans le goitre exophtalmique, augmentation de la fente palpébrale et difficulté, souvent même impossibilité d'obtenir l'occlusion des paupières, conséquences de l'exophtalmie.

— **Stiller.** — Mobilité anormale de la sixième côte se rencontrant chez les sujets atteints de ptose viscérale et particulièrement de rein mobile ou de dilatation de l'estomac.

— **Straus.** — Dans la paralysie faciale périphérique, on voit apparaître plus tardivement la sudation du côté paralysé, à la suite d'une injection sous-cutanée de pilocarpine [V. FACIALE (PARALYSIE)].

— **Tchoudnovsky.** — Murmure spécial qu'on perçoit en auscultant l'abdomen, à chaque mouvement respiratoire, dans les cas de pneumo-péritonite par perforation intestinale, et dont le maximum d'intensité siège au niveau de la perforation.

— **Thompson.** — Liséré rouge que l'on observe sur le bord des gencives, dans la tuberculose pulmonaire.

— **Thornton.** — Violente douleur au niveau du flanc, dans la lithiase rénale.

— **Trousseau.** — Possibilité de provoquer, dans la tétanie, un nouvel accès en comprimant un faisceau nervo-vasculaire en un point facilement accessible (le nerf médian dans la gouttière bicipitale, par exemple).

— **Vanzetti.** — Scoliose sciatique.

— **von Wahl.** — Dans l'étranglement interne. (V. HERNIES.)

— **Weiss.** — Augmentation de l'excitabilité mécanique du nerf facial dans la tétanie : la moindre percussion du nerf au-devant du tragus produit des contractions désordonnées de tous les muscles de la face.

Signe de **Wernicke**. — Chez un sujet atteint d'hémianopsie bilatérale
homonyme, la réaction pupillaire ne se produit, quand un
rayon lumineux frappe la moitié aveugle de la rétine, que si
la lésion intéresse les voies optiques au delà du thalamus. Dans
le cas contraire, on n'obtient de réaction qu'à la condition
d'impressionner la moitié saine de la rétine.

— **Westphal**. — Abolition du réflexe patellaire, caractéristique du
tabes, mais se rencontre aussi dans d'autres affections (paraplégies flasques, etc.).

— **Williams**. — Diminution de la saillie inspiratoire à gauche dans
la symphyse cardiaque.

— **Wintrich**. — Tonalité plus élevée du son à la percussion d'une
cavité pulmonaire (caverne volumineuse, bronchectasie),
lorsque la bouche est ouverte que quand elle est fermée.

SIMULATION. — La simulation d'une maladie par un individu sain est rare.
Mais l'exagération des symptômes et la simulation des troubles fonctionnels
est devenue très fréquente depuis l'application des lois sur les accidents du
travail. Cette tendance n'est d'ailleurs pas spéciale aux ouvriers blessés,
dont la mentalité simpliste tente souvent d'exploiter une blessure insignifiante pour obtenir une rente viagère : elle est commune à nombre de blessés
de toutes les classes sociales, surtout dans les accidents de chemin de fer.
L'expertise médicale, ordonnée à la demande de la partie responsable, pour
évaluer le préjudice souffert par la victime, est souvent fort difficile
(V. EXPERTISE MÉDICALE). Deux conditions faciliteront la tâche des experts :
la longueur du délai d'expertise, et des examens répétés du sujet, autant
que possible surpris à l'improviste.

En Allemagne, il existe des établissements spéciaux où les blessés soupçonnés de simulation sont surveillés jusqu'à ce que le médecin soit fixé sur
leur cas. En France, où l'assurance contre les accidents fonctionne d'une
manière très différente, il ne peut guère en être ainsi. Mais les experts
peuvent demander la mise en observation du blessé dans un hôpital.
De nombreux jugements ont sanctionné cette manière de faire, à laquelle
on ne peut opposer aucune objection sérieuse, puisque, en justice, c'est
au demandeur à faire la preuve de la légitimité de sa demande. Nous avons
été nommés experts, en 1904, pour un blessé, qui, dans une explosion de
mine, avait reçu des éclats de pierre qui lui avaient luxé l'articulation
temporo-maxillaire gauche et fait de nombreuses plaies contuses. La
luxation resta méconnue; les plaies guérirent. Mais le blessé se déclarait
dans l'impossibilité absolue de mastiquer, et par suite atteint d'incapacité permanente totale de travail, puisqu'il dépérissait par alimentation insuffisante. Un médecin, nommé expert, accepta les dires du blessé
et le déclara atteint d'incapacité absolue. La compagnie d'assurances fit
appel, demanda la mise en observation du blessé dans notre service et
nous fûmes vite fixés. Il n'eut pas l'énergie de se mettre à la diète : il se
laissa aller à mastiquer avec une voracité telle que, si la mâchoire n'eût
pas été légèrement déviée, on n'eût pas soupçonné la luxation. Tenant

compté de plusieurs lésions des membres, nous avons évalué l'incapacité à 20 pour 100.

Interrogatoire et psychologie du simulateur. — L'exagérateur a une psychologie spéciale : il exagère d'abord les commémoratifs, ensuite les conséquences de sa blessure. Il vous dira, par exemple, qu'il est tombé d'une hauteur triple de la hauteur réelle, qu'il a entendu ses os craquer, qu'il a senti ses nerfs se déchirer, qu'il a perdu trois litres de sang. Il vous affirmera qu'il est à tout jamais infirme et pour une phalange perdue au petit doigt, il se déclarera estropié pour la vie. Tous les accidentés, même des athlètes florissants de santé, portent sur eux-mêmes le plus sombre pronostic et leur conviction paraît si sincère que les jeunes médecins se laissent émouvoir. Un peu d'expérience fait la part des choses dans ces récits que l'appât d'une indemnité charge de détails attristants avec un illogisme puéril. Mais il faut toujours écouter le patient avec bienveillance et ne pas lui montrer, dès le début, qu'on devine ses exagérations intéressées. De même, il faut veiller à ne pas faire son éducation médicale au cours de l'interrogatoire et ne pas lui laisser comprendre dans quel sens il doit répondre aux questions. Voici quelques bons moyens employés pour dépister la simulation de symptômes isolés.

Diagnostic de la douleur simulée. — Circonscrivez la zone prétendue douloureuse avec un crayon dermographique. Examinez les autres régions et, à plusieurs reprises, comptez le pouls du malade ; appuyez alors fortement avec un ou deux doigts sur la région douloureuse et comptez le pouls. Si la pression est vraiment douloureuse, le nombre des pulsations augmentera de 20 à 30. Tel est le *signe de Mannkoff*. Il est infidèle, mais quand il existe, on peut admettre la réalité de la douleur. Nous l'avons souvent trouvé dans les arthrites traumatiques, mais presque jamais dans les affections torpides, comme les tumeurs blanches.

Les douleurs articulaires sont toujours accompagnées de contracture réflexe. Une articulation n'est pas à la fois mobile et douloureuse. L'anesthésie générale est un excellent moyen de diagnostic : si la douleur est réelle, la pupille se dilate, et le blessé crie et se débat, si on mobilise l'articulation. Mais la chloroformisation ne peut être utilisée qu'avec le consentement écrit du blessé et de son avoué.

Diagnostic des anesthésies simulées. — L'anesthésie tactile est souvent accusée par des blessés qui prétendent avoir les doigts morts, ne plus sentir leurs outils, etc. Faites fermer les yeux du malade. Placez-lui les mains derrière le dos : promenez un pinceau sur les doigts prétendus insensibles et dites-lui de fermer les doigts touchés. En procédant un peu vite, il est rare que le simulateur ne se laisse pas prendre. Mettez-lui successivement dans la main anesthésiée divers objets usuels : crayon, cigarette, pièces de monnaie, etc., et demandez-lui le nom des objets qu'il tient, leurs différents caractères de lisse, de rugueux, de dureté ou de mollesse, leur forme pointue ou arrondie. Vous serez bientôt fixé. Ces petits moyens, indiqués par Rémy, sont excellents.

L'anesthésie vraie (analgésie et anesthésie tactiles) présente deux variétés de distribution : tantôt elle correspond au territoire de distribution d'un

nerf ou d'un rameau nerveux, comme dans les sections ou les compressions
nerveuses; tantôt elle est segmentaire (ou insulaire), comme dans l'hystérie.
Il faut d'abord chercher s'il existe une cause de l'anesthésie d'origine périphérique. S'il s'agit d'une anesthésie segmentaire, elle coïncide avec d'autres
phénomènes hystériques et se déplace sous l'influence des aimants. Voici
quelques moyens utiles pour dépister l'anesthésie simulée : 1° la recherche
du *signe de Mannkoff*; 2° la recherche du *signe de Bechterew* : il consiste
dans la dilatation pupillaire homolatérale, la rougeur du visage, l'accélération de la respiration, lorsqu'on pince la région prétendue anesthésiée; 3° le
procédé de Thiem : tracez avec l'ongle ou le bout d'un porte-plume une raie
sur la peau, passant à la fois sur la zone prétendue anesthésique et une
région sensible, et demandez au patient dans quelle direction a été tracée
la ligne, en bas, vers la droite ou vers la gauche. Si le patient prétend ne
rien sentir, ou s'il indique une direction inexacte, c'est qu'il craint de se
compromettre; 4° circonscrivez avec un crayon dermographique la zone
prétendue insensible. Vérifiez-en l'étendue à plusieurs reprises, au cours de
l'examen, en faisant fermer les yeux du patient. Il faut tenir compte de la
fatigue et laisser un intervalle entre chaque exploration. On ne peut conclure à la simulation que si la distribution de l'anesthésie a varié dans des
limites assez grandes, car il faut tenir compte également de la zone de transition hyperesthésiée en cas d'anesthésie réelle; 5° en cas d'hémianesthésie,
le *signe de Müller* peut rendre des services. Le voici d'après Rémy :
« Placez-vous derrière le dos du sujet. Celui-ci sait que la ligne médiane
limite la zone sensible de la zone insensible; mais il ne connaît pas la physiologie et ce qu'il ne sait pas, c'est que deux pointes ou deux doigts appliqués à une distance moindre de 5 c. dans la région dorsale, ne donnent
qu'une seule et même sensation, à condition qu'ils soient appliqués simultanément. Si l'on pose successivement les deux doigts, le sujet comptera
deux contacts, et saura qu'il y a deux doigts. Mais les doigts une fois posés,
il lui sera impossible de dire s'il y en a deux ou un.

« Posez les doigts l'un après l'autre dans une zone médiane de 5 c. de
diamètre, un doigt sur le côté sain, l'autre sur le côté supposé anesthésique,
de telle façon que le plaignant en ait conscience. Enlevez ensuite celui qui
est du côté sain, ce qui peut se faire sans qu'on s'en aperçoive. Il ne reste
plus de contact qu'avec la partie insensible. Si le blessé sent encore, c'est
qu'il n'a pas d'anesthésie. »

Ritschl a observé que la faradisation des régions anesthésiées par paralysie périphérique (exemple, l'anesthésie de l'épaule par contusion du circonflexe) ne détermine pas le phénomène dit de la « chair de poule », phénomène dû à la contraction des muscles érecteurs des poils. Il a cru trouver
là un procédé : mais ce procédé est sans valeur, parce que la « chair de
poule » n'est pas le résultat d'un réflexe médullaire, à point de départ périphérique, quand on faradise la peau, mais bien le résultat de la faradisation
même des muscles érecteurs des poils. Chavigny et Jeandin l'ont montré
par leurs recherches chez des individus sains, des hystériques et des para-
plégiques.

Diagnostic de l'hyperesthésie simulée. — On refait les expériences déjà indiquées pour l'anesthésie : 1° délimiter au crayon la zone douloureuse, faire fermer les yeux au malade et pratiquer des piqûres d'essai; 2° rechercher le signe de Mannkoff; 3° distraire le simulateur, lui faire mouvoir une articulation pendant qu'on malaxe la région hyperesthésiée; 4° pratiquer la fausse faradisation. On fait d'abord une faradisation forte sur les régions saines avoisinantes. Puis, après avoir enlevé les fils de l'appareil, on applique les plaques mouillées sur la région pseudo-hyperesthésiée. Le simulateur pousse des cris et accuse une douleur imaginaire; 5° enfin, si l'aimant déplace la douleur, c'est la preuve qu'il s'agit d'un symptôme hystérique.

Diagnostic de la paralysie flasque simulée. — Constatez l'absence de toute lésion apparente du membre, de tumeur à sa racine, d'altération du squelette et des articulations, de modifications de la peau, de cyanose ou de refroidissement local. Explorez la sensibilité à ses divers modes et l'état des réflexes. Pratiquez la mensuration qui ne décèle guère qu'un très léger degré d'atrophie dû à l'inaction prolongée des muscles.

L'absence de tout phénomène de sensibilité (anesthésie, hyperesthésie, douleur profonde) permet d'éliminer, à peu près à coup sûr, la paralysie hystéro-traumatique. Il faut alors pratiquer l'examen électrique des muscles et des nerfs prétendus paralysés pour chercher la réaction de dégénérescence (v. c. m.).

On procède par comparaison avec le membre sain, en examinant d'abord celui-ci, ensuite le côté prétendu paralysé, avec un appareil faradique, puis avec un appareil à courants continus.

En dehors de la réaction de dégénérescence normale que l'on trouve rarement et dont le pronostic est généralement grave, on peut rencontrer bien d'autres anomalies, dont voici les principales, d'après Imbert : a) une diminution d'excitabilité (que révèle la nécessité d'un courant plus intense que celui nécessaire pour faire contracter le muscle congénère du côté opposé), sans inversion ni lenteur; b) une diffusion du courant dans les nerfs qui ne sont pas directement excités, — d'où contraction des muscles antagonistes; c) la différence entre les intensités de courant, nécessaires pour exciter par le pôle positif et par le pôle négatif, est quelquefois, sur un membre traumatisé, beaucoup plus grande que pour la région correspondante du membre sain; d) la rapidité très notablement accrue de la contraction musculaire.

Ces anomalies se rencontrent fréquemment en étudiant les réactions électriques des membres traumatisés; elles permettent de penser qu'il existe des troubles d'innervation; mais c'est seulement lorsqu'elles coexistent avec des phénomènes de sensibilité et des troubles trophiques qu'il est possible d'affirmer une lésion. Lorsque l'examen électrique est négatif et ne décèle aucune différence entre le mode de réaction des nerfs et des muscles du côté sain et du côté prétendu paralysé, et qu'il n'existe ni troubles de la sensibilité, ni troubles des réflexes, ni atrophie musculaire on peut en conclure que rien ne justifie l'abolition de la motilité volontaire. Il faudra alors mettre en observation le blessé dans un hôpital.

Diagnostic de l'affaiblissement musculaire simulé. — Les dynamomètres ne donnent guère d'indication certaine, à cause de la mauvaise volonté du patient. Voici un bon moyen, indiqué par Rémy : priez le patient de serrer de toutes ses forces, dans sa main prétendue affaiblie, un objet cylindrique et lisse comme un verre de lampe, une bouteille, etc. Arrachez-le d'un coup sec : si la main du patient reste ouverte, c'est qu'il trompe, puisqu'il ne faisait aucun effort pour serrer. Kirsch indique un assez bon moyen pour reconnaître l'affaiblissement de la force musculaire de l'avant-bras. L'expert se fait serrer les deux mains au commandement. Il commande la contraction de la main normale au moment où celle de l'extrémité parésiée a débuté. Il sent à ce moment, si le blessé simule, la contraction de celle-ci se renforcer, ou bien diminuer notablement, si les antagonistes étaient contractés.

Diagnostic des tremblements simulés. — Fuchs a indiqué un moyen excellent pour reconnaître la réalité des tremblements des membres supérieurs, les plus souvent simulés. On sait qu'il n'est pas possible, sans exercice préalable, d'exécuter deux mouvements différents avec le bras droit et le bras gauche, sans que ces mouvements se troublent réciproquement. Le moyen indiqué par Fuchs est l'application de ce principe : ordonnez au malade de décrire avec sa main saine des lettres ou des signes que vous lui figurez sur du papier, et que vous décrivez vous-même avec la main. Si le tremblement est simulé, il s'arrêtera pendant que le patient exécutera de l'autre main le mouvement volontaire. — De même, si vous priez le simulateur de décrire des lettres en même temps avec les deux mains.

La simulation du tremblement des membres inférieurs se reconnaît par le procédé de Seeligmüller : on fait coucher le patient sur le ventre en le priant de fléchir les jambes à angle droit sur les cuisses, la plante des pieds regardant en l'air. Dans cette position, il est impossible de simuler un tremblement avec les jambes.

Diagnostic des contractures musculaires simulées. — La contracture musculaire se produit sous l'influence de trois causes principales : 1° une arthrite traumatique, tuberculeuse, infectieuse ou une lésion péri-articulaire (péri-arthrite scapulo-humérale, pseudo-coxalgie, etc.); 2° une maladie du système nerveux central, dont on trouve tous les signes; 3° l'hystérie et l'hystéro-neurasthénie dont on recherche les stigmates, après avoir éliminé l'hypothèse d'une lésion articulaire ou d'une affection organique centrale. Mais l'hystéro-traumatisme seul fait des contractures précoces, sans intermédiaire d'une paralysie flasque.

L'anesthésie est un bon moyen de diagnostic, mais on ne peut l'employer qu'avec le consentement écrit du patient et de son avoué. Charcot a indiqué un moyen simple qui est excellent : il consiste à exercer sur les muscles contracturés une traction continue au moyen de poids. Si la main est fléchie en griffe, par exemple, on place la main du sujet débordant légèrement le bord d'une table, la paume en l'air; on entoure les doigts d'une bande de toile, à laquelle on suspend un poids d'un kilogramme. Si la contracture est réelle, la respiration et le pouls du sujet ne sont pas modifiés. Mais si la contracture est simulée, le pouls s'accélère, la respiration devient inégale la fatigue se traduit par la rougeur ou la pâleur de la face, la sueur du front, etc.

Simulation du signe de Romberg. — Ce signe s'atténue ou disparaît lorsqu'on laisse le sujet prendre un point d'appui avec la main. Le simulateur qui ignore cette particularité se démasque facilement.

Simulation de la glycosurie. — Quelques milligrammes de phloridzine (glycoside des pomacées), déterminent une glycosurie transitoire qui peut faire croire à une glycosurie traumatique. Cette dernière étant une affection curable et passagère et ne donnant par conséquent pas droit à une rente, on attendra quelques semaines ou quelques mois : il est peu probable qu'un simulateur consente à absorber de la phloridzine pendant si longtemps. Des examens de l'urine, émise en présence du médecin, faits à l'improviste, éviteront l'erreur.

Simulation de l'albuminurie. — Van Leersum a rapporté un cas d'albuminurie simulée avec du blanc d'œuf que le pseudo-malade versait dans son vase. Des examens répétés de l'urine émise chaque fois par le malade *devant* le médecin permettront de dépister la supercherie.

Simulation des troubles de la vision. — Un spécialiste seul doit être chargé des expertises concernant les organes des sens. Mais le praticien peut avoir intérêt à dépister la simulation de certains troubles visuels et auditifs. Il évitera ainsi bien des ennuis, en particulier l'humiliation de se voir considérer comme un ignorant par des agents d'assurances, des pseudo-amaurotiques et des pseudo-sourds. Voici quelques procédés simples qui permettront au praticien, s'il les possède bien, de dépister de temps à autre un simulateur. Nous les avons choisis parmi ceux qui ont fait leurs preuves, dans l'excellent ouvrage de Chavasse et Toubert.

N'oubliez pas de répéter sur vous-même ces procédés avant l'examen du simulateur. Vous éviterez ainsi des tâtonnements et des échecs qui feraient l'éducation du sujet.

I. *Amblyopie (vision floue) ou amaurose (vision nulle) alléguée pour un œil seulement.* — Voici deux procédés très simples :

1° *Procédé de Michaud.* — Faire, sur du papier bulle de préférence, des lettres, chiffres, comprenant des traits au crayon bleu et des traits au crayon rouge. On place alors devant l'œil déclaré bon un verre rouge. Si vraiment le sujet est de bonne foi, il ne doit voir, les deux yeux ouverts, que ce qui est bleu, puisque, comme on le sait, les traits rouges disparaissent sur le fond rouge.

Exemples :

TÊTE ŒIL ÉPONGE

seront vus FIL, FIL, LION si ces lettres sont bleues.

Ce procédé peut être varié à l'infini. Pour les illettrés, on fait avec des crayons de couleurs des signes à deviner, des points à compter. Surveiller les clignements d'yeux. Le sujet doit répondre sans hésitation.

2° *Procédé de Javal-Cuignet.* — Tracez sur une feuille de papier des lettres, points, chiffres (des signes pour les illettrés) disposés en lignes horizontales. Placez cette feuille à la distance de 25 à 35 centimètres environ. Interposez entre l'œil déclaré bon et la feuille un crayon tenu verticalement, un peu vers le nez, à 2 ou 3 centimètres de l'œil. On invite alors le sujet à lire ou à compter les deux yeux ouverts. S'il est de mauvaise foi, il omettra volontairement un certain nombre de lettres, points, chiffres trop petits.

Exemple :

QUINZE AOUT 1907, PARIS

doit être lu avec trois ou quatre lettres ou chiffres en moins par une personne de bonne foi, c'est-à-dire ayant de l'amaurose ou une forte amblyopie unilatérale. Un simulateur croit ne devoir sauter qu'une lettre ou un chiffre correspondant à la largeur du crayon.

Faites sur vous-même la vérification : vous verrez qu'en éloignant de plus en plus la feuille (et en fermant l'œil supposé amaurotique) le nombre de lettres cachées par le crayon sera de plus en plus grand.

II. *Amblyopie (vision floue) alléguée pour les deux yeux. — Premier procédé de Roth.* — Dites à votre client d'écrire son nom et interrompez-le par une question, puis laissez-le continuer. S'il replace exactement la plume au point d'où il l'a enlevée, l'acuité visuelle est d'un dixième au moins.

Deuxième procédé de Roth. — Après avoir fait l'épreuve précédente, tirez un trait de largeur égale aux pleins de l'écriture du sujet. Invitez-le à prolonger le trait. S'il déclare ne pouvoir le faire, c'est un simulateur.

III. *Amaurose (vision nulle) alléguée pour les deux yeux. — Procédé de Burchardt.* — Le principe de cette épreuve repose sur ce fait que le sens musculaire est conservé malgré la perte de la vision. Le détail peut varier à l'infini. Priez le sujet de choquer ses index l'un contre l'autre, de boucher une bouteille, le bouchon étant placé dans une main, la bouteille tenue dans l'autre, par le goulot ; dites-lui d'allumer une cigarette à ses lèvres avec une allumette qu'on lui donne toute allumée. Le simulateur se croit obligé d'accomplir avec maladresse ces divers actes qu'un sujet normal exécute parfaitement les yeux fermés.

IV. *Simulation du rétrécissement du champ visuel.* — Voici un procédé simple, basé sur le principe du prisme : en mettant devant l'œil un prisme de n degrés, à base verticale, on élargit ou on rétrécit à volonté le champ visuel de n degrés, en dedans ou en dehors, selon que la base est interne ou externe. Vérifiez d'abord sur vous-même. Le simulateur s'obstinera à donner un champ visuel toujours identiquement rétréci. Je rappelle qu'on peut se servir de ses deux index, l'un fixe, l'autre mobile pour cette mensuration grossière du champ visuel, ainsi qu'on le fait au lit du malade, à défaut de périmètre ou de campimètre. Mais il faut alors faire tenir le prisme par un aide.

Simulation des troubles auditifs. — *Troubles de l'audition.* — I. *Surdité unilatérale alléguée.* — 1° *Épreuve de Lucœ-Dennert.* — Elle est basée sur ce fait que l'oreille saine entend au moins vaguement (perception cranienne) quand on parle devant le méat auditif obturé par l'index. Le simulateur déclare ne rien entendre.

2° *Épreuve de Kœbel.* — Bouchez le conduit auditif du côté sain avec un petit bouchon de liège plein : le sujet affirme qu'il n'entend rien. Répétez l'expérience avec un bouchon analogue, mais creusé d'un tunnel. Il déclarera toujours ne pas entendre, s'il est de mauvaise foi.

II. *Surdité bilatérale alléguée.* — *Procédé de Chavasse et Toubert.* — Ce moyen est d'une simplicité et d'une efficacité remarquables. Après exploration ou simulation d'exploration auriculaire, simulez le début du cathétérisme de la trompe d'Eustache : pour cela il suffit d'un stylet mousse qu'on pousse doucement dans la narine. On profite de la sensation désagréable (besoin d'éternuer) produite par ce contact pour dire à voix basse au sujet : « Ouvrez la bouche, la sonde passera sans douleur ». Il est rare que le simulateur, distrait pendant une seconde, n'obéisse pas.

Deuxième procédé de Chavasse et Toubert. — Ces auteurs conseillent un autre moyen, également inoffensif et efficace. « On bande les yeux du sujet, puis, sans rien dire, on fait passer un courant faradique pendant un temps très court, sur l'avant-bras par exemple. Ensuite, après un moment de repos, on annonce que l'on va recommencer cette épreuve, nécessaire pour rechercher la cause de la surdité et pour la traiter, avec un courant beaucoup plus fort, appliqué sur l'épaule, pendant très longtemps, et on ajoute que ce sera très douloureux.

L'explorateur doit, pendant qu'il prononce ces paroles, étudier attentivement la physionomie du sujet, pour y découvrir les signes de l'attente douloureuse ou de l'angoisse et rechercher s'il contracte sa musculature pour se prémunir contre la douleur attendue, s'assurer si le cœur accélère ses mouvements. Lorsque ces signes sont positifs, le sujet a entendu : la simulation est démontrée.

Utilité de la radiographie pour dépister certaines simulations. — Nous insistons sur la nécessité de faire systématiquement radiographier les blessés, même si l'examen clinique ne permet pas de découvrir de lésions osseuses. On trouvera souvent sur un bon radiogramme l'explication d'une douleur ou d'une impotence en apparence inexplicables. En revanche, la radiographie permettra de dépister certains simulateurs. Exemple le cas publié par Schmalfuss : un ouvrier se vit octroyer une rente de 20 pour 100 de son salaire annuel pour une raideur du genou que le traitement mécanothérapique n'avait pas modifiée. Il ne se déclara pas satisfait et exigea une rente de 50 pour 100. L'examen radiographique décela alors l'existence de deux grains de plomb logés au niveau de l'articulation. Malgré ses dénégations, il fut condamné aux frais du procès et la corporation lui retira sa rente.

FORGUE et JEANBRAU.

SIMULATION DE LA FOLIE. — La simulation de la folie est un procédé classique chez les criminels, mais qui demande une grande habileté et une grande force de volonté. Elle est d'ailleurs plus rare qu'on ne le croit, malgré quelques causes retentissantes.

Chez le simulateur, la folie ne débute en général qu'au moment même ou peu après l'arrestation. C'est la manie, la stupeur mélancolique et l'imbécillité qui sont le plus souvent imitées; plus rarement le délire des persécutions. L'amnésie (v. c. m.) est très fréquemment invoquée.

Dans tous les cas, quelque habile que soit le prévenu, il pèche toujours au moins par excès, ou donne à la maladie qu'il simule des traits qui détonent dans le tableau clinique ; même des individus ayant eu l'occasion de voir des aliénés les imitent maladroitement ; le maniaque aura des moments d'accalmie, il ne pourra rester des nuits sans dormir, le stuporeux manifestera des éclairs d'intelligence inaccoutumés dans cette affection. Souvent le simulateur corrige ses actes suivant les indications qui lui sont volontairement suggérées par le médecin qui l'observe. Néanmoins on en voit de très habiles, tel ce prévenu (cas de Magnan) qui, simulant la stupeur, eut l'idée quasi géniale de gâter en pleine audience. La kleptomanie est souvent alléguée par des voleuses de profession (v. c. m.).

A côté de l'aliénation, l'épilepsie convulsive est fréquemment simulée, et cette simulation est difficile à dépister ; d'autant que le simulateur est souvent un épileptique vrai qui veut exciter la commisération des passants. D'ailleurs, les simulateurs sont souvent des déséquilibrés, ayant même subi des internements antérieurs. Les hystériques sont d'habituelles simulatrices.

FOLIE MÉCONNUE. — D'autre part, on peut croire à tort à une simulation, principalement dans les cas de démence précoce où avec une lucidité apparente les malades accomplissent des actes absurdes qui semblent outrés, font des gesticulations qui ont l'aspect d'une comédie voulue et mal exécutée, donnent des réponses à côté, paralogiques (V. Syndrome de Ganser) qu'on croirait ironiques, ce qui aggrave souvent un mauvais cas aux yeux des juges et surtout des juges militaires qui ont fréquemment à connaître de ces faits (insubordination, injures, désertion). L'automatisme des épileptiques, et chez eux aussi une lucidité apparente, leur font exécuter des actes coordonnés et comme réfléchis ; leur amnésie (v. c. m.) enfin n'est pas, bien des fois, reconnue comme telle. L'imbécillité, la paralysie générale ne seront méconnues (et elles le sont souvent) que par des magistrats non éclairés et dans la justice expéditive de la correctionnelle.

Folie dissimulée. — C'est là un chapitre curieux de la simulation : Certains aliénés savent dissimuler leur délire au point de faire illusion aux médecins mêmes ; il s'agit toujours de persécutés ; ils peuvent en imposer surtout à la justice et on ne compte plus que les aliénés dangereux, meurtriers, mis en liberté par l'autorité judiciaire et qui ont ensuite accompli un crime. Les mélancoliques à idées de suicide dissimulent pour endormir la surveillance. Certains obsédés savent aussi tromper sur leur état réel, en raison de leur lucidité. Un malade, interné à la suite du meurtre de sa femme, fut mis en liberté par le tribunal, se remaria et tua sa seconde femme dans la nuit de ses noces.   *M. TRÉNEL.*

SINAPISME. — V. Révulsion.

SINISTROSE. — Sous ce terme créé par lui, Brissaud a individualisé, parmi les troubles névropathiques observés chez les blessés assurés, un état psychopatique spécial, consistant en une sorte de délire raisonné, fondé sur l'idée fixe du droit à l'indemnité prévue par la loi sur les accidents du travail

(v. c. m.). La sinistrose n'est pas une conséquence nécessaire de l'accident, car on ne l'avait pas observée chez les ouvriers avant la loi de 1898, et les sujets non assurés, ou blessés en dehors du travail, en demeurent exempts. Elle est le résultat indirect de l'indemnisation des blessures, au même titre que la simulation et l'exagération des troubles post-traumatiques dont les cas se multiplient d'une façon à peu près parallèle dans tous les pays après la promulgation des lois d'assurances.

La sinistrose est donc, comme le dit Brissaud, une cousine germaine de l'hystérie de rente; toutes deux ont pour caractère commun un état d'esprit occasionné et entretenu par la possibilité d'obtenir une indemnité, la plus forte possible. Le raisonnement du sujet est simple : partant du principe du risque professionnel, base de toutes les lois sur les accidents, qui assure une indemnité viagère à toute victime ayant perdu une partie de sa capacité ouvrière, que l'accident soit survenu par sa faute, par celle de l'employeur ou par le fait d'une cause inconnue, le sinistrosé se persuade qu'il a droit à une rente. « L'accident n'est donc qu'un prétexte, dit Brissaud, et non une « cause. Pas plus que le choc physique, le choc moral, invoqué dans la « genèse de l'hystéro-traumatisme, n'est en cause. L'idée est venue après « coup; elle est voulue, réfléchie, méditée, développée et le traumatisme ne « l'impose pas au blessé par une force inéluctable. La prédisposition « physique ne saurait non plus être invoquée comme une cause accessoire, « à moins qu'on n'assimile la complaisance du blessé à une prédisposition.

« De cet état mental résulte alors une inhibition spéciale de la bonne « volonté de l'ouvrier qui ajourne indéfiniment la consolidation, prolonge « au delà de tous les délais la durée des soins hospitaliers et continue, « longtemps après la guérison de la blessure, à se plaindre d'une impo- « tence que rien n'explique et à se poser en victime du travail. La sinistrose « est d'ailleurs provoquée dans son éclosion et entretenue dans sa durée par « les agents provocateurs, qui persuadent les accidentés de leur incurabilité « et les engagent dans la voie de la revendication. » (Brissaud.)

Les **symptômes** accusés par le sujet se réduisent à deux : 1° une faiblesse telle que le sinistrosé se déclare incapable de tout travail; 2° des douleurs siégeant en général dans les régions contusionnées, mais ne reposant sur aucune lésion objective. « Depuis ce maudit accident, je « ne puis plus travailler, répète indéfiniment le sujet. D'ailleurs cette « faiblesse ne l'empêche que de travailler; toutes les autres occupations lui « sont encore possibles, du moins au début. Quant aux douleurs, rien ne « les explique; leur localisation surtout et leurs irradiations sont d'une « fantaisie que l'anatomie du système nerveux n'avait guère prévue avant « 1898. Ainsi l'algie « hallucination représentative », d'abord concept « sensitif assez vague, se perfectionne par l'auto-analyse, se dégrossit, se « limite, se précise et devient hyperesthésie localisée. Désormais, le « malade a acquis la certitude qu'il est frappé d'incapacité. Il a fixé « d'avance et s'est, en quelque sorte, infligé à lui-même les troubles « que le traumatisme *devait* « fatalement entraîner ». (Brissaud.)

Tel est le tableau habituel pour les blessures qui ont porté sur les membres, le tronc ou le bassin. Mais les sujets qui ont été victimes de trau-

matismes sur la tête accusent naturellement des troubles plus complexes,
surtout s'ils ont perdu connaissance, ne serait-ce que quelques minutes.
« La sinistrose, dit Brissaud, ne comporte guère que quatre symptômes
« habituels : *l'insomnie, un mal de tête plus ou moins pénible, des vertiges*
« *indéfinissables et exclusivement subjectifs, et l'irritabilité du caractère.* Par
« contre, les phénomènes cérébraux proprement dits font toujours défaut :
« pas de myosis, pas de mydriase, pas de diplopie, pas de strabisme, pas de
« secousses fibrillaires, pas de tremblements, pas de crises épileptiformes,
« pas de convulsions ni de spasmes limités, pas de contractures, pas de
« clonus, pas de tachycardie, pas de bradycardie... attendu que tous ces
« phénomènes « l'idée image » est toujours incapable de les réaliser, de les
« extérioriser. Ceux-là, les vrais symptômes *cérébraux,* traduisent un état
« morbide trop spontané, trop indépendant pour participer — sinon par un
« hasard exceptionnel — à un syndrome purement psychique ». (Brissaud.)

Le **diagnostic** doit être fait avec beaucoup de soin et de patience par
exclusion de la simulation et de l'exagération conscientes, des lésions organiques des viscères et du système nerveux, de l'hystérie, de la neurasthénie
et de l'hystéro-neurasthénie (V. Névroses traumatiques). Dans certains cas,
la sinistrose survient plus ou moins tardivement chez la victime d'un accident qui a occasionné l'état morbide dénommé par Babinski « névrose
émotive ». On doit réserver ce terme, avec Henry Meige, à « l'ensemble des
accidents qui constituent une prolongation ou une amplification inusitée
des phénomènes physiologiques qui accompagnent communément l'émotion
(modifications du rythme cardiaque, troubles vaso-moteurs, sécrétoires,
tremblements) ». Bien que ces troubles disparaissent en général assez vite,
ils peuvent persister, s'amplifier, et constituer un état névropathique. Mais
dans le cas d'une psychose de revendication surajoutée à la névrose
émotive, c'est cette dernière qui passe au premier plan, la sinistrose n'étant
point le fait de l'accident, mais de l'interprétation erronée de la loi par le
sujet. Celui-ci se trouve dans les conditions de l'hystérique ou du neurasthénique et doit être considéré comme tel.

Le **pronostic** n'est grave que chez les sujets âgés. « Passé la soixan-
« taine, dit Brissaud, l'ouvrier n'est plus en état de reprendre après des
« mois et des années de chômage, l'habitude du labeur quotidien. »

D'où la nécessité de prendre des mesures pour prévenir et enrayer le
développement de la sinistrose chez les blessés du travail. On le pourrait en
soustrayant les ouvriers à ces agents d'affaires marrons, à ces « vampires
du palais », qui excitent les hommes les plus sensés et les plus probes
à l'escroquerie et se font verser de fortes provisions sur les rentes *promises.*
L'article 30 de la loi de 1898 prévoit et punit ces intermédiaires qui font
dévier de son vrai but l'œuvre bienfaisante du législateur. Il faudrait surtout soigner ces blessés dans des établissements thérapeutiques où, tout en
leur payant leur demi-salaire, on les habituerait progressivement à travailler,
au lieu de les laisser se rouiller et s'énerver dans le chômage et les préoccupations procédurières.

En attendant l'application de ces mesures, les experts doivent-ils assimiler
les sinistrosés aux hystéro-neurasthéniques et les déclarer atteints d'incapa-

cité permanente, afin de leur faire octroyer une petite rente dont ils demanderont le rachat ?

Lorsqu'on doute, il est prudent d'agir ainsi et de conclure comme pour les névroses traumatiques (v. c. m.). Mais si le demandeur est guéri et ne présente de morbide que l'état mental qui le porte à revendiquer une indemnité injustifiée, il faut conclure à la sinistrose et à l'absence d'incapacité permanente.

La sinistrose en jurisprudence. — Brissaud a fait adopter cette doctrine par le Tribunal de la Seine, à l'occasion d'un ouvrier qui, peu après une chute sur le ventre, avait repris son travail au salaire habituel, pendant plus d'un mois. C'est seulement après réflexion qu'il se déclara incapable de continuer l'exercice de son métier et demanda la rente correspondant à l'incapacité totale. Le 4 janvier 1908, le Tribunal de la Seine, sur un rapport de Brissaud dont il adopta les conclusions, débouta S... de sa demande « attendu, dit le jugement, que l'incapacité dont il est atteint résulte non de l'accident, mais de l'opinion erronée que le blessé s'est faite de ses droits en se persuadant à lui-même qu'une rente lui était nécessairement due ; que, dans ces conditions, S... n'est pas fondé à demander l'allocation d'une rente ».

Le 23 octobre 1907, le tribunal d'Arras avait débouté un rescapé de Courrières qui se prétendait également atteint d'incapacité totale définitive. Sans prononcer le mot de sinistrose que Brissaud n'avait pas encore proposé, les experts la décrivirent exactement : « N... s'est persuadé « qu'après avoir subi 21 jours de privations au fond de la mine, il lui est « impossible d'être encore bien portant et de pouvoir travailler comme par « le passé. Il a cette idée arrêtée, fixe. Mais cette phobie du travail suffit- « elle à le rendre incapable de tout labeur? Nous ne le pensons pas. Sauf « pour le travail de la mine, N... n'est atteint d'aucune incapacité totale ou « partielle ». En refusant d'accorder des rentes injustifiées, les Tribunaux donnent des exemples salutaires qui constituent la meilleure prophylaxie à la sinistrose endémique ou épidémique. *ÉMILE JEANBRAU.*

SINUS (AFFECTIONS D'ORIGINE DENTAIRE). — La proximité de la cavité du sinus maxillaire des racines de certaines dents explique la fréquence des affections sinusales d'origine dentaire. En effet, les racines des deux premières grosses molaires ne sont séparées de la cavité du sinus que par une très faible épaisseur de tissu osseux; parfois même elles sont à nu dans cette cavité; dans certains cas, d'autres dents peuvent affecter des rapports identiques avec le sinus, ce sont les prémolaires, exceptionnellement la première. Mais c'est de beaucoup la 1re grosse molaire qui offre les relations les plus étroites avec le sinus, et qui cause les complications les plus fréquentes de ce côté. Viennent ensuite, par ordre de fréquence, les prémolaires, la 2e grosse molaire, la dent de sagesse, enfin les canines et les incisives. La majorité des sinusites reconnaissent une cause dentaire, et presque toujours la sinusite intervient comme complication d'une carie du 4e degré. Nous n'avons pas à rappeler les signes cliniques de la sinusite, ils doivent être bien connus. Ajoutons que la sinusite pourra être provoquée par un débris de racine qui, au cours de tentations malheureuses d'extraction, aura pénétré dans la cavité.

Quelle conduite tenir lorsque, en pratiquant l'extraction d'une dent, la 1re grosse molaire par exemple, on a ouvert le sinus, parce que les racines plongeaient plus ou moins dans sa cavité? Il ne faut pas hésiter; il est de toute importance de se borner à une expectative armée : ne jamais faire pénétrer de liquides dans le sinus en forçant dans le fond de l'alvéole; se contenter de désinfecter l'alvéole par des lavages antiseptiques, sans pression, pendant plusieurs jours; dans la grande majorité des cas la cicatrisation s'opérera sans autre complication. Lorsque la sinusite s'est déclarée, le sinus se fistulise généralement au niveau de l'alvéole, et dès lors l'affection est susceptible du traitement ordinaire signalé ailleurs (V. Sinus craniens).

A côté de l'empyème du sinus, des lésions traumatiques de cette cavité, nous devons encore placer les tumeurs du sinus d'origine dentaire : ces tumeurs sont représentées par les kystes à développement intra-sinusien. Leur diagnostic est souvent difficile; ils évoluent longtemps sans déceler leur présence, mais peuvent donner lieu à des accidents graves dus à leur envahissement, à leur infection, à leur ouverture dans le sinus. Le traitement est exclusivement chirurgical [V. Mâchoire (Tumeurs)].

E. SAUVEZ.

SINUS CRANIENS (PHLÉBITE). — Les sinus craniens ne sont pas tous atteints de phlébite avec une égale fréquence, et les rapports particuliers du *sinus latéral* avec l'oreille moyenne et la mastoïde, dont les lésions inflammatoires sont si fréquentes, exposent ce sinus beaucoup plus que les autres.

En même temps que le sinus latéral, et par propagation des lésions infectieuses veineuses, se prennent d'autres sinus, le *sinus longitudinal supérieur* après le pressoir d'Hérophile, les *sinus pétreux inférieur et supérieur*. Le sinus longitudinal supérieur peut être infecté directement lui-même par une lésion osseuse de la voûte cranienne, et surtout par propagation des lésions infectieuses du sinus osseux frontal à travers la paroi profonde de ce sinus.

Le sinus caverneux est atteint de thrombo-phlébite consécutivement à des lésions diverses : les infections de la face, telles que l'érysipèle, les anthrax, déterminant de la phlébite des veines de la face et de l'orbite; les infections de l'orbite, phlegmons par exemple; les infections du nez et du pharynx déterminant de la thrombose des veines péripharyngiennes si nombreuses et qui aboutissent au sinus caverneux à travers les trous de la base du crâne; les infections des sinus osseux de la face, sinus frontaux et surtout cellules ethmoïdales et sinus sphénoïdaux. Enfin quelquefois, sans l'intermédiaire du sinus latéral, les infections otitiques peuvent déterminer aussi la thrombo-phlébite du sinus caverneux, par les veines du plexus carotidien notamment.

La phlébite des sinus craniens se rencontre surtout chez l'adulte. La rareté des infections cavitaires osseuses craniennes autres que celles de l'oreille, chez l'enfant, explique cette faible fréquence en dehors des infections otitiques; et pour celles-ci, l'explication du fait se trouve dans le faible développement de l'apophyse mastoïde, ses connexions moins étendues avec le sinus latéral, et surtout (A. Broca), dans la longueur nécessaire de l'évolution de l'ostéite qui précède la phlébite, temps qui se compte par années, et recule ainsi l'éclosion des symptômes phlébitiques.

En résumé, la marche générale de l'infection des sinus veineux craniens est la suivante : une lésion infectieuse d'une cavité osseuse ou péricranienne, l'ostéite consécutive qui s'étend à la gouttière osseuse du sinus, le développement d'un abcès entre l'os et la dure-mère, puis l'infection et la thrombose du sinus. Dans d'autres cas moins fréquents, l'infection est propagée par les veines qui traversent l'os pour se jeter dans le sinus.

Outre les lésions osseuses et cavitaires initiales, causes de la thrombophlébite, et que nous n'avons pas à étudier ici, on trouve généralement, mais non cependant d'une façon constante, un *abcès sous-dural* au niveau où l'infection s'est propagée de l'os au sinus.

Dans la gouttière osseuse du sinus existe en outre, ordinairement, une *nécrose* étendue, avec ses caractères anatomiques habituels.

Le sinus veineux atteint ne présente plus la teinte bleuâtre et la souplesse normales, mais ses parois sont épaisses et jaunâtres. Les veines afférentes ou efférentes, les veines voisines sont de même thrombosées : veine jugulaire interne, jusqu'à un niveau variable dans le cou, pour le sinus latéral; sinus pétreux supérieur et inférieur, veines de l'orbite et des plexus ptérygoïdiens, pour le sinus caverneux; etc.

Dans le sinus ouvert, on trouve, soit un liquide sanieux, soit des caillots ramollis et grisâtres; mais ce sont là les lésions ordinaires de la thrombophlébite et que l'on trouvera décrite à l'article Phlébite (v. c. m.). Notons enfin que, dans le cou, autour de la jugulaire thrombosée et adhérente aux parties molles environnantes, se trouvent des ganglions infectés, quelquefois suppurés.

Symptômes et diagnostic. — Quel que soit le point de départ de l'infection sinusienne, il existe d'abord des signes généraux, communs aux diverses variétés de sinusites craniennes, et communs aussi aux infections généralisées endo-craniennes : méningite et méningo-encéphalie aiguës, abcès encéphaliques. Lorsque l'évolution de la complication est très rapide vers l'issue fatale, aucun signe de localisation ne permet de porter un diagnostic précis, et si une intervention hâtive n'a pu révéler le genre de la lésion, la constatation nécropsique seule l'indique. Si, au contraire, l'évolution est moins aiguë, des signes particuliers s'ajoutent aux premiers, qui peuvent faire porter le diagnostic de thrombo-phlébite sinusienne, et permettre de la localiser à un sinus déterminé.

Signes communs. — Au cours de l'évolution d'une infection aiguë ou chronique des cavités osseuses et péricraniennes signalées précédemment, même si la forme de l'infection est légère, même encore si la lésion paraît guérie depuis quelque temps, éclatent les accidents graves marquant le début d'une *complication* intra-cranienne. Ces accidents sont d'abord peu nets : une céphalalgie intense, de la torpeur, des vertiges, des vomissements; la température monte à 39° et 40°. Ces symptômes sont imputables aussi bien à une méningite aiguë, qu'à un abcès encéphalique ou à une phlébite sinusienne. Si le malade succombe à cette période, on ne peut préciser le diagnostic. Quelquefois un traitement rapide, dirigé contre la lésion causale, suffit à arrêter l'évolution ; sinon, la localisation veineuse de l'infection se marque par les *violents frissons*, les *brusques oscillations thermiques*, c'est-à-dire les signes de la pyohémie. C'est alors que surviennent les symptômes propres à chaque localisation sinusienne.

Signes particuliers. — La mieux connue et la plus fréquente de ces localisations est la thrombo-phlébite du *sinus latéral*. La thrombose, se propageant à la veine jugulaire interne plus ou moins bas dans le cou, détermine de la raideur du cou et de la nuque. La palpation permet de sentir sous le bord antérieur du sterno-mastoïdien, le cordon dur de la veine thrombosée. Le tissu cellulaire s'infiltre, l'œdème d'abord, la suppuration ensuite gonflent le cou et le déforment. La propagation du caillot vers le pressoir d'Hérophile et les autres sinus, gênant la circulation veineuse de la face, détermine de l'œdème et de la dilatation des veines sous-cutanées.

Au niveau du trou déchiré postérieur, le gonflement comprime les nerfs qui y passent, spinal, pneumogastrique, glosso-pharyngien, d'où dyspnée, ralentissement du pouls par le pneumogastrique, convulsions du sterno-mastoïdien par le spinal, troubles de la déglutition et paralysie du voile du palais par le glosso-pharyngien.

La phlébite isolée des *sinus longitudinal supérieur*, *pétreux supérieur et inférieur*, ne donne lieu à aucun signe particulier ; et ce n'est qu'au cours d'une intervention décidée sur d'autres signes, que l'on trouve la thrombose du sinus longitudinal.

Le *sinus caverneux* thrombosé provoque de l'œdème de la rétine, de l'œdème de l'orbite et de la face (paupières, nez, front), de l'exophtalmie.

Le *diagnostic* est, dans tous les cas, fort difficile à faire avec la méningite et l'abcès encéphalique, et même, dans certains cas, avec un plegmon profond du cou, latéro-pharyngien ou mastoïdien (mastoïdite de Bezold). Une ponction lombaire pourrait peut-être aider, par l'examen du liquide céphalo-rachidien, au diagnostic de la méningite, mais l'indication d'une intervention urgente se trouve toujours posée dans les conditions que nous indiquerons au traitement, et rend inutile cette recherche.

Évolution. — Si le malade résiste suffisamment, l'infection généralisée se manifeste par les signes ordinaires : l'ictère et l'albumine, les embolies pulmonaires avec abcès ou gangrène, les embolies viscérales (foie, rate), les abcès des membres. La gravité de cette localisation infectieuse est donc très grande, malgré les cas de guérison sans intervention qui ont été signalés.

Traitement. — Nous étudierons seulement le traitement de la phlébite du sinus latéral, celui de la phlébite du sinus caverneux ne pouvant être encore chirurgical. Le sinus longitudinal supérieur, rencontré thrombosé au cours d'une intervention, serait traité comme le sinus latéral.

La thrombo-phlébite du sinus latéral est toujours consécutive à une infection de l'oreille et de la mastoïde ; il faut donc toujours s'adresser à ces organes.

Lorsque le diagnostic de thrombo-phlébite n'est pas fait, on procède, dans le traitement, par étapes de recherches : on ouvre d'abord l'antre pétro-mastoïdien et on pratique l'évidement pétro-mastoïdien (V. Mastoïde). Si cela ne suffit pas à faire cesser les accidents, on met à nu le sinus latéral, et on trouve quelquefois un abcès sous-dural extra-veineux. Si le sinus est thrombosé, on le traite comme nous l'allons voir.

Lorsque le diagnostic de thrombo-phlébite est posé nettement, avec propagation à la veine jugulaire, le plan opératoire est complexe; nous ne ferons que l'indiquer.

On commence par rechercher au cou la veine jugulaire interne, pour la lier autant que possible au-dessous du caillot, et on coupe la veine entre deux ligatures. Repérant le bout supérieur, et laissant la plaie cervicale ouverte, on s'attaque au crâne.

Jones, Chipault conseillent alors de découvrir et de lier le sinus latéral près du pressoir d'Hérophile. Cette pratique est généralement repoussée, car là ne s'arrête pas la phlébite lorsqu'elle y arrive, et la résection veineuse, seule efficace alors que la ligature simple ne l'est pas, ne peut être pratiquée à ce niveau.

Le bout veineux cervical (central) étant donc lié et coupé, on ouvre antre et caisse, si cela n'a déjà été fait (V. Mastoïde), et on met à nu le sinus dans l'aphophyse mastoïde.

On ouvre le sinus, on en extrait le caillot qui se dirige vers le cou, laissant celui du bout cranien qu'on ne peut empêcher de se reformer, et on lave de haut en bas le sinus et la veine jugulaire ouverte au cou.

Quelquefois le lavage, ou même le cathétérisme, de la mastoïde vers le cou, est impossible; il existe une *thrombose du golfe de la jugulaire* qui arrête à ce niveau liquide ou sonde. On a plusieurs fois mis à nu ce golfe par une opération complexe ouvrant le trou déchiré postérieur, et permettant de transformer en une gouttière continue le sinus et le bout supérieur de la veine jugulaire (Paul Laurens, Thèse de Paris, 1904).

Pour les *plaies des Sinus*, V. Crane (Fractures). *PAUL LAUNAY.*

SINUSITES. — L'infection des cavités sinusiennes du crâne et de la face, se présente sous forme de sinusites aiguës et sous forme de sinusites chroniques. Les sinusites aiguës se manifestent elles-mêmes, sous l'aspect de sinusites catarrhales, de sinusites séro-purulentes et de sinusites purulentes. Quant aux sinusites chroniques, qui toutes sont suppurées, on les appelle « empyèmes des sinus » quand elles cèdent à un traitement médical, et « sinusites chroniques vraies » quand un traitement chirurgical devient nécessaire. Telles sont les données fondamentales classiques.

Ces idées générales sur la classification des sinusites, se sont un peu modifiées depuis quelques années. Il semble actuellement préférable, en tout cas plus simple et plus pratique, d'une part de séparer nettement les cas aigus et les cas chroniques, qui ne sont en rien comparables, d'autre part de ne pas morceler l'étude des cas chroniques qui ont leur unité.

Ce qu'on entend par sinusites aiguës, ce sont moins des sinusites vraies que de simples coryzas aigus propagés à la muqueuse sinusale, des coryzas sinusiens évoluant, avec le coryza et comme le coryza, d'une manière rapide et, au demeurant, bénigne.

Très différentes sont les sinusites chroniques; elles ont leur autonomie, leur expression anatomo-clinique complète et propre basée sur l'existence de fongosités, de sécrétions purulentes abondantes et fétides, leur pronostic en définitive sévère nécessitant un traitement chirurgical précis.

I. — CORYZAS AIGUS DES SINUS OU SINUSITES AIGUËS. — **Étiologie.** — Toutes les infections aiguës de la pituitaire peuvent se propager aux sinus, qui sont des diverticules des fosses nasales. Il n'y a pas de coryza intense sans participation, plus ou moins nette, de la muqueuse des sinus. L'étiologie des sinusites aiguës se confond donc avec celle des coryzas (v. c. m.).

Pathogénie. — Il en est de même des causes immédiates des sinusites aiguës, qui se confondent avec celles des coryzas aigus (v. c. m.). Les agents infectieux sont les mêmes; il est d'autre part facile de comprendre, que l'accès de l'infection se fait de proche en proche, par continuité, de muqueuse à muqueuse.

Lésions. — Les lésions, cantonnées à la muqueuse, sont les mêmes que dans les coryzas aigus (v. c. m.). On a ainsi, suivant la virulence de l'infection, trois degrés dans la réaction inflammatoire de la muqueuse : congestion œdémateuse avec exsudat séreux simple, lésions plus sévères de la muqueuse avec exsudat séro-purulent, enfin lésions plus profondes encore et exsudat purulent.

Deux faits anatomiques importants sont à retenir.

Dans les coryzas sinusiens aigus, ce sont toujours les sinus maxillaires et frontaux qui sont atteints, c'est-à-dire les cavités qui dépendent du méat moyen ; jamais les cavités sinusiennes ethmoïdales ou sphénoïdales, c'est-à-dire les cavités qui dépendent du méat supérieur ou de la voûte du cavum, ne sont intéressées. En somme, c'est le nez antérieur, le territoire de la rhinoscopie antérieure (v. c. m.), qui est pris, et jamais le nez postérieur, territoire de la rhinoscopie postérieure (v. c. m.).

Par suite de la congestion de la muqueuse, au niveau des orifices rétrécis qui font communiquer les sinus avec les fosses nasales, ces sinus peuvent être momentanément transformés en cavités closes, où les liquides septiques sont en rétention, ce qui explique l'apparition possible d'un syndrome clinique dramatique pouvant conduire à de grosses erreurs de diagnostic et de traitement. Exceptionnelle au niveau du sinus maxillaire, cette complication, du reste plus apparente que réelle, s'observe surtout au niveau du sinus frontal.

Symptômes et Diagnostic.

A) **Coryza aigu du sinus maxillaire.** — Le malade, qui est atteint d'un coryza aigu (v. c. m.) plus ou moins intense, accuse les deux symptômes suivants. Il y a d'abord des douleurs, dans la sphère du nerf sous-orbitaire. D'autre part, les sécrétions muqueuses sont d'une extrême abondance, continues, avec débâcle au réveil si le malade s'est couché sur le côté malade, où, durant la nuit, la stagnation a pu se faire.

Les réactions générales, la température et le pouls, en général minimes, dépendent de la virulence de l'infection.

L'examen rhinoscopique antérieur, montre, dans le méat moyen, des exsudats abondants; mais le méat est libre, facile à déterger. Si l'exsudat est purulent, le pus est bien lié, mélangé à du mucus filant et toujours inodore. L'épreuve de l'éclairage du sinus, montre un sinus peu ou pas opaque; ce sera l'inverse dans les cas chroniques. A la pression, sur la fosse canine ou au niveau du nerf sous-orbitaire, la douleur provoquée est très nette; ce signe a certainement une valeur supérieure à celle de l'éclairage du sinus, pour lequel il y a des causes d'erreur.

B) **Coryza aigu du sinus frontal.** — Les symptômes fonctionnels et généraux, ainsi que les signes objectifs, sont superposables aux précédents; seules les localisations changent. C'est ainsi que la douleur spontanée est sus-orbitaire, avec irradiations céphaliques; les sécrétions sont plus abondantes si le malade incline la tête en avant; la douleur provoquée se manifeste, non en avant, où la paroi est trop épaisse, mais dans l'angle supéro-interne de l'orbite, au-devant de la poulie du grand oblique.

C) **Coryza aigu du sinus maxillaire et du sinus frontal.** — Il existe deux sinus maxillaires et deux sinus frontaux; ils peuvent être pris ensemble. En général, lorsqu'il y a deux sinus pris, ce sont les deux sinus du même côté. Les signes sont les mêmes; il y a association des deux syndromes.

Complications. — On n'en observe pour ainsi dire jamais; l'évolution est rapide et bénigne, subordonnée à celle du coryza (v. c. m.).

Toutefois, lorsque se produit, au niveau du sinus frontal, l'occlusion de l'orifice de son canal excréteur et lorsque les sécrétions virulentes y sont en rétention, on peut voir apparaître un tableau clinique alarmant. Les symptômes généraux s'aggravent, en particulier, il y a hyperthermie; les symptômes fonctionnels augmentent, en particulier la douleur, avec ses irradiations céphaliques; les signes locaux enfin s'accusent et il y a non seulement douleur intense provoquée, empêchant toute exploration, mais encore, fait nouveau et particulièrement inquiétant, on observe un œdème énorme de la région orbito-palpébrale, avec rougeur des téguments, sensation de fluctuation. En sorte qu'on peut penser à une sinusite frontale extériorisée. Erreur de diagnostic très lourde, car elle a pour corollaire, nous le verrons plus loin, l'intervention d'urgence, qui est en l'espèce une erreur grave de traitement. Comment, dans ces cas, faire le diagnostic? Par les commémoratifs et par l'examen rhinoscopique. Les commémoratifs démontrent : que le malade a, depuis quelques jours seulement, un coryza aigu, donc aucune lésion chronique; que, depuis cinq ou six jours au plus, il mouche du pus; enfin que, depuis un ou deux jours, l'écoulement de pus a diminué ou même cessé, fait capital qui indique la rétention. L'examen de la fosse nasale permet de voir un méat moyen libre, sans fongosités puisqu'il n'y a aucune lésion chronique, et sans pus puisque le pus est en rétention. Il y a donc, en somme, des signes très nets de rétention, chez un malade qui ne présente aucun des symptômes ou des signes d'une sinusite chronique et qui a un coryza aigu en évolution. Le traitement, très simple, assure un pronostic en général bénin.

Traitement. — Il faut avant tout traiter le coryza (v. c. m.).

Dans le coryza aigu des sinus, il faut, de plus, conseiller au malade de faire, toutes les deux ou trois heures, des pulvérisations intra-nasales d'huile mentholée stérilisée, au titre suivant :

> Menthol . . . . 1 gramme.
> Huile de vaseline . . . . 20 grammes.

Si le syndrome de la rétention du pus dans le sinus frontal apparaît, il ne faut pas intervenir chirurgicalement ; ce serait inutile, puisqu'il n'y a aucune lésion de sinusite chronique à curetter. On s'efforcera de rétablir la perméabilité du canal fronto-nasal, en décongestionnant la muqueuse. Dans ce but, on fera répéter, toutes les heures, des pulvérisations intra-nasales du mélange suivant :

> Chlorhydrate de cocaïne . . . . 1 gramme.
> Adrénaline au 1000ᵉ . . . . LX gouttes.
> Eau stérilisée . . . . 60 grammes.

En vingt-quatre heures, la perméabilité de l'infundibulum est rétablie et en quarante-huit heures tous les phénomènes ont à peu près disparu : le drainage spontané par les voies naturelles, est à la fois nécessaire et suffisant.

II. — SINUSITES CHRONIQUES.

Étiologie. — Les sinusites chroniques reconnaissent les mêmes causes que les coryzas aigus des sinus. Il s'agit le plus souvent d'une infection aiguë, non soignée, ou bien particulièrement virulente et tenace, ou encore évoluant sur un terrain spécialement défectueux ; cette infection peu à peu passe à la chronicité. De plus, les infections sinusiennes se déterminent mutuellement pour des raisons de connexion anatomiques ; c'est ainsi que souvent la sinusite maxillaire entraîne la sinusite frontale et celle-ci la sinusite ethmoïdo-sphénoïdale. D'autres fois, la propagation infectieuse aux sinus se fait au cours d'une infection chronique des fosses nasales, d'une rhinite chronique (v. c. m.).

A côté de ces causes nasales, les sinusites chroniques reconnaissent encore des causes dentaires. Ceci est vrai surtout en ce qui concerne les sinusites maxillaires, dans lesquelles on peut dire que très souvent, sinon dans la majorité des cas, le facteur étiologique important est une dent adjacente. Les accidents éclatent à l'occasion, soit d'une carie dentaire, soit d'une avulsion, soit d'une manœuvre thérapeutique quelconque sur une dent malade.

Chronicité de la sinusite ne signifie point ancienneté de cette sinusite ; il y a des infections sinusiennes, qui longtemps persistent sans passer à la chronicité ; inversement certaines sinusites prennent presque d'emblée les caractères de la chronicité : fongosités, pus, fétidité.

Pathogénie. — Les agents infectieux sont des microbes d'espèces très diverses ; dans les foyers chroniques, la multiplicité des microbes est la règle, en raison de la facilité des infections secondaires.

L'infection se fait de proche en proche, par continuité muqueuse, ou par voie osseuse.

Lésions. — Il y a deux ordres de lésions, des lésions muqueuses et des lésions osseuses.

L'inflammation chronique de la muqueuse provoque son épaississement, son infiltration, son hypervascularisation et le développement, après chute de l'épithélium, de bourgeons charnus à sa surface. Ces bourgeons charnus forment des amas de fongosités parfois considérables, pouvant obstruer la cavité du sinus. L'exsudat purulent, qui se mélange aux fongosités et s'écoule dans les fosses nasales, est dense, compact, lié, formant des amas concrets qui s'accumulent dans le nez; d'autres fois il est granuleux et mal lié. Il est toujours extrêmement fétide.

Les lésions osseuses peuvent frapper la paroi du sinus de lésions d'ostéite superficielle; la participation de l'os imprime à l'infection un caractère plus intense, et c'est le cas des sinusites aiguës virulentes, qui, du fait même de l'atteinte de l'os, passent plus rapidement à la chronicité. Dans d'autres cas, il s'agit d'une ostéite profonde, intéressant toute l'épaisseur des parois sinusiennes, déterminant des destructions osseuses plus ou moins étendues, avec séquestres et fistules, entraînant des lésions des parties molles voisines, en particulier, au niveau du crâne, des lésions de pachyméningite de défense, et ouvrant ainsi la voie aux complications.

Symptômes et diagnostic. — A) **Sinusite maxillaire.** — Ses symptômes fonctionnels sont ceux qui ont été signalés à propos des infections aiguës; ils sont atténués : douleur sous-orbitaire, abondant écoulement de sécrétions nasales purulentes, stagnation nocturne du pus avec débâcle au matin (signe de Frœnkel). Le fait nouveau spécial, c'est la fétidité du pus.

L'examen rhinoscopique montre que le méat moyen est plein de pus; parfois il est envahi par les fongosités, qui peuvent remplir toute la concavité du cornet moyen. L'épreuve de l'éclairage du sinus révèle une opacité plus ou moins complète, en rapport avec l'existence des amas fongueux compacts (signe de Hering). Cette opacité persiste, même après un lavage évacuateur (signe de Guisez). La transhumination, par l'éclairage intra-buccal, montre encore l'opacité de la pupille du même côté (signe de Vohsen et Davidson), la diminution d'éclairage de la fosse nasale correspondante (signe de Robertson) et enfin un signe subjectif particulier : le malade ayant les yeux fermés, ne perçoit pas de sensation lumineuse du côté atteint (signe de Garel et Burger). Tous ces signes d'éclairage sont très variables et, en raison des variations d'épaisseur des parois des sinus, très discutables. Il en est de même de l'exploration du sinus par jaugeage; le sinus malade aurait une capacité moindre qu'un sinus sain, par suite de la présence des fongosités qui le comblent (signe de Mahu). En raison des variations de dimensions du sinus d'un sujet à l'autre, ce signe n'a pas une grande valeur pratique. Enfin, signe plus utile, la palpation éveille un point douloureux sous-orbitaire au niveau de la fosse canine.

Tous ces signes sont des signes de probabilité. Dans les cas chroniques de diagnostic difficile, on est autorisé à y adjoindre une exploration, qui apporte un signe de certitude et que nous retrouverons au traitement; c'est le lavage explorateur. Il se pratique par le méat inférieur; après ponction prudente, on pousse doucement dans le sinus de l'eau stérilisée tiède et on voit sortir par l'ostium maxillaire le liquide chargé de pus. Quelquefois les premières quantités de liquide entraînent avec elles du pus, mais bientôt le liquide redevient limpide ; dans ces cas, le pus ne vient pas du sinus maxillaire, il vient du méat moyen et peut être l'indice d'une sinusite frontale.

Il reste à s'assurer de l'état des fosses nasales et de l'état des dents, qui seront examinées depuis la canine jusqu'à la première grosse molaire ; on y trouvera souvent des lésions causales de la sinusite maxillaire.

Il y a, dans le diagnostic de la sinusite maxillaire, trois erreurs à éviter, qui consistent à prendre pour une sinusite banale : un néoplasme du sinus secondairement infecté, une gomme du sinus avec ostéite tertiaire des parois, un kyste dentaire infecté ouvert dans le sinus.

Les néoplasmes du sinus secondairement infectés, peuvent être pris pour une sinusite, soit au début, soit tardivement au cours de leur évolution. Au début, le malade mouche du pus, et ce pus vient du sinus ; comment faire le diagnostic ? Par l'exploration de la sensibilité sous-orbitaire (signe de Sébileau), on observe en effet des troubles légers de la sensibilité de la joue du côté malade, troubles que l'on met en évidence par la comparaison avec le côté sain. Le retentissement précoce du néoplasme sur les filets d'origine du sous-orbitaire, s'explique par le siège initial de la tumeur, qui prend en général naissance à la partie la plus basse de la paroi antérieure du sinus ; ceci explique d'autre part son évolution gingivo-jugale. Mais il est rare que le néoplasme soit infecté au début ; l'infection se produit ordinairement quand la tumeur atteint les parois, s'ulcère et s'infecte. Les parois sont envahies dans l'ordre suivant : paroi antérieure jugale, paroi inférieure buccale, paroi interne nasale. C'est à ce moment que vraiment tout concorde à faire croire, lors d'un premier examen superficiel, à l'existence d'une sinusite en voie d'extériorisation. Si c'est la paroi jugale qui est envahie, on voit le sillon gingivo-jugal abaissé, comblé par le néoplasme, on constate l'ébranlement ou la chute des dents de la rangée molaire ou prémolaire ; si on pratique l'avulsion de ces dents on pénètre en plein tissu bourgeonnant et saignant mélangé de pus. Si c'est la paroi nasale qui est envahie, le tableau est tout à fait comparable. Pour faire le diagnostic, il faut d'une part rechercher avec soin les signes précités de la sinusite maxillaire vraie ; on constate que dans ces cas ils ne se retrouvent pas. D'autre part, il faut se souvenir que les signes d'extériorisation doivent faire penser, que, derrière cette suppuration sinusale, il y a autre chose. En effet, les sinusites maxillaires chroniques banales ne s'extériorisent pas ordinairement et sur la paroi jugale en particulier ; si elles effondrent une alvéole de dent cariée, il y a simplement issue par cette alvéole ouverte, du pus contenu dans le sinus. Cependant l'erreur est fréquemment commise et les observations de sinusites récidivantes, rebelles au curettage, ne sont que des néoplasmes du sinus infectés, pris, à tort, pour des sinusites chroniques banales.

Les malades atteints de gomme du sinus, avec ostéite pariétale spécifique, mouchent un pus concret, fétide, qui évidemment peut faire penser à une sinusite chronique. Il y a un premier signe différentiel ; dans les infections chroniques banales du sinus maxillaire, il y a fétidité subjective du pus, la fétidité est nettement perçue par le malade; dans la syphilis la fétidité existe aussi, il y a cacosmie objective, mais cette fétidité n'est plus perçue par le malade. La spécificité amène encore d'autres signes particuliers; il y a extériorisation vers le sillon gingivo-jugal, ou vers la fosse nasale; on découvre ainsi dans le sillon gingival, un ou plusieurs orifices fistuleux, dans lesquels le stylet introduit pénètre jusqu'au sinus et donne la sensation d'un os dénudé, rugueux, séquestré. Les mêmes signes peuvent s'observer du côté de la fosse nasale. Enfin l'évolution clinique de la gomme est absolument atone, torpide, indolore. Pour faire le diagnostic il faut, encore dans ce cas, chercher les signes classiques réguliers de la sinusite chronique banale, se souvenir encore qu'elle ne s'extériorise qu'exceptionnellement dans le sillon gingivo-jugal ou vers la paroi externe des fosses nasales. Les erreurs sont cependant assez fréquentes; les observations de sinusites fistulisées dans la bouche ou dans le nez, ressortissent presque toujours à des lésions tertiaires méconnues.

Il est assez facile d'éviter de prendre pour une sinusite, un kyste dentaire infecté ouvert dans le sinus. Si on soulève la lèvre, on voit sur le rempart alvéolaire canin ou incisif, une cavité d'où sort un filet de pus, et dans laquelle le stylet pénètre, arrivant jusque dans le sinus. L'histoire de la maladie, l'absence de signes sinusiens vrais, conduit au diagnostic. Il va sans dire que ce diagnostic est encore simplifié, lorsqu'il s'agit de kystes infectés, ou d'abcès ostéopathiques d'origine dentaire, du massif incisif, évoluant vers le plancher nasal, s'y fistulisant en donnant lieu à l'expulsion de pus par les fosses nasales; l'examen rhinoscopique lève tous les doutes.

Traitement. — A) *Ponctions et lavages.*

a) *Par l'alvéole.* — Étant donnée la fréquence de la sinusite maxillaire d'origine dentaire, la première indication, s'il y a une dent à incriminer, c'est de l'enlever. Si cette dent, sous-jacente au sinus, a une alvéole qui ne communique pas avec le sinus, on effondre la coque osseuse du fond alvéolaire avec un trocart; par cette voie déclive, le pus se draine facilement. Il suffit de faire quelques lavages à l'eau tiède stérilisée, mélangée, à titre faible, de nitrate d'argent, de chlorure de zinc, de teinture d'iode. Ainsi guérissent beaucoup de sinusites maxillaires, quand la muqueuse n'était atteinte que superficiellement.

b) *Par le méat inférieur.* — On peut, par cette voie, ponctionner le sinus et en pratiquer le lavage. C'est, on l'a vu, une méthode de diagnostic. C'est surtout un moyen thérapeutique.

Pour ponctionner le sinus il faut, après anesthésie locale préalable de la paroi, introduire un spéculum faisant un large écartement, puis glisser le trocart sous la concavité du cornet inférieur, en dirigeant sa pointe dans le plan sagittal d'abord, puis dans un plan presque frontal. Le changement de direction doit se faire, quand la pointe se trouve au niveau d'une verticale passant par la partie moyenne du cornet inférieur. En ce point, quelque petit que soit le sinus, on le rencontre sûrement, de plus on l'aborde au niveau où sa paroi papyracée est très mince et facile à effondrer. Le trocart redressé, il faut le pousser, doucement, en haut et en dehors, en rasant la concavité du cornet. Il y a trois fausses routes à éviter,

qui tiennent à la crainte qu'on éprouve d'enfoncer trop profondément le
trocart : ou bien le trocart heurte d'emblée l'orifice de la pyramide nasale
et s'arrête ; ou bien, trop peu redressé en dehors, il glisse sous la muqueuse
du méat inférieur ; ou bien enfin, trop tôt redressé en dehors, il glisse sous
les muscles de la fosse canine. Pour être assuré qu'on est bien dans le
sinus, il faut que le trocart, enfoncé en bonne orientation et au point
indiqué, soit fixé et bloqué dans l'os.

Le lavage du sinus doit être pratiqué avec une seringue aseptique, par
l'intermédiaire de laquelle on pousse doucement de l'eau tiède stérilisée, ou
mélangée d'un antiseptique à titre faible. Le malade, pendant le lavage,
penchera la tête en avant et aura la bouche ouverte. En cas de fausse route,
toujours possible dans la ponction, en particulier en cas de fausse route vers
la fosse canine, il faut pousser le liquide très doucement au début ; si on
observe la tuméfaction de la joue, il faut ne pas insister et retirer le trocart
pour le mettre en bonne place.

Si la sinusite doit guérir par les ponctions et les lavages, on voit peu à
peu la fétidité s'atténuer, puis la quantité de pus diminuer. Si la suppuration reste aussi abondante après dix ou douze lavages au maximum, c'est
que la muqueuse présente des lésions profondes qui ne céderont qu'au
curettage des fongosités et, au besoin, des parois osseuses atteintes
d'ostéite.

B) *Curettage du sinus.*

a) *Par la fosse nasale.* — Cette méthode n'est plus aujourd'hui la méthode
de choix.

b) *Par la fosse canine.* — Certains chirurgiens curettent le sinus par la
fosse canine, puis suturent l'incision gingivo-jugale, enfin, réséquant ou non
la moitié antérieure du cornet inférieur, ils perforent la paroi sinusienne
nasale et drainent par le nez (Caldwell, Luc).

Après avoir curetté avec soin le sinus par la fosse canine, grâce à une
ouverture large afin d'opérer à ciel ouvert et de ne pas faire une intervention incomplète, il vaut mieux laisser intacte la paroi nasale et drainer
par la voie buccale. Une mèche à l'ektogan est laissée pendant 48 heures
dans le sinus, puis on se contente de faire quelques lavages, la sinusite
guérit très rapidement (Desault, Sebileau).

Cette opération, simple et bénigne, peut être faite sous l'anesthésie locale,
mais, sauf contre-indications, il vaut mieux conseiller l'anesthésie générale.

B) **Sinusite frontale.** — Les symptômes fonctionnels sont ceux des
sinusites frontales aiguës, mais atténués : douleurs sus-orbitaires irradiées
vers le crâne ; sécrétion purulente nasale, abondante surtout si le malade
incline la tête en avant.

L'examen objectif, par rhinoscopie, permet de constater l'écoulement d'un
pus fétide, qui remplit le méat moyen, où l'on constate l'envahissement des
fongosités. Le sinus, à l'éclairage, reste opaque. La douleur, provoquée par
pression, existe au niveau du sus-orbitaire et surtout à l'angle supéro-interne
de l'orbite.

A l'inverse de ce qui est recommandé pour le diagnostic de certitude des
sinusites maxillaires, il ne faut pas au sinus frontal faire l'épreuve du lavage

explorateur ; cette pratique aveugle, qui peut provoquer de graves complications osseuses, orbitaires et endo-craniennes, doit être condamnée sans
réserves. Il n'y a donc pas le signe de certitude, qui serait si précieux
cependant dans certains cas. Mais on peut faire l'épreuve du lavage sur
le sinus maxillaire ; si elle est négative et si cependant il y a du pus et des
fongosités dans le méat moyen, on est en droit de conclure que le sinus
frontal est atteint. Reste une ressource, la trépanation exploratrice, qui,
lorsqu'on trouve du pus, est le premier temps de la trépanation large suivie
de curettage.

Les cellules ethmoïdales antérieures, en particulier le groupe para-infundibulaire, sont solidaires des suppurations du sinus frontal et de l'infundibulum.

Traitement. — Il ne saurait évidemment être question de lavages thérapeutiques, puisque le simple lavage explorateur doit être condamné.

Le seul traitement est le traitement chirurgical : ouverture et curettage
du sinus sous l'anesthésie générale. Les méthodes et les procédés sont
innombrables ; la majorité a eu pour but principal de sauvegarder l'esthétique faciale, en évitant la déformation frontale.

Deux voies ont été proposées : la voie frontale, la voie orbitaire. La voie
orbitaire doit être formellement condamnée : elle expose à faire des
curettages incomplets ; de plus, en déplaçant la poulie du grand oblique,
elle expose le malade à la diplopie. La voie frontale doit être choisie ;
seule elle permet une opération sans danger, facile, et, ce qui est capital,
complète ; on peut de plus sauvegarder l'esthétique en obéissant aux deux
règles suivantes : faire l'incision dans le sourcil et ne pas exercer de compression post-opératoire.

Parmi les divers procédés qui s'adressent à la voie frontale, certains
pèchent par excès, tels les procédés de Taptas et de Killian, qui curettent
non seulement le sinus frontal, non seulement l'ethmoïde antérieur, mais
encore systématiquement l'ethmoïde postérieur ; ce n'est pas toujours nécessaire. D'autres pèchent par défaut, tels les procédés d'Ogston et de Luc,
qui font une trépanation frontale réduite et drainent par l'infundibulum
élargi.

La méthode de choix consiste à proportionner la trépanation antérieure
aux dimensions très variables du sinus frontal et à poursuivre les lésions
vers la profondeur, dans la mesure où on en découvre. La résection de la
paroi antérieure sera réglée suivant l'étendue du sinus et le sens de cette
étendue. Ainsi, à sinus étendu en hauteur, convient une trépanation
étendue en hauteur ; à sinus étendu en largeur, convient une trépanation
étendue en largeur. Il est indispensable d'y voir clair dans la cavité sinusienne, car certains sinus ont des diverticules très étendus, d'autres sont
cloisonnés ; et le curettage complet, indispensable, n'est possible qu'à la
condition d'une inspection minutieuse. Le curettage s'étendra aussi loin
que de besoin, il comprendra le curettage des fongosités et celui des parties osseuses atteintes d'ostéite. Il est nécessaire de curetter l'infundibulum
et les cellules péri-infundibulaires de l'ethmoïde antérieur, mais il est habituellement inutile de curetter l'ethmoïde postérieur. Le drainage spontané

se fait par l'infundibulum d'une manière suffisante ; il est donc inutile de
pratiquer un drainage artificiel, soit par l'infundibulum, soit par l'incision
cutanée qui est complètement suturée. On se contente de laisser une mèche
à l'ektogan dans le nez pendant 48 heures et on panse à sec.

C) **Sinusite ethmoïdo-sphénoïdale.** — L'ethmoïdite antérieure, tout au
moins l'ethmoïdite para-infundibulaire, est solidaire de la sinusite frontale ;
la sinusite sphénoïdale et l'ethmoïdite postérieure sont, de même, réunies
au point de vue anatomo-clinique.

Les signes fonctionnels de l'ethmoïdo-sphénoïdite consistent en des
céphalées occipitales souvent rebelles, en quelques troubles sensoriels de
la sphère olfactive, caractérisés par une anosmie totale ou élective et enfin
en un écoulement purulent pharyngé, relativement modéré et peu fétide.
Le fait capital est le suivant : tandis que le groupe sinusien antérieur,
fronto-maxillaire, déverse ses sécrétions dans le méat moyen dans le nez
antérieur, le groupe sinusien postérieur, ethmoïdo-sphénoïdal, déverse ses
sécrétions dans le méat supérieur dans le nez postérieur ; il suit de là que
les malades atteints de sinusites du groupe antérieur mouchent leur pus,
tandis que les malades atteints de sinusites ethmoïdo-sphénoïdales cra-
chent leur pus.

L'examen rhinoscopique postérieur doit, dans ces cas, être pratiqué. Il
révèle un écoulement purulent ; du pus concret est souvent accolé au matin
sur la paroi pharyngée, sur la face nasale du voile, sur la voûte du cavum.
L'examen direct des cavités est impossible en raison de leur situation profonde. On a longtemps conseillé deux explorations : le cathétérisme du sinus
sphénoïdal, la ponction de ce sinus par le nez antérieur ; la topographie
permet difficilement même de comprendre ces manœuvres, par conséquent
de les exécuter dans des conditions suffisantes d'exactitude et de sécurité ;
il vaut donc mieux ne pas y penser. L'examen ophtalmoscopique est quelquefois utile, en ce qu'à l'occasion de manifestation du côté de l'œil, il
attire l'attention sur le sinus sphénoïdal ; le retentissement optique de la
sinusite se manifeste, soit sous forme de gêne de la circulation de retour,
par la stase papillaire, soit sous forme de névrite optique ; mais ces
réactions rentrent plutôt dans le cadre des phénomènes à distance, c'est-
à-dire des complications.

Au demeurant, la symptomatologie propre de l'ethmoïdo-sphénoïdite est
très vague. Pratiquement, on la constate dans les deux conditions suivantes.
Dans certains cas, au cours d'une intervention pratiquée sur le groupe
fronto-ethmoïdal antérieur, on remarque l'atteinte du groupe ethmoïdo-
sphénoïdal. Dans d'autres cas, et presque toujours il en est ainsi, quelques
semaines ou quelques mois après un curettage frontal, on constate la persistance des symptômes, en particulier la persistance de l'écoulement purulent, pus mouché ou pus craché : on en conclut que le groupe ethmoïdo-
sphénoïdal est atteint.

Traitement. — Lorsqu'on découvre, au cours d'une intervention pour
sinusite frontale, que l'ethmoïde postérieur est atteint, ainsi que le sphénoïde, il n'y a qu'à poursuivre le curettage aussi loin qu'il apparaît être
nécessaire.

Lorsque l'atteinte du groupe sinusien ethmoïdo-sphénoïdal est postérieure au curettage frontal, il faut aborder ces sinus par une rhinotomie para-latéro-nasale supérieure. Après incision des parties molles sur le sillon latéral du nez, on résèque la branche montante du maxillaire et l'os propre, jusqu'au rempart orbitaire interne. Le cornet supérieur enlevé, on curette l'ethmoïde postérieur, on curette avec prudence la lame criblée, enfin, effondrant la paroi antérieure du sinus sphénoïdal, on le curette. Cette intervention est facile quand on a une exacte connaissance des rapports anatomiques et qu'on fait, pour le repérage, les corrections d'orientation, nécessitées par la situation spéciale du malade couché en position de Rose.

Après le curettage, la peau est suturée, et il suffit de placer une mèche à l'ektogan dans les fosses nasales. Les jours suivants, surtout si le champ opératoire s'encombre, dans les fosses nasales, de dépôts croûteux compacts, il sera utile de faire des irrigations prudentes d'eau tiède stérilisée, additionnée d'eau oxygénée.

D) **Polysinusites**. — Les associations sont très diverses. C'est ainsi qu'on observe la coexistence des lésions des deux groupes antérieurs, les deux sinus frontaux et les deux sinus maxillaires étant frappés simultanément. Dans d'autres cas, il y a coexistence de sinusites antérieures et de sinusites postérieures. La pan-sinusite est exceptionnelle. Les polysinusites ont des manifestations cliniques très variables; chaque sinusite y garde sa symptomatologie et son diagnostic propres, sa thérapeutique spéciale.

Un seul point est à signaler. Dans le cas, assez fréquent, de coexistence de sinusites maxillaire et frontale, le diagnostic de sinusite maxillaire peut seul être assuré par le lavage explorateur; comme il n'y a pour le frontal que des signes de probabilité, il devient souvent indispensable de faire une trépanation exploratrice. Cette exploration devra être faite la première, complétée par le curettage, s'il y a lieu; la trépanation maxillaire ne sera faite qu'ensuite. Pour éviter l'infection d'un sinus peut-être sain et, dans le cas contraire, la réinfection d'un champ déjà curetté, il faut donc opérer de haut en bas.

Complications. — Elles sont particulières à chaque groupe de sinus, car elles sont commandées par les connexions anatomiques. Leur gravité souligne la nécessité d'un diagnostic précoce et d'un traitement complet des sinusites.

A) **Complications des sinusites du groupe antérieur, fronto-maxillaire.**

a) *Sinusites maxillaires*. — Les complications sont rares, sans doute en raison de l'isolement de ce sinus facial spécial et d'autre part, en raison du diagnostic précoce, relativement simple, et du traitement facile de ses infections chroniques. Il faut signaler la possibilité de phlébites, par voie faciale, orbitaire, ou ptérygo-maxillaire, avec, secondairement, phlébite des sinus de la dure-mère (v. c. m.). L'extériorisation et la fistulisation sont exceptionnelles.

b) *Sinusites frontales*. — Les complications, assez fréquentes, sont particulièrement graves.

L'extension de l'infection du sinus frontal aux parois osseuses de l'orbite provoque de l'ostéite de voisinage ; celle-ci, à son tour, gagne l'espace cellulo-adipeux, orbitaire, peut y provoquer un phlegmon de l'orbite (v. c. m.), enfin, atteignant l'œil, amener une panophtalmie (v. c. m.). Les faits pratiques à retenir sont les suivants. Certains malades, qui avaient une sinusite frontale torpide, se présentent pour des accidents phlegmoneux de l'orbite ; on pense à un phlegmon primitif de l'orbite, on l'incise, et ce n'est que plus tard qu'on reconnaît l'atteinte de l'os et du sinus frontal. Dans d'autres cas, les lésions ayant évolué, les malades se présentent porteurs de trajets fistuleux, au niveau de l'angle supéro-interne de l'œil, le stylet conduit sur un os dénudé ou bien jusque dans le sinus.

L'extension de l'infection du sinus frontal peut se faire vers la table interne de l'os, donner lieu à des complications méningées et encéphaliques ; on peut observer donc, après ostéite du frontal : pachyméningite et abcès extra-dural (v. c. m.), leptoméningite (v. c. m.), abcès cérébral (v. c. m.), selon la profondeur de l'extension.

B) **Complications des sinusites du groupe postérieur, - ethmoïdo-sphénoïdal.** — L'extension méningo-encéphalique peut se faire comme dans le cas du sinus frontal, sinon par les mêmes voies.

La complication la plus fréquente, c'est, par la paroi externe du sinus sphénoïdal, la phlébite du sinus caverneux (v. c. m.), d'une gravité extrême, à allures septicémiques et rapidement mortelle. Dans ces cas, la sinusite étant habituellement latente et méconnue, on ne fait guère, sauf exceptions, le diagnostic étiologique de l'infection veineuse, dont la symptomatologie et l'évolution graves retiennent à juste titre toute l'attention. Ce qui est particulièrement caractéristique, dans le tableau clinique de cette redoutable complication, en dehors de l'état général septicémique, c'est l'exophtalmie. On décrit classiquement des paralysies diverses des nerfs moteurs du globe oculaire ; il n'est guère possible pratiquement de les déceler, car l'œil, propulsé, refoulé par la stase veineuse intense du sommet de l'orbite, est immobile et comme figé ; on ne saurait guère, dans ces conditions, déceler des diplopies fonctions d'ophtalmoplégie externe.

Il est non moins classique, en ophtalmologie, d'incriminer le sinus sphénoïdal, toutes les fois que l'étiologie d'une affection papillaire ne se présente pas nettement. Il est certain que les connexions du nerf optique avec le sinus sont proches ; mais l'extériorisation des lésions sinusiennes sphénoïdales semble devoir retentir d'abord sur le sinus caverneux ; ces interprétations sont discutables.   *PIERRE DESCOMPS.*

SIROPS. — Les sirops sont des médicaments liquides, ayant une consistance visqueuse qu'ils doivent à une forte proportion de sucre. Celui-ci forme environ les deux tiers de leur poids.

Les liquides qui servent à dissoudre le sucre dans les sirops sont de diverses natures : eaux distillées, solutés, sucs de plantes, infusés, décoctés, liqueurs émulsives ou vineuses, etc.

On administre ordinairement les sirops par cuillerée : la cuillerée à soupe contient environ 20 gr. de sirop, la cuillerée à café contient sensiblement 6 gr. de sirop.

Les sirops inscrits au Codex sont les suivants :

Sirop d'acide citrique (*sirop de limon*).
Sirop d'acide tartrique.
Sirop d'aconit.
Sirop d'amandes (*sirop d'orgeat*).
Sirop de baume de tolu.
Sirop de belladone.
Sirop de biiodure de mercure (*sirop de Gibert*).
Sirop de bourgeons de pin.
Sirop de bromure de potassium.
Sirop de capillaire.
Sirop de cerises.
Sirop de chloral.
Sirop de chlorhydrophosphate de chaux.
Sirop des cinq racines (*sirop diurétique*).
Sirop de codéine.
Sirop de coings.
Sirop diacode (*sirop d'opium faible*).
Sirop de digitale.
Sirop d'espèces pectorales (*sirop pectoral*).
Sirop d'éther.
Sirop de fleurs d'oranger.
Sirop de framboises.
Sirop de fumeterre.
Sirop de gentiane.
Sirop de gomme.
Sirop de goudron.
Sirop de groseilles.
Sirop iodotannique.
Sirop iodotannique phosphaté.

Sirop d'iodure de fer (*sirop d'iodure ferreux*).
Sirop d'iodure de potassium.
Sirop d'ipécacuanha.
Sirop d'ipécacuanha composé (*sirop de Desessartz*).
Sirop de morphine (*sirop de chlorhydrate de morphine*).
Sirop de mousse de Corse.
Sirop de mûres.
Sirop de nerprun.
Sirop d'opium (*sirop thébaïque*).
Sirop d'oranges amères (écorces).
Sirop de polygala.
Sirop de quinquina.
Sirop de raifort composé (*sirop antiscorbutique*).
Sirop de raifort iodé.
Sirop de ratanhia.
Sirop de rhubarbe composé (*sirop de chicorée composé*).
Sirop de salsepareille composé (*sirop de cuisinier, sirop sudorifique, sirop- dépuratif*).
Sirop de saponaire.
Sirop simple (*sirop de sucre*).
Sirop de styles de maïs (*sirop de stigmates de maïs*).
Sirop de térébenthine.
Sirop de valériane.   E. F.

SITIOPHOBIE. — On appelle sitiophobie le refus plus ou moins complet des aliments. Ce syndrome se présente souvent comme un phénomène d'origine exclusivement mentale (V. ANOREXIE); il reconnaît comme cause des idées fixes plus ou moins conscientes (hystériques), des obsessions (obsédés neurasthéniques), des hallucinations et des idées délirantes de nature diverse : idées de suicide (mélancoliques), d'opposition systématique (déments catatoniques), d'empoisonnement (persécutés), d'hypocondrie (débiles, déments), de transformation d'organes et d'immortalité (mélancoliques, paralytiques généraux), d'indignité ou de ruine et d'impossibilité de payer (mélancoliques), etc. Le mauvais état des voies digestives peut aussi jouer un rôle dans sa constitution et il n'est pas rare de trouver, comme point de départ des phénomènes psychiques précédents, des troubles digestifs réels, un état saburral avec inappétence ou des digestions pénibles ou douloureuses. Toute perturbation dans les sensations internes provenant du tube digestif peut modifier ou même supprimer la sensation de la faim et ouvrir ainsi le chemin à la sitiophobie. Mais quelle que soit sa cause première, elle demande toujours pour se développer un état mental particulier.

Symptomatologie. — Tantôt brusque, tantôt précédée d'une période pendant laquelle le malade restreint de plus en plus son alimentation, la sitiophobie peut être complète ou partielle, suivant que le malade repousse tous les aliments ou seulement certaines catégories d'aliments; absolue ou relative, certains malades finissant par céder tout en protestant, d'autres se mettant à manger d'eux-mêmes peu de temps après avoir refusé.

Même quand le syndrome est d'origine purement mentale, il n'est pas rare de trouver des troubles digestifs tenant au régime anormal auquel se soumet le malade et qui, bien que secondaires à la sitiophobie, contribuent à l'entretenir. Enfin, surtout, on ne tarde pas à constater de l'amaigrissement et des troubles de nutrition qui mettraient bientôt la vie du malade en danger, si on l'abandonnait à lui-même.

Le *pronostic* de la sitiophobie, bien que variable avec la cause, est généralement assez grave ; souvent, sans le traitement, le refus des aliments se terminerait par la mort du malade.

Diagnostic. — La sitiophobie se distingue facilement de l'anorexie simple, de la crainte des aliments justifiée par des lésions réelles et douloureuses des voies digestives, des spasmes (rage), etc. La sitiophobie simulée du malade qui se nourrit en cachette sera reconnue par un peu de surveillance ; elle ne s'accompagne pas de la même dénutrition.

Le diagnostic le plus important est le diagnostic étiologique, puisqu'il s'agit d'un syndrome pouvant se présenter dans les psychoses et psychonévroses les plus diverses. Il n'offrira aucune difficulté toutes les fois qu'il surviendra comme un épiphénomène dans le cours d'une maladie déjà déterminée : délire aigu, mélancolie, délire de persécution, délire hypocondriaque, paralysie générale, démence précoce, etc. Quelquefois, au contraire, le refus des aliments se présente comme un phénomène isolé, surtout chez les femmes de 12 à 25 ans, et le diagnostic sera quelquefois délicat entre une hystérie mono-symptomatique et une obsession de dégénérée hérédidaire (obsession de la honte du corps, crainte d'engraisser, etc.). Si les troubles de l'alimentation causés par les vomissements, les régurgitations, les spasmes de l'œsophage sont fréquents dans l'hystérie, il n'en est pas absolument de même du refus complet des aliments qui devra toujours faire penser à des troubles mentaux plus ou moins graves, à une association de la névrose avec la dégénérescence. Deux symptômes appartiennent surtout à l'hystérie, qui, habituellement dans ce cas, ne s'accompagne pas des stigmates ordinaires : la suppression complète ou à peu près complète de la faim, probablement en rapport avec les troubles de la sensibilité, et surtout de l'anesthésie de la bouche, du pharynx, de l'œsophage, de l'estomac avec ou sans propagation à la peau de la région épigastrique et un besoin exagéré de mouvement physique (Janet).

Traitement. — Il sera généralement indispensable chez les obsédés et les neurasthéniques de recourir à l'isolement, ou du moins à la séparation du milieu familial.

Très souvent, à force d'insistance, on arrive à vaincre les résistances du malade. Quand la persuasion sera inefficace, on pratiquera sans trop tarder l'alimentation forcée : ne pas attendre plus que le deuxième jour. Il est préférable, dans la plupart des cas, de pratiquer le cathétérisme œsophagien par la voie nasale, plutôt que par la voie buccale. L'alimentation comprendra alors surtout des mélanges de lait, de bouillon, de 2 à 4 œufs, additionnés de poudre ou de jus de viande, de farines de légumes ; il est bon d'ajouter du sucre et du sel.

A notre avis le malade doit être couché; beaucoup préfèrent le tenir assis. Après l'introduction de la sonde, surtout chez des malades en stupeur, verser un peu d'eau dans l'entonnoir pour s'assurer par l'absence de dégagement de bulles d'air que la sonde n'est pas dans la trachée.

La sonde sera de caoutchouc rouge, molle sans mandrin. On peut aussi utiliser le plus petit numéro du tube de Faucher. La sonde demi-rigide en gomme ne sera employée qu'en dernier ressort si le malade a l'habileté de rejeter continuellement la sonde molle. On l'introduit par la bouche après application d'un ouvre-bouche. Mais souvent on évitera cette mesure un peu violente en abaissant fortement la base de la langue avec un abaisse-langue de grand modèle : la sonde molle, introduite par le nez, passe dans le pharynx par cet artifice.

L'opération sera pratiquée de préférence deux fois par jour et la quantité ingérée ne dépassera pas un litre. Le liquide sera passé pour éviter les grumeaux et donné tiède (vérifier avec soin s'il n'est pas trop chaud), ou au contraire froid quand son ingestion provoque le vomissement. Il peut être utile parfois de faire précéder l'ingestion nutritive d'un lavage d'estomac, par exemple quand le malade a de la tendance à régurgiter, phénomène qui nous a paru plusieurs fois dû à un spasme stomacal, s'ajoutant au spasme pharyngien. Il est utile chez certains mélancoliques et déments précoces, qui se font passivement alimenter pendant des mois, de varier la formule d'alimentation, car on a vu se produire du scorbut (v. c. m.) comme chez les nourrissons nourris de lait bouilli.   *BRÉCY et TRÉNEL.*

SOMMEIL (**MALADIE**). — Maladie africaine, signalée pour la première fois au commencement du dix-neuvième siècle, bien connue depuis les recherches

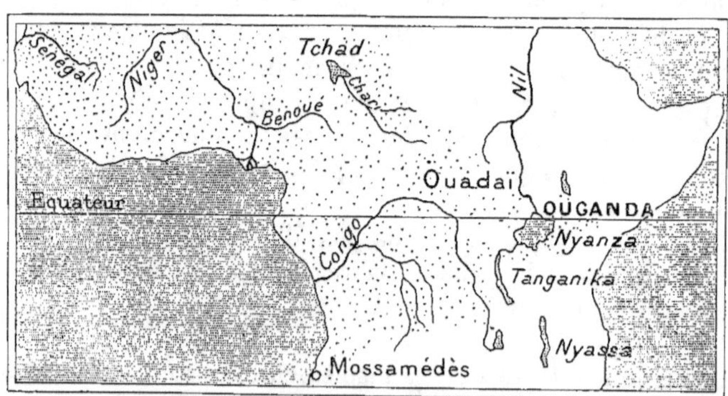

Fig. 188. — Domaine de la maladie du sommeil dans l'Afrique équatoriale.
(D'après Jeanselme et Rist.)

récentes de diverses missions envoyées en Afrique; elle sévit sur la *côte occidentale* d'Afrique depuis le Sénégal jusqu'au Sud-Ouest africain allemand et, *dans les terres*, sur une vaste région limitée au nord par une ligne qui relierait Tombouctou au lac Victoria-Nyanza en y comprenant la zone des grands lacs, au sud par les possessions anglaises et allemandes (fig. 188).

Étiologie. Pathogénie. — Il est actuellement démontré que la maladie du sommeil, considérée tout d'abord comme spéciale à la race nègre, n'épargne pas la race blanche. Elle frappe de préférence les jeunes gens et les adultes.

Le *Trypanosoma Castellanii* ou *gambiense* est cause de la maladie (V. Trypanosomiases). Ce trypanosome — protozoaire flagellé, plus ou moins fusiforme, long de 15 à 25 μ sur 2 à 2,5 μ de large, ayant donc la longueur de deux à trois globules rouges juxtaposés, présentant un centrosome et un noyau bien colorables, muni latéralement d'une membrane ondulante et d'un flagellum qui lui permettent de se mouvoir avec rapidité — est trouvé d'une façon à peu près constante dans le liquide céphalo-rachidien des malades examinés à la période d'état; au début de la maladie (fièvre à trypanosomes) on ne l'observe que dans le sang, où il est rare.

Le mode de propagation semble aujourd'hui nettement établi. L'*inoculation* du trypanosome s'effectue par l'intermédiaire d'une mouche tsétsé, *glossina palpalis* (fig. 189), répandue dans toute l'Afrique centrale : mouche un peu plus grande que la mouche domestique, dont un des principaux caractères distinctifs est d'avoir les ailes repliées sur le dos dans un plan horizontal, tête brun foncé, thorax plus clair avec taches triangulaires brun foncé sur fond grisâtre, abdomen brun avec ébauche de ligne médiane longitudinale plus pâle et marques latérales triangulaires d'un brun jaunâtre; pattes couleur

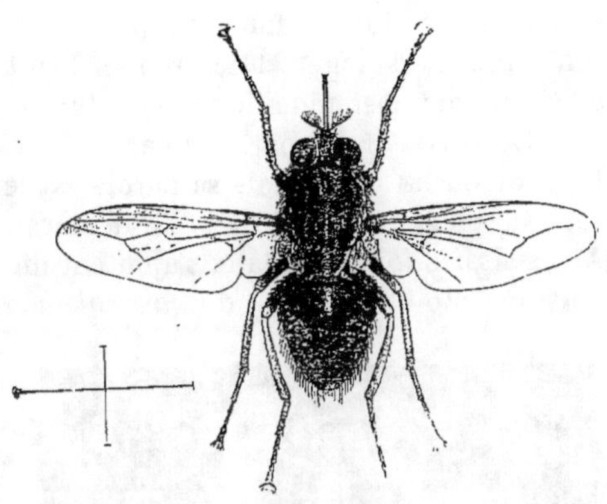

Fig. 189. — *Glossina palpalis*. (D'après Austen.)

chamois, cuisses brun foncé; trompe grêle plus longue que la tête. Pour certains observateurs, la *glossina palpalis* ne serait qu'un agent de propagation du trypanosome; pour d'autres, elle serait même un hôte intermédiaire.

Lésions. — Les lésions essentielles intéressent le système nerveux central. Méningo-encéphalite et méningo-myélite diffuses, sans caractères particuliers, telles sont les lésions que, après Mott, nous avons eu l'occasion d'étudier dans 4 cas de maladie du sommeil. Hypertrophie des organes lymphoïdes.

Symptômes. — Tant que le trypanosome paraît confiné dans le sang, il ne donne lieu qu'aux symptômes de la *fièvre à trypanosomes*; lorsqu'il envahit les espaces arachnoïdiens et qu'il passe dans le liquide céphalo-rachidien, les symptômes francs de la maladie du sommeil se manifestent.

Début. — Après une *période d'incubation* dont la durée semble varier de quelques semaines à plusieurs mois, la maladie *débute d'une façon tout insidieuse* par de légères modifications du caractère, une sensation de fatigue rapide pendant le travail, parfois de petits mouvements fébriles avec frissons, et bientôt une lassitude constante. Toutefois l'appétit reste bon et le malade continue à vaquer à ses occupations.

Chez certains sujets, chez les blancs surtout, apparaissent alors des symptômes plus accusés, symptômes importants, mais souvent fugaces, que l'on considérait jusqu'à ces derniers temps comme formant un syndrome spécial désigné sous le nom de *fièvre à trypanosomes* : fièvre généralement rémittente, atteignant 39°, résistant à la quinine ; céphalée plus ou moins intense, douleurs vagues, œdèmes légers et passagers aux malléoles ou aux paupières, éruptions érythémateuses, légère hypertrophie des ganglions cervicaux, sus-claviculaires épitrochléens, légère hypertrophie de la rate, anémie peu accusée et leucocytose (grands mononucléaires), et parfois présence des trypanosomes dans la circulation générale.

Période d'état. — La première phase de la maladie passe souvent inaperçue, et ce sont les signes particuliers de la période d'état qui attirent l'attention : une *apathie*, une *faiblesse* progressivement croissantes entravent tout travail suivi : le malade se sent pris d'un engourdissement général contre lequel il ne peut lutter, et souvent, envahi par une *somnolence irrésistible*, il s'endort à maintes reprises dans le courant de la journée ; mais son sommeil est léger et le premier bruit l'interrompt. A l'état de veille, il garde un air ensommeillé ou hébété ; sa paupière est lourde, son regard éteint. Lorsqu'on lui parle, il paraît distrait ; toutefois il répond aux questions qu'on lui pose, mais sa parole est lente : l'intelligence et la mémoire sont simplement engourdies. La démarche est incertaine, parfois titubante. A ces signes fondamentaux s'ajoutent une *céphalée* susorbitaire ou occipitale plus ou moins tenace ; du *tremblement de la langue*, signe presque

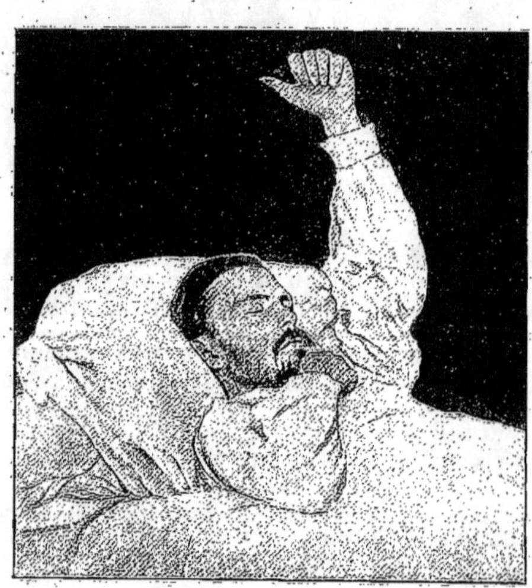

Fig. 190. — Maladie du sommeil.
Attitude cataleptoïde. (Coll. du Dr Sicard.)

constant ; parfois du tremblement des membres supérieurs ; chez quelques malades une exagération notable des réflexes et souvent une *fièvre* à grandes oscillations avec rémissions matinales.

Les ganglions lymphatiques sont presque toujours volumineux ; quelques auteurs admettent que cette *hypertrophie ganglionnaire* est seulement en relation avec les infections cutanées, la tuberculose ou la syphilis, mais il semble plus légitime de la mettre sous la dépendance de la trypanosomiase, puisque dans la lymphe de ces ganglions on retrouve assez facilement le protozoaire. La rate aussi est grosse, mais souvent la *splénomégalie* est la conséquence du paludisme associé à la trypanosomiase. Pendant quelques semaines, quelques mois même, l'état du malade reste à peu près stationnaire ; peu à peu cependant les symptômes généraux s'aggravent, l'intelligence devient plus obtuse, le caractère s'assombrit, des crises de larmes éclatent de temps à autre. Les périodes de somnolence se répètent et se prolongent; le *sommeil plus profond*, mais plus agité, est souvent troublé par des rêves accompagnés de cris et de gestes. Le malade a tendance à garder les attitudes cataleptoïdes (fig. 179). Le *tremblement*, l'*asthénie* et l'*amaigrissement* s'accentuent; de la raideur de la nuque et des membres, de la rachialgie sont observées en quelques cas.

Des *crises convulsives* peuvent survenir et parfois l'une d'elles termine subitement la maladie.

Période de cachexie. — Plus souvent la maladie progresse encore, évoluant dès lors en un ou deux mois si le malade est surveillé, en moins de temps même, s'il manque de soins. Le sommeil est presque continu; c'est à grand'peine qu'on réveille le malade pour lui faire prendre quelque nourriture; mais il n'a plus d'appétit et son amaigrissement devient extrême. Bientôt le sommeil fait place au *coma*; les sphincters se relâchent, la température s'abaisse, le pouls devient petit et irrégulier, la respiration s'embarrasse, prend parfois le type de Cheyne-Stokes et le malade ne tarde pas à succomber.

Évolution. Pronostic. — La *durée* moyenne de la maladie reconnue est de six mois à un an; elle est beaucoup plus longue si l'on remonte au début de l'infection par le trypanosome. Des *rémissions* plus ou moins prolongées peuvent se produire dans le cours de l'affection; des *complications* (bronchites, broncho-pneumonie, congestion pulmonaire, escarres de décubitus) peuvent hâter sa marche; mais, dans son ensemble, l'évolution est progressive et le pronostic est, semble-t-il, toujours fatal, quand la maladie est franchement déclarée.

Il est vraisemblable toutefois que la guérison n'est pas exceptionnelle tant que les trypanosomes ne pullulent pas dans les espaces sous-arachnoïdiens.

Diagnostic. — Pendant la première période, la maladie est facilement confondue avec le *paludisme* ou la *filariose* (v. c. m.). Dans le premier cas, l'action de la quinine et la recherche de l'hématozoaire ; dans le second, la recherche des embryons de filaires établiront le diagnostic, quand la constatation du trypanosome dans le sang ou dans les ganglions hypertrophiés ne l'a pas de suite imposé. On doit tenir compte, en outre, des antécédents du malade, un séjour prolongé dans les régions contaminées étant de haute importance.

Il va de soi qu'il y a grand intérêt à faire un diagnostic précoce, car les divers traitements proposés ont d'autant plus de chances d'être actifs que la maladie est soignée plus tôt.

Pendant la période d'état le diagnostic clinique est plus facile : la ponction lombaire le pose définitivement, la paralysie générale, les méningites, la syphilis nerveuse, les tumeurs cérébrales, le béri-béri, le diabète pourraient prêter à quelque hésitation, mais les signes capitaux de ces diverses affections font défaut dans la maladie du sommeil (pas de troubles pupillaires, pas de glycosurie, etc.).

D'une façon générale, et en cas de doute, le diagnostic repose sur la constatation du trypanosome.

Recherche du trypanosome. — 1° *Dans le liquide céphalo-rachidien* : le dépôt fourni par la centrifugation prolongée de 10 à 15 c. c. de liquide céphalo-rachidien, obtenu par ponction lombaire, est étalé ou déposé par gouttelettes sur une lame propre, rapidement séché à l'air libre ou au-dessus d'une flamme (en évitant de chauffer la lame), fixé à l'alcool absolu (20 minutes), puis coloré à la fuchsine alcoolique, à la thionine phéniquée, ou au Giemsa à 1/6 ou encore à l'aide du mélange de Laveran (éosine aqueuse à 1 p. 1000, 4 c. c. — bleu Borrel 1 c. c. — eau distillée, 6 c. c.) ou du mélange de Nocht (éosine aqueuse de Höchst à 1 p. 100, 4 gouttes — bleu polychrome de Unna, 6 gouttes — bleu de méthylène aqueux à 1 p. 100, 2 gouttes — eau distillée, 10 c. c.), etc. On voit sur la préparation les trypanosomes, généralement en petit nombre, et des globules blancs, surtout mononucléaires.

2° *Dans la lymphe des ganglions hypertrophiés* : ponction d'un ganglion. Frottis. Même coloration que précédemment.

3° *Dans le sang* : il est exceptionnel de le rencontrer dans le sang préparé par étalement. Il est plus sûr de procéder de la façon suivante (Bruce et Nabarro) : on recueille dans un tube à centrifuger, contenant quelques gouttes d'une solution concentrée de citrate de potasse, 10 c. c. de sang pris à la veine : on centrifuge pendant 10 minutes; on décante le plasma qui sera centrifugé 4 fois encore pendant 10 minutes; c'est dans le dernier culot qu'en général on trouve quelques trypanosomes.

Levaditi conseille de recueillir le sang dans une solution de ricine additionnée d'hirudine; par ce procédé les hématies s'agglutinent et se déposent, alors que les trypanosomes restent dans le liquide surnageant qui, décanté, sera soumis à la centrifugation. On retrouve les parasites dans le culot de centrifugation, avec quelques rares éléments figurés.

Parfois les inoculations au cobaye ou au rat (5 à 6 c. c. de sang dans la cavité péritonéale) pourront servir au diagnostic.

Traitement. — Le traitement spécifique de la maladie du sommeil est encore à trouver. Parmi les nombreux médicaments qu'on a utilisés, l'acide arsénieux à haute dose paraît avoir donné des améliorations passagères. L'association de l'arsenic et du trypanroth s'est montrée assez active chez l'animal; l'*atoxyl*, en injections (deux injections de 5 centigr. à 24 heures d'intervalle), aurait donné à Koch de beaux résultats. Van Campenhout conseille deux injections intra-musculaires par semaine et pendant 5 mois de 50 centigr. d'atoxyl en solution à 10 pour 100. Repos de trois mois, puis nouvelle cure.

Il y a peu de temps, l'émétique d'aniline à la dose de 15 centigr. en injections a été recommandé par Laveran et Thiroux.

Toutes ces médications restent encore trop souvent inefficaces si elles ne sont pas employées dès le début.

Prophylaxie. — La mouche *tsétsé* et en particulier la *glossina palpalis* paraissant être l'agent de propagation du trypanosome, il est nécessaire de se protéger contre sa piqûre par l'usage d'habitations grillagées, de moustiquaires, de voilettes et de gants.

A. BAUER.

SOMMEIL MORBIDE. — Le trait le plus saillant du *sommeil normal* est la suspension de l'activité cérébrale volontaire ; mais il n'existe pendant cet état ni anesthésie, ni troubles des sphincters. Le réveil est facile, sans amnésie. Les *sommeils morbides* présenteront des caractères plus ou moins différents de ceux que nous venons d'énumérer.

Le degré le plus atténué des sommeils morbides est la *somnolence* ; le plus prononcé, le *coma* (v. c. m.). Dans la somnolence, le malade a tendance à s'endormir à toute heure, en toute situation (narcolepsie). Cet état s'accompagne fréquemment d'un certain degré d'obnubilation intellectuelle, on le rencontre au cours des *grandes pyrexies*, chez les *convalescents*, les *accouchées*, les *blessés*, les *déprimés* en général.

Le sommeil avec imminence de coma est d'observation courante dans les *intoxications* (V. Poisons médicamenteux, Opium, etc.). On le rencontre également parmi les maladies nerveuses, dans le *vertige paralysant de Gerlier*, la *polioencéphalite supérieure aiguë*, affections rares, la méningo-encéphalite diffuse à trypanosomes (*maladie du sommeil*). Il est fréquent et d'une haute valeur séméiologique dans les *tumeurs cérébrales* : on peut observer en ces cas, soit des accès de somnolence passagère, soit des crises de sommeil intense, pouvant s'étendre sur une période de plusieurs semaines ou de plusieurs mois. Rare dans la *syphilis nerveuse* (on observe plutôt de l'Insomnie, v. c. m.) ; l'assoupissement est fréquent chez les *paralytiques généraux* et les *épileptiques*. Le sommeil, impérieux, est dans l'épilepsie accompagné de ronflements ; il peut précéder une crise convulsive banale ou en être un équivalent. Le sommeil est en ce cas extrêmement profond.

Dans les maladies précédentes, le malade était passif, inerte en dormant. Dans un tout autre ordre de faits, la période de sommeil n'est plus une période de repos absolu ; il persiste au contraire une certaine activité du corps et du cerveau. Il en est ainsi dans les *sommeils observés chez les hystériques*, spontanés ou provoqués (V. Hystérie, Hypnotisme, Léthargie). Le sommeil hystérique peut être simple (*léthargie*), ou s'accompagner d'ambulation, celle-ci étant spontanée (*somnambulisme*) (v. c. m.) ou provoquée (*hypnose*). Le somnambulisme spontané peut envahir la vie normale et même se substituer à elle. Il se forme ainsi un *état second* nettement individualisé, à tel point que l'état de veille peut donner finalement l'illusion de l'état normal (*vigilambulisme*) (V. Somnambulisme).

Il faut distinguer du somnambulisme ces faits où, sous l'influence d'un rêve particulièrement net, l'individu se réveille, et poussé par l'illusion onirique qui continue, peut, croyant se battre avec un ennemi supposé, blesser ou tuer la femme couchée à ses côtés.

On peut enfin, dans l'hystérie, l'épilepsie, l'alcoolisme, observer des accès d'*automatisme ambulatoire* spécial avec amnésie au réveil. Ce sont là, en réalité, de véritables fugues, mais qu'il convient de bien distinguer des déplacements impulsifs — avec conscience — des aliénés voyageurs.

Il est intéressant de noter au point de vue médico-légal que le sommeil profond favorise les attentats de toute sorte ; des recherches récentes ont montré néanmoins qu'il était extrêmement difficile de plonger dans la narcose chloroformique, sans le réveiller au moins transitoirement, un adulte endormi (l'expérience réussirait un peu plus aisément chez l'enfant).

Pour le traitement du sommeil, se reporter aux maladies causales; consulter notamment les articles : ASPHYXIE, CARBONE (INTOXICATION PAR L'OXYDE DE), COMA, POISONS MÉDICAMENTEUX, MORPHINE, OPIUM.

FRANÇOIS MOUTIER.

SOMMEIL (TROUBLES). — V. INSOMNIES.

SOMMET (PRÉSENTATION). — On entend par présentation du sommet la présentation de la tête s'engageant par l'occiput. Dans un mouvement de flexion, l'occiput s'abaisse et le front se relève, d'où il résulte que la tige occipito-mentonnière pénètre dans le bassin par son extrémité occipitale et chemine dans cette attitude tout le long de la filière pelvi-génitale, jusqu'au moment de son dégagement. La présentation du sommet constitue *seule* la présentation physiologique. Toutes les autres sont la conséquence d'une anomalie dans la forme respective de l'utérus ou du fœtus, ou plus souvent encore résultent de la suppression plus ou moins complète des divers facteurs de l'accommodation, tels que multiparité, hydramnios, insertion basse du placenta, etc.

Si donc tout est normal, tant du côté de la mère que du côté du fœtus ou de ses annexes, l'accommodation utéro-fœtale exigera une présentation céphalique, déjà en ébauche de flexion, et l'accommodation fœto-pelvienne exigera à son tour, en exagérant l'amoindrissement en flexion, une présentation du sommet.

La présentation du sommet étant la présentation physiologique, ce sera de toutes et de beaucoup la plus fréquente. En effet, sur 100 accouchements à terme, on trouve un peu plus de 97 présentations du sommet.

Pour ce qui concerne la fréquence respective des positions et variétés de position, les statistiques nous donnent les renseignements suivants :

G. A. 52 pour 100 — D. P. 35 pour 100 — G. P. 11 pour 100 — D. A. 0,2 pour 100 (pendant la grossesse).

Quant aux variétés transversales, elles sont exceptionnelles en tant que variétés de position primitives et ne se retrouvent guère qu'avec une accommodation anormale, par exemple tête qui s'engage dans un bassin rachitique, surtout à type canaliculé. Le plus souvent les variétés transversales sont constatées au cours du travail et ne sont que des attitudes de transition ou de passage; il s'agit d'un sommet engagé en variété postérieure, en train d'effectuer sa rotation, occiput en avant.

Dans cette question de la présentation du sommet, il est utile pour le praticien : 1º de savoir en faire le diagnostic pendant les derniers mois de la grossesse, et pendant le travail; 2º d'en connaître le pronostic; 3º de savoir la conduite qu'il doit tenir vis-à-vis de cette présentation pendant la grossesse et pendant l'accouchement.

1º **Diagnostic de la présentation du sommet.** — *a)* **Pendant la grossesse.** — Certains signes ressentis par la femme, tels que pesanteur du côté du bas-ventre, mictions qui sont depuis quelque temps redevenues plus fréquentes, constipation un peu plus accusée, peuvent donner à penser qu'une partie fœtale est descendue dans le petit bassin, et que par conséquent il s'agit d'une présentation du sommet. Mais ce sont là des impressions mal ressenties par les unes, exagérées par les autres, et auxquelles on ne devra par conséquent accorder qu'une valeur relative. C'est l'examen direct qui va nous renseigner.

La femme, *vessie et rectum vidés*, est étendue sur un lit, la tête basse, le ventre complètement découvert depuis le pubis jusqu'au creux épigastrique. Tout d'abord un simple coup d'œil (palper à distance de Pinard) permet dans certaines circonstances de surprendre un petit fait en apparence négligeable, mais qui va, avant d'aller plus loin, nous donner le diagnostic *probable* de présentation et de position. L'observation attentive de l'utérus pendant quelques instants, surtout après une légère excitation, fait remarquer quelques ondulations, parfois à peine ébauchées, d'autres fois très nettes, ondulations assez bien localisées dans une zone de l'utérus. Ces ondulations de la paroi sont provoquées par les mouvements des petits membres pelviens. Or, si on les remarque dans le fond de l'utérus, c'est que *vraisemblablement* la tête est en bas. Et comme les membres pelviens sont pelotonnés sur le plan ventral du fœtus, si les ondulations sont localisées dans la moitié droite du fond de l'utérus, c'est que *vraisemblablement* le dos est à gauche. Inversement, si l'on voit les petits membres s'agiter dans la moitié gauche, c'est que *vraisemblablement* le dos est à droite. J'ajoute, et on le comprendra sans autre explication, que c'est principalement dans les variétés postérieures que ces mouvements ondulatoires sont perceptibles au regard.

Mais, ainsi que je le disais tout à l'heure, ce simple coup d'œil jeté sur l'abdomen ne donne qu'un diagnostic probable; or, c'est la certitude qu'il faut. Aussi le praticien doit-il s'attacher surtout au seul mode d'exploration capable de lui répondre d'une façon certaine, le palper abdominal.

Sans entrer ici dans des détails relatifs au palper en général (V. PALPER), je crois cependant utile de rappeler en quelques mots certaines particularités appartenant en propre à la présentation du sommet. La perception d'une tumeur dure et régulière, remplissant l'excavation pelvienne, équivaut, on le sait, à présentation du sommet (sauf le cas très rare de siège décomplété mode des fesses, qui, dans certaines circonstances exceptionnelles, peut s'engager à la fin de la grossesse; Lefour). De plus, lorsque le sommet est engagé, la flexion étant accusée et par suite le front assez relevé, la tumeur céphalique sera trouvée plus saillante d'un côté que de l'autre. La portion plus élevée, plus saillante, n'est autre chose que le front, situé dans la moitié du bassin opposée à celle qu'occupe l'occiput, point de repère (Pinard).

Tout cela est d'habitude bien saisi par le palper bimanuel classique; mais peut-être les sensations seront-elles encore plus précises parfois lorsque l'on a recours au palper, tel que l'employait Rœderer en 1755, ainsi que le rappelle Pinard en 1897.

En se plaçant à droite de la femme, la main droite se met transversalement à plat au-dessus du pubis, le pouce à droite, les autres doigts à gauche du bassin maternel. La sorte de pince ouverte que forme alors la main rase le bord supérieur du pubis, et, déprimant peu à peu la paroi abdominale, plonge doucement vers l'excavation pelvienne. Si la tête fœtale est engagée ou seulement amorcée, les doigts sont bientôt arrêtés par la tumeur qui occupe le petit bassin ou bloque son entrée, et dont on connaît déjà les caractères. Puis sans perdre contact avec la tête, le pouce d'un côté, les autres doigts de l'autre remontent parallèlement à l'arc antérieur du bassin pour tâcher d'apprécier de quel côté se trouve la portion saillante et relevée (suivre sur la planche).

S'il s'agit d'une position gauche, le groupe des doigts rassemblés perdra bien vite la tumeur céphalique, tandis que le pouce devra remonter bien plus haut, avant de perdre contact avec la tête fœtale. Le pouce percevra donc ainsi le front, et il le percevra en déprimant assez profondément la paroi abdomino-utérine si la tête est engagée en gauche antérieure, très superficiellement, au contraire, vers l'éminence iléo-pectinée, si la tête est engagée en gauche postérieure.

Inversement, si la tête fléchie est engagée en position droite, le pouce (c'est toujours la main droite qui travaille) ne percevra la tête que d'une façon assez confuse, tandis que le groupe des autres doigts reconnaîtra le front relevé. Comme pour les positions gauches, la saillie du front sera trouvée tournée en avant ou au contraire fuyant en arrière, selon que la tête sera orientée en droite postérieure ou en droite antérieure (tout à fait exceptionnelle).

Par ce procédé unimanuel ou par le procédé bimanuel classique (V. Palper), le diagnostic de présentation du sommet engagé en telle position et variété de position est toujours faisable, je dirai même presque toujours facile. Je signalerai cependant une cause d'erreur. Lorsque la tête fœtale est petite et fortement descendue dans l'excavation, reposant sur le plancher pelvien, si la paroi abdominale est peu dépressible, la main ou les mains qui pratiquent l'interrogatoire de l'excavation plongent un peu dans cette dernière sans ressentir la tumeur qui la remplit, et l'on conclut à excavation vide. On conclut, en réalité, d'autant plus facilement que l'on trouve alors au-dessus du détroit supérieur une portion fœtale volumineuse qui n'est autre chose que le tronc avec la saillie de l'épaule antérieure, mais que l'on prend pour un pôle fœtal non engagé. Je n'insiste pas davantage, car il suffit d'être averti de cette particularité pour ne pas persister dans une erreur, à laquelle la continuation du palper et le toucher vaginal ne permettront pas de durer longtemps.

Si la tête fœtale n'est pas engagée, on reconnaît très mobile au-dessus du petit bassin, ou simplement mobilisable au D. S., une tumeur ayant les caractères de la tête fœtale, mais que l'on n'affirmera qu'après comparaison avec l'autre pôle fœtal occupant le fond de l'utérus (V. Palper). Mais comme la flexion est le plus souvent peu accusée et comme la tête est instable, se fléchissant ou se défléchissant sous l'impulsion des mains qui palpent, l'orientation du front à gauche ou à droite est moins facile à établir. Cependant, dans l'attitude du repos, surtout si la tête est immobilisée, il existe une flexion modérée, et un palper délicat arrive dans la plupart des circonstances à faire reconnaître la saillie du front.

Chez quelques femmes à paroi abdominale très grasse, lorsque la tête fœtale est seulement amorcée, il est quelquefois difficile, *bien que cela soit*

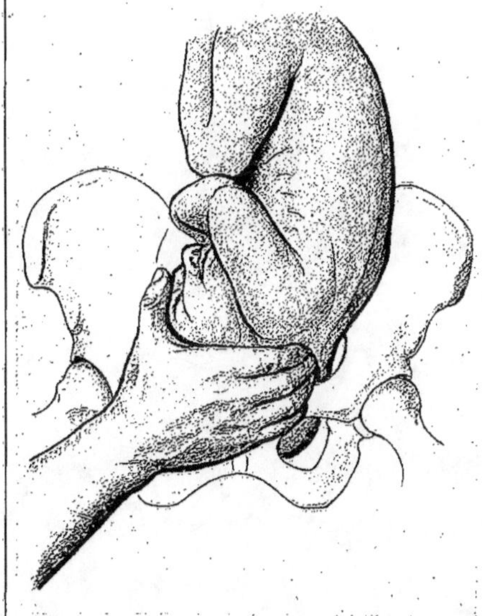

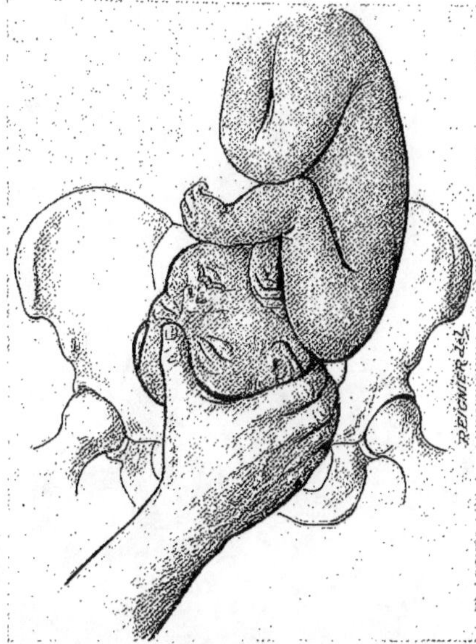

Positions gauches.

Var. antérieure.

Var. postérieure.

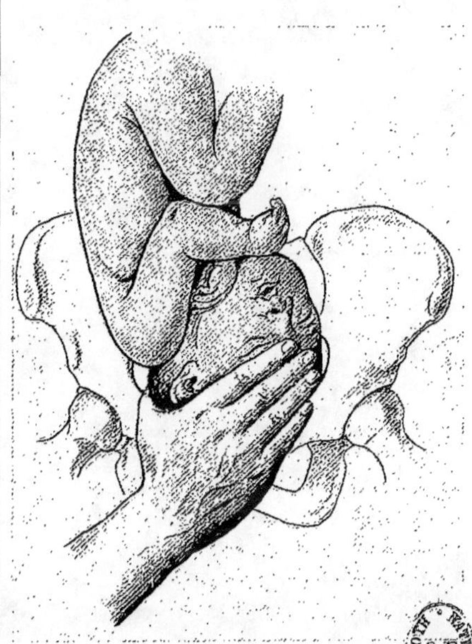

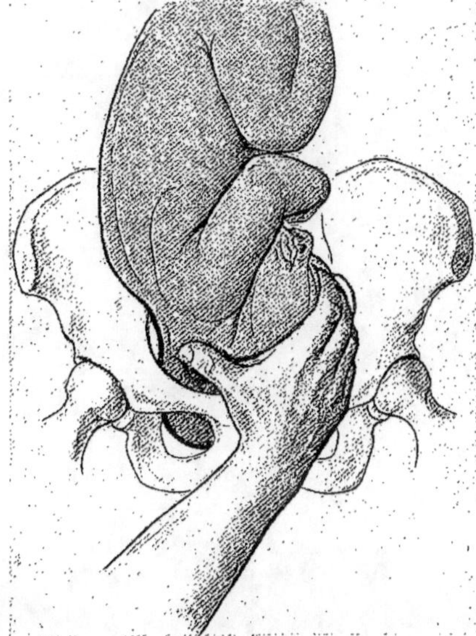

Positions droites.

Var. postérieure.

Var. antérieure.

exceptionnel, de reconnaître d'une façon très précise les caractères appartenant en propre à chacun des deux pôles fœtaux. Il *semble* bien que ce soit
la tête qui se présente, il *semble* bien que ce soit le siège qui occupe le
fond de l'utérus, mais le matelas adipeux qui s'interpose est tel que l'on
reste un peu dans l'incertitude. Faire alors soulever le siège, et pendant que
la main gauche refoule la tumeur qui se présente vers l'excavation ou même
dans l'excavation, l'index de la main droite explore le pôle fœtal, rendu
ainsi facilement accessible, à travers le segment inférieur souple et mince,
voire même à travers le col largement déhiscent, comme cela peut exister
chez quelques grandes multipares.

Pour ce qui concerne l'auscultation, il est bien entendu (V. AUSCULTA-
TION) qu'elle ne peut avoir la prétention de mener au diagnostic. Elle rati-
fiera simplement un diagnostic déjà posé par le palper. En cas de discordance entre l'un et l'autre, elle invitera le médecin à reprendre et à serrer
de plus près le palper abdominal aux indications duquel, en dernière analyse, il devra toujours se rallier.

Le toucher vaginal n'apprendra pas grand'chose non plus, puisque le diagnostic est déjà posé. C'est seulement dans le cas que je signalais tout à
l'heure, tête mobilisable et paroi abdominale très grasse, que le toucher de
la partie fœtale abaissée par la main qui palpe éclaircira un diagnostic un
peu hésitant.

b) **Pendant le travail.** — Au début du travail, lorsque les contractions
sont assez espacées, le palper abdominal conserve ses droits et pourra
encore être d'un très grand secours. Mais bientôt arrive un moment où les
contractions sont tellement rapprochées que l'exploration externe, concernant le contenu de l'utérus, ne peut plus donner de renseignements précis.
C'est alors que le toucher vaginal doit, peut-on dire, supplanter le palper
abdominal.

Pendant le cours du travail le doigt peut explorer la partie fœtale, l'orifice utérin étant seulement en voie de dilatation ou en dilatation complète,
les membranes étant intactes ou rompues. Si la poche d'eaux n'est pas
rompue, le doigt ne devra chercher à approcher le pôle fœtal en présentation que dans l'intervalle des contractions utérines. Parcourant alors à travers l'orifice de dilatation toute la portion accessible de cette partie fœtale,
il arrivera le plus souvent à recueillir les renseignements suffisants pour
formuler un diagnostic précis.

Néanmoins, c'est surtout lorsque la dilatation est complète et les membranes rompues que les sensations seront nettes. Alors, en effet, le doigt
peut parcourir directement, c'est-à-dire sans que rien soit interposé (segment inférieur ou membranes), toute la région fœtale découverte en grand
par l'orifice utérin, dont les bords sont confondus avec les parois de l'excavation.

Dans le cas de présentation du sommet, le doigt aura la sensation d'une
tumeur dure, très régulière, sur la surface de laquelle des lignes dépressibles (*sutures*) et des espaces dépressibles (*fontanelles*) détermineront un
ensemble suffisamment caractéristique pour que le diagnostic puisse être
facilement porté. La recherche de ces sutures et de ces fontanelles donnera

encore la notion très nette de la position et de la variété de position de cette présentation du sommet dont le point de repère, il ne faut pas l'oublier, est la pointe de l'occipital, cliniquement représenté par la fontanelle postérieure. Cette fontanelle postérieure, ou occipitale, ou petite fontanelle, s'offre au doigt comme un petit centre triangulaire d'étoile à trois branches; c'est, en d'autres termes, le *point de convergence de trois sutures* (caractéris-

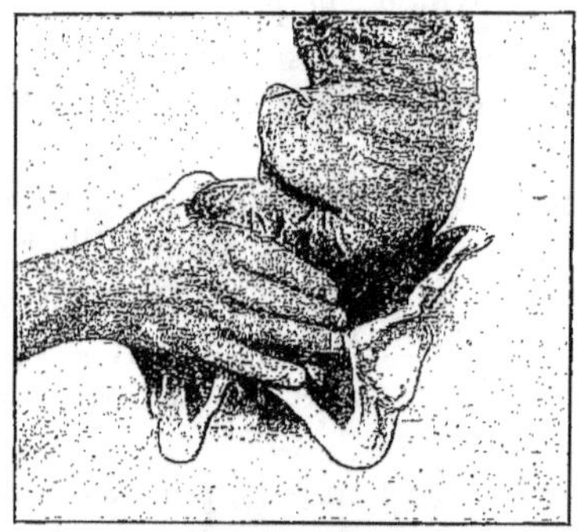

Fig. 191. — G. A.

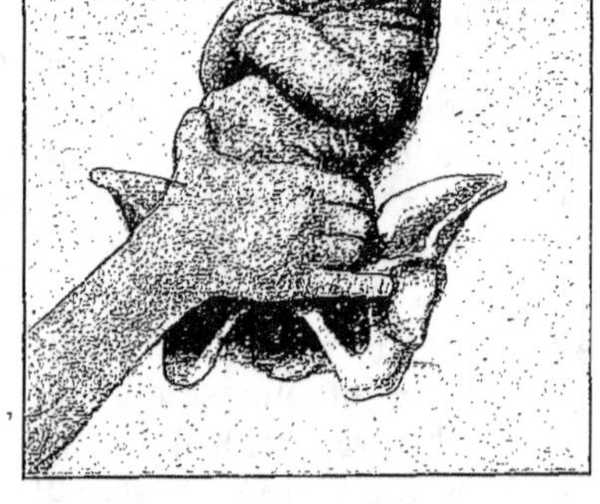

Fig. 192. — G. P.

tique) (Pinard). La fontanelle antérieure, grande fontanelle ou fontanelle bregmatique, placée à l'autre bout de la suture sagittale, donne au doigt l'impression d'un grand centre losangique d'étoile à quatre branches; c'est, en d'autres termes, le *point de convergence de quatre sutures* (caractéristique).

Il semble *a priori* qu'il soit facile, sur l'espace si restreint qu'est la portion du crâne fœtal, encerclée par l'orifice utérin dilaté, de trouver d'emblée

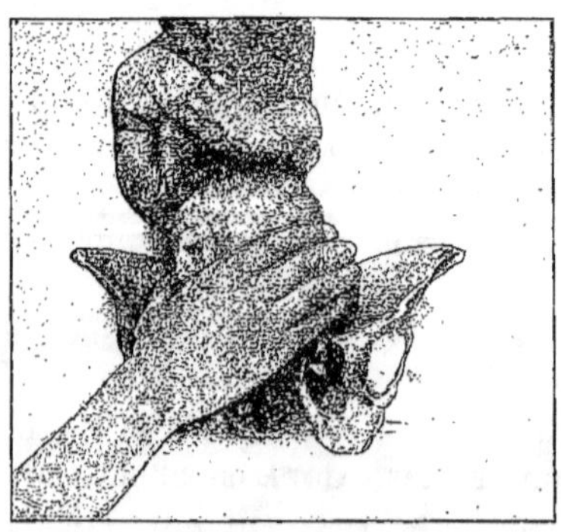

Fig. 193. — D. P.

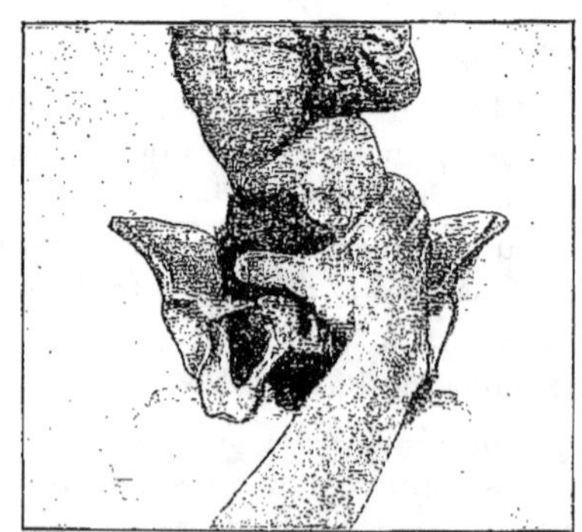

Fig. 194. — D. A.

la fontanelle, point de repère. Il n'en est rien; le doigt peut longtemps tâtonner, et pour ne pas s'égarer il devra tout d'abord chercher un guide sûr. Ce guide sûr c'est la suture sagittale. Celle-ci, quelle que soit l'orientation de la tête, croise toujours le plan médian du bassin. (Elle peut être même dans le plan médian du bassin, mais ceci seulement au moment du dégagement.)

C'est pourquoi, après avoir reconnu qu'il s'agit bien d'un sommet, la pulpe du doigt va cheminer doucement et avec attention sur la tête fœtale en allant du sacrum vers le pubis, ou inversement du pubis vers le sacrum. A un moment donné, le doigt va croiser une fissure membraneuse dépressible; ce ne peut être que la suture sagittale, placée transversalement, ou dans l'un des deux diamètres obliques.

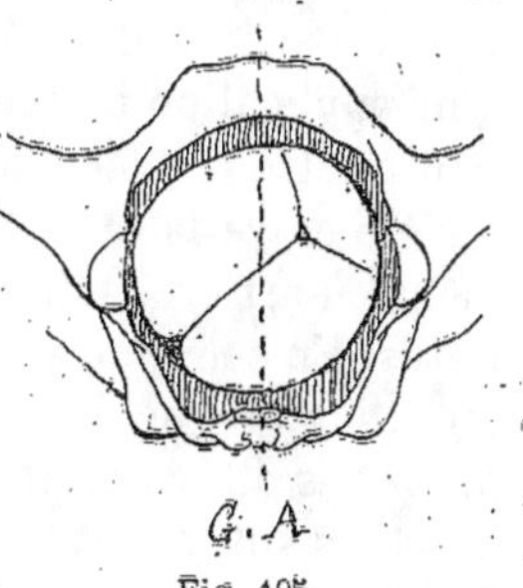

Fig. 195.

Que le doigt maintenant ne quitte plus la suture sagittale; qu'il s'attache à ce guide en le suivant du point où il l'a rencontré vers la périphérie, et en songeant que forcément ce guide va le mener à une fontanelle, la postérieure, point de repère, plus accessible que l'antérieure. (Ne pas oublier que la pulpe de l'index de la main droite explore à l'aise la partie de la tête fœtale, située dans la moitié gauche du bassin, et mal la portion occupant la moitié droite.)

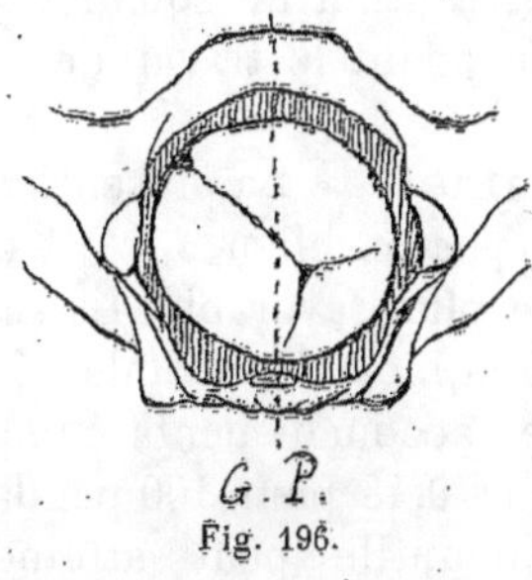

Fig. 196.

Si le point de rendez-vous des trois sutures, caractéristique de la fontanelle occipitale, siège dans la moitié gauche du bassin, il s'agit d'une position gauche, position dont la variété sera antérieure, transversale ou postérieure, selon que la fontanelle sera dirigée obliquement en avant, transversalement, ou obliquement en arrière. Il est inutile de répéter les mêmes propositions pour les positions droites. (V. fig. 195 à 198.)

Dans quelques circonstances, principalement dans les variétés postérieures, la tête est mal fléchie et la fontanelle postérieure est alors moins facilement accessible, ou bien les hasards du toucher mènent d'emblée sur la fontanelle antérieure, large point de rendez-vous de quatre sutures. Si on se rappelle que la fontanelle antérieure est à

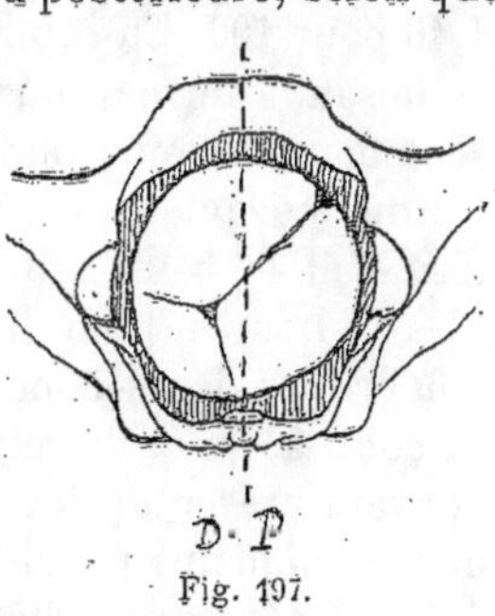

Fig. 197.

l'extrémité de la suture sagittale, opposée à celle qu'occupe la fontanelle postérieure, un instant de réflexion fera comprendre que, lorsqu'on a le doigt sur la fontanelle antérieure, il suffit de prendre le contre-pied de ce que vous dit cette fontanelle pour formuler le diagnostic. Ex. : la fontanelle antérieure est trouvée à gauche et en avant; il s'agit d'une droite postérieure.

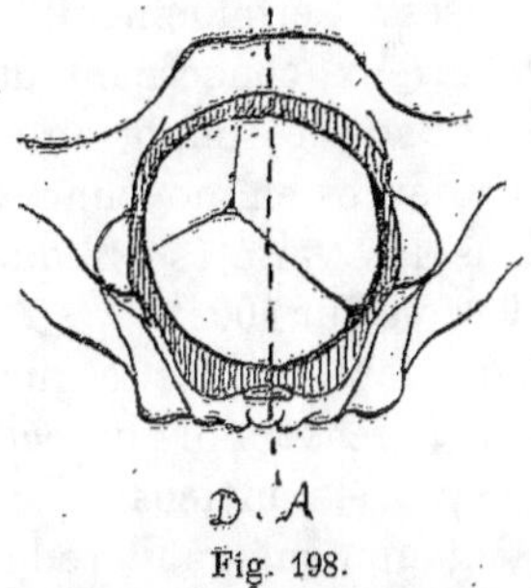

Fig. 198.

En résumé, la recherche méthodique des fontanelles révélera la position et la variété de position, c'est-à-dire l'orientation exacte de la tête fœtale dans le bassin maternel.

Mais lorsque le travail se prolonge après la rupture des membranes, les sutures et les fontanelles peuvent être totalement masquées par la bosse séro-sanguine qui se forme graduellement. Sur la portion de la tête fœtale accessible au toucher digital, le praticien ne pourra alors surprendre aucun indice capable de le renseigner sur la position et la variété de position. Une application de forceps devenant indispensable, l'attitude de la tête ne pourra être révélée que par le toucher manuel. La main entière, glissée en arrière entre la tête et la concavité sacro-coccygienne, trouve soit directement en arrière, soit obliquement en arrière et sur le côté une oreille du fœtus. En se rappelant que la portion adhérente de l'oreille regarde du côté du front et que la portion détachée est tournée du côté de l'occiput, on peut sans difficulté poser son diagnostic aussi sûrement qu'en ayant sous le doigt les sutures et les fontanelles.

Voilà l'exposé rapide des procédés cliniques d'exploration obstétricale qui mèneront toujours au diagnostic de la présentation du sommet : le palper pendant la grossesse, le toucher vaginal pendant le travail de l'accouchement.

2° **Pronostic de la présentation du sommet**. — La présentation du sommet étant la présentation physiologique par excellence, c'est elle qui, bien évidemment, comportera le pronostic le plus favorable. La mortalité maternelle est nulle ou quasi nulle; quant à la mortalité fœtale, si on met de côté les accouchements prématurés et les accouchements compliqués d'accès éclamptiques, elle oscille entre 0,37 et 0,48 pour 100 pendant le travail. Après la naissance, la mortalité infantile peut atteindre 1,40 pour 100. En somme, dans la présentation du sommet, l'accouchement se faisant à terme, plus de 98 pour 100 des enfants viennent au monde non seulement vivants, mais viables.

Pour ce qui concerne la durée de l'accouchement, la grossesse étant à terme et le bassin normal, nous trouverons en bloc pour les primipares 13 à 14 heures, pour les multipares 7 heures 1/2, les premières employant 1 heure 1/2, les secondes 30 minutes pour la période d'expulsion. Mais ce ne sont là, qu'on le retienne bien, que des moyennes, les unes et les autres pouvant présenter des écarts notables en plus ou en moins, tout en restant dans le domaine physiologique.

Est-il nécessaire d'établir un pronostic spécial pour les obliques postérieures considérées classiquemment comme fâcheuses? Certainement on assiste de temps à autre à des accouchements laborieux concernant des obliques postérieures, mais si l'on table sur des statistiques importantes, on voit que chez les primipares le travail dure 16 heures en moyenne, et chez les multipares 9 heures environ. En outre, dans les variétés obliques postérieures, l'accouchement spontané se produit 96 fois sur 100.

Y a-t-il lieu encore d'établir un pronostic à part pour les cas dans lesquels l'occiput tourne directement en arrière, la tête se dégageant alors en occipito-sacrée (rare; moins de 2 fois sur 100)? C'est ce que les anciens accoucheurs appelaient le dégagement face en dessus, dégagement qu'ils redoutaient à l'extrême. Or, l'examen intégral des faits nous prouve que la durée de la période d'expulsion est à peine augmentée, aussi bien chez les primipares que chez les multipares, que l'intervention au forceps est exception-

nelle et que la mortalité fœtale n'est pas exagérée du fait de ce dégagement
en occipito-sacrée. Il faut cependant ajouter que les chances de déchirure
périnéale sont un peu plus grandes, puisque, dans ce dernier cas, c'est la
circonférence occipito-frontale (32 à 33 cent.) qui force l'orifice vulvo-vaginal, et non, comme dans le dégagement en occipito-pubienne, la circonférence sous-occipito-frontale (30 à 31 cent.).

En résumé, quels que soient l'orientation de la tête fœtale et son mode
de dégagement, retenons que la mortalité fœtale dans la présentation du
sommet reste exceptionnelle. N'oublions pas non plus que l'accouchement
spontané est la règle. Quelques jeunes praticiens, à peine échappés des
écoles, se flattent quelquefois de faire dans leur clientèle, forcément restreinte, presque autant d'applications de forceps qu'il s'en fait dans un
grand service hospitalier. C'est que le difficile n'est pas de faire une application de forceps. Le difficile c'est de la très bien faire, d'abord, et surtout
de ne la faire qu'à bon escient. Nous voyons en effet que, dans les services
hospitaliers, les interventions au forceps véritablement indiquées n'atteignent pas 3 pour 100.

Dans la présentation du sommet, l'intervention est donc tout à fait
exceptionnelle. On voit l'accouchement spontané se réaliser un peu plus de
97 fois sur 100.

3° Conduite à tenir vis-à-vis de la présentation du sommet.
— C'est là un sujet qui a d'autant plus d'intérêt qu'il est pour ainsi dire de
pratique journalière. Bien que l'accouchement en présentation du sommet
constitue l'accouchement eutocique entre tous, « l'heureux accouchement »
de Guillemeau, il n'en est pas moins vrai que, même dans ces cas les plus
simples, l'on peut et l'on doit mettre à profit toutes ses qualités de praticien
instruit.

Pendant la grossesse on s'en tiendra aux mesures de surveillance et de
prophylaxie qui sont de mise auprès de toute femme enceinte (V. Grossesse).
Au moment du travail, la période d'effacement et de dilatation ne réclamera
aucun soin bien spécial (V. Accouchement). Elle demandera simplement de
la part de l'assistant une surveillance aseptique pour ce qui concerne la
mère et une surveillance stéthoscopique pour ce qui concerne le fœtus.

Mais, pendant la période d'expulsion, le rôle de l'accoucheur va devenir
éminemment actif. Au moment d'aborder cette période, le médecin est
quelquefois aux prises avec une petite difficulté. La dilatation étant complète, la poche des eaux est quelquefois si plate que l'accoucheur en est à
se demander si son doigt est directement en contact avec la tête fœtale, ou
s'il en est séparé par les membranes et une très mince nappe de liquide.
Voici le moyen de sortir d'embarras : attendre une contraction utérine
pendant que le doigt attentif reste doucement appuyé sur la partie la plus
déclive de la surface encerclée par l'orifice utérin. Y a-t-il poche d'eaux
plate, au moment de la contraction, le doigt va sentir la surface devenir
un peu plus tendue, et surtout plus polie et plus glissante; de plus, si
l'index appuie doucement sur cette surface tendue et polie, il arrive vite à
buter contre une autre surface dure, la tête, qui n'est séparée du faisceau
membraneux que par une mince nappe liquide de quelques millimètres

d'épaisseur. Les membranes se sont-elles rompues spontanément, silencieusement, et depuis très peu de temps, le doigt, en place au moment de la contraction, va sentir la surface se froncer en plis irréguliers, surtout au niveau du centre de dilatation. Ce n'est que très difficilement que l'on arrive à sentir le dépoli des cheveux, ceux-ci étant habituellement pommadés par une couche plus ou moins épaisse d'enduit sébacé.

Parfois aussi le praticien se trouvera embarrassé parce qu'il ne peut affirmer si ce qu'il a sous le doigt est une poche d'eaux ou une volumineuse bosse séro-sanguine développée sur le crâne du fœtus. Qu'il se souvienne alors des particularités suivantes : la poche des eaux est nettement flasque dans l'intervalle des contractions, nettement tendue pendant la contraction ; la bosse séro-sanguine, ferme dans l'état de relâchement de l'utérus, ne modifie sa consistance que d'une façon insignifiante au moment de la contraction — une pression du doigt un peu prolongée au centre de la bosse séro-sanguine y laisse une légère empreinte, ce qui ne peut se produire avec une poche d'eaux. — La même pression du doigt refoulant vers le haut (dans l'état de relâchement de l'utérus) la tuméfaction qui occupe le petit bassin, un peu de liquide s'écoulera s'il s'agit d'une bosse séro-sanguine ; rien ne s'écoulera si l'œuf n'est pas ouvert.

Je suppose maintenant que ces quelques petites difficultés ont été résolues. Les membranes viennent de se rompre spontanément ou l'ont été artificiellement au moment d'élection (V. ACCOUCHEMENT) ; l'accoucheur remarque l'aspect du liquide amniotique, reconnaît les sutures et les fontanelles pour affermir son diagnostic déjà posé, puis donne un coup de stéthoscope pour n'avoir aucune surprise. Un tampon d'ouate aseptique est placé sur la vulve et l'on attend.

Mais, de ce que je dis attendre, il ne faut pas conclure que je donne le conseil de s'endormir sur un fauteuil pour ne s'éveiller, comme s'en flattent quelques vieux accoucheurs, qu'à l'instant où les cris significatifs de la parturiente annoncent que la tête va terminer son dégagement. On pourrait, au réveil, avoir de trop cruelles surprises.

A partir de ce moment, les touchers fréquents sont tout à fait inutiles ; si même tout se passe régulièrement, on n'aura peut-être plus besoin de pratiquer l'exploration interne. Ce n'est que si l'expulsion tardait, que de temps en temps le doigt irait s'assurer des progrès de la tête, descente dans l'excavation, ou changement d'orientation à mesure qu'elle appuie sur le plancher pelvien.

Mais ce qu'il est indispensable de ne pas oublier pendant toute la période d'expulsion, c'est l'auscultation fœtale. Toutes les cinq minutes environ, le stéthoscope devra vous dire que le fœtus ne souffre pas. Vous vous rappellerez que, *dans l'intervalle des contractions*, les battements bien frappés devront rester dans les alentours de 130 à 140 à la minute.

Entre temps, vous avez préparé votre forceps qui ne vous servira probablement pas, mais que vous aimez à sentir à votre portée. Prêts aussi le fil à ligature, les ciseaux, le drap de siège.

Est-ce tout ce que vous avez à faire ? Non, car souvent vous aurez, je ne dis pas à accoucher, mais *à faire accoucher* votre cliente.

Il est, en effet, des femmes molles, sans énergie, qui ne savent pas ou n'osent pas pousser. Chez celles-là, la dernière période du travail peut traîner démesurément, l'utérus seul n'étant pas toujours assez fort, chez une primipare surtout, pour vaincre assez vite la forte musculature du plancher pelvien.

Aussi, bientôt après la rupture des membranes, devez-vous leur faire comprendre qu'à partir de maintenant il faut qu'elles aident leurs douleurs par leurs efforts, que la rapidité de l'accouchement dépend de leur volonté et de leur docilité à bien faire ce que vous dites; montrez en même temps de la douceur et de la fermeté.

Au moment de la contraction, vous ne voulez plus, dites-vous, les entendre crier à toute volée en ouvrant la bouche. Qu'elles s'accrochent au pied du lit, les jambes repliées, les talons appuyés et rapprochés du siège, et puis, pendant toute la douleur, qu'elles poussent les dents serrées, qu'elles poussent en bas comme si elles voulaient aller à la garde-robe. Quelques-unes, trop zélées ou sollicitées par la pression de la tête sur le plancher périnéal, continuent leurs efforts expulsifs après la contraction, faites-les reposer, dites-leur qu'elles se fatiguent en vain, qu'elles doivent ménager leurs forces pour tout à l'heure, quand il faudra *appuyer la douleur* à nouveau.

Ainsi aiguillonnée, éperonnée par l'accoucheur *qui pousse presque avec elle*, la parturiente va être bientôt au bout de ses peines. Soudain, en effet (après un temps variable), vous voyez sous l'influence de la poussée utérine et abdominale le périnée tomber dans sa région ano-coccygienne. Le doigt reconnaît alors que la suture sagittale est presque dans le plan médian du bassin, quitte à reprendre sa position oblique après la cessation de la douleur. Couvrez bien la poitrine et les jambes avec un tissu de laine, si le temps est frais, mettez en place le drap de siège et ne quittez plus votre malade d'une semelle, surtout s'il s'agit d'une multipare.

C'est d'abord le périnée postérieur qui bombe et se distend à chaque douleur, puis s'aplatit et revient sur lui-même une fois la contraction passée.

Enfin il arrive un moment où le périnée fait une voussure plus considérable pendant que vous voyez l'orifice vulvaire s'entre-bâiller, laissant voir une petite partie de la tête fœtale ou plutôt une petite crête du cuir chevelu, plissé dans le sens de la longueur et qui vient s'insinuer entre les lèvres.

Vous touchez alors et reconnaissez que la suture sagittale est franchement antéro-postérieure, c'est le dégagement proprement dit qui commence, c'est-à-dire l'attaque du bassin mou par la tête accommodée à sa forme.

A partir de ce moment, ayez, tout à portée au pied du lit, ciseaux, ligatures et tampons, et que vos mains bien aseptiques soient prêtes à entrer en scène pour mener ainsi qu'il convient la fin du dégagement. Ne perdez pas le champ opératoire de vue, même pendant un court instant.

Tout en veillant de très près, insistez toujours à chaque contraction. (Poussez! poussez bien! vous allez finir....) La parturiente, à ce moment, pousse quelquefois par saccades; faites-la plutôt, par ses efforts, appuyer la contraction d'une façon continue. Très vite, le périnée postérieur va bomber de plus en plus, l'anus s'ouvrira béant et laissera échapper quelques matières fécales laminées, le périnée antérieur va se distendre d'avant en arrière et transversalement, pendant que l'orifice vaginal, bâillant de plus en plus, laisse voir une surface ovalaire plus étendue de la tête fœtale que *la main surveille et effleure pendant toute la durée de la contraction.* Après la poussée utéro-abdominale tout s'affaisse, sauf l'anus dont le pourtour rouge violacé reste plus ou moins exubérant, la tête rentre et se cache. Pendant quelques instants encore elle va marquer le pas jusqu'au moment où, entr'ouvrant plus largement l'orifice vulvaire, elle reste en place après la contraction, paraissant, ainsi que le dit Varnier, comme enveloppée entièrement par le périnée qui reste distendu d'une façon extrême.

La tête est alors dite *fixée,* le crâne est tout entier dans le bassin mou, calé par le coccyx maternel qui appuie au niveau de l'encoche naso-frontale.

Maintenant, ce n'est plus assez de la surveillance, il faut agir et empêcher la tête de franchir trop vite et mal l'orifice vagino-vulvaire.

Dès que la tête est fixée, l'accoucheur, placé à la droite de la malade, le genou au besoin appuyé sur le bord du lit pour moins se fatiguer, place la pulpe de ses quatre derniers doigts de la main gauche sur la tête fœtale au ras de la commissure postérieure de la vulve.

On sent alors la tête, sous l'influence de la poussée expultrice, se défléchir et glisser sous les doigts qui, sans trop résister, ne perdent pas contact avec elle.

Bientôt ceux-ci vont sentir le terrain qui manque ; c'est la pulpe qui, au lieu d'appuyer sur les parties dures de la voûte du crâne, presse sur une petite zone molle, dépressible, la fontanelle antérieure. A l'instant, la pulpe des quatre doigts, tous ensemble, se rabattent comme un taquet sur le bregma.

Commandez à la malade de ne plus pousser ; qu'elle ouvre la bouche ; qu'elle crie, que vous importe ; mais qu'elle ne pousse plus. Vos doigts ne pourraient pas résister à la double poussée de la contraction utérine et de la contraction abdominale. *La tête ne doit plus bouger.*

Avec la main droite, libre, refoulez la commissure antérieure au delà de la saillie occipitale ; décoiffez l'une après l'autre les deux bosses pariétales encore en partie recouvertes par les lèvres de l'orifice vulvaire (Pinard).

Puis, *si l'utérus n'a pas de contraction,* commandez alors à la parturiente de pousser un peu. Laissez la tête se défléchir, mais de quelques millimètres seulement, puis, *continuant à maintenir ferme,* regardez ce qui se passe du côté du périnée bien détergé par un tampon.

Peu à peu, la commissure postérieure de la vulve s'abaisse ; le périnée élastique se rétracte, découvrant le front, puis glisse sur la face qu'il met progressivement à nu, sauf le menton qui, généralement, s'attarde, et qu'un petit coup de l'index droit fait sauter finalement hors des organes génitaux. Livrée à son propre poids, la tête tombe, le menton sur le périnée maternel.

En agissant ainsi vous aurez le plus souvent la satisfaction de voir le périnée intact. Dans tous les cas, vous aurez fait au mieux et limité la brèche dans la mesure du possible.

Une fois la tête complètement dégagée, on attend ou au besoin on provoque le mouvement de rotation extra-pelvienne en saisissant le sous-occiput et le sous-menton chacun avec une main dont l'index et le médius sont écartés en fourche. Ce mouvement, qui ramène l'occiput transversalement du côté où il était précédemment dans le bassin, reflète s'il est spontané, ou favorise, si on le provoque, le mouvement de rotation intra-pelvienne des épaules, dont l'une se met derrière le pubis et l'autre dans la concavité sacro-coccygienne.

La tête, toujours transversalement placée et saisie avec les deux mains, doigts en fourche, est doucement abaissée vers le périnée. On voit alors le moignon de l'épaule antérieure apparaître sous le pubis, se dégager et fixer sous le pubis un point que l'on pourrait appeler sous-deltoïdien.

Alors seulement, on relève la tête lentement vers le pubis, et, à son tour, l'épaule postérieure balayant la longue paroi postérieure du canal vagino-périnéo-vulvaire, se dégage à la commissure postérieure de la vulve.

[Je ne parle pas ici des difficultés opposées par le passage des épaules et des moyens d'y remédier (V. DYSTOCIE FOETALE)].

Quant au reste du fœtus, il sort par inflexion pure et simple, accompagné d'un dernier flot de liquide amniotique, et immédiatement le premier cri annonce à tous la terminaison heureuse.

(V. NOUVEAU-NÉ, DÉLIVRANCE.) G. FIEUX

SOMNAMBULISME. — Le somnambulisme, tel que le concevait l'École de la Salpêtrière était un état particulier, rattaché à l'hystérie, caractérisé par la persistance de certaines manifestations de l'activité cérébrale et par la conservation de l'activité musculaire, malgré une torpeur apparente des facultés intellectuelles, assez analogue à celle qu'on observe dans le sommeil naturel. Le somnambule, croyait-on, était capable de se mouvoir comme une personne à l'état de veille et d'accomplir des actes souvent très complexes, dont il perdait entièrement le souvenir au réveil, c'est-à-dire à son retour à l'état normal. Cette conception ne saurait être admise aujourd'hui sans réserves, étant données les conceptions nouvelles de l'hystérie et de l'hypnotisme (v. c. m.).

Mais l'étude du somnambulisme a suscité tant de travaux, il y a quelques années, qu'il est impossible de ne pas rappeler les grandes divisions qui furent admises alors.

On distinguait plusieurs états somnambuliques : le *noctambulisme* ou *somnambulisme naturel*, le *somnambulisme hypnotique*, le *somnambulisme hystérique* et le *vigilambulisme*. L'*automatisme ambulatoire* (v. c. m.), dans sa forme typique, représentait aussi une variété de somnambulisme.

Noctambulisme. — Le sujet, souvent un enfant ou un adolescent, se lève la nuit, généralement après quelques heures de sommeil, et après avoir prononcé quelques paroles incohérentes. Il marche les yeux ouverts, le regard fixe, les pupilles étroites, insensible à tout ce qui n'est pas en rapport avec son rêve. Si on l'interpelle, on n'obtient aucune réponse. Il va sans hésiter, évitant tous les obstacles, tantôt exécutant sans difficulté les actes les plus périlleux, tels que de passer par la fenêtre, de monter sur un toit, tantôt accomplissant des actes de la vie journalière ou concernant sa profession. Il se recouche au bout d'un temps variable, continue son sommeil : l'amnésie est complète au réveil. Souvent la crise est provoquée par une émotion de la veille, une contrariété, une préoccupation.

Certains de ces accès de noctambulisme peuvent représenter des équivalents épileptiques ; d'autres ont été attachés à l'hystérie.

Somnambulisme hypnotique. — Cet état, que l'on peut provoquer chez certains hystériques, soit d'emblée, soit consécutivement à la catalepsie ou à la léthargie, constituait une des formes du *grand hypnotisme* de Charcot (V. HYPNOTISME). Le somnambule a l'aspect d'un individu normal, mais ne manifeste son activité que quand il est sollicité par une excitation extérieure ; il répond correctement aux questions qu'on lui pose, accepte toutes les idées qu'on lui suggère, exécute passivement les ordres qu'on lui donne. C'est dans cette période de l'hypnose que la *suggestibilité* est la plus développée, au point de transformer le sujet en un véritable automate (V. SUGGESTION). L'*hyperexcitabilité cutanéo-musculaire* (contracture des muscles à la suite d'excitations légères de la peau) caractérisait pour Charcot cet état au point de vue somatique et l'on admettait qu'ici surtout l'amnésie était complète au réveil.

On a aussi attribué à l'hypnose certains états décrits sous les noms de *fascination*, de *charme*, d'état *paraphronique* (sorte de délire avec attitudes, actes, paroles en rapport avec les conceptions délirantes). L'état *onirique* ou de rêve parlé a été considéré comme une variété de l'état somnambulique (Pitres).

Somnambulisme hystérique. — Lorsqu'on décrivait la « grande attaque d'*hystérie* », la période des « attitudes passionnelles » pouvait prendre un développement exagéré et aller jusqu'au délire actif avec hallucinations : c'était la « forme somnambulique » de l'attaque ou « somnambulisme hystérique » (Charcot), survenant spontanément ou par excitation des zones hystérogènes. On y retrouvait toujours quelques vestiges des autres périodes habituelles de l'attaque.

Ici encore, on admettait qu'au réveil, l'amnésie était complète. Et ce fait avait un intérêt pratique, car on rapportait des observations d'hystériques arrêtés pour avoir commis, en état de somnambulisme, des actes répréhensibles, des vols notamment. Il faut être, aujourd'hui, beaucoup plus réservé sur l'appréciation de ces faits, étant données les conséquences que ce mode d'interprétation peut avoir au point de vue médico-légal (V. HYSTÉRIE).

Vigilambulisme hystérique. — Le plus souvent spontané, quelquefois provoqué comme la forme précédente, le vigilambulisme ou dédoublement de la personnalité d'origine hystérique serait une modalité anormale et rare de la phase des attitudes passionnelles de la grande attaque d'hystérie (Charcot).

Les accès ne sont plus passagers comme dans les formes précédentes ; ils se prolongent et donnent lieu à un véritable état de mal somnambulique. Ils constituent ce qu'on appelle les *états seconds* (Azam), par opposition à l'*état prime* ou *normal*. Les sujets auraient pour ainsi dire deux existences. Le malade, disait-on, peut se dédoubler en deux personnes totalement ignorantes l'une de l'autre ; quelquefois la personne seconde connaît la vie des deux personnalités (cas de Félida, Azam). Le plus souvent le malade perd pendant l'état second un certain nombre de notions, surtout les plus complexes; enfin il peut acquérir par l'instruction dans chaque état des notions qu'il ignore complètement dans l'autre. La même dualité se retrouvait pour les phénomènes pathologiques : une paraplégie, par exemple, existant dans l'état prime, pouvait disparaître dans l'état second.

D'une façon générale, on a tendance aujourd'hui à envisager ces différentes formes du somnambulisme, les dernières notamment, comme des produits de la suggestion ou des manifestations plus ou moins conscientes de la mythomanie (v. c. m.) quand même il ne s'agit pas tout simplement de simulation.   *BRÉCY et BAUER.*

SOMNIFÈRE. — V. Hypnotique.

SOPORIFIQUE. — V. Hypnotique.

SOUFRE. — Il est utilisé en thérapeutique sous trois formes : fleur de soufre, soufre lavé, soufre précipité. Les deux dernières seules sont employées à l'intérieur.

Le soufre est administré par voie buccale à titre de diaphorétique et d'expectorant (2 à 4 gr.), de laxatif ou purgatif, et d'antiseptique intestinal (V. Intoxication saturnine).

C'est comme parasitaire (V. Gale) et comme réducteur que le soufre est employé à l'extérieur.

Il convient en outre de rappeler ici les applications du soufre en canons en matière d'hygiène (V. Désinfection).

Miel soufré.

Miel . . . . 80 grammes.
Soufre 20   —
25 à 30 gr. par jour.

Électuaire laxatif.

Soufre lavé . . . . } āā 10 grammes.
Crème de tartre . . }
Miel blanc   30   —
En 2 à 3 prises.

Cachets expectorants.

Soufre précipité . . . . 0 gr. 80
Kermès minéral . . . . . 0 gr. 20
Poudre de Dover . . . . 1 gramme.
Diviser en 10 cachets; 1 toutes les 2 heures.

Tablettes de soufre (Codex).

Soufre sublimé lavé. . 100 grammes.
Sucre blanc pulvérisé. 900   —
Gomme adragante . . 10   —
Eau de fleurs d'oran-
ger 90   —
Tablettes du poids de 1 gr.; chacune contient 10 centigr. de soufre.

Poudre de réglisse composée (Codex).

Sucre blanc pulvérisé . 50 grammes.
Racine de réglisse pul-
vérisée 15   —
Folioles de séné pulvé-
risées 15   —
Fruits de fenouil pulvé-
risés. 10   —
Soufre sublimé lavé. . 10   —

Pommade antipsorique
(pommade d'Helmerich) (Codex).

Soufre sublimé . . . . 10 grammes.
Carbonate neutre de po-
tassium 5   —
Eau distillée. 5   —
Huile d'œillettes . . . 5   —
Axonge. 35   —

Pommade soufrée (Codex).

Soufre sublimé. . . . . 10 grammes.
Huile d'amandes. . . . 10   —
Axonge benzoïnée   . 80   —

Pommade.

Soufre précipité . 10 à 15 grammes.
Acide salicylique. . 2 à 3   —
Lanoline. 70   —
Vaseline. 18   —
M. S. A. Pityriasis versicolor (Brocq).

Lotion.

Soufre précipité. . . . 50 grammes.
Glycérine 30   —
Alcool camphré 80   —
M. D. A. Agiter avant l'usage. En badigeonnage le soir, laisser toute la nuit.
Acné rosée (Besnier).

Poudre.

Soufre précipité . . }
Oxyde de zinc . . . } āā 15 grammes.
Talc de Venise. . . }

                                                    E. F.

SOURCILS (CONTUSIONS, PLAIES). — V. Orbite.

SOUS-CLAVIÈRE. — V. Cou.

SOUS-GALLATE DE BISMUTH. — V. Dermatol.

SOUS-MAXILLAIRE (GLANDE). — V. Salivaire.

SOUS-NITRATE DE BISMUTH. — V. Bismuth.

SPARADRAPS ET DIACHYLON. — Sous le nom de sparadraps, on désigne des bandes de tissu de fil, de coton, de soie, ou même des feuilles de papier, dont on enduit une face avec une couche de masse emplastique.

Un sparadrap bien préparé doit être recouvert d'une couche uniforme de matière assez consistante pour que les surfaces mises en contact ne puissent pas s'attacher l'une à l'autre, et assez souple pour que le sparadrap puisse être plié en différents sens sans que la couche emplastique se casse ou se détache.

On prépare des sparadraps avec toutes les compositions emplastiques; cependant il en est quelques-unes dont on fait plus fréquemment usage et dont il peut être utile de connaître les formules.

Emplâtre diachylon gommé.

Poudre de litharge. .	620	grammes.
Axonge.	620	—
Huile d'olives	620	—
Eau	1250	—
Cire jaune.	120	—
Poix de Bourgogne purifiée	120	—
Gomme ammoniaque purifiée.	100	—
Galbanum purifié . .	100	—
Essence de térébenthine.	60	—

Sparadrap d'ichtyocolle.
Sparadrap de colle de poisson.
Taffetas d'Angleterre (Codex).

Ichtyocolle	50	grammes.
Eau distillée	400	—
Alcool à 60°.	400	—

Sparadrap de thapsia.

Cire jaune.	460	grammes.
Colophane.	160	—
Poix de Bourgogne purifiée	320	—
Térébenthine du mélèse purifiée	60	—
Glycérine	50	—
Résine de thapsia. . .	75	—

E. F.

SPARTÉINE. — Alcaloïde extrait du genêt (*Genista scoparia*). L'action de la spartéine sur le cœur est prompte et durable; le pouls est relevé, le rythme cardiaque est régularisé et la fonction du cœur reste tonifiée. Sans prétendre à se substituer à la digitale dans les cardiopathies, la spartéine peut renforcer ou continuer son action. Employée seule, elle rendra service dans les défaillances cardiaques des maladies infectieuses.

Le sulfate de spartéine, seul utilisé en thérapeutique, s'administre par voie buccale à la dose de 0 gr. 10 à 0 gr. 20 par jour, ou par voie hypodermique à la dose de 0 gr. 05 à 0 gr. 15 par jour.

Potion.

Sulfate de spartéine. . .	0 gr. 25
Sirop de sucre.	50 grammes.
Eau de laurier-cerise. .	5 —
Eau distillée.	65 —

Chaque cuillerée à soupe contient 0 gr. 05 de sulfate de spartéine; 1 à 2 cuillerées par jour.

Pilules.

Sulfate de spartéine.	0 gr. 05
Extrait de muguet.	0 gr. 15

Pour une pilule; 1 à 2 par jour.

Solution pour injections.

Sulfate de spartéine. .	0 gr. 50
Eau distillée.	10 grammes.

1 à 2 ou 3 c. c. par jour. E. F.

SPASMES. — La signification du mot *spasme* n'est devenue précise que depuis quelques années.

Brissaud a proposé de réserver le nom de spasmes aux troubles moteurs, qui dépendent d'une irritation siégeant sur un point quelconque d'un arc réflexe, spinal ou bulbo-spinal. L'irritation peut porter sur la voie centripète, sur le centre médullaire, ou enfin sur la voie centrifuge. Si l'épine irritative est localisée sur un conducteur centripète, la réaction motrice qui constitue le spasme s'accompagne généralement de phénomènes douloureux. Exemple : la névralgie faciale improprement appelée « tic douloureux de la face » [V. Faciale (Névralgie), Trijumeau]. Lorsque, au contraire, l'irritation siège sur la voie centrifuge, motrice, la réaction spasmodique est indolore. Exemple : l'hémispasme facial périphérique [V. Facial (Spasme)]. Enfin, l'irritation peut porter sur le centre de réflectivité lui-même, sur un noyau gris de la moelle ou du bulbe. On voit se produire alors une réaction spasmodique qui ne se différencie guère cliniquement de celles que produit l'irritation d'un conducteur centrifuge. Cependant, lorsque les mouvements spasmodiques sont limités à la sphère de distribution d'une branche nerveuse centrifuge, on peut, dans ce cas, incliner vers l'hypothèse d'une lésion périphérique. Mais il ne faut pas oublier qu'une lésion irritative d'un noyau de réflectivité peut n'intéresser qu'une partie de ce noyau; cette lésion limitée se manifeste objectivement par des phénomènes spasmodiques limités à la partie correspondante du territoire phériphérique placé sous la dépendance de ce noyau. Aussi le diagnostic du siège central ou phériphérique de la lésion est-il toujours malaisé.

Pour préciser davantage la signification du spasme, on se rappellera que les centres de réflectivité bulbo-médullaires reçoivent des incitations, non seulement de la périphérie, mais encore des régions supérieures du névraxe, en particulier de l'écorce cérébrale. Une irritation corticale peut, grâce au mécanisme réflexe cortico-spinal, se traduire par des réactions motrices d'allure convulsive : tel est le cas des crises jacksoniennes; mais ces phénomènes, en raison de leur point de départ cortical et surtout par leurs caractères cliniques, doivent être classés à part. [V. Facial (Spasme), Épilepsie partielle]. Il en est de même de tous les phénomènes convulsifs provoqués par des irritations encéphaliques (tumeurs cérébrales, hémorragies, etc.).

Doivent être également séparés des spasmes les mouvements athétosiques, choréiformes, les tremblements, quels qu'en soient l'origine et le siège.

On voit donc que le nom de *spasme* est réservé à des phénomènes convulsifs localisés dans un territoire nerveux périphérique anatomiquement déterminé, ou à une portion de ce territoire. C'est ainsi que dans le spasme facial les réactions spasmodiques apparaissent, tantôt dans tous les muscles innervés par le nerf facial, tantôt seulement dans ceux qui sont innervés par une des branches de ce nerf, facial supérieur ou facial inférieur; quelquefois même le spasme n'est visible que dans un seul muscle recevant un simple filet de la VII⁰ paire. Exemple : le génio-spasme.

Cliniquement, le spasme se traduit par des contractions musculaires qui présentent des caractères objectifs assez nets pour qu'il soit possible de faire le diagnostic du premier coup d'œil. Nous avons fait connaître ces caractères distinctifs.

D'abord, la répartition des secousses convulsives dans un territoire nerveux anatomiquement défini, puis ce fait que les contractions ne se montrent pas, en général, dans la totalité d'un muscle, mais apparaissent successivement dans les différents faisceaux, quelquefois même dans les différentes fibrilles de ce muscle. Ce sont des *contractions parcellaires* : lorsqu'un faisceau se contracte, un autre se relâche. Cependant, peu à peu, tous les faisceaux d'un même muscle ou de plusieurs muscles innervés par le même nerf, finissent par être atteints. Il en résulte un état tétaniforme qui ressemble à une contracture; mais cette contracture n'est pas permanente, uniforme; de-ci de-là quelques fibrilles, quelques faisceaux se détendent : c'est une *contracture frémissante* (Henry Meige).

Grâce à ces éléments de différenciation, la confusion entre un tic et un spasme peut être évitée dans la majorité des cas. Les contractions parcellaires, la contracture frémissante n'existent pas dans les tics, où l'on a généralement affaire à des groupements musculaires fonctionnels et non toujours à des groupements anatomiques. Les interventions volontaires exercent un effet inhibiteur constant. D'autres signes encore permettent ce diagnostic [V. Facial (Spasme), Tics]. Enfin, *les mouvements spasmodiques persistent souvent pendant le sommeil.*

La thérapeutique du spasme est malheureusement peu efficace. Tous les calmants du système nerveux ont été employés avec des succès variables, généralement médiocres. Les interventions chirurgicales n'ont donné que des résultats inconstants; elles exposent à des dangers opératoires; il ne faut y recourir qu'à bon escient et en dernier ressort. Cependant, dans les cas de spasmes faciaux, des améliorations et même des guérisons ont été obtenues à la suite d'injections faites au voisinage des troncs nerveux [V. Facial (Spasme), Faciale (Névralgie)].   *HENRY MEIGE.*

SPERMATORRHÉE — La spermatorrhée est l'écoulement involontaire du sperme en dehors de l'acte sexuel. Ce n'est pas une maladie, ainsi que le voulaient d'anciennes et dramatiques descriptions; il s'agit là seulement d'un symptôme. On englobe parfois sous le terme étudié des phénomènes qui n'ont rien à voir avec la spermatorrhée proprement dite; telles sont les *éjaculations oniriques*, évidemment sous la dépendance d'excitations sexuelles, et par là même presque physiologiques. Enfin, un très grand nombre d'individus croient présenter des émissions spermatiques, alors que leur imagination seule présente un trouble morbide. Ces malades, s'ils sont encore jeunes, sont pour la plupart d'anciens masturbateurs, de vieux blennorrhéens; plus âgés, ce seront des prostatiques, des malades atteints de cystite chronique. Tous ont en perpétuelle obsession la préoccupation de leur virilité; ils épient le moindre phénomène anormal, et pour eux la goutte d'urine retardataire, le flocon muqueux des urétrites ou des prostatites devient matière à soupçons et angoisse. Ajoutons que ces *obsédés*, ces *hypocondriaques* sont généralement des impuissants, et l'on comprendra sans peine le cycle habituel de leurs préoccupations. Les guérir est peu facile; c'est une question de confiance de la part du malade, d'éloquence patiente et persuasive de la part du médecin.

Mais si l'émission du sperme en dehors du coït est rare, elle existe néanmoins. C'est ainsi qu'après un *ictus apoplectique* ou *comitial*, il peut y avoir écoulement séminal. Au cours de certaines grandes pyrexies, comme la *typhoïde*, au début du *tabes*, dans quelques modes de *paraplégie*, l'éjaculation peut survenir spontanément, sans aucune sensation ou avec une érection et des sensations très obtuses.

On a prétendu que chez certaines personnes le simple effort de la défécation vidait mécaniquement les vésicules de leur contenu; on a décrit en dramatisant toutes choses, le tableau de l'onaniste qui succombe, épuisé par ce flux renouvelé sans cesse. En réalité, ce qui s'écoule dans certains cas, rares du reste, est surtout un liquide prostatique. Parfois cependant, quand les orifices des canaux éjaculateurs sont devenus rigides, l'effort exonérant peut amener l'évacuation du sperme.

En résumé, quand cette émission survient, elle est généralement sous la dépendance d'*inflammations locales*. C'est ce que l'on peut rencontrer chez les vieux blennorrhéens. Le toucher rectal permet d'ap-

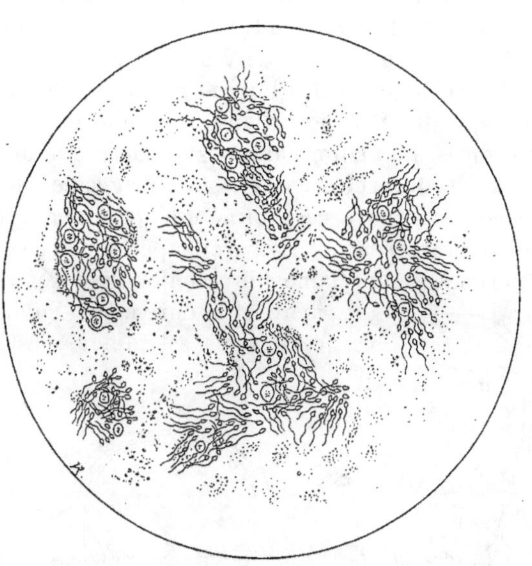

Fig. 199. — Spermatorrhée. (Examen microscopique).
(D'après Deguy et Guillaumin).

précier l'état de la prostate et des vésicules. Enfin, l'examen de l'urine, surtout des dernières gouttes émises, permettra de distinguer la *prostatorrhée* de la *spermatorrhée*. Celle-ci ne comporte pas, en effet, l'émission d'un liquide semblable au sperme normal et complet. D'ordinaire, on trouve seulement dans le liquide étudié des amas de spermatozoïdes plus ou moins développés, ou morts et souvent enroulés sur eux-mêmes (fig. 199). Parfois du mucus les agglomère en masses mêlées de leucocytes. Au contraire, dans le liquide prostatique, on ne trouve point de spermatozoïdes, mais des cellules épithéliales, des sympexions, des *cristaux de Bœttcher*, et ces moules muqueux des cryptes glandulaires, petits crochets connus sous le nom de *virgules de Fürbringer*. Ajoutons enfin que dans la spermatorrhée véritable, il peut se rencontrer des cylindres provenant des tubes séminaux. Ils sont longs, hyalins, plus larges que les productions rénales analogues. Au point de vue pronostique, la spermatorrhée en soi n'a pas grande signification; c'est l'état mental du sujet qui lui donne un relief particulier.   *FRANÇOIS MOUTIER.*

SPERME (MÉDECINE LÉGALE). — V. Taches.

SPHACÈLE. — V. Plaies, Brulures, etc. V. aussi Nouveau-né (Pathologie).

SPHINCTÉRIENS (TROUBLES). — V. Paraplégies, Moelle.

SPINA BIFIDA. — Le spina bifida est une malformation congénitale caractérisée par l'écart des arcs vertébraux, accompagné généralement de malformation des méninges et de la moelle. Cette difformité est un arrêt de développement survenu à des époques différentes de l'évolution.

Lésions. — Il y a 4 degrés de spina bifida, correspondant à 4 stades de formation :

1° **Fente vertébrale.** — Les travaux très importants de Reeklinghausen et Muscatello ont montré qu'il était des cas de spina bifida latents où il n'existe qu'une fente de 2 ou 3 arcs vertébraux. Généralement, un lipome s'interpose entre les lames osseuses effilées. L'arrêt de développement est très tardif, il a lieu quand la moelle et les méninges sont complètement formées. La malformation est à son minimum.

2° **Hydrorachis externe, méningocèle.** — La moelle est normale. Sur sa face postérieure s'est formé un kyste méningé qui fait hernie entre les arcs vertébraux écartés. La paroi superficielle de ce kyste est formée par la peau normale et une lame fibro-conjonctive qui représente l'arachnoïde, la pie-mère et la dure-mère. Quand la tumeur est volumineuse, cette lame est mince, c'est pour cela que les auteurs ont

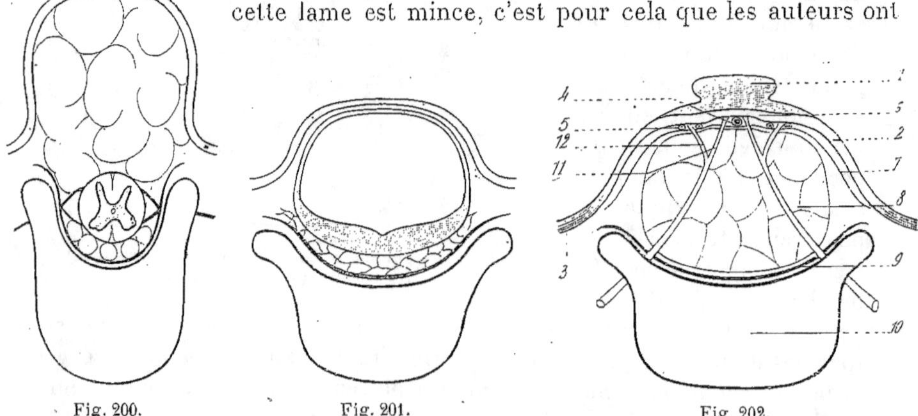

Fig. 200. Fig. 201. Fig. 202.

Fig. 200. — Hydrorachis externe (Lapointe). — Fig. 201. — Hydrorachis interne (Lapointe). Fig. 202. — Exstrophie médullaire (Rocher). : 1, aire médullo-vasculaire ; 2, zone épithélio-séreuse : 3, zone dermatique ; 4, artère spinale antérieure ; 5, artère spinale postérieure ; 6, substance blanche ; 7, pie-mère ; 8, cavité sous-arachnoïdienne infiltrée de sérosité ; 9, dure-mère ; 10, corps vertébral ; 11, racines motrices ; 12, racines sensitives.

discuté en se demandant si la dure-mère faisait partie de la poche (fig. 200).

Le sac peut être pédiculé et vide. Plus souvent il contient des éléments nerveux qui décrivent une courbe dans le sac ou même s'implantent sur sa paroi. L'arrêt de développement s'est produit quand la moelle était définitivement formée et les méninges en voie de formation.

3° **Hydrorachis interne, myélo-cystocèle.** — La tumeur kystique est constituée par l'accumulation de liquide dans le canal de l'épendyme. La paroi du kyste est alors constituée par la peau, une lame conjonctive plus ou moins dense qui représente les méninges et par une couche de substance nerveuse. Quelquefois la moelle est régulièrement étalée sur cette paroi, mais souvent le tissu médullaire n'est pas uniformément réparti, il est tout en avant ou tout en arrière, il est représenté seulement sur le point opposé par une couche de cellules épendymaires (fig. 201).

L'arrêt de développement s'est produit quand la moelle venait de se fermer, elle reste à l'état embryonnaire de large tube.

4° **Exstrophie médullaire, myélo-méningocèle.** — Cette variété est la plus fréquente et la plus grave. La moelle ne s'est pas constituée en tube, elle reste sous forme de plaque. Comme il y a toujours accumulation de liquide dans les espaces méningés prévertébraux, il s'ensuit une hernie de la lame médullaire (fig. 202).

La paroi de la poche est donc constituée : a) au centre, par la moelle étalée (aire médullo-vasculaire) toujours très riche en vaisseaux de couleur rouge brun ; b) plus en dehors par les méninges (aire épithélio-séreuse), zone mince, pellucide, grisâtre, d'aspect séreux ; c) à la périphérie par la peau mince à contour très irrégulier, car elle a tendance à envahir la zone précédente (aire cutanée).

Étiologie. — Sous toutes ses formes, le spina bifida est donc un arrêt de développement mais nous en ignorons complètement les causes. Recklinghausen invoque une inégalité de développement en longueur de la colonne et de la moelle qui trop longue, se coude, et empêche les arcs vertébraux de se souder. D'autres fois, une tumeur (lipome, angiome, etc.), empêche les arcs de se réunir. C'est peut-être ainsi qu'il faut expliquer le spina bifida coccygien, qui constitue un grand nombre de tumeurs sacro-coccygiennes.

L'influence de l'hérédité n'est pas démontrée. Toutes les races semblent également prédisposées.

Symptômes. — Le spina bifida siège généralement à la région lombo-sacrée, quelquefois à la région cervicale, presque jamais à la région dorsale.

1° La forme la plus complète d'exstrophie médullaire est la plus fréquente et la plus grave. La tumeur, très visible dès la naissance, a la forme, l'aspect d'une tomate ; au centre est une tache plus vasculaire correspondant à la moelle. On y voit généralement en haut un orifice qui se poursuit en une gouttière. Il représente le canal épendymaire qui s'étale. La zone séreuse qui l'entoure est parcourue par des vaisseaux qui forment quelquefois de vraies taches érectiles ou même des bourgeons charnus. — Les troubles trophiques et paralytiques (paraplégie, incontinence, escarres, pieds bots) sont fréquents.

La tumeur suinte abondamment, elle ne tarde pas à infecter. La mort est fatale par méningite.

2° Les formes d'hydrorachis externe et interne sont difficiles à distinguer.

La tumeur est quelquefois pédiculée mais elle est généralement sessile. Elle peut être recouverte d'une enveloppe mince, séreuse, mais généralement la peau recouvre toute la tumeur. La palpation indique une tumeur molle, fluctuante, pâteuse, quand il y a dans la poche des éléments nerveux.

A la périphérie on touche deux lignes de chapelets qui représentent les arcs vertébraux. Fréquemment, il existe un double pied bot. Le plus souvent, les enfants meurent d'infection ou d'hydrocéphalie.

3° Le spina bifida occulta s'observe souvent chez les adultes en excellente santé. Quelquefois il y a une petite tumeur, d'autres fois, il n'apparaît qu'un développement anormal de poils. On sent les arcs non soudés. L'attention est attirée par des troubles de sensibilité ou des maux perforants.

Traitement. — Toute injection doit être bannie de la thérapeutique du spina bifida.

L'intervention doit être refusée aux enfants atteints d'exstrophie médullaire, elle doit être tentée dans les autres cas. Il faut opérer très tôt les cas que menace l'infection; on peut différer quand l'enveloppe cutanée est complète. On incise le sac, on libère les nerfs adhérents à la poche, on réduit la moelle et on suture soigneusement sur elle la couche conjonctive des méninges. On a tenté de fermer le canal rachidien avec les lames (Dollinger), les apophyses transverses (Broca), le sacrum (Chipault), la crête iliaque (Bobroff), les côtes (Senenko), l'omoplate (Sklifosowski). Ces hardiesses chirurgicales, inutiles et très dangereuses, ne méritent pas d'être suivies [V. Nouveau-né (Pathologie)].   *VICTOR VEAU.*

SPINA VENTOSA. — On désigne aujourd'hui sous ce nom *l'ostéite tuberculeuse des petits os longs de la main et du pied* (métacarpiens et phalanges digitales, métatarsiens et phalanges des orteils beaucoup plus rarement). Cette ostéite, qui appartient à la tuberculose de la première enfance, surtout jusqu'à l'âge de cinq ans, se manifeste au début par un *gonflement fusiforme* du doigt ou du métacarpien sans modification des téguments. Les lésions peuvent persister longtemps sous cette forme; le gonflement peut diminuer et la résolution se faire progressivement; mais le plus souvent la peau s'amincit, devient violacée, luisante, et il se forme une *ulcération* sur la face dorsale ou sur les parties latérales des doigts, jamais sur la face palmaire. Cette ulcération présente les caractères des ulcérations tuberculeuses avec forme arrondie, bords amincis et décollés, issue d'un pus séreux et grumeleux, fond rempli de fongosités molles; le stylet pénètre jusqu'à l'os à travers ces fongosités et entre même parfois jusque dans le canal médullaire à travers une perforation spontanée de la coque osseuse. Les parties nécrosées peuvent s'éliminer et la guérison est possible avec une cicatrice adhérente à l'os; mais ordinairement la maladie continue à évoluer, envahit les articulations voisines et les tendons extenseurs; la guérison ne peut alors survenir qu'avec flexion forcée des doigts.

Le spina ventosa atteint souvent en même temps et quelquefois symétriquement plusieurs os longs de la main et du pied; il coïncide fréquemment d'ailleurs avec d'autres lésions tuberculeuses.

Cette affection peut donner lieu à des difformités diverses : 1° *déformations phalangiennes* consistant dans des modifications de longueur, allongement et raccourcissement des phalanges par résorption osseuse ou par troubles de croissance (fig. 203); 2° *phalanges flottantes*, par disparition de la diaphyse, seule ou accompagnée de l'épiphyse; 3° *doigt rentrant*, dans le cas d'ostéite métacarpienne, ou doigt supporté par un métacarpien raccourci ; 4° *doigt repoussé*, supporté par un métacarpien trop long (lésion observée au pouce seulement) ; 5° *déviations de l'axe des phalanges*, incurvées sur elles-mêmes ou tordues ; 6° *luxations pathologiques des phalanges*, se faisant ordinairement dans le sens latéral.

Le *traitement local*, auquel doit être associé le *traitement général*, consiste essentiellement dans la compression, que l'on peut réaliser avec des bandelettes de Vigo, l'immobilisation, les pointes de feu, les grat-

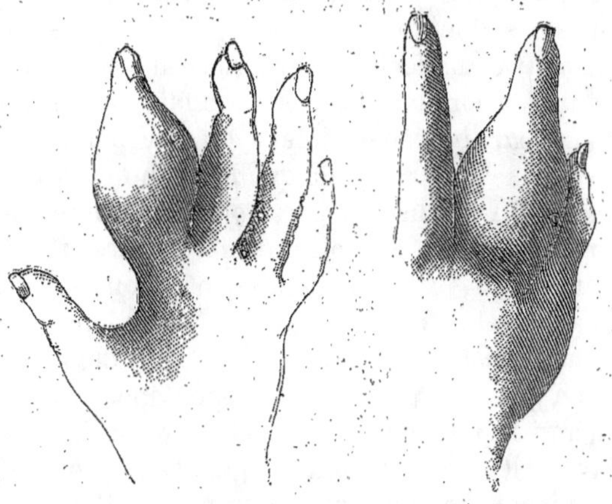

Fig. 203. — Spina ventosa.

tages, les injections modificatrices dans les abcès superficiels. La guérison surviendra souvent par ces moyens ; mais quand il y a suppuration intra-médullaire il faut faire soit un évidement de la cavité médullaire, soit la résection sous-périostée de la phalange ou du métacarpien. On ne devra pratiquer l'amputation que si, par suite des lésions articulaires, vagino-synoviales et tendineuses, le doigt est devenu une source de gêne pour le malade.

L'*ostéite métacarpienne* guérit très rarement, surtout chez l'adulte, par les grattages et les opérations économiques, et il faut pratiquer l'amputation du doigt et du métacarpien, sauf au niveau du pouce où la résection du métacarpien seul peut encore laisser un doigt utile.   *G. LABEY.*

SPINAL (PARALYSIE). — La paralysie du spinal est fréquemment associée à d'autres troubles nerveux, intéressant le plus souvent le pneumogastrique et l'hypoglosse. Les causes déterminantes sont multiples : affections bulbaires, tumeurs intra ou extra-craniennes, otite moyenne, adénites cervicales, phlébite de la jugulaire, lésions du nerf à son passage au trou déchiré postérieur par fracture du crâne, traumatismes du cou, affections des vertèbres cervicales, etc.

La symptomatologie des lésions de la branche interne dépend de la pathologie du pneumogastrique, le spinal donnant à la dixième paire des filets destinés au cœur, au pharynx, au larynx.

L'atteinte de la branche externe amène un trouble fonctionnel du *sterno-cléido-mastoïdien* et du *trapèze*. Nous renvoyons à l'article spécial consacré à ce dernier muscle pour la description particulière du syndrome qui le concerne. Mais, d'une façon générale, en dehors naturellement de la section complète, qui d'emblée entraîne l'immobilisation en attitude vicieuse, l'épaule tombante du côté malade, la tête tournée vers la lésion et penchée sur l'épaule opposée, les altérations du spinal peuvent se révéler par de la douleur, de la contracture, de la paralysie, de l'atrophie.

La *douleur* est rarement spontanée. Provoquée, on l'éveille sur le sterno à la hauteur de l'angle de la mâchoire, et plus bas, au-dessus et en dedans de l'extrémité externe de la clavicule. On note exceptionnellement des spasmes cloniques ; les *spasmes* toniques sont au contraire fréquents (torti-colis). Ce torticolis est en général peu accusé. Il peut y avoir inclinaison sans rotation dans les cas où le faisceau profond du sterno est seul atteint.

La *paralysie* demande à être recherchée au début ; plus tard il peut y avoir une atrophie telle que le sterno par exemple ne se décèle plus sous la peau. On étudie ces paralysies en examinant le malade au repos, la tête droite, en faisant faire de profondes inspirations ou des mouvements déterminés, rotation, abaissement ou extension de la tête, élévation des épaules, etc. Il peut s'installer, secondairement à la contracture, des *rétrac-tions fibreuses* modifiables par la myotomie ou des appareils orthopédiques.

La guérison peut survenir spontanément ou avec le secours de l'électro-thérapie ; elle peut être complète ou incomplète. Le pronostic est plus favorable chez les jeunes sujets. On a proposé dans les cas de lésion intra-cranienne l'emploi des courants continus traversant transversalement le crâne au niveau du spinal.

On doit rigoureusement s'abstenir de toute intervention chirurgicale sur le spinal, comme sur tout autre nerf d'ailleurs, dans le *torticolis mental* (v.c.m.). Opéré, celui-ci se reproduit dans d'autres régions (Brissaud), et l'opération n'a fait qu'ajouter une déformation définitive à un syndrome que l'on peut espérer guérir par la seule thérapeutique mentale. *FRANÇOIS MOUTIER.*

SPIRITISME ET FOLIE. — Les adeptes du spiritisme se divisent en deux catégo-ries : les charlatans et les névropathes. Nous n'avons à nous occuper ici que de ceux-ci. Chez ces prédisposés un entraînement continuel parvient à produire d'une part des phénomènes d'auto-suggestion, d'autre part des phénomènes psychiques particuliers. Ce sont ces derniers que nous devons surtout étudier : ils affectent la forme très bien différenciée de troubles psycho-moteurs.

En ce qui concerne l'auto-suggestion, il est facile de concevoir que chez les adeptes, placés dans des conditions toutes particulières d'*attention expec-tante*, surgissent les manifestations visuelles, auditives et tactiles annoncées par un personnage ayant toute l'autorité que donne le mystère soigneuse-ment machiné ou que prête la conviction morbide. Il est en effet à noter (en réservant la probabilité de supercheries) l'apparition, dans les séances spirites, d'hallucinations généralement élémentaires (draperies flottantes, visages à contours vagues, mains lumineuses) et ayant fréquemment ce caractère d'être communs à toute une réunion d'individus : il y a là une véritable contagion mentale, une hallucination collective, un délire commu-niqué ou simultané (V. FOLIE A DEUX).

Les pratiques spirites en elles-mêmes (typtologie, tables tournantes, *raps* ou bruits perçus à distance, écriture médianimique) ont comme base les mouvements inconscients de la classe de ces mouvements étudiés par Che-vreul dans son expérience du pendule.

Dans un grand nombre de cas surgissent de véritables délires. Les malades, le plus souvent des femmes, se croient en rapport avec des êtres

imaginaires ou connus; ils ont des hallucinations (en général élémentaires
et monotones, uniformes, stéréotypées même) de la vue, de l'ouïe, du tact,
du sens musculaire et surtout psychiques et psycho-motrices (v. c. m.)
(médiums parlants, médiums écrivants, médiums parlants et écrivants).
L'écho de la pensée est fréquent. Ces symptômes s'accompagnent parfois
d'un état particulier hystériforme, cataleptoïde (*transes*).

A ces manifestations se mêlent habituellement des élucubrations sur la
désincarnation, sur le corps astral (intermédiaire entre l'esprit et le corps);
le malade se croit en rapport avec l'au delà. Souvent se produisent des sensations de translation dans l'espace (*lévitation*); de là le passage est facile à
la croyance à des rapports mystérieux avec d'autres mondes, des êtres d'une
autre nature, la croyance à des vies successives sur lesquelles les malades
échafaudent de véritables romans. Il en résulte des élucubrations extraordinaires, ayant quelque analogie avec les écrits de Swedenborg (Ballet) ou
avec les récits d'Hélène Smith voyageant dans la planète Mars (Flournoy).
Ces délires peuvent présenter des exacerbations; les malades réagissent à
leurs idées délirantes, à leurs hallucinations, et des manifestations bruyantes,
des extravagances commises dans la rue les amènent assez fréquemment
dans les asiles, où ils arrivent généralement dans un état de manie ou de
confusion hallucinatoire (v. c. m.).

La confusion des idées, l'agitation, l'état hallucinatoire peuvent être
intenses, le malade ayant perdu tout point de contact avec l'extérieur. Une
malade que nous avons observée se tenait continuellement nue dans sa
chambre, étendue sur le sol dans une attitude extatique ou dans une posture
singulière presque clownesque, les jambes en l'air, les doigts dans les
oreilles, répondant à l'âme de son mari à travers le plancher, par une con-
versation où elle faisait demandes et réponses sous une forme psycho-
motrice, entrant en fureur quand on la dérangeait.

D'autres plus calmes, mais devenues d'une suggestibilité très grande,
entrent en transe pour ainsi dire au commandement, et se mettent à la première invitation en communication avec l'esprit. Chez ces dernières malades
l'écriture médianimique est facile à obtenir; une de nos malades était en
communication avec l'amiral Fournier qui lui dictait les plus absurdes élucubrations. Chez certaines ces phénomènes moteurs ne sont qu'ébauchés : la
malade représentée dans l'article HALLUCINATIONS comme type d'hallucinations
psycho-motrices, était une spirite : elle ne pouvait plus, après quelque temps
de séjour à l'asile, que produire des traits sans suite en forme d'apostrophes.

D'autres malades sont très réticents, et se renferment dans un mutisme
absolu quand on les interroge sur leurs pratiques. Des hallucinations de la
sensibilité générale sont fréquentes; d'où ces idées de fluide s'échappant
du médium, d'aura, d'extériorisation de la sensibilité.

Parmi les malades que nous avons observés, nous avons constaté qu'il est
des cas où l'internement est une circonstance particulièrement heureuse, si
le malade, intelligent, une fois la crise passée, se rend compte par la vue
des autres malades de l'inanité de ses croyances. Plus généralement, les
phénomènes aigus disparus, le malade conserve toutes ses convictions, et
passe ainsi à un véritable délire systématisé, parfois avec idées de gran-

deurs, le malade se croyant réservé pour un rôle éminent. Rien ne distingue plus ces malades des délirants systématisés ordinaires, si ce n'est peut-être la prédominance des hallucinations psycho-motrices qui se rencontrent d'ailleurs dans bien d'autres circonstances.

Nous noterons la prétention des spirites à la claire-voyance et à la télépathie. Celle-ci se traduit souvent par de véritables *hallucinations télépathiques*, c'est-à-dire que le malade voit des événements qui se passent actuellement dans des lieux éloignés. Nous n'avons pas besoin de dire que tous les soi-disant faits de télépathie ne résistent pas à l'examen, et ne sont jamais que des mensonges involontaires ou des coïncidences dues aux préoccupations habituelles du sujet.

Un certain nombre de délirants spirites tombent plus ou moins rapidement dans la démence, les pratiques spirites n'ayant été chez eux qu'un épisode d'une psychose commençante. Beaucoup plus nombreux sont les malades qui continuent à vivre de la vie commune. Ils seraient d'inoffensifs maniaques, au sens vulgaire du mot, sans leur tendance à faire des adeptes et à se diriger dans la vie par les inspirations qui leur sont dictées dans leurs pratiques, chose particulièrement grave quand de tels vésaniques occupent une situation d'une certaine importance : qu'un magistrat, un fonctionnaire de quelque administration, comme il y en a des exemples, cherche la solution de questions professionnelles qui se posent devant lui au moyen de l'écriture médianimique ou d'évocations spirites, il devient de la meilleure foi du monde un véritable malfaiteur public.

Médecine légale. — La justice n'a pas été sans avoir à s'occuper des adeptes du spiritisme. Il s'est généralement agi dans ces cas d'escroqueries commises par les charlatans de la secte sur les adhérents faibles d'esprit auxquels ils font dicter par des évocations matérialisées ou par des pratiques d'écriture automatique, des prêts d'argent ou des opérations de Bourse. Des captations de testament ont eu lieu aussi en de semblables circonstances. Le rôle de l'expert dans ces cas peut être très ardu; les décisions judiciaires ne sont d'ailleurs pas toujours empreintes d'une saine appréciation, soit de la nature morbide des troubles mentaux des malades, soit du caractère délictueux des actes des soi-disant spirites et médiums. La question de la nomination d'un conseil judiciaire ou de l'interdiction peut se poser à propos d'adeptes du spiritisme.

M. TRÉNEL.

SPLÉNECTOMIE. — **Indications**. — Les indications de la splénectomie ont été indiquées dans le cours des articles consacrés à la RATE. La leucémie vraie serait une contre-indication capitale.

Il est inutile d'insister sur ce fait que l'existence ou la non-existence d'adhérences (périsplénite) joue un grand rôle dans le pronostic opératoire.

L'extirpation de la rate n'est pas mortelle en elle-même. La rate n'est pas un organe qu'on ne puisse enlever chez l'homme, et son ablation n'est pas suivie de troubles graves dans l'organisme.

Manuel opératoire. — L'opération comprend cinq temps classiques :

Premier temps. — Incision de la paroi abdominale. — Cette incision peut se faire en dehors du muscle droit (*incision latérale*) ou suivant une ligne xiphoïdo-ombilicale (*incision médiane*). La longueur de l'incision correspondra aux dimensions de la tumeur.

Deuxième temps. — *Dégagement de la rate.* — Ce temps, qui n'existe pas si la rate est mobile, devient très important et très difficile si l'organe a contracté des adhérences avec les régions et viscères voisins. Il faut, avant tout, éviter d'exercer des tractions sur la rate dont le parenchyme se déchirerait facilement. Une fois les adhérences anormales et normales (ligaments phréno-spléniques) détruites, on procède, si la chose est possible, à la ligature et à la section du pédicule, avant de sortir la rate de la cavité abdominale.

Troisième temps. — *Ligature et section du pédicule.* — Le pédicule est souvent extrêmement vascularisé. Il renferme des vaisseaux spléniques ayant atteint un développement considérable. Après avoir rabattu la rate sur sa face externe, on place quatre grandes pinces sur le pédicule, deux du côté de la rate, et deux autres du côté de la queue du pancréas et on sectionne au milieu. La ligature doit être faite très attentivement, l'artère de la veine liée séparément.

Quatrième temps. — Revision de la loge splénique et hémostase définitive. Un tamponnement à la gaze stérilisée est parfois nécessaire.

Cinquième temps. — Fermeture de l'abdomen.   P. DUVAL.

SPLÉNOMÉGALIES. — Analogue, comme structure, aux ganglions lymphatiques, la rate, à leur exemple, s'hypertrophie facilement sous l'influence des divers processus toxi-infectieux ou néoplasiques. Aussi devrons-nous établir d'emblée deux grandes classes de splénomégalies : celles qui accompagnent les affections aiguës et celles qui se développent au cours des états chroniques.

A) **Splénomégalies à marche aiguë.** — La splénomégalie provoquée par les maladies infectieuses représente, surtout chez l'enfant, un phénomène relativement banal, bien que non constant. Dans certains cas, au contraire, elle prend une valeur symptomatique et diagnostique de premier ordre, soit que l'agent microbien détermine, au niveau du tissu splénique, une réaction inflammatoire ou une congestion particulièrement accentuées, soit même que ce microbe y pullule d'une façon élective, ou bien, disparaissant du sang périphérique, vienne choisir, pour ainsi dire, la rate comme domicile et y végéter d'une manière plus ou moins manifeste. Ce sont les faits de ce genre que visera notre description.

1° La *dothiénentérie* est une des maladies qui s'accompagnent le plus fréquemment de tuméfaction splénique, au point que ce signe peut démontrer la véritable nature du mal. Précoce, car elle s'établit dès le premier septénaire, la splénomégalie atteint son maximum d'intensité au moment où la courbe thermique présente également son point le plus élevé. Puis elle s'atténue au moment de la convalescence. Elle est rarement douloureuse, et se révèle surtout à la percussion, sous la forme d'une zone de matité atteignant parfois 12 centimètres. Chez les jeunes enfants, il est facile d'accrocher, avec les doigts recourbés, le pôle inférieur de l'organe sous le rebord costal.

2° Le *paludisme* exerce aussi sur la rate une influence remarquable. Mais la splénomégalie n'est pas, en général, l'apanage des attaques récentes ; souvent elle ne se déclare que peu à peu, au fur et à mesure des accès :

c'est ce qui explique pourquoi elle peut manquer dans la rémittente palustre, et même dans les accès pernicieux ou dans la fièvre bilieuse hémoglobinurique, si ces formes apparaissent d'emblée. Elle s'accentue au moment de l'élévation thermique pour décroître ensuite. C'est surtout au cours de paludisme chronique, comme nous le verrons plus loin, que l'organe atteint ses dimensions les plus considérables;

3° Au cours du *typhus récurrent*, la splénomégalie est constante et apparaîtrait dès la première période d'incubation. La rate est parfois assez volumineuse pour déborder nettement les fausses côtes;

4° Dans la *fièvre de Malte*, la tuméfaction splénique est habituelle;

5° Le symptôme se montrerait, au cours du *typhus exanthématique*, dans plus d'un dixième des cas;

6° Le *ponos*, maladie infantile spéciale à certaines îles grecques, est caractérisé par une tuméfaction douloureuse de la rate avec fièvre hectique, anémie et hémorragies. On tend à faire rentrer cette affection dans le cadre des *leishmanioses* (v. c. m.);

7° Les *abcès de la rate* s'accompagnent d'un empâtement douloureux de la région splénique plutôt que d'une véritable tuméfaction.

B) **Splénomégalies à marche chronique.** — L'hypertrophie de la rate, souvent énorme, domine la situation; c'est d'ailleurs sur les phénomènes généraux, sur la localisation de la tumeur et des troubles de voisinage déterminés par elle, que devra s'appuyer le diagnostic. Les fonctions de la rate sont en effet mal connues; elles ne lui semblent même pas dévolues à titre exclusif: aussi est-il impossible d'isoler un syndrome d'insuffisance splénique analogue à l'ictère grave, à l'urémie, à l'asystolie, signes ultimes de la déchéance hépatique, rénale ou cardiaque.

En présence d'une splénomégalie possible, le médecin devra s'efforcer d'éliminer les autres tumeurs de l'hypocondre gauche, puis de reconnaître en présence de quelle variété de splénomégalie il se trouve, pour tâcher d'en tirer des conclusions utiles au pronostic et au traitement de la maladie.

I. **Diagnostic différentiel des tumeurs de l'hypocondre gauche.** — Nous ne reviendrons plus sur les renseignements fournis par l'exploration de la rate (voir cet article), renseignements qui permettront bien souvent d'éviter l'erreur.

L'*hypertrophie hépatique limitée au lobe gauche* se révèle par une zone de matité de direction transversale, continuant celle du foie; le bord inférieur de la tumeur présente une encoche facilement appréciable. Une *vésicule biliaire* distendue, des *gâteaux péritonéaux*, dus à la tuberculose ou au cancer, ont pu en imposer pour une tumeur splénique. Les *tumeurs de la queue du pancréas*, l'ostéo-sarcome de la colonne vertébrale sont situés profondément derrière l'intestin. Le *cancer de l'angle colique gauche* entraîne des troubles fonctionnels caractéristiques; les *tumeurs de la capsule surrénale* sont exceptionnelles et, d'ailleurs, difficiles à différencier. Mais, le plus souvent, on sera exposé à prendre une *tumeur du rein gauche (cancer, sarcome, hydronéphrose) pour une tumeur de la rate* ou *réciproquement*. La tumeur rénale est plus ou moins arrondie, ballotte à la palpation bi-manuelle; sa

matité est coupée par une bande sonore correspondant au côlon transverse.
Les troubles veineux, le varicocèle, les hématuries, l'œdème des jambes en
sont le cortège ordinaire; la séparation des urines rendrait de grands
services. Mais tous ces symptômes fonctionnels, qui font défaut en cas de
splénomégalie, peuvent aussi manquer en cas de tumeur du rein; de plus,
un néoplasme volumineux peut envahir toute la partie gauche de l'abdomen
et venir en contact immédiat avec la paroi. L'erreur est donc excusable, et
bien souvent la laparotomie est venue détruire les hypothèses auxquelles
l'interprétation des signes cliniques avait donné naissance.

Quand la rate hypertrophiée plonge vers le bassin il sera facile de croire
à un *fibrome utérin*, à un *kyste ovarien*; on admet que le développement
de la tumeur se fait, en ce dernier cas, de bas en haut : l'exploration de
l'utérus et des culs-de-sac vaginaux révélera des symptômes importants,
mais là encore, surtout dans le cas de rate ectopiée, l'erreur est possible.

Enfin, si même le siège splénique de la tuméfaction est nettement reconnu,
on évitera de prendre pour une rate pathologique une rate simplement
déplacée [V. RATE (DÉPLACEMENTS)].

II. **Diagnostic nosographique des splénomégalies chroniques.** — La recherche de la cause et de la nature d'une tumeur splénique représente l'un des problèmes les plus ardus de la pathologie; le siège
splénique une fois admis, il faudra surtout rechercher les symptômes révélant la souffrance d'autres organes. Aussi l'exploration minutieuse du foie,
l'examen répété du sang, la recherche attentive des stigmates de la syphilis
ou de la tuberculose, la connaissance exacte des anamnestiques, présen-
teront-ils une importance capitale. Malgré tout, le problème reste souvent
insoluble.

Cependant, si l'on tient compte des différents aspects cliniques, on peut
admettre, comme nous l'avons fait avec M. P.-Émile Weil, l'existence de
trois syndromes principaux. Tantôt la rate, les ganglions et accessoirement
le foie sont simultanément hypertrophiés : c'est le *syndrome spléno-adénique*;
tantôt la rate et le foie sont seuls intéressés : c'est le *syndrome spléno-
hépatique* ou *hépato-splénique* suivant les cas. Enfin la rate peut être seule
touchée en apparence : c'est le *syndrome splénique pur*.

A) **Syndrome spléno-adénique.** — 1° *Maladies des organes hémato-
poïétiques.* — Parmi les maladies entraînant une hypertrophie souvent considérable de la rate et des divers ganglions, il faut citer au premier rang la
lymphadénie. C'est la *leucémie myéloïde* qui retentit le plus sur la rate;
l'hypertrophie de l'organe est moins marquée, en général, dans la *leucémie
lymphoïde*. La *lymphadénie aleucémique*, la *lympho-sarcomatose* offrent
souvent un tableau clinique de même aspect. L'examen du sang deviendra
la base du diagnostic différentiel (pour le diagnostic général, V. LEUCÉMIE
et LYMPHADÉNIE).

2° *Maladies infectieuses.* — Les infections chroniques peuvent réaliser le
type spléno-adénique; l'hématologie fournit alors peu de renseignements.
Souvent la présence d'une épine inflammatoire (dent cariée par exemple)
mettra sur la voie : au besoin l'on pratiquera l'ablation d'un ganglion, suivie
de son examen microscopique et bactériologique. Selon les cas, on a incri-

miné *certains microbes vulgaires* (streptocoques), la *syphilis tertiaire*, et
même la *tuberculose* (V. LYMPHADÉNIE).

3° Les *maladies hépatiques* donnent rarement naissance au syndrome en
question. Certaines formes de cirrhose de Hanot s'accompagnent d'adénopathies. Mais ces adénopathies restent peu volumineuses et, d'ailleurs, les
symptômes hépatiques dominent manifestement la scène.

B) **Syndrome hépato-splénique.** — Étant données les sympathies physiologiques et anatomiques unissant la rate et le foie, on conçoit que les
troubles fonctionnels et inflammatoires de l'un puissent retentir facilement
sur l'autre. Une étude approfondie des faits de ce genre a permis à Gilbert
d'établir que la splénomégalie est, souvent, consécutive à une lésion hépatique. Il est cependant possible que certaines infections (tuberculose,
syphilis, paludisme et inflammations chroniques) atteignent les deux viscères d'une manière simultanée, ou bien même intéressent d'emblée la rate
seule. Nous discuterons plus loin la question de ces splénites primitives à
propos de la maladie de Banti.

1° *Maladies des organes hématopoiétiques.* — Nous retrouvons ici parmi
les causes les plus fréquentes, la *leucémie* et la *lymphadénie* (v. c. m.). Aussi
l'examen du sang restera-t-il indispensable.

2° *Maladies hépatiques.* — a) La *cirrhose de Hanot* détermine presque régulièrement le syndrome ; il s'agit de malades porteurs d'un gros foie et d'une
grosse rate, et présentant un ictère plus ou moins foncé sans décoloration des
matières. Chez l'enfant l'hypertrophie peut devenir prédominante, et même
s'accompagner d'un arrêt de croissance (Gilbert et Fournier). Il s'agit alors
de la forme hypersplénomégalique, opposée à la forme microsplénique.

Les *angiocholites chroniques*, lithiasiques ou non, se rapprochent, comme
symptomatologie, de la maladie de Hanot.

Les *cirrhoses alcooliques*, et principalement la *cirrhose de Laënnec*,
s'accompagnent en général d'une tuméfaction splénique accentuée, parfois
même de splénomégalie véritable ; le phénomène est exceptionnel au cours
des *cirrhoses graisseuses*.

La *cirrhose cardiaque* peut aussi s'associer à l'hypertrophie splénique
(asystolie à forme splénique d'Oulmont et Ramond).

Les *infarctus* de la rate, survenant chez les cardiaques, passent inaperçus,
ou ne déterminent qu'une légère douleur passagère.

b) La *splénomégalie* s'associe fréquemment à l'*ictère chronique*. L'*ictère
chronique splénomégalique*, décrit par Hayem, présente une durée presque
indéfinie, avec poussées paroxystiques.

Les *splénomégalies méta-ictériques*, sur lesquelles Gilbert et Lereboullet
ont insisté, surviennent d'une façon presque latente. L'ictère a généralement disparu depuis quelque temps ; aussi la teinte des téguments est-elle
variable ; la cholémie, l'urobilinurie, les troubles dyspeptiques et même
hémorragiques, révèlent l'origine hépatique, origine que vient souligner la
tuméfaction plus ou moins marquée du foie.

L'*angiocholite chronique anictérique* est d'un diagnostic plus délicat et se
traduit surtout par le syndrome splénique pur.

3° *Maladies infectieuses.* — Nous aurons surtout en vue les infections nettement spécifiques, les microbes vulgaires exerçant une influence difficile à préciser.

a) La *tuberculose* de la rate, que son évolution soit chronique ou subaiguë,
peut s'accompagner d'hépatomégalie. Les commémoratifs restent souvent
muets, et, souvent aussi, l'examen du poumon ne révélera aucune lésion.
Le diagnostic sera donc rarement assuré.

b) Le *paludisme chronique* détermine parfois une cirrhose hypertrophique
se développant au niveau du foie et de la rate. Les antécédents spéciaux mettront sur la voie. La recherche de l'hématozoaire dans le sang ne sera positive
que si la maladie présente des poussées subaiguës accompagnées de fièvre.

c) La *syphilis héréditaire* se développe chez le nourrisson, parfois dès les
premiers mois de l'existence. L'ictère et l'ascite sont exceptionnels, en
revanche le foie et la rate sont le siège d'une hypertrophie lisse et dure. La
mort survient dans la cachexie; pourtant le traitement spécifique amène
des guérisons inespérées. On se fondera sur les stigmates habituels (fissures
des lèvres, coryza, éruption cutanée plus ou moins discrète, etc.), sans
négliger la recherche des antécédents héréditaires.

La *syphilis acquise* de l'adulte ne présente pas une localisation aussi élective. Exceptionnellement elle prend le masque d'une cirrhose de Hanot ou
même d'un ictère splénomégalique. En général, c'est à un foie dur et irrégulier qu'on aura affaire; et l'existence de cicatrices, de lésions tertiaires
concomitantes, de manifestations viscérales multiples, permettra de rattacher les symptômes à leur véritable cause.

d) La *dégénérescence amyloïde* succède à la syphilis, à la tuberculose, aux
suppurations prolongées, etc. : non seulement on observe l'hypertrophie du
foie et de la rate, mais encore la diarrhée et l'albuminurie, signes de
l'envahissement intestinal et rénal.

C) **Syndrome splénique pur.** — Ce syndrome répond aux cas les plus
intéressants, mais aussi les moins bien élucidés. Il correspond en partie aux
faits isolés par Debove et Brühl, sous le nom de *splénomégalie primitive*,
par Strümpell sous le nom *d'anémie splénique*. L'hypertrophie isolée de la
rate représente un symptôme d'autant plus difficile à interpréter que les
observations complètes sont relativement peu nombreuses, et que les
auteurs ne sont pas toujours d'accord sur la pathogénie des lésions.

Pourtant, là encore, les maladies des organes hématopoiétiques, les
lésions hépatiques, les infections, joueront le principal rôle; il faut y
joindre les kystes et certains processus néoplasiques, constituant la pathologie spéciale de la rate.

Il nous semble nécessaire, pourtant, avant d'entamer notre description,
d'insister sur les services que doit rendre l'examen du sang, abstraction faite
de la leucémie, décrite dans un autre article.

L'hématologie permet de séparer, en effet, parmi les splénomégalies
pures, celles qui s'accompagnent de polyglobulie et celles qui s'accompagnent d'anémie.

Au cours des *splénomégalies avec polyglobulie*, l'augmentation du nombre
des hématies atteint les chiffres de 6 à 10 millions, mais la cyanose n'est
pas constante et la formule hémo-leucocytaire reste très variable. Il s'agit

d'ailleurs d'un syndrome dont la véritable signification reste obscure et qui, s'il accompagne parfois la tuberculose de la rate, ne reconnaît souvent aucune cause appréciable (V. POLYGLOBULIE).

La *splénomégalie avec anémie* (anémie splénique des auteurs) est caractérisée par une pâleur cireuse des téguments avec décoloration des muqueuses, et par une hypoglobulie plus ou moins marquée, accompagnant une tuméfaction, souvent énorme, de la rate. Là encore, la pathogénie reste complexe, et les néoplasies primitives, la lymphadénie, la syphilis, les infections peuvent être incriminées tour à tour. On a même, en certains cas, invoqué une insuffisance splénique primitive, amenant dans la circulation la présence de substances toxiques hémolysantes. En se donnant aux seules données fournies par l'hématologie, on peut établir les divisions suivantes :

a) *Splénomégalies avec anémie sans lésions sanguines définies*; groupe forcément disparate, et embrassant des faits difficilement classables à l'heure présente.

b) *Splénomégalies avec anémie et lymphocytose*, dans la genèse desquelles interviennent surtout la lymphadénie, les infections (tuberculose, syphilis, paludisme) et des affections mal classées, telles que la maladie de Banti.

c) *Splénomégalies avec anémie et myélémie* relevant des mêmes causes.

Les données hématologiques ne représentent qu'un des éléments du diagnostic des splénomégalies; aussi allons-nous passer en revue les différentes circonstances pathologiques dans lesquelles s'observe le syndrome splénique pur.

1° *Maladies des organes hématopoiétiques.* -- *a*) La splénomégalie isolée constitue le signe souvent unique et toujours dominant de la *leucémie myéloïde*; elle révèle exceptionnellement la leucémie lymphoïde. L'examen du sang reste nécessaire et suffisant pour établir le diagnostic.

b) Certains malades se comportent comme des leucémiques; il n'y a pas d'hyperleucocytose, mais la mononucléose atteint 60 à 80 pour 100. L'évolution de la maladie, l'absence de paludisme et de signes hépatiques, permettront alors de soupçonner la *lymphomatose aleucémique*.

c) D'autres fois on observe le syndrome constitué par la *splénomégalie avec anémie et myélémie*; l'anémie est intense, la myélocytose constante, mais d'intensité variable; la réaction mégalo et normoblastique prend une importance particulière. La leucocytose reste modérée ou tend vers la leucémie. Parfois les troubles osseux viennent compliquer la scène. L'évolution des symptômes présente trop souvent une malignité remarquable. La tuberculose, la syphilis, le paludisme une fois éliminés, on peut émettre l'hypothèse d'une leucémie fruste, d'une myélomatose aleucémique, d'une myélémie due à l'irritation de la moelle osseuse par une tumeur lymphomateuse ou lympho-sarcomateuse, ou bien par une métastase néoplasique d'un ordre différent (sarcome, cancer) (V. LYMPHADÉNIE).

La *leucanémie* des auteurs allemands donne un tableau sanguin analogue, mais l'hypertrophie de la rate reste très discrète (V. ANÉMIE PERNICIEUSE).

La *maladie de von Jaksch-Luzet* ou anémie pseudo-leucémique des nourrissons reconnaît une étiologie et une symptomatologie complexes; nous l'avons étudiée ailleurs (V. ANÉMIES DE L'ENFANCE).

La *splénomégalie avec polyglobulie*, syndrome inverse de la splénomégalie avec anémie, se reconnaîtra facilement par l'examen sanguin (V. Polyglobulies).

2° *Maladies hépatiques.* — On a signalé des faits de splénomégalie précédant l'apparition d'une cirrhose de Hanot, ou même d'une cirrhose paludéenne.

C'est au cours des *angiocholites* avec et surtout sans ictère que le tableau devient le plus frappant; on observe d'ailleurs tous les termes de passage entre le syndrome splénique proprement dit et le syndrome spléno-hépatique. Parfois l'attention n'est pas attirée d'emblée vers le foie et, seuls, la cholémie intermittente, les flux biliaires transitoires, la mélanodermie plus ou moins discrète, les épistaxis, etc., révéleront la diathèse biliaire; certaines *splénomégalies familiales* pourraient reconnaître la même origine.

L'étude de la résistance globulaire a permis à Chauffard, Widal et leurs élèves d'isoler un groupe nouveau de faits, caractérisés par l'existence d'une hypertrophie splénique, congénitale ou acquise, s'accompagnant d'ictère, d'anémie et d'une fragilité spéciale des hématies. Si, cliniquement, de tels faits sont incontestables, leur interprétation ne laisse pas que d'être délicate et il est difficile, pour l'instant, de décider si la lésion initiale réside dans le foie ou la rate ou le sang (*splénomégalies hémolytiques*).

D'autres fois, la splénomégalie s'accompagne d'ascite, de dilatation veineuse; l'ictère est absent, le foie est normal ou atrophié, il semble bien qu'on se trouve en présence d'une *cirrhose de Laënnec*, à prédominance splénique. Aussi Gilbert et Lereboullet concluent-ils que la *rate hépatique* relevant d'hypertension portale ou de tout autre mécanisme représente un type des plus fréquents de splénomégalie pure, en apparence, et que la maladie individualisée par Banti, dont nous allons esquisser la symptomatologie, doit disparaître du cadre nosographique.

Maladie de Banti. — Pour Banti, dont la description remonte à l'année 1894, la splénopathie constitue le symptôme initial et se traduit par une hypertrophie homœomorphe considérable; ensuite se développe une anémie progressive. L'hypoglobulie reste relativement modérée et s'accompagnerait fréquemment de lymphocytose pouvant durer plusieurs années; à un moment donné, les urines se chargent d'urobiline et les téguments deviennent jaunâtres; finalement l'ascite se déclare et puis la mort arrive en moins d'une année, au milieu de phénomènes simulant la cirrhose de Laënnec. Ainsi l'évolution en trois stades (anémique, intermédiaire, ascitique) caractérise cliniquement la maladie de Banti. Anatomiquement, on constate une sclérose splénique, intéressant le réticulum et les corpuscules de Malpighi, et une cirrhose hépatique annulaire.

Pour le professeur italien, la lésion splénique serait primitive et provoquerait l'anémie et la cirrhose par l'action de produits toxiques mis en circulation. Il nous semble difficile de nier des symptômes aussi méthodiquement décrits; mais il faut reconnaître que la maladie de Banti semble plus fréquente en Italie, qu'une telle dénomination a été trop souvent appliquée à des observations ne la méritant pas, et que les splénomégalies réellement primitives restent les plus rares, si l'on met à part la lymphadénie, certaines infections, et certaines néoplasies spéciales. D'une façon générale, les rapports du foie et de la rate en pathologie apparaissent comme des plus complexes, car, à côté des cas où la lésion hépatique est la première en jeu et de ceux où elle serait secondaire, on peut admettre ceux où une même action nocive viendrait léser les deux organes en même temps.

3° *Maladies infectieuses.* — a) Le *paludisme chronique* frappe souvent la rate d'une manière élective; mais la splénomégalie se constitue peu à peu, au fur et à mesure des accès successifs. C'est surtout au cours de la cachexie si spéciale, que la tumeur devient volumineuse, au point d'atteindre 20 centimètres de long. A l'inverse de la rate leucémique, qui est allongée, la rate paludéenne est plutôt aplatie en forme de galette; les douleurs dues à la périsplénite concomitante sont presque la règle; l'ectopie n'est pas exceptionnelle et rend les erreurs de diagnostic relativement fréquentes.

La formule hémo-leucocytaire ne présente rien de constant : l'hypoglobulie est de moyenne intensité. La mononucléose, l'éosinophilie, une myélémie modérée ont été signalées. La présence de leucocytes mélanifères aurait une certaine importance. Pour poser le diagnostic, on se fondera sur les anamnestiques, sur les accidents fébriles antérieurs, sur la cachexie avec pigmentation des téguments, sur la présence possible de l'hématozoaire dans le sang au cours des paroxysmes fébriles. Toutefois, il faut savoir que ces renseignements peuvent être très incomplets en cas de paludisme larvé. La quinine se serait montrée alors efficace.

b) La pathologie tropicale de la rate n'est encore qu'ébauchée et prendra, sans doute, une importance croissante. On peut signaler dès à présent le *kala-azar*, affection de l'Inde qui simule de très près le paludisme subaigu, mais qui s'en distingue par sa résistance à la quinine, et par la présence dans le parenchyme splénique d'un protozoaire spécial (*Leishmania Donovani*) que la ponction permet de retirer. Des travaux récents ont montré que certaines anémies spléniques infantiles des régions méditerranéennes pourraient reconnaître la même étiologie (V. Leishmanioses).

c) La *tuberculose* splénique, manifestation assez rare, survient en général en dehors de toute lésion pulmonaire; la tumeur est énorme et irrégulière. La formule hémo-leucocytaire est très variable : polyglobulie ou hypoglobulie, polynucléose, mononucléose, éosinophilie légère (6 pour 100), tels sont les résultats obtenus par différents auteurs. Même après ablation, le diagnostic anatomique de la rate tuberculeuse peut rester difficile.

d) La *syphilis héréditaire* frappe la rate d'une manière si élective, que pour Marfan, on doit toujours y penser en présence d'une splénomégalie développée chez un jeune enfant. La recherche des stigmates classiques reste, malgré tout, indispensable. L'anémie est fréquente et peut réaliser le syndrome de von Jaksch-Luzet, avec ou sans myélémie. Le traitement mercuriel amende souvent les symptômes d'une façon remarquable.

Chez l'adulte, la syphilis intéresse rarement la rate seule; c'est même son association à d'autres manifestations tertiaires qui révélerait la véritable nature de la maladie. En l'absence de ces manifestations et de toute cicatrice douteuse, le diagnostic restera en suspens. Cependant l'existence d'une réaction de Wassermann positive plaidera en faveur de la spécificité des lésions.

e) Quant à la *rate amyloïde*, on n'en soupçonnera la nature que grâce aux troubles rénaux ou intestinaux concomitants et à la recherche de la maladie causale.

f). Le rachitisme, les troubles intestinaux chroniques, certaines infections à marche torpide s'accompagnent de splénomégalie; d'autres fois on ne relève aucune cause probante. Ces *splénites chroniques*, infectieuses ou toxiques, plus fréquentes d'ailleurs chez l'enfant, constituent un chapitre encore à l'étude. Peut-être faudrait-il restreindre à ces cas le nom de *spléno- mégalie primitive*. En somme, il s'agit de faits mal classés et force sera au médecin de se contenter d'un diagnostic topographique.

4° Néoplasies spéciales de la rate. — La *maladie de Gaucher*, ou épithé- lioma primitif de la rate, est, anatomiquement, caractérisée par la proli- fération d'énormes cellules plates, de nature probablement endothéliale, qui remplissent les alvéoles formés par les cloisons fibreuses épaissies. Cliniquement, il s'agit d'une tumeur splénique volumineuse, se développant sans symptôme spécial, sans ictère ni ascite, et à peu près impossible à diagnostiquer, car l'état général est très variable, la marche souvent tor- pide, et l'anémie plus ou moins accentuée.

Les rares observations de *cancer de la rate* se présentaient sous la forme de cancer secondaire à celui d'autres organes; encore la tumeur splénique offrait-elle des dimensions relativement modérées.

Le *sarcome de la rate*, exceptionnel, acquiert un volume énorme et pré- senterait des bosselures.

Quant aux autres tumeurs (fibromes, fibro-sarcomes), ce sont des raretés pathologiques sans intérêt.

5° Kystes. — Bien que cette question fasse l'objet d'un article spécial [V. RATE (KYSTES)], nous insisterons sur le diagnostic différentiel de l'*échi- nococcose splénique.* Nous rappellerons que la ponction exploratrice doit être abandonnée comme dangereuse, et que peut-être la radioscopie ren- drait ici quelques services : l'examen du sang révèle souvent l'éosinophilie, mais cette altération de la formule leucocytaire se retrouve dans les spléno- mégalies d'une tout autre nature. En revanche, la recherche de la réac- tion de fixation est susceptible de rendre les plus grands services. Les kystes hydatiques à marche ascendante simulent les épanchements de la plèvre gauche et refoulent, comme eux, le cœur vers la ligne médiane. Les kystes à évolution abdominale donnent plutôt l'impression d'une tumeur surajoutée que celle d'une hypertrophie massive.

Exceptionnellement, on a signalé l'atteinte simultanée du foie et de la rate. La laparotomie exploratrice lèverait les doutes.

III. Considérations générales sur le pronostic et les compli- cations des splénomégalies chroniques. — Si les splénomégalies des maladies aiguës ont surtout une valeur symptomatique, il n'en est pas de même des splénomégalies chroniques, dont le pronostic doit être tou- jours sérieux, car l'hypertrophie, une fois constituée, n'a guère de tendance à la rétrocession. D'ailleurs, l'existence d'une splénomégalie révèle presque toujours un état grave, soit que les lésions reconnaissent une origine lymphadénique, soit que les troubles hépatiques prédominent, soit que la syphilis, la tuberculose ou le paludisme entrent en jeu.

Plusieurs complications locales sont également à redouter. La suppuration survient rarement au cours de la dothiénentérie ou du typhus récurrent, elle est relativement plus fréquente au niveau de la rate paludéenne, dont la rupture même n'est pas exceptionnelle. Enfin, la rate hypertrophiée peut s'ectopier, élire domicile en différents points de l'abdomen (surtout le petit bassin), et, indépendamment des troubles qu'elle y engendre, entraîner des erreurs de diagnostic.

IV. **Traitement des splénomégalies chroniques.** — *a*) Les indications de la *splénectomie* doivent rester, à notre avis, très limitées, car il s'agit d'une opération grave, dont les suites se règlent trop souvent dès les premières vingt-quatre heures. En cas de leucémie ou de lymphadénie, elle est presque fatalement mortelle et doit être proscrite. En présence d'une affection hépatique, manifeste ou latente, son utilité est discutable. Seuls, la tuberculose, le paludisme, l'échinococcose paraissent en avoir bénéficié; notons aussi que Banti affirme l'efficacité absolue du traitement chirurgical chez les malades présentant le syndrome spécial décrit par lui : l'anémie s'atténue, l'évolution de la cirrhose hépatique s'arrête, faits qui démontreraient l'origine splénique des lésions. Encore l'intervention, qui pourrait être seulement exploratrice, semble-t-elle devoir être repoussée chez les sujets trop cachectiques ou trop affaiblis.

b) Le traitement médical tentera de combattre la maladie causale : l'arsenic chez les lymphadéniques, la quinine chez les paludéens, le mercure chez les syphilitiques, le régime spécial et les alcalins chez les hépatiques, amèneront non seulement l'amélioration de l'état général, mais souvent aussi l'amendement des phénomènes locaux; nous signalerons l'action remarquable des rayons X sur les splénomégalies lymphadéniques ou non. Le seul traitement spécifique devrait consister dans l'opothérapie splénique; mais cette médication n'a pas encore assez fait ses preuves pour qu'on puisse porter sur elle un jugement motivé.   A. CLERC.

SPONDYLOLISTHESIS, SPONDYLIZÈME. — V. Bassins viciés.

SPONDYLOSES. — On désigne sous ce nom les ankyloses vertébrales en général. L'ankylose peut être déterminée par ossification des ligaments, hypertrophie osseuse de la vertèbre, ou prolifération fibreuse avec disparition des surfaces articulaires. Les spondyloses les plus complètes sont dues naturellement à la production de ponts ou travées osseuses.

Ce chapitre de pathologie est encore obscur à plus d'un point de vue; tantôt en effet, il peut exister des soudures localisées, tantôt il peut exister des ankyloses généralisées à la totalité du rachis. Leur étiologie est aussi obscure que celle du rhumatisme chronique : infections, intoxications, troubles trophiques d'origines diverses, neuro-arthritisme. Quoi qu'il en soit, à côté de formes partielles, certaines entités ont pu être distinguées; de ce nombre est tout spécialement la spondylose rhizomélique.

Spondylose rhizomélique. — Isolée par Pierre Marie, cette affection est précisée par le nom même qui lui fut donné (σπονδυλος, vertèbre; ρίζα, racine ; μέλος, membre). Son étiologie est incertaine ; on a pu à juste titre, semble-t-il, incriminer fréquemment la gonococcémie. » Elle est primitivement une ostéopathie infectieuse ou toxi-infectieuse, à tendance surtout raréfiante, secondairement une ossification ligamenteuse à tendance compensatrice, frénatrice ou curatrice. » (P. Marie et Léri.) Elle se traduit par une ankylose de la colonne vertébrale et de la racine des quatre membres. Plus exactement, s'il existe une immobilité complète au niveau des articulations coxo-fémorales, on constate seulement d'ordinaire un certain degré de limitation des mouvements dans les scapulo-humérales.

L'étiologie est probablement variable : blennorragie, tuberculose, froid humide. On constate à l'autopsie l'ossification des ligaments articulaires, notamment des ligaments jaunes et du ligament vertébral antérieur, des ménisques vertébraux, du bourrelet cotyloïdien (P. Marie et Léri). Il y a de plus un degré notable de raréfaction osseuse. Il s'agit d'une affection presque exclusivement masculine et débutant en général avant 40 ans. Ce début est le plus souvent insidieux, marqué de douleurs vagues, plus rarement paroxystiques, au niveau des membres ou du tronc. L'affection déterminera progressivement une cyphoscoliose cervicale, une soudure des colonnes dorsale et lombaire avec aplatissement du dos et des lombes. Elle débute par un point déterminé, la colonne lombaire très souvent ; parfois les articulations coxo-fémorales sont prises en même temps, parfois plus tardivement. L'affection procède par poussées, généralement accompagnées de vives douleurs et de diminution constante et considérable des phosphates. Elle finit par souder le malade en une attitude spéciale, le condamnant à l'impotence absolue. La tête, abaissée, le menton collé au thorax, se trouve projetée en avant par la cyphose cervicale. Le thorax est immobilisé par l'ankylose costo-vertébrale, et pénètre dans le bassin, refoulant le ventre en avant du pubis. Il est aplati d'avant en arrière. Les cuisses sont fixées en flexion sur le bassin, adduction et rotation externes. Aussi le malade ne peut-il se tenir que sur la pointe des pieds. Il éprouve de fréquentes douleurs articulaires ou le long des nerfs, névralgiques ou névritiques, on ne sait. Assis, il ne touche de la chaise que son extrême bord, et son dos appuie au dossier par un point limité de sa courbe. Il ne peut s'agenouiller qu'avec peine, et parfois cela lui est aussi impossible que de ramasser un objet à terre. Tous les mouvements du corps reposent en effet sur le jeu des genoux. Pour se coucher, mêmes difficultés, le malade est obligé de se servir de ses ischions comme d'un pivot placé au bord du lit, pivot autour duquel il oscille pour atteindre le plan du matelas. L'examen des malades est souvent douloureux.

Telle est dans ses grands traits la spondylose rhizomélique. Il peut exister parfois de l'ankylose à un faible degré des genoux, des coudes, voire des petites articulations ; cela demeure exceptionnel. L'évolution est paroxystique. Le malade ne meurt point du fait de la spondylose ; mais cachectique, souvent albuminurique ou tuberculeux, succombe progressivement.

Cyphose hérédo-traumatique. — (*Rigidité de la colonne vertébrale de Bechterew, maladie de Kümmel, cyphose hérédo-traumatique de P. Marie et*

Astié). Cette affection a été parfois confondue avec la précédente. Elle s'observe à l'occasion d'un traumatisme chez des sujets âgés « dans les antécédents héréditaires, directs ou collatéraux desquels on peut trouver des tendances aux inflexions vertébrales anormales, cyphoses ou gibbosités ». A la suite d'une chute sur le dos ou d'un choc violent dans cette région, parfois plusieurs années après, survient brusquement, puis évolue, mais avec, au début du moins, des phénomènes douloureux intenses, une cyphose qui intéresse surtout la colonne dorsale moyenne. On observe bientôt un apaisement progressif de la douleur et la cyphose peut disparaître complètement. Le sujet se redresse, mais, au bout de quelques mois, sans douleurs cette fois, la cyphose se reproduit, définitive cette fois. La gibbosité est plus accusée que dans la spondylose rhizomélique, la cyphose est de plus petit rayon. L'ankylose n'est jamais tout à fait généralisée; les membres ne sont pas atteints. Enfin, il existe des douleurs beaucoup plus violentes, plus névralgiques que dans l'affection précédemment décrite. La spondylose est une maladie générale; la cyphose est une maladie locale, comme en témoignent les ossifications en saillies irrégulières des ligaments vertébraux. Ces ossifications, « localisées dans une seule et même région, paraissent bien être la conséquence de ruptures ligamenteuses par le fait du traumatisme ». (P. Marie et Léri.)

La cyphose hérédo-traumatique peut s'améliorer, sinon guérir, par le repos ou le port d'un corset. Dans certains cas, heureusement rares, il existe des phénomènes de compression médullaire et parfois même une véritable paraplégie spasmodique (A. Léri).

Rhumatisme vertébral chronique, déformant et ankylosant. — La localisation vertébrale du rhumatisme chronique est tardive; les mains et les pieds sont pris auparavant. L'ankylose est rarement généralisée, elle débute au niveau de la région cervicale et y demeure en tout cas prédominante. Les hanches et les épaules sont faiblement atteintes; le diagnostic est avant tout dicté par les lésions caractéristiques des petites articulations des extrémités. Il existe fréquemment de pénibles douleurs à type de névralgie intercostale.

Diagnostic général des ankyloses vertébrales. — Il nous est très difficile de parler d'un diagnostic étiologique, puisque en dehors des *spondyloses de Marie et de Bechterew*, de pathogénie douteuse elles-mêmes, on sait qu'il existe des ankyloses plus ou moins étendues dans la *syphilis vertébrale*, le *mal de Pott*, la *syringomyélie*, l'*acromégalie* [V. Thorax (Déformations)], la *maladie de Paget*, la *paralysie agitante* (v. c. m.). Nous avons déjà mentionné la *blennorragie* et le *rhumatisme chronique déformant*, entité vague s'il en fut; la *goutte* donne des spondyloses à rapprocher de cette dernière catégorie. Babinski a décrit sous le nom de *spondylose pseudotabétique* une ankylose vertébrale avec disparition des réflexes tendineux du membre inférieur; il n'y avait ni signe de Robertson ni troubles urinaires, ni lymphocytose du liquide céphalo-rachidien. On voit par ces exemples combien est complexe le problème (v. planche).

Le grand symptôme du groupe morbide étudié, la rigidité du rachis peut être simulée, causée par des altérations non ankylosantes. C'est ainsi

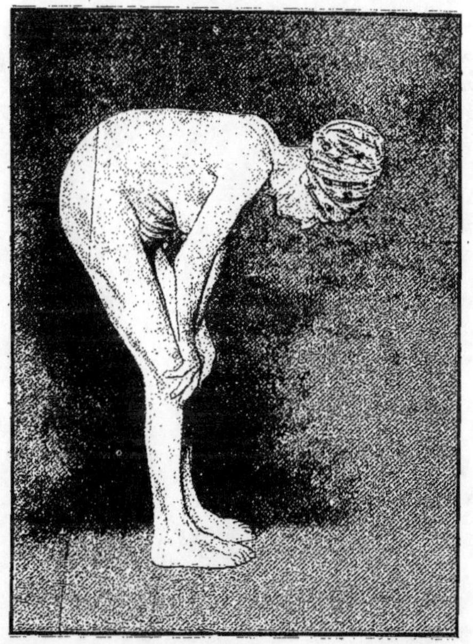

Cyphose des vieillards.
(Brissaud et Grenet.)

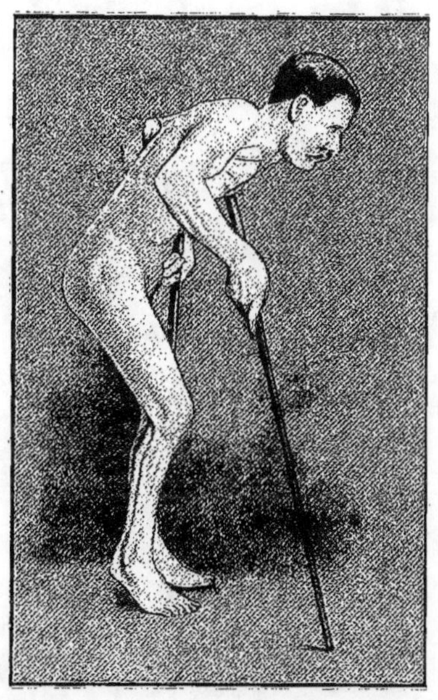

Spondylose rhizomélique type de « flexion ».
(P. Marie et A. Léri.)

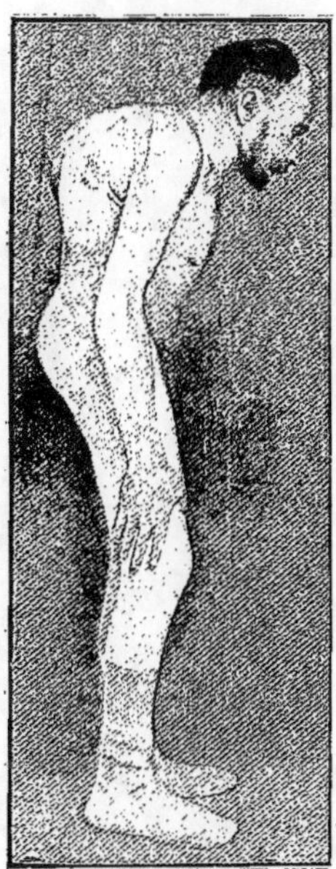

Cyphose
hérédo-traumatique.
(P. Marie et Astié.)

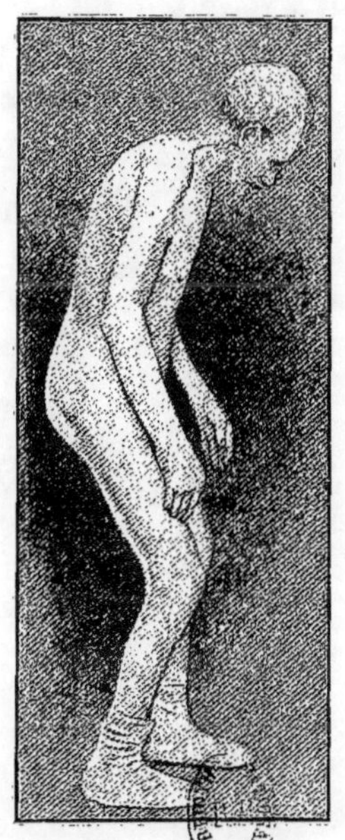

Rhumatisme chronique vertébral
avec ankylose des hanches.
(P. Marie et A. Léri.)

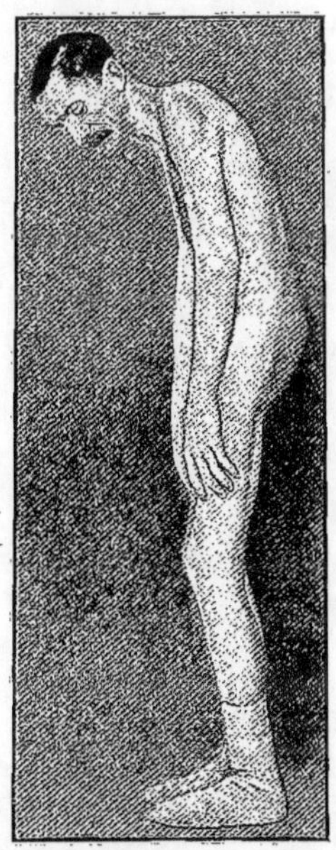

Spondylose rhizomélique
type d' « extension ».
(P. Marie et A. Léri.)

que les *méningites spinales chroniques* peuvent la déterminer, que la *myosite ossifiante progressive* ou maladie de Münchmeyer peut la reproduire. Enfin, certains affaissements de la taille dépendent de troubles osseux des vertèbres, mais de troubles ne comportant pas la soudure de ces articles. Il y a hypertrophie simple dans la *maladie de Paget*, raréfaction dans la *voussure sénile* (V. OSTÉITES DES VIEILLARDS). Remarquons une fois de plus que la cyphose sénile est essentiellement polymorphe en ses causes; tantôt due à l'ostéoporose, tantôt à l'affaissement musculaire, elle peut être une *duplicature champêtre* persistante. Souvent dans ces cas, on peut redresser le malade alors qu'il n'a pas la force ou la possibilité d'y parvenir lui-même. Cependant, les ostéophytes ne sont pas rares sur les colonnes séniles; parfois même il existe des soudures étendues. Mais cette ankylose n'est pas alors forcément cyphotique, bien au contraire. Dans le rhumatisme vertébral ankylosant de Teissier, la colonne est souvent verticale, avec ossifications massives des disques et nombreux ostéophytes. Les trous de conjugaison sont rétrécis, ce qui explique les douleurs de compression rachidienne. En tout cas, le syndrome de la rhizomélie avec spondylose ne débute pas chez le vieillard. C'est encore une fois une maladie de l'âge adulte.

Traitement. — Il a donné des gains très relatifs. Parmi les médicaments, seuls le salol et l'acide phosphorique à hautes doses ont donné quelques résultats. Les agents mécaniques, hydrothérapie, électricité, ont fourni peu de succès; le massage, l'extension, une gymnastique graduée apportèrent cependant quelque amélioration. On a retiré profit de mobilisations précoces et de l'action de la pesanteur sur la tête, par exemple, afin de lutter contre les courbures pathologiques; nous avons déjà mentionné les résultats encourageants du séjour au lit prolongé et du port d'un corset convenable.

La résection des têtes fémorales dans la forme rhizomélique est inutile ; après quelques mois de jeu normal, l'articulation néoformée s'ankylose à son tour. L'intervention chirurgicale pourrait se justifier davantage, si elle se proposait d'élargir les trous vertébraux, de réséquer les osthéophytes afin de porter remède aux névralgies parfois atroces résultant de la compression des racines postérieures au niveau des trous de conjugaison.   *FRANÇOIS MOUTIER.*

SPOROAGGLUTINATION. — Cette méthode, découverte par Widal et Abrami, consiste à rechercher et à mesurer les propriétés agglutinantes du sérum vis-à-vis des spores du *Sporotrichum Beurmanni*. C'est une méthode générale de diagnostic applicable non seulement à la sporotrichose, mais à tout un groupe de mycoses : actinomycoses, etc. (v. c. m.).

Les sérums des sporotrichosiques agglutinent aux taux de 1/100 à 1/1500, en moyenne 1/400. Ces fortes agglutinations n'appartiennent qu'à la sporotrichose de de Beurmann, plusieurs fois elles ont permis d'affirmer ce diagnostic dès le premier examen du malade, avant la culture.

Les sérums des malades atteints d'autres mycoses coagglutinent les spores du *Sporotrichum Beurmanni* à des taux moins élevés. Ces agglutinations mycosiques de groupe sont comparables aux agglutinations des

bacilles typhiques par les sérums de paratyphiques : les sérums desactino-
mycosiques agglutinent le sporotrichum de 1/50 à 1/150, le sérum de malades porteurs de muguet 1/10 à 1/100, un hémisporosique agglutinait à
1/400, un oïdiomycosique à 1/60. Le simple fait d'une sporoagglutination
donne donc le diagnostic de tout un groupe de mycose; la mensuration du
taux agglutinatif permet, en s'appuyant sur les particularités cliniques habituelles de chaque mycose, de faire le diagnostic de cette mycose en particulier. Cette méthode a l'avantage de donner une réponse immédiate sans
attendre le résultat des cultures, de permettre le diagnostic de lésions profondes non abordables; elle a déjà rendu les plus grands services pour le
diagnostic souvent si difficile de l'actinomycose. Enfin les propriétés agglutinantes du sérum persistant au taux de 1/30, 1/80 à la convalescence et de
longs mois après guérison apparente de la sporotrichose et de l'actinomycose, la sporoagglutination permet d'affirmer un diagnostic rétrospectif.

La technique de la sporoagglutination est simple : c'est celle du sérodiagnostic microscopique de la fièvre typhoïde de Widal (V. Sérodiagnostic)
avec la méthode des mensurations par dilutions de Widal et Sicard : l'agglutination se produit en 5 à 60 minutes. Le seul point à préciser est la préparation de l'émulsion homogène de spores : il ne faut employer que des cultures de 4 à 12 *semaines*, poussées une *gélose peptonée glycosée* (ou *maltosée*)
de Sabouraud. Les fragments de cultures prélevés avec un gros fil de platine, sont broyés *à sec* au mortier, puis on ajoute goutte à goutte de l'eau
salée à 8 pour 1000, en continuant de broyer; le mélange, qui doit être très
trouble, est filtré sur un petit entonnoir muni d'un filtre de buvard ordinaire *préalablement mouillé*. On s'assurera immédiatement par une préparation entre lame et lamelle, que l'émulsion ne contient pas de faux amas
et quelle est suffisamment riche en spores. *H. GOUGEROT.*

SPOROTRICHOSE. — Sous le nom de « sporotrichose », on doit comprendre
l'ensemble des lésions dues à un champignon filamenteux, le « sporotrichum Beurmanni » dont de Beurmann et Gougerot ont entrepris l'étude systématique, après avoir montré, dans une série de travaux qui ont fait époque,
toute l'importance clinique de cette mycose.

Cette maladie considérée dès les premières recherches comme une rareté
pathologique, est cependant relativement fréquente, et si son existence a été
aussi longtemps méconnue, il faut en chercher la cause dans la grande ressemblance de ses caractères anatomiques avec les manifestations de la
syphilis, de la tuberculose, ou même de certaines suppurations aiguës ou
chroniques.

Certains malades ont pu être ainsi considérés, avant l'avènement de ce
type parasitaire nosologique, comme entachés de syphilis ou de tuberculose, astreints comme tels à des obligations thérapeutiques et sociales des
plus désastreuses qui n'étaient pourtant que « sporotrichosiques » et par
conséquent rapidement et complètement curables, au moins dans la très
grande majorité des cas.

Clinique. — Le polymorphisme des formes cliniques de la sporotrichose
de de Beurmann et Gougerot est très grand. Cette mycose, dit Gougerot,

atteint l'hypoderme et le derme, parfois l'épiderme ; elle envahit les voies lymphatiques, sans respecter les ganglions, elle lèse les muqueuses, les os, les synoviales, les muscles et même les viscères.

Ses aspects sont multiples et, à cet égard, on peut édifier la classification suivante (Gougerot) :

1º Sporotrichoses gommeuses, dermiques et hypodermiques *disséminées* ;

2º Sporotrichoses gommeuses de la peau *localisées* avec ou sans *chancre* initial ;

3º Localisations sporotrichosiques *extra-cutanées* : muqueuses, musculaires, osseuses, viscérales, etc.

Le nodule gommeux, quel que soit son siège, son volume, son extension, sa propagation, reste la lésion la plus fréquente et la plus caractérisée de cette mycose.

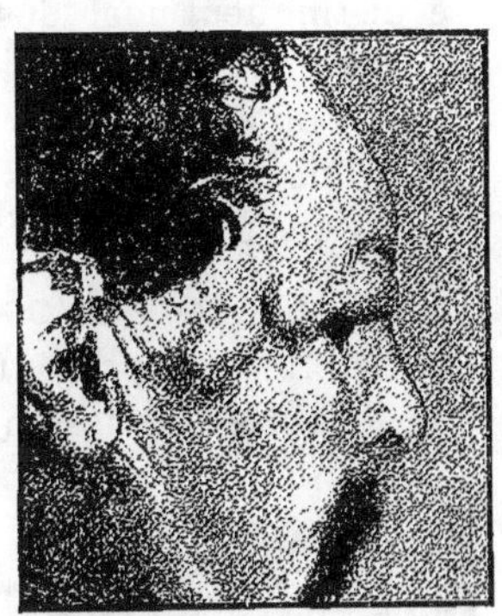

Fig. 204. — Gommes sporotrichosiques dans la région temporale (Gougerot).

I. — SPOROTRICHOSES GOMMEUSES DISSÉMINÉES DE LA PEAU. — C'est la forme clinique la plus fréquente. La mycose surprend le malade en bonne santé apparente. Le début est insidieux et indolent. Souvent le malade n'en décèle la preuve que par hasard. Tantôt l'apparition de plusieurs gommes se fait simultanément en des points éloignés du tégument ; tantôt et le plus souvent elles apparaissent successivement, presque une à une, en l'espace de deux à trois semaines, la première gomme naissant en un point quelconque du tégument (Gougerot). Leur *nombre* est variable, rarement au-dessous de 4 à 5, il peut atteindre le chiffre de 20 à 30 ou même voisiner tout autour de la centaine (Widal et Weill). Leur *localisation* ne suit aucune règle. Elles sont disséminées au hasard sur les différentes parties du corps, sans localisation élective, cependant parfois avec une certaine apparence de symétrie (fig. 204).

Chaque élément se développe séparément, mais tous ont la même évolution. D'abord à l'état de nodosité, la peau qui les recouvre ne présente aucune adhérence, puis les indurations grossissent peu à peu, atteignant en moyenne le volume d'une noix. Alors la gomme va adhérer au derme et les téguments voisins prennent une coloration lilas. Un véritable *abcès hypodermique* se forme. La peau s'amincit, s'ulcère et donne issue à *un pus homogène*, épais, gommeux, de couleur brun jaunâtre, mêlé d'un peu de sang.

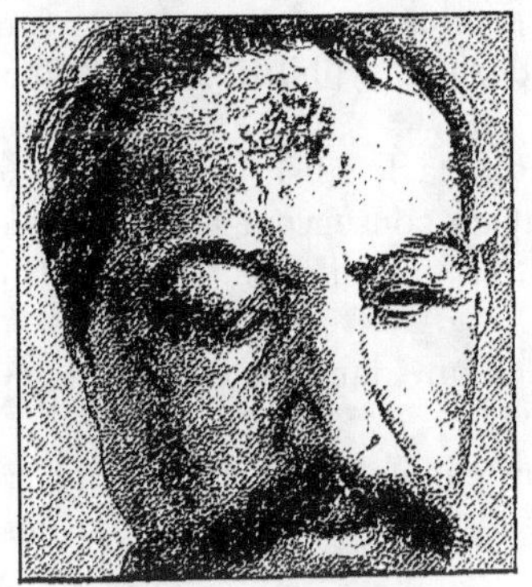

Fig. 205. — Ulcération sporotrichosique du front (Gougerot).

L'ulcération est large, dénudant la zone abcédée presque tout entière. Ses bords sont violacés ou de coloration brun violacé, souvent déchiquetés (fig. 205). Le fond est bourgeonnant et saigne facilement. Un anneau induré, irrégulier, déborde et limite périphériquement l'ulcération.

Après la guérison de l'abcès ulcéré, les *cicatrices* sont ordinairement lisses, petites, souples, blanchâtres, souvent à peine visibles; parfois elles se distinguent mal des cicatrices tuberculeuses dont elles ont le centre épaissi presque chéloïdien (Gougerot), parfois elles sont syphiloïdes, policycliques ou entourées de points satellites pigmentés et cicatriciels.

Parfois les nodosités n'ont aucune tendance à s'ouvrir, elles s'immobilisent sans s'accroître. Il n'y a pas de formation gommeuse.

II. — SPOROTRICHOSES LOCALISÉES. CHANCRE SPOROTRICHOSIQUE. — Dans cette forme clinique, le sporotrichum détermine au point d'inoculation cutanée une lésion initiale ou porte d'entrée, véritable *chancre sporo-*

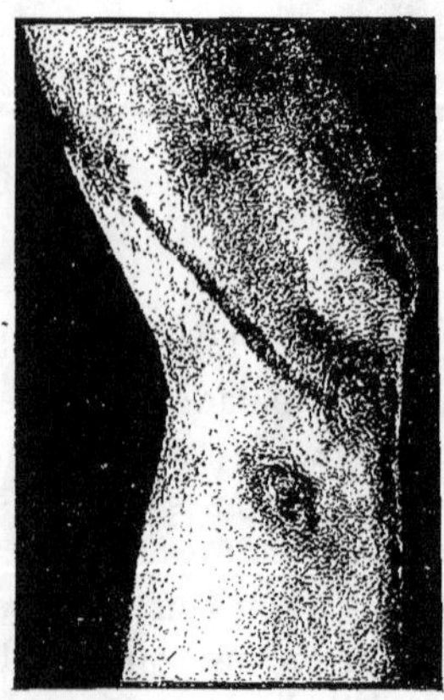

Fig. 206. — Lymphangite sporotrichosique du bras (Gougerot).

trichosique, puis il peut envahir les lymphatiques, donnant naissance à de la *lymphangite gommeuse sporotrichosique*. On a observé ces formes localisées à la tête et aux membres (fig. 206).

Entre les formes localisées lymphangitiques et les sporotrichoses gommeuses disséminées, il existe des types de transition.

III. — SPOROTRICHOSES A LOCALISATIONS EXTRA-CUTANÉES. — Autant les manifestations cutanées sont fréquentes, autant les localisations extra-cutanées sont exceptionnelles. Presque toujours, du reste, les lésions sporotrichosiques extra-cutanées sont associées à des gommes hypodermiques et dermiques qui en facilitent le diagnostic. On a signalé des localisations *muqueuses*, des ulcérations des piliers antérieurs du voile du palais, des ulcérations de la muqueuse bucco-pharyngienne. Au niveau des muqueuses, il semble que les ulcérations ne présentent pas les mutilations inhérentes aux lésions syphilitiques ou tuberculeuses.

La *localisation musculaire* est moins rare que la localisation muqueuse. Les gommes s'enclavent dans les muscles tout en conservant les caractères anatomiques et morphologiques des gommes hypodermiques. (Brissaud et Rathery.)

La *localisation ostéo-périostée* n'a été signalée que dans les cas de Sicard, Bith, Gougerot et de Brocq et Fage.

Au niveau des viscères Rochard a décrit un cas de pyélonéphrite sporotrichosique primitive chez une femme de 29 ans, avec guérison post-opératoire.

Le tableau clinique de la sporotrichose peut donc présenter des aspects multiples, mais l'élément gommeux reste la lésion fondamentale, le guide le plus fidèle, propre à dépister cette mycose.

Pronostic. — La sporotrichose est une maladie bénigne. Il suffit de la reconnaître pour la guérir en l'espace de quelques semaines sous l'influence d'un traitement iodo-ioduré bien compris.

Cependant les localisations sur les muqueuses sont plus graves. Elles
cèdent moins facilement que les autres à la thérapeutique, et empruntent
aux régions mêmes sur les-
quelles elles évoluent, un pronostic spécial.

Enfin, la gravité de cette
mycose peut tenir à l'état
général antérieur du malade,
et l'apparition de la sporotrichose chez un cachectique est
au même titre que le muguet
un indice sévère (Gougerot).

On a également signalé la
possibilité des récidives,
même à la suite d'une cure
méthodiquement poursuivie.

Il faut penser aussi à la
lenteur possible de guéri-

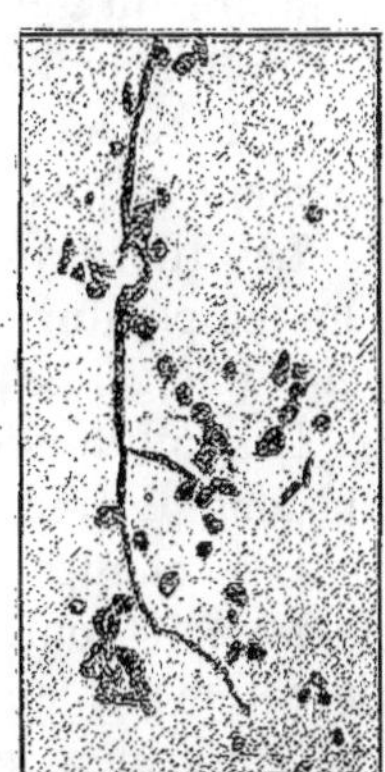

Fig. 207 et 208: — Mycélium et spores du sporotrichum.

son, et aux cicatrices parfois difformes consécutives aux suppurations.

Diagnostic. — Le praticien doit penser à la sporotrichose devant toutes
les lésions qui autrefois n'évoquaient pour lui que l'idée de tuberculose ou
de syphilis. Cliniquement, certains signes tirés des caractères de la gomme
sporotrichosique, de son pus gommeux, des cicatrices consécutives, peuvent
parfois guider utilement le diagnostic, mais la preuve de certitude ne saurait être donnée que par le laboratoire. Cinq procédés peuvent être utilisés.
(Nous ne parlerons pas dans ce traité pratique de la cuti-réaction, méthode
infidèle et peu utilisable en clinique).

1° **Examen direct du pus.** — L'examen du pus d'un abcès sporotrichosique étalé sur une lame, fixé et coloré, peut faire constater la présence des
agents pathogènes. Habi-
tuellement ceux-ci sont
très rares et ne se colo-
rent que faiblement. Ce
sont de petits éléments
ovoïdes plus colorés aux
extrémités qu'au centre,
conformés en navette
(fig. 209). Ce procédé de
diagnostic est très incertain (Gougerot).

2° **Culture.** (De Beur-
mann et Gougerot). —
L'ensemencement du pus
se fait par la méthode à
froid de de Beurmann et

Fig. 209. — Aspect du sporotrichum dans le pus.

Gougerot, sur un milieu spécial dit milieu de Sabouraud. (Eau, 1000;
peptone, 10; glycose brute, 40; gélose, 18). La prise du pus sera avantageu-

sement faite par position d'une gomme non ulcérée et aspiration de la sérosité purulente. Si la lésion est ulcérée, il est bon de la laver à l'eau bouillie, puis, en pressant lentement la base infiltrée de la lésion, on fait sourdre du séro-pus (Gougerot) qu'on ensemence directement.

Si on le peut il faut ensemencer sur chaque tube 1 c. c. de pus, et pour chaque recherche il est évidemment préférable d'avoir recours à l'ensemencement de plusieurs tubes.

Les tubes *non capuchonnés* resteront à la température du laboratoire. La température obtenue pour le développement du champignon étant entre 20° et 30°, *il ne faut pas exposer les cultures à l'étuve.*

Les cultures des lésions fermées sont toujours pures. Les cultures des lésions ulcérées sont le plus souvent mêlées de cocci banaux de la peau.

Les colonies commencent à apparaître vers le 4e ou 5e jour et sont typiques vers le 10e jour. A ce moment, elles se présentent sous forme de mamelons à sommet blanchâtre ; autour de ce sommet des traînées ont une coloration brune ; enfin, tout à fait à la périphérie, on voit des prolongements rayonnés. A mesure que les cultures vieillissent, leur coloration brune s'accentue (fig. 207 et 208).

Enfin, Gougerot préconise la coulée d'un peu de pus à l'intérieur du tube sur le verre sec en face de la gélose. Sur la face de ces lames demi-sèches, puisqu'elles ont été enduites primitivement avec la buée du liquide nutritif, les spores donnent de délicates colonies étoilées que l'on peut examiner sans le moindre traumatisme, et par conséquent facilement identifier.

3° **Sporo-agglutination** (Widal et Abrami). — La sporo-agglutination comporte une technique à peu près en tous points analogue à celle du séro-diagnostic de Widal pour la fièvre typhoïde.

Une goutte de sérum à éprouver est mélangée à 30, 50, 100 gouttes d'une émulsion de spores du champignon, vieilles de un mois environ. Si le malade est atteint de sporotrichose, après quelques instants, les spores s'immobilisent, puis s'agglutinent. Il faut avoir soin de filtrer au préalable l'émulsion de spores pour la rendre homogène.

L'agglutination est positive en une heure environ, elle peut se constater macroscopiquement ou microscopiquement. Elle doit atteindre au minimum le taux de 1 pour 30 et non 1 pour 10, après ce délai de 60 minutes. On a signalé des sérums sporotrichosiques ayant agglutiné à plus de 1 pour 500.

Cette épreuve n'est pas absolument spécifique. Widal et Abrami ont montré en effet que le sérum de malades atteints d'autres mycoses (actinomycose, blastomycose, pied de Madura, etc.) était capable d'agglutiner les spores de sporotrichose. Ce pouvoir *co-agglutinatif* du sérum sporotrichosique vis-à-vis de ces autres mycoses est cependant beaucoup plus faible.

4° **Fixation du complément.** — Widal et Abrami ont de plus appliqué à la sporotrichose la méthode générale de fixation du complément connue sous le nom de réaction de Bordet. La technique est la même que pour toute réaction de fixation. Le sérum du malade chauffé à 55° conserve son anticorps qui, mis en présence de l'antigène (émulsion de sporotrichum) va absorber et fixer tout ce complément qu'on lui fournit sous forme de sérum frais de cobaye. Si on additionne ce mélange sortant de l'étuve à 37°, d'hématies remobilisées par la méthode ordinaire, ces hématies subiront ou non l'hémalgie suivant la nature sporotrichose ou non du sérum.

5ᵛ **Hémoculture**. — Widal et Weill ont décelé par l'hémoculture le parasite dans le sang. Mélangeant 20 c. c. de sérum à 500 c. c. de gélose glycosée, ils obtinrent des cultures pures de champignon. Ce procédé diagnostique est cependant souvent infidèle.

Expérimentation. Habitat du parasite. Contagiosité. — Le sporotrichum est pathogène non seulement pour l'homme, mais aussi pour de nombreuses espèces animales (singe, chat, lapin, souris, cobaye). Les inoculations intra-péritonéales peuvent provoquer des lésions d'aspect tuberculeux.

Les végétaux paraissent surtout abriter le parasite. L'inoculation peut se produire par la manipulation des légumes, par exemple. De Beurmann a retrouvé le sporotrichum sur la mousse de certains arbres.

Le mécanisme de l'infection humaine n'est pas toujours univoque. Le plus souvent l'infection se fait par la voie cutanée (inoculations accidentelles de laboratoire, morsure d'animaux en puissance de sporotrichose), et par la voie muqueuse. On a également signalé la possibilité du contage par voie digestive ou par inhalation.

Traitement. — Le traitement est des plus simples. Il consistera avant tout dans la *cure iodurée*. L'iodure de potassium sera donné à des doses variant de 2 à 5 gr. Si l'iodure est mal toléré, on s'adressera aux succédanés iodiques, aux injections de lipiodol.

L'iodure de potassium fera cicatriser les lésions en un à deux mois, parfois plus rapidement, mais il est indispensable de continuer l'emploi de ce médicament pendant quelques semaines encore, même après guérison apparente, car les récidives ou rechutes ne sont pas exceptionnelles, et il faut éviter toute localisation ultérieure du parasite sur les muqueuses, seule extension préoccupante.

On évitera d'inciser les abcès qui bénéficieront de simples aspirations évacuatrices à la seringue de Pravaz.

Ainsi, de par cette étude, on comprend les services qu'ont rendus à la clinique de Beurmann et Gougerot, en individualisant cette mycose et en libérant ainsi certains malades des graves conséquences d'un diagnostic erroné de tuberculose ou de syphilis.

Non seulement la sporotrichose a renouvelé la pathogénie générale des mycoses, mais elle a été la cause directe de l'identification de mycoses nouvelles. C'est sur des malades soupçonnés de sporotrichose que Ravaut et Pinoy ont découvert une discomycose, Gougerot et Caraven l'hémisporose, de Beurmann, Gougerot, Vaucher, une oïdiomycose, Gougerot avec Carougeau (de Madagascar) le parasite des nodosités juxta articulaires, le *discomyces Carougei*. Grâce à la sporotrichose, les mycoses, (v. c. m.) si longtemps négligées, ont pris en pathologie la large place qui leur est due.

J.-A. SICARD.

SQUIRRE. — V. Sein et Tumeurs en général.

STAPHYLOME. — V. Kératite.

STAPHYLORRAPHIE. — V. Bec-de-Lièvre.

STASOPHOBIE. — V. Astasie-Abasie.

STÉATOSE. — V. Foie (Dégénérescence graisseuse).

STÉNOSE. — V. Estomac, Pylore, Utérus, Bronches, Mitrale, Aortique.

STÉRÉOGNOSIE. — V. Astéréognosie, Agnoscie, Sensibilité (Examen).

STÉRÉOTYPIES. — Le terme de *stéréotypie* est surtout employé dans la langue psychiatrique. Il sert à désigner des gestes ou des mouvements habituels qui se reproduisent toujours les mêmes, d'une façon intempestive et involontaire, chez les aliénés, notamment chez les déments précoces.

Mais les stéréotypies s'observent en dehors des grandes vésanies. Chacun de nous a ses mouvements, ses attitudes de prédilection, qui se reproduisent inconsciemment, pendant les occupations mentales et surtout pendant les préoccupations. Ce sont, si l'on veut, de *petites stéréotypies*, auxquelles on a donné aussi le nom de *tics d'habitude*. Pour la précision du langage et des idées, il est nécessaire de réserver la dénomination de stéréotypie aux seuls cas dans lesquels les gestes ou les attitudes en question ne présentent pas le caractère convulsif (V. Tics).

Les stéréotypies ont d'ailleurs avec les tics d'étroits liens de parenté; elles reconnaissent une pathogénie identique et sont accessibles aux mêmes influences thérapeutiques. Comme les tics, les stéréotypies sont très souvent liées à des idées obsédantes; elles représentent alors des gestes ou des attitudes de défense (V. Obsessions).

Les stéréotypies sont donc des attitudes, des mouvements, des actes de la vie de relation ou de la vie végétative, qui sont coordonnés, qui, n'*ayant rien de convulsif*, ont au contraire l'apparence d'actes intentionnels ou professionnels, qui se répètent longtemps, fréquemment, toujours de la même façon, qui, au début, sont conscients, volontaires et qui deviennent plus tard automatiques et subconscients par le fait même de leur longue durée et de leur répétition (Séglas, Cahen).

On peut distinguer plusieurs sortes de stéréotypies :

La *stéréotypie des attitudes* ou *stéréotypie akinétique*, qui se manifeste par des poses bizarres, parfois fort incommodes, que les malades peuvent conserver pendant des jours, des semaines. Certains demeurent accroupis dans leur lit, les jambes et les cuisses en flexion forcée et les bras en croix. D'autres passent des journées les bras étendus en avant ou appuyés contre un mur, d'autres restent à genoux pendant des heures entières, etc....

La *stéréotypie des mouvements* ou *stéréotypie parakinétique* est extrêmement variée. Certaines démentes précoces affectent une démarche singulière et font, par exemple, alternativement un grand et un petit pas, ou bien trois pas en avant, un pas en arrière; d'autres ne marchent que sur la pointe des pieds; d'autres font et reproduisent indéfiniment la même grimace ou la même série de grimaces.

Il existe aussi des *stéréotypies du langage*, dont fait partie la *verbigé-*

ration. Les malades répètent pendant des heures ou des jours le même mot, la même phrase ou le même couplet, auxquels ils attribuent une vertu protectrice.

Ces manifestations se retrouvent dans le langage écrit; certains aliénés noircissent des pages entières en reproduisant les mêmes mots.

On confond parfois les tics avec les stéréotypies; pourtant, celles-ci en diffèrent objectivement, car elles n'ont pas l'apparence convulsive. La contraction musculaire n'est pas exagérée dans sa vitesse ni dans son intensité.

Cette distinction n'est cependant pas toujours facile à faire, car on retrouve pratiquement tous les intermédiaires.

Les stéréotypies des aliénés sont au début des actes qui correspondent à des idées délirantes et engendrées par elles; il faut d'ailleurs un certain degré d'affaiblissement psychique pour qu'elles puissent se produire. Plus tard, l'idée délirante peut disparaître, tandis que les stéréotypies persistent. Les malades sont alors incapables d'expliquer leurs mouvements, leurs attitudes. Ils n'en continuent pas moins à les exécuter involontairement, par habitude. En somme, les stéréotypies sont des actes primitivement volontaires et logiques, devenant automatiques par leur répétition, processus tout à fait comparable à celui des tics.

On peut agir efficacement contre les stéréotypies par les mêmes procédés qui réussissent contre les tics et contre les habitudes morbides telles que l'onychophagie, la cheilophagie (v. c. m.) : exercices méthodiques, discipline psychomotrice, psychothérapie appropriée (v. c. m.).

Toutefois, ces procédés de correction sont d'autant plus efficaces que l'état mental est moins gravement atteint. Dans les grandes psychoses, on se trouve désarmé. Au contraire, chez les simples déséquilibrés, les résultats sont parfois très heureux.   *HENRY MEIGE et E. FEINDEL*

STÉRILISATION. — Nous ne nous occuperons dans cet article que de la stérilisation du matériel destiné à une opération, et des objets de pansement, renvoyant aux articles Asepsie et Antisepsie, Opérations (Soins) pour la désinfection des régions opératoires et des mains de l'opérateur et de ses aides.

Pour pouvoir être facilement stérilisés les instruments doivent être entièrement métalliques, et leurs soudures en état de supporter sans s'altérer une température très élevée; de plus ils doivent ne présenter aucune rainure ou anfractuosité inutile, être facilement démontables et accessibles au nettoyage sur toute leur surface.

Avant de subir la stérilisation proprement dite, les instruments seront soigneusement nettoyés; on les débarrassera des moindres particules de sang, de pus, etc. dont ils ont pu être souillés au cours d'une opération antérieure.

Pour cela, aussitôt que possible après une opération, les instruments sont d'abord lavés à grande eau, puis on les plonge dans de l'eau savonneuse froide et à l'aide d'une brosse dure, on nettoie chaque instrument préalablement démonté en insistant surtout sur les parties irrégulières (pistons, encoches, cannelures, etc.). Ensuite, on passe les instruments dans l'alcool

à 90°, et on les essuie avec un linge propre. Ils sont alors prêts pour la stérilisation proprement dite. Celle-ci peut être faite de diverses façons : la
stérilisation dans les liquides antiseptiques (acide phénique à 5 pour 100,
cyanure de mercure à 5 pour 100, bi-iodure de mercure, chloroforme, etc.)
est toujours très lente; de plus, elle est souvent insuffisante; nous ne
la conseillons guère, bien que beaucoup de chirurgiens aient l'habitude de
conserver dans le chloroforme les instruments tranchants et piquants que
les hautes températures altèrent rapidement.

La stérilisation par les antiseptiques est cependant à recommander pour
certains instruments en gomme ou en caoutchouc, en particulier pour les
sondes en gomme, que l'ébullition altère rapidement : le meilleur procédé
consiste à avoir des tubes en verre de Dénos, dans lesquels les sondes sont
placées et soumises aux vapeurs de formol dégagées par du trioxyméthylène contenu dans le bouchon. Un séjour de 40 heures dans ce milieu assure
une stérilisation absolue, et les sondes peuvent y séjourner indéfiniment toujours prêtes à servir. Le bouchon doit contenir 4 gr. de trioxyméthylène et
1 gr. de chlorure de calcium.

Pour les autres instruments la stérilisation par la chaleur est bien préférable, elle peut être faite soit à la chaleur sèche, soit à la chaleur humide.

La stérilisation à la chaleur sèche peut se faire de deux façons différentes : par flambage ou par passage des instruments dans l'étuve.

Le flambage convient surtout à la stérilisation des cuvettes et des plateaux destinés à recevoir les instruments et les compresses; pour les instruments eux-mêmes c'est une méthode assez peu sûre et qui de plus expose
les instruments à la détrempe. Elle présente comme avantage son extrême
simplicité et sa grande rapidité, on la pratique de la façon suivante :

Pour les cuvettes ou les plateaux il suffit de verser dans le vase une ou
deux cuillerées d'alcool à 90°, de l'enflammer et pendant qu'il brûle, d'agiter
la cuvette afin de mettre la flamme en contact avec toutes ses parties.

Si on veut stériliser des instruments on les pla-
cera dans une cuvette et on agira de la même façon en ayant soin toutefois de mettre un peu plus d'alcool. Une fois la combustion achevée on refroidira les instruments au moyen d'eau bouillie froide ou bien d'une solution phéniquée à 20 pour 100.

L'étuve sèche consti-
tue un bon moyen de sté-

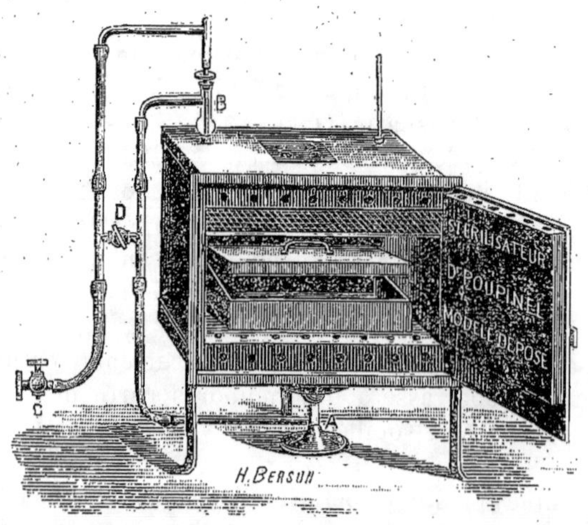

Fig. 210. — Étuve de Poupinel.

rilisation pour les instruments et aussi pour les objets de pansement, mais
il nécessite un appareil spécial que l'on n'a pas toujours à sa disposition.

On se sert le plus souvent de l'étuve du Dr Poupinel; elle se compose d'une
caisse en cuivre rouge, à doubles parois, supportée par des pieds de fonte
et munie d'un thermomètre. Au-dessous de la caisse métallique, on place
une rampe à gaz et sur le trajet du gaz on interpose un régulateur métallique à mercure dont la tige plonge dans le stérilisateur lui-même. Cette
caisse métallique présente un ou deux rayons destinés à recevoir des boîtes
de cuivre rouge ou de nickel brasé, munies chacune d'un couvercle très
exactement ajusté (fig. 210).

Dans cette étuve les instruments sont placés dans une boîte de métal non
fermée et recouverts seulement d'une couche d'ouate ou de compresses; les
objets de pansement y seront placés également dans des boîtes de métal,
en ayant soin que l'ouate et les compresses ne soient pas trop fortement
tassées sans quoi la chaleur ne pénétrerait pas suffisamment au centre.
Pour obtenir une stérilisation absolue il suffit de maintenir la température
de l'étuve entre 150 et 160° pendant trois quarts d'heure. Au bout de ce
temps on éteint le gaz, on ouvre l'étuve, on rabat les couvercles sur les
boîtes et on laisse refroidir. Une fois la stérilisation terminée, les boîtes
métalliques contenant les instruments ou les compresses peuvent être trans-
portées à distance et conservées indéfiniment.

Malgré sa simplicité, l'étuve Poupinel est l'objet de vives critiques; le
régulateur ne fonctionne pas toujours parfaitement; la température dans
les boîtes n'est pas exactement celle de l'air intérieur marquée par le thermomètre, car il faut tenir compte de la conductibilité
des métaux; la portion de l'étuve exposée à la flamme
du gaz transmet à la boîte inférieure une température
supérieure à celle qu'atteint la boîte de l'étage supérieur; aussi n'est-il pas rare de voir, dans les hôpitaux,
retirer du stérilisateur des bistouris complètement
détrempés.

La stérilisation par la chaleur humide est à la fois
le procédé qui donne le plus de sécurité et celui qui
est le plus facile à mettre en pratique, elle peut être
faite soit à l'aide d'un autoclave, soit par simple ébullition.

La stérilisation par vapeur d'eau sous pression au
moyen d'un autoclave constitue certainement le meilleur procédé. L'autoclave de Chamberland plus ou
moins modifié est le type universellement adopté, il
se compose essentiellement (fig. 211) d'une marmite
cylindrique en cuivre pouvant être fermée herméti-
quement par un couvercle en bronze portant sur une
rondelle de caoutchouc et maintenue par des boulons

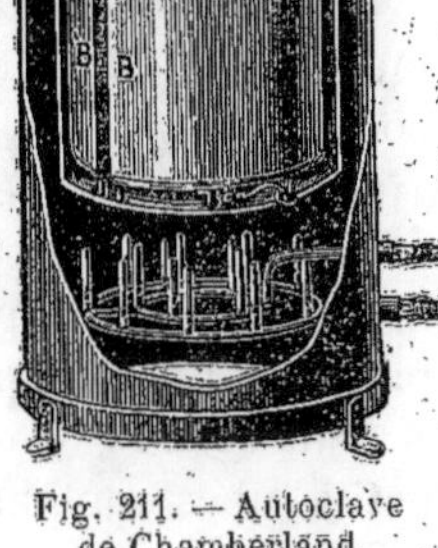

Fig. 211. — Autoclave
de Chamberland.

mobiles. Ce couvercle est muni d'un manomètre indiquant la pression et la
température, d'un robinet et d'une soupape de sûreté.

La marmite et son couvercle sont supportés par un manchon cylindrique
en tôle forte, à l'intérieur duquel sont placées au-dessous de la marmite, deux
rampes à gaz circulaires et concentriques indépendantes l'une de l'autre.

Au fond de la marmite de l'autoclave est un très large support percé de trous sur lequel on met les paniers ou les boîtes contenant les objets à stériliser. Au-dessous de ce support, on met l'eau destinée à donner la vapeur 1 à 2 litres suivant la capacité de la marmite de l'autoclave.

Pour se servir de l'autoclave, après s'être assuré qu'au fond de la marmite la quantité d'eau est suffisante, on place sur le support le panier en fil de fer contenant les objets à stériliser, on adapte le couvercle et on visse les boulons. .

On ouvre le robinet et on allume la rampe à gaz en ayant soin, pour éviter toute explosion, de présenter la bougie ou l'allumette enflammée aux becs de l'autoclave avant d'ouvrir le robinet de la conduite à gaz. L'eau de la marmite entre en ébullition et la vapeur s'échappe. Quand ce jet de vapeur est bien homogène et que par conséquent il n'y a plus d'air dans la marmite, mais simplement de la vapeur d'eau, on visse à fond les boulons et on ferme le robinet.

Il est bon, avant de fermer complètement le robinet, de pratiquer une ou deux détentes de vapeur, pour cela on ouvre le robinet et on ferme après quelques instants. Cette petite manœuvre est répétée deux ou trois fois.

L'appareil entre en pression et l'aiguille du manomètre monte lentement.

Quand l'aiguille du manomètre marque 2 atmosphères, on règle la flamme du gaz en fermant plus ou moins le robinet de la conduite, de façon à obtenir une température constante de 120 à 134° que l'on maintient pendant un quart d'heure, une demi-heure ou une heure, suivant la nature et le volume des objets à stériliser. Lorsque la température est de 120 à 134°, le manomètre marque de 2 à 3 atmosphères.

Quand la stérilisation est effectuée, on éteint complètement le gaz avant de laisser refroidir l'appareil, on ouvre le robinet qui permet la sortie de la vapeur et la rentrée de l'air : la diminution brusque de tension amène le dessèchement presque complet des objets imbibés d'eau, en sorte que l'on a des instruments et des objets de pansement à peu près secs. Il faudra avoir soin d'enlever le couvercle avant que l'appareil soit complètement refroidi, car autrement l'anneau de caoutchouc adhérerait au couvercle.

Que l'on se serve d'autoclave ou d'une étuve sèche il est bon de s'assurer de temps en temps du bon fonctionnement des appareils de stérilisation et de se rendre compte si l'intérieur des boîtes d'instruments ou de compresses a bien été porté à la température voulue.

Dans ce but, Quénu avait imaginé de placer à l'intérieur des boîtes des petits tubes contenant des alliages fusibles à une température donnée.

Terrier a perfectionné ce procédé, et il utilise des tubes témoins contenant une composition, mélange blanchâtre pulvérulent, enfermé dans de petits tubes de verre fermés à la lampe. Porté à 127°, le mélange fond et prend une belle teinte rouge.

On peut faire des tubes témoins fondant à toute température; il en existe dans le commerce.

Lorsqu'on n'a pas d'autoclave à sa disposition on peut stériliser les instruments et les objets de pansement par simple ébullition dans une grande marmite ou dans n'importe quel récipient allant au feu. On peut se servir d'eau simple dans laquelle on laisse les instruments bouillir environ une demi-heure, mais il faut prendre garde à ne les plonger dans l'eau que lorsqu'elle sera en ébullition sous peine de les voir s'oxyder. Il vaut mieux employer à la place d'eau pure une solution de carbonate de borate de soude à 2 pour 100 : d'une part les instruments ne seront pas altérés, d'autre part le degré d'ébullition sera élevé, et par conséquent la stérilisation sera plus rapide et plus certaine.

Pour les compresses et d'autres objets de pansement l'ébullition doit être prolongée au moins trois quarts d'heure, surtout s'il y en a une quantité considérable.

Pour les fils nécessaires aux opérations les fils de catgut résorbables sont difficiles à stériliser, aussi il est préférable d'acheter des catguts de bonne marque tout stérilisés et de fabrication récente; si cependant on voulait les stériliser soi-même, le mieux serait, suivant le procédé de Lucas-Championnière, de placer les rouleaux de catgut bien dégraissés dans la solution suivante :

Huile d'olives	1000 grammes.
Acide phénique pur	200 —
Eau	20 —

On laisse le catgut pendant quatre mois dans le mélange après quoi on le place dans l'essence de térébenthine pour l'employer au fur et à mesure des besoins.

Les fils métalliques, les crins de Florence, les soies, surtout le fil de lin qu'on peut se procurer partout se stérilisent très bien, soit par passage à l'autoclave, soit par simple ébullition pendant trois quarts d'heure. Pour la soie et le fil de lin il faut, avant de les placer dans l'eau, les enrouler sur une large navette en verre, ou bien sur un support en fil de fer, afin que les fils ne soient pas pressés et enroulés les uns sur les autres comme sur une bobine.

L'eau destinée au lavage des mains de l'opérateur et de ses aides et au lavage du malade doit également être stérilisée. Il faut toujours en préparer une grande quantité pour parer à tous les besoins : le mieux est évidemment d'avoir une installation fournissant de l'eau stérilisée sous pression à 120 ou 130; faute d'une pareille installation on se bornera à employer de l'eau filtrée, puis bouillie, ou même de l'eau simplement bouillie.

Nous recommandons, à cause de sa simplicité, une marmite en fer battu de 10 à 12 litres, munie à sa partie inférieure d'un robinet, à sa partie supérieure d'un anneau destiné à la fixer au mur, et renfermant un thermomètre : on place la marmite sur le feu, on la laisse bouillir pendant vingt minutes, puis on la laisse refroidir jusqu'à ce que le thermomètre marque 60°, à ce moment on suspend la marmite au mur au-dessus d'une cuvette flambée placée sur une table, on ouvre le robinet et le chirurgien peut se laver avec de l'eau bouillie qui n'a subi aucun transvasement, ni aucun contact suspect.   *PIQUAND.*

STÉRILITÉ. — L'inaptitude à la procréation s'observe chez la femme, chez l'homme, dans le *ménage*.

La proportion de ménages ayant duré de quinze à vingt-quatre ans et restés stériles se montre sensiblement la même dans tous les pays. Sur 100 ménages ayant duré de quinze à vingt-quatre ans, on en trouve approximativement :

> 11,5 de stériles à Paris.
> 12,8   —   à Berlin.
> 11,5   —   à Rio-de-Janeiro.

Sur 100 ménages de stériles, l'ensemble des statistiques démontre que la cause de la stérilité se rencontre :

> Chez la femme environ 60 fois.
> Chez l'homme   —   40 fois.

Chez la femme comme chez l'homme, la stérilité est la conséquence, soit d'une malformation ou d'une maladie de l'appareil génital, soit d'un état général déterminant des troubles fonctionnels du même appareil.

On peut dire déjà que toute femme qui pond normalement est une femme *fertilisable*, que toute femme dont l'ovulation est nulle ou imparfaite est une femme *stérile*. De même tout homme qui produit des spermatozoïdes normaux est un homme qui peut fertiliser, tandis que l'azoospermie est synonime de stérilité ; l'homme privé de spermatozoïdes peut être plus ou moins puissant, il restera fatalement stérile.

Les deux glandes génitales jouent donc dans la stérilité le rôle principal, aussi bien chez la femme que chez l'homme.

Mais avec des glandes génitales existant et fonctionnant normalement, la stérilité peut encore s'observer, lorsque l'appareil génital est mal conformé ou malade, c'est-à-dire lorsqu'il y a un empêchement de nature mécanique ou pathologique à la rencontre physiologique des éléments cellulaires procréateurs.

Conduite à tenir en face d'un ménage stérile. — Les deux questions posées au médecin par un ménage stérile sont invariablement les suivantes : 1° Pourquoi n'avons-nous pas d'enfants ? Que faut-il faire pour en avoir ?

La femme doit d'abord être examinée complètement.

A) **Examen de la femme**. — L'interrogatoire doit faire connaître l'âge, l'époque d'apparition de la puberté, surtout et par-dessus tout la physionomie de la *menstruation*.

On doit rechercher avec le plus grand soin s'il y a périodicité ou irrégularité, si les règles sont douloureuses ou non, quelle est leur durée et s'enquérir de la quantité et de la qualité de sang perdu.

Femme de 20 à 30 ans, réglée d'emblée régulièrement de 12 à 15 ans, et présentant des règles non douloureuses, toujours semblables à elles-mêmes au point de vue de la régularité, de la quantité et de la qualité, est 999 fois sur 1000, une femme fertilisable, mais unie à un infécond.

Femme réglée au temps voulu, toujours régulièrement, mais présentant des règles douloureuses, surtout dans les vingt-quatre premières heures, est une femme restée stérile, parce presque toujours elle a un utérus fléchi avec un rétrécissement plus ou moins considérable du canal.

Femme réglée tardivement, de 16 à 20 ans, irrégulièrement, perdant peu de sang, présentant non pas des coliques utérines franches, mais un malaise général, assez souvent des douleurs localisées au niveau de l'une ou l'autre région ovarienne, est une femme chez laquelle probablement l'ovulation est difficile et imparfaite.

Recherchez ses antécédents héréditaires, vous trouverez souvent le rhumatisme, la goutte, l'arthritisme. Recherchez ses antécédents pathologiques personnels, vous rencontrerez l'urticaire, l'herpès, la migraine, etc. C'est du reste presque toujours une femme maigre.

Femme réglée normalement à l'âge de la puberté, ayant toujours eu des règles indolores, mais qui perd de moins en moins, qui a eu des interruptions de plusieurs mois et qui présente des retards s'accusant de plus en plus, pour en arriver quelquefois à l'aménorrhée complète, est une femme chez laquelle les œufs ne mûrissent pas ou plus. La glande génitale est en état d'impotence.

Ce sont ces femmes qui bien souvent prennent un embonpoint précoce, assez exagéré quelquefois, pour faire croire à l'existence d'une grossesse. C'est la grossesse *graisseuse* des anciens. Cette variété de femmes est assez fréquente dans les ménages stériles.

Femme de 30 ans et plus, dont les règles ont été normales dès leur apparition, mais qui présentent, depuis quelque temps, une tendance à devenir plus fréquentes et plus abondantes, qui de plus perd des caillots, est une femme dont l'utérus s'hypertrophie et devient fibromateux, par suite d'absence de fertilisation.

Cet exposé succinct montre suffisamment l'importance d'un interrogatoire bien conduit, et son intérêt au point de vue suggestif.

L'examen direct va fournir des renseignements positifs.

La vue démontrera la bonne ou mauvaise conformation des organes génitaux externes. Chose incroyable, mais réelle cependant : on peut constater l'intégrité de l'hymen, ne laissant pas pénétrer le petit doigt, et cela en présence du mari, qui vient vous demander pourquoi il n'a pas d'enfants, et ce qu'il faut faire pour en avoir ! Il est vrai que sur plus de 1000 cas, je n'ai rencontré cette chose inattendue que quatre fois.

Le toucher renseignera sur la conformation du vagin (rechercher la brièveté et l'existence de la fausse route vaginale, la situation du col, son volume, l'état de l'orifice externe, puis l'état des culs-de-sac, l'existence ou l'absence d'une rétroversion, etc.).

Le toucher bimanuel vous fera constater la situation du corps de l'utérus, son volume, la mobilité et surtout sa direction par rapport au col : antéflexion ou antéversion. Inutile de dire que cette exploration doit être complète et que l'on doit rechercher la présence ou la non-existence de toute tumeur dans le petit bassin et particulièrement au niveau des annexes.

L'examen au spéculum démontrera l'état du col, de l'orifice externe, et aussi et surtout l'existence et la nature des sécrétions. Le bouchon muqueux, épais, la coloration blanche, opaque ou jaunâtre, implique presque toujours l'existence d'une infection chronique des glandes du col. Le mari n'a pas fertilisé, mais il a infecté.

Je considère que cet examen ainsi pratiqué peut renseigner suffisamment. Aussi je n'emploie jamais l'hystéromètre, considérant que le toucher bimanuel renseigne suffisamment sur le volume et les flexions de l'utérus.

Alors, ou bien l'examen a démontré l'existence d'une cause probable de stérilité, et il faut le dire, et exposer le traitement à suivre. Ce n'est plus une femme stérile que vous avez devant vous, mais une femme malade ou dont la principale fonction est troublée et anormale. Occupez-vous d'elle d'abord. Négligez le mari.

Traitement chez la femme. — a) *Règles douloureuses, mais régulières.* — Ce trouble est, dans la plupart des cas, la conséquence d'une flexion : *flexion utérine congénitale, utérus en cornemuse* plus ou moins développé.

Le traitement *palliatif* consiste dans la balnéation vaginale chloralée bi-quotidienne, quelques jours avant et pendant la durée des règles.

Le traitement *curatif* repose sur la dilatation et le redressement du canal cervical. La dilatation lente et progressive, avec cathétérisme plus ou moins prolongé constitue le seul traitement rationnel et efficace. Aussi, pour cette raison, je crois utile de donner ici avec détails la façon dont il doit être appliqué. C'est ce procédé que j'emploie depuis 30 ans et qui a été décrit ainsi par Baudron (Congrès de Nantes) :

Le traitement doit commencer 2 ou 3 jours après la fin des règles ; il faut avoir devant soi trois semaines ininterrompues pour l'appliquer dans toute sa rigueur. Il comprend deux phases bien tranchées :

1° La dilatation et le redressement de l'utérus avec les laminaires ;

2° Le cathétérisme dilatateur répété avec les bougies de Hégar.

La phase des laminaires dure en moyenne une semaine : il faut en effet obtenir une grande dilatation, car le ramollissement et la malléabilité du muscle utérin, sur lesquels Pozzi et Doléris insistent avec tant de raison, marchent de pair avec la dilatation. Plus l'organe est dilaté, plus il est souple ; il est cependant une limite, et cliniquement elle me semble atteinte quand on peut introduire le doigt dans la cavité utérine. Une laminaire n° 22 de la filière Collin ayant séjourné 24 heures dans l'utérus donne en général une telle dilatation ; mais avant d'y arriver il faut procéder avec une sage lenteur, car là est le secret de la tolérance de ce traitement, parfois très douloureux quand on veut aller trop vite. Il faut donc commencer par une tige de laminaire *extrêmement fine*, capable de s'insinuer facilement dans la cavité utérine quel que soit le degré de la flexion et de la sténose. Ce serait une faute, quand cette laminaire est retirée gonflée au bout de 24 heures, de la remplacer par une tige ayant le même calibre : on provoquerait à coup sûr de vives douleurs et peut-être même on compromettrait les résultats du traitement en le rendant intolérable. Il faut faire en quelque sorte une série de dilatations subintrantes, et pour cela chaque nouvelle laminaire doit pénétrer avec la plus grande aisance ; la difficulté ne sera pas de l'introduire, mais de la maintenir en place, d'empêcher qu'elle ne soit chassée par la contraction utérine. Une série de laminaires comprenant les numéros 6, 10, 14, 18, 22, de la filière Collin m'a paru répondre à la presque totalité des cas.

Il est quelquefois nécessaire de remettre pendant 24 heures le n° 14 ou le n° 18 quand la sténose est telle que la laminaire retirée présente une dilatation inégale et a la forme d'un sablier.

Je n'ai pas à insister sur les précautions antiseptiques à prendre pendant toute la durée de ce traitement. Le vagin sera soigneusement irrigué à chaque pansement avec une solution de sublimé à 1/2000. Le col sera découvert avec un spéculum, et dans quelques cas, il pourra être avantageux de le fixer avec une pince tire-balle. La tige sera maintenue en place à l'aide d'une longue lanière de gaze aseptique bien tassée dans le vagin, surtout dans le cul-de-sac postérieur, de façon que la paroi postérieure du vagin soit protégée contre l'extrémité inférieure de la laminaire qui pourrait la blesser.

Pour cette opération il n'est besoin d'aucun aide. Les malades doivent garder le repos absolu au lit pendant toute la phase des laminaires, et cela, tant pour éviter toute espèce de complications inflammatoires que pour ne pas déplacer la laminaire ; on fera en sorte de ne provoquer les selles que 20 heures au moins après la mise en place de chaque tige : si, en effet, la tige était chassée dans un effort de défécation, cela serait sans inconvénient, puisqu'elle aurait accompli son travail de dilatation.

Les douleurs, quand on procède comme je viens de l'indiquer, sont nulles ou insignifiantes ; en tous cas, elles cèdent toujours à un lavement laudanisé. La rétention d'urine a été signalée : je ne l'ai jamais observée. Enfin il est un petit accident qu'il faut connaître : il peut arriver que la laminaire, trop courte, pénètre tout entière dans l'utérus et que le col se referme sur elle. J'ai observé cela deux fois : dans un cas il me suffit de dilater l'orifice externe pour retirer la laminaire ; dans l'autre, je dus débrider l'orifice d'un coup de ciseau.

Lorsque la dernière laminaire est enlevée, on la remplace par une mèche de gaz iodoformée qui reste en place durant 24 heures. Alors commence le *cathétérisme dilatateur* avec les bougies métalliques. Il ne faut pas employer les bougies type de Hégar, car elles ont le très grave défaut d'offrir un trop grand écart entre deux numéros consécutifs. Depuis de longues années, Segond a fait construire des bougies métalliques graduées par 1/6 de millimètre, comme les dilatateurs Béniqué. Ce sont de merveilleux agents de dilatation, car ils se succèdent pour ainsi dire sans transition et, par là même, sans provoquer de douleurs. Les premiers jours, on peut passer facilement les numéros compris entre 40 et 50, et il est avantageux pendant une semaine d'entretenir cette dilatation par un cathétérisme quotidien. Au bout d'une semaine, les numéros compris entre 30 et 40 sont suffisants et, suivant l'état de souplesse et de redressement de l'utérus, on pratiquera le cathétérisme tous les jours ou tous les deux jours, jusqu'aux règles. Pendant cette période du traitement les malades reprennent graduellement leur vie normale, sauf, bien entendu, leur vie génitale. Elles peuvent se lever, marcher et sortir. Ce cathétérisme, en effet, se fait sans le moindre traumatisme. Il n'est même pas nécessaire de fixer le col avec une pince ; il suffit ;

une fois la bougie engagée dans l'orifice externe, de fixer, en le redressant, le fond de l'utérus avec une main placée au-dessus du pubis, et de pousser alors lentement et doucement le cathéter jusqu'au fond de la matrice.

Dès que les règles sont installées, le plus souvent avec quelques jours d'avance, très rarement avec du retard, tout traitement cesse, et suivant que l'écoulement sanguin est plus ou moins abondant, les malades restent étendues ou se lèvent. Dès que les règles sont terminées, on recommence les séances de dilatation tous les jours pendant 3 ou 4 jours. La malade reprend alors sa vie conjugale.

Si une grossesse survient immédiatement, c'est le complément de la guérison; sinon, après chaque période menstruelle et *avant toute possibilité de fécondation*, on pratique deux ou trois séances de cathétérisme dilatateur et cela pendant de longs mois. Ce n'est, en effet, souvent qu'au bout de longs mois (9 et 12 dans plusieurs de nos observations) que la grossesse est survenue. Même au point de vue de la dysménorrhée, la longue durée du traitement est nécessaire pour assurer la persistance de la perméabilité et du redressement de l'utérus.

Quant aux *pessaires intra-utérins* appliqués à demeure contre l'antéflexion, j'en suis l'adversaire.

Les *opérations sanglantes* pratiquées sur le col, les hystérotomies, les stomatoplasties, n'ont pour moi que des indications absolument exceptionnelles.

Même l'*évidement commissural du col*, opération si ingénieusement conçue par Pozzi, me paraît d'une application rare. Assurément dans les cas d'étroitesse de l'orifice interne et d'atrésie du col, l'opération de Pozzi donne de beaux résultats, mais elle ne peut faire disparaître l'angle de flexion, pas plus que la sténose de l'orifice interne. De plus, comme toutes les opérations sanglantes pratiquées sur le col, en faisant disparaître l'intégrité des tissus du col, en faisant fatalement naître un tissu cicatriciel, elle crée, pour l'avenir en cas de grossesse, une cause de dystocie plus ou moins dangereuse.

Je me résume en disant que dans les cas d'antéflexion externe congénitale, entraînant la stérilité, le cathétérisme *dilatateur répété* constitue le moyen le plus efficace et le moins dangereux parce que seul il fait disparaître :

1° La sténose de l'orifice externe;

2° L'angle de flexion;

3° La sténose de l'orifice interne.

b) *Règles non douloureuses, mais qui, après avoir été régulières, retardent en devenant de moins en moins abondantes et cessent quelquefois complètement, avec utérus normalement conformé.* — Ici, l'ovulation est incomplète, imparfaite ou nulle. Le plus souvent, dans ces cas, il y a embonpoint notable ou exagéré. C'est l'état général qu'il faut modifier.

Le régime lacté absolu, suivi à plusieurs reprises pendant un mois ou deux, donne le plus souvent dans ces cas les meilleurs résultats. C'est par centaines que j'ai observé des succès dans ces conditions.

On voit l'obésité disparaître, les règles reprennent leur physionomie normale au point de vue de la périodicité, de la quantité et de la qualité du sang perdu, et la fécondation ne tarde pas à s'effectuer.

c) *Règles irrégulières d'emblée, peu abondantes, avec utérus peu développé,* UTÉRUS INFANTILE, PUBESCENT. — L'appareil génital est incomplètement développé, il y a peu ou point de réflexes génésiques. Cet état est assez souvent constaté chez les femmes neuro-arthritiques. Il n'est pas rare de voir, dans ces cas, le développement complet de l'appareil génital, au point de vue anatomique et physiologique, se produire plus ou moins spontanément de 25 à 30 ans, et la fécondité apparaître. Donc, chez une femme de 20 à 25 ans chez laquelle on a diagnostiqué l'existence d'un utérus infantile ou pubescent, ne pas porter d'emblée un pronostic fatal au point de vue de la fertilisation.

Toute intervention locale est inutile chez ces femmes et ne pourrait être que dangereuse.

Il faut favoriser le développement général de l'organisme par l'exercice et les conditions hygiéniques convenables. Les cures thermales, et en particulier celles de Bagnères-de-Bigorre, m'ont paru donner de bons résultats dans ces cas. Au point de vue local, les douches d'eau à 45° dirigées avec une faible pression sur le col, quotidiennes ou bi-quotidiennes, m'ont semblé accélérer le développement de l'utérus.

Il faut surtout, chez cette catégorie de femmes, faire appel à la patience et s'abstenir de toute intervention chirurgicale.

d) *Règles qui après avoir été normales cessent tout à coup, sans qu'on puisse attacher leur disparition à une cause quelconque, l'utérus apparaissant normal après une ou plusieurs grossesses chez des femmes jeunes.* — L'électricité statique plus ou moins longuement appliquée, et les eaux de Bagnols, m'ont assez souvent donné de bons résultats, dans des cas de stérilité secondaire.

e) *Règles qui ont disparu chez des femmes jeunes, ayant eu déjà des enfants ou qui n'en ont jamais eu, et s'observant avec un utérus dont le volume est au-dessous de la moyenne.* — Rien à faire dans ces cas; il y a ménopause précoce.

f) *Règles ayant une tendance à se rapprocher, à devenir plus longues et plus considérables, avec caillots, chez une femme de 30 ans et plus non encore fertilisée, avec utérus hypertrophié.* — Il y a dans ces cas hypertrophie interstitielle de l'utérus, ou utérus fibromateux. Contre l'hypertrophie interstitielle, la balnéation vaginale bi-quotidienne à 50°, même pendant les règles, donne de bons résultats. Il en est de même des cures dans une station d'eaux thermales chlorurées sodiques : Biarritz, Salies, Salins, Brides, Rheinfelden, etc.

Quand on se trouve en présence d'un petit fibrome énucléable, la myomectomie est indiquée avec conservation de l'utérus.

Il est bien entendu que toute tumeur de l'excavation déplaçant l'utérus, tout polype obstruant l'orifice externe ou le canal cervical utérin, commandent l'intervention chirurgicale.

Quand l'examen a permis de constater que l'appareil génital de la femme est normalement constitué et fonctionne régulièrement, alors seulement le mari doit être examiné.

B) **Examen du mari**. — Interrogatoire concernant les antécédents pathologiques : orchite simple ou double de nature ourlienne, blennorragique ou syphilitique.

Renseignement sur la façon dont s'accomplit le coït.

Examen direct des organes génitaux. Examen devant porter sur le pénis, puis sur le nombre, le volume et la situation des testicules. Examen histologique du liquide spermatique s'il y a indication. Ne jamais affirmer que le liquide spermatique privé de spermatozoïdes ne pourra en contenir un jour.

J'ai connu trois maris qui se sont suicidés, lorsqu'ils ont appris que leur sperme ne contenait aucun spermatozoïde.

On a publié des observations paraissant démontrer que dans quelques cas d'orchite blennorragique ou syphilitique, le traitement ioduré peut donner de bons résultats.

En cas d'impuissance, l'hygiène seule doit être appliquée.

En cas de malformation des organes génitaux, avec sperme fertile, on peut pratiquer la fécondation artificielle (V. FÉCONDATION ARTIFICIELLE).

A. PINARD.

STERNO-MASTOÏDIEN (HÉMATOME). — V. NOUVEAU-NÉ (PATHOLOGIE).

STERNUM (FRACTURES). — Les fractures du sternum sont rares, malgré la situation superficielle et la nature spongieuse de cet os; elles s'observent presque toujours chez l'homme et à un âge avancé.

Le plus souvent, ces fractures se produisent par choc direct à la suite d'un violent traumatisme portant habituellement sur la deuxième pièce du sternum; plus rarement on observe des fractures de cause indirecte; celles-ci succèdent presque toujours à une flexion forcée du corps en avant, flexion déterminée par une chute ou un coup sur l'une des extrémités de la colonne vertébrale, tête et nuque, fesses ou ischions; exceptionnellement une fracture indirecte du sternum peut être déterminée par un mouvement d'extension forcée avec renversement du corps en arrière; dans quelques cas on a signalé des fractures par contraction musculaire survenues dans les efforts de l'accouchement ou dans les contractures du tétanos.

Le trait de fracture, habituellement transversal ou légèrement oblique, porte presque toujours sur la deuxième pièce du sternum, rarement sur la première. La fracture généralement complète peut s'accompagner d'un déplacement qui consiste en une saillie plus ou moins considérable du fragment inférieur en avant.

Exceptionnellement on a observé des fractures à fragments multiples et des fractures longitudinales du sternum.

Symptômes. — Deux cas peuvent se présenter :

1º *Les fragments ont conservé leurs rapports naturels* ; alors la fracture se reconnaît à la douleur, à la mobilité des fragments et à la crépitation. La douleur est presque toujours très nette; au moment de l'accident le malade éprouve brusquement une vive douleur souvent accompagnée d'un craquement nettement perçu, ensuite la souffrance diminue assez rapidement, mais pendant plusieurs jours les mouvements, et surtout la pression en un point bien limité du sternum provoquent une douleur très nette ; dans un certain nombre de cas la douleur localisée, accompagnée ou non d'ecchymose, constitue le seul signe de fracture. La mobilité anormale des fragments et la crépitation sont des signes assez variables : parfois la crépitation est extrêmement nette, on l'entend à distance à chaque mouvement respiratoire, d'ordinaire il faut la chercher en appliquant largement la main sur le sternum pendant qu'on fait tousser le malade ; on peut aussi chercher la crépitation et la mobilité anormale en appuyant alternativement avec le doigt sur les deux fragments.

2° *Lorsque les fragments sont déplacés* le diagnostic est plus facile, la déformation plus ou moins marquée consiste presque toujours en une saillie du fragment inférieur appréciable à la vue, ou au moins à la palpation ; immédiatement au-dessus de cette saillie on trouve une dépression qui correspond à la première pièce du sternum. La sensation fournie par le bord rugueux et taillé à pic du fragment saillant est importante pour différencier cette déformation de celle que détermine la luxation de la première pièce du sternum.

Évolution et complications. — Les fractures du sternum sont le plus souvent des fractures bénignes qui guérissent rapidement et se consolident complètement en trente à quarante jours ; mais dans un certain nombre de cas ces fractures peuvent s'accompagner de complications graves résultant des rapports du sternum avec les organes thoraciques ; ces complications consistent surtout en plaies du poumon, de la plèvre, du péricarde, du cœur, elles sont à peu près semblables à celles que l'on observe dans les fractures de côtes, se traduisent par des symptômes analogues et exposent aux mêmes dangers. [V. Côtes (Fractures.)]

Traitement. — S'il n'y a pas de déplacement, on se bornera à immobiliser la poitrine avec la bande de diachylon usitée dans les fractures de côtes. S'il y a un déplacement, il faut s'efforcer de réduire : le moyen le plus simple consiste à faire coucher le malade sur le dos avec un coussin entre les omoplates de façon à faire saillir le sternum en avant, puis à tâcher de replacer les fragments en exerçant sur eux des pressions directes. Lorsque la réduction est impossible et qu'un des fragments fortement déplacé menace de léser les organes du thorax, il serait indiqué d'inciser, d'aller relever le fragment à ciel ouvert et au besoin de le suturer. Les complications résultant de blessures des viscères thoraciques peuvent présenter des indications analogues à celles auxquelles elles donnent lieu dans les fractures de côtes.   *PIQUAND.*

STERNUM (LUXATIONS). — Les luxations du sternum, extrêmement rares, peuvent présenter deux variétés : 1° luxation des deux premières pièces du sternum ; 2° luxation de l'appendice xyphoïde.

1° **La luxation du manubrium** sur le corps du sternum succède soit à un traumatisme direct, soit plus souvent à une chute ou à un choc déterminant une flexion forcée du corps en avant ; dans cette luxation, le corps du sternum se porte en avant de la poignée qu'il recouvre plus ou moins ;

les deux premiers cartilages costaux restent unis à la poignée, le ligament antérieur du sternum est déchiré et le postérieur décollé. Très souvent, plusieurs côtes sont luxées et des désordres graves s'observent sur diverses parties du squelette.

Symptômes. — Le signe principal consiste dans le relief formé par le corps du sternum; au-dessus de cette saillie se trouve une dépression due à la projection en arrière de la poignée. L'attitude du blessé est assez spéciale, la tête est renversée en avant, et la colonne vertébrale forme une saillie notable dans la région qui correspond à la luxation. Les symptômes fonctionnels sont variables; d'ordinaire le blessé se plaint d'une douleur vive bien localisée; exagérée par la pression et par les mouvements du thorax; dans certains cas, il y a des troubles respiratoires, surtout de la dyspnée due à la pression qu'exerce la poignée du sternum sur les organes thoraciques. La luxation en elle-même n'offre que peu de gravité, et le pronostic est bénin, mais assez souvent elle succède à un traumatisme violent entraînant d'autres lésions plus ou moins graves des côtes et des viscères thoraciques.

Traitement. — Pour réduire, il faut faire coucher le malade avec un coussin sous les épaules, de façon à placer le cou et le thorax en extension forcée, puis, par des pressions dirigées de haut en bas et d'avant en arrière, on cherche à faire cesser le chevauchement et à refouler en arrière le corps du sternum. La luxation une fois réduite est maintenue avec une bande de diachylon.

2° **Les luxations de l'appareil xyphoïde** sont absolument exceptionnelles; on en connaît seulement quatre ou cinq observations bien authentiques. Le déplacement de l'appendice xyphoïde peut se faire en avant ou en arrière : dans le déplacement en avant les symptômes sont très peu marqués et la réduction facile. Le déplacement en arrière peut s'accompagner d'une douleur épigastrique extrêmement vive et de vomissements incoercibles; la réduction est assez difficile. Le traitement doit consister en réduction autant que possible par simples pressions; si ces manœuvres externes ne réussissent pas et si la luxation entraîne des troubles marqués, on pourra inciser les téguments, aller réduire à ciel ouvert, et au besoin réséquer l'appendice, s'il est impossible de maintenir la réduction.   *PIQUAND.*

STERTOR. — Le stertor est un ronflement bruyant, souvent accompagné de râles à grosses bulles dus aux mucosités pharyngées ou trachéales. Il se voit dans les états de résolution complète, où la respiration se fait par la bouche entr'ouverte, le voile complètement flottant. C'est le mode respiratoire du *coma*, en dehors des rythmes particuliers à l'urémie (Cheyne-Stokes) ou au diabète (Küssmaul). Il caractérise la plupart des *agonies* et les complexus morbides comptant les parésies ou *paralysies du voile* au nombre de leurs symptômes. Il est d'une tonalité plus haute que le simple *ronflement* dépendant des obstructions du naso-pharynx; il ne traduit pas d'obstacle siégeant sur le larynx ou la trachée (*cornage*).

FRANÇOIS MOUTIER.

STIGMATES. — V. Dégénérescence, Hystérie.

STIMULANTE (MÉDICATION). — Le nombre des médicaments toniques et stimulants est infini; aussi, à nous en tenir strictement à l'énoncé de leurs diverses variétés, de leurs combinaisons, de leur posologie, de leurs indications, l'étendue de ce chapitre deviendrait facilement excessive. On voudra donc bien voir dans l'exposé qui va suivre, moins une énumération complète qu'une série d'indications pratiques grâce auxquelles il sera facile de s'orienter et d'élaborer un traitement approprié au but poursuivi. Nous envisagerons les diverses médications stimulantes de l'organisme, la thérapeutique médicamenteuse, le régime, la physiothérapie. Pour le détail de certaines méthodes, voir les articles ALIMENTAIRES (INTOXICATIONS), ANÉMIE, APÉRITIVE (MÉDICATION), ASPHYXIE, CARDIO-VASCULAIRE (MÉDICATION), CHLOROSE, COMA, DÉLIRE, ÉLECTRICITÉ MÉDICALE, HYDROTHÉRAPIE, IMPUISSANCE, LAVEMENTS, MÉDICAMENTEUX (POISONS), NEURASTHÉNIE, SYNCOPE, SURMENAGE, etc.

THÉRAPEUTIQUE INTERNE. — La médication stimulante interne comprend la thérapeutique médicamenteuse, la sérothérapie, la crénothérapie, l'opothérapie.

Médicaments. — Nous distinguerons les stimulants nerveux ou mieux neuro-musculaires des stimulants nutritifs. Cette distinction, souvent plus théorique que réelle, n'a qu'une valeur didactique; nous l'avons observée parce qu'elle est simple et commode.

Stimulants nerveux et neuro-musculaires. — *Pratiquement*, ce groupe de médicaments comprend, si l'on en excepte peut-être la strychnine, des médicaments qui agissent surtout en « coup de fouet », remontent brusquement l'organisme, mais dont l'emploi prolongé peut ou bien n'être pas sans inconvénient, ou bien demeurer inutile. Il semble cependant que l'emploi presque indéfini des injections d'huile camphrée demeure sans inconvénient.

A doses modérées, l'*alcool* est un stimulant énergique et nullement condamnable; il provoque de l'hyperidéation, de l'activité musculaire, augmente notablement l'énergie des battements du cœur. De plus son action est prompte. Il est indiqué principalement dans le délire aigu des alcooliques, dans les syncopes, dans les maladies infectieuses à forme adynamique, notamment dans la pneumonie avec collapsus, la fièvre typhoïde, l'érysipèle, le choléra. Son emploi prolongé est nuisible dans la goutte et chez les dyspeptiques; il est contre-indiqué chez les nerveux ainsi qu'à la période aiguë, franche, des phlegmasies sans complications.

Posologie : 5 à 20 gr. chez l'enfant, selon l'âge, très dilué, 50 à 100 gr. chez l'adulte, sous forme de grogs, punchs, potions au rhum ou au cognac, ou de champagne, bourgogne, vins d'Espagne, etc. La formule de la potion de Todd est actuellement la suivante :

Teinture de cannelle. . . . .   5 grammes.
Eau distillée. 75   —
Sirop de sucre. 30   —
Alcool à 60°. 40   —

Les potions toniques à l'alcool sont souvent additionnées d'extrait mou de quinquina; cette prescription est satisfaisante à la seule condition que le malade n'ait point de troubles gastriques. — L'alcool peut également être donné en lavements (v. c. m.).

L'*ammoniaque* et ses sels sont, comme l'alcool, des stimulants diffusibles. Ils fluidifient en outre les sécrétions bronchiques et provoquent un degré variable de sudation. Leurs indications sont pour l'ammoniaque en nature le collapsus éthylique, et pour les sels les bronchites, surtout chez les emphysémateux et les asthmatiques, les broncho-pneumonies grippales, la pneumonie, certaines céphalées névropathiques.

Posologie : Ammoniaque, V à XX gouttes dans de l'eau sucrée.
Liqueur ammoniacale anisée, X à XL gouttes en plusieurs fois, dans l'eau sucrée.
Acétate d'ammoniaque, 5 à 20 gr. en potion.

    Acétate d'ammoniaque . . . .   10 grammes.
    Teinture de cannelle ou extrait mou de quinquina . . .   5   —
    Liqueur d'Hoffmann.   2   —
    Hydrolat de mélisse   50   —
    Eau. . . . . Q. S. p. 300 c. c.

A prendre en 24 heures ; bronchite ou pneumonie avec défaillance du myocarde.

    Carbonate d'ammoniaque . . . . 0 gr. 50 à 2 gr.

L'infusion de *café* est recommandable dans tous les états adynamiques, fébriles ou non, dans les empoisonnements, dans l'asystolie. En ce dernier cas, on a de préférence recours à la caféine. [V. ASYSTOLIE et CARDIO-VASCULAIRE (MÉDICATION)]. Le café demeure contre-indiqué chez les nerveux excitables, dans les pyrexies avec délire, chez les artério-scléreux, les malades (et notamment les vieillards) atteints d'insomnie, et toutes les fois qu'il existe de l'éréthisme cardiaque ou de l'excitation cérébrale d'une façon générale.

Le café peut être pris en infusion ou en lavement (v. c. m.). En cas d'empoisonnement, il sera opportun (et cette remarque s'applique également au thé) de ne point perdre de temps à préparer l'infusion comme pour la table. Le mieux est de bien mêler l'eau bouillante aux grains moulus ou aux feuilles, et de faire avaler, si possible et dès que la température de l'eau le permettra, le tout au malade.

La valeur du *thé* comme stimulant est assez grande et l'infusion en est plus facile à digérer que celle du café ; l'infusion de *maté* (5 gr. pour 100) provoque également une stimulation cérébrale agréable. L'abus de ces diverses substances détermine une intoxication chronique. Le maté produirait cependant l'insomnie beaucoup plus difficilement et plus tardivement que le thé.

Le *cacao* est également stimulant, mais infiniment moins que le café. Chez les vieillards, les adynamiques en général, notamment chez les convalescents et quelques inanitiés, chez les surmenés surtout après excès d'effort musculaire, dans les diarrhées chroniques, la *noix de kola* est un stimulant qui mérite de n'être point méprisé. On saura seulement que les névropathes abusent généralement de ce médicament, l'intoxication se révélant par des palpitations et de l'insomnie, et cela d'autant mieux que certaines spécialités commerciales renfermeraient quelquefois de la caféine pour remplacer la kola ou renforcer son action.

Teinture de kola : 5 à 15 gr. — Poudre : 1 à 5 gr. en cachets. — Extrait fluide : 1 à 5 gr. ; enfants : XX gouttes par année (XLV gouttes pèsent 1 gr.). — Extrait alcoolique : 0 gr. 30 à 2 gr.

La *coca* et la *guarana* sont également des médicaments d'épargne et des stimulants utilisables chez les convalescents, les déprimés, les surmenés.

Coca. — Teinture : 5 à 15 gr. — Poudre de feuilles : 3 à 6 gr. en cachets. — Extrait fluide : 2 à 5 gr. ; enfants : X gouttes par année. — Extrait alcoolique : 2 à 4 gr.

Guarana. — Teinture : 5 à 20 gr. — Poudre : 0 gr. 50 à 2 gr. — Extrait alcoolique : 0 gr. 30 à 1 gr.

L'*ibogaïne* est un névrosthénique voisin de la kola et de la coca ; on la prescrit parfois dans la neurasthénie, chez les surmenés et les convalescents. Son efficacité contre l'impuissance semble avoir été exagérée (0,02 à 0,06 c. gr. par jour).

L'*éther* est par excellence un médicament d'urgence. Son emploi est banal dans les syncopes de toute cause, dans l'urémie, l'asystolie et l'asphyxie, le collapsus des maladies infectieuses, etc. On l'emploie généralement par la voie hypodermique (1 à 10 c. c. par doses de 1 c. c. ; ces injections sont les plus douloureuses qui soient), mais on peut le donner par la bouche à doses même assez élevées. C'est ainsi que dans l'urémie dyspnéique, on a été jusqu'à faire prendre *toutes les heures* dans un peu d'eau sucrée 4 cuillerées à café d'éther et même davantage (Lemoine). La liqueur d'Hoffmann (mélange à parties égales d'éther et d'alcool à 90°) entre souvent dans la formule des potions toniques (1 à 8 gr. : LXXII gouttes pèsent 1 gr. ; enfants, XXX à LX gouttes).

Le *camphre* est un stimulant diffusible très énergique du système nerveux et du cœur. Il est en même temps légèrement expectorant et diaphorétique. Son emploi est particulièrement indiqué dans l'asystolie, l'œdème aigu du poumon, la pneumonie, et d'une façon générale dans tous les états de collapsus, fébriles ou non. On emploie généralement au point de vue qui nous occupe les injections d'huile camphrée au 1/10ᵉ (1 à 5 c. c. par jour ; inutile de dépasser cette quantité).

L'un des stimulants les plus puissants du système nerveux est à coup sûr la *strychnine* ; l'action de ce médicament est également des plus sensibles sur le cœur et sur le centre respiratoire. Les indications de la strychnine, des plus nombreuses, seront donc l'asthénie cardio-vasculaire, la tendance au collapsus notamment dans l'insuffisance cardiaque avec œdème et congestion du poumon, le collapsus chez les alcooliques et d'une façon générale la déchéance organique dans l'alcoolisme (v. c. m.), l'asthénie nerveuse (peut-être avec quelque réserve), et tout particulièrement l'asthénie des infectés, des convalescents, des surmenés en général, des dyspeptiques, enfin l'impuissance, la constipation atonique et nombre d'empoisonnements. Rappelons que la strychnine est un médicament particulièrement toxique ; il ne faut point craindre cependant de donner des doses suffisantes. La strychnine est contre-indiquée d'une façon générale chez l'enfant, et dans les états d'excitation ou de contracture chez l'adulte. On interrompra toujours la médication au bout de 1 à 3 semaines, selon la dose ; il peut en effet y avoir accumulation.

Posologie :
Sulfate de strychnine. — 0 gr. 001 à 0 gr. 01 en granules, potion en solution simple.

Sulfate de strychnine . . . . 0 gr. 05
Eau distillée . . . . 300 c. c.

2 cuillerées à soupe par jour, avant les repas (2 milligr. 5 par cuillerée à soupe).
2 à 6 milligrammes par jour en injection hypodermique.
Chez l'enfant, au maximum 1 milligr. par année d'âge et par jour; il vaut mieux
d'ailleurs employer les teintures de noix vomique ou les gouttes amères de
Baumé (Comby).

Arséniate de strychnine. — Relativement peu employé; prôné surtout contre le surmenage intellectuel, et généralement alors associé au phosphure de zinc :

Arséniate de strychnine . . . . 1 milligr.
Phosphure de zinc . . . . 5 milligr.
Excipient . . . . Q. S. p. 1 pilule.

2 à 5 pilules par jour, au milieu du repas.

Noix vomique. — Extrait alcoolique : 0 gr. 02 à 0 gr. 05 en pilules. — Poudre :
0 gr. 02 à 0 gr. 20. — Teinture de noix vomique au 1/10e (nouveau Codex); 0 gr. 50 à 3 gr.
par 24 heures. LVII gouttes pèsent 1 gr. On pourrait atteindre 5 gr. par 24 heures
(Yvon), ces doses excessives ne sont pas utiles dans la pratique courante.
Chez l'enfant, 1 centigramme de poudre par jour et par année, avec interruption au
bout de 8 à 10 jours (Comby); II à IV gouttes de teinture par jour et par année d'âge.
La noix vomique est fréquemment associée à la kola, aux glycérophosphates, aux
amers.

Gouttes amères de Baumé. — La teinture de fèves de Saint-Ignace composée ou
gouttes amères de Baumé préparée selon le Codex de 1908, est deux fois moins
active que l'ancienne préparation. On peut administrer 0 gr. 10 à 0 gr. 25 par dose (V à
XII gouttes) et jusqu'à 1 gr. 75 (XC gouttes) par 24 heures, LIV gouttes pesant 1 gr.

L'yohimbine est peu employée; ce sont les injections hypodermiques surtout (solution au centième, 1 c. c. par jour) qui ont été vantées contre
l'impuissance (v. c. m.)

Stimulants nutritifs. — Nous avons eu l'occasion d'insister sur ce que
notre classification avait d'artificiel; de fait un certain nombre des produits
étudiés plus haut sont des stimulants nutritifs au même titre que des
stimulants neuro-musculaires. Citons surtout à ce point de vue, les médicaments groupés autour de la kola, la coca, la guarana, le cacao, l'ibogaïne.
En revanche, le phosphore, et, à un bien moindre degré il est vrai, l'arsenic,
sont également des toniques nervins.

La série des *amers* compte un grand nombre de médicaments stimulants :
leur portée se trouve assez restreinte en ce qui nous intéresse actuellement
[V. APÉRITIVE (MÉDICATION)]. Tonique puissant, le *quinquina* est malheureusement assez irritant; son emploi semble d'ailleurs s'être assez limité dans
ces dernières années, et l'on a vu décroître la vogue incroyable de ces vins
complexes où les phosphates, l'arsenic, le fer, la strychnine lui étaient
associés. La forme de beaucoup la plus recommandable, chez les convalescents, par exemple, est l'extrait aqueux ou extrait mou à la dose de 1 à 6 gr.
en potion chez l'adulte, de 0 gr. 50 par année chez l'enfant; la teinture est
moins recommandable. On aura soin de ne jamais réunir dans une même
formule l'extrait mou de quinquina et l'acétate d'ammoniaque, ce dernier précipitant le tannin de l'extrait. Certaines associations peuvent être
admises :

Extrait mou de quinquina . . . . }
Extrait de kola . . . . } āā 10 grammes.
Glycérophosphate de chaux   20   —
Glycérine   300   —

Une cuillerée à soupe au milieu de chaque repas.

Extrait mou de quinquina	2 à 6 grammes.
Teinture de cannelle	6 à 10 —
Sirop d'écorces d'oranges amères	30 —
Eau	Q. S. p. 150 c. c.

A prendre dans les 24 heures.

Remarquons en passant que, seule parmi les aromates, la *cannelle* mérite d'être prescrite, associée au quinquina, à l'acétate d'ammoniaque, à l'alcool (cf. plus haut la formule de la potion de Todd), chez les fébricitants avec collapsus, les convalescents particulièrement déprimés, etc. On prescrit la teinture à la dose de 6 à 10 gr. par jour, en potion. En revanche, l'alcoolat de *mélisse*, l'eau distillée de *menthe*, les mixtures complexes comme l'*élixir de Garus* présentent, due aux essences incluses, une toxicité qui doit en faire proscrire l'emploi thérapeutique. Le *raifort* est un assez bon stimulant, surtout prescrit chez l'enfant (2 à 4 cuillerées à café de sirop antiscorbutique par jour : le raifort y est associé, en soluté alcoolique, à la cannelle et aux écorces d'oranges amères).

De tous les stimulants, l'un des plus importants est à coup sûr le *phosphore*. Le phosphore ou mieux ses composés jouissent depuis quelques années d'une vogue remarquable, et semble-t-il franchement justifiée. On emploie non seulement les composés simples, mais également les composés organiques, tels que nucléines et lécithines. La médication phosphorique est particulièrement recommandable dans les asthénies nerveuses, neurasthénie proprement dite, surmenage, asthénie génitale ; elle est également fameuse en ses résultats pour parfaire la réparation de certaines anémies, en alternance avec le traitement ferrugineux. Les tuberculeux, les diabétiques, les cachectiques en général bénéficient également de sa prescription. Cette médication est de longue haleine, peut être interrompue et reprise longtemps sans dommage pour l'organisme ni épuisement de son action ; mais cette action varie un peu selon le médicament employé. Les préparations à base de phosphore sont, d'une façon très générale, contre-indiquées lorsqu'il existe de la fièvre, de l'agitation, de l'insomnie, de la tachycardie, de l'éréthisme génital, de la tendance aux hémoptysies chez les tuberculeux. Il faut savoir que l'usage prolongé, à doses même modérées, de médicaments aussi anodins que les glycérophosphates, peut déterminer de l'insomnie et des pollutions nocturnes répétées, causes d'un épuisement qui a vite fait de réduire à néant les bénéfices de la médication. D'un autre côté, les hyperchlorhydriques tolèrent souvent mal ces préparations, surtout lorsqu'elles sont acides.

Posologie :
Acide phosphorique. — 1 à 4 gr. de l'acide officinal (XX gouttes pèsent 1 gr.). Dans la pratique, il est inutile d'atteindre les doses, d'ailleurs non toxiques, de 4 et même 6 et 8 gr. par 24 heures : 1 gr., soit XX gouttes, à chacun des deux principaux repas, suffit largement. Le plus simple est de faire prendre l'acide dilué dans un grand verre d'eau au cours du repas ; il est exceptionnel que cette solution, acide mais de saveur agréable, détermine une sensation de brûlure œsophagienne ou gastrique. On pourrait, si les dents étaient trop agacées, absorber la solution au moyen d'un chalumeau de verre. On peut également formuler :

Acide phosphorique officinal	17 grammes.
Phosphate de soude	34 —
Eau distillée	250 —

(JOULIE).

0 gr. 34 d'acide par cuillerée à café ; 3 à 12 par 24 heures, diluées aux repas.

Signalons que figurent au Codex *l'acide phosphorique officinal*, dont nous venons de parler, renfermant pour 1 gr. 0 gr. 364 d'acide anhydre, et l'*acide phosphorique dilué*. Ce dernier est une dilution au dixième non point de l'acide officinal, mais bien de l'acide anhydre : il renferme pour 1 gr. 0 gr. 10 d'acide anhydre, 0 gr. 20 d'acide officinal. Ces distinctions sont importantes à connaître pour écrire des formules précises. — L'acide phosphorique donne un remarquable coup de fouet à l'organisme intellectuel, surtout dans l'asthénie nerveuse et le surmenage. Il vaut mieux en suspendre assez rapidement l'emploi, quitte à le reprendre après quelques jours de repos.

Phosphure de zinc. — 3 à 4 granules de 5 milligrammes par jour; surmenage intellectuel, impuissance, etc. Il est inutile de dépasser ces doses, bien que certains auteurs autorisent des doses quotidiennes de 4 et même 5 centigr. Les granules seront pris au cours des repas.

Phosphates de chaux. — Extrêmement assimilables, ces sels sont prescrits dans tous les états de dénutrition prolongée, rachitisme, tuberculose, convalescence, puberté, anémies diverses, etc. On emploie comme stimulant le phosphate monocalcique ou phosphate acide, en solution aqueuse, les phosphates bi- et tricalciques en cachets ou en solution acide.

Phosphate monocalcique	5 grammes.
Glycérine	30 —
Sirop d'écorces d'oranges amères	50 —
Eau	Q. S. p. 300 c. c.

1 cuillerée à soupe renferme 0 gr. 25 de phosphate monocalcique, 1 à 6 par jour.

Sels bi- et tricalcique : 1 à 5 gr. par jour en cachets.

Sirop de chlorhydrophosphate de chaux (Codex), dosé à 0 gr. 25 par cuillerée à soupe de 20 gr. : 0 gr. 50 à 4 gr. par jour.

Sirop de lactophosphate de chaux (Codex), même posologie que le précédent.

Hypophosphites. — On prescrit l'hypophosphite de chaux et l'hypophosphite de soude, plus solubles; les deux sels sont d'ailleurs fréquemment associés.

On les formule en sirop ou solution généralement dosés à 0 gr. 20 de sel pour 20 gr. 0 gr. 10 à 0 gr. 50 seulement par jour chez l'adulte, 0 gr. 05 à 0 gr. 15 chez l'enfant.

Phosphate de soude. — Stimulant général assez atténué, son emploi est cependant recommandable chez les dyspeptiques, notamment associé à l'arséniate de soude, qu'il permet de faire tolérer.

Phosphate de soude	20 grammes.
Arséniate de soude	0 gr. 10
Eau distillée	300 c. c.

Une cuillerée à soupe avant chacun des deux principaux repas.

Le phosphate de soude entre dans la composition des sérums névrosthéniques (V. plus loin).

Glycérophosphates. — Produits particulièrement recommandables, sans être très supérieurs aux sels phosphatiques simples. On emploie le glycérophosphate de chaux et de magnésie en cachets (0 gr. 50 à 1 gr. par jour), additionnés ou non de glycérophosphate de fer (0 gr. 05 à 0 gr. 30). Le glycérophosphate de soude s'emploie seulement en solution ou en sirop à la dose de 0 gr. 25 à 1 gr. par 24 heures; de même pour le glycérophosphate de potasse. Il sera opportun de se souvenir que le glycérophosphate de potasse est *liquide* et le glycérophosphate de soude *déliquescent*; on ne s'exposera pas ainsi à les prescrire en cachets, selon une formule que l'on est fort étonné de rencontrer dans les éditions successives d'un traité de thérapeutique récent. — On trouve dans le commerce des solutions de glycérophosphate de soude, généralement à 20 pour 100, en ampoules pour injections hypodermiques : 1 à 5 c. c. par jour chez l'adulte. Ces injections sont généralement assez bien tolérées. On peut également injecter les glycérophosphates de fer (0 gr. 10 par c. c.), de chaux (0 gr. 05), de quinine (0 gr. 10).

Nucléinate de fer. — Peu employé : 0 gr. 30 à 0 gr. 50 en cachets.

Phytine — (lécithine végétale). 0 gr. 50 à 1 gr. en cachets, granulé, etc. Enfants : 0 gr. 20 par année.

Lécithine. — 0 gr. 10 à 0 gr. 50 en pilules; solution huileuse pour injections hypodermiques dosée à 0 gr. 05 par c. c.; 1 à 2 c. c. par jour. La vogue de la médication lécithinée a notablement décru, la lécithine étant souvent mal tolérée, et son emploi paraissant peu efficace en d'autres cas.

Certains médicaments ont été prônés, peut-être un peu trop théoriquement, comme excitants directs des fonctions phagocytaires dans les maladies infectieuses, notamment dans les péritonites appendiculaires. Signalons simplement à ce sujet, le *nucléinate de soude* (solution au centième : 1 à 5 c. c. par voie hypodermique, 10 c. c. et davantage en injections intra-péritonéales).

L'arsenic est un des médicaments stimulants les plus précieux qui soient à notre disposition. Il est par excellence un stimulant de la nutrition : par son emploi, l'appétit renaît, les fonctions digestives sont plus faciles. En même temps, l'anémie est combattue, d'où l'utilité des arsenicaux chez les anémiques, les convalescents, les anorexiques avec restriction alimentaire, dans la tuberculose apyrétique non cavitaire, le diabète avec dénutrition intense. Les contre-indications de la médication arsenicale sont les hémoptysies, la diarrhée, les altérations du foie et du rein et, jusqu'à un certain degré, l'éréthisme cardiaque. L'arsenic sera toujours administré immédiatement avant, ou mieux encore au cours des repas. Nous nous contenterons de formuler ici quelques indications pratiques.

Posologie :
Arséniate de soude. — De tous les médicaments à prescrire par la voie gastrique, ce sel est à coup sûr de beaucoup le plus maniable et le moins toxique.

Arséniate de soude	0 gr. 10
Eau distillée	300 c. c.

0 gr. 005 par cuillerée à soupe : 1 à 2 cuillerées à soupe par jour pour l'adulte.

Arséniate de soude	0 gr. 05
Eau distillée	30 grammes.

(*Liqueur de* PEARSON).

Adultes : XX à XL gouttes ; — Enfant : V à XX gouttes.

Eau de la Bourboule. — 0 gr. 028 d'arséniate de soude par litre.

Soluté d'arsénite de potasse (liqueur de Fowler). — Codex 1908. De III à XV gouttes par dose et jusqu'à XL gouttes par 24 heures chez l'adulte ; — II à IV gouttes par jour et par année chez l'enfant.

L'arsenic peut être utilement associé à la strychnine et aux composés phosphatiques :

Arséniate de soude	0 gr. 10
Sulfate de strychnine	0 gr. 05
Eau distillée	300 c. c.

2 cuillerées à soupe par jour, 1 avant chacun des deux principaux repas.

Arséniate de soude	0 gr. 10
Hypophosphite de soude	6 grammes.
Eau distillée	300 =

(BARTH).

2 cuillerées à soupe par jour.

Liqueur de Fowler	1 gramme.
Teinture de noix vomique	2 grammes.
Sirop de quinquina	300

(BUCQUOY).

1 à 3 cuillerées à café avant chacun des deux principaux repas.

Arséniate de soude	0 gr. 10 à	0 gr. 20
Sulfate de strychnine	0 gr. 05 à	0 gr. 10
Glycérophosphate de soude		10 grammes.
Extrait fluide de quinquina		20 =
Cognac vieux		60 c. c.
Glycérine neutre	Q. S. p.	150 c. c.

(MARTINET).

3 cuillerées à café par jour au moment des repas, diluées dans l'eau.

Cacodylate de soude. — Généralement employé en injections hypodermiques; on trouve dans le commerce des ampoules dosées à 0 gr. 05 et 0 gr. 10 par c. c. Le traitement est poursuivi pendant 10 jours, puis sont observés 10 jours de repos, et ainsi de suite pendant 5 à 6 semaines. On peut également formuler pour ces injections :

    Cacodylate de soude. . . . . 6 gr. 40
    Alcool phéniqué au dixième . . . . X gouttes.
    Eau stérilisée. . . . . Q. S. p. 100 c. c.
                                                    (ARMAND GAUTIER.)

Injecter un demi, puis 1 c. c.; cette solution renferme 0 gr. 05 d'acide-cacodylique par c. c.

Chez l'enfant, ne pas dépasser en 24 heures : 0 gr. 01 à 4 ans; 0 gr. 03 à 10 ans; 0 gr. 05 à 15 ans.

    Cacodylate de soude. . . . . 0 gr. 50
    Sulfate neutre de strychnine. . . . . 0 gr. 01
    Eau stérilisée . . . . 10 c. c.

1 à 2 c. c. par jour, en injection.

    Cacodylate de soude. . . . . 1 gramme.
    Rhum. . . . . }
    Sirop de sucre . . . . } ãã 20 grammes.
    Eau distillée. 60   —
    Essence de menthe. II gouttes.

0 gr. 05 par cuillerée à café; solution pour ingestion.   (DANLOS.)

Cacodylate de fer. — Très recommandable chez les anémiques; 0 gr. 06 à 0 gr. 09 par voie hypodermique dans les 24 heures; ne pas dépasser la concentration de 3 centigr. par centimètre cube.

Arrhénal.

    Méthylarsinate de soude . . . . 5 grammes.
    Alcool phéniqué au 1/10ᵉ . . . . II gouttes.
    Eau distillée stérilisée . . . . 100 c. c.
                                                    (GAUCHER.)

0 gr. 05 par c. c., 1 c. c. par jour pendant une semaine au maximum, reprendre après une période égale de repos.

Atoxyl. — On peut, chez les tuberculeux torpides, injecter tous les jours 1 centimètre cube d'une solution au 10ᵉ (0 gr. 10 par c. c.), ou faire prendre chaque jour, pendant 3 semaines, un des cachets suivants :

    Atoxyl français cristallisé. . . . . 0 gr. 05
    Sucre de lait. . . . . 0 gr. 30
                                                    (RÉNON.)

Le *fer* est par excellence le médicament approprié au traitement des convalescences avec anémie, et de la chlorose; il peut être également utile chez les tuberculeux apyrétiques non congestifs. Les tuberculoses fébriles ou hémoptoïques, l'éréthisme cardiaque, les gastrites avec hyperacidité et l'ulcère de l'estomac contre-indiquent en général son emploi. Les préparations suivantes sont particulièrement recommandables :

Posologie.
Protoxalate de fer. — Excellent, ne constipe pas.

    Protoxalate de fer. 0 gr. 03
    Sucre de lait. . . . . 0 gr. 25

Pour un paquet; 1 paquet par jour dans une bouillie au lait, pour un enfant de 18 mois. On peut déjà donner 0 gr. 01 par jour à 8 mois; ne pas continuer à cet âge le traitement pendant plus de huit jours.

    Protoxalate de fer . . . . 0 gr. 10 à   0 gr. 30
    Poudre de noix vomique. . . . . 0 gr. 03
    Poudre de cannelle . . . . }
    Bicarbonate de soude . . . . } ãã 0 gr. 25

Pour un cachet à chaque repas.

  Protoxalate de fer. . . . . 0 gr. 20
  Glycérophosphate de chaux . . . . } ãã 0 gr. 50
  Glycérophosphate de magnésie . . . .
 Pour un cachet au début des repas.

Citrate de fer ammoniacal. = Très soluble, mais néanmoins inférieur au sel précédent. On trouve dans tous les ouvrages spéciaux une formule réunissant le citrate
de fer ammoniacal et l'arséniate de soude : il se forme parfois avec cette association
de l'arséniate de fer insoluble, qui précipite.

  Citrate de fer ammoniacal . . . . 10 grammes.
  Eau distillée de cannelle . . . . 100 —
  Sirop de sucre . . . . Q. S. p. 200 c. c.
 1 cuillerée à café (0 gr. 25 de sel) par repas.

Iodure de fer. = Le sirop du Codex renferme 0 gr. 10 de sel par cuillerée à soupe ;
d'un usage courant chez l'enfant (2 cuillerées par jour).

Hypophosphite de fer. = 0 gr. 20 par jour en solution.

Albuminates et peptonates de fer. = Ces sels se trouvent, spécialisés, dans le commerce. Leur emploi ne semble pas présenter un grand avantage sur les préparations
précédentes.

Lactate de fer, glycérophosphate de fer. = En cachets, en pilules ou mieux en capsules glutinisées : de 0 gr. 10 à 0 gr. 20 par jour.

Cacodylate de fer. = La seule préparation ferrugineuse franchement utile en injections hypodermiques (Cf plus haut ARSENIC).

Fer végétal. = Tiré des racines du Rumex crispus (ferroplasma).

Fer organique. = Sirops à base d'hémoglobine, produits retirés du plasma sanguin
du mouton (hémoplase), du chien, etc. Ces diverses préparations, notamment celles
que l'on introduit par la voie hypodermique, luttent assez efficacement contre l'anémie.

Le *carbonate de manganèse* est parfois employé à titre de succédané des
ferrugineux (0 gr. 10 à 0 gr. 30 par jour, en cachets). Souvent enfin la
médication calcique modérée ou intensive et prolongée (récalcification) sera
particulièrement indiquée. Il en sera ainsi chez les rachitiques, les tuberculeux, les convalescents avec dénutrition prononcée, surtout dans l'enfance
et dans l'adolescence. Les sels de chaux seront contre-indiqués chez les
athéromateux.

Posologie.
Cf. plus haut les *phosphates et glycérophosphates.*
  Carbonate de chaux . . . . } ãã 0 gr. 50
  Phosphate tricalcique . . . .
 Pour un cachet ; 2 par jour pendant 3 semaines.

  Carbonate de chaux . . . . 0 gr. 50
  Glycérophosphate de fer . . . . 0 gr. 05
  Poudre de noix vomique . . . . 0 gr. 05
 Pour un cachet, etc.

  Carbonate de chaux . . . . } ãã 0 gr. 50
  Glycérophosphate de chaux . . . .
  Protoxalate de fer . . . . 0 gr. 10
 Pour un cachet ; etc.
Fluorure de calcium : 2 milligr. par jour en cachets.

Nous en avons fini avec la thérapeutique médicamenteuse de l'asthénie
(v. c. m.). Nous avons vu en somme qu'il existe deux ou mieux trois groupes
de médicaments, les uns stimulants intenses, mais d'effet peu prolongé,
comme l'alcool, l'éther, les ammoniacaux, le café, les autres neuro-muscu-

laires, comme la kola, la coca, l'ibogaïne, les autres enfin, d'action prolongée surtout toni-nutritive, comme le phosphore, l'arsenic, le fer, le calcium. Pour utiliser ces différents médicaments dans les états chroniques, on pourra, très schématiquement, se rappeler que l'acide phosphorique et la strychnine conviennent aux surmenés intellectuels, aux asthéniques, aux névropathes, aux impuissants, l'arsenic aux anorexiques et aux malades avec troubles des fonctions nutritives, les glycérophosphates aux convalescents, le fer aux anémiques. Nous croyons enfin qu'il vaut mieux déconseiller les associations médicamenteuses et recommander au contraire les médications alternées. On conseillera, par exemple, au convalescent ou à l'asthénique, par périodes de trois semaines environ coupées de quelques jours de repos : 1° arsenic et strychnine; 2° glycérophosphates et fer; 3° acide phosphorique; 4° sels de chaux et noix vomique, etc. On pourra du reste parfaire ces prescriptions en recommandant l'usage, à table, d'eaux arsenicales (La Bourboule) ou ferrugineuses (Bussang, Orezza).

Crénothérapie. — Les eaux minérales sont contre-indiquées dans l'anémie pernicieuse, la leucémie, les chloroses fébriles, et chez les malades par trop déprimés. Elles pourraient l'être également chez ceux qu'incommodent le mouvement, l'agitation mondaine d'une ville d'eaux; pour ces déprimés irritables les cures climatiques sont préférables aux cures thermales. Nous reproduisons ici, d'après la *Clinique hydrologique* le résumé des connaissances utiles à la crénothérapie des anémiques, surmenés ou convalescents (V. Eaux minérales).

1° Cures ferrugineuses. — Indiquées dans anémies oxycarbonées, suites d'hémorragies graves, convalescence des maladies hémorragiques, anémies de la puberté.
a) Eaux froides. — Forges-les-Eaux, Bussang, Orezza. *Reulaigne, Campagne, Vals, Vichy, Andabre, Vic-sur-Cère* ;
b) Eaux chaudes. — *La Malou* et *Luxeuil* (celles-ci manganésiennes);
c) Eaux chaudes rangées dans d'autres classes d'eaux minérales, mais *contenant du fer* en assez notable proportion. — Le Mont-Dore, Saint-Nectaire, Royat, Châtel-Guyon.
Contre-indiquées. — Dans anémies par épuisement nerveux ou musculaire chez les dyspeptiques (*sauf Châtel-Guyon*) et chez les suspects de tuberculose.

2° Cures arsenicales. — Indiquées dans anémies suite de maladies aiguës infectieuses; — chez les débiles héréditaires, candidats congénitaux ou accidentels à la tuberculose; — anémies par surmenage intellectuel, épuisement nerveux; — anémies par pertes sécrétoires prolongées : lactation.
Eaux chaudes et stations d'altitude. — La Bourboule; *Saint-Nectaire*, le *Mont-Dore, Royat.*

3° Cures sulfureuses. — Indiquées pour anémies consécutives à fièvres graves (typhoïde), diète prolongée, syphilis, empoisonnement hydrargyrique ou saturnin, troubles menstruels (dysménorrhée et leucorrhée).
a) *Ax* (alt. 718); *Eaux-Chaudes* (alt. 675); *Moltig* (alt. 450); *La Preste* (alt. 1100);
b) Syphilis : *Uriage* ou *Luchon;*
c) Muqueuses délicates : *Cauterets* (alt. 930); *Saint-Sauveur* (alt. 750); *Barèges* (alt. 1250); *Luchon* (alt. 625); *Saint-Honoré.*

4° Cures chlorurées. — Indiquées pour anémies torpides avec déminéralisation.
a) Eaux chlorurées faibles *Saint-Nectaire, La Bourboule, Châteauneuf, La Motte-les-Bains;*
b) Eaux chlorurées fortes, si accidents rachitiques, osseux, tuberculoses locales ou adénites : *Salies-de-Béarn, Biarritz-Briscous, Salins-de-Jura, Salins-Moutiers.*
Contre-indiquées aux congestifs, aux nerveux, aux sujets à peau irritable (*sauf La Bourboule*) et à muqueuses délicates.

Sérothérapie. — Les grandes injections de *sérum artificiel* sont excellentes à coup sûr chez les déprimés par hémorragie, mais en dehors de ces cas particulièrement définis, elles sont à peu près inutiles à titre de stimulant *habituel* des fonctions neuro-musculaires ou nutritives (V. SÉROTHÉRAPIE). Nous en dirons autant des solutions d'eau de mer isotoniques. Quant aux solutions salines concentrées différant du sérum marin, le débat est toujours pendant sur le point de savoir si elles agissent autrement que par suggestion. Nous leur croyons préférables, si l'on désire employer la méthode hypodermique, les injections de cacodylates et de glycérophosphates. Voici en tous cas deux formules usuelles.

Sulfate de soude	8 grammes.
Phosphate de soude	4 —
Chlorure de sodium.	2 —
Acide phénique neigeux.	1 gramme.
Eau stérilisée.	100 grammes.
	(CHÉRON.)

Sulfate de soude	
Chlorure de sodium. . . . . āā 1 gramme.	
Phosphate de soude.	
Acide phénique neigeux.	0 gr. 50
Eau stérilisée.	100 grammes.

1 à 10 c. c. par jour de ces différentes solutions.   (MAURICE DE FLEURY.)

Opothérapie. — Les préparations d'organes ont une valeur stimulante pour ainsi dire spécifique dans certains cas; il en est ainsi du *corps thyroïde* chez les myxœdémateux, de la *capsule surrénale* chez les addisoniens, de l'*adrénaline* même chez certains asthéniques. Il est probable que les extraits de *testicule* et de *substance grise cérébrale* possèdent une action excitante propre, et n'agissent point seulement, ainsi qu'on a voulu le prétendre, au titre de sérums salins phosphatés. L'*ovaire* est parfois un assez bon stimulant chez la femme, au moment de la ménopause (V. OPOTHÉRAPIE).

ANALEPTIQUES ET RÉGIMES. — On désignait autrefois sous le nom d'*analeptiques* des substances excitant la nutrition et possédant d'ailleurs par elles-mêmes une certaine valeur nutritive : tels étaient les corps gras, les gommes et les mucilages.

Il est certain que les *corps gras*, les graisses, le beurre, la crème, la moelle des os sont de bons stimulants. L'*huile de foie de morue*, lorsqu'elle est tolérée, est un des analeptiques les plus intéressants et les plus utiles. Ce produit agirait, pour les uns par la cholestérine, pour les autres par certains alcaloïdes qu'il renferme. Quoi qu'il en soit, son action est à coup sûr extrêmement complexe. L'huile est indiquée surtout dans l'enfance et dans l'adolescence, chez les sujets pâles, anémiques, chétifs, à croissance difficile ou retardée, ainsi que dans les tuberculoses locales ou pulmonaires torpides. On n'autorisera son emploi que s'il y a intégrité du foie et du rein. On la prendra soit avec de la bière, soit avec du sirop d'écorces d'oranges amères ou du sirop d'éther; l'emploi de jus d'orange, ou de jus de citron en faciliterait non seulement la déglutition mais encore la digestion. Certains malades ne la tolèrent qu'en émulsion, d'autres ne sauraient l'absorber que glacée. On s'efforce d'en faire prendre 4 à 6 cuillerées par jour, et l'on doit savoir que l'huile est souvent mieux tolérée lorsque cette quantité est absorbée le matin, en une seule fois. Il faut tenir compte des signes d'intolérance : les uns sont légers, nausées, renvois, et l'on parvient généralement à les amender en tenant compte des quelques indications ci-dessus; les autres sont plus graves, diarrhée avec selles graisseuses, pâleur et somnolence, hypertrophie du foie avec sensibilité de ces organes, ictère. La suppression du médicament s'impose en pareil cas. — L'huile peut être également administrée en lavements (v. c. m.).

L'usage des tisanes de *gomme arabique* (20 p. 1000), des gelées de *lichen d'Islande* (5 à 100 gr.) est tombé en un bien grand discrédit de nos jours; faut-il le regretter? — On a jadis encore prescrit volontiers la *glycérine* à titre de tonique général; on formulait 40 gr. de glycérine pour 1 litre de lait, à prendre dans la journée. Cette préparation se montrait souvent assez irritante pour l'estomac et l'intestin.

L'*alcool*, les *sucres*, le *sel*, sont en revanche des stimulants que l'on ne saurait négliger. Nous nous sommes occupés déjà de l'alcool; répétons seulement que l'abus de ce produit finit par amoindrir l'activité cérébrale, et que l'hyperidéation qu'il provoque est essentiellement artificielle et passagère. Le *sel* est également un excitant du système nerveux central; mais il ne comporte à ce titre aucune indication particulière. L'emploi du *sucre* est au contraire extrêmement recommandable comme aliment d'entretien, comme stimulant général et tonique musculaire. Le sucre est une des sources les plus considérables de calories qui soit, et l'on sait l'extension qu'a prise son usage dans les armées et chez les sportifs.

Les anémiques, les convalescents, les débilités de tout ordre pourront utilement employer les *préparations à base d'hémoglobine*, les *jus de viande*, les *peptones*, les produits présentés sous le nom de *lait-desséché*, les *extraits de céréales*. Un certain nombre de ces produits, à vrai dire, comme les peptones et la poudre de viande, sont plus apéritifs et stimulants que nutritifs à proprement parler; ils peuvent cependant rendre des services appréciables, mais que l'on ne saurait exagérer non plus.

Chez tout déprimé, le *régime* est particulièrement important à surveiller. Sans atteindre la suralimentation proprement dite, on veillera à ce que l'alimentation soit abondante et fournisse autant que possible sous un faible volume la quantité de calories nécessaire à l'organisme (V. ALIMENTS, RÉGIMES). Le beurre, la crème, les œufs sans excès, le sucre, sont ici d'une inappréciable utilité. Les hydrates de carbone, les laitages interviendront également pour une large part dans le régime; certains fruits, comme la banane, sont également nourrissants. Enfin, l'on ne proscrira jamais complètement, à moins d'indications spéciales, l'emploi des substances azotées, viande et poisson. La *viande crue*, notamment, est souvent admirablement tolérée par certains dyspeptiques par ailleurs des plus difficiles à soutenir; elle est tout particulièrement indiquée chez les tuberculeux et chez certains sujets atteints d'entéro-colite. Elle est parfois le seul aliment toléré dans quelques variétés de diarrhée chronique ou aiguë, même à forme lientérique avec insuffisance des sécrétions gastro-entéro-pancréatiques.

On prendra de préférence la viande de cheval ou de mouton, mais les dangers d'infection à entozoaires par l'usage de la viande de bœuf semblent avoir été fortement

exagérés. La viande est dégraissée, puis râclée au couteau dans le sens des fibres. Il
est préférable de lui faire encore subir, si l'on peut, une trituration au mortier et un
passage au tamis fin. La viande sera prise en boulettes jetées dans le bouillon froid
ou de préférence très chaud (à la surface de la boulette se coagulent légèrement les
albuminoïdes et la déglutition en est facilitée) ; on peut encore les avaler assaison-
nées d'un peu de jus de citron ou de jus de viande, enrobées dans de la confiture ou
additionnées d'un peu de sirop d'écorces d'oranges amères. Un des procédés les plus
simples et les plus agréables est, à notre avis, de la mêler tout simplement à une
purée : ce mets, convenablement assaisonné, est non seulement passable, mais plutôt
agréable. On prépare également des sandwiches à la viande crue. La dose usuelle est
de 100 à 500 gr. par jour chez l'adulte.

Viande pressée	60 grammes.
Sel marin	1 gramme.
Gelée de fruits	500 grammes.
	(Conserve de DAMAS.)
Viande pressée	100 grammes.
Sucre pulvérisé	50 =
Vin de Banyuls	50 =
Teinture de cannelle	5
	(MARTINET.)

D'une façon générale, le régime tonique sera riche en calcium, en phosphore (nucléines et lécithines, phosphates), en fer. Voici à titre d'indication,
la nomenclature des aliments susceptibles de fournir les éléments d'un
régime hyperminéralisé.

PHOSPHORE. Lait (3 gr. de phosphate tricalcique par litre de lait de vache, sans
compter les composés phosphorés organiques de la caséine), jaunes d'œufs, huîtres,
cervelles, caviar, moelle osseuse, laitance, = cacao, farine d'avoine, légumineuses en
général, = pommes, raisin, amandes, = cidre, bière.

IODE. Crustacés (surtout les crevettes), poissons.

FER. Épinards, cresson, gros sel, viande de bœuf, asperges, salades vertes, jaunes
d'œuf, = légumineuses, raisin noir, pommes, poires, vin.

MANGANÈSE. Raisin, vin.

PHYSIOTHÉRAPIE ET PSYCHOTHÉRAPIE. — Nous serons très brefs sur ce
chapitre, non qu'il s'agisse là de procédés sans importance, bien au contraire, mais parce qu'ici les déductions thérapeutiques s'imposent sans difficulté, et que les points techniques ont reçu le développement qu'ils méritent
en d'autres parties de cet ouvrage.

La *gymnastique* (v. c. m.), à condition de recommander des jeux récréa-
tifs plutôt que des exercices, sans attrait par suite de leur monotonie, les
excursions sans fatigue sont d'excellents tonifiants de l'organisme. Un bon
équilibre physique est d'ailleurs puissamment aidé par un heureux équilibre
mental ; et l'on s'efforcera, s'il y a lieu, d'écarter du malade les idées fixes
qui le hantent, les craintes qui l'amoindrissent ; on obtiendra ce résultat soit
par la *suggestion à l'état de veille*, soit même par l'*isolement* (v. c. m.),
(V. PSYCHOTHÉRAPIE).

Les séjours au grand air sont excellents ; mais l'on conseillera en général
les *cures climatiques* à une altitude modérée (750 m.), ou même simplement
à la campagne, en bordure de forêt, plutôt que les séjours au bord de la
mer. Si les malades peuvent supporter l'excitation marine, ils bénéficieront
en revanche des *bains de mer*, tonique à vrai dire assez violent (V. BAINS).

Sont également stimulants, les bains de lumière, les bains salés et les
bains carbo-gazeux, le drap mouillé, le tub froid, les douches froides à jet

brisé. Mais on se souviendra, et cette remarque s'applique à l'*hydrothérapie*
en général (v. c. m.), que toutes les méthodes brutales sont souvent dangereuses, et que les douches, par exemple, sont excessivement mal supportées par un très grand nombre d'asthéniques.

En *électrothérapie* enfin (v. c. m.), on peut recmomander aux surmenés,
aux déprimés de tout ordre, l'effet stimulant de l'électricité statique en
bains, douches ou frictions.   *FRANÇOIS MOUTIER.*

STOMATITES. — **Généralités**. — Les stomatites sont les inflammations de
la muqueuse buccale.

Toutes les infections et toutes les intoxications peuvent provoquer des
stomatites ; mais elles n'y réussissent que sur un terrain préparé, lorsque le milieu buccal est mis en état de moindre résistance : cette circonstance est surtout réalisée par les traumatismes et la diminution de la sécrétion salivaire.

Les traumatismes, lésant la muqueuse buccale, en rendent l'infection plus
facile. Ils peuvent être *accidentels* (corps étrangers, ulcérations dentaires,
ulcération du frein de la langue dans la coqueluche), ou *physiologiques*.
Ainsi agit l'*éruption dentaire* : les stomatites de toute nature sont fréquentes
surtout chez les enfants dont les dents sont en évolution, et chez les adultes
vers la vingtième année, à l'époque de la dent de sagesse. Le rôle de la
dentition explique le début fréquent des stomatites au niveau du repli
muqueux gingivo-dentaire (*gingivo-stomatites*). Les traumatismes peuvent
encore être *professionnels* (stomatite des souffleurs de verre).

La salive, qui entraîne mécaniquement les agents septiques et qui jouit
peut-être de propriétés bactéricides d'ailleurs réduites, est une des principales défenses de la cavité buccale contre les infections : lorsque sa sécrétion se tarit, la muqueuse devient sèche et plus vulnérable, les germes
pathogènes séjournent dans la bouche ; d'où la fréquence des stomatites
dans les fièvres, dans les affections gastriques, dans l'urémie, et en général
dans les maladies altérant la sécrétion salivaire.

C'est en favorisant les infections buccales qu'agissent ces causes. La
bouche est, à l'état normal, l'habitat d'un grand nombre de germes vivant à
l'état de saprophytes, et qui, sous les influences précitées, deviennent
pathogènes, et déterminent une stomatite relevant uniquement du *polymicrobisme* buccal ; là est la *cause première* de presque toutes les stomatites,
dont les caractères, particuliers pour chacune d'entre elles, et déterminés
par une cause seconde qui peut être spécifique, se greffent sur des altérations d'abord banales et sans spécificité.

Le rôle du polymicrobisme buccal est une notion capitale en pratique, et
connue surtout depuis les travaux de Galippe sur la stomatite mercurielle.
Il permet de comprendre comment, lorsqu'existent des causes favorisant le
développement d'une stomatite, celle-ci peut d'ordinaire être évitée grâce à
l'hygiène buccale, empêchant une infection banale qui pourrait servir de
point d'appel à des altérations plus spéciales.

Examen de la bouche. — L'examen de la bouche doit porter sur la
muqueuse et sur le *squelette* (dents en particulier). Par l'examen du squelette, on recherche rapidement le prognathisme, les anomalies de la voûte

palatine (voûte ogivale), les altérations dentaires (dents de Hutchinson dans
l'hérédo-syphilis, etc.). Nous n'avons à nous occuper, dans un article consacré aux stomatites, que de la séméiologie de la muqueuse.

On inspecte d'abord la face externe des lèvres; on les renverse pour voir
leur face interne et la muqueuse gingivale; puis on examine les commissures labiales, la voûte palatine et le voile du palais, la face interne des
joues, la langue qu'on n'oubliera pas de relever afin de constater l'état du
frein. L'examen de la bouche sera toujours complété par la recherche de
l'adénopathie sous-maxillaire.

Cette inspection, qui peut être faite très rapidement, montre la coloration
de la muqueuse (rougeur généralisée ou localisée, ecchymoses, etc.), les
ulcérations (stomatites, ulcérations syphilitiques ou tuberculeuses, etc.),
les exsudats (stomatite catarrhale, muguet) ou les productions membra-
neuses (aphtes, impétigo, diphtérie).

On ne négligera pas, dans l'examen de la bouche, l'étude des troubles
fonctionnels : douleur, gêne de la succion ou de la mastication, exagération
de la sécrétion salivaire, odeur de l'haleine.

Classification des stomatites. — Il est bien difficile de donner des
stomatites une classification rationnelle. Sans doute on pourrait appliquer à
certaines d'entre elles la classification étiologique (muguet, stomatites ulcéreuse, diphtérique, mercurielle); mais, pour la plupart, elles sont différenciées surtout par leur aspect objectif : la stomatite catarrhale, la stomatite aphteuse, certaines stomatites pseudo-membraneuses, peuvent relever
d'infections très banales. C'est donc en tenant compte surtout du type clinique qu'il faut les ranger.

A ce point de vue, on peut distinguer une forme simple, la plus commune
de toutes, la *stomatite catarrhale* ou *érythémato-pultacée*. Les autres variétés
se caractérisent, soit par des ulcérations développées primitivement (*stomatite ulcéreuse*) ou secondairement (*stomatite mercurielle, subglossite diphtéroïde ou maladie de Riga*), — soit par des fausses membranes (*diverses stomatites pseudo-membraneuses, et spécialement aphtes, stomatite herpétique,
stomatite impétigineuse et perlèche*), — soit par le développement d'un
parasite en surface (*muguet*). Enfin le *noma* ou gangrène de la bouche
peut être l'aboutissant d'une forme quelconque de stomatite, lorsqu'une
infection putride se développe secondairement.

Cette classification, il faut le reconnaître, est arbitraire : les ulcérations
ne sont pas constantes dans la stomatite mercurielle; il n'existe d'ailleurs
qu'une seule stomatite véritablement ulcéreuse, celle dans laquelle les ulcérations se développent à titre d'accidents primitifs. D'autre part, les
aphtes, l'herpès et l'impétigo de la bouche, s'accompagnent non seulement
de fausses membranes, mais aussi d'ulcérations. Nous croyons pourtant que
l'ordre que nous suivrons, et qui est résumé dans le tableau suivant, peut,
malgré ses défauts, servir de fil conducteur à notre description :

I. Stomatite catarrhale ou érythémato-pultacée.

II. Stomatites avec ulcérations primi-   A) *Stomatite ulcéreuse,*
    tives ou secondaires. . . . . . .   B) *Stomatite mercurielle.*
                                  C) *Maladie de Riga.*

III. **Stomatites pseudo-membraneuses.** { A) *Aphtes.*
B) *Stomatite herpétique.*
C) *Stomatite impétigineuse et perlèche.*
D) *Stomatites pseudo-membraneuses en général.*

IV. **Muguet.**
V. **Noma.**

I. — STOMATITE CATARRHALE OU ÉRYTHÉMATO-PULTACÉE. — La stomatite catarrhale représente le mode de réaction le plus simple de la muqueuse aux infections ou aux diverses irritations : elle est le stade initial de toutes les stomatites ; elle peut, à elle seule, constituer toute la maladie.

Elle est très fréquente au moment de l'éruption dentaire, soit au moment de la première ou de la seconde dentition, soit au moment de la sortie de la dent de sagesse ; alors elle est assez souvent localisée à la muqueuse gingivale (*gingivite*). La stomatite catarrhale peut être déterminée par l'absorption de liquides brûlants, d'aliments fortement épicés, de médicaments (mercure, tartre stibié, kermès), par l'abus du tabac à chiquer, etc., ou survient au cours d'*affections gastriques*, chez les *diabétiques*, chez les *urémiques* ; elle est un symptôme constant du début de la *rougeole* (stomatite érythémato-pultacée) et des *oreillons*, où elle se localise surtout au pourtour de l'orifice du canal de Sténon (*sténonite*). Elle est entretenue par le mauvais état habituel de la bouche, devient chronique chez les sujets exposés à des irritations constantes (souffleurs de verre).

Ses principaux *symptômes* consistent en : rougeur généralisée ou localisée à certains points de la muqueuse (gencives, langue, face interne des joues, voile du palais) ; salivation ou, au contraire, sécheresse de la bouche ; desquamation épithéliale et formation, par places, d'un enduit opalin, pultacé, s'enlevant facilement, et laissant au-dessous de lui une muqueuse non ulcérée ; gêne de la mastication et de la déglutition ; léger engorgement ganglionnaire ; mouvement fébrile variable selon la cause de la stomatite.

Le *pronostic* de la stomatite catarrhale est bénin, à moins qu'elle ne soit le stade initial d'une forme plus grave (en ce cas, d'autres lésions, telles que des ulcérations, apparaissent bientôt) ou qu'elle ne soit symptomatique d'une maladie générale (urémie).

Le *diagnostic* de la stomatite est facile ; mais il faut savoir le rapporter à sa véritable cause, et rechercher si elle dépend d'une infection purement locale, ou d'une maladie générale (rougeole, diabète, urémie, intoxications).

Le *traitement* est *prophylactique* (bonne hygiène de la bouche), et *curatif* (ablation du tartre dentaire, lavages de la bouche avec une solution de chlorate de potasse, interdiction du tabac et de l'alcool ; et, s'il y a lieu, traitement de la maladie générale qui cause la stomatite). Chez les rougeoleux, on doit surveiller les lésions buccales avec un soin tout particulier, en raison de la facilité avec laquelle se développent chez eux les infections gangreneuses (V. NOMA), au moins lorsqu'ils se trouvent placés dans de mauvaises conditions hygiéniques.

II. — STOMATITES AVEC ULCÉRATIONS PRIMITIVES OU SECONDAIRES. — Une seule de ces stomatites mérite, nous le répétons, le nom de stomatite ulcéreuse, celle dans laquelle les ulcérations sont primitives, et constituent le symptôme essentiel de la maladie. C'est elle que nous décrivons tout d'abord :

A) **Stomatite ulcéreuse (ou ulcéro-membraneuse).** — Bergeron définit ainsi la stomatite ulcéreuse : c'est « une maladie spécifique, contagieuse et caractérisée anatomiquement, à sa période d'état, par des ulcérations de forme et d'étendue variables, qui peuvent se développer sur tous les points de la cavité buccale, mais qui ont pour siège de prédilection les gencives et la face interne des joues, et qu'accompagnent toujours une salivation abondante, une fétidité extrême de l'haleine, et un engorgement plus ou moins prononcé des ganglions sous-maxillaires ». Cette définition nous semble être encore la meilleure à l'heure actuelle ; elle résume bien les principaux caractères de la maladie. Toutefois, on peut se demander aujourd'hui s'il n'existe pas plusieurs stomatites ulcéreuses, différentes quant à leur nature.

Un point sur lequel il convient d'insister est celui-ci : sous le nom de stomatite ulcéreuse, on doit décrire, non pas toutes les stomatites qui se compliquent secondairement d'ulcérations (il n'en est aucune qui ne pourrait, à un moment donné, devenir ulcéreuse), mais seulement celles dont l'ulcération, étant *primitive*, constitue l'élément caractéristique de la maladie : stomatite ulcéreuse ne veut pas dire stomatite avec ulcération. Nous faisons, d'autre part, les mêmes remarques à propos de l'angine.

Pour Vincent, la stomatite ulcéreuse peut être due à une infection fusospirillaire, et est alors de même nature que l'angine ulcéreuse dite angine de Vincent ; mais cette stomatite fuso-spirillaire serait différente de la stomatite ulcéreuse décrite par Bergeron.

Pour Marfan, le problème se ramène à savoir s'il faut séparer ou identifier les trois formes cliniques suivantes :

« 1° La stomatite ulcéro-membraneuse commune, telle que nous l'observons tous les jours à l'état sporadique, débutant par une molaire en éruption, et qui répond à la description qu'en ont donnée Magitot et Galippe ; dans cette forme, qui ne s'accompagne pour ainsi dire jamais de lésions pharyngées, la symbiose fuso-spirillaire est rare, d'après ce que nous avons observé personnellement. Les Allemands l'appellent souvent stomatite aphteuse ;

« 2° La stomatite ulcéreuse à symbiose fuso-spirillaire, qui accompagne le plus souvent une angine de Vincent ;

« 3° La stomatite ulcéreuse épidémique des soldats et des enfants, telle que Bergeron l'a décrite, qui s'associe quelquefois à des lésions pharyngées. Cette forme guérirait par le chlorate de potasse, inefficace dans les deux premières formes.

« Nous inclinons à penser que ces formes sont de nature différente, que la dernière a presque disparu, que la seconde est rare, tandis que la première est d'observation courante. »

Nous ferons remarquer que la première forme signalée par Marfan n'est pas une stomatite primitivement et d'emblée ulcéreuse. D'autre part nous croyons, contrairement à Vincent et à Marfan, que la stomatite de Bergeron et la stomatite fuso-spirillaire accompagnant l'angine de Vincent sont de même nature; en tous cas, elles sont très semblables par leurs symptômes : nous pouvons donc les réunir dans une même description clinique : et nous indiquerons, chemin faisant, les raisons qui plaident pour ou contre leur identité.

La stomatite ulcéreuse, selon la description de Bergeron, frappe surtout les enfants et les soldats, peut-être en raison du travail de dentition qui se fait chez ces sujets (première et deuxième dentition pour les uns, dent de sagesse pour les autres); les mauvaises conditions hygiéniques, l'encombrement en particulier, y prédisposent.

Elle est *épidémique*, et sévissait autrefois pendant les campagnes militaires, dans les casernes et dans les hôpitaux d'enfants, avant que l'isolement n'y fût pratiqué. Les épidémies ont disparu aujourd'hui : Vincent explique cette disparition en admettant que la stomatite de Bergeron est devenue fort rare, et que l'on observe seulement une stomatite fuso-spirillaire, non épidémique, et de nature différente; mais une explication aussi acceptable que l'hypothèse de Vincent s'appuie sur les progrès de l'hygiène générale des casernes et des hôpitaux et de l'hygiène individuelle. D'ailleurs, comme la stomatite de Bergeron, la stomatite fuso-spirillaire est *contagieuse* : cette contagiosité démontre que, dans des conditions favorables, l'épidémicité en est possible; et l'argument formulé par Vincent nous semble insuffisant pour prouver que la stomatite de Bergeron et la stomatite fuso-spirillaire sont deux affections différentes.

La contagion peut se faire directement ou par l'intermédiaire des verres, fourchettes, etc. Elle peut résulter du contact avec un malade atteint d'angine de Vincent, de même qu'un sujet atteint de stomatite ulcéreuse peut communiquer à un autre une angine, aussi bien qu'une stomatite.

Les agents pathogènes sont, au moins dans beaucoup de cas, les bacilles fusiformes et les spirilles étudiés par Vincent (pour leur description V. ANGINE ULCÉREUSE DE VINCENT). Pour Vincent, il est d'autres cas où la stomatite est primitivement *polymicrobienne*, la symbiose fuso-spirillaire survenant à titre d'infection secondaire pour tenir sous sa dépendance le processus ulcéreux; mais il semble que ces cas ne correspondent pas comme les premiers à la description de Bergeron, et se rapportent à des stomatites banales, *compliquées* d'ulcérations, plutôt qu'à des stomatites *primitivement* ulcéreuses. Nous avons, personnellement, trouvé la symbiose fuso-spirillaire dans tous les cas de stomatite ulcéreuse du type Bergeron. Contrairement à Vincent, nous ne croyons pas qu'on puisse établir une différence bactériologique entre la stomatite fuso-spirillaire et la stomatite de Bergeron, surtout si l'on remarque que Bergeron avait déjà signalé chez ses malades, au niveau des ulcérations, un spirille mobile et qui ne diffère sans doute pas du spirille plus complètement étudié par Vincent dans son association au bacille fusiforme.

Symptômes. — Après une incubation, dont la durée est mal connue, surviennent un peu de fièvre, une sensation de chaleur désagréable dans la bouche. Au bout de deux ou trois jours, les symptômes locaux ont apparu et l'on constate de la rougeur générale ou partielle de la muqueuse; puis se produit en certains points, aux lèvres, à la face interne des joues et sur les gencives, une plaque jaune qui s'ulcère très rapidement. Les ulcérations, d'abord circonscrites et superficielles, s'étendent en surface et en profondeur; elles sont souvent cachées par un exsudat d'aspect pseudo-membraneux, grisâtre, se dissociant facilement (ce qui le distingue de la fausse membrane diphtérique) et formé de débris sphacélés de la muqueuse. Ces ulcérations sont de forme assez irrégulière; autour d'elles la muqueuse est rouge; mais, fait important, il n'y a jamais d'œdème ni d'induration; et ainsi elles ne sauraient être confondues avec les ulcérations du noma.

Les ulcérations sont plus ou moins nombreuses, mais leur distribution est assez spéciale; presque toujours elles sont *unilatérales*, siégeant plus souvent à gauche qu'à droite.

Les gencives sont presque toujours atteintes, surtout les gencives inférieures; dans la grande majorité des cas, les ulcérations gingivales siègent au niveau des incisives, des canines, des premières molaires.

Les ulcérations de la face interne des joues (ulcérations pariétales) sont très fréquentes; leur siège le plus ordinaire est, dit Bergeron, la partie de la muqueuse qui répond au point de rencontre des deux arcades dentaires, de sorte que, lorsqu'on fait écarter les mâchoires, on trouve les ulcérations groupées sur le trajet d'une ligne qui, partant de l'espace intermaxillaire, irait se terminer à la commissure labiale.

A la face postérieure des lèvres, surtout de la lèvre inférieure, les ulcérations sont fréquentes et s'opposent, en général, à des ulcérations gingivales situées en regard.

Les ulcérations linguales, frappant surtout les bords de la langue, coïncident toujours avec des ulcérations gingivales ou pariétales.

A la voûte palatine, les ulcérations sont toujours superficielles; elles s'étendent assez rarement au voile et à la luette.

L'angine ulcéreuse, rarement observée par Bergeron, paraît aujourd'hui plus fréquente : tantôt elle coexiste avec la stomatite, et tantôt elle évolue seule (V. Angine ulcéreuse de Vincent).

Ces ulcérations, souvent nombreuses et étendues, recouvertes de fausses membranes grisâtres, offrent un aspect repoussant; cependant elles ne sont jamais le point de départ d'accidents graves, et la stomatite ulcéreuse ne se termine pas par la gangrène.

En même temps que ces lésions buccales, on note une *salivation excessive*, une *fétidité de l'haleine* très spéciale, rappelant, dit Bergeron, celle de la stomatite mercurielle et aussi celle de la gangrène de la bouche, mais s'en distinguant assez cependant « pour qu'après l'avoir constatée une fois on puisse la reconnaître, et ne pas la confondre avec celle, moins âcre et moins pénétrante, de ces deux maladies ».

L'engorgement ganglionnaire est constant et d'autant plus marqué que les lésions sont plus étendues et plus profondes; il ne se termine qu'exceptionnellement par suppuration.

La douleur est assez vive, exagérée par la pression et détermine quelquefois un peu de trismus.

La fièvre est modérée, atteint rarement 39°. Le pouls est peu accéléré; les

malades sont pâles, ont presque toujours des troubles digestifs (vomissements, diarrhée); parfois ils sont à peine abattus; en d'autres cas, la
prostration est très marquée, surtout chez l'adulte.

Marche. Terminaison. Pronostic. — La maladie a une durée indéfinie:
elle se prolonge plusieurs semaines en l'absence d'un traitement convenable; bien soignée, elle guérit en une dizaine de jours. En aucun cas, elle
n'est grave. La guérison sans complication est la règle; les ulcérations
alors se détergent, se cicatrisent très rapidement; l'adénopathie sous-maxillaire persiste plus longtemps. L'état général s'améliore vite.

Dans quelques cas rares, les ulcérations gingivales sont assez profondes
pour que les dents restent déchaussées.

Le pronostic est donc toujours bénin, comme l'a dit Bergeron lui-même;
et nous ne nous rangeons pas à l'opinion de Vincent, pour qui la stomatite
fuso-spirillaire se distingue par sa moindre gravité de la forme décrite par
Bergeron.

Les *récidives* sont fréquentes chez les sujets dont les dents, mal tenues,
facilitent la repullulation des germes pathogènes.

Diagnostic. — Ulcérations unilatérales, salivation, fétidité spéciale de
l'haleine, engorgement ganglionnaire, guérison constante, lente en
l'absence de traitement, rapide en cas contraire, tels sont les signes caractéristiques de la stomatite ulcéreuse. On ne la confondra pas avec la diphtérie buccale, dans laquelle les fausses membranes, blanches et résistantes,
siègent surtout aux lèvres, très adhérentes en général à la muqueuse sous-
jacente, et qui coexiste d'ordinaire avec une angine; — ni avec les aphtes,
ulcérations petites, arrondies et disséminées des deux côtés de la bouche.
La stomatite mercurielle pourrait prêter à confusion si l'on ne savait le
malade exposé à l'intoxication hydrargirique; l'ulcération, dans ce cas, ne
survient pas d'emblée comme dans la stomatite ulcéreuse. Quant au noma,
il se caractérise suffisamment par une fétidité plus horrible de l'haleine, par
la gravité de l'état général, et par l'induration presque pierreuse de la
joue au pourtour de la plaque gangreneuse.

Traitement. — Comme dans toutes les stomatites, il convient de pratiquer de grandes irrigations de la bouche et d'enlever le tartre dentaire qui
peut, en recélant des germes pathogènes, favoriser les rechutes; on doit
prescrire des gargarismes au chlorate de potasse, toucher les ulcérations
avec de la teinture d'iode, et dans les cas rebelles, avec du chlorure de
chaux en poudre.

En outre, il faut prescrire à l'intérieur une potion au chlorate de soude :
et, comme l'a montré Bergeron, le chlorate de potasse ou de soude, en
gargarisme et en potion, amène la guérison rapide de la maladie, et agit
comme un véritable spécifique de la stomatite ulcéreuse. Vincent pense
que dans la stomatite fuso-spirillaire le chlorate de potasse est sans action;
et c'est encore un élément sur lequel il se fonde pour refuser de l'identifier avec la stomatite de Bergeron. Il nous a semblé, avec Moizard, que
cette médication agit dans tous les cas, et que, même à ce point de vue,
la stomatite fuso-spirillaire et la stomatite de Bergeron ne sauraient
être différenciées.

B) **Stomatite mercurielle**. — La stomatite mercurielle est la manifestation la plus fréquente de l'intoxication mercurielle. Elle ne résulte guère du contact direct des préparations hydrargyriques avec la muqueuse buccale, ce contact déterminant en général d'emblée un sphacèle plus ou moins étendu, comme on le voit, par exemple, chez les individus qui avalent par mégarde une solution de sublimé. C'est surtout l'*élimination* du mercure préalablement absorbé, élimination se faisant en partie par la salive, qui détermine la stomatite.

Toutes les causes d'intoxication mercurielle sont des causes de stomatite ; causes professionnelles (mineurs d'Almaden, chapeliers, doreurs de glaces, etc.), intoxications accidentelles, et surtout *intoxications médicamenteuses*. Tous les traitements mercuriels exposent à la stomatite. Les *frictions* déterminent souvent des accidents subits et généralisés d'emblée à toute la bouche. Lorsque le mercure est donné par la *voie stomacale*, la stomatite est assez fréquente, mais progressive et lente à s'établir, s'annonce par des lésions partielles (stomatite d'alarme de Fournier), et n'acquiert pas une grande gravité. Parmi les *injections*, ce sont surtout les injections de *préparations insolubles* (calomel, huile grise) qui sont dangereuses : au lieu d'être absorbé immédiatement, le sel insoluble de plusieurs injections consécutives peut s'enkyster dans le tissu cellulaire ; et, brusquement, sous l'influence d'un traumatisme léger, par exemple, les kystes se rompant, une grande quantité de mercure passe dans la circulation et détermine des accidents d'intoxication aiguë, accidents plus rares avec les préparations solubles, qui, absorbées aussitôt après l'injection, s'éliminent rapidement et s'accumulent moins dans l'organisme.

Un autre mode d'intoxication résulte de l'emploi d'injections intra-utérines de sublimé chez les nouvelles accouchées. Par la plaie utérine, l'absorption est facile ; et l'intoxication mercurielle est, de ce fait, relativement fréquente.

Mais pour que l'absorption du mercure en excès détermine moins une intoxication générale que des accidents locaux de stomatite, diverses conditions doivent être réunies. En premier lieu, la dentition exerce une grande influence ; la stomatite ne se produit jamais chez un enfant n'ayant pas encore de dents, elle est rarement intense chez les sujets qui se soignent bien les dents ; elle est, au contraire, très fréquente chez les individus dont la bouche est mal tenue, et qui ont déjà une stomatite banale, même légère. C'est que la stomatite dite mercurielle est avant tout infectieuse, comme l'a montré Galippe : car une quantité de mercure trop faible pour avoir un pouvoir antiseptique suffit pour diminuer la vitalité de la muqueuse, et la rendre plus vulnérable aux microbes habitant normalement la bouche.

Les lésions rénales favorisent l'apparition de la stomatite ; le mercure, s'éliminant mal par les urines, passe en plus grande quantité dans la salive dont il modifie la composition. Or, d'une part, l'élimination ordinaire du mercure est supprimée dès qu'il existe de l'albuminurie, et, d'autre part, l'administration prolongée du mercure peut suffire à altérer le rein, d'où l'utilité de surveiller attentivement la dépuration urinaire chez les sujets soumis au traitement hydrargyrique.

Enfin, Teissier (de Lyon) et Symeray ont montré que le calomel subit dans le foie une transformation le rendant moins nocif pour l'épithélium buccal, transformation qui ne se fait pas en cas de lésion hépatique : d'où l'importance des altérations du foie comme facteurs de stomatite.

Il est des sujets qui absorbent sans accidents des doses élevées de mercure; il en est d'autres qui sont particulièrement sensibles à l'action du médicament, et chez qui des quantités minimes provoquent des troubles sérieux; l'idiosyncrasie, que l'on invoque pour expliquer ces différences, semble être d'ordinaire en rapport avec le fonctionnement plus ou moins normal des émonctoires (rein, foie, etc.).

Les symptômes de la stomatite mercurielle ont été bien étudiés par Fournier, dont nous reproduisons la description. Il convient d'étudier successivement avec lui les stomatites légères et partielles, moyennes et générales, intenses et générales.

Stomatites partielles. — Les stomatites légères et partielles que Fournier appelle les *stomatites d'alarme*, « car elles avertissent qu'il faut intervenir et surtout indiquent l'imminence de la deuxième ou de la troisième forme », revêtent quatre types distincts.

Premier type. — Les symptômes sont les suivants : déchaussement de la portion de gencive qui touche en arrière la grosse molaire inférieure; en arrière de la dent, apparition d'une sorte de petite languette rouge, effilée, mobile, flottante, quelquefois érodée. D'ordinaire, dit Fournier, les malades ne s'aperçoivent de rien, ou négligent ce petit accident qu'ils considèrent comme sans importance.

Souvent le déchaussement de la gencive n'a lieu que d'un côté, qui est toujours le côté sur lequel le malade dort.

Deuxième type. — La gingivite se produit autour d'une mauvaise dent, les lésions antérieures localisant l'inflammation à ce niveau.

Troisième type. — C'est la *gingivite médiane inférieure* qui débute à la sertissure des incisives médianes inférieures, la partie antérieure de la gencive étant seule atteinte; à ce niveau la muqueuse est rouge et a un aspect purpurique; la pression fait sourdre une gouttelette séro-purulente. Le malade se plaint d'agacement des dents, d'un goût métallique dans la bouche; l'haleine commence à être fétide.

Quatrième type. — Il s'agit ici d'une *hémi-stomatite*; la face interne d'une seule joue est rouge et excoriée. Comme l'a montré Ricord, cette localisation tient à l'habitude qu'on a de se coucher toujours sur le même côté, qui se trouve être le plus déclive, et où les liquides buccaux stagnent et localisent l'inflammation.

Stomatite moyenne et généralisée. — Elle est d'ordinaire la conséquence d'une stomatite partielle que l'on a laissé évoluer. Elle se caractérise :

1º Par une *fétidité* extrême de l'haleine, odeur *sui generis* et que l'on peut qualifier de *révélatrice* (Fournier);

2º Par une inflammation intense de toute la muqueuse buccale, qui est rouge, tuméfiée, et exulcérée, surtout au niveau des gencives; les dents sont déchaussées, la langue est grosse, douloureuse, blanche à la face supérieure, et présente sur ses bords les empreintes des dents; de même l'empreinte des dents est marquée sur la face interne des joues. Le pharynx, le voile du palais et ses piliers sont normaux : « Le mercure, dit Fournier, agit sur la bouche et respecte l'arrière-bouche » ;

3° Par un enduit limoneux recouvrant les dents et le dos de la langue ; les ulcérations ont un aspect diphtéroïde ;

4° Par des troubles fonctionnels : le malade souffre pour ouvrir la bouche, le contact des aliments avec les dents ou la muqueuse est douloureux, la salivation est intense, pouvant dépasser un litre dans la journée. Les ganglions sous-maxillaires sont gros et douloureux.

L'état général est un peu altéré : l'appétit a disparu, le malade est pâle et anémique. Il n'y a pas de fièvre.

La durée de cette forme de stomatite est de quinze jours à trois semaines en moyenne, et pendant huit jours au moins, l'état du malade est très pénible.

Stomatite intense et généralisée. — Cette forme est rare aujourd'hui ; elle est caractérisée par tous les symptômes ci-dessus : dents déchaussées, gencives saignantes et ulcérées, langue très grosse, ayant, dit Fournier, l'aspect d'un boudin : « Elle pend en dehors de l'orifice buccal de 4, 6 ou 8 centimètres, et présente des ulcérations que l'on retrouve aussi sur la face muqueuse des lèvres et des joues et sur les gencives ».

Les ulcérations sont profondes et peuvent aller jusqu'à la gangrène buccale.

La fétidité de l'haleine est extrême et l'on a vu la salivation atteindre jusqu'à deux et trois litres par jour. Les malades ne peuvent plus ni manger ni parler, souffrent violemment à chaque mouvement de la bouche ; il y a de la fièvre, l'état général est fortement altéré.

La guérison, toujours très lente, n'est obtenue d'ordinaire qu'au prix de la perte de quelques dents. La gangrène buccale peut être la conséquence de cette forme de stomatite.

Enfin, la stomatite mercurielle avait autrefois, dans certains cas, une allure particulièrement grave, que l'on n'observe plus aujourd'hui ; c'est la *stomatite historique* de Fournier. « Dans les vieux auteurs, on trouve des mentions fréquentes d'une stomatite offrant une grande gravité. Ils signalent la fréquence des ulcérations très profondes, pénétrantes, phagédéniques même. Les ulcérations étaient parfois tellement considérables qu'elles dénudaient les muscles, particulièrement le masséter ; de plus, en guérissant, elles laissaient des adhérences entre la langue et les joues. Il résultait de ces adhérences des occlusions permanentes de l'orifice buccal, une véritable soudure de la mâchoire. Les ulcérations entraînaient encore des hémorragies considérables que l'on ne pouvait arrêter que par le fer rouge, et quelquefois la chute de toutes les dents, la nécrose des maxillaires. Des lésions aussi graves n'allaient pas sans un état adynamique prononcé, du marasme, un amaigrissement squelettique, etc. La mort pouvait même survenir. » (Fournier). Si de tels faits s'observaient jadis, c'est qu'on croyait que le rôle du traitement mercuriel est de provoquer une salivation suffisante pour expulser le germe même de la maladie ; on cherchait à provoquer et à entretenir la salivation, et, par suite, la stomatite, seule cause de la salivation : « Le flux de la bouche doit diriger le traitement de la vérole par le mercure », disait Astruc.

Marche. Terminaison. Pronostic. — Ces différents points ont été envisagés à propos de chaque forme de stomatite mercurielle : nous n'y reviendrons pas ici.

Diagnostic. — Une salivation excessive et une rougeur, même partielle, de la muqueuse, chez un malade soumis au traitement mercuriel ou exposé à une cause d'intoxication hydrargyrique, suffit à annoncer le début de la stomatite.

Dans les formes intenses, le diagnostic est presque toujours facile si l'on songe à interroger le malade et à rechercher l'intoxication possible ; il est évident chez un syphilitique traité par le mercure. Dans le cas d'*hémi-stomatite* (quatrième type de stomatite partielle), on pourrait croire à une stomatite ulcéreuse (v. plus haut), si l'on n'avait les commémoratifs pour se guider.

Traitement. — Il doit être préventif et curatif.

Le *traitement préventif* consiste à mettre en bon état la bouche du sujet à qui l'on va administrer le mercure : on lui prescrira les lavages quotidiens avec une solution de chlorate de potasse, et le brossage des dents avec une poudre dentifrice (charbon, carbonate de chaux, etc.). L'ablation préalable du tartre dentaire est nécessaire chez les malades dont la bouche est mal tenue. On interdira l'usage du tabac pendant la cure mercurielle.

Le traitement thermal dans une station d'eaux sulfureuses (Aix-les-Bains, Uriage, Enghien, Aix-la-Chapelle, Barèges, Cauterets, Luchon, etc.), empêche les accidents d'hydrargyrisme, et doit être prescrit aux malades chez lesquels le mercure, même à dose minime, produit de la salivation, ou lorsque l'on veut donner le mercure d'une façon intensive. Si le séjour dans un établissement thermal est impossible, prescrire l'eau sulfureuse en boisson (eau d'Uriage ou de Challes.)

Les règles du *traitement curatif* sont les suivantes : suspendre momentanément la cure mercurielle, au moins dans le cas d'accidents intenses ; débarrasser les surfaces absorbantes sur lesquelles le mercure a été appliqué, l'excès de médicament qui s'y trouve encore pouvant continuer à être absorbé (bains sulfureux chez les malades soumis aux frictions, purgatifs alcalins si le mercure a été donné en ingestion) ; gargarismes au chlorate de potasse ; brossage des dents.

Sachant aujourd'hui que la stomatite mercurielle est, en réalité, une stomatite infectieuse, on doit chercher à réaliser l'antisepsie de la bouche ; d'où le traitement rationnel, quoique paradoxal en apparence, *de la stomatite mercurielle par le mercure* (Galippe) ; gargarismes au sublimé (Galippe, Renzi) suivis d'un grand lavage de la bouche à l'eau pure pour éviter l'absorption du médicament ; — ou mieux *savonnage* de la bouche avec un savon mercuriel (Chompret) ; le savon mousse, et cette mousse ne peut guère être avalée.

Grâce à l'emploi des savons mercuriels, on peut souvent guérir la stomatite sans interrompre le traitement, ce qui est important en cas de syphilis grave. L'usage simultané des eaux sulfureuses, comme il a été indiqué à propos du traitement préventif, est également utile en ce cas.

C) **Maladie de Riga, ou subglossite diphtéroïde**. — La maladie de Riga consiste en une *ulcération du frein de la langue*. Elle est spéciale aux nourrissons, ne survient que rarement avant l'éruption des premières dents, et s'observe surtout entre 16 et 18 mois. Elle est causée par le frottement de la face inférieure de la langue contre le rebord gingival ou les incisives médianes inférieures, et ce frottement est lui-même déterminé soit par la toux, soit par l'habitude qu'ont certains enfants de projeter leur langue au dehors : on voit que, lésion traumatique et irritative, elle relève du même mécanisme que l'ulcération du frein dans la coqueluche. Elle est favorisée encore par les *troubles digestifs*, qui diminuent la résistance des tissus.

Dans les cas les plus simples, on voit, au niveau du frein de la langue, une saillie papillomateuse, dure, légèrement exulcérée et recouverte d'un enduit grisâtre, diphtéroïde, adhérent à la muqueuse, qui saigne lorsqu'on veut le détacher. L'état général n'est nullement altéré, et les seuls troubles fonctionnels consistent en une salivation exagérée et une certaine difficulté de la succion.

Dans une seconde forme, l'ulcération est plus profonde ; elle empiète sur les deux côtés du frein ; son fond blanc ou jaunâtre est recouvert de débris pseudo-membraneux. Ici encore, l'ulcération peut constituer toute la maladie ; mais parfois on observe en même temps tous les signes d'une gastro-entérite plus ou moins grave. A la vérité, on ne saurait considérer cette gastro-entérite comme une complication de la maladie de Riga ; elle en est au contraire une des causes favorisantes, et la subglossite n'apparaît qu'à titre d'accident, d'ailleurs insignifiant, au cours de l'infection digestive.

On voit donc que la maladie de Riga ne comporte par elle-même aucune gravité ; mais elle peut persister indéfiniment, pendant plusieurs mois.

Elle est d'un *diagnostic* toujours aisé : une ulcération *unique*, siégeant *exactement au frein de la langue*, ne peut, en dehors de la maladie de Riga, appartenir qu'à la coqueluche, qui se reconnaît facilement à ses autres signes.

Quant au *traitement*, il consiste en attouchements avec un collutoire boraté ou salicylé, ou mieux en *cautérisations* avec de la *teinture d'iode* ou du *nitrate d'argent*. Dans les cas rebelles, on a proposé (Fede, Brun, Broca) l'excision de l'ulcération, excision suivie de suture ou de cautérisation de la plaie au thermo-cautère. Chez les très jeunes enfants, mieux vaudrait peut-être se contenter d'extraire l'incisive au niveau de laquelle se produit le frottement (Mouchet). D'ailleurs on ne doit recourir à un traitement chirurgical que lorsque la maladie se prolonge indéfiniment et n'est pas améliorée par les moyens médicaux.

III. — STOMATITES PSEUDO-MEMBRANEUSES. — A) **Aphtes**. — Le nom d'aphtes est trop fréquemment donné à des lésions fort diverses de la muqueuse buccale. Nous avons pensé, avec M. Moizard, que, pour éviter toute confusion, il faut donner à ce terme une signification purement anatomique et ne considérer l'aphte que comme un élément éruptif spécial.

Nous en avons proposé la définition suivante : « L'aphte est un élément éruptif siégeant le plus souvent sur la muqueuse buccale ou sur la langue, constitué par une vésicule arrondie, de coloration jaunâtre, entourée d'une zone rouge, ayant un contenu jaunâtre et crémeux, s'ulcérant et donnant une ulcération plus profonde et plus rebelle que l'ulcération herpétique. » A la surface de l'ulcération aphteuse, se développe rapidement une *fausse membrane* qui adhère fortement à la muqueuse sous-jacente.

Les aphtes peuvent se développer dans deux circonstances différentes : tantôt ils sont symptomatiques d'une infection banale (*stomatite aphteuse banale*); tantôt ils ne sont qu'une manifestation d'une maladie générale et spécifique transmise par les bovidés (*fièvre aphteuse*). Ce dernier cas est d'ailleurs de beaucoup le plus rare.

Stomatite aphteuse banale. — Cette stomatite est plus spécialement en rapport avec les irritations causées par les aspérités dentaires, avec les troubles digestifs (ulcérations dyspeptiques de Butlin); ils surviennent régulièrement, chez certaines femmes, à l'occasion des règles.

La stomatite aphteuse d'origine bovine et la stomatite aphteuse banale sont, objectivement, semblables; les aphtes sont un symptôme commun à diverses maladies.

Symptômes. — Les aphtes déterminent une très vive douleur, exagérée par les mouvements de mastication, de la salivation, un léger mouvement fébrile; ils coexistent avec des troubles digestifs, qui sont tantôt une cause, tantôt une conséquence de la stomatite.

La muqueuse buccale est rouge et se recouvre de vésicules qui ne tardent pas à s'ulcérer.

Les vésicules aphteuses sont arrondies, de coloration jaunâtre; elles sont entourées d'un cercle rouge inflammatoire; elles contiennent, d'après Worms, une matière épaisse et jaunâtre.

Le plus souvent, on ne voit pas les vésicules, qui sont fugaces, mais seulement soit les ulcérations consécutives à leur rupture, soit les fausses membranes qui les recouvrent. Les ulcérations sont arrondies, assez profondes ; c'est surtout au stade d'ulcération que la douleur est très vive.

Les aphtes sont *disséminés* sur la muqueuse buccale. Ils sont en général discrets, parfois très abondants; mais ils ne sont pas confluents au sens exact du mot; ils ne se groupent pas en bouquets comme le font les vésicules d'herpès, et restent *irrégulièrement* distribués. Leurs sièges de prédilection sont la face interne des joues, les bords de la langue, parfois le voile du palais; plus rarement, ils s'étendent aux amygdales, causant une dysphagie intense. Jamais on ne les observe à la face cutanée des lèvres, ni aux commissures labiales, siège fréquent de l'herpès.

La durée totale de l'affection est assez variable; ordinairement les aphtes guérissent en six à dix jours.

Fièvre aphteuse. — La fièvre aphteuse frappe les moutons, les chèvres, les porcs, et surtout les *bovidés*. Chez eux elle se manifeste par de la fièvre, des éruptions phlycténoïdes autour des narines, dans la bouche, aux pieds, aux mamelles. Il semble que le lait ne puisse être infecté que lorsqu'il existe une éruption sur les mamelles, ce qui, d'ailleurs, est la règle.

La contagion à l'homme se fait de deux manières, soit par inoculation directe ou par contact d'objets souillés (éruptions sur les mains des individus préposés à la traite des vaches), soit *par le lait*.

Le lait est le mode de contagion le plus ordinaire; mais, comme l'a montré M. Roché, les cas indiscutables observés chez l'homme sont en réaltié très rares. C'est surtout chez les enfants allaités au biberon que la maladie peut survenir.

La *bactériologie* de la fièvre aphteuse n'est pas connue : le microbe passe à travers les filtres et reste sans doute en dehors de la limite de la visibilité (Löffler).

Symptômes. — L'incubation paraît être d'environ trois à huit jours. Les premiers symptômes sont de la sécheresse de la bouche, puis de la salivation abondante, de la fièvre, des troubles digestifs. Au bout de deux ou trois jours, des aphtes apparaissent sur la muqueuse buccale (V. STOMATITE APHTEUSE). Tout peut s'en tenir là, la maladie guérissant en huit à dix jours. Mais, outre l'éruption buccale, surviennent parfois des aphtes sur les amygdales (angine aphteuse), et surtout (ceci est assez spécial à la fièvre aphteuse proprement dite, et ne se rencontre pas dans la stomatite non spécifique) une éruption cutanée, siégeant sur les mains et les pieds, constituée par des vésicules arrondies qui se recouvrent de croûtes; celles-ci tombent au bout de cinq à six jours en laissant une cicatrice.

Toujours la fièvre aphteuse s'accompagne de troubles gastro-intestinaux; dans quelques cas rares, l'état typhoïde, les complications rénales, donnent à la maladie une certaine gravité.

Diagnostic des aphtes. — C'est surtout avec l'herpès que les aphtes peuvent être confondus, à tel point que, pour Comby, les deux lésions ne doivent pas être différenciées, et que la stomatite dite aphteuse est en réa lité une stomatite herpétique. Nous croyons cependant, avec la plupart des auteurs, que les aphtes se distinguent de l'herpès par les caractères suivants : vésicules plus larges, de couleur plus jaune, ulcérations plus profondes et plus rebelles, éléments éruptifs disséminés, et non groupés en bouquets, absence habituelle d'éruption cutanée (sauf dans les aphtes spécifiques d'origine bovine).

Quant à la *fièvre aphteuse*, il est bien difficile de la distinguer de la stomatite banale lorsqu'il n'existe pas de lésions cutanées : la stomatite aphteuse banale et non spécifique est, objectivement, semblable à la stomatite de la fièvre aphteuse d'origine bovine, et peut être la porte d'entrée d'une infection grave, avec accidents généraux parfois redoutables.

Lorsqu'une éruption cutanée se produit, celle-ci pourrait être confondue avec l'hydroa vacciniforme ou le pemphigus; mais, dans ces deux cas, il n'y a pas de stomatite.

Les deux seuls éléments qui permettent d'*affirmer* l'origine bovine d'une stomatite aphteuse sont : 1° une enquête étiologique *rigoureuse* sur le lait absorbé par le malade, et la *certitude* que ce lait provient de vaches atteintes de la cocotte; 2° les résultats positifs de l'*inoculation* du contenu des vésicules aux animaux; mais l'inoculation ne réussit que sur les bovidés, les chèvres, les porcs, les moutons.

Traitement. — Le traitement *prophylactique* de la fièvre aphteuse consiste avant tout à refuser le lait provenant de fermes contaminées. A la grande rigueur, on pourrait accepter le lait stérilisé immédiatement après la traite.

Une fois la maladie constituée, qu'il s'agisse de stomatite banale ou de fièvre aphteuse, ordonner des lavages de la bouche à l'eau de Vichy, des gargarismes au chlorate de potasse; toucher les ulcérations avec de l'eau oxygénée. Assurer le bon fonctionnement des voies digestives par des purgatifs légers.

B) **Stomatite herpétique.** — La stomatite herpétique paraît fréquente chez l'enfant, où elle est, d'après Comby, la manifestation d'une petite maladie infectieuse générale à détermination buccale, la *fièvre herpétique.*

Symptômes. — Les éruptions d'herpès ont en général un début bruyant, fébrile; et la stomatite ne fait pas exception à cette règle; l'enfant est pris d'une fièvre élevée, a de l'anorexie, une soif vive, parfois des vomissements. Au bout de 2 à 3 jours, le malade mastique et déglutit avec peine, bave, et éprouve une douleur vive dans la bouche. L'éruption est visible à ce moment. Toute la muqueuse buccale est rouge; mais de plus, on constate, au voile du palais, à la face interne des joues, à la langue, des vésicules petites, arrondies, de couleur blanche, bien groupées en bouquets. Il est rare de voir beaucoup de vésicules intactes; elles s'ulcèrent rapidement, donnant des ulcérations douloureuses, peu profondes, arrondies au début: mais, par suite de la confluence des vésicules, plusieurs ulcérations se confondent en une seule, qui présente des contours polycycliques; elles se recouvrent d'un exsudat pseudo-membraneux.

Outre l'éruption buccale, il existe très souvent une éruption d'herpès aux commissures labiales, au-dessous du nez, cette éruption cutanée pouvant accompagner, précéder, ou suivre l'éruption muqueuse.

En même temps, il y a de l'engorgement sous-maxillaire, une légère fétidité de l'haleine, de l'anorexie; la langue est blanche; souvent il se produit un peu de diarrhée.

Au bout de 2 ou 3 jours, la fièvre tombe; les ulcérations guérissent rapidement, en 7 à 8 jours.

Pronostic. — Le pronostic est bénin, sauf dans les cas où la stomatite herpétique survient chez un sujet déjà malade, chez un rougeoleux par exemple, où elle peut être l'origine d'une gangrène de la bouche.

Diagnostic. — Pour établir le diagnostic, on s'appuiera surtout sur la petitesse des éléments éruptifs, sur leur confluence, sur la coexistence d'une éruption herpétique à la peau.

Il faut songer à éliminer la *varicelle*, dont les vésicules et les ulcérations sont plus larges, et dont l'éruption cutanée, distribuée sur toute la surface du corps, se fait en plusieurs temps. La *stomatite ulcéreuse* a des ulcérations plus larges, et unilatérales, s'accompagne d'une fétidité de l'haleine plus marquée et assez spéciale, débute moins bruyamment et dure plus longtemps.

Nous croyons qu'il faut distinguer les *aphtes non spécifiques* de l'herpès buccal; pour Comby, la stomatite aphteuse vulgaire, survenant en dehors d'une infection d'origine bovine, est en réalité une stomatite herpétique (V. STOMATITE APHTEUSE). Cette question n'a d'ailleurs qu'un intérêt théorique, étant donnée la bénignité habituelle de tous ces cas.

Traitement..— Donner un purgatif, en raison des troubles gastriques qui sont constants. Layages de la bouche; attouchements des lésions à l'eau oxygénée.

C) **Stomatite impétigineuse et perlèche**. — La stomatite impétigineuse, localisation de l'impétigo (v. c. m.) à la muqueuse buccale, s'observe surtout chez les enfants. Elle peut être due à l'extension de proche en proche d'un impétigo de la face, ou bien, résulter d'une auto-inoculation, le malade introduisant ses doigts dans la bouche après avoir gratté les lésions impétigineuses cutanées dont il est porteur. Elle est liée à une infection staphylococcique.

La *perlèche* est une forme de stomatite impétigineuse exclusivement localisée à la commissure labiale.

Symptômes. — Chez un enfant atteint d'impétigo de la face, les pustules gagnent de proche en proche les muqueuses labiale et buccale : « J'ai vu, dit Comby, des pustules d'impétigo à cheval sur le bord labial, empiétant d'un côté sur la peau et de l'autre sur la muqueuse; du côté de la peau, on avait une demi-circonférence sèche et croûteuse, du côté de la muqueuse c'était un demi-cercle ulcéré, et recouvert d'un enduit diphtéroïde ».

Les lésions de la stomatite impétigineuse siègent surtout à la face interne des lèvres et dans le sillon gingivo-labial; elles restent localisées au *vestibule* de la bouche.

Les pustules de l'impétigo cutané ne se produisent pas ici, ou s'affaissent aussitôt formées; et d'emblée apparaissent des ulcérations assez larges, saignant facilement, et dont le fond jaunâtre semble recouvert d'une fausse membrane adhérente à la muqueuse (stomatite diphtéroïde staphylococcique de Sevestre et Gastou). Ces ulcérations sont ordinairement discrètes, quelquefois elles siègent seulement aux commissures labiales (perlèche); rarement elles atteignent la langue seule, sans lésion des lèvres.

La muqueuse buccale est rouge, la salivation est exagérée, la mastication difficile, l'haleine un peu fétide, les ganglions sous-maxillaires augmentés de volume, l'état général n'est guère altéré par l'impétigo buccal.

La guérison est la règle, mais est tardive en l'absence d'un traitement convenable; les complications sont exceptionnelles; cependant Rocaz et Bézy ont signalé des accidents laryngés avec léger tirage au cours de la stomatite impétigineuse; ces accidents n'ont d'ailleurs aucune gravité et paraissent résulter d'une congestion passagère de la muqueuse du larynx, sans ulcérations.

Lorsque l'impétigo survient au décours d'une maladie cachectisante, et surtout de la rougeole, le pronostic doit être plus réservé en raison de la possibilité d'une transformation gangreneuse.

La *perlèche* est une stomatite impétigineuse localisée aux commissures labiales. Elle n'est pas consécutive à l'impétigo cutané; mais, primitive, elle sévit dans les agglomérations d'enfants, surtout dans les écoles. Elle résulte d'une contagion, soit directe (transmission par le baiser), soit, plus souvent, indirecte (transmission par les verres à boire, les serviettes de toilette, et surtout, dans les écoles, par les porte-plumes et crayons communs à plusieurs enfants, et portés à la bouche).

La perlèche a été décrite par Lemaistre. La muqueuse d'une des commissures labiales s'épaissit, se soulève en formant une pellicule blanchâtre et plissée. Cette plaque s'étend également sur la lèvre supérieure et sur la lèvre inférieure. Elle est divisée en deux parties égales par une fissure transversale. Parfois, au-dessus et au-dessous de la fissure principale, en existent deux ou trois autres, moins profondes. La lésion déborde légèrement sur la face externe et la face interne de la lèvre ; mais elle reste toujours très circonscrite, ne s'écartant pas de plus de trois quarts de centimètre de l'angle commissural. Elle ne s'étend qu'exceptionnellement sur la peau.

Les troubles fonctionnels se réduisent à une sensation un peu gênante qui détermine les enfants à passer sans cesse la langue sur la surface malade, à se *pourlécher* (d'où le nom de pourlèche ou perlèche). Il n'y a ni adénopathie sous-maxillaire, ni fièvre.

En l'absence de traitement, la perlèche dure longtemps, plus d'un mois. Les récidives sont fréquentes. Il ne se produit jamais aucune complication.

Diagnostic. — La coexistence habituelle de l'impétigo cutané facilite le diagnostic des lésions buccales. Dans quelques cas où la maladie atteint d'emblée la muqueuse, il faut éviter de la confondre avec la diphtérie buccale, qui n'est qu'exceptionnellement primitive, et est d'ordinaire consécutive à une angine ; en cas de doute, on doit recourir à l'examen bactériologique. Dans la stomatite ulcéreuse, les ulcérations sont unilatérales et plus profondes. Les ulcérations des stomatites aphteuse et herpétique sont plus petites.

Le diagnostic de la *perlèche* présente une difficulté spéciale, en raison de sa ressemblance avec la *plaque muqueuse syphilitique* ; mais celle-ci est moins limitée, s'étend davantage à la fois vers la peau et dans la bouche ; il est rare qu'elle soit unique et que l'on ne constate pas, en différents points du corps, d'autres lésions spécifiques. Il faut savoir que la ressemblance entre la perlèche et la plaque muqueuse syphilitique a été parfois assez grande pour nécessiter une expertise médico-légale.

Traitement — On doit pratiquer des lavages de la bouche, comme dans toutes les stomatites, toucher les ulcérations à la teinture d'iode ou à l'eau oxygénée. D'ailleurs l'impétigo buccal peut le plus souvent être évité si l'on soigne l'impétigo cutané qui le précède d'ordinaire. L'affection étant contagieuse, il convient d'éviter le contact entre les enfants qui en sont atteints et les enfants sains.

D) Stomatites pseudo-membraneuses en général. — Nous venons d'étudier trois variétés de stomatites pseudo-membraneuses. Mais la fausse membrane peut exister aussi dans des cas où il ne saurait être question d'aphtes, d'herpès, ni d'impétigo : c'est ainsi qu'on l'observe dans la stomatite diphtérique, parfois dans la stomatite gonococcique, et même, quoique plus rarement, dans des stomatites liées à des microbes différents.

Nous savons au reste que, si la fausse membrane se développe avec prédilection au cours de certaines infections déterminées, elle ne possède pourtant aucun caractère de spécificité absolue; elle n'est qu'un mode particulier de réaction de la muqueuse à des irritations diverses, et peut, par exemple, se produire à la suite de simples *cautérisations* ou de *brûlures* par une substance caustique (alors les commémoratifs suffiraient à établir la véritable nature des accidents).

Nous avons indiqué les éléments qui permettent de reconnaître les aphtes, l'herpès et l'impétigo de la bouche. Quant à la *stomatite diphtérique*, elle peut ressembler de très près à la stomatite impétigineuse; et le qualificatif de *diphtéroïde*, que MM. Sevestre et Gastou attribuent à cette dernière, est, à lui seul, suffisamment explicite. Il existe pourtant quelques caractères différentiels; nous nous en tiendrons, sur ce point, à la description de M. Marfan. La diphtérie buccale, dit cet auteur, « est presque toujours associée à l'angine diphtérique ou au croup; elle se voit surtout dans la diphtérie qui s'associe à la rougeole. Elle siège de préférence sur les lèvres; elle se développe plus rarement sur les joues et la langue; elle respecte les gencives.

« Dans la diphtérie commune, on peut voir se produire des fausses membranes peu étendues à la face interne des lèvres, à leur bord libre et aux commissures, qui sont fissurées et saignantes. Ces fausses membranes sont très adhérentes et très tenaces. Dans les angines malignes, l'exsudat peut être plus généralisé et se développer sur les joues, les lèvres et la langue; les plaques pseudo-membraneuses sont alors molles, épaisses, d'un gris sale; elles reposent sur une muqueuse enflammée et saignante.

« La *labialite impétigineuse diphtéroïde* coexiste presque toujours avec une éruption d'impétigo sur le visage, particulièrement autour de l'orifice buccal; et cette coexistence permet d'en reconnaître la nature, même lorsqu'elle accompagne une angine diphtérique, fait que j'ai observé quatre fois ».

La *diphtérie buccale primitive* est rare; son aspect ressemble beaucoup à celui de la stomatite impétigineuse; mais les lésions tendent davantage à s'étendre : les fausses membranes occupent d'abord les lèvres, gagnent les commissures, puis la face interne des joues : « La muqueuse buccale se parsème alors de taches arrondies, plates, ordinairement peu étendues et peu nombreuses, mais qui sont en général beaucoup plus adhérentes que celles de la diphtérie vulgaire; elles se détachent rarement, même si la guérison doit survenir, et plus souvent alors disparaissent lentement par une sorte d'usure (Sevestre et Martin). »

En résumé, la stomatite diphtérique affecte, au point de vue objectif, les plus grandes analogies avec la stomatite impétigineuse; le diagnostic repose plus sur les symptômes concomitants que sur l'aspect même des lésions de la bouche : la coexistence d'une angine ou d'une laryngite implique l'idée de diphtérie; par contre, une stomatite pseudo-membraneuse survenant chez un enfant atteint déjà d'impétigo de la face, et ne présentant ni angine, ni laryngite, doit être *a priori* considérée comme impétigineuse. Lorsqu'il n'existe aucune atteinte de la peau, ni du pharynx, il faut réserver son diagnostic; c'est à l'examen bactériologique qu'il appartient de trancher la question.

IV. — MUGUET. — Sous le nom de muguet, on désigne tantôt un parasite, et tantôt la maladie déterminée par ce parasite.

Parasitologie. — Le parasite du muguet (*Oïdium albicans, Saccharomices albicans, Endomyces albicans*), bien décrit pour la première fois par Grüby, est un champignon appartenant à la famille des *mycomycètes*, ordre des *ascomycètes*. Il se rapproche beaucoup des levures (Audry), mais s'en distingue par quelques caractères, et en particulier parce qu'il ne fait pas fermenter les liquides sucrés.

Morphologie. — Il se présente sous la forme de *filaments* ou de *cellules rondes*.

Dans les produits pathologiques, il peut affecter trois aspects différents (Roger et Noisette) : association de filaments et de cellules rondes, cellules rondes sans filaments, filaments sans cellules rondes.

Les *filaments* sont cylindriques, longs de $0^{mm},05$ à $0^{mm},5$, larges de 3 à 5 μ, et constitués par des cellules placées bout à bout (d'où leur aspect cloisonné). Ils se ramifient et s'intriquent les uns dans les autres en formant un feutrage parfois assez épais. L'une de leurs extrémités (extrémité d'origine) adhère aux cellules épithéliales de la muqueuse sur laquelle se développe le parasite. L'autre extrémité est libre, ou porte une ou plusieurs cellules rondes.

Les *cellules rondes* sont en réalité sphériques ou ovoïdes. Elles sont réfringentes, ont un diamètre de 5 à 7 μ, et présentent un gros nucléole.

On considérait autrefois ces cellules comme des spores (forme jeune) nées des filaments (forme adulte), et donnant naissance elles-mêmes, par un processus de germination, à de nouveaux filaments mycéliens (Robin). En réalité, les cellules rondes sont une forme adulte au même titre que les filaments. Comme les *levures*, elles se reproduisent le plus souvent par *gemmation*, émettant des bourgeons qui s'isolent et deviennent des cellules filles, et celles-ci à leur tour se comportent de la même manière; comme les levures, elles peuvent, dans certaines conditions, émettre des filaments mycéliens, qui se multiplient directement en se ramifiant à l'infini, ou donnent naissance à des cellules rondes disposées en chapelet, en se cloisonnant à partir de leur extrémité libre. Il y a donc à distinguer dans le muguet des formes *filamenteuses* et des *formes levures*, celles-ci ne devant, à aucun titre, être considérées comme des spores (Grawitz, G. Roux et Linossier).

Suivant le milieu où l'on cultive le parasite, on obtient soit la forme levure, soit la forme filamenteuse. Les filaments prédominent d'ordinaire dans les milieux liquides et les formes levures sur les milieux solides (Audry). Ces variations morphologiques dépendent surtout de la valeur nutritive du milieu : le muguet, comme tout être vivant, exige, pour se développer, des aliments minéraux, azotés et hydrocarbonés; si, à un liquide minéral et azoté, on ajoute, comme aliment hydrocarboné, du glucose ou de l'alcool, ce sont des formes levures qui se développent; ce sont, au contraire, des filaments si l'on ajoute de la saccharose ou de la dextrine; et la complication des formes du muguet est en rapport direct avec le poids moléculaire de l'aliment (Linossier et Roux).

On a décrit, comme formes de reproduction du muguet, des *spores exogènes*, chronispores de Grawitz, et des *formations endogènes*. Pour Linossier et Roux, les véritables organes de reproduction du muguet sont les *chlamydospores*, que l'on n'obtient que dans des conditions spéciales et artificielles. Si l'on ensemence le parasite dans le liquide n° 1 de Nägeli (composé de tartrate d'ammoniaque à 1 pour 100, et d'une petite quantité de phosphate bipotassique, de sulfate de magnésie et de chlorure de calcium) additionné de saccharose, on voit se produire, sur le trajet ou à l'extrémité d'un filament, et souvent séparées de celui-ci par trois ou quatre cellules (cellules préterminales), des *chlamydospores*, qui sont beaucoup plus grosses que les formes levures et possèdent une membrane d'enveloppe épaisse. La chlamydospore s'isole du filament : elle contient un globule central, ou *spore*, entouré de granulations; ces dernières disparaissent, la spore grossit, et la chlamydospore est prête à germer. Linossier et Roux, qui ont décrit ces formations, ont assisté au début de la germination, mais ne l'ont pas vu se poursuivre et se compléter.

Suivant Vuillemin, les formations endogènes comprennent les *globules internes* et les *asques*. Les globules internes, elliptiques, disposés en rangées longitudinales à l'intérieur des filaments, sont de simples modifications de l'appareil végétatif sous ses diverses formes.

Quant aux asques, globules isolés ou fixés aux filaments, ils représenteraient les véritables organes reproducteurs du muguet. On les trouve parfois dans la bouche; mais c'est surtout dans les cultures sur carotte ou sur betterave qu'on peut les observer. Elles contiennent habituellement quatre spores ou ascospores, qui ont la forme d'une ellipse aplatie sur une face. Ces ascospores sont, d'après Vuillemin, l'élément le plus fixe, le plus caractéristique du muguet, et permettent de le ranger parmi les Ascomycètes vrais (groupe inférieur des Ascomycètes acarpés, genre *endomycés*).

Enfin M. et Mme Bourguignon ont constaté d'une part que, dans certains cas, des cultures pures de formes levures donnent naissance à des formes *bacillaires*, et, d'autre part, que, en réensemençant de vieilles cultures mixtes de formes levures et bacillaires, on obtient des cultures pures de bâtonnets, dans lesquelles apparaissent bientôt des spores, puis des formes rondes ressemblant à des *cocci*. Enfin on peut faire revenir ces *formes microbiennes* (bâtonnets et cocci) à la forme levure : après ensemencement de la vulve de cobayes avec des cultures pures de bâtonnets ou de cocci, on retrouve, dans le sang et les organes des animaux, des bâtonnets, des cocci, des formes levures, et des éléments qui, plus gros que les cocci, ressemblent en petit à une levure bourgeonnante : le coccus représenterait l'intermédiaire entre le bâtonnet et la forme levure.

Dans les cas pathologiques, chez l'homme, on ne trouve que des filaments et des levures : toutefois, M. et Mme Bourguignon ont vu une fois un exsudat lingual composé de bâtonnets presque à l'état de pureté.

Cultures. — Le muguet pousse bien sur les milieux usuels, en cultures aérobies, à une température de 20 à 40°. Audry, et surtout Linossier et Roux, ont montré qu'une *légère alcalinité* du milieu favorise le développement du parasite ; ce fait est en apparence contraire aux observations de Gübler, vérifiées par tous les cliniciens, et d'après lesquelles le muguet ne végète chez l'homme qu'en milieu buccal acide : en réalité, une *forte* alcalinité ralentit la culture, et surtout les alcalins empêchent le parasite de se nourrir ; car, sous leur influence, la salive cesse de transformer la lactose du lait en glucose, et celle-ci seule est bien assimilée par le muguet.

Inoculations. — L'inoculation sous-cutanée produit un abcès local. Chez le lapin, l'inoculation intra-péritonéale est sans effets et l'inoculation intra-veineuse produit, dans certains cas, une mycose généralisée, avec lésions rénales constantes. Le cobaye est plus sensible : l'inoculation dans la plèvre et l'ensemencement de la vulve chez la femelle peuvent suffire à faire passer le parasite dans le sang.

Pathologie. — Chez l'homme, le muguet se développe surtout sur les muqueuses *à épithélium pavimenteux*, et reste superficiel. Son habitat de prédilection est la *muqueuse buccale* et la *muqueuse linguale* : il peut être épithélial ou dermique ; dans le dernier cas, il dépasse en profondeur le corps muqueux.

Le *muguet du pharynx* est fréquent aussi ; il ne dépasse pas, en haut, l'entrée des fosses nasales, et, en bas, l'entrée du larynx. Plus rare est le *muguet de l'œsophage*, total ou partiel, et pénétrant jusqu'à la couche musculaire. Le *muguet de l'estomac* est exceptionnel ; il a été signalé par Parrot, et se présente sous forme d'efflorescences jaunâtres. Il est douteux que le muguet se soit jamais développé au niveau de l'intestin et de l'anus.

Il n'est pas fréquent au *larynx*, où il ne s'étend pas en dehors de la glotte. Parrot l'a rencontré dans les alvéoles pulmonaires ; mais c'est là une localisation d'une telle rareté qu'il n'y a pas lieu d'en tenir compte.

Dans quelques cas exceptionnels, il pénètre dans les vaisseaux et détermine une *septicémie*, avec lésions encéphaliques et rénales.

Le muguet s'observe surtout chez les *nourrissons* qui présentent des troubles digestifs et ont une salive acide. Tout corps étranger, autre que le mamelon, peut, introduit dans la bouche de l'enfant, favoriser le développement du muguet (Pinard). L'alimentation au biberon, le sevrage prématuré, les gastro-entérites, l'athrepsie qui en résulte, sont des causes éminemment favorables au développement du muguet. Il est *contagieux*, la contagion se faisant par les biberons ou par l'intermédiaire d'une nourrice qui donne le sein à plusieurs enfants.

Le muguet devient assez rare au-dessus de deux ans.

Chez l'adulte et le vieillard, il n'apparaît d'ordinaire qu'en cas de *cachexie grave* : tuberculose, cancer, diabète, etc. Toutefois, on peut l'observer au début de la fièvre typhoïde (Duguet) sans qu'il comporte un pronostic fâcheux.

Symptômes. — *En clinique*, la seule localisation importante du muguet est la localisation buccale, et nous nous bornons à signaler, sans insister davantage, la possibilité d'angines aiguës, d'accidents pulmonaires, de suppurations et de septicémies. Ces faits sont rares.

Le *muguet buccal* (stomatite crémeuse, millet, blanchet, etc.) s'observe surtout chez les enfants athrepsiques.

Avant qu'il n'apparaisse, la muqueuse prend une couleur rouge sombre : cette coloration débute à la pointe de la langue, puis s'étend à toute la bouche. Celle-ci devient sèche et visqueuse; la langue desquame, est hérissée de papilles, est râpeuse, et donne au toucher la sensation d'une langue de chat. La réaction des parties malades est nettement *acide*. L'enfant est gêné au moment de la succion et tette difficilement; il présente souvent du mâchonnement.

Au bout de 2 ou 3 jours, apparaissent des plaques de muguet : c'est un semis de petites houppes arrondies, d'un blanc éclatant, et comparées souvent à des *grains de semoule*. Elles se réunissent en formant des plaques parfois étendues et assez épaisses.

Le muguet se développe d'abord au dos de la langue, puis en gagne la pointe et les bords, envahit la face interne des joues, les lèvres, la voûte palatine, et atteint enfin la face inférieure de la langue, les gencives et le pharynx.

A la face interne des joues, il occupe le triangle correspondant à l'espace intermaxillaire et a un aspect caillebôté; à la voûte et au voile du palais il se présente sous forme de plaques lisses et parfois circinées; l'enduit des lèvres est très épais.

En vieillissant, le muguet jaunit et brunit.

La muqueuse sur laquelle il végète est rouge, congestionnée mais non ulcérée.

Son *évolution* est variable : tantôt il s'étend progressivement et tend à envahir les organes profonds; tantôt les plaques diminuent d'étendue, la muqueuse redevient humide et la salive alcaline.

En dehors des troubles apportés à la succion et à la déglutition, on peut dire que le muguet ne comporte aucun symptôme fonctionnel : on en décrit une forme légère, s'accompagnant d'accidents gastro-intestinaux passagers (diarrhée, érythème fessier), et une forme grave, chez les enfants conduits à l'athrepsie par des troubles digestifs persistants. En réalité, le muguet reste le même dans les deux cas, et il est la conséquence beaucoup plus que la cause des accidents observés.

Pronostic. — Le muguet a toujours un pronostic sérieux, puisqu'il ne se développe guère que chez des individus cachectiques, qu'il s'agisse d'adultes et d'enfants. Mais il guérit très bien et très facilement chez les sujets contaminés accidentellement et présentant des troubles digestifs légers. Ce n'est que dans des cas exceptionnels (suppurations, septicémies oïdiennes) que le muguet se comporte comme une maladie générale, et non comme une simple lésion locale, et acquiert par lui-même une véritable gravité.

Diagnostic. — Les conditions où se développe le muguet, la sécheresse et l'acidité de la bouche, la desquamation linguale, les plaques blanches formées par le parasite, rendent d'ordinaire le diagnostic facile : on ne pourrait guère confondre le muguet qu'avec des grumeaux de lait; mais ceux-ci, plus limités, s'enlèvent facilement avec un pinceau, tandis que le parasite présente une adhérence assez marquée.

Les *amas épithéliaux*, rares chez les nouveau-nés, siègent au palais et aux gencives. Il sera facile de reconnaître les *kystes épidermoïdes*, limités au palais; les *aphtes*, constitués par des vésicules qui s'ulcèrent rapidement; la *stomatite érythémato-pultacée* qui se développe chez des enfants plus âgés, et a ses lésions caractéristiques au niveau des dents; la *stomatite diphté-rique*, rare, coexistant presque toujours avec une angine, et s'accompagnant d'adénopathie.

Si le moindre doute persiste, l'*examen microscopique* de l'exsudat tranche la question.

Traitement. — On doit : 1° *traiter les troubles digestifs* qui causent le muguet (diète hydrique, lavages de l'estomac recommandés par Hutinel, etc.); 2° *alcaliniser* le milieu buccal par des lavages à l'*eau de Vichy* et l'emploi de collutoires au *borax*.

V. — NOMA (GANGRÈNE DE LA BOUCHE). — Le noma, ou gangrène de la bouche, ne s'observe guère que chez les enfants, surtout entre 3 et 5 ans. Il peut être l'aboutissant de toutes les stomatites graves et mal soignées, de la stomatite mercurielle en particulier, exceptionnellement de la stoma-tite ulcéro-membraneuse. Le plus souvent, il survient au cours ou dans la convalescence d'une maladie infectieuse, et surtout de la *rougeole*; mais il ne se développe que s'il existe au préalable une lésion, si petite soit-elle, de la muqueuse, lésion permettant l'implantation des germes putrides à son niveau; et l'on comprend déjà l'importance qu'il y a à surveiller l'état de la bouche chez les rougeoleux.

Le noma est devenu très rare à l'heure actuelle, les soins hygiéniques étant mieux compris; il ne frappe plus guère que la classe pauvre, les enfants vivant dans l'encombrement, mal tenus, mal nourris, débilités par les privations : chez eux, une érosion insignifiante de la muqueuse buccale peut être le point de départ du processus gangreneux, en dehors même de toute maladie infectieuse.

Il n'existe pas de microbe spécifique du noma : comme toutes les gan-grènes, celui-ci est sous la dépendance directe des agents de la putréfaction, agents qui sont surtout des anaérobies.

Anatomiquement, le noma se caractérise par la formation d'une escarre, débutant au niveau de la muqueuse de la face interne des joues, s'étendant en surface et en profondeur, arrivant à la peau, dénudant d'autre part et nécrosant les os. Les vaisseaux sont thrombosés au niveau de l'escarre; les nerfs ont leur gaine de myéline détruite, mais leur cylindraxe est respecté.

Symptômes. — L'aggravation de l'état général au cours ou au déclin d'une maladie infectieuse et surtout de la rougeole, et l'apparition de la fétidité de l'haleine, sont des signes qui peuvent faire soupçonner et recher-cher le noma.

Vient-on à examiner la bouche tout au début de la maladie, on constate, à la face interne des joues, ou de la lèvre inférieure, des phlyctènes à liquide clair, reposant sur une plaque rouge; elles s'ulcèrent en quelques heures; et rapidement l'ulcération s'étend. Tout autour, les tissus de la joue sont infiltrés et œdématiés.

Bientôt l'ulcération s'agrandit ; elle saigne facilement, son fond est grisâtre ; elle dégage une odeur horrible de putréfaction, qui empeste l'haleine du malade. Celui-ci reste la bouche entr'ouverte, laissant écouler sans cesse une salive abondante et sanieuse.

Les ganglions sous-maxillaires sont gros et empâtés.

Du côté atteint, la joue paraît œdémateuse et a un aspect livide ; la palpation révèle à ce niveau un noyau d'une consistance dure, presque *pierreuse* ; et cette induration spéciale, véritablement caractéristique du noma, indique l'envahissement rapide des parties profondes.

Si l'on examine la bouche au bout de deux ou trois jours, on voit que l'ulcération gangreneuse s'est étendue aux gencives, dénudant le rebord alvéolaire et provoquant la chute des dents, nécrosant le maxillaire ; elle s'est étendue aussi aux lèvres, à la voûte palatine.

Peu à peu, on voit la joue devenir plus livide et se marbrer de taches violacées ; les téguments sont luisants et tendus ; puis, vers le quatrième ou le cinquième jour, apparaît l'escarre, tache noire, arrondie, sèche, atteignant les dimensions d'une pièce de 5 francs ; si le malade survit assez longtemps, elle se détache et laisse à sa suite une perte de substance permettant de voir l'intérieur de la bouche.

L'état général est des plus mauvais : le malade est abattu, le teint plombé ; il refuse la nourriture, a de la diarrhée et souvent des vomissements ; les bruits du cœur sont sourds et précipités ; le pouls est faible et rapide ; la dyspnée est habituelle, qu'elle soit d'origine toxique ou qu'elle résulte du développement d'une broncho-pneumonie. Dans quelques cas, le malade reste pendant plusieurs jours dans un état d'euphorie qui contraste avec la gravité des lésions, l'enfant continuant à jouer et ne paraissant nullement souffrir.

La *fièvre* est souvent très élevée ; parfois, au contraire, elle reste modérée, et la mort peut survenir dans l'hypothermie.

La *mort* est la règle, vers le 10e ou le 15e jour ; elle est due fréquemment à une broncho-pneumonie ou à la gangrène pulmonaire. Toutefois la guérison n'est pas impossible : alors l'escarre se limite, se détache ; peu à peu la perte de substance se comble et est remplacée par une cicatrice qui déforme plus ou moins la joue.

Diagnostic. — La fétidité horrible de l'haleine, l'aspect sanieux de l'ulcération, l'induration pierreuse de la joue, la gravité extrême de l'état général, ne permettent guère le doute ; la stomatite mercurielle et la stomatite ulcéreuse donnent à l'haleine une odeur désagréable, mais bien différente de l'odeur du noma, la joue n'est pas indurée.

Comme le noma, la pustule maligne détermine une escarre superficielle et une induration profonde, mais elle survient en pleine santé, et l'escarre débute par la peau, et non par la muqueuse.

Traitement. — Dès que le diagnostic est posé, faire sous chloroforme (donner le chloroforme avec grande prudence) des cautérisations profondes : une série de pointes de feu à travers la joue, en plein centre de l'escarre ; faire en outre une série d'injections interstitielles d'eau oxygénée. Pratiquer de grandes irrigations de la bouche à l'eau oxygénée. S'attacher à soutenir

l'état général par des préparations toniques (alcool, acétate d'ammoniaque),
et, dans la mesure du possible, par une bonne alimentation.

H. GRENET.

STOMATOPLASTIE. — Opération destinée à remédier à la sténose du col utérin (v. c. m.).

STOVAÏNE ET STOVAÏNISATION. — V. Cocaïne, Anesthésie et anesthésiques.

STRABISME. — Dans la vision binoculaire les lignes visuelles doivent
converger exactement sur l'objet fixé à toutes les distances. Lorsque cette
convergence ne se fait plus exactement, il y a strabisme, c'est-à-dire non
concordance des lignes visuelles.

Le strabisme peut n'être qu'apparent lorsque l'axe de la cornée qui, habituellement se confond presque avec la ligne visuelle, passe en dedans ou en
dehors de cette dernière ligne en formant un angle (z) d'une grandeur suffisante pour donner lieu à une *apparence* vicieuse des lignes visuelles.

Il relève de toute cause qui empêche ou retarde le développement
régulier de l'appareil sensoriel de vision binoculaire et altère le réflexe rétinien. Les centres d'association qui assurent le jeu des réflexes et la synergie
de la convergence et de l'accommodation subissent le contre-coup de
toutes les affections qui altèrent le système nerveux. Cette théorie nerveuse,
qui explique le strabisme héréditaire, chez les dégénérés, dans les infections et les intoxications, ainsi que dans les infections cérébrales en général,
domine l'étiologie et la pathogénie du strabisme. Pourtant la théorie dite
optique, qui attribue aux vices de réfraction la production du strabisme,
ne saurait être écartée, malgré certaines critiques justifiées; et l'on conçoit
très bien que les vices de réfraction comme les lésions oculaires qui
abaissent l'acuité visuelle puissent intervenir pour favoriser la tendance qu'ont les yeux à converger ou à diverger.

Le strabisme n'est lié à aucune altération des muscles et des nerfs.
Et si l'on constate parfois des alté-rations musculaires, il s'agit plutôt de modifications secondaires. Le strabisme est un trouble fonctionnel. Il n'y a ni contracture ni paralysie. Le centre des arcs excur-
sifs est simplement déplacé; les mouvements associés de latéralité
sont conservés; pourtant il n'y a

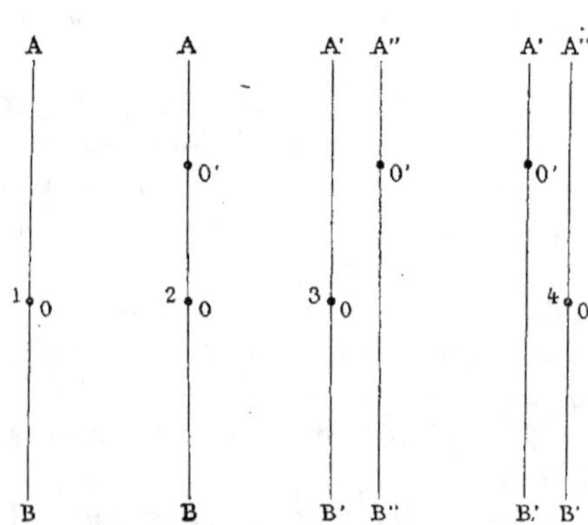

Fig. 212. — Diagnostic de l'insuffisance musculaire
par le procédé de de Graefe.

pas intégrité absolue d'excursion des yeux, le champ d'excursion est limité
symétriquement; la limitation est temporale dans le strabisme convergent,
nasale dans le strabisme divergent; aussi le strabisme est-il toujours bilatéral, bien que dans certains cas il paraisse unilatéral.

La déviation se fait toujours dans un rapport constant.

Lorsqu'un œil strabique fixe un objet, l'autre œil subit une déviation dite *secondaire* et qui est égale à la déviation du premier œil.

La diplopie est exceptionnelle parce que le strabique fait abstraction des impressions fournies par un œil.

Autant de caractères qui distinguent le strabisme dit *fonctionnel, concomitant, non paralytique, strabisme vrai*, du strabisme paralytique.

Le strabisme peut être *latent* : la tendance au strabisme étant surmontée par le besoin de voir simple.

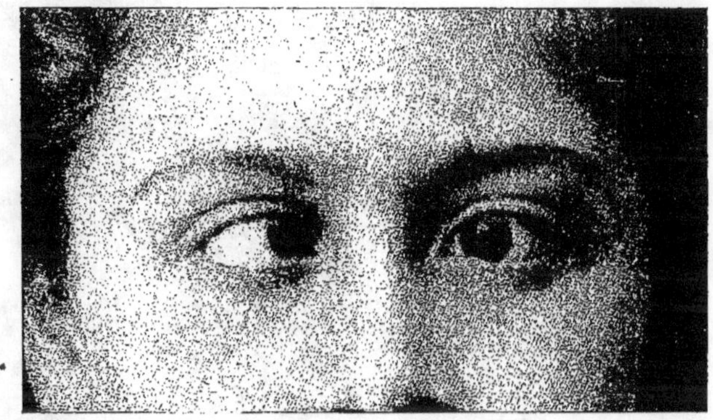

Fig. 213.— Strabisme concomitant interne (convergent).
(OEil gauche en fixation.)

On donne à cet état le nom d'*insuffisance musculaire*. Il se manifeste par de la céphalée et un trouble visuel pendant la lecture. Cette insuffisance musculaire est bien mise en évidence par le procédé de de Græfe.

Ce procédé consiste à faire fixer le point O sur une ligne verticale AB, les deux yeux étant ouverts. Si l'on interpose alors devant un œil un prisme à arête horizontale, on aperçoit deux points O et O′ sur la même ligne. S'il y a insuffisance musculaire la ligne se dédoublera et la seconde image O′ se formera sur l'une ou l'autre ligne selon que l'image sera croisée ou homonyme (strabisme latent convergent ou divergent) (fig. 212).

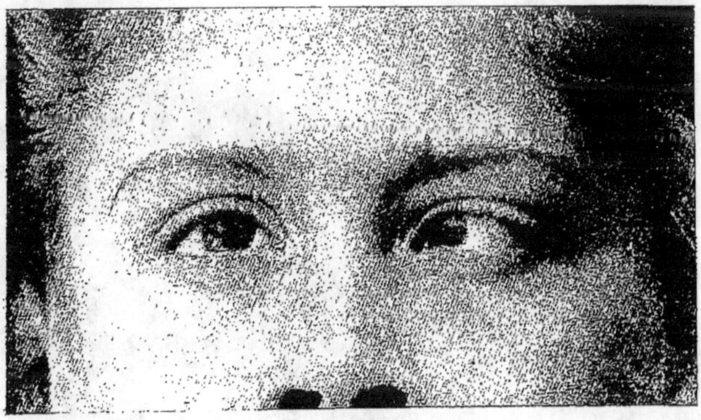

On distingue le strabisme interne (*strabisme convergent*)(fig. 213 et 214)et le strabisme externe (*strabisme divergent*) (fig. 215 et 216). Il est *périodique* ou *constant*. Lorsque les yeux louchent alternativement, il est dit *alternant*.

Fig. 214. — Sujet de la figure précédente. (OEil droit en fixation.)

Le strabisme convergent est fréquent chez les hypermétropes, rare chez les myopes. Le rapport de fréquence qui existe entre l'hypermétropie et le *strabisme convergent* n'a pas encore été expliqué de façon satisfaisante. L'œil le plus dévié est souvent amblyope (amblyopie *ex non usu*). Cette amblyopie est susceptible de disparaître par des exercices appropriés qui, en ramenant la vision binoculaire, peuvent faire cesser le strabisme.

Le *strabisme divergent* est fréquent chez les myopes. Il revêt presque toujours au début la forme *latente* (*insuffisance des muscles droits internes, insuffisance de convergence*).

Les strabomètres ou un ruban gradué donnent la distance qui sépare le centre de la cornée du milieu du bord palpébral inférieur. Cette *mesure linéaire* est moins exacte que la *mesure angulaire* qu'on obtient avec le périmètre.

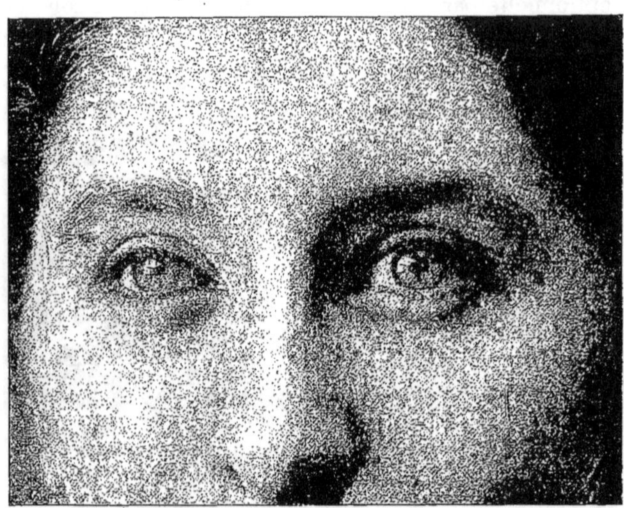

Fig. 215. — Strabisme externe (divergent) de l'œil droit.

Traitement. — On corrigera d'abord l'amétropie par des verres appropriés et l'on stimulera l'acuité visuelle de l'œil amblyope par des exercices au stéréoscope ou au diploscope. En cas d'insuccès, on opérera par la ténotomie, ou par l'avancement seul ou combiné avec la ténotomie, suivant les cas.

Ténotomie (fig. 217 et 218).—Incision de la conjonctive vers le limbe. Conjonctive libérée avec les ciseaux (fig. 219). Le muscle est dégagé vers son insertion et soulevé à l'aide du

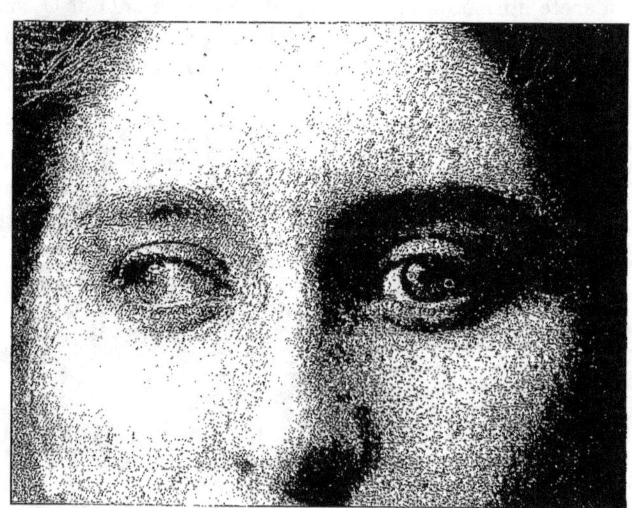

Fig. 216. — Sujet de la figure précédente après correction du strabisme par avancement du droit interne de l'œil droit.

crochet (fig. 220, 221 et 222) et de la pince à strabisme (fig. 225). Section du tendon. Le muscle est plus ou moins libéré suivant l'effet qu'on veut obtenir.

Cette opération est simple et facile à exécuter. On lui reproche avec

raison de ne pas remplir un but physiologique. Au lieu de sectionner et
d'affaiblir un muscle, mieux vaut agir sur son antagoniste en l'avançant.
En sectionnant un droit interne, on risque d'affaiblir la convergence. En

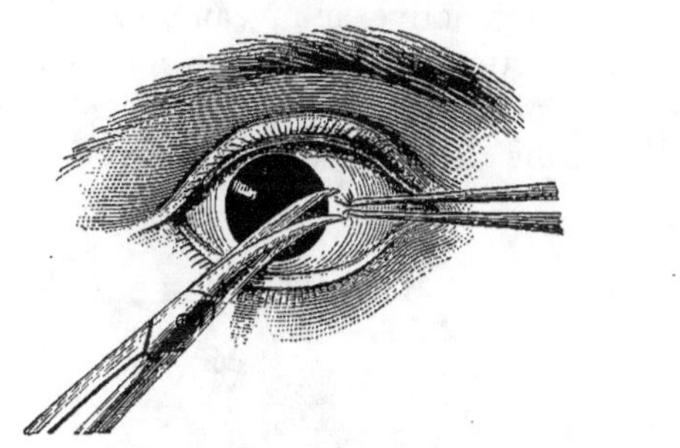

Fig. 217. — Ténotomie. Incision de la conjonctive.

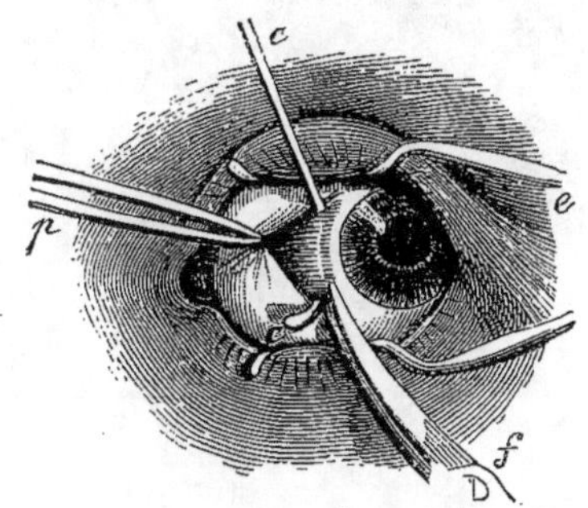

Fig. 218. — Section de l'insertion tendineuse.

principe, le reproche est fondé, mais il est certain que, dans bien des cas, la
strabotomie est suffisante et faite avec mesure, elle n'altère pas la fonction
de convergence. On doit la faire modérément et
ne pas atteindre du premier coup une correction
parfaite, sous peine de voir plus tard se produire
de la divergence.

Avancement capsulo-musculaire
(fig. 224 et 225). — Incision de la conjonctive au niveau du limbe et ablation d'un
petit lambeau de conjonctive. Le muscle
est dégagé avec la pince et le crochet

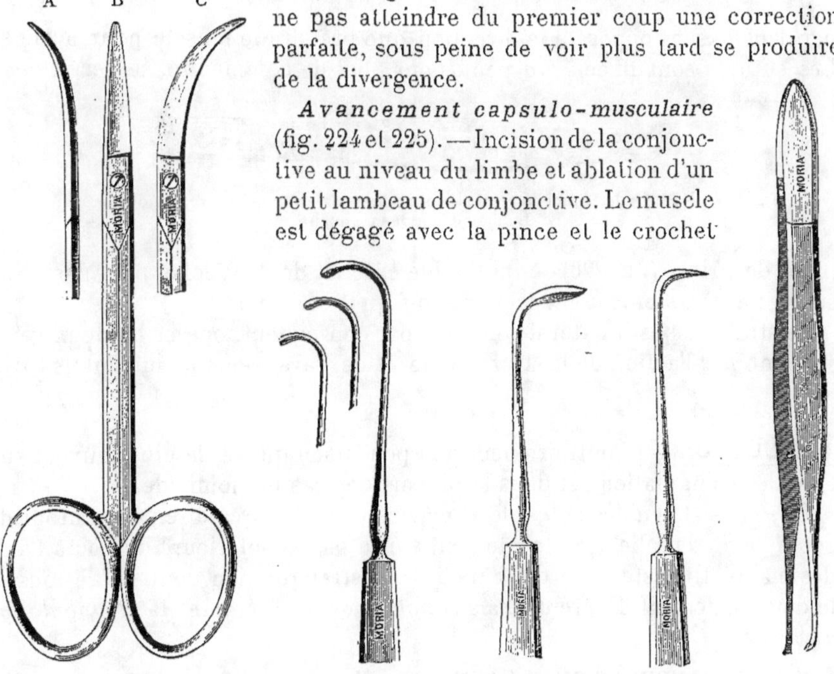

Fig. 219.   Fig. 220.   Fig. 221.   Fig. 222.   Fig. 223.

Fig. 219. — A, ciseaux courbes mousses, à strabisme ; B, ciseaux droits mousses, à strabisme ;
C, ciseaux courbes sur le côté, du Dr Landolt.
Fig. 220. — Crochets à strabisme. — Fig. 221. — Crochet tranchant du Dr Landolt.
Fig. 222. — Crochet du Dr Landolt, pointe mousse.
Fig. 223. — Pince à griffes obliques sur le côté, du Dr Landolt.

à strabisme. Les sutures sont placées de telle sorte qu'elles prennent la
conjonctive et le muscle avec la capsule de Tenon et le tissu ambiant. On

soulève le muscle avec les fils et on le coupe à son insertion. Le muscle est bien libéré des tissus sous-jacents. Chaque fil de suture est ensuite passé l'un en haut de l'autre, en bas, dans le tissu épiscléral, puis, dans la conjonctive, au niveau du méridien vertical du globe. Un aide habile doit à ce moment fixer l'œil avec une petite pince, et le faire tour-

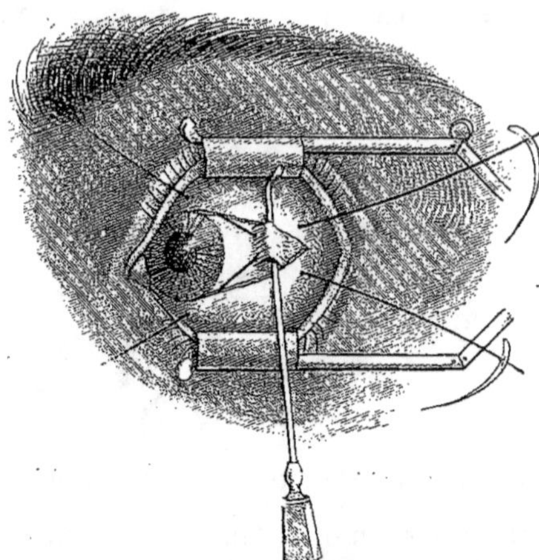

Fig. 224. — Avancement capsulo-musculaire.
Opération et placement des fils.

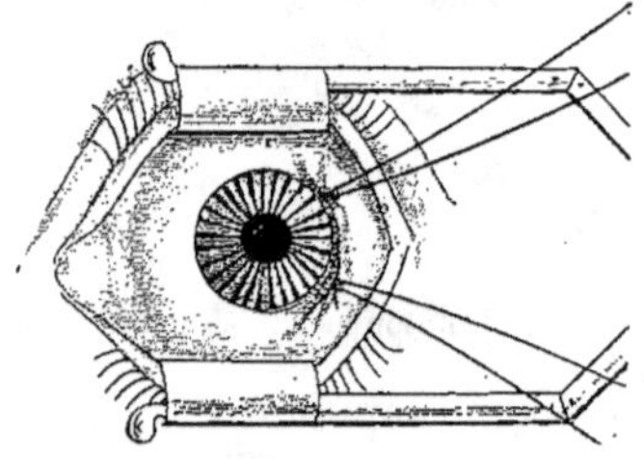

Fig. 225. — Avancement capsulo-musculaire.
Résultat opératoire après striction des fils.

ner dans le sens opposé à la direction que prendra le muscle pour avancer. Les sutures sont fixées. On peut, pour plus de commodité, se servir de la

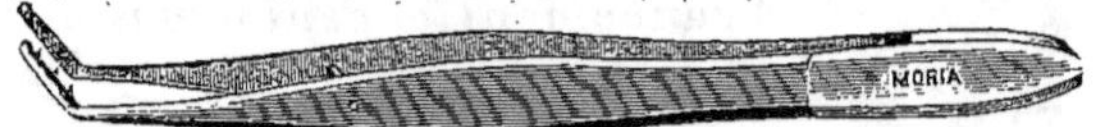

Fig. 226. — Pince de Prince, à ressort, pour l'avancement musculaire, coudée à droite.
La même, coudée à gauche.

pince de Prince (fig. 226) ou du double crochet de de Wecker pour passer les sutures et maintenir le muscle une fois qu'il est coupé.

Le strabisme est bilatéral; on doit, par conséquent, opérer les deux yeux, et combiner l'action de la strabotomie et de l'avancement suivant les cas.

PÉCHIN.

STRANGULATION. — Contrairement à la pendaison qui est le plus souvent suicide, la strangulation est dans la plupart des cas un homicide.

Elle consiste en des actes de violences exercés circulairement autour du cou à l'aide d'un lien, ou localement sur la partie antérieure du cou à l'aide des mains. Il existe donc deux modes de strangulation dont les lésions et le diagnostic sont différents : la *strangulation à la main* et la *strangulation au lien.*

A. — STRANGULATION A LA MAIN. — Les manœuvres de strangulation à la main sont surtout fréquentes dans les cas d'infanticide. La strangulation et la suffocation par oblitération de la bouche et du nez sont souvent combinés. De même, dans l'homicide, d'autres violences précèdent souvent les manœuvres de strangulation : les meurtriers par un traumatisme préalable sur la tête, dans le ventre (coup de tête) mettent leur victime dans l'impossibilité de se défendre et pratiquent ensuite la strangulation manuelle.

Mécanisme de la mort. — Le mécanisme de la mort est très complexe.
Trois organes de la région du cou donnent des réactions différentes. Il faut
étudier successivement la compression du larynx, de la trachée, la compression des vaisseaux du cou, la compression des nerfs. Il n'est pas utile
que le larynx et la trachée soient impénétrables à l'air pour que l'asphyxie
commence. Faure, en introduisant dans la trachée d'un chien un tube dont
le calibre était graduellement diminué, a vu l'animal mourir presque
subitement, alors qu'une certaine quantité d'air passait encore.

Lorsqu'on exerce une compression peu intense extérieurement sur le
larynx, on voit au laryngoscópe la glotte se fermer. Tourdes a montré
expérimentalement qu'une
faible compression du larynx
ou de la trachée arrête la dilatation du poumon.

On sait aussi que la com-
pression des carotides amène
une perte brusque de con-
naissance, et d'après les expériences d'Hoffmann la compression nécessaire pour arrêter le cours du sang dans les
carotides n'est que de 5 kg.

L'irritation des plexus nerveux du cou détermine des
phénomènes d'inhibition sur
lesquels a insisté Brown Sé-
quard : « La peau du cou, dit-il,
possède comme le larynx,
mais à un moindre degré, la
puissance d'inhiber la sensibilité, le larynx, la trachée
et peut-être la peau qui les
recouvre, possèdent la puissance de causer la mort sous
une irritation mécanique de

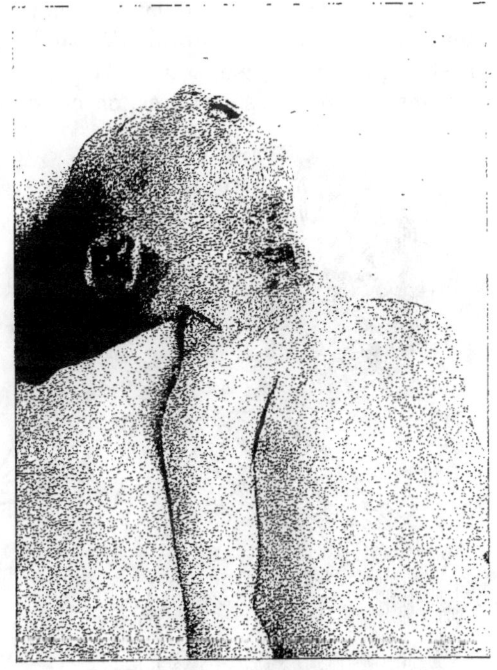

Fig. 227. — Strangulation à la main.

la même manière que le bulbe rachidien ». On voit d'après ces faits établis
par les physiologistes quel mécanisme complexe détermine la mort dans les
chocs laryngiens et la strangulation manuelle. Les phénomènes asphyxiques
ou inhibitoires dominent suivant les cas.

Signes de la strangulation par les mains. — Il y a deux variétés
d'étranglés : les étranglés blancs et les étranglés bleus, suivant qu'il y a eu
syncope brusque ou asphyxie plus lente.

Comme dans la suffocation, on peut constater du côté des conjonctives et
du côté de la muqueuse buccale un piqueté hémorragique avec un chémosis
de la conjonctive et de l'inégalité papillaire.

C'est surtout du côté du cou que l'on trouvera les signes indubitables de
la strangulation.

La peau de la partie antérieure du cou depuis le menton à la fourchette sternale est sillonnée de nombreuses éraflures ecchymotiques produites par les ongles. En étudiant de près leur direction et leur répartition, il est possible d'établir à l'aide de quelle main les pressions ont été exercées.

La dissection du cou montre des hémorragies dans le tissu cellulaire, dans les muscles, et surtout des fractures du larynx (os hyoïde, cartilage thyroïde et cricoïde) et de la trachée plus rarement.

Ces fractures sont produites par la pression violente exercée au-devant du cou qui détermine l'écrasement du larynx et de la trachée contre la colonne vertébrale. On trouve dans la paroi postérieure du pharynx une ecchymose caractéristique des violences exercées.

Il est rare dans la strangulation manuelle de rencontrer la déchirure de la tunique interne de la carotide (lésion d'Amussat) bien plus constante dans la strangulation au lien.

Dans les voies respiratoires, on constate la présence d'écume sanguinolente, la trachée et les bronches sont congestionnées, ainsi que le tissu pulmonaire qui est parsemé d'ecchymoses sous-pleurales, de noyaux apoplectiformes formés par des ruptures vasculaires et de plaques d'emphysème blanchâtre (emphysème des étranglés).

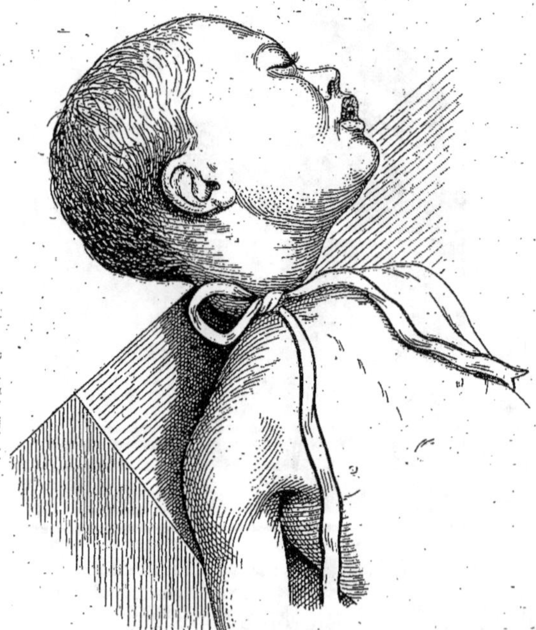

Fig. 228. — Strangulation par un lien.

B. — STRANGULATION PAR UN LIEN. — Elle est le résultat le plus fréquemment d'un homicide, mais ne pas oublier qu'elle peut être suicide (suicide du général Pichegru), accidentel; elle est employée comme supplice (le garrot).

Le signe caractéristique, à part les caractères généraux de la strangulation que nous avons indiqués plus haut : aspect de la face, piqueté hémorragique des conjonctives, c'est la présence d'un sillon déterminé par le lien tout autour du cou. Ce sillon est complet, c'est-à-dire qu'il n'a pas d'interruption sur la nuque ou latéralement, comme dans la pendaison. Il est perpendiculaire à l'axe du cou contrairement à celui des pendus qui est oblique. Il est situé au-dessous du larynx et sur la trachée, tandis que le sillon de la pendaison est plus élevé et passe au-dessus du larynx.

Les faux sillons. — Le cou gras des nouveau-nés et des enfants présente des replis ou faux sillons rendus plus apparents après la mort par la blan-

cheur des tissus. La peau à leur niveau est intacte, elle n'est pas parcheminée,
elle n'est pas le siège de sugillations ecchymotiques.

Les cols de chemise, les cravates peuvent créer également de faux sillons
qui s'exagèrent et s'accusent au moment où débute la putréfaction. Il faut
rechercher avec soin les modifications de l'épiderme et disséquer soigneusement la peau pour rechercher dans le tissu cellulaire les ecchymoses
d'origine vitale.

Ces caractères joints aux autres signes internes de la strangulation (fractures du larynx et de la trachée, emphysème des étranglés) permettent de
faire le diagnostic différentiel de la strangulation et de la pendaison.

Il existe des cas très délicats dans lesquels la strangulation au lien a précédé la pendaison pratiquée pour simuler un suicide. Les circonstances
suivantes caractérisent la strangulation suicide : présence d'un lien appartenant à la victime très fortement lié autour du cou, le lien est serré par un
manche de cuillère ou un morceau de bois, absence de traces de violences
sur les autres parties du corps, attitude du corps; enfin l'enquête donne des
indications sur l'état mental du suicidé.

La strangulation accidentelle est rare. Taylor cite le cas d'un individu qui
portait un fardeau maintenu par une corde sur ses épaules. Le fardeau
glissa et le cou fut comprimé fortement par le lien. Chez le nouveau-né le
cordon enroulé autour du cou peut déterminer un sillon circulaire qui se
continue sur la poitrine et descend vers l'ombilic. Ce sillon est mou, non
parcheminé, sans caractères vitaux. L'enfant n'a pas respiré. Tous ces
caractères permettent d'indiquer que la mort est survenue pendant l'accouchement.   *ÉTIENNE MARTIN.*

STRONGLE RÉNAL. — **Description**. — Le strongle rénal (*Eustrongylus visceralis*, Gmelin), nommé communément strongle géant, est un nématode,
généralement de couleur rouge, mesurant 15 à 40 centimètres de long chez
le mâle, et jusqu'à 1 mètre chez la femelle (fig. 230). La bouche est ornée
de six nodules saillants.

Le tégument est strié en travers et porte, sur chaque ligne latérale, une
série d'environ 150 papilles punctiformes.

L'œuf ellipsoïde est long de 68 μ et large de 44. La surface externe,
incolore aux deux extrémités et brunâtre ailleurs, présente une série de
petites dépressions; ce qui lui donne un aspect très spécial (fig. 229).

Mode d'infection. Cycle biologique. — L'œuf, charrié par l'eau,
est introduit dans l'organisme digestif par des voies inconnues; certains
poissons serviraient d'hôte intermédiaire. Le ver adulte habite le rein et les
voies urinaires.

Symptômes. — Le strongle, qui infeste un certain nombre d'animaux,
se rencontre très rarement chez l'homme : la littérature médicale n'en offre
que quelques observations exceptionnelles.

Le parasite semble agir surtout comme un corps étranger infectant : il
détermine une tumeur rénale sanguinolente ou purulente, dont la présence
se traduit par des hématuries ou de la pyurie; s'il s'engage dans l'uretère,
il provoque des douleurs analogues à celles de la colique néphrétique.

Diagnostic. — Le plus souvent le strongle n'est découvert qu'à l'occasion d'une opération chirurgicale ou d'une autopsie. Il peut être expulsé avec l'urine, ou se déceler par ses œufs. Mais, en dehors de ces cas exceptionnels, le diagnostic est à peu près impossible.

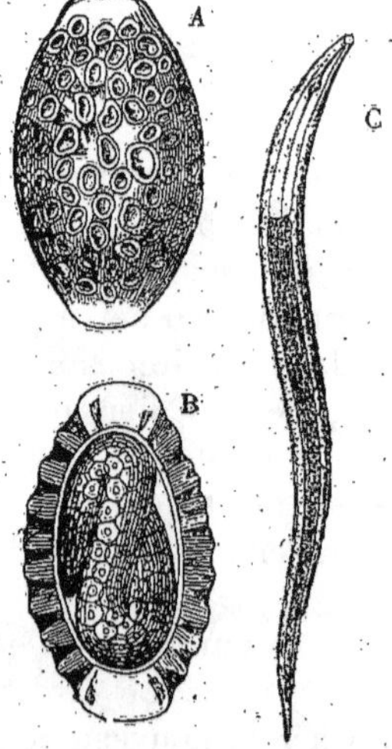

Fig. 229. — Œuf et embryon d'*Eustrongylus visceralis*, d'après Balbiani.

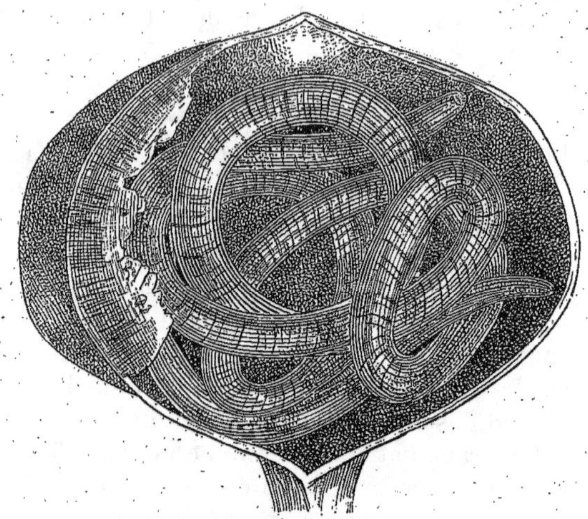

Fig. 230. — *Eustrongylus visceralis*, femelle, dans le rein d'un chien. Réduit d'un quart. (Brumpt d'après A. Railliet.)

On évitera de prendre pour des vers les caillots allongés et rougeâtres expulsés par les malades atteints d'affections rénales s'accompagnant d'hématuries.

Le **traitement** consiste dans la thérapeutique générale des accidents rénaux ou urinaires présentés par le malade.   A. CLERC.

STRONTIANIQUES (COMPOSÉS). — Le bromure, l'iodure et le lactate de strontium sont utilisés en thérapeutique (V. Bromures, Iode et Iodures).

Le lactate de strontium n'est pas toxique, ni irritant, et il s'élimine lentement. Il atténue l'albuminurie et active la sécrétion de l'urée dans les néphrites épithéliales non encore parvenues au stade d'insuffisance rénale. On en donne de 2 à 6 gr. par jour en solution ou en sirop.   E. F.

STROPHANTUS ET STROPHANTINE. — Les semences du *Strophantus hispidus* (Apocynacées) renferment une substance active d'une extrême toxicité.

Le strophantus et son glucoside, la strophantine, sont des cardiotoniques ayant l'avantage de ne pas augmenter la tension artérielle et d'exercer une action sédative sur la dyspnée cardiaque. Ils conviennent pour maintenir l'effet obtenu par la digitale, pour combattre le collapsus des maladies infectieuses, pour calmer l'anxiété des tachycardies.

La strophantine est difficile à manier, car la dose d'un demi-milligr. est déjà toxique. La teinture de strophantus est d'un usage plus courant et s'administre à la dose de V à XV gouttes en plusieurs fois dans la journée.   E. F.

68398. — Imprimerie Lahure, rue de Fleurus, 9, à Paris.

www.ingramcontent.com/pod-product-compliance
Lightning Source LLC
Chambersburg PA
CBHW051246060726
47596CB00001B/1